W. F. Caspary · J. Stein (Hrsg.)

Darmkrankheiten

Springer

*Berlin
Heidelberg
New York
Barcelona
Hongkong
London
Mailand
Paris
Singapur
Tokio*

W. F. Caspary · J. Stein (Hrsg.)

Darm-
krankheiten

Klinik, Diagnostik und Therapie

Mit Beiträgen von
J. Bargon, K. E. Barrett, S. C. Bischoff, U. Bolder, W. F. Caspary,
C. F. Dietrich, A. Dignass, P. Enck, D. Faust, W. Fischbach, U. R. Fölsch,
A. Friedel, T. Frieling, H. Geiger, E. Hanisch, W. Häuser, K.-H. Herzig,
W. Holtmeier, G. Hör, V. Jacobi, A. Jordan. T. R. Koch, G. Kottra,
B. Lembcke, U. Leuschner, F. Makowiec, M. P. Manns, F. Menge, V. Milovic,
F. Musial, F. Ochsendorf, M. Ott, J.-M. Otte, J. Raedle, J. Ries, S. Sahm,
W. Scheppach, O. Schröder, A. Schulte-Bockholt, H. Seifert, P. Shah,
A. Stallmach, R. M. Starlinger, J. Stein, G. Teuber, A. Thalhammer,
U. von Arnim, A. von Herbay, T. O. F. Wagner, T. Wehrmann, R. Wigand,
M. Zeitz, S. Zeuzem, E. Zillessen

Mit 340 teilweise farbigen Abbildungen
und 346 Tabellen

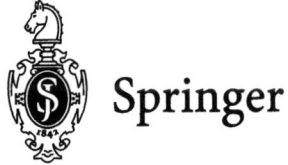

Prof. Dr. med. WOLFGANG F. CASPARY
Priv.-Doz. Dr. Dr. JÜRGEN STEIN

Johann Wolfgang Goethe Universität
Medizinische Klinik II
Zentrum der Inneren Medizin
Theodor-Stern-Kai 7

60950 Frankfurt/Main

ISBN-13: 978-3-642-64197-8   e-ISBN-13: 978-3-642-59960-6
DOI: 10.1007/ 978-3-642-59960-6

Die Deutsche Bibliothek – CIP-Einheitsaufnahme
Darmkrankheiten. Klinik, Diagnostik und Therapie / Hrsg.: W. F. Caspary ; J. Stein – Berlin ; Heidelberg ;
New York ; Barcelona ; Hongkong ; London ; Mailand ; Paris ; Singapur ; Tokio : Springer, 1999

Dieses Werk ist urheberrechtlich geschützt. Die dadurch begründeten Rechte, insbesondere die der
Übersetzung, des Nachdrucks, des Vortrags, der Entnahme von Abbildungen und Tabellen, der Funksendung, der Mikroverfilmung oder der Vervielfältigung auf anderen Wegen und der Speicherung in
Datenverarbeitungsanlagen, bleiben auch bei nur auszugsweiser Verwertung, vorbehalten. Eine Vervielfältigung des Werkes oder von Teilen dieses Werkes ist auch im Einzelfall nur in den Grenzen der gesetzlichen Bestimmungen des Urheberrechtsgesetzes der Bundesrepublik Deutschland vom 9. September 1965 in der jeweils geltenden Fassung zulässig. Sie ist grundsätzlich vergütungspflichtig. Zuwiderhandlungen unterliegen den Strafbestimmungen des Urheberrechtsgesetzes.

© by Springer-Verlag Berlin Heidelberg 1999
Softcover reprint of the hardcover 1st edition 1999

Die Wiedergabe von Gebrauchsnamen, Handelsnamen, Warenbezeichnungen usw. in diesem Werk berechtigt auch ohne besondere Kennzeichnung nicht zu der Annahme, daß solche Namen im Sinne der
Warenzeichen- und Markenschutz-Gesetzgebung als frei zu betrachten wären und daher von jedermann benutzt werden dürften.

Produkthaftung: Für Angaben über Dosierungsanweisungen und Applikationsformen kann vom Verlag
keine Gewähr übernommen werden. Derartige Angaben müssen vom jeweiligen Anwender im Einzelfall anhand anderer Literaturstellen auf ihre Richtigkeit überprüft werden.

Layout und Herstellung: W. Bischoff, Heidelberg
Umschlaggestaltung: de'blik, Konzept & Gestaltung, Berlin
Satz und Reproduktion der Abbildungen: Fotosatz-Service Köhler GmbH, Würzburg

SPIN: 1067522   22/3134 — 5 4 3 2 1 0 — Gedruckt auf säurefreiem Papier

Gewidmet

Prof. ROBERT K. CRANE
Williston, Tennessee, USA

*der in den 60er Jahren Licht in die
Resorptionsprozesse des Darms brachte*

und

Prof. Dr. Dr. h. c. WERNER CREUTZFELDT
in Göttingen

*für sein großes Engagement
auf dem Gebiet der Klinischen Forschung
sowie zu seinem 75. Geburtstag*

Vorwort

Mehr als 15 Jahre sind seit dem Erscheinen spezieller sogenannter Handbücher über Krankheiten des Dünn- und Dickdarms vergangen. Im Zuge des rasanten Fortschritts der Medizin insbesondere auf dem Gebiet der molekularbiologischen und genetischen Erkenntnisse ist die Herausgabe von „Handbüchern" nicht mehr zeitgemäß.

Zu Beginn soll der Leser einen umfassenden *Überblick über den aktuellen Stand* moderner Forschungsergebnisse zur intestinalen Physiologie und Pathophysiologie erhalten. Gerade in den letzten Jahren haben neue molekularbiologische und zellbiologische Erkenntnisse zu einem tieferen Verständnis pathophysiologischer Zusammenhänge geführt und neue diagnostische und therapeutische Wege aufzeigen können. Das vorliegende Buch versucht, durch seine Aktualität und eigene Grundlagenkapitel zur Molekular- und Zellbiologie dieser Entwicklung Rechnung zutragen.

Daran anschließend werden häufige *Beschwerden und Symptome* (Flatulenz, Obstipation, Diarrhö etc.) unter dem Gesichtspunkt beschrieben, logische diagnostische und therapeutische Strategien aufzuzeigen. Häufig verwendete Fließdiagramme dienen dem Ratsuchenden hier der Orientierung.

Im Kapitel *Diagnostik* wird dem Leser ein umfassender Überblick zum Stellenwert der Funktionsdiagnostik und der bildgebenden Verfahren vermittelt, ohne zu tief ins Detail zu gehen. Zur weiteren Vertiefung sei auf die Vielzahl hervorragender Bildatlanten der Radiologie, Endoskopie und Sonographie verwiesen.

In drei Kapiteln sollen zu den einzelnen Krankheitsbilder des Dünn- und Dickdarms in komprimierter Weise sowohl die aktuellen Mechanismen der Krankheitsentstehung sowie rationale Diagnostik und Therapie diskutiert werden. Chronischentzündlichen Darmerkrankungen kommt dabei ein eigenes Kapitel zu. Leitlinien von Fachgesellschaften sind ebenso berücksichtigt wie auch die onkologische Therapie intestinaler Tumoren, deren Therapie in das Fachgebiet des Gastroenterologen fällt. Chirurgische Interventionsmöglichkeiten werden innerhalb der einzelnen Kapitel von Chirurgen abgehandelt.

In einem eigenen Kapitel wird die Integration und Vernetzung intestinaler Funktionen in andere Organsysteme mit ihren Erkrankungen dargestellt. Es folgen Abschnitte zu ernährungsmedizinischen, psychosomatischen und sozialmedizinischen Aspekten von Darmkrankheiten.

Das vorliegende Werk wird den veränderten Erfordernissen gerecht. So wurde bewußt auf eine wissenschaftliche Zitierweise verzichtet. Dies hätte den Umfang des Buches um mehrere hundert Seiten erhöht, was wiederum auf Kosten der Darstellung und Lesbarkeit gegangen wäre und den Verkaufspreis weiter erhöht hätte. Der Leser findet am Ende der einzelnen Kapitel lediglich eine Auswahl wichtiger Originalarbeiten sowie weiterführende Literaturhinweise.

Die meisten Kapitel des Buches wurden von jetzigen und früheren Mitgliedern der Medizinischen Klinik II (Schwerpunkt Gastroenterologie/Hepatologie) und von Kollegen aus den Nachbarinstituten und -kliniken verfaßt. Darüber hinaus konnten Autoren und Koautoren von anderen Universitäten im In- und Ausland gewonnen werden, die auf den entsprechenden Gebieten durch erfolgreiche Forschung und klinische Erfahrung ausgewiesen sind.

Die einzelnen Kapitel wurden von den Herausgebern kritisch und stets in Absprache mit den Autoren redigiert. Dies war nötig, um Überschneidungen zwischen einzelnen Kapiteln zu vermeiden und ggf. noch entsprechende Textverweise einzufügen. Wir danken allen Kollegen, daß sie auf die Wünsche der Herausgeber so bereitwillig und konstruktiv eingegangen sind und mit der raschen Manuskriptvorlage zur Aktualität des Buches Beigetragen haben.

Ein besonderer Dank gilt Herrn Priv. Doz. Dr. med. G. Hermann, Herr Priv. Doz. Dr. med. A. von Herbay sowie dem Springer-Verlag für die großzügige Bereitstellung von Bildmaterial.

Herrn Dr. Wiegers und Frau Dr. Strehlow vom Springer Verlag sei an dieser Stelle stellvertretend für ihre Unterstützung und Geduld gedankt.

Wir hoffen, mit diesem kompakten Buch einen Kompromiß zwischen einem umfangreichen Handbuch einerseits und einem Gastroenterologie-Lehrbuch andererseits gefunden zu haben.

Frankfurt am Main, im Sommer 1999   WOLFGANG F. CASPARY
                                                               JÜRGEN STEIN

Inhaltsverzeichnis

I	**Grundlagen**	
1	Anatomie, Entwicklung und Fehlbildungen A. von Herbay	3
2	Resorption von Nährstoffen, Mineralien und Vitaminen W. F. Caspary, J. Stein	17
3	Resorption und Sekretion von Wasser und Elektrolyten J. Stein, J. Ries, K. E. Barrett	35
4	Intestinale Barrierenfunktion J. Stein, G. Kottra	49
5	Immunologie des Intestinaltrakts A. Stallmach, M. Zeitz	55
6	Wachstumsfaktoren und Wachstumsregulation im Intestinaltrakt A. Dignass, V. Milovic	63
7	Onkogenese und Neoplasien J. Raedle, S. Zeuzem	71
8	Enterales Nervensystem und Motilität T. Frieling	79

II	**Leitsymptome und klinische Syndrome**	
9	Diarrhö W. F. Caspary	87
10	Maldigestion und Malabsorption W. F. Caspary	107
11	Enterales Eiweißverlustsyndrom J. Stein, V. Milovic	125
12	Intestinale Gasbildung – Meteorismus und Flatulenz W. F. Caspary, B. Lembcke	131
13	Obstipation A. Schulte-Bockholt, O. Schröder, T. R. Koch	141
14	Blutung aus Dünn- und Dickdarm T. Wehrmann, H. Seifert	155

III	**Diagnostische Verfahren**	
15	Funktionsdiagnostik J. Stein, B. Lembcke	163

16	Klinische Motilitätsdiagnostik T. Wehrmann	181
17	Molekulare Diagnostik S. Zeuzem, J. Raedle	193
18	Sonographie und Duplexsonographie B. Lembcke, C. F. Dietrich	199
19	Konventionelle Röntgendiagnostik des Dünn- und Dickdarms V. Jacobi, A. Thalhammer	211
20	Computertomographie, Magnetresonanztomographie, Angiographie des Magen-Darm-Traktes V. Jacobi, J. Kirchner	225
21	Nuklearmedizinische Diagnostik O. Schröder, G. Hör	235
22	Endoskopische Diagnostik und Therapie H. Seifert, T. Wehrmann	245

IV Klinische Krankheitsbilder – Dünndarm

23	Angeborene Dünndarmkrankheiten und Kohlenhydratintoleranzen W. F. Caspary	275
24	Sprue/Zöliakie W. Holtmeier, J. Stein	283
25	Tropische Enteropathie und tropische Sprue W. F. Caspary	295
26	Morbus Whipple U. von Arnim, W. F. Caspary	299
27	Infektiöse Diarrhö P. M. Shah, W. F. Caspary, J. Stein	305
28	Parasitäre Darmerkrankungen J. Ries, W. F. Caspary	323
29	Dünndarmveränderungen bei Aids M. Ott, B. Lembcke	337
30	Bakterielle Überbesiedlung des Dünndarms B. Lembcke	347
31	Nahrungsmittelallergie S. C. Bischoff, M. P. Manns	357
32	Eosinophile Gastroenteritis J. Ries, J. Stein	363
33	Intestinale Lymphome W. Fischbach	367
34	Tumoren des Dünndarms (einschließlich hormonproduzierender Tumoren) J. Raedle, S. Zeuzem	371
35	Schädigungen an Dünn- und Dickdarm infolge von Zytostatika- und Radiotherapie O. Schröder, J. Stein	383
36	Vaskuläre Krankheiten von Dünn- und Dickdarm C. F. Dietrich	391

37	Kurzdarmsyndrom J. STEIN	409
38	Dünndarmtransplantation E. HANISCH	419
39	Pneumatosis cystoides intestinalis (PCI) J. STEIN	423
40	Dünndarmdivertikel J. STEIN, V. MILOVIC	427
41	Amyloidose des Dünndarms D. FAUST, J. STEIN	431

V Chronisch-entzündliche Darmkrankheiten

42	Morbus Crohn J. STEIN, F. MAKOWIEC, R. M. STARLINGER, W. F. CASPARY	439
43	Colitis ulcerosa J. STEIN, F. MAKOWIEC, R. M. STARLINGER, W. F. CASPARY	465
44	Mikroskopische Kolitis – lymphozytäre Kolitis und Kollagenkolitis C. F. DIETRICH, W. F. CASPARY	491

VI Klinische Krankheitsbilder – Dickdarm

45	Divertikulose und Divertikulitis W. F. CASPARY, E. HANISCH	499
46	Appendizitis E. HANISCH	507
47	Antibiotikaassoziierte Diarrhö und pseudomembranöse Kolitis J. STEIN	511
48	NSAR-Enteropathie J. STEIN	519
49	Reizdarmsyndrom F. MUSIAL, P. ENCK	525
50	Polypen und gutartige Tumoren des Dickdarms S. W. SAHM, W. F. CASPARY	531
51	Kolorektales Karzinom und HNPCC W. F. CASPARY, E. HANISCH, J. RAEDLE, S. SAHM, S. ZEUZEM	545
52	Kolorektale Endometriose J. STEIN	577
53	Chronisch intestinale Pseudoobstruktion T. WEHRMANN	579
54	Anale Inkontinenz T. WEHRMANN, E. HANISCH	587
55	Anorektale Krankheiten T. WEHRMANN, E. HANISCH	595

56	Stomaversorgung – Ileostoma, Kolostoma E. Hanisch	601
57	Malakoplakie, Melanosis coli D. Faust, J. Stein	607

VII Beziehung zwischen Darm und anderen Organsystemen

58	Intestinaltrakt und Pankreas K. H. Herzig, J. M. Otte, U. R. Fölsch	613
59	Intestinaltrakt und Leber U. Leuschner	623
60	Intestinaltrakt und Niere H. Geiger	635
61	Intestinaltrakt und Haut F. Ochsendorf	641
62	Intestinaltrakt und Krankheiten des rheumatischen Formenkreises R. Wigand	653
63	Darm und Lunge (einschließlich Mukoviszidose) J. Bargon, T. O. F. Wagner	675
64	Darm und Knochenstoffwechsel J. Stein, F. Menge	683
65	Intestinale Funktion beim kritisch kranken Patienten U. Bolder, J. Stein	695

VIII Ernährung

66	Wirkung von Ballaststoffen, kurzkettigen Fettsäuren und Glutamin auf die Funktion des Dünn- und Dickdarms W. Scheppach	707
67	Ernährungsstörungen bei Krankheiten des Dünn- und Dickdarms G. Teuber, A. Friedel, A. Jordan	713
68	Ernährung bei Krankheiten des Dünn- und Dickdarms A. Jordan, J. Stein	729
69	Enterale und parenterale Ernährung J. Stein, A. Jordan	745
70	Anorexia nervosa und Bulimia nervosa W. Häuser	765

IX Psychosomatische und sozialmedizinische Aspekte

71	Konzepte einer psychosomatischen Gastroenterologie W. Häuser	775
72	Sozialmedizinische Aspekte (einschließlich Selbsthilfegruppen) E. Zillessen	785
	Sachverzeichnis	802

Mitarbeiterverzeichnis

Dr. med. J. Bargon
Medizinische Klinik II
Universitätsklinikum
Theodor-Stern-Kai 7
60590 Frankfurt am Main

Kim E. Barrett, Ph. D.
Prof. of Medicine
University of California, San Diego
Division of Gastroenterology
UCSD Medical Center, 8414
225 Dickinson Street
San Diego, CA 92103-8414
USA

Priv. Doz. Dr. med. S.C. Bischoff
Gastroenterologische Abteilung
Medizinische Hochschule Hannover
Konstanty-Gutschow-Straße 8
30625 Hannover

Dr. med. U. Bolder
Chirurgische Klinik
Universität Regensburg
Franz-Josef-Strauß-Allee 11
93042 Regensburg

Dr. med. C. F. Dietrich
Medizinische Klinik II
Universitätsklinikum
Theodor-Stern-Kai 7
60590 Frankfurt am Main

Priv. Doz. Dr. med. A. Dignass
Med. Klinik m. S. Hepato./Gast. o.
Charité
Campus Virchow-Klinikum
Augustenburger Platz 1
13353 Berlin

Priv. Doz. Dr. med. P. Enck
Leiter Forschungslabors Abt. Allgem.
Chirurgie, ZMF
Universitätsklinikum Tübingen
Waldhörnlestraße 22
72072 Tübingen

Dr. med. D. Faust
Medizinische Klinik II
Universitätsklinikum
Theodor-Stern-Kai 7
60590 Frankfurt am Main

Prof. Dr. med. W. Fischbach
Chefarzt der II. Medizinischen Klinik
Klinikum Aschaffenburg
Am Hasenkopf
63739 Aschaffenburg

Prof. Dr. med. U. R. Fölsch
Direktor der Abt. Allgemeinmedizin
I. Medizinische Universitätsklinik
Schittenhelmstraße 12
24105 Kiel

Dr. A. Friedel
Zentrum für Kinderheilkunde
Universitätsklinikum
Theodor-Stern-Kai 7
60590 Frankfurt am Main

Prof. Dr. med. T. Frieling
Medizinische Klinik,
Abt. Gastroenterologie
Universität Düsseldorf
Moorenstraße 5
40225 Düsseldorf

Prof. Dr. med. H. Geiger
Leiter des Funktionsbereichs
Nephrologie
Universitätsklinikum
Theodor-Stern-Kai 7
60590 Frankfurt am Main

Prof. Dr. med. E. Hanisch
Klinik für Allgemeinchirurgie
Universitätsklinikum
Theodor-Stern-Kai 7
60590 Frankfurt am Main

Dr. med. W. Häuser
Ltd. Arzt d. Funktionsbereiches
Psychosomatik der Medizinische Klinik I
Winterbergkliniken GmbH
Theodor-Heuss-Straße 122
66119 Saarbrücken

Priv. Doz. Dr. med. K.-H. Herzig
I. Medizinische Klinik
Christian-Albrechts-Universität
Schittenhelmstraße 12
24105 Kiel

Dr. med. W. Holtmeier
Medizinische Klinik II
Universitätsklinikum
Theodor-Stern-Kai 7
60590 Frankfurt am Main

Prof. Dr. med. G. Hör
Zentrum der Radiologie
Universitätsklinikum
Theodor-Stern-Kai 7
60590 Frankfurt am Main

Priv. Doz. Dr. med. V. Jacobi
Zentrum der Radiologie
Universitätsklinikum
Theodor-Stern-Kai 7
60590 Frankfurt am Main

Dipl. oec. troph. A. Jordan
Medizinische Klinik II
Universitätsklinikum
Theodor-Stern-Kai 7
60590 Frankfurt am Main

Timothy R. Koch, M. D.
Prof. of Medicine
Chief of Gastroenterology
Robert-Byrd-Center
Morgantown, West Virginia
WV 26506-0191
USA

Priv. Doz. Dr. med. G. Kottra
Institut für Ernährungswissenschaft
Technische Universität München
Buchfeldweg 2
85350 Freising-Weihenstephan

Prof. Dr. med. B. Lembcke
Chefarzt der Medizinischen Klinik
St. Barbara-Hospital
Barbarastraße 1
45964 Gladbeck

Prof. Dr. med. U. Leuschner
Medizinische Klinik II
Universitätsklinikum
Theodor-Stern-Kai 7
60590 Frankfurt am Main

Dr. med. F. Makowiec
Chirurgische
Universitätsklinik Rostock
Schillingallee 35
18057 Rostock

Prof. Dr. med. M. P. Manns
Gastroenterologische Abteilung
Medizinische Hochschule Hannover
Konstanty-Gutschow-Straße 8
30625 Hannover

Dr. med. F. Menge
Medizinische Klinik C
Klinikum Ludwigshafen
Bremserstraße 79
67063 Ludwigshafen

Dr. med. V. Milovic
Medizinische Klinik II
Universitätsklinikum
Theodor-Stern-Kai 7
60590 Frankfurt am Main

Dr. med. F. Musial
Institut für Psychologie
Heinrich-Heine-Universität
Universitätsstraße
40225 Düsseldorf

Priv. Doz. Dr. med. F. Ochsendorf
Oberarzt des ZDV
Universitätsklinikum
Theodor-Stern-Kai 7
60590 Frankfurt am Main

Dr. med. M. Ott
Abt. Gastroenterologie und Hepatologie
Medizinische Hochschule Hannover
Carl-Neuberg-Straße 1
30625 Hannover

Dr. med. J.-M. Otte
I. Medizinische Klinik
Christian-Albrechts-Universität
Schittenhelmstraße 12
24105 Kiel

Dr. med. J. Raedle
Medizinische Klinik II
Universitätsklinikum
Theodor-Stern-Kai 7
60590 Frankfurt am Main

Dr. med. J. Ries
Medizinische Klinik II
Universitätsklinikum
Theodor-Stern-Kai 7
60590 Frankfurt am Main

Dr. med. S. Sahm
Fachbereich Gastroenterologie
Deutsche Klinik für Diagnostik
Aukammallee 33
65191 Wiesbaden

Prof. Dr. med. W. Scheppach
Medizinische
Universitätsklinik
Josef-Schneider-Straße 2
97080 Würzburg

Dr. med. O. Schröder
Medizinische Klinik II
Universitätsklinikum
Theodor-Stern-Kai 7
60590 Frankfurt am Main

Dr. med. A. Schulte-Bockholt
II. Medizinische Klinik
Klinikum Meiningen
Bergstraße 3
98617 Meiningen

Dr. med. H. Seifert
Medizinische Klinik II
Universitätsklinikum
Theodor-Stern-Kai 7
60590 Frankfurt am Main

Prof. Dr. med. P. Shah
Medizinische Klinik III
Universitätsklinikum
Theodor-Stern-Kai 7
60590 Frankfurt am Main

Prof. Dr. med. A. Stallmach
Innere Medizin II
Medizinische Universitätsklinik
Oscar-Orth-Straße
66421 Homburg/Saar

Prof. Dr. med. R. M. Starlinger
Direktor der Klinik für Chirurgie
Landeskrankenhaus Klagenfurt
St. Veiter Straße 47
A-9020 Klagenfurt

Dr. med. G. Teuber
Medizinische Klinik II
Universitätsklinikum
Theodor-Stern-Kai 7
60590 Frankfurt am Main

Dr. med. A. Thalhammer
Zentrum der Radiologie
Universitätsklinikum
Theodor-Stern-Kai 7
60590 Frankfurt am Main

Dr. med. U. von Arnim
Medizinische Klinik für
Gastroenterologie und Hepatologie
Leipziger Straße 44
39120 Magdeburg

Priv. Doz. Dr. med. A. von Herbay
Pathologisches Institut
Ruprecht-Karls-Universität
Im Neuenheimer Feld 220
69120 Heidelberg

Prof. Dr. med. T. O. F. Wagner
Leiter des Schwerpunkts Pneumologie
Universitätsklinikum
Theodor-Stern-Kai 7
60590 Frankfurt am Main

Priv. Doz. Dr. med. T. Wehrmann
Medizinische Klinik II
Universitätsklinikum
Theodor-Stern-Kai 7
60590 Frankfurt am Main

Dr. med. R. Wigand
Medizinische Klinik III
Universitätsklinikum
Theodor-Stern-Kai 7
60590 Frankfurt am Main

Prof. Dr. med. M. Zeitz
Innere Medizin II
Medizinische Universitätsklinik
Oscar-Orth-Straße
66421 Homburg/Saar

Prof. Dr. med. S. Zeuzem
Medizinische Klinik II
Universitätsklinikum
Theodor-Stern-Kai 7
60590 Frankfurt am Main

Dr. med. E. Zillessen
Chefarzt der
Klinik Niederrhein
Hochstraße 13-19
53474 Bad Neuenahr-Ahrweiler

Teil I
Grundlagen

Anatomie, Entwicklung und Fehlbildungen

A. VON HERBAY

1.1 Topographische und funktionelle Anatomie 3
1.1.1 Topographische Anatomie des Dünndarms 3
1.1.2 Topographische Anatomie des Dickdarms 4
1.1.3 Funktionelle Anatomie von Dünn- und Dickdarm 6
1.1.4 Blutgefäße 11
1.1.5 Lymphgefäße 11

1.2 Entwicklung des Intestinaltraktes 12
1.2.1 Entstehung, Gliederung und Rotation des Darmkanals 12
1.2.2 Differentielle Rolle der drei Keimblätter 13
1.2.3 Entwicklung der Mukosa 13
1.2.4 Entwicklung der Muskelschicht 13

1.3 Konnatale Fehlbildungen 13

Literatur 16

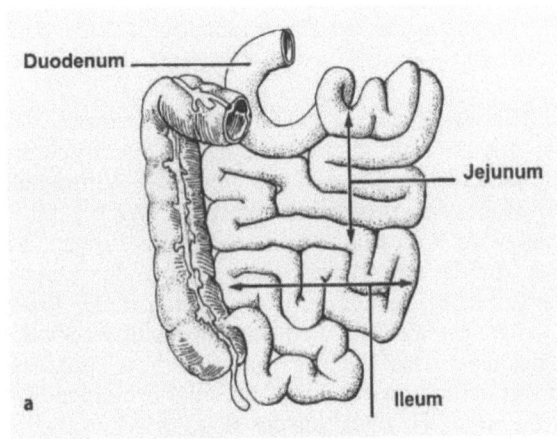

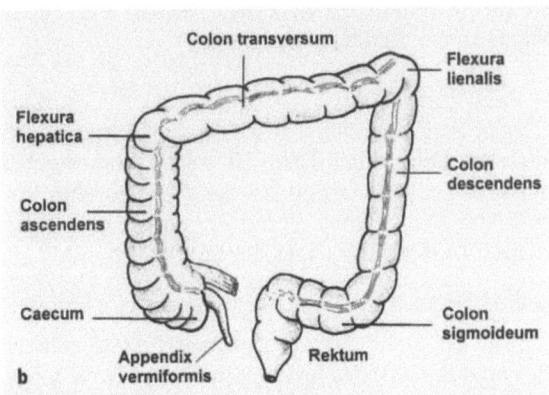

Abb. 1.1a,b. Schematische Darstellung zur Anatomie von a Dünndarm und b Dickdarm gemäß Nomenklatur der UICC. (umgezeichnet nach TNM-Atlas 1997)

Die Anatomie von Dünn- und Dickdarm spiegelt die verschiedenen physiologischen Aufgaben dieser Organe wider. Zum einen dienen sie der Digestion und Resorption von Nahrungsstoffen (s. Kap. 2 und 3), zum zweiten bilden sie eine epitheliale (s. Kap. 4) und immunologische Barriere (s. Kap. 5), zum dritten gewährleisten sie den gerichteten Transport im Intestinaltrakt (s. Kap. 8). Ferner ist der Dünndarm auch ein endokrin aktives Organ. Entsprechend diesen komplexen Aufgaben werden die einzelnen anatomischen Strukturen nachfolgend als *funktionale Kompartimente* beschrieben.

Die *Nomenklatur* der anatomischen Abschnitte und Unterabschnitte des Intestinaltrakts erfolgt keineswegs immer ganz einheitlich. Rein pragmatisch werden hier jene Definitionen übernommen, die auch Grundlage der weithin akzeptierten TNM-Tumorklassifikation der *Union Internationale Contre le Cancer* (UICC) sind (Abb. 1.1).

1.1 Topographische und funktionelle Anatomie

1.1.1 Topographische Anatomie des Dünndarms

Der Dünndarm beginnt am Pylorus und endet an der Ileozäkalklappe. Angaben zur realen *Länge* des gesamten Dünndarms sind in der medizinischen Literatur bemerkenswert uneinheitlich. Eine gewisse Erklärung für die Variabilität von Normwertangaben bieten die unterschiedlichen Situationen, in welchen Längenmessungen erfolgen: Operationssitus in Vollnarkose, Resektionspräparat nach Fixierung, Autopsie. Insofern ist es mehr eine orientierende Angabe, die Länge des Dünndarms beim Erwachsenen mit etwa 4 bis 6 m zu beschreiben.

Duodenum

Das Duodenum (Zwölffingerdarm) verläuft ab dem Pylorus über etwa 25 cm Länge C-förmig um den

Pankreaskopf herum, es endet am Treitz-Ligament. Seine dorsale Fläche ist großenteils an der dorsalen Bauchwand fixiert, nur die ventrale Oberfläche wird von Peritoneum überkleidet. Von retroperitoneal herkommend tritt das Duodenum an der *Flexura duodenojejunalis* in den Abdominalraum ein. Vier Unterabschnitte werden unterschieden.

■ **Pars superior (Pars I).** Der zum *Bulbus duodeni* erweiterte erste Teil ist durch das *Ligamentum hepatoduodenale* mit der benachbarten Leber verbunden. Die Pars I biegt an der *Flexura superior duodeni* nach unten ab.

■ **Pars descendens (II).** Der zweite, absteigende Teil ist mit etwa 10–12 cm der längste Unterabschnitt. Er verläuft absteigend rechts neben der Wirbelsäule in Höhe der Lendenwirbelkörper (LWK) 1 bis 3 und wird vom Colon transversum überkreuzt. An der duodenalen Hinterwand verläuft der Ductus choledochus, er mündet in die *Papilla maior Vateri* (welche gemäß TNM-Nomenklatur als Endstück des extrahepatischen Gallengangssystem bzw. Pankreasgangs definiert wird). Eine fakultativ vorhandene *Papilla minor*, als Mündung des akzessorischen *Ductus Santorini*, mündet etwa 2 cm oberhalb der Papilla Vateri an der medialen Wand.

■ **Pars horizontalis (III).** Der dritte Teil verläuft quer über die Lendenwirbelsäule, die Länge ist recht variabel. Seine Rückfläche ist relativ verschieblich zur hinteren Bauchwand. An der dorsalen Seite verläuft die Bauchaorta, ventralseitig wird er von der A. und V. mesenterica superior überkreuzt.

■ **Pars ascendens (IV).** Der aufsteigende Endabschnitt des Duodenums ist retroperitoneal gelegen. Er endet in Höhe des linken Randes von LWK 2.

Jejunum und Ileum

■ **Jejunum.** Das *Jejunum* beginnt ab dem definitiven Eintritt des Dünndarms in die Peritonealhöhle in Höhe von LWK 2. Es geht ohne einen anatomischen Demarkationspunkt über in das Ileum. Insofern beruht es lediglich auf Konvention, das *Jejunum* als die oberen zwei Fünftel des Dünndarmkonvoluts zu definieren. Entsprechend berechnet hat das Jejunum eine Länge von etwa 1,60–2,40 m.

■ **Ileum.** Das *Ileum* umfaßt per Konvention die unteren drei Fünftel des Dünndarms, entsprechend einer errechneten Länge von etwa 2,40–3,60 m. Es mündet im rechten Unterbauch in den Dickdarm. Der Übertritt des Darminhalts vom Ileum in den Dickdarm wird durch einen Klappenapparat mit glattmuskulärem Sphinkter reguliert, der *Ileozäkalklappe*. Auf der Kuppe dieser Bauhin-Klappe wechselt der Schleimhauttyp von Ileum- zur Zökummukosa. Die Linie des Schleimhautübergangs ist allerdings individuell variabel.

Jejunum und Ileum sind an einem gemeinsamen Mesenterium verankert. Dessen Wurzel setzt links in Höhe von LWK 2 an der Bauchwand an, zieht schräg nach rechts über die Aorta und verläuft über den rechten Harnleiter und Psoasmuskel in die rechtsseitige Fossa iliaca. Die Entfernung von der Mesenterialwurzel bis hin zum Dündarm beträgt etwa 15 cm.

Makroskopischer und mikroskopischer Aufbau des Jejunums und Ileums sind zwar prinzipiell gleich. Es bestehen jedoch von oral nach aboral graduelle Unterschiede.

- Der Außendurchmesser nimmt ab,
- die Wanddicke nimmt ab,
- die Höhe und Dichte der Kerckring-Querfalten nimmt ab,
- die mikroskopische Höhe der Zotten in Relation zur Höhe der Krypten nimmt ab,
- die qualitative Zusammensetzung der Zottenepithelien variiert, mit einen Abnahme von Enterozyten und Zunahme von Becherzellen,
- die im Jejunum solitär vorkommenden Lymphfollikel bilden im terminalen Ileum Aggregate von Lymphfollikeln, die *Peyer-Plaques* (s. MALT).

1.1.2
Topographische Anatomie des Dickdarms

Der Dickdarm verläuft gleichsam wie ein Rahmen um den Dünndarm herum. Seine *Länge* ist individuell variabel, sie beträgt meistens zwischen 90 bis 130 cm beim Erwachsenen. Im Verlauf des Kolons treten zwei einfache Kurvaturen (hepatische bzw. rechte Flexur, lienale bzw. linke Flexur), und eine zweifache Kurvatur auf (Sigma). Diese Bezugspunkte lassen verschiedene anatomische Unterabschnitte definieren.

Zökum

Das Zökum entspricht beim Erwachsenen einem blindsackartig (lateinisch: *caecum*) erweiterten kurzen Teil des Kolons, der unterhalb der Ileozäkalklappe gelegen ist. Der Durchmesser des Blinddarms und des oralen Anteils vom Colon ascendens ist physiologischerweise größer, als im übrigen Dickdarm.

Appendix vermiformis

Der wurmförmige Fortsatz des Zökums entspricht einem Rudiment von dessen Entwicklung. Die kaudal am Zäkalpol zusammenkommenden drei Tänien des Kolons bilden eine einheitliche äußere Muskelschicht der *Appendix vermiformis*. Dieser besondere Wandbau bedingt ihre weitgehend fehlende Dehnungsfähigkeit. Die Appendix wird allseits von Peritoneum überkleidet, sie hat ein eigenes schmales Meso und ist insofern mobil. Ihre Länge ist recht variabel, sie beträgt meistens zwischen 3–9 cm beim Erwachsenen. Die Lage der Appendixspitze ist variabel (z. B. infrazäkal, paravalvulär, retrozäkal), z. T. ist sie abhängig von der Länge. Ein Lumen ist in der Regel vorhanden, es kann beim Erwachsenen partiell oder sogar komplett obliteriert sein, entsprechend dem Charakter einer rudimentären Struktur.

Colon ascendens

Das Colon ascendens beginnt in Höhe der Ileozäkalklappe und reicht nach kranial aufsteigend über etwa 15–20 cm Länge bis zur rechten Kolonflexur. Es ist an der dorsalen Bauchwand fixiert, insofern wenig beweglich und auch nur eingeschränkt dehnungsfähig.

Colon transversum

Das Querkolon verbindet rechte und linke Flexur und verläuft dabei mehr theoretisch in transversaler Richtung. Infolge seiner Mobilität durch ein eigenes Mesokolon verläuft es faktisch leicht nach anterior geneigt und leicht gebogen. Dies wird v. a. dann deutlich, wenn das Transversum länger ist als der Transversaldurchmesser im Oberbauchraum (etwa 30 cm). Der ventralen Fläche liegt und hängt das *Omentum majus* an.

Colon descendens

Das Colon descendens verläuft absteigend von der linken Flexur über eine Länge von etwa 20–30 cm. Es ist an der dorsalen Bauchwand fixiert, daher nur wenig beweglich und auch nur eingeschränkt dehnungsfähig.

Colon sigmoideum

Der namensgebende griechische Buchstabe *Sigma* beschreibt den *S-förmigen* Verlauf dieses Abschnitts mit 2 Kurvaturen auf einer Streckenlänge von etwa 15–25 cm. Ein eigenes Meso macht das Colon sigmoideum relativ mobil. Die muskuläre Wandschicht weist einen relativ hohen Anteil elastischer Fasern auf. Wahrscheinlich hieraus resultiert eine besondere Dehnungsfähigkeit und wohl auch die konträre Fähigkeit, durch eine relative Engstellung das Vorliegen von Stenosen vorzutäuschen.

Rektum

Der geradlinige (lateinisch: *rectum*) Endabschnitt des Dickdarms beginnt nach der zweiten Kurve des Sigmas etwa in Höhe des dritten Sakralwirbels und endet am Eintritt in den Analkanal (s. unten). Gemäß TNM-/UICC-Definition ist der rektosigmoidale Übergang etwa 16 cm entfernt vom Analrand. Im Verlauf tritt das zunächst noch intraperitoneal gelegene Rektum nach retroperitoneal ein. Die peritoneale Umschlagfalte ist dabei in etwa 7–8 cm Abstand vom Analrand gelegen. Das untere Rektum ist erweitert zur *Ampulla recti*. Deren Schleimhautrelief ist vergleichsweise flacher und faltenärmer, als im übrigen Dickdarm.

Analkanal

Kein Abschnitt des Intestinaltrakts wird so uneinheitlich definiert, wie der Analkanal. Gemäß heutiger Konzeption ist er anatomisch und funktionell charakterisiert als jener Endabschnitt des Dickdarms, welcher durch den externen Sphinktermuskel um-

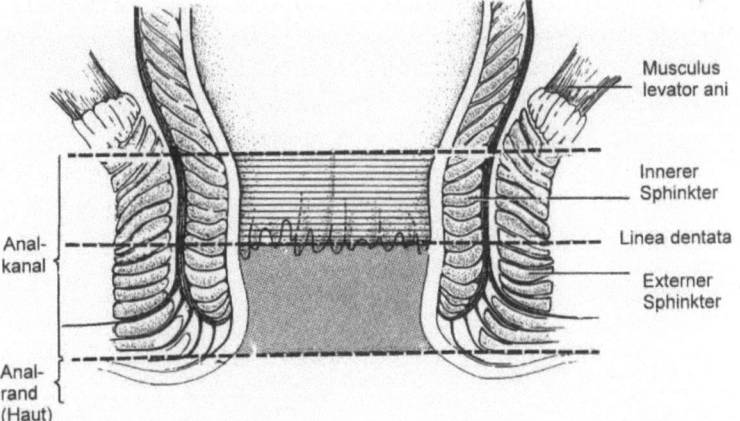

Abb. 1.2. Schematische Darstellung zur Anatomie des Analkanals gemäß Definition der UICC. (umgezeichnet nach TNM-Atlas 1997)

scheidet wird (Abb. 1.2). Gemäß dieser UICC-/TNM-Definition beginnt der Analkanal bereits etwa 2 cm oberhalb der *Linea dentata* und endet nach etwa 4 cm Länge am *Analrand*. Die makroskopisch definierte *Linea dentata* (Abb. 1.2) entspricht dabei einem Zusammentreffen von Ausläufern angedeutet wulstiger vertikaler Auffaltungen der Mukosa vom oberen Analkanal (*Columnae anales*) und klappenähnlicher Auffaltungen am kranialen Rand der Mukosa vom unteren Analkanal (*Valvulae anales*).

1.1.3
Funktionelle Anatomie von Dünn- und Dickdarm

Schichtenbau der Darmwand

Die Wand von Dünndarm und Dickdarm ist prinzipiell gleichartig aus 4 konzentrischen Schichten aufgebaut (Abb. 1.3). Das Lumen wird von einer jeweils spezialisierten Schleimhaut ausgekleidet (*Mukosa*). Zur Tiefe hin folgt eine zweite Schicht aus lockerem Bindegewebe (*Submukosa*). Die dritte, äußere Wandschicht entspricht der viszeralen Muskulatur (*Muscularis propria*; engl. „muscle layer"). Dieser liegt an der Außenseite noch eine Bindegewebsschicht an (*Subserosa*), die zumeist von Peritoneum überkleidet ist (*Serosa*).

Der *Mukosaschicht* sind die meisten der physiologischen Aufgaben zuzuordnen. Ihr Feinbau läßt 3 Subschichten zu unterscheiden.

■ **Epithel.** Das Oberflächenepithel (*Lamina epithelialis mucosae*) umfaßt verschiedene Zellen, deren Vorkommen und Zusammensetzung je nach Abschnitt bzw. Unterabschnitt etwas variieren (Tabelle 1.1). Alle Epithelien sitzen einer Basalmembran auf, die das Oberflächenepithel vom Stroma abgrenzt.

■ **Schleimhautstroma.** Die *Lamina propria mucosae* entspricht einem lockeren zellarmen Bindegewebe mit kapillären Gefäßen, Nerven und abschnittsweise auch glatten Muskelzügen. Physiologischerweise sind im Stroma auch Leukozyten präsent als Reaktion auf die orthologe Besiedlung des Darmtrakts mit Mikroorganismen und die Präsenz anderer Antigene. Bei den entzündlichen Darmerkrankungen bildet das Stroma gleichsam den Hauptschauplatz des Entzündungsprozesses.

■ **Mukosale Muskelschicht.** Eine recht schmale, zweilagige *Lamina muscularis mucosae* begrenzt die Mukosa zur Submukosa.

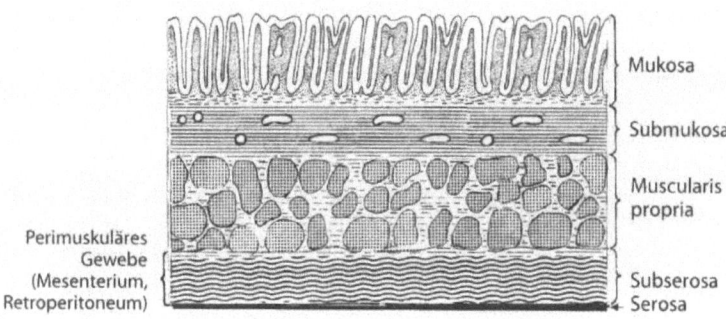

Abb. 1.3. Schematische Darstellung des Schichtenbaus der Darmwand. (umgezeichnet nach TNM-Atlas 1997)

Tabelle 1.1. Funktionelle Kompartimente der Mukosa von Dünn- und Dickdarm

Funktionelles Kompartiment	Zellen im Dünndarm	Zellen im Dickdarm
resorbierendes Kompartiment	Enterozyt (Saumzelle)	Kolonozyt (Saumzelle)
sekretorisches Kompartiment	Becherzellen Brunner-Drüsenepithelien (im Duodenum) Paneth-Zellen (alle Unterabschnitte)	Becherzellen Paneth-Zellen (im Zökum, Appendix und C. ascendens)
endo-/parakrines Kompartiment	neuroendokrine Zellen (verschiedene Zelltypen)	neuroendokrine Zellen (verschiedene Zelltypen)
proliferatives Kompartiment	pluripotente Stammzelle	pluripotente Stammzelle
immunkompetentes Kompartiment	M(Microfold)-Zellen Lymphozyten (B- und T-Zellen); Follikel Plasmazellen andere Leukozyten	M(Microfold)-Zellen Lymphozyten (B- und T-Zellen); Follikel Plasmazellen andere Leukozyten

Struktur der Mukosa im Dünndarm

Die Schleimhaut im Dünndarm weist ein besonderes dreidimensionales Bauprinzip auf. Hierduch wird die innere Oberfäche um etwa das 600fache vergrößert, verglichen mit einer einfachen Zylinderröhre. Somit steht eine möglichst große funktional aktive Fläche zur Verfügung. Bei diesem Vergrößerungseffekt wirken Querfalten, Zotten und Bürstensaum zusammmen.

■ **Querfalten.** Das charakteristische *Kerckring*-Faltenrelief entsteht im wesentlichen durch eine faltige Textur der Submukosa, sowie teilweise auch durch die mukosale Muskelschicht. Die Mukosa wird insofern *indirekt* in Querfalten gelegt.

■ **Zotten.** Die Mukosa ist *direkt* aufgefaltet in Zotten (*Villi intestinales*), die teils fingerförmig, teils pflanzenblattähnlich konfiguriert sind. An der Zottenbasis ist das Epithel eingefaltet zu tubulären Drüsenformationen (Krypten, *Glandulae intestinales;* Abb. 1.4). Dabei beträgt die Relation von Zottenlänge zur Kryptenhöhe im tiefen Duodenum etwa 2,5 – 3 : 1, im oberen Jejunum etwa 3 – 4 : 1, und im terminalen Ileum etwa 2 – 3 : 1.

■ **Bürstensaum.** Die Epithelzellen der Zotten sind apikal aufgefältet zu einem bürstenähnlichen Saum von dicht stehenden *Mikrovilli* (s. unten).

Struktur der Mukosa im Dickdarm

Das Bauprinzip der Schleimhaut im Dickdarm ist nur entfernt ähnlich mit demjenigen im Dünndarm. Im Kolon ist das Schleimhautrelief vergleichsweise flacher, Falten sind nur abschnittsweise und halbmondförmig ausgebildet. Zwischen den drei longitudinalen Tänien (s. unten) sind Ausbuchtungen vorhanden (*Haustren*). Sie werden durch die inkompletten Querfalten unterteilt, die aus dem Kontraktionszustand der Muskelschichten resultieren. Die Mukosa des Kolons ist durch eine exklusive Kryptenarchitektur charakterisiert, Zotten fehlen vollständig (Abb. 1.5). Das Oberflächenepithel hat zwar einen Bürstensaum, dieser ist jedoch weit weniger ausgeprägt wie im Dünndarm.

Zwischen den Unterabschnitten des Dickdarms bestehen gewisse graduelle Unterschiede im Feinbau der Mukosa, wie z. B. einer Zunahme der Kryptenlänge von oral nach aboral hin, oder in der Ausbildung des mukosaassoziierten lymphatischen Gewebes.

Funktionelle Kompartimente des Epithels

Die verschiedenen Epithelien im Intestinaltrakt haben unterschiedliche Funktionen, und dement-

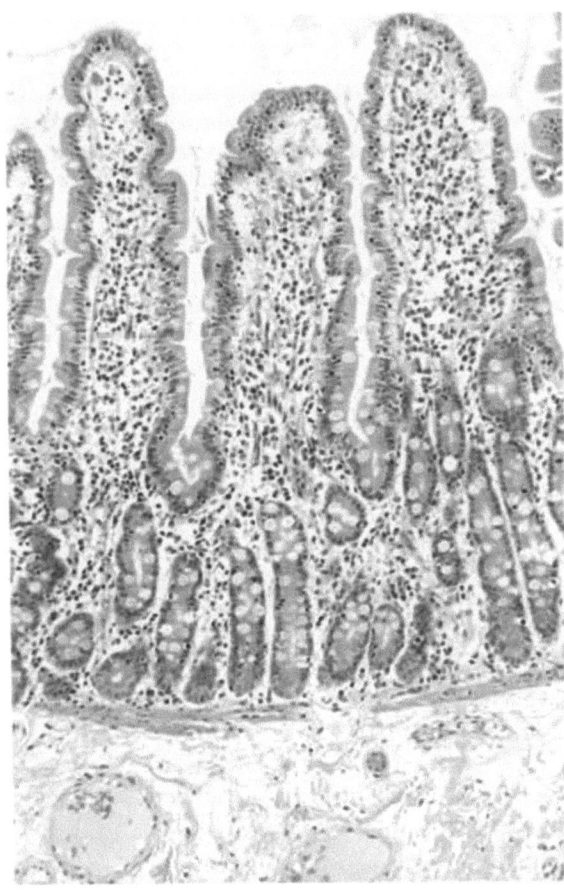

Abb. 1.4. Histologie der Dünndarmschleimhaut: fingerförmige Zotten, intaktes einschichtiges enterozytäres Saumepithel mit einzelnen Becherzellen, leukozytenarmes Stroma, schmale mukosale Muskelschicht (HE-Färbung)

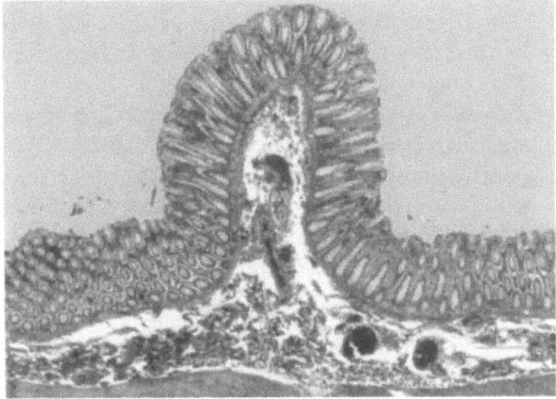

Abb. 1.5. Histologie der Dickdarmmukosa: weitgehend parallele Anordnung der Krypten, becherzellreiches Kryptenepithel, leukozytenarmes Stroma, schmale mukosale Muskelschicht (Azan-Färbung, aus T. v. Lanz und W. Wachsmuth, Praktische Anatomie 1993)

sprechend haben sie auch eine unterschiedliche Morphologie. Sie bilden zusammen gleichsam *funktionelle Zellkompartimente* (Tabelle 1.1).

■ **Resorptives Kompartiment im Dünndarm.** Zylindrische *Enterozyten* bilden an der Zottenoberfläche das resorbierende einschichtige Saumepithel (Abb. 1.4). Diese „columnar epithelial cells" sind 20–30 μm hoch und 6–9 μm breit, ihre Kerne sind basalständig. Sie weisen verschiedene Charakteristika auf.

- *Bürstensaum:* Die luminale Zelloberfläche ist aufgefaltet zu einem Bürstensaum von Mikrovilli, 0,65–1,6 μm lang und 0,05–0,15 μm breit. Ihnen aufgelagert ist eine etwa 0,2 μm breite Glykoproteinschicht, die von den Enterozyten selbst gebildet wird. Zusammen bilden sie das ultrastrukturelle Korrelat der *Bürstensaumenzyme* (verschiedene Peptidasen, verschiedene Disaccharidasen, alkalische Phosphatase), ferner sind spezifische Rezeptoren, Transportproteine („carrier proteins") und Energiekonvertanten (ATPase) integriert. An dieser Oberfläche der Enterozyten werden die zuvor aufgespalteten Proteine und Kohlenhydrate aktiv resorbiert, während freie Fettsäuren und Monoglyceride durch die lipidlösliche Plasmembran diffundieren (s. Kap. 2).
- *Intermediärfilamente:* Die Mikrovilli sind durch ein Geflecht von Mikrofilamenten am Zytoskelett verankert („anchoring filaments", u. a. Actinin, Villin), die apikal zu einem „terminal web" verdichtet ist. Das zytoplasmatische Skelett der Enterozyten wird durch Zytokeratine stabilisiert (CK 7, 8, 18, 19, 20).
- *Zytoplasma:* Enterozyten sind polar organisiert. Apikal, nahe der resorbierenden Oberfläche sind ein System von Lysosomen, Mikrotubuli, rauhem und glatten endoplasmatischen Retikulum, Mitochondrien und freien Ribosomen gelegen. Die Zellkerne sind basal orientiert, ihre Form ist längsoval. Der Golgi-Apparat ist supranukleär.
- *Zell-Zell-Verbindungen:* Zwischen den Zellen des einschichten Saumepithels sind verschiedene Verbundstrukturen ausgebildet: sog. Tight junctions (*Zonulae occludentes*), Zonulae adhaerentes und Desmosomen (*Maculae adhaerentes*). Diese Verbundstrukturen haben eine wichtige Rolle bei der Gewährleistung der epithelialen Barrierefunktion (s. Kap. 4).

■ **Resorptives Kompartiment im Dickdarm.** Ähnlich wie im Dünndarm bilden zylindrische Epithelien das resorbierende Saumepithel des Kolons (Abb. 1.5). Diese speziellen *Kolonozyten* sind an der luminalen Zelloberfläche aufgefältelt in fingerförmige Mikrovilli mit einer Glykokalyx, deren Dichte ist allerdings geringer als im Dünndarm. Integriert in die luminale Zellmembran sind Transportkanäle für Elektrolyte und Wasser, sowie Rezeptoren.

■ **Sekretorisches Zellkompartiment.** Drei verschiedene epitheliale Zelltypen haben ausschließlich sekretorischen Eigenschaften.

- *Becherzellen* kommen im gesamten Intestinaltrakt vor. Im Dünndarm sind sie in den Epithelverband der Krypten und der Zotten integriert, im Dickdarm bilden sie den häufigsten Zelltyp im Kryptepithel. Im Dünndarm wird die Anzahl der Becherzellen (engl. „goblet cells") einerseits von der Kryptenbasis hin zur Zottenspitze geringer, andererseits nimmt ihre Anzahl im Zottenepithel vom oberen Jejunum hin zum terminalen Ileum zu. Der Name beschreibt die bauchige Form des Zytoplasmas, das biochemisch verschiedene Muzine bildet: neutrale Muzine, saure *Sulphomuzine* (im Dünndarm), saure *Sialomuzine* (im Dickdarm). Synthethisierte Muzine werden zunächst in Schleimgranula gespeichert, und dann erst sezerniert. Neben einer Lubrifikation haben die Muzine auch eine protektive Barrierefunktion (s. Kap. 4).
- *Paneth-Zellen* kommen im gesamten Dünndarm, ferner auch im rechten Hemikolon einschließlich der Appendix vor. Sie sind jeweils in der Kryptenregion lokalisiert. Ihre Kerne sind basalständig, das Zytoplasma enthält apikale Granula, die mit sauren Farbstoffen reagieren. Diese *oxyphilen Granula* enthalten das bakteriolytisch wirkende Lysozym sowie bakterizid wirkende Proteine (*Denfensine, Cryptidine*). Insofern dürfte die funktionelle Bedeutung der Paneth-Zellen bei der Abwehr bakterieller Infektionen sein.
- *Brunner-Drüsenepithelien* sind ein embryologisches Derivat des „foregut" (s. unten), insofern kommen sie nur im Duodenum vor, nicht aber im Jejunum und Ileum. Im Duodenum bilden sie lobulär gegliederte Drüsenkomplexe, die vornehmlich in der Submukosa gelegen sind, aber ortholog auch in die basale Mukosa hineinreichen können. Ihre Dichte ist im Bulbus und postbulbären Duodenum am größten und nimmt nach aboral hin ab. Neben Muzinen und Bikarbonat bilden sie u. a. auch *epidermalen Wachstumsfaktor* (EGF; s. Kap. 6). Sekretion und EGF-Produktion werden über das Nervensystem reguliert (Kap. 8).

■ **Endokrines Kompartiment.** Die disseminiert im Kryptenepithel, und vereinzelt auch im Zottenepithel vorkommenden endokrinen Zellen repräsentieren eine Komponente des gastro-entero-pankreatischen endokrinen Zellsystems. Gemeinsam mit cholinergen, adrenergen und peptidergen Nerven koordinie-

Tabelle 1.2. Vorkommen und Funktion von regulatorischen Peptiden im Intestinaltrakt

Regulatorisches Peptid	Aminosäuren	Vorkommen im GI-Trakt	Funktionen (u. a.)
Cholezystokinin (CCK)/ Pankreozymin	33	Duodenum, Jejunum (Ileum)	Stimulation der pankreatischen Enzymsekretion; Kontraktion der Gallenblase; Erschlaffung des Sphinkter Oddi und des unteren Ösophagussphinkter
Enkephaline	5	gesamter Gastrointestinaltrakt	Stimulation der Magensaftsekretion. Hemmung von Sekretin und CCK
Gastrin	17	Magen-Antrum, oberes Duodenum	Stimulation der HCl-Sekretion
Gastrininhibitorisches Peptid (GIP)	43	Duodenum bis oberes Jejunum	Stimulation der nahrungs-induzierten Insulinsekretion
Glukagon-like-Peptide 1 (GLP-1)	29	Dünn-, Dickdarm	Stimulation der Sekretion von Insulin
Glukagon-like-Peptide 2 (GLP-2)	33	Dünn-, Dickdarm	Wachstumsstimulation
Motilin	22	gesamter Dünndarm	Stimulation der Motilität von Magen und Dünndarm; Kontraktion des unteren Ösophagussphinkters
Neurotensin	13	Unterer Dünndarm, Kolon	Stimulation der Sekretion von Insulin, Glukagon, Gastrin (?)
Pankreatisches Polypetid (PP)	36	Pankreas, Rektum	Hemmung der exokrinen Pankreassekretion
Sekretin	27	Duodenum und Jejunum	Stimulation der pankreatischen und biliären Bikarbonat- und Wassersekretion; Stimulation der gastralen Pepsinsekretion, Hemmung der HCl-Sekretion
Serotonin	1	Magen; gesamter Intestinaltrakt	nicht genau bekannt
Somatostatin	14	gesamter Gastrointestinaltrakt, Pankreas	Hemmung sekretorischer Vorgänge
Vasoaktives intestinales Peptid (VIP)	14 (28)	Neurone und deren Nervenfasern im gesamten Gastrointestinaltrakt	Vasodilatation, Relaxation der glatten Muskulatur. Stimulation der Chloridsekretion
Xenin	25	Magen; gesamter Intestinaltrakt	Stimulation der exokrinen Pankreassekretion; Relaxation/Kontraktion der glatten Darmmuskulatur

ren sie als Teil des *neuroendokrinen Systems* die Nahrungsaufnahme, Sekretion, Motilität, Durchblutung und Stoffwechsel. Diese unterschiedlichen Funktionen werden durch verschiedene neuroendokrine Zelltypen geleistet, die jeweils regulatorische Peptide bzw. biogene Amine bilden (Tabelle 1.2). Mikroskopisch haben die intestinalen neuroendokrinen Zellen meistens eine dreieckige Form. Bei einem morphologischen Subtyp sind die Zellkerne basal und die Granula apikal lokalisiert, die Granula werden an benachbarte Zellen sezerniert (*parakrine* Sekretion), oder in das Kryptenlumen (*exokrine* Sekretion). Bei einem anderen Subtyp sind die Zellkerne apikal und die neuroendokrinen Granula basal gelegen, die Granula werden in benachbarte Kapillaren im Schleimhautstroma abgegeben (*endokrine* Sekretion).

■ **Proliferatives Kompartiment.** Das Dünndarmepithel regeneriert sich kontinuierlich und relativ kurzfristig, d. h. binnen etwa 3 bis 6 Tagen. Das proliferationsaktive Kompartiment ist an der Kryptenbasis lokalisiert, dort finden Mitosen der pluripotenten Stammzellen des Dünndarms statt. Von der Kryptenbasis rücken die proliferierten Zellen, vermittelt durch Zelladhäsionsmoleküle wie z. B. Integrine, entlang der Basalmembran aufwärts zur Zottenspitze. Während dieser Zellwanderung findet gleichzeitig ihre Differenzierung statt. An der Zottenspitze ereignet sich ein programmierter Zelltod, die apoptotische Zellen schilfern ab. Ein Gleichgewicht zwischen der Zellproliferation und Exfolation wird normalerweise durch komplexe Regelmechanismen gewährleistet (Kap. 6).

Das Kolonepithel regeneriert sich kontinuierlich, allerdings etwas weniger schnell als im Dünndarm, etwa binnen 6 bis 8 Tagen. Das proliferationsaktive Kompartiment ist normalerweise auf das untere Drittel der Krypten begrenzt, dort sind neben Stammzellen ferner auch undifferenzierte Kryptenepithelien vorhanden. Von der Kryptenbasis rücken die proliferierten Zellen, vermittelt durch Zelladhäsionsmoleküle, entlang der Basalmembran aufwärts zur luminalen Oberfläche. Während ihrer Zellwanderung differenzieren sie aus. Der programmierte Zelltod ereignet sich lumenseitig. Die apoptotischen Zellen schilfern ab und werden Teil der fäkalen Biomasse.

■ **Immunkompetentes Kompartiment.** Das lymphatische Gewebe im Darm bildet den Prototyp eines organisierten „mucosa-associated lymphoid tissue" (MALT). Es umfaßt Subkompartimente mit B-Zellen, T-Zellen, antigenpräsentierenden Makrophagen sowie spezialisierte Epithelien („M cells"). Im oberen Dünndarm bildet das MALT solitäre Lymphfollikel, im unteren Dünndarm auch plaqueähnliche Aggregate von Follikeln, und im Dickdarm spezielle lymphoglanduläre Komplexe (Kap. 5).

■ **Weitere Epithelien.** Außer den hier kurz dargestellten Epithelzellen kommen im Gastrointestinaltrakt auch noch andere Zellen vor, z.B. sog. „tuft cells", „caveolated cells" Diese Epithelien sind allerdings zumeist bei Labortieren, aber kaum beim Menschen charakterisiert.

■ **Basalmembran.** Alle Epithelien sitzen einer schmalen Schicht (*Lamina*) aus dicht gelagerten Fibrillen auf, der Basalmembran. Diese Fibrillen entsprechen großenteils Kollagen Typ IV, ferner Laminin, Fibronektin, Glykosaminoglykanen (Heparinsulfat, Entactin), Kollagen Typ V und VII, und Tenascin.

Struktur der Mukosa im Analkanal

Entlang des etwa 4 cm langen Analkanals sind 3 verschiedene Zonen zu unterscheiden, die jeweils durch eine unterschiedliche Schleimhaut charakterisiert sind. Diese Zonierung ist allerdings für das untersuchende Auge nicht direkt evident. Die makroskopisch definierte *Linea dentata* kann nur orientierend die realen Grenzen der 3 Unterabschnitte anzeigen.

■ **Oberer Analkanal.** Die obere Zone wird zirkumferentiell von Mukosa des Rektumtyps ausgekleidet, jene entspricht einem kontinuierlichen Ausläufer der Mukosa vom suprasphinkterischen Rektum. Die vom Muskelsphinkter umscheidete obere Zone des Analkanals ist etwa 2 cm breit und oberhalb der *Linea dentata* gelegen.

■ **Mittlerer Analkanal.** Bereits oberhalb der Linea dentata beginnt eine Übergangszone zwischen oberen und unterem Analkanal. Sie wird nebeneinander oder überlappend von Rektumtypschleimhaut und Plattenepithel ausgekleidet, aber auch ein echtes Transitionalepithel kommt vor. Melanozyten sind optional vorhanden. Die Breite dieser „anal transitional zone" ist recht variabel, von 0,3 cm bis zu 2,0 cm beim Erwachsenen.

Subepithelial ist der venöse Schwellkörper des Hämorrhoidalplexus gelegen. In den mittleren Analkanal münden die Ausführungsgänge der Perianaldrüsen. Diese mukoiden Drüsen sind in der Submukosa oder innerhalb der Sphinktermuskulatur gelegen.

■ **Unterer Analkanal.** Diese Zone wird zirkumferentiell von (meistens) unverhorntem Plattenepithel ausgekleidet, optional sind Melanozyten vorhanden. Sie beginnt etwa an der *Linea dentata* und geht ohne makroskopisch scharfe Grenze in die perianale Haut über. Histologisch enthält die Mukosa des unteren Analkanals im Unterschied zur Haut am Analrand keine Haare oder Adnexdrüsen.

Viszerale Muskelschicht

■ **Muscularis propria.** Der Transport der Nahrung durch den Darm erfolgt mittels peristaltischer Motilität der Muskelschicht. Anatomisch besteht die *Muscularis propria* aus zwei Lagen glatter Muskelzellen: einer inneren zirkulär angeordneten Lage und einer äußeren longitudinal ausgerichteten Lage (Abb. 1.6). Im Dünndarm ist die äußere Muskellage kontinuierlich und zirkumferentiell ausgebildet. Im

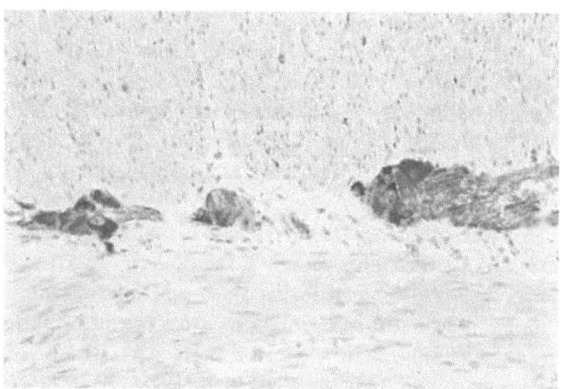

Abb. 1.6. Histologie der viszeralen Muskulatur und des Plexus myentericus im Jejunum: zwischen der inneren zirkulären Lage (*oben*) und der äußeren longitudinalen Lage der glatten Muskulatur (*unten*) gelegen sind Ganglien des Plexus myentericus mit den enteralen Neuronen (immunhistologische Darstellung mittels monoklonalem Antikörper gegen Neuronspezifische γ-Enolase)

Kolon dagegen verläuft sie zwar zirkumferentiell, ist jedoch diskontinuierlich ausgeprägt: teils als eine schmale Lage, teils als dreifache bandähnliche dickere Schicht von etwa 1 cm Breite (*Taenia mesocolica, Taenia omentalis, Taenia libera*).

Innerhalb der viszeralen Muskelschicht gelegen sind die *interstitiellen Zellen von Cajal* (ICC). Sie bilden ein eigenes Netzwerk und üben eine Art Schrittmacherfunktion bei der Motilität aus. Im Dünndarm sind ICC überwiegend um den intermyenterischen Nervenplexus herum gelagert und kommen mehr gelegentlich in den Septen der zirkulären Muskellage vor. Im Dickdarm kommen ICC sowohl intermyenterisch, wie auch und in größerer Anzahl in der zirkulären Muskellage sowie in den Tänien der longitudinalen Muskellage vor.

■ **Analsphinkter.** Eine erste, innere Schicht des analen Sphinkters besteht aus glatter Muskulatur. Sie geht kontinuierlich aus der Muscularis propria des unteren Rektums hervor (Abb. 1.2). Die äußere, zweite Schicht des Analsphinkters besteht aus quergestreifter Muskulatur, welche aus der Levatormuskelschlinge hervorgeht. Nur die äußere Schicht unterliegt der willkürlichen Kontrolle.

Enterales Nervensystem

Die nervalen Strukturen im Darm umfassen weit mehr als nur Ausläufer der extrinsischen vegetativen Nerven des peripheren Nervensystems und dessen supportiver Zellen. Zum größeren Teil entsprechen sie primären enteralen, d. h. intrinsischen Neuronen sowie speziellen enteralen Gliazellen. Dementsprechend werden sie inzwischen als enterales Nervensystem bezeichnet (ENS). Dessen anatomische Grundlagen bilden der Plexus myentericus (Abb. 1.6), Plexus submucosus externus, Plexus submucosus internus, deren Zwischenverbindungen, und ihren Endigungen in der viszeralen Muskelschicht und Mukosa (Kap. 8).

1.1.4
Blutgefäße

Arterien

Die arterielle Blutversorgung des Magen-Darm-Trakts erfolgt im wesentlichen über drei Hauptgefäße, deren Versorgungsbereiche sich etagenartig überlagern. Ihre Äste sind über mehrfache Anastomosen miteinander verbunden, sie bilden funktionell eine Einheit. Mittelbar vom *Truncus coeliacus* abgehende Gefäßäste (A. gastroduodenalis, A. pancreaticoduodenalis) gewährleisten die arterielle Versorgung des Duodenums. Äste der *A. mesenterica superior* versorgen das Jejunum, Ileum und das rechtes Hemikolon bis etwa zur linken Flexur. Äste der *A. mesenterica inferior* versorgen das linke Hemikolon, ihr kaudaler Endast versorgt teilweise auch das Rektum (A. rectalis superior). Dabei anastomosiert er mit Ästen der Aa. iliacae internae (A. rectalis media und A. rectalis inferior).

Innerhalb des Mesenterium bzw. Mesokolon bilden die Mesenterialarterien zahlreiche Anastomosen aus, die in jeweils 3 bis 5 Arkaden an den Darm herantreten. Von der Konvexität der am nächsten zur Darmwand gelegenen Arkade aus ziehen kleine Äste senkrecht hin zum Darm. Dort verlaufen sie zunächst in der Subserosa, durchdringen dann die Muskularis und bilden in der Submukosa ein weitmaschiges, zirkumferentielles Netzwerk. Dementsprechend bildet die Mukosa an der antimesenterialen Seite jeweils die funktionelle Peripherie der Blutversorgung.

Kapillaren

Vom submukösen arteriellen Netzwerk aus führen Arteriolen in die Mukosa, im Dünndarm bis zur Zottenspitze. Dort gehen sie in dünnwandige fenestrierte Kapillaren mit unterschiedlicher Porengröße auf, welche von Endothelien ausgekleidet werden. Das intramukosale Kapillarnetz mündet an der Basis der Mukosa in das venöse Gefäßsystem.

Venen

Die Entsorgung des venösen Bluts aus Dünn- und Dickdarm erfolgt über die V. mesenterica superior bzw. inferior in die Pfortader und Leber.

1.1.5
Lymphgefäße

Im Dünndarm beginnt die Lymphdrainage in den Zotten, zunächst als einfacher kapillärer Endothelschlauch. Diese Lymphkapillaren konfluieren zum axialen Chylusgefäß mit einer eigenen Basalmembran. Klappenähnliche „tight junctions" der mukosalen Endothelzellen und ein klappenführendes submuköses Lymphgefäßnetz sorgen für einen gerichteten Transport der Lymphe. Der Abfluß aus der Darmwand erfolgt zunächst zu den regionären Lymphknoten im Mesenterium und dann retroperitoneal in den *Ductus thoracicus*.

Die Mukosa des normalen Dickdarms enthält – im Gegensatz zum Dünndarm – grundsätzlich keine Lymphgefäße. Seltene Ausnahmen bestätigen diese Regel. Diese anatomische Besonderheit begründet auch die UICC-Definition eines kolorektalen Karzinoms erst bei gegebener Tumorinvasion in die Submukosa. Denn erst dann besteht die Möglichkeit eines Einbruchs in Lymphbahnen als eine notwendige Voraussetzung für eine Metastasierung.

1.2
Entwicklung des Intestinaltraktes

Die Entwicklung des Magen-Darm-Trakts beginnt am Ende der 3. Embryonalwoche, und schreitet dann im Rahmen der allgemeinen Organogenese bis zum Ende der 8. Embryonalwoche rasch fort. Während der anschließenden Fetalzeit erfolgt bis zum 5. Schwangerschaftsmonat eine erste Differenzierungsphase. Aber erst nach der Geburt, mit Übernahme der physiologischen Aufgaben in der Verdauung der Nahrung, erfährt der Magen-Darm-Trakt seine definitive anatomische und funktionelle Differenzierung. Im Rahmen des allgemeinen postnatalen Wachstums verlängern sich Dünn- und Dickdarm, allerdings jeweils nicht proportional zum Wachstum der Körperlänge. Der Dünndarm ist beim reifen Neugeborenen etwa 2 m bis 2,50 m lang. Im Laufe des Körperwachstums verdoppelt sich etwa seine Länge. Der Dickdarm ist bei Neugeborenen etwa 30 cm lang. Er verlängert sich postnatal um das 3- bis 4fache.

1.2.1
Entstehung, Gliederung und Rotation des Darmkanals

Die einzelnen Schritte der embryonalen Entwicklungsphase werden nachfolgend den sog. *Carnegie-Stadien* zugeordnet. Diese unterteilen die menschliche Entwicklung der ersten 8 Wochen post conceptionem in 23 Stadien (ausgehend von einer historischen Sammlung anatomischer Präparate am Department of Embryology der Carnegie Institution of Washington).

Bildung des Darmrohrs

Bei der Abfaltung des Embryonalkörpers vom Dottersack entsteht zunächst eine offene Rinne als Vorstufe des Darmrohres (Carnegie-Stadium 9; 21 Tage post conceptionem; 3. Embryonalwoche). Mit dem Abheben der Kopf- und Schwanzfalte reicht deren kranialer Anteil als nun röhrenförmiger *Vorderdarm* in die Kopffalte des Embryos hinein, und der untere Teil als *Hinterdarm* in die Schwanzfalte. Dabei werden der spätere vordere Eingang durch die Rachenmembran, und der spätere hintere Ausgang durch die Kloakenmembran markiert. Im weiteren Verlauf wandern die Pforten des Vorderdarms und Hinterdarms aufeinander zu und engen den im *Mitteldarm* noch offenen Bereich der Darmrinne zunehmend ein (Carnegie-Stadium 11; etwa 24 Tage post conceptionem). Der definitive Verschluß zum Darmrohr erfolgt dann im Rahmen der Zusammenfassung von Dottersack und Haftstiel zur Nabelschnur (Stadium 12; etwa 26 Tage alter Embryo).

Gliederung des Darmrohrs

■ **Schlunddarm.** Der obere Abschnitt des Vorderdarms wird zum Schlunddarm, aus welchem der Pharynx und Larynx entstehen. Parallel zu jener Entwicklung gehen vom Schlunddarm vier Schlundtaschen ab, als Kiemenbogenäquivalente (Stadium 13; 28 Tage). Aus ihnen entwickeln sich die branchiogenen Organe: Schilddrüse, Nebenschilddrüsen, Tonsillen, Thymus.

■ **Vorderdarm.** Der untere Abschnitt des embryonalen Vorderdarms („foregut") bildet die Anlagen der Lungen, Ösophagus, Magen, Duodenum sowie ferner die Leber- und Pankreasanlage. Die vorgenannten intraabdominalen Organe entsprechen alle dem arteriellen Versorgungsgebiet des Truncus coeliacus.

■ **Mitteldarm.** Der mittlere Abschnitt des Darmrohres („midgut") bildet die Anlagen des Jejunum, Ileum, und des rechtseitigen Kolon. Die aus dem „midgut" entstehenden Darmanteile entsprechen alle dem Versorgungsgebiet der A. mesenterica superior. Der Mitteldarm verlängert sich zunächst nach ventral zur V-förmigen Nabelschleife (Stadium 16; 6. Embryonalwoche), an deren Spitze er mit dem Dottergang verbunden ist.

■ **Dottergang.** Der *Ductus omphaloentericus* (engl. „vitelline duct") verbindet das Darmrohr mit dem embryonalen Dottersack. Nach der Obliteration der Chorionhöhle bildet er sich vollständig zurück.

■ **Hinterdarm.** Der untere Teil des Darmrohres bildet als Hinterdarm („hindgut") die Anlagen des linksseitigen Kolon und Rektum, entsprechend dem Versorgungsgebiet der A. mesenterica inferior.

■ **Kloake und Anus.** Epithel aus der ektodermalen Kloakenmembran (s. oben) wächst als *Sinus urogenitalis* ein, der Anlage von Harnblase und Allantois. Dabei entsteht zugleich ein Septum zwischen dem „hindgut" und dem *Sinus urogenitalis*, die zunächst beide in eine gemeinsame *Kloake* münden (Carnegie-Stadium 13; 5. Embryonalwoche). Nach weiterer Umwandlung rupturiert die Kloakenmembran in der 7. Embryonalwoche (Stadium 18). Ab diesem Zeitpunkt besteht eine Verbindung des Darmrohres zur Amnionhöhle.

■ **Schwanzdarm.** Vorübergehend ist die Kloake in der 4. bis 5. Embryonalwoche nach kaudal als Schwanzdarm verlängert (Stadium 10–14). Danach bildet sich der „tailgut" zusammen mit der Schwanzanlage vollständig zurück.

Rotation

Das rasche Längenwachstum des „midguts" bedingt vorübergehend seine Verlagerung nach außerhalb der Leibeshöhle, in das Nabelzölom (ab Stadium 16; 6. Embryonalwoche). Mit dem abschnittsweisen Längenwachstum erfolgt in Relation zur Leibeswand eine virtuelle Drehung des Darmes um etwa 180 Grad gegen den Uhrzeigersinn mit der A. mesenterica superior als virtueller Drehachse. Die Rückverlagerung der Darmschlingen in die Leibeshöhle erfolgt bis Ende der 8. Embryonalwoche. Sie beginnt mit dem Dünndarm und endet mit der Ausbildung des Kolonrahmens. Dabei führt das Kolon, angeführt vom Zökum, seinerseits eine weitere virtuelle Drehung durch, um etwa 90 Grad gegen den Uhrzeigersinn. Zum Abschluß der orthograden Rotation erfolgt durch Verschmelzung des Mesenteriums von Colon ascendens und descendens mit der dorsalen Bauchwand eine weitgehende Fixation des Dickdarms.

1.2.2
Differentielle Rolle der drei Keimblätter

Die Differenzierung der drei Keimblätter (Entoderm, Ektoderm, Mesoderm) ist beim menschlichen Embyro ab dem Carnegie-Stadium 10 ersichtlich, d. h. zu Beginn der 4. Embryonalwoche.

- Aus dem *Entoderm* (engl. „endoderm") differenziert sich das spezialisierte *Epithel* des *Magen-Darm-Trakts*.
- *Ektodermale* Zellen aus der Neuralleiste wandern u. a. in den Magen-Darm-Trakt ein und siedeln sich dort als *neuroendokrine Zellen* in verschiedenen Wandschichten an (engl. „neural crest derived cells").
- Zellpalisaden aus dem viszeralen *Mesoderm* umscheiden das entstehende Darmrohr (bereits ab Carnegie-Stadium 9; etwa 21 Tage alter Embyro). Sie entwickeln die mechanische Kraft für den Verschluß der Darmrinne zum Darmrohr.

Der definitive differenzierte Bau der Darmwand entsteht durch Induktionsbeziehungen zwischen den Zellen der verschiedenen Keimblätter.

1.2.3
Entwicklung der Mukosa

Bei der physiologischen Proliferation des primitiven entodermalen Epithels kann das Lumen des Darmrohrs vorübergehend abschnittsweise verschlossen werden (Carnegie-Stadium 17; etwa 42–44 Tage p.c.; 6. Embryonalwoche). Mit dem Längenwachstum wird der kompakte Epithelverband jedoch wieder schwammartig aufgelockert und das definitive Lumen wird ausgebildet (7. Embryonalwoche).

Aus dem zunächst flachen einschichtigen entodermalen Epithel entfalten sich ab der 8. SSW im Dünndarm die ersten *Zotten*. Erst ab der 12. SSW entstehen im Bereich der Zottenbasis durch Einwachsen von Epithelien auch tubuläre Drüsen, die späteren *Krypten* des Dünndarms. Zeitlich parallel entstehen ab der 12. SSW auch im Dickdarm Krypten, ebenfalls durch Einwachsen des bis dahin flachen einschichtigen Epithels.

Das Einwandern von neuroektodermalen Zellen aus der Neuralleiste in den Magen-Darm-Trakt erfolgt ab Stadium 10 (s. oben) und dauert fort bis zum Stadium 17 (7. Embryonalwoche). Diese Wanderung erfolgt entlang von Basalmembranen als Leitstruktur und wird durch verschiedene *Zelladhäsionsmoleküle* vermittelt, z. B. Verlust von E-Cadherin und Neoexpression von N-CAM.

Das *lymphatische Gewebe* wird etwa im 5. Monat angelegt. Es bildet sich aber erst postnatal vollständig aus, wenn eine Exposition gegenüber fremden Antigenen erfolgt.

1.2.4
Entwicklung der Muskelschicht

Das Epithel des Darmrohrs wird bis etwa zur 7. Gestationswoche von undifferenzierten mesenchymalen Zellen umscheidet. Die Entwicklung der äußeren Schichten der Darmwand findet dann zwischen der 8. und 15. Gestationswoche statt. Dabei erfolgt die Entwicklung der zweilagigen Muscularis propria früher (etwa 8. bis 11. Woche) als die Entwicklung der Muscularis mucosae (etwa 15. Woche). Die molekularen und zellulären Interaktionen bei diesem glattmuskulären Differenzierungsprozeß und die sie regulierenden Gene sind bislang noch wenig charakterisiert. Die Ausdifferenzierung der intermuskulären *interstitiellen Zellen von Cajal* erfolgt offenbar erst nahe dem Geburtstermin. Sie wird durch Interaktion des Thyrosinkinaserezeptors *c-kit* mit dem Liganden Stem-cell-Faktor vermittelt.

1.3
Konnatale Fehlbildungen

Störungen der embryonalen oder fetalen Entwicklungs- und Wachstumsvorgänge führen zu Abweichungen von der normalen anatomischen Form und Feinstruktur. *Konnatale Fehlbildungen* manifestieren sich teilweise bereits beim Neugeborenen, wenn sie mit einer normalen Ernährung inkompatibel sind. Verschiedene Anomalien beeinträchtigen jedoch kaum die orale Nahrungsaufnahme und Verdauung. Insofern führen sie mehr fakultativ zu Symptomen, oder sie bleiben gar zeitlebens asymptomatisch. Die häufigeren und praktisch wichtigen Anomalien sind nachfolgend kurz dargestellt.

Persistenz embryonaler Strukturen

■ **Meckel-Divertikel.** Bei unvollständiger Rückbildung des intraabdominalen Anteils vom *Ductus omphaloentericus* entsteht eine säckchen- oder schlauchförmige Ausstülpung des Ileums. Das Meckel-Divertikel stellt mit einer Prävalenz von etwa 1–2% der Bevölkerung die häufigste konnatale Anomalie des Darmes dar. Es ist beim Erwachsenen etwa 30–70 cm oral von der Ileozäkalklappe entfernt und an der antimesenterialen Seite lokalisiert. Seine Größe ist recht variabel. Etwa 10% der Fälle enthalten heterotopes Gewebe, zumeist Pankreas oder Magenkorpusmukosa (Abb. 1.7). In den meisten Fällen bleibt ein Meckel-Divertikel zeitlebens asymptomatisch. Geläufige Komplikationen sind blutende Ulzera, seltener sind Perforation oder Invagination.

■ **Nabelfistel.** Persistierende Strukturen des *D. omphaloentericus* können auch andere, wesentlich seltenere Anomalien bedingen, wie z. B. eine Nabelfistel, eine retroumbilikale Dottergangszyste, oder einen bindegewebigen Strang zwischen Nabel und Ileum.

■ **Tailgut-Zysten.** Aus Relikten des embryonalen Schwanzdarms entstehen sehr selten *retrorektale zystische Hamartome*. Sie werden von Epithel des fetalen Intestinaltrakts oder von Epithel des adulten Analkanals ausgekleidet. *Tailgut-Zysten* manifestieren sich meistens erst im Erwachsenenalter als präsakraler raumfordernder Prozeß.

Gewebsheterotopien

Das Vorkommen von ortsfremden differenzierten Gewebe im Intestinaltrakt wird gemäß der WHO-Nomenklatur als *Heterotopie* bezeichnet und den tumorähnlichen Läsionen zugeordnet. Nahezu exklusiv handelt es sich dabei um zwei Typen ortsfremden Gewebes, welche charakteristischerweise in unterschiedlichen Wandschichten gelegen sind.

■ **Heterotope Magenschleimhaut.** Fast immer handelt es sich um Korpustypmukosa, lokalisiert anstelle der ortstypischen Mukosa und dort auffällig als polypöse Läsion. Heterotope Magenkorpusschleimhaut kommt relativ häufig im oberen Duodenum vor (bei etwa 1% der erwachsenen Bevölkerung), ferner gelegentlich in einem Meckel-Divertikel (Abb. 1.7). Sehr seltene andere Lokalisationen bilden das Jejunum, Ileum und Rektum. Die inhärente Fähigkeit der Korpustypmukosa, Magensäure zu sezernieren, kann als Komplikation ektope peptische Ulzera bedingen.

■ **Heterotopes Pankreas.** Bei der Wanderung der Pankreasanlage in der 5. bis 6. Embryonalwoche kann Gewebe dissoziieren und dann um den distalen „foregut" herum versprengt verbleiben (Prävalenz: etwa 1–2% der Bevölkerung). Heterotopes Pankreasgewebe ist keineswegs immer vollständig differenziert. Meistens sogar ist es inkomplett (nur Azini und Ductuli; keine endokrinen Inseln), und teilweise sogar nur abortiv differenziert (nur Ductuli; sog. *myoepitheliales Hamartom*). Häufigste Lokalisationen sind das mittlere und obere Duodenum, ferner der Pylorusbereich. Fast immer ist es intramural, in der Muscularis oder Submukosa gelegen. Lokale Komplikationen in Form einer ektopen chronisch-sklerosierenden Entzündung kommen öfters vor (z. B. sog. Duodenalwandzysten), eine ektope akute Pankreatitis ist dagegen sehr selten manifest.

Duplikaturen

Störungen der physiologischen Rekanalisation des Darmrohres können u. a. zur Ausbildung eines zweiten Lumens führen. Mit der nachfolgenden Entwicklung der äußeren Wandschichten entstehen dann kurz- oder langstreckige *Duplikaturen*, die fakultativ mit dem regulären Darmlumen in Verbindung stehen. Darmduplikaturen sind insgesamt recht selten. Sie kommen entlang aller Abschnitte des Intestinaltrakts vor, üblicherweise an der mesenterialen Seite. Etwa ein Drittel ist im Ileum lokalisiert. Ihre Form ist entweder rundlich (*sphä-

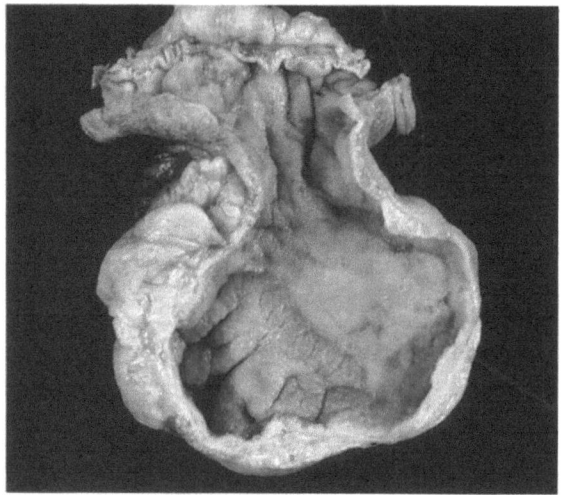

Abb. 1.7. Meckel-Divertikel mit heterotoper Magenkorpusschleimhaut. Die Mukosa des säckchenförmigen Divertikels ist teilweise flach (*rechts*, histologisch Ileummukosa), andernteils ist sie wulstig erhaben (*links*). Dieser Unterschied spiegelt hier das Vorliegen von heterotopem Gewebe wider

rische Duplikaturen, enterogene Zysten, kongenitale Divertikel) oder schlauchförmig (*tubuläre Duplikaturen*). Die Mukosa entspricht in der Regel dem adulten Typ, mitunter aber auch persistierenden fetalem Epithel. Intestinale Duplikaturen werden öfters erst im Erwachsenenalter symptomatisch, wenn sie lokale entzündliche Komplikationen bedingen.

Atresien und konnatale Stenosen

Wahrscheinlich meistens infolge intrauteriner Ischämie und teilweise infolge inkompletter physiologischer Rekanalisation des Darmrohres kann es zu einer *Atresie* des Lumens, oder zur Ausbildung von stenosierenden *intraluminalen Septen* kommen (Membranen, engl. „webs, diaphragms"). Die meisten konnatalen Stenosen, und alle Atresien manifestieren sich schon beim Neugeborenen, häufig als Ursache eines akuten Abdomens. Pränatale Hinweise gibt ein Polyhydramnion. Bei rund einem Viertel der Patienten sind Atresien multisegmentär ausgebildet.

Drei Formen von *intestinalen Atresien* werden unterschieden.

- Typ 1. Nur *membranöse Atresie* des Lumens, die Muskelschicht ist kontinuierlich ausgebildet, das Mesenterium ist intakt. Relativer Anteil: etwa 10 %.
- Typ 2. *Atresie* des *Lumens* und *Kontinuitätsunterbrechung* der äußeren Wandschichten. Atretische Darmenden werden durch einen fibrösen Strang verbunden, das Mesenterium ist intakt. Relativer Anteil: etwa 50 %.
- Typ 3. Atresie ähnlich dem Typ 2, mit zusätzlicher *Trennung* der *atretischen Darmenden* und zusätzlichem V-förmigen *Defekt im Mesenterium*. Relativer Anteil: etwa 40 %.

■ **Stenosen und Atresien des Duodenum.** Konnatale Stenosen sind insgesamt häufiger als Atresien (etwa 0,1 % aller Neugeborenen), allerdings entspricht ihre Mehrzahl *äußeren* Stenosen infolge von extraduodenalen Prozessen (meistens Malrotationen oder Pancreas anulare, ferner persisitierende fetale Ligamente). Seltener sind die *inneren* Stenosen infolge von Veränderungen des Duodenums (intraluminale Septen, Atresien; seltener: ringförmige Muskelhypertrophie, muskuläre Wanddefekte, intraluminale Divertikel, Invaginationen).

■ **Atresien des Jejunum und Ileum.** Die Mehrzahl aller intestinalen Atresien kommt in diesem Abschnitten vor (Prävalenz: etwa 1:500–1000 Neugeborene). Öfters handelt es sich um Früh- oder Mangelgeborene („small for date babies"). Zumeist entsprechen die Atresien dem Typ 2 oder 3.

■ **Atresien des Dickdarm.** Nur selten liegt im Kolon eine Atresie vor (Prävalenz: etwa 1:15 000 Neugeborene). Sie manifestiert sich stets in den ersten Lebenstagen.

■ **Atresien des Anorektums.** Der Darmausgang ist bei etwa 1:5 000 Neugeborenen fehlend oder fehlerhaft ausgebildet. *Atresien* oder *Stenosen* im Analkanal bzw. unteren Rektum gehen fakultativ und geschlechtsspezifisch mit Fisteln zu Nachbarorganen einher. Die insgesamt zahlreichen varianten Typen werden gemäß der *Melbourne-Klasssifikation* in 3 Hauptgruppen zusammengefaßt, orientiert an Höhe der Anomalie in Relation zur Levatormuskelschlinge (Tabelle 1.3). Selten werden anorektale Stenosen erst im jungen Erwachsenenalter diagnostiziert (z. B. Typ 2).

Anomalien der Darmrotation

■ **Malrotationen.** Störungen der orthograden Darmrotation, wie eine unvollständige Drehung (*Malrotation Typ 1*), oder eine gegensinnige Drehrichtung (*Malrotation Typ 2*), resultieren in verschiedenen *Lagenanomalien* des Darmes, einschließlich eines partiellen oder kompletten *Situs inversus*. Malrotationen sind öfters mit anderen Anomalien kombiniert. Etwas mehr als die Hälfte der Fälle manifestiert sich mit Symptomen in den ersten Lebensmonaten, v. a. infolge eines Volvulus. Asymptomatische Fälle kommen im Erwachsenenalter selten vor.

■ **Fixationsanomalien.** Bei unvollständiger Fixierung des Mesocolon ascendens (nur selten des Mesocolon descendens) an der hinteren Bauchwand resultiert eine abnormale Mobilität des Zökums und Ascendens (*Caecum mobile*). Bei vollständig fehlender Fixierung haben Zökum, Colon ascendens und Dünndarm ein gemeinsames gestieltes Meso (*Mesenterium commune*). Geläufige Komplikationen der abnormalen Mobilität sind rezidivierende Torsionen bzw. Volvulus.

Konnatale Innervationsstörungen und Megakolon

Unter den Fehlentwicklungen im differenzierten Feinbau der Darmwand entsprechen konnatale Innervationsstörungen den praktisch häufigsten Anomalien. Ihr Prototyp ist die *Aganglionose* (M. Hirschsprung; Prävalenz etwa 1:3 000 Neugeborene), ein segmentäres Fehlen von intrinsischen enteralen Neuronen im unteren Rektum mit individuell variabler Längenausdehnung nach oral. Das aganglionäre Dickdarmsegment wird ausschließlich durch Nervenfasern von extrinischen Neuronen innerviert, hieraus resultiert funktionell seine Engstellung. Oral des aganglionären engen Segments ist das Kolon gleichsam prästenotisch dila-

Tabelle 1.3. Klassifikation anorektaler Fehlbildungen (Melbourne-Konferenz 1970)

	Jungen	Mädchen
Infralevatorische („Tiefe") Anomalien Darm endet unterhalb des Beckenbodens und wird vom M. puborectalis umschlossen	Analstenose (Typ 1) Analmembran (Typ 2) Analatresie mit kutaner Fistel (Typ 3)	Analstenose (Typ 12) Analmembran (Typ 13) Analatresie mit kutaner Fistel (Typ 14)
Darm endet im Bereich des Dammes	Anteriorer perinealer Anus (Typ 4)	Anteriorer perinealer Anus (Typ 15)
Darm endet im Bereich der Vulva		Anovulväre Fistel (Typ 16) Anovestibuläre Fistel (Typ 17)
Relativer Anteil: zusammen etwa 40%		Vulvärer (vestibulärer) Anus (Typ 18)
Anomalien in Levatorhöhe („intermediär") Darm endet in Höhe des Beckenbodens	Analagenesie ohne Fistel (Typ 5)	Analagenesie ohne Fistel (Typ 19)
	Analagenesie mit Fistel: - rektobulbär (Typ 6)	Analagenesie mit Fistel: - rektovestibulär (Typ 20) - rektovaginal, tief (Typ 21)
Relativer Anteil: zusammen etwa 15%	Anorektale Stenose (Typ 7)	Anorektale Stenose (Typ 22)
Supralevatorische („hohe") Anomalien Darm endet oberhalb des Beckenbodens	Anorektale Agenesie ohne Fistel (Typ 8)	Anorektale Agenesie ohne Fistel (Typ 23)
	Anorektale Agenesie mit Fistel: - rektourethral (Typ 9) - rektovesikal (Typ 10)	Anorektale Agenesie mit Fistel: - rektovaginal, hoch (Typ 24) - rektokloakal (rektourogenitaler Sinus, Typ 25) - rektovesikal (Typ 26)
Relativer Anteil: zusammen etwa 40%	Rektumatresie (Typ 11)	Rektumatresie (Typ 27)

tiert (*Megacolon congenitum*). Klinisch imponiert eine chronische Obstipation, die üblicherweise bereits im Säuglings- und Kleinkindesalter manifest wird. Weitere Formen von Innervationsstörungen sind bekannt, allerdings sind sie teilweise unscharf definiert (z. B. *neuronale intestinale Dysplasie*). Sie werden auch dem Syndrom der chronischen intestinalen Pseudoobstruktion (CIPO) zugeordnet (Kap. 53).

Literatur

Dobbins WO III (1990) Diagnostic pathology of the intestinal mucosa. An atlas and review of biopsy interpretation. Springer-Verlag, New York Berlin Heidelberg

Drews U (1993) Taschenatlas der Embryologie. Stuttgart, New York: Thieme Verlag, S 302–323

Eberlein-Gonska M, von Herbay A, Otto HF (1987) Funktionelle Morphologie des Dünndarms. In: Caspary WF (Hrsg) Struktur und Funktion des Dünndarms. Amsterdam, Excerpta Medica, S 7–61

Fenger C (1988) Histology of the anal canal. Am J Surg Pathol 12:41–55

Hermanek P, Hutter RVP, Sobin LH, Wagner G, Wittekind C (eds) (1997) TNM Atlas. Illustrated guide to the classification of malignant tumours. 4th edn. Berlin Heidelberg New York, Springer, S 93–114

Levine DS, Haggitt RC (1997) Colon. In: Sternberg SS (Hrsg) Histology for pathologists, 2nd edn. New York Raven Press; S 519–538

Lewin KJ, Riddell RH, Weinstein WM (1992) Gastrointestinal pathology and its clinical implications. Igaku-Shoin. New York, Tokyo

Ottenjann R, Hammersen F, Bräuer H (1990) Exempla gastroenterologica: Bildatlas zur funktionellen Morphologie und Pathophysiologie des Magendarmsystems. München, Medical Service, S 66–96

Rehfeld JF (1999) The new biology of gastrointestinal hormones. Biochem J (in press)

Remmele W, Hrsg. (1996) Pathologie, Band 2 (Verdauungstrakt), 2. Aufl. Springer-Verlag Berlin Heidelberg

Romert P, Mikkelsen HB (1998) c-kit immunoreactive interstitial cells of Cajal in the human small and large intestine. Histochem Cell Biol 109:195–202

Segal GH, Petras RE (1997) Small intestine. In: Sternberg (Ed), Histology for Pathologists, 2nd ed. Raven Press, New York, S 495–518

Shiner M (1983) Ultrastructure of the small intestinal mucosa. Springer-Verlag Berlin Heidelberg New York

Trier JS, Winter HS (1993) Anatomy, embryology, and developmental abnormalities of the small intestine and colon. In: Sleisenger MH, Fordtran JS, Scharschmidt BF, Feldman M (Hrsg) Gastrointestinal Disease, 5th ed. WB Saunders Company, Philadelphia, S 793–822

Valdés-Dapena MA (1979) Small and large intestine. In: Histology of the fetus and newborn. Philadelphia, London, Toronto, WB Saunders, S 223–244

Resorption von Nährstoffen, Mineralien und Vitaminen

W. F. Caspary, J. Stein

2.1	Digestion und Resorption der Kohlenhydrate	18
2.1.1	Kohlenhydrate der Nahrung	18
2.1.2	Stärkeverdauung	19
2.1.3	Membranständige Digestion	19
2.1.4	Intestinale Aufnahme von Glukose und Fruktose	19
2.1.5	Fermentation von Kohlenhydraten	20
2.1.6	Ballaststoffe	20
2.2	Digestion und Resorption der Proteine	20
2.2.1	Protein	20
2.2.2	Magenverdauung	21
2.2.3	Digestion der Proteine durch pankreatische Proteasen	21
2.2.4	Membranständige terminale Digestion	21
2.2.5	Aminosäurenresorption	21
2.2.6	Peptidtransport	22
2.2.7	Basolateraler Transport	23
2.3	Digestion und Resorption der Fette	23
2.3.1	Triglyzeride	23
2.3.2	Lipolyse von Triglyzeriden	23
2.3.3	Resorption von Fettsäuren und 2-Monoglyzeriden	24
2.3.4	Intestinale Apolipoprotein- und Lipoproteinsynthese	24
2.3.5	Digestion und Resorption mittelkettiger Triglyzeride	25
2.4	Digestion und Resorption anderer Nahrungslipide	25
2.4.1	Cholesterin	25
2.4.2	Phospholipide	26
2.4.3	Gallensäuren	26
2.5	Resorption fettlöslicher Vitamine	26
2.5.1	Vitamin A	26
2.5.2	Vitamin D	26
2.5.3	Vitamin E	27
2.5.4	Vitamin K	28
2.6	Resorption wasserlöslicher Vitamine	28
2.6.1	Folsäure	28
2.6.2	Vitamin B_{12}	28
2.6.3	Sonstige wasserlösliche Vitamine: Ascorbinsäure, B-Vitamine	30
2.7	Resorption von Mineralstoffen und Spurenelementen	30
2.7.1	Kalzium	30
2.7.2	Magnesium	31
2.7.3	Eisen	31
2.7.4	Spurenelemente: Zink, Kupfer und Selen	33
	Literatur	33

Die wichtigste Aufgabe des Dünndarms ist die *Resorption der Nahrung*. Nach pankreatischer Vorverdauung erlaubt die große Resorptionsoberfläche des Dünndarms eine effektive terminale Digestion durch die in der Bürstensaummembran der Epithelzellen lokalisierten *Enzyme* sowie die Resorption der Digestionsendprodukte über verschiedene *spezifische Transportprozesse*. Die Resorptionsprozesse laufen im Dünndarm mit teils unterschiedlicher Effektivität und Lokalisation ab. Die *Wasser- und Elektrolytresorption* ist hauptsächlich an die Resorption der Nahrungsbestandteile gekoppelt. Während die *Sekretion* von Wasser und Elektrolyten überwiegend in der *Kryptenregion* der Dünndarmmukosa abläuft, erfolgt die *Resorption* vorwiegend an den Zotten (Villi; Abb. 2.1).

Damit der Dünndarm postprandial nicht mit Nahrung überschwemmt wird, spielt die *Motorik* (Motilität) des Gastrointestinaltrakts eine wichtige Rolle. Zum einen bremst die *Magenentleerung* den Weitertransport in den Dünndarm, zum anderen fördert die *Eigenmotorik des Dünndarms* den Transport des Nahrungsbreis durch den Dünndarm. Störungen der Motilität (z. B. diabetische Gastroparese), Fehlen von Magenanteilen nach Operation (Magenresektion nach Billroth II) können somit zu Störungen der Resorption führen (z. B. Postgastrektomiemalabsorption).

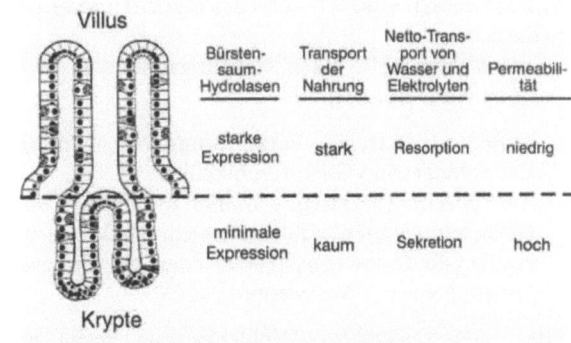

Abb. 2.1. Funktionelle Eigenschaften der Krypten und Zotten in der Dünndarmmukosa. (Nach Sitrin 1996)

Tabelle 2.1. Kohlenhydrate der Nahrung und Verdaulichkeit

Verdaulichkeit	Art der Kohlenhydrate	Substrate
Verdauliche Kohlenhydrate	Polysaccharide	Stärke
	Oligosaccharide	α-Grenzdextrine
	Disaccharide	Saccharose
		Laktose
		Maltose
		Trehalose
	Monosaccharide	Glukose
		Galaktose
		Fruktose
nichtverdauliche Kohlenhydrate	Polysaccharide	Zellulose
		Hemizellulose
		Guar, Pektin
	Disaccharide	Laktulose
		Lactitol
	Oligosaccharide	Raffinose
		Stacchyose
	Zuckeralkohole	Sorbit, Mannit

2.1 Digestion und Resorption der Kohlenhydrate

2.1.1 Kohlenhydrate der Nahrung

Stärke, Saccharose und Laktose sind die wichtigsten verdaulichen Kohlenhydrate der Nahrung (Tabelle 2.1). Zahlreiche *pflanzliche Kohlenhydrate* besitzen einen hohen Anteil teils *unverdaulicher Polysaccharide* (z. B. Ballaststoffe). Aber auch zahlreiche Mehlprodukte, die bisher als voll verdaulich angesehen wurden, werden durch ihren hohen Anteil an unverdaulicher Stärke nicht im Dünndarm resorbiert und unterliegen dann der bakteriellen Fermentation im Dickdarm (*physiologische Kohlenhydratmalabsorption;* Tabelle 2.2). Erwachsene nehmen etwa 300 g/Tag – etwa 60 % in Form von Stärke, 40 % als andere Zucker (30 % Saccharose, 6 % Laktose, 3 % Fruktose, 1 % Maltose) – zu sich. Kohlenhydrate decken etwa 45–50 % des täglichen Energiebedarfs.

Stärke kommt je nach Nahrungsquelle in zwei Formen vor (Abb. 2.2):

- *Amylose* (lineare $\alpha_{1,4}$-Verknüpfung von Glukose, Kettenlänge: 600 Glukosemoleküle),
- *Amylopectin* (verzweigte Stärke mit etwa 6000 Glukosemolekülen). Die Glukosemoleküle weisen eine $\alpha_{1,4}$-Kette sowie nach etwa jedem 20. Glukosemolekül eine $\alpha_{1,6}$-Verzweigung auf.

Etwa 50 % verdaulicher Kohlenhydrate liegen als Zucker vor: die Monosaccharide *Glukose* und *Fruktose*, die Disaccharide *Laktose*, *Saccharose* und *Maltose*.

Tabelle 2.2. Kohlenhydrate, die nicht vollständig im Dünndarm resorbiert werden ('physiologische Kohlenhydratmalabsorption')

Art des Kohlenhydrats	Positiver H_2-Atemtest[a]	Anteil des nicht resorbierten Kohlenhydrats [%]
Stärke (100 g)		
Weizenmehl	17/18	10–20
Reismehl	0/6	0
Roggenmehl	?	8
Maismehl	?	6
Kartoffel	?	13
Bohnen	?	18
Saccharose (100 g)	0/6	0
Fruktose (50 g)	5/7	?
Fruktose (25 g)	7/15	?

[a] Ein positiver H_2-Atemtest (H_2-Anstieg > 20 ppm) nach Verzehr des Kohlenhydrats zeigt die bakterielle Fermentation des Kohlenhydrats im Kolon an, wenn eine bakterielle Überbesiedlung des Dünndarms ausgeschlossen ist.

Disaccharide müssen vor der Resorption in Monosaccharide aufgespalten werden.

Saccharose (Glukose-$\alpha_{1,2}$-Fruktose) besteht aus Glukose und Fruktose.

Der Milchzucker, *Laktose* (Glukose-$\beta_{1,4}$-Galaktose), ist das wichtigste Kohlenhydrat des Neugeborenen. Die Muttermilch enthält 7 % Laktose.

Fruktose kommt in der Nahrung im Disaccharid Saccharose in größerer Menge vor als in der Form des Monosaccharids. Fruktose findet sich v. a. im Honig sowie in zahlreichen Früchten. Der Zuckeralkohol *Sorbit* ist in zahlreichen kalorienverminderten Lebensmitteln sowie in Nahrungsprodukten für Diabetiker enthalten.

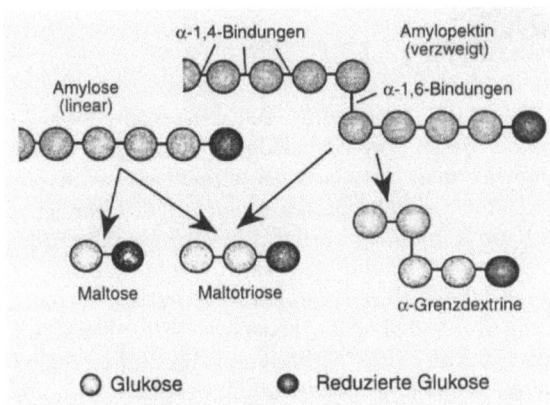

Abb. 2.2. Intraluminale Verdauung der Stärke. Die lineare Amylose wird durch α-Amylase zu Maltose und Maltotriose hydrolisiert, α-Amylase kann aus Amylopektin nur die $\alpha_{1,4}$-Bindungen in der Nachbarschaft der verzweigten $\alpha_{1,6}$-Bindungen spalten, so daß Maltotriose und α-Grenzdextrine (mindestens eine $\alpha_{1,6}$-Bindung, 5–10 Glukosemoleküle) entstehen. (Nach Alpers 1994)

2.1.2
Stärkeverdauung

Die Digestion von Stärke wird durch physikalische Verfahren und durch Kochen begünstigt. Kochen führt die Stärke von der kristallinen Struktur in eine Gelform über. Verschiedene Stärkeprodukte enthalten Hemmer der Stärkeverdauung (α-Amylasehemmer).

Sowohl die Speichel- wie auch die Pankreasamylase (94 % Identität) vermögen Stärke zu spalten, wenngleich der überwiegende Anteil der Speichelamylase im sauren Mageninhalt inaktiviert wird. Durch α-Amylase entstehen aus Amylose *Maltose und Maltotriose*, aus Amylopektin *Maltotriose und α-Grenzdextrine* (mit $\alpha_{1,6}$-Bindungen, 5 bis 10 Glukosemoleküle), da α-Amylase die $\alpha_{1,6}$-Verzweigungen nicht zu spalten vermag (Abb. 2.2).

2.1.3
Membranständige Digestion

Oligosaccharide aus der Stärkeverdauung (Maltose, Maltotriose, α-Grenzdextrine) sowie die Disaccharide Saccharose und Laktose werden an der Bürstensaummembran von *Disaccharidasen* in Monosaccharide aufgespalten, die als freie Monosaccharide (Glukose, Galaktose) über die Membran in das Zellinnere transportiert werden:

- *Glukoamylase* spaltet einzelne endständige Glukosemoleküle ab,
- *Saccharase/Isomaltase* hydrolisiert Maltose und Maltotriose sowie Saccharose in Glukose und Fruktose, Isomaltase allein vermag auch Glukose aus der $\alpha_{1,6}$-Bindung freizusetzen.

- *Laktase* hydrolisiert Laktose zu Glukose und Galaktose.
- Trehalase spaltet Trehalose zu Glukose.

2.1.4
Intestinale Aufnahme von Glukose und Fruktose

Die Resorption der Verdauungsendprodukte Glukose und Galaktose erfolgt durch den Enterozyten über Transportsysteme an der Bürstensaum- und der lateral-basalen Membran. Die Aufnahme von *Glukose* und Galaktose erfolgt über ein *Na^+-abhängiges aktives Transportsystem* (Transporter SGLT1, Abb. 2.3). Zwei Natriumionen (2 Na^+) gelangen mit je einem Molekül Glukose über den SGLT1-Transporter in das Zellinnere, wobei die Triebkraft des Transportes aus dem einwärts gerichteten *Na^+-Gradienten* resultiert. Der Na^+-Gradient wird durch die an lateral-basalen Membran gelegenen *Na-Pumpe* aufrecht erhalten (sekundär aktiver Transport). Glukose verläßt die Zelle über den *GLUT2-Transporter* an der basolateralen Membran ohne Na^+. Luminale Glukose führt zu einer Steigerung der Transportkapazität für Glukose durch rasche Steigerung der maximalen Transportgeschwindigkeit V_{max} des SGLT1 sowie des basolateralen Ausstroms.

Fruktose wird über die Bürstensaummembran durch den *GLUT5-Transporter* (ohne Natriumkopplung) aufgenommen und verläßt die Zelle ebenfalls über den GLUT2-Transporter (Abb. 2.3). Der GLUT5-Transporter ist durch längerfristige Gabe von Fruk-

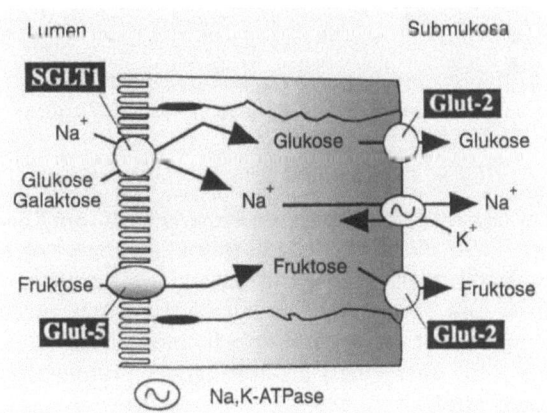

Abb. 2.3. Transport von Monosacchariden im Enterozyten. Glukose und Galaktose werden mit 2 Na^+ entlang einem einwärts gerichteten Na^+-Gradienten über den SGLT1-Transporter in die Zelle transportiert. Der Na^+-Gradient wird durch die an der lateral-basalen Membran gelegenen ATPase-abhängigen Na-Pumpe aufrecht erhalten. Der Ausstrom von Glukose zur Blutseite erfolgt über den GLUT2-Transporter. Die Aufnahme von Fruktose erfolgt Na^+-unabhängig durch die Bürstensaummembran über den GLUT5-Transporter, der Austritt aus der Zelle erfolgt ebenfalls über den GLUT2-Transporter. (Nach Sitrin 1996)

tose induzierbar. Beim Menschen scheint Fruktose aber auch unter In-vivo-Bedingungen parazellulär aufgenommen werden zu können.

Fruktose wird erheblich langsamer resorbiert als Glukose. Daher verursacht erhöhter Verzehr von Fruktose häufig Symptome der Kohlenhydratmalabsorption (Meteorismus, Flatulenz, Diarrhö). Die Resorption von Fruktose ist erheblich effektiver, wenn Fruktose nicht als Monosaccharid, sondern in Form des Disaccharids Saccharose appliziert wird. Die gleichzeitige Gabe von Glukose stimuliert die träge Resorption von Fruktose.

Die Enzymaktivität der stärkeverdauenden Enzyme ist höher als die Transportkapazität für Glukose. Allein bei der *Laktose* determiniert die Digestionskapazität der Laktase die Resorption von Glukose und Galaktose aus Laktose.

2.1.5
Fermentation von Kohlenhydraten

Im Dünndarm nicht resorbierte Kohlenhydrate werden im *Dickdarm durch Bakterien weiter abgebaut*. Terminaler Schritt des bakteriellen Abbaues von Kohlenhydraten ist die *durch anaerobe Bakterien induzierte Fermentation*. Dabei entstehen im Darmlumen *kurzkettigen Fettsäuren (Butyrat, Propionat, Azetat, Laktat)* sowie als *Gase CO_2, H_2, CH_4*.

Aus Kohlenhydraten entstehen im Dickdarm durch bakterielle Fermentation

- kurzkettige Fettsäuren → saures Stuhl-pH;
- Gase: CO_2, H_2, CH_4 → Meteorismus, Flatulenz;
- die Fermentation zu H_2 ist diagnostisch nutzbar (H_2-Atemtests) zur Erfassung einer Kohlenhydratmalabsorption.

Kurzkettige Fettsäuren können energetisch vom Körper durch effektive Rückresorption aus dem Kolon noch weiter genutzt werden (Energiesparmechanismus). Die Resorption der kurzkettigen Fettsäuren erfolgt sowohl über nichtionische passive Diffusion wie auch über einen pH-abhängigen Protonenkotransporter.

Die kurzkettige Fettsäure *Butyrat* stellt ein wichtiges Energiesubstrat für die Epithelzellen des Kolons dar. Butyrat Einläufe werden momentan in der Behandlung der Diversionskolitis und der distalen Colitis ulcerosa erprobt, zudem scheint Butyrat eine antineoplastische Wirkung im Kolon zuzukommen.

Die bakterielle Fermentation von Kohlenhydraten im Dickdarm ist die Ursache für die wäßrigen Stühle mit *saurem pH* bei Kohlenhydratmalabsorption sowie Meteorismus und Flatulenz.

2.1.6
Ballaststoffe

Ballaststoffe (Faserstoffe) sind pflanzliche Produkte (in der Regel Polysaccharide), die von den Verdauungsenzymen des Gastrointestinaltrakts nicht aufgespalten werden können. Außer *Lignin* handelt es sich um Kohlenhydrate aus pflanzlichen Zellwänden: *Zellulose, Hemizellulose, Pektin, Guar* (Tabelle 2.1). Diese *pflanzlichen Polysaccharide* werden im Dickdarm durch Bakterien abgebaut. Ihre Abbaufähigkeit bestimmt ihre Wirkung auf das Stuhlverhalten: wenig abbaufähige Ballaststoffe erhöhen das Stuhlvolumen und wirken stuhlregulierend bei der Obstipation, können aber auch bei reichlichem Verzehr zur vermehrten intestinalen Gasbildung führen, gut abbaufähige Polysaccharide (z. B. Guar, Pektine) sind nicht stuhlwirksam, können jedoch durch ihre *Gelwirkung* eine *Resorptionsverzögerung* bewirken, was z. B. beim Diabetiker zur Vermeidung postprandialer Blutglukosespitzen erwünscht ist.

Kurzkettige Fettsäuren aus pflanzlichen Faserstoffen stimulieren im Kolon die Elektrolyt- und Wasserresorption und regulieren im Kolonozyten die Proliferation und Zelldifferenzierung.

2.2
Digestion und Resorption der Proteine

2.2.1
Protein

Der Mensch benötigt täglich etwa 0,8–1,2 g/kg KG/Tag an gut verdaulichen Proteinen zur Aufrechterhaltung einer positiven Stickstoffbilanz sowie zur Versorgung mit essentiellen Aminosäuren. Eine *höhere Proteinzufuhr* ist im Wachstumsalter, bei Schwangerschaft und bei Stillen erforderlich. Neun der 20 Aminosäuren der Nahrung können vom Menschen nicht synthetisiert werden (*essentielle Aminosäuren*): Histidin, Isoleuzin, Leuzin, Lysin, Methionin, Phenylalanin, Threonin, Tryptophan und Valin.

Pflanzliche Proteine sind in der Regel schwerer verdaulich als tierische Proteine. Zusätzlich zum Nahrungsprotein gelangen in den Darm täglich:

- 35 g Protein über Verdauungssekrete sowie
- 30 g/Tag aus abgeschilferten Epithelzellen.

Sie werden wie die Proteine der Nahrung wieder verdaut und resorbiert. Die Proteinresorption aus dem Darm ist sehr effektiv, nur etwa 6–12 g/Tag werden mit den Fäzes ausgeschieden, wenn man die fäkale Stickstoffausscheidung als Parameter nimmt.

Die Digestion der Proteine beginnt mit der *intraluminalen Hydrolyse* durch *Proteasen* des Magens und

Pankreas. Es folgt die *Aufspaltung der Oligopeptide* zu freien Aminosäuren durch Peptidasen an der Bürstensaummembran, gefolgt von der *Resorption* der freigesetzten Aminosäuren oder die Resorption intakter Di- und Tripeptide mit anschließender hydrolytischer Aufspaltung dieser kleinen Peptide durch intrazelluläre Peptidasen zu freien Aminosäuren.

Etwa 10% der resorbierten Aminosäuren werden vom Enterozyten für die *Proteinsynthese* genutzt, wobei der Darm die resorbierten Aminosäuren den Aminosäuren aus dem Stoffwechsel des Körpers vorzieht. Glutamin und Arginin – dienen dem *Dünndarm* als wichtigste *Energiequelle*. *Glutamin* ist ein besonders wichtiges Substrat für die schnell proliferierenden Zellen der Darmmukosa und verhindert eine Atrophie der Darmmukosa unter parenteraler Ernährung.

2.2.2
Magenverdauung

Pepsine des Magens hydrolisieren Peptidbindungen von Proteinen. Dieser erste Schritt der Hydrolyse mit Freisetzung von Peptiden und Aminosäuren ist nicht nur für die Verdauung wichtig, sondern auch für die Stimulation der Säuresekretion und der Magenentleerung durch Freisetzung von *Gastrin* und *Cholezystokinin*. Bei Erwachsenen kommen 2 Pepsine vor: *Pepsin A und C*. Beide Pepsine werden im leicht alkalischen Milieu denaturiert. Für eine effektive Proteinverdauung spielt die Peptidspaltung im Magen jedoch eine untergeordnete Rolle, da Patienten mit Magenresektion kaum Störungen der Proteinassimilation aufweisen. Entscheidender ist die *Hydrolyse durch pankreatische Proteasen*.

2.2.3
Digestion der Proteine durch pankreatische Proteasen

Pankreatische Proteasen werden als *Proenzyme* sezerniert. Die Aktivierung pankreatischer Proteasen erfolgt im Darmlumen durch das Bürstensaumenzym *Enterokinase*. Enterokinase wird durch *Trypsinogen* des Pankreassekrets und durch *Gallensäuren* aktiviert. Enterokinase spaltet aus Trypsinogen ein N-terminales Hexapeptid ab und bildet *Trypsin*, was selbst weiteres Trypsinogen zu aktivieren vermag wie auch andere pankreatische Proteasen (Abb. 2.4).

Das Pankreassekret enthält *Endopeptidasen* (Trypsin, Chymotrypsin) und *Exopeptidasen* (Carboxypeptidase A und B). *Trypsin* spaltet Peptidbindungen an der Carboxyl-Gruppe basischer Aminosäuren (Lysin, Arginin), *Chymotrypsin* am Carboxylende aromatischer Aminosäuren (Tyrosin, Phenylalanin, Tryptophan), während *Elastase* an der Carboxylgruppe aliphatischer Aminosäuren (Alanin, Leuzin, Glyzin,

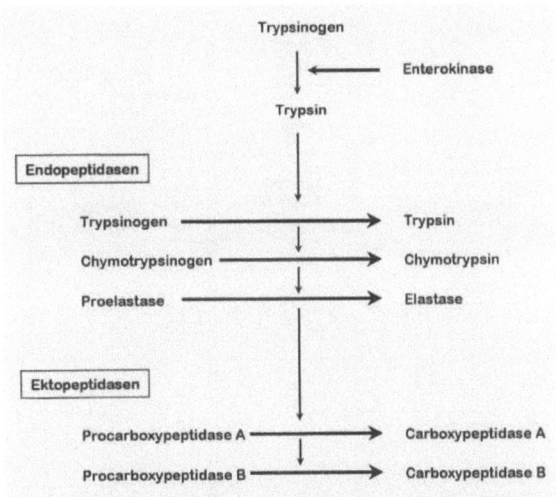

Abb. 2.4. Aktivierung von Proteasen aus Proenzymen des Pankreas im Darmlumen als wichtigem Schritt bei der Proteinverdauung. Das pankreatische Proenzym Trypsinogen wird im Darmlumen proteolytisch durch Enterokinase der Bürstensaummembran zu Trypsin aktiviert, das selbst Trypsinogen und andere pankreatische Proenzyme (Chymotrypsinogen, Proelastase, Carboxypeptidasen A und B) zu aktivieren vermag

Valin) angreift. *Carboxypeptidasen* spalten einzelne Aminosäuren aus Proteinen und Peptiden am Carboxylende ab. So entsteht aus Proteinen durch pankreatische Hydrolyse ein Gemisch aus etwa 40% freien Aminosäuren und 60% Oligopeptiden.

2.2.4
Membranständige terminale Digestion

Peptidasen finden sich sowohl an der Oberfläche (etwa 20 Peptidasen) wie auch im Zellinnern (4 Peptidasen) des Enterozyten. *Oligoeptide* werden durch die Bürstensaumpeptidasen aufgespalten in freie Aminosäuren, die dann durch die apikale Membran des Enterozyten unter Hilfe verschiedener *Transporter* in die Zelle gelangen. Dieser Prozeß ist in Analogie zur Digestion und Resorption von Kohlenhydraten zu sehen (Abb. 2.5).

2.2.5
Aminosäurenresorption

Die Bürstensaummembran der Dünndarmmukosa enthält verschiedene *Transportsysteme* für die unterschiedlichen Aminosäuren (Tabelle 2.3). Dies erscheint logisch und notwendig in Anbetracht der unterschiedlichen Molekülgröße, der Lipophilie und der elektrischen Ladung der verschiedenen Aminosäuren. So transportiert das *System B neutrale Aminosäuren*, vermag aber nicht Iminosäuren, β-Aminosäuren, saure oder basische Aminosäuren zu transportieren. Wie bei

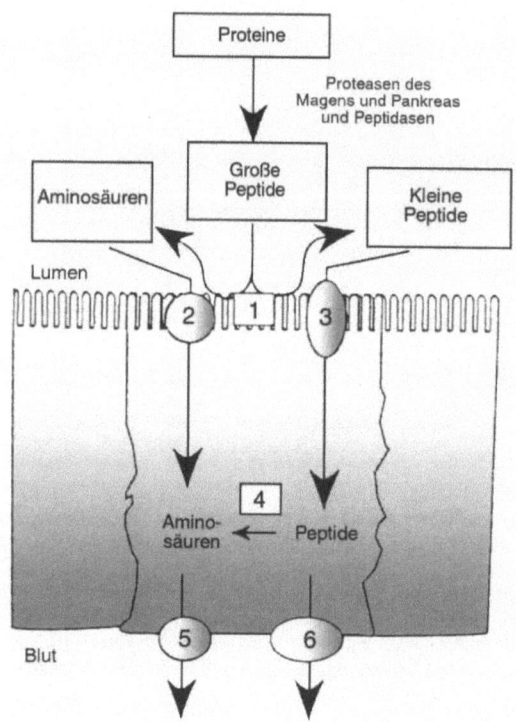

Abb. 2.5. Digestion und Resorption von Proteinen im Dünndarm. *1* Peptidasen der Bürstensaummembran setzen aus Peptiden Aminosäuren frei. *2* Verschiedene Transporter für Aminosäuren. *3* Transporter für Di- und Tripeptide (Pept-1). *4* Intrazelluläre Peptidasen spalten Di- und Tripeptide in freie Aminosäuren. *5* Basolaterale Aminosäuren Transportsysteme. *6* Basolaterales Transportsystem für Di- und Tripeptide

dem Glukosetransportsystem handelt es sich um ein Na$^+$-abhängiges, elektrogenes Transportsystem, das seine Energie für den Transport aus einem transmembranösen Na$^+$-Gradienten bezieht.

Die *Iminosäuren* Prolin und Hydroxyprolin werden ebenfalls über ein Na$^+$-abhängiges Transportsystem in die Zelle aufgenommen. Der *Phenylalanin-Carrier* ist den Aminosäuren Phenylalanin und Methionin vorbehalten.

Für *saure Aminosäuren* (Glutamin, Glutaminsäure, Asparaginsäure) existiert ein gesondertes Transportsystem (X_{AG}^-) mit einem Kotransport von Na$^+$/sauren Aminosäuren, das mit einem Gegentransport ('counter transport') von K$^+$ und H$^+$ verknüpft ist.

Basische Aminosäuren können sowohl über ein Na$^+$-abhängiges aktives Transportsystem (Y$^+$) als auch über ein Na$^+$-unabhängiges System über erleichterte Diffusion (y$^+$) in die Zelle gelangen. Alle Aminosäuren – insbesondere bei hohen intraluminalen Konzentrationen – können auch über passive Diffusion in die Zelle gelangen. Der Transport aus der Zelle über die basolaterale Membran bestimmt oft die Resorption von Aminosäuren. Das L-System besitzt eine breite Transportspezifität und ist als der wichtigste Exitmechanismus anzusehen.

2.2.6
Peptidtransport

Kleine Peptide aus 2 bis 3 Aminosäuren können intakt über den *Peptidtransporter* (Pept-1) in die Zelle

Tabelle 2.3. Klassifikation der Aminosäurentransportsysteme im Dünndarm

Transportsystem	Substrate und Spezifität	Art des Transports
Bürstensaummembran		
B	neutrale Aminosäuren	Na-abhängig, aktiv
PHE	hydrophobe Aminosäuren (Phenylalanin, Methionin)	Na-abhängig, aktiv
IMINO	Prolin, Hydroxyprolin	Na-abhängig, aktiv
X_{AG}^-	saure Aminosäuren (Asparagin, Glutamin)	aktiv, Na-CO-Transport K-Gegentransport
Y$^+$	basische Aminosäuren Lysin, Arginin, Histidin und Cystein	Na-abhängig, aktiv
y$^+$	basische Aminosäuren	erleichterte Diffusion
L	Neutrale Aminosäuren (Leuzin)	erleichterte Diffusion
Diffusion	alle Aminosäuren	passive Diffusion
Basolaterale Membran		
A (Alanin)	neutrale Aminosäuren, Iminosäuren	Na-abhängig, aktiv
ASC (Ala, Ser, Cys)	3 und 4-C neutrale AS	Na-abhängig, aktiv
asc	3 und 4-C neutrale AS	erleichterte Diffusion
L (Leuzin)	neutrale Aminosäuren	erleichterte Diffusion
y$^+$	basische Aminosäuren	Na-unabhängig
Diffusion	alle Aminosäuren	passive Diffusion

gelangen, um dann intrazellulär durch Peptidasen in Aminosäuren aufgespalten zu werden. Patienten mit genetischem Defekt einzelner Aminosäurentransportsysteme (Hartnup-Krankheit, Zystinurie) können bestimmte Aminosäuren nicht resorbieren, die Resorption kleiner Peptide ist jedoch nicht gestört. Aminosäuren in Peptidform (insbesondere Prolin- und glyzinhaltige Peptide) werden bei Gesunden oft schneller resorbiert als die entsprechenden freien Aminosäuren (Grundlage für Peptiddiäten). In Gegensatz zu Na^+-gekoppelten Aminosäurentransportern operiert der Peptidtransporter H^+-gekoppelt. Die Energie wird dabei über einen einwärts gerichteten H^+-Gradienten bereitgestellt, der durch einen Na^+/K^+-Austauscher aufrechterhalten wird (Abb. 2.5). Beim Pept-1-Transporter handelt es sich um ein Transportprotein mit niedriger Affinität, aber hoher Kapazität. Die Bedeutung des Peptidtransporters liegt zum einen darin, daß postprandial Di- und Tripeptide effektiv resorbiert werden können, zum andern darin, daß in Elementardiäten kleine Peptide eine niedrigere Osmolalität und bessere Resorption erlauben als eine Diät aus freien Aminosäuren. Zudem erlaubt der Peptidtransporter auch die Resorption von β-Lactamantibiotika, ACE-Hemmern und Reninhemmern.

2.2.7
Basolateraler Transport

Aminosäuren verlassen den Enterozyten über die basolaterale Membran, um über das Portalvenenblut in die Leber zu gelangen (Abb. 2.5). Es existieren *5 verschiedene Carrier-Systeme* für den Austritt, von denen das *L-System* die meisten neutralen Aminosäuren transportiert, während das asc-System Aminosäuren mit 3 – 4 C-Atomen übernimmt (Alanin, Serin, Cystein) (Tabelle 2.3). Etwa 10 % des resorbierten Proteins gelangt als kleine Peptide in die Leber, da ein H^+-Peptid Co-Transporter in der basolateralen Membran existiert.

2.3
Digestion und Resorption der Fette

Mit der Nahrung nehmen wir etwa 100 g Fett/Tag zu uns, wovon > 95 % resorbiert werden. Damit wird 30 – 40 % des täglichen Energiebedarfs gedeckt. Nahrungstriglyzeride enthalten zusätzlich *essentielle ungesättigte Fettsäuren*, die als Vorstufen für lipidartige Mediatoren (z. B. Prostaglandine, Leukotriene) bei der Regulation verschiedener zellulärer Funktionen von Bedeutung sind.

2.3.1
Triglyzeride

Triglyzeride der Nahrung setzen sich aus drei Fettsäuren, die über eine Esterbindung an Glyzerin gebunden sind, zusammen (*Triaglycerol*). Die meisten Triglyzeride bestehen aus *langkettigen gesättigten oder ungesättigten Fettsäuren* der Kettenlänge C_{14}–C_{22}, nur wenigen mittelkettigen (C_6–C_{12}) oder kurzkettigen (C_3–C_6) Fettsäuren.

2.3.2
Lipolyse von Triglyzeriden (Abb. 2.6)

Triglyzeride können bereits im Magen zu 10 – 30 % durch die *Magenlipase* (pH-Optimum: 2 – 6) hydrolisiert werden. Die Magenlipase wird durch Pepsin nicht inaktiviert. Sie hydrolysiert überwiegend die Esterbindung der 3-Position von kurzkettigen und langkettigen Triglyzeriden, so daß *Fettsäuren* und *Diglyzeride* entstehen. Im Magen werden die Proteinkomponenten der Lipoproteine abgespalten, es entstehen Öltröpfchen. Als Emulsion mit kleinen Lipidpartikeln (< 2 nm) gelangen sie durch den Pylorus in das Duodenum. Die Öltröpfchen mit ihrem großen Verhältnis von Oberfläche/Volumen unterliegen im Duodenum dem wichtigsten Schritt der Digestion durch das *Kolipase-Lipase-System*.

Die *Pankreaslipase* ist ein Glykoprotein aus 449 Aminosäuren mit einem pH-Optimum von 8 – 9, Gallensäuren reduzieren das pH-Optimum auf 6 – 7. Bei einem pH < 4 wird die Lipase irreversibel inaktiviert. *Gallensäuren* stabilisieren die Fettemulsion und reduzieren die Größe der Fettröpfchen. Kolipase begünstigt die Anlagerung der Lipase an der Oberfläche der Öltröpfchen. Pankreaslipase hydrolysiert die 1- und 3-Esterbindung vor allem langkettiger Triglyzeride. Es entstehen *Fettsäuren und 2-Monogylzeride*.

Die Digestion der Triglyzeride ist innerhalb der ersten 100 cm des Dünndarms nahezu vollständig. Pankreaslipase wird im Überschuß produziert. Erst bei einer Sekretionseinschränkung auf < 10 % kommt es zur Maldigestion und nachfolgender Steatorrhö.

Im Pankreassekret findet sich noch eine weitere Lipase, die zur Aktivierung Gallensäuren benötigt. Diese *gallensäureaktivierte Lipase* katalysiert die vollständige Hydrolyse von Triglyzeriden zu Fettsäuren und Glyzerin sowie der Carboxylesterbindungen von Cholesterylestern, fettlöslichen Vitaminen und Phospholipiden. Deshalb können Patienten mit kongenitalem Mangel von Kolipase/Lipase noch eine geringe Menge an Fett verdauen. Das Kolipase-Lipase-System besitzt eine 10- bis 60 mal höhere lipolytische Aktivität als die gallensäureaktivierte Lipase.

Regulation der exokrinen Pankreassekretion: Magensäure stimuliert im Duodenum die Freisetzung

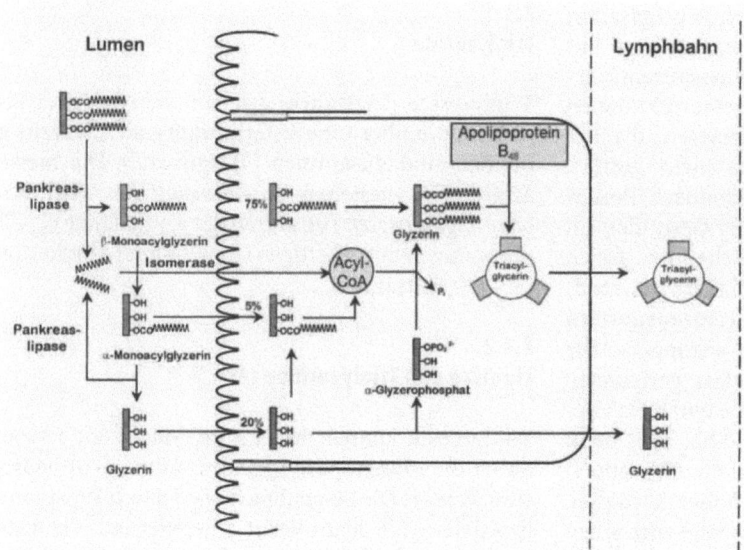

Abb. 2.6. Synopsis der Digestion und Resorption von Triglyzeriden der Nahrung

von Sekretin, das die Bikarbonatsekretion in den Pankreasgangzellen stimuliert. Dadurch wird die Magensäure im Duodenum neutralisiert und auf ein pH von 6,5 eingestellt, dem optimalen pH für das Kolipase-Lipase-System. Fettsäuren und bestimmte Aminosäuren stimulieren im oberen Dünndarm die Freisetzung von Cholezystokinin (CCK), das für die Stimulation der Sekretion pankreatischer Verdauungsenzyme (α-Amylase, Proteinasen, Kolipase/Lipase) sowie die Kontraktion der Gallenblase und die Relaxation des Sphinkter Oddi verantwortlich ist.

Sekretin, CCK und andere Hormone aus der Dünndarmmukosa regulieren die Magenmotilität und verhindern dadurch, daß die Nahrung zu rasch in den Dünndarm gelangt. Die Freisetzung von Cholezystokinin (CCK) hängt von der Hydrolyse der Triglyzeride ab. Dies bedeutet, daß Freisetzung von CCK, Entleerung der Gallenblase und Sekretion pankreatischer Enzyme von der Hydrolyse der Triglyzeride abhängig ist.

Bei Konzentrationen von 1–5 mmol/l bilden *Gallensäuren gemischte Mizellen* unter Inkorporation von Fettsäuren und anderen Lipiden in die Innenseite der Mizellen. Damit wird eine *bessere Wasserlöslichkeit* der Fettsäuren, Monoglyzeride und andere Lipide erreicht. Allerdings werden Fettsäuren selbst bei völligem Fehlen der Gallensäuren noch zu etwa 50–75% resorbiert.

2.3.3
Resorption von Fettsäuren und 2-Monoglyzeriden

Fettsäuren und Monoglyzeride gelangen durch passive Diffusion oder über einen *Carrier-Mechanismus* („*fatty acid binding protein*", FABP) in die Mukosazelle. Zytosolische Bindungsproteine (FABP) übernehmen den Transport zum glatten endoplasmatischen Retikulum des Enterozyten, wo Fettsäuren und 2-Monoglyzeride wieder zu *Triglyzeriden resynthetisieren*. Die aus den *Apolipoproteinen* B-48, apo A-IV und apo-I zusammengesetzten *Chylomikronen* enthalten zu etwa 90% Triglyzeride. Sie verlassen die Mukosazelle in Vesikelform an der lateralen Membran und gelangen in das Lymphsystem (Abb. 2.6).

2.3.4
Intestinale Apolipoprotein- und Lipoproteinsynthese

Apolipoproteine sind von Bedeutung für den Wiederaufbau und die Sekretion von Lipoproteinen. *Apo-I* ist eine wichtige Proteinkomponente der Chylomikronen und die Hauptproteinkomponente von HDL, sowie ein Kofaktor bei der Veresterung des Plasmacholesterins.

Als Apo B bezeichnet man 2 große hydrophobe Proteine, die Bestandteile triglyzeridreicher Lipoproteine und ihrer Metabolite sind. Das für die Synthese beider Proteine (apo B-100 und apo B-48) verantwortliche Gen liegt auf dem Chromosom 2. Apo B-100 wird in der Leber, apo B-48 in der Darmmukosa gebildet.

Apo B reguliert die Synthese und Sekretion von triglyzeridhaltigen Lipoproteinen. Ein Mangel an apo B führt zur *Abetalipoproteinämie* mit niedrigem Plasma apo B, leichter Fettmalabsorption, Akkumulation von Triglyzeriden in Enterozyten und Hepatozyten sowie neurologischen und hämatologischen Störungen bedingt durch Malabsorption von Vitamin E.

Abb. 2.7. Vergleich der Digestion und Resorption langkettiger (LCT) und mittelkettiger Triglyzeride (MCT). MCFS: Mittelkettige Fettsäuren (C_6–C_{12}); ER: endoplasmatisches Reticulum; CoA: Coenzym A; TG: Triglyzeride

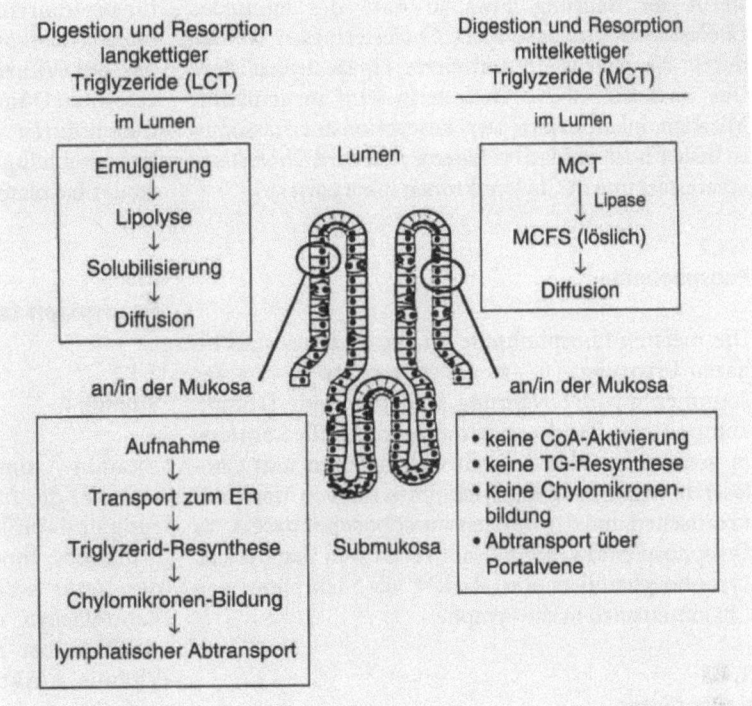

2.3.5
Digestion und Resorption mittelkettiger Triglyzeride

Mittelkettige Triglyzeride (MCT) enthalten *Fettsäuren der Kettenlänge C_{6-12}*. Sie kommen in der normalen Nahrung nur in kleinen Mengen vor, sind jedoch wichtige Komponenten in der Ernährungstherapie, da ihre Digestion und Resorption sich erheblich von den *langkettigen Triglyzeriden (LCT)* des Nahrungsfetts unterscheidet.

MCT werden durch verschiedene *Lipasen* (Magen-, Gallensäurenabhängige- und Pankreaslipase) *effektiver hydrolisiert* als LCT. Weitere Resorptionsvorteile der MCT gegenüber LCT beruhen auf (Abb. 2.7):

- besserer Wasserlöslichkeit;
- effektiverer Aufnahme in den Enterozyten selbst ohne Gallensäuren und sogar ohne vorherige Hydrolyse;
- sie werden in der Mukosazelle nicht für die Triglyzeridresynthese verwendet;
- bedürfen nicht der Chylomikronenbildung;
- MCT verlassen die Zelle direkt über die Pfortader und
- können von der Leber und anderen Geweben schneller als Energiesubstrat verwendet werden.

MCT könne deshalb als gut resorbierbare Energiequellen bei Patienten eingesetzt werden, die aus unterschiedlichen Ursachen eine Malabsorption haben:

- Pankreasinsuffizienz,
- intraluminaler Gallensäurenmangel bedingt durch Cholestase, Gallengangsverschluß, Ileumresektion,
- Kurzdarmsyndrom,
- Dünndarmkrankheiten mit Störungen der Resorption oder des intrazellulären Lipidstoffwechsels/ Chylomikronenbildung, Lymphabflußstörungen.

Es sollte beachtet werden, daß MCT *keine essentiellen ungesättigten Fettsäuren* enthalten, die notwendig sind für die Bildung von Prostaglandinen, Leukotrienen und anderen lipidartigen Regulatoren des Zellstoffwechsels. Ein Mangel an essentiellen Fettsäuren kann sich bei fehlender diätetischer Zufuhr in wenigen Wochen entwickeln. Etwa 2–5 % der kalorischen Aufnahme sollte deshalb in Form von LCT erfolgen.

2.4
Digestion und Resorption anderer Nahrungslipide

2.4.1
Cholesterin

Mit der Nahrung werden etwa 300–500 mg Cholesterin aufgenommen. Die Galle liefert täglich 800–1200 mg nicht verestertes Cholesterin, aus dem Turn-over der intestinalen Mukosa fallen weitere 250–400 mg/Tag an. Cholesterin der Galle wird besser resorbiert als Cholesterin der Nahrung. Etwa 30–60% des luminalen Cholesterins wird resorbiert. Cholesterinester werden durch die gallensäurenaktivierte Lipase hydrolisiert. Das wasserunlösliche Cholesterin wird in gemischte Mizellen inkorporiert. Der Resorptionsmechanismus ist bisher noch unklar. Im Enterozyten wird Cholesterin reverestert und in Chylomikronen inkorporiert.

2.4.2 Phospholipide

Die meisten Phospholipide im Darmlumen sind biliären Ursprungs (10–20 g/Tag), nur etwa 1–2 g/Tag stammen aus der Nahrung. Phospholipide (Hauptkomponente: *Phosphatidylcholin*) der Galle kommen in gemischten Mizellen mit Gallensäuren und Cholesterin vor. Phosphatidylcholin wird von der pankreatischen und der Bürstensaumphospholipase A_2 zu Lysophosphatidylcholin und Fettsäuren katalysiert. Lysophosphatidylcholin fördert die Sekretion von Chylomikronen in die Lymphe.

2.4.3 Gallensäuren

Gallensäuren werden über die Bürstensaummembran der Enterozyten des Ileums über einen Na^+- und energieabhängigen Transporter aufgenommen (Abb. 2.8). *Taurocholat* kann nur im Ileum aktiv transportiert werden, nicht jedoch im Jejunum. *Konjugierte Dihydroxygallensäuren* werden effektiver resorbiert als Trihydroxygallensäuren. Konjugierte Gallensäuren können auch im Jejunum resorbiert werden. Glyzin- und Taurin-konjugierte Gallensäuren werden im Jejunum sowohl über einen *Transporter* (Carrier) als auch über *passive Diffusion* für protonierte (ungeladene) Glyzinkonjugate resorbiert. Nichtkonjugierte Gallensäuren werden über passive Diffusion abhängig von ihrer Lipophilie im gesamten Dünndarm, aber auch im Kolon resorbiert. Gallensäuren verlassen den Enterozyten über einen Na^+-unabhängigen Anionenaustauschmechanismus an der basolateralen Membran (Abb. 2.8).

2.5 Resorption fettlöslicher Vitamine

2.5.1 Vitamin A

Vitamin A umfaßt die Substanzgruppe der *Transretinole*, die für Sehen, Wachstum, Zelldifferenzierung und -proliferation, Reproduktion und die Integrität des Immunsystems verantwortlich sind. In der Natur vorkommende Substanzen wie *Retinol*, *Retinaldehyd* und *Retinolsäure* sowie eine Reihe synthetischer Analoga mit oder ohne biologische Vitamin-A-Aktivität nennt man *Retinoide*. Von den mehr als 500 in der Natur vorkommenden Carotinoiden sind etwa 50 Vitamin-A-Vorstufen. *Trans-β-Carotin* ist für den Menschen am wichtigsten. Wichtigste Nahrungsmittel mit Vitamin-A-Vorstufen sind: Leber, Karotten, Eier, Gemüsesuppen, Milchprodukte. Der Einsatz von β-Carotin in der Prävention von Malignomen und koronarer Herzkrankheit beruht auf seiner antioxidativen Wirkung.

Retinylester müssen durch die pankreatische gallensäureabhängige Lipase bzw. durch die in der Bürstensaummembran lokalisierte Retinylesterhydrolase hydrolisiert werden.

Retinol und β-Carotin werden in gemischten Mizellen gelöst und gelangen in die Epithelzelle über passive Diffusion. In der Zelle wird β-Carotin über eine Dioxygenase zu *Vitamin A* metabolisiert (zuerst: Retinal → Retinol). Zahlreiche Bindungsproteine scheinen beim Transport und Metabolismus eine wichtige Rolle zu spielen. In der Zelle resynthetisierte Retinylester werden in Chylomikronen inkorporiert und verlassen die Zelle über die Lymphe.

Vitamin A spielt bei der Gentranskription eine wichtige Rolle.

2.5.2 Vitamin D

Vitamin D und seine Metabolite sind hauptsächlich für die Regulation der Resorption und des Metabolismus von Kalzium verantwortlich. Vitamin-D-Mangel führt zu metabolischen Knochenkrankheiten, Rachitis bei Kindern, Osteomalazie beim Erwachsenen durch fehlerhafte Mineralisation der Knochen.

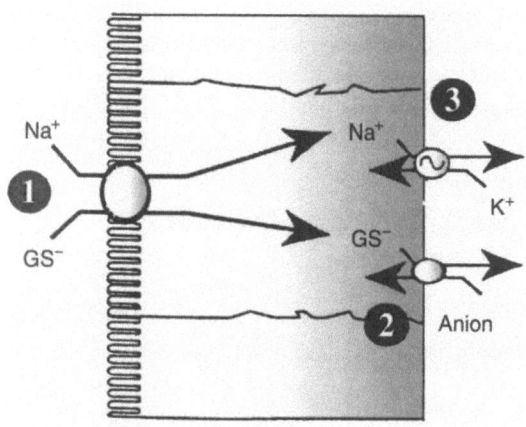

Abb. 2.8. Aktiver Gallensäurentransport im Enterozyten des Ileums. *1* Apikaler Na^+/Gallensäurentransporter. *2* Basolateraler Gallensäuren-Anionen-Austauscher. *3* Basolaterale Na^+, K^+-ATPase. (Nach Hofmann 1994)

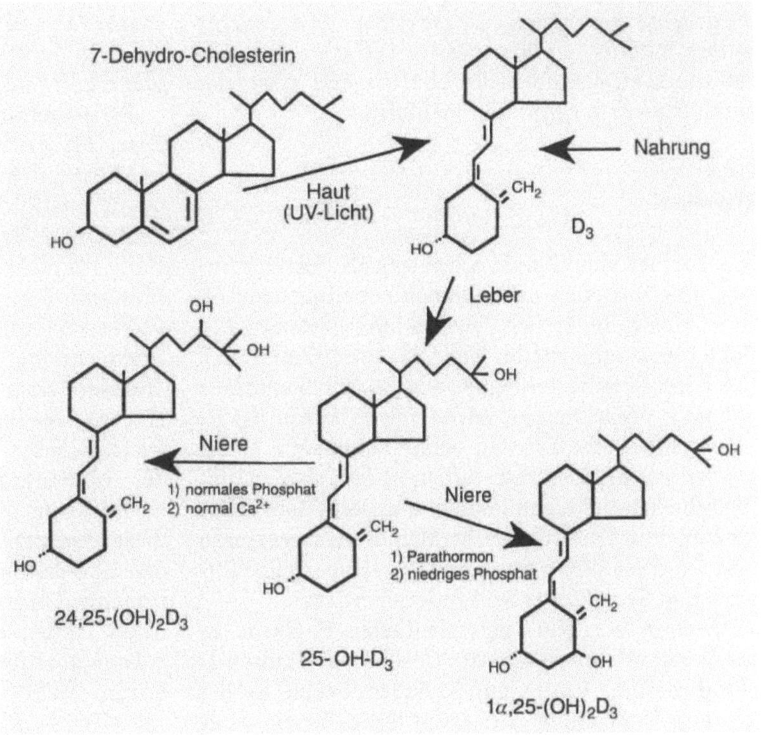

Abb. 2.9. Metabolismus von Vitamin D

Vitamin D_3 (Cholecalciferol) wird in der Haut unter der Einwirkung von ultravioletter Strahlung aus *7-Dehydrocholesterol* synthetisiert. Vitamin D angereicherte Milch (10 µg/l) ist für Kinder die Hauptnahrungsquelle. Geringe Mengen von Vitamin D finden sich in Leber, Eiern, Geflügelfleisch. Die Muttermilch enthält nur wenig Vitamin D (0,63–1,25 µg/l).

Zwei Hydroxylierungsschritte sind notwendig, um aus dem inaktiven Vitamin D_3 die *aktive Form*, *1,25-Dihydroxyvitamin D_3* $[1,25(OH)_2D_3]$, zu erhalten. In der Leber wird zuerst durch die *25-Hydroxylase* – eine Zytochrom-P-450-gemischt-funktionelle Oxidase – *25-Hydroxyvitamin D_3* $[25(OH)D_3]$ gebildet. In der Niere erfolgt die Konversion zu dem aktiven Metaboliten *1,25$(OH)_2D_3$* über die $25(OH)D_3$ 1-Hydroxylase. Dieser Endschritt wird stimuliert durch Parathormon und niedriges Serumkalzium (Abb. 2.9). $1,25(OH)_2D_3$ (1,25-Dihydroxycholecalciferol) stimuliert die intestinale Kalziumresorption.

Zur Resorption bedarf das schlecht wasserlösliche Vitamin D der Gegenwart von Gallensäuren, um sich in gemischten Mizellen zu lösen. Patienten mit intraluminalem Gallensäurenmangel (Cholestase oder Gallensäurenmalabsorption nach Ileumresektion) resorbieren Vitamin D sehr schlecht. Der Abtransport aus dem Enterozyten erfolgt in Chylomikronenform. Beim Mangel an intraluminalen Gallensäuren findet sich Vitamin D überwiegend im Pfortaderblut, Gallensäuren begünstigen die Inkorporation in Chylomikronen.

Der besser wasserlösliche Metabolit $25-(OH)D_3$ wird effektiver resorbiert als Vitamin D_3 selbst, insbesondere bei Gallensäurenmangel und Steatorrhö.

2.5.3
Vitamin E

Vitamin E gilt als das wichtigste fettlösliche pflanzliche Antioxidanz. Vitamin E verhindert die Bildung von Kohlenstoffradikalen nicht. Da es jedoch stärker mit Peroxylradikalen reagiert als ungesättigte Fettsäuren, induziert es ein Peroxyl-Trapping und vermag die Kettenreaktion der Lipidperoxidation zu unterbrechen. *α-Tocopherol*, die aktivste Form des Vitamin E, reagiert mit Peroxylradikalen, wobei α-Tocopherylradikale entstehen. Die Rückbildung zu α-Tocopherol erfolgt durch Ascorbinsäure sowie durch Glutathion und Harnsäure. Vitamin E kommt in 4 verschiedenen Formen vor: α-, β-, γ- und δ-Tocopherole, die sich in ihrer biologischen Aktivität unterscheiden. α-Tocopherol ist für 90% des Vitamin E im menschlichen Körper verantwortlich. Bei Patienten mit Malabsorption kann ein *Vitamin-E-Mangel* zu verkürzter Lebensdauer der Erythrozyten führen sowie zu neurologischen Störungen und Myopathien.

Die wichtigsten Nahrungsquellen für Vitamin E sind pflanzliche Öle aus Sojabohnen, Mais, Safran sowie deren Produkte wie Margarine. Vitamin E benötigt zur Resorption die Lösungsvermittlung von Gallensäuren. Nach Hydrolyse von α-Tocopherolazetat durch die gallensäureabhängige Lipase erfolgt die Aufnahme in den Enterozyten über passive Diffusion. Der Abtransport erfolgt ebenfalls überwiegend über das Lymphsystem in Chylomikronenform.

2.5.4
Vitamin K

Alle Formen von Vitamin K besitzen als Gemeinsamkeit eine 2-Methyl-1,4-Naphtochinon-Ringstruktur. In Pflanzen findet sich *Phyllochinon* (Vitamin K_1), Bakterien synthetisieren *Menachinone* (Vitamin K_2), tierische Gewebe enthalten sowohl Phyllochinone wie auch Menachinone. *Menadion* (Vitamin K_3) ist eine synthetische Substanz ohne Seitenkette. Seine wasserlöslichen Derivate werden in der Leber zu biologisch aktiven Menaquinonen alkyliert. Menadione können mit SH-Gruppen in Membranen reagieren und auf diese Weise eine Hämolyse, Hyperbilirubinämie und Kernikterus bei Kindern bewirken.

Vitamin K dient als essentieller Kofaktor in der Posttranlationsphase der Gerinnungsfaktoren II (Prothrombin), VII, IX und X. Zudem beeinflußt die Vitamin-K-abhängige γ-Carboxylierung in der Leber auch die Synthese der Gerinnungshemmer Protein C und S sowie die ossären Proteine Osteocalcin und das Matrix Gla-Protein, das bei der Kalzifizierung eine Rolle spielen mag.

Phylloquinone sind die Hauptquelle an Vitamin K für den Menschen. Blattgemüse in der Nahrung liefern etwa 100–500 µg/Tag. Kleinere Mengen finden sich in Milchprodukten, Fleisch, Eiern, „cereals", Öl und Margarine. Die Muttermilch enthält nur 2 µg/l.

Phylloquinone sind völlig wasserunlöslich, Gallensäuren sind für die Löslichkeit und Mizellbildung unabdingbar. Deshalb führt intraluminaler Mangel an Gallensäuren (Cholestase) zum Vitamin-K-Mangel.

Die Resorption erfolgt wahrscheinlich über einen spezifischen Transporter. *Bakterien* des Intestinaltrakts vermögen *Menaquinone* (Vitamin K_2) zu synthetisieren, die allerdings im Kolon schlecht resorbiert werden können. Die bakterielle Vitamin-K-Produktion vermag jedoch nicht einen diätetischen Verlust auszugleichen, trägt aber dazu bei, daß bei Vitamin-K-armer Diät nicht zu schnell ein schwerer Vitamin-K-Mangel auftritt.

2.6
Resorption wasserlöslicher Vitamine

2.6.1
Folsäure

Folsäure besteht aus *3 Komponenten*: einem Pteridin-Ring, einer Methylenbindung an Paraaminobezoesäure (PABA) und einer Peptidbindung an Glutaminsäure. In der Natur kommen Folate meist in der *Polyglutamatform* (bis zu 9 Glutamatresten) vor.

Folate kommen in hoher Konzentration in Leber, Hefe, Blattgemüsen, Gemüsen und Früchten vor. In Milch und im Eigelb finden sich Folate in der Monoglutamatform, während Fleisch hauptsächlich Penta- und *Heptaglutamate* enthält. Bakterien des Darms synthetisieren Tri- und Tetraglutamate. Folsäure wird in die Galle sezerniert und unterliegt einem enterohepatischen Kreislauf. Folate sind Coenzyme bei biochemischen Reaktionen, die den Transfer von 1-C-Gruppen von einer Substanz auf eine andere katalysieren. Somit spielen sie eine wichtige Rolle beim Aminosäurenstoffwechsel und der Nukleinsäuresynthese. Folsäuremangel bewirkt eine Störung der Zellteilung und der Proteinsynthese, was sich am ehesten an schnell proliferierenden Geweben auswirkt: makrozytäre Anämie, Neutropenie, Thrombozytopenie.

Im Lumen des Dünndarms müssen Folate der Polyglutamatform zu Monoglutamaten durch das Enzym *Folsäurekonjugase* (pH-Optimum: 6,5–7,0, Aktivierung durch Zn^{2+}) der Bürstensaummembran hydrolisiert werden. Alkohol hemmt die Folsäurekonjugase und ist für den häufig anzutreffenden Folsäuremangel bei Alkoholikern verantwortlich. Sulfasalazin kann ebenfalls eine Hemmung der Folsäurekonjugase und damit auch eine Resorptionshemmung bewirken. Die Resorption im Dünndarm erfolgt bei niedrigen Konzentrationen über einen pH-abhängigen Transporter, bei hohen Konzentrationen über passive Diffusion. Im Enterozyten wird Folsäure zu 5-Methyltetrahydrofolat methyliert.

2.6.2
Vitamin B_{12}

Vitamin B_{12} besteht aus einem zentralen Kobaltatom, umgeben von 4 Pyrrolringen, die mit einer Nukleotidverbindung verknüpft sind. Weitere wichtige Formen des Vitamin B_{12} sind *Hydroxykobalamin* und *Zyanokobalamin*. Vitamin B_{12} wird nur von Mikroorganismen synthetisiert und kommt in der Nahrung nur in tierischen Produkten vor. Vegetarier haben deshalb das Risiko, einen Vitamin-B_{12}-Mangel zu entwickeln. Es besteht eine enterohepatische Zirkulation von Vitamin B_{12}, was die klinische Beobachtung erklärt, daß zur Entwicklung eines Vitamin-B_{12}-Mangels durch mangelnde diätetische Zufuhr von Vitamin B_{12} 8 bis 12 Jahre benötigt werden, während Patienten mit Vitamin-B_{12}-Malabsorption schon nach 2 bis 3 Jahren einen Vitamin-B_{12}-Mangel entwickeln.

Vitamin B_{12} dient als Koenzym bei der Konversion von Homocystein zu Methionin, wobei aus 5-Methyltetrahydrofolat das für die DNA-Synthese wichtige

Tetrahydrofolat (THF) entsteht. *Adenosylcobalamin* katalysiert in den Mitochondrien die Isomerasereaktion, die Methylmalonyl-CoA in Succinyl-CoA umwandelt. Beim Vitamin-B_{12}-Mangel kommt es zur Akkumulation von Methylmaleonat und Propionat, was zu einer Störung der Fettsäuresynthese führt.

Die hämatologischen Auswirkungen (megaloblastäre Anämie) eines Vitamin-B_{12}-Mangels sind die gleichen wie beim Folsäuremangel und sind durch die ungenügende Bildung von THF mit konsekutiver *Störung der DNA-Synthese* bedingt. Die neurologischen Störungen (funikuläre Myelose) sind am ehesten auf eine *Störung der Fettsäuresynthese am peripheren Nerven* durch eine Reduktion der Methylmaloyl-CoA-Mutase zurückzuführen.

Der Magensaft enthält 2 wichtige Vitamin-B_{12}-Bindungsproteine: *Haptocorrin* und *Intrinsic-Faktor* (IF). Sowohl Haptocorrin wie auch der IF werden durch den Magensaft nicht beeinflußt, pankreatische Proteasen verändern Haptocorrin jedoch zu einem kleineren Molekül, das eine geringere Bindungsaktivität für Vitamin B_{12} besitzt; der IF wird durch pankreatische Proteasen nicht beeinflußt. Im Dünndarm wird Vitamin B_{12} rasch und vollständig von Haptocorrin an den IF transferiert. Die Sekretion des IF durch die Parietalzellen des Magens wird in Gegenwart von Säureblockern (H_2-Rezeptorenblocker, Protonenpumpenhemmer) kaum beeinflußt.

Vitamin B_{12} wird nach Bindung an das im Magen gebildete Haptocorrin im Dünndarm, an den IF transferiert und wird als Vitamin-B_{12}-IF-Komplex im terminalen Ileum über den IF-Vitamin-B_{12}-Rezeptor in Gegenwart von Kalzium resorbiert (Abb. 2.10). In der Epithelzelle wird Vitamin B_{12} vom IF auf ein anderes Bindungsprotein (*Transkobalamin II*) transferiert und verläßt die Zelle durch die basolaterale Membran als TC-II-Vitamin-B_{12}-Komplex.

Störungen der Vitamin B_{12}-Resorption treten auf:

- bei chronisch atrophischer Gastritis (Mangel an Haptocorrin und IF),
- Pankreasinsuffizienz (mangelhafte Dissoziation des Haptocorrin-Vitamin-B_{12}-Komplexes),
- gesteigerte Metabolisierung von Vitamin B_{12} durch Bakterien im Dünndarm zu unwirksamen Kobamiden bei bakterieller Überbesiedlung,
- Resorptionsstörung durch Fehlen von IF-Vitamin-B_{12}-Rezeptoren (angeborenes isoliertes Fehlen, Resektion des Ileums).

Ein *Vitamin-B_{12}-Mangel* führt einer megaloblastären Anämie sowie neurologischen Veränderungen (funi-

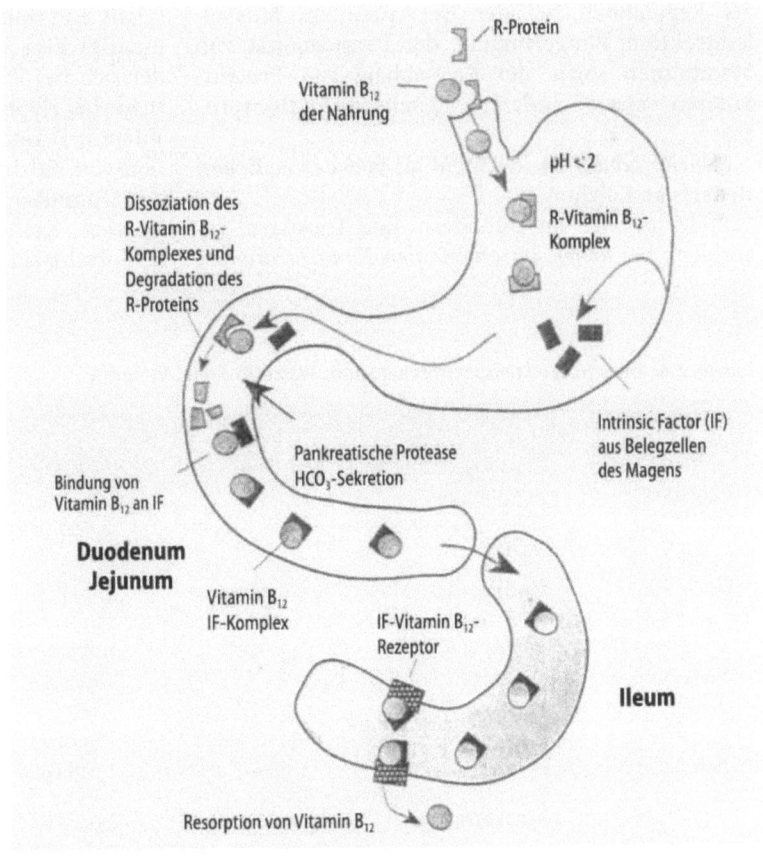

Abb. 2.10. Resorption von Vitamin B_{12}. Im Magen wird das mit der Nahrung aufgenommene Vitamin B_{12} an das aus den Speicheldrüsen stammende Haptocorrin (R-Protein) gebunden. Pankreatische Proteasen wandeln Haptocorrin in ein kleineres Molekül mit geringerer Bindungsaffinität für Vitamin B_{12} um, so daß Vitamin B_{12} im Duodenum an den im Magen gebildeten intrinsic Faktor (IF) gebunden wird. Im terminalen Ileum erfolgt die Bindung des IF-Vitamin B_{12}-Komplexes unter Vermittlung von Ca^{++}-Ionen an spezifische Rezeptoren. Nach der Aufnahme des Komplexes wird Vitamin B_{12} an ein anderes Bindungsprotein, Transcobalamin II transferiert

kuläre Myelose). Normale Vitamin B$_{12}$-Spiegel, aber ein Vitamin-B$_{12}$-Mangel in peripheren Organen, finden sich beim Mangel an Transcobalamin II (s. Kap. 67).

2.6.3
Sonstige wasserlösliche Vitamine: Ascorbinsäure, B-Vitamine

Alle anderen wasserlöslichen Vitamine werden ebenfalls entweder über einen Na$^+$-abhängigen (Ascorbinsäure, Biotin, Riboflavin, Pantothensäure) oder Na$^+$-unabhängigen Transportmechanismus (Thiamin, Dehydroascorbinsäure) aktiv resorbiert. Lediglich die verschiedenen B$_6$-Vitamine (Pyridoxin, Pyridoxal, Pyridoxamin) und Niacin werden mittels passiver Diffusion aufgenommen (Tabelle 2.4).

2.7
Resorption von Mineralstoffen und Spurenelementen

2.7.1
Kalzium

Der Körper des Erwachsenen enthält etwa 1200 g Kalzium, wovon 99% strukturell (Knochen, Zähne) gebunden sind. Die übrigen 1% spielen eine Rolle als Regulatoren bei der Nervenleitung, Muskelkontraktion, Blutgerinnung, der Permeabilität von Membranen sowie der Ca^{2+}-abhängigen Proteinkinasen sowie anderer Signaltransduktionsprozesse.

Milchprodukte decken mehr als 55% des täglichen Bedarfs an Kalzium.

Kalzium wird im Dünndarm und Dickdarm resorbiert: bei *hohen intraluminalen Konzentrationen über passive Diffusion* auf parazellulärem Weg, bei *niedrigen Konzentrationen über einen energieabhängigen transzellulären Transportweg*, der durch 1,25-Dihydroxyvitamin D$_3$ stimuliert wird.

1. Der *Eintritt* in die Zelle erfolgt über die Bürstensaummembran entlang einem abwärts gerichteten elektrochemischen Gradienten,
2. *Translokation* durch den Enterozyten,
3. *Austritt* aus der Zelle an der basolateralen Membran gegen einen elektrochemischen Gradienten unter Vermittlung von ATP-abhängigen Kalziumpumpen (kalziumtranportierende ATPase).

1,25(OH)$_2$ D$_3$ stimuliert sowohl den Eintritt in die Zelle, wie auch die Translokation durch den Enterozyten und den Austritt. Geschwindigkeitsbestimmender Schritt bei der Resorption von Kalzium sind Durchtritt und Austritt aus der Zelle.

Vitamin-D-Mangel führt zu einer Reduktion der Kalziumresorption. Meiden von Milch und Milchprodukten (bei Laktoseintoleranz) bewirkt deshalb langfristig einen Kalziummangel und eine Ostopenie. Phosphate, Oxalate, Phytate und Fettsäuren vermögen im Darmlumen lösliches Kalzium zu präzipitieren, auch verschiedene Ballaststoffe („dietary fiber") vermögen durch Bindung von Kalzium die Verfügbarkeit zu reduzieren (Tabelle 2.5). Die intestinale Resorption von Kalzium ist in der Schwangerschaft und während des Stillens erhöht, im Alter erniedrigt. Eine Steigerung der Kalziumresorption findet sich bei Zuständen mit erhöhtem 1,25-(OH)$_2$D$_3$ sowie bei Hypophosphatämie, Östrogentherapie und Vitamin-D-Intoxikation. Eine verminderte Resorption von Kalzium ist bei zahlreichen Erkrankungen des Dünndarms, aber auch bei anderen extraintestinalen Krankheiten und unter Medikamenten (Chlorothiazide) zu finden (Tabelle 2.6).

Tabelle 2.4. Intestinaler Transportmechanismus wasserlöslicher Vitamine

Vitamin	Vorkommen	Metabolisierung	Resorbierte Form	Mechanismus	Na$^+$-abhängig
Vitamin C	Ascorbinsäure	–	Ascorbinsäure	Carrier	+
	Dehydroascorbinsäure	–	Dehydroascorbinsäure	Carrier	+
Biotin	Biotin	–	Biotin	Carrier	+
Vitamin B$_2$ (Riboflavin)	Flavine (FAD, FMN)	Bürstensaum	Riboflavin	Carrier	+
Pantothensäure	Koenzym A	Lumen	Pantothensäure	Carrier	+
Vitamin B$_1$ (Thiamine)	Thiamine	–	Thiamine	Carrier	+
Niacin	NAD	Bürstensaum	Nicotinamid	passiv	
Vitamin B$_6$	Pyridoxamin-5-,	Lumen	Pyridoxamin	passiv	
	Pyridoxal-5-phosphat	Lumen	Pyridoxal	passiv	
	Pyridoxin	–	Pyridoxin	passiv	

Tabelle 2.5. Luminale Beeinflussung der intestinalen Kalziumresorption

Hemmung der Resorption	Kein Einfluß	Gesteigerte Resorption
pflanzliche Substanzen	Phosphate	mittelkettige Triglyzeride (MCT)
Zellulose	Pektin	Laktose
Uronsäure	Ascorbinsäure	Aminosäuren
Alginate	Zitronensäure	Lysin
Phytate	Proteinreiche Nahrung	Arginin
Oxalate	–	Tryptophan
langkettige Fettsäuren (Bildung von Seifen)	–	Medikamente
Alkohol	–	Penicillin
Medikamente	–	Chloramphenicol
Glukokortikoide	–	Neomycin
Antikonvulsiva	–	–
(Diphenylhydantoin)	–	–
Tetrazykline	–	–
Antazida	–	–

Tabelle 2.6. Durch Krankheiten bedingte Beeinflussung der intestinalen Kalziumresorption

Gesteigerte Resorption	Verminderte Resorption
Physiologisch	*Physiologisch*
– Schwangerschaft	– im Alter
– Stillperiode	
	Intestinale Krankheiten
Pathologisch	– verminderte Resorptionsfläche:
– erhöhtes 1,25-(OH)$_2$D$_3$	– M. Crohn,
– granulomatöse Krankheiten:	– Sprue/Zöliakie,
Sarkoidose,	– Tropische Sprue,
Kokzidiodomykose,	– Kurzdarmsyndrom
Histoplasmose,	– gestörte Mizellenbildung:
Berryliose,	– Cholestase
Tuberkulose	– Ileopathie
– idiopathische Hyperkalziurie	– Operationen am Magen
– Hyperparathyreoidismus	
– normales 1,25-(OH)$_2$D$_3$	*Extraintestinale Krankheiten*
– Diabetes mellitus	– Hypoparathyreoidismus
	– Hyperthyreose
Medikamente/Ernährung	– Chronisches Nierenversagen
– Hypophosphatämie	– Renale tubuläre Azidose
– Milch-Alkali-Syndrom	– Nephrotisches Syndrom
– Vitamin D-Intoxikation	
– Östrogene	*Medikamente/Ernährung*
	– Chlorothiazide
	– Magnesium-Mangel

2.7.2 Magnesium

Magnesium ist ein Bestandteil des Chlorophylls und findet sich somit besonders in grünen Gemüsen. Der tägliche Bedarf beträgt 200–300 mg/Tag. Auch Sekrete des Gastrointestinaltrakts enthalten Magnesium, das vollständig rückresorbiert wird. Nur etwa 20–70% des Magnesiums der Nahrung werden im Darm resorbiert. Bei niedrigen intraluminalen Konzentrationen wird Mg^{2+} im gesamten Dünndarm über ein Transportsystem aufgenommen, das schon bei Konzentrationen um 5 mmol/l gesättigt ist. Dieser Transportmechanismus fehlt bei der primären Hypomagnesiämie (s. Kap. 67). Nicht resorbierte Fettsäuren hemmen die Mg^{2+}-Resorption durch Bildung unlöslicher Komplexe.

2.7.3 Eisen

Eisen spielt beim zellulären oxidativen Energiestoffwechsel eine wichtige Rolle. Es ist eine wichtige Komponente in O$_2$-transportierenden Proteinen wie Hämoglobin, Myoglobin und bei spezifischen Redoxenzymen. Eine mikrozytäre hypochrome Anämie ist die häufigste klinische Manifestation eines Eisenmangels.

Nahrungseisen kommt als *Hämeisen* (Fleischprodukte) sowie in verschiedenen Nicht-Häm-Substanzen (pflanzliche Produkte) vor. Nicht-Häm-gebundenes Eisen liegt überwiegend als *3-wertiges* Eisen (Fe^{3+}) vor. Gegensatz zu Fe^{2+}, dessen Löslichkeit bei pH-Werten > 6 rasch abnimmt, ist 3-wertiges Eisen nur in einem sauren pH löslich und präzipitiert bei einem pH > 4. Seine Löslichkeit steigt allerdings in *hämgebundener* Form sprunghaft über pH 6 an. Während reduzierende Substanzen wie freie Ascorbinsäuren oder die SH-Gruppen von Proteinen die Umwandlung von Fe^{3+} in Fe^{2+} begünstigen und so seine Löslichkeit und Resorption verbessern, können Oxalate, Phytate, Tannine und Phosphate durch Komplexbildung und/oder Änderung der Löslichkeit die Resorption vermindern. Die intestinale Aufnahme von Eisen wird somit sowohl in Phasen der Digestion als auch der Resorption durch Art der Nahrung, Bindungsform auch durch eine Vielzahl von Liganden (z. B. organische Anionen, Aminosäuren, Peptide, Fettsäuren) beeinflußt. Wird beispielsweise die gleiche Menge Eisen als Eisensulfat oder hämgebundenes Eisen *ohne Nahrung* verabreicht, liegen die Resorptionsraten mit 18–20 % etwa gleich. Wird der gleiche Versuch mit einer gemischten Kost durchgeführt nimmt die Resorptionsrate bei Eisensulfatgabe auf < 5 % ab, während die Resorptionsrate von hämgebundenem Eisen unverändert bleibt.

Die *Eisenresorption* stellt einen komplexen, in seinen Einzelheiten noch nicht geklärten, Vorgang dar. *Eisen* wird in *2wertiger* Form im *Duodenum* und oberen Dünndarm resorbiert. Im Magen wird das in der Nahrung vorkommende Fe^{3+} durch die Magensäure aus der Nahrung freigesetzt und zu Fe^{2+} reduziert. Anazidität des Magens sowie morphologische Veränderungen der Dünndarmmukosa – Fehlen ausreichenden Transportproteins – bewirken eine Reduktion der Eisenresorption. Von dem mit der Nahrung aufgenommenen Eisen werden normalerweise etwa 10 % resorbiert, die Resorptionsquote steigt mit der Höhe des Eisenbedarfs (z. B. Schwangerschaft) bis auf 40 % an (s. unten). Die Resorption läuft in 3 Phasen ab (Abb. 2.11):

- *apikale* Aufnahme aus dem Darmlumen in die Mukosazelle,
- proteinvermittelter *intrazellulärer* Transport,
- *luminale* Abgabe an das Eisentransportsystem ins Blut.

Zur *apikalen Aufnahme* von *freiem Eisen* (Fe^{2+}) dient neben membrangebundenen Integrinen (β_3-Integrin) ein weiteres erst kürzlich beschriebenes Transportprotein (DCT1: „*d*ivalent *c*ation *t*ransporter 1"), dessen mRNA in duodenalen Epithelzellen im Eisenmangel dramatisch hochreguliert wird. Es handelt sich um einen *elektrogenen*, entlang eines Protonen-

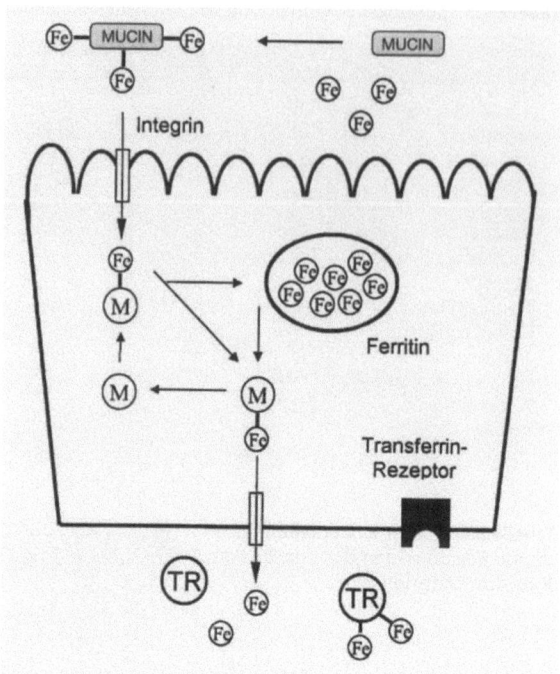

Abb. 2.11. Modell der intestinalen Eisenresorption. Möglicherweise erhält die Mukosazelle über basolaterale Transferrinrezeptoren Informationen über den Eisenbestand des Körpers, der dann über sog. Transkriptionsrezeptoren zur Hochregulierung von in der apikalen Membran gelegenen Transportproteinen (Integrine, DCT1) und zytosolischen Bindungsproteinen (Ferritin) führt (s. Text)

gradienten getriebenen Carrier für Eisen und/oder Eisenchelate, der in Gegenwart von Ascorbinsäure auch weitere divalente Kationen (Mn, Zn, Co, Cu) zu transportieren vermag. Inwieweit noch weitere Transportproteine an der apikalen Aufnahme von freiem Eisen (v. a. in Form von Fe^{3+}) beteiligt sind, bleibt weiteren Forschungen vorbehalten.

Nach intraluminaler Proteolyse von Myoglobin und Hämoglobin wird *hämgebundenes* Eisen über einen noch nicht weiter beschriebenen vesikulären Transport (endozytotisch) in die Zelle aufgenommen und anschließend durch die zelluläre *Hämoxygenase* aus dem Porphyringerüst freigesetzt.

Im *Zytosol* erfolgt zunächst die Bindung an das 56 kDa große Shuttle-Protein *Mobilferrin* und Paraferritin, einen 520 kDa großen Komplex, bestehend aus *Mobilferritin, Integrin* und einer *Flavinooxygenase*. Beide stehen in Austausch mit *Ferritin*, dem eigentlichen zellulären Eisenspeicherprotein, dessen Synthese mit dem Eisengehalt der Mukosazelle eng korreliert ist, vermutlich um einer oxidativen Schädigung zellulärer Proteine durch ionisiertes Eisen entgegen zu wirken.

In der *basolateralen* Membran der Epithelzelle gelegene Rezeptoren für Transferrin, dem Eisentransportprotein des Plasmas, vermitteln im letzten Schritt die Überführung des intrazellulären Eisens auf Transferrin.

Das Ausmaß der Eisenresorption steigt mit fallendem Eisenbestand des Organismus, der mit dem *Plasmaferritin* korreliert, d.h. bei Verminderung des Plasmaferritinspiegels wird ein höherer Prozentsatz einer konstanten Menge oral zugeführten Eisens resorbiert. Ursächlich liegt hierbei eine über *Transkriptionsrezeptoren* vermittelte Zunahme von Transport- *und* Bindungsproteinen zugrunde. Eine Verminderung der Resorptionsrate geht mit dem Verlust von mukosalem Ferritin im Rahmen der physiologischen Abschilferung (Desquamation) einher.

2.7.4
Spurenelemente: Zink, Kupfer und Selen

Zink

Der Gesamtkörpergehalt an Zink beträgt etwa 2 g und ist damit um die Hälfte niedriger als der von Eisen. Da der Zinkplasmaspiegel in keiner Weise mit dem Zinkstatus korreliert, ist eine frühzeitige Erfassung eines Mangels schwierig. Neben der Funktion als Kofaktor von über 100 verschiedenen Metalloenzymen wird Zink eine zunehmende Bedeutung bei der *Stabilisierung zellulärer Membranen* zugeschrieben.

Der tägliche *Bedarf* des Erwachsenen aus der Nahrung beträgt 12–15 mg/Tag. Fisch und Fleischprodukte sind die wichtigsten Zinkquellen. Die Verfügbarkeit aus Gemüsen ist durch Phytate und Pflanzenfaserstoffe reduziert. Proteinreiche Ernährung stimuliert die Zinkresorption. Zink unterliegt einem enterohepatischen Kreislauf und wird im gesamten Dünndarm resorbiert, im Jejunum allerdings besser als im Ileum oder Duodenum. Der Transport über die Enterozytenmembran erfolgt Carrier-vermittelt, bei höheren Konzentrationen überwiegt zunehmend die Diffusionskomponente (dualer Transport). Bei Zinkmangel und erhöhtem Bedarf (Schwangerschaft, Stillen) kommt es zu einer deutlichen Steigerung der Resorption (etwa um Faktor 2).

Kupfer

Kupfer findet sich v. a. in Gemüse und Fisch. Der tägliche Bedarf liegt bei etwa 1 mg/Tag. Der Resorptionsmechanismus ist unklar, ein aktiver Carrier-vermittelter Transport wird allgemein angenommen. Ähnlich wie bei Zink liegt in der Schwangerschaft ein erhöhter Bedarf vor. Eine verschiedentlich beschriebene kompetitive Verdrängung der Aufnahme gilt nur für unphysiologisch hohe Dosen.

Selen

Selen wird vorzugsweise in Verbindung mit Aminosäuren aufgenommen. Sein Resorptionskoeffizient liegt bei etwa 60%. Selenmangelzustände sind verschiedentlich in China („Keshan disease") in endemischen Selenmangelgebieten beschrieben worden. Die intestinale Aufnahme erfolgt – wie im Fall von Selenmethionin an Aminosäuren gekoppelt – äußerst effizient, wahrscheinlich über die verschiedenen Aminosäurentransporter.

Literatur

Adibi SA (1997) The oligopeptide transporter (Pept-1) in human intestine: Biology and function. Gastroenterology 113:332–340

Ahnen DJ (1995) Protein digestion and assimilation. In: *Textbook of Gastroenterology*, Yamada T (Hrsg). Philadelphia, JB Lippincott Company S 457–466

Alpers DH (1994) Digestion and absorption of carbohydrates and protein. In: *Physiology of the Gastrointestinal Tract*, Johnson LR (Hrsg), New York, Raven Press S 1723–1749

Barrett KE, Dharmsathaphorn K (1991) Secretion and absorption: small intestine and colon. In: *Textbook of Gastroenterology*, Yamada T (Hrsg). Philadelphia, JB Lippincott Company S 265–294

Bond JH, Levitt MD (1976) Fate of soluable carbohydrate in the colon of rats and man. J Clin Invest 57:1158–1164

Bowman BB, McCormick DB, Rosenberg H (1989) Epithelial transport of water-soluble vitamins. Annu Rev Nutr 9:187–199

Brandt LJ, Bernstein LH, Wagle A (1977) Production of vitamin B_{12} analogues in patients with small-bowel bacterial overgrowth. Ann Intern Med 87:546–551

Brasitus TA, Sitrin MD (1994) Absorption and cellular actions of vitamin D. In: *Physiology of the Gastrointestinal Tract*, Johnson LR (Hrsg). New York, Raven Press S 1935–1956

Bronner F (1992) Current concepts of calcium absorption: an overview. J Nutr 122:641–643

Caspary WF (1983) Resorption von Oxalsäure und intestinale Hyperoxalurie. In: *Handbuch der Inneren Medizin, Dünndarm Band 3/3A*, Caspary WF (Hrsg). Berlin, Springer-Verlag S 298–308

Caspary WF (1987) Bedeutung des Dickdarms bei der Resorption und Malabsorption von Kohlenhydraten. In: *Struktur und Funktion des Dünndarms*, Caspary WF (Hrsg). Amsterdam, Excerpta Medica S 254–268

Caspary WF (1989) Inhibitors influencing carbohydrate absorption. In: *Diabetes mellitus: Pathophysiology and Treatment*, Creutzfeldt W, Lefèbvre P (Hrsg). Berlin, Springer Verlag S 172–191

Chang EB (1996) Gastrointestinal physiology. In: *Gastrointestinal, Hepatobiliary, and Nutritional Physiology*. Chang EB, Sitrin MD, Black DD (Hrsg). Philadelphia, Lippincott-Raven S 3–118

Conrad JF, Umbreit JN, Moore EG (1993) Regulation of iron absorption: proteins involved in duodenal mucosal uptake and transport. J Am Coll Nutr 12:720–728

Elsenhans B, Zenker D, Caspary WF (1984) Guaran effect on rat intestinal absorption. A perfusion study. Gastroenterology 86:645–653

Fujisawa T, Riby J, Kretchmer N (1991) Intestinal absorption of fructose in the rat. Gastroenterology 101:360–367

Ganapathy V, Brandsch M, Leibach FH (1994) Intestinal transport of amino acids and peptides. In: *Physiology of the Gastrointestinal Tract*, Johnson LR (Hrsg). New York, Raven Press S 1773–1794

Gray GM (1992) Starch digestion and absorption in nonruminants. J Nutr 122:172–177

Gregory JF (1995) The bioavailability of folate. In: *Folate in Health and Disease*, Bailey LB (Hrsg). New York, Marcel Dekker S 195–235

Halliday JW (1992) The regulation of iron absorption: one more piece in the puzzle? Gastroenterology 102:1071–1079

Hildebrand P, Petrig C, Burckardt B, Ketterer S, Lengsfeld H, Fleury A et al. (1998). Hydrolysis of dietary fat by pancreatic lipase stimulates cholecystokinin release. Gastroenterology 114:123–129

Hofmann AF (1994) Intestinal absorption of bile acids and biliary constituents. In: *Physiology of the Gastrointestinal Tract*. Johnson LR (Hrsg). New York, Raven Press S 1845–1865

Kumar NS, Nutting DF, St. Hilaire RJ, Mansbach CM (1998) Nutrient absorption. Curr Opin Gastroenterol 14:99–106

Liang R, Fei Y-J, Presad PD, Ramamoorthy S, Han H, Yang-Feng H et al. (1995) Human intestinal H+/peptide cotransporter. Cloning, functional expression, and chromosomal location. J Biol Chem 270:6456–6463

Minami H, Morse EL, Adibi SA (1992) Characteristics and mechanism of glutamine-dipeptide absorption in human intestine. Gastroenterology 103:3–11

Rehner G, Daniel H (1998) Resorptionsprozesse der Mengenelemente Calcium, Magnesium und Phosphat werden von Wechselwirkungen bestimmt. In: *Biochemie der Ernährung*. Rehner G, Daniel H (Hrsg). Spektrum-Verlag, Heidelberg

Schron CM (1995) Vitamins and minerals. In: *Textbook of Gastroenterology*, Yamada T (Hrsg). Philadelphia, JB Lippincott Company S 467–484

Shi X, Schedl HP, Summers RM, Lambert GP, Chang R-T, Xia T et al. (1997) Fructose transport mechanisms in humans. Gastroenterology 113:1171–1179

Silk DBA, Grimble GK, Rees RG (1985) Protein digestion and amino acid and peptide absorption. Proc Nutr Soc 44: 63–72

Sitrin MD (1996) Nutritional physiology. In: *Gastrointestinal, Hepatobiliary, and Nutritional Physiology*, Chang EB, Sitrin MD, Black DD (Hrsg). Philadelphia, Lippincott-Raven S 121–210

Spiller RC (1984) Intestinal absorptive function. Gut (Supplement 1):S5–S9

Thorens B (1996) Glucose transporters in the regulation of intestinal, renal, and liver glucose fluxes. Am J Physiol 270: G541–G553

Toskes PP (1980) Current concepts of cobalamin (vitamin B_{12}) absorption and malabsorption. J Clin Gastroenterol 2: 287–297

Traber PG (1995) Carbohydrate assimilation. In: *Textbook of Gastroenterology*, Yamada T (Hrsg). Philadelphia, JB Lippincott Company S 405–427

Tso P (1994) Lipid absorption. In: *Physiology of the Gastrointestinal Tract*, Johnson LR (Hrsg). New York, Raven Press S 1867–1908

Tsuji A, Tamai I (1996) Carrier-mediated intestinal transport of drugs. Pharm Res 13:963–977

Wright EM, Hirayama BA, Loo DDF, Turk E, Hager K (1994) Intestinal sugar transport. In: *Physiology of the Gastrointestinal Tract*, Johnson LR (Hrsg). New York, Raven Press S 1751–1772

… KAPITEL 3

Resorption und Sekretion von Wasser und Elektrolyten

J. STEIN, J. RIES, K. E. BARRETT

3.1   Transportmechanismen 35
3.1.1 Membrantransportproteine 35
3.1.2 Resorptionsmechanismen von Wasser und Elektrolyten 37
3.1.3 Sekretion von Wasser und Elektrolyten 39
3.2   Regulationsmechanismen 40
3.2.1 Intrazelluläre Regulation 40
3.2.2 Extrazelluläre Regulation 42
3.3   Pathophysiologie intestinaler Transportprozesse 45
      Literatur 46

Neben seiner Funktion als Barriere zur Umwelt (Kap. 4) und der Digestion und Resorption von Makro- und Mikronährstoffen (Kap. 2) besteht eine weitere wesentliche Aufgabe des Intestinaltrakts in der Resorption enormer Mengen von Wasser und Elektrolyten.

Täglich passieren etwa 9 l Flüssigkeit in Form von mit der Nahrung (orale Aufnahme etwa 2 l) aufgenommener Flüssigkeit oder als Sekrete des Magensaftes, der Galle und des Pankreas (endogene Sekretion etwa 7 l) den Intestinaltrakt. Nur etwa 1–1,5 l erreichen normalerweise den Dickdarm. Hiervon werden wiederum nur 100 ml mit dem Stuhl ausgeschieden; d.h. etwa nur 1% der täglich exogen und endogen zugeführten Flüssigkeitsmenge werden ausgeschieden.

Aufgrund seiner enormen resorptiven Kapazität ist der Dünndarm in der Lage, innerhalb von 24 h bis zu 18 l einer Elektrolytlösung zu resorbieren. Weniger effektiv ist das Kolon, dessen Resorptionskapazität bei maximal 3,8 l/Tag liegt. Während entsprechend der Osmolarität der zugeführten Nahrung im Duodenum noch unterschiedliche Osmolaritäten vorkommen, herrschen in Jejunum, Ileum, Kolon und im Stuhl isoosmolare Verhältnisse.

Die normale Flüssigkeitssekretion des Dünndarms liegt bei 100 ml/Tag. Diese Menge kann allerdings unter dem Einfluß sekretagog wirkender Toxine (z.B. Choleratoxin, Chlostridium difficile Toxine) oder Hormone (z.B. Serotonin, vasointestinales Polypeptid) so erheblich gesteigert werden, daß es zu dramatischen intestinalen Flüssigkeitsverlusten kommt. So wurden bei Patienten mit Cholera Flüssigkeitsverluste bis zu 10 l/Tag beschrieben.

Entgegen der bis vor kurzem geltenden Meinung sind intestinale Resorptions- und Sekretionsprozesse, wenn auch in quantitativ unterschiedlichem Ausmaß, sowohl in Krypt- als auch Villuszellen möglich.

3.1 Transportmechanismen

3.1.1 Membrantransportproteine

Die intestinale Resorption von Elektrolyten erfolgt, durch integrale Membranproteine vermittelt, in der Regel durch aktive Transportprozesse (s. unten). Die Resorption von Wasser verläuft dagegen passiv überwiegend parazellulär entlang osmotischer Gradienten. Die einzelnen Transportproteine sind asymmetrisch in der apikalen und basolateralen Zellmembran der Epithelzellen verteilt. In der Regel sind stets 3 *Transportwege* für einen transzellulären Transport miteinander gekoppelt:

1. transmembranäre Aufnahme der Substanz (apikal oder basolateral),
2. kontralaterale Abgabe (aktiv oder passiv) und
3. ein Energie liefernder Prozeß durch die Aktivität einer Pumpe.

Im Hinblick auf ihren Mechanismus können Transportproteine grob in *Kanäle*, *Carrier* und *Pumpen* eingeteilt werden. Neben einigen Unterschieden weisen sie jedoch auch einige Gemeinsamkeiten auf:

- Es handelt sich um integrale *Membranproteine*, die die gesamte Zellmembran durchziehen.
- Sie weisen stets eine charakteristische *Spezifität* für einzelne Substanzen oder Gruppen ähnlicher Substanzen auf.
- Sie weisen typischerweise eine *Sättigungskinetik* und *Temperaturabhängigkeit* auf.
- Ihre Aktivierung erfolgt durch Neusynthese oder durch Einschleusung von in intrazellulären Membranvesikeln bereitgehaltenen *Transportern*.
- Ihre Aktivierung erfolgt meist durch einen einzelnen biochemischen Schritt (z.B. Phosphorylierung).

- Es besteht in der Regel eine selektive Hemmbarkeit durch Inhibitoren, die in vielen Fällen zur Klassifizierung des Transporters dient.

Ein Überblick über die wichtigsten intestinalen Epitheltransporter gibt Tabelle 3.1.

Pumpen (ATPasen)

Bei Pumpen handelt sich letztlich um primär aktive Carrier. Sie hydrolysieren ATP zu ADP + Phosphat und benutzten die dabei freiwerdende Energie, um Elektrolyte gegen elektrochemische Gradienten zu transportieren. Dieser Gradient dient dann sekundär und tertiär aktiven Transportprozessen als treibende Kraft. *ATPasen* sind daher sowohl Enzyme als auch Transporter.

Die wohl bedeutendste und am besten charakterisierte Pumpe ist die in allen Zellen vorkommende Na^+-K^+-ATPase. Sie ist in allen epithelialen Zellen so auch im Intestinaltrakt in der *basolateralen Seite der Membran* lokalisiert. Pro gespaltenes ATP-Molekül werden im Austausch gegen 2 K^+-Ionen (zellein-wärts) 3 Na^+-Ionen aus der Zelle ausgetauscht. Da es netto dabei zu einer Ladungs- und Molekülverschiebung kommt, entsteht neben einem chemischen auch ein *elektrischer Gradient*, deren treibende Kräfte wahlweise zur aktiven Sekretion von Anionen oder Resorption von Kationen bzw. unter Ausnutzung des Natriumgradienten von sekundär aktiven Carrieren zum Transport von Nichtelektrolyten benutzt wird (Abb. 3.1).

Kanäle (Poren)

Kanalproteine bilden Tunnel durch die Membran (*Tunnelproteine*) und können ihre Durchlässigkeit sprunghaft ändern (engl. „gating"). Man unterscheidet spannungsaktivierbare, dehnungsaktivierbare bzw. Hormon- und second-messenger-aktivierbare Kanäle. Im offenen Zustand können 10^6 bis 10^8 Ionen pro Sekunde passieren. Das ist etwa 1000- bis 10 000 mal mehr als bei Carriern. In Epithelien ist ihre Zahl jedoch bis zu 100 000 fach geringer als die der Carrier. Im Gegensatz zu Carriern (Kotransportern) zeigen sie stöchiometrisch keine feste Kopplung

Tabelle 3.1. Pumpen, Carrier und Kanäle des intestialen Transports. (Nach Kaunitz et al. 1995)

Transportweg	Transportmechanismus	Endogene Regulation
Pumpen		
Na^+, K^+-ATPase	Alle aktiven Transportmechanismen	Aldosteron und Kotikosteroide durch mRNA-Transkription. Expression und Insertion der Pumpe
H^+, K^+-ATPase	K^+-Resorption	Aldosteron, Na^+-Restriktion unklar, ATPasen
Ca^{2+}, Mg^{2+}	Zelluläre Ca^{2+}-Regulation	und Mg^{2+}
Carrier		
Na^+-H^+-Austauscher	Elektroneutrale NaCl-Resorption	Endogene Regulatoren mit Erhöhung von Ca^{2+}-Calmodulin, cAMP, Glukokortikoide, Ca^{2+}-Calmodulin
Cl^--HCO_3^--Austauscher	Elektroneutrale NaCl-Resorption, HCO_3^--Sekretion	cAMP-abhängige Phosphorylierung
Na^+, K^+, Cl^--Kotransport	Cl^--Sekretion	
Na^+-Glucose-Kotransport	Glukose und Na^+-Resorption	Diabetes, luminale Glukose
Anderer Na^+-Kotransport	Resorption anderer Nahrung über Kotransport	Unbekannt
HCO_3^--Austausch	HCO_3^--Sekretion, Resorption von kurzkettigen Fettsäuren	Unbekannt
Kanäle		
Na^+-Kanal	Elektrogene Na^+-Resorption (nur im Kolon)	Aldosteron
Cl^--Kanäle	Cl^--Sekretion	Endogene Regulatoren mit Erhöhung von cAMP und cGMP
K^+-Kanäle	Cl^--Sekretion, Resorption und Sekretion von K^+	Endogene Regulatoren mit Erhöhung von cAMP und cytosolischem freien Ca^{2+}
HCO_3^--Kanäle	HCO_3^--Sekretion	cAMP
Parazellulärer Weg „tight junction"	Erlaubt gegensätzlich geladenen Ionen und Wasser aktiv resorbierten Ionen zu folgen	Unbekannt, Rho-Proteine(?), Einfluß durch Regulatoren des Zytoskeletts

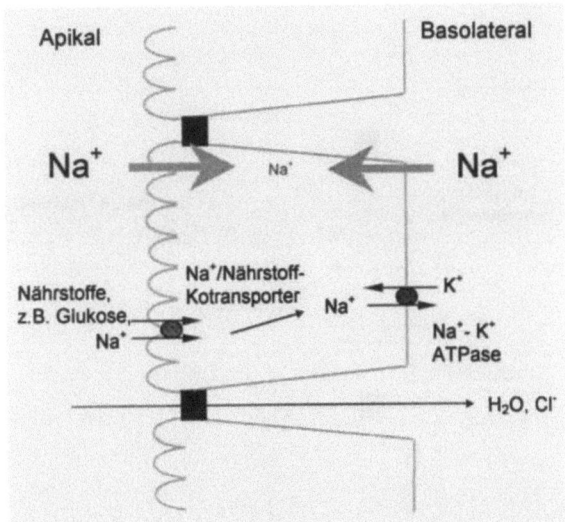

Abb. 3.1. *Sekundär aktive Transportmechanismen.* Der Energie verbrauchende Schritt des Transports ist nicht an den eigentlichen Transportprozeß gekoppelt. So ist der gegen einen zelleinwärts gerichteten Konzentrationsgradienten erfolgende Glukosetransport im Dünndarm durch einen zelleinwärts gerichteten Natriumgradienten getrieben. Die hierfür notwendigen, sehr niedrigen zellulären Natriumkonzentrationen werden durch Aktivität der basolateral gelegenen Na$^+$-K$^+$-ATPase aufrech erhalten

mehrerer Moleküle. Bei vielen Kanälen tritt eine Sättigungskinetik auf, die bei steigender Substratkonzentration auf eine Abnahme der „Offen"-Wahrscheinlichkeit beruht. Die Temperaturabhängigkeit eines offenen Kanals ist zwar im Vergleich zu Carriern gering, das Gating selbst ist jedoch weitaus stärker temperaturabhängig.

Carrier

Im Gegensatz zu Kanälen läuft der Transport durch *Carrier* erst nach *Bindung* der zu translozierenden Substanz ab. Im einfachsten Fall erfolgt der Transport entlang eines Konzentrationsgradienten. Man spricht dann von Carrier-vermittelter oder auch erleichterter Diffusion. Da sich beim Transportprozeß intermediär ein Komplex zwischen Substrat und Carrier bildet, kann die Kinetik eines derartigen Transportvorganges analog einer Enzymkinetik beschrieben werden. Sie zeigt häufig eine hyperbolische Abhängigkeit von der Substratkonzentration und damit eine „scheinbare" Michaelis-Konstante.

Carrier fungieren meist als sog. *Kotransporter*, d.h. sie transportieren 2 oder gar 3 Moleküle in einem festen Zahlenverhältnis. Hinsichtlich der Transportrichtung unterscheidet man *Symporter*, die mehrere Teilchensorten in die gleiche Richtung transportieren (positive Flußkopplung), und *Antiporter*, die die einzelnen Moleküle in entgegengesetzter Richtung transportieren (negative Flußkopplung). Nicht zum Kotransport befähigte Transporter heißen *Uniporter*.

■ **Primär aktiver Transport.** Ist die Spaltung von ATP direkt mit dem Transportprozeß gekoppelt, so spricht man von primär aktivem Transport. Vertreter dieses Transportsystems sind die bereits besprochenen Pumpen (Na$^+$-K$^+$-ATPase, Ca^{2+}-ATPase, verschiedene Protonenpumpen). Merkmal sämtlicher in der Zellmembran von (intestinalen) Epithelzellen lokalisierten ATPasen (P-ATPasen) ist, daß sie im Gegensatz zu ATPasen intrazellulärer Vesikel (V-ATPasen) und Organellen (F-ATPasen) an einem Aspartyl-Rest des ATPase-Proteins phosphoryliert werden. Die dabei übertragene Energie ermöglicht die für den aktiven Transport benötigte *Konformationsänderung* des Enzymproteins.

■ **Sekundär aktiver Transport.** Hierbei ist der Energie verbrauchende Schritt des Transportes nicht an den eigentlichen Transportprozeß gekoppelt. So ist der, gegen einen zelleinwärts gerichteten Konzentrationsgradienten, erfolgende Glukosetransport im Dünndarm durch einen zelleinwärts gerichteten Natriumgradienten getrieben. Die hierfür notwendigen sehr niedrigen zellulären Natriumkonzentrationen werden durch Aktivität der basolateral gelegenen Na$^+$-K$^+$-ATPase aufrechterhalten (Abb. 3.1). Die meisten Kotransportsysteme basieren auf diesem an Na$^+$ gekoppelten *Prinzip der Flußkopplung*.

■ **Tertiär aktiver Transport.** Dieser wird durch einen sekundär aktiven Transportprozeß angetrieben. So transportiert der in der apikalen Membran des Enterozyten lokalisierte H$^+$-Dipeptid-Symporter unter Ausnutzung eines Protonengradienten Di- und Tripeptide zelleinwärts. Dieser Gradient wird durch einen ebenfalls in der apikalen Membran lokalisierten Na$^+$-H$^+$-Antiporter aufrechterhalten, der seinerseits durch einen Na$^+$-Gradienten angetrieben wird, für dessen Aufrechterhaltung, wie bereits erwähnt, die Aktivität der Na$^+$-K$^+$-ATPase verantwortlich ist (Abb. 3.2).

3.1.2
Resorptionmechanismen von Wasser und Elektrolyten

Elektroneutrale Resorption von Natrium und Chlorid

Basierend auf der Beobachtung, daß eine effektive Resorption von Natrium stets an die Anwesenheit ausreichender Mengen Chlorid gebunden ist, wurde für den proximalen Dünndarm zunächst ein *elektroneutraler Na$^+$-Cl$^-$-Kotransport* postuliert, der von Nährstoffen unabhängig (in den interdigestiven Phasen) eine ausreichende (passive) Wasserresorption ge-

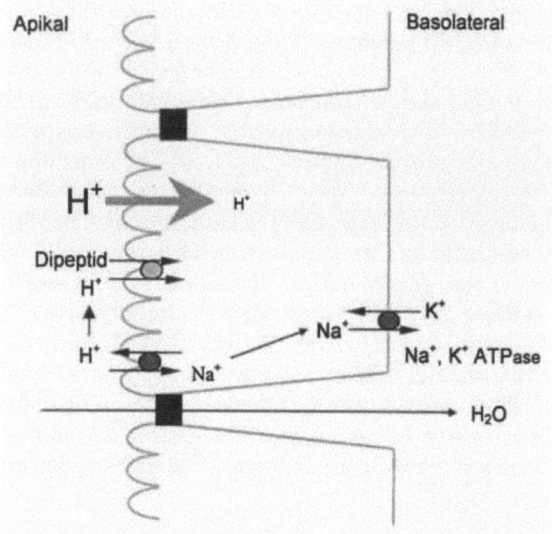
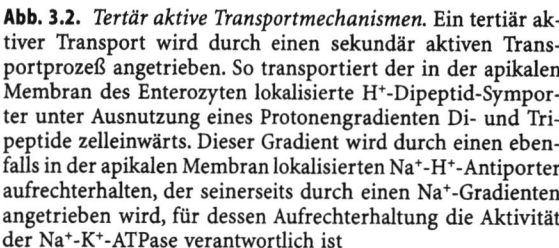
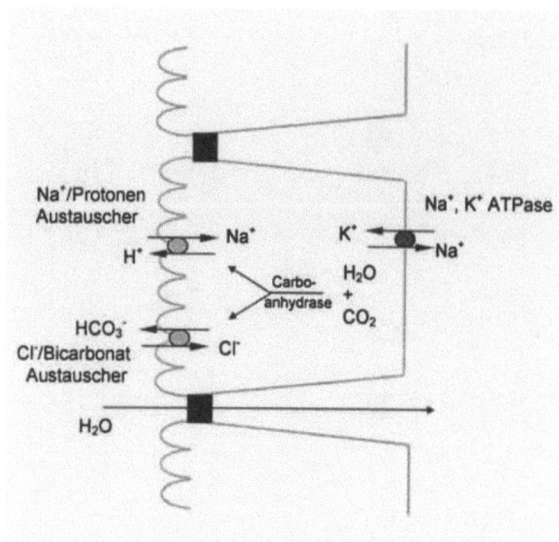

Abb. 3.2. *Tertär aktive Transportmechanismen.* Ein tertiär aktiver Transport wird durch einen sekundär aktiven Transportprozeß angetrieben. So transportiert der in der apikalen Membran des Enterozyten lokalisierte H^+-Dipeptid-Symporter unter Ausnutzung eines Protonengradienten Di- und Tripeptide zelleinwärts. Dieser Gradient wird durch einen ebenfalls in der apikalen Membran lokalisierten Na^+-H^+-Antiporter aufrechterhalten, der seinerseits durch einen Na^+-Gradienten angetrieben wird, für dessen Aufrechterhaltung die Aktivität der Na^+-K^+-ATPase verantwortlich ist

Abb. 3.3. *Resorption von Na und Cl.* Ein Anstieg der luminalen Na^+-Konzentration führt zur Aktivierung des Na^+-H^+-Austauschers, wodurch es als Folge des H^+-Ausstroms zur Alkalisierung des Zellinneren kommt, was dann zur Aktivierung des Cl^--HCO_3^- Antiporters führt (Abb. 3.3). Na^+ und Cl^- werden also letztlich im Austausch gegen H^+ und HCO_3^- resorbiert, die ihrerseits intrazellulär durch die Aktivität Carboanhydrase ständig bereitgestellt werden. Na^+ wird seinerseits basolateral gegen einen Konzentrationsgradienten durch die Aktivität der Na^+-K^+-ATPase aus der Zelle ins Blut abgegeben. Die Resorption von Na^+ und Cl^- ist durch diesen „Doppelaustauscher" bei Wahrung eines konstanten pH-Wertes im Verhältnis 1:1 gekoppelt und daher nahezu elektroneutral

währleistet. Untersuchungen an isolierten Membranvesikeln von Enterozyten wiesen jedoch auf die Existenz zweier aneinander gekoppelter *Antiporter* hin:

- Einen Amilorid-sensitiven Na^+-H^+-Antiporter, der auch für die zelluläre pH-Homöostase und Regulation des Zellvolumens mitverantwortlich ist, und
- einen ebenfalls in der apikalen Membran lokalisierten Cl^--HCO_3^--Antiporter.

Beide werden durch Änderungen des intrazellulären pH aktiviert. So führt ein Anstieg der luminalen Na^+-Konzentration zur Aktivierung des Na^+-H^+-Austauschers. Als Folge des H^+-Ausstroms kommt es zur Alkalisierung des Zellinneren. Dies wiederum bewirkt die Aktivierung des Cl^--HCO_3-Antiporters (Abb. 3.3). Na^+ und Cl^- werden also letztlich im Austausch gegen H^+ und HCO_3^- resorbiert, die ihrerseits intrazellulär durch die Aktivität Carboanhydrase ständig bereitgestellt werden. Na^+ wird seinerseits basolateral gegen einen Konzentrationsgradienten durch die Aktivität der Na^+-K^+-ATPase aus der Zelle ins Blut abgegeben. Die Resorption von Na^+ und Cl^- ist durch diesen „Doppelaustauscher" bei Wahrung eines konstanten pH-Wertes im Verhältnis 1:1 gekoppelt und daher nahezu elektroneutral.

Dagegen scheint insbesondere in den distalen Anteilen des Kolons die Kopplung des Na^+-H^+-Austauschers an weiteren Anionentransporter zu erfolgen (Abb. 3.4). Hierbei werden zunächst im Austausch mit intrazellulär gebildetem HCO_3^- kurzkettige Fettsäuren („short chain fatty acids" = SCFA) elektroneutral resorbiert (die Aktivität der hierzu benötigten Carboanhydrase ist im Dickdarm bei weitem am größten). Das bei der Dissoziation von Bicarbonat ebenfalls gebildete H^+-Ion wird dann im Austausch mit Na^+ aus der Zele geschleust.

Nährstoff gekoppelte Na^+-Resorption

Diese für eine effektive Nährstoffaufnahme bereitstehenden Transportsysteme finden sich neben dem Dünndarm auch in zahlreichen weiteren resorptiven Epithelien (z. B. proximale Nierentubuli). Na^+-Symporter für Glukose als auch für die verschiedenen Aminosäuren sind in der apikalen Membran lokalisiert (Kap. 2). Die dabei stattfindende transmembranäre Ladungsverschiebung in Form der Na^+-Ionen führt entlang des elektrischen Gradienten zu einer Stimulierung der Cl-Resorption. Wasser folgt dann

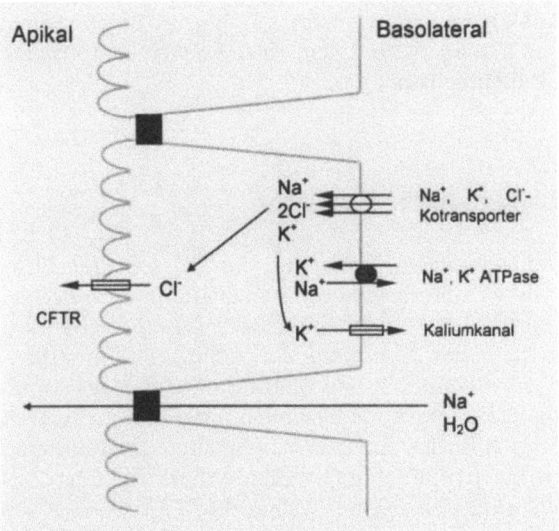

Abb. 3.4. *Mechanismus der Chloridsekretion.* Chlorid gelangt über einen basolateralen Na$^+$, K$^+$, 2Cl$^-$ Kotransporter in die Zelle und verläßt sie nach apikal durch einen Chloridkanal (CFTR). Das aufgenommene Kalium wird durch Kaliumkanäle wieder abgegeben. Die treibende Energie wird primär aktiv von der basolateralen Na$^+$-K$^+$-ATPase bereitgestellt

v. a. auf parazellulärem Wege entlang einem sich aufbauenden osmotischen Gradienten.

Klinisch bedeutsam erscheint die Tatsache, daß der *Na$^+$-Glukose-Kotransporter* auch bei schweren intestinalen Erkrankungen, insbesondere infektiösen Darmerkrankungen, in seiner Funktion erhalten bleibt, was die Effektivität von *oralen Rehydratationslösungen* gewährleistet. Der Zusatz von Kohlenhydraten wie Glukose, Saccharose oder Stärke zu einfachen Kochsalzlösungen führt unter Ausnutzung eben dieses Na$^+$-gekoppelten Transportsystems zu einer erheblich gesteigerten Wasserresorption.

Elektrogene Na$^+$-Resorption

Vor allem in den distalen Anteilen des Kolons erfolgt die Aufnahme von Na$^+$ und konsequenter Weise auch von Cl$^-$ und Wasser über einen elektrogenen Amilorid-sensitiven Na$^+$-Kanal (über ein mögliches Vorkommen auch im Dünndarm wird derzeit noch konträr diskutiert). Als treibende Kraft dient auch hier eine durch die Aktivität der Na$^+$-K$^+$-ATPase gewährleistete niedrige intrazelluläre Na$^+$-Konzentration, die umgekehrt proportional zur „Offen"-Wahrscheinlichkeit des Kanals ist. Analog zur nährstoffgekoppelten Na$^+$-Resorption folgen auch hier Cl$^-$ und Wasser entlang eines elektrischen bzw. osmotischen Gradienten.

Unter normalen physiologischen Bedingungen scheint der Beitrag dieses Amilorid-sensitiven Na$^+$-Kanals zur Elektrolyt- und Wasserresorption allerdings gering. In Na$^+$-Mangelzuständen kommt es jedoch als Folge eines Aldosteronanstiegs im Serum zu einer deutlichen Zunahme der Na$^+$-Kanäle. Ob als Folge einer De-novo-Synthese oder einer Bereitstellung präformierter Kanalproteine aus dem Golgi-Apparat ist noch unklar.

Resorption von Kalium

Bereits im oberen Dünndarm werden 85% des mit der Nahrung aufgenommenen Kaliums resorbiert. Bis vor kurzem wurde eine passive in erster Linie parazelluläre Diffusion entlang osmotischer Gradienten angenommen. Nach neueren Untersuchungen scheinen jedoch wie im Kolon aktive Transportprozesse zugrunde zu liegen. Verantwortlich hierfür zeichnet sich eine v. a. in der apikalen Membran lokalisierte H$^+$-K$^+$-ATPasen, die einen elektroneutralen transepithelialen Transport von Kalium gewährleistet. Ähnlich wie für Na$^+$-Kanäle liegt auch hier eine Regulation durch Aldosteron vor.

3.1.3
Sekretion von Wasser und Elektrolyten

Die aktive Sekretion von Cl$^-$ und HCO$_3^-$ gelten als Hauptantrieb bzw. Auslöser der intestinalen Sekretion von Wasser und weiteren Elektrolyten.

Cl$^-$-Sekretion

Es handelt sich dabei um einen elektrogenen Prozeß, der zum Aufbau eines lumenwärts gerichteten transepithelialen elektrischen Gradienten führt und somit eine passive parazelluläre Diffusion von Kationen, vornehmlich Natrium, ermöglicht. Der resultierende osmotische Gradient zieht dann eine *Sekretion* von Flüssigkeit ins Lumen nach sich.

Dieser fundamentale und in der Natur weitverbreitete Prozeß findet sich in allen sekretorischen Epithelien und resultiert letztendlich aus dem Zusammenspiel von *4 verschiedenen Membranproteinen.* Basolateral wird Cl$^-$ sekundär aktiv durch einen Furosemid- und Bumetamid-sensitiven Na$^+$-2 Cl$^-$-K$^+$-Symporter gegen einen elektrochemischen Gradienten aufgenommen. Die treibende Kraft für diesen Prozeß wird ebenfalls durch die in der basolateralen Membran gelegene Na$^+$-K$^+$-ATPase bereitgestellt, die für eine niedrige intrazelluläre Na$^+$-Konzentration sorgt. Ein kritischer Anstieg der intrazellulären K$^+$-Konzentration wird durch einen basolateral gelegenen Ca^{2+}-sensitiven K$^+$-Kanal verhindert. Erst durch die konzertierte Aktion dieser drei in der basolateralen Membran gelegenen Membranproteine wird ein lumenwärts gerichteter elektrochemischer Gradient für Cl$^-$ aufgebaut. Auf der apikalen Seite wird Cl$^-$ dann durch einen Cl⁻-Kanal ins Lumen abgeben, dessen Aktivität durch intrazelluläre Botenstoffe wie cAMP, cGMP und Ca^{2+} (s. unten) reguliert wird (Abb. 3.4).

HCO_3^--Sekretion

Die v. a. in den *Kryptzellen* lokalierte Sekretion von HCO_3^--Ionen wird durch das Zusammenspiel von mindestens 2 integralen Membranproteinen gewährleistet. Ein basolateral gelegener Na^+-H^+-Austauscher liefert H^+-Ionen ins Interstitium, eine basolateral gelegene Carboanhydrase (?) katalysiert aus H^+ und HCO_3^- die Bildung von CO_2 und Wasser. CO_2 vermag aufgrund seiner Lipophilie ins Zellinnere zu difundieren, um dort unter dem Einfluß einer Carboanhydrase zu HCO_3^- resynthetisiert zu werden. Schließlich befördert ein apikal gelegener tertiär aktiver Cl^--HCO_3^--Antiporter Bikarbonat im Austausch gegen Cl^- ins Lumen.

Zur Erklärung der zudem vorhandenen elektogenen HCO_3^--Sekretion wird von einigen Autoren die Existenz eines apikalen HCO_3^--Kanals postuliert. Mit einer wenn auch im Vergleich zu Cl^- deutlich niedrigeren Affinität (HCO_3^- : Cl^- = 1:4) scheint auch der *CFTR-Kanal* (Cystic fibrosis transmembrane regulator) zur elektogenen HCO_3^--Sekretion beizutragen.

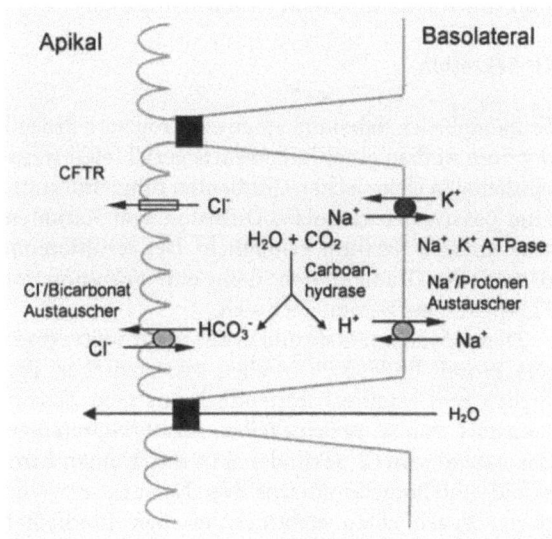

Abb. 3.5. *Mechanismus der Bikarbonatsekretion.* Ein basolateral gelegener Na^+-H^+-Austauscher liefert H^+-Ionen ins Interstitium, eine basolateral gelegene Carboanhydrase (?) katalysiert aus H^+ und HCO_3^- die Bildung von CO_2 und Wasser. CO_2 vermag aufgrund seiner Lipophilie ins Zellinnere zu difundieren, um dort unter dem Einfluß einer Carboanhydrase zu HCO_3^- resynthetisiert zu werden. Schließlich befördert ein apikal gelegener tertiär aktiver Cl^--HCO_3^--Antiporter Bikarbonat im Austausch gegen Cl^- ins Lumen. Mit einer wenn auch im Vergleich zu Cl^- deutlich niedrigeren Affinität (HCO_3^- : Cl^- = 1:4) scheint auch der CFTR-Kanal zur elektogenen HCO_3^--Sekretion beizutragen

Analog zur Sekretion von Cl^- folgen dann Kationen und Wasser entlang dem entstandenen osmotischen Gradienten (Abb. 3.5).

3.2 Regulationsmechanismen

Der intestinale Transport von Wasser und Elektrolyten unterliegt einer Feinabstimmung zwischen epithelialen und subepithelialen Gewebsverbänden, in die in der Regel weitere intestinale Funktionsprozesse wie Motiliät und Blutfluß miteinbezogen sind. Die dabei zugrunde liegenden inter(extra)zellulären Regulationsmechanismen beinhalten Interaktionen zwischen immunkompetenten, endokrin aktiven Zellen, enteralem Nervensystem und Fibroblasten, die auf neurokrinem oder parakrinem Weg die Transporteigenschaften des Epithels beeinflussen. Nach neueren Untersuchungen sind Epithelzellen ihrerseits in der Lage, auf autokrinem Weg untereinader zu kommunizieren.

3.2.1 Intrazelluläre Regulation

Intrazelluläres Kalzium

Der erste Schritt besteht in der Bindung neurohumoraler Mediatoren (Acetylcholin, Histamin) an einen in der basolateralen Membran lokalisierten *G-Protein gekoppelten Rezeptor*. Die dadurch bedingte Konformationsänderung führt zur Aktivierung von *Phospholipase C* mit nachfolgender Freisetzung von *Inositoltriphosphat* (IP_3) und *Diacylglycerol* (DAG) aus membranären Phospholipiden. IP_3 setzt dann aus dem endoplasmatischen Retikulum (ER) Ca^{2+} frei. Mit zunehmender Leerung der zytosolischen Speicher erfolgt eine Aufnahme auch aus dem Extrazellulärraum. Der Ca^{2+}-Anstieg führt zur Aktivierung von Ca^{2+}-Calmodulin-abhängigen *Proteinkinasen*, *Annexinen* und/oder *Proteinkinase C*, die über mehrere Phosphorylierungsschritte zur Aktivierung von Transportproteinen führen (Abb. 3.6).

Änderungen der intrazeluären Konzentration an freiem Ca^{2+} sind im Intestinaltrakt an der Stimulation sektretorischer wie auch resorptiver Prozesse beteiligt. So führt die Erhöhung der Ca^{2+}-Konzentration über eine Hemmung des Cl^-/HCO_3^- und Na^+-H^+-Antiporter zu einer Abnahme der elektroneutralen NaCl-Resorption. Andererseits stimulieren Neurotransmitter wie Acetylcholin über eine intrazeluäre Ca^{2+}-Mobilisierung die intestinale Cl^- und HCO_3^--Sekretion. Basolaterale gelegene Ca^{2+}-sensitive K^+-Kanäle führen hierbei über eine Hyperpolarisierung der Zelle zur *Öffnung* der apikal gelegenen *Cl^--Kanäle*.

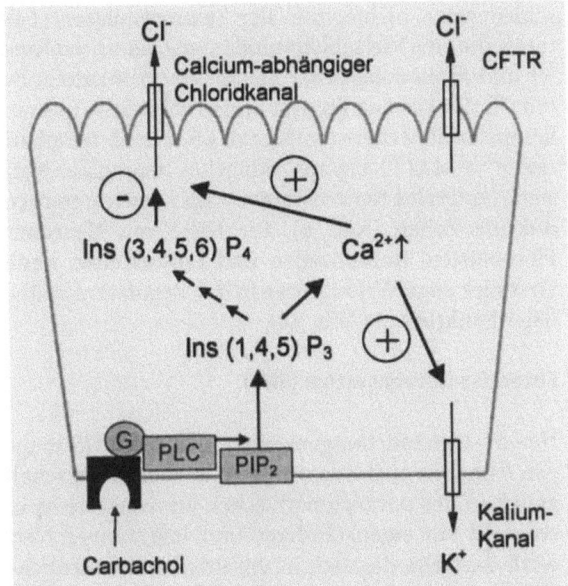

Abb. 3.6. Möglicher intrazellulärer Mechanismus der kalziumabhängigen Chloridsekretion. Die positive Regulation ist mit *durchgezogenen*, die negative mit *gestrichelten Pfeilen* dargestellt. Carbachol bindet an einen basolateralen muscarinergen Rezeptor *(m₃AChR)*, der G-Protein *(G)*-vermittelt zur Aktivierung der Phospholipase C *(PLC)* führt. Dieses Enzym spaltet Phosphatidylinositolbisphosphat *(PIP₂)* in Inositoltrisphosphat *[Ins(1,4,5)P₃]* und Diacylglycerol *(DAG)*. Die durch Ins(1,4,5)P₃ ausgelöste Erhöhung des intrazellulären Kalziums führt zu einer direkten Aktivierung basolateraler Kaliumkanäle und des CFTR. Die negative Regulation kommt durch Aktivierung der Proteinkinase C *(PKC)* durch Kalzium und DAG und durch einen Metaboliten des Ins(1,4,5)P₃, dem Inositoltetrakisphosphat [Ins(3,4,5,6)P₄], zustande

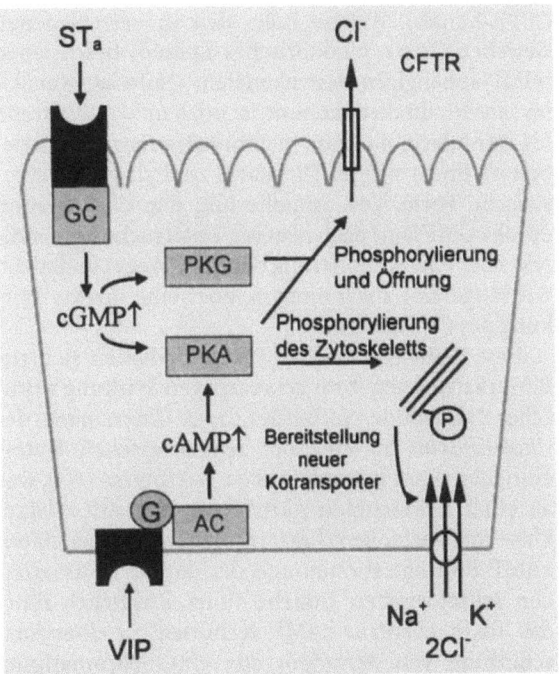

Abb. 3.7. Intrazellulärer Mechanismus der von *zyklischen Nukleotidphosphaten* abhängigen Chloridsekretion. Dargestellt ist die rezeptorvermittelte Aktivierung der Guanylatzyklase und Adenylatzyklase durch die Agonisten VIP und hitzestabiles Enterotoxin von E. coli (St$_a$) der Second messenger cAMP und cGMP. Im Gegensatz zu vielen intestinalen Geweben wirken cAMP und cGMP nicht antagonistisch sondern synergistisch

Zyklische Nukleotide

Zwei zyklischen Nukleotiden, 3'-5'Adenosinmonophosphat (*cAMP*) und 3'-5'Guanosinmonophosphat (*cGMP*), kommt als zelluläre Second messenger eine zentrale Rolle zu. Die Bindung von Agonisten wie vasoaktivem intestinalem Polypeptid (VIP) oder Prostaglandinen an den in der basolateralen Membran verankerten Rezeptor führt nach Aktivierung der Adenylatzyklase zur Bildung von cAMP aus ATP. cAMP führt durch Bindung an die regulatorische Untereinheit der Proteinkinase A (PKA) zur Freisetzung der regulatorischen Domäne der PKA mit nachfolgender Phosphorylierung verschiedener intrazellulärer Substrate (Abb. 3.7).

■ **cAMP.** Dieser gilt als einer der potentesten Stimulatoren der intestinalen *Cl⁻-Sekretion*. Im Gegensatz zu Ca²⁺-mediierten Sekretagoga, die über die Aktivierung basolateraler K⁺-Kanäle zu einer Zunahme der Chloridsekretion führen, beruht seine sekretagoge Wirkung auf der direkten Aktivierung des in der apikalen Membran lokalisierten CFTR-Kanals. Nach neueren Untersuchungen scheinen cAMP-mediierte Agonisten auch zum vermehrten Einbau des Na⁺-2Cl⁻-K⁺-Symporters in die basolaterale Plasmamembran zu führen. Neben der Stimulierung der intestinalen Cl⁻-Sekretion gilt cAMP auch als bedeutender Second messenger der HCO₃⁻-Sekretion und NaCl-Resorption.

■ **cGMP.** Die Wirkungen von cGMP im Intestinaltrakt ähneln weitestgehend denen von cAMP. Zu Mediatoren, die zur zellulären Akkumulation von cGMP führen, zählen u.a. der atriale natriuretische Faktor (ANP), Stickoxid (NO) und Guanylin. cGMP-mediierte Sekretagoga wirken analog zu cAMP-vermittelten Agonisten. Im Gegensatz zu cAMP, das als einzigen intrazellulären Liganden die Proteinkinase hat, ist eine größere Zahl von intrazuläuren cGMP-Bindungsproteinen beschrieben worden. So finden sich mindestens zwei Isoformen cGMP-abhängiger Proteinenkinasen (PK), von denen PK II im Intestinaltrakt eine Beteiligung in der cGMP-abhängigen Chloridsekretion zugeschrieben wird (cGMP-aktivierte PKII führt scheinbar indirekt über cAMP zur Aktivierung des

CFTR-Kanals). Welche Rolle den in verschiedenen Geweben (Niere, olfaktorisches Epithel) beschriebenen cGMP-abhängigen Ionenkanälen (Na^+-Ca^{2+}-Kanäle) im Intestinaltrakt zukommt, ist noch unklar. Während im Dünndarm nur eine membranäre Form beschrieben ist, findet sich im Dickdarm zusätzlich eine zytosolische Form. Die Stimulierung der Cl^--Sekretion durch cGMP läuft nach neueren Untersuchungen indirekt über eine Stimulierung des PKA-Weges und nicht, wie lange Zeit angenommen, über eine direkte Wirkung des CFTR-Kanals.

Eine Reihe bakterieller Toxine bedienen sich zur Bewerkstelligung ihrer sekretagogen Wirkung zyklischer Nukleotide. So bindet die *A-Untereinheit* des *Choleratoxins* an eine der regulatorischen Untereinheiten eines heterotrimeren G-Proteins (Gs), was zu einer irreversiblen Aktivierung der Adenylatzyklase mit nachfolgend extrem hohen intrazellulären cAMP-Konzentrationen und der daraus resultierenden sekretorischen Diarrhö führt. Zusätzlich führt das Toxin, ebenfalls cAMP vermittelt, zu einer Ausschüttung von *Serotonin* aus enterochromaffinen Zellen, was eine Stimulierung des enteralen Nervensystems nach sich zieht und eine Potenzierung seiner sekretagogen Wirkung zur Folge hat (s. unten).

Demgegenüber führt das hitzestabile *Enterotoxin* von *E. Coli (STa)* über apikale Rezeptoren zu einer Aktivierung der Guanylatzyklaseaktivität mit nachfolgender Steigerung der Cl^--Sekretion.

3.2.2
Extrazelluläre Regulation

Die Steuerung der intestinalen Resorption und Sekretion von Elektrolyten unterliegt der Kontrolle verschiedenster nichtepithelialer (extrazellulärer) Faktoren, die eine Vielzahl *luminaler, vaskulärer, neuronaler* und *immunologischer Mediatoren* beinhalten. Bereits in der Lamina Propria finden zahlreiche immunkompetente Zellen („mucosal associated lymphatic tissue" = MALT), ein ausgeklügeltes neuronales Netzwerk (enterales Nervensystem = ENS sowie enteroendokrine Zellen (Kap. 8). Die Nähe von Neuronen, Fibroblasten, Immunzellen und Epithelzellen impliziert ihre enge Verknüpfung in der Regulation epithelialer Funktionen (Abb. 3.8).

Enterales Nervensystem (ENS)

Neuere Untersuchungen zeigen, daß das ENS entgegen früheren Auffassungen kein einfaches Umschaltganglion des parasympathischen Nervensystems ist, sondern ein eigenständiges und integratives Netzwerk darstellt, das sich in unmittelbarer räumlicher Nähe zu den Endorganen (z. B. Muskulatur, Epithel) befindet (Kap. 8). Nach neueren Schätzungen wird davon ausgegangen, daß es in seiner Gesamtheit aus 10–100 Mio. Neuronen besteht und die gastrointestinalen Funktionen *weitgehend unabhängig vom zentralen Nervensystem* steuern kann *(„kleines Gehirn")*. Das ENS weist zusätzlich eine enge bidirektionale Beziehung zum enteralen Immunsystem auf und ist bei zahlreichen immunologischen und entzündlichen Prozessen beteiligt (s. unten).

Das *ENS* wird aus 2 Nervengeflechten gebildet:

- Der *myenterische* oder *Auerbach-Nervenplexus* befindet sich zwischen der Zirkulär- und Längsmuskulatur und reguliert die motorischen Funktionen des Darms.

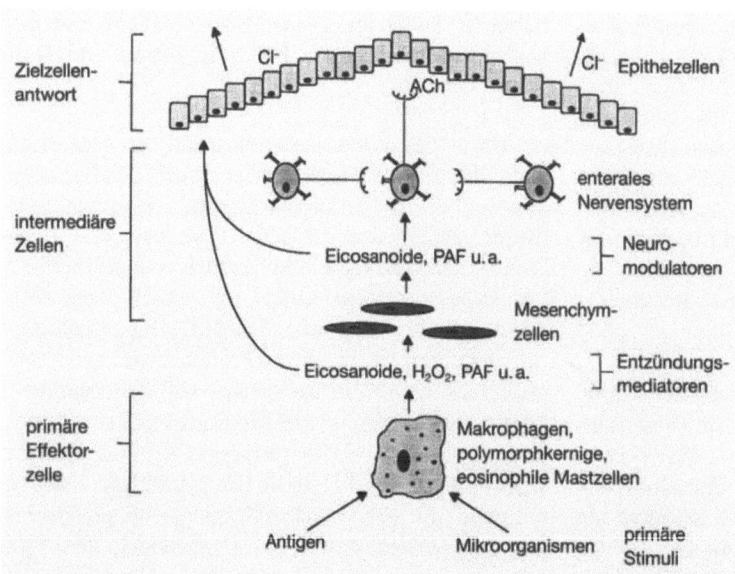

Abb. 3.8. Netzwerk subepithelialer Zellverbände, die an der *neurohumoralen* und *immunologischen* Regulation epithelialer Funktionen im Intestinaltrakt beteiligt sind. *ACh*, Acetylcholin; *PAF*, platelet activating factor

- Der *submuköse* oder *Meissner-Nervenplexus* ist zwischen Mukosa und Zirkulärmuskulatur lokalisiert und steuert im wesentlichen die Sekretion und die Resorption.

Beide Nervengeflechte stehen durch ihre Nervenzellfortsätze miteinander in Verbindung.

Acetylcholin (Ach) gilt nach wie vor als der bedeutendste *secretagog* wirkende Neurotransmitter. In neuerer Zeit wurden durch histochemische und pharmakologische Untersuchungen zahlreiche weitere nichtadrenerge-nichtcholinerge (NANC) Neurotransmitter innerhalb des ENS nachgewiesen (Tabelle 3.2).

Da die einzelnen Neurone in der Regel über mehr als nur einen Neurotransmitter verfügen, sind Aussagen zur Rolle einzelner Neurotransmitter nicht möglich. So verfügen sowohl cholinerge als auch VIPerge Neurone u. U. über bis zu 5 weitere Peptide als Kotransmitter. Die eigentliche funktionale Bedeutung dieser Kotransmitter ist unklar (Abb. 3.9).

Enteroendokrines System (EES) als neuraler Sensor

Beobachtungen, daß Änderungen des luminalen pH-Wertes, Toxine (Cholera-Toxin) oder mukosale Dehnungsreize zur *Freisetzung von Serotonin* (5-Hydroxytryptamin = 5-HAT) aus den enterochromaffinen Zellen mit nachfolgender Aktivierung von Neuronen des submukös gelegenen Meissner-Nervenplexus führt, weisen auf eine sensorische Funktion

Tabelle 3.2. Zelluläre und humorale Regulatoren des intestinalen Wasser- und Elektrolyt-Transports

Vorkommen	Stimulation der Nettosekretion	Stimulation der Nettoresorption
Epithelzellen der Mukosa	Serotonin Gastrin-CCK Neurotensin Guanylin	Somatostatin
Zellen der Lamina propria	Metabolite der Arachidonsäure Oxidanzien Stickoxid (NO) Zytokine Bradykinin	?
Enterale Neurone	Acetylcholin Serotonin VIP Substanz P Purinerge Agonisten	Noradrenalin Neuropeptid Y
Blut	VIP Calcitonin Prostaglandine Atriale natriuretische Peptide	Noradrenalin Kortikosteroide Mineralokortikoide Angiotensin

dieses Zellsystems hin (Abb. 3.10). In ähnlicher Weise führen freie Fettsäuren zur Freisetzung von *Neurotensin* aus intestinalen N-Zellen, was dann unter Einbeziehen neuronaler Mechanismen zur Stimulation der intestinalen Sekretion führt. Anderseits wird die Freisetzung von Serotonin und Neurotensin

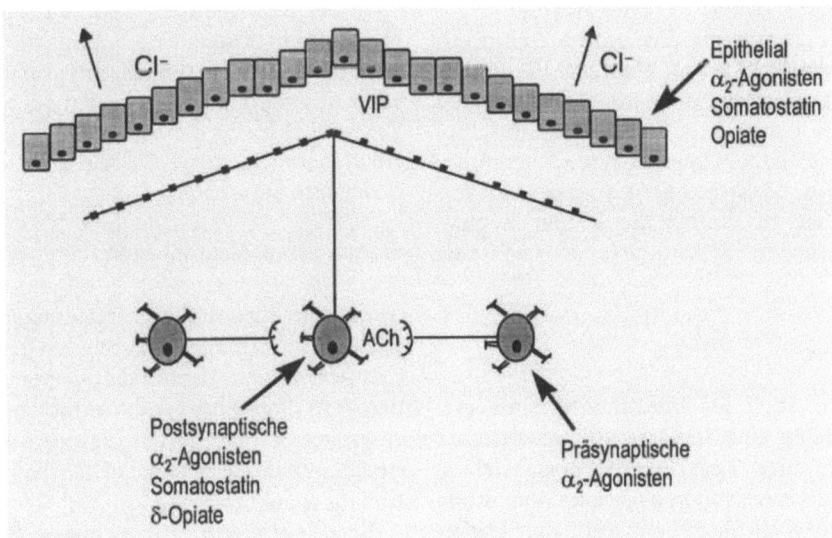

Abb. 3.9. *Modulation VIPerger Funktionen im Intestinaltrakt.* VIP (vasoaktives intestinales Polypeptid) wird zunächst von sekretorischen Motorneuronen freigesetzt und stimuliert die Chloridsekretion. Zur Feinregulierung stehen nun mehrere Wege zur Verfügung. *1.* Die Freisetzung von Noradrenalin oder Somatostatin aus Synapsen des sympathischen NS oder die Freisetzung von Somatostatin aus myenterischen Nervenfasern führt zur Hyperpolarisation und hemmt eine weitere Freisetzung von VIP. α-adrenerge Substanzen und δ-Opiatantagonisten haben die gleiche Wirkung. *2.* Noradrenalin und α-adrenerge Substanzen hemmen die präsynaptische Freisetzung Acetylcholin *(Ach)* und somit die Freisetzung von VIP. *3.* α-adrenerge Agonisten und Somatostatin hemmen direkt am Epithel die Wirkung von VIP

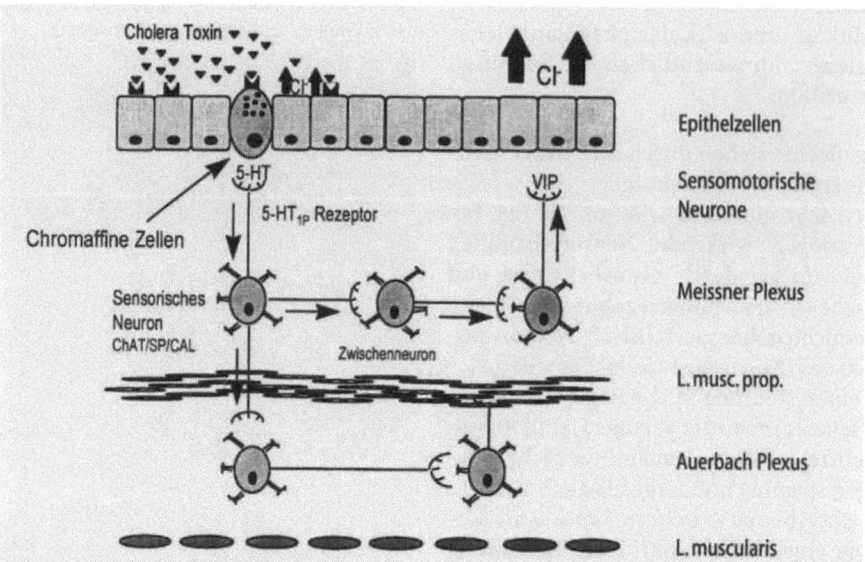

Abb. 3.10. *Enterochromaffine* Zellen als mögliche Sensoren luminaler Stimuli (Beispiel Choleratoxin). Choleratoxin führt neben direkter Wirkung an intestinalen Epithelzellen auch zu einer Freisetzung von Serotonin (5-HAT = 5-Hydroxytryptamin) aus enterochromaffinen Zellen. 5-HAT bindet dann an 5-HT$_{1P}$-Rezeptoren oder primär sensorische Neurone im submukös gelegenen Meissner-Nervenplexus. Dies afferente bzw. sensorische Neoron enthält Substanz P (SP), das kalziumbindende Protein Calbidin *(CAL)* und Cholinacetyltransferase *(chAT)*. Dies führt dann, über einen zwischengeschalteteten Reflexbogen, zur neuronalen Freisetzung von VIP und einer zusätzlichen Stimulierung der epithelialen Chloridsekretion

aus chromaffinen Zellen und N-Zellen wiederum durch Antagonisten nikotinerger Rezeptoren gehemmt.

Mukosales Immunsystem (MIS)

Der Intestinaltrakt gilt als das größte Immunorgan des Organismus (Kap. 5). Während die immunologischen Abwehrfunktionen dieses v. a. in der Laminia propria lokalisierten Netzwerkes immunokompetenter Zellen (Lymphozyten, Granulozyten, Mastzellen, Makrophagen) zunehmend verstanden wird, ist zu ihrer Rolle in der Regulation des intestinalen Elektrolyttransports wenig gesichert.

Mastzellen

Mastzellen wird auch im Intestinaltrakt als primäre Effektorzellen eine Schlüsselrolle allergischer und anaphylaktoider Reaktionen zugeschrieben. Neuere Befunde weisen ihnen auch eine Bedeutung in der Pathogenese chronisch-entzündlicher Darmerkrankungen zu. Ihre Rolle in der Regulation des intestinalen Elektrolyttransportes ist durch zahlreiche tierexperimentelle Studien belegt. So führt die Gabe von *Histamin* bzw. *Substanz P*, zweier klassischer Mastzellaktivatoren, bei intestinal sensibilisierten Tieren zum Auslösen einer *sekretorischen Diarrhö*.

Es gibt mindestens 2 Subpopulationen von Mastzellen, einen *Bindegewebstyp* („connective tissue-type mast cells", CTMC) und einen *Schleimhauttyp* („mucosal-type mast cells", MMC). Letzterer befindet sich bevorzugt in der Mukosa des Intestinaltrakts.

In der Literatur finden sich zunehmend Hinweise für eine bidirektionale Kommunikation zwischen ENS und MMC. So führen mastzelltypische Mediatoren zu einer Aktivierung von Neuronen des Meissner-Plexus. Umgekehrt bleibt die durch neuronale Stimulierung (EFS) hervorgerufene Chloridsekretion in Mastzelldefizitären Mäusen aus.

Granulozyten, Makrophagen

Akute und chronische Entzündungen zeichnen sich auch im Intestinaltrakt durch den gerichteten Übertritt *(Chemotaxis)* immunkompetenter Zellen (Granulozyten, Lymphozyten, Makrophagen) in das perivaskuläre Gewebe v. a. der L. propria aus. Als wichtigste chemotaktische Reize gelten Bakterien und ihre Abbauprodukte.

Eine Aktivierung intestinaler Phagozyten mit FMPL, einem bakteriellen Tripeptid, führt sowohl im Dünndarm als auch im Dickdarm zu einer deutlichen Zunahme der Chloridsekretion. Wichtige Mediatorfunktion kommt dabei 5'-AMP zu, das mittels einer membranären 5'-Ektonukleotidase in Adenosin überführt, Ca^{2+}-vermittelt zur Stimulierung der epithelialen Chloridsekretion führt.

Tabelle 3.3. Immunologisch wirksame Mediatoren mit Einfluß auf den intestinalen Ionentransport (Chang 1998).

Mediator	Zelle
Histamin	Mastzellen
5-Hydroxytryptamin	Mastzellen
	Enterochromaffine Zellen
Eicosanoide	Mastzellen
	Phagozyten
Kinine	Mastzellen
	Phagozyten
Reaktive Sauerstoffmetaboliten	Mastzellen
	Phagozyten
Plättchen-aktivierender Faktor (PAF)	Mastzellen
	Phagozyten
Adenosin	Mastzellen
	Phagozyten
Zytokine	Mastzellen
	Phagozyten
	Lymphozyten

Neuro-immunologische Interaktion

Es gibt zunehmend Hinweise, daß MIS und ENS nicht unabhänigig voneinander, sondern eng verknüpft in die Regulation der intestinalen Elektrolyttransports involviert sind. *Histomorphologische* Untersuchungen weisen eine enge räumliche Nähe von verschiedener Immunzellen und enterischer Nervenendigungen hin. *Funktionelle* Untersuchungen zeigten, daß eine Ausschaltung des ENS zu einer deutlichen Abnahme der immunstimulierten Chloridsekretion führt. So führen scheinbar zahlreiche primär für die unterschiedlichsten Immunzellen charakteristischen Mediatoren (Histamin, Serotonin, Eicosanoide, Kinine, Zytokine etc.) auch zu einer Aktivierung des ENS (Tabelle 3.3).

Gleiches gilt umgekehrt. Es finden sich auf Lymphozyten, verschiedenen Granulozyten und v. a. Mastzellen Rezeptoren für klassische Neuropeptide. Substanz P führt einerseits zu einer Degranulation von Mastzellen und anderseits zu einer mit Interleukin 8 (IL-8) vergleichbaren Chemotaxis neutrophiler Granulozyten.

3.3
Pathophysiologie intestinaler Transportprozesse

Bestimmte *Toxine* sind in der Lage, die ADP-Ribosylgruppe des intrazellulären Koenzyms Nicotinamid-Adenin-Dinukleotid (NAD$^+$) kovalent an die α-Untereinheit von bestimmten G-Proteinen zu koppeln. Diese toxinkatalysierte ADP-Ribosylierung vermag die Aktivität der α-Untereinheit entscheidend zu beeinflussen. Verschiedene Toxine koppeln die ADP-Ribose an Aminosäuren in unterschiedlichen Regionen verschiedener G-Proteine. Während die choleratoxinkatalysierte ADP-Ribosylierung die GTPaseaktivität der α-Untereinheit hemmt, katalysiert das Pertussistoxin eine Reaktion nahe am carboxylterminalen Ende der α-Untereinheit. Diese Modifikation verhindert die rezeptorvermittelte Aktivierung des G-Proteins. Weder Cholera- noch Pertussistoxin vermögen eine ADP-Ribosylierung an die α-Untereinheiten der G_q oder G_{12}-Proteine zu katalysieren.

■ **Choleratoxin.** Der Erreger der Cholera, Vibrio cholerae, ist ein Exotoxinbildner. Das Choleratoxin besteht aus den Peptiden A und B.

- *Peptid-A* wird durch ein Gen kodiert und als ein Polypeptid mit einem Molekulargewicht von 28000 exprimiert. Bakterielle Proteasen spalten das Peptid zwischen zwei Cysteinen, die A_1-Untereinheit (Molekulargewicht 21000) und die A_2-Untereinheit (Molekulargewicht 7000) verbleiben über eine Disulfidbrücke verknüpft. Die A_2-Untereinheit des Choleratoxins ist wiederum mit 5 ringförmig angeordneten B-Peptiden verknüpft.
- Ein *B-Peptid* hat ein Molekulargewicht von 11600, der ringförmige Komplex insgesamt somit ein Molekulargewicht von 58000. Die Verknüpfung der B-Untereinheiten erfolgt ebenso wie die Bindung des B-Peptidkomplexes mit der A_2-Untereinheit nicht kovalent.

Die B-Peptide sind für die Bindung des Gesamtmoleküls an die extrazelluläre Seite der Plasmamembran verantwortlich. Der *Rezeptor* für das Choleratoxin ist ein spezifisches Gangliosid (G_{M1}). Die Affinitätskonstante des Rezeptors liegt bei 1×10^9 MG^{-1}, die Rezeptorzahl pro Zelle variiert hingegen stark zwischen unterschiedlichen Geweben. Der B-Peptidkomplex, ähnlich wie bei anderen bakteriellen Toxinen, vermag in der Zellmembran kleine Poren zu bilden, durch welche das eigentlich toxische A-Peptid in die Zelle gelangen kann. Gereinigte B-Peptide des Choleratoxins sind allein nicht pathogen.

Gereinigtes A-Peptid ist für intakte Zellen ebenfalls nicht toxisch, da es ohne den B-Peptidkomplex nicht in die Zelle gelangen kann. Über die luminale Plasmamembran nach intrazellulär gelangte A_1-Untereinheiten bzw. A-Peptide, deren Disulfidbrücke reduziert ist, vermögen die Adenylatzyklase an der zytoplasmatischen Seite der basolateralen Plasmamembran zu stimulieren. Aktiviertes Choleratoxin transferiert die ADP-Ribose des NAD$^+$ ausschließlich auf die Seitenkette eines Arginins oder eines Arginin-Methylesters, nicht hingegen auf andere Aminosäuren. Eine choleratoxinkatalysierte ADP-Ribosylierung erfolgt jedoch nicht direkt an der Adenylatzyklase. Vielmehr beruhen die biologischen Effekte des Choleratoxins auf einer ADP-Ribosylierung von G_S-Proteinen an der Aminosäurenposition Arg[201]. Andere Arginine des Proteins, z. B. an der Position Arg[203], werden von Choleratoxin interessanterweise nicht oder nur geringfügig ADP-ribosyliert. Es ist nicht geklärt, ob Cholera G_S-Proteine an der apikalen Membran ADP-ribosyliert und die ADP-ribosylierten G_S-Proteine dann an die basolaterale Membran transloziert oder G_S-Proteine direkt an der basolateralen Membran ADP-ribosyliert werden. Die Position Arg[201] liegt in dem Teil der G_S-Proteine, der für die intrinsische GTPaseaktivität des Proteins essentiell ist. Kofaktor der Choleratoxin-katalysierten ADP-Ribosylierung der G_S-Proteine ist ein niedermolekulares GTP-bindendes Protein, der ADP-ribosylierende Faktor (Arf). Die GTPaseaktivität, d. h. die Hydrolyse von GTP zu GDP, wird durch die ATP-Ribosylierung des Proteins massiv gehemmt, und es resultiert eine Daueraktivierung der G_S-Proteine. Der Aktivitätstonus der G_S-Proteine gegenüber den mit der Adenylatzyklase ebenfalls interagierenden hemmenden G_i-Proteine überwiegt. Es resultiert über eine *Dauerstimulation der Adenylatzyklase* ein *Anstieg* der *intrazellulären cAMP-Konzentration* um mehr als das 100fache. Über Proteinkinasen werden die Chloridkanäle in der apikalen Plasmamembran maximal stimuliert, und es resultiert eine massive sekretorische Diarrhö.

In-vivo-Untersuchungen zeigten, daß ein Teil der Wirkung des Choleratoxins über eine Freisetzung von Neurotransmittern, z. B. Serotonin, erfolgen kann. Ob diese Effekte des Choleratoxins auf das enterale Nervensystem ebenfalls auf einer ADP-Ribosylierung von G_S-Proteinen beruhen, ist bislang nicht bekannt, erscheint jedoch wahrscheinlich.

■ **Escherichia-coli-Toxin.** Escherichia coli ist einer der häufigsten Verursacher einer akuten Diarrhö. Diese enteropathogenen Escherichia-coli-Stämme produzieren sowohl *hitzestabile* als auch *hitzeinstabile Enterotoxine*. Die hitzestabilen Enterotoxine sind kurze Polypeptide aus 18 oder 19 Aminosäuren, die über eine Stimulation der Guanylatzyklase und Anstieg des intrazellulären cGMP die Sekretion steigern. Das *hitzeinstabile* Enterotoxin (LT) hingegen ist analog dem Choleratoxin als Heterohexamer aus einer A-Untereinheit und 5 B-Untereinheiten aufgebaut. Das Molekulargewicht liegt bei 92000. Die Bindung des Escherichia-coli-Toxins an der Zellmembran erfolgt mittels der B-Untereinheiten an G_{M1}-Gangliosidrezeptoren. Das A-Peptid katalysiert an G_s-Proteinen (Position Arg[201]) eine ADP-Ribosylierung mit konsekutiver Aktivierung der Adenylatzyklase.

■ **Campylobacter-jejuni-Toxin.** Campylobacter jejuni gilt weltweit, nach den enteropathogenen Escherichia coli-Stämmen und den Rotaviren, als dritthäufigster Erreger akuter Diarrhöen. Campylobacter jejuni produziert mindestens 2 *Exotoxine*: ein Zytotoxin und ein hitzeinstabiles Enterotoxin. Das Enterotoxin von Campylobacter jejuni ist immunologisch mit dem Choleratoxin und dem Escherichia-coli-Toxin verwandt, der Strukturaufbau aber bislang nicht aufgeklärt. Das Toxin erhöht wie Choleratoxin und das hitzeinstabile Escherichia-coli-Enterotoxin die intrazelluläre cAMP-Konzentration, allerdings ist eine ADP-Ribosyltransferaseaktivität an G_S-Proteinen bislang nicht bewiesen.

■ **Salmonellen- und Shigellentoxine.** Auch die Enterotoxine der Salmonellen und Shigellen stimulieren in vitro die Adenylatzyklase. Allerdings ist bislang für beide Toxine die ADP-Ribosyltransferaseaktivität noch nicht nachgewiesen worden. Insgesamt ist die pathophysiologische Bedeutung beider Toxine auf die Aktivität der Adenylzyklase nicht geklärt. Über den Wirkmechanismus des Chlostridium-difficile-Toxins A und B ist bislang wenig bekannt. Der intrazelluläre Signaltransduktionsweg der Toxine ist cAMP- und cGMP-unabhängig. Für das Toxin A wird eine Signalvermittlung über Prostaglandin E_2 und Leukotrien B_4 mit Steigerung der Chloridsekretion und der Permeabilität diskutiert. Das Toxin B scheint über das zelluläre Zytoskelett die intestinale Permeabiltät zu steigern.

Literatur

Barrett KE (1991) Immune-related intestinal chloride secretion. III. Acute and chronic effects of mast cell mediators on chloride secretion by a human colonic epithelial cell line. J Immunol 147:959–964

Barrett KE (1991) Immune regulation of intestinal ion transport: implications for inflammatory diarrhea. Prog Inflamm Bowel Dis 12:8–11

Barrett KE (1996) Cytokines: sources, receptors and signalling. Baillieres Clin Gastroenterol 10:1–15

Barrett KE (1997) Bowditch lecture. Integrated regulation of intestinal epithelial transport: intercellular and intracellular pathways. Am J Physiol 272:C1069–1076

Chang EB (1996) Gastrointestinal physiology. In: Chang EB, Sitrin MD, Black DD (eds) Gastrointestinal, Hepatobiliary and Nutritional Physiology. Lippincott-Raven, Philadelphia, pp 3–118

Chang EB, Rao MC (1994) Intestinal water and electrolyte transport: mechanisms of physiological and adaptive responses. In: Johnson LR, Alpers DH, Christensen J, Jacobson ED, Walsh JH (eds). Physiology of the Gastrointestinal Tract, 3rd edn., Raven, New York, pp 2027–2082

Cooke HJ (1994) Neuroimmune signalling in regulation of intestinal ion transport. Am J Physiol 266:G167–178

Cooke HJ, Reddix RA (1994) Neural regulation of intestinal electrolyte transport. In: Johnson LR, Alpers DH, Christensen J, Jacobson ED, Walsh JH (eds) Physiology of

the Gastrointestinal Tract, 3rd edn. Raven, New York, pp 2027–2082
Fromm M, Hierholzer K (1997). Epithelien. In: Schmidt RF, Thews G (Hrsg). Physiologie des Menschen, 27. Aufl. Springer, Berlin Heidelberg New York Tokyo, S 719–736
Guba M, Kuhn M, Forssmann WG, Classen M, Gregor M, Seidler U (1996) Guanylin strongly stimulates rat duodenal HCO_3^--secretion: proposed mechanism and comparison with other secretagogues. Gastroenterology 111:1558–1568
Kaunitz JD, Barrett KE, McRoberts JA (1995) Electrolyte secretion and absorption: small intestine and colon. In: Yamamada T (ed). Textbook of gastroenterology. Lippincott, Philadelphia, pp 326–361
Lencer WI, Moe S, Rufo PA, Madara JL (1995) Transcytosis of cholera toxin subunits across model human intestinal epithelia. Proc Natl Acad Sci USA 92:10094–10098
Ries J, Stein J, Traynor-Kaplan AE, Barrett KE (1997) Dual role for AlF4(-)-sensitive G proteins in the function of T84 epithelial cells: transport and barrier effects. Am J Physiol 272:C794–803
Seidler U, Blumenstein I, Kretz A (1997) A functional CFTR protein is required for mouse intestinal cAMP-, cGMP- and Ca(2+)-dependent HCO3- secretion. J Physiol (Lond) 505: 411–423
Stein J, Ries J, Barrett KE (1998) Disruption of intestinal barrier function associated with experimental colitis: possible role of mast cells. Am J Physiol 2(74):G203–209
Turvill JL, Farthing MJG (1997) Water and electrolyte absorption and secretion in the small intestine. Curr Opin Gastroenterol 13:94–98
Uribe JM, Keely SJ, Traynor-Kaplan AE, Barrett KE (1996) Phosphatidylinositol 3-kinase mediates the inhibitory effect of epidermal growth factor on calcium-dependent chloride secretion. J Biol Chem 271:26588–26595
Vajanaphanich M, Schultz C, Rudolf MT et al. (1994) Long-term uncoupling of chloride secretion from intracellular calcium levels by Ins(3,4,5,6)P4. Nature 371:711–714

Intestinale Barrierenfunktion

J. Stein, G. Kottra

4.1 Struktur epithelialer Zellverbindungen im Intestinaltrakt 49
4.2 Molekularer Aufbau 50
4.2.1 Tight-junction-assoziierte Proteine 51
4.3 Regulationsmechanismen 52
4.3.1 Zur Rolle des Zytoskeletts 53
4.3.2 Proteinkinasen und Phospholipasen 53

Literatur 54

Die Ausbildung einer Barriere zwischen äußerem und innerem Milieu ist neben der Resorption von Wasser, Elektrolyten, Nährstoffen, Vitaminen und Spurenelementen die wichtigste Leistung des Intestinaltraktes. Man spricht daher auch von der *epithelialen Barrierenfunktion* des Intestinaltraktes. Die intestinale Barriere läßt sich grundsätzlich in eine *extrinsische* (*präepitheliale Barriere*) sowie eine *intrinsische* (*intraepitheliale Barriere*) unterteilen (Abb. 4.1).

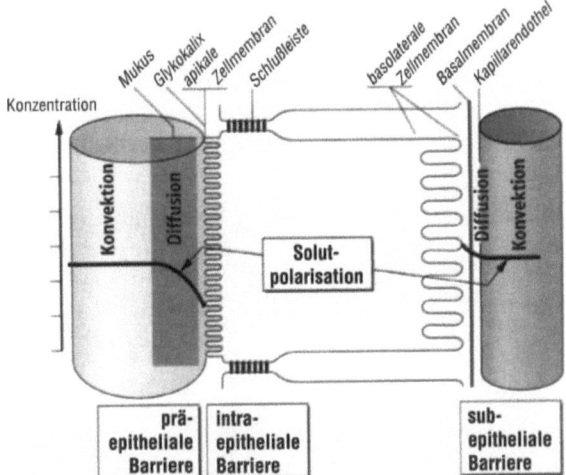

Abb. 4.1. Aufbau der intestinalen Epithelbarriere. Die Präepithelbarriere besteht aus Mukus, Glykokalix, die intraepitheliale Barriere aus Zellmembranen und Schlußleiste, subepitheliale Barriere aus dem Kapillarendothel. (Nach Fromm 1997)

4.1 Struktur epithelialer Zellverbindungen im Intestinaltrakt

■ **Präepitheliale Barriere.** Sie kommt durch eine „nicht bewegte Schicht" („unstirred water layer") zustande, die meist aus einer Glykokalix und Schleim (Mukus) besteht. „Nicht bewegt" bedeutet, daß Stoffe nicht konvektiv, sondern durch den viel langsameren Prozeß der Diffusion an die Zelloberfläche gelangen bzw. von ihr wegdiffundieren.

■ **Intraepitheliale Barriere.** Sie besteht im wesentlichen aus der apikalen Zellmembran, die die benachbarten Zellen in Form eines *apikalen, junktionalen* Komplexes als Schlußleiste („tight junction") abdichtet sowie *Desmosomen* und *Konnexonen*. Während Desmosomen und Konnexone auch an anderen Zellarten zu finden sind, ist die Schlußleiste charakteristisch für Epithelien und ihre Barrierenfunktion (Abb. 4.2).

Die *Morphologie* der Schlußleisten wurde an elektronenmikroskopischen Dünnschnittaufnahmen und Gefrierbruchaufnahmen von verschiedenen Epithelien untersucht. Im optischen Querschnitt scheinen die äußeren elektronendichten Lamellen der aneinanderliegenden Zellmembranen im Bereich der Schlußleisten zu verschmelzen. Bei stärkerer Vergrößerung zeigt sich aber, daß die Membranoberflächen nicht über die ganze Tiefe der Schlußleisten verschmolzen sind, sondern nur „punktuell" an einzelnen Stellen aneinander haften („Kisses"). Nach Claude soll selbst an diesen Stellen noch ein Zwischenraum mit einer Spaltenbreite von 10–20 nm frei bleiben.

Wird mit der Gefrierbruchtechnik eine Schlußleiste entlang der Haftfläche zwischen den beiden aneinander liegenden Zellen aufgebrochen, so stellen sich die Verschmelzungspunkte als multiple, meist parallel laufende, aber gelegentlich vermaschende Stränge (bzw. auf der Gegenseite Rillen) dar, die gesamte Zirkumferenz der Zelle am apikalen Zellpol gürtelförmig umgebend. In einem gegebenen Präparat ist die *Anzahl der Stränge und die apikobasale Ausdehnung der Schlußleisten etwa konstant* und erhöht sich nur leicht an den Verbindungsstellen, wo 3 Zellen aufeinanderstoßen, wobei jedoch erhebliche

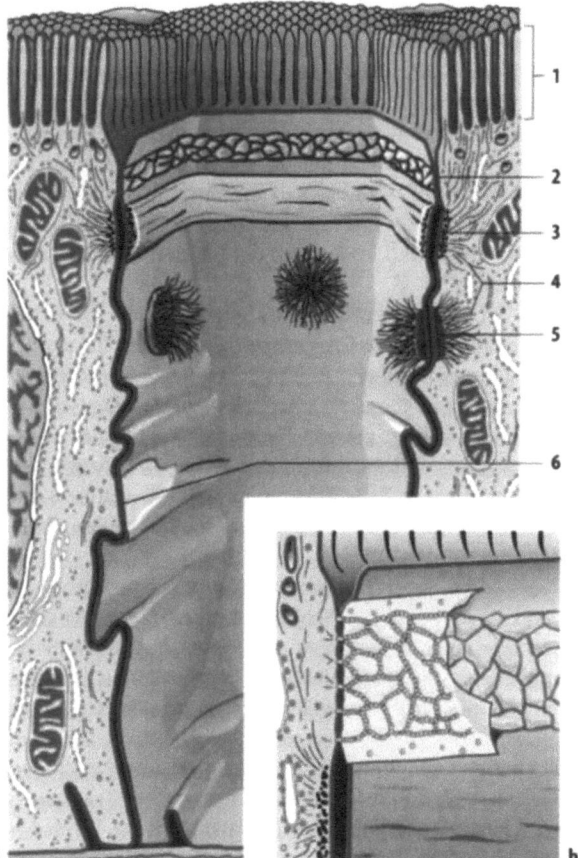

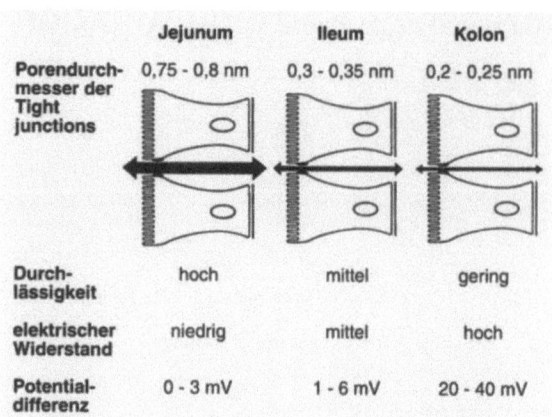

Abb. 4.3. Passive Durchlässigkeit des Epithels in Abhängigkeit von der Porengröße der Tight junctions. Die Porengröße nimmt im Darm von proximal nach distal ab. Die transepitheliale Potentialdifferenz und der elektrische Widerstand des Epithels nehmen von proximal nach distal zu

Abb. 4.2. a Epitheliale Zellverbindungen. *1* Mikrovilli; *2* Schlußleistennetz; *3* gürtelförmige Desmosomen, (*2* und *3* bilden den Schlußleistenkomplex); *4* Tonofilamente; *5* punktförmige Desmosomen; *6* Konnexon. **b** Vergrößerte Darstellung des Schlußleistennetzes. (Nach Fromm 1997)

Unterschiede zwischen verschiedenen Epithelien bestehen.

Nach der Theorie von Claude soll der elektrische Widerstand (bzw. Leitfähigkeit) der einzelnen Stränge durch Poren innerhalb der Stränge bestimmt werden, die durch eine mittlere Öffnungswahrscheinlichkeit charakterisiert werden können. Bei mehreren parallelen Strängen soll der Gesamtwiderstand dem Produkt der einzelnen Öffnungswahrscheinlichkeiten proportional sein, was zu einem *logarithmischen Zusammenhang* zwischen dem *transepithelialen Widerstand* und der *Anzahl der Stränge* führen soll. Eine zusätzliche Zunahme des Widerstands soll durch die Vermaschung der Stränge und die dadurch begrenzte seitliche Bewegungsfreiheit der permeierenden Ionen zustande kommen. Die Anzahl der „Kisses" und ihrer Stränge bzw. die Komplexität des sich vermaschenden Netzwerks sowie ihre apikal-basale Ausdehnung und ihre Porengröße sind darüber hinaus für jedes Epithel spezifisch.

Im Darm nimmt die *Porengröße* der „tight junctions" von proximal nach distal ab (Jejunum 0,75 – 0,8 nm; Ileum 0,3 – 0,35 nm; Kolon 0,2 – 0,25 nm), die Anzahl der Stränge zu. Es existiert darüber hinaus ein Unterschied in der Dichte der „tight junctions" zwischen Krypten und Zotten, d.h. die mittlere Dichte der tight junctions beträgt in den Kryptepithelien etwa 77 pro cm³ gegenüber 21,8 pro cm³ für die Villuszellen. Gleichzeitig beträgt die Anzahl der Stränge in den Villuszellen 6,03 gegenüber 4,45 in den Kryptzellen. Da eine sehr gute Korrelation zwischen der Anzahl der Stränge sowie dem epithelialen Widerstand der tight junctions existiert, läßt sich berechnen, daß etwa 73 % der parazellulären Leitfähigkeit im Ileum von den Krypten herrührt (Abb. 4.3).

4.2 Molekularer Aufbau

Die *molekulare Zusammensetzung* der *Fusionsstellen*, offensichtlich für die Permeabilitätseigenschaften der tight junctions verantwortlich, ist trotz intensiver Forschung noch nicht vollständig bekannt. Es existieren zwei prinzipielle Vorstellungen.

Nach der einen bestehen die Fusionsstellen aus Proteinen, nach der anderen handelt es sich um *invertierte Lipidmizellen*, die eine Lipidschicht zwischen den benachbarten Zellmembranen bilden, wobei diese Lipidzylinder durch fluktuierende Poren unterbrochen sind, die eine Passage von Ionen erlauben. Beide Vorstellungen werden durch experimentelle Befunde unterstützt, eine endgültige Aussage ist z. Z. noch nicht möglich.

Bislang ist es nicht möglich gewesen, Schlußleisten in toto zu isolieren und in ausreichender Menge für biochemische Analysen anzureichern. Infolgedessen ist der Aufbau der *Schlußleisten* noch unbekannt.

Es wird vermutet, daß die im Mikroskop erkennbaren Stränge Proteine sind. Aus Untersuchungen mit Hemmsubstanzen der Proteinsynthese konnte man schließen, daß Proteine am Aufbau der Schlußleisten zumindest beteiligt sein müssen. In anderen Untersuchungen wurden spezifische Peptide isoliert, die eindeutig aus den Schlußleisten stammen.

Diese Befunde beweisen aber nicht, daß die eigentliche *Widerstandsbarriere* durch Proteine gebildet wird. Dementsprechend gibt es, wie erwähnt, alternative Modellvorstellungen, wonach zylindrische, invertierte Lipidmizellen in der sog. hexagonalen (II) Phase eine Barriere bilden und damit für den Schlußleistenwiderstand verantwortlich sein sollen. Gestützt wird diese Theorie durch eine Reihe von Befunden, wonach bestimmte Faktoren die Phasenumwandlung von Lipiden von der lamellaren (Doppelschicht)phase in die hexagonale (II) Phase hemmen oder fördern, auch den Widerstand von Epithelien beeinflussen. Hierzu gehören die Lipidzusammensetzung, die Temperatur wie auch einige Kationen, Proteine und Aminosäuren.

Trotz einer Reihe offener Fragen kann davon ausgegangen werden, daß Proteine am Aufbau der tight junctions beteiligt sind. In den letzten Jahren wurden mittels immunhistochemischer Methoden Proteine nachgewiesen, die sich alle in unmittelbarer Nähe der tight junctions auf der zytoplasmatischen Seite (zytoplasmatische Domäne oder „Plaque") der Zellmembran befinden. Es handelt sich um *Proteine der ZO-Reihe* (Zonula occludens), *Cingulin, 7H6, p130, L-Cadherin* (auch Uvomorulin) und kleine *G-Proteine* (Rab 13, RhoA), die in intestinalen Epithelzellinien als Komponente der Schlußleisten identifiziert wurden.

Als bisher erstes und einziges tight-junctionassoziiertes Protein, das sich nicht auf der zytosolischen Seite der Membran befindet, wurde das sog. *„Occludin"* nachgewiesen. Darüber hinaus wird diskutiert, inwiefern Bestandteile des Zytoskeletts (Aktinfilamente) direkten Kontakt zu diesen Komponenten der Tight junctions haben.

4.2.1
Tight-junction-assoziierte Proteine

Zonula occludens-1 (ZO-1/220-kDa)

ZO-1 ist als erstes mit den tight junction assoziierte Protein identifiziert worden und ist bis dato die erste und einzige Komponente der tight junctions, die komplett sequenziert und geklont wurde. Beim 220-kDa Phosphoprotein scheint es sich um ein membranassoziiertes Signalprotein zu handeln. Die Identifizierung des kleinen G-Proteins Rab 13 als tight-junction-assoziiertes Protein, untermauert die Hypothese, daß ZO-1 Bindungsstellen für Proteine hat, die in die Signaltransduktion via kleiner G-Proteine involviert sind.

Weiterhin ist bekannt, daß das monomere ZO-1 in 2 Isoformen existiert, die sich in einer α-Untereinheit von 80 Aminosäureresten unterscheiden. Die Variante mit der fehlenden Untereinheit (α) kommt in allen Endothelzellen, in Podozyten der Nierenglomeruli und den Sertoli-Zellen des Hodens vor: an Stellen also, die eine große Durchlässigkeit auch für mittelgroße Moleküle benötigen und durch eine Plastizität der interzellulären Haftstelle gekennzeichnet sind. Alle anderen tight junctions werden durch die α^+-Isoform gebildet. Inzwischen wurde ZO-1 auch in Nichtepithelzellen (z.B. Astrozyten), assoziiert mit Spectrintetrameren, nachgewiesen, was auf eine mögliche Verbindung mit dem kortikalen Zytoskelett hinweist. Außerdem wurde es bei initialen Zell-Zell-Kontakten sowohl bei Epithel- als auch Nichtepithelzellen gefunden, was vermuten läßt, daß ZO-1 in die Signalkette involviert ist, die nach Zell-Zell-Kontakten, vermittelt durch Catherin, für den Aufbau des Zytoskeletts verantwortlich ist.

Zonula occludens-2 (ZO-2/160-kDa), p130, 7H6

ZO-2 wurde ursprünglich durch Koimmunpräzipitation mit ZO-1 als 160 kDa Protein aus MDCK-Zellen identifiziert, wo es mit ZO-1-assoziiert. Ähnlich wie ZO-1 besitzt es etwas kürzere prolinreiche COOH-terminale Enden und wird aufgrund nachgewiesener Sequenzhomologien einer erst kürzlich in Drosophila nachgewiesenen *membranassoziierten GuanylatKinase-Familie* (MAGUKs) zugerechnet. Erste biochemische Untersuchungen von gereinigten MAGUKs-Proteinen weisen auf eine Affinitätserhöhung der Bindung von Spektrinen mit Komponenten des Zytoskeletts hin.

Von *p130* (130 kDa) ist noch nicht genau bekannt, ob es mit ZO-1 oder ZO-2 oder mit beiden Proteinen bindet. Auch über das durch Immunfluoreszenz in der zytoplasmatischen Domäne der tight junctions aus Leber, Darm, Lunge und Niere von Ratten lokalisierte Protein 7H6 (155 kDa) existieren noch nicht genügend Daten, um beurteilen zu können, inwiefern dieses Protein mit Komponenten anderer interzellulärer Verbindungen assoziiert ist, oder ob es in Signaltransduktionskaskaden involviert ist. Abstandsmessungen zeigten, daß 7H6 40 nm von der Plasmamembran entfernt lokalisiert ist. Der Abstand von ZO-1 dagegen beträgt nur 15–25 nm (Abb. 4.4.).

Cingulin

Elektronenmikroskopische Daten wie auch erste Sequenzanalysen charakterisieren Cingulin als ein

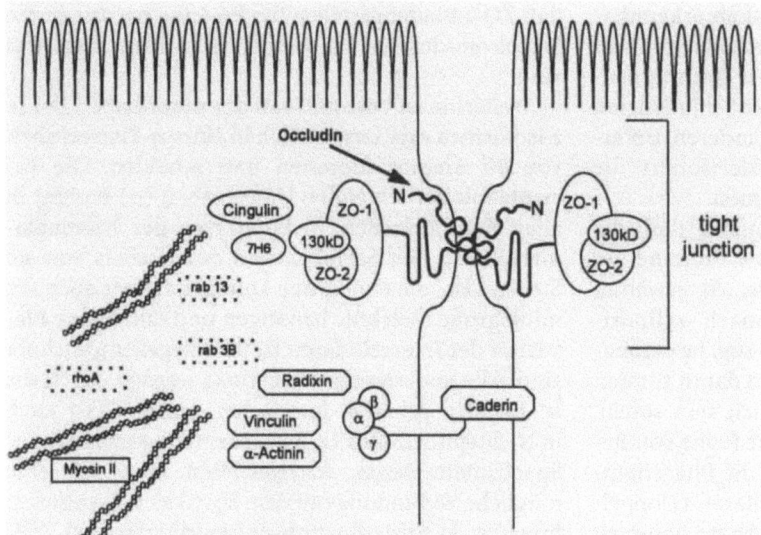

Abb. 4.4. Hypothetisches Modell von Interaktionen bis dato bekannter Schlußleistenproteine zweier benachbarter Epithelzellen. Die interzelluläre Komponente der Schlußleisten wird dabei v. a. durch das transmembranäre Occludin gebildet, das seinerseits mit seinen N-terminalen zytoplasmatisch gelegenen Enden mit ZO-1 assoziiert ist. Das ZO-1/ZO-2-Heterodimer bindet an ein noch nicht weiter charakterisiertes 130 kDa-Protein, das seinerseits mit Cingulin und/oder 7H6 interagieren könnte. Über genaue Lokalisation oder gar Wechselwirkungen mit den bisher beschriebenen „Signaltransduktionsproteinen" (rab 13, rab3b, RhoA-C, Proteinkinase C) liegen noch keinerlei Daten vor. (Mod. nach Gumbiner et al. 1991)

sog. „Coiled-coil-Homodimer" mit einem – je nach Reduktionsbedingungen – Molekulargewicht von 108–230 kDa, das etwa 40–60 nm von der Plasmamembran entfernt auf der zytosolischen Seite in der *Zonula-occludens*-Domaine lokalisiert ist. Die dramatische Änderung des Molekulargewichtes in Abhängigkeit des Redoxzustandes der Cingulinmonomere weisen auf ausgeprägte innermolekulare Thiolwechselwirkungen und das Vorliegen als Dimer *in vitro* hin. Cingulin wurde bisher in Epithelzellen von Darm, Leber, Niere, Pankreas von Hühnern, von humanem Kolon und Meerschweinchenkochlea nachgewiesen.

Wie ZO-1/220-kDa ist Cingulin in allen ausgereiften polarisierten epithelialen Zellen nachweisbar und ein weiteres Bindeglied zwischen Zytoskelett und tight junctions, über dessen funktionelle Bedeutung derzeit nur spekuliert werden kann.

Occludin

Der Arbeitsgruppe um Tsukita gelang 1993 mittels monoklonaler Antikörper gegen Lebermembranen der Nachweis eines 65 kDa-Proteins, dem Occludin, das – mit tight junctions assoziiert – in Epi- und Endothelien nachgewiesen werden konnte. Elektronenmikroskopische Untersuchungen zeigten, daß es sich direkt über der Kontaktstelle zwischen den von Membran und tight junctions auf der dem Interzellularraum zugewandten Seite der Zellmembran befindet. Die mangelnde Extrahierbarkeit des Occludins aus der Plasmamembran läßt vermuten, daß es sich um ein integrales Membranprotein handelt. Aus der cDNA-Sequenz läßt sich ein 504 Aminosäuren langes Protein mit 4 hydrophoben transmembranären Helices rekonstruieren.

Der gleichen Arbeitsgruppe gelang ein Jahr später mit Hilfe Occludin-cDNA transfizierter MDCK-Zellen der Nachweis, daß die COOH-terminalen Gruppen des zytoplasmatisches Teiles von Occludin mit ZO-1 assoziiert sind, das seinerseits über Spektrin mit dem Zytoskelett assoziiert zu sein scheint.

Uvomorulin

Eine zentrale Rolle in der *Bereitstellung* der Zonula occludens scheint das epitheliale Adhäsionsmolekül *Uvomorulin* oder L-CAM zu spielen. Zumindest teilweise scheint jedoch Uvomorulin für die *Kalziumsensitivität* der tight junctions verantwortlich zu sein. Uvomorulin wurde erstmals als Blockierungssubstanz der Kompaktierung von Mausembryozellen identifiziert. Diese Kompaktierung ist ein kalziumsensitiver Prozeß, der zur Ausbildung des Trophoektoderms unerläßlich ist. Obwohl weitere Faktoren nicht auszuschließen sind, scheint die kalziumabhängige Adhäsion von Uvomorulin in epithelialen junctionalen Komplexen derzeit die beste Molekularerklärung für die *Kalziumsensitivität* der tight junctions zu sein. Uvomorulin scheint die kalziumabhängige Zelladhäsion, die zur Ausbildung der Zonula adhärens führt, zu veranlassen. Unter dem Einfluß des Aktinzytoskeletts wird die Zonula adhärens an der apikalen Region der Zelle positioniert. Die Zonula adhärens wiederum bildet dann die Voraussetzung zur Ausbildung der Zonula occludens.

4.3 Regulationsmechanismen

Obwohl tight junctions für Makromoleküle normalerweise undurchlässig sind, variiert ihre Permeabilität für kleine Moleküle, den physiologischen Anforderungen entsprechend, sehr stark. Beispielsweise sind tight junctions des Dünndarmepithels für Ionen mehr als 10000 mal durchlässiger als die tight junctions des Epithels der Harnblase.

Forschungsergebnisse der letzten Jahre zeigen jedoch, daß die tight junctions keineswegs nur als epithelspezifische, passiv statische Diffusionsbarriere im Interzellularraum fungieren. Es gilt heute als allgemein anerkannt, daß sie in ihrer Struktur und Funktion in hohem Maße *dynamisch* sind und auf verschiedene physiologische, pharmakologische und pathologische Bedingungen reagieren können.

So regulieren tight junctions den *parazellulären Transport* von Wasser, kleinen Molekülen und gelösten Substanzen, aber auch von größeren Molekülen wie z. B. Glukose und sogar von Zellen des Immunsystems. Die Mechanismen, die ihrer Regulation zugrunde liegen, scheinen sehr vielfältig und komplex zu sein. Studien an MDCK-Zellen (*Madin-Darby-Canine-Kidney-Zellen*) zeigen, daß GTP-bindende Proteine, Adenylatzyklase, Phospholipase C, Proteinkinase C und Calmodulin an der intrazellulären Signaltransduktion beteiligt sind, die zu diesen Permeabilitätsveränderungen führt.

4.3.1
Zur Rolle des Zytoskeletts

Für die intrazellulären Mechanismen, mit denen das Zytoskelett die Struktur der Schlußleisten verändern soll, gibt es nur wenige Anhaltspunkte. So wurde gefunden, daß in Epithelzellen in Höhe der „Zonula adhärens", also basal von den Schlußleisten, ein Ring von Aktin- und Myosinfilamenten existiert. Neuere Untersuchungen deuten mit großer Wahrscheinlichkeit darauf hin, daß zwischen den Aktinfilamenten dieser Ringstruktur und den Strängen, aus denen die Schlußleisten bestehen, eine direkte Verbindung besteht. Es wurde spekuliert, daß die Kontraktilität dieses perijunktionalen Aktin-Myosin-Ringes die Struktur der Schlußleisten verändern könnte.

4.3.2
Proteinkinasen und Phospholipasen

Bei dem *Proteinkinase-A-* oder auch cAMP-Weg treffen an dem Verstärkerenzym Adenylatzyklase Signale stimulatorischer und inhibitorischer Rezeptoren zusammen; im aktivierten Zustand wandelt die Adenylatzyklase ATP in cAMP um. G-Proteine vermitteln zwischen dem aktivierten Rezeptor und der Adenylatzyklase. cAMP heftet sich an die regulatorische Untereinheit der Proteinkinase A. Dabei wird die katalytische Untereinheit der Kinase freigesetzt, die ihrerseits spezifische Proteine phosphoryliert, die zelluläre Reaktionen steuern.

Die *Phosphorylierung* von Proteinen kann jenseits des Proteinkinase-A-Weges über eine weitere intrazelluläre Signalkette vermittelt werden. Bei dem *Proteinkinase-C-Weg* (auch Inositol-Phospholipid-Weg) gelangt das Signal des aktivierten Rezeptors ebenfalls über ein spezifisches G-Protein in die Zelle. Die G-Protein-aktivierte Phospholipase C spaltet Phosphoinositoldiphosphat in Inositoltriphosphat und Diacylglycerin. Das Diacylglycerin aktiviert gemeinsam mit Kalziumionen und Phosphatidylserin die C-Kinase.

In neueren Arbeiten ließ sich mit Hilfe von Phorbolestern (Aktivatoren der Proteinkinase C) an epithelialen Zellinien nachweisen, daß sie zu einer Widerstandsänderung führen, die über die Proteinkinase-C-Kaskade reguliert wird. Wie die Umsetzung dieser intrazellulären Regulationsmechanismen auf die Tight junctions realisiert wird, liegt völlig im Dunkeln. Einige Hinweise sprechen für eine direkte Beteiligung des Zytoskeletts, für das anatomische und funktionelle Verbindungen zu den Tight junctions nachgewiesen werden konnten. Ausschlaggebend hierfür waren in erster Linie Beobachtungen, daß strukturelle Veränderungen des Zytoskeletts während einer Stimulierung der Zelle mit cAMP zu Veränderungen der Permeabilität führten.

So zeigen Studien an MDCK-Zellen, daß Aktivatoren der Proteinkinase C (Phorbolestertumorpromotoren, Diacylglycerole) eine schnelle Abnahme des transepithelialen elektrischen Widerstandes und eine deutliche Zunahme des parazellulären Fluxes bei kultivierten Zellmonolayer mit intakten tight junctions induzieren.

Vasopressin, Angiotensin II und Epinephrin beeinflussen die Permeabilität von tight junctions durch Veränderung der Kalziumkonzentration, Inositolphosphate (PIP_2, IP_3) und Diacylglycerin (DAG). Für den intrazellulären Mechanismus, der die vasopressininduzierte Zunahme der Permeabilität verursacht, existieren z. Z. 2 verschiedene Ansätze. Yamaguchi et al. zeigten, daß das Hormon Vasopressin für die Stimulation der Phosphorylierung der Myosin-leichte-Ketten-Kinase verantwortlich ist, die wiederum eine Kontraktion der Mikrofilamente verursacht. Untersuchungen von Nathanson et al. zeigten dagegen, daß Ca^{2+}-Ionen die Proteinkinase C aktivieren, die ihrerseits Einfluß auf die Phosphorylierung von anderen Proteinen als die Myosin-leichte-Ketten-Kinase hat. Ähnliche Ergebnisse zeigten Studien an der intestinalen Zellinie T_{84}, bei der die durch Applikation eines Ca^{2+}-Ionophors verursachte Zunahme der parazellulären Permeabilität durch verschiedene PKC-Inhibitoren blockiert werden konnte, jedoch nicht durch einen Calmodulininhibitor. Untersuchungen zur *de novo*

Biosynthese und zur Versiegelung der tight junctions in MDCK-Zellen hingegen zeigten, daß eine Aktivierung des Phospholipase-C-Proteinkinase-C-Weges unter diesen physiologischen Bedingungen zu einer Erhöhung des transepithelialen elektrischen Widerstandes führt.

Literatur

Claude P (1978) Morphological factors influencing transepithelial permeability. A model for the resistance of the zonula occludens. J Membr Biol 39:2190–2232

Fromm M, Hierholzer K (1997) Epithelien. In: Schmidt RF, Thews G (Hrsg) Physiologie des Menschen, 27. Auflage, Springer Verlag Heidelberg, 719–736

Furuse M, Hirase T, Itoh M, Nagafuchi A, Yonemura S, Tsukita S, Tsukita S (1993) Occludin: a novel integral membran protein localizing at tight junctions. J Cell Biol 123:1777–1788

Gumbiner B, Lowenkopf T, Apatira D (1991) Identification of a 160-kDa polypeptide that binds to the tight junction protein ZO-1. Proc Natl Acad Sci 88:3460–3464

Hall A (1994) Small GTP-binding proteins and the regulation of the actin cytoskeleton. Annu Rev Cell Biol 31–54

Madara JL (1989)Loosening tight junctions. Lessons from the intestine. J Clin Invest 83:1089–1094

Madara JL, Carlson S, Anderson JM (1993) ZO-1 maintains its spatial distribution but dissociates from junctional fibrils during tight junction regulation. Am J Physiol 264:C1096–C1101

Matthews JB, Awtrey CS, Thompson R, Hung T, Tally KJ, Madara, JL (1993) $Na^+/K^+/2Cl^-$-cotransport and Cl^--secretion evoked by heat-stable enterotoxin is microfilament dependent in T84 cells. Am J Physiol 265:G370–378

Nathanson MH, Guatam A, Ng OC, Bruck R, Boyer JL (1992) Hormonal regulation of paracellular permeability in isolated rat hepatocyte couplets. Am J Physiol 262:G1079–1086

Ridely JA, Hall, A (1992) The small GTP-binding protein rho regulates the assembly of focal adhesions and stress fibers in response to growth factors. Cell 70:389–399

Stein, J (1997) Intestinale Schlußleisten. Molekulare Regulation und klinische Bedeutung. Wissenschaftsverlag, Gießen

Stein J, Kottra G (1997). Intestinale Schlußleisten. I. Aufbau und molekulare Regulation. Z Gastroenterol 35:205–220

Stevenson BR, Heintzelman MB, Anderson JM, Citi S, Mooseker MS (1989) ZO-1 and cingulin: tight junction proteins with distinct identities and localizations. Am J Physiol 257:C621–C628

Stevenson BR, Siliciano JD, Mooseker MS, Goodenough DA (1986) Identification of ZO-1: a high molecular weight polypeptide associated with the tight junction (zonula occludens) in a variety of epithelia. J Cell Biol 103:755–766

Yamaguchi Y, Dalle-Molle E, Hardison WGM (1991) Vasopressin and A23187 stimulate phosphorylation of myosin light chain in isolated rat hepatocytes. Am J Physiol 261:G312–G319

Immunologie des Intestinaltrakts

A. STALLMACH, M. ZEITZ

5.1 Grundlagen 55
5.2 Afferenter Schenkel 57
5.3 Efferenter Schenkel 58
5.4 Zusammenfassung 60
Literatur 61

Die Grenzflächen der gastrointestinalen Mukosa stellen mit 100–400 m² die größte Oberfläche dar, mit der der Körper mit der Außenwelt in Kontakt steht. Über diese Oberfläche muß sich der Mensch mit zahlreichen Mikroorganismen und Substanzen des Darmlumens, die für den Körper Fremdstoffe (Antigene) darstellen, auseinandersetzen. Da die Aufnahme dieser *Antigene* für den Menschen deletäre Folgen haben kann, muß die Mukosa im Gastrointestinaltrakt über sehr effektive Mechanismen verfügen, um den Organismus vor dem Eindringen dieser Fremdstoffe zu schützen. Für diese Aufgabe besitzt der Gastrointestinaltrakt sog. *„angeborene, antigenunspezifische Abwehrsysteme"* sowie *antigenspezifische Systeme*, die durch Reaktionen des Immunsystems (der sog. „erworbenen Abwehr") vermittelt werden. Das Immunsystem unterscheidet unter physiologischen Bedingungen mit hoher Selektivität pathogene Keime von apathogenen Keimen, wobei pathogene Keime nach spezifischer Antikörperproduktion rasch eliminiert werden und systemische Immunreaktionen auf Nahrungsmittelantigene und Antigene der physiologischen Darmflora unterdrückt werden. Für diese Aufgaben haben sich im *Mukosa-assoziierten Immunsystem* des Gastrointestinaltrakts 2 strukturell und funktionell voneinander zu differenzierende Schenkel herausgebildet: der *afferente Schenkel*, in dem die antigenspezifische Immunantwort initiiert wird, und der *efferente Schenkel*, der durch die Vermittlung der Effektorfunktionen charakterisiert ist. Zum afferenten Schenkel gehören die *Peyer-Plaques* und *Lymphfollikel* des Kolons, die *Epithelzellen* und die davon morphologisch und funktionell zu unterscheidenden *M-Zellen*. In diesem Schenkel werden Antigene vom Darmlumen über M-Zellen in die Peyer-Plaques des Dünndarms bzw. Lymphfollikel des Dickdarms aufgenommen, in denen die mukosale Immunantwort initiiert wird. Lymphozyten verlassen die Follikel und proliferieren in den mesenterialen Lymphknoten. Über den Ductus thoracicus gelangen diese Zellen in die Zirkulation und migrieren zurück in die Lamina propria (ein Vorgang, der als *Homing* bezeichnet wird), um im Effektorkompartiment, zu dem die immunkompetenten Zellen der Lamina propria und die intraepithelialen Lymphozyten gehören, ihre Funktion auszuüben.

5.1
Grundlagen

Bei der antigenspezifischen, erworbenen Immunantwort wird die Erkennung des Antigens durch 2 unterschiedliche Gruppen von hochvariablen Rezeptormolekülen vermittelt, nämlich den von *B-Zellen* produzierten *Immunglobulinen* und den antigenspezifischen *Rezeptoren der T-Zellen*. Eine erworbene Immunantwort wird ausgelöst, wenn Pathogene dem angeborenen Abwehrmechanismen entgehen oder eine bestimmte Antigenmenge überschritten wird. Für diese antigenspezifische Immunantwort ist das Zusammenspiel zwischen T-Zellen, B-Zellen, regulierenden T-Zellen und antigenpräsentierenden Zellen von hoher Bedeutung. Voraussetzung für das Entstehen der initialen Immunantwort gegen ein Antigen ist die Präsentation dieses Antigens auf der Zelloberfläche von antigenpräsentierenden Zellen (Abb. 5.1). Die wichtigsten professionellen antigenpräsentierenden Zellen (APC) sind hochspezialisierte dendritische Zellen, deren einzige Funktion darin besteht, Antigene zu präsentieren, sowie Makrophagen.

Für das Verständnis der Immunantwort ist es wichtig, daß für die Antigenpräsentation *MHC-Klasse-I-Moleküle* Antigene aus dem Zytosol an die Zelloberfläche transportieren. Hier wird der Peptid-MHC-Klasse-I-Komplex von CD8-positiven Zellen durch den T-Zellrezeptor erkannt. Werden Antigene von nichtprofessionellen antigenpräsentierenden Zellen, z.B. Epithelzellen im Rahmen einer Virusinfektion, in Zusammenhang mit MHC-Klasse-I-Molekülen präsentiert, resultiert aus der Aktivierung der CD8-positiven Zellen in der Regel die Zerstörung der Zelle. Pep-

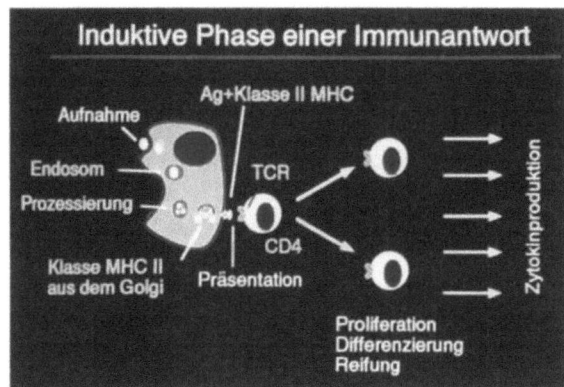

Abb. 5.1. Antigenpräsentation auf Zellen

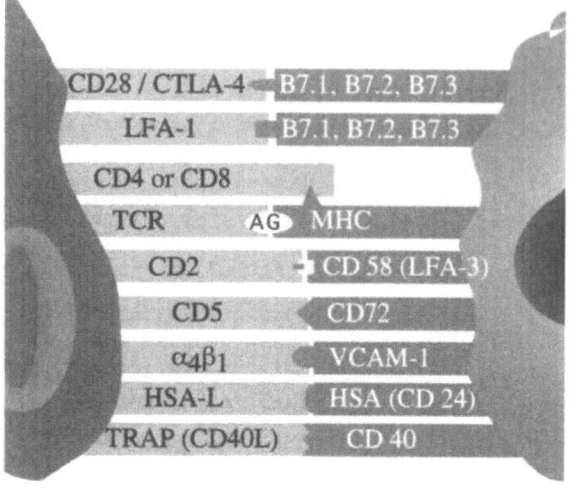

Abb. 5.2. Schematische Darstellung der Rezeptoren-Liganden-vermittelten Interaktionen zwischen T-Zellen und antigen-präsentierenden Zellen

tide aus dem vesikulären System werden mit MHC-Klasse-II-Molekülen als Komplex auf der Zelloberfläche präsentiert, der durch CD4-positive Zellen erkannt wird. Hieraus folgt in der Regel die Aktivierung von CD4-positiven Zellen, die u. a. Makrophagen stimulieren oder die Aktivierung von CD4-positiven Helferzellen, die B-Zellen stimulieren, Immunglobuline zu produzieren (s. unten: T_H1/T_H2-Konzept). Neben der Präsentation von Antigenen durch MHC-Moleküle und Kopplung an den T-Zellrezeptor setzt die Induktion einer T-Zell-vermittelten Immunantwort die Bindung zwischen weiteren sog. „kostimulatorischen Molekülen" auf der T-Zelle und der APC voraus (Abb. 5.2). Um eine adaptative Immunantwort zu vermitteln, müssen naive T-Zellen nach Stimulation proliferieren, um anschließend zu antigenspezifischen Zellen, den sog. *T-Effektorzellen*, zu differenzieren.

Grundsätzlich besteht der *T-Zellrezeptor* aus 2 verschiedenen Polypeptidketten. In der Zirkulation dominieren dabei T-Zellen, deren T-Zellrezeptor aus einer α- und einer β-Kette besteht. Beide Ketten sind durch Disulfidbrücken homolog miteinader verbunden. Neben der Hauptgruppe von $\alpha\beta$-T-Zellen ist eine weitere Hauptgruppe von T-Zellen bekannt, deren T-Zellrezeptor aus einer γ- und einer δ-Kette besteht. Diese *$\gamma\delta$-T-Zellen* finden sich bevorzugt an Körperoberflächen wie der Haut oder den Schleimhäuten zwischen den Epithelzellen. Auffällig ist die relativ geringe Vielfalt der verschiedenen $\gamma\delta$-T-Zellrezeptoren. Die Funktion der $\gamma\delta$-T-Zellen ist noch unklar; möglicherweise vermitteln sie zytotoxische Funktionen gegen pathologisch veränderte Epithelzellen (z. B. im Rahmen eines Virusinfektes) und verhindern so die Ausbreitung von Infektionen.

Untersuchungen zur Immunantwort gegen bakterielle und parasitäre Erreger zeigen, daß der Verlauf von Infektionskrankheiten wesentlich durch die selektive Aktivierung von mindestens 2 verschiedenen CD4-positiven Zellsubpopulationen beeinflußt wird, die phänotypisch nicht voneinander differenziert werden; sie unterscheiden sich aber im Muster der durch sie produzierten *Zytokine*. Die sog. T_H1-Zellen produzieren Interferon γ und Interleukin-2 (IL-2), während die T_H2-Zellen IL-4, IL-5, IL-6 und IL-10 produzieren. T_H1- und T_H2-Zellen repräsentieren Differenzierungsformen von sog. T_H0-Stammzellen. Die genauen Mechanismen, die zur Induktion von T_H1- oder T_H2-Zellen bei der Immunantwort führen, sind z. Z. noch nicht vollständig verstanden. Neuere Be-

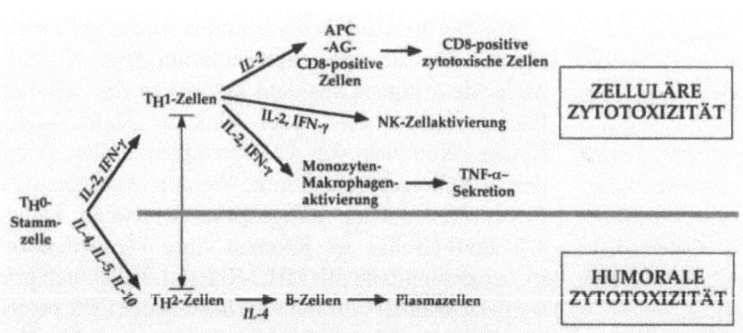

Abb. 5.3. Schematische Darstellung des T_H1/T_H2-Konzeptes mit den verschiedenen Effektorfunktionen

funden deuten an, daß neben T_H1- und T_H2-Zellen auch eine weitere funktionell relevante T-Helferzellsubklasse (T_H3) existiert, die vorwiegend durch die Sekretion von *TGF-β* („transforming growth factor *β*"), einem suppressiv wirkenden Zytokin, charakterisiert ist. Dieser Zelltyp wurde bisher nur in Studien zur oralen Toleranz gefunden. Während durch Stimulierung T_H1-Zellen als Effektorfunktion die *zelluläre Zytotoxizität* (T-Zellproliferation, NK-Zellaktivierung, Induktion von zytotoxischen T-Zellen, Makrophagenaktivierung) gefördert wird, wird durch T_H2-Zellen die *humorale Immunität* (u. a. antikörpervermittelte Zytolyse) stimuliert (Abb. 5.3). Als klinisches Zeichen einer T_H1-dominierten Immunantwort kann die Granulombildung bzw. die humorale Antwort, insbesondere vom IgG1-Typ bzw. die allergische Reaktion vom IgE-Typ als Hinweis für eine T_H2-dominierte Immunantwort verstanden werden. Auch die Autoantikörperbildung spricht für ein Überwiegen der T_H2-Immunantwort.

5.2 Afferenter Schenkel

Zum afferenten Schenkel des darmassoziierten Immunsystems werden die Peyer-Plaques bzw. Lymphfollikel, die mesenterialen Lymphknoten und die M-Zellen gerechnet. In diesem Teil des Immunsystems wird in der Regel die *antigenspezifische Immunantwort* initiiert.

Peyer-Plaques und Lymphfollikel des Kolons

Peyer-Plaques sind am häufigsten im terminalen Ileum zu finden. Strukturell und funktionell gleichen ihnen die Lymphfollikel des Kolons (Abb. 5.4). Grundsätzlich unterscheiden sich Peyer-Plaques bzw. die Lymphfollikel von Lymphknoten durch die Tatsache, daß sie über kein afferentes Lymphgefäß verfügen. Zirkulierende Lymphoblasten können aus der Zirkulation über postkapilläre Venolen in Peyer-Plaques eintreten. Dieser Migrationsprozeß wird durch spezielle Lymphozytenadhäsionsmoleküle kontrolliert. Die Peyer-Plaques bestehen meist aus mehreren Follikeln mit Keimzentren und jeweils einer Mantelzone aus B-Lymphozyten, T-Zellen und Makrophagen bzw. dendritische Zellen, die als antigenpräsentierende Zellen fungieren. Im interfollikulären Raum und in dem Domareal finden sich zahlreiche T-Zellen. In den Peyer-Plaques überwiegt der Anteil der CD4-positiven T-Zellen im Vergleich zum Anteil von CD8-positiven Zellen. γδ-positive T-Zellen (s. unten) finden sich sehr selten in Peyer-Plaques. Die Hauptfunktion von Peyer-Plaques bzw. Lymphfollikeln besteht in der *Initiierung* der *antigenspezifischen Immunantwort*. Dafür werden über M-Zellen (s. unten) Antigene aus dem Darmlumen aufgenommen, prozessiert und in Peyer-Plaques transportiert.

Nach Aufnahme in die Peyer-Plaques werden Antigene von speziellen „interdigitating" dendritischen Zellen (IDC) auf der Oberfläche in Assoziation mit MHC-Klasse-II-Molekülen präsentiert. Aus dieser Präsentation folgt unter physiologischen Bedingungen die antigenspezifische *Aktivierung von CD4-positiven T-Zellen*, die in einer systemischen Anergie (Toleranz; Hyporeaktivität von CD4-positiven T-Zellen) resultiert. Zusätzlich werden für die lokale humorale Immunantwort B-Zellen durch T_H2-positive CD4-Zellen (sog. Switch-Zellen) unterstützt. Bei der Antigenpräsentation durch IDC besitzen akzessorische Moleküle (s. oben) und das lokale Zytokinmuster eine hohe Bedeutung, um diese systemische Toleranz auszulösen. So ist z. B. TGF-β als ein zentraler Mediator einer Suppression nach oraler Antigenfütterung charakterisiert. Nach Antigenkontakt gelangen antigenstimulierte naive Lymphozyten über efferente Lymphgefäße in die mesenterialen Lymphknoten, um hier klonal zu proliferieren.

M-Zellen

Über den Lymphfollikeln liegen Zellen mit einer charakteristischen Ultrastruktur. Diese sog. *M-Zellen* („microfolded" oder „membranous epithelial cells") besitzen im Vergleich zu umgebenden Enterozyten eine nur sehr dünne Glykokalix- bzw. Mukusschicht auf der Oberfläche. Sie weisen nur wenige, kürzere, manchmal verzweigte Mikrovilli auf. Das Zytoplasma der M-Zellen ist sehr schmal (0,3 μm). Unter der basalen Zellmembran befindet sich ein kuppelförmiger Hohlraum, der Lymphozyten, dendritische Zellen und Makrophagen enthält. Der Ursprung von M-Zellen ist nicht sicher geklärt; wahrscheinlich leiten sie sich von Enterozyten ab. So konnte durch Kokultivierung von Lymphozyten aus Peyer-Plaques mit Epithelzellen einer Karzinomzellinie die phänotypische und funktionelle Transformation von M-Zellen induziert werden. Die Bedeutung von Lymphozyten aus Peyer-Plaques für die Entwicklung von M-Zellen

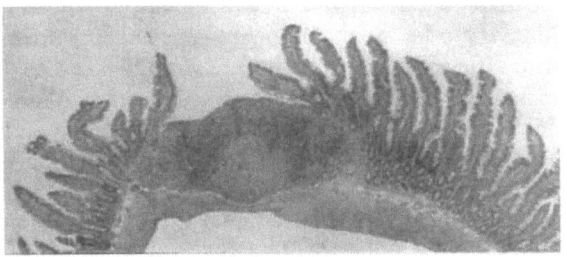

Abb. 5.4. Peyer-Plaques. Histologisches Bild: Dünndarm der Ratte

wird auch durch tierexperimentelle Studien belegt. In diesen Experimenten folgte aus der intramuralen Injektion von Lymphozyten in die Duodenalmukosa der Maus die Ausbildung von organisierten Lymphfollikeln mit einem M-Zell-ähnlichen Epithel im Dombereich.

Die Hauptfunktion von M-Zellen besteht in der *Aufnahme* und dem *Transport* von *luminalen Antigenen*, einschließlich Viren, Bakterien oder kleinen Parasiten. Dabei folgt aus der Aufnahme der Antigene in M-Zellen keine Degradation, sondern ein aktiver Transport in die Lymphfollikel. Neuere Daten zeigen auf, daß M-Zellen nicht nur Transportfunktionen besitzen, sondern auch über endosomale, prolysosomale und lysosomale Organellen, in denen MHC Klasse-II-Moleküle exprimiert werden, verfügen.

Epithelzellen

Neben den klassischen antigenpräsentierenden Zellen sind auch Epithelzellen in der Lage, Antigene direkt aufzunehmen, zu prozessieren und auf der Zelloberfläche in Assoziation mit MHC-Molekülen zu präsentieren. Interessanterweise führt diese Antigenpräsentation auf Epithelzellen zur Induktion von CD8-positiven, supprimierenden Zellen. Intestinale Epithelzellen exprimieren auch unter physiologischen Bedingungen auf ihrer Oberfläche MHC-Klasse-II-Moleküle. Man würde daher vermuten, daß durch die Antigenpräsentation CD4-positive Helferzellen induziert werden. Durch Verwendung blockierender Antikörper konnte gezeigt werden, daß nicht die klassischen MHC-Moleküle für die Interaktionen mit T-Zellen verantwortlich zu machen sind, vielmehr scheint das strukturell mit den MHC-Klasse-I-Molekülen verwandte *Glykoprotein CD1d* für die Interaktion mit CD8-positiven Lymphozyten entscheidend zu sein. Dieses wird in seiner Funktion durch ein 180 kD großes Glykoprotein (gp180), das als ein akzessorisches Molekül fungiert, moduliert.

5.3 Efferenter Schenkel

Zum efferenten Schenkel des Immunsystems im Gastrointestinaltrakt werden die *Lymphozyten der Lamina propria* und die *intraepithelialen Lymphozyten* gerechnet. Neben einer lokalen Proliferation gelangen diese Zellen im Rahmen des *Homings* (s. oben) in das Effektorkompartiment. Der Prozeß des Homings wird durch *Zelladhäsionsrezeptoren*, die in einem spezifischen Muster auf Lymphozyten exprimiert werden und die die Zell-Zell- und Zell-Matrix-Interaktionen vermitteln, reguliert. Dabei sind *Integrine*, dimere Zelladhäsionsmoleküle, die aus nichtkovalent miteinander verbundenen α- und β-Ketten bestehen, von besonderer Bedeutung. So wird durch den $\alpha_E\beta_7$-Komplex die Einwanderung und Lokalisation von intraepithelialen Lymphozyten und durch den $\alpha_4\beta_7$-Komplex die Migration von Lymphozyten in den afferenten und efferenten Teil des Darm-assoziierten Immunsystems entscheidend beeinflußt. Die Bedeutung dieser Homing-Prozesse zeigt sich in β_7-Knock-out-Mäusen, die keine Peyer-Plaques ausbilden und bei denen die Anzahl von T- und B-Zellen in der Lamina propria deutlich reduziert ist. Als Liganden für den $\alpha_4\beta_7$-Komplex sind das *mukosale Addressin-Zell-Adhäsionsmolekül* (MAdCAM-1), das auf sog. „high endothelial venules" in Peyer-Plaques und Lymphfollikeln sowie Endothelzellen der Lamina propria exprimiert wird, bekannt. Bestandteile der extrazellulären Matrix, die mit niedriger Affinität binden, sind ebenfalls natürliche Liganden dieses Rezeptors. Eine antikörpervermittelte Hemmung dieser Interaktion zwischen Lymphozyten und Endothelzellen vermindert die Migration von CD4-positiven Zellen in die Lamina propria.

Lamina propria Lymphozyten/ Intraepitheliale Lymphozyten

Die intestinalen T-Zellen der Lamina propria werden den „*Memory-T-Zellen*" zugerechnet, da sie nach initialen Antigenkontakt in den Peyer-Plaques in der Lamina propria als terminal differenzierte Zelle *Effektorfunktionen* auszuüben. Zwischen zirkulierenden Memory-T-Zellen und Memory-T-Zellen der Darmmukosa sind jedoch wesentliche phänotypische und funktionelle Unterschiede nachzuweisen. Zwar ist das Verhältnis von CD4-positiven und CD8-positiven T-Zellen der Lamina propria ähnlich wie das im peripheren Blut; die Expression bestimmten Zelladhäsionsrezeptoren (β_1-Integrinkette (CD29), CD44-Varianten), die für Gedächniszellen typisch ist, ist auf jedoch auf LPL niedriger als auf Memory-Zellen des peripheren Blutes. Auffällig ist der erhöhte Aktivierungszustand von LPL im Vergleich zu Zellen des peripheren Blutes, der durch die Expression des Interleukin-2-Rezeptors (CD25, Abb. 5.5) oder dem CD69-Antigen erfaßt werden kann. Die verstärkte Aktivierung von LPL kann aber nicht nur Analysen zur Expression durch Oberflächenantigene erfaßt werden. Auch zeigt sich eine erhöhte Konzentration der basalen zytoplasmatischen Ca^{2+}-Spiegel, die nach 24-stündiger Kultur von LPLs in reinem Kulturmedium auf das Niveau der Spiegel von T-Zellen des peripheren Blutes abfallen. Diese Beobachtung deutet darauf hin, daß die verstärkte Aktivierung der LPLs Resultat der permanen-

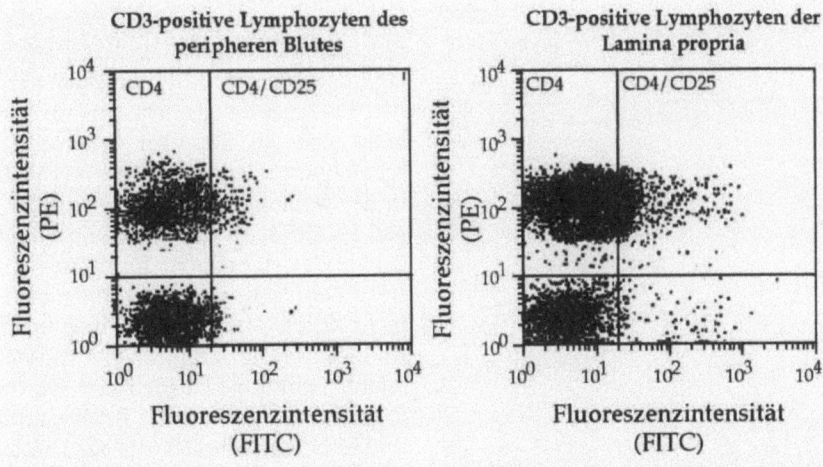

Abb. 5.5. Mononukleäre Zellen werden aus dem Blut oder Gewebe isoliert und mit 3 verschiedenen Antikörpern, die fluoreszierende Farbstoffe tragen, inkubiert. Die so gefärbten Zellen werden in einem Zytofluorometer untersucht. Dabei wird durch Laserlicht verschiedener Wellenlänge der ggf. an die Zelle gebundene Antikörperfarbstoffkomplex angeregt und ein Fluoreszenzsignal detektiert. Fluoreszierende Zellen tragen somit das für den Antikörper spezifische Oberflächenantigen. T-Zellen werden durch den Anti-CD3-Antikörper identifiziert. Überschreitet die Fluoreszenzintensität (*PE*) auf der Y-Achse einen bestimmten Schwellenwert, sind diese Zellen CD4-positiv. Überschreitet die Fluoreszenzintensität (FITC) auf der X-Achse einen Schwellenwert, exprimieren die Zellen auf der Oberfläche das CD25-Antigen. Doppelt positive Zellen finden sich somit im oberen rechten Quadranten. Deutlich erkennbar ist der Anteil CD4/CD25-positiver Zellen bei LPL höher als in Zellen vom gleichen Menschen aus dem peripheren Blut. Im *linken* und *rechten* unteren Quadranten finden sich die CD4-negativen Zellen, die überwiegend CD8-positiven Zellen entsprechen

ten Auseinandersetzung mit Antigenen und Mitogenen des Darmlumens ist. Es ist weiterhin darauf hinzuweisen, daß bei der Antigenstimulation über den T-Zellrezeptor im Gegensatz zu zirkulierenden T-Zellen keine Proliferationsantwort von LPL zu beobachten ist. Im Vergleich dazu lassen sich nach Stimulation über den alternativen CD2-vermittelten Aktivierungsweg z. T. verstärkte Proliferationsreaktionen aufzeigen (Pirzer Qioa). Die Bedeutung dieses Befundes ist noch unklar.

Das Verhältnis von Memory-Zellen und naiven CD4-positiven Zellen ist für die immunologische Homöostase in der Lamina propria von Bedeutung. So resultiert aus dem Transfer von Memory-Zellen in athymische Mäuse (Mäuse, die keine T-Zellen ausbilden) eine schwere intestinale Entzündung, die durch den Kotransfer von „naiven" T-Zellen verhindert werden kann.

Auch scheint im Gastrointestinaltrakt ein genau kontrolliertes Gleichgewicht zwischen T_H1-Zellen und T_H2-Zellen vorzuliegen. So könnte die experimentell nachgewiesene Fähigkeit intestinaler T-Zellen zur Produktion großer Mengen von IL-2 ein Beleg für das Überwiegen von T_H1-Lymphozyten sein. Andererseits ist die Helferfunktion für die *Immunglobulinsynthese*, die durch T_H2-Zellen vermittelt wird, als Charakteristikum intestinaler Lymphozyten beschrieben worden. Störungen dieses T_H1-/T_H2-Gleichgewichtes, die z. B. durch den selektiven Transfer einer Zellpopulation bzw. durch die Ausschaltung eines Genes in sogenannten „knock-out-Mäusen" ausgelöst werden können, resultieren ebenfalls in *chronischen intestinalen Entzündungszuständen*.

Intraepitheliale Lymphozyten (IEL)

Intraepitheliale Lymphozyten (IEL) gehören ebenfalls zum Effektorkompartiment des darmassoziierten Immunsystems. Im Vergleich zu LPL ist der Anteil CD8-positiver T-Zellen mit etwa 70–90% deutlich höher; auch ist der Anteil der $\gamma\delta$-T-Zellen erhöht (Tabelle 5.1). Am auffälligsten ist, daß nahezu alle IEL das $\alpha_E\beta_7$-Integrin (HML-1) exprimieren. Antikörper gegen diesen Komplex hemmen in experimentellen Modellen die spontane zytotoxische Aktivität bzw. die NK („natural killer")-Zellaktivität von IEL. Als weitere Funktion von IEL ist ihre supprimierende Wirkung zu nennen. So reduzieren z. B. IEL in gemischten Kulturen die Proliferationsrate von allogenen Lymphozyten aus dem peripheren Blut nach Antigenstimulation. Daneben üben sie *immunregulatorische Aufgaben* durch Produktion bestimmter Zytokine, wie z. B. dem T_H1-typischen IFN-γ oder dem T_H2-typischen IL-5, aus. Aktuelle Befunde weisen darauf hin, daß intraepitheliale Lymphozyten thymusunabhängig im Epithel entstehen können.

Tabelle 5.1. Phänotypische und funktionelle Unterschiede Lymphozyten des peripheren Blutes und Lamina-propria-Lymphozyten (LPL) bzw. intraepthelialen Lymphozyten (IEL)

	LPL	IEL
α/β TZR	↔	↓
γ/δ TZR	↔	↑
CD4	↔	↓↓
CD8	↔	↑↑
Memory-Status	↑↑↑	↑↑↑
Aktivierungsgrad	↑↑	↑↑
Proliferation nach Stimulation über den TZR	↓↓	↓?
Proliferation nach Aktivierung des alternativen Pathways (CD2)	↑↑↑	?
Zytokinproduktion nach Stimulation über den TZR	↑↑↑	?

B-Zelldifferenzierung

In den Lymphfollikeln wird durch Zell-Zell-vermittelte Interaktionen die Differenzierung von IgM-Lymphozyten zu IgA-spezifischen B-Zellen, dem sog. „Switch", eingeleitet. Zytokine, insbesondere TGF-β und T_H2-typische Zytokine fördern diesen Switch. Antigenaktivierte IgA-spezifische B-Zellblasten wandern aus und gelangen ebenfalls im Rahmen des Homings in die Lamina propria. Während dieses Wanderungsprozesses findet eine *Differenzierung zu IgA-Plasmazellen statt*, die unter physiologischen Bedingungen den weitaus größten Anteil der immunglobulinproduzierenden Zellen der Mukosa ausmachen. Pro Tag wird vom Körper mehr sekretorisches IgA (sIgA) produziert als IgG im peripheren Blut. Auch in der Lamina propria wird die Synthese der Immunglobuline durch von CD4-positiven Zellen produzierten Zytokinen stark stimuliert. Die von Plasmazellen in der Lamina propria produzierten *Immunglobuline* gelangen durch einen aktiven Transport (dimeres IgA, polymeres IgM) oder Transsudation (IgG, monomeres IgA) an die Mukosaoberfläche. Für den gerichteten Transport wird IgA in der Lamina propria als dimeres IgA unter Vermittlung einer Joining(J)-Kette in der Plasmazelle synthetisiert. Diese Dimere binden an auf der basolateralen Zellmembran von Enterozyten exprimierte Glykoproteine (Poly-Ig-Rezeptor). Nach Aufnahme des Komplexes in die Zelle wird dieser durch *Transzytose* an die Mukosaoberfläche transportiert. Im Gegensatz zu sIgM ist der Komplex aus dimerem IgA und der sekretorischen Komponente kovalent miteinander verknüpft, so daß im Darmlumen ein nur sehr geringer Abbau durch Enzyme stattfindet. Mehr noch, sIgA kann Trypsin und Chymotrypsin inaktivieren. Zu betonen ist, daß im Gegensatz zu IgG die komplementaktivierenden Eigenschaften von sIgA nur gering ausgeprägt sind. Weiterhin werden durch sIgA keine anderen Immunzellen aktiviert bzw. über den Fc-Rezeptor armiert. Aus diesen Eigenschaften leitet sich ein wichtiger Unterschied zur systemischen humoralen Immunantwort ab. Ein Kontakt des in der Darmmukosa gebildeten IgAs mit dem Antigen resultiert in der Regel nicht in einer entzündlichen, destruierenden Immunreaktion. Die *protektiven Funktionen des mukosalen sIgA* werden somit nicht durch Antigenzerstörung, sondern durch die Komplexierung und Inaktivierung von Antigenen erreicht. Funktionell bedeutsam ist, daß sIgA in der Lage ist, Antigene, z. B. Virusbestandteil, zu binden und in einem Komplex aus der Lamina propria oder aus Enterozyten wieder in das Darmlumen zu transportieren.

5.4 Zusammenfassung

Das Immunsystem im Gastrointestinaltrakt kann in zwei funktionell differente Schenkel unterteilt werden: das organisierte lymphatische Gewebe mit Peyer-Plaques und Lymphfollikeln und den diffus in der Lamina propria verteilten Lymphozyten und intraepithelialen Lymphozyten. Antigene werden im afferenten Schenkel aus dem Darmlumen über M-Zellen in die Peyer-Plaques aufgenommen. Nach Initiierung der Immunantwort durch Prozessierung und Präsentation an B- und T-Zellen, verlassen diese stimulierten Zellen die Mukosa und gelangen über mesenteriale Lymphknoten und den Ductus thoracicus in die Zirkulation. Aus der Zirkulation gelangen diese Zellen im Rahmen von Homing-Prozessen, die durch spezielle Rezeptoren auf der Zelloberfläche koordiniert werden, in die Lamina propria, wo sie Effektorfunktionen ausüben. Während dieses Wanderungsprozesses erwerben die Lymphozyten einen speziellen Differenzierungsstatus, der sie von immunkompetenten Zellen anderer Kompartimente unterscheidet, und eine optimale Anpassung des Immunsystems an die Vielzahl von Antigenen und Mitogenen des Darmlumens darstellt. Dabei ist die Sekretion des nichtinflammatorischen IgAs, der durch CD4-positive Helferzellen unterstützt wird, zentraler Bestandteil der immunologischen, antigenspezifischen Abwehr im Gastrointestinaltrakt.

Literatur

Allan CH, Mendrich DL, Trier JS (1993) Rat intestinal M cells contain acidic endosomal-lysosomal compartments and express class II major histocompatibility complex determinants. Gastroenterology 104:698–708

Berlin C, Berg EL, Briskin MJ, Andrew DP, Kilshaw PJ, Holzmann B et al. (1993) Alpha 4 beta 7 integrin mediates lymphocyte binding to the mucosal vascular addressin MAdCAM-1. Cell 74:185–185

Blumberg RS, Terhorst C, Bleicher P, McDermott FV, Allan CH, Landau SB et al. (1991) Expression of a nonpolymorphic MHC class I-like molekule, CD1d, by human intestinal epithelial cells. J Immunol 147:2518–2524

Conley ME, Delacroix DL (1987) Intravascular and mucosal immunoglobulin A: Two separate but related systems of immune defense? Ann intern Med 106:892–899

Kaetzel CS, Robinson JK, Chintalacharuvu KR, Vaerman JP, Lamm ME (1991) The polymeric immunoglobulin receptor (secretory component) mediates transport of immune complexes across epithelial cells: a local defense function for IgA. Proc Natl Acad Sci USA 88:8796–800

Kerneis S, Bogdanova A, Colucci GE, Kraehenbuhl JP, Pringault E (1996) Cytosolic distribution of villin in M cells from mouse Peyer's patches correlates with the absence of a brush border. Gastroenterology 110:515–521

Köhne G, Schneider T, Zeitz M (1997) Special features of intestinal lymphocytic system. Baillieres Clin Gastroenterol 10:427–442

Mayer L, Eisenhardt D (1990) Lack of induction of suppressor T cells by intestinal epithelial cells from patients with inflammatory bowel disease. J Clin Invest 86:1255–1260

Morrissey PJ, Charrier K, Horovitz DA, Fletcher FA, Watson JD (1995) Analysis of the intra-epithelial lymphocyte compartment in SCID mice that received co-isogenic CD4+ T cells. Evidence that mature post-thymic CD4+ T cells can be induced to express CD8 alpha in vivo. J Immunol 154:2678–2686

Mosmann TR, Coffman RL (1989) TH1 and TH2 cells: different patterns of lymphokine secretion lead to different functional properties. Annu Rev Immunol 7:145–173

Owen RL, Pierce NF, Apple RT, Croy WCJ (1986) M cell transport of Vibrio cholerae from the intestinal lumen into Peyer's patches: a mechanism for antigen sampling and for microbial transepithelial migration. J Infect Dis 153:1108–1118

Schieferdecker HL, Ullrich R, Hirseland H, Zeitz M (1992) T cell differentiation antigens on lymphocytes in the human intestinal lamina propria. J Immunol 149:2816–2822

Schweighoffer T, Tanaka Y, Tidswell M, Erle DJ, Horgan KJ, Luce GE et al.(1993) Selective expression of integrin alpha 4 beta 7 on a subset of human CD4+ memory T cells with hallmarks of gut-trophism. J Immunol 151:717–729

Shim B, Kang YS, Kim WJ (1969) Self protective activity of colostral IgA against tryptic digestion. Nature 222:787–788

Wagner N, Lohler J, Kunkel EJ, Ley K, Leung E, Krissansen G et al. (1996) Critical role for beta7 integrins in formation of the gut-associated lymphoid tissue. Nature 382:366–370

Weiner HL, Friedman A, Miller A et al. (1994) Oral tolerance: Immunologic mechanims and treatment of autoantigens. Annu Rev Immunol 12:809–837

Zeitz M, Quinn TC, Graeff AS, James SP (1988) Mucosal T cells provide helper function but do not proliferate when stimulated by specific antigen in lymphogranuloma venereum proctitis in nonhuman primates. Gastroenterology 94:353–366

Wachstumsfaktoren und Wachstumsregulation im Intestinaltrakt

A. Dignass, V. Milovic

6.1 Wachstumsregulation 63
6.2 Wachstumsfaktoren 63
6.3 Polyamine 67
     Literatur 69

Das Mukosaepithel des menschlichen Dünn- und Dickdarms ist durch einen lebenslangen raschen Zellumsatz mit nahezu komplettem Austausch der intestinalen Epithelzellpopulationen innerhalb von 24 bis 96 Stunden gekennzeichnet. Kontinuierliches Wachstum ist somit eine charakteristische Eigenschaft des Dünn- und Dickdarms und eine unerläßliche Voraussetzung, um die intestinale Integrität und Barrierenfunktion zu bewahren. Intestinale Epithelzellen können stark vereinfacht in *zwei* unterschiedliche *Kompartimente* eingeteilt werden. Ein proliferatives *Epithelzellkompartiment* ist im Bereich der intestinalen *Krypten* lokalisiert und räumlich von einem funktionellen *Epithelzellkompartiment* getrennt, das aus z.T. hochdifferenzierten Epithelzellen im Bereich der intestinalen *Villi* besteht. Epithelzellen des funktionellen *Epithelzellkompartiments* migrieren in Richtung Villusspitzen und durchlaufen dabei eine zunehmende *Differenzierung* und *Spezialisierung*. Unter physiologischen Bedingungen besteht ein ausgewogenes Gleichgewicht zwischen der Neubildung von intestinalen Epithelzellen durch epitheliale Zellproliferation und dem Verlust von intestinalen Epithelzellen im Rahmen von *Zelltod*, *Apoptose*, sowie mechanischer *Abschilferung* durch verschiedene luminale Faktoren. Eine verminderte Zellproliferation oder ein gesteigerter Zellverlust können zu *Ulzerationen* oder *Atrophie* führen; eine gesteigerte Zellproduktion oder eine verlängerte Lebensdauer intestinaler Zellen kann zu einer *Hyperplasie* und letztendlich auch zu einer *Neoplasie* führen.

6.1
Wachstumsregulation

Aufgrund des hohen Zellumsatzes und der konstitutiv hohen Zellproliferationsrate im Dünndarm sind komplexe Regulationsmechanismen erforderlich, die die Homöostase dieses Systems regulieren. Obwohl die Steuerung von Wachstumsvorgängen innerhalb des Intestinaltraktes nur unzureichend charakterisiert ist, ist eine Vielzahl *wachstumsregulierender Faktoren* im Intestinaltrakt in den letzten Jahren identifiziert worden. Unter den wichtigsten bisher identifizierten Regulatoren des intestinalen Wachstums sind verschiedene regulatorische Peptide, Polyamine, Hormone, lokale Zell-Zell-Interaktionen, extrazelluläre Matrixfaktoren, verschiedene Neurotransmitter und nervale Einflüsse zu nennen (Tabelle 6.1). Auch verschiedene primär luminale Faktoren, wie Nahrungsbestandteile, Verdauungssekrete (z.B. Pankreassekret und Magenenzyme), Säure, intestinale Glykoproteine und Komponenten der intestinalen Mikroflora beeinflussen das Wachstumsverhalten der verschiedenen intestinalen Zellpopulationen (Tabelle 6.1).

Die vollständige Diskussion aller relevanten modulierenden Faktoren des intestinalen Wachstums würde den Rahmen dieses Kapitels sprengen, so daß aufgrund der herausgehobenen Bedeutung von *Wachstumsfaktoren* und *Polyaminen* für die Regulation des intestinalen Wachstums diese beiden Faktoren in diesem Kapitel ausführlicher diskutiert werden sollen.

6.2
Wachstumsfaktoren

Zu den wichtigsten Modulatoren von Wachstum im Intestinaltrakt gehören ohne Zweifel verschiedene *regulatorische Peptide*, die auch als Wachstumsfaktoren, Zytokine, Interleukine, Interferone und Stammzellfaktoren bezeichnet werden. Die Begriffe Wachstumsfaktoren, Zytokine, Interleukine, Interferone und Stammzellfaktoren beschreiben eine heterogene Gruppe regulatorischer Peptide mit einem niedrigen Molekulargewicht, das in der Regel unter 25000 Dalton liegt. Diese regulatorischen Peptide können verschiedenartige strukturelle und auch funktionelle Eigenschaften besitzen. Die Nomenklatur der regulatorischen Peptide ist überlappend und wird in der Literatur z.T. uneinheitlich benutzt. Die Uneinheitlich-

Tabelle 6.1. Übersicht wichtiger Modulatoren des intestinalen Wachstums

Luminal	*Direkter Effekt:* Bestandteile der Nahrung (z. B. Kohlenhydrate, Aminosäuren, Fettsäuren, Polyamine, Glutamin) Verdauungssekrete/-enzyme (Magen, Pankreas, Darm) sezernierte Peptide (luminales EGF?) intestinale Glykoproteine intestinale Mikroflora Medikamente *Indirekter Effekt:* gastrointestinale Hormone und Peptide (Gastrin, Sekretin, CCK, Somatostatin, Enteroglucagon)
Intraepithelial	Zytokine (Peptidwachstumsfaktoren, Interleukine, Interferone, Stammzellfaktoren) Hormone intraepitheliale Lymphozyten (IEL) Zell-Zell-Interaktionen
Subepithelial	Basallamina extrazelluläre Matrix Zell-Matrix-Interaktionen Zell-Zell-Interaktionen regulatorische Peptide nichtepithelialer Zellen Hormone Neurotransmitter Gefäße (Transportfunktion, direkte Modulation)

keit und teilweise überlappende Nomenklatur der regulatorischen Peptide liegt im wesentlichen an der initial unterschiedlichen Nomenklatur unterschiedlicher Forschergruppen, die sich mit der Identifizierung und Charakterisierung regulatorischer Peptide beschäftigten, ohne über die heutigen molekularbiologischen Methoden zur strukturellen Charakterisierung dieser Peptide zu verfügen. So werden regulatorische Peptide von Zellbiologen als Wachstumsfaktoren bezeichnet, von Virologen als Interferone, von Immunologen als Interleukine und von Hämatologen als koloniestimulierende Faktoren oder Stammzellfaktoren. In den letzten Jahren hat sich der Begriff *Zytokin* zunehmend als Oberbegriff für die zuvor erwähnten regulatorischen Peptide etabliert.

Die Bezeichnung eines regulatorischen Peptides als Wachstumsfaktor basiert häufig auf der wachstumsmodulierenden Funktion des Peptides, die bei der Entdeckung als charakteristisches Merkmal identifiziert wurde. Nahezu alle Wachstumsfaktoren besitzen jedoch über ihre wachstumsmodulierenden Fähigkeiten hinaus weitere biologische Eigenschaften wie z. B. *Modulation von Zellmigration, Chemotaxis, Zytokinexpression, Proteinsynthese* und anderer Zellfunktionen. Wachstumsfaktoren können sowohl *luminal, intraepithelial* und *subepithelial* in effektiven Konzentrationen im gesamten Gastrointestinaltrakt nachgewiesen werden. Eine Vielzahl von Wachstumsfaktoren kann von verschiedenen Zellpopulationen in der intestinalen Mukosa gebildet werden und intestinale Epithelzellen exprimieren spezifische Rezeptoren für zahlreiche dieser Wachstumsfaktoren.

Wirkmechanismen von Wachstumsfaktoren

Eine charakteristische Eigenschaft von Wachstumsfaktoren ist die lokale Begrenzung ihrer Wirkung. Vereinfacht können *drei prinzipielle Wirkungsweisen* unterschieden werden (Abb. 6.1):

- autokriner Wirkmechanismus,
- juxtakriner Wirkmechanismus,
- parakriner Wirkmechanismus.

Mit dem Begriff *autokriner Wirkmechanismus* wird die Interaktion eines regulatorischen Peptides mit der Zelle, die es unmittelbar gebildet hat, bezeichnet. Es kann ein intern-autokriner und ein extern-autokriner Wirkmechanismus unterschieden werden. Beim *intern-autokrinen Wirkmechnismus* wird das regulatorische Peptid direkt an intrazelluläre Rezeptoren gebunden, ohne daß es zuvor in den Extrazellulärraum sezerniert worden wäre. Beim *extern-autokrinen Wirkmechanismus* wird das regulatorische Peptid in den Extrazellulärraum sezerniert, bindet jedoch unmittelbar an einen Zelloberflächenrezeptor, der sich auf der sezernierenden Zelle befindet. Beim *juxtakrinen Wirkmechanismus* wird ein regulatorisches Peptid in den Extrazellulärraum sezerniert, bindet dann jedoch an unmittelbar benachbarte Zellen und löst dort eine spezifische Reaktion aus. Beim *parakrinen Wirkmechanismus* wird das regulatorische Peptid zunächst in den Extrazellulärraum sezerniert, diffundiert über kurze Distanzen im Extrazellulärraum und kann daher auch geringgradig weiter entfernte Zellpopulationen modulieren. Diese drei Wirkmechanismen regula-

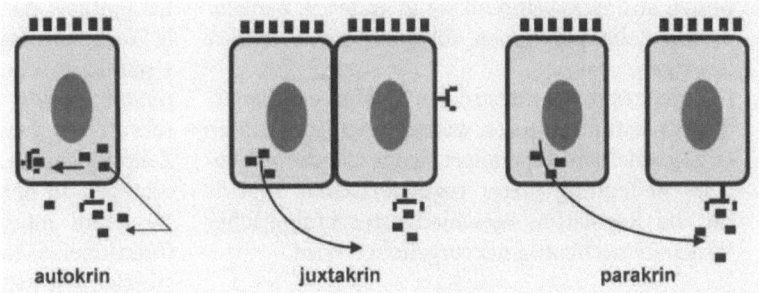

Abb. 6.1. Wirkmechanismen regulatorischer Peptide. (Mod. nach Sporn und Roberts 1992)

torischer Peptide unterscheiden sich prinzipiell vom *klassischen endokrinen Wirkmechanismus* der Peptidhormone. Beim endokrinen Wirkmechanismus werden regulatorische Peptide nach der Synthese über den Blutstrom auch zu weiter entfernt gelegenen Wirkorten transportiert, so daß eine Wirkung an Zielzellen erfolgen kann, die eine große räumliche Distanz zum Ursprungsort des Hormones besitzen.

Wachstumsfaktoren vermitteln ihre funktionellen Effekte über spezifische Rezeptoren an den jeweiligen Zielzellen aus. *Wachstumsfaktorrezeptoren* sind in der Regel transmembranäre Proteine, die eine spezifische Bindungsdomäne in ihrem extrazellulären Anteil enthalten. Die intrazelluläre Interaktion zwischen Wachstumsfaktoren und Rezeptoren wird als seltene Ausnahme angesehen. Ein Beispiel für einen derartigen intrakrinen Wirkmechanismus findet sich in einigen transformierten Fibroblastenzellinien, wo ein nichtsezernierter „platelet derived growth factor" (PDGF) an einen intrazellulären Rezeptor gebunden wird. In diesem Sonderfall kann eine spezifische Reaktion durch ein regulatorisches Peptid ausgelöst werden, ohne daß dieses in das extrazelluläre Milieu sezerniert werden muß.

Wachstumsfaktorrezeptoren repräsentieren ebenfalls ein großes Spektrum strukturell unterschiedlicher Proteine. Nach spezifischer Bindung der Wachstumsfaktoren an ihre Rezeptoren werden unterschiedliche intrazelluläre Signalkaskaden in Gang gesetzt, die letztendlich über eine Beeinflussung der Transkription verschiedenartige Zellfunktionen beeinflussen. Eine ausführlichere Darstellung der Signaltransduktionswege von Wachstumsfaktoren findet sich in entsprechenden Übersichten.

Redundanz von Wachstumsfaktoren

Nahezu alle im Intestinaltrakt nachgewiesenen Wachstumsfaktoren besitzen multiple funktionelle Eigenschaften und sind in der Lage mehrere unterschiedliche Zellpopulationen zu modulieren. Man geht davon aus, daß die in der gastrointestinalen Mukosa exprimierten regulatorischen Peptide einschließlich der Wachstumsfaktoren ein komplexes Netzwerk von Interaktionen bilden. Die einzelnen Peptide in diesem Netzwerk können häufig verschiedenartige funktionelle Effekte in einer individuellen Zellpopulation ausüben. Darüber hinaus können sie häufig mehrere Zellpopulationen in der intestinalen Mukosa beeinflussen. Eine Redundanz innerhalb des gastrointestinalen Peptidnetzwerkes besteht in mehrfacher Hinsicht.

- Nahezu alle Wachstumsfaktoren können von mehreren unterschiedlichen Zellpopulationen innerhalb des Gastrointestinaltraktes gebildet werden.
- Jede gastrointestinale Zelle scheint in der Lage zu sein, mehr als einen Wachstumsfaktor zu produzieren. Typischerweise werden Wachstumsfaktoren in komplexen Kombinationen exprimiert, die häufig für individuelle Zellpopulationen charakteristisch sind.
- Jeder individuelle Zelltyp besitzt spezifische *Peptidrezeptoren* für mehrere verschiedene Wachstumsfaktoren.
- Spezifische Rezeptoren für einen individuellen Wachstumsfaktor befinden sich in der Regel in mehreren unterschiedlichen Zellpopulationen, so daß ein individueller Wachstumsfaktor in der Lage ist, funktionelle Effekte in unterschiedlichen Zellpopulationen auszulösen.
- Individuelle Wachstumsfaktoren können u. U. auch mit mehreren, strukturell unterschiedlichen Rezeptoren in einer einzelnen Zielzelle interagieren.
- Die funktionellen Effekte individueller Wachstumsfaktoren auf einen spezifischen Zelltyp können durch die gleichzeitige Anwesenheit anderer Zytokine beeinflußt werden.
- Mehrere strukturell ähnliche Mitglieder einer spezifischen Wachstumsfaktorfamilie können mit einem identischen Rezeptor interagieren.
- Wachstumsfaktoren können ihre eigene Expression sowie die Expression anderer Zytokine und ihrer Rezeptoren modulieren.
- Unterschiedliche Wachstumsfaktoren können ähnliche funktionelle Effekte in einigen Zellpopula-

tionen auslösen, während sie in anderen, benachbarten Zellpopulationen völlig differente Effekte bewirken.
- Die meisten in der intestinalen Mukosa exprimierten Wachstumsfaktoren werden auch in anderen Organsystemen exprimiert, wodurch die erhebliche Bedeutung dieser regulatorischen Peptide für die Regulation verschiedenster biologischer Vorgänge nachhaltig hervorgehoben wird.

Wachstumsfaktorfamilien mit Bedeutung im Intestinaltrakt

Aufgrund struktureller und funktioneller Homologien bzw. Unterschiede können Wachstumsfaktoren in mehrere Wachstumsfaktorfamilien eingeteilt werden. Die wichtigen *Wachstumsfaktorfamilien* mit Bedeutung für das intestinale Wachstum sowie ihre wesentlichen Zielzellen und ihre bedeutendsten Mitglieder sind in Tabelle 6.2 zusammengefaßt. Ein weiterer wichtiger Wachstumsfaktor mit Bedeutung im Intestinaltrakt ist der „hepatocyte growth factor" (HGF), der auch als „scatter factor" bezeichnet wird und der bis heute keiner der bekannten Wachstumsfaktorfamilien zugeordnet werden konnte.

Nicht alle der in Tabelle 6.2 aufgeführten Wachstumsfaktoren modulieren das intestinale Wachstum. Auch die wachstumsmodulierende Aktivität einzelner Wachstumsfaktoren ist unterschiedlich ausgeprägt. Es ist jedoch nicht möglich, in einem kurzen Übersichtsartikel alle erwähnten Wachstumsfaktoren umfassend zu diskutieren, so daß diesbezüglich auf entsprechende Handbücher verwiesen wird.

Neben einer direkten *Modulation des intestinalen Wachstums* bewirken Wachstumsfaktoren zahlreiche weitere funktionelle Effekte innerhalb des intestinalen Epithels, die mitunter indirekt auch das intestinale Wachstum beeinflussen. Diese Wachstumsfaktoren stimulieren u. a. die *Expression wachstumsstimulierender Peptide*, regulieren den *Polyaminstoffwechsel*, rekrutieren verschiedene primär nicht ortsständige Zellpopulationen in die intestinale Mukosa und schützen die *Epithelzellbarriere* gegen schädliche Einflüsse im intestinalen Lumen. Die wesentlichsten funktionellen Eigenschaften der verschiedenen intestinalen Wachstumsfaktorfamilien sind in Tabelle 6.3 exemplarisch zusammengefaßt.

Transforming growth factors α und β

Aus der Vielzahl der erwähnten Wachstumsfaktoren sind insbesondere die Wachstumsfaktoren *TGFα* und *TGFβ* aufgrund ihrer potenten Effekte auf die intestinale epitheliale *Zellproliferation* hervorzuheben.

TGFα und EGF gehören zu den potentesten charakterisierten Stimulatoren der intestinalen *Epithelzellproliferation*. Beide Peptide gehören der TGFα-Familie an und interagieren vermutlich mit dem gleichen Rezeptor, dem sog. EGF-Rezeptor. Das aus 50 Aminosäuren bestehende Peptid TGFα wird von einer Vielzahl von Zellpopulationen einschließlich intestinaler epithelialer Zellpopulationen exprimiert. Bioaktives EGF besteht aus 53 Aminosäuren und wird durch proteolytische Aktivierung aus einer membrangebundenen Vorstufe freigesetzt. Innerhalb des Gastrointestinaltraktes wird EGF in den Speicheldrüsen, den Brunner-Drüsen des Duodenums sowie im exokrinen Pankreas gebildet. *EGF-Rezeptoren* werden im gesamten Gastrointestinaltrakt auf Mukosaepithelzellen und auch auf Lamina-propria-Zellen exprimiert.

Im Gegensatz zur proliferationsfördernden Wirkung von TGFα und EGF bewirkt TGFβ eine potente

Tabelle 6.2. Wachstumsfaktorfamilien mit Bedeutung für das intestinale Wachstum

Wachstumsfaktorfamilie	Zielzellen	Familienmitglieder[a]
Transforming-growth-factor-α(TGFα)-Familie	Epithelzellen, Endothelzellen, Makrophagen/Monozyten	TGFα, EGF, Amphiregulin, Cripto, Heparin-binding-EGF (HB-EGF), Heregulin, Betacellulin
Transforming-growth-factor-β(TGFβ)-Familie	Epithelzellen, Endothelzellen, Fibroblasten, glatte Muskelzellen, Lymphozyten, Makrophagen/Monozyten, Granulozyten	TGFβ_{1-3}, Inhibin A und B, Activin A und AB, Müllerian inhibiting substance, Vg1, vgr-1, Bone morphogenetic proteins 1–9, Decapentaplegic proteins
Insulin-like-growth-factor(IGF)-Familie	Epithelzellen, Endothelzellen, Fibroblasten, glatte Muskelzellen	Insulin, Insulin like growth factor I und II (IGF I und II)
Fibroblast-growth-factor(FGF)-Familie	Epithelzellen, Endothelzellen, mesenchymale Zellen	„acidic" und „basic" FGF, int-2 Onkogen, hst onkogen (K-FGF), FGF-5, FGF-6, KGF, FGF-8, FGF-9
Colony stimulating factors (CSF's)	Immunozyten, hämatopoetische Stammzellen	IL-3 (Multi-CSF), GM-CSF, M-CSF (=CSF-1) und G-CSF
Trefoil-factor-Familie	Epithelzellen, Becherzellen	TFF-1 (pS2), TFF-2 („spasmolytic" Peptid), TFF-3 („intestinal trefoil factor", ITF)

[a] Nicht alle erwähnten Peptide beeinflussen das intestinale Wachstum, sie werden jedoch aufgeführt, um die Vielfalt intestinaler Wachstumsfaktoren darzustellen.

Tabelle 6.3. Wesentliche funktionelle Eigenschaften von Wachstumsfaktoren im Intestinaltrakt

TGFα-Familie	• Stimulation der epithelialen und nichtepithelialen Zellproliferation • Regulation von Enzymen im Polyaminstoffwechsel • Regulation des intestinalen Elektrolyt- und Nährstofftransportes • Regulation der Expression von Bürstensaumenzymen • Begünstigung des Wachstums neoplastischer Zellpopulationen • Beschleunigung der Epithelzellmigration • Stimulation der Angiogenese
TGFβ-Familie	• Epithelzellen: Proliferationshemmung, Stimulation der Zellmigration • B-Lymphozyten: Proliferationshemmung, Suppression der IgM und IgG-Produktion, Stimulation der IgA-Produktion • T-Lymphozyten: Proliferationshemmung, Suppression der Zytokinproduktion, Hemmung der Generierung zytotoxischer T-Zellen • Monozyten/Makrophagen: Chemotaxis, Hemmung des „respiratory bursts", Induktion der Produktion von IL-1 und TGFα • Neutrophile: Chemotaxis, Hemmung der zytotoxischen Aktivität • Fibroblasten: Proliferationshemmung, Modulation der Kollagen-, Fibronektin- und Kollagenaseproduktion, Chemotaxis • Endothelzellen: Proliferationshemmung, Stimulation der Angiogenese • glatte Muskelzellen: Stimulation der Kollagenproduktion
IGF-Familie	• Proliferationsstimulierung von epithelialen und nichtepithelialen Zellen • trophische Funktion in der intestinalen Mukosa • Stimulation von Tumorzellwachstum über autokrine Mechanismen • Förderung intestinaler Wundheilung • Begünstigung der Fibroseentwicklung • Förderung der Chemotaxis endothelialer Zellpopulationen
FGF-Familie	• Proliferationstimulation von Epithel-, Endothel- und Mesenchymzellen • Stimulation der Angiogenese und Neovaskularisierung • Stimulation der epithelialen Migration • Stimulation der intestinalen Wundheilung
CSF	• Stimulation der hämatopoetischen Zellproliferation • Aktivierung und Rekrutierung verschiedener Immunzellpopulationen • Modulation des humoralen und zellulären Immunsystems
Trefoilpeptide	• Stimulation der intestinalen epithelialen Restitution • Protektion des intestinalen Epithels gegen luminale Schädigungen • Modulation der intestinalen Motilität

Hemmung der Zellproliferation nahezu aller bisher untersuchten Epithelzellpopulationen einschließlich verschiedener intestinaler Epithelzellinien. *TGFβ* ist der potenteste charakterisierte *Inhibitor der intestinalen epithelialen Zellproliferation* und ist in der Lage, die proliferationsstimulierenden Effekte von Wachstumsfaktoren in intestinalen Epithelzellen zu antagonisieren. TGFβ-Isoformen (TGFβ$_{1-3}$) werden in der intestinalen Mukosa sowohl von Epithelzellen als auch von verschiedenen Lamina-propria-Zellpopulationen exprimiert. Funktionelle TGFβ-Rezeptoren werden von nahezu allen intestinalen Zellpopulationen exprimiert, so daß TGFβ eine Vielzahl verschiedener Zellpopulationen modulieren kann (Tabelle 6.2, 6.3).

6.3
Polyamine

Die Polyamine *Putrescin*, *Spermidin* und *Spermin* sind kleine aliphatische Amine mit 2, 3 bzw. 4 Aminogruppen (Abb. 6.2). Bei physiologischem pH-Wert sind Polyamine positiv geladen, wobei die positive Ladung nicht lokalisiert, sondern entlang der Kohlenstoffkette verteilt ist. Aufgrund dieser speziellen Molekülstruktur werden Interaktionen von Polyaminen mit negativ-geladenen Molekülen (DNA, Proteine und Phospholipide) begünstigt, so daß Polyamine zahlreiche Zellfunktionen spezifisch modulieren (Tabelle 6.4).

Polyamine sind unentbehrlich für das *Zellwachstum*. Eine intrazelluläre Akkumulation von

$NH_2CH_2CH_2CH_2CH_2NH_2$ **Putrescin**

$NH_2CH_2CH_2CH_2NHCH_2CH_2CH_2CH_2NH_2$ **Spermidin**

$NH_2CH_2CH_2CH_2NHCH_2CH_2CH_2CH_2NHCH_2CH_2CH_2NH_2$ **Spermin**

Abb. 6.2. Struktur von Polyaminen

Tabelle 6.4. Wichtige biologische Funktionen von Polyaminen

Stabilisierung der DNA-Doppelhelix durch Bindung von Polyaminen an die Phosphatgruppen der DNA

Schutz der Zellmembranen gegen Lipidperoxidation durch Bindung an polare Gruppen der Zellmembran

Regulation von membrangebundenen Enzymen, Kalziumhomöostase, Polyphoshoinositolstoffwechsel, Proteinkinase C Aktivität, Zytoskelettentwicklung, Membranfusionen sowie Transport von Ionen und Metaboliten

Regulation der Expression von wachstumsrelevanten Genen wie c-myc, c-fos and c-jun

Verhinderung von Apoptose in vitro durch Beeinflussung der Endonukleaseaktivität

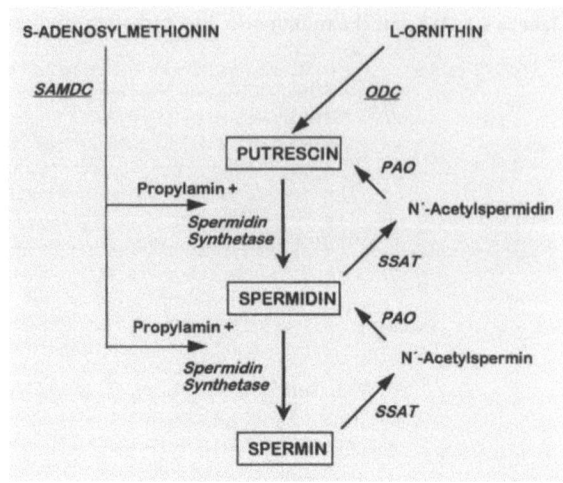

Abb. 6.3. Schematische Darstellung des Polyaminstoffwechsels

Polyaminen wird als Antwort auf eine Vielzahl von Wachstumsstimuli, wie z. B. Wachstumsfaktoren, Hormone, Tumorpromotern und Onkogenen beobachtet, so daß eine Zunahme der intrazellulären Polyaminspiegel um das 10- bis 15Fache im Vergleich zu ruhenden Zellen beobachtet werden kann. Durch Entzug von Polyaminen verlangsamt sich das Zellwachstum und letztendlich wird die Zellteilung gestoppt. Nach Wiederherstellung normaler Polyaminspiegel können die Zellen ihre vorherige Wachstumsrate wieder aufnehmen.

Regulation des intrazellulären Polyamingehaltes

Der intrazelluläre Polyamingehalt in der Zelle wird entsprechend des zellulären Bedarfs reguliert. Die Regulation der intrazellulären Polyaminkonzentrationen wird durch eine genau Abstimmung von Biosynthese, Interkonvertierung und intrazelluläre Aufnahme der Polyamine ermöglicht. Polarisierte Epithelien wie das gastrointestinale Epithel können Polyamine sowohl über die apikale, als auch über die basolaterale Membran aufnehmen. Eine schematische Darstellung des Polyaminstoffwechsels ist in Abb. 6.3 dargestellt.

L-Ornithin dient als Substrat für das erste regulatorische Enzym im Polyaminstoffwechsel, die *Ornithindecarboxylase* (ODC), die L-Ornithin zu *Putrescin* decarboxyliert. Das Diamin Putrescin wird in das Triamin *Spermidin* und das Tetraamin *Spermin* durch Spermidin- bzw. Sperminsynthasen umgewandelt. Der limitierende Faktor dieser Reaktionen ist die Bioverfügbarkeit des Aminopropyldonators, *S-Adenosylmethionindecarboxylase* (SAMDC). Deshalb sind ODC und SAMDC die geschwindigkeitsbestimmenden Schritte in der Biosynthese der Polyamine. Obwohl der Biosyntheseweg der Polyamine im Grunde genommen irreversibel ist, kann Spermin in einer zweistufigen Reaktion zu Putrescin und Spermidin katabolisiert werden. Geschwindigkeitsbestimmend ist hier die Aktivität der *Spermin/Spermidinacetyltransferase* (SSAT). SSAT überträgt eine Acetylgruppe vom Acetylkoenzym A zur N1-Position von Spermidin und Spermin. Die acetylierte Formen von Spermidin und Spermin wird durch die *Polyaminoxidase* (PAO) zu Spermidin bzw. Putrescin katabolisiert. Die Wirkungen der Enzyme im Polyaminstoffwechsel werden nach dem Rückkopplungsprinzip durch den intrazellulären Polyaminspiegel reguliert. Auch die Transportsysteme für die Aufnahme von extrazellulären Polyaminen werden durch intrazelluläre Polyaminspiegel reguliert.

Die *Polyaminaufnahme* im Intestinaltrakt ist in den letzten Jahren intensiv untersucht worden. Es besteht Einigkeit darüber, daß die Polyaminaufnahme in intestinale Epithelzellen temperaturabhängig, natriumunabhängig und sättigbar ist und daß durch strukurell und ladungsmäßig verwandte Substanzen eine Hemmung bewirkt werden kann. Intestinale Epithelzellen besitzen unterschiedliche apikale und basolaterale Polyamintransporter mit verschiedenen Affinitäten und Kapazitäten. Die Aufnahme von Polyaminen über die basolaterale Membran des Enterozyten erfolgt durch einen hochaffinen Transporter, der wahrscheinlich auch für den aktiven Transport von Polyaminen in isolierten Enterozyten verantwortlich ist. Das Polyamintransportsystem im Intestinaltrakt wird durch komplexe Mechanismen reguliert und ist u. a. abhängig vom Zellzyklus. Durch verschiedene Wachstumsstimuli (z. B. EGF) wird nicht nur die ODC-Aktivität, sondern auch die Polyaminaufnahme durch strukturellen Veränderungen im Transporter hochreguliert.

Eine übermäßige intrazelluläre Anhäufung von Polyaminen wird ebenfalls durch einen Regulationsmechanismus verhindert. Sobald der intrazelluläre Polyaminspiegel eine Konzentration erreicht, die für das Zellwachstum ausreichend ist, wird die ODC-Aktivität durch ein neusynthetisiertes Protein, das als ODC-Antizym bezeichnet wird, gehemmt. Das ODC-Antizym neutralisiert nicht nur die ODC durch Komplexbildung, sondern es vermindert auch die Polyaminaufnahme in die Zelle.

Polyamine und Wachstumsregulation im Intestinaltrakt

Der gesamte Gastrointestinaltrakt, vom Magen bis zum distalen Kolon, ist reich an Polyaminen, wobei von proximal nach distal eine Abnahme der mukosalen Putrescin- und Sperminkonzentration bei gleichzeitigem Abfall der ODC-Aktivität beobachtet werden kann. Interessanterweise findet man in isolierten Enterozyten die höchste ODC-Aktivität nicht in Enterozyten der Krypten, dem anatomischen Ort der Zellteilung, sondern in Enterozyten der Villusspitzen. Eine vergleichbare Abnahme der *Diaminoxidase-(DAO-)*Aktivität und der Putrescinkonzentrationen von den Villusspitzen zu den Krypten konnte ebenfalls beobachtet werden. Im Gegensatz dazu findet man die höchste Aktivität der SAMDC in Enterozyten der Krypten.

Im gastrointestinalen Lumen findet sich ein reiches Vorkommen an Polyaminen in der Nahrung sowie durch intestinale Sekretion und Neusynthese durch Darmbakterien. Die tägliche Nahrung ist reich an Polyaminen; nach einer Mahlzeit steigt die Polyaminkonzentration im Duodenum und proximalen Jejunum auf Werte im millimolaren Bereich an. Im Anschluß an die Nahrungsaufnahme und in distalen Abschnitten des Dünndarms kommt es zu einem stetigen Abfall der Polyaminkonzentration. Die meisten Polyamine werden im proximalen Jejunum entweder rasch resorbiert oder durch DAO enzymatisch abgebaut. Dennoch finden sich auch im Lumen des Kolons hohe Polyaminkonzentrationen, die vermutlich durch die Darmflora synthetisiert werden.

Verschiedene wachstumsstimulierende Faktoren induzieren einen Anstieg der Polyaminkonzentration in intestinalen Epithelzellen, die sowohl durch eine vermehrte Synthese und Interkonversion, als auch durch eine gesteigerte apikale und basolaterale Aufnahme hervorgerufen wird (Abb. 6.4). Ein Anstieg der ODC-mRNA ist eines der ersten Ereignisse, das nach Wachstumsstimulierung eintritt, gefolgt von einem Anstieg der ODC-Proteinmenge und Enzymaktivität. Der Anstieg der DNA-Synthese korreliert mit der maximalen Akkumulation von Polyamine in proliferierenden Zellen.

Die Bedeutung der Polyamine für das intestinale Wachstum ist insbesondere für *adaptive Wachstumsvorgänge nach Darmresektion* gut untersucht. Nach einer Dünndarmresektion reduziert eine Behandlung mit dem ODC-Blocker Difluoromethylornithin (DFMO) die mukosalen Polyaminkonzentrationen und hemmt das mukosale Wachstum. Wenn die Polyaminsynthese durch DFMO gehemmt wird, kann durch die Gabe von enteralem Putrescin oder Spermidin, nicht aber durch den Polyaminvorläufer Ornithin, das Wachstum des Dünndarmepithels wiederhergestellt werden. Eine ausgeprägte Anreicherung von Polyaminen in Enterozyten kann durch eine Hemmung des Polyaminabbaus durch Aminoguanidin, einen potenten Hemmstoff der DAO induziert werden. Eine so induzierte übermäßige Akkumulation von Putrescin bewirkt im adaptiven Darm einen Anstieg der Kryptentiefe und der Villushöhe zusammen mit einem erhöhten DNA- und Proteingehalt sowie ein beschleunigtes Adaptationsverhalten.

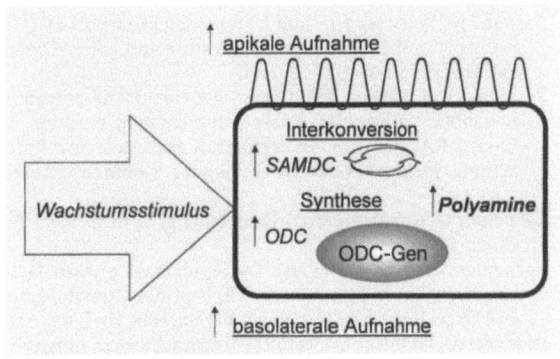

Abb. 6.4. Akkumulation von Polyaminen in proliferierenden intestinalen Epithelzellen

Theoretisch ist durch eine Modulation der Biosynthese und Aufnahme von Polyaminen auch eine Hemmung überschießender Zellproliferation im Rahmen von intestinalen Neoplasien denkbar. Eine Verminderung intrazellulärer Polyaminkonzentrationen kann durch eine Hemmung der Schlüsselenzyme der Polyaminsynthese mit ODC- und SAMDC-Inhibitoren in Verbindung mit einer polyaminarmen Diät und durch Polyaminanaloga, die die intrazelluläre Polyaminaufnahme unterbinden, bewirkt werden. Die klinische Bedeutung dieser theoretischen Ansätze ist derzeit noch unklar.

Literatur

Bardocz S, Grant G, Brown DS, Ralph A, Pusztai A (1993) Polyamines in food-implications for growth and health. J Nutr Biochem 4:66–71

Barnard JA, Beauchamp RD, Coffey RJ, Moses HL (1989) Regulation of intestinal epithelial cell growth by transforming growth factor type β. Proc Nat Acad Sci USA 86:1578–1582

Barnard JA, Lyons RM, Moses HL (1990) The cell biology of transforming growth factor β. Biochim Biophys Acta 1032:79–87

Barnard JA, Warwick GJ, Gold L (1993) Localizations of TGFβ isoforms in the normal small intestine and colon. Gastroenterology 105:67–73

Berchtold CM, Kensler TW, Casero RA (1995) The polyamine metabolic pathway as a target for chemoprevention. In: Casero RA; Polyamines: regulation and molecular interaction. Springer Verlag/R.G. Landes Company, Austin, 205–231

Carpenter G, Cohen S (1990) Epidermal growth factor. J Biol Chem 265:7709–7712

Carpenter G, Wahl MI (1991) The epidermal growth factor family. In: Sporn MB, Roberts AB; Peptides Growth Factors and Their Receptors I. Springer Verlag, New York, 69–171

Dignass AU, Podolsky DK (1996) Growth factors in inflammatory bowel disease. In: Fiocchi C; Cytokines in inflammatory bowel disease. R.G. Landes Company, Austin, Georgetown, 137–155

Dignass AU, Podolsky DK (1994) Peptide Growth Factors – Implications for inflammatory bowel disease. In: Rachmilewitz D; Inflammatory Bowel Diseases – 1994. Kluwer Academic Publishers, Dordrecht, Boston, London, 71–81

Dowling RH (1990) Polyamines in intestinal adaptation and disease. Digestion 46 Suppl 2:331–344

Green AR (1989) Peptide regulatory factors: multifunctional mediators of cellular growth and differentiation. Lancet 1:705–707

Heldin CH (1992) Structural and functional studies on platelet-derived growth factor. EMBO J 11:4251–4259

Hoosein NM, Brattain DF, McKnight MK (1987) Characterization of the inhibitory effects of transforming growth factor β on a human colon carcinoma cell line. Cancer Res 47:2950–2954

Konturek JW, Bielanski W, Konturek SJ (1989) Distribution and release of epidermal growth factor in man. Gut 30:1194–1200

Koyama S, Podolsky DK (1989) Differential expression of transforming growth factors α and β in rat intestinal epithelial cells: Mirror-image gradients from crypt to villus. J Clin Invest 83:1768–1773

Kurokawa M, Lynch K, Podolsky DK (1987) Effects of growth factors on an intestinal epithelial cell line: transforming growth factor β inhibits proliferation and stimulates differentiation. Biochem Biophys Res Commun. 142:775–782

Lipkin M, Sherlock P, Bell B (1963) Cell proliferation kinetics in the gastrointestinal tract of man. II. Cell renewal in stomach, ileum, colon and rectum. Gastroenterology 45:721–729

Lyons RM, Moses HL (1990) Transforming growth factors and the regulation of cell proliferation. Eur J Biochem 187:467–473

Massague J (1990) The transforming growth factor β family. Annu Rev Cell Biol 6:597–641

Menard D, Pothier P (1991) Radioautographic localization of epidermal growth factor receptors in human fetal gut. Gastroenterology 101:640–649

Milovic V, Caspary WF, Stein J (1998) Polyamine uptake across the basolateral membrane of the enterocyte is mediated by a high-affinity carrier: a study using isolated basolateral membrane vesicles. Digestion 59:60–68

Milovic V, Deubner C, Zeuzem S, Piiper A, Caspary WF, Stein J (1995) EGF stimulates polyamine uptake in Caco-2 cells. Biochem Biophys Res Commun 206:962–968

Milovic V, Stein J, Piiper A, Gerhard R, Zeuzem S, Caspary WF (1995) Characterization of putrescine transport across the intestinal epithelium: study using isolated brush border and basolateral membrane vesicles of the enterocyte. Eur J Clin Invest 25:97–105

Nathan C, Sporn M (1991) Cytokines in context. J Cell Biol 113:981–986

Nicola NA (1994) Guidebook to Cytokines and Their Receptors. Oxford University Press, Oxford, New York, 1–261

Roberts AB, Sporn MB (1991) The transforming growth factor-βs. In: Sporn MB, Roberts AB: Peptide Growth Factors and Their Receptors I. Springer-Verlag, New York, 417–472

Scheving LA, Shiurba RA, Nguyen TD (1989) Epidermal growth factor receptor of the intestinal enterocyte localization to the laterobasal but not brush border membrane. J Biol Chem 264:1735–1741

Sottili M, Sternini C, Brecha NC, Lezoche E, Walsh JH (1992) Transforming growth factor α receptor binding sites in the canine gastrointestinal tract. Gastroenterology 103:1427–1436

Sporn MB, Roberts AB (1991) Peptide Growth Factors and Their Receptors I and II. Springer-Verlag, New York, 98–104

Sporn MB, Roberts AB (1992) Autocrine secretion – 10 years later. Ann Intern Med 117:408–414

Suemori S, Ciacci C, Podolsky DK (1991) Regulation of transforming growth factor expression in rat intestinal epithelial cell lines. J Clin Invest 87:2216–2221

Thomas DM, Nasim MM, Gullick WJ et al. (1992) Immunoreactivity of transforming growth factor α in the normal adult gastrointestianl tract. Gut 33:628–631

Thompson JF (1988) Specific receptors for epidermal growth factor in rat intestinal microvillus membranes. Am J Physiol 254:G429–G435

Onkogenese und Neoplasien

J. RAEDLE, S. ZEUZEM

7.1 Normale Zellproliferation 71
7.2 Charakteristika maligner Zellen 72
7.3 Mechanismen der Onkogenese 72
7.4 Modell der kolorektalen Karzinogenese (Adenom-Karzinom-Sequenz) 73
7.5 Onkogene 75
7.6 Tumorsuppressorgene 75
7.7 DNA-Mismatch-Reparaturgene (DNA-MMR-Gene) 76
7.8 Weitere an der Kolonkarzinogenese beteiligte Gene 77

Literatur 77

Maligne Krankheiten spielen im Intestinaltrakt eine zentrale Rolle. Obwohl die betroffenen Organsysteme die unterschiedlichsten Funktionen erfüllen, lassen sich die Mechanismen, die zur Tumorentstehung führen, auf eine grundlegende Störung der normalen Zellfunktion zurückführen, d.h. letztlich entstehen Neoplasien aufgrund von Veränderungen, bei denen die normale Zellzyklusregulation außer Kraft gesetzt wird.

7.1 Normale Zellproliferation

Zellzyklus

Allgemein betrachtet entstehen Neoplasien aufgrund von Veränderungen, bei denen die normale Zellzyklusregulation außer Kraft gesetzt wird. Neben der *Zellproliferation* wird auch das *Zell-/Gewebewachstum* durch ein exaktes Zusammenspiel von zellulärer *Differenzierung*, *Zellalterung* und progammiertem Zelltod (*Apoptose*) reguliert. Nach erfolgter Zellteilung durchlaufen normale Zellen einen in 4 Phasen gegliederten Reifungsprozeß (Abb. 7.1). In der *S-Phase* erfolgt die DNA-Replikation, die Zelle wird tetraploid. Nach der prämitotischen Ruhephase, die als G_2-*Phase* bezeichnet wird, erfolgt in der *M-Phase* die Mitose mit der Entstehung von 2 diploiden Tochterzellen. Nach der postmitotischen Ruhephase, der G_1-*Phase*, die zur RNA- und Proteinsynthese genutzt wird, kann eine

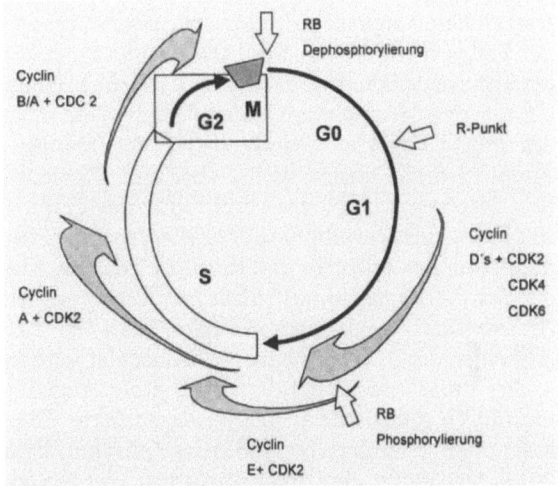

Abb. 7.1. Nach erfolgter Zellteilung durchlaufen normale Zellen einen in 4 Phasen (G_1-Phase, S-Phase, M-Phase, G_2-Phase) unterteilten Reifungsprozeß, der als Zellzyklus bezeichnet wird

erneute DNA-Replikation erfolgen. Erreicht die Zelle während der G_1-*Phase* den sogenannten Start- oder R(restriction)-Punkt, so wird die DNA-Replikation und Zellteilung für einen neuen Generationszyklus synchronisiert. Vor Erreichen des R-Punktes kann die Zelle den aktiven Proliferationszyklus verlassen und in der G_0-*Phase*, einer Ruhephase, auf unbestimmte Zeit verharren. Darüber hinaus kann die Zelle aus der G_0-*Phase* heraus erneut in den Proliferationszyklus eintreten. Die Zellzykluslänge und jeweilige Phasendauer variieren zwischen den unterschiedlichen Zelltypen. Über ein komplexes System verschiedener Zykline (Zyklin A, B, D, E), zyklin-abhängiger Kinasen (CDK 2, 4, 6) sowie deren Inhibitoren (p16, p21, p27) kann die Zellprogression während des Zellzyklus bevorzugt an den G_2/M- und G_1/S-Phasenübergängen reguliert werden.

DNA-Ploidie

Anhand der DNA-Ploidie wird die Anzahl der Chromosomen in einer Zelle spezifiziert. Im eukaryontischen Zellzyklus ist sie bei Neoplasien oder deren prämalignen Vorstufen als Indikator genetischer

Alterationen zu werten. Mittels durchflußzytometrischer Untersuchungen läßt sich heute leicht ermitteln, ob einzelne Zellen oder ganze Zellverbände einen normalen, diploiden ($2n$) oder davon abweichenden Chromosomensatz enthalten. Tumorzellen oder deren prämaligne Vorstufen sind aufgrund der genomischen Instabilität häufig aneuploid ($<2n$) oder hyperploid ($>2n$).

Progammierter Zelltod (Apoptose)

Die zelluläre Apoptose stellt einen wichtigen Gegenpol zur Zellproliferation dar. Die Fähigkeit maligner Zellen, sich der Apoptose zu entziehen, ist darüber hinaus bei der Onkogenese von entscheidender Bedeutung. Als morphologische Charakteristika der zellulären Apoptose findet man typischerweise eine Kondensation des Zytoplasmas, eine Verdichtung des Chromatins sowie eine Schrumpfung des Zellkerns. Eine Fragmentation des Zellkerns und deutliche Schrumpfung der Zelloberfläche kann ebenfalls beobachtet werden. Als molekularbiologisches Korrelat kann ein Zerschneiden der DNA in Fragmente beobachtet werden.

Der Prozeß der Apoptose wird komplex reguliert und durch spezifische zelluläre Genprodukte eingeleitet oder verhindert. Innerhalb des Zellzyklus kann besonders durch eine Hochregulation von p53 ein Zellarrest in der G_1-Phase hervorgerufen werden, der letztendlich zur Apoptose führt.

Regulationsmechanismen der normalen Zellproliferation

Zellen können proliferieren, indem sie aus der G_0-Phase heraus wieder in den aktiven Zellzyklus eintreten. Während der Zellzyklus durch spezifische *Regulatorproteine* kontrolliert wird, wird die Zellproliferation besonders durch externe Stimuli modifiziert, die an Wachstumsrezeptoren auf der Zelloberfläche binden. Bei den Wachtumsrezeptoren handelt es sich zumeist um transmembranäre Proteine, die ein intrazelluläres Signal erzeugen. Darüber hinaus können die Zell-Zell- und Zell-Matrix-Adhäsionen über Integrine, Cadherine, Selektine sowie Proteoglykane das Zytoskelett und mittelbar die Zellproliferation beeinflussen. Weiterhin führen Interaktionen zwischen verschiedenen Liganden und ihren Rezeptoren an der Zelloberfläche zu intrazellulären Signalen, die die Gentranskription im Zellkern modifizieren können. Mit der Tyrosinphosphorylierung, der Serin/Threoninphosphorylierung, der Entstehung zyklischer Nukleotide nach Bindung an G-Proteine und der Kalzium-Phosphoinositol-Produktion konnten verschiedene Signaltransduktionswege identifiziert werden, die die intrazellulären Funktionen und das Zellwachstum regulieren.

7.2 Charakteristika maligner Zellen

Maligne Zellen besitzen das Potential zu einer *unkontrollierten Zellproliferation*. Im Gegensatz zu normalen Zellen werden sie nicht mehr durch den R-Punkt der G_1-Phase in ihrem Wachstum kontrolliert, sondern können sich fortwährend teilen. Die maligne Transformation einer Zelle kann durch verschiedene Faktoren wie Virusinfektionen oder Mutationen begünstigt werden.

Morphologisch zeichnen sich maligne Zellen durch eine verstärkte zytoplasmatische *Basophilie*, eine zunehmende *Kernanzahl* und *-größe*, eine veränderte *Kern-Zytoplasma-Relation* sowie die Bildung von *atypischen Zellclustern* aus. *Abnorme Mitosefiguren*, der Verlust struktureller Zelleigenschaften sowie eine auffällige Veränderung der *zellulären Oberflächenstruktur*, die besonders auf inkomplette Glykoproteine der Zellmembran zurückzuführen ist, ermöglichen weiterhin eine pathomorphologische Identifikation und Zuordnung. Die veränderte zelluläre Oberflächenstruktur dürfte zu einem Verlust der Zell-Zell- und Zell-Matrix-Adhäsion führen und neben der Tumorausdehnung auch die Entstehung von Metastasen bedingen. Defekte strukturelle Glykoproteine, die von malignen Zellen produziert werden, können ins Serum übertreten und mittels serologischer Testverfahren als sogenannte *Tumormarker* detektiert werden.

7.3 Mechanismen der Onkogenese

Mutationen

Mutationen können Folge äußerer Einwirkungen sein (Fremdstoffe, reaktive Sauerstoffmediate, UV- oder ionisierende Strahlung), vererbt werden (Keimbahnmutationen) oder spontan entstehen. *Spontanmutationen* beruhen auf der natürlichen Instabilität des Genoms sowie Fehlern bei der DNA-Replikation. Mutationen können auf allen Ebenen der Genomstruktur auftreten und entweder ganze Chromosomen, Chromosomenabschnitte (Gene) oder einzelne Basen betreffen. Auf der Ebene der Chromosomen kann es sowohl zu numerischen als auch zu strukturellen Aberrationen kommen.

Rekombinations- und Punktmutationen

Auf der Genebene werden Rekombinationsmutationen von Punktmutationen unterschieden. Bei *Rekombinationsmutationen* ändert sich die Zahl und/oder die Position der Nukleotide. Dies kann durch

Deletion, Insertion, Duplikation, Inversion, Translokation oder Transposition geschehen. *Punktmutationen* betreffen nur eine Base. Sie können u. a. durch Einbau eines falschen Nukleotids bei der DNA-Replikation entstehen. Solche Fehler treten mit einer Häufigkeit von etwa 1 pro 10 000 Nukleotide auf, können aber in vielen Fällen durch spezialisierte, zelleigene Reparatursysteme korrigiert werden.

Auswirkungen von Mutationen

Welche Auswirkungen eine Mutation auf die Syntheserate, Aminosäuresequenz und Struktur des Genproduktes hat, hängt von ihrer Lokalisation ab. Bleiben alle Parameter unbeeinflußt, spricht man von einer „*stummen*" *Mutation*. Mutationen regulatorischer Sequenzen können zu Änderungen der Syntheserate eines Proteins führen. Mögliche Folgen von Mutationen in kodierenden DNA-Abschnitten sind eine Verlängerung, Verkürzung oder Veränderung der Aminosäuresequenz des betroffenen Genprodukts. Eine Punktmutation kann einen Aminosäureaustausch bedingen, der zum Kettenabbruch führt, oder auch keine Veränderung der Aminosäuresequenz verursachen, da die meisten Aminosäuren durch mehr als ein Basentriplett (Kodon) kodiert werden. Insertionen bzw. Deletionen führen häufig durch Verschiebung des Leserahmens zu einer Veränderung der Aminosäuresequenz mit Verlängerung oder Verkürzung der generierten Polypeptidkette.

Mutationen sind nicht generell Fehler der Natur, sondern mit der Entstehung neuer Genprodukte ein zentrales Prinzip der Evolution. Eine Mutation bleibt ohne nachteilige Folgen für den Organismus, wenn die Proteinfunktion nicht wesentlich beeinträchtigt ist oder der Defekt kompensiert werden kann. So bleibt eine Mutation oft ohne Relevanz, wenn der Träger heterozygot ist und noch über eine zweite, intakte Genkopie verfügt.

Bei der Tumorgenese führt die Expression von defekten Genen oder fehlerhafte Expression von Genen letztendlich zu zellulären Produkten, die zu einem malignen Phänotyp beitragen. Im Gastrointestinaltrakt spielen bei der Entstehung von malignen Tumoren neben den genetischen Mutationen besonders *Umgebungsfaktoren* oder *lokale Noxen* eine wichtige Rolle. So können im Darmmilieu somatische Mutationen auch durch Nahrungsbestandteile getriggert werden, die direkt oder indirekt auf die mukosale Oberfläche einwirken (Aflatoxin B_1; Acetaldehyd; Nitrate, die bakteriell zu Nitrosaminen umgebaut werden können).

Kumulierende Genalterationen

Des weiteren gilt für alle angeborenen sowie umgebungsbedingten Mutationen/Noxen, daß einzelne diskrete Zellschädigungen sich bei der Tumorentstehung addieren und letztendlich nach multiplen Alterationen zu einer malignen Transformation der Zelle führen können. Erhalten einzelne Zellen aufgrund der vorliegenden Alterationen einen Wachstumsvorteil gegenüber der umgebenden Zellpopulation, so können sie sich klonal vermehren und schließlich zur manifesten Tumorformation führen. Eindeutig definiert ist dieses Konzept der *kumulierenden Genalterationen* mit ihren korrespondierenden phänotypischen Veränderungen beim kolorektalen Karzinom.

7.4
Modell der kolorektalen Karzinogenese (Adenom-Karzinom-Sequenz)

Das kolorektale Karzinom ist eine der häufigsten Tumorerkrankungen in der westlichen Welt und entsteht in einem schrittweisen Prozeß aus morphologisch unauffälliger Kolonschleimhaut über die Bildung adenomatöser Polypen hin zum invasiven und metastasierenden Karzinom. Die maligne Transformation von normalem Kolonepithel ist mit einer Reihe von genetischen Affektionen verbunden, die sowohl die Aktivierung von Onkogenen durch Punktmutationen als auch die Inaktivierung von Tumorsuppressorgenen durch Deletionen, Allelverluste sowie Punktmutationen beinhaltet. Eine schrittweise Akkumulation von Mutationen in den Proto-Onkogenen (K-*ras*, *src*, *c-myc*), Tumorsuppressorgenen (*APC*, *DCC*, *p53*, *MCC*, *DPC4*), Mismatch-Reparaturgenen (*hMSH2*, *hMLH1*, *hPMS2*) und sog. „modifizierenden" Genen (Phospholipase A2, COX2, CD44v) konnte gut charakterisiert werden. Alle Mutationen tragen zur Tumorinitiation und/oder -progression bei und begünstigen die Entstehung von unkontrolliert proliferierenden Zellen. Dabei scheint die zeitliche Reihenfolge der Mutation eine ebenso wichtige Rolle zu spielen wie die Funktion der betroffenen Gene (Tabelle 7.1).

Beim kolorektalen Karzinom läßt sich die Akkumulation von 7 genetischen Defekten mit der klinischen und histopathologischen Veränderung der normalen Kolonschleimhaut hin zu atypischen Kolonkrypten („aberrant crypt foci"), der Entwicklung von Mikroadenomen, der zunehmenden Größen- und Dignitätsveränderung von Adenomen bis zum eigentlichen Karzinom korrelieren (Abb. 7.2). Die *Adenom-Karzinom-Sequenz* wird durch epidemiologische Daten bestätigt. Ähnlich wie bei der familiären adenomatösen Polyposis (FAP) konnte belegt werden, daß Kolonpolypen der Karzinomentstehung um etwa 10 bis 15 Jahre vorangehen.

Tabelle 7.1. Gene mit pathogenetischer Beteiligung beim kolorektalen Karzinom. (Mod. nach Hoops et al. 1997)

Genkategorie	Gen	Funktion und mögliche Rolle bei der Tumorpathogenese
Proto-Onkogene	K-ras	GTP-bindendes Protein und Vermittler bei der Signaltransduktion von Wachstumsfaktoren; persistiert bei Mutation in einem aktivierten GTP-gebundenem Status
	src	Tyrosinkinase; Aktivationsmechanismus unklar; Expression beeinflußt die Mitose
	c-myc	aktiviert die Transkription und Zellproliferation; Wirkmechanismus beim Kolonkarzinom unklar
Tumorsuppressorgene	APC	Bindet an β- und γ-Catenin und kann über eine Modulation des β-Cateninspiegels die Zellstruktur und Signaltransduktion beeinflussen, Funktionsverlust führt zur unkontrollierten Zellproliferation oder Apoptose (Zellzyklusregulation)
	DCC	für die Zell-Zell- und Zell-Matrix-Interaktion wichtiges Zelladhäsionsmolekül (CAM); Funktionsverlust ermöglicht bzw. fördert die zelluläre Metastasierung
	p53	reguliert Zellzyklus, Zellproliferation sowie Apoptose nach DNA-Schädigung; Funktionsverlust läßt eine unkontrollierte Zellproliferation bei bestehender DNA-Schädigung/Mutation zu
	MCC	Funktion unklar, wahrscheinliche Beteiligung an der Zellzykluskontrolle
	DPC4	Protein, das durch eine DNA-Interaktion den proliferationsinhibierenden Effekt von TGF-β beeinflußt
Mismatch-Reparaturgene	hMSH2, hMLH1, hPMS1, hPMS2, hMSH6/GTBP, hMSH3	Komponenten des Mismatch-Reparaturkomplexes für die Fehlerkorrektur bei der DNA-Replikation; Funktionsverlust („mutator phenotype") führt zur Mikrosatelliteninstabilität und zum RER⁺-Phänotyp, begünstigt Entstehung weiterer genetischer Defekte
modifizierende Gene	Phospholipase A2	homolog zum Mom1 Gen, das bei Mäusen das APC Gen modifiziert; Wirkung unklar
andere Gene	COX2	Induktion der Zyklooxygenase; inhibiert epitheliales Wachstum/Zelldifferenzierung, hemmt die Apoptose
	CD44v	Glykoprotein an der Zelloberfläche; Splice-Variante begünstigt eine Zellmetastasierung

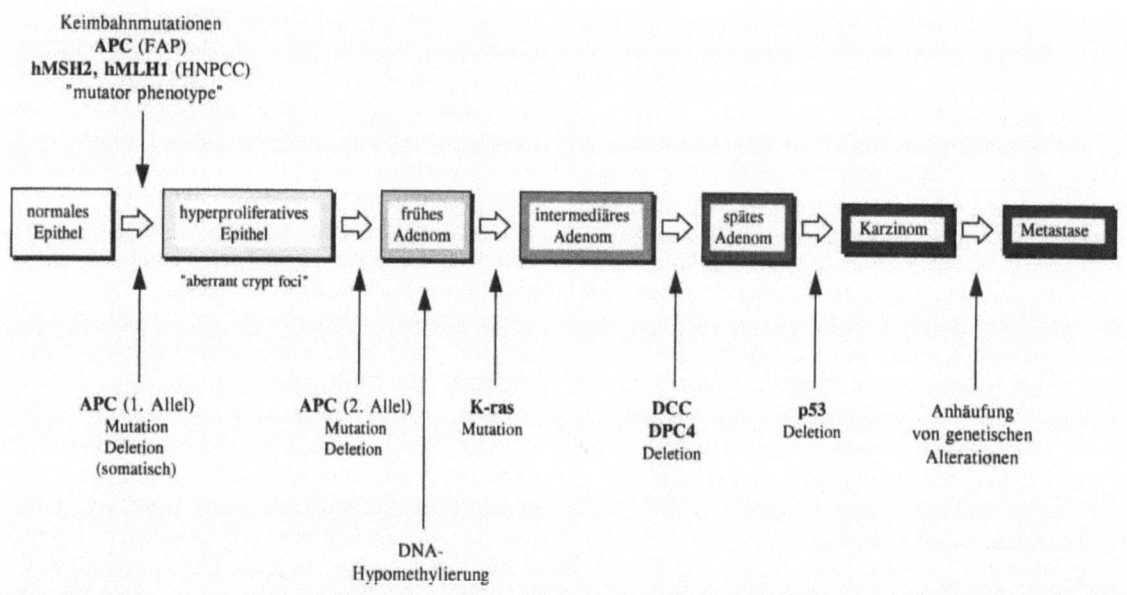

Abb. 7.2. Modell der kolorektalen Karzinogenese (Adenom-Karzinom-Sequenz). (Mod. nach Fearon et al. 1990; Kinzler et al. 1996)

7.5
Onkogene

Als Proto-Onkogene werden die Gene bezeichnet, von denen sich Onkogene ableiten. Onkogene entstehen durch Gentransduktion, Geninsertion, Genrearrangement oder Genamplifikation und kodieren Proteine, die als Wachstumsfaktoren in das extrazelluläre Milieu eingreifen (TGF-α, TGF-β, IGF I und II, EGF, FGF), als Proteinkinasen wirken (Tyrosinkinase c-erb B, *neu* Onkogen, *src*-Familie), als membranassoziierte G-Proteine bei der Signaltransduktion an der inneren Zellmembran mitwirken (H-*ras*, K-*ras*, N-*ras*) oder als transkriptionsregulierende Proteine im Zellkern fungieren (c-*myc*). Bis heute sind mehr als 70 Onkogene isoliert, die in wechselnden Kombinationen mit Tumorsuppressorgenen auch in den verschiedensten Tumoren gefunden werden können.

Ras-Onkogene

Ras gehört zur großen Familie der niedermolekularen Guanosintriphosphat(GTP)-bindenden Proteine, die als unidirektionaler molekularer Schalter fungieren und in verschiedene Vorgänge der zellulären Signaltransduktion als auch bei der Ankopplung und Fusion intrazellulärer Vesikel involviert sind. Das p21*ras*-Protein wird von 3 Genen (H-*ras*, N-*ras*, K-*ras*) exprimiert. Es besitzt eine zentrale Bedeutung bei der Signaltransduktion extrazellulärer Rezeptoren von Wachstumsfaktoren und kann über diese Kaskade auch die Transkription von wachstumsassoziierten Genen regulieren. Obwohl die 3 *ras*-Gene weitgehend homolog sind, kommt nur dem K-*ras*-Gen bei der Entstehung kolorektaler Neoplasien eine signifikante Bedeutung zu. Etwa 50 % aller kolorektalen Karzinome weisen eine Mutation in einem der beiden Allele auf. Im Gegensatz zu dem ausgedehnten Mutationsspektrum bei *APC* und p53 sind K-*ras*-Mutationen nahezu immer auf einem von 3 Kodons lokalisiert. Beim kolorektalen Karzinom finden sich die meisten Mutationen auf der ersten und zweiten Base des Kodon 12, seltener sind Mutationen im Kodon 13 und 61. Aufgrund dieser Mutationen persistiert das resultierende Protein in einem aktivierten GTP-gebundenen Status, der einen kontinuierlichen wachstumsstimulierenden Zellimpuls triggert. Bereits bei villösen Adenomen oder großen Polypen findet sich eine K-*ras*-Mutationsrate, die der kolorektaler Adenokarzinome entspricht. p21*ras*-Mutationen können in sehr frühen Stadien der Tumorentstehung auftreten, da bei Untersuchungen von atyischen Kolonkrypten („aberrant crypt foci") bereits in mehr als 60 % K-*ras*-Mutationen nachgewiesen werden konnten.

7.6
Tumorsuppressorgene

Die Produkte von Tumorsuppressorgenen können Zellen sowohl *in vitro* als auch *in vivo* vor einer Transformation und dem Entstehen eines malignen Phänotyps schützen. Mutationen, die die regelrechte Funktion dieser Gene unterbinden, konnten bis heute bei einer Reihe von gastrointestinalen Karzinomen identifiziert werden. Beim kolorektalen Karzinom sind besonders die Tumorsuppressorgene *APC* („*a*denomatosis *p*olyposis *c*oli"), *DCC* („*d*eleted in *c*olon *c*ancer"), p53, *MCC* („*m*utated in *c*olon *c*ancer") und *DPC4* („*d*eleted in *p*ancreas *c*ancer locus *4*") von Bedeutung. Voraussetzung für einen kompletten Funktionsverlust dieser Gene ist die Inaktivierung beider Allele. Dies kann bei familiären Karzinomformen (FAP, Gardner-Syndrom) durch eine bestehende Keimbahnmutation des einen Allels mit nachfolgender somatischer Mutation des zweiten normalen Allels oder bei sporadischen Karzinomen durch somatische Mutationen beider Allele erfolgen. Allelische Deletionen oder eine LOH („*l*oss *o*f *h*eterozygosity") können ebenfalls zum Ausfall einzelner Allele führen.

APC-Gen

Das *APC*-Gen ist auf dem Chromosom 5q21 in der Nähe des *MCC*-Gens lokalisiert, umfaßt 15 Exons und kodiert für ein Protein mit 2.843 Aminosäuren (Molekulargewicht 310 kDa), das an der basolateralen Membran des Kolonepithels lokalisiert ist. APC kontrolliert als zentrale Schaltstelle über eine Blockade der Zellprogression von der G_1-Phase zur S-Phase die Zellproliferation. Darüber hinaus bindet das APC-Protein an verschiedene Proteine (EB1, DLG, β- und γ-Catenin), wobei β-Catenin eine entscheidende Rolle bei der kalziumabhängigen Zelladhäsion spielt. Über einen Komplex mit Tcf-4, einem DNA-bindenden Protein, kann β-Catenin die Transkription aktivieren, die in normaler Kolonschleimhaut durch Wildtyp-APC unterdrückt wird. Mutationen im *APC*-Gen können zu einer unkontrollierten Zellproliferation und zu veränderten Protein-Protein-Interaktionen führen, die das Zytoskelet oder die Verbindung zwischen den Zellen beeinflussen. Ein Defekt dieses Schlüsselproteins läßt frühzeitig zahlreiche Adenome entstehen, die Präkanzerosen entsprechen. Eine APC-Inaktivierung führt über einen Kontrollverlust der Zellproliferation somit zur beschleunigten Tumorinitiation und trägt zur frühzeitigen Entstehung von Neoplasien bei.

Alterationen oder LOH im Chromosom 5q21 lassen sich sowohl beim sporadischen kolorektalen Karzinom als auch bei kolorektalen Adenomen in mehr als 60% der Fälle nachweisen. Bereits 1991 konnte gezeigt werden, daß bei den meisten Patienten mit familiärer adenomatöser Polyposis (FAP) Keimbahnmutationen des APC-Gens vorliegen. Viele Mutationen (somatisch, Keimbahn) führen zu Stopkodons, die in einem trunkierten Protein resultieren. Obwohl die meisten Mutationen im Exon 15 des *APC*-Gens auftreten, können Mutationen im gesamten Gen beobachtet werden. Besonders Alterationen, die das aminoterminale Ende des *APC*-Gens betreffen, sind mit einer FAP-Variante, dem sog. hereditären „Flat-adenoma-Syndrom" („*hereditary flat adenoma syndrome*", HFAS oder „attenuated" FAP) assoziiert, das durch eine geringere Polypenzahl und ein späteres Manifestationsalter charakterisiert ist. APC-Mutationen am 3'-Ende von Exon 9 (Kodon 463–1387) sind häufig mit einem Phänotyp assoziiert, der eine angeborene Hypertrophie mit Hyperpigmentierung des retinalen Pigmentepithels („*congenital hypertrophy of the retinal pigment epithelium*", CHRPE) aufweist. Beim Turcot-Syndrom, einer Erkrankung mit primären ZNS-Tumoren und einer Polyposis coli, finden sich ebenfalls *APC*-Keimbahnmutationen.

DCC-Gen

Eine Beteiligung des *DCC*-Gens bei der Kolonkarzinogenese wurde bereits früh nachgewiesen. Das *DCC*-Gen auf Chromosom 18q21 kodiert für ein zelluläres Oberflächenprotein mit 1447 Aminosäuren, das zur Familie der zellulären Adhäsionsmoleküle gehört („*cell adhesion molecules*", CAMs) und eine entscheidende Rolle bei der Zell-Zell- und Zell-Matrix-Interaktion spielt. Mehr als 70% der kolorektalen Karzinome und 50% der fortgeschrittenen Adenome weisen 18q-Deletionen oder LOH auf. Der Verlust des *DCC*-Gens ist in der Regel mit einem fortgeschrittenen Tumorstadium assoziiert, da in nahezu allen kolorektalen Lebermetastasen eine LOH nachgewiesen werden kann. Deletionen oder Punktmutationen im *DCC*-Gen scheinen daher über einen Kontrollverlust bei der Zell-Zell- oder Zell-Matrix-Interaktion das Zellwachstum und die Zellmetastasierung zu ermöglichen bzw. zu fördern. Nach neueren Studien scheint zudem nicht nur die 18q LOH, sondern auch die *DCC*-Proteinexpression einen unabhängigen Prognoseparameter beim kolorektalen Karzinom im Stadium II und III darzustellen.

p53-Gen

Das p53-Gen auf Chromosom 17p ist ein wichtiges Tumorsuppressorgen, dem bei der Entstehung und Progression der verschiedensten Tumoren eine zentrale Bedeutung zukommt. Als bereits 1979 entdecktes, nukleäres Phosphoprotein kommt dem Wildtyp-p53-Protein eine Schlüsselrolle bei der Regulation der Zellproliferation (Zellzyklusarrest vor der *S-Phase*), der Zelldifferenzierung und der Induktion des programmierten Zelltodes (Apoptose) zu.

Das p53-Gen kodiert ein 393 Aminosäuren großes Protein, das als DNA-abhängiger Transkriptionsfaktor in einem tetrameren Komplex mit der DNA interagiert. Die Aufgabe von p53 liegt besonders darin, die zelluläre Funktion nach einer Genomschädigung zu erhalten. Bei einer DNA-Schädigung wird p53 aktiviert, induziert die $p21^{WAF1/CIP1}$-Gentranskription, die für das kinaseinhibierende p21-Protein kodiert und ermöglicht so über einen Zellzyklusarrest vor der *S-Phase* die Korrektur des DNA-Schadens vor einer nachfolgenden Zellteilung. Gelingt dies nicht, kann p53 in diesen Zellen über eine Modulation des *Bcl-2*-Onkogens eine Apoptose induzieren und somit eine Weitergabe der zellulären Defekte verhindern.

Bei bis zu 75% aller kolorektalen Karzinome kann ein Funktionsausfall beider p53-Allele durch Punktmutation des einen und Deletion oder LOH des anderen Allels nachgewiesen werden. Mutationen in Adenomen oder frühen Stadien der Karzinogenese finden sich jedoch deutlich seltener. Die meisten p53-Mutationen betreffen als Missense-Mutationen die DNA-bindende Domäne zwischen den Aminosäuren 120–290 und generieren ein nichttrunkiertes Protein ohne spezifische DNA-Bindungsfähigkeit, das über eine verlängerte zelluläre Halbwertszeit auch einen immunhistochemischen Nachweis ermöglicht.

MCC-Gen

Das *MCC*-Gen wurde in unmittelbarer Nähe zum *APC*-Gen auf dem Chromosom 5q21 lokalisiert, doch ist seine Funktionsinterpretation aufgrund dieser engen Lagebeziehung schwierig. Das *MCC*-Protein scheint an der Zellzykluskontrolle beteiligt zu sein, die direkte Funktion bei der Onkogenese ist jedoch unklar.

7.7 DNA-Mismatch-Reparaturgene (DNA-MMR-Gene)

Die zelluläre DNA kann sowohl durch Umweltfaktoren (Strahlung, chemische Karzinogene) als auch durch spontane Mismatch-Bildungen während der normalen DNA-Replikation in ihrer Integrität gestört werden. Das DNA-Mismatch-Reparatursystem dient der Zelle dazu, die DNA-Integrität zu erhalten und DNA-Fehler oder Basenfehlpaarungen zu korrigieren. In Bakterien oder niederen Eukaryonten sind die Bestandteile dieses Systems gut untersucht. Hier wird die DNA durch ein spezifisches Reparatursystem, das an die DNA bindet, den geschädigten

DNA-Strang herausschneidet, die Lücke auffüllt und mit den Schnittstellen verbindet, korrigiert.

Zunehmende Informationen über das *Mismatch-Reparatursystem* beim Menschen wurden besonders anhand der Forschungsergebnisse zum hereditären, nichtpolypösen, Kolonkarzinom (*HNPCC*) gewonnen. Molekularbiologisches Charakteristikum von HNPCC-assoziierten Tumorformen ist das Auftreten multipler Replikationsfehler [replication-error-positive (RER⁺)-Phänotyp], die sich u. a. als Mikrosatelliteninstabilität (MSI) ubiquitär im Genom der Tumorzelle manifestieren. Ursache des RER⁺-Phänotyps im Tumor von HNPCC-Patienten sind Keimbahnmutationen in mindestens einem von 6 DNA-Reparaturgenen *(hMSH2* auf Chromosom 2p16, *hMLH1* auf Chromosom 3p21–23, *hPMS1* auf Chromosom 2q31–33, *hPMS2* auf Chromosom 7p22, *hMSH6/GTBP* auf Chromosom 2p16, *hMSH3* auf Chromosom 5q11–12). Ihre Genprodukte sind zusammen mit *hGTBP* Bestandteil eines heterodimeren Proteinkomplexes, der für die effiziente Korrektur von DNA-Replikationsfehlern essentiell ist. Reparaturdefiziente Tumorzellen können dieser essentiellen Kontrollfunktion nicht mehr genügen, es treten Längenpolymorphismen auf, die im Bereich der Mikrosatelliten-DNA (repetitive Mono-, Di-, Tri oder Tetranukleotidsequenzen) nachweisbar sind. Aufgrund der Mikrosatellitenanalyse ist eine Klassifikation der Tumoren in einen RER⁺- bzw. RER⁻-Phänotyp möglich. Nach genetischer Linkage-Analyse ist bei etwa 90–95% der HNPCC-Patienten mit einer Keimbahnmutation auf den Genen *hMSH2* und *hMLH1* zu rechnen, wobei weltweit bisher etwa 75 verschiedene Mutationen bei *hMLH1* und 48 bei *hMSH2* beschrieben wurden. Die MMR-Gene selbst sind nicht onkogen, begünstigen jedoch aufgrund der fehlenden DNA-Reparatur die Mutationspersistenz anderer Gene, die zur neoplastischen Transformation führen. So finden sich bei einer Vielzahl von HNPCC-Tumoren u. a. Mutationen in einer einfachen repetitiven Sequenz in der kodierenden Region des TGF-β („transforming growth factor β")-Rezeptor-II-Genes, die einen proliferationsinhibierenden Effekt des exprimierten Proteins aufheben und so möglicherweise zur Karzinogenese beitragen. Im Gegensatz zur FAP mit einer beschleunigten Tumorinitiation führen Keimbahnmutationen in den Mismatch-Reparaturgenen auch zu einer beschleunigten Tumorprogression, die mit zur frühzeitigen Entstehung von Karzinomen beiträgt.

7.8 Weitere an der Kolonkarzinogenese beteiligte Gene

Das Glykoprotein CD44 findet sich als Splice-Variante gehäuft an der Oberfläche maligner Zellen. Es soll eine Metastasierung begünstigen und ist beim kolorektalen Karzinom mit einer schlechten Prognose assoziiert, ohne daß die exakten Mechanismen bekannt wären. Mutationen im DPC4 („*deleted in pancreatic cancer locus 4*")-Gen (Chromosom 18q21) können bei 16% der kolorektalen Karzinome nachgewiesen werden. Man vermutet, daß das kodierte Protein auch beim Kolonkarzinom durch eine direkte DNA-Interaktion den proliferationsinhibierenden Effekt von TGF-β beeinflussen kann.

Das *HER-2/neu(c-erbB2)*-Onkogen gehört zu einer anderen Genfamilie, die an der Regulation von Zellwachstum und -differenzierung bei kolorektalen Tumoren beteiligt ist. Das Gen kodiert für ein membranständiges Protein, das Tyrosinkinaseaktivität besitzt und eine Homologie zum Rezeptor des epidermalen Wachstumsfaktors aufweist. Das Proto-Onkogen *c-src*, das bereits in dysplastischem Kolonepithel nachweisbar ist, kann über eine erhöhte Expression seines Genproduktes pp60^{c-src} eine zelluläre Proliferation induzieren. Als weiteres Onkogen kodiert *c-myc* ein Protein, das als heterodimerer Proteinkomplex im Zellkern über eine DNA-Bindung die Transkription und Zellproliferation aktivieren kann.

Darüber hinaus kann durch die Zyklooxygenase-2 (COX-2) des Arachidonsäurestoffwechsels, die besonders durch Entzündungsmediatoren, Wachstumsfaktoren und Tumorpromotoren aktiviert wird, die zelluläre Proliferation und Onkogenese beeinflußt werden. Für den tumorprotektiven Effekt von Azetylsalizylsäure und Sulindac (reduziertes Kolonkarzinomrisiko und Polypenwachstum) wird besonders die reduzierte COX-2-vermittelte Expression von Prostaglandin E_2 im Kolonepithel angesehen (PGE_2 in kolorektalen Karziniomen und Polypen deutlich erhöht).

Literatur

Aaltonen LA, Peltomäki P, Leach FS, Sistonen P, Pylkkänen L, Mecklin JP, et al. (1993) Clues to the pathogenesis of familial colorectal cancer. Science 260:812–816

Baeg GH, Matsumine A, Kuroda T, Bhattacharjee RN, Miyashiro I, Toyoshima K et al. (1995) The tumour suppressor gene product APC blocks cell cycle progression from G_0/G_1 to S phase. EMBO J 14:5618–5625

Bos JL (1989) *Ras* oncogenes in human cancer: a review. Cancer Res 49:4682–4689

Bos JL (1995) p21*ras*: an oncoprotein functioning in growth factor-induced signal transduction. Eur J Cancer 31:1051–1054

Bronner CE, Baker SM, Morrison PT, Warren G, Smith LG, Lescoe MK et al. (1994) Mutation in the DNA mismatch repair gene homologue *hMLH1* is associated with hereditary non-polyposis colon cancer. Nature 368:258–261

Chuong CM, Jiang TX, Yin E, Widelitz RB (1994) cDCC (chicken homologue to a gene deleted in colorectal carcinoma) is an epithelial adhesion molecule expressed in the basal cells and involved in epithelial-mesenchymal interaction. Dev Biol 164:383–397

El-Deiry WS, Harper JW, O'Connor PM, Velculescu VE, Canman CE, Jackman J et al. (1994) WAF1/CIP1 is induced in p53-mediated G₁ arrest and apoptosis. Cancer Res 54: 1169–1174

Eshleman JR, Markowitz SD (1996) Mismatch repair defects in human carcinogenesis. Hum Mol Genet 5:1489–1494

Fearon ER, Cho KR, Nigro JM, Kern SE, Simons JW, Ruppert JM et al. (1990) Identification of a chromosome 18q gene that is altered in colorectal cancers. Science 247:49–56

Fearon ER, Vogelstein B (1990) A genetic model for colorectal tumorigenesis. Cell 61:759–767

Fields S, Jang SK (1990) Presence of a potent transcription activating sequence in the p53 protein. Science 249:1046–1049

Froggatt NJ, Koch J, Davies R, Evans DG, Clamp A, Quarrell OW et al. (1995) Genetic linkage analysis in hereditary non-polyposis colon cancer syndrome. J Med Genet 32:352–357

Groden J, Thliveris A, Samowitz W, Carlson M, Gelbert L, Albertsen H et al. (1991) Identification and characterization of the familial adenomatous polyposis coli gene. Cell 66: 589–600

Hamilton SR, Liu B, Parsons RE, Papadopoulos N, Jen J, Powell SM et al. (1995) The molecular basis of Turcot's syndrome. N Engl J Med 332:839–847

Harris CC, Hollstein M (1995) Clinical implications of the p53 tumour-suppressor gene. N Engl J Med 329:1318–1327

Hasegawa Y, Takeda S, Ichii S, Koizumi K, Maruyama M, Fujii A et al. (1997) Detection of K-*ras* mutations in DNAs isolated from feces of patients with colorectal tumors by mutant-allele-specific amplification (MASA). Oncogene 10:1441–1445

Hollstein M, Sidransky D, Vogelstein B, Harris CC (1991) p53 mutations in human cancers. Science 253:49–53

Hoops TC, Traber PG (1997) Molecular pathogenesis of colorectal cancer. In: Hematology/Oncology Clinics of North America, Colorectal Cancer, Volume 11/4, Lichtenstein GR, Haller DG (Hrsg). Philadelphia, WB Saunders Company S 609–633

Ionov Y, Peinado MA, Malkhosyan S, Shibata D, Perucho M (1993) Ubiquitous somatic mutations in simple repeated sequences reveal a new mechanism for colonic carcinogenesis. Nature 363:558–561

Kinzler KW, Vogelstein B (1996) Lessons from hereditary colorectal cancer. Cell 87:159–170

Kolodner RD (1995) Mismatch repair: mechanisms and relationship to cancer susceptibility. Trends Biochem Sci 20: 397–401

Leach FS, Nicolaides NC, Papadopoulos N, Liu B, Jen J, Parsons R et al. (1993) Mutations of a *mutS* homolog in hereditary non-polyposis colorectal cancer. Cell 75:1215–1225

Levine AJ, Momand J, Finlay CA (1991) The p53 tumour suppressor gene. Nature 351:453–456

Liu B, Nicolaides NC, Markowitz S, Willson JK, Parsons RE, Jen J et al. (1995) Mismatch repair gene defects in sporadic colorectal cancers with microsatellite instability. Nat Genet 9:48–55

Losi L, Roncucci L, Di Gregorio C, De Leon MP, Benhattar J (1996) K-*ras* and p53 mutations in human colorectal aberrant crypt foci. J Pathol 178:259–263

Markowitz S, Wang J, Myeroff L, Parsons R, Sun L, Lutterbaugh J et al. (1995) Inactivation of the type II TGF-β receptor in colon cancer cells with microsatellite instability. Science 268:1336–1338

Morin PJ, Sparks AB, Korinek V, Barker N, Clevers H, Vogelstein B et al. (1997) Activation of β-catenin-Tcf signaling in colon cancer by mutations in β-catenin or APC. Science 275:1787–1790

Nicolaides NC, Papadopoulos N, Liu B, Wei YF, Carter KC, Ruben SM et al. (1994) Mutations of two *PMS* homologues in hereditary nonpolyposis colon cancer. Nature 371: 75–80

Nigro JM, Baker SJ, Preisinger AC, Jessup JM, Hostetter R, Cleary K et al. (1989) Mutations in the p53 gene occur in diverse human tumour types. Nature 342:705–708

Nishisho I, Nakamura Y, Miyoshi Y, Miki Y, Ando H, Horii A et al. (1991) Mutations of chromosome 5q21 genes in FAP and colorectal cancer patients. Science 253:665–669

Olschwang S, Tiret A, Laurent-Puig P, Muleris M, Parc R, Thomas G (1993) Restriction of ocular fundus lesions to a specific subgroup of APC mutations in adenomatous polyposis coli patients. Cell 75:959–968

Ookawa K, Sakamoto M, Hirohashi S, Yoshida Y, Sugimura T, Terada M et al. (1993) Concordant p53 and *DCC* alterations and allelic losses on chromosomes 13q and 14q associated with liver metastases of colorectal carcinoma. Int J Cancer 53:382–387

Peltomäki P, Vasen HFA (1997) Mutations predisposing to hereditary nonpolyposis colorectal cancer: database and results of a collaborative study. The International Collaborative Group on Hereditary Nonpolyposis Colorectal Cancer. Gastroenterology 113:1146–1158

Powell SM, Zilz N, Beazer-Barclay Y, Bryan TM, Hamilton SR, Thibodeau SN et al. (1992) *APC* mutations occur early during colorectal tumorigenesis. Nature 359:235–237

Shaw P, Bovey R, Tardy S, Sahli R, Sordat B, Costa J (1992) Induction of apoptosis by wild-type p53 in a human colon tumor-derived cell line. Proc Natl Acad Sci USA 89:4495–4499

Shibata D, Reale MA, Lavin P, Silverman M, Fearon ER, Steele G et al. (1996) The DCC protein and prognosis in colorectal cancer. N Engl J Med 335:1727–1732

Sidransky D, Tokino T, Hamilton SR, Kinzler KW, Levin B, Frost P et al. (1992) Identification of *ras* oncogene mutations in the stool of patients with curable colorectal tumors. Science 256:102–105

Smith AJ, Stern HS, Penner M, Hay K, Mitri A, Bapat BV et al. (1994) Somatic *APC* and K-*ras* mutations in aberrant crypt foci from human colons. Cancer Res 54:5527–5530

Smith-Ravin J, England J, Talbot IC, Bodmer W (1995) Detection of c-Ki-*ras* mutations in faecal samples from sporadic colorectal cancer patients. Gut 36:81–86

Solomon E, Voss R, Hall V, Bodmer WF, Jass JR, Jeffreys AJ et al. (1987) Chromosome 5 allele loss in human colorectal carcinomas. Nature 328:616–619

Span M, Moerkerk PT, De Goeij AF, Arends JW (1996) A detailed analysis of K-*ras* point mutations in relation to tumor progression and survival in colorectal cancer patients. Int J Cancer 69:241–245

Spirio L, Olschwang S, Groden J, Robertson M, Samowitz W, Joslyn G et al. (1993) Alleles of the APC gene: an attenuated form of familial polyposis. Cell 75:951–957

Su LK, Vogelstein B, Kinzler KW (1993) Association of the APC tumor suppressor proteins with catenins. Science 262: 1734–1737

Takagi Y, Kohmura H, Futamura M, Kida H, Tanemura H, Shimokawa K et al. (1996) Somatic alterations of the DPC4 gene in human colorectal cancers in vivo. Gastroenterology 111:1369–1372

Thibodeau SN, Bren G, Schaid D (1993) Microsatellite instability in cancer of the proximal colon. Science 260:816–819

Vogelstein B, Fearon ER, Hamilton SR, Kern SE, Preisinger AC, Leppert M et al. (1988) Genetic alterations during colorectal tumor development. N Engl J Med 319:525–532

Enterales Nervensystem und Motilität

T. Frieling

8.1 Struktur und Funktion des ENS 80
8.2 ENS und Motilität 80
8.3 Die Bedeutung des ENS bei Erkrankungen 82
8.4 Funktionelle ENS-ZNS-Interaktionen 83
Literatur 84

Die wesentlichen Funktionen des Verdauungstraktes, nämlich die Durchmischung von Nahrung, der geordnete Transport von Darminhalt, die Sekretion, die Resorption und die Durchblutung werden durch Nerven reguliert. Alle diese Funktionen laufen nur bei intakter nervaler Versorgung regelrecht ab und fehlen bei extrinsischer und intrinsischer Denervierung. Diese grundlegende Bedeutung des Nervensystems in der Aufrechterhaltung der gastrointestinalen Funktionen wurde erst in den letzten Jahren erkannt.

Die extrinsische Innervation des Verdauungstrakt erfolgt über den sympathischen und parasympathischenTeil des *autonomen Nervensystems*. Hierbei überwiegen die reizaufnehmenden oder afferenten Nervenbahnen gegenüber den efferenten Nervenfasern bei weitem. So finden sich z.B. im N. vagus etwa 90 % afferente Nervenfasern. Dies zeigt, daß die funktionelle Bedeutung der extrinsischen Innervation für die Motorik überwiegend sensorisch ist, das zentrale Nervensystem (ZNS) also viel mehr Informationen erhält, als es zum Gastrointestinaltrakt sendet. Dieses Überwiegen der reizaufnehmenden Nervenbahnen weist ebenfalls darauf hin, daß die Funktionen im Magen-Darm-Trakt weitgehend unabhängig vom ZNS gesteuert werden können.

Nach heutigen Vorstellungen erhält das ZNS als übergeordnetes Regulationszentrum zwar fortlaufend die Informationen über den jeweiligen Zustand im Gastrointestinaltrakt, greift aber nur unter bestimmten Bedingungen, z.B. bei der Umstellung der Nüchternmotilität in eine postprandiale Motilität, in die Funktionsabläufe ein.

Der Gastrointestinaltrakt wird intrinsisch über das *enterale Nervensystem* (ENS) versorgt. Das ENS befindet sich in der Wand des Gastrointestinaltraktes und stellt mit über 100 Millionen Nervenzellen die größte Ansammlung von Neuronen außerhalb des ZNS dar. Es ist strukturell und funktionell mit dem ZNS vergleichbar. So zeigen sich elektrophysiologisch vergleichbare Nervenzellpopulationen, synaptische Verbindungen und Neurotransmitter. Wie auch im ZNS fehlt im ENS Bindegewebe. Auch sind Nerven und Blutgefäße getrennt, wobei das ENS ähnlich wie das ZNS (Blut-Hirn-Schranke) eine Blut-Ganglien-Schranke aufweist. Darüber hinaus finden sich auch im ENS Gliazellen, die als Enterogliazellen der Astroglia im ZNS entsprechen.

Das ENS durchzieht den gesamten Verdauungstrakt vom oberen Ösophagussphinkter bis zum inneren Analsphinkter. Es wird aus zwei Nervengeflechten gebildet. Der *myenterische oder Auerbach-Nervenplexus* befindet sich zwischen der Zirkulär- und Längsmuskulatur und reguliert die *motorischen Funktionen* des Darms, während *der submuköse oder Meissner-Nervenplexus* zwischen Mukosa und Zirkulärmuskulatur lokalisiert ist und im wesentlichen die *Sekretion* und die *Resorption* steuert. Beide Nervengeflechte stehen durch ihre Nervenzellfortsätze miteinander in Verbindung.

Neuere Untersuchungen haben gezeigt, daß das *ENS* entgegen früheren Auffassungen kein einfaches Umschaltganglion des parasympathischen Nervensystems ist, sondern ein eigenständiges und integratives Netzwerk darstellt, das sich in unmittelbarer räumlicher Nähe zu den Endorganen (z.B. Muskulatur, Epithel) befindet. Während nach früheren Vorstellungen das Regulationszentrum im ZNS lokalisiert wurde, wird heute davon ausgegangen, daß das *ENS* die gastrointestinalen Funktionen *weitgehend unabhängig vom zentralen Nervensystem* steuern kann. Aus diesem Grund wird es auch als das *„kleine Gehirn"* im Darm bezeichnet. Das ENS weist zusätzlich eine enge bidirektionale Beziehung zum enterischen Immunsystem auf und ist bei zahlreichen immunologischen und entzündlichen Prozessen beteiligt.

Die grundlegende Bedeutung des ENS für die Motilität im Verdauungstrakt wird an 3 Beispielen deutlich:

- Der überwiegende Anteil der extrinsischen Nervenfasern innerviert die Muskulatur im Gastrointestinaltrakt nicht direkt, sondern wird im ENS umgeschaltet.

Tabelle 8.1. Neurotransmitter, chemische Kodierung, Projektion, elektrophysiologisches Verhalten und Funktionen von enteralen Nervenzellen. *VIP* vasoactives intestinales Polypeptid; *PHI* Peptidin Histidin Isoleucin; *NO* Stickstoffmonoxid; *ACh* Azetylcholin; *SP* Substanz P; *NPY* Neuropeptid Y; *GAL* Galanin; *DYN* Dynporphin; *CALB* Calbindin; *CALRET* Calretinin; *SOM* Somatostatin

Neurotransmitterkodierung	Projektion	Elektrisches Verhalten	Funktion
VIP/PHI/NO	kaudal	S/Typ 1	hemmendes Motorneuron
ACh/SP	oral/lokal	S/Typ 1	erregendes Motorneuron
VIP/DYN/GAL/Neuromedin U/PHI	kaudal/lokal	S/Typ 1	sekretomotor Neuron
ACh/CCK/CGRP/DYN/±GAL/Neuromedin U/NPY/SOM	oral/lokal	S/Typ 1	sekretomotor Neuron
ACh/(CALB)/DYN/Neuromedin U/SP	lokal	AH/Typ 2	sensorisch
ACh/CALRET	lokal	S/Typ 1	Mukosaprojektion, Funktion unbekannt

- Eine Zerstörung des ENS durch Nervengifte (z. B. Tetrodotoxin) führt zur Dauerkontraktion der Muskulatur und zum Verlust sämtlicher geordneter Darmbewegungen, da die glatte Muskulatur unter physiologischen Bedingungen einem tonischen hemmenden nervalen Einfluß unterliegt.
- Auch komplexe motorische Funktionen können durch das ENS weitgehend unabhängig gesteuert werden, so daß diese auch im extrinsisch denervierten und aus dem Körper entfernten Darm ablaufen können.

Tabelle 8.2. Regulationseinheiten im enteralen Nervensystem

ZNS
extrinsische Innervation (Vagus, Sympathikus)
ENS:
übergeordnete Schaltkreise (Motorprogramme, integrative Schaltkreise)
basale Reflexschaltkreise (z. B. peristaltischer Reflex)
spezialisierte Neurone (sensorische Neurone, Interneurone, Motorneurone)
Endorgan (u. a. Epithel, Muskulatur)

8.1 Struktur und Funktion des ENS

Die Funktionen des ENS werden durch das Netzwerk der Nervenzellen bestimmt. Hierbei kann das ENS grundsätzlich mit einem Computer mit spezialisierten Schaltkreisen verglichen werden. Die Neurone befinden sich innerhalb von Ganglien, die durch interganglionäre Fortsätze miteinander verbunden sind. Die Nervenzellen stehen innerhalb eines Ganglions und zwischen verschiedenen Ganglien durch ihre Nervenfortsätze (Axone, Dendrite) miteinander in Verbindung.

Innerhalb des ENS können verschiedene Nervenzelltypen anhand ihrer Morphologie, ihres Neurotransmittergehaltes, ihres elektrischen Verhaltens und ihrer Projektion innerhalb des ENS bzw. zu den Endorganen differenziert werden. Hierbei enthalten die meisten Nervenzellen zahlreiche *Neurotransmitter*, die kombiniert ausgeschüttet werden können und ihre Wirkung gegenseitig modulieren können (*plurichemische Transmission*). Die Funktion der Nervenzellen korreliert mit ihrer *neurochemischen Kodierung* und ihrer Lokalisation innerhalb des ENS („chemical coding"). Hierbei konnte die Struktur und die Funktion verschiedener Nervenzellpopulation gut charakterisiert werden (Tabelle 8.1). So können reizaufnehmende Nervenzellen (*sensorische Nervenzellen*), Verschaltungsneurone (*Interneurone*) und *Motor-* bzw. *sekretomotor Neurone* unterschieden werden, wobei die neurochemische Kodierung dieser Nervenzellpopulationen im gesamten Verdauungstrakt vergleichbar ist. Sensorische Neurone, Interneurone und Motorneurone bilden durch ihre Nervenzellfortsätze *integrative Schaltkreise* und *intrinsische Reflexe* (Tabelle 8.2), wodurch, ähnlich wie im peripheren Nervensystem, stereotype Reaktionsmuster ablaufen und die Funktionen verschiedener Endorgane koordiniert werden können. Derartige Reflexe für die Motilität und die Sekretion wurden im Dünn- und Dickdarm bei verschiedenen Spezies charakterisiert (Tabelle 8.3).

8.2 ENS und Motilität

Der geordnete Transport von Darminhalt wird grundlegend durch eine regelrechte Peristaltik bestimmt. Die nervale Grundlage für den peristaltischen Transport ist der *peristaltische Reflex*. Der *peristaltische Reflex* im Dünndarm ist durch eine stereotype propulsive Muskelantwort auf Dehnung

Tabelle 8.3. Intrinsische Reflexe innerhalb des enterischen Nervensystemes, die bei verschiedenen Spezies charakterisiert wurden. *ACh* Azetylcholin; *VIP* vasoaktives intestinales Polypeptid; *N* nikotinerge Synapse; *M* muskarinerge Synapse

Stimulus	Spezies	Transmitter/Synapse
Dehnung	Hund/Meerschweinchen/Ratte	ACh(N/M/M?)
Mukosaberührung	Hund/Meerschweinchen	ACh(N/M/N)
D-Glukose	Ratte/Meerschweinchen	ACh (M)
E. coli	Katze/Ratte	ACh (N/M)
Choleratoxin	Meerschweinchen	ACh(N/M)/VIP
HCl/Gallensäuren/Äthanol	Ratte	ACh/(N)

charakterisiert, die durch den myenterischen Nervenplexus gesteuert wird. So führt die Dehnung der Darmwand zu einer Zirkulärmuskelkontraktion und Längsmuskelrelaxation oral des gedehnten Segmentes und zu einer aboralen Zirkulärmuskelrelaxation und Längsmuskelkontraktion. Hierdurch wird der Darminhalt durch das kontrahierte Segment nach aboral in das relaxierte Segment transportiert. Hiernach fungiert der relaxierte Abschnitt als kontrahierendes Segment, so daß der Bolus weitertransportiert wird (Abb. 8.1). Es wird vermutet, daß dieser basale Regelkreis der Peristaltik in einer Kette mit oraler und aboraler Ausrichtung entlang des Darmes angeordnet ist, wobei die einzelnen Reflexschaltkreise durch die synaptischen Verbindungen der Nerven miteinander kommunizieren. Die Aktivität der basalen Reflexkreise wird durch übergeordnete enterische Schaltkreise, die *intrinsische Motorprogramme* für komplexe Motilitätsmuster bilden bzw. die die Koordination mit anderen Endorganen regulieren, bestimmt Tabelle 8.4). Sie können ebenso durch sensorische Stimuli oder extrinsische Nerveneinflüsse moduliert werden. Alle grundlegenden Bewegungsvorgänge im Darm können durch den basalen Reflexkreis der Peristaltik erklärt werden. So werden *segmentale Kontraktionen*, die den Darminhalt sowohl nach oral als auch nach aboral tranportieren und für die Durchmischung der Nahrung verantwortlich sind, durch lokale Zirkulärmuskelkontraktionen, die durch orale und aborale Zirkulärmuskelrelaxationen begrenzt sind, vermittelt. Insofern können *Segmentation* und *Retropulsion* auch als kurzstreckige peristaltische Kontraktionen in oraler und aboraler Richtung bzw. als peristaltische Kontraktionen in oraler Richtung interpretiert werden (Tabelle 8.4). Auch die für die *Sphinkterfunktionen* verantwortlichen nervalen Schaltkreise stellen spezifische Adaptationen des basalen Regelkreises der Peristaltik dar. So führen Dehnungen des Rektosigmoids bzw. der tubulären Speiseröhre zur Relaxation des internen Anal- bzw. des unteren Ösophagussphinkters, während Duodenaldistensionen zur Kontaktion des unteren Ösophagussphinkters führen. Alle diese Schaltkreise beinhalten die gleichen neuronalen Elemente und

Tabelle 8.4. Die Beteiligung des enteralen Nervensystems bei verschiedenen gastrointestinalen Funktionen. *MN* Motorneuron; *MMC* migrierender Motorkomplex

Funktion	Nervales Korrelat
Peristaltik/Retropulsion	Motorprogramm
Segmentation/MMC	(differenzierte Aktivierung des basalen Schaltkreises der Peristaltik)
Sphinkterfunktionen	spezialisierte Adaptationen des basalen Schaltkreises der Peristaltik (hemmende MN-Relaxation erregende MN, Muskeltonus-Kontraktion)
physiologischer Ileus	tonische Aktivierung hemmender MN

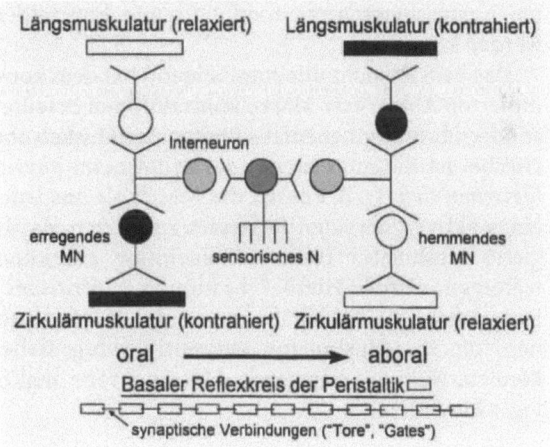

Abb. 8.1. Basaler Reflexkreis der Peristaltik im myenterischen Plexus (N-Neuron, MN-Motorneuron)

neurophysiologischen Mechanismen innerhalb des enteralen Nervensystems. Die funktionellen Unterschiede sind hierbei durch die synaptischen Verbindungen zwischen den Schaltkreisen und ihre Richtung gegeben. Übergeordnete Schaltkreise bestimmen, ob und wieviele synaptische Verbindungen (Tore oder „gates") zwischen den basalen Reflexkreisen der Peristaltik geöffnet oder geschlossen sind (Abb. 8.1). Sie bilden die Motorprogramme, die das jeweilige Motilitätsmuster (z.B. Peristaltik, Segmentation, Retropulsion) bestimmen. Im Falle einer über längere Strecken ablaufenden Peristaltik wären die synaptischen Verbindungen zwischen zahlreichen Reflexkreisen mit Ausrichtung nach aboral geöffnet; im Falle einer Segmentation wären zahlreiche räumlich entfernte Reflexkreise aktiv, die synaptischen Verbindungen aber geschlossen.

Weitere Beispiele komplexer Motilitätsmuster im Darm, die durch Motorprogramme gesteuert werden, sind der *migrierende Motorkomplex* im Dünndarm (MMC) und der physiologische *Ileus* (Tabelle 8.4). Der *migrierende Motorkomplex* stellt die physiologische Nüchternaktivität im Dünndarm dar. Er besteht aus einem regelmäßigen Ablauf von Motilitäszyklen, die aus einer Phase der motorischen Ruhe (Phase I), unkoordinierten (Phase II) und peristaltischen Kontraktionen (Phase III) bestehen und die den gesamten Dünndarm etwa alle 2 Stunden durchlaufen. Der MMC erfüllt wahrscheinlich eine Reinigungsfunktion durch aboralen Transport von Darminhalt im Nüchternzustand. Obwohl der MMC auch im extrinsisch denervierten Dünndarm abläuft, also intrinsisch reguliert wird, kann er durch extrinsische Vagusstimulationen in ein *postprandiales Aktivitätsmuster* überführt werden. Dies ist ein gutes Beispiel dafür, daß intrinsische Motorprogramme innerhalb des ENS durch Befehle von übergeordneten Regulationszentren moduliert und kontrolliert werden können.

Das ENS ist nicht nur entscheidend bei dem koordinierten Ablauf von Muskelkontraktionen beteiligt, sondern bestimmt ebenfalls Phasen der Muskelruhe. Hierbei ist die motorische Inaktivität beim *physiologischen Ileus* (z.B. Phase I des MMC) als Ausdruck eines aktiven nervalen Prozesses zu werten, da die glatte Muskulatur ohne Nerveneinfluß dauerkontrahieren würde. Hierbei bestimmen intrinsische Programme die Aktivität hemmender Motorneurone, die die Muskulatur kurzzeitig ruhig stellen können, während erregende Motorneurone inaktiviert werden.

8.3
Die Bedeutung des ENS bei Erkrankungen

Die Bedeutung des ENS für die gastrointestinale Motilität wird auch bei Erkrankungen deutlich. Hierbei können grundsätzlich Erkrankungen, die mit einer *vermehrten Aktivität von Nervenzellen*, von Erkrankungen, die *mit Nervendegenerationen- bzw. -dysfunktionen* assoziiert sind, differenziert werden (Tabelle 8.5). Zur ersten Gruppe gehören Erkrankungen, bei denen es zu einer Überaktivität von Nervenzellpopulationen (z.B. hemmende Motorneurone) bzw. zu einer Aktivierung von Motorprogrammen, die unter physiologischen Bedingungen inaktiviert sind, kommt.

Ileus

Während der *physiologischen Ileus* mit der kurzzeitigen Aktivierung hemmender Motorneurone im Rahmen eines Motorprogrammes reguliert wird, kann der *paralytische Ileus* durch eine abnorm lange Überaktivität von hemmenden Motorneuronen bedingt sein. Diese Aktivierung der hemmenden Motorneurone kann durch *Toxine* oder unphysiologische *sensorische Stimulationen* induziert werden und führt zur Ausschüttung von *hemmenden Neurotransmittern* (z.B. Stickstoffmonoxid, vasoaktives intestinales Polypeptid) am neuromuskulären Übergang mit der Folge einer langzeitigen *Muskelrelaxation*.

Das Motilitätsmuster, das bei einer *Darmobstruktion* gefunden wird, kann als Aktivierung eines Motorprogrammes interpretiert werden. So kommt es bei einem Passagestop zu einer retrograden Peristaltik, die zu einem oralen Bolustransport führt. Diese retrograde Peristaltik wird hiernach von einer orthograden Propulsion gefolgt. Dieser Wechsel zwischen orthograder und retrograder Peristaltik führt zur charakteristischen *Pendelperistaltik* beim obstruktiven Ileus.

Erbrechen

Eine retrograde Dünndarmperistaltik findet sich auch beim *Erbrechen*. Hierbei ist das Motilitätsmuster im Verdauungstrakt bei allen Formen des Erbrechens gleich, unabhängig davon, ob es zentral oder peripher induziert ist. Das Motorprogramm für das Erbrechen kann sowohl zentral über den N. vagus oder durch Stimulation von reizaufnehmenden Nerven im Gastrointestinaltrakt aktiviert werden. Charakteristisch sind starke *retrograde Jejunumkontraktionen*, die zum Nahrungstransport in den relaxierten Magen führen. Die Erhöhung des intraabdominellen Druckes durch Bauchmuskel und Zwerchfellkontraktionen treibt dann den Inhalt über den relaxierten unteren Ösophagussphinkter nach außen. Das Motorprogramm, das zum Erbrechen führt, kann auch als Schutzmechanismen des Darmes gegenüber schädigenden Einflüssen aufgefaßt werden, da hierdurch eine effektive Austreibung von schädigenden Substanzen aus dem Verdauungstrakt gewährleistet ist.

Ein weiteres Beispiel für einen Schutzmechanismus des Darmes, der zur Austreibung von Darminhalt führt, sind die „power contraction". „Power *contractions"* sind besonders starke und über weite Strecken fortgeleitete peristaltische Kontraktionen („power propulsion"), die in retrograder Richtung beim Erbrechen und in aboraler Richtung bei gastrointestinalen Infektionen mit Parasiten und Bakterien bzw. nach Bestrahlung auftreten können. Finden sie in aboraler Richtung statt, werden sie auch als *große migrierende Motorkomplexe* („giant migrating contractions") bezeichnet. Die für diese Motilitätsmuster verantwortlichen Motorprogramme sind unter physiologischen Bedingungen gehemmt und werden erst durch Intoxikationen bzw. Infektionen aktiviert. Sie führen zusammen mit einer induzierten Sekretion zur effektiven Verdünnung und Austreibung des schädigenden Darminhaltes.

Achalasie und M. Hirschsprung

Beispiele für Erkrankungen, die mit einer Degeneration bzw. Dysfunktion von enterischen Nerven verbunden sind, sind in Tabelle 8.5 aufgeführt. Typische Beispiele von lokalen Degenerationen von Nervenzellen im myenterischen Nervenplexus sind die *Achalasie* und der *M. Hirschsprung*. Hier kommt es durch den Verlust des hemenden nervalen Einflusses auf die Muskulatur zu einer Muskeldauerkontraktion, die die Ursache für die umschriebene Darmobstruktion ist. Neuere Untersuchungen haben gezeigt, daß hierbei insbesondere die hemmenden Motorneurone, die die Muskulatur über die Ausschüttung von hemmenden Neurotransmittern inhibieren, betroffen sind. Diese Erkenntnis wird bei der Behandlung der *Achalasie* mit *Botulinumtoxin* genutzt. Hierbei wird der überwiegend erregende cholinerge Nerveneinfluß auf den unteren Ösophagussphinkter durch die toxinvermittelte irreversible Hemmung der Azetylcholinausschüttung reduziert. Neben diesen lokalen Degenerationen oder Dysfunktionen im enteralen Nervensystem gibt es zahlreiche Erkrankungen, bei denen eine generalisierte Störung des enteralen Nervensystemes vermutet wird, obwohl die genauen Pathomechanismen im Einzelfall noch nicht ausreichend geklärt sind.

Intestinale Pseudoobstruktion

Beispiele für generalisierte Degenerationen bzw. Dysfunktionen im enteralen Nervensystem sind die nervale Form der *intestinalen Pseudoobstruktion* (Kap. 53). Bei dieser Erkrankung kann sich eine Störung der Motilität im gesamten Verdauungstrakt manifestieren, wobei klinisch intermittierende Ileuszustände ohne erkennbare mechanische Obstruktion imponieren. Auch bei paraneoplastischen Syndromen kann eine Störung des enteralen Nervensystemes auftreten. Hier finden sich in einigen Fällen Antikörper gegen Nervenstrukturen. So wurden u. a. beim kleinzelligen Bronchialkarzinom und auch bei Nierentumoren Motilitätsstörungen im Verdauungstrakt beschrieben, wobei achalasieähnliche Dysfunktionen auftreten können. Auch bei Infektionen kann das enterische Nervensystem geschädigt werden, wie dies für die Zytomegalieinfektion und die Chagas-Erkrankung beschrieben wurde (Tabelle 8.5).

8.4 Funktionelle ENS-ZNS-Interaktionen

Obwohl zahlreiche Verbindungen zwischen dem ENS und dem ZNS charakterisiert wurden, ist die funktionelle Bedeutung der Kommunikation zwischen Gehirn und Verdauungstrakt noch weitgehend unklar. Es ist aber offensichtlich, daß zur Aufrechterhaltung physiologischer gastrointestinaler Funktionen eine intakte extrinsische Innervation und Input vom ZNS zum Gastrointestinaltrakt erforderlich sind. So unterliegen die quergestreiften Sphinkteren am oberen

Tabelle 8.5. Bedeutung des enterischen Nervensystems bei Erkrankungen. *MN* Motorneuron; *MEN* multiple endokrine Neoplasie

ENS	Erkrankung
Aktivierung von Motorprogrammen große Migrierende Motorkomplexe Power contractions, Power propulsion Retroperistaltik	Infektionen, Intoxikationen Erbrechen, Obstruktion (Pendelperistaltik)
pathologische Erregung hemmender MN	Formen des paralytischen Ileus
lokalisierte Degeneration, Dysfunktion (hemmende MN)	Achalasie, M. Hirschsprung MEN-2 A, hypertrophe Pylorusstenose
generalisierte Degeneration, Dysfunktion	intestinale Pseudoobstruktion, MEN-2B M. Parkinson, myotone Dystrophie, M. Fabry, Diabetes mellitus, Amyloidose, POLIP-Syndrom, Paraneoplasie, Chagas-Erkrankung, Zytomegalieinfektion, Neurofibromatose

(oberer Ösophagussphinkter) und unteren Ende (externer Analsphinkter) des Magendarmtraktes einer direkten nervalen Kontrolle durch das ZNS. Gastrointestinale Funktionen, die direkt durch das ZNS gesteuert werden, sind die Nahrungsaufnahme und die Defäkation. Die Aufnahme und Abgabe von Nahrung umfaßt hierbei Zustandsveränderungen, die den gesamten Organismus betreffen und durch das ZNS kontrolliert werden. Das ZNS steuert die Nahrungsaufnahme durch Aktivierung eines zentralen Motorprogramm für das Schlucken, das nicht nur die Motorik des Pharynx, sondern ebenfalls eine automatisch ablaufende Speiseröhrenmotilität initiiert, die über enterale Nervenzellen vermittelt wird. Ebenfalls wird durch das ZNS die Dünndarmnüchternmotilität in ein postprandiales Muster überführt. Die zentrale Kontrolle dieser Abläufe wird durch die Rückmeldungen über die sensorischen Nervenverbindungen moduliert (z. B. Sättigungsgefühl Appetit, viszerale Schmerzen). Ähnliche Regulationen finden auch bei der Defäkation statt. So wird der Defäkationsreiz durch die Rektumfüllung vermittelt, die unabhängig vom ZNS ist und der Kontrolle durch das ENS unterliegt. Die Entscheidung zur Defäkation wird dann aber zentral kontrolliert. Neben dieser direkten zentralen Regulation kann die gastrointestinale Motilität durch unterschiedliche Aktivitätszustände des ZNS (Schlaf-, Wachzustand; Stress, Übelkeit, Wohlbefinden) moduliert werden.

Literatur

Aziz Q, Thompson DG (1998) Brain-Gut axis in health and disease. Gastroenterology 114:559–578

Frieling T, Becker K, Schemann M (1997) The role of the enteric nervous system for gastrointestinal functions. Z Gastroenterol 137 (Suppl. 2):14–19

Frieling T, Strohmeyer G (1995) Neuroimmune Interaktionen im Verdauungstrakt. Z Gastroenterol 33:219–224

Furness JB, Young HM, Pompolo S, Bornstein JC, Kunze WAA, McConalogue K (1995) Plurichemical transmission and chemical coding of neurones in the digestive tract. Gastroenterology 108:554–563

Goyal RK, Hirano ICH (1996) The enteric nervous system. N Engl J Med 334:1106–1115

Mayer EA, Gebhardt GF (1994) Basic and clinical aspects of visceral hyperalgesia. Gastroenterology 107:271–293

Wingate DL (1996) Regulation of gastrointestinal motility. Intrinsic and extrinsic neural control In: Gastrointestinal Motility, Kumar D, Wingate DL (Hrsg) University Press, Cambridge, S 64–77

Wood JD (1994) Physiology of the enteric nervous system. In: Physiology of the Gastrointestinal Tract, Johnson LR (Hrsg) Raven Press, New York, S 423–482

Teil II
Leitsymptome und klinische Syndrome

KAPITEL 9

Diarrhö

W. F. CASPARY

9.1 Epidemiologie, Ätiologie 88
9.2 Pathogenese 88
9.2.1 Osmotische Diarrhö 89
9.2.2 Sekretorische Diarrhö 90
9.2.3 Motilitätsstörungen als Ursache der Diarrhö 93
9.2.4 Exsudation 93
9.3 Physiologie der Wasser- und Elektrolytresorption 93
9.4 Störungen der Resorption als Ursache der osmotischen Diarrhö 93
9.5 Bakterielle Einflüsse im Dünn- und Dickdarm 94
9.6 Epitheliale Barrieren und ihre Beeinflussung 94
9.7 Akute Diarrhö 96
9.8 Chronische Diarrhö 98
Literatur 105

Das Wort *Diarrhö* (Durchfall) ist aus den griechischen Wörtern *dia* (durch) und *rhein* (fließen) zusammengesetzt. Diarrhö ist keine Krankheit, sondern ein *Symptom*, das Haupt- oder Begleitsymptom zahlreicher Krankheiten des Gastrointestinaltrakts, aber auch extraintestinaler Krankheiten sein kann.

Unterschiedliche *Definitionen* existieren. Am gebräuchlichsten ist die Definition:

- *mehr als 3 dünnflüssige Stühle/Tag*, mit einem *Gewicht von mehr als 200 g/Tag*.

Eine andere ebenfalls gebräuchliche Definition bezeichnet als Diarrhö

- *eine zu schnelle und häufige Entleerung eines zu flüssigen Stuhls.*

Gesunde Kinder und Erwachsene haben tägliche Stuhlgewichte von < 200 g/Tag, Kleinkinder < 10 g/kg KG/Tag. Die Hälfte des Stuhltrockengewichts besteht aus Bakterien. Pflanzenfaserstoffe erhöhen die Stuhlgewichte wie auch die Stuhlfrequenz:

Steigert man die Zufuhr von Faserstoffen von 10 auf 26 g/Tag (z.B. durch Gabe von Weizenkleie, dann erhöht sich das Stuhlgewicht von 100 g/Tag auf 149 g/Tag, die Stuhlfrequenz steigt von <1 auf etwa 2 Stühle/Tag. Stuhlgewichte von Frauen sind etwa 50% niedriger als die von Männern. Ob dies durch geringeren Ballaststoffverzehr oder hormonell bedingt ist, bleibt noch unklar.

Der Stuhl kann bei der Diarrhö wässrig sein, kann aber auch breiige Konsistenz haben. Eine Analyse der Stuhlgewichte, des Wassergehalts und solider Anteile unter normalen Bedingungen findet sich in Tabelle 9.1.

Der Wassergehalt des Stuhls ist inkonstant und kann erheblich variieren (60–85%). Eine *Steatorrhö* (Stuhlfettausscheidung >7 g/Tag) geht häufig mit einem reduzierten Wassergehalt des Stuhls einher trotz oft erheblich erhöhter Stuhlgewichte.

Tabelle 9.1. Stuhlgewicht und Wassergehalt bei gesunden Personen. (Nach Fine et al. 1994)

Studie	Stuhlgewicht (g/Tag)	Naßgewicht [%]	Wassergehalt (g/Tag)	Solide Anteile (g/Tag)
Dallas, Texas				
Männer				
Mittelwert	142	75	107	35
Bereich	102–195	73–80	74–156	27–47
Frauen				
Mittelwert	55	70	39	16
Bereich	31–81	59–82	18–56	11–25
Edinburgh, Schottland				
Männer				
Mittelwert	107	74	79	27
Bereich	60–182	63–81		15–43

Von der Diarrhö sind *zwei andere Symptomenkomplexe* zu unterscheiden, die vom Patienten meist als Diarrhö mißgedeutet werden:

- Pseudodiarrhö,
- Inkontinenz.

Unter *Pseudodiarrhö* verstehen wir eine *gesteigerte Defäkationsfrequenz ohne Konsistenzänderung* des Stuhls und Stuhlgewichten unter 200 g/Tag. Sie kommt bei Motilitätsstörungen wie auch bei anorektalen Krankheiten (Colon irritabile, Proktitis) vor.

Unter *Inkontinenz* verstehen wir den *unfreiwilliger Stuhlabgang* als relativ häufiges Symptom, das aber oft aus Schamgefühl verschwiegen wird.

Des weiteren wird unterschieden zwischen *akuter und chronischer Diarrhö*. Ein Durchfall, der länger als 2 bis 3 Wochen anhält, ist als chronisch anzusehen und bedarf der exakten diagnostischen Abklärung.

9.1
Epidemiologie, Ätiologie

Da *Diarrhö* lediglich ein *Symptom* zahlreicher Krankheiten und keine Krankheit sui generis ist, lassen sich keine epidemiologischen Daten angeben. Epidemiologische Daten existieren jedoch für *akute Diarrhöen*, die bakteriell, durch Viren oder Parasiten hervorgerufen werden. (Tabelle 9.2). Mehr als 4 Millionen Kinder sterben im Alter unter 5 Jahren weltweit an infektiösen Durchfällen, d.h. 10 000 Kinder sterben/Tag, bzw. 7/min. Kinder in der „Dritten Welt" haben 50–60 Tage Durchfall/Jahr, etwa 10% der Episoden führen zur Dehydratation. Zum Vorkommen infektiöser Diarrhöen s. Kap. 27.

9.2
Pathogenese

Auf *vier* unterschiedliche *Mechanismen* lassen sich fast alle Diarrhöen zurückführen (Abb. 9.1):

- gesteigerte intestinale Ionensekretion oder Hemmung normaler aktiver Ionenresorption (*sekretorische Diarrhö*).
- gestörte intestinale *Motilität* mit erhöhter *propulsiver Muskelkontraktion*,
- Exsudation von Schleim, Blut und Protein aus *entzündetem Gewebe mit Steigerung der Permeabilität* des zerstörten Darmepithels,
- Vorhandensein ungewöhnlicher Mengen schlecht oder überhaupt nicht resorbierbarer, osmotisch wirksamer Substanzen (*osmotische Diarrhö*).

Dabei können sich bei dem gleichen Krankheitsbild sehr häufig die oben genannten pathogenetischen Mechanismen gegenseitig beeinflussen: Bei einer *Entzündung* kommt es nicht nur zum Verlust von Schleim, Blut und Protein, sondern auch über die Freisetzung von *Entzündungsmediatoren* des Immunsystems – häufig vermittelt über das enterale Nervensystem – zu einer wechselseitigen Beeinflussung der Motilität, Sekretion wie auch der Resorption (Abb. 9.2).

Tabelle 9.2. Ursachen der akuten Diarrhö (<2 bis 3 Wochen Dauer). (Nach Fine 1998)

Infektionen (einschl. Reisediarrhö)
Bakteriell
- Campylobacter species
- Clostridium difficile
- E. coli (ET, EI, EH o157:H7)
- Salmonella enteritidis
- Shigella species

Parasitär/Protozoen
- Entamoeba histolytica
- Lamblien
- Kryptosporidien
- Cyklospora

Viral
- Adenoviren
- Norwalk Virus
- Rotavirus
- Andere

Pilze

Nahrungsmittelvergiftung
- Bacillus cereus
- Clostridium perfringens
- Salmonella species
- Staphylococcus aureus
- Vibrionen
- Shigellen
- Campylobacter jejuni
- E. coli
- Yersinia enterocolitica
- Listeria monocytogenes

Medikamente

Nichtresorbierbare Zucker

Intestinale Ischämie

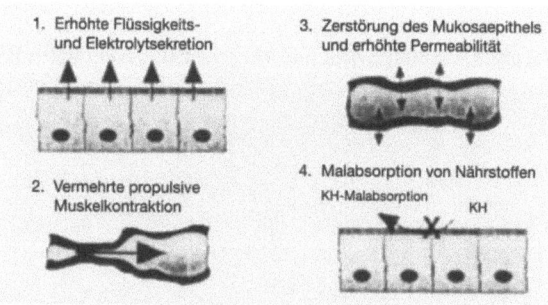

Abb. 9.1. Pathophysiologische Mechanismen der Diarrhö. *1* Stimulation der Nettosekretion von Wasser und Elektrolyten (sekretorische Diarrhö); *2* Steigerung propulsiver Muskelkontraktionen (motilitätsbedingte Diarrhö); *3* Destruktion der Mukosa und erhöhte Permeabilität; *4* Malabsorption von Nährstoffen (osmotische Diarrhö); *KH* = Kohlenhydrate

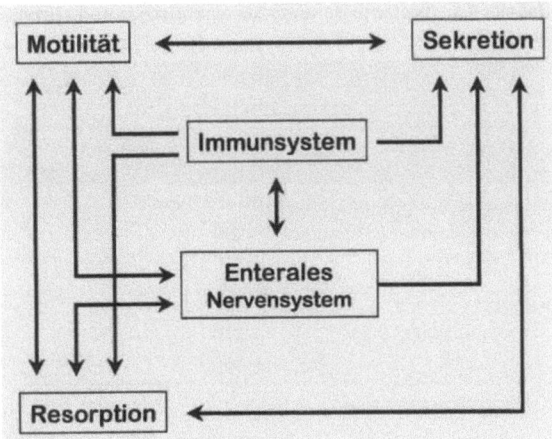

Abb. 9.2. Wechselwirkung zwischen unterschiedlichen pathophysiologischen Mechanismen bei Diarrhö: gegenseitige Beeinflussung von Resorption, Sekretion, Motilität unter Einwirkung des enteralen Nervensystems sowie des Immunsystems

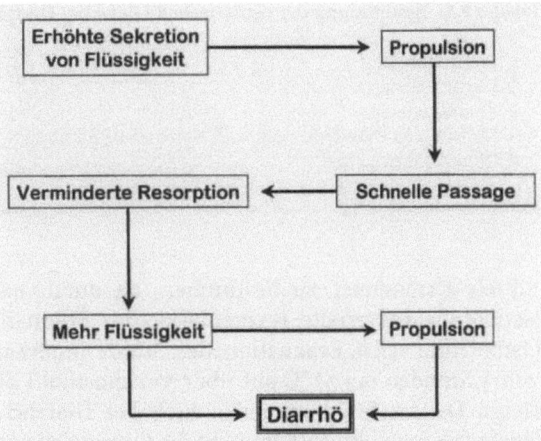

Abb. 9.3. Pathophysiologie der Diarrhö. Erhöhte Sekretion von Flüssigkeit bewirkt durch gesteigerte Propulsion eine schnelle Passage, die zur verminderten Resorption führt. Durch die osmotische Wirksamkeit nicht resorbierter Substanzen wird die Propulsion weiter beschleunigt, so daß es zur Diarrhö kommt

Die pathophysiologische Konsequenz einer gesteigerten Sekretion ist eine *verstärkte Propulsion*, die durch *schnellere Passage* zu einer *verminderten Resorption* führt. Dadurch gelangt noch mehr Flüssigkeit in das Darmlumen, was die Propulsion wiederum verstärkt, so daß eine Diarrhö resultiert (Abb. 9.3).

9.2.1
Osmotische Diarrhö

Eine *osmotische Diarrhö* wird durch Aufnahme schlecht resorbierbarer Substanzen, meist Kohlenhydrate oder divalente Kationen, verursacht (Tabelle 9.3).

Typisch für eine *osmotische Diarrhö* ist, daß sie *aufhört, wenn der Patient nicht mehr ißt oder parenteral ernährt wird*.

Durch die fehlende Resorbierbarkeit ist die Flüssigkeit im Jejunum zunächst *hyperton*. Bedingt durch die hohe Permeabilität des Dünndarms wird durch Einstrom von Wasser und Natrium sehr bald *Isotonie* (290 mosmol/l) hergestellt. Im Ileum und Kolon wird ein Teil der Flüssigkeit und des Natriums rückresorbiert. Der bei der osmotischen Diarrhö entleerte Stuhl ist isoton, enthält aber zur Aufrechterhalung der Isotonie deutlich weniger Natrium (Na) und Kalium (K) als im Normalfall. Diese *osmotische Lücke* wird durch nicht resorbierte Substanzen determiniert (Magnesiumsulfat, PEG, Laktulose, Laktose, Sorbit, kurzkettige Fettsäuren als deren Abbauprodukte).

Da die Osmolalität des Stuhls immer *Isotonie* (290 mosmol/l) bewahrt, kann durch Bestimmung von [Na + K] × 2 (Multiplikation mit 2 zur Berücksichtigung der Anionen) im Stuhl die *osmotische Lücke* („osmotic gap") bestimmt werden. Es ist falsch und nicht notwendig, die Osmolalität direkt im Stuhl

Tabelle 9.3. Vorkommen einer osmotischen Diarrhö

Exogen	
• Laxanzien	PEG (Golytely), Mg(OH)$_2$, MgSO$_4$, Na$_2$S, Na$_2$PO$_4$ (Glaubersalz)
• Antazida	mit MgO oder Mg(OH)$_2$
• Diätetisch	Sorbit, Mannit, Xylit, Fruktose (meist in kalorienverminderten Lebensmitteln, Diabetikerdiät)
• Medikamente	Colchizin, Colestyramin, PAS, Laktulose, Lactitol, Acarbose, Neomycin
Endogen	
• Angeboren	Disaccharidasenmangel (Laktase, Saccharase, Trehalase), Glukose-Galaktose- oder Fruktosemalabsorption, Abeta- und Hypolipoproteinämie, angeborene Lymphangiektasie, „Microvillus inclusion disease", „Tufting" Enteropathie, Pankreasinsuffizienz (Mukoviszidose)
• Erworben	Postenteritischer Disaccharidasenmangel, Pankreasinsuffizienz, bakterielle Überbesiedlung, Sprue/Zöliakie, Autoimmunenteropathie, Lambliasis, metabolische Krankheiten (Hyperthyreose, Nebennierenrindeninsuffizienz), entzündliche Krankheiten (eosinophile Enteritis, Mastozytose), Proteinmangel, Kurzdarmsyndrom, Jejunum-Ileum-Bypass

Tabelle 9.4. Bestimmung der osmotischen Lücke bei Diarrhö

- Stuhl sammeln
- Homogenisieren
- Zentrifugieren
- Im Überstand Bestimmung von: Natrium und Kalium
- Osmotischen Lücke =
  290 mosmol/L − [Na in mÄq/L + K in mÄq/L] × 2

Tabelle 9.5. Typische Befunde bei osmotischer und sekretorischer Diarrhö

48 Stunden Fastenperiode	Osmotisch Durchfall sistiert	Sekretorisch Durchfall persistiert
Analyse der Stuhlflüssigkeit		
• Osmolalität (MOsmol/kg)	290	290
• Na^+ (mÄq/l)	30	100
• K^+ (mÄq/l)	30	40
• $Na^+ + K^+ \times 2$	120	280
• osmotische Lücke	170 (>60)	10 (<60)

mittels Osmometer zu bestimmen, da durch persistierende bakterielle Fermentation im Kolon die Osmolalität nach Evakuation des Stuhls innerhalb von 3 Stunden bei 37 °C auf über 370 mosmol/l ansteigt. Da der Stuhl immer – auch bei Diarrhö – isoosmolar zum Blut ist, braucht die Osmolalität nur indirekt errechnet werden durch Bestimmung von Na und K im Überstand des homogenisierten und nachher zentrifugierten Stuhls (Tabelle 9.4).

Ist z. B. das Ergebnis aus [Na + K] × 2 = 100 mÄq/l, besagt dies, daß bei einer anzunehmenden normalen Osmolalität von 290 mosmol/l 190 mÄq nicht resorbierbarer Bestandteile im Stuhl vorhanden sein müssen. Es handelt sich damit um eine *osmotische Diarrhö*. Kann durch bakterielle Fermentation im Kolon der Anteil des Kohlenhydrats reduziert werden, wird die osmotische Lücke wie auch die Diarrhö geringer werden. Nicht resorbierbare und auch im Kolon nicht abbaubare Substanzen wie $MgSO_4$ oder PEG (z. B. Goletely) entfalten ihre volle osmotische Wirksamkeit und werden eine *große osmotische Lücke* bedingen, d.h. der Gehalt an Na und K ist gering, der Anteil an nicht resorbierten Bestandteilen ist hoch (Tabelle 9.5). Die zur Koloskopie benutzten PEG-Lösungen (z. B. Golytely) induzieren somit eine typische osmotische Diarrhö.

Bei der *sekretorischen Diarrhö* besteht ebenfalls ein *blutisotoner Stuhl*, es besteht aber *keine osmotische Lücke*. Dies bedeutet, daß durch die Bestimmung der Konzentration von Na und K im Stuhl eine diagnostische Unterscheidung zwischen osmotischer und sekretorischer Diarrhö möglich ist (Tabelle 9.5). Resorption und Sekretion bei osmotischer und sekretorischer Diarrhö im Vergleich zum Normalzustand sind in Abb. 9.4 schematisch gegenübergestellt.

9.2.2
Sekretorische Diarrhö

Eine *sekretorische Diarrhö* zeichnet sich klinisch in Gegensatz zur osmotischen Diarrhö dadurch aus, daß die *Durchfälle auch unter Nahrungskarenz anhalten*.

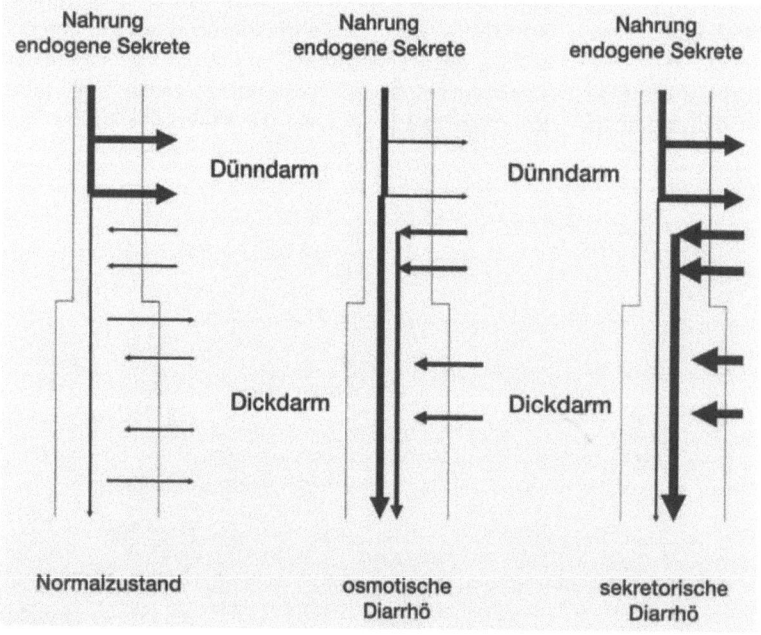

Abb. 9.4. Flüssigkeitsbewegungen im Dünn- und Dickdarm im Normalzustand, bei osmotischer und sekretorischer Diarrhö. Reduktion der Resorption im Dünndarm bewirkt sekundär einen Einstrom von Wasser und Elektrolyten in den Dünn- und Dickdarm. Ist die Rückresorptionskapazität des Dickdarms erschöpft, resultieren Diarrhöen. Bei der sekretorischen Diarrhö ist die Resorptionskapazität nicht eingeschränkt, eine abnorme Sekretion von Wasser und Elektrolyten führt jedoch zu Durchfällen

Tabelle 9.6. Osmotische Lücke als diagnostische Hilfe bei Diarrhöabklärung

Parameter	Ursache der Diarrhö
Osmolalität des Plasmas oder 290 mOsmol/kg $H_2O - 2 [Na + K]$ mmol/l = osmotische Lücke des Stuhls	
Stuhl [Na] < 90 mmol/l und osmotische Lücke < 50 mOsmol/kg H_2O	Sekretorische Diarrhö, oder Diarrhö durch Einnahme von Na_2SO_4 oder Na_2PO_4
Stuhl [Na] < 60 mmol/l und osmotische Lücke > 100 mOsmol/kg H_2O	Osmotische Diarrhö; wenn bei Fasten die Durchfälle nicht sistieren, an Mg-Einnahme denken!
Stuhl [Na] < 150 mmol/l und Stuhlosmolalität > 375–400 mOsmol/kg H_2O	Kontamination mit konzentriertem Urin, gastrokolische Fistel und Konsum hypertoner Flüssigkeit, Sammelfehler durch Stehenlassen gesammelten Stuhls
Stuhlosmolalität < 200–250 mOsmol/kg H_2O	Kontamination mit verdünntem Urin oder Wasser

Es gibt 4 unterschiedliche Kategorien von Krankheiten, bei denen eine sekretorische Diarrhö auftreten kann.

- *Angeborene Defekte* von *Ionentransportprozessen*: kongenitale Chloridorrhö mit Alkalose bedingt durch Defekt des Cl^-/HCO_3^--Austauschers im Ileum und Kolon;
- *intestinale Resektion* (s. Kap. 10, 37);
- *diffuse Dünn- und Dickdarmkrankheiten* mit Schädigung oder Reduktion der Epithelzellen;
- *abnorme Mediatoren* gebildet durch Veränderungen intrazellulären zyklischen Adenosinmonophosphat (cAMP), zyklischem Guanosinmonophosphat (cGMP), Kalzium und/oder Proteinkinasen. Sie bewirken eine Reduktion der neutralen NaCl-Resorption oder eine Steigerung der Chlorid-Sekretion. Als Mediatoren fungieren:
  - endogene Hormone oder Neuropeptide, entzündliche Zellprodukte (z. B. Zytokine),
  - bakterielle Enterotoxine, Laxanzien, Fettsäuren und Gallensäuren.

Die wichtigsten Bestandteile bei der sekretorischen Diarrhö im Darmlumen sind Na, K, Cl, und HCO_3. Die Unfähigkeit, diese Elektrolyte zu resorbieren und/oder aktive Cl^--Sekretion determinieren die Menge an Flüssigkeit, die in das Kolon gelangen bzw. es verlassen. Die Stuhlosmolalität (290 mosmol/kg H_2O) ist bei der sekretorischen Diarrhö fast ausschließlich durch das Produkt aus $[Na + K] \times 2$ bestimmt, d. h. es besteht *keine osmotische Lücke* (Tabelle 9.5, 9.6). Bei einer Na-Konzentration Na im Stuhl < 90 mmol/l und einer osmotischen Lücke < 50 mosmol/l liegt eine sekretorische Diarrhö vor, beträgt die Na-Konzentration < 60 mmol und die osmotische Lücke > 100 mosmol/l, besteht eine osmotische Diarrhö. Die direkte Bestimmung der Osmolalität mit dem Osmometer kann in seltenen Fällen indiziert sein: bei einem Stuhl Na < 150 mmol und einer Osmolalität von > 375–400 mosmol muß eine Kontamination mit konzentriertem Urin angenommen werden. Alternativ ist ein Sammelfehler anzunehmen, wenn bei Kohlenhydratmalabsorption der gesammelte Stuhl mehrere Stunden steht und die bakterielle Fermentation im Stuhlsammelgefäß weiter persistiert. Liegt die Stuhlosmolalität < 200–250 mosmol/l, ist mit einer Kontamination mit verdünntem Urin oder Wasser zu rechnen (Tabelle 9.6).

Eine sekretorische Diarrhö kann *exogen* (Laxanzien, Medikamente, Toxine, bakterielle Toxine sowie Darmallergie) oder *endogen* (angeboren, bakterielle Endotoxine, endogene Laxativa, hormonproduzierende Tumore) bedingt sein (Tabelle 9.7).

Erst nach 1965 wurde entdeckt, daß der Dünndarm nicht nur Wasser und Elektrolyte resorbiert, sondern auch Wasser und Elektrolyte zu sezernieren vermag. Michael Field entdeckte 1968 die Bedeutung der intrazellulären *zyklischen Nukleotide* für die Sekretion von Chlorid und Wasser. Später kam hinzu, daß sowohl *Neurotransmitter*, *Hormone*, *Bakterientoxine* und auch verschiedene *Laxanzien* die *Sekretion* von Chlorid und Wasser durch Veränderungen des intrazellulären cAMP, cGMP oder Ca^{++} induzieren (s. Kap. 3). Die Regulation des Elektrolyttransports im Dünn- und Dickdarm kann endokrin, parakrin, neurokrin oder immunogen erfolgen.

Bei zahlreichen *bakteriellen* oder *viralen Infektionen* wie auch bei Vorliegen von *hormonproduzierenden Tumoren* (Karzinoid, VIPom) treten *sekretorische Durchfälle* auf. Während die *Sekretionsmechanismen* im Dünndarm überwiegend in der *Kryptenregion* lokalisiert sind, findet die *Resorption* an der *Oberfläche der Zotten* statt. Sekretorische Diarrhöen werden durch spezifische Veränderungen der Mechanismen des Wasser- und Elektrolyttransports, meist durch Stimulation der Chlorid- und Bikarbonatsekretion und der Hemmung der Natrium- und Chloridresorption, induziert. Die Sekretion wird am häufigsten durch intrazelluläre Messenger (cAMP, intrazelluläre Ca^{++}) vermittelt (s. Kap. 72; Tabelle 9.8).

Die Tatsache der unterschiedlichen Lokalisation von Resorptions- und Sekretionsmechanismen im

Tabelle 9.7. Krankheiten mit sekretorischer Diarrhö

Infektionen
- Enterotoxigene Bakterien:
  - V. cholerae
  - Toxigene E. coli (LT, ST)
  - Campylobacter jejuni
  - Yersinia enterocolitica
  - Clostridium difficile
  - Staphylococcus aureus (toxisches Schock-Syndrom)
- Chronische Infektionen mit Mykobakterien, Pilzen, Parasiten

Laxanzien
- Phenolphthalein
- Anthrachinone
- Bisacodyl
- Oxyphenisatin
- Senna
- Aloe
- Rizinolsäure
- Dioctyl-Natrium-Sulfosuccinat

Medikamente
- Diuretika (Furosemid, Thiazide)
- Theophyllin
- Cholinergica
- Chinidin
- Colchicin
- Prostanoide (Misoprostol)
- Di-5-Aminosalicylsäure
- Gold

Darmresektion
Entzündliche Darmerkrankungen
- Mikroskopische Kolitis
- M. Crohn
- Colitis ulcerosa

Gallensäurenmalabsorption
Fettsäurenmalabsorption
Krankheiten mit Zottenschwund
- Sprue/Zöliakie
- Autoimmunenteropathie
- Dünndarmlymphom

Tumore
- Villöses Rektumadenom
- Zollinger-Ellison-Syndrom
- Vipom
- Karzinoidsyndrom
- Medulläres Schilddrüsenkarzinom
- Glukagonom
- Mastozytose (Histamin)

Hyperthyreose
Kollagenosen
Angeborene Krankheiten
- „Microvillus inclusion disease"
- „Tufting" Enteropathie
- Kongenitale Chloridorrhö (Fehlen des Cl⁻/HCO₃⁻-Austauschers)
- Kongenitale Natriumdiarrhö (Fehlen des Na⁺/H⁺-Austauschers)

Tabelle 9.8. Sekretorische Durchfälle durch Stimulation endogener Sekretion

Substanz	Mediator
Endogen (Peptide, Neurotransmitter, Entzündungsprodukte)	
Histamin	Ca⁺⁺
Serotonin	Ca⁺⁺
Kalzitonin	Ca⁺⁺
Prostaglandine	cAMP
VIP	cAMP
Exogen (Mikrobielle Enterotoxine)	
Vibrio cholerae	cAMP
E. coli (hitzelabil)	cAMP
Salmonella	cAMP
Yersinia enterocolitica	cAMP
Clostridium difficile	Ca⁺⁺
Gallensäuren und Fettsäuren	Ca⁺⁺ und ? cAMP

Dünndarm läßt es auch zu, den bei sekretorischen Durchfällen übermäßigen *Flüssigkeitsverlust* durch optimale Resorption wieder auszugleichen. Bei sekretorischen Durchfällen ist die Resorption z. B. für Kohlenhydrate, Wasser und Elektrolyte nicht gestört, es besteht lediglich eine *massiv gesteigerte Sekretion*.

Optimal für die Resorption – und damit Therapie der Wahl zum Flüssigkeitsersatz bei sekretorischen Durchfällen – eignet sich eine *Lösung*, die *Na⁺ und Glukose im stöchiometrischen Verhältnis von 2:1* enthält (WHO-Lösung). Eine Nahrungskarenz ist deshalb bei bakteriell bedingten sekretorischen Durchfällen nicht sinnvoll. Die *Rehydratation* kann und sollte deshalb – wenn der Patient nicht erbricht – oral mit der *WHO-Lösung* erfolgen.

Resorption, Sekretion und Motilität des Dünndarms stehen eng mit dem *enteralen Nervensystem* („Darmgehirn") in Verbindung und beeinflussen sich gegenseitig. *Neurotransmitter* des „Darmgehirns" im Plexus myentericus beeinflussen die Motilität, Neurotransmitter im Plexus submucosus die Sekretion und auch die Resorption von Wasser und Elektrolyten.

Bei der *diabetischen Enteropathie* (Durchfälle nach lange bestehendem Diabetes mellitus) ist die *α-adrenerge Innervation* im Dünndarm *gestört*. Da die α-adrenerge Wirkung zur Steigerung der Resorption von Wasser- und Elektrolyten aus dem Dünndarm beiträgt, überwiegt bei der diabetischen Diarrhö die Sekretion von Wasser und Elektrolyten in das Darmlumen. Durch medikamentöse Gabe von *α-Adrenergica* (Clonidin) kann somit durch Resorptionssteigerung der gesteigerten Sekretion entgegengewirkt werden; somit können die Durchfälle bei der diabetischen Diarrhö effektiv mit Clonidin behandelt werden.

9.2.3
Motilitätsstörungen als Ursache der Diarrhö

Störungen der Motilität mit rascher Passage des Darminhalts („intestinal hurry") können durch reduzierte Kontaktzeit mit dem Oberflächenepithel zu Diarrhöen führen. In den meisten Fällen wird aber eine erhöhte Passage als sekundäres Phänomen bei osmotischer Diarrhö oder bei entzündlichen Krankheiten durch das enterale Nervensystem bewirkt. Eine verlangsamte Motilität kann durch bakterielle Überbesiedlung sekundär eine Diarrhö und Steatorrhö induzieren. Schließlich können Motilitätsstörungen des Anorektums die Stuhlfrequenz steigern ohne Erhöhung der Stuhlgewichte.

9.2.4
Exsudation

Die Zerstörung der Integrität der Darmmukosa bei Entzündungen und Ulzerationen führt zum Verlust von Schleim, Protein und Blut in das Darmlumen (z.B. bei Colitis ulcerosa). Der Stuhl kann dabei fast nur aus Schleim, Exsudaten und Blut bestehen. Steigerungen der intestinalen Exkretion von Wasser- und Elektrolyten ist eher das Resultat einer Resorptionsverminderung für Wasser und Elektrolyte als einer gesteigerten Sekretion.

9.3
Physiologie der Wasser- und Elektrolytresorption

Die mit der Nahrung aufgenommene *Flüssigkeit* sowie die *Sekrete* des Magensafts, der Galle und des Pankreas werden im Dünndarm wieder rückresorbiert werden. Etwa *8–10 l Wasser* (aus exogener Nahrungszufuhr und endogener Sekretion) gelangen täglich in das Duodenum.

Nur etwa 1000–1500 ml davon erreichen den Dickdarm und nur etwa 100 ml (d.h. 1% der exogenen und endogenen Zufuhr) werden mit dem Stuhl ausgeschieden. Dieser Konzentrationseffekt entspricht fast exakt dem der Niere (Glomerulumfiltrat: 120 ml/min, Urinausscheidung: 1500–1700 ml/ 24 h).

Der Dünndarm vermag innerhalb von 24 h 18 l einer Elektrolytlösung zu resorbieren. Bedenkt man, daß Nahrungsendprodukte (z.B. Glukose, Aminosäuren) die Wasser- und Elektrolytresorption noch steigern, betont dies die enorme Resorptionskapazität des Dünndarms für Wasser und Elektrolyte. Weniger effektiv ist das Kolon, das maximal 3,8 l Flüssigkeit/Tag rückresorbieren kann. Während – entsprechend der Osmolalität der zugeführten Nahrung – im Duodenum unterschiedliche Osmolalitäten vorkommen, ist die intraluminale Flüssigkeit im Jejunum, Ileum, Kolon wie auch der Stuhl isoton.

9.4
Störungen der Resorption als Ursache der osmotischen Diarrhö

Die wichtigste Aufgabe des Dünndarms ist die *Resorption der Nahrung*. Nach pankreatischer Vorverdauung erlaubt die große Resorptionsoberfläche des Dünndarms eine effektive terminale Digestion durch die in der Bürstensaummembran lokalisierten Enzyme sowie die Resorption der Digestionsprodukte über verschiedene spezifische Transportprozesse, wobei im Dünndarm Prozesse der Digestion und Resorption in unmittelbarer struktureller und funktioneller Nachbarschaft ablaufen. Die Resorptionsprozesse laufen im Dünndarm mit teils unterschiedlicher Effektivität und Lokalisation ab. Die Wasser- und Elektrolytresorption ist überwiegend an die Resorption der Nahrungsbestandteile gekoppelt.

Damit der Dünndarm postprandial nicht mit Nahrung überschwemmt wird, spielt die *Motorik* (Motilität) des Gastrointestinaltrakt eine wichtige Rolle. Zum einen bremst die Magenentleerung den Weitertransport in den Dünndarm, zum anderen fördert die *Eigenmotorik des Dünndarms* den Transport des Nahrungsbreis durch den Dünndarm. Störungen der Motilität (z.B. diabetische Gastroparese), Fehlen von Magenanteilen nach Operation (Magenresektion nach Billroth II) können somit zu Störungen der Resorption führen (Postgastrektomiemalabsorption mit Steatorrhö, Anämie, Osteomalazie, Osteoporose). Über das Vorkommen von Resorptionsstörungen bei Maldigestion und Malabsorption informiert Kap. 2.

Eine *unvollständige Resorption* von Nahrungsbestandteilen aus dem Dünndarm kann vorkommen:

- bei Störungen der exokrinen Pankreasfunktion (z.B. chronische Pankreatitis),
- Reduktion der Gallesekretion in das Darmlumen (Cholestase),
- bei zu kurzem Darm (Darmresektion, Kurzdarmsyndrom),
- morphologischen Veränderungen des Dünndarms (z.B. Zottenverlust und damit Oberflächenverlust),
- genetisch bedingtem Fehlen spezifischer Transportprozesse oder Enzymen der Endverdauung in der Mukosazelle (z.B. Laktasemangel),
- Abflußbehinderung durch dem Lymphsystem (Fettmalabsorption),
- zu schneller Passage durch den Dünndarm („intestinal hurry").

Nach *Dünndarmresektionen* hat der *untere Dünndarm* (Ileum) eine erheblich höhere Adaptionspotenz und kann alle Funktionen des oberen Dünndarms bald adaptativ übernehmen. Der obere Dünndarm (Jejunum) vermag jedoch nicht die spezifischen Mechanismen der *Gallensäurerückresorption* und der *Vitamin B_{12}-Resorption* des terminalen Ileums zu erwerben. Deshalb tritt nach *Resektionen von >30–50 cm terminalen Ileums* ein *enteraler Gallensäurenverlust* auf, der im Kolon durch seine membranschädigende Wirkung *wässrige Durchfälle* bewirkt (*chologene Diarrhö*).

Die durch *Gallensäuren* bedingte Permeabilitätssteigerung im Kolon bewirkt eine *Hyperresorption von Oxalsäure*, die zur *enteralen Hyperoxalurie* und Bildung von *Nierensteinen* (Oxalatsteinen) führen kann.

9.5
Bakterielle Einflüsse im Dünn- und Dickdarm

Durchfälle können auftreten, wenn die Resorption gehemmt ist oder die Sekretion gesteigert ist, oder auch dann, wenn zu wenig Zeit für die Resorption zur Verfügung steht. Im Dünndarm nicht resorbierte *Kohlenhydrate* (z. B. Laktose bei Laktasemangel) gelangen in den Dickdarm, in dem sie *bakteriell* durch *anaerobe Fermentation* abgebaut werden.

Die durch *Fermentation* entstehenden *kurzkettigen Fettsäuren* (Laktat, Azetat, Butyrat, Propionat) bewirken eine *Steigerung der Osmolalität* im Dickdarm und führen zu osmotisch bedingten Durchfällen, die mit einem *sauren Stuhl-pH* einhergehen. Die im Dickdarm entstehenden *kurzkettigen Fettsäuren* können dort wieder rückresorbiert werden, so daß trotz Malabsorption im Dünndarm ein Teil der zugeführten Kalorien noch im Dickdarm energetisch verwertet werden kann (s. Kap. 2).

Außerdem entstehen bei der bakteriellen Fermentation *Gase* (H_2, CH_4, CO_2), die zu den klinischen Symptomen *Meteorismus und Flatulenz* führen. Wesentlich für die laxative Wirkung nichtresorbierbarer Substanzen ist ihre Abbaufähigkeit im Kolon. Polyäthylenglycol (PEG), das zur Darmreinigung vor einer Koloskopie eingesetzt wird, kann im Dickdarm von Bakterien nicht abgebaut werden und entfaltet somit seine volle osmotische Wirksamkeit ähnlich wie Magnesium. Nichtresorbierte Kohlenhydrate (Laktose, Laktulose, Lactitol, Therapie mit dem α-Glukosidasenhemmer Acarbose) werden im Dickdarm von Bakterien abgebaut, die entstehenden kurzkettigen Fettsäuren werden resorbiert und sogar noch energetisch genutzt. Damit wirkt die Bakterienflora des Dickdarms einer osmotischen Diarrhö entgegen. Nur, wenn mehr Kohlenhydrate in den Dickdarm gelangen als fermentiert werden können, kommt es zu einer osmotischen Diarrhö.

Triglyzeride, die aus dem Dünndarm bei fehlender Resorbierbarkeit in den Dickdarm gelangen, werden dort bakteriell zu freien Fettsäuren und *Hydroxyfettsäuren* abgebaut, wobei letztere insbesondere *im Dickdarm laxativ* wirken.

Normalerweise findet sich nur eine geringe Anzahl von Bakterien im Dünndarm (Jejunum: $0-10^4$/ml, Ileum: 10^3-10^8/ml, Kolon im Vergleich: $10^{10}-10^{12}$/ml). Strukturelle Veränderungen, Störungen der Motilität, erhöhte Anzahl von Bakterien und defekte Abwehr sind die wichtigsten 4 Mechanismen, die zu einer bakteriellen Überbesiedlung des Dünndarms führen (Kap. 30).

Die *bakterielle Überbesiedlung* der oberen Dünndarmabschnitte kann zu Durchfällen und zahlreichen *klinischen Folgen* führen (Kap. 30).

9.6
Epitheliale Barrieren und ihre Beeinflussung

Von Bedeutung für den *Abwehrmechanismus* und die Entstehung von Krankheiten durch Bakterien, Viren, Protozoen, Toxinen oder aber auch Antigenen ist eine *intakte Barrierenfunktion* des Dünndarmepithels (s. Kap. 4). Die epitheliale Dünndarmbarriere ist komplex und dynamisch, sie verhindert eine passive Permeation von Substanzen, die sich nach Eindringen in die Mukosa schädlich auswirken könnten. Die Aufrechterhaltung einer „gesunden" Barriere hängt von der Integrität der Plasmazellmembranen, den „tight junctions" (epitheliale Schlußleisten) sowie der epithelialen sekretorischen Produkte (z. B. Bikarbonat, IgA) ab (Tabelle 9.9).

Die *Zerstörung der Barriere* führt zu einem gesteigerten Eindringen von schädlichen luminalen Bestandteilen wie *Antigenen* (z. B. α-Gliadin bei Sprue/Zöliakie), *Proteasen, H⁺,* und Faktoren, die *chemotaktisch* auf Entzündungszellen wirken. Eine so hervorgerufene Entzündung kann durch Beeinflussung subepithelialer Gewebe sekundär den epithelialen Transport und die Barrierenfunktion beeinflussen. Die *Reparaturmechanismen* der Mukosa sind komplex, Erneuerung und gesteigerte epitheliale Zellproliferation spielen dabei eine wichtige Rolle.

Tabelle 9.9. Epitheliale Barrieren – Schutzmechanismen gegen Permeation aus dem Dünndarm

Extrinsische Barrieren (dem Epithel vorgelagert)
- *Mucus:* bakterielle Barriere
- *„unstirred layer":* Barriere unbekannter physiologischer Bedeutung
- *Sekretorisches IgA:* Barriere gegen Antigene
- *Bikarbonat:* Pufferbarriere gegen H⁺-Ionen
- *Hydrophobe Schicht:* Barriere gegen Ionen in wässrigen Lösungen

Intrinsische Barrieren: Epithel
- Transzellulärer Weg
- Parazellulärer Weg („tight junction")

Tabelle 9.10. Enteropathogene Bakterien – Einteilung nach Pathogenitätsmechanismen

Invasiv	Shigellen
	Salmonellen
	Campylobacter jejuni
	Yersinia enterocolitica
	Vibrio parahämolyticus
	Enteroinvasive E. coli (EIEC)
Zytotoxisch	Shigellen
	Enteropathogene E. coli (EPEC)
	Enterohämorrhagische E. coli (EHEC)
	Staphylococcus aureus
	Clostridium difficile
Enterotoxisch	V. cholerae
	Enterotoxigene E. coli ((ETEC)
	Staphylococcus aureus
	Yersinia enterocolitica
	Aeromonas
Enteroadhäsiv	Enteropathogene E. coli (EPEC)

Die Beeinflussung der Barrierenfunktion läßt sich besonders gut bei der Entstehung akuter Durchfälle darstellen. Dabei kann durch ein infektiöses Agens die *Epithelzelle direkt geschädigt* werden (E. histolytica, Rotavirus, Shigella), oder nur durch Toxine subzelluläre Mechanismen (Sekretion) beeinflußt werden (E. coli, Lamblien, Kryptosporidien, Helminthen). Man unterscheidet zwischen folgenden Pathogenitätsmechanismen: invasiv, enterotoxisch, zytotoxisch und enteroadhäsiv (Tabelle 9.10).

Eine *Schädigung der Epithelzellen* kann jedoch auch durch eine Aktivierung des Immunsystems (Komplementsystem, zytotoxische Lymphozyten oder antikörperabhängige zelluläre Zytotoxizität durch T-Lymphozyten, von Proteasen durch Mastzellen oder Phagozyten) entstehen durch eine Hypersensitivitätsreaktion (z. B. Sprue/Zöliakie) oder idiopathisch/autoimmun bei der Colitis ulcerosa und M. Crohn. Störungen der Barrierenfunktion unterschiedlichster Genese lassen sich diagnostisch durch eine *erhöhte Permeabilität* der Dünndarmmukosa nachweisen. Hierzu appliziert man oral kleinmolekulare Substanzen (Laktulose, Rhamnose, Mannit), die normalerweise kaum die Darmmukosa durchdringen können und wertet deren erhöhtes Erscheinen im Urin als Hinweis für eine gesteigerte Permeabilität. Es handelt sich hierbei jedoch nur um einen unspezischen Parameter, der nur Information über die Permeabilitätsstörung Auskunft gibt, jedoch nicht über deren Genese. Auch nichtsteroidale Antirheumatika (NSAR) induzieren im Dünn- und Dickdarm eine gesteigerte intestinale Permeabilität und bewirken dadurch die NSAR-Enteropathie. Bakterien scheinen bei der NSAR-Enteropathie eine wichtige Rolle zu spielen, da eine Vorbehandlung mit Metronidazol die NSAR-Schädigungen zu verhindern vermag (s. Kap. 48).

Durchfallkrankheiten, die mit Schädigungen der Enterozyten und unterschiedlichem Ausmaß der Entzündungsreaktionen einhergehen, sind in Tabelle 9.11 aufgeführt.

Tabelle 9.11. Durchfälle mit Schädigung der Enterozyten sowie Entzündungsreaktion

Leichte Entzündungsreaktion
- *Infektionen*
  Bakterien (enteroadhärente/enteropathogene E. coli)
  Viren (Rotavirus, Norwalk-Virus, HIV)
  Parasiten (Lamblien, Kryptosporidien, Ascaris, Trichinella)
  Verschiedene (tropische Sprue, bakterielle Überbesiedlung)
- *Zytostatika*
  Chemotherapie (Mucositis)
  Strahlentherapie (akute Strahlenenteritis)
- *Hypersensitivität*
  Nematodeninfektion, Nahrungsmittelallergie
- *Idiopathisch oder autoimmun*
  mikroskopische (lymphozytäre) Kolitis, Kollagenkolitis
  „graft-versus-host disease"

Entzündungsreaktion mittleren oder hohen Schweregrads
- *Infektionen*
  Zerstörung von Epithelzellen:
    Shigella, enteroinvasive E. coli,
  Penetration durch Mukosa:
    Salmonella, Campylobacter jejuni, Yersinia enterocolitica,
    Mycobacterium avium intrazellulare (MAI), Tropheryma whippelii
- *Hypersensitivität*
  Sprue/Zöliakie, Autoimmunenteropathie, Milcheiweiß- oder
  Sojaproteinintoleranz, eosinophile Gastroenteritis, Nematodenreinfektion
- *Idiopathisch oder autoimmun*
  Colitis ulcerosa, Proktitis, M. Crohn, Lymphome

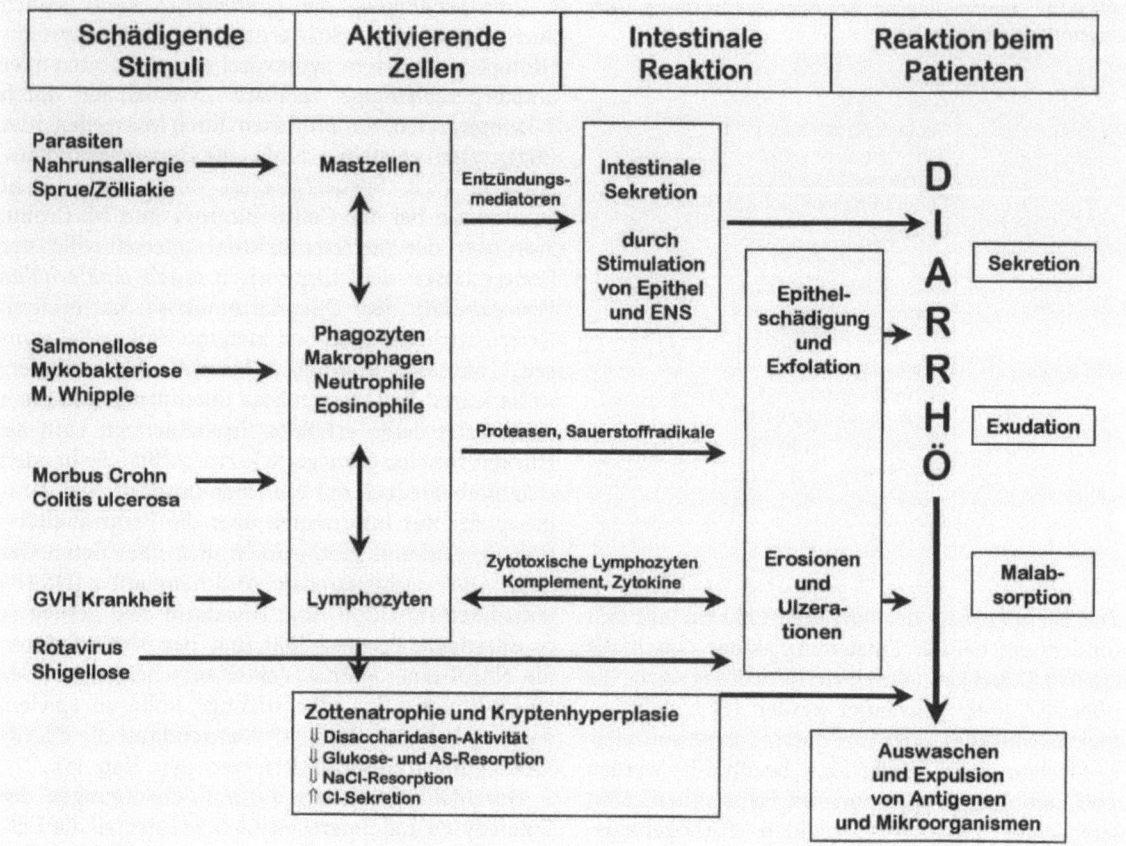

Abb. 9.5. Pathophysiologie entzündlicher Diarrhöen. Beteiligt sind dabei: 1. schädigende Stimuli, 2. Aktivierung von Leukozyten, 3. Freisetzung von Mediatoren, die eine intestinale Sekretion bewirken, 4. Freisetzung von Proteasen, Sauerstoffradikalen und toxischen Zytokinen, die zusammen mit der Aktivierung von Komplement und Killer-Lymphozyten Epithelschäden mit Ulzerationen bewirken, 5. Schädigung der Epithelzellen der Villi oder Villusatrophie und Kryptenhyperplasie durch T-Lymphozyten. Die klinischen Folgen beim Patienten sind sekretorische Durchfälle, Exsudation mit intestinalem Proteinverlust, Blutungen und Malabsorption. Durchfällen kommt hierbei eine protektive Rolle zu, da zum Auswaschen und zur Expelliation schädigender Mikroorganismen oder Antigenen führen. (Nach Powell 1995)

Abbildung 9.5 zeigt synoptisch wie schädigende Stimuli (Parasiten, Allergene, Bakterien, entzündliche Darmkrankheiten, Colitis ulcerosa, M. Crohn), Viren über welche intestinale Reaktionen Durchfälle beim Patienten auslösen.

9.7
Akute Diarrhö

Die meisten *akuten Durchfälle* sind durch eine *enterale Infektion* bedingt. Alter, Veränderungen des immunologischen Status, Proteinmangelernährung, mangelnde Hygiene bestimmen die Infektionsrate und die Komplikationen. Protektive Faktoren gegen eine enterale Infektion sind: saures Magenmilieu, sekretorisches IgA und IgM im Dünndarm, die physiologische Mukosabarriere des Dünndarms und die Motilität. Pathogene Bakterien besitzen zahlreiche Virulenzcharakteristika, mit denen sie die den Abwehrmechanismus des Wirts überwinden und zur Infektion führen (Tabelle 9.10).

Diagnostik

Die meisten akuten Durchfälle sind leicht, dauern nur wenige Tage an und sind in der Regel durch selbstlimitierte Infektionen bedingt. Deshalb benötigen die meisten Patienten (etwa 90 %) keine spezifische Diagnostik oder Therapie. Zusätzliche Symptome bei akuter Diarrhö mit Hinweis auf eine schwere Infektion, die zum Arzt führen sollten sind: hohes Fieber, Benommenheit, blutige Durchfälle, schwerer Abdominalschmerz. Immunsupprimierte Patienten mit Durchfällen bedürfen ebenfalls einer diagnostischen Abklärung. Das diagnostische Vorgehen ist in Abb. 9.6 zusammengefaßt.

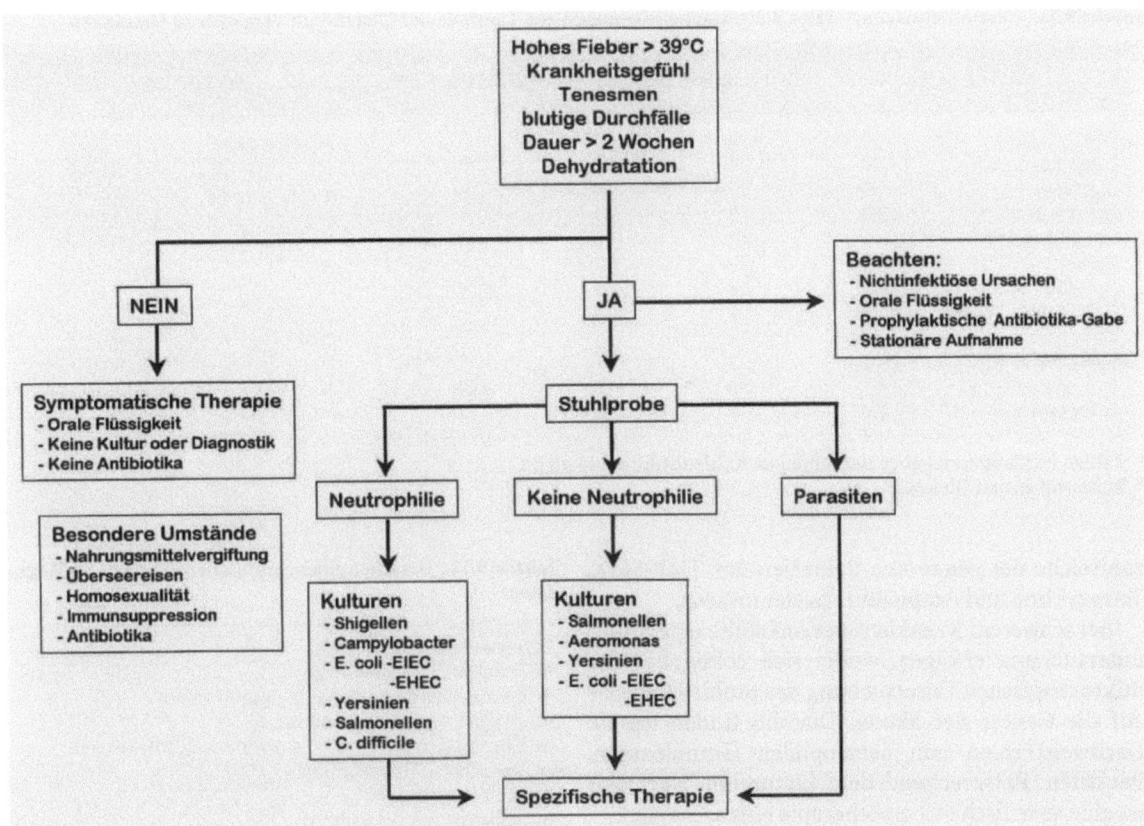

Abb. 9.6. Diagnostik und Therapie bei akuter Diarrhö. *EIEC* enteroinvasive E. coli; *EHEC* enterohämorrhagische E. coli; *ETEC* enterotoxische E. coli; *EPEC* enteropathogene E. coli

Therapie

Die Therapie des Symptoms der akuten Diarrhö hat sich nach der Grunderkrankung und der *Schwere des Krankheitsbildes* zu richten: Fieber >39 °C, Krankheitsgefühl, Tenesmen, blutige Durchfälle, längerer Verlauf, Dehydratation (Abb. 9.6). In den meisten Fällen sind *akute Durchfälle* (z. B. im Rahmen einer Reisediarrhö) von kurzer Dauer und *selbstlimitierend*. Eine symptomatische Therapie mit oraler Flüssigkeit ist meist ausreichend, eine kulturelle Diagnostik sowie eine Antibiotikatherapie sind nicht erforderlich. Eine symptomatische Therapie kann zusätzlich mit Loperamid (Imodium) oder Saccharomyces boulardii (Perenterol) erfolgen. Finden sich die in Abb. 9.6 genannten *schweren Krankheitssymptome*, sollte eine orale Flüssigkeitssubstitution mit der *WHO-Glukose-Elektrolyt-Trinklösung* (Elotrans) erfolgen sowie eine prophylaktische Antibiotikatherapie, wobei man am ehesten Ciprofloxacin oder Norfloxacin wählen wird. Ist die *Dehydratation* gravierend, handelt es sich um ein Kind oder einen alten Menschen, ist die Krankenhausaufnahme zu erwägen. Bei anhaltendem Erbrechen muß die Flüssigkeit- und Elektrolytsubstitution parenteral erfolgen.

Als *Basistherapie* dient zum Ersatz des Flüssigkeitsverlustes und zur Verhinderung einer Dehydratation die Gabe der *WHO-Lösung*. Andere Modifikationen dieser Lösung haben sich als weniger wirksam erwiesen. Dies hängt damit zusammen, daß in diesen Lösungen meist zu wenig Natrium und relativ zu viel Kohlenhydrate enthalten sind, was zu keiner optimalen Resorption der Flüssigkeit aus dem Darm führt. Schwarzer Tee, Mineral-Drinks, Orangensaft, Apfelsaft sind nicht geeignet, wenn sie nicht mit Kochsalz erheblich angereichert werden. Zusammensetzungen der in Deutschland erhältlichen oralen Rehydrierungslösungen im Vergleich zur WHO-Lösung sind in Tabelle 9.12 zusammengestellt. Daraus ist auch ersichtlich, daß verschiedentlich empfohlene Getränke (Gatorade, Coca Cola, Apfelsaft, Orangensaft) zu wenig Natrium und relativ zu viel Kohlenhydrate besitzen.

Wirksame *Antibiotika* bei Diarrhö mit Fieber sind Trimethoprim-Sulfametoxazol TMP-SMX), Ciprofloxacin (Ciprobay) und Norfloxazin (Tarevid). Bei US-Soldaten mit akuten Durchfällen im Golfkrieg konnte gezeigt werden, daß keiner der aus dem Stuhl kultivierten Keime (meist enterotoxische E. coli und Shigellen) auf Ciprofloxacin resistent war, während

Tabelle 9.12. Zusammensetzung oraler Rehydratationslösungen zur Therapie der Diarrhö im Vergleich zu Getränken

Lösung	Na [mmol/l]	K [mmol/l]	Cl [mmol/l]	Citrat [mmol/l]	Bikarbonat [mmol/l]	Glukose[a] [mmol/l]
WHO-Lösung	90	20	80	30	30 (alternativ)	111 (20)[a]
D-Iso-ratiopharm	90	20	80	30	-	111 (20)
Elotrans	90	20	80	30	-	111 (20)
isolyt von ct	90	20	80	30	-	111 (20)
Oralpädon 240	60	20	50	30		90 (17,8)
Saltadol	90	20	80	-	30	111 (20)
Santalyt	60	20	60	20	-	90 (17,8)
Gatorade	23,5	<1	17	-		(40)
Coca Cola	1,6	<1	-	-	13,4	(100)[b]
Apfelsaft	<1	25	??	??	??	(120)
Orangensaft	<1	50	??	50	??	(120)
Hühnerbrühe	250	8	0	0	0	0

[a] Zahlen in Klammern geben den Anteil an Kohlenhydraten in g/l an.
[b] Reissirup anstatt Glukose.

zahlreiche der genannten Bakterien auf TMP-SMX, Tetrazykline und Ampicillin resistent waren.

Bei schwerem Krankheitsverlauf sollte eine Stuhluntersuchung erfolgen, wobei sich schon bei der mikroskopischen Untersuchung des Stuhls Hinweise auf die Genese der akuten Diarrhö finden lassen: Nachweis/Fehlen von neutrophilen Granulozyten, Parasiten. Entsprechend dem kulturellen Nachweis ist eine spezifische Chemotherapie einzuschlagen.

Treten bei Patienten *im Krankenhaus Durchfälle* auf, ist in erster Linie an eine antibiotikaassoziierte *pseudomembranöse Enterokolitis* zu denken.

Rektoskopie/Sigmoidoskopie und Nachweis des *Toxins von Clostridium difficile* sichern die Diagnose. Das Therapeutikum der ersten Wahl ist *Metronidazol*, das ebenso gut wirksam ist wie das erheblich kostenintensivere *Vancomycin*.

Immunsupprimierte Patienten sollten im Rahmen einer akuten Reisediarrhö sofort mit Antibiotika (Ciprofloxacin, Norfloxacin) behandelt werden.

9.8 Chronische Diarrhö

Als *chronische Diarrhö* bezeichnen wir eine Durchfallerkrankung, die *länger als 2 bis 4 Wochen anhält*. Ursachen einer chronischen Diarrhö sind in Tabelle 9.13 aufgeführt, wobei unterschieden wird zwischen Erstdiagnostik und Folgediagnostik, d. h. Durchfallkrankheiten, die in der Regel diagnostische Schwierigkeiten bereiten.

Wichtige Hinweise für die Ursache und Lokalisation ergeben sich aus der Art und Beschaffenheit des Stuhls: *großvolumige Stühle* sprechen für eine Krankheit des Dünndarm oder des proximalen Kolons, *kleinvolumige Stühle* deuten auf eine Krankheit des linken Kolons oder Rektums hin.

Tabelle 9.13. Ursachen einer chronischen Diarrhö (>4 Wochen Dauer)

Keine bisherige Abklärung
- Irritables Darmsyndrom
- Chronisch entzündliche Darmerkrankung
- Ischämische Darmerkrankung
- Chronisch bakterielle/mykobakterielle Infektionen
- Parasitäre/Pilzinfektionen
- Strahlenenteritis
- Malabsorptionssyndrom
- Medikamente
- Alkohol
- Intestinale Lymphom
- Kolorektales Karzinom
- Villöses Adenom
- Divertikulitis
- Postoperative Syndrome (Gastrektomie, Vagotomie, Darmresektion)
- Endokrine Ursachen:
  - Hyperthyreose
  - Hypothyreose
  - Hypoparathyreoidismus
  - M. Addison
  - Diabetes mellitus
  - Phäochromozytom
  - Ganglioneurom
- Schwermetallvergiftung

Abklärung ohne bisher definitive Diagnose
- Abführmittelabusus
- Inkontinenz des Analsphinkters
- Mikroskopische Kolitis (mit oder ohne Kollagenablagerung)
- unklare Malabsorption
- Vipom
- Idiopathische chronische Diarrhö
- Neuroendokriner Tumor
- Systemische Mastozytose
- Amyloidose
- Idiopathische Gallensäurenmalabsorption
- Nahrungsmittelallergie

"*Dünndarmstühle*" sind meist hell, wässrig, fast immer unblutig, sie können aber auch dickflüssig und stinkend sein und unverdaute Nahrungsbestandteile enthalten. Kleinvolumige Dickdarmstühle enthalten oft Schleim und Blut und gehen mit Tenesmen einher (Tabelle 9.14).

Von Bedeutung erscheint die *Objektivierung* einer Diarrhö, was durch Inspektion des Stuhls in Praxis und Klinik sowie eine *quantitative Sammelperiode* über 48 oder 72 Stunden erfolgen sollte. Der Patient ist anzuhalten, ein Stuhlprotokoll zu führen, das Anzahl, Menge, Konsistenz und Uhrzeit der Stühle wie auch Nahrungszufuhr beinhalten sollte. Von diagnostischer Wichtigkeit ist das Ansprechen der Diarrhö auf Fasten oder Persistieren der Durchfälle (Tabelle 9.15).

Chronische Durchfälle gehen häufig auch mit *Allgemeinsymptomen* einher. Aus der klinischen Begleitsymptomatik ergeben sich oft diagnostische Hinweise

Tabelle 9.14. Diarrhö vom Dünn- und Dickdarmtyp

Zeichen/Symptome	Dünndarmtyp	Dickdarmtyp
Frequenz	3–8	3–30
Volumen	variabel, oft groß	klein
Intervall	variabel	regelmäßig
Geformter Stuhl	selten	nie
Blut im Stuhl	(–)	okkult
Tenesmen	(–)	(+/–)
Fieber	(–)	(+)
Krankheitsgefühl	leicht–mittel	mittel–schwer
Appetit	gering–gut	gering–schlecht
Pathophysiologie	Malabsorption (osmotisch)	Entzündung (sekretorisch)
Ursachen bei AIDS	Kryptosporidien, andere Parasiten, MAI	Kryptosporidien, MAI, CMV, Clostridium difficile, Bakterien

Tabelle 9.15. Chronische Diarrhö – Ansprechen auf Fasten

Ansprechen auf Fasten:	Kein Ansprechen auf Fasten:
• Inkontinenz	• Laxanzienabusus
• Gallensäurenverlust	• chronisch entzündliche Darmerkrankung
• Steatorrhö	• Neuroendokrin (VIP, Karzinoid, medulläres Schilddrüsenkarzinom)
• Osmotische Diarrhö	• Hyperthyreose
• Nahrungsmittelallergie	• kongenitale Diarrhö
	• bakterielle Überbesiedlung

Tabelle 9.16. Diagnostische Hinweise auf die Ursache einer Diarrhö durch andere klinische Symptome

Symptome/Befunde bei Diarrhö	Mögliche Diagnose
Arthritis	Colitis ulcerosa, M. Crohn, M. Whipple, Yersiniose
Leberkrankheit	Colitis ulcerosa, M. Crohn, Malignom des Darms mit Lebermetastasen
Fieber	Colitis ulcerosa, M. Crohn, Amöbiasis, Lymphom, Tuberkulose, M. Whipple, andere enterale Infektionen
Gewichtsverlust	Malabsorption, chronisch-entzündliche Darmerkrankung, Hyperthyreose, Malignom
Eosinophilie	eosinophile Gastroenteritis, parasitäre Erkrankung
Lymphadenopathie	Lymphom, M. Whipple, AIDS
Neuropathie	diabetische Enteropathie, Amyloidose
Flush	Karzinoidsyndrom, Vipom
Erythem	systemische Mastozytose, Glukagonom
Proteinurie	Amyloidose
Vaskuläre Kollagenose	mesenteriale Vaskulitis
Peptische Ulzera	Zollinger-Ellison-Syndrom
Chronische Lungenkrankheit	Mukoviszidose
Häufige Infekte	Immunglobulinmangelsyndrome, AIDS
Hyperpigmentation	M. Whipple, M. Addison, Sprue/Zöliakie
Ansprechen auf Steroide	Colitis ulcerosa, M. Crohn, M. Addison, eosinophile Gastroenteritis, Sprue/Zöliakie, Autoimmunenteropathie
Ansprechen auf Antibiotika	bakterielle Überwucherung des Dünndarms, tropische Sprue, M. Whipple

auf die Grunderkrankung, die sowohl zur Diarrhö wie auch zu systemischen Symptomen führt (Tabelle 9.16).

Das *Malabsorptionssyndrom* (s. Abschn. 2.1) ist eine häufige Ursache einer chronischen Diarrhö:

- Diarrhö durch Malabsorption von Kohlenhydraten (Kap. 10, 23),
- Diarrhö durch Malabsorption von Fetten (Kap. 10),
- Diarrhö durch Malabsorption von Gallensäuren (Kap. 10).

Diarrhöen finden sich als *Nebenwirkungen* zahlreicher *Medikamente*. Unter den am häufigsten verschriebenen Medikamenten mit der Nebenwirkung einer Diarrhö finden sich: Antazida, Antiarrhythmika, Antibiotika, Zytostatika, Antihypertensiva, Cholinergika, Laxanzien, Laktulose, Magnesiumsupplementierung, Koffein, Theophyllin, NSAR, Prokinetika, Kalium Supplementierung und Prostaglandinanaloga (Tabelle 9.17).

Zahlreiche Zytostatika bewirken Durchfälle. Am häufigsten treten Diarrhöen nach folgenden Zytostatika auf: Zytosinarabinosid, Actinomycin D, Daunorubicin, Doxorubicin, Floxuridin, Fluorouracil, 6-Mercaptopurin, Methotrexat und Mitomycin. Die Kombination von Fluorouracil plus Leucovorin kann schwere wässrige Durchfälle induzieren. Bei Therapie mit Interleukin-2 ist in 80 % mit Durchfällen zu rechnen.

In der Regel treten die Durchfälle kurz nach Einnahme des Medikaments auf oder nach Steigerung der Dosis, sie können jedoch auch nach chronischer Behandlung mit gleicher Dosierung auftreten. Patienten sollten insbesondere auch nach Selbstmedikation gefragt werden, da in der Anamnese in der Regel nur die vom Arzt verschriebenen Medikamente angegeben werden.

Diarrhö bei Alkoholabusus

Durchfälle kommen auch nach chronischem oder akutem Genuß von hohen Mengen an Alkohol vor. Der Wirkungsmechanismus von Alkohol ist komplex: beschleunigter intestinaler Transit durch gesteigerte Propulsion einerseits, Verminderung der Disaccharidasenaktivität, verminderte Gallesekretion und Steatorrhö durch Reduktion der exokrinen Pankreassekretion andererseits. Auch eine Störung der Resorption von Natrium und Wasser unter Alkohol kann für die Diarrhö verantwortlich sein.

Diarrhö nach Operationen

Durchfälle treten nach Magenoperationen als Symptom des *Dumping-Früh-Syndroms* auf. Flush, orthostatische Dysregulation, Übelkeit, Bauchschmerzen und Diarrhö sind Symptome des frühen Dumping-Syndroms, das etwa 30 min nach Nahrungszufuhr auftritt. Als Ursache wird die Sturzentleerung des hypertonen Nahrungsbreis in den Dünndarm angesehen. Durch die permeable Dünndarmmukosa kommt es zum Eintritt von Plasmaflüssigkeit in das Darmlumen (um Hypertonizität auszugleichen). Die dann resultierende große Flüssigkeitsmenge wird dann in den unteren Dünndarm rasch weiter transportiert mit unkontrollierter Freisetzung von Neuropeptiden, die am ehesten für die klinische Symptomatik verantwortlich sind. Die Dumping-Symptomatik kommt bei der Billroth-II-Resektion häufiger vor als nach Billroth-I-Resektion.

Die *Therapie* des *Dumping-Früh-Syndroms* besteht in einer *Anti-Dumping-Kost*, die verhindern soll, daß große hyperosmolare Flüssigkeitsmengen im Dünndarm anfallen: häufige kleine Mahlzeiten, keine freien Zucker, Trennung von Nahrungs- und Flüssigkeitszufuhr. Resorptionsverzögerer wie *Guar* und *Acarbose* haben ebenfalls einen günstigen therapeutischen Effekt. Dies läßt vermuten, daß auch die überstürzte Resorption aus dem Dünndarm mit für die Auslösung der Dumping-Symptomatik ist.

Der Somatostatinanalog *Octreotide* (Sandostatin) hat sich als wirksam bei schwerer Dumping-Symptomatik erwiesen. Ob dabei dem resorptionsverzögernden Effekt von Octreotide oder seiner Hemmwirkung auf die Freisetzung von Neuropeptiden aus dem Darm die therapeutische Wirkung zukommt, ist unklar.

Tabelle 9.17. Medikamente, die Durchfälle bewirken können

Acarbose
Alkohol
Antazida (Magnesiumhaltig)
Antihypertensiva
Antibiotika
Biguanide (Metformin)
Chinidin
Cholinergica
Koffein
Colchicin
Digitalispräparate
Di-5-Aminosalicylsäure
Fruktose
Gallensäuren (Chenodeoxycholsäure)
Goldpräparate
Guanethidin
Kaliumsupplementierung
Magnesiumsupplementierung
Meclofenamat
Methyldopa
Nichtsteroidale Antirheumatika (außer ASS)
Lactulose, Lactitol
Prokinetika (Cisaprid)
Propranolol
Prostanoide (Misoprostol)
Sorbit
Theophyllin
Zytostatika

Die *Diarrhö nach Vagotomie* kommt hauptsächlich nach trunkulärer Vagotomie vor. Ein Erhalt der hepatischen Äste des N. vagus vermindert das Risiko für eine *Postvagotomiediarrhö*. Pathophysiologisch sind verantwortlich: rasche Magenentleerung, rascher Transit durch den Dünndarm, Gallensäurenmalabsorption. Colestyramin ist deshalb bei vielen Patienten wirksam, aber auch Kodein, Loperamid und Verapamil (1 h vor den Mahlzeiten) habe sich in Verbindung mit Colestyramin bewährt. (Zu Diarrhö nach Dünn- und Dickdarmresektion vgl. Kap. 37.)

Diarrhö nach Cholezystektomie

Chronische Durchfälle kommen zu etwa 10% nach Cholezystektomie vor. Eine Gallensäurenmalabsorption wurde als Ursache postuliert, da einige Patienten prompt auf eine Therapie mit Colestyramin ansprechen. Die fäkale Gallensäurenausscheidung ist jedoch nur gering erhöht, so daß eher eine andere Ursache dafür anzusehen ist (z. B. rasche Darmpassage). Die Therapie besteht in Colestyramin, Aluminiumhydroxid (bindet ebenfalls Gallensäuren), Loperamid oder Plantago semen ovatae (Mucofalk, Metamucil), um die Konsistenz des Stuhls zu verbessern.

Diarrhö bei endokrinen Krankheiten: Diabetes mellitus

Durchfälle kommen bei 0,1–7% insulinpflichtiger Diabetiker im Mittel nach 8 Jahren Krankheitsdauer vor. Die typische *diabetische Diarrhö* geht mit episodisch oder auch kontinuierlich auftretenden wäßrigen Durchfällen einher, die häufig auch nachts auftreten und mit *Inkontinenz* verbunden sind. Stuhlgewichte können zwischen 250 bis zu 1500 g/Tag variieren, häufig besteht auch eine Steatorrhö, die sogar erhebliche Ausmaße annehmen kann (s. Abschn. 2.1). Die Durchfälle sprechen in der Regel nicht auf Antidiarrhoika (z. B. Loperamid) an. Häufig besteht bei den Patienten eine *autonome Neuropathie* mit orthostatischer Kreislaufdysregulation, Impotenz, Pupillenstörungen, Störungen der Herzfrequenzvariabilität. Als Ursache ist eine durch die Neuropathie bedingte Motilitätsstörung des Gastrointestinaltrakts anzusehen. Im Darm besteht eine reduzierte Aktivität von α_2-Rezeptoren, was zu einer Störung der Resorption von Wasser und Elektrolyten führt. Gabe von α_2-*Agonisten* (Clonidin) führt sowohl im Tierexperiment (Streptozotocin-Diabetes der Ratte) zur Reduktion der gesteigerten Sekretion wie auch beim Patienten zum Sistieren der Diarrhö.

Nicht selten steht eine *Steatorrhö* im Vordergrund, die durch bakterielle Überbesiedlung des Dünndarm beim Fehlen der „Housekeeper-Funktion" des migrierenden myoelektrischen Komplexes (MMC) bedingt ist. In diesem Fall ist eine intermittierende *Antibiotikatherapie* mit Doxycyclin oder Metronidazol indiziert. Da bei den Patienten der Diabetes meist schlecht eingestellt ist, steht die Optimierung der Diabeteseinstellung im Vordergrund.

Diarrhö bei Krankheiten der Schilddrüse und Nebenschilddrüse

Durchfälle mit leichter Steatorrhö kommen bei der unbehandelten *Hyperthyreose* vor (etwa 25%). Motilitätsstörungen (rasche Magenentleerung, rasche Dünndarmpassage) sind am ehesten dafür verantwortlich, die Resorptionsfunktion ist nicht beeinträchtigt. Schilddrüsenhormone können jedoch auch per se eine Sekretion im Dünndarm bewirken über eine Erhöhung intrazellulären zyklischen Adenosinmonophosphats (cAMP). Auch eine Gallensäurenmalabsorption kann zur Diarrhö beitragen.

Bei der *Hypothyreose* steht die Obstipation – gelegentlich mit Sigma-Volvulus, Rektumprolaps, Ileus und Pseudoobstruktion – im Vordergrund. Durchfälle mit Steatorrhö kommen jedoch bei einigen Patienten vor. Als Ursache dafür ist eine bakterielle Überbesiedlung des Dünndarms anzunehmen.

Der *Hypoparathyreoidismus* geht nicht selten mit Diarrhö und Steatorrhö einher. Häufiger besteht jedoch eine Obstipation oder sogar eine Pseudoobstruktion. Auch eine intestinale Lymphangiektasie mit enteralem Proteinverlust wurde zusammen mit der Malabsorption beim Hypoparathyreoidismus beschrieben.

Diarrhö bei neuroendokrinen Tumoren

Durchfälle bei neuroendokrinen Tumoren sind durch die pharmakologischen Wirkungen der entsprechenden vom Tumor im Übermaß sezernierten Peptide bedingt. Mechanismen der Diarrhö und übrige klinische Manifestationen unterscheiden sich entsprechend der vom Tumor gebildeten spezifischen Peptidhormone (Tabelle 9.18; s. Kap. 34).

Mikroskopische Kolitis – lymphozytäre und kollagene Kolitis

Mikroskopische Kolitis – klinisch manifest als lymphozytäre und kollagene Kolitis – zeichnet sich durch chronische sekretorische Durchfälle aus, wobei der Dickdarm endoskopisch normal aussieht. Beide Krankheitsbilder sind ausführlich in Kap. 44 beschrieben. Eine letzte Publikation berichtete über den Therapieerfolg mit *Wismutsubsalicylat* 3 × 400 mg/Tag sowohl bei lymphozytärer wie auch bei kollagener Kolitis.

Tabelle 9.18. Diarrhö durch Hormone oder Neuropeptide

Krankheit	Hormon/Neuropeptid	Ursache der Diarrhö	Andere Manifestationen
Zollinger-Ellison-Syndrom (Gastrinom)	Gastrin	• Säureinaktivierung von Pankreasenzymen und Gallensäuren → Steatorrhö, • Intestinale Wasser- und Elektrolytsekretion, • reduzierte Resorption durch Schädigung des Darmepithels, • Erhöhte Motilität	• Peptische Ulkuskrankheit, • Erosive Ösophagitis
Karzinoidsyndrom	Serotonin, Substanz P, Bradykinin, Motilin, Prostaglandine, Andere	• Erhöhte Motilität, • Intestinale Wasser- und Elektrolytsekretion, • Steatorrhö	• Flush, • Asthma • Rechtsherzinsuffizienz, • Hypotonie
Medulläres Schilddrüsenkarzinom	Kalzitonin, Prostaglandine, Andere	• Intestinale Wasser- und Elektrolytsekretion, • Erhöhte Motilität	• Schilddrüsenvergrößerung oder -knoten
Vipom	VIP	• Intestinale Wasser- und Elektrolytsekretion	• Hypokaliämie • Anazidität • Flush • Hypotonie
Glukagonom	Glukagon	• Intestinale Wasser- und Elektrolytsekretion	• nekrolytisches Erythema migrans, • Diabetes • Anämie, • Glossitis
Somatostatinom	Somatostatin	• Hemmung der intestinalen Resorption • Steatorrhö durch Hemmung der Pankreassekretion	• Diabetes • Gallensteine
Systemische Mastozytose	Histamin	• Intestinale Wasser- und Elektrolytsekretion, • Gastrale Hypersekretion, • Zottenatrophie	• Flush • Übelkeit/Erbrechen • Erythema pigmentosum • Dermatograhismus

Diarrhoea factitia

Die faktitielle Diarrhö bereitet diagnostisch oft erhebliche Schwierigkeiten und Kostenaufwand. Folgende Einteilung nach Reich und Gottfried wird hier übernommen:

• selbstinduzierte Infektionen,
• Selbstmedikation,
• simulierte Krankheit,
• chronische Wunden.

Laxanzienabusus

Patienten mit faktitieller Diarrhö nehmen am häufigsten *Abführmittel* ein oder *simulieren* eine *Diarrhö* durch Zugabe von Wasser, Urin oder anderen Flüssigkeiten zum Stuhl. Fast alle Patienten sind Frauen und haben sehr häufig in Medizin-/medizinisch-technischen Berufen gearbeitet. *Laxanzienabusus* kommt bei etwa 4–15% der Patienten mit chronischer Diarrhö vor. Der Anteil erhöht sich auf 20–30%, wenn man nur die Patienten betrachtet, die sich nach vorheriger erfolgloser Diagnostik beim Gastroenterologen zu weiterführender Diagnostik vorstellen. Da die Patienten häufig psychisch unauffällig wirken, sind Arzt und Patient oft schockiert, wenn eine faktitielle Diarrhö bei einem stationären Aufenthalt festgestellt wird.

Hypokaliämie

Häufig besteht bei der chronischen faktitiellen Diarrhö eine *Hypokaliämie*. Des weiteren können vorkommen: Hautpigmentationen, Trommelschlegelfinger (bei Senna-Präparaten), zyklische Ödeme, Nierensteine (Uratsteine). In der Vorgeschichte sind häufig Operationen aus teils nicht ersichtlichen Gründen: explorative Laparotomien, Magenresektion, Vagotomie, Cholezystektomie, Hysterektomie. Nach Absetzen der Laxanzien entwickeln sich häufig Ödeme auf dem Boden eines sekundären Hyperpaldosteronismus oder eines Pseudo-Bartter-Syndroms. Die Ödeme bilden sich nach Absetzen der Laxanzien innerhalb von 1 bis 2 Monaten spontan zurück.

Melanosis coli
Die *Melanosis coli* ist eine dunkle Pigmentierung der Dickdarmschleimhaut – endoskopisch schwarz oder getigert aussehend – als Folge längeren Einnahme von *Anthrachinonen* (Senna, Cascara, Aloe). Diphenolische Laxanzien (Phenolphthalein, Oxyphenisatin, Bisacodyl) oder osmotische Laxanzien führen nicht zur Melanosis coli (Kap. 57).

Bei dem Pigment handelt es sich um *Lipofuszin*, das aus geschädigten Zellorganellen besteht, die in Lysosomen intraepithelialer Makrophagen aufgenommen wurden und in die Lamina propria einwandern. Die *Pigmentablagerungen* sind am häufigsten im Zökum oder im Rektosigmoid zu finden. Die Melonosis beginnt etwa 4 Monate nach chronischer Einnahme von Laxanzien und verschwindet 4 bis 7 Monate nach Ende der Laxanzieneinnahme. Eine Melanosis coli zeigt somit eine chronische Einnahme von anthrachinonhaltigen Laxanzien an.

■ **Diagnostik.** Bei der *Diagnostik der chronischen Diarrhö* sollte man an eine *faktitielle Diarrhö* denken, wenn der Patient schon mehrfach wegen unklarer Diarrhö in Behandlung war. Da Patienten Laxanzien auch intermittierend einnehmen, sollten Stuhlanalysen wiederholt werden.

Der einfachste Test besteht in der Alkalisierung von 3 ml eines Stuhlüberstands oder Urins mit einem Tropfen 1 N Natriumhydroxid (NaOH). Färbung zu pink oder rot bei spektrophotometrischer Bestimmung (550–555 nm) zeigt den Nachweis von *Phenolphthalein*, einem in Deutschland allerdings nicht häufig verwandten Laxans, an. Im *Urin* können andere Laxanzien bestimmt werden: *Bisacodyl* und seine Metabolite, *Anthrachinone* und seine Derivate.

Der Stuhl sollte auf Osmolalität und Elektrolyte untersucht werden (s. Tabelle 9.4 und 9.6). Ergibt sich eine sekretorische Diarrhö (osmotische Lücke < 50), hat der Patient wahrscheinlich sekretorisch wirkende Laxanzien eingenommen. Beträgt die osmotische Lücke > 125 (osmotische Diarrhö), muß an magnesiumhaltige Laxanzien gedacht werden: eine Magnesiumkonzentration im Stuhl von > 45 mmol/l oder tägliche Stuhlausscheidung von Magnesium > 15 mmol/ Tag spricht für eine durch Magnesium induzierte Diarrhö. Liegt die mit dem *Osmometer* gemessene *Stuhlosmolalität* deutlich unter 290 mosmol/l, muß eine *Verdünnung des Stuhls* mit Wasser oder verdünntem Urin angenommen werden. Liegt die Osmolalität deutlich über der des Plasmas, kann eine Stuhlverdünnung mit konzentriertem Urin angenommen werden. Dies kann gesichert werden durch eine hohe Konzentration von [Na] und [K] (> 165 mval/l) sowie eine hohe Konzentration von Harnstoff und Kreatinin.

Da die Diagnostik aufwendig ist, ist eine Durchsuchung des Patientenzimmers zu erwägen. Manche Ärzte halten dies für unethisch und für einen Eingriff in die Persönlichkeitssphäre des Patienten. Eine Studie zeigte, daß die Durchsuchung des Patientenzimmers auf Laxanzien oder andere Medikamente bei der Abklärung einer faktitiellen Diarrhö effektiver war als alle diagnostischen Maßnahmen. Es ist durchaus zu diskutieren, ob man sich zu dieser Maßnahme entschließt, um dem Patienten weitere kostenintensive und auch gefährliche diagnostischen Maßnahmen zu ersparen oder auch mögliche gefährliche Therapien zu ersparen (z. B. totalparenterale Ernährung über ZVK).

Diarrhö bei Langläufern
Durchfälle treten bei etwa 10–25 % von Langläufern (Marathonläufer, Triathleten) auf. Frauen (40–70 %) sind häufiger betroffen als Männer, jüngere Langläufer häufiger als ältere. Sie kommt häufiger bei unerfahrenen Langläufern vor als bei erfahrenen Läufern, die ihr Laufpensum steigern. Stuhldrang und ungeformte Stühle treten während oder unmittelbar nach Ende des Langlaufs auf, gelegentlich sogar mit Blut oder okkultem Blut. Die Ursache ist unklar. Diskutiert werden erhöhte Motilität des Kolons durch die mechanische Erschütterungen beim Rennen über gepflasterte Straßen. Eine intestinale Ischämie bedingt durch Umleitung des Bluts in die Skelettmuskulatur ist ebenfalls ein möglicher pathogenetischer Faktor. Über eine ischämische Kolitis nach Langlauf wurde berichtet. Ein Volumenmangel mag die ischämische Reaktion aggravieren. Einige Autoren berichteten über eine erhöhte Freisetzung von Neuropeptiden (Gastrin, VIP, Motilin) bei Langläufern. Manche Läufer nehmen prophylaktisch Loperamid oder auch nichtsteroidale Antirheumatika ein. Die Wirkung ist allerdings nicht gesichert.

Diarrhö bei Patienten auf Intensivstationen
Durchfälle sind bei Patienten auf Intensivstationen ein häufiges Problem. Die häufigsten Ursachen sind *Antibiotika*, andere *Medikamente* (Theophyllin, magnesiumhaltige Antazida, H_2-Rezeptorenblocker und Zytostatika), *enterale Ernährung* mit *hyperosmolaren Formuladiäten*, Infektionen (z. B. pseudomembranöse Enterokolitis nach Antibiotikatherapie) und *intestinale Ischämie*.

Antibiotika prädisponieren zur Diarrhö über mindestens 2 Mechanismen:

- osmotische Diarrhö durch gestörte Fermentation von Kohlenhydraten,
- sekretorische Diarrhö durch Clostridium-difficile-Toxin (s. Kap. 47).

Im Krankenhaus erwerben 20 % hospitalisierter Patienten *Clostridium difficile*, bei etwa 50 % der Intensivpatienten mit Durchfällen unter Antibiotikatherapie liegt eine Clostridium-difficile-Infektion vor.

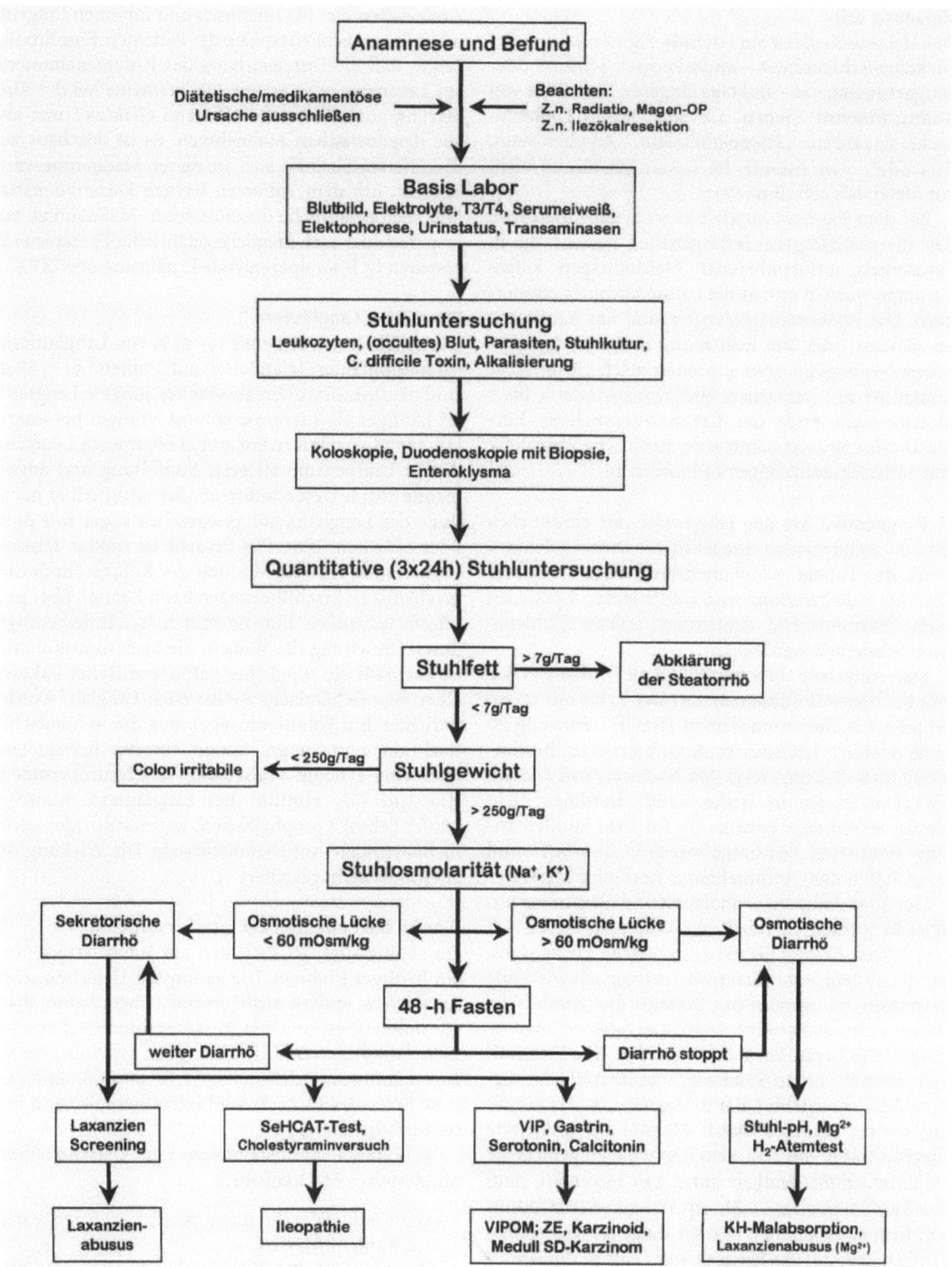

Abb. 9.7. Algorithmus zur Abklärung der Ursachen einer chronischen Diarrhö. *ZE* Zollinger-Ellison-Syndrom; *Medull* medulläres; *SD* Schilddrüsenkarzinom, *C* Clostridium

Das *Tube-feeding-Syndrom* ist ebenfalls häufig Ursache von Durchfällen bei Patienten auf Intensivstationen. Als Ursache dafür kommen in Frage: hohe Osmolalität der Formula-Diät, zu rasche Applikation, Motilitätsveränderungen mit rascher Transitzeit, Zottenreduktion nach längerer alleiniger parenteraler Ernährung, präexistente Malabsorption, bakterielle Kontamination der applizierten Nährlösung. Da enterale Formuladiäten einen hohen Anteil an Kohlenhydraten enthalten, kann die Störung der Fermentation unter Antibiotika mit zum Auftreten von osmotischen Durchfällen beitragen. In der Regel besteht dann eine große osmotische Lücke, ja sogar einem sauren Stuhl-p.H. Teststreifen (Clinitest-Streifen) auf reduzierende Substanzen zeigen den Gehalt an Kohlenhydraten an. Die therapeutische Maßnahme besteht in der Reduktion der Gesamtzufuhr oder in der Verdünnung der Nährlösungen. Insbesondere laktosehaltige Formuladiäten sollten vermieden werden.

Diagnostische Abklärung bei chronischer Diarrhö

Da die Ursachen einer chronischen Diarrhö sehr vielgestaltig sein können, sollte man sich bei der Abklärung an eine *diagnostische Richtlinie* halten, die in Abb. 9.7 zu finden ist.

Bei entsprechender Anamnese (Dauer der Durchfälle >3 Wochen) sollten zunächst *diätetische* (Laktose, Laktulose, Sorbit, Fruktose) und *medikamentöse Ursachen* (u. a. Laxanzien) ausschließen (Tabelle 9.15).

Folgende *Laborbasisuntersuchungen* sollten durchgeführt werden: Blutbild, Serumvielfachanalyse, T4, Serumprotein, Elektrophorese, Urinstatus und Röntgenaufnahme des Thorax. Der *Stuhl* sollte auf Blut und Leukozyten, Wurmeier, Parasiten, Bakterien, Clostridium-difficile-Toxin untersucht sowie alkalinisiert werden (Nachweis von Phenolphthalein). *Endoskopische* und *röntgenologische Untersuchungen* sind anzuschließen, wenn weiterhin noch keine Ursache gefunden werden konnte: Koloskopie mit Biopsie, Endoskopie bis weit in das Duodenum mit Biopsie, Enteroklysma.

Sollte im Stuhl eine *Steatorrhö* (Stuhlfettausscheidung >7 g/Tag) nachgewiesen werden, ist eine diagnostische Abklärung der Ursache der Steatorrhö (s. Abschn. Malabsorption) anzuschließen. Besteht keine Steatorrhö, aber erhöhte Stuhlgewichte (<500 g/Tag), dann liegt am ehesten ein irritables Kolon vor. Liegen die Stuhlgewichte > 500 g/Tag, ist eine Untersuchung des Stuhls auf *Natrium und Kalium* (Bestimmung der *osmotischen Lücke*) anzuschließen sowie eine 48stündige *Fastenperiode*. Beide diagnostischen Maßnahmen erlauben die Unterscheidung zwischen *osmotischer* und *sekretorischer Diarrhö*: liegt die osmotische Lücke < 60 mosmol/kg, persistieren die Durchfälle unter Nahrungskarenz, ist eine sekretorische Diarrhö äußerst wahrscheinlich.

Ist die osmotische Lücke > 60 mosmol/kg, hören die Durchfälle in der Fastenperiode auf, ist mit einer *osmotischen Diarrhö* zu rechnen. In diesem Fall sind Bestimmung des Stuhl-pH, H_2-Atemtests auf Kohlenhydratmalabsorption anzuschließen. Zugleich ist an einen Abusus osmotisch wirkender Laxanzien zu denken (z. B. Magnesiumpräparate).

Persistieren Durchfälle auch nach dem Fasten, muß nach weiteren Ursachen einer sekretorischen Diarrhö gesucht werden. Als mögliche Ursachen kommen dabei in Frage: Laxanzienabusus, Gallensäurenverlust bei Ileopathie, hormonelle Ursachen (VIPOM, Zollinger-Ellison-Syndrom, Hyperthyreose, medulläres Schilddrüsenkarzinom, Karzinoidsyndrom).

Literatur

Alpers DH, Stenson WF (1998) Oral rehydration solutions for adults: An underused resource. Curr Opin Gastroenterol 14: 143–146

Avery ME, Snyder JD (1990) Oral therapy for acute diarrhea. The underused simple solution. New Engl J Med 323: 891–894

Binder HJ (1992) The gastroenterologist's osmotic gap: fact or fiction? Gastroenterology 103:702–704

Bjarnason I, Hayllar J, Macpherson AJ, Russell AS (1993) Side effects of nonsteroidal anti-inflammatory drugs on the small and large intestine in humans. Gastroenterology 104: 1832–1847

Bjorneklett A, Hoverstad T, Hovig T (1985) Bacterial overgrowth. Scand J Gastroenterol 20 (Suppl. 109):123–132

Bright-Asare P, Binder HJ (1973) Stimulation of colonic secretion of water and electrolytes by hydroxy fatty acids. Gastroenterology 64:81–86

Caspary WF (1975) Erworbene Hyperoxalurie und Nephrolithiasis bei gastroenterologischen Erkrankungen. Dtsch med Wschr 100:1509–1513

Caspary WF (1986) Diarrhoea associated with carbohydrate malabsorption. Clin Gastroenterol 15:631–655

Chang EB, Fedorak RN, Field M (1986) Experimental diabetic diarrhea in rats: intestinal mucosal denervation hypersensitivity and treatment with clonidin. Gastroenterology 91:564–569

Corazza GR, Biagi F, Volta U, Andreani ML, De Franceschi L, Gasbarrini G (1997) Autoimmune enteropathy and villous atrophy in adults. Lancet 350:106–109

Cutz E, Sherman PM, Davidson GP (1997). Enteropathies associated with protracted diarrhea of infancy: Clinicopathological features, cellular and molecular mechanisms. Pediatr Pathol Lab Med 17:335–368

Eherer AJ, Fordtran JS (1992) Fecal osmotic gap and pH in experimental diarrhea of various causes. Gastroenterology 103:545–551

Farthing MJG (1991) Review article: prevention and treatment of travellers' diarrhoea. Aliment Pharmacol Therap 5:15–30

Fedorak RN, Field M, Chang EB (1985) Treatment of diabetic diarrhea with clonidine. Ann Intern Med 102:197–199

Field M, Rao MC, Chang EB (1990) Intestinal electrolyte transport and diarrheal disease (First of two parts). New Engl J Med 321:800–806

Fine KD (1998) Diarrhea. In: Feldman M, Scharschmidt BF, Sleisenger MV, (Hrsg). *Gastrointestinal Disease and Liver Disease*. Philadelphia, WB Saunders Company, S 128–152

Florent C, Flourie B, Leblond A, Rautureau M, Bernier J, Rambaud J-C (1985) Influence of chronic lactulose ingestion on the colonic metabolism of lactulose in man (an in vivo study). J Clin Invest 75:608–613

Galan JE, Pace J, Hayman MJ (1992). Involvement of the epidermal growth factor receptor in the invasion of cultured mammalian cells by Salmonella typhimurium. Nature 357: 588–589

Gelbmann CM, Barrett KE (1993) Neuroimmune regulation of human intestinal transport. Gastroenterology 105:934–936

Goldberg LD, Ditchek NI (1978) Chewing gum diarrhoea. Dig Dis 23:568–571

Hammer HF, Fine KD, Santa Ana CA, Porter JL, Schiller LR, Fordtran JS (1990) Carbohydrate malabsorption: its measurement and its contribution to diarrhea. J Clin Invest 86:1936–1944

Harris AG, O'Dorisio TM, Woltering EA, Anthony LB, Burton FR, Geller RB et al. (1995) Consensus statement: octreotide dose titration in secretory diarrhea. Diarrhea Management Consensus Development panel. Dig Dis Sci 40:1464–1473

Hirschhorn N, Kinzie JL, Sachar DB, Northrup RS, Taxlor JO, Ahmed Z et al. (1968) Decrease in net stool output in cholera during intestinal perfusion with glucose-containing solutions. New Engl J Med 279:176–180

Hofmann AF, Poley JR (1969) Cholestyramine treatment of diarrhea associated with ileal resection. New Engl J Med 281:397–402

Hyams KC, Bourgeois AL, Merrell BR, Rozmajzl P, Escamilla J, Thornton SA et al. (1991) Diarrheal disease during Operation Desert Shield. New Engl J Med 325:1423–1428

Kaunitz JD, Barrett KE, McRoberts JA (1995) Electrolyte secretion and absorption: small intestine and colon. In: *Textbook of Gastroenterology*. Yamada T (Hrsg), Philadelphia, JB Lippincott Company, S 326–360

King CE, Toskes PP (1979) Small intestine bacterial overgrowth. Gastroenterology 76:1035–1055

Kingham JGC, Levinson DA, Ball JA, Dawson AM (1982) Microscopic colitis – a cause of chronic watery diarrhoea. Brit Med J 28:1601–1605

Lindström CG (1976) „Collagenous colitis" with watery diarrhea: A new entity? Pathol Eur 11:87–93

Powell DW (1995) Approach to the patient with diarrhea. In: *Textbook of Gastroenterology*. Yamada T (Hrsg), Philadelphia: JB Lippincott Company, S 813–863

Read NW, Krejs GJ, Read MG, Santa Ana CA, Morawski SG, Fordtran JS (1980) Chronic diarrhea of unknown origin. Gastroenterology 78:264–270

Ruppin H, Bar-Meir S, Soergel KH, Wood CM, Schmitt MG (1980) Absorption of short-chain fatty acids by the colon. Gastroenterology 78:1500–1507

Santosham M, Daum RS, Dillman L, Rodriguez JL, Luque S, Russell R et al. (1982) Oral rehydration therapy of infantile diarrhea. A controlled study of well-nourished children hospitalized in the United States and Panama. New Engl J Med 306:1070–1076

Sartor RB, Powell DW (1991) Mechanisms of diarrhea in intestinal inflammation and hypersensitivity: immune system modulation of intestinal transport. In: *Diarrheal Diseases*. Field M (Hrsg). New York, Elsevier, S 75–114

Thillainnayagam AV, Hunt JB, Farthing MJ (1998) Enhancing efficacy of oral rehydration therapy: Is low osmolality the key? Gastroenterology 114:197–210

Turvill JL, Farthing MG (1998) Water and electrolyte absorption and secretion in the small intestine. Current Opin Gastroenterol 14:94–98

Maldigestion und Malabsorption

W. F. Caspary

10.1 Häufigkeit 107
10.2 Ätiologie 108
10.2.1 Malabsorption von Nahrungsfetten 108
10.2.2 Störungen des Gallensäurekreislaufs 108
10.2.3 Malabsorption von Kohlenhydraten 109
10.2.4 Malabsorption von Proteinen 111
10.3 Klinik 111
10.4 Diagnostik 113
10.4.1 Dünndarmbiopsie 114
10.4.2 Röntgendiagnostik 115
10.4.3 Sonographie 115
10.5 Maldigestionssyndrome 117
10.5.1 Störungen der pankreatischen Verdauung 117
10.5.2 Störungen der biliären Verdauungsphase 117
10.6 Krankheiten mit primärem Malabsorptionssyndrom: Disaccharidasenmangel – Laktoseintoleranz 119
10.7 Sekundäre Malabsorptionssyndrome 119
10.7.1 Diätetische Ursachen einer Kohlenhydrat-Malabsorption 119
10.7.2 Erworbene Dünndarmerkrankungen: sekundäre Malabsorption 120
10.8 Kurzdarmsyndrom 122
10.9 Therapie der Malabsorption 123
Literatur 123

Unter *Malabsorption* verstehen wir eine Störung der Resorption digestiver Nahrungsendprodukte, die durch eine Störung der Membrantransportvorgänge in der Dünndarmschleimhaut ohne morphologische Veränderungen (primäre Malabsorption), durch eine Verminderung des Resorptionsepithels bei gleichzeitigen morphologischen Veränderungen der Mukosa (sekundäre Malabsorption) oder durch eine Abflußbehinderung bedingt ist. Man unterscheidet zwischen einem *globalen* und einem *partiellen/isolierten Malabsorptionssyndrom* (Tabelle 10.1).

Unter *Maldigestion* versteht man eine Störung der Verdauungsfunktion als Folge einer Krankheit oder Anomalie, bei der durch eine angeborene oder erworbene Krankheit die Aktivität pankreatischer Verdauungsenzyme, die Gallensäurenkonzentration oder die Aktivitäten digestiver Dünndarmmukosaenzyme erniedrigt sind oder fehlen.

Beide Funktionsstörungen werden unter dem Oberbegriff *Malassimilation* zusammengefaßt.

10.1 Häufigkeit

Bei etwa 5 % der Patienten mit chronischen Durchfällen (Stuhlgewicht > 200 g/Tag) von mehr als einem Monat Dauer besteht ein Malabsorptionssyndrom. Geben Patienten zusätzlich einen Gewichtsverlust,

Tabelle 10.1. Globales und partielles/isoliertes Malabsorptionssyndrom

Globales Malabsorptionssyndrom	Partielles/isoliertes Malabsorptionssyndrom
Dünndarmkrankheiten mit diffusen morphologischen Mukosaveränderungen: – Sprue/Zöliakie – Autoimmunenteropathie – „microvillus inclusion disease" *Reduzierte Resorptionsfläche:* – Darmresektion – Kurzdarmsyndrom	*Kohlenhydratintoleranzen* – Laktoseintoleranz *Aminosäurenresorptionsstörungen* *Isolierte Vitamin-B_{12}-Malabsorption* *Gallensäurenverlustsyndrom* *Bakterielle Überbesiedlung* *Oligosymptomatische Sprue* *Intestinaler Proteinverlust* *Steatorrhö bei:* – exokriner Pankreasinsuffizienz – Cholestase – bakterieller Überbesiedlung – Gastrinom – Strahlenschädigung – Störungen des lymphatischen Abtransports

flüssige, voluminöse, nicht blutige Stühle ohne Fieber und Schmerzen an, liegt in etwa 50 % ein Malabsorptionssyndrom vor.

Die häufigste Form einer leichten Malabsorption weltweit ist eine *Laktoseintoleranz* (s. Kap. 23). In Europa können 10–15%, in vielen Teilen der Welt (Ostasien) über 95% der Bevölkerung Milchzucker (Laktose) nicht optimal an der Bürstensaummembran spalten und resorbieren. Deshalb stellen sich nach Milchgenuß Durchfälle, Flatulenz und abdominelle Beschwerden ein.

10.2 Ätiologie

Störungen der Digestion und Resorption kommen bei zahlreichen Krankheiten des Magen-Darm-Traktes, Galle, Leber, Pankreas und im Verlauf anderer Grunderkrankungen vor. Bei der Ätiologie einer Maldigestion und Malabsorption kommen folgende pathophysiologischen Mechanismen in Betracht.

Störungen der luminalen Verdauungsphase

- Verminderte Verfügbarkeit der zu resorbierenden Substanzen:
  - Kofaktorenmangel (z. B. Mangel an Intrinsic-Faktor bei Perniciosa),
  - vorzeitiger Nährstoffabbau (z. B. bei bakterieller Überbesiedlung).
- Störungen der Löslichkeit von Fetten:
  - reduzierte Synthese von Gallensäuren (z. B. hepatozelluläre Krankheiten),
  - Störungen der Gallensäurenexkretion (Cholestase),
  - Inaktivierung und Metabolisierung von Gallensäuren (bakterielle Überbesiedlung),
  - Hemmung der CCK-Freisetzung (mukosale Krankheiten wie Sprue),
  - gesteigerter Verlust von Gallensäuren (Ileumerkrankungen, -resektion).
- Störungen der intraluminalen Hydrolyse:
  - Inaktivierung der Lipase (z. B. Zollinger-Ellison Syndrom, Therapie mit Orlistat),
  - Enzymmangel (z. B. Pankreasinsuffizienz),
  - fehlerhafte Durchmischung und rascher Transit (z. B. Magenresektion, Bypass, Hyperthyreose).

Störungen der Mukosaphase

- Verlust an Mukosafläche (z. B. Dünndarmresektion);
- diffuse Krankheiten der Dünndarmmukosa (Sprue, tropische Sprue, autoimmune Enteropathie, M. Crohn, Infektionen, Medikamente);
- Defekte des Enterozyten:
  - Microvillus inclusion disease,
  - Tufting-Enteropathie,
  - Mangel an Bürstensaumhydrolasen (z. B. Laktasemangel),
  - Transportdefekte (s. Kap. 23),
  - intrazelluläre Transportstörung (z. B. Abetalipoproteinämie).

Störungen des Abtransports

- Vaskulär (z. B. Vaskulitis);
- lymphatisch (M. Whipple, Lymphangiektasie, Tumoren).

10.2.1 Malabsorption von Nahrungsfetten

Malabsorption von Nahrungsfetten kann beim *Mangel pankreatischer Lipase* (exokrine Pankreasinsuffizienz), *Mangel an Gallensäuren* (hepatozelluläre Krankheiten, intrahepatischer Cholestase, extrahepatischer Cholestase, enteralem Gallensäurenverlust, bakterielle Überbesiedlung des Dünndarms), *reduzierter Resorptionsfläche* (Darmresektion oder Zottenschwund) oder auch bei *Lymphabflußstörungen* auftreten (Tabelle 10.2).

Eine *Steatorrhö* (Stuhlfettausscheidung >7 g/Tag) führt zum erhöhten Kalorienverlust, Durchfällen, enteralem Verlust von Kalzium und zu einer *gesteigerten Oxalatresorption* mit konsekutiver „*enteraler*" *Hyperoxalurie*. In der Regel besteht auch eine Malabsorption fettlöslicher Vitamine (Vitamine A, D, E, K), da diese zur mizellaren Löslichkeit eine kritische mizellare Gallensäurenkonzentration benötigen.

10.2.2 Störungen des Gallensäurekreislaufs

Von Bedeutung für die Resorption der Fettspaltprodukte ist die Mizellenbildungsfähigkeit der *Gallensäuren*. Ein erhöhter enteraler Verlust von Gallensäuren kann durch Synthesesteigerung der Leber ausgeglichen werden, so daß beim *kompensierten Gallensäurenverlustsyndrom* zwar wäßrige Durchfälle bestehen, die Fettresorption aber noch gewährleistet ist (Abb. 10.1).

Übersteigt der enterale Gallensäurenverlust bei ausgedehnter Ileumresektion oder Kurzdarmsyndrom die Synthesekapazität der Leber, dann reicht die Gallensäurenkonzentration in Duodenum nicht mehr zur Mizellenbildung aus; es kommt zum *dekompensierten Gallensäurenverlustsyndrom* mit Diarrhö und Steatorrhö (*Fettsäurediarrhö*).

Eine *bakterielle Überbesiedlung des Dünndarms* (s. Kap. 30) kommt bei anatomischen Veränderungen des Dünndarms wie Divertikeln, Fisteln, Strikturen

Tabelle 10.2. Krankheiten und Ursachen einer Steatorrhö

Pathogenetische Störung der Digestion und Resorption von Fetten	Zugrundeliegende Krankheit
Intraluminale Phase	
Lipasen	
– verminderte Speichellipase	Enterale Sondenernährung, Sicca-Syndrom
– rasche Magenentleerung und Störung der Chylomikronenbildung	Billroth-II-Resektion, Pyloroplastik
– Verminderte Enzym- und Bikarbonatsekretion	Chronische Pankreatitis
– Störung der Stimulation des Pankreas (verminderter CCK-Stimulus)	Dünndarmerkrankung, Sprue, Vagotomie
– Verminderte Enzymproduktion und -exkretion	Mukoviszidose, hereditäre Pankreasinsuffizienz, schwere Malabsorption, Obstruktion des Pankreasgangs durch Neoplasma, Strikturen, Steine
– Inaktivierung der Pankreasenzyme durch Magensäure	Zollinger-Ellison-Syndrom, Kurzdarmsyndrom
– Hemmung der Lipase	Orlistat = Medikament zur Gewichtsreduktion
Gallensäuren	
– Verminderte Konzentration konjugierter Gallensäuren im proximalen Dünndarm	
– verminderte Synthese in der Leber	Parenchymatöse Leberkrankheit, Cholestase
– verminderte Ausscheidung	Gallengangsobstruktion, PBC, PSC
– gesteigerte Präzipitation oder ↓Resorption von Gallensäuren im proximalen Dünndarm,	Hypersekretion von Magensäure bewirkt Präzipitation ionisierter Gallensäuren Zollinger-Ellison-Syndrom, Kurzdarmsyndrom, Bakterielle Überbesiedlung des proximalen Dünndarms induziert Dekonjugation von Gallensäuren
– Verlust aus dem enterohepatischen Kreislauf	Ileopathie: M. Crohn, Resektion, Strahlenschädigung
– Bindung von Gallensäuren	Colestyramin, Colestipol
Mukosaphase	
– Reduktion normaler Dünndarmoberfläche	Resektion oder Bypass
– Strukturelle und funktionelle Veränderungen der Epithelzellen bei Dünndarmkrankheiten	Sprue/Zöliakie, Autoimmunenteropathie, tropische Sprue, M. Whipple, Strahlenschädigung, eosinophile Gastroenteritis, Parasiten, Bakterien
– Störung der Exkretion von Lipiden aus den Epithelzellen des Dünndarms	Abetalipoproteinämie, schwere Proteinmalnutrition
Lymphatische Phase	
– Obstruktion des Lymphgefäßsystems	Lymphangiektasie, Neoplasien, parasitäre Infektionen, Strahlenfibrose, Tuberkulose

und Stenosen, aber auch bei Motilitätsstörungen (diabetische Neurogastroenteropathie, Sklerodermie) vor (Abb. 10.2). Sie bewirkt eine vorzeitige *Dekonjugation konjugierter Gallensäuren*. Die durch bakterielle Dekonjugation und Dehydroxylierung entstehenden dekonjugierten und sekundären Gallensäuren wirken toxisch auf das Darmepithel und induzieren Durchfälle. Durch die bakterielle Aktivität wird die Konzentration konjugierten Gallensäuren unterschritten, so daß eine *Malabsorption von Fett und fettlöslichen Vitaminen (A, D, E, K)* resultiert.

Die *bakterielle Überwucherung* des Dünndarmes führt zu vorzeitiger Fermentation von Kohlenhydraten im Dünndarm (pathologischer D-Xylosetest, positiver Glukose-H_2-Atemtest) sowie zur Bindung und Metabolisierung von Vitamin B_{12} (pathologischer Schilling-Test).

10.2.3
Malabsorption von Kohlenhydraten

Stärke, Saccharose und Laktose sind die wichtigsten verdaulichen Kohlenhydrate der Nahrung. Zahlreiche pflanzliche Kohlenhydrate besitzen einen hohen Anteil teils *unverdaulicher Polysaccharide* (z. B. Ballaststoffe). Aber auch zahlreiche Mehlprodukte, die bisher als voll verdaulich angesehen wurden, werden durch ihren hohen Anteil an unverdaulicher Stärke nicht im Dünndarm resorbiert und unterliegen dann der bakteriellen Fermentation im Dickdarm (*physiologische Kohlenhydratmalabsorption*) (s. Kap. 2).

Störungen der Resorption von Kohlenhydraten können durch einen *Mangel an pankreatischer α-Amylase*, durch *Mangel oder Fehlen an Disaccharidasen* der Dünndarmmukosa oder eine *Reduktion*

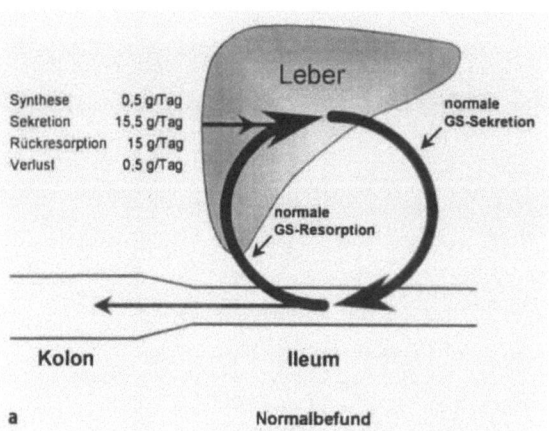

Abb. 10.1. a Enterohepatischer Kreislauf der Gallensäuren unter Normalbedingungen. **b** und **c** Enterohepatischer Kreislauf der Gallensäuren bei kompensiertem, enteralem Gallensäurenverlust (**b**) und dekompensiertem, enteralem Gallensäureverlust (**c**). Gallensäuren führen im Kolon zu einer Sekretion von Wasser und Elektrolyten. Solange der enterale Verlust von Gallensäuren durch eine Steigerung der hepatischen Gallensäuresynthese ausgeglichen wird, ist die Fettverdauung noch ungestört. Übersteigt der enterale Verlust die maximale Synthesefähigkeit der Leber für Gallensäuren, dann kommt es zum dekompensierten Gallensäurenverlustsyndrom mit Diarrhö und Steatorrhö; *FS* Fettsäuren, *GS* Gallensäuren

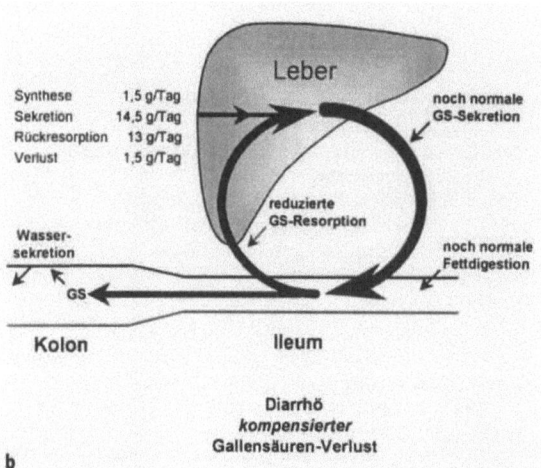

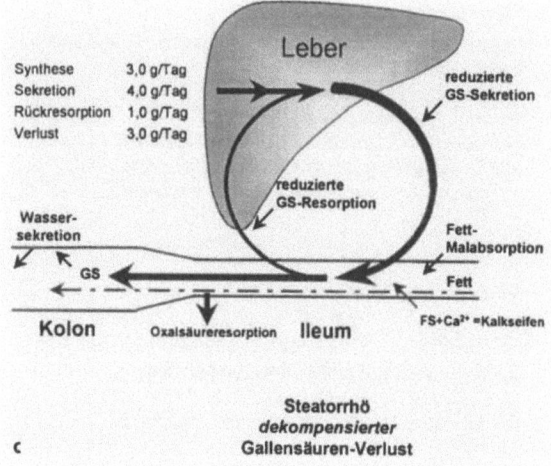

der Resorptionsfläche des Dünndarms bedingt sein. Bei der *primären Malabsorption* von Kohlenhydraten fehlen einzelne funktionelle Elemente des Digestions- oder Resorptionsvorganges (Laktase, Saccharase, Glukose-Carrier) ohne morphologische Veränderungen (s. Kap. 23). Eine generelle Verminderung der Digestions- und Resorptionskapazität besteht bei morphologischen Schleimhautveränderungen (z. B.

Zottenschwund bei Sprue) und bedingt eine *sekundäre globale Malabsorption*. Mögliche Störungen der Resorption verschiedener Kohlenhydrate sind in Tabelle 10.3 aufgeführt.

Im Dünndarm nicht resorbierte Kohlenhydrate werden im *Dickdarm durch Bakterien weiter abgebaut*. Terminaler Schritt des bakteriellen Abbaues von Kohlenhydraten ist die *Fermentation*. Dabei entstehen im Darmlumen *kurzkettigen Fettsäuren (Butyrat, Propionat, Azetat, Laktat)* sowie als *Gase* CO_2, H_2, CH_4. Die kurzkettigen Fettsäuren können energetisch vom Körper durch effektive Rückresorption aus dem Kolon noch weiter genutzt werden (Energiesparmechanismus). Die bakterielle Fermentation ist die Ursache für Stühle mit *saurem pH* bei Kohlenhydratmalabsorption sowie Meteorismus und Flatulenz. Auch pflanzliche Polysaccharide (Ballaststoffe) können im Dickdarm noch abgebaut werden. Ihre Abbaufähigkeit bestimmt ihre Wirkung auf das Stuhlverhalten: wenig abbaufähige Ballaststoffe (z. B. Lignin der Weizenkleie) erhöhen das Stuhlvolumen und wirken stuhlregulierend bei der Obstipation. Gut abbaubare pflanzlichen Polysaccharide (z. B. Guar

Abb. 10.2. Vier wichtige Mechanismen, die eine bakterielle Überbesiedlung des Dünndarms bewirken können

Tabelle 10.3. Malabsorption von Kohlenhydraten

Malabsorption von	Erkrankung
Stärke	kongenitaler α-Amylasemangel unbekannt, sekundärer α-Amylasemangel bei exokriner Pankreasinsuffizienz, „physiologische" Stärkemalabsorption, Therapie mit Acarbose
Laktose	kongenitaler Laktasemangel, transienter Laktasemangel des Neugeborenen, erworbener Laktasemangel, sekundärer Laktasemangel bei Dünndarmerkrankungen
Trehalose	kongenitaler Trehalasemangel, sekundärer Trehalasemangel bei Dünndarmerkrankungen
Saccharose	kongenitaler Saccharase-Isomaltase-Mangel, sekundärer Saccharase-Isomaltase-Mangel bei Dünndarmerkrankungen, Therapie mit Acarbose
Maltose, Maltotriose, α-Grenzdextrine	kongenitaler Maltasemangel unbekannt, sekundärer Maltasemangel bei Dünndarmerkrankungen, Therapie mit Acarbose
Glukose, Galaktose	kongenitale Glukose-Galaktose-Malabsorption, sekundäre Malabsorption von Glukose und Galaktose bei Dünndarmerkrankungen, bakterieller Überbesiedlung oder beschleunigter Transitzeit
Fruktose	kongenitaler Transportdefekt unbekannt, „physiologische" Malabsorption von Fruktose bei Dosen >30–50 g/Tag, sekundäre Malabsorption bei Dünndarmerkrankungen, bakterieller Überbesiedlung oder gesteigerter Transitzeit
D-Xylose	kongenitaler Transportdefekt unbekannt, sekundäre Malabsorption bei Dünndarmerkrankungen, bakterieller Überbesiedlung, gesteigerter Transitzeit

und Pektine) entfalten durch ihren Gelcharakter eine Verzögerung der Resorption im Dünndarm, sind jedoch nicht stuhlwirksam.

10.2.4
Malabsorption von Proteinen

Störungen der Verdauung und Resorption von *Proteinen* treten bei einer Verminderung pankreatischer Proteasen (exokrine Pankreasinsuffizienz), bei seltenen isolierten Resorptionsstörungen (Hartnup-Krankheit) sowie bei einer morphologischen Veränderung mit Reduktion des Zottenepithels (Sprue) auf. Klinisch von größerer Bedeutung ist ein *gesteigerter enteraler Verlust von Protein aus dem Darm mit Entwicklung einer Hypoproteinämie/Hypalbuminämie und Ödemen* (s. Kap. 11). Proteinmalabsorption führt zu einem Verlust an Muskelmasse und Gewicht sowie – seltener – zu Eiweißmangelödemen.

10.3
Klinik

Leitsymptome des Malabsorptionssyndroms sind:

- *voluminöse, übelriechende Fettstühle,*
- *Gewichtsverlust.*

Das Leitsymptom *Gewichtsverlust* ist nicht nur durch enteralen *Kalorienverlust* zu erklären, sondern auch durch eine *verminderte Nahrungsaufnahme* zur Vermeidung osmotisch bedingter Durchfälle und Übelkeit.

Hinweise auf die *Ätiologie* lassen sich durch die *Anamnese* gewinnen: Bauchoperationen, Dünndarmresektion, Fieberzustände, Auslandsaufenthalte, umschriebene Schmerzen im Abdomen, Gelenkbeschwerden, Lymphome, Analfisteln, Milchintoleranz, pankreatitische Schübe, Magenresektion, Diabetes mellitus, Medikamentenanamnese.

Das *Vollbild* eines Malabsorptionssyndroms kommt heute weniger häufig vor, da die Erkrankungen oft schon früher erkannt werden. Betrachtet man das Krankheitsbild der *Sprue*, die häufig mit einem globalen Malabsorptionssyndrom einhergeht, finden

Tabelle 10.4. Symptome der Malabsorption

Malabsorption von	Klinische Manifestation	Laborbefunde
Kalorien	Gewichtsverlust bei gutem Appetit	
Fett	Stuhl hell, vermehrt, übelriechend, Diarrhö ohne geblähtes Abdomen, ohne Flatulenz	Steatorrhö (Stuhlfett >7 g/Tag)
Protein	Ödeme, Muskelatrophie	erhöhte N-Ausscheidung im Stuhl, Hypalbuminämie
Kohlenhydrate	Wäßrige, schwimmende Stühle, starke Flatulenz, Meteorismus, Laktoseintoleranz	saures Stuhl-pH, osmotische Lücke, erhöhte H_2-Exhalation in der Atemluft,
Vitamin B_{12}	Makrozytäre Anämie, Glossitis, periphere Neuropathie	Vitamin B_{12} erniedrigt, pathologischer Schilling-Test
Folsäure	makrozytäre Anämie, Glossitis	Serum Folsäure erniedrigt
B-Vitamine	Cheilosis, schmerzlose Glossitis, Akrodermatitis	
Eisen	Mikrozytäre Anämie, schmerzhafte Glossitis, Koilonychie	Serum Eisen erniedrigt, Ferritin erniedrigt
Kalzium und Vitamin D	Parästhesien, Tetanie, Knochenschmerzen oder Frakturen, positives Chvostek- oder Trousseau-Zeichen, Osteomalazie, Osteoporose	Serum Kalzium erniedrigt, alkalische Phosphatase erhöht
Vitamin A	Nachtblindheit, follikuläre Hyperkeratose	Serumkarotin erniedrigt
Vitamin K	Blutungsneigung, Hämatome, Vitamin K-abhängige Gerinnungsfaktoren erniedrigt	Prothrombinzeit verlängert

wir heute eher *oligosymptomatische Formen* der Malabsorption: im Vordergrund steht oft nur ein unklarer Eisenmangel oder eine Eisenmangelanämie oder auch eine Erniedrigung des Serumkalziums und eine Osteomalazie mit Knochenschmerzen, die den Patienten zum Orthopäden geführt haben (s. Kap. 24).

Bei einer seit längeren bestehenden Malabsorption können *Mangelsymptome* auftreten, die teils klinisch, teils nur labormäßig erfaßt werden können (Tabelle 10.4):

- eine *Hyperkeratose* als Folge eines Mangels an Vitamin A;
- *Ekchymosen, Hämatome, Hämaturie* als Folge eines Mangels an Vitamin K;
- *Parästhesien, Tetanie* und *Knochenschmerzen* durch verminderte Resorption von Vitamin D und Kalzium;
- *Glossitis, Cheilosis, Dermatitis* und *periphere Neuropathie* durch Fehlresorption wasserlöslicher B-Vitaminen, Vitamin B_{12} oder Folsäure;
- *Anämie* mit Blässe und Müdigkeit und Dyspnoe durch Malabsorption von Eisen, Vitamin B_{12} oder Folsäure;
- *Ödeme, Aszites* und *Pleuraergüsse* als Folge eines gesteigerten enteralen Eiweißverlustes (exsudative Enteropathie).

Nicht selten findet man beim Malabsorptionssyndrom Trommelschlegelfinger. Außer den klinischen Leitsymptomen Durchfälle und Gewichtsverlust bestehen häufig *zusätzliche Symptome*: Anorexie, Flatulenz, Meteorismus, Blähbauch, Muskelschwund, Borborygmen (laute Darmgeräusche).

Die Kombination von Hautblässe, Koilonychie und Lackzunge weist auf einen Eisenmangel hin, Hyperpigmentationen der Haut – ein seltenes Zeichen einer langdauernden Malabsorption – kommen beim M. Whipple vor. Symmetrische Bläschenbildungen mit Juckreiz an Ellbogen, Knien, Gesäß oder Schultern sind wegweisende Zeichen für eine *Dermatitis herpetiformis Duhring*. Ein *Erythema nodosum* läßt an einen M. Crohn denken, bei einer *Sklerodermie* ist an Motilitätsstörungen und eine bakterielle Überbesiedlung des Dünndarms zu denken.

Aphtöse Läsionen des Munds, der Zunge und Wangenschleimhaut kommen bei M. Crohn, M. Behçet und Sprue vor.

Fettstühle fallen schon als glänzende, helle, schmierige, auf Wasser schwimmende Stühle auf. Oft setzen sich große Öltropfen von der Hauptmasse des Stuhles ab, die nach Erkalten talkartig erhärten. Letzteres kann als pathognomonisch für eine pankreatogene Steatorrhö (gestörte lipolytische Fettspaltung) angesehen werden.

Tabelle 10.7. Malabsorption – Topographische Diagnostik bei Verdacht auf Dünndarmerkrankungen

Oberer Dünndarm	– D-Xylosetest (Serum und Urin), – Laktosetoleranztest, – H_2-Atemtest nach Laktosegabe
Unterer Dünndarm	– Schilling-Test – SeHCAT-Test
Spezialfragen	– α_1-Antitrypsinclearence, – Chromalbumintest, – γ-Kamerauntersuchung nach Gabe Tc-markierten Albumins
Globaltest	– Quantitative Stuhlfettbestimmung

10.4 Diagnostik

Da viele Krankheiten mit einem Malabsorptionssyndrom einhergehen, sollte die Diagnostik rationell erfolgen. Zuerst sollte man sich die *Frage* stellen:

- *Liegt ein Malabsorptionssyndrom vor?*

Hinweise dafür können eine Reihe *pathologischer* statischer *Laborparameter* des Routinelabors geben, wenn der Patient schon länger ein Malabsorptionssyndrom hat. Diese Laborparameter sind in Tabelle 10.5 aufgelistet.

Hat sich durch pathologischen Ausfall einiger Parameter der Verdacht erhärtet, sollte man sich die *zweite Frage* stellen:

- *Wo ist die Ursache der Malabsorption zu suchen?*

Zunächst ist eine *Pankreasinsuffizienz als Ursache* auszuschließen. Dazu dienen die in Tabelle 10.6 aufgezeigten Tests. Die wichtigsten Test sind hierbei: die quantitative Stuhlfettbestimmung, der Pancreolauryltest und die Chymotrypsin/Elastasebestimmung im Stuhl.

Ist eine exokrine Pankreasinsuffizienz ausgeschlossen, wird man eine *topographische Dünndarmdiagnostik* anschließen (Tabelle 10.7). Mit dem D-Xylosetest, Laktosetoleranztest, dem H_2-Atemtest nach Gabe von Laktose lassen sich eine Kohlenhydratresorptionsstörung (z.B. bei Sprue) und ein Laktasemangel (z.B. bei Sprue oder isoliertem Laktasemangel) erfassen.

Der *D-Xylosetest* mit simultaner Bestimmung der D-Xylosekonzentration im Serum (0, 15, 30, 60, 120 Minuten) und Urin nach oraler Gabe von 25 g D-Xylose ist der wichtigste Test zur Messung der Funktionsfähigkeit des *oberen Dünndarms* (Kap. 15).

Mit dem *Laktosetoleranztest* (Blutglukosebestimmung zum Zeitpunkt 0, 60, 120 min) nach Gabe von 50 g Laktose und (fakultativ) simultaner H_2-Bestimmung in der Atemluft kann auf einfache Weise die häufigste Form der Malabsorption, eine Laktoseintoleranz, erfaßt werden. Steigt die Blutglukose um < 20 mg/dl an und ergibt sich ein H_2-Anstieg von > 20 ppm, liegt mit Sicherheit eine Laktoseintoleranz vor.

Atemtests mit Erfassung von H_2 oder $^{14}CO_2$ bzw. $^{13}CO_2$ in der Atemluft haben einen wichtigen diagnostischen Stellenwert wegen ihres nichtinvasiven Testcharakters (Kap. 23). H_2-Atemtests erfassen die Folgesymptomatik einer Malabsorption: bakterielle Fermentation im Dickdarm oder im bakteriell überwucherten Dünndarm, während bei $^{13}CO_2$-Atemtests die Resorption eines enteral zugeführten ^{13}C-markierten Substrates gemessen wird (nach Substrat mit Markierung durch ein stabiles Isotop, z.B. ^{13}C).

Zur Verfügung stehen – allerdings noch nicht standardisiert – nichtinvasive Testverfahren, mit denen man die bei Dünndarmerkrankungen häufig vorkommenden *Permeabilitätssteigerungen* erfassen (z.B. Laktulose-Rhamnose-Quotient) kann (Kap. 15).

Die wichtigsten *Tests* zur Erfassung der Funktionstüchtigkeit des *unteren Dünndarms* sind der *Schilling-Test* und der *SeHCAT-Test* (s. Kap. 21).

Mit dem *Schilling-Test* wird die Resorption von Vitamin B_{12} gemessen. Ein pathologischer Schilling-

Tabelle 10.5. Malabsorption – Hinweise aus der Routinediagnostik (↓ erniedrigt, ↑ erhöht)

Hämoglobin	↓	Serum-Magnesium	↓
Erythrozyten	↓	Alkalische Phosphatase	↑
Hb_E ↑ oder	↓	Vitamin A im Serum	↓
Serumeisen	↓	β-Carotin im Serum	↓
Serumferritin	↓	Serumeiweiß	↓
Serumfolat	↓	Serumalbumin	↓
Serumvitamin B_{12}	↓	Prothrombin	↓
Serumkalzium	↓	Oxalsäure im Urin	↑
Serumphosphat	↓	Serumzink	↓

Tabelle 10.6. Malabsorption – pankreatogene Ursache

Diagnostische Tests
- Sekretin-CCK-(Ceruletid)-Test
- Pancreolauryltest
- Chymotrypsin im Stuhl
- Elastase im Stuhl
- H_2-Atemtest nach Gabe von Reis
- Quantitative Stuhlfettbestimmung

Tabelle 10.8. Vitamin B_{12}-Resorption (Schilling-Test) bei verschiedenen Krankheiten

Test	Perniziosa/ Gastrektomie	Sprue/Zöliakie	Bakterielle Überbesiedlung	Primäre Vitamin B_{12}-Malabsorption oder Ileumresektion	Pankreas-insuffizienz
Vitamin B_{12}	niedrig	niedrig/normal	niedrig	niedrig	niedrig
Vitamin B_{12} und Intrinsic-Faktor	normal	niedrig/normal	niedrig	niedrig	niedrig
Vitamin B_{12} nach Antibiotikatherapie	niedrig	niedrig/normal	normal	niedrig	niedrig
Vitamin B_{12} nach glutenfreier Diät	niedrig	normal	niedrig	niedrig	niedrig
Vitamin B_{12} nach Pankreasenzym-substitution	niedrig	niedrig/normal	niedrig	niedrig	normal

Test ist jedoch nicht beweisend für das Vorliegen einer Resorptionsstörung des unteren Dünndarms, da die Vitamin B_{12}-Resorption auch erheblich bei einem Mangel an Intrinsic-Faktor (chronische atrophische Gastritis), bei bakterieller Überwucherung des Dünndarms und bei Pankreasinsuffizienz gestört sein kann. Bleibt ein Schilling-Test auch nach Gabe von Intrinsic-Faktor abnorm, ist eine Funktionsstörung des Dünndarms wahrscheinlich, wenn eine bakterielle Überbesiedlung des Dünndarms ausgeschlossen werden konnte. Normalisiert sich ein pathologischer Schilling-Test nach Behandlung mit Antibiotika, dann liegt mit an Sicherheit grenzender Wahrscheinlichkeit eine bakterielle Überbesiedlung vor. Auch bei Pankreasinsuffizienz und bei der Sprue kann der Schilling-Test pathologisch sein. Hier erfolgt die Normalisierung nach Pankreasenzymsubstitution bzw. nach glutenfreier Kost (Tabelle 10.8).

Mit den *SeHCAT-Test* steht eine neue nuklearmedizinischen Möglichkeit zur Verfügung, einen gesteigerten enteralen Verlust von Gallensäuren als mögliche Ursache einer chologenen Diarrhö festzustellen. Bei diesem Test wird eine synthetische Tc-markierte Gallensäure (Selenhomotaurocholsäure) oral verabreicht und das Verbleiben der Gallensäure mittels Ganzkörperzähler oder γ-Kamera gemessen. Dieser Test hat andere aufwendige diagnostische Verfahren verdrängt (s. Kap. 21).

Für *Spezialfragen* stehen noch weitere Testmöglichkeiten zur Verfügung. Ein gesteigerter *enteraler Verlust von Eiweiß* ist mit dem nuklearmedizinischen Verfahren des [51]*Chromalbumintestes* möglich. Als nichtradioaktives Verfahren hat sich die α_1-Antitrypsin-Clearence bewährt. Bei massiven enteralen Eiweißverlusten ist es auch möglich, nuklearmedizinisch mittels der γ-Kamera nach Gabe Tc-markierten Albumins den Proteinverlust aus dem Darm zu „orten".

Wichtigster Globaltest ist die *quantitative Stuhlfettbestimmung*; dabei muß der Patient 3 Tage lang den gesamten Stuhl unter einer Fettzufuhr von mindestens 70 g sammeln. Ein Wert von >7 g Fettausscheidung/Tag ist pathologisch. Neuerdings ist die Bestimmung durch die *NIRA-Methode* („near infrared reflectance analysis") einfach geworden (s. Kap. 15).

Eine diagnostische Entscheidungshilfe beim Verdacht auf eine *Malabsorption mit Steatorrhö* gibt Abb. 10.3. Als Screening-Tests dienen die quantitative Stuhlfettbestimmung, Serumkarotin, Gastroduodenoskopie mit Biopsie aus dem unteren Duodenum, Sonographie und Enteroklysma. Sind diese Tests bzw. Untersuchungen normal, müssen Spezialtests eingesetzt werden (Abb. 10.3). Ist eine Steatorrhö gesichert, sollte ein D-Xylosetest erfolgen. Bei normalem D-Xylosetest kann weitgehend eine Dünndarmerkrankung ausgeschlosssen werden. In diesem Fall sind Pankreasfunktionstests, SeHCAT-Test, Magensekretionsanalyse oder hepatobiläre Tests anzuschließen. Ist der D-Xylosetest pathologisch, liegt am ehesten eine Dünndarmkrankheit oder eine bakterielle Überbesiedlung des Dünndarms vor.

Relativ schwierig ist die *Diagnostik der bakteriellen Überbesiedlung* des Dünndarms (Kap. 30). Die direkte Keimzahlbestimmung aus dem Darminhalt ist problematisch wegen Kontamination durch Keime des Mundes oder der Nase. Als nichtinvasiver Test hat sich der *Glukose-H_2-Atemtest* (pathologischer frühzeitiger H_2-Anstieg nach Gabe von 70 g Glukose) bewährt (s. Kap. 15).

10.4.1
Dünndarmbiopsie

Die *dritte diagnostische Frage* lautet:

- *Welche Krankheit liegt dem Malabsorptionssyndrom zu Grunde?*

Spricht die Lokalisationsdiagnostik für eine Dünndarmkrankheit, sollte eine *Dünndarmbiopsie* erfol-

Abb. 10.3. Diagnostisches Vorgehen bei Verdacht auf Malabsorption und Steatorrhö

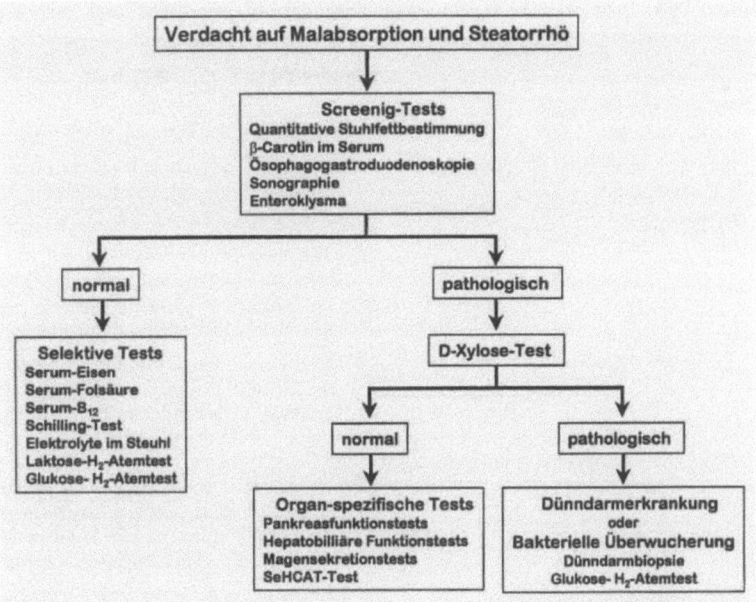

gen; sie kann bei Verdacht auf diffusen Dünndarmbefall (Sprue, M. Whipple) endoskopisch unter Sicht aus dem distalen Duodenum erfolgen, bei diskontinuierlichem und Befall der unteren Dünndarmabschnitte wird die *Biopsie mit einer Saugkapsel* oder mit dem langen *Enteroskop* aus verschiedenen „Etagen" des Dünndarmes (z. B. intestinale Lymphangiektasie) durchgeführt. Für zahlreiche Krankheiten kann die Dünndarmbiopsie diagnostisch spezifisch sein, bei anderen ergibt sich ein charakteristischer, aber nicht pathognomonischer Befund (Tabelle 10.9).

10.4.2
Röntgendiagnostik

Wesentliche diagnostische Informationen, die mittels *Röntgenuntersuchung (Enteroklysma)* über die Art der Krankheit gewonnen werden können, sind:

- Veränderungen, die zur bakteriellen Überbesiedlung prädisponieren,
- diffuse Veränderungen des Dünndarms,
- umschriebene oder distale Veränderungen, die durch eine proximale Dünndarmbiopsie nicht erfaßt werden können.

Nachweis von Divertikeln, blinden Schlingen, Fisteln, Tumoren liefert die Röntgenuntersuchung des Dünndarms. Im allgemeinen ist das röntgenologische Erscheinungsbild einer Malabsorption aber weitgehend unspezifisch. *Unspezifische röntgenologische Hinweise* sind sog. enteritische Zeichen: Hypotonie der Darmschlingen,„Moulage-Phänomen", Kontrastmittelausflockungen, Syndrom der „geschichteten Teller", reduzierte Anzahl der Falten pro cm Dünndarm beim Enteroklysma. Diese Veränderungen sind das röntgenologische Korrelat der Hypotonie, Hypomotilität und Dilatation vermehrt flüssigkeitsgefüllter Dünndarmschlingen.

Durch *röntgenologische Feststellung* granulomatös-polypöser Veränderungen, Tumoren, Fisteln, Strikturen, Divertikel und Kalzifizierungen kann der Röntgenologe einschließlich der Durchführung einer Angiographie gelegentlich wesentlich zur Abklärung der Ursache eines Malabsorptionssyndromes beitragen. Das *Enteroklysma* hat dabei heute die früher übliche Dünndarmpassage ersetzt (s. Kap. 19).

10.4.3
Sonographie

Die *Sonographie* hat einen wichtigen Platz in der Diagnostik erobert, denn zahlreiche früher oft nur röntgenologisch erfaßbaren Veränderungen des Dünndarms sind auch sonographisch erfaßbar: vermehrt flüssigkeitsgefüllte Darmschlingen, Wandverdickungen, Ileussymptomatik, Strikturen, Fistelbildungen, Konglomerattumoren (Kap. 18).

Tabelle 10.9. Diagnostische Bedeutung der Dünndarmbiopsie. (Mod. nach Earnest 1992)

Biopsiebefunde	Pathologische Veränderungen
Diagnostisch beweisend (diffuser Befall)	
Abetalipoproteinämie	Normale Zotten, Fettvakuolen in Epithelzellen, keine zellulären Infiltrate
Agammaglobulinämie/Hypogammaglobulinämie	flache oder fehlende Zotten, mit Lymphozyten infiltriert, wenige/fehlende Plasmazellen, oft Lamblienbefall
M. Whipple	Zotten oft deformiert, L. propria angefüllt mit schaumförmigen Zellen, die Bakterien enthalten
„microvillus inclusion disease"	Diffuse Zottenatrophie, Fehlen des Bürstensaums, PAS-positive Ablagerungen im apikalen Zytoplasma der Enterozyten, ringartige Einschlußkörper (positiv mit alkalischer Phosphatase reagierend)
„Tufting"-Enteropathie	leichte bis schwere Zottenatrophie, normale bis hyperplastische Krypten, epitheliale „Tuft-Zellen" (eng zusammenliegende Enterozyten mit runder apikaler Plasmamembran mit tränentropfenartigem Aussehen)
Diagnostisch hilfreich (umschriebener Befall)	
AIDS-Enteropathie	Wechselnde Zottenatrophie und Kryptenhyperplasie, leichte Lymphozyteninfiltrate, häufig werden Parasiten gesehen: Kryptosporidien, Mikrosporidien (elektronenoptisch), Lamblien, in der Lamina propria große PAS-positive Makrophagen mit säurefesten Mykobacterium avium intracellulare
Amyloidose	Mukosa normal, Kongorot anfärbbare Ablagerungen in Blutgefäßen und Muskel
M. Crohn	Mukosa normal bis zu Ulzerationen, entzündliche Infiltrate, nichtverkäsende Granulome
Eosinophile Enteritis	Zotten normal bis plump, eosinophile und neutrophile Infiltrate der Mukosa
Lambliasis	Zotten normal bis flach; unterschiedliche Entzündungsreaktion der L. propria; Trophozyten an der Epitheloberfläche
Intestinale Lymphangiektasie	Zotten deformiert; dilatierte Lymphgefäße
Intestinales Lymphom	Infiltration der Submukosa und der L. propria mit malignen Lymphozyten; häufig flache Zotten
Mastozytose	Zotten normal bis flach; L. propria mit Mastzellen, eosinophilen und neutrophilen Granulozyten infiltriert.
Pathologisch, aber nicht diagnostisch	
Sprue/Zöliakie	Zotten flach/fehlend; hyperplastische und elongierte Krypten; Oberflächenepithel pathologisch; Lymphozyten intraepithelial vermehrt; entzündliche Veränderungen in der L. propria
Kollagen-Sprue	wie bei Sprue; zusätzlich subepitheliale Kollagenablagerungen
Autoimmun Enteropathie	wie bei Sprue, oft akute Entzündungsreaktion mit Kryptenabszessen, lymphoplasmozytäre Infiltrate der Lamina propria, zahlreiche intraepitheliale Lymphozyten (IEL) im Zotten- und Kryptenepithel, Magen- und Kolonmukosa können auch betroffen sein
Tropische Sprue	wie bei Sprue; meist weniger ausgeprägte flache Zotten; weniger ausgeprägte Oberflächenschädigung der Epithelzellen
Folsäure- und Vitamin B_{12}-Mangel	Schädigung der Epithelzellen; verkürzte Zotten; verminderte Mitoserate in der Kryptenregion; megaloblastäre Kryptzellen.
Bakterielle Überbesiedlung	Zotten können geschädigt sein; gelegentlich Kryptenhyperplasie; chronische Entzündungszellen in der L. propria
Strahlenenteritis	Akute Läsionen mit verplumpten Zotten und megaloblastären Kryptzellen mit reduzierter Mitoserate; später Fibroblasten und Gefäße mit Intima Zellproliferationen
Medikamente (Colchicin, Neomycin, Zytostatika)	Zotten verkürzt, abnorme Epithelzellen, Sistieren der Kryptzellreifung

10.5 Maldigestionssyndrome

10.5.1 Störungen der pankreatischen Verdauung

Das Vorkommen von verschiedenen Krankheiten mit einem Malassimilationssyndrom soll im folgenden entsprechend seiner pathophysiologischen Möglichkeiten besprochen werden (Tabelle 10.10).

Bei der Digestionsstörung ist in erster Linie an eine *exokrine Pankreasinsuffizienz* zu denken. Ursachen dafür können sein: chronische Pankreatitis, Zustand nach Pankreasresektion, Mukoviszidose, Pankreaskarzinom, Zollinger-Ellison-Syndrom, kongenitale Lipasemangel (sehr selten) sowie postoperative Zustände mit postcibaler pankreatikobiliärer Asynchronie. Die Vorgeschichte gibt oft den Hinweis (rezidivierende Pankreatitisschübe, Alkoholismus) auf eine chronische Pankreatitis. Sonographische und endoskopische Veränderungen des Pankreasgangsystems (ERP), Verkalkungen des Pankreas auf der Röngenleeraufnahme oder der Sonographie sollten zu einer Pankreasfunktionsdiagnostik führen: Pankreolauryltest, Chymotrypsin/Elastasebestimmung im Stuhl, wie auch einer quantitativen Stuhlfettbestimmung (NIRA-Methode, s. Kap. 15).

Die *Mukoviszidose* dürfte dem erwachsenen Patienten schon lange bekannt sein.

Chronische Durchfälle und eine Steatorrhö können auch beim *Gastrinom (Zollinger-Ellison-Syndrom* auftreten. Hohe Sekretvolumina der Magensäure bedingen ein Unterschreiten der für die Fettdigestion notwendigen kritischen mizellaren Gallensäurenkonzentration in Duodenum wie auch eine Inaktivierung der Lipase durch Magensäure. Die Diagnose wird durch Gastrinbestimmung im Serum, sowie durch den Sekretintest (Sekretin bewirkt vermehrte Freisetzung von Gastrin aus dem Gastrinom) und eine Magensekretionsanalyse (hohe Basalsekretion, mangelnde Stimulierbarkeit) gestellt. Die neue „Fettpille" Orlistat hemmt die Lipase selektiv und führt damit therapeutisch zur Steatorrhö und Gewichtsreduktion.

Postoperative Zustände (Magenresektion nach Billroth II, Vagotomie, Whipple-Operation) können trotz normaler Funktionsleistung des exokrinen Pankreas auf eine maximale Stimulation funktionell mit einer Störung der Digestionsphase einhergehen, da – durch das Operationsverfahren bedingt – die rasch in den Dünndarm gelangende Nahrung eine zu schwache und verspätete endogene Hormonausschüttung induziert, so daß das Pankreassekret der Nahrung „hinterherläuft" (postcibale pankreatikobiliäre Asynchronie). Erfaßbar ist diese pankreatogene Funktionsstörung ebenfalls mit dem Pankreolauryltest, der Chymotrypsin-/Elastasebestimmung im Stuhl und dem Lundh-Test, nicht jedoch mit dem Sekretin-Pancreozymin-Test.

Substitution mit *pankreatinhaltigen Präparaten* ist die adäquate Therapie beim Vorliegen einer *Pankreasinsuffizienz*. Spricht die Substitutionstherapie nicht an, kann der Versuch mit zusätzlicher Gabe eines H_2-Rezeptorblockers (Ranitidin) oder Protonenpumpenhemmers (Omeprazol, Lansoprazol, Pantoprazol) gemacht werden. Beim Gastrinom ist diese Zusatztherapie unumgänglich.

10.5.2 Störungen der biliären Verdauungsphase

Ein Maldigestionssyndrom kann bei Unterschreiten der kritischen mizellaren Konzentration von Gallensäuren (intraluminaler Gallensäurenmangel) auftreten.

- Wenn zu wenig Gallensäuren in das Duodenum sezerniert werden wie bei Verschlußikterus, intrahepatischer Cholestase oder primär biliärer Zirrhose;
- durch gesteigerten enteralen Verlust von Gallensäuren, der die Funktionsreserve der Leber übertrifft;
- durch vorzeitige intraluminale Metabolisierung konjugierter Gallensäuren bei bakterieller Überwucherung des Dünndarmes;
- durch Pharmaka (Colestyramin, Neomycin);
- durch asynchrone Vermischung des Nahrungsbreis nach Magenoperationen.

Die Steatorrhö korreliert beim Verschlußikterus mit dem Ausmaß des Ikterus, ist jedoch geringer als bei der Pankreasinsuffizienz. Steatorrhö und Mangel an fettlöslichen Vitaminen dominieren das klinische Bild bei der Störung der mizellaren Phase der Fettverdauung.

Enteraler Gallensäurenverlust – chologene Diarrhö

Ein gesteigerter enteraler Gallensäurenverlust kommt am häufigsten bei M. Crohn mit Befall des Ileums, sowie nach Ileumresektion vor. Wurde weniger als 1 m Dünndarm entfernt oder funktionsuntüchtig, entsteht eine *kompensierte chologene Diarrhö*, die durch Gabe von Ionenaustauschern (Colestyramin, Colestipol) effektiv zu behandeln ist.

Die Durchfälle sind meist wäßrig und werden durch die laxierende Wirkung der Gallensäuren im Dickdarm hervorgerufen. Die Diagnostik erfolgt mittels des SeHCAT-Testes.

Übersteigt – meist bei Resektion von mehr als 1 m Länge des Ileums – der enterale Gallensäurenverlust die maximale Steigerung der Resynthesekapazität

Tabelle 10.10. Krankheiten, die häufig mit einem Malabsorptionssyndrom einhergehen

- Maldigestion durch Mangel oder Inaktivierung pankreatischer Enzyme (pankreatische Phase)
  - Chronische Pankreatitis, Pankreasresektion, Pankreaskarzinom, Mukoviszidose, Zollinger-Ellison-Syndrom
- Maldigestion durch Mangel intraluminaler Gallensäuren (biliäre Phase)
  - Verschlußikterus,
  - Intrahepatische Cholestase
  - Primär biliäre Zirrhose
  - Primär sklerosierende Cholangitis
  - Bakterielle Überwucherung des Dünndarms (Blind-Loop-Syndrom, Fisteln, Strikturen, Divertikel, Afferent-loop-Syndrom, Motilitätsstörungen bei Sklerodermie und diabetischer Neurogastroenteropathie)
  - Ileumresektion (dekompensiertes Gallensäurenverlustsyndrom)
  - M. Crohn des Ileums
- Maldigestion/Malabsorption bei Dünndarmkrankheiten (intestinale Phase)
  1. Primäre Malabsorption: angeborene Erkrankungen mit selektivem Ausfall einzelner funktioneller Elemente der Mukosazellen (Bürstensaummembranerkrankungen)
     - Laktoseintoleranz
     - Saccharose-Isomaltose-Intoleranz
     - Trehaloseintoleranz
     - Enterokinasemangel
     - Glukose-Galaktose-Intoleranz
     - Hartnup-Krankheit
     - Zystinurie
     - Tryptophanmalabsorption („Blue-diaper-Syndrom")
     - Methioninmalabsorption (Oasthouse-Syndrom)
     - Lowe-Syndrom
     - Vitamin B_{12}-Malabsorption (angeborenes Fehlen von Intrinsic-Faktor oder Vitamin B_{12}-IF-Rezeptormangel)
     - Abetalipoproteinämie (Bassen-Kornzweig-Syndrom)
     - „Microvillus inclusion disease"
     - „Tufting"-Enteropathie
  2. Sekundäre Malabsorption: Erworbene Dünndarmkrankheiten
     - Sprue (Zöliakie des Kindes),
     - Dermatitis herpetiformis Duhring,
     - Autoimmunenteropathie
     - Tropische Sprue,
     - M. Whipple,
     - Primäres intestinales Lymphom
     - Hypogammaglobulinämie
     - Selektiver IgA-Mangel
  - Eosinophile Gastroenteritis
  - Mastozytose
  - Amyloidose
  - Parasiten (Lamblien, Strongyloides, Askariden, Ancylostoma duodenale),
  - HIV-Enteropathie mit Waisting-Syndrom
  - Tuberkulose
  - Lymphogranulomatose
  - Kwashiorkor
  - Darmresektion, Kurzdarmsyndrom
  - Intestinale Ischämie
  - Strahlenschädigung des Dünndarms
- **Krankheiten mit verschiedenen Störungen der Digestions- und/oder Resorptionsphasen**
  - Postgastrektomiesyndrom
  - Postvagotomiesyndrom
  - Diabetes mellitus (diabetische Neurogastroenteropathie)
  - Endokrinopathien: Hyper- und Hypothyreose, Hyper- und Hypoparathyreoidismus, M. Addison
  - Glukagonom, Gastrinom, Karzinoid, VIPom
  - Sklerodermie
  - Erythematodes visceralis
  - Perniziosa
- **Medikamente**
  LUMINAL
  - Äthylalkohol
  - Neomycin
  - Colestyramin, Colestipol
  - Laktulose, Lactitol, Sorbit, Fruktose

  MUKOSAL
  Zottenreduktion
  - Neomycin,
  - Colchicin,
  - Methotrexat,
  - andere Zytostatika

  Strikturen
  - NSAR

  ENTEROZYTEN
  Direkte Toxizität
  - Äthylalkohol
  - Eisensalze

  Bürstensaumenzyme
  - Neomycin,
  - Äthylalkohol
  - Acarbose

  Intrazellulär
  - Laxanzien (diphenolische Laxanzien)
  - p-Aminosalicylsäure (PAS)
  - Biguanide (Metformin)
  - Nichtsteroidale Antirheumatika (NSAR)
  - Colchicin

der Leber (Faktor 6–8), dann tritt auch noch durch Unterschreiten der kritischen mizellaren Konzentration von Gallensäuren im Duodenum eine Fettdigestionsstörung hinzu (*Fettsäurediarrhö*). Es handelt sich dann um eine *dekompensierte chologene Diarrhö*, die durch Behandlung mit Ionenaustauschharzen nur noch verschlimmert würde. Das Therapieprinzip der Wahl ist der Ersatz des Nahrungsfetts durch *mittelkettige Triglyzeride* (MCT-Produkte), die auch ohne Gallensäuren noch resorbiert werden können.

Als Folge der chologenen Diarrhö – z.B. bei M. Crohn des Ileums oder Ileumresektion – können gehäuft Nierensteine auftreten. Es handelt sich dabei fast ausschließlich um *Oxalatsteine*, die durch eine „enterale" Hyperoxalurie bedingt sind. Ursache für Oxalatsteine bei Patienten mit chronisch entzündlichen Darmerkrankungen ist eine *Hyperresorption von Oxalsäure*, die zum einen durch eine *Permeabilitätssteigerung* – durch Gallensäuren – im Dickdarm für Oxalat, zum anderen durch die im Dünndarm verminderte Kalziumkonzentration bei Steatorrhö bedingt ist. Normalerweise hemmt intraluminales Kalzium – durch Bildung unlöslichen Kalziumoxalats – die Resorption von Oxalat.

Therapie und Prophylaxe der *Oxalatsteine* bei chologener Diarrhö bestehen in:

- diätetischer Beratung (oxalatarme Diät ist effektiv!),
- Gabe von Colestyramin (verhindert permeabilitätssteigernden Effekt von Gallensäuren im Kolon),
- fettarmer Kost,
- mittelkettigen Triglyzeride (bei dekompensierter chologener Diarrhö) und
- orale Gabe von Kalzium (bindet Oxalat im Darm).

An einen *gesteigerten enteralen Gallensäurenverlusts* ist auch bei Durchfällen nach *Vagotomie* oder *Cholezystektomie* zu denken, selten möglicherweise auch beim Colon irritabile. Das Ansprechen auf Colestyramin kann dabei sowohl diagnostisch wie auch therapeutisch genutzt werden.

Bakterielle Überwucherung des Dünndarms

Schwieriger gestaltet sich die Diagnostik einer bakteriellen Überwucherung des Dünndarms, die häufig mit Durchfällen und einem Malabsorptionssyndrom einhergeht. Eine bakterielle Überwucherung des Dünndarms mit konsekutiv gesteigerter Dekonjugation von Gallensäuren kommt nicht nur bei Divertikelbildungen des Dünndarms, Strikturen, Fistelbildungen und blinden Schlingen vor, sondern auch bei Motilitätsstörungen des Dünndarms im Rahmen von Systemerkrankungen: Diabetes mellitus, Sklerodermie, Amyloidose.

Diagnostischen Möglichkeiten sind Kap. 30 zu entnehmen. Bei einer bakteriellen Überwucherung des Dünndarms besteht meist eine erhöhte Stuhlfettausscheidung, ein pathologischer D-Xylosetest und ein pathologischer Schilling-Test.

Eine Normalisierung eines pathologischen Tests (Tabelle 10.8) in Zusammenhang mit einer klinischen Besserung nach einer Behandlung mit Antibiotika (Doxycyclin, Metronidazol) kann sowohl therapeutisch wie auch diagnostisch genutzt werden, wenn keine der oben genannten Tests zur Verfügung stehen oder der Patient sich einer Diagnostik entzieht. Intermittierende Behandlung mit Antibiotika oder chirurgische Korrektur anatomischer Anomalien (blinde Schlingen, Fistelbildungen, einzelner großer Divertikel, Striktur) sind die Therapie der Wahl.

10.6
Krankheiten mit primärem Malabsorptionssyndrom: Disaccharidasenmangel – Laktoseintoleranz

Krankheiten mit einer primären Malabsorption sind in Kap. 23 besprochen. Es handelt sich dabei um

- angeborene oder erworbene *Defekte der Mikrozottenarchitektur* („Microvillus inclusion disease", Tufting-Enteropathie, Kap. 23);
- isolierte *Defekte* der Synthese von *Bürstensaumenzymen* (Laktasemangel, Saccharase-Isomaltasemangel, Trehalasemangel);
- *Transportdefekte* der Bürstensaummembran (Glukosegalaktosemalabsorption, Hartnup-Krankheit, Zystinurie);
- Störungen der intrazellulären *Chylomikronenbildung*, Abetalipoproteinämie.

10.7
Sekundäre Malabsorptionssyndrome

10.7.1
Diätetische Ursachen einer Kohlenhydrat-Malabsorption

Ein Kohlenhydrat (genauer: Zuckeraustauschstoff, chemisch: Zuckeralkohol), das häufig zu Durchfällen führt, ist *Sorbit*, ein nicht resorbierbarer Zuckerpolyalkohol, der als Süßstoff in zahlreichen Bonbons, Kaugummis, wie auch in Diätprodukten für Diabetiker Verwendung findet. Er ist Ursache der *Kaugummidiarrhö*. Bereits 5 g Sorbit bewirken intestinale Symptome, 10 g führen zu Meteorismus, Flatulenz und Durchfällen. Ähnlich verhält sich *Fruktose*, die im Dünndarm nur limitiert resorbiert wird (s. Kap. 2 und 9). Ein Drittel von gesunden Probanden ist nicht in der Lage, 50 g *Fruktose* ohne Beschwerden zu essen. Wird Fruktose mit Glukose zusammen aufgenommen, reduziert sich die Fruktosesymptomatik, da Glukose die Fruktoseresorption steigert (s. Kap. 2 und 23).

10.7.2
Erworbene Dünndarmerkrankungen: sekundäre Malabsorption

Von klinisch größerer Bedeutung als primäre Malabsorptionssyndrome sind sekundäre Malabsorptionssyndrome, die häufig mit morphologisch erfaßbaren Veränderungen der Dünndarmmukosa einhergehen. Diese Krankheiten sind gesondert beschrieben.

- Einheimische Sprue/Zöliakie (s. Kap. 24),
- tropische Enteroptahie/tropische Sprue (s. Kap. 25),
- M. Whipple (s. Kap. 26),
- AIDS-Enteropathie (s. Kap. 29),
- bakterielle Überbesiedlung (s. Kap. 30),
- intestinale Lymphome (s. Kap. 33),
- Darmresektion und Kurzdarmsyndrom (s. Kap. 37),
- intestinale Lymphangiektasie – intestinaler Proteinverlust (s. Kap. 11),
- Dünndarmbefall bei Systemerkrankungen (s. Kap. 62),
- vaskuläre Insuffizienz (s. Kap. 36).

Auf seltenere Krankheiten, die häufig mit einem Malabsorptionssyndrom einhergehen, soll im folgenden eingegangen werden.

Autoimmunenteropathie

Mehrere Fälle von therapierefraktärer Diarrhö mit Zottenatrophie der Dünndarmmukosa in Zusammenhang mit Autoimmunerkrankungen wurden bei Kleinkindern und Kindern beschrieben. Bei mehreren Patienten fanden sich *Antikörper gegen Enterozyten*, jedoch wird auch eine *T-Lymphozyten*-vermittelte Gewebsschädigung diskutiert und/oder eine *abnorme Expression von HLA-DR* Antigenen. In der Familie kommen Diabetes mellitus Typ I, Glomerulonephritis, Hepatitis, hämolytische Anämie, Asthma oder Ekzeme vor.

In der Dünndarmmukosa besteht meist eine schwere *Zottenatrophie* wie bei der Sprue. Es finden sich *akute Entzündungszellen*, sogar *Kryptenabszesse* sowie eine ausgeprägte lymphoplasmozytäre Infiltration der Lamina propria. Zahlreiche *intraepitheliale Lymphozyten* (IEL) sind im Zotten- und Kryptenepithel zu finden. Auch die Magen- und Kolonmukosa kann betroffen sein. Im Jahr 1997 erschien der erste Bericht über die Autoimmunenteropathie bei Erwachsenen im Alter von 38 und 47 Jahren.

Es wird angenommen, daß die Krankheit durch eine bisher unbekannte *Immunreaktion* bedingt ist. Ob die Enterozytenantikörper primär mit der Pathogenese in Verbindung zu bringen sind oder ob sie nur ein Sekundärphänomen darstellen, ist bisher unklar.

Mehrere Patienten sprachen auf eine Therapie mit *Kortikosteroiden* oder *Cyclosporin* an. Da auch die *therapierefraktäre Sprue* auf Kortikosteroide anspricht, ist daran zu denken, daß es sich bei der therapierefraktären Sprue möglicherweise um keine glutensensitive Enteropathie, sondern um eine Autoimmunenteropathie handelt. An eine Autoimmunenteropathie ist besonders zu denken, wenn bei einer Zottenatrophie und Kryptenhyperplasie Gliadin (AGA)- und Endomysiumantikörper (EMA) negativ sind.

Malabsorption beim alten Menschen

Obwohl vielfach angenommen wird, daß Digestion und Resorption beim alten Menschen eingeschränkt sind, gibt es dafür keinen Beweis. Die Morphologie des Dünndarms ist erhalten, die Stuhlfettausscheidung ist nicht erhöht. Die Pankreasfunktion ist geringgradig – klinisch nicht relevant – eingeschränkt, die D-Xyloseresorption ist bis zum Alter von 80 Jahren weitgehend normal. Lediglich die intestinale *Kalziumresorption* ist beim älteren Menschen eingeschränkt.

Die meisten Krankheiten mit einem Malabsorptionssyndrom können auch beim alten Menschen vorkommen, insbesondere Pankreasinsuffizienz, Zustände nach Magenresektion, bakterielle Überbesiedlung bei Dünndarmdivertikeln, Hypochlorhydrie und Motilitätsstörungen.

Malabsorption bei Systemkrankheiten

Malabsorption kommt bei zahlreichen Systemerkrankungen vor, ist aber in der Regel nicht das dominierende Symptom. Patienten mit *Hyperthyreose* haben oft eine leichte Steatorrhö, die durch erhöhten Fettverzehr bei Hyperphagie und gesteigerte Dünndarmmotilität bedingt ist. Seltener kann die *Hypothyreose* mit einer Malabsorption einhergehen. Bei Patienten mit *Diabetes mellitus* besteht nicht selten eine bakterielle Überbesiedlung bedingt durch intestinale Stase auf dem Boden einer autonomen Neuropathie. Tritt bei Patienten mit *rheumatoider Arthritis* eine Steatorrhö auf, ist an eine *Amyloidose* zu denken. Bei der *Sklerodermie* besteht ähnlich wie beim Diabetes mellitus durch Motilitätsstörungen eine bakterielle Überbesiedlung.

Malabsorption beim AIDS-Patienten

Gewichtsverlust, chronische Diarrhö und Malabsorption kommen häufig bei Patienten im fortgeschrittenen Stadium von AIDS vor. Zahlreiche opportunistische intestinale Infektionen sind in der Regel dafür verantwortlich. Ob die HIV-Infektion selbst eine Enteropathie verursacht, wird diskutiert, ist aber nicht eindeutig beweisbar. Mehrfache Kulturen und mikroskopische Untersuchungen aus Stuhl, Dickdarm- und Jejunumflüssigkeit wie auch aus Biopsiematerial sind notwendig, um entsprechende opportunistische Infektionen zu erfassen (s. Kap. 29).

Malabsorption nach Magenoperationen

Malabsorption nach Magenresektion ist häufig, meist jedoch nicht schwerwiegend (Tabelle 10.11). Leichte Steatorrhöen kommen nach Magenresektionen vor (Billroth II > Billroth I), sind jedoch selten nach Vagotomie oder Gastroenterostomie. Häufig findet sich eine Malabsorption von *Eisen* bedingt durch Hypochlorhydrie, Umgehung des Duodenums (Billroth-II-Resektion), reduzierte Freisetzung des Eisens aus der Nahrung, rasche Darmpassage. Etwa 25 % entwickeln nach Magenresektion eine *Eisenmangelanämie*. Ein *Folsäuremangel* entwickelt sich selten, *ein Vitamin-B$_{12}$-Mangel* aber bei bis zu 50 % (Atrophie der Magenmukosa und Mangel an Intrinsic-Faktor, bakterielle Überbesiedlung). *Osteoporose* und *Osteomalazie* sind andere metabolische Langzeitauswirkungen einer Magenresektion. Die Resorption von Vitamin D ist dabei meist jedoch nur geringgradig eingeschränkt. Der *Gewichtsverlust* nach Magenresektion ist in der Regel eher durch eine reduzierte Nahrungszufuhr als durch eine Malabsorption zu erklären. Findet sich eine Steatorrhö beim Magenresezierten, ist in erster Linie an eine bakterielle Überbesiedlung in der zuführenden Schlinge („afferent loop") zu denken. *Hypochlorhydrie* prädisponiert zur bakteriellen Überbesiedlung. Des weiteren ist zu denken an: Sprue, Laktoseintoleranz und Pankreasinsuffizienz. Beim *Folsäuremangel* ist in erster Linie an eine komplizierende Sprue zu denken.

Immunmangelsyndrome – IgA-Mangel und Hypogammaglobulinämie

Die primären *Immunmangelsyndrome* umfassen eine Vielzahl von Erkrankungen, die auf Störungen des B- oder T-Zellsystems oder beider Systeme zurückzuführen sind.

Im Rahmen von primären oder sekundären Immunopathien kann es zu vielfältigen Störungen der Dünndarmfunktion kommen. Zu unterscheiden sind Immunopathien, die mit einem Antikörpermangel (B-Lymphozytendefekte) einhergehen, von solchen, die auf eine gestörte zelluläre Immunität zurückzuführen sind.

Der zu den Antikörpermangelsyndromen zählende *selektive IgA-Mangel* zeichnet sich durch Serum-IgA-Spiegel von weniger als 5 mg/dl aus. Niedrige Serum-IgA-Werte gehen in der Regel auch mit einer Reduktion des sekretorischen IgA an der Mukosaoberfläche einher. Die zelluläre Immunität ist nicht gestört. Etwa 15 % der betroffenen Patienten leiden an rezidivierenden oder chronischen *Durchfällen*. Es findet sich eine gehäufte Assoziation zwischen IgA-Mangel und Zöliakie, der sog. nodulären lymphatischen Hyperplasie (NLH), chronisch entzündlichen Darmerkrankungen (Colitis ulcerosa, M. Crohn), sowie Disaccharidasendefekten.

Der *IgA-Mangel* prädisponiert zu einer *bakteriellen Überbesiedlung* des Dünndarms sowie zu einer *Lambliasis*, die wohl am ehesten für die bei IgA-Mangel beobachtete Steatorrhö verantwortlich sind.

Die X-chromosomal assoziierte *Agammaglobulinämie*, die durch ein Fehlen von B-Lymphozyten und Plasmazellen im peripheren Blut und Knochenmark gekennzeichnet ist, tritt klinisch schon während des Säuglingsalters in Erscheinung: gehäuft Infekte, Symptome der Malassimilation mit Laktoseintoleranz und Disaccharidasenmangel sowie Infektionen mit Lamblien.

Von der X-chromosomal assoziierten Agammaglobulinämie ist die *erworbene* („common variable late onset") *Hypogammaglobulinämie* zu unterscheiden, die in jedem Alter auftreten kann. Die Anzahl der B-Lymphozyten ist normal, sie sind jedoch nicht in der Lage, in vitro Antikörper zu produzieren. Dies führt zu einer Erniedrigung der Serum-IgG-Spiegel unter 300 mg/dl bei gleichzeitiger Reduktion der IgA-Spiegel.

Klinisch finden sich – ausgeprägter als beim selektiven IgA-Mangel – Zeichen der Malassimilation mit *Steatorrhö und Lamblieninfektionen*.

Malabsorption durch Pharmaka und Strahlentherapie

Zu den Pharmaka, die ein Malassimilationssyndrom induzieren können, gehören so unterschiedliche Substanzen wie Colestyramin, Neomycin, Paramomycin, Kanamycin, Chlortetracycline, Colchizin, Biguanide, Paraaminosalicylsäure (PAS), sowie die α-Glukosida-

Tabelle 10.11. Mechanismen der Malabsorption nach Magenoperationen

Verlust von Magensäure und Pepsin
Fehlen der Durchmischung und des antralen „grinding"
Verlust der fraktionierten Entleerung
Rasche Dünndarmpassage
Reduktion der Pankreasstimulation
Asynchronie der Pankreas- und Gallesekretion mit Bedürfnissen des Nahrungsbreis

senhemmer Acarbose und Miglitol und der neue selektive Lipasehemmer Orlistat.

Obwohl *Colestyramin* das Mittel der Wahl bei der Behandlung der kompensierten chologenen Diarrhö ist, kann es aufgrund seiner ausgeprägten Gallensäurenbindungskapazität diese so stark im Dünndarm reduzieren, daß eine Störung der mizellaren Phase der Fettdigestion auftritt.

Neomycin und *Kanamycin* bewirken dagegen in unterschiedlicher Ausprägung eine Reduktion der Resorption von Fetten, Eiweiß, Carotin, Vitamin B_{12} und Glukose. Typisch ist ein durch Neomycin induzierter Laktasemangel.

Colchicin beeinträchtigt bzw. reduziert die Aktivität membranständiger Digestionsenzyme (Disaccharidasen) und führt u. a. zur Laktoseintoleranz, Vitamin-B_{12}-Malabsorption und zur Steatorrhö.

Neben den oralen Antidiabetika vom Typ der *Biguanide*, die zu einer verminderten Resorption von Kohlenhydraten, Aminosäuren, Gallensäuren und Vitamin B_{12} (Metformin) führen, hat auch das Pseudotetrasaccharid *Acarbose*, das die α-Glukosidasen in der Dünndarmmukosa kompetitiv hemmt, eine Malassimilation von Kohlenhydraten zur Folge (Meteorismus, Flatulenz, Diarrhö). Der Lipasehemmer Orlistat bewirkt eine Steatorrhö.

Im Rahmen einer tuberkulostatischen Behandlung mit *Paraaminosalicylsäure* (PAS) wurde eine Steatorrhö, eine Resorptionsstörung für Vitamin B_{12}, Folsäure und Eisen beobachtet werden.

Strahlenschäden betreffen den Dünndarm seltener als den Dickdarm. Adhäsionen im Ileozäkalbereich können auch bei gynäkologischer Strahlentherapie zu einer Funktionseinschränkung des Ileums mit wäßrigen Durchfällen führen (s. Kap. 35).

10.8
Kurzdarmsyndrom

Unter Kurzdarmsyndrom verstehen wir die metabolischen und nutritiven Konsequenzen einer ausgedehnten Darmresektion (Kap. 37).

Ohne schwere Konsequenzen können aus dem mittleren Dünndarm bis etwa 50 % der Länge entfernt werden. Ein intaktes Duodenum mit mindestens 20–30 cm Jejunum ist unabdingbar für ein Überleben ohne langfristige parenterale Ernährung.

Bei ausgedehnten Resektionen tritt eine *globale Malabsorption* mit starken osmotisch bedingten Durchfällen auf, wobei die drohende Exsikkose oft im Vordergrund steht. Wenn nicht behandelt wird, kommt es zu einem rapiden Gewichtsverlust, später zu Schwäche, Fett- und Muskelschwund. Im weiteren Verlauf treten andere Folgen der Malabsorption wie Tetanie, Anämie, Blutungsneigung und Hypalbuminämie auf.

Zehn oder gar 20 wäßrige Entleerungen führen häufig zu sekundären Reizungen und entzündlichen Veränderungen am Anus und an der perianalen Haut. Die Hyperchlorhydrie kann zur Inaktivierung der Lipase mit zusätzlicher Steatorrhö führen. Eine häufige Komplikation ist das Auftreten von Nierensteinen (Oxalatsteinnephrolitiasis) bedingt durch eine sekundäre Hyperoxalurie.

Voraussetzung einer erfolgreichen *Bilanzierung* bei der Ernährung des Patienten mit Kurzdarmsyndrom sind die regelmäßige Feststellung des zentralen Venendrucks (ZVD), des Körpergewichts, der Urinmenge, des enteralen Flüssigkeitsverlustes, der Elektrolytausscheidung und der Serumwerte von Elektrolyten, pH, Albumin und Gerinnungsparametern.

In den ersten Tagen nach ausgedehnter Resektion ist eine *totale parenterale Substitution* mit Flüssigkeit, Glukose, Aminosäuren und Elektrolyten notwendig. Die enterale *Ernährung* sollte überlappend bereits frühzeitig entweder oral oder kontinuierlich über eine dünnlumige Duodenalsonde mit isoosmolaren chemisch definierten Oligopeptiddiäten (z.B. Survimed OPD, Salvipeptid) durchgeführt werden. Höher konzentrierte Lösungen bewirken eine osmotische Diarrhö. Der Sinn der frühzeitigen enteralen Ernährung liegt darin, eine *Adaptation der Dünndarmmukosa* zu bewirken bzw. eine Mukosaatrophie zu verhindern. Die enterale Ernährung ist sehr langsam entsprechend dem Ausmaß der Stuhlvolumina zu steigern.

Die Diarrhö kann durch Loperamid (Imodium) reduziert werden. Ein Urinfluß von 2 l sollte gewährleistet sein. Der Genuß von Milch ist zu vermeiden, da sicher ein sekundärer Laktasemangel vorliegt. Laktosefreie Elementardiäten sind zu bevorzugen. Die Substitution von Vitaminen (A, D, E, K, B_{12} und Folsäure), Kalzium, Magnesium, Eisen, Zink, Phosphat und essentiellen Fettsäuren, wenn der Patient ausschließlich mittelkettige Triglyzeride einnimmt, sowie auf lange Sicht weitere Spurenelemente, darf nicht versäumt werden.

Meist kann in der *Phase der Adaptation* im Laufe von Wochen eine zunehmend normale Kost verabreicht werden. Die Patienten tolerieren eine fettarme Kost häufig besser als enterale Formuladiäten, die eine höhere osmotische Wirksamkeit mit Durchfällen bewirken. Zur Optimierung der Pankreasfunktion ist die Gabe von *pankreatinhaltigen Präparaten* in Granulatform sowie die Gabe eines H_2-Rezeptorblockers oder Protonenpumpenhemmers angezeigt. Sinnvoll kann der Einsatz von Colestyramin (Quantalan) zur Reduktion der Diarrhö sein.

Eine besondere Aufmerksamkeit erfordert die *sekundäre enterale Hyperoxalurie*, die als Folge der

Dünndarmresektion auftritt, wenn das Kolon noch erhalten ist.

Die Therapie und die Prophylaxe der zum Auftreten von Nierensteinen führenden Hyperoxalurie besteht in der Gabe einer *oxalsäurearmen Diät* (Meiden von Kakao, Schokolade, Colagetränken, Rhabarber, roten Beeten etc.), Gabe von *Colestyramin* und *Kalzium*, das Oxalat im Darm durch Bildung von unlöslichem Kalziumoxalat bindet.

10.9
Therapie der Malabsorption

Eine spezifische Therapie existiert nicht. Sie hat sich an der vorliegenden Grunderkrankung zu orientieren. Deshalb ist eine exakte Diagnostik notwendig. Ziel der Therapie ist es, die *Nahungsdefizite* auszugleichen und – wenn möglich – die *Grunderkrankung* zu behandeln.

Hat der Patient nur *geringen Gewichtsverlust* und ist die *Grunderkrankung* der Malabsorption *behandelbar*, sollte sich der Patient weiter normal ernähren. Eine *Anämie* sollte entsprechend der Ursache mit Eisen, Folsäure oder Vitamin B_{12} behandelt werden. Spezifische *Mangelzustände* von Vitaminen, Mineralien und Spurenelementen sollten mit entsprechender Substitution oral oder parenteral behandelt werden. Vorübergehende *laktosearme Kost* kann dem Patienten mit einem sekundären Laktasemangel symptomatische Erleichterung bringen.

Bei *ausgeprägtem Gewichtsverlust* und *nicht therapierbarer Grunderkrankung* muß dem Patienten eine *individuelle Diät* verordnet werden. Am ehesten wird man eine *proteinreiche* und *fettarme Diät* empfehlen. Die Fettreduktion bessert die Steatorrhö, das Stuhlvolumen, die fäkale Gallensäurenexkretion wie auch die Ausscheidung divalenter Kationen. Damit wird auch die Gefahr der Oxalatsteinnephrolithiasis reduziert.

Mittelkettige Triglyzeride (MCT-Fette, Ceres-Produkte) können bei schwerer Steatorrhö als Ersatz für Nahrungsfette eingesetzt werden. MCT-Fette werden effektiver durch die pankreatische Lipase hydrolisiert, bedürfen keiner mizellaren Löslichkeitsvermittlung durch Gallensäuren und werden über das Portalvenensystem abtransportiert. Sie eignen sich deshalb besonders bei der Therapie von Lymphabflußstörungen (intestinale Lymphangiektasie).

Vitamine, Mineralien und Spurenelemente müssen oral substituiert werden. Patienten mit *Sprue* benötigen initial pharmakologische Dosierungen von Folsäure und parenterale Eisengabe, da Eisen im Initialstadium einer Sprue nicht ausreichend resorbiert wird. Folsäuregabe ist immer bei Patienten mit tropischer Enteropathie indiziert (Kap. 25).

Patienten mit schwerer Steatorrhö haben in der Regel einen *Mangel* an *fettlöslichen Vitaminen*, die parenteral substituiert werden sollten (ADEK-Falk). Die *Kalziumresorption* ist bei einer Steatorrhö mangelhaft bedingt durch intraluminale Bindung an Fettsäuren und einen Vitamin-D-Mangel. Substitution von Kalzium und Magnesium ist insbesondere beim Kurzdarmsyndrom von Bedeutung.

Zink-Mangel – gehäuft unter langdauernder parenteraler Ernährung auftretend – geht mit schlechter Wundheilung, Appetitlosigkeit, schlechtem Allgemeinbefinden und Hautausschlägen einher. Eine regelmäßige Substitution mit *Vitamin B_{12}* ist bei Resektionen des terminalen Ileums (>100 cm) erforderlich.

Literatur

Becker HD, Caspary WF (1980) Postvagotomy and Postgastrectomy Syndromes. Springer-Verlag, Berlin

Benini L, Caliari S, Bonfante F, Castellani G, Sembenini C, Brentagani MT et al. (1992) Fecal fat concentration in the screening of steatorrhea. Digestion 53:94–100

Benini L, Caliari S, Bonfante F, Guidi GC, Brentegani MT, Castellani G et al. (1992) Near infrared reflectance measurement of nitrogen faecal losses. Gut 33:749–752

Bjorneklett A, Hoverstad T, Hovig T (1985) Bacterial overgrowth. Scand J Gastroenterol 20 (Suppl. 109) 123–132

Bond JR, Levitt MD (1976) Fate of soluable carbohydrate in the colon. J Clin Invest 27:1158–1164

Born P, Kamenisch W, Müller S, Paul F (1991) Fruktosemalabsorption – Normalisierung durch Glukosezugabe. Verdauungskrankh 9:239–241

Braden B, Lembcke B, Caspary WF (1991) Stabile Isotope in Diagnostik und Forschung. Neue Möglichkeiten der nichtinvasiven Gastroenterologie und Stoffwechselforschung. Dtsch med Wschr 116:1721–1727

Casellas P, Chicharro L, Malagelada JR (1993) Potential usefulness of hydrogen breath test with D-xylose in clinical management of intestinal malabsorption. Dig Dis Sci 38: 321–327

Caspary WF (1975) Erworbene Hyperoxalurie und Nephrolithiasis bei gastroenterologischen Erkrankungen. Dtsch med Wschr 100:1509–1513

Caspary WF (1977) Biguanides and intestinal absorption. Acta Hepato-Gastroenterol 24:473–480

Caspary WF (1983) Malassimilationsyndrom (Maldigestion – Malabsorption). In: *Handbuch der Inneren Medizin*. Dünndarm. Band III/3 A. Caspary WF (Hrsg), Berlin, Springer-Verlag, S 585–626

Caspary WF (1983) Resorption von Oxalsäure und intestinale Hyperoxalurie. In: *Handbuch der Inneren Medizin*. Dünndarm. Band 3/3 A. Caspary WF (Hrsg) Berlin, Springer-Verlag, S 298–308

Caspary WF (1983) Beeinflussung der Resorption durch Pharmaka. In: *Handbuch der Inneren Medizin, Dünndarm*. Band III/3B, Caspary WF (Hrsg) Berlin, Springer-Verlag, S 548–570

Caspary WF (1986) Diarrhoea associated with carbohydrate malabsorption. Clin Gastroenterol 15:631–655

Caspary WF (1987) Bedeutung des Dickdarms bei der Resorption und Malabsorption von Kohlenhydraten. In: Caspary WF (Hrsg) Struktur und Funktion des Dünndarms. Excerpta Medica, S 254–268

Caspary WF (1987) Role of the colon in carbohydrate absorption and malabsorption. In: Caspary WF (Hrsg) *Structure and Function of the Small Intestine*. Amsterdam: Excerpta medica, S 248–260

Caspary WF (1989) Inhibitors influencing carbohydrate absorption. In: Creutzfeldt W, Lefèbvre P (Hrsg) *Diabetes mellitus: Pathophysiology and Treatment*. Berlin, Springer Verlag, S 172–191

Caspary WF (1990) Interruption of the enteropancreatic axis: effects of induced malabsorption. Europ J Clin Invest 20 (Suppl 1) 58–64

Caspary WF, Zavada I, Reimold WV, Deuticke U, Emrich D, Willms B (1977) Alteration of bile acid metabolism and vitamin B_{12}-absorption in diabetics on biguanides. Diabetologia 13:187–194

Charney BE, Bodurtha JN (1981) Intractable diarrhea associated with the use of sorbitol. J Pediatr 98:157–161

Corazza GR, Biagi F, Volta U, Andreani ML, De Franceschi L, Gasbarrini G (1997) Autoimmune enteropathy and villous atrophy in adults. Lancet 350:106–109

Cutz E, Rhoads JM, Drumm B, Sherman PM, Durie PR, Forstner GG (1989) Microvillus inclusion disease: an inherited defect of brush-border assembly and differentiation. New Engl J Med 320:646–651

Cutz E, Sherman PM, Davidson GP (1997). Enteropathies associated with protracted diarrhea of in infancy: Clinicopathological features, cellular and molecular mechanisms. Pediatr Pathol Lab Med 17:335–368

DiMagno EP (1991) Future aspects of enzyme replacement therapy. In: Lankisch PG (Hrsg) *Pancreatic Enzymes in Health and Disease*. Berlin, Springer-Verlag, S 209–214

Earnest DL (1992) Steatorrhea and disorders of intestinal mucosal absorption. In: Winawer SJ (Hrsg) *Management of Gastrointestinal Diseases*. New York, Gower Medical Publishing, S 14.1–14.41

Fedorak RN, Field M, Chang EB (1985) Treatment of diabetic diarrhea with clonidine. Ann Intern Med 102:197–199

Goldberg LD, Ditchek NI (1978) Chewing gum diarrhoea. Dig Dis 23:568–571

Goldstein F, Wirts CW, Kowlessar OD (1970) Diabetic diarrhea and steatorrhea. Microbiologic and clinical observations. Ann Intern Med 72:215–218

Greenberger NJ, Rodgers JB, Isselbacher KJ (1966) Absorption of medium and longchain triglycerides: factors influencing their hydrolysis and transport. J Clin Invest 45:217–227

Grimble GK (1994) Near-infrared reflectance analysis as an investigative tool in gastroenterology. Europ J Gastroenterol Hepatol 6:885–888

Grybowski JD (1966) Diarrhoea from dietetic candies. New Engl J Med 275:718–722

Harries JT (1982) Disorders of carbohydrate absorption. Clin Gastroenterol 11:17–30

Herbst JJ, Hurwith R, Sunshine P, Kretscher N (1970) Effect of colchicine on intestinal disaccharidases: correlation with biochemical aspects of cell renewal. J Clin Invest 49:530–536

Huang CM, Ruddel M, Elin RJ (1988) Nutritional status of patients with acquired immunodeficiency syndrome. Clin Chem 34:1957–1959

King CE, Toskes PP (1979) Small intestine bacterial overgrowth. Gastroenterology 76:1035–1055

Kneepkens CMF (1989) What happens to fructose in the gut? Scand J Gastroenterol 24 (Suppl 171) 1–8

Kotler DP, Gaetz HP, Lange M, Klein EB, Holt PR (1984) Enteropathy associated with the acquired immunodeficiency syndrome. Ann Intern Med 100:421–428

Kotler DP, Francisco A, Clayton F, Scholes JV, Orenstein JM (1990) Small intestinal injury and parasitic disease in AIDS. Ann Intern Med 113:444–449

Lankisch PG (1991) Differential treatment of exocrine pancreatic insufficiency in chronic pancreatitis. In: Lankisch PG (Hrsg) *Pancreatic Enzymes in Health and Disease*. Berlin, Springer-Verlag, S 191–208

Lembcke B, Caspary WF (1988) Malabsorption syndromes. Baillière's Clin Gastroenterol 2:329–352

Levitt MD, Hirsh P, Fetzer CA, Sheahan M, Levine AS (1987) H_2 excretion after ingestion of complex carbohydrates. Gastroenterology 92:383–389

Newcomer AD (1992) Physiologic and diagnostic approach to diarrheal diseases. In: Winawer SJ (Hrsg) *Management of Gastrointestinal Diseases*. New York, Gower Medical Publishing, S 12.1–12.18

Newcomer AD (1992) Can diarrhea cause secondary steatorrhea? Gastroenterology 102:2163–2164

Nyhlin H, Merrick MV, Eastwood MA (1994) Bile acid malabsorption in Crohn's disease and indications for its assessment using SeHCAT. Gut 35:90–93

Ott M, Lembcke B, Staszewski S, Helm EB, Caspary WF (1991) Intestinale Permeabilität bei Patienten mit erworbenem Immundefekt-Syndrom (AIDS). Klin Wschr 69:715–721

Peled Y, Doron H, Laufer H, Bujanover Y, Gilat T (1991) D-xylose absorption test: Urine or blood? Dig Dis Sci 36:188–192

Ravich WJ, Bayless TM, Thomas ME (1983) Fructose: Limited intestinal absorption in man. Gastroenterology 84:26–29

Riley SA, Marsh MN (1998) Maldigestion and malabsorption. In: Feldman M, Scharschmdt BF, Sleisenger MV (Hrsg) Gastrointestinal and Liver Disease. Philadelphia, WB Saunders Company, S 1501–1522

Stein J, Purschian B, Bienek U, Caspary WF, Lembcke B (1994) Near-infrared reflectance analysis: a new dimension in the investigation of malabsorption syndromes. Europ J Gastroenterol Hepatol 6:889–894

Enterales Eiweißverlustsyndrom

J. Stein, V. Milovic

11.1 Ätiologie und Pathogenese 125
11.2 Klinik 125
11.2.1 Erkrankungen mit Störungen des Lymphabflusses 125
11.2.2 Erkrankungen mit Ulzerationen der Schleimhaut und/oder mukosale Barrierestörungen 127
11.2.3 Mukosale Erkrankungen ohne Hinweis auf ulzerative Erkrankungen 127
11.3 Diagnostik 128
11.4 Therapie 129
Literatur 129

Unter einem enteralen Eiweißverlustsyndrom (Synonym: exsudative Enteropathie) versteht man den übermäßigen Verlust von Plasmaproteinen in das Darmlumen. Auch unter physiologischen Bedingungen gehen täglich kleinere Mengen der Serumproteine in das Darmlumen verloren. Der rasche und nahezu vollständige intestinale Abbau infolge enzymatischer Aufspaltung und bakterieller Degradation erschwerte lange Zeit *quantitative Aussagen* über die tatsächliche Ausscheidung. Im Jahr 1949 wiesen Albright et al. erstmals mittels komplexer Bilanzierungsstudien an Patienten mit einer Hypoproteinämie indirekt nach, daß eine erhöhte intestinale Ausscheidung zugrunde liegen müsse. Es blieb jedoch Citrin et al. vorbehalten, 1957 mit intravenös appliziertem ^{131}J-Albumin erstmals bei einem Patienten mit einer hypertrophen Gastropathie (M. Ménétrier) den intestinalen Eiweißverlust unmittelbar nachzuweisen.

11.1 Ätiologie und Pathogenese

Zu den Ursachen eines gesteigerten enteralen Proteinverlustes zählen Störungen des „turn-over" der Epithelzellen (mukosale Erkrankungen ohne Hinweis auf ulzerative Erkrankungen), Ulzerationen oder eine Verlegung des Lymphabflusses (Tabelle 11.1). Vor allem im letzteren Fall kann der Eiweißverlust als passive Sekretion von Plasmaproteinen in den Darm angesehen werden. Dabei folgen die Plasmaproteine einerseits ihrem *Konzentrationsgradienten*, andererseits besteht aufgrund einer Lymphabflußbehinderung, z. B. als Folge einer Rechtsherzinsuffizienz, auch ein erhöhter *hydrostatischer Druck* in den Lymphgefäßen.

11.2 Klinik

Das enterale Eiweißverlustsyndrom umfaßt eine Vielzahl von Krankheitsbildern, die sich in einem mehr oder weniger ausgeprägten intestinalen Eiweißverlust mit nachfolgender Hypoproteinämie manifestieren. *Leitsymptom* ist das *hypoproteinämisch bedingte Ödem*. Eine Hypoproteinämie wird immer dann beobachtet, wenn der intestinale Verlust die Syntheserate des Körpers übersteigt. Kompensatorisch kommt es dabei initial zu einer gesteigerten (hepatischen) Synthese einzelner Plasmaproteine (bei Albumin bis zu 100 %), so daß zumindest bei einem nur mäßig ausgeprägten Eiweißverlust der Abfall im Serum ausgeglichen werden kann.

In der Regel kommt es zu einer generalisierten Ödembildung. Vor allem periorbital wird Flüssigkeit eingelagert (Lidödem). Die durch den Eiweißverlust bedingte *negative Gesamtstickstoffbilanz* führt zunehmend zu Muskelabbau und Gewichtsverlust. Bei ausgeprägtem Eiweißverlust kommt es infolge einer bakteriellen Degradation zum Anfall osmotisch wirksamer Teilchen, gefolgt von *osmotisch bedingten Diarrhöen*. Insbesondere bei Erkrankungen, die zu Störungen des Lymphabflusses führen (s. unten) führt die damit verbundene *Fettmalabsorption* (Kap. 2) zum Auftreten einer *Steatorrhö*. Der mit dem intestinalen Albuminverlust einhergehende Kalziumverlust wird für das verschiedentlich beschriebene Auftreten *hypokalzämischer Tetanien* verantwortlich gemacht.

11.2.1 Erkrankungen mit Störungen des Lymphabflusses

Wird experimentell der Druck im Ductus thoracicus erhöht, kommt es durch Stauung und Dilatation des Lymphgefäßsystems zu einem sekundären Verlust

Tabelle 11.1. Klassifikation des Eiweißverlustsyndroms

Erkrankungen mit Ulzerationen der Schleimhaut	Erosive Gastritis/Enteritis; „graft versus host disease"; Neoplasien: Kaposi-Sarkom, α-Kettenkrankheit, M. Waldenström, Lymphome, Neuroblastom, Melanom, Magenkarzinom; M. Crohn; NSAR-Enteropathie; pseudomembranöse Kolitis; Chemotherapie
Mukosale Erkrankungen ohne Hinweis auf ulzerative Erkrankungen	M. Ménétrier (foveoläre Hyperplasie), hypertroph hypersekretorische Gastropathie (glanduläre Hyperplasie), virale Enteritiden, AIDS-Enteropathie, bakterielle Überwucherung, parasitäre Erkrankungen, eosinophile Gastroenteritis, einheimische Sprue, systemischer Lupus erythematodes, Amyloidose, Mixed-connective-tissue-Syndrom, Kollagenkolitis, Kollagenosen, Purpura Hennoch-Schoenlein, rheumatoide Arthritis, atopische Dermatitis, Neurofibromatose
Erkrankungen, die zu Störungen des Lymphabflusses führen	Kongenitale intestinale Lymphangiektasie, Obstruktion der mesenterialen Lymphgefäße: Sarkoidose, Lymphome; kardiale Erkrankungen: Perikarditis constrictiva, Kardiomyopathie, Fontan-Operation; M. Whipple

von Protein in den Darm. Somit ist anzunehmen, daß die Hypoproteinämie bei Pericarditis constrictiva und Herzinsuffizienz nicht so sehr durch eine Störung der Albuminsynthese in der Leber, sondern vielmehr durch einen erhöhten intestinalen Verlust von Eiweiß zustande kommt, da es als Folge des erhöhten Venendruckes mit Rückstau in den Ductus thoracicus zu einem reduzierten Lymphabfluß kommt. Röntgenologisch kann ein Ödem der Mukosa nachweisbar sein, in der Dünndarmbiopsie findet sich oftmals eine Dilatation der submukösen Lymphgefäße.

Die *intestinale Lymphangiektasie* (M. Waldmann) ist v.a. eine Erkrankung des Kindes oder des Jugendlichen. Über 90% der Fälle werden vor dem Erreichen des 30. Lebensjahres symptomatisch. Eine familiäre Häufung ist selten; die Erkrankung zeigt auch keine Geschlechtspräferenz. Ursächlich bedingt ist die Erkrankung durch eine Blockierung des Lymphgefäßsystems, die nach Arbeiten von Mistilis und Skyring in Höhe des Zwerchfells liegt. Lymphographisch läßt sich nachweisen, daß es sich bei der intestinalen Lymphangiektasie um eine generalisierte Erkrankung handelt, da auch periphere Lymphgefäße ektatisch sind. Neben einem z.T. exzessiven enteralen Eiweißverlust mit konsekutiver Hypoproteinämie und Ödemen, gilt die als Folge eines Lymphozytenverlustes in den Darm auftretende *Lymphopenie* nahezu als beweisend. Daneben werden abdominelle Schmerzen und Erbrechen und, v.a. bei Kindern bis zum 10. Lebensjahr, Wachstumsverzögerung, *hypokalzämische* Krisen sowie reversible Störungen auf der Basis eines *Makulaödems* beobachtet. Die Diagnose des spezifischen Defektes erfolgt bioptisch im Jejunum. Als histologisches Korrelat findet sich eine z.T. monströse Dilatation der Lymph-

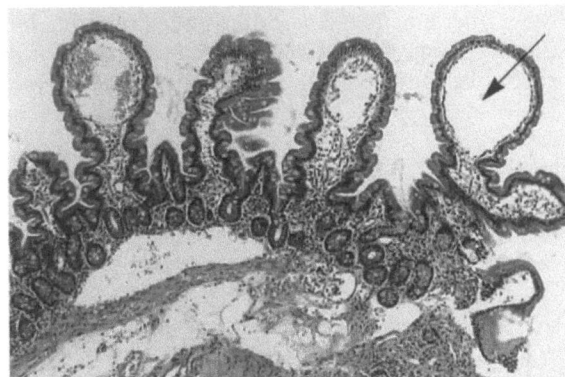

Abb. 11.1. Dünndarmbiopsie eines Patienten mit intestinaler Lymphangiektasie. Der Pfeil zeigt die durch dilatierte Lymphwege deformierten Zotten (Villi)

gefäße in der Mukosa und Submukosa (Abb. 11.1). Die Dilatation der Lymphgefäße kann im gesamten Dünndarm diffus auftreten, kann jedoch auch nur umschrieben lokalisiert sein. Bis zu 50% der Patienten zeigen deutlich erniedrigte Werte für Transferrin, Fibrinogen, IgA, IgM und IgG. Im Gegensatz zum nephrotischen Syndrom sind die Serumcholesterinwerte jedoch nicht erhöht. Eine milde Steatorrhö (7–9 g/24 h) ist ebenfalls als nahezu obligat anzusehen. Als Folge des enteralen Lymphozytenverlustes ist die zelluläre Immunität oftmals beeinträchtigt, während die humorale Immunität keine Beeinträchtigungen aufweist. So ergaben Hauttests mit mikrobiellen Antigenen (Tuberkuloprotein, Candidaantigen) bei der Mehrzahl der Patienten mit intestinaler Lymphangiektasie keine Reaktion.

Bei zahlreichen Patienten mit kongestiven Herzerkrankungen wurde ebenfalls über einen *sekundären*, z.T. exzessiven intestinalen Eiweißverlust berichtet. Am häufigsten genannt wurden eine *Pericarditis constrictiva, Pulmonalstenosen, Trikuspidalinsuffizienz* und *Vorhofseptumdefekte*, die allesamt über eine Rechtsherzstauung und einem dadurch bedingten Lymphabflußstau zu einem enteralen Eiweißverlust führen können. Die in jüngster Zeit zur palliativen Korrektur der angeborenen Trikuspidalatresie durchgeführte *Fontan-Operation* (Verschluß des ASD mit klappentragender Prothese zwischen Vorhof und Pulmonalarterie) führt ähnlich, wie die im Rahmen der *Glenn-Operation* durchgeführte kavopulmonale Anastomose, in 5–10% zu einem ausgeprägten enteralen Eiweißverlust.

11.2.2
Erkrankungen mit Ulzerationen der Schleimhaut und/oder mukosale Barrierestörungen

Ulzerationen der Mukosa können hierbei umschrieben oder diffus sein und sowohl bei benignen (ero-sive Gastritis/Enteritis, „graft versus host disease", pseudomembranöse Kolitits, M. Crohn) als auch malignen Veränderungen (Karzinoid, Kaposi-Sarkom, α-Kettenkrankheit, M. Waldenström, Lymphome) des Gastrointestinaltraktes entsprechend dem Ausmaß der Ulzeration zur Exsudation von Proteinen in den Darm führen (Tabelle 11.1).

Neben den bis heute mehr als 40 verschiedenen gastrointestinalen Krankheitsbildern, bei denen das Auftreten eines enteralen Eiweißverlustes beschrieben wurde, erscheinen zunehmend Fallberichte und kontrollierte Studien, die auf eine durch die Langzeiteinnahme nichtsteroidaler Antiphlogistika (NSAR) hervorgerufene Enteropathie hinweisen, die sich ebenfalls in einem intestinalen Blut- und Eiweißverlust manifestiert. Diese mit dem Begriff der NSAR-Enteropathie bezeichnete neue Entität, die NSAR-induzierte Schäden distal des Duodenums beschreibt, muß deshalb ebenfalls in die Differentialdiagnose eines intestinalen Blut- und Eiweißverlustes mit einbezogen werden (Kap. 48).

11.2.3
Mukosale Erkrankungen ohne Hinweis auf ulzerative Erkrankungen

Die häufigste mit enteralem Eiweißverlust einhergehende gastrointestinale Erkrankung ist eine 1888 erstmals von Ménétrier beschriebene, mit einer *foveolären Hyperplasie* einhergehenden, Magenerkrankung (M. Ménétrier). Kennzeichnend sind große geblähte Magenfalten („*Polyadénomes en Nappe*") sowie sich verzweigende hyperplastische Magendrüsen mit zystischen Dilatationen. Die hyperplastischen schleimsezernierenden Drüsen verdrängen hierbei zunehmend die Parietalzellen des Magens, was eine zunehmende *Hypochlorhydrie* bis zur *Achlorhydrie* hervorrufen kann. Nach neueren Befunden scheint der Eiweißverlust auf einer daraus resultierenden Permeablitätsstörung der gastralen Schlußleisten zu beruhen. Die Ursache der Erkrankung ist ungeklärt, gelegentlich wird Alkoholismus beobachtet, eine *Assoziation mit Helicobacter pylori* wird neuerlich ebenfalls diskutiert. Das klinische Bild reicht von völliger Symptomfreiheit bis hin zu profusen Durchfällen mit exzessivem Eiweißverlust und konsekutiver Hypoalbuminämie, was in schweren Fällen eine totale Gastrektomie erfordern kann. Hiervon abzugrenzen ist die *glanduläre Hyperplasie*, die mit einer Zunahme der Drüsenzellen im Bereich des Korpus einhergeht. Der Eiweißverlust kommt hierbei als direkte Folge der erhöhten gastralen Eiweißsekretion zustande, d.h. er ist Folge einer *Hypersekretion*, nicht einer *Hyposekretion*. Als Ursache kommen gastrinproduzierende Tumore oder eine G-Zellhyperplasie des Antrums in Betracht.

Die plötzlichen intestinalen Proteinverluste, die meist in Folge von *viralen* und *bakteriellen* Infekten des Darmes auftreten, scheinen durch vorübergehende strukturelle und funktionelle Veränderungen der Mukosa, die jedoch schnell reparabel sind, bedingt zu sein.

Eine Steigerung der Zelldesquamation im Rahmen einer *allergischen Gastroenteropathie* kann v. a. bei Kindern sowohl im Magen als auch im Dünndarm zur übermäßigen Exsudation von Protein führen. Als Charakteristika finden sich Gesichtsödeme, periphere Eosinophilie, Hypoalbuminämie und -γ-Globulinämie. Gastrointestinale Symptome bilden sich oftmals erst nach dem Genuß bestimmter Nahrungsmittel, sehr häufig nach Milcheiweiß (β-Lactoglobulin)haltigen Nahrungsmitteln aus.

11.3
Diagnostik

Die Diagnose basiert auf dem Nachweis einer *Hypoproteinämie*, wenn eine Nierenerkrankung mit Eiweißverlust, eine reduzierte Syntheseleistung der Leber oder eine Malabsorption ausgeschlossen sind. Die Erfassung des enteralen Eiweißverlustes erfolgt durch die Bestimmung der fäkalen Ausscheidung von $α_1$-*Antitrypsin* oder von ^{51}Cr-*markierten* Plasmaproteinen (s. unten), ggf. gefolgt von einer szintigraphischen Lokalisationsdiagnostik. In der Mehrzahl der Fälle ist die exsudative Enteropathie durch Magen-, Dünn oder Dickdarmerkrankungen verursacht. Die endoskopische Untersuchung des oberen Gastrointestinaltraktes ist in der initialen Diagnostik obligat. Befallene Dünndarmanteile jenseits des Treitz-Bandes werden röntgenologisch mittels der Enteroklysmatechnik nach Sellink beurteilt. Sind Magen und Dünndarm unauffällig, ist eine enteroskopische Abklärung mit Biopsie des Dickdarmes obligat (Abb. 11.2).

Erfassung des intestinalen Eiweißverlustes

Hauptproblem der Quantifizierung eines intestinalen Eiweißverlustes war lange Zeit, daß in den Darm abgegebene Proteine gespalten und rückresorbiert werden und sich somit einem quantitativen Nachweis entziehen. 1959 wurde von Gordon mit ^{131}J-Polyvinylpyrrolidin (^{131}J-PVP) erstmals ein inertes Markermolekül zum Nachweis des enteralen Eiweißverlustes eingeführt (GORDON-Test). In der Folgezeit wurden

Abb. 11.2. Diagnostik des enteralen Eiweißverlustes

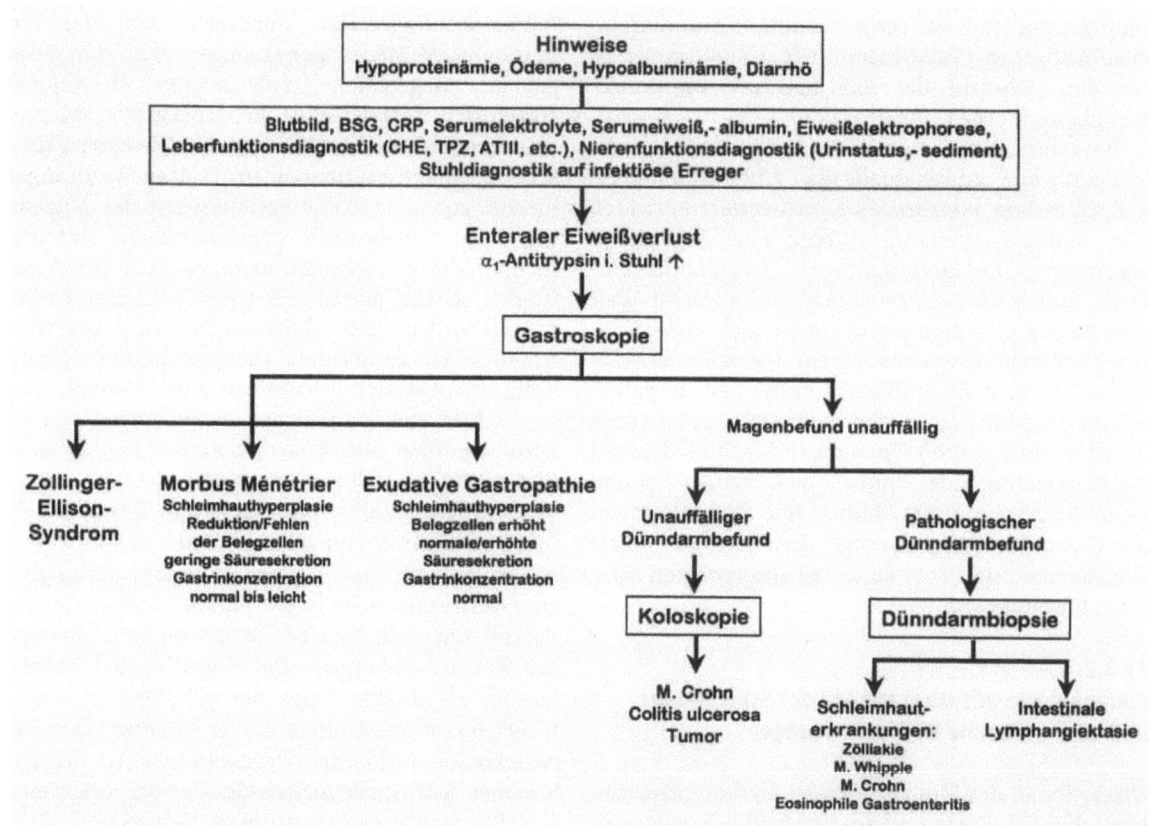

unterschiedlichste Modifikationen mit verschiedenen radioaktiv markierten Makromolekülen beschrieben. Unter den in der Literatur publizierten *radioaktiv markierten* Makromolekülen wie ^{131}J-markierte Serumproteine, ^{67}Cu-Caeruloplasmin, ^{69}Fe-Dextran, ^{131}J-Polyvinylpyrrolidin, hat sich im klinischen Alltag der ^{99m}*Tc- bzw. ^{51}Cr-Albumintest* am besten bewährt.

Chromsalze werden weder sezerniert noch resorbiert, was ^{51}Cr-Albumin zu einem idealen Marker zur Erfassung eines enteralen Albuminverlustes macht. Die Clearance (Darmverlust von Plasmaalbumin in ml/24 h) entspricht dabei der Radioaktivität im Stuhl/24 h dividiert durch die mittlere Radioaktivität/ml Plasma. Normalerweise werden unter Verwendung dieser Rechnung 5–25 ml Plasma, d.h. weniger als 1% des Plasmaalbumins täglich über den Gastrointestinaltrakt ausgeschieden.

Neben der quantitativen Erfassung des Eiweißverlustes werden, allerdings unter Inkaufnahme einer geringeren Sensitivität, zu *Lokalisationsdiagnostik* auch szintigraphische Methoden zunehmend eingesetzt (Kap. 21).

Die genannten nuklearmedizinischen Methoden zeichneten sich zwar durch ein hohes Maß an Genauigkeit und Zuverlässigkeit aus, eignen sich jedoch aufgrund ihrer Strahlenbelastung und des hohen zeitlichen wie auch apparativen Aufwandes nicht für eine breitere Anwendung, insbesondere nicht als Screeningmethoden.

Es wird heute allgemein akzeptiert, daß die *fäkale Ausscheidung von α_1-Antitrypsin* den verläßlichsten Parameter zur quantitativen Bestimmung eines enteralen Eiweißverlustes darstellt. In zahlreichen Studien konnte eine klare Korrelation zu den klassischen Methoden, insbesondere der ^{51}Cr-Albumin-Clearance, nachgewiesen werden (Kap. 15).

11.4 Therapie

Die Therapie besteht primär in der Behandlung der zugrunde liegenden Erkrankung (z.B. Korrektur von Herzfehlern), ggf. Resektion lokal befallener gastrointestinaler Abschnitte. Bei intestinaler Lymphangiektasie gilt als primäres Ziel die Entlastung des Lymphsystems durch Gabe einer *fettarmen* und *-modifizierten Kost*. Als Hauptenergieträger dienen neben Kohlenhydraten (etwa 50% der Gesamtenergie) *mittelkettige Triglyzeride (MCT-Fette)* mit Fettsäuren einer Kettenlänge von $C_{6:0}$ bis $C_{12:0}$), die unter Umgehung des Lymphkreislaufes resorbiert werden. Initial kann die i.v.-Gabe von Humanalbumin erforderlich sein.

Zum therapeutischen Management der NSAR-Enteropathie sind bislang nur wenige, meist experimentelle Untersuchungen durchgeführt worden. Dies betrifft neben dem *Absetzen* des Medikamentes bzw. einer *Dosisreduktion* entweder *Präventivmaßnahmen* mit Pro-Drugs (Sulindac, Nabumeton), der gleichzeitigen Gabe von Prostaglandinen oder die Verabreichung von Glukose-Zitrat-Komplexen. Auch erste Therapieversuche mit Metronidazol und Sulphasalazin wurden beschrieben (s. Kap. 48).

Bei der *glandulären Hyperplasie* wurde verschiedentlich vom erfolgreichen Einsatz von Anticholinergika, H_2-Blockern und Protonenpumpenblockern berichtet. Ausgehend von der Beobachtung, daß bei bis zu 90% der Patienten mit nachgewiesenem M. Ménétrier gleichzeitig H. pylori nachweisbar ist, scheint zumindest eine Subgruppe der Patienten von einer Eradikationstherapie des Keimes zu profitieren.

Im Jahr 1976 beschrieben Kondo et al. erstmals die Behandlung eines enteralen Eiweißverlustes durch Gabe von Tramexamsäure, einem Hemmstoff der Fibrinolyse. Sie wiesen bei Patienten mit exsudativer Gastroenteropathie eine erhöhte Fibrinolyseaktivität in der Magenschleimhaut nach. Mine et al. setzten Tranexamsäure erfolgreich bei einer 35jährigen Patientin ein, bei der initial eine erhöhte Fibrinolyseaktivität im Plasma gemessen worden war. 5 Monate nach Absetzen der Tranexamtherapie trat ein Rezidiv auf, das bei erneuter Wiederaufnahme der antifibrinolytischen Therapie komplett reversibel war. Die intestinalen Lymphangiektasien blieben im gesamten Verlauf unverändert nachweisbar. Möglicherweise führt eine erhöhte Fibrinolyseaktivität im Plasma zu einer weiteren Zunahme der Permeabilität der Lymphgefäße, was zu einem erhöhten intestinalen Eiweißverlust führt. Eine Subklassifizierung in eine Gruppe mit vermehrter Fibrinolyseaktivität könnte somit neben der ätiologischen Zuordnung auch therapeutische Konsequenzen haben.

Eine niedrig-dosierte Dauertherapie mit Prednison (20 mg) wurde sowohl zur Behandlung des Eiweißverlustes beim *M. Ménétrier* als auch nach *Fontan-Operation* erfolgreich angewandt. Als zugrunde liegender Mechanismus wird neben einer Membranstabilisierung der Endothel- und Lymphgefäßwand eine Verminderung des Lymphvolumens diskutiert. Darüber hinaus wurden in Einzelfällen eine erfolgreiche symptomatische Anwendung von Cromoglycinsäure und Octreotide beschrieben.

Literatur

Adar U, Friedlaender E, Lowewenthal M, Czerniak P (1967) Ménétrier's disease. Diagnosis and follow-up with the aid of radioisotopes. *Intern Surgery* 47:356–359

Albright F, Forbes AP, Arterr FC, Reifenstein EC, Bryant AD, Cox LD et al. (1950) Studies on fate of intravenously administered plasma proteins in ideopathic hypoproteinamia and osteoporosis. In: Youmans Y. (B. Hrsg). Symposia on Nutrition of the Robert Gould Research Foundation, 352–354

Andersen SB, Jarnum S (1966) Gastrointestinal protein loss measured with ^{59}Fe-labelled iron-dextran. *Lancet* 1:1060–1062

Bac DJ, Van Hagen PM, Postema PT, ten Bokum AM, Zondervan PE, van Blankenstein M (1995) Octreotide for protein-losing enteropathy with intestinal lymphangiectasia. *Lancet* 345:1639

Bayerdörffer E, Ritter MM, Hatz R, Brooks W, Ruckdeschel G, Stolte M (1994) Healing of protein losing hypertrophic gastropathy by eradication of Helicobacter pylori- is Helicobacter pylori a pathogenic factor in Ménétrier's disease? *Gut* 35:701–704

Brasitus TA, Bissonnette BM (1998). Protein-losing gastroenteropathy. In: Feldman M, Scharschmidt BF, Sleisenger MH (Hrsg) Sleisenger & Fordtran's Gastrointestinal and Liver Disease, 6nd ed. WB Saunders Company, Philadelphia, S 369–375

Caspary WF (1983) Intestinales Eiweiß-Verlustsyndrom. In: Caspary WF (Hrsg). Handbuch der Inneren Medizin Band II: Dünndarm, Springer Verlag Berlin, S 647–657

Citrin Y, Sterling K, Halsted JA (1957) Mechanisms of hypoproteinemia with giant hypertrophy of gastric mucosa. New Engl J Med:906–909

Gordon RS Jr (1959) Exsudative enteropathy: abnormal permeability of gastrointestinal tract demonstrable with labelled polyvinylpyrrolidone. Lancet 55–57

Jarnum S, Jensen H (1966) Medium chain triglycerides (MCT) in the treatment of protein-losing enteropathy and malabsorption syndromes. Scand J Gastroenterol 1:306–313

Karbach U, Ewe K (1989) Enteric protein loss in various gastrointestinal diseases determined by intestinal alpha 1-antitrypsin clearance. Z Gastroenterol 27:362–365

Kondo M, Bamba T, Hosokawa K, Hosoda S, Kawai K, Masuda M (1976) Tissue plasminogen activator in the pathogenesis of protein-losing enteropathy. Gastroenterology 70:1045–1047

Krag E, Frederiksen HJ, Olsen N, Henriksen JH (1978) Cimetidine treatment of protein-losing gastropathy (Menetrier's disease). A clinical and pathophysiological study. Scand J Gastroenterol 13:636–639

Milovic V, Caspary WF, Stein J (1998). Protein-losing gastroenteropathy. Clinical manifestations, diagnosis and treatment. Update in Gastroenterology, in press

Mine K, Matsubayashi Y, Nakai T, Nagagawa Y (1989) Intestinal lymphangiectasia markedly improved with antiplasmin therapy. Gastroenterology 96:1596–1599

Schulzke JD, Riecken EO (1992) Exsudative Enteropathie. In: Goebell H (Hrsg) Gastroenterologie, Urban und Schwarzenberg, München, S 569–573

Stein J, Caspary WF (1997) Enterales Eiweißverlustsyndrom. Akt Ernähr Med 22:1–10

Waldmann TA (1961) Gastrointestinal protein loss demonstrated by ^{51}Cr-labelled albumin. Lancet 2:121–125

Intestinale Gasbildung – Meteorismus und Flatulenz

W. F. CASPARY, B. LEMBCKE

12.1　Volumen und Zusammensetzung der Darmgase　131
12.2　Ursachen intestinaler Gasbildung　131
12.2.1　Aerophagie　132
12.2.2　Intraluminale Gasbildung　132
12.2.3　Diffusion vom Darmlumen zum Blut　133
12.2.4　Synopse intestinaler Gasproduktion und Elimination von Gas aus dem Gastrointestinaltrakt　134
12.3　Meteorismus　134
12.3.1　Häufigkeit　135
12.3.2　Symptomatik und Korrelation zur Gasmenge　135
12.3.3　Vorkommen von Meteorismus　135
12.3.4　Darmgasbildung durch Nahrungsmittel　136
12.3.5　Pneumatosis cystoides intestinalis　137
12.3.6　Behinderung des Gasaustauschs　137
12.4　Diagnostik　137
12.5　Therapeutische Konsequenzen　138
　　　Literatur　138

Meteorismus steht synonym für eine abnorme Gasansammlung im Magen-Darm-Trakt. Diese Definition setzt im Kern eine zuverlässige subjektive Empfindung für intestinale Gasvolumina voraus, die nicht existiert, oder klinisch-diagnostische Methoden, die eine Zunahme des Darmgasgehaltes objektivieren können. Symptome eines Colon irritabile werden oft auf eine abnorm gesteigerte Gasbildung bezogen ohne daß dies verifizierbar ist.

12.1
Volumen und Zusammensetzung der Darmgase

Quantitativen Angaben des *Darmgasvolumens* beim Menschen liegen unterschiedliche experimentelle Methoden zugrunde (u. a. Ganzkörperplethysmographie, Argonauswaschtechnik); die Befunde ergeben ein weitgehend übereinstimmendes Bild (Tabelle 12.1): Dünn- und Dickdarm enthalten in der Regel sowohl im Fastenzustand wie auch postprandial weniger als 200 ml Gas. Auch bei Patienten, die über Meteorismus klagen, liegen keine höheren Gasvolumina vor.

Die *tägliche rektale Gasausscheidung* variiert beträchtlich (476–1491 ml/Tag, im Mittel 705 ml/Tag). Personen unter einer normalen Kost setzen zwischen 10–20 Flatus/Tag ab. Zugabe von 10 g Laktulose steigerte die Flatusfrequenz von 10- auf 19 mal/Tag. Ein Testmahl mit Bohnen (51% der Kalorien als „pork and beans") steigert die Flatusproduktion von 15 auf 176 ml/Stunde.

Fünf verschiedene Gase sind für >99% des ausgeschiedenen intestinalen Gasvolumens verantwortlich: N_2 (11–92%), O_2 (0–11%) CO_2 (3–54%), H_2 (0–86%) und CH_4 (0–56%). Ihre prozentuale Zusammensetzung ist sehr variabel. Bei ausgeprägter *Flatulenz* ist die Konzentration von H_2 und CO_2 hoch, während N_2 in niedriger Konzentration austritt.

12.2
Ursachen intestinaler Gasbildung

Vermehrte Gasbildung im Magen-Darm-Trakt kann drei Ursachen haben:

- Aerophagie (Luftschlucken),
- erhöhte intraluminale Nettoproduktion,
- erschwerte Diffusion aus dem Blut.

Tabelle 12.1. Volumen intestinaler Gase

Gesunde			Bedell et al. (1956)	115 ± 127 ml (Gesunde), 116 ± 125 ml (Patienten mit pulmonalen Krankheiten)
			Greenwald et al. (1969)	111 ml
			Levitt (1971)	90 ± 54 ml (x ± SD; Streuung = 30–200 ml)
Patienten mit irritablem Kolon		*Basal*	Lasser et al. (1975)	199 ± 131 ml (SEM) Kontrollpersonen (n = 10), 176 ± 28 ml (SEM) irritables Kolon (n = 12)
		Postprandial	Lasser et al. (1976)	150 ± 23 ml (SEM) Kontrollpersonen (n = 12), 125 ± 19 ml (SEM) irritables Kolon (n = 12)

12.2.1
Aerophagie

Der Eintritt atmosphärischer Luft in den Verdauungskanal durch Verschlucken von Luft ist physiologisch, worauf bereits Quincke (1889) und Bouveret (1891), auf den die Bezeichnung „Aerophagie" zurückgeht, hingewiesen haben, kommt jedoch selten auch als abnorme Verhaltensweise und Ursache von Meteorismus vor.

Durch den einzelnen Schluckakt gelangen 2-3 ml Luft in den Magen; bei tiefer Inspiration, hier insbesondere unter verstärkter emotioneller Anspannung, treten etwa 1-2 ml Luft durch Senkung des intraösophagealen Druckes in den Magen ein. Als Hauptbestandteil dieser atmosphärischen Luft kann dementsprechend Stickstoff (N_2) nachgewiesen werden.

Die Luft kann bei aufrechter Position den Magen unwillkürlich auch wieder verlassen; in liegender Haltung erweist sich der gastroduodenale Übergang jedoch als Ventilmechanismus, analog dem Wasserschloß des Siphons eines Waschbeckens. Magenluft, die in den Darm gelangt ist, kann dadurch nicht in den Magen zurück; da N_2 im Darmkanal zudem sehr schlecht diffusibel ist, verbleibt der größte Teil verschluckter atmosphärischer Luft im Verdauungstrakt. Da mehrere ml Luft mit jedem Schluckakt in den Magen gelangen, müßten täglich viele Liter N_2 im Magen anfallen. Da N_2 kaum durch die Darmwände diffundiert und täglich nur 400 ml N_2 peranal ausgeschieden werden, muß der überwiegende Anteil der verschluckten Luft wieder aufgestoßen werden.

12.2.2
Intraluminale Gasbildung

Drei Gase – CO_2, H_2 und CH_4 – werden im Darmlumen gebildet.

Kohlendioxid (CO_2)

Kohlendioxyd (CO_2) erreicht im Duodenum postprandial vorübergehend Partialdrücke von 300-480 mmHg und stellt dann den Hauptbestandteil der Duodenalluft. Das Gas entsteht durch die *Neutralisierung* des Magensafts mit dem Bikarbonat des Pankreas-, Galle- und Darmsekretes. Im Jejunum kann CO_2 in beträchtlichen Mengen durch die Neutralisation freier Fettsäuren gebildet werden.

CO_2 ist im Dünndarm *sehr gut diffusibel*; entsprechend sinkt der duodenale CO_2-Partialdruck rasch. Vorübergehend können die großen Mengen des bei der Neutralisation entstehenden Kohlendioxids nach opulenten Mahlzeiten, d. h. stark stimulierter Säure- und Bikarbonatsekretion, jedoch zu Meteorismus führen.

Wasserstoff (H_2)

H_2 entsteht im Darm allein durch bakterielle Fermentation (Kap. 2, 10, 23). Da H_2-bildende Bakterien in der Regel nur im Kolon anzutreffen sind, benötigen sie entsprechende Substrate (Kohlenhydrate); besteht eine *bakterielle Überwucherung* des Dünndarms, kann die bakterielle H_2-Produktion sowohl im Dünn-, wie auch im Dickdarm stattfinden. Bakterien bilden H_2 durch Fermentation von Kohlenhydraten und Proteinen, wobei das Ausmaß der H_2-Bildung aus Zuckern erheblich größer ist als aus Aminosäuren. Die *Fermentationsgleichung*

$$57{,}5\ (C_6H_{12}O_6) + H_2O \rightarrow 65\ \text{Azetat} + 20\ \text{Propionat} + 15\ n\text{-Butyrat} + 140\ H_2 + 95\ CO_2$$

zeigt, daß durch komplette Fermentation von 10,35 g eines Monosaccharids (z. B. Glukose) 140 mmol H_2 und 95 mmol CO_2 entstehen.

Der Fermentationsprozeß durch Bakterien im Kolon wird durch folgende Faktoren determiniert (Tabelle 12.2).

- Chemische Zusammensetzung der komplexen Kohlenhydrate;
- Partikelgröße pflanzlicher Polysaccharide;
- pH des Kolons;
- Eintrittsgeschwindigkeit von Kohlenhydraten in das Kolon;
- Quantität und Qualität der Bakterienflora des Kolons.

Tabelle 12.2. Faktoren mit Einfluß auf die absolute Produktion, Abbau, Nettoproduktion und Exkretion von H_2

Absolute H_2-Produktion – H_2-Abbau	= Netto H_2-Produktion → Exkretion in der Atemluft → Exkretion als Flatus
H_2-Bildung	Abbau von H_2
H_2-bildende Bakterien, Substrate für Bakterien, pH der Faezes	H_2-abbauende Bakterien, -Typ, Lokalisation, Fermentierbarkeit der Substrate, fäkale H_2-Konzentration, fäkales pH

Ein erhöhter Eintritt von Kohlenhydraten in das Kolon führt somit zu einer gesteigerten *bakteriellen H_2-Produktion*. Mögliche *Ursachen* dafür sind:

- Malabsorption von Kohlenhydraten (z.B. Sprue/Zöliakie, Laktoseintoleranz);
- physiologische Kohlenhydratmalabsorption (Mehlprodukte mit komplexen Kohlenhydraten, sog. resistenter Stärke aus Weizen, Hafer, Kartoffeln, Mais. Nur Reismehl wird vollständig im Dünndarm resorbiert!; s. Kap. 23);
- Obst, Gemüse und Ballaststoffe, die Kohlenhydrate enthalten, die nicht durch Enzyme des Dünndarms aufgespalten werden können: z.B. Stachyose und Raffinose im Häutchen der Bohnen, Lignin der Weizenkleie, Guar, Pektine, Hemizellulose;
- Zuckerersatzstoffe wie Fruktose, Sorbit in Diabetikerprodukten sowie kalorienverminderte Lebensmittel;
- Laktulose und Lactitol;
- Therapie mit α-Glukosidasehemmern (Acarbose, Miglitol).

Bakterien vermögen allerdings nicht nur H_2 zu produzieren, sie können H_2 auch abbauen. Die Differenz zwischen bakterieller H_2-Produktion und H_2-Abbau wird als *Netto-H_2-Produktion* bezeichnet (Tabelle 12.2). Der bakterielle Abbau von H_2 hängt von der H_2-Konzentration ab, d.h. bei hoher H_2-Konzentration (10%) erfolgt der Abbau rasch, bei niedriger H_2-Konzentration (0,002%) ist er zu vernachlässigen. Da durch Fermentation von 12,5 g Kohlenhydrat 4200 ml H_2 entstehen und nur ein Teil davon über die Atemluft oder rektal ausgeschieden wird, muß angenommen werden, daß der überwiegende Anteil von H_2 aus dem Fermentationsprozeß wieder von den Bakterien abgebaut wird (Oxidation durch Bakterien mit Reduktion von CO_2 zu CH_4, Sulfat zu Sulfid, CO_2 zu Azetat mit Produktion von CH_4, Abb. 12.1).

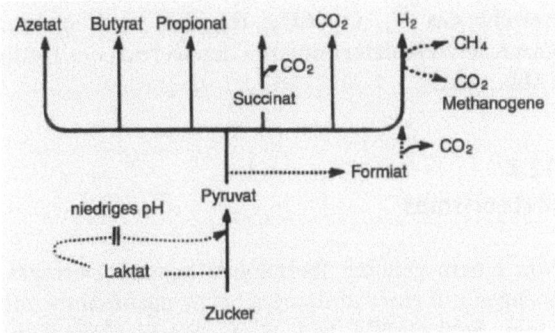

Abb. 12.1. Bakterielle Fermentation von Kohlenhydraten. Zwischenschritte und Endprodukte der anaeroben bakteriellen Fermentation. Weniger bedeutungsvolle Schritte sind gepunktet eingezeichnet

H_2-Atemtests

Im Darm gebildeter Wasserstoff (H_2) wird über das Rektum oder die Lunge ausgeschieden. H_2 wird rasch in das Blut aufgenommen und wird rasch bereits bei der ersten Passage durch die Lunge mit der Atemluft fast vollständig ausgeschieden. Somit ist die H_2-Exhalationsrate identisch mit der Resorptionsrate von H_2. Die Menge der Exhalation von H_2 über die Atemluft beträgt etwa 20% der gesamten Exkretion. Über die klinische Wertigkeit von H_2-Atemtests zur Erfassung einer Kohlenhydratmalabsorption, einer bakteriellen Überbesiedlung des Dünndarms oder der orozäkalen Transitzeit informiert Kap. 15.

Methan (CH_4)

Methan kann beim Menschen allein durch Bakterien gebildet werden. Das wichtigste Methanogen im Kolon des Menschen Methanobrevibacter smithii bildet Methan (Abb. 12.1):

$$4 H_2 + CO_2 \rightarrow CH_4 + 2 H_2O$$

Bei dieser Reaktion entstehen aus 5 mol Gas 1 mol CH_4. Somit trägt die Methanbildung zu einer Reduktion des Gasvolumens bei. Nur etwa 30% der Erwachsenen produzieren größere Mengen von Methan, wobei die Fähigkeit, Methan zu bilden oder nicht zu bilden, bei den einzelnen Personen relativ konstant ist. Es ist möglich, daß Personen mit der Fähigkeit Methan zu bilden weniger von Flatulenz betroffen sind als solche, die nicht in der Lage sind Methan zu produzieren.

Geruch intestinaler Gase

Keines der bisher besprochenen quantitativ wichtigen Gase bewirkt einen Geruch. Für den Geruch der Flatus wurden Indole und Skatole verantwortlich gemacht. Nach neueren Untersuchungen scheinen aber eher schwefelhaltige Substanzen wie Methanethiol und Dimethylsulfid oder auch Wasserstoffsulfid für den Geruch der Flatus verantwortlich zu sein.

12.2.3
Diffusion vom Darmlumen zum Blut

Gase diffundieren passiv vom Lumen zu den Blutgefäßen der Mukosa entsprechend dem Gradienten des Partialdrucks. Der intraluminale Partialdruck von H_2 und CH_4 ist immer im Lumen höher als auf der Blutseite, somit diffundieren diese Gase immer in der Richtung vom Lumen zur Blutseite.

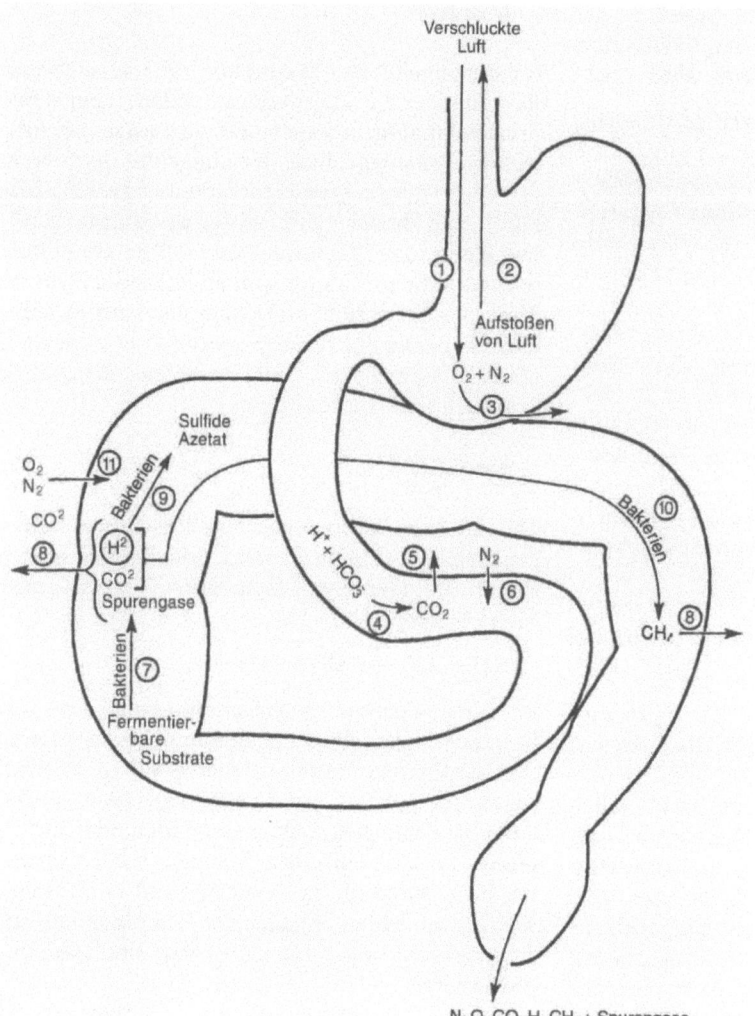

Abb. 12.2. Physiologie der Gasbildung und Gasresorption im Intestinaltrakt. Verschluckte Luft (1) wird zum größten Teil wieder aus dem Magen aufgestoßen (2). O_2 der verschluckten Luft diffundiert in das Blut (3). Die Neutralisation der Magensäure durch das Bikarbonat des Pankreas führt zu einer hohen Produktion von CO_2 (4), das rasch ins Blut diffundiert (5), während N_2 aus dem Blut in das Darmlumen diffundiert entsprechend einem Gradienten, der durch die CO_2-Produktion entsteht (6). Im Kolon werden nicht resorbierte Kohlenhydrate und Schleim durch Bakterien zu Spurengasen, CO_2 und H_2 fermentiert (7). Ein Teil der entstandenen Gase diffundieren in das Blut (8). Im rechtsseitigen Kolon wird H_2 bakteriell abgebaut (Reduktion von Sulfat zu Sulfid, Bildung von Azetat aus CO_2, 9). Im linksseitigen Kolon wird H_2 durch Methanogene zu CH_4 metabolisiert, 10) Methanogene zu CH_4 metabolisiert. 11) Durch diesen Schritt wird das Gasvolumen reduziert. N_2 und O_2 diffundieren vom Blut in das Kolonlumen entlang einem durch die bakterielle Gasbildung abwärts gerichteten Gradienten. Das Nettoresultat determiniert die Zusammensetzung und die Menge des über das Rektum ausgeschiedenen Gases. (Nach Strocchi und Levitt 1998)

12.2.4
Synopse intestinaler Gasproduktion und Elimination von Gas aus dem Gastrointestinaltrakt

In den Magen geschluckte Luft wird zum Großteil wieder aufgestoßen. O_2 diffundiert vom Magen in das Blut, N_2 verbleibt im Darmtrakt. Durch die Neutralisation von Magensäure durch Bikarbonat im Duodenum entstehen große Mengen von CO_2, die rasch in das Blut diffundieren, während N_2 von der Blutseite in das Darmlumen diffundiert. Im Kolon entstehen durch Fermentation von im Dünndarm nichtresorbierter Nahrung oder intestinalem Schleim Spurengase mit üblem Geruch sowie CO_2 und H_2. Ein Teil der Gase wird im Kolon in das Blut resorbiert. Im rechten Kolon wird ein Teil des H_2 durch Bakterien abgebaut. Im linken Kolon wird verbleibendes H_2 durch Methanogene über Reduktion von CO_2 zu CH_4 abgebaut. N_2 und O_2 diffundieren von der Blutseite in das Darmlumen entsprechend dem Gradienten des Partialdrucks. Das Nettoergebnis determiniert die Zusammensetzung und Menge der Gasausscheidung über das Rektum. Das *rektale Gas* besteht aus N_2, O_2, CO_2, H_2, CH_4 und Spurengasen, letztere determinieren den Geruch der Flatus (Abb. 12.2).

12.3
Meteorismus

Von einem geübten Radiologen können Darmgasmengen mit einer Abdomenübersichtsaufnahme mit einer Fehlergröße von etwa ±20% abgeschätzt werden. Jedoch korrelieren röntgenologisch – auch mit CT – ermittelte Gasvolumina nicht mit den klinischen Symptomen. Eine metrische Erfassung des Darmgasvolumens ist jedoch routinemäßig weder durchführbar noch zweckmäßig, da das Symptom Meteorismus

- bei Patienten mit Blähungsbeschwerden gar nicht mit der tatsächlichen Darmgasmenge korreliert (Tabelle 12.1),
- häufig ist,
- oft intermittierend auftritt und
- meistens als sog. funktionelle Störung, d. h. – quad vitam – als harmlos betrachtet werden kann.

Trotzdem beinhaltet das Symptom Meteorismus für den Patienten oft eine nicht unerhebliche Beeinträchtigung des Gesundheitsgefühls und Beunruhigung, die ihn zum Arzt führen.

12.3.1
Häufigkeit

Meteorismus ist das dritthäufigste Darmsymptom nach abdominellen Schmerzen und Obstipation. Diese Symptome finden wir auch als charakteristische Trias im Rahmen des Syndroms des irritablen Kolons bei der Mehrzahl der Patienten in einer gastroenterologischen Fachpraxis.

12.3.2
Symptomatik und Korrelation zur Gasmenge

Das Symptom Meteorismus steht hier synonym zu der Empfindung von Blähungsbeschwerden. Die Apriorivorstellung, daß – unter oben genannter Definition – eine vermehrte Darmgasmenge bei diesen Patienten für die Beschwerdesymptomatik verantwortlich ist, wurde vor wenigen Jahren experimentell überprüft. Die Daten beruhen auf Untersuchungen mit der Argonauswaschtechnik, wobei Argon (45 ml/min) am Treitz-Band in den Darmkanal insuffliert wurde und die rektal ausgewaschenen Darmgase quantitativ aufgefangen und analysiert wurden. Danach ist das Darmgasvolumen bei Patienten mit irritablem Kolon, die über Blähungsbeschwerden klagen, weder nüchtern noch postprandial erhöht (Tabelle 12.1).

Abweichend vom Verhalten bei Kontrollpersonen war aber bei diesen Patienten eine Beeinträchtigung der koordinierten Motorik des oberen Verdauungstraktes festzustellen, kenntlich am Reflux eines inerten Markergases (SF6) in den Magen, die abdominelle Beschwerden hervorrief. Die Infusion von Gas in den Darm erzeugte bei Patienten mit Blähbeschwerden mehr Beschwerden als bei Kontrollen. Zudem reagierten sie heftiger mit Schmerzen auf eine *Ballondilatation* des Darms als Kontrollen. Es muß angenommen werden, daß Blähbeschwerden eher durch eine erhöhte Sensitivität auf eine Dehnung des Darms bedingt sind.

Blähungsbeschwerden und Darmgasgehalt korrelieren mithin nicht verläßlich!

Die genannten Untersuchungen haben überdies keine Hinweise dafür ergeben, daß beim irritablen Kolon Veränderungen der Zusammensetzung der Intestinalgase gegenüber der Kontrollgruppe bestehen; beim Menschen dominieren als Darmgase N_2, CO_2, H_2, CH_4 und O_2.

Eine sichtbare Distension des „geblähten" Abdomens wird vornehmlich von Patientinnen, die auch über Menstruationsstörungen und Migräne klagen, durch eine unwillkürlich *verstärkte Lendenlordose* und *Tiefertreten des Zwerchfells* vorgetäuscht; in der älteren Literatur finden sich Hinweise, daß derartige, als psychogene Störung aufgefaßte „Blähungen" des Abdomens („hysterical abdominal proptosis") durch Allgemeinanästhesie aufgehoben werden können.

12.3.3
Vorkommen von Meteorismus

Im folgenden soll näher auf Bedingungen eingegangen werden, die zu einer Vermehrung dieser Darmgase und damit zum Symptom Meteorismus führen können (Tabelle 12.3). Hierbei sind vorwiegend organische Erkrankungen zu berücksichtigen. Auf das

Tabelle 12.3. Ursachen von Meteorismus und vermehrter Gasansammlung im Abdomen

Regurgitation
  Unfreiwilliges postprandiales Aufstoßen von Luft
  Syndrom der Magenblase
  Aerophagie (Kauen von Kaugummis, Rauchen)
  Gastroösophagealer Reflux
  Gallenkolik

Bakterielle Überbesiedlung
  Intestinale Obstruktion
  Dünndarmdivertikel
  Hypochlorhydrie

Chronische intestinale Pseudoobstruktion
  Gastro-kolische Fistel

Funktionelle Störungen
  Colon irritabile
  Dyspepsie
  Habituelle Obstipation
  Funktionelle Diarrhö

Kohlenhydrat-Malabsorption
  Laktose-Intoleranz
  Fruktose, Sorbit und Stärke-Intoleranz
  Bohnen und Gemüse

Gas-bloat Syndrom
  nach Fundoplicatio

Verschiedene
  Hypothyreose
  Medikamente (Anticholinergika, Opiate, Kalzium, Kalziumantagonisten, Antidepressiva)

Luftschlucken (Aerophagie) wurde schon vorher eingegangen (Abschn. 12.2.1).

Ein postoperatives klinisches Problem stellt das *Gas-Bloat-Syndrom* nach einer Fundoplicatio nach Nissen dar. Dabei wird eine Fundusmanschette über den gastroösophagealen Übergang angebracht. Damit wird praktisch ein Einwegsventil erzeugt, das zwar der Nahrung erlaubt, in den Magen überzutreten, aber häufig dem Patienten die Nebenwirkungen einträgt, daß er nicht mehr in der Lage ist, zu erbrechen oder Luft zu regurgitieren. Während der ersten postoperativen Monate klagen deshalb 25–50 % der Patienten über Blähbeschwerden, Oberbauchkrämpfe und Flatulenz.

12.3.4
Darmgasbildung durch Nahrungsmittel

Nahrungsmittel können in vielförmiger Weise zu Meteorismus führen. Eine Reihe von Nahrungsmitteln enthalten Luft als natürlichen oder zugesetzten Bestandteil. Ein Apfel enthält z. B. 20 % Luft, Eierschnee beinhaltet 5:1 (v/w) Teile Luft und 170 ml Cola setzen bei raschem Trinken 500 ml CO_2 frei. Auf die CO_2-Entstehung im Rahmen von Neutralisierungsvorgängen wurde bereits hingewiesen.

Darüber hinaus führt ein Übertritt von Kohlenhydraten in den Dickdarm zu verstärkter bakterieller Gasbildung. Dies ist der Fall bei der sog. „physiologischen Kohlenhydratmalabsorption", bei der Ingestion unverdaulicher Kohlenhydrate sowie bei der Kohlenhydratmalabsorption.

Unter den Darmgasen sind Wasserstoff (H_2) und Methan (CH_4) obligat bakteriellen Ursprungs; dieser Umstand ermöglicht die Erfassung einer Kohlenhydratmalabsorption durch Messung der Wasserstoffexhalation in der Alveolarluft (H_2-Atemtest).

Derartige, sehr sensitive Messungen haben gezeigt, daß beim Menschen eine physiologische Malabsorption von Weizenstärke vorkommt, die auf die Anwesenheit von Gluten oder unverdaulicher Stärke in der natürlichen Getreidemehlmatrix zurückzuführen ist und die – bei Gesunden – subjektiv unbemerkt bleibt (Abb. 12.3).

Bei Patienten mit irritablem Kolonsyndrom kann die geringe und physiologische Darmgasbildung jedoch bereits Anlaß zu Blähungsbeschwerden geben, wie Untersuchungen mit einem radioaktiv markierten Testmahl gezeigt haben. Der Begriff des „Reizdarmes" findet in dieser besonderen Sensitivität eine pathophysiologisch noch nicht hinreichend charakterisierte Entsprechung.

Unverdauliche Kohlenhydrate wie die Oligosaccharide *Stacchyose* und *Raffinose*, die die Ursache des Meteorismus im Gefolge einiger bekanntlich blähender Nahrungsmittel wie Bohnen, Linsen oder

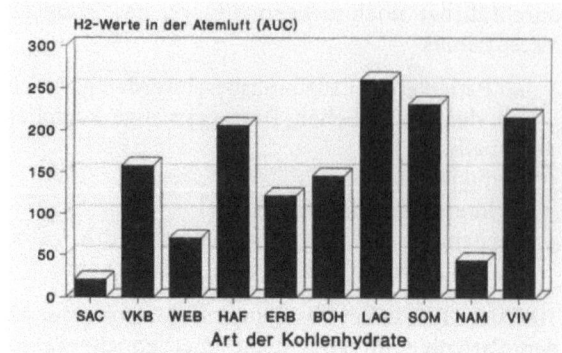

Abb. 12.3. Exhalation von H_2 in der Atemluft nach oraler Ingestion verschiedener Nahrungsmittel. *SAC* Saccharose, *VKB* Vollkornbrot, *WEB* Weißbrot, *ERB* Erbsen, *BOH* Bohnen, *LAC* Lactulose, *SOM* sorbithaltige Marmelade, *NAM* natreenhaltige Marmelade, *VIV* kalorienvermindertes (sorbithaltiges) Vivil. Jeweils äquivalente Kohlenhydratmengen von 75 g. (Nach Wachter und Caspary 1988)

Pflaumen darstellen, führen dagegen – dosisabhängig – auch beim Darmgesunden zu einem durch Meteorismus geprägten Beschwerdebild.

In ähnlicher Weise können verschiedene Ballaststoffe (Rohfaser) bakteriell verstoffwechselt werden und dadurch Anlaß zu Meteorismus geben. Klinisch stellt Meteorismus ein Leitsymptom der Kohlenhydratmalabsorption dar (s. Kap. 10 und 23), z. B. bei

- Patienten mit einheimischer Sprue, also einer präferentiellen Störung der Digestion und Resorption,
- bei Patienten mit einem Laktasemangel (isolierte Störung der Digestion) und bei
- Einnahme nichtresorbierbarer Di- oder Monosaccharide oder Zuckeralkohole, deren Auswahl vielfach auf ärztlichen Rat zurückgeht (z. B. Laktulose, Fruktose, Sorbit).

Fruktose wird nur in relativ geringen Mengen resorbiert. Fruchtsäfte werden heute zunehmend mit Fruktose statt Saccharose gesüßt so daß bei erhöhter Fruktosezufuhr (< 25 g) mit Blähungen zu rechnen ist (s. Kap. 23).

Bei der *einheimischen Sprue* sind alle Hydrolasen der apikalen Enterozytenmembran („brush border") drastisch reduziert; die Verminderung der Dünndarmoberfläche bewirkt zudem eine Resorptionsstörung. Patienten mit einheimischer Sprue klagen häufig über Meteorismus, bisweilen stellt das Symptom die einzige klinische Symptomatik dar. Bei der Zöliakie des Kleinkindes tritt das Symptom häufig als charakteristischer Blähbauch im Verein mit lauten Darmgeräuschen und mit hypoproteinämischer Aszitesbildung auf (Kap. 24).

Bei der Laktoseintoleranz auf dem Boden eines selektiven Laktasemangels führt die Aufnahme von Laktose dosisabhängig zu Blähungen, Flatulenz und

Durchfällen, wobei Meteorismus bereits dann das Bild prägen kann, wenn Durchfälle noch fehlen. Der kausale Zusammenhang der Beschwerden mit dem Milchzuckerkonsum wird dabei vom Patienten erstaunlich oft selbst dann nicht erkannt, wenn es sich um die Ingestion reiner Laktose als „Stuhlregulans" (z. B. Edelweiß-Milchzucker) handelt.

Bakterielle Gasbildung liegt auch der verstärkten Darmgasbildung beim Blindsacksyndrom zugrunde, wobei Stasebezirke in Form multipler Divertikel die Proliferation der Keime begünstigen.

In ähnlicher Weise ist auch die Gasansammlung vor intestinalen Stenosen/Strikturen, z. B. beim M. Crohn oder der seltenen chronischen intestinalen Pseudoobstruktion des Dünn- und Dickdarmes partiell eine Folge bakterieller Substratvergärung; hier kommt jedoch eine intermittierende bzw. permanente Behinderung der Passage verschluckter Luft hinzu.

12.3.5
Pneumatosis cystoides intestinalis

Bei der *Pneumatosis cystoides intestinalis* finden sich fast ausnahmslos in der Ausatmungsluft extrem *hohe H_2-Konzentrationen* als Hinweis auf eine extrem hohe Nettoproduktion von H_2 im Darm. Ob dafür allein der nachgewiesene Mangel H_2-abbauender Bakterien verantwortlich ist, bleibt offen. Hohe intraluminale H_2-Konzentrationen führen zur Persistenz von H_2 in den Zysten des Darms, wodurch andere Gase aus der Zyste verdrängt werden. Die effektivste Behandlung besteht in der Inhalation hoher Konzentrationen von O_2. Dadurch wird die Konzentration von N_2 im Blut reduziert, so daß N_2 wie auch andere Gase der Zysten in das Blut diffundieren. Weitere therapeutische Maßnahmen bestehen in der Reduktion der intestinalen H_2-Bildung durch Gabe von Antibiotika (Ciprofloxacin) sowie der Elimination nicht resorbierbarer Kohlenhydrate aus der Nahrung, die als Substrat für Bakterien des Kolons dienen (Kap. 39).

12.3.6
Behinderung des Gasaustauschs

Die Phänomene des intestinalen Gasaustausches unterliegen den physikalischen Gesetzmäßigkeiten der Diffusion.

- *Pfortaderstauung* („le vent vient avant la pluie") bei der Leberzirrhose,
- Rechtsherzinsuffizienz oder
- fokale intestinale Zirkulationsstörungen (Brideniieus, Invagination, Volvulus)

verursachen daher Störungen der Darmgasresorption, die insbesondere dann ausgeprägte Formen annehmen, wenn – wie im Fall der genannten chirurgischen Krankheitsbilder – die Darmpassage ebenfalls behindert ist, wobei sich bakterielle Gasbildung (Nahrungsreste) im betroffenen Segment zusätzlich negativ auswirkt.

Im Rahmen eines derartigen Krankheitsgeschehens, aber auch beim paralytischen Ileus, führt später eine Atonie der Darmwand zudem zur Senkung der Gaspartialdrücke im Lumen, so daß die Möglichkeit einer Diffusion vom Gewebe in das Lumen als zusätzlicher pathogenetischer Faktor für den lokalen Meteorismus diskutiert wird.

Bei der *chronischen intestinalen Pseudoobstruktion* (CIPO) besteht primär eine (neurogene oder myogene) Passagebehinderung; der Meteorismus kann hier dramatische Ausmaße annehmen und indiziert dann mitunter eine akute chirurgische Intervention.

12.4
Diagnostik

Die Ziele der Diagnostik bei Patienten mit Meteorismus lassen sich charakterisieren als

- Zuordnung von Beschwerden und Befund – zu intestinalen bzw. extraintestinalen organischen Ursachen vermehrter Gasbildung respektive zum Symptomenkomplex funktioneller Beschwerden;
- Erfassung bzw. Ausschluß organischer Grunderkrankungen unter den Aspekten therapeutischer Konsequenzen und Dringlichkeit;
- Erkennen von Verhaltensstörungen.

Entsprechend dem Spektrum der wesentlichen, zum Auftreten von Meteorismus beitragenden Umstände, Störungen und Erkrankungen sollten diagnostische Maßnahmen (Tabelle 12.4) gezielt eingesetzt werden.

Die *Differentialdiagnose* umfaßt dabei so heterogene Erkrankungen wie funktionelle Beschwerden ohne Darmgasvermehrung beim irritablen Kolon, Malabsorptionssyndrome, chronische intestinale Pseudoobstruktion, Leberzirrhose, Meteorismus bei Angina abdominalis, Herzinsuffizienz und Kolonkarzinom.

Tabelle 12.4. Basisdiagnostik bei Meteorismus und Flatulenz

- Ausführliche und präzise Anamnese inklusive Diätanamnese,
- körperliche Untersuchung,
- „Stuhlvisite" (Inspektion, Gewicht, Test auf okkultes Blut),
- BSG, Blutbild, GPT, Bilirubin, Elektrophorese,
- Malassimilationsparameter (Laktosetoleranztest, β-Carotin, Stuhlfettanalyse),
- abdominelle Sonographie,
- Abdomenübersichtsaufnahme,
- Ösophagogastroduodenoskopie mit Duodenalbiopsie, Kolo-/Ileoskopie, Kolonkontrasteinlauf,
- Enteroklysma nach Sellink,
- gezielte Funktionsprüfungen, Manometrie.

Die Indikation zu weitergehender Diagnostik (Ösophagogastroduodenoskopie mit tiefer Duodenalbiopsie, Enteroklysma nach Sellink, hohe Koloskopie, Funktionsprüfungen, Motilitätsuntersuchungen) wird daher in entscheidendem Maße von allgemeinen klinischen, nicht schematisierbaren, für Arzt und Patient individuellen Erwägungen geleitet. Dabei gilt nach wie vor, daß neu aufgetretene Beschwerden bzw. ein Symptomwechsel besondere Aufmerksamkeit verlangen, andererseits aber weder eine pittoreske Schilderung des Beschwerdebildes noch langjährige ärztliche „Kenntnis" der geklagten Beschwerden bei einem Patienten eine u. U. gravierende organische Ätiologie des Meteorismus ausschließen.

12.5
Therapeutische Konsequenzen

Den unterschiedlichen ätiologischen Gesichtspunkten entspricht eine Vielzahl therapeutischer Empfehlungen zur Verminderung gasbedingter Beschwerden. Für Patienten mit Meteorismus im Rahmen funktioneller Beschwerden stellen das *Ernstnehmen der Symptome*, die sorgfältige Diagnostik und das erläuternde Gespräch mit dem Arzt häufig, aber leider nicht immer, bereits die entscheidende therapeutische Maßnahme dar.

Empfohlene *Allgemeinmaßnahmen* ohne gesicherte Wirkung bei Patienten mit erkennbarer verstärkter Darmgasansammlung umfassen die Vermeidung stark blähender Speisen und begaster Getränke, Bewegung und abdominelle Wärmeanwendung.

Ursachen vermehrten Luftschluckens werden neben situativen, psychischen Reaktionen auf Spannung, Angst oder Schmerzen in hastigem Essen und Trinken, Kaugummikauen, Bonbonlutschen und starkem Rauchen gesehen; diese können durch Verhaltensänderungen beeinflußt werden.

Karminativa (Extrakte volatiler Öle) wie sie in Zimt, Nelke, Ingwer, Kümmel und Pfefferminze enthalten sind, sollen das Aufstoßen erleichtern und – ebenso wie Alkohol („*Digestif*") – die Gasresorption durch eine Hyperämie fördern. Diese Vorstellungen sind, abgesehen von einer Erschlaffung des unteren Ösophagussphinkters nach Pfefferminzölgabe, nicht experimentell belegt, haben aber z.T. Eingang in Küchentraditionen gefunden; so stellt z.B. Kümmel einen häufigen Bestandteil von Kohlspeisen dar.

Carl Anton Ewald (1910) äußert über die „*ganze Sippe der Carminativa*": „Bei der Wertschätzung der Carminativa ist wohl stets der Wunsch der Vater des Gedankens gewesen".

Unbewiesen ist auch die Gabe von Adsorbenzien (Kohle, Kaolin, Kreide) oder Antazida. Natriumbikarbonat wird u.a. wegen der starken CO_2-Entwicklung nicht mehr eingesetzt.

Oberflächenaktive Substanzen wie *Methylpolysiloxan* führen zur Bildung größerer Luftblasen, die rascher eliminiert werden sollen; die Wirksamkeit dieser symptomatischen Maßnahme wird unterschiedlich beurteilt. Bei Meteorismus aufgrund experimenteller Kohlenhydratmalabsorption erwies sich die Gabe von Dimethylpolysiloxan nicht als ausreichend effektiv.

Die Elimination von Gas soll durch Metoclopramid oder Cisaprid beschleunigt werden, wovon Metoclopramid auch *in Kombination mit Dimethylpolysiloxan* gegeben wird; diese Kombination mit einem motilitätsfördernden Prinzip erscheint insbesondere vor dem Hintergrund des eingangs beschriebenen duodenogastrischen Refluxes sinnvoll.

Die bakterielle Gasbildung kann durch *Substratentzug* (Elementardiät; sog. „Astronautenkost") oder Antibiotika reduziert werden. Beide Verfahren spielen für praktisch-therapeutische Überlegungen zur symptomatischen Therapie des Meteorismus kaum eine Rolle.

Die intestinale Gasbildung bei der *Kohlenhydratmalabsorption* läßt sich durch Elimination des nicht resorbierten Zuckers aus der Diät verhindern. In sehr seltenen Fällen kann eine adaptative Anpassung der Kolonflora auch zu verstärkter Gasbildung nach anderen Speisen führen, so daß ein individuelles Austesten verträglicher Speisen erforderlich sein kann.

Als diagnostisches und therapeutisches Problem für Patient und Arzt ist das Symptom Meteorismus so alt wie die medizinische Literatur. Das Corpus hippocraticum widmet den Darmgasen eine ganze Vorlesung unter dem Titel „die Winde".

Literatur

Anderson IH, Levine AS, Levitt MD (1981) Incomplete absorption of the carbohydrate in all-purpose wheat flour. N Engl J Med 304:891–892

Beaugerie L, Flourié B, Lémann,M, Achour L, Franchisseur C Rambaud J (1995) Sorbitol absorption in the healthy human small intestine is increased by the concomitant ingestion of glucose or lipids. Europ J Gastroenterol Hepatol 7: 125–128

Bedell GN, Marshall R, DuBois AB, Harris JH (1959) Measurement of the volume of gas in the gastrointestinal tract. J Clin Invest 35:336–345

Cann PA, Read NW, Brown C, Hobson N, Holdsworth CD (1983) Irritable bowel syndrome: relationship of disorders in the transit of a single solid meal to symptoms patterns. Gut 24: 405–411

Caspary WF (1986) Diarrhoea associated with carbohydrate malabsorption. Clin Gastroenterol 15:631–656

Christl SU, Gibson GR, Mugatroyd PR et al. (1993) Impaired hydrogen metabolism in pneumatosis cystoides intestinalis. Gastroenterology 104:392–396

Davies PJ (1971) Influence of diet on flatus volume in human subjects. Gut 12:713–716

Duan LP, Braden B, Clement T, Caspary WF, Lembcke B (1994) Clinical evaluation of a miniaturized desktop breath analyzer. Z Gastroenterol 32:575–578

Ewald CA (1910) Über Gas-(Luft-)Ansammlung im Leibe und ihre Behandlung. Dtsch Med Wochenschr 14:641–647

Forgacs P, Wright PH, Wyett AP (1973) Treatment of intestinal gas cysts by oxygen breathing. Lancet I:579–580

Fujisawa T, Riby J, Kretchmer N (1991) Intestinal absorption of fructose in the rat. Gastroenterology 101:360–367

Gibson GR, Cummings JH, Macfarlane GT, Allison C, Segal I, Vorster HH et al. (1990) Alternative pathway for hydrogen disposal during fermentation in the human colon. Gut 31:679–683

Hiele M, Ghoos Y, Rutgeerts P, Vantrappen G, Schoorens D (1991) Influence of nutritional substrates on the formation of volatiles by the fecal flora. Gastroenterology 100:1557–1562

Lasser RB, Bond JH, Levitt MD (1975) The role of intestinal gas on functional abdominal pain. N Engl J Med 292:524–526

Lee A, Zumbe A, Storey D (1994) Breath hydrogen after ingestion of the bulk sweeteners sorbitol, isomalt and sucrose in chocolate. Brit J Nutr 71:731–737

Lembcke B, Caspary WF (1983) Intestinale Gasproduktion. In: Caspary WF (Hrsg) Handbuch der Inneren Medizin, Bd. III/3 A. Springer-Verlag Berlin, S 521–541

Lembcke B (1987) Kohlenhydratmalabsorption und funktionelle Darmstörungen. In: Hotz J, Rösch W (Hrsg) Funktionelle Störungen des Verdauungstraktes. Springer-Verlag Berlin, S 35–57

Lembcke B (1990) Leitsymptom: Meteorismus. Dt Ärztebl 87:2685–2690

Levitt MD (1969) Production and excretion of hydrogen gas in man. N Engl J Med 281:122–125

Levitt MD (1971) Volume and composition of human intestinal gas determined by means of intestinal washout technic. N Engl J Med 284:1394–1398

Levitt MD, Lasser RB, Schwartz JS, Bond JH (1976) Studies of a flatulent patient. N Engl J Med 295:260–262

Levitt MD, Olsson S (1995) Pneumatosis cystoides intestinalis and high breath H_2 excretion: Insights into the role of H_2 in this condition. Gastroenterology 108:1560–1563

Maddock WG, Bell JL, Tremaine MJ (1949) Gastrointestinal gas. Ann Surg 130:512–537

Moore JG, Jessop LD, Osborne DN (1987) A gas chromatographic and mass spectrometric analysis of the odor of human feces. Gastroenterology 93:1321–1325

Quincke H (1889) Über Luftschlucken. Verh Kongr Inn Med 8:377–383

Ravich WJ, Bayless TM, Thomas M (1983) Fructose: Limited intestinal absorption in man. Gastroenterology 84:26–29

Ruge E (1861) Beiträge zur Kenntnis der Darmgase. Sitzungsber Kaiserl Akad 44:738–762

Steggarda FR (1968) Gastrointestinal gas following food consumption. Ann NY Acad Sci 150:57–66

Strocchi A, Ellis C, Levitt MD (1991) Reproducibility of measurement of trace gas concentrations in expired air. Gastroenterology 101:175–179

Strocchi A, Levitt MD (1992) Maintaining intestinal H_2 balance: credit to the colonic bacteria. Gastroenterology 102:1424–1426

Strocchi A, Levitt MD (1998) Intestinal gas. In: Feldman M, Scharschmidt BF, Sleisenger MH (Hrsg) Gastrointestinal and Liver Disease. Philadelphia, WB Saunders 153–160

Sutalf LO, Levitt MD (1979) Follow-up of a flatulent patient. Dig Dis Sci 24:652–654

Tomlin J, Lowis C, Read NW (1991) Investigations of normal flatus production in healthy volunteers. Gut 32:665–669

Obstipation

A. Schulte-Bockholt, O. Schröder, T. R. Koch

13.1 Epidemiologie 141
13.2 Ätiologie und Pathogenese 141
13.3 Klinik und Diagnostik 142
13.4 Therapie 146
13.4.1 Medikamentöse Therapie 146
13.4.2 Nichtbewiesene Therapieansätze 149
13.4.3 Kombinationstherapien und Kräuterpräparationen 149
13.4.4 Therapie von Abführmittelabhängigkeit 150
13.4.5 Obstipation während der Schwangerschaft 150
13.4.6 Querschnittslähmung 150
13.4.7 Obstipation im Rahmen einer Polychemotherapie 151

Literatur 153

Das Leitsymptom Obstipation ist schwierig zu definieren, da Patienten und Ärzte unter dem Begriff Obstipation nicht immer dasselbe verstehen. Symptome, die auf eine Obstipation hinweisen sind seltener Stuhlgang, harter Stuhl, Pressen beim Stuhlgang sowie Gefühl der inkompletten Entleerung. Die Häufigkeit der Stuhlentleerung kann als ein objektives Kriterium gebraucht werden, um Obstipation zu definieren. Aufgrund epidemiologischer Studien wird deshalb eine Defäkationshäufigkeit von 3 bis 21 Stuhlentleerungen pro Woche als normale Defäkationsfrequenz angesehen. Im Jahr 1993 erstellte eine internationale Arbeitsgruppe die sog. Rom-Kriterien für die funktionelle Obstipation. Diese spricht von einer funktionellen Obstipation, wenn mehr als 3 Monate 2 oder mehr der folgenden Symptome vorliegen: Zwei oder weniger Defäkationen pro Woche, Stuhlgewicht weniger als 85 g pro Tag, Pressen in mehr als 25% der Fälle, harte Stühle in mehr als 25% der Fälle, Gefühl der inkompletten Entleerung in mehr als 25% der Fälle. Da hier subjektive Kriterien in die Definition eingehen, möchten wir eine chronische Obstipation definieren als eine Erkrankung mit zwei oder weniger Darmentleerungen pro Woche, die länger als 6 Monate dauert. Von einer akuten Obstipation sprechen wir bei Patienten, die weniger als 6 Monate 2 oder weniger Darmentleerungen pro Woche haben oder Schwierigkeiten haben, die Evakuation einzuleiten.

13.1 Epidemiologie

Die Obstipation ist eine der verbreitetsten gastrointestinalen Erkrankungen. Die Prävalenzrate wird mit 2% angegeben und 1,2% aller Arztkonsultationen in den USA erfolgen aufgrund des Beschwerdebildes der Obstipation. Die Häufigkeit der Obstipation nimmt mit dem Alter zu und steigt nach dem 75. Lebensjahr exponentiell an. Sie tritt 3 mal häufiger bei Frauen als bei Männern auf. Sie ist bildungs- und einkommensabhängig und tritt vermehrt auf bei Patienten mit niedrigem Einkommen sowie einem Mangel an formeller Ausbildung als Hinweis darauf, daß Umgebungsfaktoren an der Entwicklung einer Obstipation beteiligt sind. In den USA nehmen 15% der Frauen und 2% der Männer regelmäßig Abführmittel und in Deutschland werden etwa 300 Mio. Mark jährlich für frei verkäufliche oder verschreibungspflichtige Laxanzien ausgegeben.

13.2 Ätiologie und Pathogenese

Obstipation ist ein Leitsymptom zahlreicher Grunderkrankungen. Deshalb sollte man, bevor man eine Behandlung beginnt, mögliche behandelbare Ursachen einer Obstipation identifizieren. Tabelle 13.1 faßt mögliche Ursachen einer Obstipation zusammen. Bei mehr als 50% aller Patienten, die mit dem Leitsymptom Obstipation einen Gastroenterologen aufsuchen, ist es nicht möglich, eine spezifische Ursache zu finden. Dies bezeichnen wir als *idiopathische* oder *funktionelle chronische Obstipation*. Pathogenetisch gibt es eine Vielzahl von Theorien zur Ursache der idiopathischen Obstipation. Diese gehen zurück auf epidemiologische Studien von Burkitt et al. aus dem Jahre 1972, die das Stuhlgewicht und die Ballaststoffzufuhr mit der Inzidenz der Obstipation korrelierten und daraus schlossen, daß *mangelnde Ballaststoffzufuhr* eine Ursache der Obstipation ist. Die Theorien, daß eine mangelnde Ballaststoffzufuhr, mangelnde Flüssigkeitszufuhr,

Tabelle 13.1. Ursachen und Differentialdiagnosen der Obstipation

Medikamenteninduziert	Opiatanalgetika
	Anticholinergika
	Anticholinerge Psychopharmaka wie Neuroleptika, Antidepressiva
	Kalziumantagonisten
	Aluminiumhaltige Antazida
	Eisenpräparate
	Vincaalkaloide
	Cholestyramin
Metabolisch/Endokrin	Diabetes mellitus mit autonomer Polyneuropathie
	Hypothyreose
	Hyperkalzämie (z. B. durch Hyperparathyreoidismus)
	Hypokaliämie
	Urämie
	Porphyrie
Myopathische Muskelerkrankungen	Kollagenosen, z. B. Sklerodermie
	Amyloidose
	Familiäre viszerale Myopathie
Schwermetallvergiftungen	Blei/Quecksilber
Neurogene Ursachen	M. Hirschsprung (aganglionäres Segment)
	Erkrankungen des ZNS wie M. Parkinson, Multiple Sklerose, Tabes dorsalis, M. Recklinghausen, Chagas-Krankheit
	Störung der afferenten oder efferenten Innervation der Sphinkteren durch Verletzung des sakralen Plexus aufgrund Querschnittsverletzungen, gynäkologischer oder urologischer Operationen
Mechanische Obstruktion	Tumoren
	Narbige oder entzündliche Stenosen
	Briden
	Hernien
	Rektozele
	Rektumprolaps
	Endometriose
	Analfissur (reflektorisch)
	Ischämie
	Bestrahlung
Funktionelle, idiopathische Obstipation	Obstipation aufgrund verlangsamter Passage („slow transit")
	Obstipation aufgrund einer Ausgangsobstruktion („outlet obstruction") u. a. Anismus
	Obstipation mit normalem Transit (i. e. Syndrom des irritablen Kolons)

verminderte körperliche Aktivität, erhöhte Progesteronwerte, Unterdrückung des Drangs zur Defäkation sowie eine Schädigung des enteralen Nervensystems durch stimulierende Laxanzien als Ursache einer chronischen idiopathischen Obstipation anzuschuldigen sind, konnten durch Studien der letzten Jahre nicht bestätigt werden. Morphologische Studien scheinen Hinweise auf eine Degeneration des enteralen Nervensystems bei idiopathischer Obstipation zu geben. Das Alter mag hierbei ein Faktor sein. Sichere Daten zu Ursachen der Degeneration des enteralen Nervensystems bei der Obstipation liegen nicht vor. Den komplexen Ablauf und Mechanismus einer normalen Defäkation gibt Abb. 13.3 wieder. In vielen Fällen liegt als Ursache einer Obstipation eine Störung im komplexen Mechanismus von Kolonmotilität und rektosigmoidaler Entleerung vor, deren Ursache heute oft noch nicht identifizierbar ist.

13.3
Klinik und Diagnostik

Abbildung 13.1 zeigt den Algorithmus einer Standardevaluation eines Patienten, der sich mit dem Leitsymptom einer Obstipation präsentiert. Beim ersten Patientenkontakt erfolgt eine Anamnese, körperliche Untersuchung, einschließlich einer rektalen Untersuchung. Unser Ziel ist es, hierbei zu differenzieren zwischen den Beschwerden einer akuten Obstipation (weniger als 6 Monate), einer chronischen Obstipation (länger als 6 Monate), und ob die Symptomatik fortschreitet.

Metabolische, endokrine oder medikamentöse Ursachen, die eine Obstipation verursachen, sollten durch Bestimmung des Serumkaliums, Kalziums, Glukose, Kreatinins und des basalen TSH ausgeschlossen werden. Bei akuter wie chronischer Obstipation mit zunehmenden Symptomen (speziell wenn

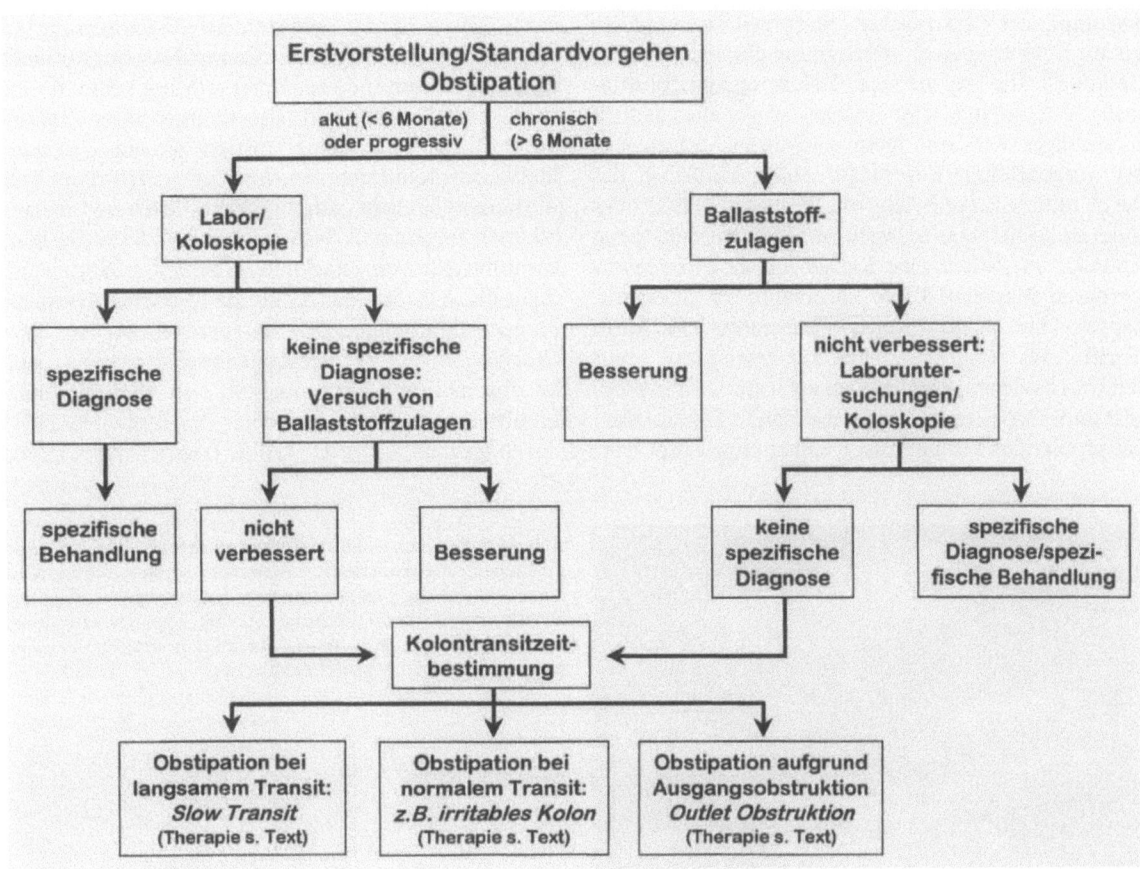

Abb. 13.1. Algorithmus zur Evaluation und Therapie der Obstipation

die Patienten älter als 40 Jahre sind), Anämie oder beschleunigter Blutsenkung sollte mittels *Koloskopie* eine mechanische Obstruktion – verursacht durch Neoplasien, entzündlich bedingte Stenosen oder eine Endometriosis – ausgeschlossen werden. Wenn die Untersuchungen eine spezifische Diagnose ergeben, sollte die zugrundeliegende Erkrankung behandelt werden. Falls keine spezifische Diagnose gestellt werden kann, empfehlen wir zunächst eine *ballaststoffreiche Kost*. Die durchschnittliche Diät eines US-Amerikaners oder Europäers enthält etwa 15–20 g Ballaststoffe pro Tag. Zur Therapie der Obstipation sollte die Ballaststoffzufuhr 30–50 g/Tag betragen. Bei vielen Patienten ist dieses Ziel durch Diät nicht erreichbar, sodaß Ballaststoffzulagen zu den Mahlzeiten begleitet von adäquater Flüssigkeitszufuhr erforderlich sind. Psyllium aus dem Samen der Plantago in einer Dosierung von 3–4 g bis zu 3 mal täglich in 250 ml Flüssigkeit (mit z.B. Obstsaft als Geschmackskorrigenz) gilt als Standardballaststoffzulage. Viele Patienten klagen anfangs über Flatulenz. Man sollte die Patienten darauf hinweisen, daß die Flatulenz in der Regel nach etwa 2 Wochen Therapie aufgrund der Adaptation der Kolonflora rückläufig ist.

Bei Patienten mit einer chronischen Obstipation, die länger als 6 Monate oder gar Jahre besteht und die anamnestisch keine progressiven Symptome oder Warnzeichen einer akuten Erkrankung zeigen, beginnen wir die Therapie mit Ballaststoffzulagen. Ist diese Therapie nicht erfolgreich, führen wir die oben bereits erwähnten Laboruntersuchungen und Koloskopie durch. Falls sich hierbei eine spezifische Diagnose ergibt, behandeln wir die zugrundeliegende Krankheit.

Zeigt die initiale Diagnostik bei akuter und chronischer Obstipation keine zugrundeliegende Erkrankung und die Standardtherapie mit Ballaststoffzulagen keine wesentliche Besserung der Beschwerden, gehen wir von einer *chronischen* idiopathischen funktionellen *Obstipation* aus. Diese liegt bei der Mehrheit der Patienten vor, nur bei einer Minderheit ist eine spezifische Ursache einer chronischen Obstipation mittels Anamnese, Labor und Koloskopie zu klären. Zur Differenzierung einer idiopathischen Obstipation empfehlen wir eine *Kolontransitzeitbestimmung*, um den Subtyp der Obstipation einordnen zu können. Aufgrund leichter Durchführbarkeit, besserer Patientencompliance und rascher Interpretation benutzen wir zur Kolontransitzeitbestimmung die sog. „Hinton-Methode". Die segmentale Kolontransitzeitbestimmung, z. B. nach Müller-Lissner, ist genauer, jedoch aufwendiger und mit mehr Fehlerquellen behaftet. Bei ausgedehnter Koprostase sollte zunächst der Darm mittels Polyethylenglykollösungen (PEG) oder anderen Abführmaßnahmen entleert werden, dann schluckt der Patient eine Kapsel mit 24 nicht resorbierbaren Markern. Diese kann man als Sitzmark-Kapseln (Abb. 13.2a) – Konsyl Pharmaceuticals, Forth Worth-Texas 76109-USA, (Fax 817–731–9389) – aus den USA beziehen, können aber auch aus Gelatinekapseln und zerkleinertem röntgendichtem Plastikmaterial problemlos kostengünstig selbst angefertigt werden – Pellets für die Kolontransitzeitbestimmung Artikel-Nr. 499000; Medic-Eschmann, Hamburg (s. auch Kap. 16). Während dieser Untersuchung sollte der Patient keine Laxanzien zu sich nehmen oder Einläufe durchführen, auch keine Obstipation induzierenden Medikamente einnehmen. Am Tag 5 wird dann eine Abdomenübersicht durchgeführt. Mehrere Studien konnten zeigen, daß Gesunde mehr als 80 % der Marker innerhalb von 5 Tagen ausscheiden. Befinden sich mehr als 20 % der Marker auf der Abdomenübersicht im rektosigmoidalen Bereich, sprechen wir von einer *Obstipation* vom Typ der *Ausgangsobstruktion* – „outlet obstruction"; wenn sie diffus in allen Kolonabschnitten verteilt sind, von einer *Obstipation* vom Typ des *langsamen Transits* – „slow transit" (Abb. 13.2b).

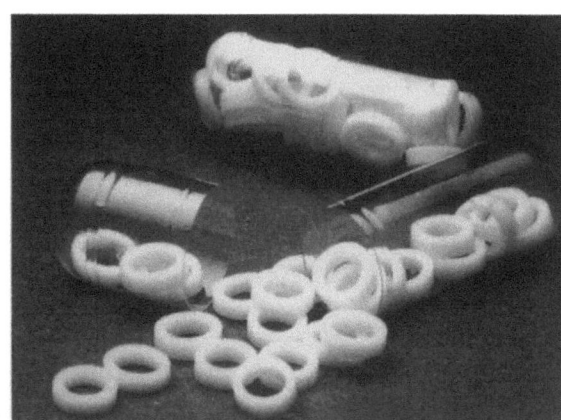

Abb. 13.2. a Sitzmark-Kolontransitzeitmarker in einer Gelatinekapsel. **b** Kolontransitzeitbestimmung durch Abdomenübersicht am Tag 5 nach Schlucken der kontrastmitteldichten Plastikmarker. *Links* Obstipation vom Typ des langsamen Transits – Slow transit, *rechts* Obstipation vom Typ der Ausgangsobstruktion – Outlet obstruction

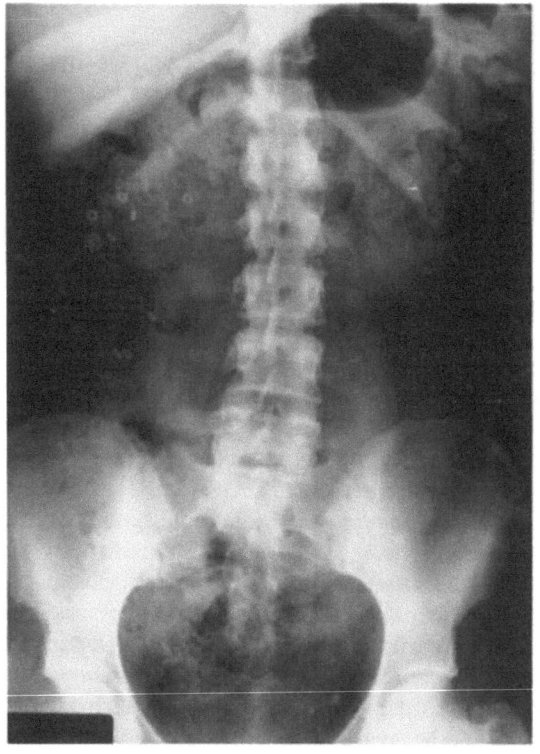
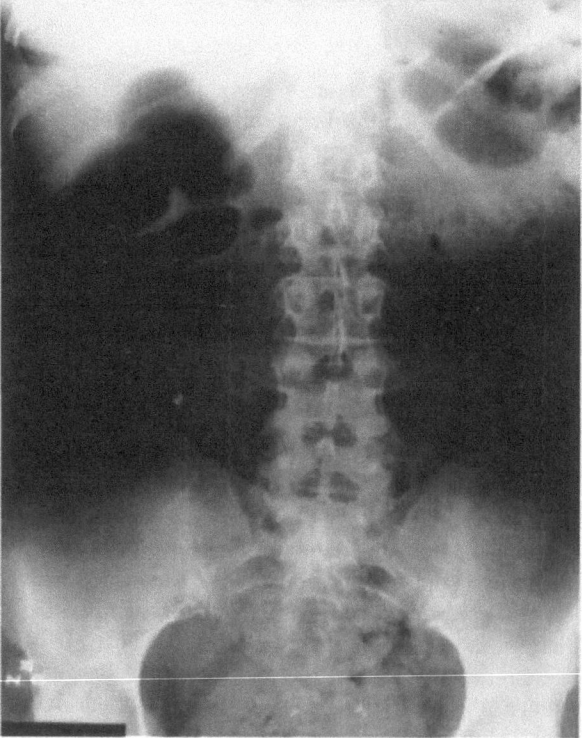

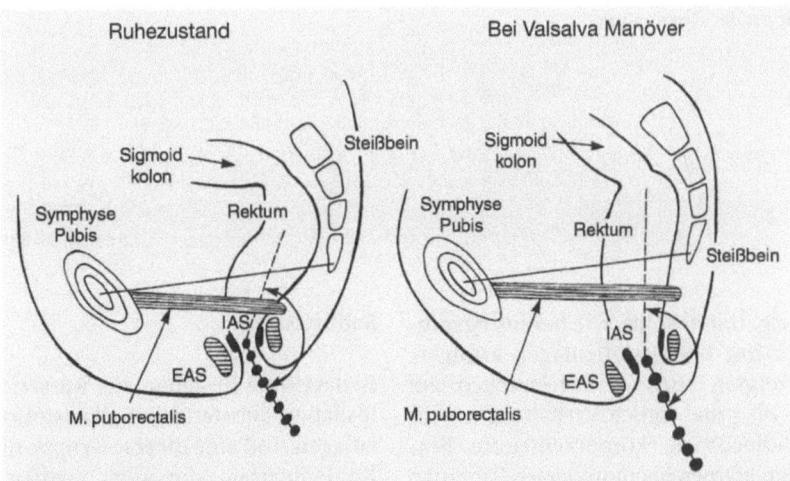

Abb. 13.3. Mechanismen der normalen Defäkation. Der Prozeß der Defäkation besteht aus folgenden eng miteinander verknüpften Mechanismen. 1. Kolorektale Motilität, die sich manifestiert in schnellen propagierenden Kontraktionen von hoher Amplitude; 2. anorektale Sensation, d. h. den Drang zur Defäkation in Antwort auf eine rektale Dehnung; 3. die anorektale Sensation führt nach Leitung über afferente und efferente Zentralbahnen zur reflektorischen Relaxation des internen analen Sphinkters, vermittelt durch intrinsische nichtadrenerge inhibitorische Nerven; 4. über efferente Bahnen vermittelte willentliche Relaxation des externen analen Sphinkters; 5. eine Erhöhung des intraabdominellen Druckes aufgrund eines willkürlichen Valsalva-Manövers führt zur Einleitung der Defäkation nach Entspannung des M. puborectalis mit konsekutiver Aufrichtung des rektoanalen Winkels und Drucksteigerung intraluminal

Nach unserer Erfahrung zeigen etwa 70 % aller Patienten, die wegen einer Obstipation einen Gastroenterologen aufsuchen, mit der Markermethode einen normalen Kolontransit, so daß man hier von einer Obstipation vom normalen Transittyp sprechen kann.

Wir halten diese Obstipationsform für eine Form des irritablen Kolonsyndroms. Die etwa 30 % der Patienten, die eine pathologische Kolontransitzeit zeigen, entsprechen in etwa 30 % dem Obstipationstyp des langsamen Transits („slow transit") und in etwa 70 % dem Obstipationstyp der Ausgangsobstruktion („outlet obstruction").

Patienten vom Obstipationstyp der Ausgangsobstruktion sollten einer weiterführenden Diagnostik zugeführt werden. Bei jungen Patienten ist ein M. Hirschsprung mittels anorektaler Manometrie und tiefer Rektumbiopsie auszuschließen. Ebenso kann mittels Manometrie die paradoxe Kontraktion des externen analen Sphinkters (auch *Anismus* genannt) ausgeschlossen werden. Bei Patienten, bei denen der Verdacht auf einen Anismus besteht, sollte mittels *Defäkographie* und *EMG* des externen analen Sphinkters die Diagnose weiter differenziert werden. Motivierte Patienten mit Anismus sind Kandidaten für eine *Biofeedbacktherapie*, um die Relaxation des externen analen Sphinkters zu erlernen.

Bei Patienten mit einer Obstipation vom langsamen Transittyp empfehlen wir nur bei leichten Formen einen Therapieversuch mit Ballaststoffen. Bei schweren Formen ist eher eine ballaststoffarme Diät hilfreich, da was nicht zugeführt wird auch nicht transportiert werden muß. *Cisaprid* 10–20 mg, bis zu 3 mal täglich, evtl. auch als Suppositorium zugeführt, ist oft nur bei leichten bis mittelschweren Formen erfolgreich. Kleinere Studien konnten zeigen, daß Polyethylenglykollösungen (PEG) 3–4 l ein- bis 2 mal pro Woche oder 250–500 ml täglich oder auch Misoprostol 400 µg pro Tag vor den Mahlzeiten diesen Obstipationstyp bessern konnten. Patienten, die therapierefraktär sind und röntgenologisch Hinweise auf ein Megakolon zeigen, sollten einer weiteren Motilitätsdiagnostik des Ösophagus, Magens und Dünndarms zugeführt werden, um eine idiopathische intestinale Pseudoobstruktion auszuschließen. Wenn zuvor eine Pseudoobstruktion ausgeschlossen werden konnte, ist bei wenigen Patienten mit diesem Obstipationstyp als Ultima ratio die subtotale Kolektomie indiziert und erfolgreich.

Bei Patienten mit einer Obstipation vom normalen Transittyp (wahrscheinlich dem irritablen Kolonsyndrom entsprechend) ist das Hauptziel die Linderung der chronischen abdominellen Schmerzen. Wir versuchen zunächst mittels Darmreinigung (Polyethylenglykol 2–4 l) die Bauchschmerzen zu bessern. Dies beruht auf der Annahme, daß die Schmerzen durch Stuhl im Kolon verursacht werden. Leider sprechen viele der Patienten auf eine Darmreinigung nur unzureichend an. Das Anhalten der Schmerzen bei entleertem Darm werten wir als Hinweis auf das Vorliegen eines irritablen Kolonsyndroms. Die Behandlung des irritablen Kolons vom Obstipations-

Tabelle 13.2. Evaluation der Obstipation

Initiale Diagnostik:	Anamnese und körperlicher Befund, einschließlich rektaler Untersuchung, Blutbild, BSG, Serumkalium, Kalzium, Glukose, Kreatinin und TSH; falls Hinweis auf chronische Obstipation oder progrediente Symptomatik: Koloskopie
Weiterführende Diagnostik:	Kolontransitzeitbestimmung, anorektale Manometrie, tiefe Rektumbiopsie (bei jungen Patienten mit Verdacht auf M. Hirschsprung)
Experimentelle Diagnostik:	Elektromyographie, Kolonmanometrie, szintigraphische Kolontransit, Defäkographie, NMR-Defäkographie, Positronenemissionstomographie, Endosonographie der Sphinkteren

typ ist oft schwierig. Initial sollte, wie bereits besprochen, ein Versuch mit Ballaststoffzulagen erfolgen. Einige Studien zeigten auch ein Ansprechen auf Cisaprid 20 mg 2- bis 3 mal täglich. Verhaltensmodifikationen, wie Biofeedback, körperzentrierte Entspannungsübungen können bei motivierten Patienten mit kurzfristig bestehenden Symptomen, die einen Zusammenhang zwischen ihren Symptomen und Streß sehen, hilfreich sein. Eine kleine Gruppe dieser Patienten hat chronische therapierefraktäre Bauchschmerzen. Bei diesen Patienten erscheint ein Therapieversuch mit Amitriptylin 25–100 mg zur Nacht über mindestens 4 Wochen indiziert.

Defäkographie, Elektromyographie, Kolonmanometrie, szintigraphische Kolontransitzeit, NMR-Defäkographie, Endosonographie der Sphinkteren und Positronenemissionstomographie sind experimentelle Methoden, die in einzelnen Zentren zur Verfügung stehen, und bei wissenschaftlichen Fragestellungen ein genaueres Einordnen einer Obstipation erlauben. Klinisch ergeben sich aus den erhobenen Befunden mit Ausnahme der Defäkographie, die eine Intussuszeption oder Rektozele aufdecken kann, die evtl. chirurgisch zu behandeln ist, meist keine Konsequenzen. Tabelle 13.2 faßt nochmals die Evaluation der Obstipation zusammen.

Weit verbreitet ist bei Patienten wie Ärzten die Annahme, daß chronische Obstipation zu *Komplikationen* wie Hämorrhoiden oder zur Entstehung von Karzinomen im Rektum und Kolon führen kann. Dies konnte durch Studien widerlegt werden. Möglich erscheint, daß eine chronische Obstipation über Jahre die Inzidenz von Kotsteinen, Inkontinenz, Megakolon sowie solitärem Rektumulkus fördert.

13.4
Therapie

13.4.1
Medikamentöse Therapie

Fünf Gruppen von Substanzen werden üblicherweise in der Therapie der Obstipation eingesetzt (Tabelle 13.3).

Ballaststoffe

Ballaststoffe bestehen aus wasserlöslichen und -unlöslichen Substanzen. Ballaststoffe und Ballaststoffzulagen sind eine diverse Gruppe nicht stärkehaltiger Kohlenhydrate, die nicht verdaut werden können. *Zellulose* und *Lignin* bestehen aus pflanzlichen Fasern, sind wasserunlöslich und beeinflussen vorwiegend die Stuhlmenge. Nichtzellulosehaltige Polysaccharide sind Hemizellulose, Pektin, gummiartige Substanzen sowie Polysaccharide aus Algen wie Guar. Diese Substanzen sind viskös und wasserlöslich, haben eine hohe Wasserbindungskapazität und scheinen einen direkten Einfluß auf die Kolonmotilität zu haben. Die meisten löslichen Ballaststoffe werden im Kolon durch Bakterien abgebaut und üben ihre laxierende Wirkung aus, indem sie den osmotischen Druck des Stuhles erhöhen und die Stuhlmasse vermehren. Die bakterielle Fermentation wasserlöslicher Fasern im Kolon erzeugt Metaboliten, die direkt den Flüssigkeitstransport sowie die Motilität des Kolon beeinflussen. Zu bedenken ist, daß wasserlösliche Ballaststoffzulagen die Nahrungsaufnahme im oberen Gastrointestinaltrakt verzögern und die Transitgeschwindigkeit in den oberen Darmabschnitten vermindern können. *Blähungen* sind ein häufiger Begleiteffekt von Ballaststoffzulagen, dies gibt sich meist nach 1 bis 2 Wochen aufgrund der Adaptation der intestinalen Flora. Patienten mit Stenosen im Gastrointestinaltrakt oder intestinaler Pseudoobstruktion sollten Ballaststoffe meiden, um die zu transportierende oder zu entleerende Stuhlmenge nicht weiter zu vermehren. Zellulose kann Herzglykoside und andere Medikamente binden, deshalb sollte man die Einnahme von Medikamenten und Laxanzien zeitlich trennen. Intestinale Obstruktion und Bezoar bei mangelnder Flüssigkeitszufuhr sind ungewöhnliche, aber bekannte Komplikationen von Ballaststoffzulagen. Allergische Reaktionen werden bei pflanzlichen Gummistoffen beschrieben; generell weisen Ballaststoffzulagen die geringsten Nebenwirkungen aller Laxanzien auf (Kap. 66).

Tabelle 13.3. Substanzen in der Therapie der Obstipation

Gruppe	Kommentar
1. Quell- und Ballaststoffe a) wasserlöslich: Psyllium, Guar, Pectin, Plantago, Afra bzw. Ovatae b) wasserunlöslich: Methylzellulose, Leinsamen, Kleie	kaum Nebenwirkungen, evtl. Obstruktion bakterieller Abbau verursacht Blähungen nicht bakteriell abbaubar, weniger wirksam
2. Osmotische Laxanzien a) salinisch Magnesiumsalze, Natriumphosphat b) Zucker und Zuckeralkohole: Lactulose, Lactose, Mannitol, Sorbitol, Glycerol Polyethylenglykollösungen (PEG)	Einfluß auf Elektrolyt- und Flüssigkeitsbalance preisgünstig Magnesiumakkumulation bei Niereninsuffizienz, Phosphatakkumulation bei Niereninsuffizienz Blähungen teuer, keine Blähungen, rasche Wirkung
3. Stimulierende/irritierende Laxanzien Diphenole, d.h. Bisacodyl und Phenolphthalein Antrachinone/Senosoide, d.h. Cascara/Senna/Aloe/Casanthranol Hydroxyfettsäuren (Rizinolsäure) Cholsäure + Chenodesoxycholsäure	Tachyphylaxie, antiresorptiv-sekretagog Glucuronidierung, nur aktiv wenn Gallensalze und Bakterien anwesend erfordern bakterielle Spaltung des Rheinanthrone schlechter Geschmack, prokinetisch, Krämpfe teuer
4. Prokinetische Laxanzien: Cisaprid, Bethanecolchlorid Neostigminbromid Naloxon Misoprostol Colchicin	abdominelle Krämpfe, falls Ausgangsobstruktion kann cholinerge Krise auslösen parenterale Gabe erforderlich Nebenwirkungen als Wirkung genutzt
5. Einläufe und Suppositorien Natriumphosphat, Glycerol, Sorbitol, Lactulose, Mineralöle, Bisacodyle, CO$_2$-produzierende Suppositorien	Bei Einläufen Gefahr der Perforation durch ungeschickten Patienten

Osmotische Laxanzien

Osmotische Abführmittel vermehren den Wassergehalt des Stuhls, was bei der Obstipation von Nutzen ist, da Kolonmotilitätsstudien zeigen konnten, daß der Transit von flüssigem Stuhl schneller erfolgt als der von festem Stuhl. Der Gebrauch von Magnesiumsalzen wie Magnesiumsulfat (Bittersalz), Magnesiumzitrat oder Natriumsulfat (Glaubersalz) ist weit verbreitet und relativ sicher, wenn man gewisse Regeln befolgt. Sie sind kontraindiziert für den Langzeitgebrauch bei Patienten mit Herzinsuffizienz oder Niereninsuffizienz, da es zum einen zur vermehrten Resorption von Flüssigkeit, zum zweiten zur Akkumulation von Magnesium kommen kann. Natriumphosphat ist ein weiteres Salz, das als osmotisches Laxativ gebraucht wird. Der Geschmack ist besser als bei den Magnesiumsalzen, aber Natriumphosphat kann ebenfalls bei eingeschränkter Nierenfunktion kumulieren. Bei Patienten mit Niereninsuffizienz sind schlecht resorbierbare Mono- oder Disaccharide oder Alkoholderivate, wie z.B. Lactulose, Lactitol, Sorbit oder Glycerin hilfreich. Diese Substanzen steigern den osmotischen Druck im Kolon, werden von den Kolonbakterien metabolisiert und steigern damit die intraluminale Bakterienmasse. Lactulose ist relativ teuer, Sorbit 70%ig und Glycerin sind preisgünstigere Alternativen. Bei den meisten der Patienten zeigen diese Substanzen einen Effekt bei Gabe von 30 ml ein- bis 2 mal am Tag, gelegentlich muß die therapeutische Dosis empirisch bestimmt werden, auch dauert es ein bis 2 Tage, bis der laxierende Effekt eintritt. Weit verbreitete Nebenwirkungen sind Blähungen aufgrund Verstoffwechselungen der Substanzen durch Kolonbakterien. Polyethylenglykolelektrolytlösungen (PEG, Molekulargewicht 3350 Dalton) sind nicht resorbierbare Polyalkohole in einer isotonischen Kochsalzlösung (60 g PEG pro Liter). Diese Lösungen werden üblicherweise in der Vorbereitung zur Koloskopie eingesetzt. Elektrolyt- und Flüssigkeitsresorption oder -verluste treten beim Einsatz dieser Substanzen nicht auf, da sie isotonisch sind. Bei Patienten mit chronischer Obstipation gibt man PEG-Lösungen in der Dosis von 2–4 l ein- bis 2 mal pro Woche, um eine Kolonreinigung zu erlangen. Alternativ kann man 250–500 ml PEG täg-

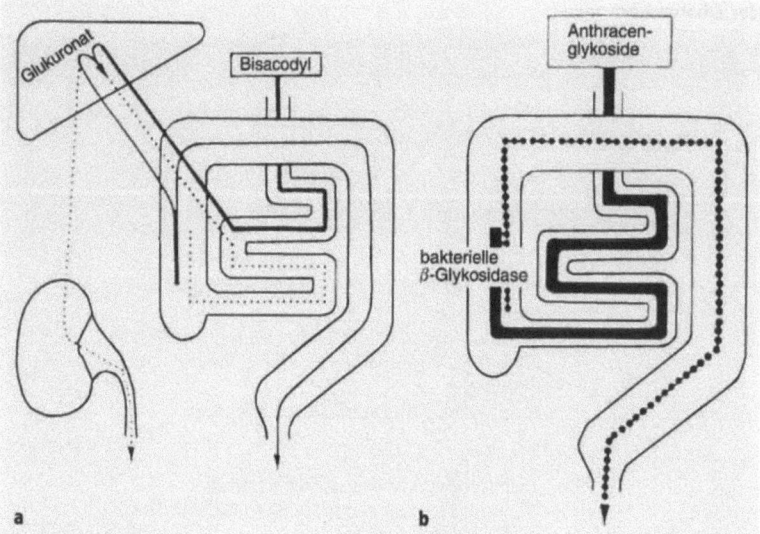

Abb. 13.4a, b. Pharmakokinetik von Diphenolen (a) (Phenolphthalein und Bisacodyl) und Antrachinonen (b)

lich geben. Neu auf dem Markt ist auch Polyethylenglykol in kleinen 15 g-Packungen (Movicol), das 2- bis 3 mal pro Tag gegeben wird.

Stimulierende Laxanzien

Irritierende oder stimulierende Abführmittel sind *Antrachinone* wie Sennaextrakte, Aloe, Cascara, Rhabarber- oder Diphenylmethanderivate wie Phenolphthalein und Bisacodyl. Diese Substanzen haben eine prokinetische Wirkung, steigern die intestinale Sekretion und vermindern die intestinale Resorption von Elektrolyten und Flüssigkeit. Die aktiven Wirkstoffe in der Antrachinongruppe sind Glykosidderivate des Danthron. Danthron selbst wurde vom Markt genommen aufgrund einer Assoziation mit Leber- und Darmtumoren. Antrachinone sind nicht resorbierbar, die aktive Komponente Rheinanthron entsteht durch bakterielle Spaltung. Bisacodyl und Phenolphthalein dagegen werden im Dünndarm resorbiert, in der Leber glukuronidiert und über die Galle ausgeschieden. Glukuronidierte Derivate des Bisacodyl und Phenolphthalein werden nicht resorbiert, und gelangen in das Kolon, wo sie durch bakterielle Dekonjugation in die aktive Diphenolkomponente überführt werden. Diese Substanzen wirken nur bei intaktem Gallefluß und bei Anwesenheit von Bakterien im Kolon, d.h. nicht bei Verschlußikterus oder Darmdekontamination mit Antibiotika. Aufgrund der enterohepatischen Zirkulation tritt der Abführeffekt erst 6–10 h nach Einnahme auf. Abbildung 13.4 zeigt schematisch die Pharmakokinetik dieser Substanzen. Die Antrachinondosis bei der Obstipation variiert, da die meisten kommerziell verfügbaren Präparate pharmakologisch nicht standardisiert sind. Die Erwachsenendosis für Cascara sagrada (Casantranol) beträgt 30 mg pro Tag, die übliche Dosis Bisacodyl 10–15 mg pro Tag und die für Phenolphthalein 30–200 mg pro Tag. Stimulierende Laxanzien, besonders wenn sie für die Therapie der akuten Obstipation verwandt werden, erzeugen bei 10 % der Patienten abdominelle Krämpfe und Tenesmen. Die *Melanosis coli* ist eine reversible schwarzbraune Verfärbung der Kolonmukosa, die an der ileozäkalen Klappe beginnt und bis zur anokutanen Linie reichen kann. Sie findet sich vermehrt bei Patienten, die chronisch stimulierende Laxanzien wie Antrachinone verwenden. Zwar korreliert die Melanosis coli mit dem Gebrauch von stimulierenden Laxanzien, dennoch gibt es keinen Hinweis darauf, daß die Melanosis coli eine pathophysiologische Bedeutung in der Entstehung der Obstipation hat. Stimulierende Laxanzien sollten nicht länger als 2 Wochen verwandt werden, d.h. kurzfristigen passageren Obstipationsformen, wie Reise, Krankenhausaufenthalt (Herzinfarkt, postoperativ) vorbehalten bleiben. Das Hauptargument hierfür ist eine fragliche Schädigung des enteralen Nervensystems bei Langzeitgebrauch dieser Substanzen. Es ist bekannt, daß Patienten, die diese Substanzen über längere Zeit einnehmen, eine Dosissteigerung zum Erreichen des laxierenden Effektes benötigen. Ältere Patienten entwickeln gelegentlich unter stimulierenden Laxanzien eine Stuhlinkontinenz. Allergische Reaktionen, einschließlich des Stevens-Johnson-Syndroms, wurden beobachtet. Vom Gebrauch des stimulierenden und irritierenden Laxans Kastoröl aus der Bohne der Kastorpflanze (Ricinus communis), die seit altägyptischen Zeiten in der Therapie der Obstipation eingesetzt wird, möchten wir abraten. Sie enthält Rizinusölsäure, hat einen sehr schlechten Geschmack und beeinflußt sowohl die Sekretion wie auch die Motilität. Krampfartige

Bauchschmerzen entstehen hierbei aufgrund eines prokinetischen Effektes auf den Dünndarm. Weitere Substanzen aus der Gruppe der stimulierenden Laxanzien sind Gallensäuren wie Cholsäure (0,25 g 3 mal täglich) oder Chenodesoxycholsäure (0,25 – 0,5 g 3 mal täglich), die über eine verminderte Nettowasser- und Elektrolytresorption wirken. Diese Substanzen sind recht teuer und eher eine Reservesubstanz in der Therapie der Obstipation. Vom Gebrauch von Mineralölen raten wir ab, da diese Substanzen bei Aspiration eine schwerverlaufende Fettpneumonie verursachen können.

Prokinetische Substanzen

Prokinetische Substanzen, die als Neurotransmitteragonisten wirken, können bei Patienten mit Obstipation vom Typ des langsamen Transits von Nutzen sein. Bei Patienten mit Obstipation vom Typ der Ausgangsobstruktion dagegen können sie krampfartige Schmerzen auslösen. *Bethanecholchlorid* ist ein muskarinerger-cholinerger Agonist, der die phasischen Kontraktionen im menschlichen Kolon in einer Dosis von 10 – 50 mg 3 mal täglich steigert. *Neostigminbromid* ist ein intravenös applizierbarer Anticholinesteraseagonist, der selten gebraucht wird, da er cholinerge Krisen auslösen kann. *Cisaprid* wirkt als Serotonin-4-Rezeptoragonist auf die gastrointestinale Motilität durch Freisetzung von Azetylcholin auf dem Niveau des intestinalen Nervenplexus und induziert phasische Kolonkontraktionen. Cisaprid zeigt Erfolge bei milden bis mäßig schweren Obstipationen vom langsamen Transittyp und der Obstipation mit normalem Transit. Bei schwerer Obstipation enttäuscht diese Substanz oft. Übliche Dosierungen sind 10 – 20 mg, bis zu 3 mal täglich. Krampfartige Bauchschmerzen und Schmerzen im Ösophagus aufgrund des prokinetischen Effektes auf Magen und Ösophagus wurden beschrieben. Cisaprid Suppositorien sind in mehreren europäischen Ländern auf dem Markt. Der Opiatantagonist *Naloxonhydrochlorid* wurde ebenfalls in Studien bei der idiopathischen Obstipation vom langsamen Transittyp verwandt. Aufgrund hoher Kosten und einer erforderlichen parenteralen Gabe ist der klinische Nutzen dieser Substanz beschränkt. *Prostagladine* können Diarrhöen verursachen, indem sie die intestinale Wasser- und Elektrolytresorption ändern und die Kolonmotoraktivität beeinflussen. *Misoprostol*, ein synthetisches Prostaglandin-E_1-Analogon, ist in der Kurzzeittherapie von Patienten mit chronischer Obstipation in einer Dosierung von 400 µg 3 mal täglich vor den Mahlzeiten wirksam. Ähnlich scheint Colchicin 0.6 mg 3 mal täglich über seine prokinetischen Nebenwirkungen bei dieser Obstipationsform zu wirken. Der Motilinagonist *Erythromycin* oral oder intravenös gegeben, hat – wie Studien zeigen konnten – keinen Effekt auf die menschliche Kolonmotilität, wohl dagegen auf die Dünndarmmotilität.

Suppositorien und Einläufe

Suppositorien und Einläufe gehören zur lokal wirkenden Gruppe von Abführmitteln. *Bisacodyl*, ein stimulierendes Laxativ, wird als Suppositorium 10 mg oder Einlauf 10 mg pro 30 ml appliziert. Nach rektaler Gabe führt die Substanz innerhalb von 15 – 60 min zur Defäkation. Manche Patienten klagen über krampfartige Bauchschmerzen und eine brennende Sensation im Rektum, verursacht durch eine milde Proktitis.

Sorbit, Glycerin und Lactulose sind als Suppositorien und Einläufe auf dem Markt. Diese Stoffe wirken durch die Irritation der Schleimhaut. Rektale Schmerzen und Brennen sind beschrieben. Kohlendioxidproduzierende Suppositorien (eine Mixtur aus Natriumbikarbonat und Kaliumbitartrat) dehnen das Rektum durch CO_2-Gas und verursachen dadurch kolorektale Kontraktionen. Dieser Mechanismus kann hilfreich sein bei Patienten mit chronischer Obstipation und sekundär verminderter rektaler Dehnungssensation. Ein gewisses Risiko stellen Einläufe in der Hand unerfahrener Patienten dar, aufgrund der Perforationsgefahr des Analkanales oder Rektums durch die Spitze des Einlaufkatheters, weshalb wir Einläufe nur ausnahmsweise für ambulante Therapien empfehlen.

Tabelle 13.4 faßt die Therapie der chronischen Obstipation nochmals in einer Übersicht zusammen.

13.4.2
Nichtbewiesene Therapieansätze

Es gibt keine wissenschaftliche Daten, die die weit verbreitete Meinung unterstützen, daß eine Steigerung der *Trinkmenge*, körperliche Betätigung oder eine Bauchwandmassage in der Therapie von Patienten mit chronischer Obstipation hilfreich sind. Studien konnten zeigen, daß die Wasseraufnahme auf mehr als 4 l gesteigert werden muß, bevor die Stuhlkonsistenz beeinflußt wird. Die Ursache hierfür ist die große resorptive Wasserkapazität des Dünn- und Dickdarmes. *Psychotherapie* mag hilfreich sein in der Therapie des irritablen Kolonsyndroms (entspricht wohl der Obstipation vom Typ des normalen Transit) – ein Effekt auf den intestinalen Transit konnte nicht gezeigt werden.

13.4.3
Kombinationstherapien und Kräuterpräparationen

Wir empfehlen, sich auf 1 bis 2 Präparate aus jeder Hauptgruppe der Laxanzien in der Therapie der

Tabelle 13.4. Therapie der chronischen Obstipation

Initial	Bei Nichtansprechen, abhängig vom Obstipationstyp		
	Obstipation vom Typ der Ausgangsobstruktion	Obstipation vom Typ des verlangsamten Transits	Obstipation bei normalem Transit
Spezifische Therapie, falls keine spezifische Ursache: ballaststoffreiche Kost, Ballaststoffzulagen Ziel: 30–50 g/Tag morgendlicher postprandialer Defäkationsversuch: aufgrund des morgendlich besonders ausgeprägten gastrokolischen Reflexes (Magendehnung vermehrt die phasischen Kontraktion im Rektosigmoid)	CO_2- oder Bisacodylsuppositorien, osmotische Laxanzien, bei schweren Formen ballaststoffarme Kost. Bei anatomischem Hindernis eventuell Operation	Prokinetika, osmotische Laxanzien, bei schweren Formen ballaststoffarme Kost	(wohl dem irritablen Kolonsyndrom entsprechend) ballaststoffreiche Kost, Ballaststoffzulagen, bei ausgeprägtem Leidensdruck in schweren Einzelfällen Neuroleptika

Obstipation zu beschränken. Dies erlaubt, die spezifischen Effekte und möglichen Nebenwirkungen der verschiedenen Substanzen besser kennenzulernen. Es gibt keinen Hinweis darauf, daß Kombinationen von Abführmitteln gegenüber Präparaten, die nur eine aktive Substanz besitzen, einen Vorteil bieten. Wir raten ausdrücklich von *Kräuterteepräparaten* und anderen „natürlichen" Abführmittelzubereitungen ab, da die Substanzen in diesen Abführmitteln pharmakologisch unzureichend definiert sowie in der Menge der aktiven Substanz inkonsistent sind und möglicherweise hepatotoxische Alkaloide und Herbizide enthalten können.

13.4.4
Therapie von Abführmittelabhängigkeit

Nach Entleerung des Kolons mittels stimulierender Laxativa oder Einläufe kann es bis zum nächsten spontanen Stuhlgang mehrere Tage dauern. Patienten nehmen gelegentlich an, daß sie verstopft sind, falls nicht täglich eine Stuhlentleerung erfolgt. Es kann ein Teufelskreis entstehen, der zum täglichen Gebrauch von Abführmitteln oder Einläufen führt, um eine Defäkation zu erzeugen. Chronischer *Laxanzienabusus* kann zu sekundärem Hyperaldosteronismus, Steatorrhö, Hypoalbuminämie und Osteomalazie führen. Bei Patienten mit Laxanzienabhängigkeit ist es unser erstes Ziel, herauszufinden, ob eine behandelbare Ursache der Obstipation vorliegt und ob es einen objektiven Hinweis auf eine kolorektale Motilitätsstörung gibt. Wir führen Laboruntersuchungen und endoskopische Untersuchungen wie oben beschrieben durch und beginnen, falls sich eine spezifische Diagnose findet, eine spezifische Therapie. Hat der Patient eine *Stuhlimpaktation*, entleeren wir das Kolon mit osmotischen Laxanzien. Nach Disimpaktation und bei Patienten ohne Hinweis auf eine Stuhlimpaktation führen wir eine Kolontransitzeitbestimmung unter einer für den Patienten üblichen Kost und unter Vermeidung von Laxanzien, obstipationsfördernden Medikamenten und Einläufen durch Patienten mit einer Obstipation vom Typ des langsamen Transits oder Ausgangsobstruktion werden behandelt wie oben beschrieben.

Patienten, die eine Obstipation vom normalen Transittyp zeigen, therapieren wir zunächst mit osmotischen Laxanzien oder Suppositorien anstelle von stimulierenden Laxanzien und Einläufen und unterweisen sie im Gebrauch des gastrokolischen Reflexes. Es ist wichtig, die Patienten darauf aufmerksam zu machen, daß der Transport von Stuhl durch Kolon und Rektum in der Kolontransitzeitbestimmung regelrecht ist und auf Nebenwirkungen beim Langzeitgebrauch von stimulierenden Laxanzien und Einläufen hinzuweisen. Als nächsten Schritt versuchen wir, die Ballaststoffzufuhr auf 30–50 g täglich zu steigern und die Einnahme osmotischer Abführmittel oder Suppositorien zu reduzieren. *Abführmittelabhängigkeit* ist nicht sehr gut untersucht, aber bei 50% der Patienten scheint es möglich, nach Beginn einer ballaststoffreichen Diät den Gebrauch stimulierender Abführmittel zu beenden. Manche Patienten sind so davon überzeugt, daß eine tägliche Darmentleerung erforderlich ist, und das ganze Leben dieser Patienten kann zwanghaft um den täglichen Stuhlgang kreisen. Bei diesen Patienten ist im Einzelfall eine Vorstellung beim Psychotherapeuten zu erwägen.

13.4.5
Obstipation während der Schwangerschaft

Nicht zuletzt aufgrund fehlender allgemeingültiger Definitionen und des hohen Grades subjektiver Bewertungskriterien gibt es nur wenige fundierte Studien zur Prävalenz einer schwangerschaftsassoziierten Obstipation. Dabei gehört gerade die Obstipation neben der Emesis gravidarum zu den häufigsten gastrointestinalen Beschwerden während der Gravidität, wie Prävalenzen zwischen 11% und 38%, zumeist im letzten Trimenon, an zum Teil recht großen Patientenkollektiven belegen.

Die Pathophysiologie der schwangerschaftsassoziierten Obstipation ist multifaktoriell. Dabei gilt ein Schwerpunkt des wissenschaftlichen Interesses der Hemmung der glatten Muskulatur im Bereich des Gastrointestinaltraktes durch weibliche Sexualhormone und die damit verbundene Verzögerung der intestinalen Transitzeit. Tierexperimentelle Studien belegen die besondere Bedeutung von Progesteron in der Reduktion der muskulären Kontraktilität sämtlicher Abschnitte des Gastrointestinaltraktes. Als ursächlicher Mechanismus wird eine Änderung des transepithelialen Kalzium-Fluxes und/oder der intrazellulären Kalziumkompartimentierung durch dieses Schwangerschaftshormon postuliert. Ferner wird diskutiert, ob Progesteron die Freisetzung von Motilin inhibiert, dessen Serumkonzentrationen im Verlauf der Schwangerschaft ständig abnehmen. Analog den während der Schwangerschaft ansteigenden Serumkonzentrationen an Östrogen und Progesteron und des Konzentrationsabfall von Motilin nimmt die Transitzeit im Verlauf der Schwangerschaft zu, um postpartal mit gegenläufigen Sexual- und motilitätsmodulierenden Hormonspiegeln schlagartig wieder abzufallen.

Die Therapie sollte initial aus 30–50 g Ballaststoffe pro die bestehen. Bei Unwirksamkeit stehen mit Laktulose und Sorbit zwei sichere und nebenwirkungsfreie Laxantien zu Verfügung. Studien zu möglichen unerwünschten Wirkungen von stimulierenden Laxantien während der Gravidität sind zum Teil widersprüchlich. In Tierversuchen blieb unklar, ob der Gebrauch von Vertretern dieser Wirkstoffgruppe (Bisacodyl, Senosoide) in der Schwangerschaft sicher ist. Rizinusöl kann Uteruskontraktionen auslösen und sollte deshalb gemieden werden. Während CO_2-produzierende Suppositorien zum Erreichen einer rekalen Entleerung als sicher anzusehen sind, sollte aufgrund einer möglichen mechanischen Irritation von Einläufen in der Gravidität abgesehen werden.

13.4.6
Querschnittslähmung

Bei Querschnittsgelähmten kommt es zu einer Verletzung der afferenten und efferenten Innervation der Analsphinkteren. Obstipation, vergleichbar mit der Harnretention, tritt meist kurz nach der Verletzung auf (sog. spinaler Schock). Als *Darmrehabilitationsprogramm* wird empfohlen, daß Patienten 30–50 g Ballaststoffe pro Tag zu sich nehmen und den normalen gastrokolischen Reflex nutzen, der etwa 20 min nach dem Frühstück auftritt. So wie der Querschnittsgelähmte lernen muß, regelmäßig seine Blase durch eine spezielle Manipulation zu entleeren, muß er auch lernen, die Defäkation einzuleiten, indem er digital sein Rektum stimuliert in Kombination mit Bisacodyl, Glycerinzäpfchen oder CO_2-produzierenden Zäpfchen. Vor Beginn der digitalen Stimulation sollte evtl. anwesender Stuhl im Rektum mit dem Finger entfernt werden. Ein befeuchteter, behandschuhter Finger sollte 2–3 cm in das Rektum eingeführt werden. Eine sanfte zirkuläre Bewegung zum Sakrum hin dehnt dann den externen Analsphinkter und die Stimulation der autonomen Nerven im Segment S2/S3 löst einen rektalen Peristaltikreflex aus. Nach 1–2 min digitaler Stimulation sollte das Zäpfchen so hoch wie möglich über den Sphinkter eingeführt und 15 s festgehalten werden. Nach weiteren 20 min sollte erneut digital stimuliert werden, alle 5–10 min, bis es zur Defäkation kommt. Dabei sollte der Patient, wenn möglich, das Valsalva-Manöver durchführen, alternativ sich vornüberbeugen, um den intraabdominellen Druck zu erhöhen. Wenn die Defäkation nicht innerhalb von 30 min erreicht wird, sollte ein zweites Zäpfchen eingeführt und das Vorgehen wiederholt werden. Es ist wichtig, eine regelmäßige Entleerung des Rektums mindestens alle 3 Tage zu erreichen, da ein stuhlgefülltes Kolon bei Querschnittspatienten mit T4- bis T6- oder höheren Querschnittsläsionen Blasenspasmen, mit konsekutiver Harninkontinenz und autonomer Hyperreflexie auslösen kann. Die Symptome einer autonomen Hyperreflexie, ausgelöst durch Blasenüberdehnung sind Blutdruckanstieg, Kopfschmerzen sowie profuses Schwitzen im Bereich der Dermatome oberhalb der Querschnittsläsion. Weiterhin kann es bei nicht regelmäßiger Darmentleerung bei Querschnittspatienten zur Stuhlimpaktation kommen, die sich als Diarrhö aufgrund einer Überlaufinkontinenz um den impaktierten Stuhl äußern kann.

13.4.7
Obstipation im Rahmen einer Polychemotherapie

Die Obstipation ist ein bei Tumorpatienten häufiges Krankheitsbild, das zusätzlich zu der Grunderkrankung zu einer weiteren, teils erheblichen Beeinträchtigung des Allgemeinbefindens des Patienten führen kann. Das klinische Bild ist sehr variabel. Zumeist beschränken sich die Beschwerden auf eine Verminderung von Stuhlfrequenz und -menge, sie können aber auch als Stuhlverhalt mit (krampfartigen) Unterbauchschmerzen imponieren. In Einzelfällen bildet sich ein Subileus oder kompletter Darmverschluß aus. Die möglichen Ursachen einer Obstipation bei

Tumorpatienten sind äußerst vielgestaltig. Neben einer mechanischen Obstruktion des Darmlumens durch einen lokalen tumorösen Prozeß besitzt im klinischen Alltag die medikamenteninduzierte Obstipation infolge einer Therapie mit Vincaalkaloiden sowie unerwünschte Arzneimittelwirkungen von Analgetika (Opiaten, Opioide) und Serotoninantagonisten in der antiemetischen Behandlung die größte Bedeutung.

Die Obstipation ist die häufigste und hartnäckigste unerwünschte Wirkung *einer Analgetikatherapie mit Opiaten* (z. B. Kodein, Morphin) sowie (semi-) synthetischen Opioiden (z. B. Buprenorphin, Pentazocin, Pethidin, Tramadol). Es besteht eine klare Dosis-Wirkungs-Beziehung; eine längerfristige Therapie mit stark wirksamen Opioiden führt somit zwangsläufig zu einer Obstipation. Im Gegensatz zu den zentralen Wirkungen unterliegen die für die Obstipation verantwortlichen peripheren Wirkungen auf die glatte Muskulatur von Dünn- und Dickdarm (Zunahme des Tonus bei gleichzeitiger Abnahme der propulsiven Peristaltik) keiner Toleranzentwicklung. Die Obstipation beeinträchtigt die Compliance des Patienten bei der Schmerztherapie zum Teil beträchtlich. Sie ist bei Absetzen der Medikation grundsätzlich reversibel. Eine Analgetikatherapie bei Tumorpatienten mit Opiaten oder Opioiden bedarf grundsätzlich einer prophylaktischen Laxantientherapie nach Stufenschema (Tabelle 13.5). Kontrollierte, vergleichende Studien zur Begleitmedikation bei einer Opiattherapie liegen jedoch bislang nicht vor. Experimentellen Charakter hat ferner die Antagonisierung der obstipierenden Wirkung von oral applizierten Opiaten durch Gabe von Naloxon per os.

Serotoninantagonisten (siehe Diarrhöe) sind potente Medikamente in der antiemetischen Therapie bei einer Chemo- oder Strahlentherapie. Als Nebenwirkung wird jedoch in bislang nicht eindeutig definierter Häufigkeit eine Obstipation beobachtet. Diese wird in der Literatur für Ondansetron mit 7%–42%, für Granisetron mit 2%–26% und für Tropisetron mit ca. 5% der behandelten Patienten angegeben. Die durch die Gabe von Serotoninantagonisten verursachte Obstipation bildet sich jedoch ohne spezifische Maßnahmen bei den meisten Patienten innerhalb von 1–3 Tagen spontan zurück.

Tabelle 13.5. Stufenplan zur Begleittherapie bei Opiatanalgesie (Nach Schöffski)

- Orale Diphenole
- Anthrachinoide
- Suppositorien und/oder Einläufe
- Klysmen und/oder Einläufe
- Gastrografin oral
- Manuelle Ausräumung

Tabelle 13.6. Stufenplan zur Behandlung der Obstipation unter Therapie mit Vincaalkaloiden (Nach Schöffski)

- Zunächst keine prophylaktische Behandlung
- Quellstoffe oder osmotische Laxantien vermeiden,
- bei *mäßiger* Obstipation zunächst motilitätswirksame Substanzen:
  Metoclopramid (Paspertin®; 3 × 10–30 Trpf. p.o.)
  Domperidon (Motilium®; 3 × 10–30 Trpf. p.o.)
  Cisaprid (Propulsin®; 3 × 5–10 mg p.o.)
- bei *refraktärer* Obstipation, Darmatonie oder paralytischem Ileus motilitätswirksame Substanzen *intravenös*:
  Metoclopramid (Paspertin®; ... mg i.v.)
  Neostigmin (Prostigmin; 0,5–2,0 mg i.v.)
  Panthenol (Panthenol; 1–4 g i.v.)
- wenn kein Erfolg Ceruletid i.v., falls
- Metoclopramid plus Panthenol plus Neostigmin (je 1–3 Amp.) i.v. als 2-h-Infusion als Ultima ratio

Serotoninantagonisten führen zu einer Verminderung der Motilität des unteren Gastrointestinaltraktes sowie zu einer Verlängerung der Kolontransitzeit. Deshalb sind sie bei Patienten mit vorbestehender Störung der Darmmotilität oder bei Darmobstruktion kontraindiziert. Ferner ist die Gabe von Serotoninantagonisten bei einer zytostatischen Chemotherapie mit Vincaalkaloiden aufgrund des Auftretens eines (Sub-)ileus obsolet.

Im Gegensatz zu den meisten zytostatischen Chemotherapeutika tritt unter einer systemischen Therapie mit *Vincaalkaloiden* wie *Vincristin* und *Vinblastin* keine Diarrhöe, sondern vielmehr eine Obstipation auf. Diese zum Teil dosislimitierende toxische Nebenwirkung wird bei zwischen 28% und 46% der behandelten Patienten beobachtet. Ca. 10% der mit Vincristin therapierten Patienten entwickeln älteren Literaturangaben zufolge im Verlauf einen paralytischen Ileus. Neuere Vincaalkaloidderivate wie Vinorelbin und S12363 weisen ein ähnliches Nebenwirkungsprofil auf, die vorliegenden Daten deuten aber auf einen Trend in Richtung niedrigere Obstipationsrate. Die applizierte kumulative Dosis und ein hohes Patientenalter prädisponieren für die Entwicklung einer Obstipation.

Als pathophysiologisches Korrelat der durch Vincaalkaloide induzierten Obstipation wird eine Schädigung der autonomen Nervenfunktion im Sinne einer vegetativen Neuropathie postuliert. Zusammen mit einer abdominellen Schmerzsymptomatik wird die Obstipation auch als Frühsymptom einer klinisch manifesten peripheren Neuropathie interpretiert.

Die Obstipation nach Vincaalkaloidapplikation ist grundsätzlich *reversibel*, jedoch verläuft die Rückbildung der Symptomatik nach Absetzen der Medikation häufig nur schleppend und zieht sich zum Teil über Monate hin.

Die *Behandlung* der unter einer zytostatischen Chemotherapie mit Vincaalkaloide induzierten Obstipation erfolgt vorzugsweise durch orale motilitätswirksame Substanzen (z. B. Metoclopramid, Cisaprid). Quellstoffe und osmotisch wirksame Laxantien sollten dagegen in der Behandlung vermieden werden. Ebenso erscheint eine Prophylaxe bei Therapie mit Vincaalkaloiden aufgrund der derzeitigen Datenlage nicht sinnvoll. Eine refraktäre Obstipation, Darmatonie oder paralytischer Ileus bedarf deren intravenösen Applikation bis hin zur zweistündlichen Infusion von je 1–3 Ampullen Metoclopramid, Panthenol und Neostigmin (Tabelle 13.6).

Literatur

Badiali D et al. (1985) Melanosis of the rectum in patients with chronic constipation. Dis Colon Rectum 28:241–245

Bazzocchi G et al. (1990) Postprandial colonic transit motoractivity in chronic constipation. Gastroenterology 98:686–693

Burkitt DP, Walker ARP, Painter NS (1972) Effect of dietary fiber on stools and transit-times, and its role in the causation of disease. Lancet 2:1408–1411

Bouchoucha M et al. (1992) What is the meaning of colorectal transit time measurement? Dis Colon Rectum 35:773–782

Coenen C, Wegener M, Wedmann B, Schmidt G, Hoffmann S (1992) Does physical exercise influence bowel transit time in healthy young men? Am J Gastroenterol 3:292–295

Fleshman JW, Dreznik Z, Meyer K, Fry RD, Carney R, Kodner IJ (1992) Outpatient protocol for biofeedback therapy of pelvic floor outlet obstruction. Dis Colon Rectum 35:1–7

Hinton JM, Lennard-Jones JE, Young AC (1969) A new method for studying gut transit times using radiopaque markers. Gut 10:842–847

Johanson JF, Sonnenberg A (1994) Constipation is not a risk for hemorrhoids: a case-control study of potential etiological agents. Am J Gastroenterol 89:1981–1986

Kamm MA, Farthing MJG, Lennard-Jones JE (1989) Bowel function and transit rate during the menstrual cycle. Gut 30:605–608

Klauser AG, Voderholzer WA, Heinrich CA, Schindlbeck NE, Müller-Lissner SA (1990) Behavioral modification of colonic function: Can constipation be learned? Dig Dis Sci 35:1271–1275

Klauser AG, Mühldorfer BE, Voderholzer WA, Wenzel G, Müller-Lissner SA (1995) Polyethylene glycol 4000 for slow transit constipation. Z Gastroenterol 33:5–8

Kuijpers HC (1990) Application of the colorectal laboratory in diagnosis and treatment of functional constipation. Dis Colon Rectum 33:35–39

Kune GA, Kune S, Field B, Watson LF (1988) The role of chronic constipation, diarrhea and laxative use in the etiology of large-bowel cancer. Dis Colon Rectum 31:507–512

Lennard-Jones JE (1994) Clinical classification of constipation. In: Kamm MA, Lennard-Jones JE (ed) Constipation. Wrightson Biomedical, Petersfield, pp 3–10

Longo WE, Vernava AM (1993) III. Prokinetic agents for lower gastrointestinal motility disorders. Dis Colon Rectum 36:696–708

Madsen JL (1992) Effects of gender, age, and body mass index on gastrointestinal transit times. Dig Dis Sci 10:1548–1553

Martelli H, Devroede G, Arhan P, Duguany C (1987) Mechanisms of idiopathic constipation: outlet obstruction. Gastroenterology 75:623–631

Müller-Lissner S (1988) Effect of wheat bran on weight of stool an gastrointestinal transit time: a meta analysis. Br Med J 296:615–617

Preston DM, Lennard-Jones JE (1985) Anismus in chronic constipation. Dig Dis Sci 30:413–418

Preston DM, Lennard-Jones JE (1986) Severe chronic constipation of young women: idiopathic slow transit constipation. Gut 27:41–48

Rantis PC Jr et al. (1997) Chronic constipation – is the work-up worth the cost? Dis Colon Rectum 40(3):280–286

Sandler RS, Drossman DA (1987) Bowel habits in young adults not seeking health care. Dig Dis Sci 32:841–845

Schöffski P (1996) Prävention und Therapie der Obstipation bei Tumorpatienten. In: Kompendium internistische Onkologie Schmoll H-J, Höffken K, Possinger K (Hrsg) Berlin, Springer S 1188–1198

Sonnenberg A, Koch TR (1989) Epidemiology of constipation in the United States. Dis Colon Rectum 32:1–8

Verne GN et al. (1997) Colchicine is an effective treatment for patients with chronic constipation: an open-label trial. Dig Dis Sci 42(9):1959–1963

Voderholzer WA, Schatke W, Mühldorfer BE, Klauser AG, Birkner B, Müller-Lissner SA (1997) Clinical response to dietary fiber treatment of chronic constipation. Am J Gastroenterol 85:95–98

Wexner SD, Daniel N, Jagelman DG (1991) Colectomy for constipation: physiologic investigation is the key to success. Dis Colon Rectum 34:851–856

Ziegenhagen DJ, Tewinkel G, Kruis W, Herrmann F (1991) Adding more fluid to wheat bran has no significant effects on intestinal functions of healthy subjects. J Clin Gastroenterol 13(5):525–530

Blutung aus Dünn- und Dickdarm

T. Wehrmann, H. Seifert

14.1 Epidemiologie 155
14.2 Ätiologie und Pathogenese 155
14.3 Klinik 156
14.4 Diagnostik 156
14.5 Therapie 159
   Literatur 160

Akute oder chronische Blutverluste im Bereich vom oberen Ösophagussphinkter bis zum Anoderm werden als gastrointestinale Blutung (GI-Blutung) bezeichnet. Hierbei wird zwischen einer *oberen GI-Blutung* bei Blutungslokalisation im Bereich bis zur Flexura duodenojejunalis, bzw. einer *unteren GI-Blutung* bei einer Blutungsquelle aboral hiervon, differenziert. Von einer akuten GI-Blutung spricht man, wenn klinisch manifeste Symptome einer Blutung (s. unten) vorliegen, eine chronische GI-Blutung wird zumeist nur durch laborchemische Befunde (positiver Haemocult-Test und ggf. chronische Anämie) auffällig. Der Begriff der chronischen GI-Blutung kann daher durch das Synonym der okkulten GI-Blutung ersetzt werden.

14.1 Epidemiologie

Die *akute GI-Blutung* stellt die häufigste Notfallsituation in der Gastroenterologie mit einer jährlichen Inzidenz von etwa 100 zu 100 000 Einwohnern dar.

Die überwiegende Mehrzahl aller GI-Blutungen (etwa 85%) wird durch Blutungsquellen aus dem oberen GI-Trakt (Ösophagus: Varizen, Mallory-Weiss-Läsion, Ösophagitis, Ulkus; Magen: Ulkus, Varizen, Erosion, Angiodysplasie etc.; Bulbus: Ulkus, Angiodysplasie, Varizen) verursacht. Blutungsquellen im Dünndarm (etwa 2-3%) und Dickdarm (etwa 12%) sind wesentlich seltener Ursachen einer akuten GI-Blutung.

Bei der *chronisch-okkulten GI-Blutung* stehen jedoch Läsionen im Dickdarm (Karzinom, Polypen, seltener Angiodysplasien oder Divertikel), sowie gelegentlich auch im terminalen Ileum, ganz im Vordergrund. In Ausnahmefällen können auch Läsionen im oberen GI-Trakt sich ausschließlich durch den Nachweis eines chronisch-okkulten Blutverlustes manifestieren [z. B. axiale Hiatushernie mit rezidivierenden Schleimhautalterationen, Magenkarzinom, chronisch-intermittierender Hämosuccus pancreaticus oder Hämobilie, Angiodysplasien (Kap. 36) oder Dünndarmdivertikel (Kap. 45)].

14.2 Ätiologie und Pathogenese

Die *häufigsten Blutungsquellen* aus dem Dünn- und Dickdarmbereich sind in Tabelle 14.1 angeführt.

Als *Risikofaktor*, nicht nur für die obere GI-Blutung, sondern auch für die Ausbildung einer unteren GI-Blutung, muß die Einnahme *nichtsteroidaler Antirheumatika (NSAR)* angesehen werden. Insbesondere führt die NSAR-Medikation gehäuft zu Dünn-

Tabelle 14.1. Potentielle Blutungsquellen im Dünn- und Dickdarm (in absteigender Häufigkeit aufgeführt)

Anorektum	Kolon	Jejunum/Ileum	Postbulbäres Duodenum
Hämorrhoiden	Divertikel	Angiodysplasie	Ulkus
Proktitis[a]	Kolitis[a]	Divertikel	Angiodysplasie
Ulkus	Angiodysplasie	Ulkus[a]	Hämobilie
Malignom	Ulkus[a]	benigne/maligne Tumoren	Hämosuccus pankreaticus
Angiodysplasie	Malignom	aortointestinale Fistel	Divertikel
Varizen	Polyp	Varizen	benigne/maligne Tumoren
	aortointestinale Fistel		Varizen
	Endometriose		aortointestinale Fistel

[a] Entzündlicher, ischämischer, medikamentös-toxischer, radiogener oder idiopathischer Genese.

Tabelle 14.2. Altersabhängige Blutungsursachen bei Hämatochezie. (Nach Boley et al. 1981)

< 20 Jahre	21–60 Jahre	> 60 Jahre
Meckel-Divertikel	Divertikulose	Angiodysplasien
Kolitis[a]	Kolitis[a]	Divertikulose
Polypen	Polypen	Karzinom
	Karzinom	Polypen
	Angiodysplasie	

[a] Entzündlicher, ischämischer, medikamentös-toxischer, radiogener oder idiopathischer Genese.

und Dickdarmulzera sowie zu einer signifikanten Zunahme der Blutungsneigung von Dickdarmdivertikeln (s. Kap. 48). Auch die Therapie mit *Antibiotika* (insbesondere mit Ampicillin, Amoxycillin oder Clindamycin) kann über die Entstehung einer Antibiotika-assoziierten, hämorrhagischen Kolitis (s. Kap. 47) zur akuten unteren GI-Blutung führen. Eine dauerhafte *antikoagulatorische Medikation* (z. B. mit Phenprocuomon) stellt gleichfalls einen ernsthaften Risikofaktor für insbesondere die untere GI-Blutung dar. Nicht selten wird die Diagnose einer Dickdarmdivertikulose oder eines Kolonkarzinoms erstmalig durch das Auftreten einer GI-Blutung unter Antikoagulanzieneinnahme evident.

Bei akuten Blutungen aus Dünn- und Dickdarm besteht eine *charakteristische Altersabhängigkeit* hinsichtlich der potentiellen Blutungsursachen (Tabelle 14.2).

14.3
Klinik

Leitsymptome einer akuten GI-Blutung sind *Hämatemesis* (Erbrechen hellroten oder hämatinisierten Blutes), *Melanä* (Teerstuhl) sowie *Hämatochezie* (peranaler Abgang von frischem Blut oder Koageln). Als Folgeerscheinungen können *Hautblässe* und *Kreislaufdepression* resultieren. Der Schweregrad einer GI-Blutung läßt sich klinisch und laborchemisch leider nur ungenau abschätzen [weswegen eine unmittelbare endoskopische Abklärung meistens erforderlich ist (Kap. 22)]. Die Kombination von Hämatemesis und Hämatochezie spricht immer für eine massive GI-Blutung. Bei einem *Schockindex* (Puls: systolischer Blutdruck) um 1 kann von einem Blutverlust von 20–30%, bei einem Index >1,5 von einem Blutverlust um 50% ausgegangen werden.

Eine *akute Hämorrhoidalblutung* (Kap. 54) ist durch die Auflagerung von hellrotem Blut auf den Stuhl gekennzeichnet. Häufig finden sich Blutspuren am Toilettenpapier. Hämorrhoidenblutungen treten meist akut-rezidivierend mit geringer Intensität auf, massive Hämorrhoidenblutungen sind selten und häufiger die Folge endoskopisch-therapeutischer Interventionen (z. B. Blutung nach Gummibandligatur).

Bei der *okkulten GI-Blutung* ist diese vom Patienten nicht bemerkbar, sondern nur durch spezielle Nachweisverfahren für Blut im Stuhl (s. unten) detektierbar. Gelegentlich resultiert eine Einschränkung der körperlichen Leistungsfähigkeit als Folge einer chronischen Blutungsanämie.

14.4
Diagnostik

Das diagnostische Vorgehen wird durch die *klinische Präsentation* und die *Schweregradabschätzung der GI-Blutung* geleitet. Bei einer Blutung aus dem Dünn- und Dickdarm steht die *Hämatochezie* als Leitsymptom im Vordergrund. Bluterbrechen und Teerstuhl sind vorwiegend nur bei duodenaler Blutungslokalisation zu erwarten. Auf das diagnostische Vorgehen bei Blutung aus Ösophagus, Magen oder Bulbus duodeni wird hier nicht eingegangen. Im Vordergrund der Diagnostik von Blutungen aus Dünn- und Dickdarm stehen endoskopische, radiologische und nuklearmedizinische Verfahren.

Anamnese und körperliche Untersuchung

Bei klinischem Verdacht auf eine akute Blutung aus dem Dünn- oder Dickdarmbereich sollten anamnestisch *spezifische Vorerkrankungen* (Divertikulose, Zustand nach Operationen am unteren GI-Trakt oder Anlage operativer Gefäßbypässe, allgemeine Blutungsdiathese) sowie *Risikofaktoren* (s. oben) erfaßt werden. Bei der *analen Inspektion* wird bei deutlicher Spreizung der Nates eine akute Hämorrhoidalblutung durch den sickernden oder spritzenden Abgang hellroten Blutes meist evident. *Rektal-digital* wird der Nachweis von dunkelrotem frischen Blut, von Koageln oder von Teerstuhl (bei oberer GI-Blutung) dokumentiert. Weiterhin sollten die *Vitalparameter* (Puls, Blutdruck, evtl. Blutgase) erfaßt und im Verlauf kontrolliert werden. Wenn die rektal-digitale Untersuchung keinen Blutnachweis erbringt und keine Kreislaufdepression vorliegt, ist eine notfallmäßige endoskopische Diagnostik (hinsichtlich einer unteren GI-Blutung) nicht erforderlich. Die (in dieser Situation häufig geübte) Durchführung okkulter Blutstuhltests (s. unten) besitzt für die Indikation zur Notfallendoskopie keine Relevanz.

Labordiagnostik

Die Bestimmung des *Blutbilds*, der *Blutgruppe* sowie der *Gerinnungsfaktoren* ist bei der akuten unteren

GI-Blutung obligat. Bei massiver Hämatochezie oder klinischem Verdacht auf eine stärkere Hämorrhoidalblutung ist jedoch unabhängig vom aktuellen Hb-Wert (und der Kreislaufsituation) bei Aufnahme eine unmittelbare weitergehende Diagnostik und Therapie angezeigt. Andernfalls ist diese Diagnostik elektiv innerhalb von 24–48 h anzustreben.

Der Nachweis eines *okkulten Blutverlustes* bedient sich der peroxidaseähnlichen Wirkung des Hämoglobins. Der Nachweis dieses Effekts im Stuhl setzt zuvor eine Hämolyse der Erythrozyten im GI-Trakt voraus. Durch den sauren Magensaft wird jedoch freies Blut hämatinisiert und verliert hierdurch seine enzymatische Peroxidasekraft. Auch geringere Blutmengen im oberen Dünndarm werden meist durch Peptidasen angedaut, so daß das Hämoglobin seine Peroxidasewirkung verliert. Bei erheblicheren Blutungen (>50 ml/Tag) reicht die Kapazität von Magen- und Duodenalsaft jedoch meist nicht mehr aus, um dem gesamtem Hämoglobinanteil die Peroxidasefähigkeit zu nehmen.

Im deutschsprachigen Raum wird für den okkulten Blutnachweis im Stuhl vorwiegend die *Guajakmethode* (z.B. Haemoccult, SKD-Pharma) verwendet. Dieser besteht aus einem in Karton eingefaßtem und 2 mit je 0,1 mg Guajakharz beschichteten Filterpapieren auf die je eine Stuhlprobe aufgetragen werden. Nach Aufbringen von 2–3 Tropfen von stabilisiertem H_2O_2 (als Entwickler) kommt es bei Anwesenheit von Hämoglobin im Stuhl zu einer Blaufärbung des Filterpapiers (positiver Hämoculttest). Der Test wird üblicherweise an 3 aufeinander folgenden Tagen durchgeführt und bei einem einzigen positiven Testergebnis als pathologisch bewertet. Da jedoch nicht nur Peroxidasen aus humanem Hämoglobin mit der Guajakmethode nachweisbar sind, können zahlreiche Fehlermöglichkeiten resultieren (Tabelle 14.3). Die Grenze zum Nachweis einer unteren GI-Blutung (Empfindlichkeit) mittels Hämoccult-Test liegt bei etwa 2–3 ml Blutverlust/Tag. Die Sensitivität zum Nachweis eines kolorektalen Karzinoms liegt bei etwa 80–95%, die Spezifität bei etwa 95%. Ein positiver Hämoculttest indiziert damit die Durchführung einer Koloileoskopie. Die vorgeschlagene Rehydrierung zur Steigerung der Sensitivität der Guajakmethode hat sich wegen des gleichzeitig deutlichen Verlustes an Spezifität nicht durchgesetzt.

Endoskopie

Bei Hämatochezie sollte als Erstmaßnahme eine *Proktorektoskopie* durchgeführt werden, weil diese nach nur kurzdauernder Vorbereitung mittels ein bis 2 Klysmen schon in der Lage ist, eine Hämorrhoidenblutung, ein solitäres Rektumulkus, ein Rektumkarzinom, eine Angiodysplasie oder (selten) eine Varize nachzuweisen. Hinsichtlich methodischer Einzelheiten und Befunde sei auf Kap. 22 verwiesen. Die *Koloileoskopie* ist bei Hämatochezie nur nach Darmreinigung durch perorale (ggf. Magensonde) oder perrektale Spülung mittels Goleytelylösung sinnvoll. Andernfalls behindern Stuhl-, Blut- und Koagelmassen die endoskopische Sicht zumeist so ausgeprägt, daß eine diagnostische Aussage nicht getroffen und erst recht keine therapeutische Intervention möglich ist. Bei akuter unterer GI-Blutung empfiehlt sich der routinemäßige Einsatz therapeutischer Koloskope mit großem Arbeitskanal oder evtl. eines Jumbogastroskops (z.B. XT 30, 6 mm Arbeitskanal, Fa. Olympus) sowie der Einsatz einer elektrischen Spülpumpe. Nur hiermit kann bei stärkerer Blutungsaktivität eine ausreichende Sicht ermöglicht werden. Zu spezifischen koloileoskopischen Befunden und dem detaillierten technischen Procedere sei auf Kap. 22 verwiesen.

Der Nachweis einer duodenalen Blutungsquelle ist zuverlässig mittels *ÖGD* möglich (Abb. 14.1). Eine Hämobilie oder eine Hämosuccus pancreaticus können jedoch der prograden Technik entgehen bzw. nicht zweifelsfrei zu lokalisieren sein, so daß hier die zusätzliche Durchführung einer *Duodenoskopie mittels Seitblickoptik* geboten ist (Abb. 14.2). Blutungsquellen im Bereich des oberen Jejunums können mittels *Enteroskopie* diagnostiziert werden (s. Kap. 22). Mit dem 2,5 m langen Videoenteroskop (SIF-100, Fa. Olympus) kann eine Intubationstiefe von zumeist 40–60 cm distal der Flexura duodenojejunalis erreicht werden. Bei Patienten mit akut-rezidivierenden GI-Blutungen unklarer Ätiologie (nach ÖGD und Koloileoskopie) kann in 20–40% enteroskopisch eine Blutungsquelle [zumeist Angiodysplasien, seltener gutartige (Leiomyom) oder bösartige (Karzinom, Lymphom) Tumore oder Polypen] detektiert werden. Da die Enteroskopie als Spezialmethode meist von erfahrenen Untersuchern durch-

Tabelle 14.3. Fehlermöglichkeiten bei okkultem Blutnachweis im Stuhl mittels der Guajak-Methode (Hämoccult-Test)

Störfaktor	Ursprung
tierische Hämo-Myo-Globine	rohe Fleischnahrung (z.B. Blutwurst)
pflanzliche/bakterielle Peroxidasen	rohe Pflanzenkost/Intoxikation
Eisen	Medikation
Denaturierung des humanen Hämoglobins	bakterielle Überbesiedlung im Dünndarm, lange Probenlagerung

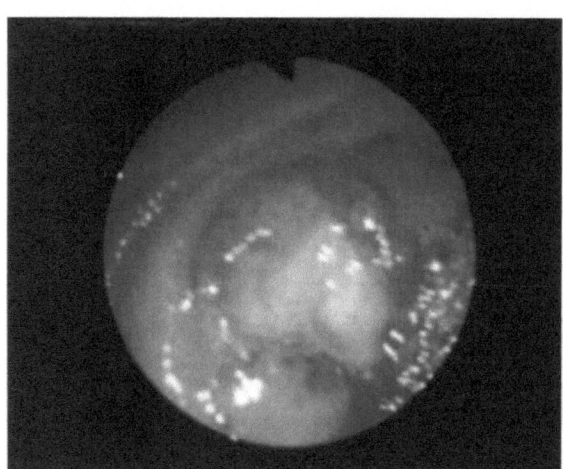

Abb. 14.1. Nachweis einer duodenalen Sickerblutung aus Kaposi-Sarkom bei einem AIDS-Patienten (konventionelle Duodenoskopie mit prograder Optik)

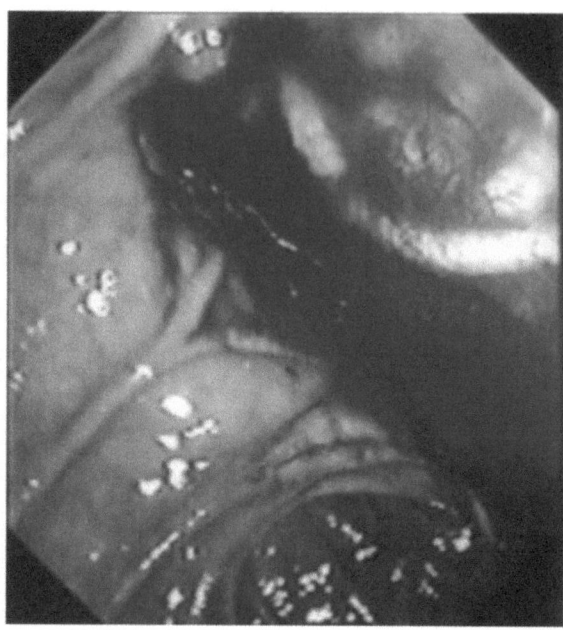

Abb. 14.2. Nachweis eines Blutaustritts aus der Papilla Vateri bei Hämobilie (duodenoskopische Darstellung mittels Seitblickoptik)

geführt wird, ist der Nachweis von auch mittels ÖGD erreichbaren Läsionen gar nicht so selten.

Goldstandard zum Ausschluß einer Blutungsquelle im Dünndarmbereich ist die *intraoperative Enteroskopie* nach Eröffnung des Jejunums. Unter Hilfestellung durch die Hand des Chirurgen von außen (der mittels Diaphanie die Lage des Endoskops erkennt) kann hier subtil der gesamte Dünndarm bis zum Zäkalpol inspiziert werden. Ergibt sich auch hierbei kein Befund (oder auch alternativ zum oben genannten Vorgehen) bietet sich die operative Anlage eines doppelläufigen Ileostomas an. Hier ist dann im Falle einer erneuten akuten Blutung über den Schenkel mit Blutaustritt ein endoskopisches Vorgehen möglich.

Radiologie

■ **Konventionelle Röntgendiagnostik.** Die *Röntgen-Abdomenleeraufnahme* trägt fast nichts zur Diagnostik bei der GI-Blutung bei und ist daher verzichtbar. Auch der Stellenwert des *Röntgen-Doppelkontrast-Untersuchung des Dünndarms nach Sellink* ist deutlich limitiert. So ist selbst der Nachweis von Dünndarmdivertikeln (z. B. Meckel-Divertikel) nur mit einer Sensitivität von 60–70% möglich, Angiodysplasien lassen sich fast nie nachweisen. Die Methode kommt daher fast ausschließlich zum Tumorausschluß bei chronisch-okkulter GI-Blutung zum Einsatz (Technik und Befundbeispiele s. Kap. 19).

■ **Angiographie.** Die *selektive angiographische Untersuchung der A. mesenterica superior und inferior* ist bei aktiver unterer GI-Blutung *notfallmäßig* stets dann indiziert, wenn die endoskopische Diagnostik die Blutungsquelle nicht zweifelsfrei identifizieren konnte, sei es aufgrund der Unerreichbarkeit der Läsion (z. B. im proximalen Ileum) oder auch wenn eine massive Blutungsaktivität keine einwandfreien Sichtverhältnisse im Kolon (selbst bei Verwendung großkanaliger Geräte) ermöglicht.

Bei chronischer GI-Blutung oder im blutungsfreien Intervall nach stattgehabter akuter GI-Blutung ist die *Angiographie* (dann als Übersichtsaortographie plus Zöliakographie und Mesenterikographie) das sensitivste Verfahren zum Nachweis von AV-Malformationen. Insgesamt ist jedoch ihre Aussagefähigkeit bei fehlender Blutungsaktivität deutlich reduziert. Zum detaillierten technischen Vorgehen und Befundbeispielen s. Kap. 20.

Nuklearmedizin

Die nuklearmedizinischen Verfahren sind insbesondere bei akut-rezidivierenden Blutungen aus Dünn- und Dickdarm von Interesse. Im blutungsfreien Intervall sind sie der Angiographie an Sensitivität überlegen, in Studien konnte in bis zu 85% in dieser Situation eine Bluungsquelle szintigraphisch nachgewiesen werden. Anwendung findet hier insbesondere die *Ganzkörperszintigraphie nach i.v.-Injektion von ^{99m}Tc-markierten Erythrozyten* (Details und Befunde s. Kap. 21).

Abb. 14.3. Flußdiagramm zum diagnostischen Vorgehen bei Dünn- oder Dickdarmblutung in Abhängigkeit vom Leitsymptom

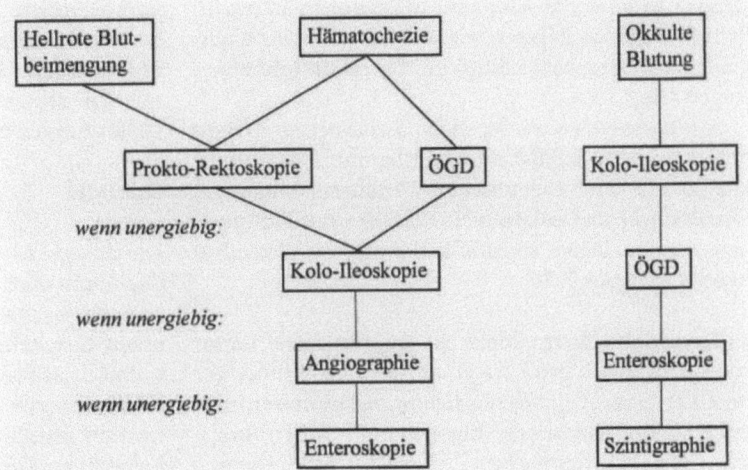

Zum Nachweis eines Meckel-Divertikels (besonders zu bedenken bei GI-Blutungen im Alter < 30 J.) kann eine *planare Abdominalszintigraphie* mittels γ-Kamera nach Infusion von ^{99m}Tc, das sich selektiv in der ektopen Magenschleimhaut des Divertikels anreichert, durchgeführt werden (Kap. 21).

Einen Überblick über das diagnostische Vorgehen bei akuter Blutung aus dem Dünn- und Dickdarm gibt Abb. 14.3.

14.5 Therapie

Bei *akuter GI-Blutung* dienen als supportive Maßnahmen die Volumenkorrektur sowie ggf. die Substitution von Erythrozyten, Thrombozyten und Gerinnungsfaktoren.

Medikamentöse Therapie

Bei rezidivierenden Blutungen aus multiplen Angiodysplasien (die endoskopisch aufgrund ihrer Lokalisation und/oder großen Anzahl nicht erfolgversprechend behandelbar sind) scheint eine orale Dauermedikation mit *Östrogenen* zu einer Abnahme der Blutungsfrequenz und auch einer Rückbildung der Angiodysplasien zu führen (s. Kap. 36).

Bei GI-Blutung im Rahmen einer hochfloriden hämorrhagischen Kolitis führt ein sofortiges *Absetzen der Antibiotikabehandlung* meist zu rascher Besserung und vollständigem Sistieren der Blutung (Kap. 47). Bei rektalen Blutungen auf dem Boden einer floriden Proctocolitis ulcerosa ist eine Therapie mit *5-ASA-Klysmen* sowie *Kortikosteroidpräparationen* hilfreich (Kap. 43).

Endoskopie

■ **Analkanal.** Bei akuter *Hämorrhoidenblutung* ist die Infrarotkoagulation (insbesondere bei massiver Blutung nach vorzeitigem Abgang einer Gummibandligatur) Methode der Wahl (s. auch Kap. 55).

■ **Rektum.** Bei Blutung aus *Rektumulzera* ist bei darstellbarem Gefäßstumpf die Klippapplikation als sicherstes Hämostaseverfahren zu bevorzugen. Alternativ kommen thermische Methoden (monopolare Elektrokoagulation, BICAP-Sonde, EHT-Sonde n. Frühmorgen, Argon-Plasma-Koagulation) in Frage. Größere Erfahrungen zur Injektionstherapie mit Fibrinkleber liegen nicht vor. Eine Injektion mit Adrenalinlösung birgt im Rektum ein wesentlich erhöhtes kardiales Risiko (Herzrhytmusstörungen), da kein venöser Abstrom über das Portalsystem erfolgt. Blutende *kolorektale Karzinome* können primär mittels thermischer Verfahren versorgt werden, die definitive Behandlung ist chirurgisch. Eine standardisiertes Behandlungsregime für eine (allerdings sehr seltene) *kolorektale Varizenblutung* gibt es nicht, hier ist möglicherweise ein Versuch mittels Fibrinkleberinjektion empfehlenswert.

■ **Kolon.** Bei einer *Divertikelblutung* ist es oftmals sehr schwierig exakt das blutende Divertikel zu identifizieren. Wenn dies gelingt, kann ein Therapieversuch mittels Injektionsverfahren (Adrenalin, Fibrinkleber – in den Divertikelhals und -rand) unternommen werden.

Blutungen aus *Angiodysplasien* werden thermisch (bevorzugt hier mittels Argon-Plasma-Koagulation) behandelt, alternativ kann eine Sklerosierung mit 1%-Polidocanol vorgenommen werden.

Blutungen aus *Polypektomien* werden zumeist mit Hämoklippapplikation unterbunden (s. Kap. 21). Zusätzlich kommt die Adrenalininjektion in Betracht. Primär blutende *Polypen* werden (sofern nicht hochgradig karzinomverdächtig) am besten in toto abgetragen (Kap. 22).

Medikamentös-toxische oder ischämische Ulzera mit blutendem Gefäßstumpf werden mit Hämoklippapplikation oder thermischen Verfahren behandelt. *Entzündliche und ischämische Kolitiden* mit Blutungsneigung sind keiner spezifischen endoskopischen Behandlung zugänglich.

■ **Terminales Ileum.** Meist ist das terminale Ileum koloileoskopisch etwa 15–30 cm weit zu intubieren. Im Falle einer *Angiodysplasieblutung* in diesem Bereich ist eine thermische Blutstillung (s. oben) möglich. Blutende *Ileumdivertikel* sollten einer operativen Therapie zugeführt werden.

■ **Jejunum.** Eine Blutstillung durch das Enteroskop wird dadurch erschwert, daß kaum kommerziell erhältliche Hilfsmittel zur Blutstillung (z. B. Injektionsnadeln) zur Verfügung stehen. In unserer Abteilung werden diese daher selbst angefertigt. Bei den im Jejunum als häufigste Blutungsquelle nachweisbaren *Angiodysplasien* erfolgt so eine monopolare Elektrokoagulation über eine selbstgefertigte Drahtschlinge.

■ **Duodenum.** Die Therapie von *Angiodysplasien* erfolgt analog wie im Kolon mittels thermischer Methoden. Die endoskopische Behandlung *postbulbärer Ulzera* erfolgt analog zur Therapie gastroduodenaler Geschwüre (Hämoklipp, Adrenalin-, Fibrinkleberinjektion, thermische Methoden). Bei einer *Hämobilie* empfiehlt sich die Einlage einer nasobiliären 6,5 F-Verweilsonde und Spülung des Gallengangs mit Adrenalinlösung 1:10 000. Ein *Hämosuccus pankreaticus* (z. B. bei Karzinom oder Arterienarrosion bei chron. Pankreatitis und/oder Pseudozyste) sistiert entweder spontan oder ist nur einer operativen Therapie zugänglich. Alternativ kann interventionell-radiologisch eine superselektive Embolisation der blutende Arterie versucht werden.

Radiologie

Nach erfolgreicher angiographischer Lokalisation einer GI-Blutung kann eine *superselektive Sondierung* dieses Gefäßes versucht werden. Gelingt dies, wird durch die Applikation verschiedener Agenzien (Gelifoam, lyophilisierte Durapartikel, Metallspiralen) eine *Embolisation des blutenden Gefäßes* herbeigeführt. In erfahrenen Händen gelingt so eine Blutstillung in etwa 80%. Die Methode ist aufwendig und weist eine hohe Strahlenbelastung auf, so daß sie nur für schwere, endoskopisch nichtbeherrschbare GI-Blutungen in Betracht kommt.

Chirurgie

Die dringlichste Operationsindikation stellt der Verdacht auf eine *aortointestinale Fistel* dar (hier sind endoskopische und radiologische Blutstillungstechniken nicht effizient). Auch bei diffusen und endoskopisch schwer zu lokalisierenden massiven *Divertikelblutungen* ist eine frühzeitige operative Intervention anzustreben. Desgleichen gilt für blutende *kolorektale Karzinome*, auch wenn hier häufig initial endoskopisch eine Hämostase erzielt werden kann, sowie für alle oben genannten Indikationen, wenn endoskopisch oder interventionell-radiologisch eine Blutstillung technisch nicht möglich ist. Ferner stellen die manchmal recht ausgeprägten Blutungen bei ischämisch-hämorrhagischer Infarzierung des Kolons eine absolute Operationsindikation dar.

Literatur

Boley SJ, Brandt LJ, Frank MS (1981) Severe lower intestinal bleeding: diagnosis and treatment. Clin Gastroenterol 10: 65–91

Encarnacion CE, Kadir S, Beam CA, Payne CS (1992) Gastrointestinal bleeding: treatment with gastrointestinal arterial embolization. Radiology 183: 505–508

Frühmorgen P (1996) Okkultes Blut im Stuhl. In: EG Hahn, JF Riemann (Hrsg) Klinische Gastroenterologie, Thieme, Stuttgart, pp 463–469

Jensen DM, Machiado GA (1988) Diagnosis and treatment of severe haematochezia. Gastroenterology 95: 1569–1574

Joshida N, Donahue PE, Nyhus L (1987) Hemobilia – review of recent experience with a world wide problem. Am J Gastroenterol 82: 488–490

Keller FS, Routh WD (1991) Angiographic diagnosis and treatment. Hepato-Gastroenterol 38: 207–215

Kohler B, Riemann JF (1996) Gastrointestinale Blutung. In: EG Hahn, JF Riemann (Hrsg) Klinische Gastroenterologie, Thieme, Stuttgart, pp 385–400

Lau WY (1990) Intraoperative enteroscopy – indications and limitations. Gastrointest Endosc 36: 268–271

Morris AJ, Wasson LA, MacKenzie JF (1992) Small bowel enteroscopy in undiagnosed gastrointestinal blood loss. Gut 33: 887–889

Schlauch D, Riemann JF (1993) Enteroskopie – Erweiterung des diagnostischen Spektrums. Überblick und eigene Ergebnisse. Z Gastroenterol 31: 464–467

Wetzel EL, Strauss LG, Hoevels J, Georgi M (1986) Nachweis und Lokalisation von Blutungen im Intestinaltrakt. Dtsch Med Wschr 111: 203–206

Wilcox CM, Alexander LN, Cotsonis GA, Clark WS (1997) Non-steroidal antiinflammatory drugs are associated both with upper and lower GI-bleeding. Dig Dis Sci 42: 990–993

Teil III
Diagnostische Verfahren

Kapitel 15

Funktionsdiagnostik

J. Stein, B. Lembcke

15.1	Untersuchungen zur Fettmalabsorption	164
15.1.1	Quantitative Stuhlfettanalyse	164
15.1.2	β-Carotinoide im Serum	165
15.2	Störungen der Kohlenhydratassimilation	166
15.2.1	Disaccharidasemangel	166
15.3	Proteinmalassimilation	169
15.3.1	Nachweis des intestinalen Proteinverlustes	169
15.3.2	Erfassung der Proteinmalassimilation	170
15.4	Erfassung der funktionellen Integrität	170
15.4.1	Erfassung der funktionellen (zellulären) Integrität des proximalen Dünndarms (D-Xylosetest)	170
15.4.2	Erfassung von Funktionsstörungen des distalen Dünndarms (Ileum)	171
15.4.3	Erfassung der parazellulären Integrität (Permeabilitätstests)	174
15.5	Diagnostik bei Verdacht auf bakterielle Fehl-/Überbesiedlung des Dünndarms	177
15.5.1	$^{14}CO_2$-Glykocholatatemtest	178
15.5.2	Glukose-H_2-Atemtest	178
15.6	Mund-Zökum-Transitzeitbestimmung (Laktulose-H_2-Atemtest)	178
15.7	Rationeller diagnostischer Einsatz intestinaler Funktionstests	179
	Literatur	179

Eine normale Funktion des Verdauungstraktes ist an die *Integrität* (Barrierefunktion) und den koordinierten Ablauf einer Vielzahl von *digestiv-resorptiven und sekretorischen* Partialfunktionen gebunden (Tabelle 15.1). Da die Symptomatik intestinaler Erkrankungen vorwiegend aus Störungen dieser Partialfunktionen resultiert, prüfen Dünndarmfunktionstests *Partialfunktionen* des Darmes und leisten damit einen diagnostischen oder differentialdiagnostischen Beitrag, tragen zum pathophysiologischen Verständnis einer intestinal verursachten Symptomatik bei und liefern quantitative Informationen über den Schweregrad bestehender Störungen. Hierzu bieten sich die nachfolgenden Untersuchungsverfahren, die insbesondere bei den quantitativen Stuhlbestimmungen, Bilanz- und Toleranzversuchen entscheidend an die Mitarbeit des Patienten gebunden sind (Abb. 15.1):

- *Einfache Stuhluntersuchungen:* Mit geringem apparativen Aufwand durchzuführen. Sie umfassen die *mikroskopische Beurteilung* von Form, Farbe, Konsistenz, Volumen, Oberflächenbeschaffenheit und Gewichtsbestimmung des Stuhls.

- *Metaboliten- und Enzymbestimmungen im Stuhl:* Hierzu zählen die Neutralfettbestimmung, spezifische Proteinbestimmungen (α_1-Antitrypsin, Lysozym) und der qualitative Blutnachweis (Okkultbluttest).

- *Bilanzuntersuchungen:* Unter der Voraussetzung, daß der nicht resorbierte Teil der Testsubstanz während der Darmpassage nicht bakteriell oder enzymatisch verändert wird, gilt die Differenz zwischen oral aufgenommener und der mit den Fäzes ausgeschiedenen Menge als Maß für die resorptive Kapazität.

- *Resorptions(toleranz)untersuchungen:* Sie beruhen auf der Messung des Konzentrationsanstieges im Serum und/oder der Ausscheidung im Urin von oral applizierten Testsubstanzen (Xylose, Laktose, Gallensäuren).

- *Atemtests:* Sie basieren auf der Messung von H_2 oder CO_2 in der Exhalationsluft nach oraler Applikation der Testsubstanz (Abb. 15.2, 15.6).

- *Biochemische Untersuchungen von Schleimhautbiopsien:* Sie sind in der Regel speziellen Fragestellungen vorbehalten und beinhalten die gezielte Bestimmungen von Enzymaktivitäten (z. B. Disaccharidasen).

Tabelle 15.1. Partialfunktionen des Intestinaltraktes

Motilität
Digestion
Resorption
Endokrine Sekretion
Immunabwehr
Barrierefunktion

164 KAPITEL 15 Funktionsdiagnostik

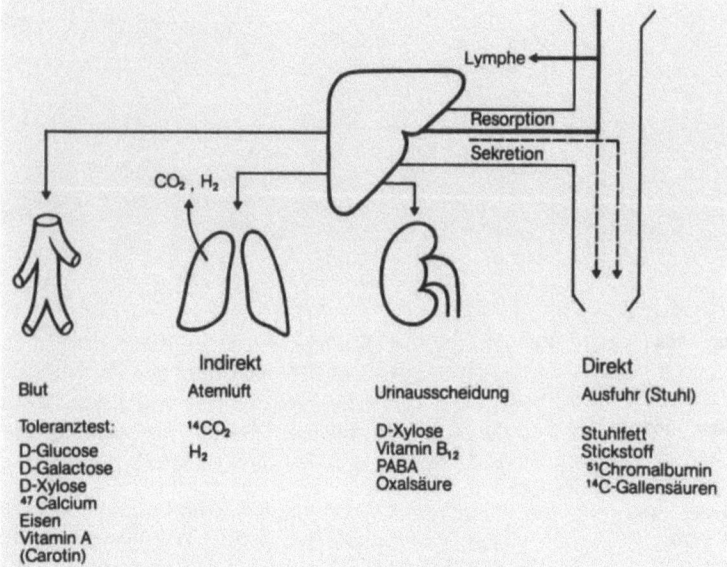

Abb. 15.1. Funktionstests zur Ermittlung der Resorptionskapazität des Dünndarms

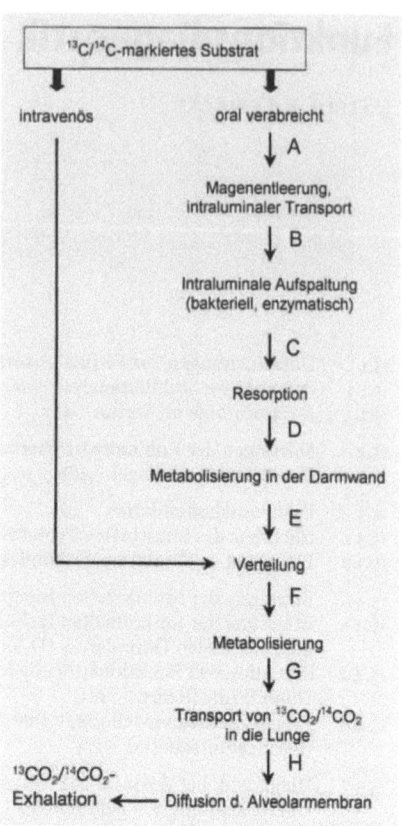

15.1
Untersuchungen zur Fettmalabsorption

Grundsätzlich gilt für alle Testverfahren zur Bestimmung der Fettresorption, daß sie nicht zwischen Maldigestions- und Malabsorptionssyndromen differenzieren können. Einem pathologischen Testergebnis sollten daher stets weitere Funktionsuntersuchungen folgen.

15.1.1
Quantitative Stuhlfettanalyse

Methodik. Die Messung der Fettausscheidung im 72 h-Stuhl stellt eine vereinfachte Bilanzuntersuchung dar, wobei eine konstante orale Aufnahme von 80–100 g Neutralfett pro die vorausgesetzt wird (eine Fettzufuhr <70 g/Tag bzw. >150 g/Tag sollte nicht unter- bzw. überschritten werden). Die Messung von Stuhlgewicht und Fettausscheidung über 3 Tage (72 h-Stuhl) ist dabei aufgrund der Tag-zu-Tag-Variabilität beider Parameter als zeitliches Minimum zu betrachten; klinisch sind längere Sammelperioden jedoch in der Regel nicht praktikabel.

Bei der *traditionellen* Stuhlfettanalyse nach *van de Kamer* werden quantitativ freie Fettsäuren sowie Fettsäureester bestimmt. Eine eingewogene Stuhlmenge wird mechanisch homogenisiert, ein abge-

Abb. 15.2. Prinzip atemanalytischer Tests in der gastroenterologischen Diagnostik. Nach oraler gabe ^{14}C-/^{13}C-markierter Substrate wird die spezifische Aktivität von $^{14}CO_2$/$^{13}CO_2$ in der Ausatemluft gemessen. Ein Substrat eignet sich nur dann zur Resorptionsmessung, wenn tatsächlich die Resorption der limitierende Schritt und nicht andere postresorptive Schritte limitierend sind (A–I). Ist die bakterielle Aufspaltung des Substrates der limitierende Schritt, eignet sich die Substanz als quantitativer Marker zu Ermittlung der bakteriellen intraluminalen Aufspaltung (z.B. $^{14}CO_2$/$^{13}CO_2$-Glykocholatatemtest)

wogenes Aliquot des Stuhls im Rückflußkühler mit Kaliumhydroxid in alkoholischer Lösung verseift, die freigesetzten Fettsäuren werden dann mit Petrolether extrahiert und anschließend titrimetrisch mit NaOH und Thymolblau als Indikator bestimmt. Aus der Fettsäuremenge wird (unter Annahme eines einheitlichen Molulargewichtes von 284 Da) die Neutralfettmenge berechnet. Eine mittlere Stuhlfettausscheidung >7 g/24 h ist pathologisch (Steatorrhö).

Eine zunehmend eingesetzte methodische Alternative stellt die Messung der Stuhlfettkonzentration mittels *naher Infrarotabsorptionsspektrometrie (NIRA)* dar. Sie basiert auf der Tasache, daß das im nahen Infrarotbereich (700–2500 nm) an der Oberfläche einer Stuhlprobe reflektierte Licht in seinem Spektrum *qualitativ* und *quantitativ* durch die Zusammensetzung der Probe bestimmt wird. Determinanten des Reflektionsspektrums sind dabei die Absorptionsspektren spezifischer funktioneller Gruppen (CH, NH, OH). Mittels serieller spezifischer Rotationsfilter lassen sich dann die Stuhlfettkonzentration, neuerdings aber auch die Konzentrationen von Stickstoff und Kohlenhydraten sowie der Wassergehalt bestimmen.

Wertigkeit/Interpretation. Die quantitative Stuhlfettanalyse stellt einen wichtigen Suchtest für das Vorliegen eines Malassimilationssyndroms dar; sie erfaßt dabei neben Störungen der Lipolyse (pankreatische Phase der Fettverdauung) auch Störungen der hepatobiliären Phase (Mizellenbildung), der intestinalen Phase (Resorption, Reveresterung) sowie des lymphatischen Abtransportes im Darm z. B. bei M. Whipple, genuiner intestinaler Lymphangiektasie (M. Waldmann) und durch extraintestinale Stauung.

Die Konzentration von Neutralfett im Stuhl (normal: 3,16 ± 1,23 g/100 g Feuchtgewicht) liegt bei pankreatogenen Ursachen der Steatorrhö deutlich höher (11,5 ± 4,7 g/100 g) als bei nichtpankreatogener Steatorrhö; eine Differenzierung ist jedoch nur dann möglich, wenn eine einheimische Sprue ausgeschlossen werden kann, da die unbehandelte Sprue zu einer funktionellen Pankreasinsuffizienz aufgrund unzureichender endogener Stimulation der Bauchspeicheldrüse führt.

Eine Steatorrhö tritt sowohl bei Erkrankungen des Jejunums als auch bei Ileumerkrankung bzw. -resektion auf; infolge unterschiedlicher pathophysiologischer Mechanismen besteht dabei jedoch eine unterschiedliche Empfindlichkeit.

Im proximalen Dünndarm führt eine Verminderung der Konzentration konjugierter Gallensäuren unter die sog. kritische mizellare Konzentration (1,5–2 mM), z. B. im Rahmen einer bakteriellen Überbesiedlung, ebenso zur Steatorrhö wie die Resektion (Reduktion der resorptiven Fläche und Kontaktzeit). Die Reservekapazität des Darmes gegenüber einer Resektion/Erkrankung des Jejunums ist beträchtlich. Bedingt durch eine Ileumresektion (Steatorrhö durch dekompensiertes Gallensäureverlustsyndrom) treten Fettstühle im Mittel bei einer Resektatlänge von 50 cm auf; regelmäßig läßt sich eine Steatorrhö bei einer distalen Resektion > 90 cm nachweisen.

Fehlerquellen. Neben unzureichender oder inkonstanter Fettzufuhr (Beginn 3 Tage vor sowie während der Sammelperiode) besteht eine Hauptfehlerquelle in der unvollständigen Stuhlasservation (72 h). Bei einer Ernährung mit mittelkettigen Fettsäuren (MCT-Kost) entstehen bei der *Van de Kamer*-Methode Fehler durch unvollständige Extraktion und in der Berechnung (geringeres Molekulargewicht). Stark entzündliche Stühle mit Schleim und Blut oder stark wäßrige Stühle führen bei beiden Methoden zu falsch-normalen bzw. pathologischen Ergebnissen.

15.1.2
β-Carotinoide im Serum

Die Bestimmung der β-Carotinoidkonzentration im Serum stellt einen indirekten Parameter zur Erfassung einer Steatorrhö dar. Die spektralphotometrische Untersuchungsmethode ist einfach, zuverlässig und rasch verfügbar; sie ist zudem nicht mit den praktischen Problemen der Stuhlsammlung und -Bearbeitung verbunden, die Ressentiments gegenüber der van de Kamer-Methode begründen. Die Methode kann daher als klinisch praktikable Alternative zur Stuhlfettanalyse eingesetzt werden, wenn eine quantitative Information über das Ausmaß einer Steatorrhö entbehrlich ist.

Das Prinzip der diagnostischen Anwendung dieser Bestimmungsmethode beruht auf dem Partitions- und Resorptionsverhalten des β-Carotins. Störungen der Fettassimilation führen dabei zu einer Erhöhung des Löslichkeitspotentials für β-Carotin und andere fettlösliche Substanzen (z. B. Vitamine) mit der Folge einer verminderten Aufnahme des β-Carotins aus der Nahrung. Da β-Carotin beim Menschen kaum gespeichert wird, tritt ein Absinken der β-Carotinkonzentration im Serum nach 1- bis 4wöchiger Malssimilation von Fett (oder Carotinmangelernährung) ein.

Methodik. Venöse Blutentnahme (nüchtern) von 5 ml. Nach Zentrifugation werden die β-Carotinoide aus dem Serum (1 ml) nach Enteiweißung mit 2 ml absolutem Ethanol in Petrolether (2 ml) extrahiert. Nach Trennung der Alkohol- und der Petroletherphase durch Zentrifugation wird die Extinktion der Gelbfärbung in der Petroletherphase gemessen, die der β-Carotinkonzentration im Serum proportional ist.

β-Carotinkonzentrationen > 100 µg/100 ml schließen eine Steatorrhö von über 16 g/24 h weitgehend aus; Werte < 47 µg/100 ml schließen demgegenüber eine normale Stuhlfettausscheidung praktisch aus und ermöglichen damit den Verzicht auf die quantitative Stuhlfettanalyse (Abb. 15.3). Werte < 100 µg/100 ml sollten als verdächtig (diagnostische Sensitivität 88 %) auf eine Steatorrhö angesehen werden (Indikation zu Stuhlfettanalyse bzw. Kontrolle).

Wertigkeit/Interpretation. Die Verminderung der β-Carotinkonzentration im Serum erlaubt die rasche Erfassung einer Steatorrhö mit einfachen Mitteln; sie läßt jedoch keine Rückschlüsse auf die Ätiologie der Malassimilation von Fett oder das quantitative Ausmaß der Steatorrhö zu (Abb. 15.3).

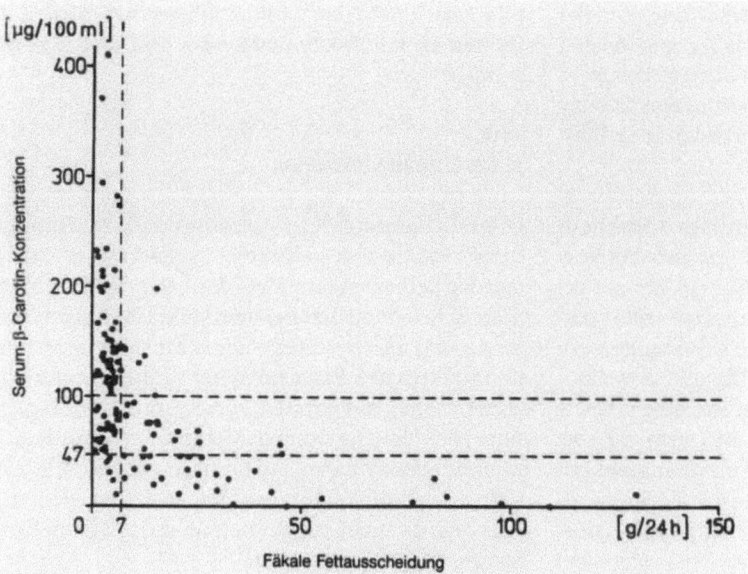

Abb. 15.3. Beziehung von β-Carotin und Fettausscheidung

Pathologische Werte finden sich bei allen globalen Malassimilationssyndromen (z. B. einheimischer Sprue, M. Whipple, Kurzdarmsyndrom, enterokolischer Fistel, bakterieller Überbesiedlung des Dünndarms) und preferentiellen Störungen der Fettassimilation (u. a. chronische Pankreatitis, dekompensiertes Gallensäureverlustsyndrom, Gallensäuremangel bei Verschlußikterus oder intrahepatischer Cholostase). Bedingt durch die lange Latenz bis zur Diagnose und die häufig ausgeprägte Steatorrhö findet man bei der einheimischen Sprue häufig β-Carotinkonzentrationen <10 μg/100 ml oder sogar von 0 μg/100 ml. Eine pathologisch erniedrigte β-Carotinkonzentration ist Veranlassung zur Differentialdiagnose der Steatorrhö, d. h. für die Durchführung eines D-Xylosetests und einer tiefen Duodenalbiopsie einerseits sowie einer Pankreasfunktionsprüfung (z. B. Elastase im Stuhl, Pankreolauryltest).

Fehlerquellen. Hohes Fieber, schwere Lebererkrankungen und eine an β-carotinoiden arme Ernährung (Alkohol!) führen zu erniedrigten Werten, Veränderungen der Lipoproteine bei Hypothyreose, Diabetes mellitus, Hyperlipidämien sowie die Einnahme von Bräunungspräparaten dagegen zu besonders hohen β-Carotinkonzentrationen.

15.2
Störungen der Kohlenhydratassimilation

Die praktisch wichtigsten Störungen der Kohlenhydratassimilation sind der Disaccharidasemangel (speziell: Laktasemangel) einerseits und die Verminderung der Kohlenhydratresorption infolge Reduktion der resorptiven Fläche (Sprue/Kurzdarm) andererseits. Selten, aber bedeutsam ist das selektive Fehlen des Hexosetransportcarriers in der Bürstensaummembran; häufiger, aber von geringer Bedeutung ist die Malabsorption von Stärke im Rahmen einer exokrinen Pankreasinsuffizienz.

15.2.1
Disaccharidasemangel

Störungen der Digestion und Resorption von Disacchariden können als isolierte kongenitale biochemische Enzymdefekte ohne jede morphologische Veränderungen der Bürstensaummembran und der Mukosaarchitektur auftreten (z. B. Laktasemangel beim Säugling, Saccharase-Isomaltase-Mangel, Trehalasemangel), als sekundärer (unselektiver, aber häufig laktasebetonter) Disaccharidasemangel bei Schädigungen der Dünndarmmukosa (Sprue, unter Neomycin, Zytostatika) sowie – im Falle der Laktosemalabsorption – als genetisch determinierter, primärer Laktasemangel vom adulten Typ (genetisch determinierte Regression der Laktaseaktivität in der Adoleszenz). Diese letztgenannte Form stellt den ursprünglichen Zustand bei der Mehrheit der Weltbevölkerung dar; sie wird in Deutschland bei 5–20 % der Normalbevölkerung beobachtet. Alle anderen Disaccharidaseenzymdefekte sind sehr selten; die Häufigkeit des Saccharase-Isomaltase-Mangels liegt unter 0,3 %, ein Trehalasemangel wurde lediglich in 2 Familien beschrieben und ein Maltasemangel ist als Folge der Existenz multipler Maltaseaktivitäten bisher gar nicht aufgetreten.

Gemeinsames Prinzip aller Disaccharidbelastungstests ist es,

- durch ein Fehlen des postabsorptiven Blutglukoseanstieges sowie
- durch den Anstieg der Wasserstoff (H_2)-Konzentration in der Alveolarluft die fehlende bzw. unvollständige mukosale Spaltung der oral verabreichten Testsubstanz (z. B. 50 g Laktose, Saccharose) zu belegen.

Laktasemangel

Konventionelle Methode des Laktosetoleranztests (LTT) ist die Bestimmung des Blutglukoseanstieges zu den Zeitpunkten 0–30–60–90 und 120 min nach oraler Verabreichung von 50 g Laktose in 400 ml Wasser [normal: >1,1 mmol/l (20 mg/100 ml)]. Diese Methode weist beim Vergleich mit der direkten Enzymbestimmung 25% falsch-normale sowie 4% falsch-pathologische Befunde auf und stellt damit nur eine grobe Orientierungshilfe dar (Tabelle 15.2).

Das *pathophysiologisch* betrachtet direkte Verfahren zum Nachweis der Malabsorption von Laktose stellt demgegenüber die Messung von Wasserstoff in der Exhalationsluft dar, da sich damit der unphysiologische Substratübertritt in das Kolon bereits in kleinen Mengen (2 g) diagnostisch erfassen läßt (Abb. 15.4). Dabei ist der H_2-Atemtest deutlich empfindlicher als die Bestimmung der Blutglukose oder alternative (entbehrliche) Verfahren (Galaktose im Serum, $^{14}CO_2$-Laktoseatemtest). Auch die Bestimmung der Galaktoseausscheidung im Urin bietet gegenüber dem H_2-Atemtest keinen bedeutsamen Vorteil.

Grundlage der H_2-Atemtests ist die Stoffwechseleigenschaft zahlreicher Bakterienstämme im Kolon, durch eine Formiathydrogenlyase Kohlenhydrate bis zur Freisetzung von CO_2 und Wasserstoff (H_2) abzubauen. Der menschliche Organismus vermag demgegenüber naszierenden Wasserstoff nicht zu bilden (Wasserstofftransfer in der Atmungskette führt im Säugetierstoffwechsel zur Bildung von Wasser). Da die bakterielle Bildung von H_2 bei der Metabolisierung von Kohlenhydraten im Kolon sehr rasch erfolgt (5 min), Wasserstoff infolge des kleinen Molekülradius gut diffusibel ist, sich im Blut aber relativ

Tabelle 15.2. Diagnostik bei Verdacht auf Laktasemangel

1. Laktosetoleranztest mit Bestimmung von Blutglukose oder (Galaktose)
2. H_2-Atemtest (sensitivster Test)
3. $^{14}C/^{13}C$-Laktoseatemtest
4. Dünndarmbiopsie mit Bestimmung der Laktaseaktivität (Saccharose-Laktase-Quotient >2)

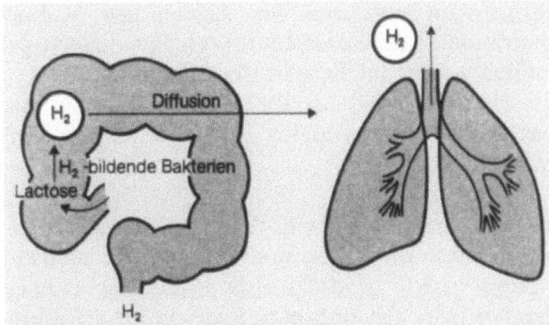

Abb. 15.4. Pathophysiologie beim Laktasemangel als Grundlage des H_2-Atemtests zum Nachweis einer Kohlenhydratmalabsorption. Der Laktasemangel in der Bürstensaummembran der Enterozyten bedingt den Verbleib von Laktose im Darmlumen und dadurch eine erhöhte Osmolarität. Folge des dadurch bewirkten osmoregulatorischen Wassereinstroms sind eine verstärkte Volumenbelastung des Dünndarms und -konsekutiv- eine raschere Passage. Übertritt des Substrates (hier: von Laktose) in das Colon führt zur raschen Bildung von H_2 (diagnostisch), CO_2 (nur diagnostisch, wenn mit ^{14}C oder ^{13}C markiert) sowie kurzkettigen Fettsäuren

schlecht löst und als Folge sehr niedriger atmosphärischer H_2-Konzentrationen bei der Alveolarpassage eine hohe Clearancerate für Wasserstoff besteht, spiegelt sich die intestinale H_2-Produktion in der H_2-Exhalation wider.

Dieses *Prinzip* der H_2-Atemtests wird unter vielfältigen Aspekten eingesetzt. Die Methode ist einfach, valide, sehr sensitiv, preiswert und etabliert; sie ermöglicht u.a. den nichtinvasiven Nachweis der Malassimilation von Laktose oder Saccharose, einer Malabsorption von Fruktose, Glukose, Galaktose oder Sorbit und die Testung der Malabsorption von Kohlenhydraten bei Verabreichung physiologischer Nahrungskohlenhydrate. Der H_2-Exhalationstest stellt daher heute die Referenzmethode zur Erfassung einer Laktosemalassimilation in der Klinik dar, darüber hinaus das bevorzugte Verfahren für Felduntersuchungen zu epidemiologischen Fragestellungen des Laktasemangels und das einzige Verfahren zur Objektivierung der individuellen Toleranzschwelle.

Apparative Voraussetzungen. Die Bestimmung von Wasserstoff in der Exhalationsluft ist in Klinik und Praxis mit Geräten möglich, die mit einer elektrochemischen Meßzelle (GMI-Exhaled Monitor, Fa. Stimotron, Wendelstein) oder nach dem Prinzip eines Gaschromatographen arbeiten (Quintron-Microlyzer, Fa. Medicheck, Essen).

Technische Durchführung. Der nüchterne Patient trinkt 50 g Laktose in 400 ml Wasser. Der H_2-Gehalt in der endexpiratorischen Atemluft wird basal sowie 30, 60, 90 und 120 min nach oraler Verabreichung der

Testsubstanz gemessen. Ein Anstieg der H_2-Konzentration in der Alveolarluft >20 ppm („parts per million") weist im Beispiel des Laktosetoleranztests die Malassimilation des Testzuckers (oder aber eine bakterielle Überbesiedlung des Dünndarms) nach (Abb. 15.5).

Wertigkeit/Interpretation. Die Zuverlässigkeit des H_2-Atemtests zur Erfassung einer Malassimilation von Laktose ist sehr groß. Dabei ist jedoch das jeweilige diagnostische Ziel zu berücksichtigen; für den Nachweis eines Laktasemangels ist die *direkte Enzymbestimmung in der Jejunalbiopsie* das sicherste Verfahren; darüber hinaus erlaubt die simultane Bestimmung der Saccharaseaktivität (neben der Histologie) die funktionelle Differenzierung eines primären bzw. sekundären Laktasemangels.

Die Laktaseaktivität ist im klinischen Spektrum jedoch nur *eine Determinante* der Malassimilation von Laktose; andere Faktoren sind beispielsweise der intestinale Transit, die digestiv-resorptive Fläche, die Menge und Osmolarität der zugeführten Laktose, Temperatur, Fettkonzentration u. a. m. Aus diesem Grunde ist die biochemische Enzymbestimmung für die klinische Diagnostik entbehrlich.

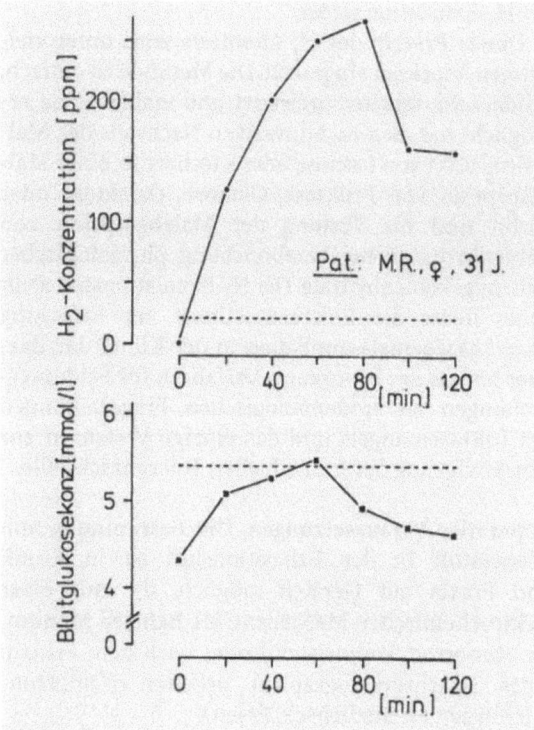

Abb. 15.5. Beispiel eines hochpathologischen H_2-Anstiegs in der Exhalationsluft nach Laktosebelastung (50 g) bei einem Patienten mit selektivem Laktasemangel (Saccharase/Laktase-Quotient in der Jejunalbiopsie erhöht); Blutglukoseanstieg (grenzwertig) falsch normal (>1,1 mmol/l)

Die H_2-Bestimmung läßt eine Malabsorption von Laktose unabhängig von deren Ätiologie erkennen; d. h. auch, es ist durch andere Verfahren zu klären, ob ein selektiver Laktasemangel vorliegt, ein sekundärer Disaccharidasemangel oder eine Malabsorption von Laktose bei normaler Laktaseaktivität (z. B. infolge Kurzdarmsyndroms, BII-Magen mit Roux-Y-Anastomose) bzw. eine bakterielle Überbesiedlung des Dünndarms (bei der die Vergärung des Kohlenhydrates im Dünndarm erfolgt).

Infolge der Sensitivität der H_2-Atemtests ist die Möglichkeit einer Überinterpretation eines pathologischen Befundes zu berücksichtigen; insbesondere bei der hohen Prävalenz des Laktasemangels ist relativierend zu klären, ob der Befund auch tatsächlich für die der Untersuchung zugrundeliegende Symptomatik verantwortlich ist. *Aus diesem Grunde sollten Beschwerden der Kohlenhydratmalabsorption während des Tests (und der darauffolgenden Stunden) mit beachtet werden.* Wenn z. B. ein LTT zur Abklärung chronischer Durchfälle durchgeführt wurde und durch den Test keine Durchfälle hervorgerufen werden, ist der Befund einer Laktosemalabsorption nicht erklärend. In diesem Zusammenhang ist darauf hinzuweisen, *daß nur etwa 30% der Laktosemalabsorber auf die Belastung mit 50 g Laktose mit Durchfällen reagieren*; Hauptsymptome bei pathologischem LTT sind Blähungen und Flatulenz. Dementsprechend stellt die Differentialdiagnose funktioneller Beschwerden eine häufige Indikation zur Durchführung eines Laktose-H_2-Atemtests dar.

Fehlerquellen. In etwa 25% kommt es nach oraler Laktosebelastung trotz normaler Laktaseaktivität zu einem abgeflachten Blutzuckerverlauf. Ursächlich in Betracht kommen:

- Motilitätseinflüsse wie verzögerte Magenentleerung, möglicherweise auch zu rasche Intestinalpassage mit einem Blutzuckermaximum bereits nach 15 min (z. B. Z. n. Magenresektion);
- Störungen der absorptiven Funktion:
  Kontrolle von Störungen der Monosaccharidabsorption: Wiederholung des Testablaufs mit oraler Gabe von 25 g D-Glukose + 25 g D-Galaktose in 400 ml Wasser. Bei Laktosemalabsorption findet sich ein Quotient des BZ-Anstiegs nach Gabe von 50 g Laktose/(25 g D-Glukose + 25 g D-Galaktose) <0,4.

Bei Patienten mit pathologischer Glukosetoleranz bzw. manifestem Diabetes mellitus sind falsch-negative Ergebnisse des LTT zu erwarten.

Etwa 10% der Bevölkerung sind sog. *Non-H_2-producer,* d. h. die Kolonflora ist metabolisch nicht in der Lage, Wasserstoff aus Laktose (oder anderen Kohlenhydraten) zu bilden. Vermeidbar ist ein „falsch"-

negativer H$_2$-Atemtest, der durch Antibiotikatherapie oder purgierende Maßnahmen (Lavage, Einläufe, Laxanzien) verursacht wird.

15.3 Proteinmalassimilation

15.3.1 Nachweis des intestinalen Proteinverlustes

Für eine direkte Diagnostik eines enteralen Proteinverlustes ist die Bestimmung der fäkalen Eiweiß- und Proteinausscheidung grundsätzlich nicht geeignet, da die ins Darmlumen ausgeschiedenen Proteine nach Verdauung als Aminosäuren reabsorbiert werden und sich so einer Bestimmung entziehen.

Im Jahr 1959 wurde von Gordon mit ^{131}J-Polyvinylpyrrolidin (^{131}-PVP) erstmals ein inertes Markermolekül zum Nachweis des enteralen Eiweißverlustes eingeführt (GORDON-Test). In der Folgezeit wurden unterschiedlichste Modifikationen mit verschiedenen radioaktiv markierten Makromolekülen beschrieben (Tabelle 15.3). Unter den in der Literatur publizierten *radioaktiv markierten* Makromolekülen wie ^{131}J-markierte Serumproteine, ^{67}Cu-Caeruloplasmin, ^{69}Fe-Dextran, ^{131}J-Polyvinylpyrrolidin, hat sich im klinischen Alltag der ^{99m}Tc- bzw. ^{51}Cr-Albumintest am besten bewährt (Kap. 21).

^{51}Cr-Albumintest

Chromsalze werden weder sezerniert noch resorbiert, was ^{51}Cr-Albumin zu einem idealen Marker zur Erfassung eines enteralen Albuminverlustes macht. Die Clearance (Darmverlust von Plasmaalbumin in ml/24 h) entspricht dabei der Radioaktivität im Stuhl/24 h dividiert durch die mittlere Radioaktivität/ml Plasma. Normalerweise werden unter Verwendung dieser Rechnung 5–25 ml Plasma, d. h. weniger als 1% des Plasmaalbumins täglich über den Gastrointestinaltrakt ausgeschieden. Nach intravenöser Injektion ^{51}Cr-markierten Albumins (25 µCi) erfolgt die vollständige Sammlung des Stuhles über 96 h. Die Aktivitätsmessung ergibt bei Normalpersonen eine kumulative ^{51}Cr-Ausscheidung von 0,1–0,7% (<1%) der verabreichten Dosis; enterale Eiweißverlustsyndrome weisen demgegenüber eine Ausscheidung von 2–40% der verabreichten Aktivität auf.

Neben der quantitativen Erfassung des Eiweißverlustes werden, allerdings unter Inkaufnahme einer geringeren Sensitivität, zur *Lokalisationsdiagnostik* auch szintigraphische Methoden zunehmend eingesetzt (Kap. 21).

Die genannten nuklearmedizinischen Methoden zeichneten sich zwar durch ein hohes Maß an Genauigkeit und Zuverlässigkeit aus, eignen sich jedoch aufgrund ihrer Strahlenbelastung und des hohen zeitlichen wie auch apparativen Aufwandes nicht für eine breitere Anwendung, insbesondere nicht als Screeningmethoden.

α_1-Antitrypsin

Im Jahr 1977 beschrieben Crossly und Elliott erstmals die Anwendung des Proteininhibitors α_1-Antitrypsin als endogenen Marker zum Nachweis enteraler Eiweißausscheidung. Bei α_1-Antitrypsin handelt es sich um ein ca. 50 kDa (Albumin, 67 kDa) großes, vornehmlich in der Leber synthetisiertes Akutphaseprotein, das etwa 4% des Serumgesamteiweißes ausmacht (Serumkonzentration 2–5 g/l). Seine Halbwertszeit beträgt etwa 4 Tage. Der Peptidanteil beträgt 86%, 3–4% sind Neuraminsäuren, der Kohlenhydratanteil liegt bei 12%. Derzeit sind zumindest 24 Allele bekannt, die ein kodominantes Verhalten zeigen. Typ M dominiert mit 80%. Aufgrund seiner antiproteolytischen Aktivität (es gilt als potentester Inhibitor von Serinproteasen wie Trypsin, Chymotrypsin, Elastase und Proteinasen des Gerinnungssystems) unterliegt es einer nur geringen intestinalen Degradation und wird nahezu unverändert im Stuhl ausgeschieden.

Praktische Durchführung. Die über 72 h ausgeschiedene Stuhlmenge wird gewogen (die Nichtberücksichtigung einer Abweichung des spezifischen Gewichtes von 1 g/ml ist für die klinische Diagnostik unerheblich); eine native Stuhlprobe (Asservation bei 4° oder –20 °C) wird mit physiologischer Kochsalzlösung 1:20 verdünnt und die α_1-Antitrypsin-Konzentration im Stuhl (und Serum) nach Zentrifugation im Überstand bestimmt. Die quantitative Bestim-

Tabelle 15.3. Untersuchungsmethoden zum intestinalen Eiweißverlust

Bestimmung der Ausscheidung von Plasmaproteinen im Stuhl
- α_1-Antitrypsin-Menge im Stuhl,
- Fäkale α_1-Antitrypsin-Clearance

Bestimmung der intestinalen Ausscheidung intravenös applizierter radioaktiv markierter Substanzen in Stuhl
körperfremd
- ^{131}I-Polyvinylpyrrolidon (Gordon-Test)
- ^{59}Fe-Dextran

körpereigen
- ^{51}Cr-Albumin
- ^{51}Cr-markierte Gesamtplasmaproteine (^{51}Cl$_3$-Methode)
- ^{64}Cu- oder ^{67}Cu-Coeruloplasmin

mung des α_1-Antitrypsins erfolgt üblicherweise mittels immunchemischer Methoden. Der vormals angewandten indirekten Messung durch Bestimmung der Trypsininhibitorkapazität wird nur noch historische Bedeutung beigemessen. Als Methode der Wahl galt lange Zeit die radiale Immundiffusion (RID). Trotz guter Korrelation mit der ^{51}Cr-Ausscheidung liegen Sensitivität und Spezifität mit 58% bzw. 80% doch deutlich niedriger. Seit einigen Jahren stellen die Lasernephelometrie und die Turbimetrie trotz des größeren apparativen Aufwandes in bezug auf Sensitivität und Spezifität zumindest gleichwertige Verfahren dar. Neben der Messung der einfachen 24 h-Ausscheidung in lyophilisierten oder auch nativen Stuhlproben hat sich analog der ^{51}Cr-Albumin-Clearance auch hier die Clearance-Bestimmung im klinischen Alltag durchgesetzt.

Die Berechnung der fäkalen α_1-Antitrypsin-Clearance erfolgt als α_1-ATC [ml/Tag] = V [ml/Tag] × F [mg/100 ml]/S [mg/100 ml] mit V = mittleres Stuhlvolumen über 3 Tage, F = mittlere fäkale Konzentration von α_1-Antitrypsin über 3 Tage und S = mittlere Serumkonzentration von α_1-Antitrypsin über 3 Tage.

Normalpersonen weisen eine intestinale α_1-Antitrypsin-Clearance < 35 ml/Tag auf; bei ausgeprägtem Eiweißverlustsyndrom werden Werte > 400 ml/Tag bestimmt.

Wertigkeit/Interpretation. Die Bestimmung stellt einen wertvollen Parameter in der gastroenterologischen Funktionsbeurteilung des Dünndarmes dar. Der verstärkte Eiweißverlust bei gastraler Exsudation (M. Menetrier) wird durch die Methode jedoch nicht zuverlässig erfaßt, da α_1-Antitrypsin bei pH-Werten < 3 instabil ist.

Erkrankungen mit enteralem Eiweißverlust auf dem Boden einer Lymphangiektasie führen im allgemeinen auch zu einer Lymphopenie und niedrigen Serumtriglyceriden.

Der Nachweis eines zur Hypalbuminämie führenden enteralen Eiweißverlust ohne bekannte entzündliche Grunderkrankung stellt eine Indikation zur szintigraphischen Lokalisationsdiagnostik mit ^{99m}Tc-Albumin dar.

15.3.2
Erfassung der Proteinmalassimilation

Im Gegensatz zur Erfassung der Fett- und Kohlehydratmalassimilation spielen Untersuchungen zur Proteinmalasimilation im klinischen Alltag keine Rolle, da bisher weder die Bestimmung einer erhöhten *Ausscheidung von organischem Stickstoff* im Stuhl (Kjeldahl-Methode) oder die Messung einzelner Enzymaktivitäten in größerem Stil praktikabel bzw. klinisch sinnvoll erscheinen. Für spezielle Fragestellungen wie die Abschätzung der verbliebenen Kapazität der Proteinaufnahme nach Dünndarmresektion sind Resorptionsmessungen mit isotopenmarkierten (^{13}C-Leucin) Proteinen vorgeschlagen worden. Resorptionsstörungen einzelner (z. B. Cysteinurie) lassen sich aufgrund der Mitbeteiligung der renalen Resorption über eine quantitative Chromatographie des Urins nachweisen.

15.4
Erfassung der funktionellen Integrität

15.4.1
Erfassung der funktionellen (zellulären) Integrität des proximalen Dünndarms (D-Xylosetest)

Der D-Xylosetest prüft die funktionelle Integrität des proximalen Dünndarms. Oral verabreichte D-Xylose, eine Pentose, wird aktiv, aber träge resorbiert, d. h. mit schwacher Affinität zum Hexosecarrier-System.

Erkrankungen, die zu einer Einschränkung der resorptiven Oberfläche des proximalen Dünndarms führen, weisen eine erniedrigte D-Xyloseausscheidung im Urin sowie erniedrigte postabsorptive Serum-D-Xylosekonzentrationen auf.

Klassische *Indikation* zur Durchführung eines D-Xylosetests ist daher der Verdacht auf eine einheimische Sprue (und die Verlaufsbeurteilung nach Diagnosesicherung und Therapiebeginn). Die Bedeutung des D-Xylosetests ist jedoch nicht auf diese Rolle begrenzt, da auch andere Störungen des Dünndarms (z. B. partielle Dünndarmresektion, Medikamentenschädigung, interenterische Fisteln, Blindsacksyndrom, HIV-Enteropathie) eine Abnahme der D-Xyloseresorption bewirken.

Technische Durchführung. Nach Blasenentleerung trinkt der nüchterne Patient 25 g D-Xylose in 600 ml Wasser bzw. schwachem Tee. Der 5 h-Sammelharn nach Testbeginn ist vollständig zu asservieren; venöse Blutentnahmen erfolgen zu den Zeitpunkten 0 – 15 – 30 – 60 min.

Die Bestimmung der Pentose im Serum und Urin erfolgt photometrisch (546 nm) nach Bildung eines Chromogens mittels p-Brom-Anilin oder durch eine spezifische enzymatische Methode.

Normalwerte. Die Ausscheidung von D-Xylose im Urin unterliegt nicht nur möglichen Sammelfehlern, sondern wird auch durch das Alter (Abnahme der Nierenfunktion) sowie u. a. ungenügende Hydratation, Azetylsalizylsäure, Hypothyreose beeinflußt. Als normal wird eine D-Xyloseausscheidung von > 4 g/5 h (26,6 mmol/5 h), d. h. >16% der verabreichten Dosis (25 g) betrachtet. Als normaler Anstieg der Serum-D-

Abb. 15.6. Verlauf der D-Xylosekonzentration im Serum bei Patienten mit einheimischer Sprue, gesunden Kontrollpersonen und Patienten mit anderen gastroenterologischen Erkrankungen (Reizdarmsyndrom bzw. chronischer Pankreatitis)

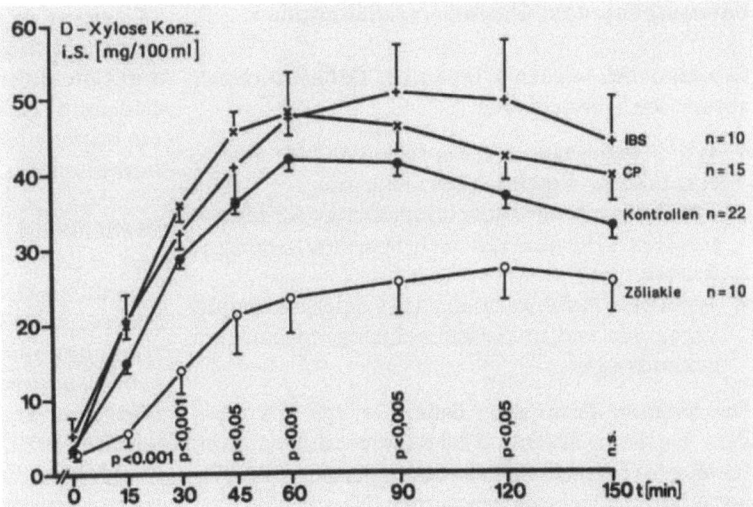

Xylosekonzentration (Abb. 15.6) gelten Werte von >10 mg/100 ml (15 min); >20 mg/100 ml (30 min) bzw. >30 mg/100 ml (60 min).

Wertigkeit/Interpretation. Der D-Xylosetest ist eine wichtige Methode zur Beurteilung der proximalen Dünndarmfunktion; er ist nicht Diagnose-spezifisch, erfährt aber eine besondere Bedeutung als Suchtest für die einheimische Sprue und für deren Verlaufsbeurteilung.

Diagnostische Konsequenz eines pathologischen D-Xylosetests ist die Dünndarmbiopsie; bei unauffälliger Zottenmorphologie ist dabei in erster Linie an eine bakterielle Überbesiedlung des Dünndarms zu denken. Ein normaler D-Xylosetest schließt eine intestinal verursachte Malassimilation nicht aus; die Erkrankung ist dann jedoch am ehesten durch Veränderungen des distalen Dünndarms bedingt.

Fehlerquellen. Fehlerhafte Urinsammlung, Harnwegsinfekte, Resorptionsstörung durch Indomethacin, Phenformin, Ascites, starke Veränderungen der Magenentleerung (Tabelle 15.4).

Die Verwendung einer 5g-D-Xylosedosierung führt zu keiner ausreichenden Diskriminierung, d.h. sie verfehlt das Ziel eines Belastungstests. Da mit der 25g-Dosis auch beim Darmgesunden Symptome der Kohlenhydratmalabsorption auftreten, auf deren Auftreten, zeitlich begrenzte Auswirkung und Harmlosigkeit hingewiesen werden sollte, ist die Ergänzung des D-Xylosetests durch den H_2-Atemtest nicht sinnvoll; im Gegensatz zum LTT z. B. bestehen beim 25g-D-Xylosetest nur graduelle quantitative Unterschiede der Malabsorption von Xylose zwischen Gesunden und Patienten mit eingeschränkter intestinaler Resorptionskapazität.

15.4.2
Erfassung von Funktionsstörungen des distalen Dünndarms (Ileum)

Das (terminale) Ileum zeichnet sich durch 2 *spezifische Transportsysteme* aus, die von den proximaleren Abschnitten des Dünndarmes nach Resektion oder funktioneller Schädigung des Ileums in ihrer Funktion nicht mitübernommen werden können. Es handelt sich dabei um das Transportsystem für den Intrinsicfactor-Vitamin-B_{12}-Komplex und den natriumabhängigen aktiven Gallensäurentransporter. Eine Resektion oder schwerwiegende funktionelle Störung (M. Crohn) des Ileums führt somit zu einer Malabsorption von Vitamin B_{12} und Gallensäuren.

Tabelle 15.4. Aussagekraft des D-Xylosetests bei gastrointestinalen Erkrankungen

Pathologischer Test (verminderte Xylose-Resorption)	Falsch-negativer Test (normale Xylose-Resorption)	Falsch-positiver Test (verminderte renale Ausscheidung)
bei ausgedehnter Reduktion der resorptiven Oberfläche des proximalen Dünndarms (Sprue, Kurzdarm)	bei *Malabsorption* durch Erkrankungen des distalen Dünndarms (z. B. M. Crohn des Ileums); bei *Maldigestion* infolge exokriner Pankreasinsuffizienz, Cholestase, Gallensäurenmangel	Lebererkrankungen mit Aszites, Niereninsuffizienz, bakterielle Überwucherung des Dünndarms

Untersuchungen zur Gallensäuremalabsorption

Grundsätzlich werden 3 Typen der Gallensäuremalabsorption unterschieden:

- Typ I: Gallensäuremalabsorption infolge Ileumerkrankung, -Resektion oder -Bypass;
- Typ II: sog. primäre oder idiopathische GS-Malabsorption (Thaysen-Pedersen-Syndrom); extreme Rarität;
- Typ III: GS-Malabsorption nach Cholezystektomie, Vagotomie und im Zusammenhang mit anderen Erkrankungen.

Die häufigste Form stellt dabei der Typ I dar, bei dem ein kompensiertes Gallensäureverlustsyndrom (chologene Diarrhö) und das dekompensierte GS-Verlustsyndrom unterschieden werden (Kap. 37, 58).

Primäre Maßnahme bei Verdacht auf eine chologene Diarrhö ist die Objektivierung erhöhter Stuhlgewichte. Aufgrund des relativ aufwendigen bzw. kostenintensiven Nachweises der GS-Malabsorption ist ein Behandlungsversuch mit Cholestyramin (4 g morgens) durchaus gerechtfertigt und diagnostisch wegweisend (Abnahme der Stuhlgewichte bei chologener Diarrhö). Beim dekompensierten GS-Verlustsyndrom besteht hingegen infolge Unterschreitens der kritischen mizellaren GS-Konzentration im Jejunum eine Steatorrhö; in diesen Fällen führt Cholestyramin zu einer Aggravierung der Steatorrhö und Diarrhö.

Die *klinisch-chemische Diagnostik* des Gallensäurenverlustes kann durch die gaschromatographische oder enzymatische Bestimmung der fäkalen Gallensäuren, dem ^{14}C (^{3}H)-Taurocholat bzw. ^{14}C-Glykocholatatemtest und dem ^{75}SeHCAT-Test erfolgen (Tabelle 15.5). Obwohl der ^{14}C-Glykocholatatemtest ursprünglich zur Erfassung einer Gallensäurenmabsorption entwickelt wurde, liegt seine diagnostische Bedeutung eindeutig in der Erfassung einer gesteigerten bakteriellen Dekonjugation bei bakterieller Überbesiedlung des Dünndarms.

^{75}SeHCAT-Test

Gegenüber den bereits genannten Methoden zum Nachweis der GS-Malabsorption (enzymatische Bestimmung im Stuhl mit 3α-Hydroysteroiddehydrogenase, postprandialer Anstieg konjugierter Gallensäuren im Serum (RIA), $^{14}CO_2$-Glykocholat-Atemtest) hat der ^{75}SeHCAT-Test in den letzten Jahren zunehmend Bedeutung für den klinischen Gebrauch erlangt. Diese nuklearmedizinische Methode verwendet die künstliche (im Steroidgerüst an Position 23) ^{75}Se-markierte Homotaurocholsäure als Marker der Malabsorption von (Tauro)cholsäure. Nach aktiver Aufnahme in das Ileum durchläuft ^{75}SeHCAT ca. 3- bis 12 mal pro Tag den enterohepatischen Kreislauf. Die Gallensäurenausscheidung wird somit mehrfach reproduziert und gemessen.

Technische Durchführung. Nach Ermittlung des Nüchternnullwertes und erneuter Kontrolle 30 min nach Einnahme von 37 kBq (10 µCi) ^{75}SeHCAT wird zunächst (nach 3 h) die Ausgangsaktivität über dem Abdomen mit einer unkollimierten Großfeldgammakamera bestimmt. Weitere Messungen erfolgen an den nachfolgenden Tagen (2., 4., 7. Tag). Als pathologisch wird eine ^{75}SeHCAT-Retention >25% nach 4 Tagen und >12% nach 7 Tagen gewertet.

Tabelle 15.5. Untersuchungsmethoden zur Diagnostik und Verlaufkontrolle der Gallensäuremalabsorption. *GS*: Gallensäure

Methode	Prinzip	Interpretation
Gallensäurenbestimmung im Stuhl	Gaschromatographie/HPLC; fraktionierte Bestimmung konjugierter/nichtkonjugierter und sulfatierter Gallensäuren	erhöhte fäkale Ausscheidung bei GS-Verlusten mit vollständiger Kompensation durch Neusynthese; beim dekompensierten GS-Verlust finden sich dagegen normale bis erniedrigte Ausscheidungsmengen!
Taurocholatresorptionstest	^{14}C- oder ^{3}H-markierte Taurocholsäure wird oral mit einer Testmahlzeit verabreicht. Die nach 24 h im Stuhl gemessene Menge radioaktiver GS wird bestimmt	eine fäkale Ausscheidung >30% der applizierten Aktivität spricht für eine GS-Malabsorption
^{75}SeHCAT-Test	^{75}Se-markierte konjugierte Gallensäure wird nach raler Gabe im terminalen Ileum aktiv resorbiert und mit der Galle sezerniert (s. Text)	als pathologisch wird eine ^{75}SeHCAT-Retention >25% nach 4 Tagen und >12% nach 7 Tagen gewertet
^{14}C-Glykocholatatemtest	^{14}C-Glycin-markierte Glykocholsäure wird oral verabreicht; nach bakterieller Dekonjugation im Dünn- oder Dickdarm wird Glycin zu $^{14}CO_2$ metabolisiert und nach Resorption ausgeatmet	dient in erster Linie zur Erfassung einer bakteriellen Fehl-/Überbesiedlung (s. Text)

Wertigkeit/Interpretation. Der SeHCAT-Test stellt ein sehr sensitives Verfahren dar; eine Gallensäuremalabsorption läßt sich bereits bei einer Ileumresektion von 20 cm feststellen.

Im Gegensatz zum Glykocholatatemtest ist der ^{75}SeHCAT-Test weitgehend spezifisch für die GS-Malabsorption. Der ^{75}SeHCAT-Test ermöglicht zwar die Abschätzung des Schweregrades einer GS-Malabsorption, er differenziert jedoch das kompensierte und dekompensierte GS-Verlustsyndrom nicht. Hier bietet sich als eine Alternative zur Stuhlfettanalyse die Bestimmung des *β-Carotins* an. Praktische Bedeutung besitzt auch der Schilling-Test mit Intrinsic factor, da ein dekompensiertes Gallensäureverlustsyndrom in der Regel erst dann auftritt, wenn auch eine pathologisch erniedrigte Vitamin-B_{12}-Resorption (Ausscheidung von < 8 % im 24 h-Urin) feststellbar ist (Grund: konjugierte GS werden nur im terminalen Ileum, Vitamin B_{12}-IF-Komplex im gesamten Ileum resorbiert).

Fehlerquellen. Zur korrekten Durchführung des ^{75}SeHCAT-Tests sollten gleichzeitige Untersuchungen unter Anwendung purgierender Maßnahmen (z. B. Koloskopie, Kolonkontrasteinlauf, Enteroklysma, D-Xylosetest) vermieden werden; ebenso darf kein Quantalan eingenommen werden. Auf eine geringe Tendenz des ^{75}SeHCAT-Tests zur Überschätzung der GS-Malabsorption infolge fehlender Rückresorption der synthetischen GS im C. ascendens ist hinzuweisen. *Die Anwendung des Tests in der Gravidität ist kontraindiziert.*

Vitamin B_{12}-Resorptionstest (Schilling-Test)

Der Vitamin-B_{12}-Resorptionstest, 1953 erstmals von Schilling beschrieben, dient der diagnostischen Abklärung einer intestinalen Resorptionsstörung von Vitamin B_{12}. Er setzt eine intakte Nierenfunktion voraus. Der Schilling-Test (mit Intrinsic factor) stellt die klassische Funktionsprüfung für den unteren Dünndarm dar (Ileumfunktionstest). Das Ileum besitzt spezifische Rezeptoren für den Vitamin B_{12}-intrinsicfactor-Komplex, so daß die Ausdehnung einer Ileumresektion bzw. -Erkrankung negativ mit der Vitamin-B_{12}-Resorption korreliert (Kap. 2).

Technische Durchführung. Orale Verabreichung von 0,5 µCi ^{57}Kovitamin B_{12} beim nüchternen Patienten, bei Auslegung als Ileumfunktionstest zusammen mit Intrinsic factor. Aufgrund der geringen renalen Ausscheidung von markiertem Vitamin B_{12}, ist eine weitgehende Absättigung der im Serum vorhandenen Vitamin B_{12}-bindenden Proteine mit nicht radioaktivem Vitamin erforderlich, um meßbare Aktivitätsraten im Urin zu erhalten. Dazu wird 2 Stunden nach

Tabelle 15.6. Richtwerte zur Vitamin B_{12}-Resorption im Dicopac-Test (Amersham, Braunschweig)

	Wiederfindungsrate [%]		
	^{57}Co	^{58}Co	Ratio
Norm	10–30	10–30	0,7–1,2
Perniziöse Anämie	>9	<10	>1,3 (1,7)
Gastrektomie	>12	<12	>1,2
Malabsorption	<7	<7	0,7–1,2

oraler Gabe von ca. 15 MBq *Co-58-Vitamin-B_{12}* eine sog. Ausschwemminjektion durch intramuskuläre Injektion von 1000 µg nichtradioaktivem Vitamin B_{12} verabreicht. Über den Mechanismus der kompetetiven Verdrängung wird radioaktives Vitamin B_{12} aus der Bindung mit seinen Transportproteinen herausgelöst und aus den intrazellulären Speichern (hauptsächlich der Leber) entfernt. Nach den beiden Applikationen ist eine exakte Urinmessung des gesamten nachfolgenden 24 h-Urins erforderlich.

Eine renale Ausscheidung von ca. 10–30 % der verbreichten Radioaktivität im Sammelurin über 24 h entspricht der Norm (Tabelle 15.6). Bei einer reduzierten renalen Vitamin(Co-57/-58)B_{12}-Exkretion muß überprüft werden, ob eine verbesserte Ausscheidung des Vitamin B_{12}-Komplexes durch Gabe von Intrisic factor möglich ist, um eine verminderte Intrinsicfactor-Produktion als Ursache der Resorptionsstörung auszuschließen. Der Test kann nach dem einfachen Vitamin B_{12}-Resorptionstest („Schilling Test") oder gleich kombiniert mit dem „Dicopac-Test" durchgeführt werden. Bei letzterem wird lediglich eine Kapsel Vitamin(Co-57/-58)B_{12} und Intrinsic factor verabreicht, wobei Co-57 Vitamin B_{12} markiert und Co-58 den Vitamin B_{12}-Intrisic-factor-Komplex. Aufgrund der charakteristischen Energiespektren beider Kobaltisotope ist die Urinanalytik meßtechnisch kein Problem.

Wertigkeit/Interpretation. Als Ileumfunktionstest ist der Schilling-Test mit IF dem ^{75}SeHCAT-Test in der Sensitivität deutlich unterlegen; eine gezielte Indikation (alternativ zum ^{75}SeHCAT-Test) ist jedoch bei Verdacht auf ein dekompensiertes GS-Verlustsyndrom gegeben (s. oben). Näherungswerte zur Empfindlichkeit gibt Tabelle 15.7.

Tabelle 15.7

Ileumresektion [cm]	Pathologischer Schilling-Test [%]
<30	4
30–60	45
60–90	71
>90	97

Fehlerquellen. Der Schilling-Test mit Intrinsic factor kann pathologisch ausfallen bei bakterieller Überbesiedlung des Dünndarms, Einnahme resorptionshemmender Pharmaka (PAS, Neomycin, Biguanide), Fischbandwurmbefall sowie bei schwerer exokriner Pankreasinsuffizienz. Pathologisch erniedrigte Werte werden auch bei eingeschränkter Nierenfunktion gefunden; häufigste Fehlerquelle ist jedoch die unvollständige Urinasservation.

Die Anwendung des Tests in der Gravidität ist kontraindiziert.

Hyperoxalurie

Bei einer Reihe intestinaler Erkrankungen wird ein vermehrtes Auftreten von Nierensteinen beobachtet beobachtet (Kap. 59). Vor allem bei Patienten mit M. Crohn (Ileumbefall), Patienten mit Gallensäurenmalabsorption und Ileumresektion, aber auch bei anderen Erkrankungen mit Malabsorption (z. B. Sprue, pankreatogene Steatorrhö) wird als Ursache dieser Oxalatnephrolithiais eine sekundäre enterale Hyperoxalurie angenommen. Zum einen erhöhen dabei freie Fettsäuren durch Komplexierung von Kalzium den Anteil freier gut diffusabler Oxalsäure, zu anderen führt der vermehrte Anfall dekonjugierte Gallensäuren im Dickdarm zu einer Zunahme der parazellulären Permeabilität (Kap. 59).

Technische Durchführung. Zur Messung der Oxalsäureresorption werden analog zum Schilling-Test 370 kBq ^{14}C-Oxalsäure oral verabreicht und das Erscheinen der Radioaktivität im 24 bis 36 h-Urin ermittelt werden. Normalerweise werden 9,3 ± 3,5 % der Radioaktivität im Urin ausgeschieden. Werte > 15 % weisen auf eine gesteigerte intestinale Resorption hin und lassen somit auf eine Hyperoxalurie schließen.

In neurer Zeit hat sich die *direkte Bestimmung* des Oxalsäuregehaltes im 24 h-Urin mittels enzymatischer, kolorimetrischer oder chromatographischer (HPLC, GC) Methoden durchgesetzt. Die Referenzbereiche liegen in Abhängigkeit der Methode bei 71–42 mmol/24 h (Kolorimetrisch) bzw. 7–44 mmol/24 h (Enzymatisch). Werte > 45 mmol/24 h weisen auf eine erhöhte Resorption für Oxalsäure hin.

15.4.3
Erfassung der parazellulären Integrität (Permeabilitätstests)

In den frühen 70er Jahren beobachteten verschiedene Arbeitsgruppen, daß die Einnahme hyperosmotischer Lösungen zeitweilig zum Anstieg der intestinalen Permeabilität bei Gesunden für Oligosaccharide wie Raffinose, Lactulose und sogar für größere Moleküle wie Dextranblau (Molekulargewicht 3000 kDa) führt. Das unterstrich die Bedeutung der Osmolarität der eingesetzten Testlösungen bei der Durchführung derartiger Tests. Menzies zeigte bereits 1972, daß isoosmolare Lösungen von Laktose eine erhöhte renale Exkretion von Laktulose zur Folge hat. Wilar und Menzies benutzten FITC-gekoppeltes Dextran, das 1972 zur Permeabilitätsbestimmung biologischer Membranen eingeführt wurde, in Verbindung mit Laktulose, Raffinose, und Stachose (Molekulargewichte 342, 504 und 666 kDa) zur nichtinvasiven Bestimmung intestinaler Porenprofile beim Menschen. Es folgten weitere, in Zusammensetzung modifizierte Permeabilitätstests, die meist aus Kombinationen von Disaccharid und Monosaccharid bestanden, z. B. Zellulose/Mannitol oder Laktulose/Rhamnose. Ende der 70er Jahre wurden niedermolekulare Polyethylenglykole und ^{51}Cr-EDTA eingeführt.

Technische Durchführung. Die Analytik der genannten Zucker wird gegenwärtig in der Regel mit quantitativ chromatographischen Techniken wie Papierchromatographie oder Dünnschichtchromatographie in Verbindung mit einer densometrischen Detektion durchgeführt. Zunehmend eingesetzt werden Gaschromatographie und Hochdruckflüssigkeitschromatographie. Entscheidender Vorteil der Dünnschichtchromatographie gegenüber den genannten säulenchromatographischen Techniken ist dabei die Tatsache, daß kumulative Bestimmungen durchgeführt werden. Für Mannitol und Laktulose können sowohl spektrophotometrische Assays als auch enzymatische Bestimmungen eingesetzt werden.

Nachteil dieser hochspezifischen enzymatischen Bestimmungen sind die hohen Einzelkosten, was sie beim Einsatz für Routinemessungen deutlich teurer als die chromatographischen Methoden macht. Polyethylenglykole hingegen werden derzeit gaschromatographisch oder hochdruckflüssigkeitschromatographisch bestimmt. Generell bleibt festzuhalten, daß den Sammelbehältern stets Präservativa zugesetzt werden müssen. Der Einsatz ^{14}C- oder ^{3}H-markierter Substanzen wie Mannitol und PEG macht den Einsatz von Flüssigszintillatoren notwendig, die Messung von ^{51}Cr-EDTA bedarf der γ-Radiometrie, was einen zusätzlichen apparativen Aufwand nach sich zieht.

Der *ideale Test-Marker* zur Erfassung der intestinalen Permeabilität sollte *biochemisch inert* sein und die intestinale Barriere mittels Carrier-unabhängiger *Diffusion* passieren. Da die jeweilige Substanz normalerweise über ihre renale Ausscheidung erfaßt wird, ist es eine unabdingbare Notwendigkeit, daß sich die jeweilige Substanz nach intravenöser Applikation möglichst *zu 100 % im Urin* wiederfindet.

Derzeit erfüllt keiner der benutzen Testmarker diese Kriterien in allen Belangen. Weitere Schwierigkeiten ergeben sich durch die individuelle Variation der Entleerungsrate des Magens, der intestinalen Transitzeit und der Verdünnung durch gastrointestinale Sekretion. Weitere Fehlerquellen, die allerdings durch die Verwendung von Zweifachtestsystemen zumindest teilweise umgangen werden können, ergeben sich bei den Einzelzuckertests durch veränderte renale Clearance und unvollständige Sammlung des Urins.

Tabelle 15.8 stellt die Permeationsrate und die prozentuale renale Wiederfindungsrate nach intravenöser Gabe der derzeit üblichen Testsubstanzen dar. Von zahlreichen Autoren wurde versucht, die Permeationsraten mit dem hydrodynamischen Durchmesser oder auch dem Volumen der benutzen Testsubstanz in Beziehung zu setzen. Hierbei wurde meist versucht, die hydrodynamischen Daten der Molekularradien viszometrisch zu bestimmen. Neuerliche Computermodelle, die neben den Molekularzusammensetzungen, der Molekularmasse, Geometrie und der optischen Konformation auch van de Waals Radien berücksichtigen, zeigten, daß die meisten Testsubstanzen kleinere effektive Radien besitzen als allgemein angenommen.

Wie bereits erwähnt, lassen sich sog. nicht mukosale Störfaktoren, wie z. B. die individuelle Motilitätsvariation, veränderte renale Clearance und Urinsammelfehler durch Benutzung zweier unterschiedlich großer Testmarker reduzieren. Die Kombination größere Moleküle wie Laktulose, Zellubiose oder EDTA mit kleineren Substanzen wie L-Rhamnose oder Mannitol ermöglicht die Ermittlung eines sog. Permeationsverhältnisses, in dem die Permeation eines großen Moleküls zur Permeation eines kleinen Moleküls ins Verhältnis gesetzt wird.

Die Vielzahl der heute benutzen Testsubstanzen zur Erfassung der intestinalen Permeabilität umfaßt Inertzucker, radioaktive Isotopen und Polyethylenglycole unterschiedlicher Molekülgröße (PEG 400, 600, 900, 1000, 4000).

Wertigkeit/Interpretation

■ **Inertzucker (Disaccharide/Monosaccharide).** Zellubiose/Mannitol und Laktulose/Mannitol: Bei beiden Testsystemen handelt es sich wohl um die bestdokumentiertesten Zuckertests. Während die humanen, intestinalen Disaccharidasen keinen Zugriff auf Laktulose haben, ist für Zellubiose eine zumindest teilweise Hydrolyse durch intestinale Laktase nachgewiesen. Allerdings ist die Affinität von Laktase für Zellubiose zu gering, um im klinischen Test zu Interferenzen zu führen.

Über den intestinalen Permeationsweg von Mannitol herrscht Unklarheit. Während bei In-vitro-Versuchen Mannitol als Marker für die parazelluläre Permeabilität benutzt wird, wird in vivo ein transzellulärer Weg favorisiert, da bei oraler Gabe eine hohe renale Wiederfindungsrate gemessen wird, die bei einer Villusatrophie abnimmt. Wahrscheinlich liegt für die Substanz ein dualer Permeationsweg vor. Krugliak et al. (1994) zeigten kürzlich, daß zumindest für den Intestinaltrakt der Ratte unter In-vivo-Bedingungen Mannitol die intestinale Barriere via Konvektion, transzellulären Wasserverschiebungen folgend, passiert. Dies impliziert, daß das Ausmaß der intestinalen Permeabilität von Mannitol in erster Linie durch die Richtung der intestinalen Wasserverschiebung bestimmt wird, was von den Autoren eindrucksvoll demonstriert werden konnte. In diesem Zusammenhang ebenfalls interessant ist die Tatsache, daß bei Ratten und Hunden ca. 15% des Mannitols, wahrscheinlich durch eine hepatische Sorbitol-D-Hydrogenase, metabolisiert wird. Dies setzt jedoch eine vorherige zelluläre Aufnahme des Mannitols voraus. Für diese Annahme sprechen auch Versuche, wonach beim Menschen nur 70% renal

Tabelle 15.8. Physikochemische Eigenschaften von Permeabilitätsmarkern

Probe	Molekulargewicht (kDa)	Permeationsrate [%] der oralen Dosis (5 h)		Renale Wiederfindung [%] der i.v.-Dosis
		Isoosmolar (200–300 mosmol/kg)	Hyperosmolar (1350–1500 mosmol/kg)	
L-Arabinose	150	17	-	73
L-Rhamnose	164	10,1	11,7	72
D-Mannitol	182	16,8	20,6	79
Laktulose	342	0,25	0,41	97
Zellubiose	342	-	0,38	92
^{51}Cr-EDTA	359	0,64/1,64 (24 h)	0,70/1,44 (24 h)	96
Raffinose	504	0,26	-	97
PEG-300	194–502	18,2	-	41
^{99m}Tc-DTPA	549	2,8	-	97
Dextran	3000	0,04	0,12	96

wiedergefunden wurden. Andere Arbeitsgruppen berichten dagegen von einer 100 %igen renalen Wiederfindungsrate.

Es bleibt daher an dieser Stelle festzuhalten, daß die Interpretation einer veränderten intestinalen Permeabilität für Mannitol zu berücksichtigen hat, daß jede Art von sekretotischer Diarrhö trotz Vorliegens einer erhöhten parazellulären Permeabilität eine *verminderte Aufnahme* von Mannitol zur Folge haben kann (Abb. 15.7).

Laktulose/Rhamnose und Zellobiose/Rhamnose: Rhamnose ist im Gegensatz zur schon erwähnten Laktulose weit weniger gut geeignet, die parazelluläre Permeabilität zu erfassen. Dies liegt zum einen an der mit 75 % geringen Wiederfindungsrate – der Verbleib der restlichen 25 % ist unbekannt – andererseits ist aber auch bei dieser Substanz, ähnlich dem Mannitol, der Permeationsweg unklar. Eine zumindest teilweise transzelluläre Aufnahme muß angenommen werden, da Rhamnose die Erythrozytenmembran permeieren kann und zudem im Vergleich zu Mannitol eine deutlich höhere Permeationsrate an künstlichen Lipidbilayern aufweist. Erste eigene Versuche weisen auf den gleichen Permeationsweg wie für Mannitol hin, was die gleichen Kritikpunkte der Interpretation klinischer Daten aufwirft wie für Mannitol (Abb. 15.7).

■ **Mehrfachzuckertests.** Mit einer Kombination von Zuckern ist es möglich, mehrere intestinale Funktionsparameter wie z. B. die intestinale Disaccharidaseaktivität oder den Carrier-vermittelten Transport zu bestimmen. Die Kombination von Laktulose, Saccharose oder auch Xylose erlaubt die Differenzierung von primären und sekundären Disaccharidasedefekten. Die Kombination von Laktulose oder Rhamnose mit D-Xylose und 3-O-Methylglukose ermöglicht die simultane Erfassung von Carrier-vermitteltem intestinalen Transport und erleichterter Diffusion. Weiter ist noch die Verbindung von Raffinose oder Arabinose mit Laktose möglich. L-Arabinose besitzt jedoch offensichtlich Affinität zu intestinalen Transportsystemen und ist damit als Permeationsmarker ungeeignet.

■ **Isotopentests.** Der Einsatz von Isotopen zur Bestimmung der intestinalen Permeabilität bringt zwar technisch deutliche Vorteile, aber die Tatsache, daß es sich um Einzelmarkertest handelt und der Umgang mit Radioaktivität generell zu Problemen führt, macht sie für Routinebestimmungen unattraktiv.

■ **^{51}Cr-EDTA.** Das ursprünglich zur Messung der renalen Clearance entwickelte ^{51}Cr-EDTA hat sich zur Bestimmung der intestinalen Permeabiltität etabliert (Abb. 15.7). Im Gegensatz zu Inertzuckern ist diese Substanz gegen bakterielle Umsetzung resistent und kann daher als einzige zur Bestimmung der Kolonpermeabilität eingesetzt werden. Dazu wird ^{51}Cr-EDTA zusammen mit Laktulose oral gegeben. Mit dieser Kombination kann die intestinale Permeabilität rechnerisch korrigiert werden. Ursprünglich war hierbei eine 24 h-Urinsammlung üblich, offensichtlich reicht aber eine 5stündige Sammelperiode aus. Hauptnachteile der ^{51}Cr-Permeabilitätsbestimmung sind die hohe interindividuelle Streuung der renalen Ausscheidung sowie die relativ lange Halbwertszeit der Substanz (27 Tage). Außerdem ist ^{51}Cr-EDTA wenig geeignet zur Permeabilitätsbestimmung bei Zöliakie. Dies trifft jedoch auch für alle Monozuckertests zu.

Die Kombination von ^{51}Cr-EDTA mit L-Rhamnose oder Mannitol führte zu keiner Verbesserung, da sich die Absorption von EDTA im Kolon weiterhin als Störfaktor erwies, was auch durch Reduzierung der Sammelperiode auf 5 h nicht völlig beseitigt werden kann.

■ **^{99m}Tc-Diethylentriaminopentaazetat (Tc-DTPA).** Tc-DTPA wird als Dinatriumkomplex (MG 549 kDa) verwendet. Diese Verbindung konnte erstmals erfolgreich zur Bestimmung der Kolonpermeabilität bei Colitis ulcerosa eingesetzt werden. Über die Pharmakokinetik ist noch wenig bekannt, die kurze Halbwertszeit von 6 h erscheint jedoch für die Messung am Menschen vorteilhafter als ^{51}Cr-EDTA.

■ **Polyethylenglykole (PEG).** PEG wurden schon in den unterschiedlichsten Molekulargewichtsbereichen eingesetzt. Die Spanne reicht von PEG 400 bis PEG 5000. Die letztgenannte Substanz wurde erstmals von Fortran et al. 1965 am Menschen verwendet. Kommerziell erhältliche Marker enthalten in der

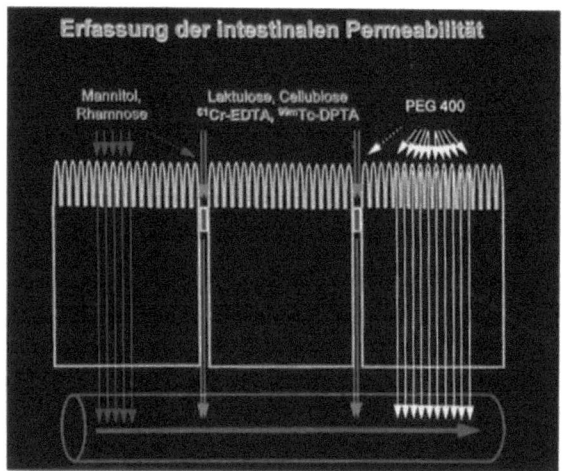

Abb. 15.7. Modellvorstellungen zu Permeationswegen von Monosacchariden, Dissacchariden, Polyethylenglykolen und ^{51}Cr-EDTA

Regel PEG 400, dessen Molekulargewicht von 192–502 Dalton reicht. Die quantitative Bestimmung erfolgt durch Gaschromatographie oder Hochdruckflüssigkeitschromatographie.

Primär sind PEG sehr gut wasserlösliche Substanzen, zahlreiche Arbeiten konnten jedoch zeigen, daß eine nicht unerhebliche Löslichkeit für unpolare Lösungsmittel wie Butanol besteht, was für Laktulose, Mannitol, Rhamnose oder ^{51}Cr-EDTA nicht gilt. Zudem ist PEG 400 in der Lage, in Liposome einzudringen. Die Tatsache, daß PEG 400 nach intravenöser Applikation nur unvollständig ausgeschieden wird, macht eine systemische Fixierung wahrscheinlich und stellt die Reproduzierbarkeit der Ergebnisse in Frage. Die große Molekulargewichtsspanne ist ein Nachteil, da es für jeden Gewichtsbereich andere Ausscheidungsraten gibt. Es entstehen daher insbesondere für kleinere PEG-Verbindungen (PEG 400) zunehmend Bedenken. Zudem sind die in der Literatur aufgeführten Daten widersprüchlich hinsichtlich erhöhter oder verminderter Exkretion bei intestinalen Erkrankungen. Genauso wirft die Tatsache, daß Polyethylenglykole mit einem mittleren Molekulargewicht von 340 kDa die intestinale Mukosa ca. 100fach effizienter permeieren als Laktulose oder ^{51}Cr-EDTA, die ein ähnliches Molekulargewicht aufweisen, weitere Fragen hinsichtlich des Permeationsweges auf. Ein Erklärungsansatz wäre, daß PEG grundsätzlich eine lineare Molekülanordnung mit einem engeren Durchmesser aufweisen als bisher angenommen. Die Passage durch kleinere Poren wäre dann möglich. Ebenso könnte dies durch die deutlich höhere Lipophilie der PEG und die damit erhöhte Membrangängigkeit erklärt werden.

15.5
Diagnostik bei Verdacht auf bakterielle Fehl-/Überbesiedlung des Dünndarms

Die bakterielle Überbesiedlung des Dünndarms (Synonym: Blindsacksyndrom) stellt eine Ursache des Malassimilationssyndroms dar, die klinisch nur schwer diagnostisch zu sichern und in ihrer individuellen Bedeutung zu objektivieren ist.

Voraussetzung für das Entstehen einer bakteriellen Überwucherung des Dünndarms, d.h. der Besiedlung des Jejunums mit >10⁵ Keimen einer zumeist Anaerobier enthaltenden Mischflora/ml Aspirat, ist eine Störung der Anatomie (Blindsackbildung, Divertikel) oder des migrierenden myoelektrischen Motorkomplexes (MMC), z.B. bei der Sklerodermie, chronischen intestinaler Pseudoobstruktion oder der diabetischen Enteropathie. Darüber hinaus muß eine Bedeutung sekretorischer und zellulärer immunologischer Funktionen des Dünndarmes an der Verhinderung einer bakteriellen Überbesiedlung angenommen werden (Kap. 30).

Die *Diagnostik* bei Verdacht auf bakterielle Überbesiedlung kann sich einerseits auf den Nachweis anatomischer bzw. funktioneller Stasebezirke und manometrischer Befunde stützen, andererseits funktionsdiagnostische Aspekte einbeziehen, z.B. die Bestimmung der Stuhlfettausscheidung, den D-Xylosetest und den Schilling-Test vor bzw. nach Antibiotikatherapie.

Neuere Verfahren stützen sich auf die Folgen einer abnorm proliferierten Bakterienflora im proximalen Dünndarm, die durch vielfältige, zudem variable metabolische Reaktionen gekennzeichnet sind (Tabelle 15.9). Zu diesen Untersuchungsmethoden zählen insbesondere der $^{14}CO_2$-Glykocholatatemtest, der 1g-$^{14}CO_2$-D-Xyloseatemtest, das Spektrum und die Konzentration kurzkettiger Fettsäuren im Jejunalaspirat sowie der 80 g Glukose-H_2-Atemtest (Abb. 15.8).

Entsprechend der Vielfältigkeit der an der bakteriellen Überbesiedlung beteiligten Bakterienstämme verwundert es nicht, daß kein indirektes (nichtinvasives) diagnostisches Verfahren hohe Sensitivität und Spezifität vereint. Überdies sind die diesbezüglichen Befunde widersprüchlich.

Als *direktes Verfahren* zum Nachweis der bakteriellen Überbesiedlung kann nur die diagnostische Sondierung des Jejunums mittels steriler Tube-in-tube-Technik, Gewinnung nativen Jejunalsaftes und quantitative bakteriologische Untersuchung angesehen werden. Dieses Vorgehen entspricht der wissenschaftlichen Referenzmethode, ist aber sehr aufwendig und klinisch in der Regel nicht durchführbar. Eine Alternative stellt die einfache Jejunalsondierung mit Bestimmung des Anteils dekonjugierter Gallensäuren bzw. des Musters der kurzkettigen Fettsäuren (SCFA) im Aspirat dar; beide Verfahren ermöglichen den Verzicht auf die quantitative Bakterienkultur. Dabei zeichnet sich die Bestimmung der SCFA durch eine besonders hohe Spezifität aus, die die Methode klinisch attraktiv macht (Tabelle 15.9). Ein Nachteil für die klinische Diagnostik ist eine Gerätebindung an die Gas- oder Hochdruckflüssigkeits-Chromatographie (HPLC).

Tabelle 15.9. Spezifität und Sensitivität von Untersuchungsmethoden zur Diagnostik und Verlaufkontrolle einer bakteriellen Über-/Fehlbesiedlung; Referenz(kultur): 10⁶ CFU/ml

	Sensitivität [%]	Spezifität [%]
$^{14}CO_2$-D-Xylose-AT	73–95	54–100
Glukose H_2-AT	75–91	75–83
Laktulose H_2-AT	55–65	44–100
$^{14}CO_2$-Glykocholat-AT	78	57
Kurzkettige Fettsäuren	56	100

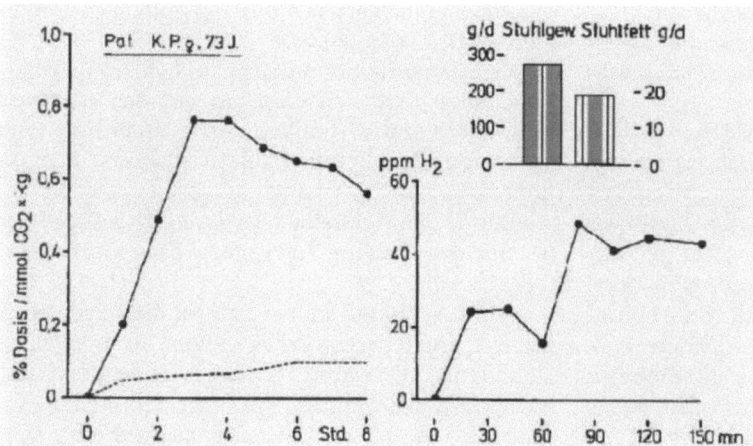

Abb. 15.8. Patientin mit bakterieller Überbesiedlung infolge duodenaler und jejunaler Divertikulose. Erhöhung von Stuhlgewicht (normal < 200 g/Tag) und Stuhlfett (normal < 7 g /Tag), pathologisch gesteigerte Dekonjugation von Glykocholat (Kurvenverlauf li.; Normalbereich gestrichelt) und pathologischer Anstieg der H_2-Exhalation nach oraler Verabreichung von 50 g Glukose (Kurvenverlauf re.; Normal: max. H_2-Anstieg < 20 ppm)

15.5.1
$^{14}CO_2$-Glykocholatatemtest

Unter den nichtinvasiven Verfahren liegen die umfangreichsten Erfahrungen mit dem $^{14}CO_2$-Glykocholatatemtest vor, der als besonders attraktiven Aspekt die Pathogenese der Steatorrhoe bei der bakteriellen Überbesiedlung nachvollzieht (vorzeitige Dekonjugation von Tauro- und Glykocholat im proximalen Dünndarm mit der Folge eines Unterschreitens der kritischen mizellaren Gallensäurekonzentration). Das Prinzip dieses Tests weist die vorzeitige Dekonjugation [Abspaltung des (1-^{14}C)-markierten Glycins von der Cholsäure] durch Messung des $^{14}CO_2$-CO_2-Verhältnisses in der Atemluft nach. Die $^{14}CO_2$-Exhalation vermag jedoch nicht zwischen einer bakteriellen Überbesiedlung und der Malabsorption von Gallensäuren zu unterscheiden.

Für den $^{14}CO_2$-Glykocholatatemtest werden 185 MBq (5 µCi) ^{14}C-markierte Gallensäure oral als Tracerdosis verabreicht. Obwohl diese geringe Menge unterhalb der Freigrenze für ^{14}C liegt, ist die Anwendung der Substanz am Menschen heute rechtlich problematisch, da ^{14}C-Glykocholsäure nicht als Radiopharmazeutikum sondern lediglich als Radiochemikalie zugelassen ist; überdies existieren zunehmend prinzipielle und ökologische Bedenken gegenüber dem langlebigen β-Strahler, so daß auf die genannten beiden international gebräuchlichen $^{14}CO_2$-Atemtests zum Nachweis der bakteriellen Überbesiedlung (^{14}C-Glycocholat-AT, 1g-^{14}C-D-Xylose-Atemtest) hier nicht weiter eingegangen wird.

Zu hoffen bleibt, daß durch eine baldige Einführung der entsprechenden ^{13}C-angereicherten Substrate diese Tests ohne Strahlenbelastung durchgeführt werden können.

15.5.2
Glukose-H_2-Atemtest

Ein Anstieg der endexspiratorischen H_2-Konzentration nach oraler Glukosebelastung (80 g) um > 20 ppm zeigt an, daß eine bakterielle Metabolisierung des Zuckers stattgefunden hat. Da eine Malabsorption von Glukose in dieser Dosierung ohne Resektion des Dünndarms praktisch nicht vorkommt, zeigt der H_2-Atemtest unter diesen Bedingungen eine bakterielle Überbesiedlung des oberen Dünndarms an (Abb. 15.8).

Sensitivität und Spezifität des Tests für die Erfassung einer bakteriellen Überbesiedlung entsprechen der des $^{14}CO_2$-Glykocholatatemtests (d. h. 60–100 %), so daß sich der nichtradioaktive Glukose-H_2-Atemtest heute weitgehend für die klinische Diagnostik dieser Ursache eines Malassimilationssyndroms etabliert hat (Tabelle 15.7).

15.6
Mund-Zökum-Transitzeitbestimmung (Laktulose-H_2-Atemtest)

Die oben genannten Voraussetzungen der raschen Bildung, Resorption und Exhalation von Wasserstoff können für die quantitative Bestimmung der orozäkalen Transitzeit genutzt werden, wenn ein nichtresorbierbarer Zucker, z. B. Laktulose, oral verabreicht wird und die H_2-Konzentration in der Exhalationsluft sequentiell in kurzen Abständen (5 min) bestimmt wird. Der erste abgrenzbare Anstieg der H_2-Konzentration korreliert dabei mit der Ankunft der Testlösungsfront im Zökum (validiert für 10 g Laktulose in 150 ml Wasser). Die Attraktivität dieses nichtinvasiven Verfahrens der Passagezeitbestimmung für den oberen Gastrointestinaltrakt liegt in der Möglichkeit, intraindividuelle Vergleichsuntersuchungen, z. B. im Rahmen von Erkrankungen oder unter der Anwendung motilitätswirksamer Pharmaka durchzuführen. Die *klinisch-diagnostische Bedeutung* des Verfahrens ist aufgrund *erheblicher interindividueller Variabilität (d.h. großer Streubreite; R = 30–150 min)* gering und zahlreiche modifizierende Einflußgrößen sind beschrieben (kürzere MCTT bei jüngeren Patienten, Reizdarm vom Diarrhötyp, zyklusabhängige Verkürzung in der Follikelphase; längere MCTT bei älteren Patienten, Reizdarm vom Obstipationstyp, Rektumdehnung, zyklusabhängige Verlängerung in der Lutealphase sowie unter einer Gravidität).

15.7 Rationeller diagnostischer Einsatz intestinaler Funktionstests

Diagnostische Probleme bei der ätiologischen Abklärung von Malassimilationssyndromen stellen auch heute noch eine Herausforderung für die klinische Diagnostik (und Forschung) dar. In den meisten Fällen läßt sich ein Malassimilationssyndrom jedoch mit den verfügbaren Methoden feststellen und ätiologisch sowie pathophysiologisch einordnen. Dabei bietet sich ein abgestuftes Vorgehen entsprechend den diagnostischen Möglichkeiten in Praxis und Klinik an.

Leitsymptom einer digestiv-resorptiven Störung sind chronische *Durchfälle*; für die Existenz bzw. Annahme einer Verdauungsinsuffizienz sind Durchfälle nur eine hinreichende, keinesfalls aber eine notwendige Bedingung. Chronische Durchfälle sind charakterisiert durch >3 breiige oder flüssige Stuhlentleerungen pro Tag, mit einem Gewicht >200 g/Tag (bei üblicher Ernährung) über einen Zeitraum von 3 Wochen.

Dementsprechend gehört die *Bestimmung des Stuhlgewichtes* [und die sog. Stuhlvisite, d.h. die *Inspektion des Stuhles* (geformt, breiig, wässrig, Fett- oder Ölauflagerungen, eitrig, blutig, unverdaute Nahrungsbestandteile, Proglottiden] zur *Basisdiagnostik* bei Verdacht auf ein Malassimilationssyndrom (Störung der digestiven oder resorptiven Verdauungsfunktion). Die Bestimmung des Stuhlgewichtes allein ist jedoch nicht ausreichend, da in einem diagnostisch relevanten Krankengut (n = 1269 Untersuchungen von Stuhlgewicht und -fettausscheidung über 3 Tage) 12,8 % der Patienten mit einer Steatorrhö (pathologisch erhöhte Stuhlfettausscheidung, d.h. >7 g/Tag) normale Stuhlgewichte (<200 g/Tag) aufwiesen (ein Befund, der insbesondere bei exokriner Pankreasinsuffizienz gefunden wird); umgekehrt lag bei 13,5 % der Patienten eine rein wässrige Diarrhö mit normaler Fettausscheidung vor. Dennoch kann bei normalen Stuhlfettwerten (<7 g/Tag) eine generalisierte Malabsorption als ausgeschlossen gelten. Bestehen trotzdem Durchfälle muß nach anderen Ursachen durch Anwendung spezifischer Testverfahren gesucht werden, z. B. LTT oder Laktose H_2-Atemtest bei Verdacht auf Laktoseintoleranz, Bestimmung der 5-Hydroxyindolessigsäure (5-HIES) im 24 h-Urin und/oder Serotonin im Serum bei Verdacht auf ein Karzinoid, Bestimmung von VIP („vasoactive intestinal polypeptide"), Gastrin, T3/T4 und basales TSH bei Verdacht auf endokrin bedingte Tumore. Es ist nach Ausschluß einer Malabsorption auch an das Vorliegen von Erkrankungen des Dickdarmes zu denken. Bleiben auch die bildgebenden Verfahren ohne diagnostischen Hinweis muß auch an das Vorliegen eines *Laxanzienabusus* gedacht werden (Laxanzienscreening im Urin).

Das gezielte diagnostische Vorgehen bei einer erhöhten Stuhlfettausscheidung (*Steatorrhö*) bei gleichzeitig *normalen D-Xylosetest* deutet auf eine *pankreasbedingte Maldigestion* (schwere exokrine Pankreasinsuffizienz). Es sollten dann die Bestimmung Elastase im Stuhl bzw. ein Sekretin-Pankreozymin-Test durchgeführt werden. Ist der *D-Xylosetest pathologisch* muß an eine Malabsorption durch darmspezifische Affektionen gedacht werden (Sprue, ausgedehnter M. Crohn). Es sollten dann eine Dünndarmbiopsie zur weiterführenden Diagnostik des proximalen bzw. eine Röntgen-Sellink-Untersuchung zur Abklärung pathologischer Veränderungen in den distalen Dünndarmabschnitten (Ileum) durchgeführt werden. Zum gezielten Screening auf das Vorliegen einer Sprue wird zunehmend auch die Bestimmung von *Anti-IgA-Endomysium- bzw. Gliadinantikörpern* eingesetzt. Ist die Dünndarmbiopsie normal zeigen sich jedoch röntgenologisch Veränderungen in den distalen Dünndarmabschnitten (insbesondere terminales Ileum), sollten zur Funktionsuntersuchung des Ileums ein *Schilling-Test* und ein ^{75}Se-HCAT-Test durchgeführt werden.

Insbesondere bei magenresezierten Patienten mit Steatorrhö und einem pathologischen D-Xylosetest muß an das Vorliegen einer bakteriellen Fehl-/Überbesiedlung gedacht werden, die dann durch eine H_2-Glukoseexhalationstest, ^{14}C-Glykocholat- oder ^{13}C-Xyloseatemtest verifiziert werden kann.

Literatur

Booth CC, Alldis D, Read AE (1961) Studies on the site of fat absorption. 2. Fat balances after resection of varying amounts of the small intestine in man. Gut 2:168–171

Caspary WF (1975) Erworbene Hyperoxalurie und Nephrolithiasis bei gastroenterologischen Erkrankungen (sog.„Enterale" Hyperoxalurie). Dtsch Med Wochenschr 100:1509–1513

Caspary WF, Reimhold WV (1976) Klinische Bedeutung des ^{14}C-Glykocholat-Atemtests in der Diagnostik gastroenterologischer Krankheitsbilder mit gesteigerter Dekonjugation von Gallensäuren. Dtsch Med Wochenschr 101:353–360

Caspary WF (1978) Breath tests. In: Russel RI (Hrsg) Clinics in gastroenterology, Vol 7. Saunders, London, pp 351–374

Caspary WF (1983) Kohlenhydratintoleranz. In: Caspary (Hrsg) Dünndarm. Springer Berlin Heidelberg New York (Handbuch Innere Medizin, Bd 3/3), S 627–646

Caspary WF (1983) Malassimilationssyndrom (Maldigestion-Malabsorption). In: Caspary (Hrsg) Dünndarm. Springer Berlin Heidelberg New York (Handbuch Innere Medizin, Bd 3/3), S 585–626

Corazza R, Menozzi MG, Strocchi A, Rasciti L, Vaira D, Lecchini R et al. (1990) The diagnosis of small bowel bacterial overgrowth. Reliability of jejunal culture and inadequacy of breath hydrogen testing. Gastroenterology 98:302–309

Filipsson S, Hulten L, Lindstedt G (1978) Malabsorption of fat and vitamin B_{12} before and after intestinal resection for Crohn's disease. Scand J Gastroenterol 13:529–536

Florent Ch, Bernier JJ (1984) Measurement of gastrointestinal plasma protein losses. Significance of α_1-antitrypsin clearance. In: Skadhauge E, Heintze K (Hrsg) Intestinal Absorption and Secretion. MTP-Press, Lancaster, S 515–525

Fromm H, Farivar S, McJunkin B (1977) „Type 3" bile acid malabsorption and diarrhea – Evidence for a new clinical entity. Gastroenterology 72:1060

King CE, Toskes PP, Spivey JC, Lorenz E, Welkos S (1979) Detection of small intestine bacterial overgrowth by means of a ^{14}C-D-xylose breath test. Gastroenterology 77:75–82

King CE, Toskes PP (1986) Comparison of the 1-gram [^{14}C] Xylose, 10-gram Lactulose H_2, and 80-gram glucose H_2 breath tests in patients with small intestine bacterial overgrowth. Gastroenterology 91:1447–1451

Lembcke B, Caspary WF (1983) Atemanalytische Funktionstests. In: W. F. Caspary (Hrsg) Handbuch der Inneren Medizin, Bd III/3 A: Dünndarm. Springer, Berlin, S 778–808

Lembcke B, Grimm K, Lankisch PG (1987) Raised fecal fat concentration does not differentiate pancreatic from other steatorrheas. Am J Gastroenterol 82:526–531

Lembcke B, Geibel K, Kirchhoff S, Lankisch PG (1989) Serum β-Carotin: ein einfacher statischer Laborparameter für die Diagnostik der Steatorrhö. Dtsch med Wschr 114:243–247

Lembcke B, Braden B, Stein J (1994) Diagnostik und Therapie der Steatorrhö. Z Gastroenterol 32:256–261

Lembcke B, Bornholdt Chr, Kirchhoff S, Lankisch PG (1990) Clinical evaluation of a 25 g D-xylose hydrogen (H_2) breath test. Z Gastroenterol 28:555–560

Lembcke B (1989) Ursachen und klinische Diagnostik der chologenen Diarrhoe. Z Gastroenterol 27:279–284

Lembcke B (1990) Blindsacksyndrom oder bakterielle Kontamination des Dünndarms. In: Allgöwer M, Harder F, Hollender LF, Peiper H-J, Siewert JR (Hrsg) Chirurgische Gastroenterologie, 2. Aufl, Springer, Berlin, S 930–938

Lembcke B (1998) D-Xylose-Test. In: Thomas L (Hrsg) Labor und Diagnose, 5. Aufl, Die Medizinische Verlagsgesellschaft, Marburg, S 427–429

Lembcke B (1998) Laktosetoleranz-Test. In: Thomas L (Hrsg) Labor und Diagnose, 5. Aufl, Die Medizinische Verlagsgesellschaft, Marburg S 429–431

Levitt MD, Donaldson RM (1970) Use of respiratory hydrogen (H_2) excretion to detect carbohydrate malabsorption. J Lab Clin Med 75:937

Newcomer AD, McGill DB, Thomas PJ, Hofmann AF (1975) Prospective comparison of indirect methods for detecting lactase deficiency. N Engl J Med 293:1232–1236

Poley RJ, Hofmann AF (1976) Role of fat maldigestion in pathogenesis of steatorrhea in ileal resection. Gastroenterology 71:38–44

Sciarretta G, Vicini G, Fagioli G, Verri A, Ginevra A, Malaguti P (1986) Use of 23-Selena-25-homocholyltaurine to detect bile acid malabsorption in patients with ileal dysfunction or diarrhea. Gastroenterology 91:1–9

Spirchez Z, Caspary, WF, Stein J (1998) Characterization and evaluation of a new ELISA for fecal α_1-antitrypsin. Comparison with radial immunodiffusion (RID) in patients with gastrointestinal disorders. Clin Chem, in revision

Stein J, Kulemeier J, Lembcke B, Caspary WF (1992) Simple and rapid method for determination of short chain fatty acids in biological materials by high-performance liquid chromatography with ultraviolet detection. J Chromatogr 576:53–61

Stein J, Purschian B, Lembcke B, Caspary WF (1995) Validation of near infrared reflectance analysis (NIRA) for assessment of fecal fat, nitrogen and water. A new approach to malabsorption syndroms. Eur J Gastroen Hepatol 6:889–894

Stein J (1996) Near-infrared reflectance analysis. A new investigative tool in diagnosis of malabsorption syndromes. Z Gastroenterol 34 (Suppl 3):8–13

Stein J (1996) Diagnostic value of fecal enzyme determination and fat analysis in chronic pancreatitis. In: Malfertheimer P, Ditschuneit H (eds) Diagnostic procedures in pancreatic diseases. Springer-Verlag, Berlin, 278–289

Stein J, Purschian B, Zeuzem S, Lembcke B, Caspary WF (1996) Quantification of fecal carbohydrates by near-infrared reflectance. Clin Chem 42:309–312

van de Kamer JH, ten Bokkel Huinik H, Weyers HA (1949) Rapid method for the determination of fat in faeces. J Biol Chem 177:347–355

Klinische Motilitätsdiagnostik

T. WEHRMANN

16.1 Magen-/Dünndarmmanometrie 181
16.1.1 Apparative Vorraussetzungen 181
16.1.2 Praktische Durchführung 182
16.1.3 Pathologische Befunde 184
16.2 Kolontransitzeitbestimmung 184
16.2.1 Praktische Durchführung 185
16.2.3 Pathologische Befunde 186
16.3 Anorektale Manometrie 186
16.3.1 Indikationen 187
16.3.2 Praktische Durchführung 187
16.3.3 Pathologische Befunde 190

Literatur 191

Die Dünndarmmotilität ist das Resultat einer komplexen Interaktion von zentralem und enteralem Nervensystem (sensorische wie motorische Funktionen), zahlreichen gastrointestinalen Hormonen sowie der glatten Muskulatur. Auch wenn seit Anfang der 60er Jahre die motorischen Abläufe im Nüchtern- und postprandialen Zustand vollständig aufgeklärt wurden, sind die detaillierten Mechanismen dieser interaktiven Vorgänge auch heute (v.a. bei krankhaften Veränderungen) noch partiell ungeklärt (s. Kap. 1). Zusätzlich fehlt es an therapeutischen Verfahren um eine evtl. gestörte Interaktion zu beeinflussen. Daher ist der klinische Stellenwert der Motilitätsdiagnostik im Dünn- und Dickdarmbereich (z.B. im Vergleich zu den morphologischen Verfahren) heute (noch) relativ gering. Im Vordergrund der klinischen Routinediagnostik steht daher hier die relativ einfache Bestimmung der Gesamtdarmtransitzeit (die überwiegend durch die Transitzeit im Kolon determiniert wird).

Eine Ausnahme stellt der Anorektalbereich dar – hier erlaubt die kombinierte manometrische, sensorische, elektrophysiologische und endosonographische Evaluation klare differentialtherapeutische Entscheidungen bei Patienten mit analer Inkontinenz. So konnte die Betreuung von Inkontinenzpatienten durch diese Methoden entscheidend voran gebracht werden. Sie sind daher im Falle geplanter, aufwendigerer therapeutischer Interventionen (mehrmonatiges Biofeedback-Training oder operative Sphinkterrekonstruktion) heute klinisch unverzichtbar.

16.1 Magen-/Dünndarmmanometrie

Da die Motilität des Magenantrum mit der Dünndarmmotorik gekoppelt ist (Kap. 8) erstreckt sich die manometrische Evaluation in der Regel auf Antrum, Duodenum und Jejunum. Die ortho- oder retrograde Plazierung von Manometriesonden in das Ileum ist technisch sehr schwierig. Schon die Durchführung einer Antroduodenojejunalmanometrie (ADJM) ist zeitlich und technisch aufwendig sowie meist nur von limitierter klinischer Relevanz (s. oben). Daher werden selbst an Zentren mit Schwerpunkt auf dem Gebiet der GI-Motilität pro Jahr nur ca. 10 bis 20 ADJM-Untersuchungen aufgrund einer klinischen Fragestellung durchgeführt.

Prinzipiell kann eine *Antroduodenojejunalmanometrie* mit flüssigkeitsperfundierten (stationäre ADJM) oder Halbleiter- (ambulante ADJM) Druckaufnehmern dürchgeführt werden. Bei der ADJM bietet die Halbleitertechnik Vorteile: auch bei der stationären ADJM muß der Patient über ca. 5 Stunden untersucht werden und hierfür in der Klinik untergebracht und (aus forensischen Gründen) überwacht werden, wodurch ein erheblicher logistischer Aufwand entsteht. Ferner konnte im Dünndarmbereich – im Gegensatz zur Situation am Ösophagus – gezeigt werden, daß eine Verlängerung der Untersuchungsdauer (auf 24 h) die diagnostische Ausbeute wahrscheinlich erhöht.

Klinische Indikationen zur Magen-/Dünndarmanometrie und ihre Aussagekraft werden in Tabelle 16.1 angeführt.

16.1.1 Apparative Vorraussetzungen

Zur *stationären Perfusionsmanometrie* werden eine Perfusionspumpe, eine Registriereinheit (Analog-Digital-Konverter und PC mit Drucker und Software), mehrere elektromechanische Druckwandler (Anzahl Druckwandler = Zahl der Meßkanäle) sowie eine Perfusionssonde benötigt. Zur *ambulanten Langzeitmanometrie* des Dünndarms ist ein Speichergerät (mindestens 2–4 MB Kapazität), ein PC mit Drucker und

182 KAPITEL 16 Klinische Motilitätsdiagnostik

Tabelle 16.1. Klinische Indikationen und spezielle Aussagekraft der Magen-/Dünndarmanometrie

Indikation	Klinische Aussagen
chronisch intestinale Pseudoobstruktion	Verifizierung der Diagnose Differenzierung Neuropathie- vs. Myopathietyp Identifikation des Beteiligungsmusters
präoperativ vor (sub)totaler Kolektomie bei chronischer Obstipation	Ausschluß einer relevanten Dünndarmotilitätsstörung
postoperativ nach Magenersatz	Nachweis eines aperistaltischen oder anisoperistaltischen Segments

Software, sowie eine Mikrotransducer-Meßsonde erforderlich. Zum Plazieren der Sonden (sowohl für ambulante als auch stationäre Manometrie) ist die Verfügbarkeit einer Röntgen-DL-Einrichtung notwendig.

16.1.2
Praktische Durchführung

Zunächst Kalibrierung des Systems auf Nulldruck (z.B. atmosphärischer Druck in Brustkorbmitte des liegenden Patienten). Bei der stationären ADJM wird eine Perfusionsrate von 0,15 ml/min gewählt. Anschließend Anästhesie des Nasen-Rachen-Raums. Einführen der Meßsonde transnasal (unabhängig ob stationäre oder ambulante ADM geplant) in halbaufrechter Rückenlage des Patienten und Plazieren in die gewünschte Position unter radiologischer Kontrolle (Abb. 16.1). Alternativ kann die Sondenpositionierung über einen endoskopisch plazierten Führungsdraht erfolgen.

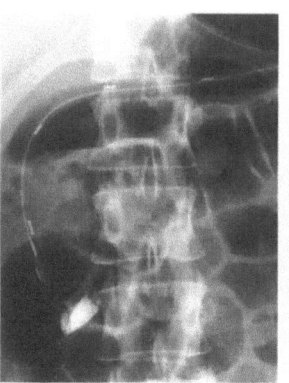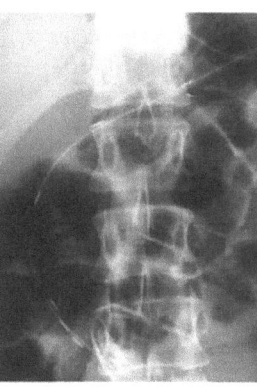

Abb. 16.1. Radiologische Darstellung einer zur stationären Antroduodenalmanometrie plazierten Perfusionssonde (rechts). Die Perfusionsöffnungen sind mit röntgendichten Streifen markiert. Es liegen je 3 Meßpunkte im Antrum sowie 3 weitere im Duodenum. Daneben radiologische Positionierungskontrolle einer Mikrotransducer – Sonde zur ambulanten Duodenojejunalmanometrie (links). Die 4 Drucktransducer liegen im Duodenum und Jejunum mit je 10 cm Distanz zueinander

- **Sondenposition.** Zur stationären Magen-/Dünndarmmanometrie werden in der Regel mindestens 3 Druckaufnehmer in 1–2 cm Abstand zueinander im präpylorischen Antrum sowie mindestens 3 weitere Meßpunkte im Duodenum und ggf. 2 weitere Meßpunkte im Jejunum plaziert (Abb. 16.1). Durch radiologische Kontrolle, oder auch durch Bestimmung der transpylorischen Potentialdifferenz, kann eine transpylorische Migration der Sonde nach enteralwärts detektiert und dann durch Gegenzug korrigiert werden. Die ambulante Manometrie beschränkt sich daher in der Regel auf das Duodenum und Jejunum, da unter ambulanten Bedingungen die Sondenmigration aus dem Antrum nach duodenalwärts nicht verhindert werden kann. Bei der ambulanten Duodenojejunalmanometrie werden multiple Druckaufnehmer (4–12) zumeist in 10–20 cm Distanz zueinander plaziert (Abb. 16.1).

- **Meßprotokoll.** Die Registrierung der Motilität erfolgt über 24 h (ambulante Messung) bzw. über 5 h (stationäre Messung, evtl. beliebig verlängerbar). Als Standard gilt zunächst eine mindestens 3stündige Nüchternregistrierung und anschließend die Aufzeichnung der postprandialen Motorik nach einer standardisierten Testmahlzeit (wir verwenden 500 ml Fresubin plus, enthält 500 kcal, davon 50% KH, 30% Fett, 20% Protein) über 2 h. Im weiteren Verlauf einer ambulanten Untersuchung sollte ein für den individuellen Patienten typisches Verhalten imitiert werden (Nahrungsqualität und Aufnahmezeitpunkte ad libitum).

- **Meßparameter.** Die Bestimmung der Parameter der Magen-/Dünndarmmanometrie wird von Labor zu Labor z.T. sehr unterschiedlich vorgenommen. Zur Vertiefung der Problematik sei auf das Standardwerk von Malagelada verwiesen.

Bei der Analyse der interdigestiven Motilität kann zunächst der prozentuale Anteil der 3 *motorischen Phasen* ermittelt werden (Abb. 16.2).

- Phase I – motorische Ruhe,
- Phase II – irreguläre, nichtklassifizierbare Motilität,
- Phase III (sog. „motorischer migrierender Komplex", MMC) – nach aboral peristaltisch gerichtete Aktivitätsfront, beginnend im Antrum oder Duodenum (Kap. 8).

16.1 Magen-/Dünndarmmanometrie

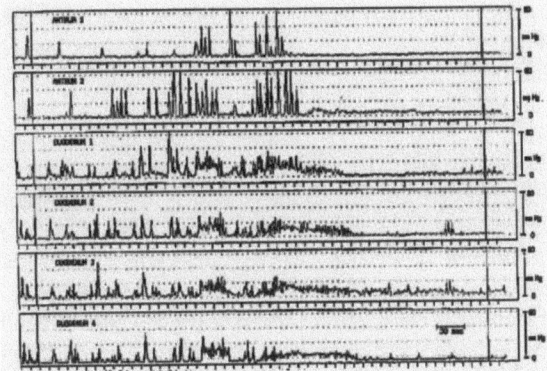

Abb. 16.2. Normale interdigestive Motilität bei einem Probanden. Beachte die konsekutive Abfolge (von links nach rechts) von Phase-II-, Phase-III- und anschließend Phase-I-Motilität

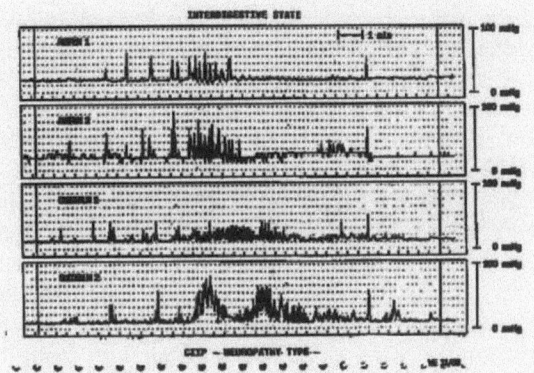

Abb. 16.3. Manometrische Registrierung einer Basisdruckerhöhung während einer Phase-III-Motilität (Kanal „Duodenum 2") bei einem Patienten mit chronisch-intestinaler Pseudoobstruktion vom Neuropathietyp

Ferner die Anzahl der MMC (bei 10 eigenen Probanden im Mittel 1,4 ± 0,5 während 3 h) sowie die Gesamtlänge eines interdigestiven Zyklus (Phase I–III, eigene Probanden: 96 ± 16 min). Weiterhin kann für die Phase-II-Aktivität sowohl im Antrum als auch im Dünndarm ein *Motilitätsindex* errechnet werden:

Antraler Motilitätsindex (AMI) =
ln [Summe der Amplituden (mmHg) ×
Anzahl der Kontraktionen (N)] + 1

Der *duodenale Motilitätsindex* (DMI) wird analog zum AMI bestimmt. Bei 10 eigenen Probanden betrug der Phase-II-AMI 11,7 ± 0,5, der Phase-II-DMI 12,1 ± 0,6.

Ferner erfolgt eine qualitative Analyse bezüglich spezifischer Merkmale, deren Auftreten als pathologisch bewertet wird (Tabelle 16.2, Abb. 16.3, 16.4).

Die Dauer der postprandialen Motorik (Abb. 16.5) nach einer 500 kcal-Testmahlzeit beträgt bei Gesunden > 120 min. Läßt sich vorzeitig eine Phase-III-Aktivität erkennen, kann dieses als pathologische motorische Antwort auf die Nahrungsaufnahme gewertet werden. Bei der Analyse der postprandialen AD-Motilität wird in der Regel quantitativ der postprandiale AMI (n = 10 Probanden: 14,4 ± 0,6) bzw. der DMI (13,1 ± 0,7) bestimmt. Im eigenen Labor wird ein postprandialer AMI von < 13,0 als Hinweis für eine Gastro-

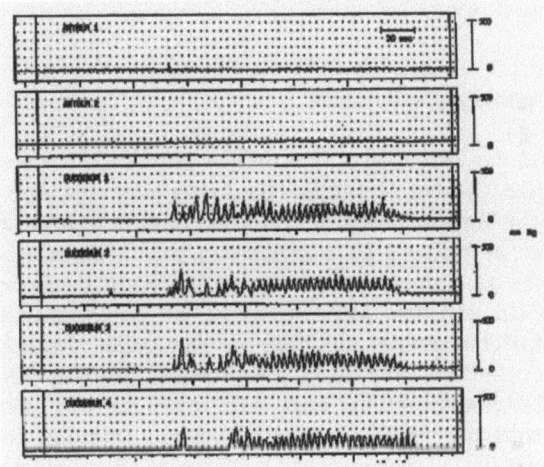

Abb. 16.4. Darstellung eines sog. „burst" im Duodenum während Phase-I-Motilität bei einem Patienten mit sekundärer intestinaler Pseudoobstruktion bei progressiver Systemsklerose

Tabelle 16.2. Pathologische Phänomene der interdigestiven Magen-/Dünndarmmotilität

Anstieg des Basisdrucks während der Phase III – Aktivität um > 30 mmHg (Abb. 16.3)

Nichtpropagative Motorik während der Phase III

Kontraktionen (Amplitude > 20 mmHg) mit hoher Frequenz (> 10/min), die nichtpropagativ fortgeleitet sind und somit in die normale Hintergrundaktivität interponiert werden und für mindestens 3 min anhalten (sog. „bursts") (Abb. 16.4)

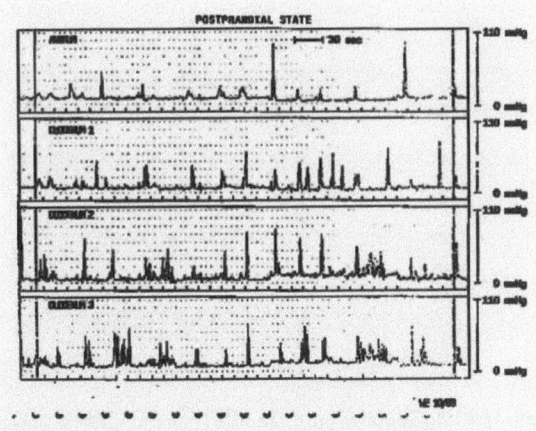

Abb. 16.5. Normale postprandiale Motilität des Menschen

parese gewertet. Zusätzlich kann das Ausmaß der *antroduodenalen Koordination (ADC)* beurteilt werden:

Anzahl antraler Kontraktionen (>10 mmHg), denen innerhalb von 10 s eine oder mehrere duodenale Kontraktionen (>10 mmHg) folgen/Gesamtzahl aller antralen Kontraktionen (>10 mmHg) × 100.

Die ADC lag bei 10 Probanden stets >25% (im Mittel 41 ± 11%). Bei zusätzlicher Verwendung eines sog. „sleeve" (Ballondruckaufnehmer) im Pylorus kann die Anzahl isolierter pylorischer Kontraktionen, welche die Magenentleerung deutlich hemmen, bestimmt werden (im eigenen Labor <10 isolierte pylorische Kontraktionen/Stunde).

Die qualitative Analyse wertet Kontraktionen (Amplitude >20 mmHg) mit hoher Frequenz (>10/min), die nichtpropagativ fortgeleitet sind und somit quasi in die normale Hintergrundaktivität interponiert werden (sog. „bursts") und für mindestens 3 min anhalten, als pathologisch.

16.1.3
Pathologische Befunde

Bei der *chronisch - intestinalen Pseudoobstruktion* (Kap. 6) vom *Myopathie-Typ* findet sich eine deutliche Verminderung der Kontraktionsamplituden in den betroffenen Darmsegmenten, jedoch ist prinzipiell die Abfolge der interdigestiven Motilität (Phase I-III) erhalten. Meistens bleibt die postprandiale Motilitätsantwort aus oder ist zumindest deutlich vermindert (Abb. 16.6). Beim *Neuropathietyp* der Pseudoobstruktion zeigt sich eine Störung der Propagation der Phase-III-Aktivität interdigestiv oder der Nachweis einer Erhöhung des Basisdrucks während Phase III (Abb. 16.3). Charakterstisch ist auch das Auftreten von „bursts" sowohl im Nüchternals auch im postprandialen Zustand (Abb. 16.4).

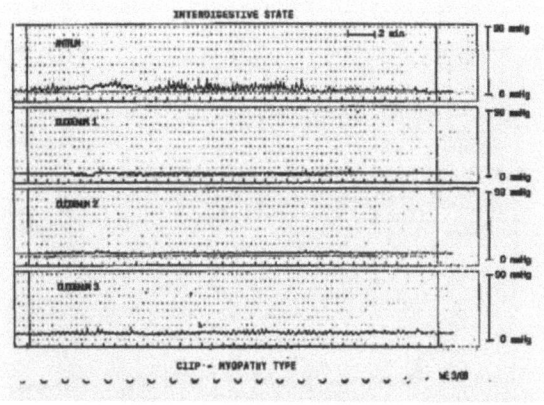

Abb. 16.6. Ausgeprägte postprandiale Hypomotilität bei einem Patienten mit chronisch-intestinaler Pseudoobstruktion (vgl. Abb. 16.5)

Postoperative Folgezustände nach Magenersatz führen häufig zu einer Aufhebung der zyklischen Motoraktivität im Nüchternzustand (Phase I-III) oder zumindest einer deutlichen Vermehrung der motorischen Ruhephasen (Phase I) zuungunsten von Phase-II- bzw. III-Aktivität (Normalbefund nach Magenresektion mit Roux-Y-Pouch oder Jejunuminterponat). Bei Patienten mit Beschwerden (Übelkeit, Erbrechen, Völlegefühl) wurde häufig eine nichtpropagativ fortgeleitete Phase-III-Aktivität (simultane Kontraktionen) beobachtet (aperistaltisches Segment). In Einzelfällen wurde gar eine retrograde Kontraktionsausbreitung dokumentiert (anisoperistaltisches Segment). Postprandial kann ein Auftreten von „bursts" (Abb. 16.4) oder ein Fehlen der Induktion eines postprandialen Motilitätsmusters beobachtet werden.

Eine *Gastroparese* (idiopathisch oder z. B. bei diabetischer Neurogastroenteropathie) ist manometrisch durch eine Verminderung des postprandialen AMI <13,0 (bei ansonsten unauffälliger interdigestiver und postprandialer Motoraktivität) gekennzeichnet (Bestätigung durch Magenentleerungstests). Bei autonomer Neuropathie scheint die Verminderung des AMI mehr auf eine Reduktion der Frequenz antraler Kontraktionen, bei der „idiopathischen" Form mehr auf einer Verminderung der antralen Kontraktionsamplituden, zurückzugehen. Klinisch ist die ADJM zum Nachweis einer Gastroparese entbehrlich (da die Magenentleerungstests wesentlich einfacher sind). Sie dient nur zur Klärung ob eine Mitbeteiligung der Dünndarmmotilität vorliegt oder nicht. Häufig findet sich eine Gastroparese auch bei Patientinnen mit *Anorexia nervosa* (Kap. 69).

Bei *radiogener Gastroenteropathie* (Kap. 35) finden sich gelegentlich umschriebene Dünndarmabschnitte mit verminderter Kontraktionsamplitude und -Frequenz vorwiegend postprandial (in diesem Fall operative Resektion des Darmabschnitts sinnvoll), häufig aber diffus verteilte neuropathische Motilitätsveränderungen (s. oben) des gesamten oberen Gastrointestinaltrakts.

16.2
Kolontransitzeitbestimmung

Da die Passagezeit fester Substanzen zu ca. 90% vom Kolontransport bestimmt wird, ist die Bestimmung einer *Gesamtdarmtransitzeit* als weitestgehend repräsentativ für die Kolonpassagezeit anzusehen (Transitzeit Ösophagus: ≈30 s, Magenentleerung: 10 min-2 h, Dünndarm: 2-3 h, Dickdarm: 20-60 h). Da ambulant durchführbar, nebenwirkungsfrei und relativ wenig strahlenbelastend, gilt die Methode heute als fester Bestandteil der Basisdiagnostik bei Patienten mit chronischer Obstipation

(Kap. 13). Sie ist insbesondere indiziert zur Abgrenzung der „idiopathischen" Obstipation mit langsamen Kolontransit vom irritablen Darmsyndrom (Obstipation mit normalem Kolontransit) bzw. gibt Hinweise für das Vorliegen einer funktionellen Obstruktion des Anorektums.

16.2.1
Praktische Durchführung

Verabreicht man einem Probanden eine bestimmte Anzahl röntgendichter Marker, die sich im Gastrointestinaltrakt physikochemisch nicht verändern, d.h. inert sind, so zeigt eine am nächsten Tag durchgeführte Röntgenaufnahme des Abdomens jene Marker, die zumindest einen Tag lang im Kolon verblieben sind (Magen-Dünndarm-Transport wird hierbei vernachlässigt). Wenn man nun die Zahl der im Kolon verbliebenen Marker mit 24 (Anzahl der Stunden) multipliziert und durch die Anzahl aller verabreichten Marker teilt, erhält man die mittlere Verweildauer eines Markers im Kolon (entsprechend der Passagezeit). Da der Kolontransport häufig länger als 24 h dauert ist ein solches Vorgehen sehr ungenau, weswegen möglichst so lange Marker verabreicht werden sollten bis sich eine Art „steady state" der Marker im Kolon eingestellt hat. Diese Situation ist im Normalfall nach 3 bis 4 Tagen erreicht. Eine länger dauernde Transitzeit (von z.B. 6 Tagen) würde aber – bei einer Bestimmung des Transits z.B. nach 3 Tagen – deutlich unterschätzt. Deshalb hat sich in der Routine eine *6tägige Markerapplikation* durchgesetzt. Bei extremen Verzögerungen der Kolonpassagezeit ist evtl. eine Verlängerung der Markereinnahme auf 13 oder 19 Tage erforderlich.

Die Marker können aus in 3 mm große Einzelstücke zerschnittenen Angiographiekathetern hergestellt werden, die dann zu je 10 oder 20 Stück in eine Hartgelatinekapsel (Größe 00, über Klinikapotheke zu beziehen) eingefüllt werden. Alternativ können auch industriell gefertigte, bariumimprägnierte Polyethylenpellets (Bezug über Fa. Medic Eschmann, Hamburg) in die Kapseln eingefüllt werden. Diese Handarbeit ist jedoch relativ aufwendig. Bequemer ist die Verwendung vorgefertigter Kapseln (mit Inhalt) die mittlerweile von verschiedenen Firmen angeboten werden (Kolontransitzeit-Marker der Fa. P & A Mauch, CH-4142 Münchenstein; 6 Kapseln je 10 Polyurethan-Marker mit 40% Bariumsulfatgehalt, Abb. 16.7) oder Sitzmark-Kapseln (6 Kapseln mit je 20 intergrierten Markern der Fa. Lafayette Pharmacol Inc., 4200 South Hulen, Fort Worth, Texas 76109, USA). Problematisch ist hierbei der Preis der Kapseln, die bisher leider nicht rezeptiert werden können und daher zu Lasten des Arztes gehen.

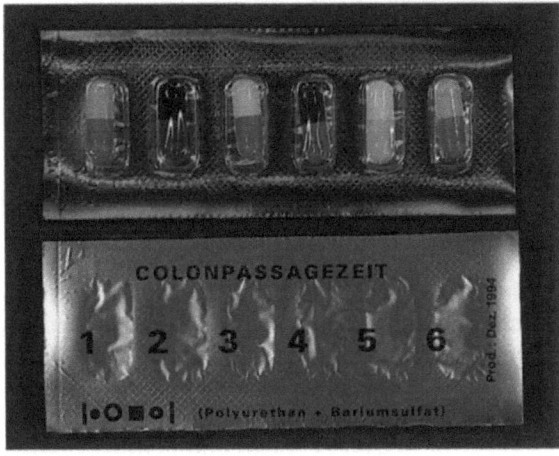

Abb. 16.7. Fertig verpackte Hartgelatinekapseln zur Bestimmung der Kolon-Transitzeit

■ **Markerapplikation und Auswertung.** Der Patient wird instruiert über 6 Tage jeweils zur gleichen Tageszeit (z.B. 9 Uhr morgens) eine Kapsel einzunehmen. Vorher sind die Einnahme von Laxanzien (und möglichst auch Diuretika) für mindestens eine Woche auszusetzen. Auf eine ausreichende Ballaststoffaufnahme während der Untersuchungsphase (evtl. Applikation entsprechender Pharmaka, z.B. 2 × 1 Btl. Mucofalk) ist zu achten. Ansonsten sollten die gewohnten Ver-

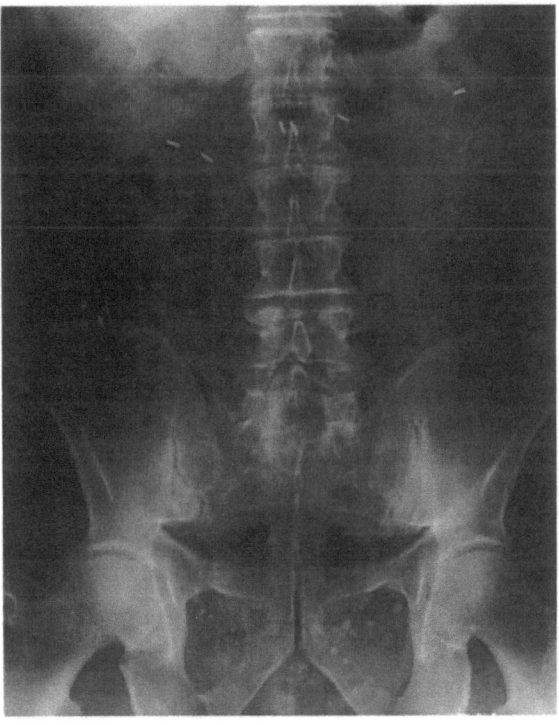

Abb. 16.8. Auswertung einer Abdomenröntgenleeraufnahme nach 6tägiger Markereinnahme zur Kolontransitzeitbestimmung (Normalbefund)

haltens- und Ernährungsgewohnheiten beibehalten werden. Am Tag 7 sollte zur gleichen Uhrzeit – wie die an der zuvor über 6 Tage die Markereinnahme erfolgte – eine *Abdomenröntgenleeraufnahme im Stehen* angefertigt werden. Auf dieser Aufnahme werden vom Dornfortsatz des LWK 5 aus 3 *Geraden* gezogen:

Eine in der Mitte der Wirbelsäule nach kranial, sowie je eine tangential entlang der Darmbeinschaufelinnenränder nach rechts bzw. links unten auf die Hüftgelenke zu (Abb. 16.8). Hierdurch werden als getrennt auswertbare Regionen das rechte bzw. linke Hemikolon sowie das Rektosigmoid definiert. Es werden nun jeweils die Anzahl der verbliebenen Marker im jeweiligen Dickdarmsegment (sowie die Gesamtzahl im ganzen Kolon) ermittelt.

■ **Meßparameter.** Bei Verwendung von 10 Markern pro Kapsel errechnet sich die Transitzeit nach folgender Formel von Metcalf et al.:

Kolontransitzeit (in Stunden) = Summe der retinierten Marker × 2,4 (entsprechend des Zeitintervalls zwischen der Markereinnahme : 10)

Bei Verwendung von 20 Markern halbiert sich der Multiplikator auf 1,2.

Hiermit kann sowohl die Gesamttransitzeit als auch die 3 jeweiligen segmentalen Transitzeiten errechnet werden (rechtes bzw. linkes Hemikolon und Rektosigmoid).

Eine Erhöhung der Gesamtdarmtransitzeit auf über 60–93 h wird gemeinhin als pathologisch angesehen (Tabelle 16.3). Wir werten eine *Kolontransitzeit bei Frauen* von > 70 h, *bei Männern* von > 60 h als verzögerte Gesamtpassagezeit.

16.2.3
Pathologische Befunde

Prinzipiell wird zwischen einer „habituellen" Obstipation mit verlangsamten Gesamtkolontransit, dem irritablen Darmsysndrom (sog. „IBS") vom Obstipationstyp mit normaler Gesamtdarmtransitzeit und einer Obstipation bei funktioneller Obstruktion (sog. „outlet obstruction") unterschieden (s. Kap. 13).

Eine Verzögerung der Transitzeit auf > 60 h, wobei insbesondere die segmentale Transitzeit im rechten und linken Hemikolon verlangsamt ist, findet sich bei der „habituellen" Obstipation. Diese Patienten sprechen nicht auf Ballaststoffgabe an, eine Dauermedikation mit Laxanzien oder eine Kolonteilresektion ist erforderlich (ca. 5–10% aller obstipierten Patienten).

Eine Verzögerung der Gesamttransitzeit > 60 h, bedingt durch eine extreme Verlangsamung der segmentalen Transitzeit im Rektosigmoid (> 30 h), kann bei der funktionellen Obstruktion nachgewiesen werden. Der Befund der Kolontransitzeitbestimmung ist hier jedoch nicht beweisend, noch kann durch eine normale Transitzeit eine funktionelle Obstruktion völlig ausgeschlossen werden. Zur weiteren Abklärung sind die anorektale Manometrie (s. unten), das Nadel-EMG (paradoxe Kontraktion des M. sphincter ani externus beim Pressen) sowie die Defäkographie (Kap. 3) sinnvoll. Ursächlich kann eine funktionelle Obstruktion auf anatomischen Veränderungen (z.B. Rektozele, innerer oder äußerer Prolaps), einer gestörten rektalen Sensibilität oder Motilität, oder einer fehlerhaften Muskelkoordination im Anorektum bzw. Beckenboden (Anismus) beruhen.

16.3
Anorektale Manometrie

Die anorektale Manometrie stellt das im klinischen Alltag bedeutsamste manometrische Untersuchungsverfahren dar. Insbesondere bei Patienten mit *analer Inkontinenz* ist die Manometrie ein Eckpfeiler der Basisdiagnostik. Als *Standard* zur anorektalen Manometrie hat sich heutzutage die *Perfusionsmanometrie* durchgesetzt. Alternativ können jedoch (mit nahezu gleicher Qualität) Ballonsonden oder Halbleiterdrucktransducer verwendet werden.

Schon vor einer geplanten manometrischen Untersuchung des Anorektums sollte neben der anamnestischen Evaluation die digitale Austastung sowie eine „funktionelle" Proktoskopie durchgeführt worden sein. Beide Untersuchungen (mit Finger bzw. Proktoskop) sollten nicht unmittelbar vor der Manometrie stattfinden, um eine „Vordehnung" des Sphinkterapparates zu vermeiden. Da bei der anorektalen Manometrie die Mitarbeit des Patienten

Tabelle 16.3. Angegebene Normwerte für die segmentalen Kolontransitzeiten

Autor	Rechtes Hemikolon	Linkes Hemikolon	Rektosigmoid
Arhan et al. 1981	13 ± 2	14 ± 2	11 ± 2
Chaussade et al. 1986	7 ± 2	9 ± 2	18 ± 3
Metcalf et al. 1987	11 ± 1	11 ± 1	12 ± 1
Goei et al. 1989	14 ± 1	8 ± 2	13 ± 2
Wehrmann 1997	13 ± 2	13 ± 2	14 ± 2

eine entscheidende Rolle spielt, empfiehlt es sich, die geplanten Funktionsprüfungen (Kneifen, Pressen wie zum Stuhlgang etc.) vorab zu besprechen. Auch aus forensischen Gründen ist die Anwesenheit/Assistenz einer weiteren (weiblichen) Person während der Untersuchung wünschenswert.

16.3.1
Indikationen

Die anorektale Manometrie dient bei Patienten mit *analer Inkontinenz* (s. Kap. 6) zur Objektivierung der Funktionseinschränkung des Kontinenzorgans sowie der Identifikation des zugrundeliegenden Pathomechanismus. Bei Patienten mit *chronischer Obstipation* kann der Verdacht auf eine *funktionelle Obstruktion* erhärtet bzw. das Vorliegen eines *M. Hirschsprung* ausgeschlossen werden.

16.3.2
Praktische Durchführung

Die methodischen Voraussetzungen entsprechen weitestgehend denen der Perfusionsmanometrie des Dünndarms (s. oben).

Möglichst natürliche Darmentleerung (routinemäßig kein Klysma) innerhalb 2–3 h vor der Untersuchung anstreben. Eine Ausnahme bilden Patienten mit ausgeprägter Stuhlimpaktation (da ansonsten keine reliable Evaluation mittels rektalem Distensionsballon möglich). Die Untersuchung erfolgt in Linksseitenlage (alternativ auch Steinschnittlage möglich).

Zunächst peranale Intubation mit der flüssigkeitsperfundierten Meßsonde (Perfusionsrate: 0,1–0,25 ml/min), die zuvor mit Gleitgel bestrichen wurde. Die Meßsonde wird zuerst weit in den Analkanal vorgeschoben, so daß alle Perfusionsöffnungen im Rektum liegen (Abb. 16.9). Es erfolgt zuerst die Bestimmung der muskulären Funktionen: nach einer kurzen Adaptationsphase (3–5 min) wird der Katheter schrittweise in 0,5 cm-Abständen durch den Analkanal zurückgezogen, wobei der *anale Ruhedruck* und die *Länge der Hochdruckzone* gemessen werden (Abb. 16.10). Hiernach wird die Sonde so plaziert, daß der distale Distensionsballon sowie mindestens ein Meßpunkt intrarektal liegt und die übrigen Perfusionsöffnungen sich im Analkanal befinden (Abb. 16.9).

Nach kurzer Gewöhnungsphase wird der Patient aufgefordert über 10 s ohne Betätigung der Bauchpresse oder der Glutealmuskulatur zu kneifen. Der so bestimmte *anale Kneifdruck* wird als Mittelwert der maximalen Amplituden oberhalb des analen Ruhedrucks während dreier Willkürkontraktionen angegeben (Abb. 16.11).

Im nächsten Untersuchungsschritt erfolgt die Beurteilung der rektalen und analen Druckverhältnisse

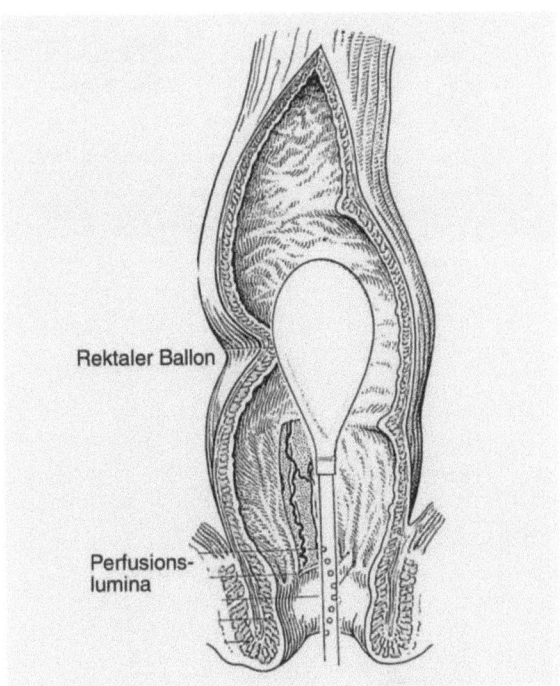

Abb. 16.9. Schematische Darstellung der Plazierung eines Manometrie-Katheters mit distalem Distensionsballon im Anorektum

während Husten des Patienten (normalerweise rektaler Druck (Sphinkterdruck). Beim Pressen wie zum Stuhlgang sollte ein intrarektaler Druckanstieg und eine Relaxation des Analsphinkters beobachtbar sein (Abb. 16.12).

Abschließend erfolgt die Prüfung der sensorischen und reflektorischen Funktionen des Anorektums; hierzu wird der rektale Distensionballon mittels einer 50 ml-Perfusorspritze alternierend jeweils mit 5, 10, 15, 20, 25, 30, 40, 50 ml Luft gefüllt. Bei dieser Imitierung der Stuhlfüllung des Rektums wird das kleinste vom Patienten wahrgenommene Volumen (*rektales Perzeptionsvolumen*), das kleinste Volumen zur Auslösung eines Defäkationsreizes (*Stuhldrangvolumen*) sowie ggf. auch die *rektale Schmerzschwelle* bestimmt. Die maximale Ballonfüllung beträgt hierbei 300 ml. Während der rektalen Ballondehnung wird üblicherweise ein Druckabfall des Analsphinkters beobachtet (der sog. *rektoanale Inhibitionsreflex*, Abb. 16.13). Jenes Volumen, welches eine Relaxation des Analsphinkters um >5 mmHg hervorruft, wird als *minimales Distensionsvolumen zur Sphinkterrelaxation* (DVSR) bezeichnet. Wird ein Druckmeßpunkt über einen Dreiwegehahn mit dem rektalen Ballon verbunden und anschließend der Ballon rasch – in 50 ml-Schritten – bis zu einem Gesamtvolumen von 200 ml aufgeblasen, so ergibt der Quotient aus intrarektalem Volumen (200 ml) und dem gemessenen Ballondruck ein Maß für die Eigenelastizität des Rektums die *rektale Compliance*.

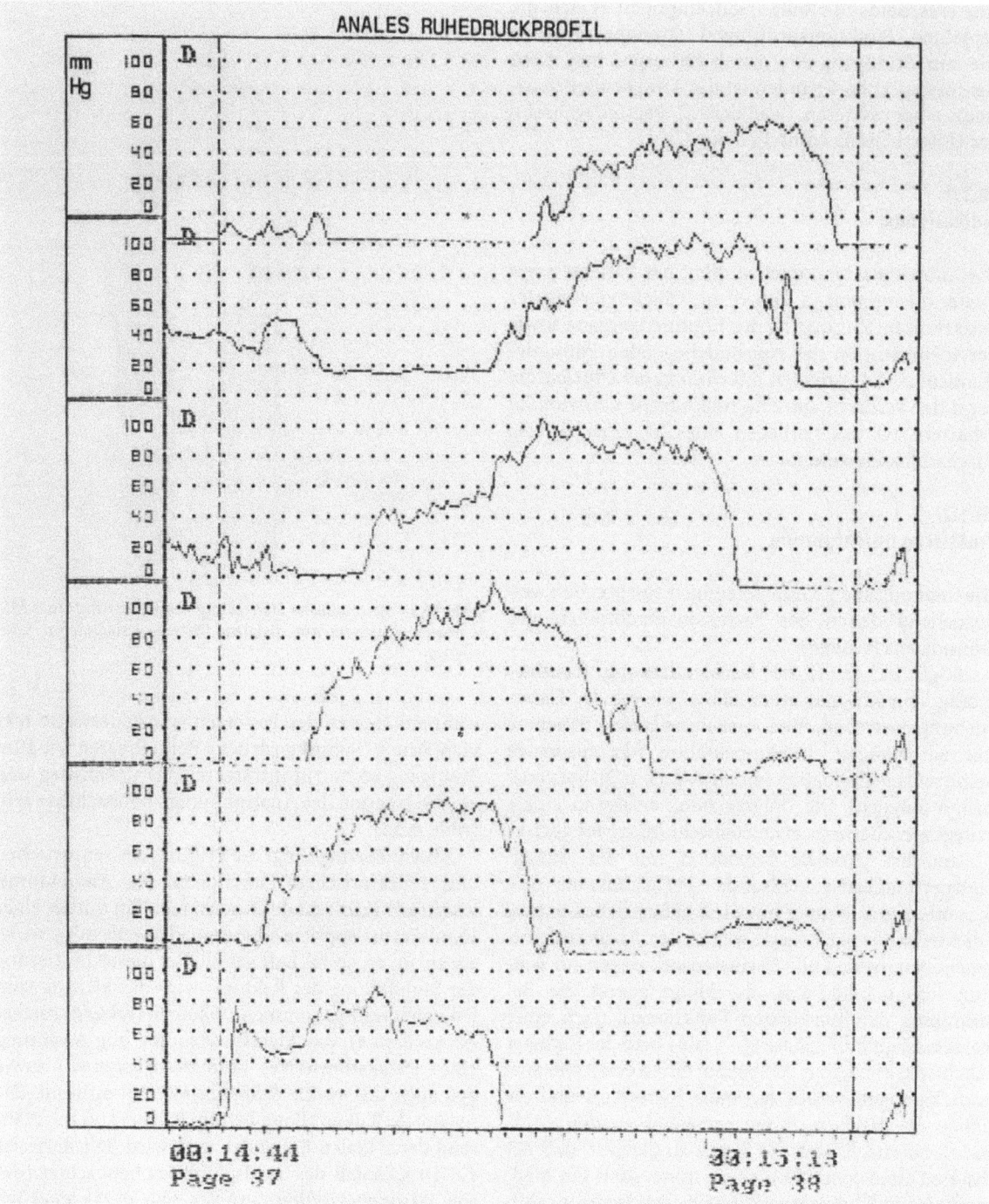

Abb. 16.10. Durchzugsmanometrie des Analsphinkters zur Ermittlung des analen Ruhedruckes mittels Multilumenperfusionssonde

16.3 Anorektale Manometrie 189

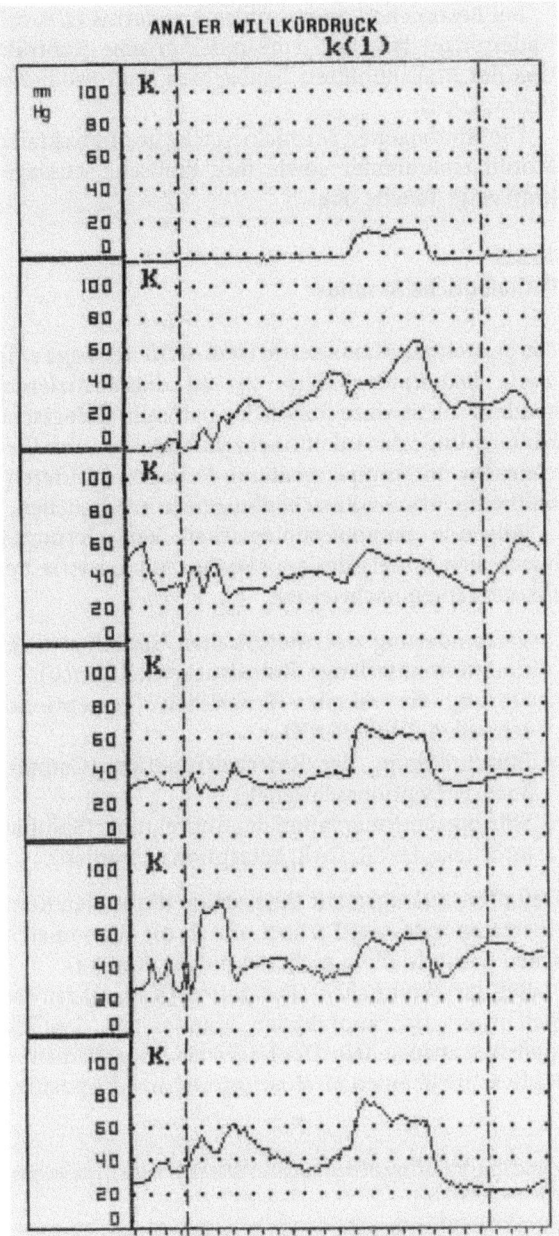

Abb. 16.11. Plazierung der Sonde im Analsphinkter. Anschließend Aufforderung an den Patienten den Schließmuskel maximal zu kontrahieren. Darstellung eines deutlich verminderten analen Kneifdrucks bei einer Patientin mit analer Inkontinenz

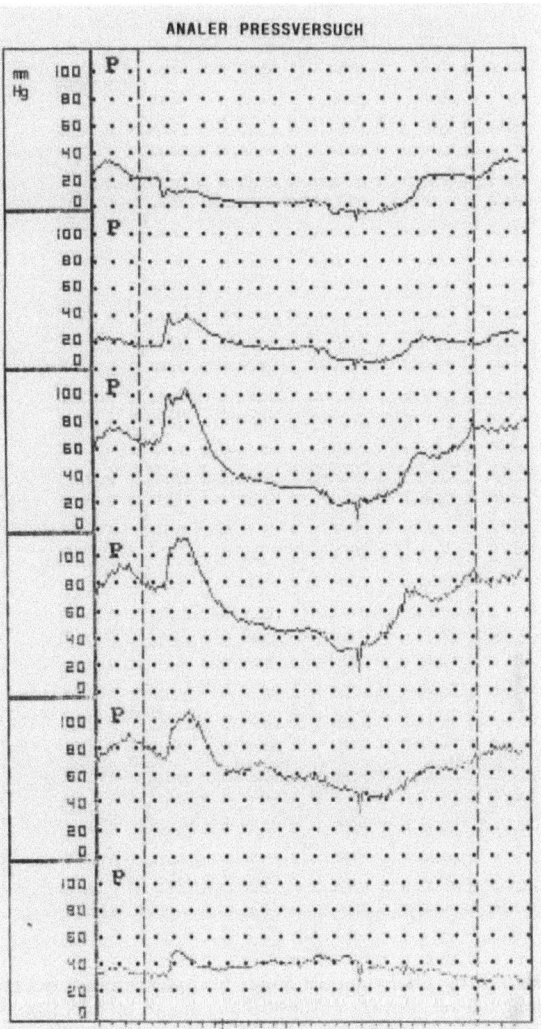

Abb. 16.12. Plazierung der Sonde im Analsphinkter; der unterste Kanal repräsentiert den Rektumdruck. Bei der Aufforderung zu Pressen wie zum Stuhlgang (P) wird eine geringfügige intrarektale Druckerhöhung, aber auch ein (ausgeprägterter) reflektorischer Druckabfall im Analsphinkterbereich beobachtet

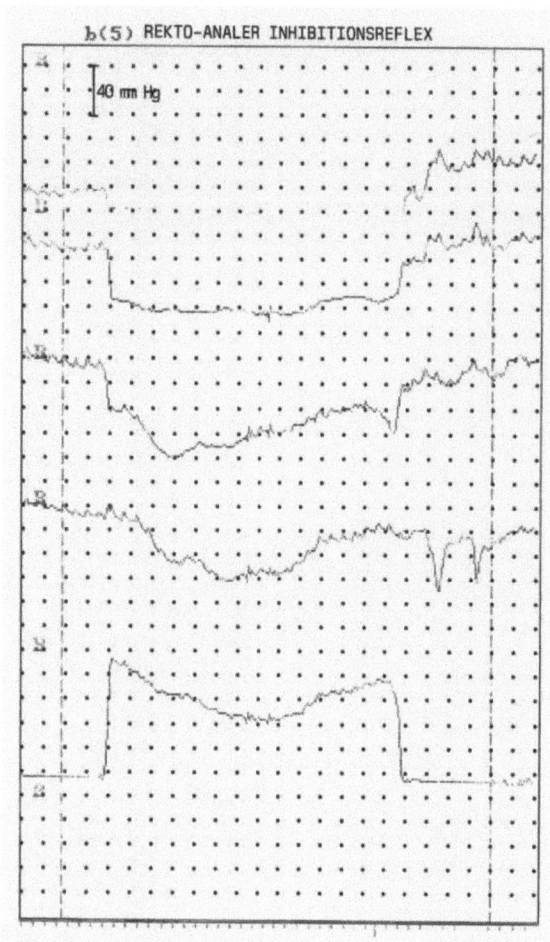

Abb. 16.13. Plazierung der Sonde im Analsphinkter. Bei Füllung des rektalen Distensionsballons mit 50 ml Luft (B), Anstieg des Rektumdrucks (unterster Kanal), sowie Nachweis eines reflektorischen Druckabfalls (rekto-analer Inhibitionsreflex) im Analsphinkter

Bei Bestreichen des sensiblen Anoderms (z. B. mit Nadelspitze) läßt sich eine reflektorische Kontraktion des Analsphinkters beobachten (*kutaneoanaler Reflex*, CAR).

Die laboreigenen Normalbereiche der anorektalen Motilitätsparameter sowie ihre klinische Aussagekraft zeigt Tabelle 16.4.

16.3.3
Pathologische Befunde

Die anorektale Manometrie ist nicht in der Lage eine *anale Inkontinenz* (Kap. 54) zu diagnostizieren, sondern dient dazu mögliche pathophysiologische Hintergründe der Inkontinenz aufzudecken, um (gemeinsam mit komplementären Verfahren) differentialtherapeutische Entscheidungen zu ermöglichen.

Folgende pathophysiologischen Veränderungen lassen sich mittels der anorektalen Manometrie bei Inkontinenten nachweisen:

- Verminderung der motorischen Sphinkterfunktion (Sphinkterlänge, Ruhedruck, Kneifdruck),
- Störung der rektalen Sensibilität (Perzeptionsschwellen, DVSR, CAR),
- Einschränkung der Reservoirfunktion (Compliance, Perzeptionsschwellen),
- Störung der Innervation des Anorektums (Sphinkterdrücke, DVSR, CAR, Perzeptionsschwellen).

Definitive Aussagen zur Innervation des analen Kontinenzapparates sind jedoch durch die manometrischen Befunde allein nicht möglich (s. Kap. 54).

Bei der *chronischen Obstipation* (Kap. 13) ist der Stellenwert der anorektalen Manometrie deutlich niedriger anzusiedeln. Der Nachweis eines adäquaten RAIR schließt einen M. Hirschsprung aus, die positive

Tabelle 16.4. Normalbereiche der anorektalen Motilitätsparameter und ihre klinische Bedeutung. *DVSR* minimales Distensionsvolumen zur Auslösung der analen Sphinkterrelaxation. (Einzelheiten s. Text)

Parameter	Normbereich	Aussage
analer Ruhedruck	50–95 mmHg	Funktion M. sphincter ani internus
analer Kneifdruck	65–240 mmHg	Funktion M. sphincter ani externus
Perzeptionsvolumen	15–40 ml	rektale Sensorik
Stuhldrangvolumen	60–120 ml	rektale Sensorik
Schmerzschwelle	>150 ml	rektale Sensorik
DVSR	12–33 ml	sensorische und motorische Innervation
Rektumcompliance	9–17 ml/mmHg	rektale Elastizität

Diagnosestellung ist jedoch nur (immun) histologisch möglich (Acetylcholinesterasegehalt, Ganglienzelldichte). Eine fehlende Relaxation des Analsphinkters im Preßversuch weist auf einen *Anismus* hin, die Diagnose sollte jedoch mittels Defäkographie und den Nachweis einer funktionellen Obstruktion bei der Transitzeitbestimmung gesichert werden.

Literatur

Arhan P, Devroede G, Jehannin B et al. (1981) Segmental colonic transit time. Dis Colon Rectum 24: 625–629

Chaussade S, Roche H, Khyari A, Couturier D, Guerre J (1986) Mesure du temps de transit colique: description et validation d'une nouvelle technique. Gastroenterol Clin Biol 10: 385–389

Goei R, Baeten C, Arends JW (1988) The solitary rectal ulcer syndrome: findings on barium enema study and defecography. Radiology 168: 303–306

Houghton LA, Heddle R, Read NW et al. (1988) The relationship of the motor activity of the antrum, pylorus, and duodenum under fasted conditions and after a liquid meal. Gastroenterology 94: 1276–1284

Malagelada JR, Camillieri M, Stanghellini V (1986) Normal manometric patterns in the upper gastrointestinal tract. In: Malagelada JR (Hrsg) Manometric diagnosis of GI-motility disorders. Thieme, New York, Stuttgart, pp 43–53

Metcalf AM, Phillips SF, Zinsmeister AR, MacCarthy RL, Beart RW, Wolff BG (1987) Simplified assessment of segmental colonic transit. Gastroenterology 92: 40–47

Schippers E (1997) Pathophysiologie und Therapie chirurgisch induzierter Dünndarmmotilitätsstörungen. In: Fuchs KH, Stein HJ, Thiede A (Hrsg) Gastrointestinale Funktionsstörungen. Springer, Berlin, S 787–808

Wehrmann T, Lembcke B, Caspary WF (1991) Influence of cisapride on antroduodenal motor function in healthy subjects and diabetics with autonomic neuropathy. Aliment Pharmacol Therap 5: 599–608

Wehrmann T, Rudolph U, Lembcke B, Caspary WF (1993) Roxithromycin and erythromycin exert different effects on postprandial antroduodenal motor function and gastrointestinal symptoms in healthy subjects. Europ J Gastroenterol Hepatol 5: 829–834

Wehrmann T (1997) Magen-/Dünndarmmanometrie. In: Wehrmann T, Dietrich CF (Hrsg) Gastroenterologische Motilitätsdiagnostik – ein praktischer Leitfaden. Shaker, Aachen, S 65–76

Wehrmann T (1997) Colontransitzeit-Bestimmung. In: Wehrmann T, Dietrich CF (Hrsg) Gastroenterologische Motilitätsdiagnostik – ein praktischer Leitfaden. Shaker, Aachen, S 100–107

Wehrmann T, Dietrich CF (1997) Anorektale Manometrie. In: Wehrmann T, Dietrich CF (Hrsg) Gastroenterologische Motilitätsdiagnostik – ein praktischer Leitfaden Shaker, Aachen, S 108–120

Molekulare Diagnostik

S. Zeuzem, J. Raedle

17.1 Methoden 193
17.1.1 Hybridisierung 193
17.1.2 Polymerasekettenreaktion (PCR) 193
17.1.3 Ligasekettenreaktion 194
17.1.4 NASBA („nucleic acid sequence-based amplification") 194
17.1.5 Branched (b)DNA-Technologie 195
17.2 Molekulare Strategien zum Nachweis von Mutationen 195
17.3 Anwendungen in der onkologischen Diagnostik 196
17.3.1 Molekulares Screening 196
17.3.2 Genetische Diagnostik hereditärer Erkrankungen 196
17.4 Anwendungen in der infektiologischen Diagnostik 197
17.4.1 Virusdiagnostik 197
17.4.2 Bakteriologische Diagnostik 197
17.4.3 Diagnostik von Pilzen und Parasiten 198
Literatur 198

Aufbauend auf einem besseren Verständnis molekularbiologischer Zusammenhänge zellulärer Prozesse geben molekulare Nachweismethoden neue Einblicke in die pathophysiologischen Abläufe zahlreicher gastrointestinaler Krankheiten. Molekularbiologische Methoden ergänzen darüber hinaus zunehmend klinisch-chemische und histopathologische Diagnostikverfahren. Basierend auf dem Nachweis, der Quantifizierung, Charakterisierung und Lokalisation von genetischem Material erlaubt die molekulare Technik neben dem Nachweis klassischer Erbkrankheiten auch die Diagnostik von Tumor- und Infektionskrankheiten. Ziel des folgenden Abschnittes ist die Darstellung von Grundlagen moderner molekulardiagnostischer Verfahren sowie einiger ihrer klinisch-wissenschaftlichen Anwendungen.

17.1 Methoden

17.1.1 Hybridisierung

Unter einer *Nukleinsäurehybridisierung* versteht man die Bildung eines doppelsträngigen Nukleinsäuremoleküls aus 2 voneinander getrennten Einzelsträngen durch komplementäre Basenpaarung unter geeigneten Reaktionsbedingungen. Die molekularen Hybridisierungsanalysen erlauben die spezifische Erkennung von einzelsträngigen DNA- und RNA-Sequenzen, die aus Sekret-, Blut- oder Gewebeproben extrahiert wurden. Um doppelsträngige DNA-Zielsequenzen nachzuweisen, müssen diese zuerst in eine einsträngige Form überführt werden (Denaturierung). Der Nachweis erfolgt über markierte *Gensonden*, die entweder durch Klonierung, durch Amplifikation mittels Polymerasekettenreaktion (s. unten) oder durch In-vitro-Synthese von spezifischen Oligonukleotiden hergestellt werden. Im wesentlichen werden 3 verschiedene *Hybridisierungsverfahren* unterschieden:

- Spot- oder Dot-blot-Hybridisierung,
- Transfer-blot-Hybridisierung nach vorheriger elektrophoretischer Auftrennung (Southern-blot für den Nachweis von DNA, Northern-blot für den Nachweis von RNA) sowie
- In-situ-Hybridisierungen, die den direkten Nachweis von Nukleinsäuren in Zellen oder Gewebeschnitten erlauben.

17.1.2 Polymerasekettenreaktion (PCR)

Die Polymerasekettenreaktion bezeichnet eine enzymatische In-vitro-DNA-Amplifikationsmethode. Voraussetzung für die Durchführung einer *PCR* ist, daß man zumindest die Randbereiche der zu vervielfältigenden Nukleotidsequenz kennt. Komplementär zu den Sequenzen dieser Randbereiche werden strangspezifisch chemisch 2 Oligonukleotide synthetisiert. Das Prinzip der PCR beruht darauf, daß nach Denaturierung von Doppelstrang-DNA der jeweils strangspezifische *Primer* bindet (Annealing). Mittels einer thermostabilen DNA-Polymerase und den Desoxynukleotiden dATP, dGTP, dCTP und dTTP werden die Einzelstränge zu DNA-Doppelsträngen aufgefüllt (Extension). Dieser Prozeß kann zyklisch wiederholt werden, wobei in vitro synthetisierte DNA-Fragmente von der durch die 2 Primer bestimmten Länge entstehen.

Der theoretische Amplifikationsfaktor beträgt $(1 + x)^n$ (x entspricht der mittleren Effizienz der Amplifikationszyklen und n der Anzahl der Zyklen). Die Effizienz der PCR wird durch verschiedene Komponenten (Nukleotide, *Taq*-Polymerase, Ionenkonzentration, Primer, PCR-Inhibitoren, etc.) beeinflußt.

Für die Amplifikation von RNA ist zunächst eine reverse Transkription (RT) in eine komplementäre (c)DNA erforderlich. Für diesen Schritt kann die DNA-Polymerase von *Thermus thermophilus* eingesetzt werden, die unter geeigneten Pufferbedingungen sowohl reverse Transkriptase als auch DNA-Polymerase Aktivität besitzt. Dies ermöglicht die Durchführung der RT-PCR in einem Inkubationsröhrchen ohne Öffnung zwischen der RT und der PCR.

Die Polymerasekettenreaktion ist ein sehr sensitives Verfahren, im Prinzip ist der Nachweis *einer DNA-Kopie* möglich. Entsprechend anfällig ist die Methode bezüglich Kontaminationen, strenge Vorkehrungen sind insbesondere in der Routinediagnostik erforderlich. Als Schutz vor *Kontaminationen* wird in kommerziellen Systemen Uracil-N-Glykosylase (UNG) eingesetzt und dTTP durch dUTP ersetzt. Dies ermöglicht einen selektiven enzymatischen Verdau potentiell kontaminierender dUTP-beinhaltender Amplifikate.

Eine reproduzierbare Quantifizierung mittels PCR erfordert eine möglichst hohe Standardisierung der Reaktionsbedingungen unter Vermeidung außergewöhnlicher Reaktionsschritte (z. B. verschachtelte PCR), die ansonsten zu hoher Variabilität führen. Obwohl die verschiedenen Parameter gut kontrolliert und optimiert werden können, verbleiben methodische Variabilitäten, die nur mit Hilfe eines internen Standards zu korrigieren sind. Bei einer *quantitativen PCR* werden daher im gleichen Reaktionsansatz Zielsequenz und ein interner Standard revers transkribiert und Zielsequenz- und Standard-cDNA anschließend koamplifiziert. Verschiedene Kriterien müssen an einen internen Standard gestellt werden:

- Die Primer für die Zielsequenz und den Standard sollten identisch sein;
- um eine gleiche Amplifikationseffizienz zu erreichen, sollten sich die Amplifikatlängen nicht unterscheiden;
- beide Reaktionsprodukte – Zielsequenz und interner Standard – sollten eine vergleichbare Basenzusammensetzung aufweisen, aber für ein Detektionssystem unterscheidbar sein.

17.1.3
Ligasekettenreaktion

Bei der Ligasekettenreaktion werden 2 Oligonukleotide so ausgewählt, daß sie ohne Zwischenraum direkt nebeneinander in natürlicher 5'-3'-Orientierung auf demselben DNA-Strang binden. Eine thermostabile Ligase verknüpft das 5'-Phosphat des einen Oligonukleotids mit dem 3'-OH des benachbarten Oligonukleotids unter Verbrauch von ATP. Aus 2 kurzen Oligonukleotiden entsteht ein neues in der Gesamtlänge der Einzeloligonukleotide. Um eine Kettenreaktion zu starten, müssen lediglich die komplementären Einzeloligonukleotide der Reaktion beigegeben werden. Sie binden entsprechend der Basenpaarregel an das neugebildete lange Oligonukleotid und können nun von der Ligase ebenfalls zu einem neuen verlängerten Oligonukleotid verknüpft werden. Nach Aufschmelzen der Oligonukleotiddoppelstränge liegen neue Einzelstränge vor, an die die komplementären kurzen Oligonukleotide in direkter Nachbarschaft binden können. Der Prozeß wiederholt sich mit deren Verknüpfung durch die Ligase. Da die gebildeten Produkte in der Regel doppelt so groß sind wie die Ausgangsmoleküle, können sie in der Gelelektrophorese gut als neue Bande mit geringerer Laufweite detektiert werden. Durch unterschiedliche Markierung der nicht verknüpfbaren äußeren Enden der Oligonukleotide kann eine *Detektion im ELISA-Format* erfolgen. Wird das eine Oligonukleotid z. B. mit Biotin markiert, kann es an eine Streptavidin-beschichtete Mikrotiterplatte binden und nur dann ein Signal erzeugen, wenn das zweite, mit einer Signalmarkierung versehene Oligonukleotid mit ihm verbunden ist. So elegant das Verfahren zunächst erscheint, es hat den *Nachteil* einer *geringeren Spezifität*. Um die Spezifität zu erhöhen, müssen die Oligonukleotide etwas auseinandergerückt werden und die entstehende Lücke mit Hilfe einer Auffüllreaktion geschlossen werden.

17.1.4
NASBA („nucleic acid sequence-based amplification")

Bei der NASBA können insgesamt 4 Schritte unterschieden werden:

- Extraktion und Reinigung der Nukleinsäuren;
- Vorphase der Amplifikation (nicht zyklisch);
- zyklische Amplifikation;
- Detektion.

Eine NASBA Standardreaktion enthält T7-RNA-Polymerase, RNase H, reverse Transkriptase (RT), Nukleotide, Desoxynukleotide, einen Primer 1, der außer den zur Ziel-RNA komplementären Nukleotiden an seinem 5'-Ende die Sequenz des T7-RNA-Polymerasepromotors trägt, und einen Gegenprimer (Primer 2). Die Vorphase ist gekennzeichnet durch Anlagerung des Primers 1 mit seiner komplementären Bindungsregion an die Ziel-RNA. Sein 5'-Ende mit der Sequenz des T7-RNA-Polymerasepromotors kann nicht binden und steht von der RNA ab. Als RNA-abhängige DNA-Polymerase verlängert die RT den Primer an seinem 3'-Ende durch Einbau von Desoxynukleotiden bis über die Bindungsstelle des Gegenprimers hinaus. Es entsteht eine zur RNA komplementäre (c)DNA. Die im Reaktionsansatz befindliche RNase H zerstört selektiv die RNA-Matrize und läßt einzelsträngige cDNA zurück. An diese kann nun der zweite Primer binden. Die RT verlängert als DNA-abhängige DNA-Polymerase den Gegenprimer an seinem 3'-Ende in die Gegenrichtung, so daß an die Stelle der RNA ein zweiter DNA-Strang tritt. Die Synthese erfolgt bis an das 5'-Ende des ersten (cDNA) Stranges, womit die an den Primer 1 angehängte Sequenz des T7-Polymerasepromotors komplettiert wird. Damit ist die nichtzyklische Vorphase abgeschlossen. Der Amplifikationszyklus beginnt nun mit dem Eintritt der T7-Polymerase in den Reaktionsablauf. Als DNA-abhängige RNA-Polymerase benötigt diese Polymerase DNA als Matrize, Nukleosidtriphosphate als Substrate und eine spezifische Promotorsequenz als Startort. Der Hauptvorteil der T7-Polymerase liegt darin, daß sie von einem einzigen DNA-Molekül mit einem entsprechenden Promotor mehrere tausend (promotorlose) RNA-Moleküle synthetisieren kann. In der zyklischen Phase der NASBA liegen sie (wie die cDNA) in komplementärer Form zur Ausgangs-RNA vor, weshalb nur Primer 2 binden kann. Sie werden von der RT zur cDNA verlängert. Die RNase H entfernt die RNA und nach Anlagerung der Primer 1 werden diese an ihren 3'-Enden von der RT ebenfalls verlängert (Zweitstrangsynthese). Da parallel zur Zweitstrangsynthese die cDNA an ihrem 3'-Ende aufgefüllt wurde, entsteht ein DNA-Doppelstrang mit einem komplettierten T7-Promotor. Nun greift die T7-Polymerase wieder ein und der Zyklus hat sich geschlossen. Die NASBA ist für die RNA-*Amplifikation besonders gut geeignet*. Bei der Amplifikation von DNA müssen in der nichtzyklischen Vorphase die DNA-Moleküle in RNA umgeschrieben werden, was zweimaliges Erhitzen auf 100 °C erfordert, um den DNA-Doppelstrang aufzuschmelzen. Der große Vorteil der NASBA, die Amplifikation bei gleichbleibender Temperatur von 41 °C, geht dabei verloren. Da die NASBA kontinuierlich abläuft, kommt als Resultat der Amplifikation einzelsträngige RNA, RNA-DNA Hybride und doppelsträngige DNA gleichzeitig in der Reaktion vor, wobei einzelsträngige RNA deutlich überwiegt. Der Nachweis erfolgt nach Hybridisierung der einzelsträngigen RNA mit einer markierten spezifischen Sonde. Die Sensitivität und Spezifität sowie die Gefährdung durch kontaminierende Amplifikate ist vergleichbar mit der PCR.

17.1.5
Branched (b)DNA-Technologie

Im Gegensatz zur Amplifikation einer Nukleinsäure (Zielsequenz-Amplifikation) werden Zielsequenzen in der „branched" DNA-Technologie durch *Hybridisierungsreaktionen* nachgewiesen (Signalamplifikation). Über spezifische *Zielsonden* wird die nachzuweisende Nukleinsäuresequenz an festphasegebundene Oligonukleotide (Fangsonden) fixiert. Ein zweiter Satz spezifischer Oligonukleotide bindet als „Linker" an die festphasengekoppelte Zielsequenz. Diese Oligonukleotide dienen der Kopplung der Signalamplifikationsmoleküle, die selbst aus synthetischer verzweigter DNA (branched DNA) konstruiert sind. Die Signalamplifikationsmoleküle besitzen zahlreiche Äste mit multiplen Bindungsstellen für die mit alkalischer Phosphatase(AP-)gekoppelten Nachweisoligonukleotide (Markersonden). Über die Linker können mehrere bDNA-Moleküle an eine Zielsequenz binden. Die Signaldetektion erfolgt mittels *Chemilumineszenz* in einem *Luminometer*.

17.2
Molekulare Strategien zum Nachweis von Mutationen

Punktmutationen können nach Amplifikation entsprechender genomischer DNA-Abschnitte durch selektive *Hybridisierungsreaktionen* mit synthetischen, radioaktiv markierten Oligonukleotidsonden nachgewiesen werden. Die verwendeten Sonden sind entweder spezifisch für den Wildtyp oder für entsprechende Mutationen innerhalb des untersuchten Kodons, so daß der jeweilige Basenaustausch bestimmt werden kann. Alternativ können die Mutationen durch eine „*RNase-mismatch-cleavage-Technik*" detektiert werden. Hierzu werden RNA-Sonden verwendet, die zur Wildtypsequenz des zu untersuchenden Gens komplementär sind. Die Hybridisierung dieser RNA-Sonden mit einem punktmutierten Genabschnitt führt zu einem „*Mismatch*", der von der RNase A erkannt wird. Die RNase A spaltet dann die RNA-Sonde an dieser spezifischen Position, und die unterschiedlichen Fragmente können durch eine Gelelektrophorese identifiziert werden.

Für den Nachweis von *Mutationen* in der genomischen DNA mittels *mutationsspezifischer PCR* sind vier Primer für jede Position des zu untersuchenden Kodons notwendig. Die vier Primer unterscheiden sich mutationsspezifisch am 3'-Ende in nur einem Nukleotid. Ausschließlich der Primer mit einem vollständigen „Match" kann von der Polymerase verlängert werden. Für jeden Primersatz ist zudem ein gemeinsamer Gegenstrang-Primer zur Generierung eines definierten Amplifikats erforderlich. Die Methode erfordert somit pro Satz vier getrennte Amplifikationsreaktionen. Der Wildtypgenabschnitt wird bei Heterozygoten und bei einer Kontamination mit normalen Zellen immer mit amplifiziert.

Eine weitere sensitive Methode zum Nachweis von *Punktmutationen*, z. B. im Ki-ras-Gen, stellt die *Restriktionsfragmentlängenanalyse (RFLP)* dar. Über den 5'-Primer kann eine BstNI-Restriktionsstelle im Bereich des Kodons 12 des Ki-ras-Gens in ein insgesamt 157 bp umfassendes PCR-Amplifikat eingebracht werden. Anschließender DNA-Verdau durch BstNI führt nur bei der Wildtypsequenz, nicht hingegen bei einer Mutation im Kodon 12 des Ki-ras-Genamplifikats zu 2 Fragmenten mit einer Länge von 128 und 29 bp. In einer zweiten PCR kann dann selektiv das nicht BstNI-geschnittene mutierte Ki-ras-Genfragment amplifiziert werden. In dieser zweiten Reaktion wird über den 3'-Primer eine weitere BstNI-Schnittstelle eingeführt. Mittels RFLP, nach Verdau des zweiten Amplifikats mit BstNI, zeigen mutierte Kodon 12-Allele eine Bande bei 143 und 14 bp, während Wildtypallele Fragmente mit einer Größe von 114, 29 und 14 bp generieren.

Als *Screeningmethode* eines Mutationsnachweises in amplifizierter DNA eignet sich die Analyse des *Einzelstrangkonformationspolymorphismus (SSCP)*. Punktmutationen, Deletionen und Insertionen innerhalb ca. 300 bp langer DNA-Abschnitte sind mit Hilfe dieser Technik durch eine Bandenverschiebung im Elektrophoresegel gut erkennbar. Andere Screeningmethoden sind die *denaturierende Gradientengelelektrophorese (DGGE)* sowie die *Temperaturgradientengelelektrophorese (TGGE)*. Auffällige Amplifikate mit unterschiedlichem Laufverhalten in der Elektrophorese können anschließend aus dem Gel eluiert, erneut amplifiziert und sequenziert werden.

17.3
Anwendungen in der onkologischen Diagnostik

Das kolorektale Karzinom entsteht in einem schrittweisen Prozeß aus morphologisch unauffälliger Kolonschleimhaut, über die Bildung adenomatöser Polypen hin zum invasiven und metastasierenden Karzinom (Adenom-Karzinom-Sequenz). Die maligne Transformation ist durch die schrittweise Akkumulation von Mutationen in *Protoonkogenen* (Ki-ras, src, c-myc), *Tumorsuppressorgenen* (APC, DCC, p53), *Mismatch-Reparaturgenen* (hMSH2, hMLH1, hPMS1, hPMS2) und sog. modifizierenden Genen (Phospholipase-A2, COX2) charakterisiert. Verschiedene Gene (APC, Ki-ras, DCC und p53) sind besonders gut charakterisiert, ihre Beteiligung in der Pathogenese des kolorektalen Karzinoms gilt als gesichert.

Die Identifikation von Genmutationen ist bei Ki-ras einfacher als bei anderen an der Kolonkarzinogenese beteiligten Genen, da die Mutationen nahezu ausschließlich in einem von 3 Kodons (12, 13, 61) lokalisiert sind und insgesamt bei über der Hälfte der Patienten mit einem kolorektalen Karzinom nachgewiesen werden können. Neben dem *Mutationsnachweis* im *Tumor*, können Ki-ras Mutationen mit optimierten, sehr sensitiven Verfahren auch im *Blut* (zirkulierende Tumorzellen durch Gefäßeinbruch, freie DNA durch Zellverfall) nachgewiesen werden. Mit einem Onkogennachweis in Blutproben könnte zukünftig ein genetischer Tumormarker definiert werden, der als (Mikro)Metastasierungsdetektor Einfluß auf das Staging, die Prognoseeinschätzung, die Therapie und Rezidiverkennung nehmen könnte.

Strukturelle Veränderungen in Protoonkogenen, Tumorsuppressorgenen und DNA-Reparaturgenen können mit der Prognose der Erkrankung sowie mit den Ansprechraten auf eine Chemo- bzw. Strahlentherapie korrelieren und somit zukünftig Einfluß auf Therapiestrategien haben.

17.3.1
Molekulares Screening

Die kolorektale Mukosa besitzt eine hohe Proliferationsrate. Das menschliche Kolon ist von ca. 5×10^{10} Epithelzellen ausgekleidet. Täglich werden davon $^1/_6$ bis $^1/_3$ der Zellen, d. h. ca. 10^{10} Epithelzellen, abgestoßen und mit dem Stuhl ausgeschieden. Ein Tumor von 1 cm³ Größe besteht aus ca. 10^9 Zellen; in Adenomen und Karzinomen ist zudem die Proliferationsrate beschleunigt. Die abgestoßenen Zellen eines Tumors dieser Größe dürften daher etwa 1% aller vom Kolon abgestoßenen Zellen ausmachen. Der Arbeitsgruppe von B. Vogelstein (John Hopkins University, Baltimore, USA) gelang es erstmals, *onkogene Mutationen* in der *DNA abgestoßener Epithelzellen*, die mit dem Stuhl ausgeschieden wurden, nachzuweisen. Probleme des molekularen Tumorscreenings stellen insbesondere die potenten Inhibitoren der Polymerasekettenreaktion (PCR) in der aus Stuhlproben extrahierten DNA sowie der Nachweis onkogener Mutationen vor einem hohen Wildtyphintergrund dar. Aufgrund geringerer Mengen/Aktivität von Inhibitoren ist die molekulare Diagnostik aus Sputum-, Urin-, und Blutproben sowie Pankreassekret einfacher als aus Stuhlproben.

17.3.2
Genetische Diagnostik hereditärer Erkrankungen

Das hereditäre nichtpolypöse kolorektale Karzinom (HNPCC) wird autosomal-dominant vererbt, die Penetranz ist hoch, d.h. alle Betroffenen haben eine ca. 80 %ige Wahrscheinlichkeit, an einem malignen Tumor zu erkranken (s. Kap. 7, 51). Mutationen in verschiedenen, für DNA-Reparaturenzyme kodierenden Genen (hMSH2, hMLH1, hPMS1, hPMS2) sind für die Erkrankung verantwortlich. Der Nachweis von *Mikrosatelliteninstabilitäten* im Tumor kann aufgrund defekter DNA-Reparaturmechanismen als Marker diagnostisch verwandt werden.

Die familiäre adenomatöse Polyposis (FAP) wird autosomal-dominant vererbt, die Penetranz des verantwortlichen *APC-Gens* beträgt 95%. Etwa 40% der Fälle sind sporadisch und auf Neumutationen zurückzuführen. Mit der Identifizierung, Klonierung und Sequenzierung des APC-Gens auf dem langen Arm von Chromosom 5 besteht heute grundsätzlich die Möglichkeit den individuellen Gendefekt nachzuweisen. Andere Gene, die für hereditäre Erkrankungen des Gastrointestinaltrakt verantwortlich sind, wurden identifiziert und sind grundsätzlich einer genetischen Diagnostik zugänglich: *RER-Gen* (multiple endokrine Neoplasie Typ 2B, M. Hirschsprung), *LKB1/STK11-Gen* (Peutz-Jeghers-Syndrom), *p53-Gen* (Li-Fraumeni-Syndrom), PTEN-Gen (Cowden-Syndrom), DPC4/Smad 4-Gen (Familiäre juvenile Polyposis).

Der molekulare Nachweis der jeweiligen strukturellen Veränderung (Mutation, Deletion) kann im Einzelfall sehr schwierig sein. Die komplette Sequenzierung ist aufgrund der Größe der relevanten Gene aufwendig. Untersuchungen an der cDNA ermöglichen keine Detektion von strukturellen Defekten in Introns und Splicingregionen. In-vitro-Translationsassays und auch andere Verfahren eignen sich als Screeningverfahren, besitzen aber insgesamt keine ausreichende Sensitivität. Kann bei einem betroffenen Patienten die kausale Mutation mittels Sequenzierung identifiziert werden, können seine Angehörigen auf das Vorliegen dieser Mutation gezielt untersucht werden. Hierzu sind geringe DNA-Mengen der Angehörigen, z.B. aus Lymphozyten, ausreichend. Aufgrund zumeist fehlender klinischer Erfahrungen über die Zuverlässigkeit der molekularen Tests, der möglichen Sensitivitäts- und Spezifitätsprobleme muß die Beratung der Betroffenen und ihrer Angehörigen vorsichtig und unter Berücksichtigung aller ethischen Aspekte der molekularen Genetik erfolgen. Dennoch steht außer Frage, daß die molekulare Genetik große Chancen eröffnet, Früherkennungsprogramme für betroffene Patienten und deren Angehörige zu verbessern.

17.4 Anwendungen in der infektiologischen Diagnostik

Trotz zahlreicher und großer Fortschritte in der Anwendung der Polymerasekettenreaktion ist die Methode in vielen Bereichen noch nicht so ausgereift, daß sie im diagnostischen Routinebetrieb allgemein und zuverlässig eingesetzt werden kann. Als problematisch gelten insbesondere die Extraktionsverfahren der Nukleinsäuren, die hinsichtlich der verschiedenen Untersuchungsmaterialien (Blut, Liquor, Sputum, Urin, Stuhl, Gewebe, etc.) und hinsichtlich der vermuteten Krankheitserreger sehr differenzierte Probenaufbereitungstechniken erforderlich machen. Ein zweites wichtiges Problem ist die Abreicherung von PCR-Inhibitoren, insbesondere bei Stuhlproben. Die hohe Empfindlichkeit der Methode stellt höchste Anforderungen an die Vermeidung von Kontaminationen und kann zu klinischen Problemen in der diagnostischen Einordnung der Befunde führen (transiente Besiedlung, latente Infektion, manifeste akute oder chronische Infektion).

17.4.1 Virusdiagnostik

Die entscheidenden Vorteile molekularer Techniken, wie z.B. der PCR, in der Virusdiagnostik sind der deutlich geringere Zeitaufwand im Vergleich zu kulturellen Verfahren und die höhere Sensitivität gegenüber viralen Antigentests. Der Nachweis gelingt auch bei nicht kultivierbaren Viren. Hauptgebiete für den Einsatz molekularer Verfahren sind Infektionen bei Neugeborenen, frische Infektionen (vor Serokonversion) sowie die Klärung fraglicher serologischer Befunde. Methoden für den molekularen Nachweis von Rota- und Norwalkviren sind beschrieben.

17.4.2 Bakteriologische Diagnostik

Ein sinnvoller Einsatz molekularer Detektion umfaßt langsam wachsende bzw. nicht kultivierbare Mikroorganismen, wie z.B. Tropheryma whippelii, Mykobakterien, Mycoplasmen, Legionellen und Chlamydien. *T. whippelii* kann nicht angezüchtet werden, die Diagnose erfolgt üblicherweise durch den Nachweis PAS-positiver Makrophagen, z.B. aus Duodenalschleimhautbiopsien (s. Kap. 4). Anhand spezifischer Sequenzinformationen kann der Erreger heute mittels PCR in Gewebeproben sowie häufig auch im Blut nachgewiesen werden. Die definitive Diagnose einer Tuberkulose erfordert eine Speziesidentifizierung (obligat pathogen, fakultativ pathogen und saprophytäre Spezies), die bis zu 8 Wochen in Anspruch nehmen kann. Die Kombination der PCR mit Speziesspezifischen Gensonden kann dagegen eine diagnostische Aussage innerhalb weniger Stunden erlauben.

Ein weiteres bedeutsames Einsatzgebiet für die PCR stellen diejenigen Keime dar, deren kulturelle Anzüchtung im Routinelabor aus Sicherheitsgründen nicht in Frage kommt (z. B. Chlamydia psittaci, Coxiella burneti, Yersinia pestis u. a.). Mikroorganismen, die sich zwar problemlos isolieren, aber schlecht identifizieren lassen (z. B. bestimmte nichtfermentierende gramnegative Stäbchen, nicht zuckervergärende Anaerobier), können mit Hilfe der PCR rasch charakterisiert werden. Die molekularen Techniken erlauben auch, nahe verwandte virulente und avirulente Mikroorganismen zu unterscheiden (z. B. Nachweis toxinproduzierender Stämme von Clostridium difficile oder Corynebacterium diphtheriae). Resistenzgene gegen verschiedene Antibiotika können molekular identifiziert werden. Weitere Anwendungsmöglichkeiten der PCR-Technologie umfassen den Nachweis von pathogenen Keimen aus Proben mit ausgeprägter Begleitflora sowie die Detektion abgestorbener Mikroorganismen, z. B. aus formalinbehandelten Proben oder Präparaten. Aufgrund der hohen Sensitivität, aber auch aufgrund der hohen Kontaminationsrisiken müssen die Resultate molekularer Nachweismethoden sowie die therapeutischen Konsequenzen kritisch evaluiert werden.

17.4.3
Diagnostik von Pilzen und Parasiten

Serologische Verfahren zum Nachweis von Pilzen weisen weder eine ausreichende Sensitivität noch eine befriedigende Spezifität auf. Der Nachweis im Biopsiematerial kann problematisch sein; man ist daher häufig auf den direkten kulturellen Nachweis mit anschließender Isolierung und morphologischer sowie biochemischer Identifizierung angewiesen. Das allgemeine Testprinzip eines PCR-Tests beruht auf einer speziesunabhängigen Amplifikation der DNA sämtlicher Mykoseerreger mittels universeller Primer und einer anschließenden Hybridisierung mit speziesspezifischen Sonden. Mittels molekularer Techniken ist z. B. für Entamoeba histolytica, auch eine Unterscheidung pathogener Stämme möglich.

Literatur

Barrett TJ, Fields PI (1996) Newer approaches to diagnostic tests for gastrointestinal infections. Curr Opin Gastroenterol 12:102–107

Fearon ER, Vogelstein B (1990) A genetic model for colorectal tumorigenesis. Cell 61:759–767

Greenspan A, Levin MS (1997) Diagnosis and management of small intestinal diseases. Curr Opin Gastroenterol 13:112–116

Hamelin R, Laurent-Puig P, Olschwang S, Jego N, Asselain B, Remvikos Y et al. (1994) Association of p53 mutations with short survival in colorectal cancer. Gastroenterology 106:42–48

Hemminki A, Markie D, Tomlinson I, Avizienyte E, Roth S, Loukola A et al. (1998) A serine/threonine kinase gene defective in Peutz-Jeghers syndrome. Nature 391:184–187

von Herbay A, Ditton HJ, Maiwald M (1996) Diagnostic application of a polymerase chain reaction assay for the Whipple's disease bacterium to intestinal biopsies. Gastroenterology 110:1735–1743

Hofstra RM, Landsvater RM, Ceccherini I, Stulp RP, Stelwagen T, Luo Y et al. (1994) A mutation in the RET proto-oncogene associated with multiple endocrine neoplasia type 2B and sporadic medullary thyroid carcinoma. Nature 367:375–376

Jenne DE, Reimann H, Nezu J, Friedel W, Loff S, Jeschke R et al. (1998) Peutz-Jeghers syndrome is caused by mutations in a novel serine threonine kinase. Nature Genetics 18:38–43

Kahn SM, Jiang W, Culbertson TA, Weinstein IB, Williams GM, Tomita N et al. (1991) Rapid and sensitive nonradioactive detection of mutant K-ras genes via „enriched" PCR amplification. Oncogene 6:1079–1083

Kwok S, Higushi R (1989). Avoiding false positives with PCR. Nature 339:237–238

Malkin D, Li FP, Strong LC, Fraumeni JF, Nelson CE, Kim DH et al. (1990) Germline p53 mutations in a familial syndrome of breast cancer, sarcomas and other neoplasms. Science 250:1233–1238

Powell SM, Peterson GM, Krush AJ, Booker S, Jen J, Giardiello FM et al. (1993) Molecular diagnosis of familial adenomatous polyposis. N Engl J Med 329:1982–1987

Relman DA, Schmidt TM, MacDermott RP, Falkow S (1992) Identification of the uncultured bacillus of Whipple's disease. N Engl J Med 327:293–301

Romeo G, Ronchetto P, Luo Y, Barone V, Seri M, Ceccherini I et al. (1994) Point mutations affecting the tyrosine kinase domain of the RET proto-oncogene in Hirschsprung's disease. Nature 367:377–378

Rustgi AK (1995) Biochemical and genetic screening of colorectal cancer. Gastroenterology 109:1003–1005

Sahm SW, Zeuzem S, Caspary WF (1995) Das hereditäre nichtpolypöse Kolonkarzinom. Dtsch med Wschr 120:1631–1635

Sidransky D, Tokino T, Hamilton SR, Kinzler KW, Levin B, Frost P et al. (1992) Identification of ras oncogene mutations in the stool of patients with curable colorectal tumors. Science 256:102–105

Tada M, Omata M, Kawai S, Saisho H, Ohto M, Saiki RK et al. (1993) Detection of ras gene mutations in pancreatic juice and peripheral blood of patients with pancreatic adenocarcinoma. Cancer Res 53:2472–2474

v. Weizsäcker F, Arnold C, Köck J (1998) Mutationen und Krankheiten. Dtsch Med Wochenschr 123:83–84

White TJ, Madej R, Persing DH (1992) The polymerase chain reaction: clinical applications. Adv Clin Chem 29:161–196

Wink M, Wehrle H (Hrsg) (1994) PCR im medizinischen und biologischen Labor. GIT-Verlag, Darmstadt

Sonographie und Duplexsonographie

B. LEMBCKE, C. F. DIETRICH

18.1 Untersuchungsgang, Darstellung und
   Beurteilbarkeit   199
18.1.1 Normale Darmwand   200
18.1.2 Darmwandschichten   201
18.1.3 Veränderungen der Darmwandmorphologie   201
18.2 Spezielle Krankheitsbilder   202
18.2.1 M. Crohn   202
18.2.2 Colitis ulcerosa   203
18.2.3 Divertikulose und (Peri)divertikulitis   204
18.2.4 Bakterielle, virale und parasitäre Kolitiden,
   Infektionen des Dünndarmes   204
18.2.5 Antibiotika-assoziierte Kolitiden   205
18.2.6 Neutropene Kolitis   205
18.2.7 Darmtuberkulose   205
18.2.8 Opportunistische Infektionen bei
   AIDS-Patienten   206
18.2.9 Sonographische Diagnostik bei der einheimischen
   Sprue   206
18.2.10 Darmwandveränderungen bei der zystischen
   Fibrose (Mukoviszidose)   207
18.2.11 Appendizitis   207
18.2.12 Benigne und maligne Tumoren des Dünn- und
   Dickdarmes   208
18.2.13 Ileus   208
18.2.14 Darmwandperforation   209
18.3 Duplex- und Farbduplexsonographie   209
   Literatur   210

Bis Anfang der 80er Jahre waren sonographische Untersuchungen des Abdomens lediglich geeignet, näherungsweise Aussagen über Magen- und Darmstrukturen zu treffen. Eine stark verdickte Magen- bzw. Darmwand wurde als „Kokarde" oder Pseudoniere („pseudokidney-sign") beschrieben; die hellen Anteile entsprachen dabei dem Darmlumen mit Chymus und Luft, die umgebenden schwächer echogenen Anteile reflektierten eine entzündliche oder tumoröse Veränderung. Eine Differenzierung einzelner Darmwandschichten oder der zugrunde liegenden Erkrankungen (z.B. Tumor, Lymphom, Einblutung oder Darmwandverdickung im Rahmen einer entzündlichen Darmerkrankung) waren damit nicht möglich.

Die Bedeutung der *B-Bildsonographie* hat für die Beurteilung des Gastrointestinaltraktes seither durch technische Fortschritte, u.a. mit höherfrequenten Schallköpfen, einer deutlich verbesserten Prozessorleistung und auch umfangreicherer Erfahrungen der Untersucher erheblich zugenommen und zu einem grundlegenden Wandel im praktischen Vorgehen geführt.

Bei vielen Indikationen wird die abdominelle Sonographie heute routinemäßig als bildgebendes Untersuchungsverfahren der ersten Wahl angesehen (z.B. akutes Abdomen, Abklärung tastbarer Resistenzen), bei anderen Indikationen (z.B. Primärdiagnose und Verlaufsbeurteilung bei chronisch entzündlichen Darmerkrankungen oder anderen Durchfallerkrankungen) ist die Wertigkeit der Sonographie unmittelbar durch den Untersucher definiert.

18.1 Untersuchungsgang, Darstellung und Beurteilbarkeit

Voraussetzungen für die klare Darstellung des Magen-Darm-Traktes im B-Bild sind höher-frequente (5–10 MHz), hochauflösende Linear- oder Curved-Array-Schallköpfe, die Möglichkeit zu hochauflösenden Ausschnittsvergrößerungen ohne Verlust der Detailauflösung (z.B. RES®-mode) sowie Erfahrung in der adäquaten Schallkopfführung mit dosierter Kompression zur optimalen Darstellung sowie ausreichend Zeit.

Der Patient sollte in der Regel nüchtern sein, da ein unterschiedlicher Füllungszustand des Darmes zu Fehlinterpretationen bzgl. der Morphologie und Funktion führen kann.

Da nicht der gesamte Darmverlauf kontinuierlich beurteilbar ist, sind sonographische Ausschlußdiagnosen in der Regel nicht möglich; dies gilt insbesondere für die Tumorsuche.

Bei ausreichender Erfahrung und sorgfältiger Darstellung sind allerdings ca. 90% des Magen-Darm-Traktes sonographisch beurteilbar. Eine besondere Herausforderung stellen dabei Teile des Duodenums und das Rektum dar. Durch perineale Applikation des Schallkopfes lassen sich auch perianale Prozesse mit der konventionellen Sonographie beurteilen. Im Gegensatz zur Endoskopie und Röntgenkontrastdarstellung, die die luminale Fläche/Mukosa beurteilen lassen, erfaßt die Sonographie den *transmuralen Aspekt* einschließlich der Beziehungen zu den umgebenden Strukturen. Die Sonographie stellt somit ein eigenständiges und ggf. komplementäres Verfahren dar; aufgrund der guten Verfügbarkeit und unmittelbaren Anwendungsmöglichkeit ohne Vorbereitungen ist sie daher in der Hand des erfahrenen Untersuchers von erheblicher Bedeutung. Die entscheidende Information resultiert jedoch aus der synoptischen Einbeziehung der symptombezogenen Anamnese, des körperlichen Untersuchungsbefundes, von Laboruntersuchungen und dem sonographischen Aspekt des betroffenen Organs und seiner Umgebung.

Indikationen zur Sonographie des Darmes sind daher im weiteren Sinn alle abdominellen Beschwerden, die den Patienten zum Arzt führen. Hierzu zählen die Klärung rezidivierender oder akuter Schmerzen ebenso wie anhaltendes Erbrechen, Diarrhö und Obstipation oder Meteorismus. Am Beispiel der Diagnostik zur Klärung palpabler Resistenzen wird deutlich, daß die Sonographie hier letztlich die Erweiterung der körperlichen Untersuchung darstellt. Die dabei erfaßbaren Kriterien, deren Beurteilung erhebliche diagnostische Aufschlüsse geben kann, sind in Tabelle 18.1 dargestellt.

Spezielle Krankheitsbilder, bei denen die US-Untersuchung des Darmes wesentliche diagnostische Informationen erbringt, sind in Tabelle 18.2 aufgeführt.

18.1.1
Normale Darmwand

Die sonographisch meßbare *Darmwanddicke* variiert aufgrund der physiologischen Peristaltik; ein kontrahiertes Darmsegment kann dabei eine verdickte Wand vortäuschen. Andererseits kann eine sicher pathologische Darmwand, z. B. im terminalen Ileum, durchaus eine sonographisch „normale" Wandstärke aufweisen. Bei chronisch entzündlichen Darmerkrankungen ist dementsprechend das Erscheinungsbild der Darmwandschichten wichtiger als die formale Bestimmung der Darmwanddicke, d. h. ähnlich der Betrachtung eines Kunstwerkes steht der strukturierte Gesamteindruck im Vordergrund.

In der Literatur werden Anhaltswerte für „normale" *Wandstärken* im Magen-Darm-Trakt angegeben (Tabelle 18.3), deren Absolutwerte und Variationsbreite erheblich schwanken, wofür unterschiedliche Untersuchungstechniken (z. B. mit und ohne Applikationsdruck), apparative Einflußgrößen (Frequenz, Meßgenauigkeit) und eine beträchtliche Interobserver-Variabilität verantwortlich sind.

Tabelle 18.1. Beurteilbare Kriterien bei der Ultraschalluntersuchung des Darmes; statisch/dynamisch

Darmwanddicke
Darmwandschichtung:
Schichtendicke
Relationen
Übergänge
Symmetrie
Kompressibilität
Stenose, prästenotische Dilatation
Beurteilung der Kerckring-Falten (Dünndarm)
Beurteilung der Haustren (Kolon)
Transmuraler Aspekt mit Beurteilung der Nachbarstrukturen
freie Flüssigkeit, Abszeß, Fistel
mesenteriale Lymphknoten
Motilitätsveränderungen:
Peristaltik/Wandstarre
Pendelperistaltik
„Waschmaschinenphänomen"
Lokalisation/topographische Zuordnung

Tabelle 18.2. Spezielle Indikationen zur Sonographie des Dünn- und Dickdarmes nach Krankheitsbildern

Krankheit	Indikation
Akutes Abdomen	(Sub)ileus, Perforation, akute Infektionen, Appendizitis, (Peri)divertikulitis, Darmwandeinblutung/Ischämie (z. B. Purpura Schönlein-Henoch, segmentär hämorrhagische Kolitis)
Chronische Durchfallerkrankungen	Chronisch entzündliche Darmerkrankungen (CED, M. Crohn, C. ulcerosa), einheimische Sprue/Lymphom, subakute/chronische Infektionen (z. B. bei AIDS)
Motilitätsstörungen	(Sub)ileus, Invagination, Pädiatrie: hypertrophe Pylorusstenose, Muskelhypertrophie/Divertikulose, Amyloidose
Beurteilung intestinaler Perfusionsstörungen (nativ/mit US-Kontrastmittel)	Ischämie (Farbdopplersonographie), Thrombose (Farbdopplersonographie), starke Entzündungsreaktion (z. B. Peridivertikulitis, M. Crohn)
Diagnostische und therapeutische Punktionen darmassoziierter Befunde	z. B. Abszeß, Lymphom

Tabelle 18.3. Anhaltswerte normaler Wandstärken im Dünn- und Dickdarm (5 MHz; linearer Schallkopf; dosierte Kompression)

Lokalisation	Wanddicke
Dünndarm	≤ 2 mm, einseitig
Dickdarm	≤ 2 mm, einseitig
Appendix	≤ 6 mm, Gesamtdurchmesser

18.1.2
Darmwandschichten

Ähnlich wie bei der Endosonographie lassen sich auch transabdominell mit hochauflösenden Ultraschallsonden in der Regel 5 *Schichten* der Wand des Magens und des Kolons abgrenzen (Abb. 18.1), während die klare Darstellung des Wandschichtenaufbaus im Dünndarm eines flüssigkeitsgefüllten Lumens bedarf. Auch wenn akustische Impedanzsprünge im Sinne von akustischen Grenzflächen prinzipiell nicht mit dem histologischen Aufbau der Darmwandschichten gleichgesetzt werden können, läßt das Schichtenbild eine orientierende Zuordnung zu, die für das pathogenetische Verständnis des Krankheitsbildes hilfreich ist (Tabelle 18.4). Unterschiedlich echogener Darminhalt kann diese typische Schichtung verändern, so daß sich z. B. das innere Eintrittsecho nicht darstellen läßt; allgemein führt daher luminale Flüssigkeit zu einer „besseren" Übersicht.

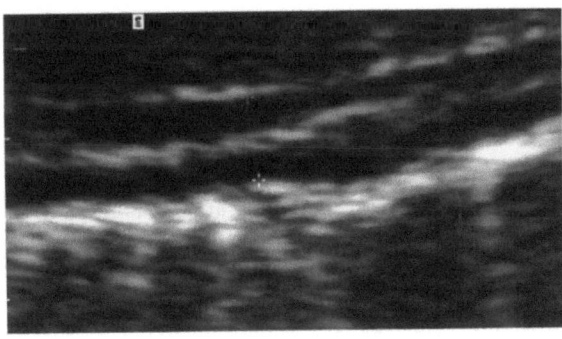

Abb. 18.1. Normale Darmwandschichtung: Mit hochauflösenden Ultraschallsonden lassen sich transabdominell in der Regel 5 Schichten abgrenzen (s. Tabelle 18.4)

Inwieweit die in Tabelle 18.4 wiedergegebene gewebsbezogene Zuordnung dieser Schichten unter verschiedenen entzündlichen Bedingungen mit deutlichen, teils statischen, teils zeitabhängigen Veränderungen des Schichtenbildes (z. B. bei M. Crohn, Divertikulitis) erhalten bleibt, ist nicht geklärt.

18.1.3
Veränderungen der Darmwandmorphologie

Ödem, zelluläre Infiltration, narbige Veränderungen, Einblutung oder raumfordernde Prozesse können zum sonographischen Befund einer *Darmwandverdickung* beitragen. Bei aktiver Entzündung dominieren schwächer echogene Wandanteile, auch wenn allein genommen die Echogenität keinen sicheren Hinweis auf die Entzündungsaktivität geben kann. Das *Ödem* kann primär zu einer betonten sonographischen Darmwandschichtung bei normaler oder leicht verminderter Peristaltik führen. Bei destruierenden Prozessen wird die typische Wandschichtung aufgehoben (z. B. M. Crohn, Tumoren, Darmtuberkulose, Lymphom). Bei chronischen Entzündungen finden sich häufiger aufgrund einer Fibrose stärker echogen betonte Wandstrukturen.

Entzündliche Ursachen einer umschriebenen oder ausgedehnten Dünndarmwandverdickung sind vielfältig; häufigste Befunde sind hierbei die Divertikulitis und der M. Crohn. Aber auch bakterielle Infektionen können zu Dünndarmwandverdickungen führen, ileozäkal besonders die Yersiniose und die Tuberkulose. Im Rahmen der HIV-Infektion finden sich als Ausdruck der HIV-Enteropathie häufiger flüssigkeitsgefüllte Dünndarmschlingen mit Verlust der Zotten (sonographisch nicht darstellbar) und eine Reduktion/Rarefizierung des Faltenreliefs (Kerckring-Falten, sonographisch darstellbar) mit variabler, meist aber lebhafter Peristaltik.

Ein *Darmwandödem* ist besonders gut an einer echoarmen Ballonierung der Kerckring-Falten erkennbar, die zu einer Wandverdickung und im ausgeprägten Fall zu einem Dos-a-Dos-Aspekt der Kerckring-Falten (sog. „Maiskolbenaspekt", Lembcke 1992) führt. Klassische Ursachen sind ein ausgeprägter Eiweißmangel oder Hyperhydratation. Eine Darmwandverdickung infolge Ödems mit echoreicherem

Tabelle 18.4. Sonographische Schichten der normalen Darmwand

Sonomorphologie der Darmwand	Interpretation
stärker echogene innere Schicht	physikalisch bedingtes Eintrittsecho (Übergang Lumen/Mukosa)
schwächer echogene innere Schicht	Mukosa
stärker echogene mittlere Schicht	Submukosa
schwächer echogene äußere Schicht	Muscularis propria
stärker echogene äußere Schicht	physikalisch bedingtes Austrittsecho (Serosa/Darmwandumgebung)

Saum findet sich auch bei Vaskulitiden oder – häufiger – Aszites oder beim Ileus.

Veränderungen der Dünndarmwand können auch neoplastische Ursachen haben, die aber selten sind und häufiger primär sonographisch nicht diagnostiziert werden (Ausnahmen: intestinales Lymphom, Ileum- oder Appendixkarzinoid).

18.2 Spezielle Krankheitsbilder

18.2.1 M. Crohn

Bei der radiologischen Untersuchung des Dünn- und Dickdarmes sowie der Endoskopie werden insbesondere die mukosalen Anteile der Darmwandveränderungen erfaßt, wogegen durch die Darmwandsonographie eine Real-time-Darstellung der *transmuralen Darmwandanteile* möglich geworden ist. Überdies sind die sonographisch gut darstellbare Ileozäkalregion (ventral der A. und V. iliaca rechts) und das Kolon bei >85% der Patienten betroffen. Dementsprechend ist der *M. Crohn* eine *Domäne der Sonographie des Darmes* (Abb. 18.2, 18.3, 18.4).

Entsprechend dem pathologisch-anatomischen Muster sind die sonographischen Veränderungen der Darmwand beim M. Crohn als *diskontinuierlich, disproportioniert* und *transmural* zu charakterisieren.

Sonographisch werden eine akzentuierte, verwaschene und aufgehobene Wandschichtung sowie Mischbilder beschrieben. Im floriden Stadium der Erkrankung kommt es in den entzündlich betroffenen Darmsegmenten zu einer Verdickung der Darmwand, die durch eine echoarme entzündliche Mukosaverbreiterung inkonstanter Breite hervorgerufen

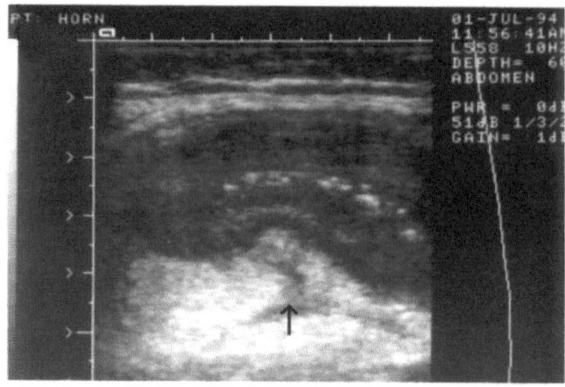

Abb. 18.3. Darstellung einer verwaschenen Wandschichtung bei einer Patientin mit M. Crohn. Im Bereich des umgebenden Mesenteriums sind schwächer echogene Entzündungsstraßen mit stärker echogener Umgebungsreaktion erkennbar (*Pfeil*, „Mesenteriitis")

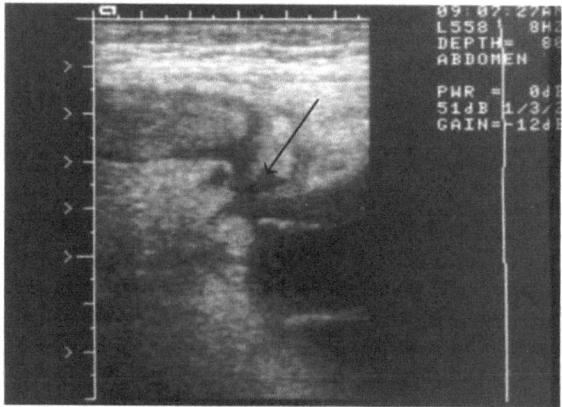

Abb. 18.4. Sonographische Darstellung einer Fistel (*Pfeil*) zwischen dem Colon sigmoideum (oben im Bild) und der Harnblase (unten im Bild). In der Harnblase konnte sonographisch sedimentierender echogener Inhalt abgegrenzt werden

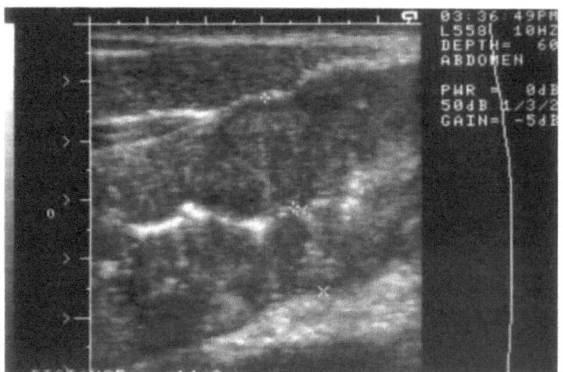

Abb. 18.2. Darmwandverdickung auf bis zu 20 mm mit verwaschener Darmwandschichtung und kaum abgrenzbarem Lumen. Bei diesem Patienten lag eine pseudomembranöse Kolitis im Rahmen einer Colitis ulcerosa vor. Sonographisch sind eine hochaktive Colitis ulcerosa und eine pseudomembranöse Kolitis nicht sicher zu differenzieren

wird, charakteristischerweise auch zu einem verwaschenen (und manchmal aufgehobenen) Übergang der Mukosa zu der stärker echogen erscheinenden Submukosa. Streifige echoarme entzündliche Ausläufer (Brücken) können im weiteren Krankheitsverlauf durch die Mittelschicht hindurch auch zu einer schwächer echogenen irregulären Verbreiterung der Muscularis propria führen. Nicht geklärt ist das histologische Substrat nodulärer echoarmer Verbreiterungen an der äußeren echoarmen Schicht (Muscularis propria); hier können Lymphfollikelstrukturen ebenso vorliegen wie eine entzündlich bedingte ödematöse Schwellung mit leukozytären Infiltraten und Mikroabszessen.

Mit dem chronisch-rezidivierenden Verlauf des M. Crohn nimmt auch die charakteristische Asymmetrie der Darmwandveränderungen zu. Nahezu regelmäßig findet sich im Krankheitsverlauf eine un-

Tabelle 18.5. Sonographisch darstellbare Komplikationen des M. Crohn

Sonographisch nachweisbare Stenose, Subileus, Ileus:
 <5 cm/>5 cm
 funktionell (un)wirksam
 prästenotische Erweiterung der Darmschlingen
 (mit/ohne Symptomatik)
 Pendelperistaltik
 Druckschmerzhaftigkeit

Abszeß:
 <3 cm/>3 cm
 intramuraler Abszeß
 mesenterialer Abszeß
 Schlingenabszeß

Fistel:
 intramurale Fistel
 interenterisch
 Hautfistel, Organfistel (enterovesikal: Luft und Detritus in der Blase)

Mesenteriale Mitreaktionen:
 schwächer/stärker echogen

Mesenteriale Lymphadenopathie:
 Lage, Form, Größe, Echomuster

Freie Flüssigkeit

Entzündlicher Konglomerattumor

Hydronephrose

Nieren- und Gallensteine

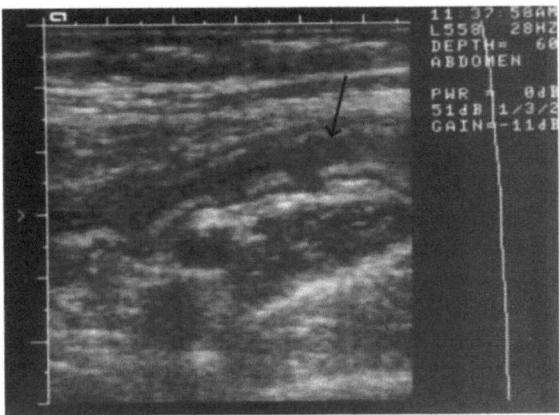

Abb. 18.5. Längsschnitt über dem Colon sigmoideum ventral der Iliakalgefäße. Darstellung der asymmetrisch angeordneten Submukosa (*Pfeil*, stärker echogen). Bild eines inaktiven M. Crohn

gleichmäßige Verbreiterung der *stärker echogenen Mittelschicht* (Submukosa), die das radiologisch typische pflastersteinartige Relief determiniert.

Ausgeprägte Unschärfe der Schichten und die Dominanz echoarmer Strukturen sprechen für entzündliche Veränderungen im Sinne einer ödematösen Infiltration, während fibrotisch-narbige Darmwandveränderungen eher eine scharfe Grenze zwischen der Mukosa und der dominierenden Submukosa aufweisen. Da die Variabilität derartiger Veränderungen sehr ausgeprägt ist, sollten entsprechende sonographische „Aktivitätsbeurteilungen" nur dann erfolgen, wenn der Untersucher die Validität der Befunde durch seine persönliche Erfahrung gewährleisten kann.

Einzelne Untersucher haben eine *echoreiche* „Kappe" entzündlicher Veränderungen auf der Serosaseite als „Mesenteriitis" bezeichnet. Der Begriff erscheint aber zutreffender für schwächer echogene Entzündungsstraßen, die häufig (z.B. im Ileozäkalwinkel) ohne Luftbinnenechos konvergent auf einen interenterischen Abszeß zulaufen. Kleine echoreiche Reflexe in den streifigen Veränderungen werden als Luft interpretiert und können sonographisch als Hinweis auf eine Fistel gewertet werden.

Für den Nachweis von intestinalen und interenterischen Komplikationen (Tabelle 18.5) des M. Crohn ist die Sonographie als Routinemethode etabliert.

18.2.2
Colitis ulcerosa

Die Colitis ulcerosa ist durch eine *proportionierte*, *nichttransmurale* und vom Rektum nach proximal fortschreitende, *kontinuierliche* Entzündung charakterisiert (Abb. 18.5). Das typische sonographische Erscheinungsbild weist dementsprechend deutliche Unterschiede zum M. Crohn auf. Die gering ausgeprägte Proktitis ulcerosa entzieht sich häufig der sonographischen Darstellbarkeit (eingeschränkte Beurteilbarkeit des Rektums).

Die Sonographie zeigt bei der Colitis ulcerosa eine *schwächer echogene, konzentrisch und symmetrisch verdickte Mukosa*, gut abgrenzbar von der stärker echogenen, zarten oder nur abschnittsweise erkennbaren Submukosa und eine unauffällige Muscularis propria. Schwere Entzündungen können sich allerdings auch auf die Muscularis propria und Serosa im Sinne einer *panmuralen Entzündung* ausdehnen. Bei ausgeprägter Entzündung wird das Mesenterium mit einbezogen und es kann ein sonographisches Bild entstehen, das dem einer schweren bakteriellen Kolitis oder eines akuten M. Crohn des Kolons mit transmuralem Aspekt ähnlich ist. Echoarme prominente Lymphknoten sind unter diesen Umständen kein Differenzierungskriterium, da sie (wohl infolge der entzündlich bedingten Permeabilitätssteigerung) auch bei der hochakuten Colitis ulcerosa vorkommen. Der Nachweis einzelner starker Echos in der fast ausschließlich schwächer echogen verdickten Wand kann Ausdruck eines intramuralen Darmwandabszesses sein und als sonographisch nachweisbare *intramurale Luft* einen *toxischen Krankheitsverlauf* anzeigen. Beim Vorliegen eines toxischen Megakolons kann sich die Kolonwand sonographisch demgegenüber auf eine geringe, kaum abgrenzbare schwächer echogene Wand

Tabelle 18.6. Sonographische Zeichen des toxischen Megakolons

Darmwand kaum mehr abgrenzbar
Massive Lumenerweiterung >4-5 cm
Darminhalt: Luft oder „Pfeffer-und-Salz-Muster"
Druckschmerzhaftigkeit
Freie Flüssigkeit

bei weitem Lumen reduzieren (Tabelle 18.6). Der dann für den nicht Erfahrenen wenig imponierende sonographische Befund (Meteorismus, Lumendistension) ist ein wichtiges Alarmzeichen.

18.2.3
Divertikulose und (Peri)divertikulitis

Die Divertikulose des Kolons betrifft insbesondere das Colon sigmoideum, das bei ca. 95% der Patienten zumindest mitbetroffen ist und ventral der linken A. und V. iliaca gut darstellbar ist. Die durch Hypertrophie verdickte Tunica muscularis propria wird dabei im Bereich der nutritiven Gefäße durch Ausstülpungen der Mukosa durchbrochen. Obwohl blande Wandausstülpungen sonographisch durchaus erkennbar sein können, werden in der Regel nur wenige erfaßt. *Blande Divertikel* stellen sich sonographisch als diskret schwächer echogene Ausstülpungen der Darmwand dar; *Luftechos* mit schallkopffernem Schallschatten erleichtern ihre Darstellung wesentlich. Unter guten Untersuchungsbedingungen kann auch der Divertikelhals dargestellt werden, insbesondere, wenn durch die verdickte echoarme Muskelschicht perlende Luft aufgrund des starken Kontrastes sichtbar wird. Stuhlgefüllte Divertikel sind wesentlich schwieriger nachweisbar. Die typische sonographisch darstellbare Morphologie der Divertikel wird durch die sonographisch als Leitstruktur genutzte hypertrophe Verdickung der Muscularis propria zwischen den Divertikeln ergänzt.

Übergänge zum Bild der *Divertikulitis* sind grundsätzlich fließend, in der klinischen Entscheidungsfindung sind die Unterschiede jedoch diagnostisch relevant. Bei der diskreten Entzündung einzelner Divertikel sind die verbreiterte echoarme Divertikelwand und die lokale Druckdolenz wegweisend; ein solcher Befund ist im klinischen Gesamtzusammenhang zu werten. Mit einer Zunahme der divertikulitischen Entzündung kommt es auch zu einer *Verdickung der Mukosa* zwischen den Divertikeln, so daß eine zentral schwächer echogene „Target-Läsion" im betroffenen Kolonabschnitt resultiert. Die dabei zunehmende Wandverdickung läßt Rückschlüsse auf den Schweregrad der Divertikulitis zu. Bei einer Sigmawandstärke >1 cm ist in allen Fällen mit dem endoskopischen Befund eitrig-exsudativer hochentzündlicher Divertikel zu rechnen.

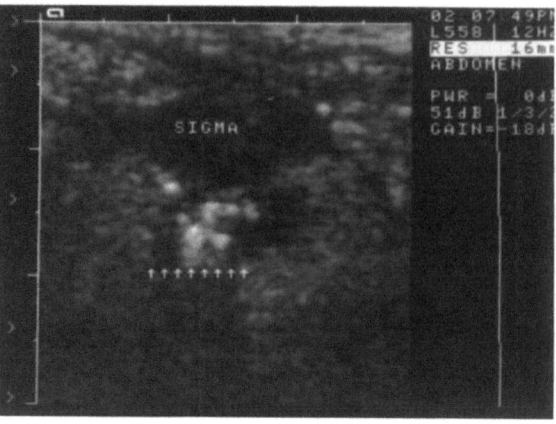

Abb. 18.6. Sonographische Darstellung einer Peridivertikulitis. Von der Wand des Colon sigmoideum aus findet sich eine schwächer echogene Entzündungsstraße mit Luftechos (weiße Pfeile) mesenterial. Diskret stärker echogene Umgebungsreaktion

Bei der *Peridivertikulitis* findet sich neben dem Divertikelnachweis und der Verbreiterung der Darmwand eine schwächer echogene entzündlich bedingte Begrenzung der Divertikel gegen die Umgebung, die durch die Umgebungsreaktion (reflexreicherer „Halo") akzentuiert wird (Abb. 18.6).

Bei peridivertikulitischer Entzündung hat die nichtinvasive Sonographie in der Hand des Geübten die größte Bedeutung, da insbesondere der umschriebene transmurale Aspekt der Divertikelentzündung dargestellt werden kann und Komplikationen wie peridivertikulitische Entzündungsstraßen bzw. Abszesse oder Fisteln (z.B. zur Harnblase) jederzeit im Krankheitsverlauf dargestellt werden können. Dadurch können die für den Patienten unangenehmeren und aufgrund der Luftinsufflation perforationsgefährdeten endoskopischen und radiologischen Verfahren bis zum Abklingen der Akutsymptomatik aufgeschoben werden. Bei immunsupprimierten Patienten (z.B. nach Nierentransplantation) hat sich die Ultraschalldiagnostik auch bei klinisch weniger akuten Bild als hilfreich zur Diagnostik einer Sigmadivertikulitis und deren Komplikationen (z.B. Perforation) erwiesen.

Bei einer peridivertikulitischen Abszeßbildung kann eine sonographisch gezielte Punktion und Drainage durchgeführt werden, die im Zusammenhang mit einer parenteralen antibiotischen Therapie die durch eine hohe Mortalität belastete Notfalloperation aufschieben läßt und eine elektive Operation zuläßt.

18.2.4
Bakterielle, virale und parasitäre Kolitiden, Infektionen des Dünndarmes

Verschiedene Bakterien können akute infektiöse Enterokolitiden hervorrufen, am häufigsten sind dies Salmonellen, Campylobacter-Species, enteropathogene E. coli und Yersinien; die Shigellose ist selten. Abhängig von der Schwere des Krankheitsverlaufes zeigt die Sonographie bei allen bakteriellen Kolitiden eine mukosal betonte Verdickung der Darmwand mit meist erhaltener Wandschichtung. Eine Akzentuierung mesenterialer Lymphknoten ist häufig.

Die primäre Lokalisation der *Salmonelleninfektion* liegt häufig im Ileum, wo die Bakterien in die Schleimhaut eindringen und zur Entzündung der Lamina propria, primär ohne wesentliche Destruktion des Schleimhautepithels, führen. Das gesamte Kolon kann allerdings sekundär in den Entzündungsprozeß mit einbezogen werden.

Shigellen führen als zytopathogene Erreger schon primär im Kolon zu einer Zerstörung des Epithels mit Ausbildung von typischen Schleimhautulzerationen. Eine Differenzierung der bakteriellen Infektionen des Kolons nach sonographischen Kriterien ist nicht möglich.

Yersinia-enterocolitica-Infektionen führen zu einer ulzerösen Entzündung der Schleimhaut des Dickdarms und terminalen Ileums mit Hyperplasie der Lymphfollikel und der regionären Lymphknoten. Typisch sind hier die sonographisch gut nachweisbaren vergrößerten *mesenterialen Lymphknoten*.

Eine *Zytomegalieviruskolitis* finden sich gelegentlich bei immungeschwächten Patienten, z. B. im Rahmen angeborener oder erworbener Immundefekte oder nach Leber- oder Nierentransplantationen. Typisch ist der transmurale Entzündungsaspekt mit einem M. Crohn-ähnlichen Bild.

Das sonographische Bild einer *Amöbenkolitis* unterscheidet sich häufig nicht wesentlich von den Befunden bei bakteriellen Kolitiden. Begleitende Befunde (Amöbom, Leberabszess) können diagnostisch wegweisend sein, auch wenn bei allen akuten und chronisch-entzündlichen Darmerkrankungen (pyogene) Leberabszesse auftreten können.

Sonographische Veränderungen bei der *Lambliasis* sind uncharakteristisch. Entsprechend der Infektionslokalisation kann bei ausgeprägter Malabsorptionssymptomatik ein flüssigkeitsgefülltes Jejunum mit Hypermotilität vorliegen; auffallend sind dabei zahlreiche kleine mesenteriale Lymphknoten. Eine Darmwandverdickung tritt nicht auf.

18.2.5
Antibiotika-assoziierte Kolitiden

Die meisten Antibiotika-assoziierten Diarrhöen entsprechen nichtentzündlichen Durchfällen ohne sonographische Darmwandveränderungen. Demgegenüber ist die *pseudomembranöse Kolitis* durch Clostridium difficile mit einer sonographisch nachweisbaren Wandverdickung verbunden, die entsprechend der Klinik wenige Tage nach Beginn der antibiotischen Therapie, aber auch 3 bis 4 Wochen nach Beendigung der Antibiotikagabe, auftreten kann. Unterschiedliche Verläufe (selbstlimitierende Erkrankung bis toxisches Kolon mit Sepsis/Perforation) kommen vor.

Sonographisch imponiert eine von der Entzündungsaktivität abhängige mukosal betonte, zunächst diskrete, dann kräftige zirkuläre, symmetrische, schwächer echogene Wandverdickung, vorwiegend im linken Kolon, dem Bild einer bakteriellen Kolitis entsprechend. Mit zunehmender Schwere des Krankheitsbildes kommen pseudotumoröse Darmwandverdickungen vor, die differentialdiagnostisch an Lymphome denken lassen. Die ausgedehnte Beteiligung anderer Darmabschnitte sowie freie Flüssigkeit (Exsudat) sprechen dabei für die schwere pseudomembranöse Kolitis.

Selten, aber sonographisch eindrucksvoll ist die Penicillin-induzierte, segmentär-hämorrhagische Kolitis, eine an eine Hypersensitivitätsreaktion erinnernde, wenige Tage nach Beginn einer oralen Medikation mit Penicillin, Ampicillin oder Amoxycillin auftretende Kolitis vorwiegend des C. transversum sive ascendens, die primär mit starken Tenesmen und Hämatochezie beginnt. Der sonographische Befund mit einer umschriebenen und zur gesunden Umgebung relativ scharf markierten ausgeprägten Wandverdickung mit Aufhebung bzw. erheblicher Inhomogenität des Schichtenmusters durch Ödem und Einblutungen ist charakteristisch. Das terminale Ileum erkrankt nicht. Nach Absetzen der Antibiotika ist die Krankheit innerhalb weniger Tage spontan voll reversibel. Die Kenntnis des sonographischen Befundes kann dem Patienten daher unnötige invasive endoskopische oder radiologische Untersuchungen ersparen.

18.2.6
Neutropene Kolitis

Die neutropene (Entero)kolitis ist eine in 50–75 % mit dem (wohl sekundären) Nachweis unterschiedlicher Erreger (oft Clostridium septicum u. a. Clostridien) in der Blutkultur verknüpfte Komplikation der schweren Neutropenie (z. B. im Rahmen einer hochdosierten Chemotherapie), die unbehandelt unter dem Bild der Sepsis letal verlaufen kann. Das sonographische Erscheinungsbild umfaßt die Zeichen des paralytischen Ileus (s. unten), eine z. T. ausgeprägte echoarme Darmwandverdickung durch Ödem, ggf. blastäre Infiltration und Hämorrhagien, z. T. Lufteinschlüsse, perikolische Flüssigkeit und freie Luft bei Perforation.

18.2.7
Darmtuberkulose

Die Darmtuberkulose (Kap. 27) ist im Zusammenhang mit der AIDS-Erkrankung, Abenteuertourismus

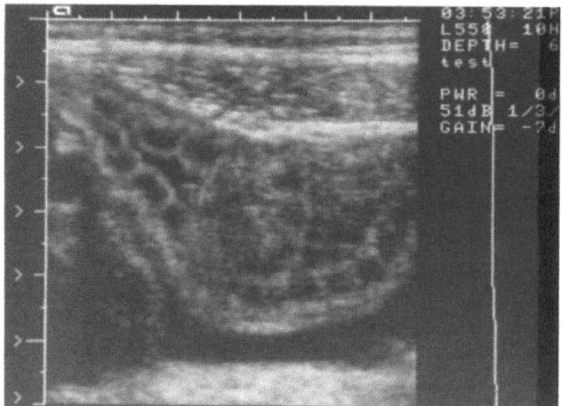

Abb. 18.7. Terminales Ileum. Ödematöse Wandverdickung und wenig freie Flüssigkeit. Dieses sonographische Bild ist für vaskulitische Darmwandveränderungen typisch, kann aber auch bei ausgeprägten hypoproteinämischen Krankheitsbildern nachgewiesen werden

und Asylbewerberzuzug eine wieder häufiger zu diagnostizierende Infektion. Alle Bereiche des Darmes können (auch gemeinsam) entzündet sein, insbesondere aber das Zökum (85–90%) bzw. die Ileozäkalregion. Sonographisch können die Zeichen einer echoarm verdickten Mukosa mit unscharfer Abgrenzung zur Submukosa, Pseudopolypen, ggf. Fistelbildung, und Zeichen der (häufig kurzstreckigen) Stenose gefunden werden. Typisch ist die ausgeprägte mesenteriale Lymphadenopathie mit zentral schwächer echogenen rundlich-ovalen Lymphknoten und die asymmetrisch aufgetriebene Ileozäkalklappe mit Verdickung der medialen Zökumwand (Abb. 18.8).

Differentialdiagnostisch ist in erster Linie an den M. Crohn zu denken, der ein sehr ähnliches, aber eher „geordneteres" sonographisches Bild hervorrufen kann. Entscheidend ist die bioptische Klärung mit dem Erregernachweis.

Andere Differentialdiagnosen sind das Karzinom des Zökums, eine Amöbiasis oder syphilitische Gummen. Für eine begleitende peritoneale Tuberkulose sprechen ein Aszites, der häufig feine Septen aufweist, umschriebene Verdickungen des Peritoneums sowie der Nachweis von z. T. ausgedehnten Abszessen, die sonographisch gezielt punktiert und drainiert werden können.

18.2.8
Opportunistische Infektionen bei AIDS-Patienten

Die Zytomegalievirus(CMV-)infektion, (atypische) Mykobakteriosen, die Mikrosporidiose sowie die Kryptosporidiose sind typische (opportunistische) Infektionen des Dünn- bzw. Dickdarms bei AIDS-Patienten.

Sonographisch führt die *CMV-Infektion* zu einem dem M. Crohn sehr ähnlichen Bild (s. oben). In diesem Zusammenhang ist es sehr interessant, daß bei beiden Erkrankungen die Entstehung der Darmveränderungen durch eine (okklusive) Vaskulitis diskutiert wird. Entscheidend ist der Nachweis der CMV-Infektion in der endoskopisch gewonnen Biopsie. CMV-Läsionen sind oft mit dem intestinalen Kaposi-Sarkom assoziiert, das sich sonographisch als umschriebene schwach echogene Verbreiterung der Mukosa mit deutlicher Abgrenzung zur Submukosa darstellt.

Das Bild der *atypischen Mycobacteriose* (z. B. MAI) entspricht sonographisch den Befunden bei der Tuberkulose (s. oben).

Die Bedeutung der *Mikrosporidieninfektion* bei AIDS-assoziierten Diarrhöen ist noch nicht hinreichend geklärt. In einigen Fällen kann der Erreger (meist E. bieneusii) ein Sprue-ähnliches Bild hervorrufen.

Die *Kryptosporidiose* imponiert sonographisch vorwiegend durch die massive Hypersekretion mit Flüssigkeitsnachweis in den Dünndarmschlingen und entsprechender Hypermotilität. Eine entzündliche Wandverdickung liegt nicht vor.

CMV, Kryptosporidien und Mikrosporidien können auch eine AIDS-Cholangiopathie mit einer im Ultraschallbild samtartigen Verdickung der Gallengangs- und Gallenblasenwand hervorrufen.

18.2.9
Sonographische Diagnostik bei der einheimischen Sprue

Sonographisch faßbare Befunde bei der *einheimischen Sprue* sind eine leichte Dilatation der Jejunalschlingen mit ungleichmäßigen, nur noch angedeuteten und leicht aufgelockert wirkenden Kerckring-Falten sowie eine im Nüchternzustand auffällige nachweisbare Flüssigkeitsvermehrung mit lebhafter Peristaltik. Luminale Luft, postprandial ggf. auch Nahrungsreste werden in der echofreien Flüssigkeit dabei wie in einer Waschtrommel mit großer Geschwindigkeit hin- und zurückgewirbelt, wobei sonographisch kaum ein scharfes Bild zu erhalten ist. Dieses Bild wurde 1992 erstmals von Lembcke als „Waschmaschinenphänomen" beschrieben.

Ähnlich den radiologischen Befunden kann auch sonographisch eine relative Zunahme der Kerckring-Falten im distalen Ileum nachgewiesen werden. Darmwandverdickungen (Abb. 18.6) werden in der Regel nicht beobachtet (Ausnahme: ausgeprägter Eiweißmangel).

Zahlreiche *Lymphknoten* im Mesenterium gehören zum Bild der einheimischen Sprue. Diese Lymphknoten weisen in der Regel ein normales Echomuster auf und sind i. allg. nicht größer als 1,5 cm. Eine Größenzunahme, die deutliche Verminderung der Echogenität und eine gruppierte Verteilung sind wichtige Hinweise auf die Entwicklung eines *intestinalen Lym-*

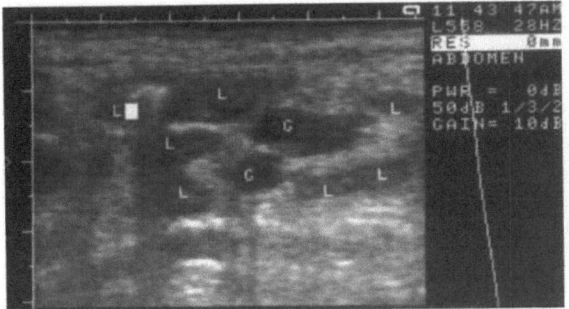

Abb. 18.8. Multiple rundlich ovale Lymphknoten ileozäkalmesenterial. Differentialdiagnostisch ist an eine Yersiniose, Lymphom oder Tuberkulose zu denken. Allerdings können auch im Rahmen der Primärmanifestation eines M. Crohn, insbesondere bei Kindern und Jugendlichen, ausgeprägte lymphadenopathische Veränderungen nachgewiesen werden

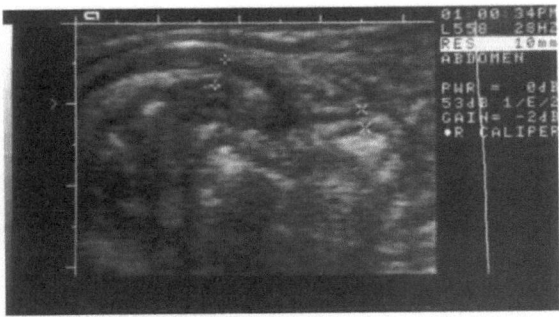

Abb. 18.9. Sonographische Darstellung einer Kolonfibrose bei einer Patientin mit zystischer Fibrose. Typisch ist die erhaltene Wandschichtung mit Betonung der stärker echogenen Submukosa. *kleine Marker*: Zökum, *große Marker*: terminales Ileum

phoms. Das intestinale T-Zell-Lymphom stellt die bedeutsamste Komplikation der langjährig inkonsequent bzw. unbehandelten einheimischen Sprue im Erwachsenenalter dar. Neben den genannten Lymphknotenbefunden ist das intestinale T-Zell-Lymphom durch eine die Darmwandschichtung destruierende, schwächer echogene, segmentäre Raumforderung mit enger räumlicher Beziehung zu pathologischen Lymphknoten charakterisiert.

Patienten mit Diarrhöen im Rahmen einer *HIV-Enteropathie*, die histologisch ebenfalls durch eine Zottenreduktion oder Zottenatrophie charakterisiert ist, weisen gelegentlich ein der einheimischen Sprue analoges Ultraschallbild auf.

18.2.10
Darmwandveränderungen bei der zystischen Fibrose (Mukoviszidose)

Bei Patienten mit zystischer Fibrose (CF) wurden 1994 erstmals Darmwandveränderungen im Sinne einer *stenosierenden Kolonfibrose* beobachtet. Die Pathogenese dieser Veränderungen ist umstritten; neben einer extrem hohen Dosierung von Pankreasenzymen scheint eine Disposition durch die Grundkrankheit gegeben. Die Ultraschalluntersuchung weist bei fast allen CF-Patienten mit Pankreasenzymsubstitution eine Akzentuierung und Verdickung der Submukosa nach, die sich von anderen Darmwandveränderungen unterscheidet. Diese Befunde haben auch CF-Patienten ohne Pankreasenzymsubstitution; sie sind vice versa bei Patienten mit Pankreasenzymtherapie aufgrund einer chronischen alkoholinduzierten Pankreatitis nicht nachweisbar.

Sonographisch findet sich bei der Mukoviszidose eine *Verdickung der Darmwand* im Zökum sowie, geringer ausgeprägt, im Colon ascendens und terminalem Ileum, die insbesondere durch eine verdickte stärker echogene Submukosa bedingt ist (Abb. 18.9). Die Mukosa ist sonographisch unauffällig, gelegentlich aber fokal verdickt bzw. luminal schlecht abgrenzbar. Eine Beteiligung auch des distalen Kolons/Sigmas kommt vor. Diese Fibrosierung ist nicht identisch mit anderen, vorwiegend im Säuglings- und Kleinkindalter auftretenden Komplikationen der CF wie dem Mekoniumileus, dem distalen intestinalen Obstruktionssyndrom (DIOS) und einer sonographisch erfaßbaren (passageren) Invaginationen.

18.2.11
Appendizitis

Der Verdacht auf eine *akute Appendizitis* ist eine der häufigsten Ursachen für eine Laparotomie; die Zahl unauffälliger Befunde an der Appendix liegt dabei jedoch hoch. Die sonographische Untersuchung der Appendix ist in der Hand des geübten Untersuchers eine sichere Methode zum Nachweis oder Ausschluß einer akuten Appendizitis. Andere Erkrankungen mit ähnlichem klinischen Bild können sonographisch differenziert werden (z.B. Lymphadenitis mesenterica, Ileitis terminalis, urologische und gynäkologische Ursachen).

Die normale, verformbare Appendix mit einem Durchmesser < 6 mm kann bei fokussierter Untersuchungstechnik häufig mit komprimierbarem flüssigkeitsgefüllten Lumen oder ohne Lumeninhalt dargestellt werden. Die akut entzündete Appendix ist sonographisch verdickt (> 6 mm). Initial steht dabei die Betonung der Mukosa und später die zuerst symmetrische konzentrische Verdickung der gesamten Wand mit darstellbarem Lumen im Vordergrund („target sign"). Die Appendix ist unter diesen Bedingungen nur gering oder gar nicht kompressibel und bei gezielter Transducerapplikation druckschmerzhaft, falls nicht ohnehin bereits eine peritoneale Abwehrspannung vorliegt.

Tabelle 18.7. Sonographische Zeichen der akuten Appendizitis

Appendixdurchmesser >6 mm
Darstellbares Lumen, nicht kompressibel
Druckschmerzhaftigkeit
Initial symmetrische Wandverdickung
Im Verlauf verwaschene Wandschichtung
Obstruktion der Appendixbasis, Appendicolith
Stärker echogene Umgebungsreaktion des Mesenteriums
Mesenteriale Lymphadenopathie
Problem: Perforierte Appendix mit Abszedierung

Im weiteren Krankheitsverlauf wird die sonographisch erkennbare Wandschichtung im Sinne einer lokalen pyogenen Reaktion und Nekrose unscharf. Als weitere sonographische Zeichen finden sich häufiger kleine rundlich-ovale mesenteriale Lymphknoten und das periappendikuläre und mesenteriale Fettgewebe imponiert betont stärker echogen. Manchmal läßt sich eine Obstruktion an der Basis (Appendicolith mit Schallschatten) mit aufgeweitetem Lumen nachweisen (Tabelle 18.7).

Das terminale Ileum kann sonographisch eine entzündliche Mitreaktion mit symmetrischer Wandverdickung aufweisen. Ähnliche unspezifische geschichtete Wandverdickungen können sich an anderen benachbarten Darmsegmenten (Zökum, Colon ascendens, Dünndarm) finden. Freie lokalisierte Flüssigkeit kann nachweisbar sein. Ihre Bedeutung als Hinweis auf eine Perforation wird kontrovers diskutiert. Im weiteren Verlauf einer unbehandelten akuten Appendizitis mit Perforation und Abszedierung können sonographisch unübersichtliche Befunde mit nicht mehr abgrenzbarer Appendix, perikolischer oder mesenterialer Abszedierung, einer Mesenterialvenenthrombose oder sogar pyogener Abszedierung der Leber auftreten. Die Spezifität der sonographischen Darstellung einer perforierten Appendizitis ist dementsprechend geringer als die für den Nachweis einer nicht perforierten Appendizitis, die sonographisch praktisch regelhaft erkannt werden kann.

Die *Farbduplexsonographie* hat in der Diagnostik der akuten Appendizitis nicht zu einer verbesserten Sensitivität des Appendizitisnachweises geführt, auch wenn die Interpretation unklarer Befunde erleichtert wird. Auch konnte die Rate falsch-negativer Befunde nicht verringert werden, und es gelang keine bessere Differenzierung zwischen perforierter und nichtperforierter Appendizitis.

18.2.12
Benigne und maligne Tumoren des Dünn- und Dickdarmes

Dünndarmtumoren sind sehr selten und werden nur in Ausnahmefällen primär sonographisch als umschrieben schwächer echogene, von der Darmwand ausgehende Raumforderungen entdeckt. Indirekten sonographischen Hinweisen (Invagination, Ileus) kommt daher besondere Bedeutung zu. In zwei eigenen Fällen mit Adenokarzinom des Dünndarms bei langjährigem, kompliziertem M. Crohn-Verlauf des Dünndarms wurde der Tumor präoperativ nicht diagnostiziert.

Dickdarmkarzinome lassen sich sonographisch bei subtiler Untersuchungstechnik und Geduld als schwächer echogene Raumforderungen lokalisieren; dabei kann der transmurale Aspekt bei ventral in der Kolonwand gelegenen Tumoren häufiger erfaßt werden. Eine prognostisch und klinisch relevante Beurteilung des Tumorstadiums ist allerdings nicht zuverlässig möglich. Metastatisch befallene mesenteriale Lymphknoten können sonographisch dargestellt werden, die Sensitivität ist jedoch für ein präoperatives Staging ungeeignet.

18.2.13
Ileus

Diagnose und Lokalisation einer *mechanischen Obstruktion* können sonographisch zuverlässig bestimmt werden, eine Artdiagnose der Obstruktionsursache gelingt jedoch seltener. Eine *Aufweitung von Dünndarmsegmenten* >3 cm auf einer Länge >10 cm ist wegweisend für die Diagnose eines obstruktiven Ileus, wobei eine prästenotische Hyperperistaltik oder Pendelperistaltik des stärker echogenen z. T. lufthaltigen Darminhaltes („Pfeffer-und-Salz-Muster") mit beurteilt werden muß.

Ein auffälliger Befund ist das sog. „Klaviertastenphänomen", d. h. stärker echogene Luftreflexe an den regelmäßig angeordneten Kerckring-Falten und dazwischen schwächer echogene bis echofreie luminaler Flüssigkeit. Die Beurteilung der Anordnung der Kerckring-Falten kann einen indirekten Hinweis auf die Höhe der Obstruktion geben, da sie proximal deutlich ausgeprägter sind als weiter distal im Dünndarm. Im Vergleich zu der Abdomenübersichtsaufnahme können durch die sonographische Untersuchung insbesondere im oberen Dünndarm gelegene Obstruktionen, z. B. durch die Beziehung zu den Mesenterialgefäßen, deutlich besser erkannt und lokalisiert werden. Bei einer obstruktiven Ursache im Dünndarm ist das Kolon sonographisch häufig kollabiert und eher luftleer.

In Abhängigkeit vom Stadium eines mechanischen Ileus kann eine ödematös verursachte symmetrische Wandverdickung im gefährdeten Darmsegment nachgewiesen werden. Je ausgeprägter diese Wandveränderungen sind und je mehr die normale Schichtung aufgehoben ist, desto fortgeschrittener ist das Krankheitsbild mit Ödem, Ischämie, Einblutung und Gangrän.

Hernien und *Adhäsionen* als häufige Ileusursachen sind sonographisch nicht sicher zu identifizieren; der sonographische Nachweis der Ileusursache (z. B. Gallenstein, Invagination, Tumor) ist daher die Ausnahme und nicht die Regel.

In fortgeschrittenen Fällen kann das sonographische Bild eines *paralytischen Ileus* mit aperistaltischen, aufgeweiteten Dünndarmschlingen und den klinischen Zeichen der Peritonitis mit Nachweis freier Flüssigkeit vorliegen, wobei sich in diesem Stadium die zugrundeliegende Ursache häufig nicht mehr sonographisch eruieren läßt. Es kann dann auch Schwierigkeiten bereiten, einen primär obstruktiven von einem paralytischen Ileus zu differenzieren.

Ein charakteristisches sonographisches Bild findet sich bei der *Invagination* („Darm im Darm", „bull eye lesion"). Ein sonographisch temporär nachweisbares *Invaginationsphänomen* findet sich nicht selten auch ohne eine klinisches Korrelat. Die Wertung dieser passageren sonographischen Darstellung von Darmanteilen, die sich in einen anderen Bereich einstülpen, ohne daß Beschwerden angegeben werden müssen, ist bisher unklar.

Die *ileokolische Intususzeption* ist neben der Appendizitis die häufigste Ursache des akuten Abdomens in der frühen Kindheit (begünstigend wirken z. B. Fäzes, lymphatische Hyperplasie, postoperativer Zustand, Meckel-Divertikel, zystische Fibrose), wogegen eine relevante Intussuszeption bei erwachsenen Patienten nur selten zu beobachten ist. Seltener werden ileoileale und kolokolische Intussuszeptionen beobachtet. Die Farbduplexsonographie kann am Mesenterium des Intussusceptums/Intussuscipiens Hinweise auf die Durchblutungssituation und Vitalität des betroffenen Darmsegmentes bei der Intussuszeption geben. Eine fehlende Durchblutung im Intussusceptum wird als wichtiges Zeichen gewertet, eine sofortige Operation durchzuführen, wogegen bei nachweisbarer Durchblutung ein konservatives Vorgehen gerechtfertigt ist.

Postoperativ ist die sonographische Beurteilung des Darmes durch die Wunde nebst Verband, postoperativ vorhandene peritoneale Luft und die Darmatonie sowie ggf. durch andere Einflußfaktoren erheblich eingeschränkt. Nach darmresezierenden Eingriffen läßt sich nicht selten ein unspezifisches Darmwandödem nachweisen.

18.2.14
Darmwandperforation

Traditionelle Methode der Wahl zur Darstellung freier Luft im Abdomen ist die Röntgenaufnahme des Abdomens in Linkslage oder die Thoraxübersicht im Stehen. Sonographisch läßt sich bei einer Perforation des Darmes häufig lokalisierte freie Flüssigkeit nachweisen, die auch stärker echogenen (lufthaltigen) Darminhalt enthalten kann.

Das sonographische *Zeichen der freien Luft* (Pneumoperitoneum) ist die Darstellung von hellen, ventral in der Peritonealhöhle gelegenen Luftechos mit Wiederholungsartefakten („ring down artifacts"), z. B. ventral der Leber, deren Lokalisationswechsel bei einer Umlagerung des Patienten unter Real-time-Bedingungen beobachtet werden muß. Es konnte gezeigt werden, daß Sensitivität und Spezifität der Darstellung freier Luft für die radiologische Abdomenübersichtsaufnahme bzw. die sonographische Untersuchung durch einen erfahrenen Untersucher gleichwertig sind. Bezüglich der Darstellung, Lokalisierung, Mengenabschätzung und Verteilung freier Luft ist die Computertomographie jedoch beiden Methoden überlegen.

18.3
Duplex- und Farbduplexsonographie

Die Bedeutung der nichtinvasiven Duplexsonographie bei der akuten mesenterialen arteriellen Ischämie (Embolie/Thrombose) ist leider gering. Entscheidend ist in der akuten Situation, daß durch anderweitige diagnostische Maßnahmen die präoperativ notwendige Angiographie und die u. U. lebensrettende Operation nicht verzögert werden. Bei einer *akuten mesenterialen Ischämie* findet sich duplexsonographisch kein oder nur ein geringer systolischer Fluß bei fehlender diastolischer Komponente (Ausdruck eines hohen Gefäßwiderstandes).

Die sehr seltene *akute Mesenterialvenenthrombose*, die nur etwa 5% der akuten mesenterialen Ischämie ausmacht, kann allerdings in der Regel durch die erhebliche schwächer echogene Wandverdickung mit deutlicher Erweiterung der abführenden großen Mesenterialvenen in der B-Bild- und Farbduplexsonographie erkannt werden.

Die Bedeutung der *Duplexsonographie* bei der Beurteilung chronisch ischämischer mesenterialer Veränderungen ist wahrscheinlich höher, wird aber ebenfalls kontrovers diskutiert. Das Geschwindigkeitsprofil im Truncus coeliacus, der A. mesenterica superior und der A. mesenterica inferior kann duplexsonographisch zuverlässig bestimmt werden. Systolische Geschwindigkeiten > 200–250 cm/s in den genannten Gefäßen sind wegweisend für eine relevante Stenosierung.

Problematisch ist die klinische Einschätzung des Befundes und das weitere diagnostische und therapeutische Vorgehen. Der mesenteriale Blutfluß kann in allen Darmarterien und insbesondere in der A. mesenterica superior erheblich schwanken (300–600 ml/min). Zwischen der klinischen Symptomatik, dem angiographischen Befund und dem zugehörigen Operationspräparat besteht eine erhebliche Diskrepanz. Der duplexsonographische Nachweis einer arteriosklerotischen Stenose von einer oder 2 großen mesenterialen Arterien hat ohne Beurteilungsmöglichkeit der Kollateralgefäßausbildung, die in der Regel nur angiographisch gelingen kann, keine wesentliche Relevanz und kann nur indirekt Hinweise auf eine mögliche Darmischämie geben. Die sonographische Bedeutung liegt eher in der Erkennung von sekundär entzündlichen oder nekrotischen Darmwandverdickungen.

Andere Durchblutungsstörungen (z.B. Kompressionssyndrome) können in Einzelfällen duplexsonographisch erkannt werden, wobei die klinische Relevanz dieser Befunde kontrovers diskutiert wird.

Die Bedeutung der Farbduplexsonographie bei entzündlichen und neoplastischen Darmerkrankungen wird ebenfalls kontrovers diskutiert. Akute Entzündungen der Darmwand gehen mit einer erhöhten Durchblutung des Mesenteriums einher, die sich farbduplex-sonographisch nachweisen läßt, insbesondere auch nach Anwendung entsprechender *Kontrastmittel* (z.B. Levovist®). Im Rahmen der Peridivertikulitis oder chronisch entzündlicher Darmerkrankungen (z.B. M. Crohn) kann aufgrund des Durchblutungsmusters evtl. besser zwischen entzündlicher und narbig-fibrotischer Stenose differenziert werden. Meistens geben dem Untersucher aber schon die klinischen Beschwerden und die laborchemische Konstellation ausreichende Information zur richtigen Therapieentscheidung, so daß es sich möglicherweise um eine optisch ansprechende zusätzliche Untersuchung ohne sicheren zusätzlichen diagnostischen Informationsgewinn handelt.

Literatur

Abu-Yousef MM, Bleicher JJ, Maher JW, Urdaneta LF, Franken EA Jr, Metcalf AM (1987) High-resolution sonography of acute appendicitis. AJR 149:53–58

Agha FP (1986) Intussuszeption in adults. AJR 146:527–531

Bolondi L, Ferrentino M, Trevisani F, Bernardi M, Gasbarrini G (1985) Sonographic appearance of pseudomembranous colitis. J Ultrasound Med 4:489–492

Borushok KF, Jeffrey RB Jr, Laing FC, Townsend RR (1990) Sonographic diagnosis of perforation in patients with acute appendicitis. AJR 154:275–278

Chang-Chien CS, Lin HH, Yen CL, Lee CM, Lin SM (1989) Sonographic demonstration of free air in perforated peptic ulcers: comparison of sonography with radiography. J Clin Ultrasound 17:95–100

Dietrich CF, Brunner V, Lembcke B (1998) Intestinale Sonographie bei seltenen Dünn- und Dickdarmerkrankungen. Z Gastroenterol 36:803–818

Downey DB, Wilson SR (1991) Pseudomembranous colitis: Sonographic features. Radiology 180:61–64

Fleischer AC, Dowling AD, Weinstein L, James E (1979) Sonographic patterns of distended, fluid-filled bowel. Radiology 133:681–685

Gaensler EHL, Jeffrey RB Jr, Laing FC, Townsend RR (1989) Sonography in patients with suspected acute appendicitis: Value in establishing alternative diagnoses. AJR 152:49–51

Jeffrey RB Jr, Laing FC, Townsend RR (1988) Acute Appendicitis: sonographic criteria based on 250 cases. Radiology 167:337–339

Khaw KT, Yeoman LJ, Saverymuttu SH, Cook MG, Joseph AEA (1991) Ultrasonic patterns in inflammatory bowel disease. Clin Radiol 43:171–175

Ko YT, Lim JH, Lee DH, Lee HW (1993) Small bowel obstruction: Sonographic evaluation. Radiology 188:649–653

Lembcke B (1992) Magen-Darm-Trakt. In: Lembcke B (Hrsg) Die gastroentero-logische Ultraschalldiagnostik. Einhorn-Presse Verlag, Reinbeck, S 197–256

Lembcke B, Pohl M, Krackhardt B, Dietrich CF, Posselt HG (1997) Ultraschall – Morphologie der Darmwandveränderungen bei Mukoviszidose: Krankheits- oder medikamentenbedingt? In: Kist M, Caspary WF, Lentze MJ (Hrsg) Ökosystem Darm VII. Springer Verlag Berlin Heidelberg New York, pp 339–346

Lembcke B (1995) The current role of ultrasonography in diagnosing inflammatory bowel diseases and their complications. In: Stange EF (Hrsg) Chronic inflammatory bowel disease. Kluwer Academic Publishers, Lancaster, pp 88–102

Lim HK, Bae SH, Lee KH, Seo GS, Yoon GS (1994). Assessment of reducibility of ileocolic Intussuszeption in children: Usefulness of color Doppler sonography. Radiology 191:781–785

Meckler U, Caspary WF, Clement T, Herzog P, Lembcke B, Limberg B, El Mouaaouy A, Nippel G, Reuss P, Schwerk WB, Worlicek H (1991) Sonographie beim Morbus Crohn – Stellungnahme einer Expertengruppe. Z Gastroenterol 29:355–359

Moneta GL, Yeager RA, Dalman R, Antonovic R, Hall LD, Porter JM (1991) Duplex ultrasound criteria for diagnosis of splanchnic artery stenosis and occlusion. J Vasc Surg 14:511–518

Pera A, Cammarota T, Comino E et al. (1998) Ultrasonography in the detection of Crohn's disease and in the differential diagnosis of inflammatory bowel disease. Digestion 41:180–184

Pohl M, Krackhardt B, Posselt HG, Lembcke B (1997) Ultrasound studies of the intestinal wall in patients with cystic fibrosis. J Ped Gastroenterol Nutr 25:317–320

Puylaert J, Rutgers PH, Lalisang RI, de Vries BC, van der Werf SD, Dörr JP, Blok RA (1987) A prospective study of ultrasonography in the diagnosis of appendicitis. N Engl J Med 317:666–669

Puylaert J, van der Werf SD, Ulrich C, Veldhuizen RW (1988) Crohn disease of the ileocecal region: US visualization of the appendix. Radiology 166:741–743

Ranschaert E, Rigauts H (1993) Confined gastric perforation: Ultrasound and computed tomographic diagnosis. Abdominal Imaging 18:318–319

Sonnenberg A, Erckenbrecht J, Peter P, Niederau C (1982) Detection of Crohn's disease by Ultrasound. Gastroenterology 83:430–434

Taylor GA (1990) Blood flow in the superior mesenteric artery: Estimation with Doppler US. Radiology 174:15–16

Verbanck J, Lambrecht S, Rutgeerts L, Ghillebert G, Buyse T, Naesens M, Tytgat H (1989) Can sonography diagnose acute colonic diverticulitis in patients with acute intestinal inflammation? A prospective study. J Clin Ultrasound 17:661–666

Wilson SR, Toi A (1990) The value of sonography in the diagnosis of acute diverticulitis of the colon. AJR 154:1199–1202

Worlicek H, Lutz H, Heyder N, Matek W (1987) Ultrasound findings in Crohn's disease and ulcerative colitis: A prospective study. J Clin Ultrasound 15:153–163

Konventionelle Röntgendiagnostik des Dünn- und Dickdarms

V. Jacobi, A. Thalhammer

19.1 Untersuchungstechnik 211
19.1.1 Systematik der Untersuchung 213
19.1.2 Darmweite 213
19.1.3 Beurteilung der Darmwand 213
19.1.4 Beurteilung der Schleimhaut 213
19.1.5 Entzündliche – tumoröse Befunde 213
19.2 Entzündliche Krankheiten 215
19.3 Radiologische Zeichen tumoröser Veränderungen 221

Literatur 224

Über radiologische Differentialdiagnostik pathologischer Veränderungen an Dünn- und Dickdarm sind eine Vielzahl von Büchern geschrieben worden, so daß es nicht möglich ist, in zwei Kapiteln eines Buches diese Problematik ausreichend abklären zu können. Deshalb soll in diesen beiden Kapiteln mehr eine Systematik der Röntgensymptome und ihrer Differentialdiagnose gegeben werden; auf weiterführende Literatur wird verwiesen.

Voraussetzung für eine adäquate Differentialdiagnose und Beurteilung ist eine technisch korrekt durchgeführte Untersuchung unter Verwendung des geeigneten Kontrastmittels zur Erzielung eines optimalen Schleimhautbeschlages sowie eine ausreichende Dokumentation.

Ziel einer jeden organbezogenen Röntgenuntersuchung ist der Nachweis der Integrität des Organs. Gelingt dies nicht, liegt ein pathologischer Befund vor, der im weiteren differentialdiagnostisch eingestuft werden muß. Die diagnostischen Möglichkeiten und Grenzen einer Methode müssen bekannt sein, um die Wertigkeit der Untersuchung richtig einschätzen zu können. So lassen Untersuchungen des Magen-Darm-Trakts mit *Grastrografin* oder *Monokontrastuntersuchungen* mit Bariumsulfat nur eine grob orientierende Beurteilung zu. Eine *Schleimhautbeurteilung* ist nicht möglich, selbst polypös wachsende Tumore können mit diesen Verfahren übersehen werden. Dagegen sind sie für funktionelle Untersuchungen, bei denen das Hauptaugenmerk auf die *Motilität* gerichtet ist, geeignet. Gastrografinuntersuchungen werden zusätzlich bei bestehendem Verdacht auf eine Perforation, bei direkt präoperativen Darstellungen und postoperativ zum Nachweis oder Ausschluß einer Nahtinsuffizienz eingesetzt.

Falls keine Kontraindikation vorliegt, sollte für alle Magen-Darm-Untersuchungen eine Darstellung mit Bariumsulfat in Doppelkontrasttechnik angestrebt werden.

19.1 Untersuchungstechnik

Unabhängig davon, ob es sich um eine Magen-, Dünndarm- oder Kolonuntersuchung handelt, sollte die Untersuchung *standardisiert* verlaufen und nur im Einzelfall von der Untersuchungssystematik abgewichen werden.

Für alle Untersuchungen gilt, daß jede Region *überlagerungsfrei* im *Doppelkontrast* und in *Hypotonie* mindestens einmal dargestellt wird. Pathologische *Befunde* sollten mindestens in *zwei Ebenen* dokumentiert werden, wobei versucht werden soll, den pathologischen Befund unter *rotierender Durchleuchtung* en face und tangential abzubilden (Abb. 19.1). Die ausreichende *Hypotonie* ist unbedingt zu fordern, da sich zum einen das Organ übersichtlicher darstellt

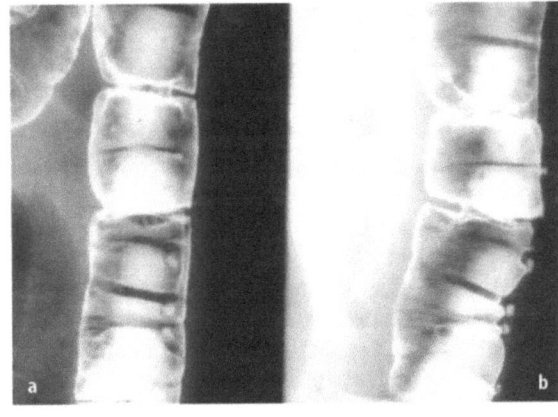

Abb. 19.1. a Colon descendens im Doppelkontrast. In der En-face-Aufnahme multiple linear angeordnete Kontrastmitteldepots mit peripherer Aussparung, die Erosionen vortäuschen. b Im tangentialen Strahlengang stellen sich die Kontrastmitteldepots eindeutig als Divertikel dar

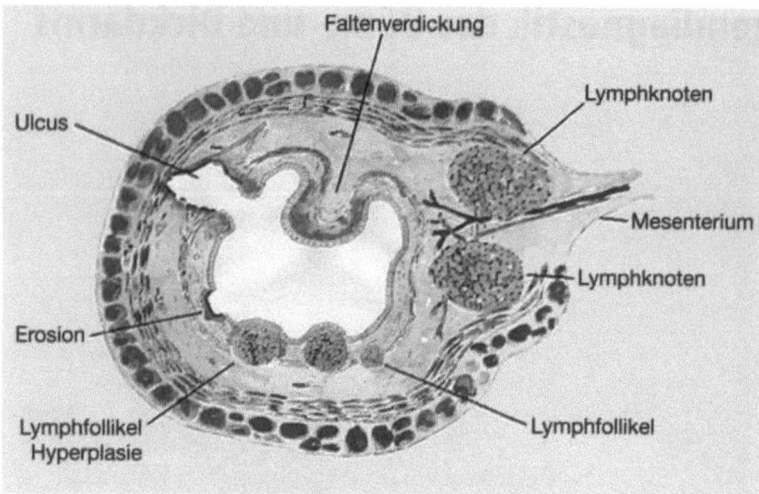

Abb. 19.2. Schematische Darstellung der am häufigsten anzutreffenden pathologischen Befunde in bezug auf die unterschiedlichen Schichten der Darmwand. Erosionen und Ulzerationen unterbrechen die Schleimhaut, dagegen können submuköse Prozesse – Lymphfollikelhyperplasien, Infiltrationen, die zu einer Faltenverdickung führen, sowie vergrößerte Lymphknoten – die Schleimhaut intakt lassen und sich lediglich in der Submukosa ausbreiten

und zum anderen normale Befunde (kräftige bzw. fraglich verdickte Falten) in Hypotonie verschwinden, pathologische Befunde jedoch nicht.

■ **Beurteilung.** Anhand der dokumentierten Aufnahmen soll ein Zweitbefunder in der Lage sein, die Untersuchung ebenfalls komplett beurteilen zu können, um evtl. eine erneute Untersuchung zu vermeiden. Hierzu müssen sowohl Übersichtsaufnahmen als auch Zielaufnahmen der verschiedenen Regionen angefertigt werden. Die Aufnahmen sind das *Gütezeichen* einer jeden Untersuchung. Der alleinige Bildeindruck am Monitor reicht nicht aus, da die Auflösung am Monitor lediglich ein Linienpaar beträgt im Vergleich zu 2,4 Linienpaaren auf dem Film-Folien-System und somit diskrete Veränderungen nicht erkannt werden können, z.B. das *Zeichen der Schummerung* bei Colitis ulcerosa. Ähnliches gilt für *digitale Aufnahmen* mit großem Bildverstärker (36 cm Durchmesser des BV hat eine Auflösung von ca. 0,9 Linienpaaren). Bei digitalen Geräten sollten die Zielaufnahmen immer mit dem kleinstmöglichen BV und der somit besten Auflösung erfolgen.

■ **Vorbereitung.** Trotz guter Untersuchungstechnik und Verwendung des geeigneten Kontrastmittels ist es möglich, daß das erzielte Untersuchungsergebnis nicht zufriedenstellend ist. Die häufigsten Gründe sind zum einen eine mangelnde Kooperation des Patienten während der Untersuchung, häufiger jedoch ist das schlechte Ergebnis durch eine *unzureichende Vorbereitung* des Patienten bedingt.

Sowohl der zuweisende Arzt als auch der Patient muß sich darüber im klaren sein, daß durch eine unzureichende Vorbereitung (Abführmaßnahmen am Vortag, fehlende Nahrungskarenz am Untersuchungstag, unzureichende Hypotonie etc.) die Aussagekraft der Untersuchung um ein Vielfaches abnimmt, bzw. die Untersuchung nicht mehr zu beurteilen ist und der Patient somit einer unnötigen Strahlenbelastung ausgesetzt wird. Bei nicht zufriedenstellendem Untersuchungsergebnis ist eine endoskopische oder eine erneute radiologische Untersuchung unbedingt erforderlich. Schnittbildverfahren wie Computertomographie (CT) und Magnetresonanztomographie (MRT) mögen einen fraglichen Befund der Darmschleimhaut nicht sicher klären und können weder die Endoskopie noch die konventionellen radiologischen Untersuchungsmethoden in Doppelkontrasttechnik ersetzen.

■ **Aufbau der Darmwand.** Der anatomische Aufbau der Wand der unterschiedlichen Darmabschnitte ist ähnlich und besteht prinzipiell aus der innersten Schicht der Mukosa, gefolgt von der Submukosa, der Muskularis und der Serosa. Hieraus erklärt sich, daß ähnliche pathologische Befunde an Magen, Dünndarm oder Dickdarm sich radiologisch in ähnlicher Weise darstellen (Abb. 19.2). So weisen Divertikel, Ulzera, Polypen etc. prinzipiell das selbe radiologische Bild auf, unabhängig davon, in welchem Organ sie auftreten. Je nachdem, in welchem Organ sie angetroffen werden, weisen sie eine unterschiedliche Genese auf (Ulkus: im Duodenum am ehesten peptisch, im Dünndarm am ehesten durch M. Crohn bedingt, im Dickdarm kommen Colitis ulcerosa, M. Crohn und bei HIV-positiven Patienten CMV-Kolitis gehäuft vor).

■ **Begleiterkrankungen.** Nicht nur die Lokalisation der Veränderungen, sondern auch begleitende Erkrankungen (Hautveränderungen bei Sklerodermie oder Peutz-Jeghers-Syndrom, endokrine Erkrankungen wie Hyper- oder Hypothyreose, Diabetes mellitus, Tumorerkrankungen, Lymphome) engen die

Differentialdiagnose deutlich ein. Eine histologische Abklärung ist nicht immer möglich, so daß bei entzündlichen Veränderungen auch eine probatorische Behandlung durchgeführt wird. Besteht ein Tumorverdacht, ist eine histologische Abklärung bei therapeutischen Konsequenzen jedoch zu erzwingen.

19.1.1
Systematik der Untersuchung

Bei der Beurteilung einer Röntgenuntersuchung anhand der Bilder ist, ähnlich wie bei der Untersuchung selbst, eine *strenge Systematik* einzuhalten. Zunächst sollte die *anatomisch exakte Lage* der einzelnen Strukturen nachvollzogen werden, um eine *Lageanomalie* wie z. B. eine Nonrotation oder eine abnorme Beweglichkeit wie beim Caecum mobile nachzuweisen. Ist die normale Lage nachgewiesen, können trotzdem Verlagerungen, Verdrängungen oder Hernierungen vorliegen, die jeweils auf eine Pathologie außerhalb des Darmlumens hinweisen können.

19.1.2
Darmweite

Die Weite einzelner Darmabschnitte kann von einem Patienten zum anderen zwar variieren, jedoch zeigt sich beim einzelnen Patienten meist eine konstante Weite sämtlicher Dünndarmabschnitte bzw. Kolonabschnitte. Bei der systematischen Bildanalyse sollte sowohl nach *abnormen Aufweitungen* als auch nach abnormen *Engstellungen* gefahndet werden, wobei letztere auch peristaltisch bedingt sein können, abnorme Aufweitungen aber regelmäßig für ein nachfolgendes, funktionell wirksames Hindernis sprechen.

19.1.3
Beurteilung der Darmwand

Der Dünndarm ist zwar frei beweglich, jedoch legt er sich unter normalen Bedingungen sehr eng an die benachbarten Schlingen an, so daß die *Kontrastmittelaussparung* zwischen 2 Darmschlingen als doppelter Durchmesser einer Darmwand angesehen werden kann. Genaue Normwerte für die Darmwände existieren nicht, im Normalfall werden 2 mm Darmwanddicke nicht überschritten, auch wenn in unterschiedlichen Arbeiten höhere Werte noch als normal angesehen werden. Wichtig erscheint jedoch auch hier der Vergleich zu anderen Darmabschnitten. So kann eine diffuse *Distanzierung* der Darmschlingen auch durch eine ausgeprägte intraabdominelle Adipositas oder durch Aszites und nicht durch einen pathologischen Darmwandbefund hervorgerufen werden.

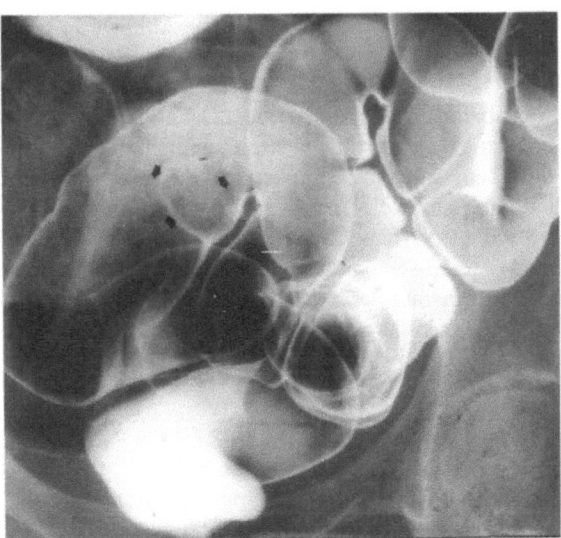

Abb. 19.3. Schwer zu erkennendes Sigmakarzinom. Als einziges Zeichen sieht man eine weiße Linie, die nicht durch eine Haustrierung zu erklären ist (*Pfeile*), in dieser Projektion ist eine Lumeneinengung nicht abgrenzbar

19.1.4
Beurteilung der Schleimhaut

Letztendlich sollte die eigentliche *Schleimhaut* näher beurteilt werden. Nur durch die systematische Analyse, sowohl des *Hoch-* als auch des *Feinreliefs*, lassen sich auch diskrete Befunde radiologisch nachweisen. Jede sog. „weiße Linie", die das Darmlumen nicht überschreitet, muß durch das normale Hoch- (Haustren, Kerkring-Falten) oder Feinrelief (Ariae gastricae, Zotten) erklärbar sein (Abb. 19.3). Ist dies nicht der Fall, liegt ein pathologischer Befund vor.

Während bei Normvarianten, Lageanomalien, Rotationsfehlern und Gleithernien das Hoch- und Feinrelief der verschiedenen Organe intakt bleibt, kommt es bei entzündlichen und tumorösen Veränderungen zu einer Unterbrechung der Schleimhautstrukturen mit lokalisierten Veränderungen der Feinstruktur. Sind Veränderungen dagegen im gesamten Organ nahezu gleichförmig abzugrenzen, sind systemische Ursachen (Speicherkrankheiten, z. B. Amyloidose, eine Ischämie oder eine generelle Ödemneigung, z. B. durch Hypalbuminämie) mit in Betracht zu ziehen.

19.1.5
Entzündliche – tumoröse Befunde

Die häufigste Fragestellung bezieht sich auf die Differentialdiagnose zwischen entzündlichen und tumorösen Veränderungen. Im weiteren sollen die charakteristischen Zeichen für entzündliche und tumoröse Veränderungen abgehandelt werden, auch wenn eine endgültige Differenzierung radiologisch nicht immer möglich ist und eine histologische Abklärung erfolgen sollte.

■ **Entzündliche Veränderungen.** Unabhängig von der Art der verantwortlichen Noxe kann sich die Entzündung auf unterschiedlichem Niveau abspielen und lediglich auf die Mukosa begrenzt sein, vorwiegend submukös verlaufen oder sich in die Submukosa und tieferen Schichten ausbreiten und letztendlich zu einem transmuralen Befall führen. Noxen bei entzündlichen Magen-Darm-Veränderungen können sein:

- physikalische Noxen (z. B. Wärme, Radiatio),
- chemische Noxen,
- allergische Noxen,
- Viren (CMV, Herpes, HIV etc.),
- Bakterien (Salmonellen, Shigellen etc.),
- Pilze (Candida albicans, Aktinomykosen etc.),
- Helminthen (Ascariden, Fischbandwurm etc.).

Entzündliche Veränderungen gehen mit einer *Motilitätsstörung* einher, die meist durch eine Hyperperistaltik, einer schnelleren Passagezeit und gelegentlich auch zu spastischen Veränderungen führen können. Nur wenn es durch entzündliche Magen-Darm-Veränderungen zu einer Zerstörung der Muskularis (z. B. bei M. Crohn, chemischen Enteritiden, Bleivergiftung, Urämie) kommt, findet man in diesen Segmenten eine lokale Hypoperistaltik.

Ist die Entzündung auf die Mukosa beschränkt, findet sich keine meßbare Wandverdickung. Weniger das einzelne Röntgenzeichen als die Kombination, Häufung, Verteilung, Symmetrie und der Übergang zum Gesunden, lassen die Verdachtsdiagnose einer entzündlichen Veränderung zu. Während entzündliche Veränderungen der Mukosa sich zunächst nur als sehr diskretes Zeichen abbilden, verwaschene Mukosastruktur, die häufig als *Schummerung* der Schleimhaut bezeichnet wird, finden sich bei ausgeprägterem Befall diskrete *dornartige Kontrastmittelausziehungen*, die als *Spiculae* bezeichnet werden. Diese sind von den Spicae abzugrenzen, die ebenfalls dornartige Kontrastmittelausziehungen darstellen, jedoch wesentlich deutlicher sind und meist bei extraluminalen Erkrankungen durch Fibrosezug entstehen (Peritonealkarzinose, Endometriose). *Aphtoide Läsionen* sind punktförmige erosive Schleimhautdefekte, meist über hyperplastischen Lymphfollikeln, sie weisen keine Randreaktion auf und werden auch als *inkomplette Erosionen* bezeichnet. *Komplette Erosionen* sind ebenfalls oberflächliche Mukosadefekte, die die Muscularis mucosae nicht überschreiten und eine periphere Pseudohyperplasie oder ein Ödem aufweisen. Unter Abheilung kommt es zu keiner Narbenbildung. *Radiologische Zeichen des Mukosabefalls sind Schummerung, Spiculae, aphtoide Läsionen, Erosionen, Motilitätsstörungen, Spasmen.*

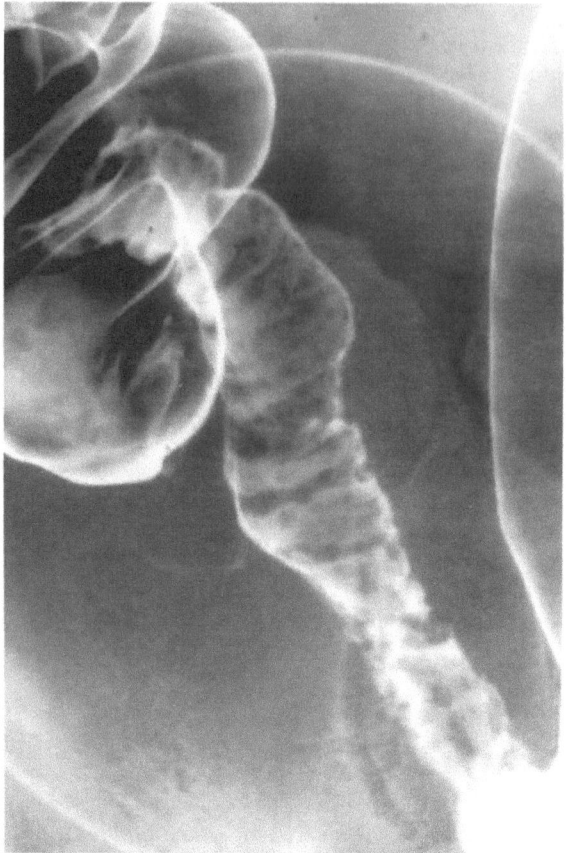

Abb. 19.4. Frühform des M. Crohn. Punktförmige Kontrastmittelaussparungen im Sinne von Lymphfollikelhyperplasien im Bereich des terminalen Ileums. Diskrete Faltenverdickung der Kerkring-Falten durch die Lymphfollikelhyperplasie teils asymmetrisch aufgeweitet

Liegt der Entzündungsprozeß vorwiegend *submukös*, kommt es zu einer *Lymphfollikelhyperplasie*, zu *Falten-* oder auch diskreten *Wandverdickungen* und *Fissurenbildungen*. Eine Lymphfollikelhyperplasie (Abb. 19.4) zeichnet sich durch Vergrößerung der einzelnen Follikel auf eine Größe von ca. 2 mm aus, so daß sich einzelne kleine Knoten diffus über die gesamte Zirkumferenz des Darmlumens abgrenzen lassen. Meist sind längere Darmabschnitte betroffen. Häufig ist die Schleimhaut mit verändert. Bei ausgeprägten Befunden kann die Follikelgröße bis zu einem Zentimeter ansteigen und das Bild eines Pflastersteinreliefs hervorrufen. Ulzerationen reichen in die Submukosa hinein und können großflächige Defekte oder schmale *Fissuren* mit *Kragenknopfulzerationen* verursachen. Kragenknopfulzera sind penetrierende Geschwüre, die in die Submukosa vordringen und sich meist auf der Muskularis lateral ausbreiten (Abb. 19.5). Im Dünndarm sind sie nur selten zu sehen, häufiger dagegen im Bereich des Kolons. Die Falten- bzw. Wandver-

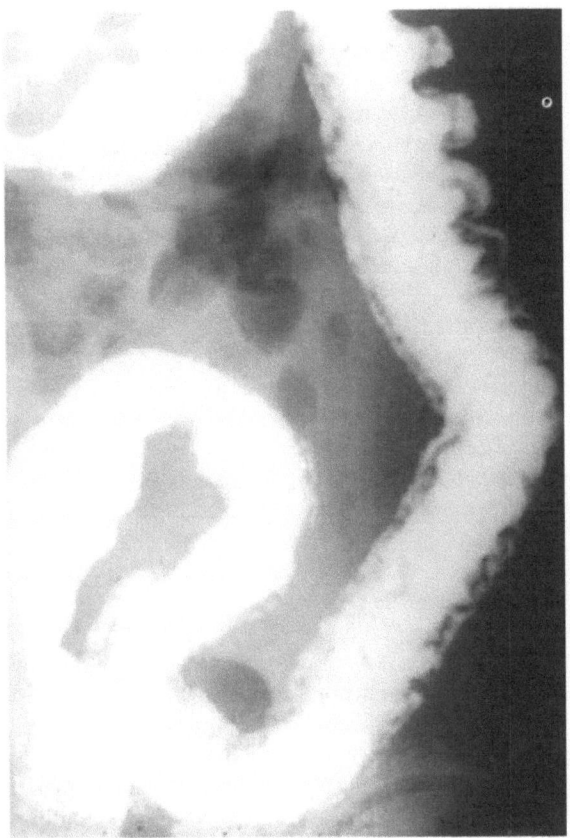

Abb. 19.5. Doppelkontur der Kolonwand im Monokontrast, hervorgerufen durch konfluierende Kragenknopfulzera bei Colitis ulcerosa

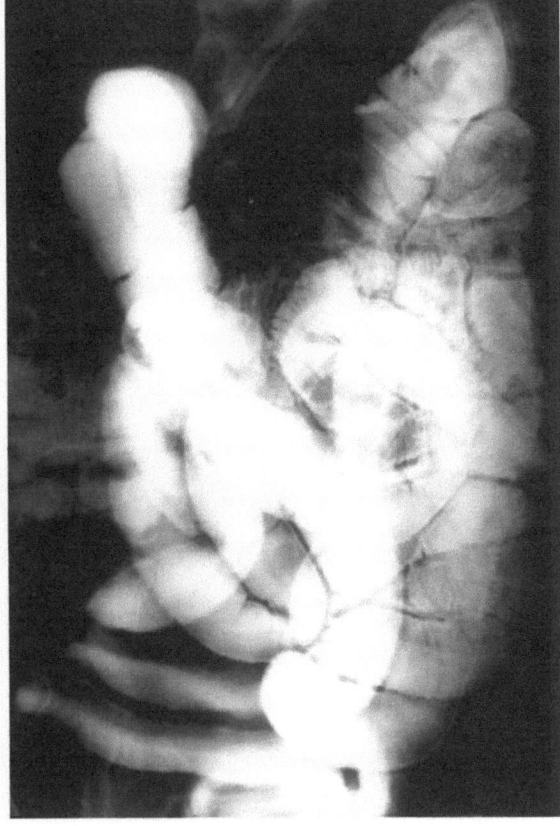

Abb. 19.6. CMV-Ileitis bei AIDS. Diffuse Wandverdickungen im Bereich der letzten Ileumschlingen mit deutlicher Distanzierung der Schlingen, einem Faltenverlust im Sinne eines Moulagezeichens, das für einen transmuralen Befall spricht

dickung ist durch das *submuköse Ödem* und *Zellinfiltrationen* bedingt und muß von tumorös bedingten Falten und Wandverdickungen abgegrenzt werden. Die entzündlichen Veränderungen zeichnen sich dadurch aus, daß die meist perpendikular zum Darmlumen verlaufenden zirkulären Falten geradlinig, parallel oder bikonvex begrenzt sind. Zeigt sich dagegen im *Faltenverlauf* eine asymmetrische Breite oder knotige Auftreibungen, muß eher an eine andere (tumoröse) Genese gedacht werden.

Ein *transmuraler Befall* wird häufig bei Ulzerationen und Fisteln gefunden und manifestiert sich in einer *diffusen Darmwandverdickung*, die zu einer *Distanzierung* der benachbarten Darmschlingen führt. Durch die massive Zellinfiltration und Ödembildung ist das Schleimhautrelief meist aufgehoben, Falten sind nicht mehr abgrenzbar und es kommt beim ausgeprägten homogenen Befall zum Bild des sog. Moulagezeichens (Abb. 19.6). Als Komplikation können Fisteln und Abszesse auftreten. Trotz adäquater Therapie kommt es bei der Abheilung häufig zu *Narbenbildungen*, *Verziehungen* und *Stenosen*.

19.2 Entzündliche Krankheiten

Im folgenden soll auf wesentliche radiologische Veränderungen einzelner entzündlicher Erkrankungen eingegangen werden:

Ulcus pepticum duodeni

Das Ulcus pepticum duodeni ist die häufigste Erkrankung des Gastrointestinaltraktes. Im Gegensatz zum Magenulkus zeigt sich eine klinische Besserung der Schmerzsymptomatik nach Nahrungsaufnahme. Tritt ein Dauerschmerz ohne Ansprechen auf Antazida oder Säurehemmer auf, kann dies ein Hinweis für eine gedeckte Perforation sein. Plötzlich auftretende abdominelle Schmerzen und Abwehrspannung sprechen dagegen eher für eine freie Perforation. Über 90 % der Duodenalulzera liegen im Bereich des Bulbus; finden sich postbulbär gelegene Ulzerationen oder auch multiple Ulzerationen, sollte an ein Zollinger-Ellison-Syndrom gedacht werden.

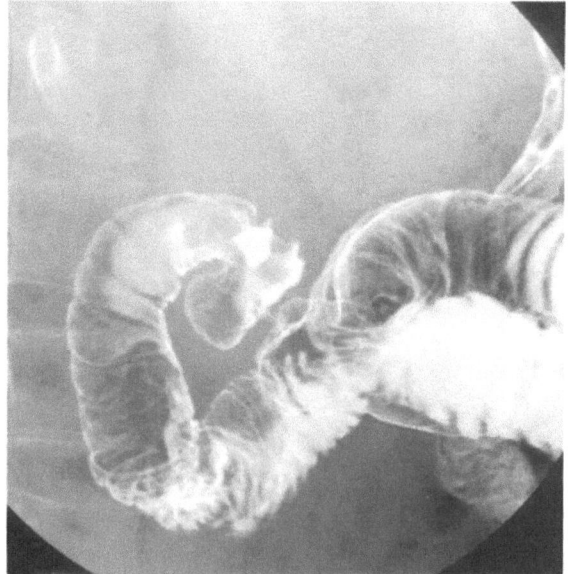

Abb. 19.7. Ulcus duodeni. Duodenales C im Doppelkontrast. Kontrastmitteldepot im Bereich des Bulbus duodeni als Zeichen einer Ulzeration. Die Deformierung des Bulbus und die einstrahlenden Falten sprechen für eine beginnende Abheilung

Radiologisch zeigt sich die charakteristische *Ulkusnische* als Kontrastmitteldepot. Teilweise kann im Ulkusgrund ein Blutkoagel als Kontrastmittelaussparung nachgewiesen werden als Zeichen einer stattgehabten Blutung. Im Frühstadium ist das Ulkus von einem glattbegrenzten Schwellungshof umgeben. Unter Abheilung flacht der Randwall ab und es strahlen Falten in den Ulkusgrund ein (Abb. 19.7). Radiär konvergierende Falten sprechen immer für einen heilenden, schrumpfenden Prozeß, so daß das Ulkus schon mehrere Tage oder Wochen bestehen muß. Die Schrumpfung kann so ausgeprägt sein, daß ein deformierter Bulbus entsteht, der zum Bild des sog. Kleeblattbulbus oder zu asymmetrisch divertikelartigen Abschnürungen im Bulbus duodeni (Harth-Taschen) führt. Eine endoskopische Kontrolle eines radiologisch nachgewiesenen Duodenalulkus an typischer Stelle ist nicht erforderlich, da es keine maligne Entartung der Duodenalulzera im Bulbusbereich gibt. Im tangentialen Strahlengang kommt die Ulkusnische als Ausstülpung zur Darstellung und die Ulkustiefe kann beurteilt werden.

CMV-Infektionen

CMV-Infektionen des Gastrointestinaltraktes kommen insbesondere bei immungeschwächten Patienten, in besonderem Ausmaß bei HIV-positiven Patienten im Stadium AIDS vor (Kap. 29). Während die CMV-Infektionen im oberen Gastrointestinaltrakt des Ösophagus und Magens zu großen Ulzerationen mit ausgeprägtem Schwellungshof führen, zeigt sich beim Befall von Dünn- und Dickdarm eher das Bild von kleinen *Erosionen*, die rasenförmig längere Darmabschnitte befallen und zu einer *diffusen Darmwandverdickung* führen (Abb. 19.6). Hierdurch kommt es zu einem *Faltenverlust*, der befallene Darmabschnitt weist in diesem Stadium *keine Peristaltik* mehr auf. Im CT läßt sich bei Rektumbefall eine Infiltration des perirektalen Fettgewebes nachweisen.

Kryptosporidiose

Im radiologischen Bild zeigen sich bevorzugt Veränderungen im *Duodenum* mit deutlichen *Faltenverdickungen*. Diagnostisch wegweisend ist eine ausgeprägte *Begleitcholangitis*. Differentialdiagnostisch ist sie häufig schwierig von einem CMV-Befall abzugrenzen, die ebenfalls eine Cholangitis hervorrufen kann.

Strahlenenteritis

Während die akut entzündlichen Veränderungen bei therapeutischen Strahlendosen von 40 bis 60 Gy relativ schnell nach Ende der Radiatio wieder abklingen, kann es innerhalb von Jahren und Jahrzehnten zu der sog. *chronischen Strahlenenteritis* kommen, die sich durch Koliken, Obstipation oder auch Diarrhöen bemerkbar macht (Kap. 35). Pathologisch-anatomisch zeigen sich Veränderungen von Arterien, Venen und Lymphgefäßen: *Endangitis obliterans* und *hyaline Wanddegeneration*. In der Folge kommt es zur *Wandverdickung* und Wandstarre mit *Abnahme der Peristaltik* und Ausbildung von *Stenosen*.

Radiologisch imponiert das Bild eines *Faltenverlustes* mit völlig *glattem Schleimhautrelief* und nur geringer *Darmwandverdickung*. Die Veränderungen sind auf Darmschlingen begrenzt, die sich im ehemaligen Strahlengebiet befanden. Die Stenosierung geht harmonisch in das angrenzende normale Schleimhautrelief über, in seltenen Fällen können Ulzerationen mit Nekroseblutungen, Perforationen und Fisteln auftreten. Die ausführliche Anamnese führt in der Regel zur Diagnose.

Meckel-Divertikel

Das Meckel-Divertikel entsteht aus der Persistenz des Ductus omphaloentericus und liegt etwa 60 cm vor der Ileozäkalklappe, antimesenterialseitig und ist zum Bauchnabel hin ausgerichtet. Es ist ein *echtes Divertikel* und besteht somit aus sämtlichen Darmwandabschnitten inklusive Muskularis und gleicht vom radiologischen Aspekt einer normalen Dünndarmschlinge mit meist gut abgrenzbaren Schleimhautfalten. Radiologisch hat man den Eindruck einer blind endenden Dünndarmaufzweigung mit regulä-

Abb. 19.8. Meckel-Divertikel. Im Bereich des Ileums ca. 60 cm von der Ileozäkalklappe entfernt, kommt eine blind endende Aufzweigung des Ileums zur Darstellung. Im Abgangsbereich lassen sich noch Kerkring-Falten abgrenzen

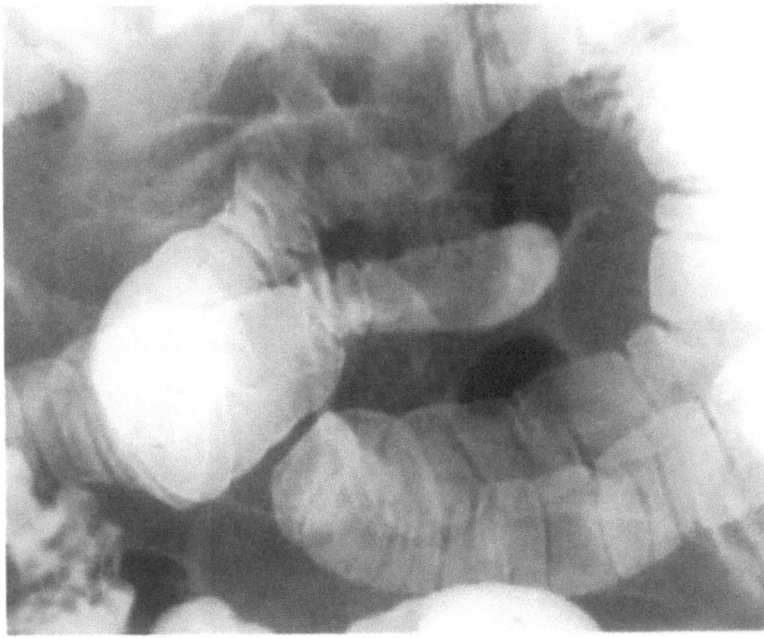

ren Falten. Lediglich, wenn entzündliche Veränderungen, Ulzerationen oder Blutungen auftreten, kommt es zu einem Faltenverlust (Abb. 19.8). Das Meckel-Divertikel wird häufig übersehen, wenn nicht gezielt unter *dosierter Kompression* der Unterbauch untersucht wird. Im Sektionsgut wird es mit 1–2% angegeben. Die meisten Divertikel sind asymptomatisch, etwa 15% weisen jedoch eine ektope Magenschleimhaut oder Pankreasgewebe auf, die zu Ulzerationen, Blutungen und Perforationen führen können (Kap. 40).

Morbus Crohn

Beim M. Crohn handelt es sich um eine granulomatös-entzündliche Darmerkrankung unbekannter Genese. Prinzipiell können alle Darmabschnitte befallen werden. Der bevorzugte Befall der *terminalen Ileums* hat dem M. Crohn auch den Namen der *Ileitis terminalis* gegeben. In 30–50% ist das terminale Ileum isoliert befallen, häufig finden sich jedoch sog. „skip lesions" in Dünn- oder Dickdarm. Beim Befall des Dickdarmes findet man in 50–95% eine Mitbeteiligung des terminalen Ileums, so daß eine Beteiligung des terminalen Ileums eine Schlüsselstellung in der Differentialdiagnose einnimmt. Es wird jedoch auch ein isolierter Kolonbefall in unterschiedlicher Häufigkeit beschrieben; ein Befall oral des distalen Jejunums besteht nur zu 10% (Kap. 42).

Der entscheidende radiologische Befund beim Morbus Crohn ist das sog. *bunte Bild* (Abb. 19.9), das gekennzeichnet ist durch *frische entzündliche Veränderungen*, wie *Lymphfollikelhyperplasien* (Abb. 19.10), *Pflastersteinrelief* mit furchenartigen Ulzerationen (Abb. 19.10), gruppiert mesenterialseitig angeordnete *Ulzerationen* (Abb. 19.11) und *Fisteln*, neben alten fibrös schrumpfenden Veränderungen im Sinne von *Stenosen, mesenterialer Schrumpfung, Pseudosakkulationen*.

Der M. Crohn befällt den Darm *segmental, asymmetrisch* und *transmural*. Unter *segmentalem Befall* versteht man eine diskontinuierliche Ausbreitung mit einem Wechsel von segmental entzündlichen Veränderungen mit gesunden, normalen Schleimhautbereichen. Die entzündlichen Veränderungen sind asymmetrisch im Darmlumen verteilt, ein bevorzug-

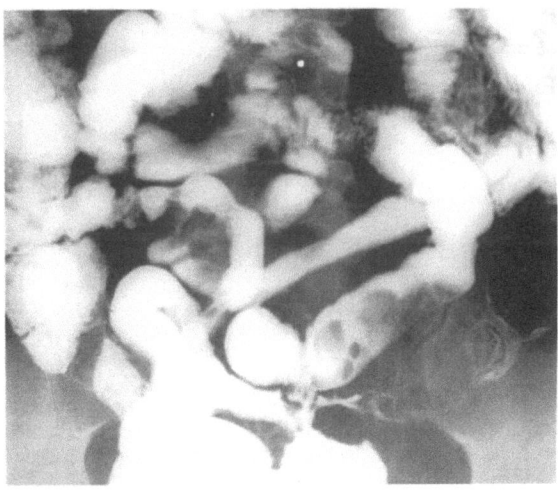

Abb. 19.9. M. Crohn. Buntes Bild bei M. Crohn mit teils diffuser Wandverdickung, Faltenverlust, Stenosierungen und prästenotischen Aufweitungen sowie einem Fistelbau zum Sigma

218 KAPITEL 19 Konventionelle Röntgendiagnostik des Dünn- und Dickdarms

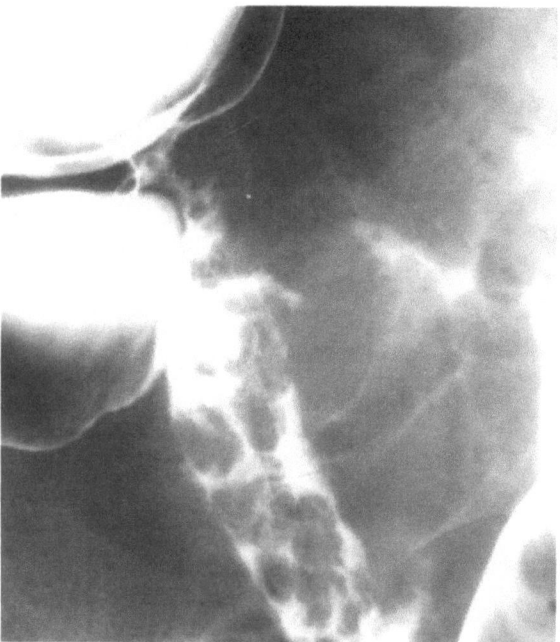

Abb. 19.10. Pflastersteinrelief bei M. Crohn. Multiple, bis zu 7 mm große Kontrastmittelaussparungen mit fissurartigen Ulzerationen im Bereich des terminalen Ileums mit Engstellung der Ileozäkalklappe

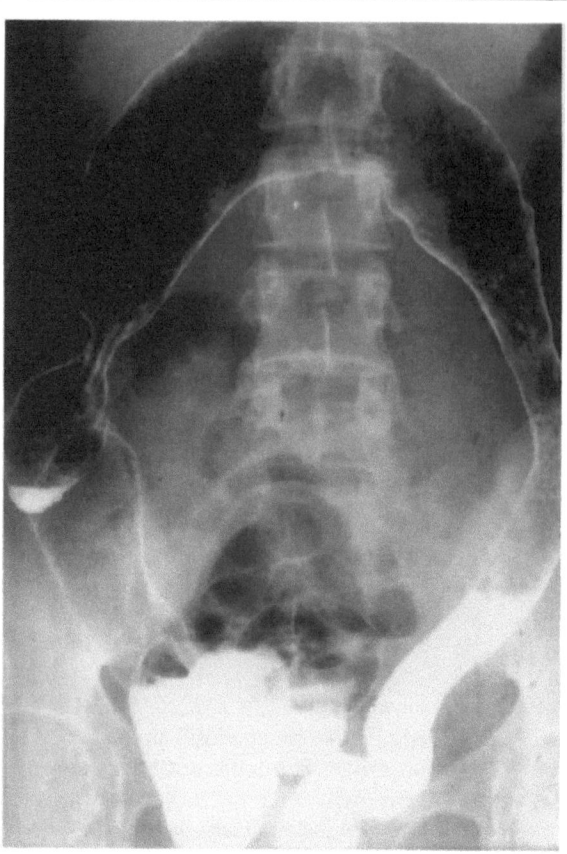

Abb. 19.12. Colitis ulcerosa. Kompletter Faltenverlust im gesamten Kolon, ausgeprägte mesenteriale Schrumpfung mit Omegazeichens bei ausgebrannter Kolitis. Vereinzelt lassen sich noch kleine aphtoide Läsionen im Bereich der linken Flexur abgrenzen

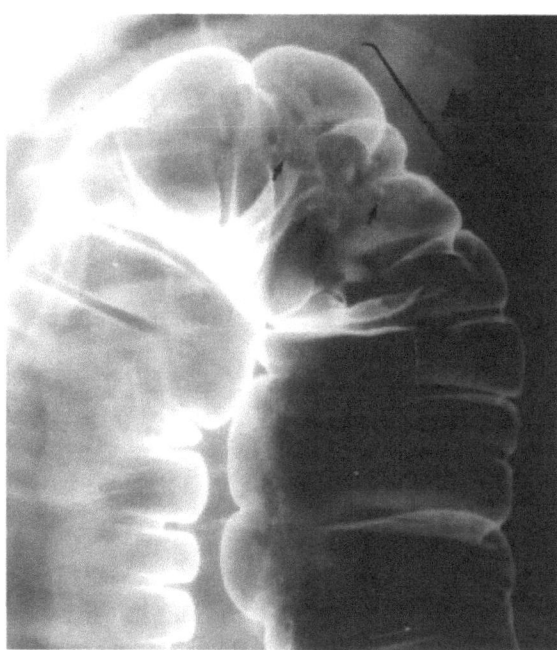

Abb. 19.11. Colitis Crohn. Linke Flexur im Doppelkontrast mit erhaltener Haustrierung. Im Bereich der linken Flexur mesenterialseitig multiple flache, aphtoide Läsionen mit diskretem Schwellungshof bei Colitis Crohn

ter Befall ist im mesenterialen Ansatz zu finden. Der *transmurale Befall* ist mit einer diffusen Wandverdickung sowie tiefen Schleimhautulzerationen, die die Muskularis durchdringen, gekennzeichnet. Bei Überschreitung der Serosa kommt es zu kleinen *Abszedierungen* und *Fistelbildungen*, die über sog. „Fuchsbauten" zu unterschiedlichen Dünndarm- und Dickdarmabschnitten oder auch zu Blase, Vagina und Haut ziehen können. Bei transmuralem Befall kommt es in der Abheilungsphase zu narbigen Veränderungen, die durch fibrotische Schrumpfung eine mesenteriale Verkürzung und eine antimesenteriale Aussackung mit *pseudodivertikelartigen Ausstülpungen* hervorrufen. Das beschriebene Bild wird häufig als „shell sign" oder als „Omegazeichen" beschrieben (Abb. 19.12).

Während die *Sonographie* beim M. Crohn charakteristische Befunde liefert und auch Komplikationen wie Abszedierungen und teilweise Fisteln nachweisen kann, sollte für Verlaufskontrollen oder für Operationsplanungen ein *Enteroklysma in Doppelkontrasttechnik* durchgeführt werden. Eine Untersuchung nach Pansdorf in Monokontrasttechnik ist nicht ausreichend, da hierbei die entzündlichen Veränderungen durch die hyperperistaltisch bedingte Engstellung häufig überbewertet wird und diskrete Veränderungen der Schleimhaut nicht erkannt werden.

Yersiniose

Die Yersiniose ist ein fieberhafter gastrointestinaler Infekt, der durch gramnegative Stäbchen (Yersinia enterocolitica) hervorgerufen wird. Meist sind die letzten 20 cm des Ileums befallen. Die Entzündung führt zu einer Hyperplasie des lymphatischen Gewebes, die bis zu einem *pflastersteinartigen Relief* reichen kann und somit eine erhebliche Wandverdickung vorliegt. Differentialdiagnostisch muß die Ileitis terminalis Crohn abgegrenzt werden.

Wegweisend für die Yersiniose ist die *symmetrische Verteilung* der Füllungsdefekte im terminalen Ileum. Der M. Crohn zeigt eine größere Asymmetrie und ein bunteres Bild im Sinne von unterschiedlichen Entzündungszeichen. Die Diagnosesicherung erfolgt durch Erregernachweis im Stuhl oder durch Antikörpernachweis.

Colitis ulcerosa

Die Colitis ulcerosa ist eine chronisch-entzündliche Dickdarmerkrankung unklarer Genese. Sie verläuft in Schüben und betrifft vorwiegend die Mukosa und Submukosa. Seltene fulminante Verlaufsformen können alle Darmwandschichten befallen (Kap. 43).

Radiologisch läßt sich ein *früh-ödematöses Stadium*, ein *aktiv-florides Stadium* und ein *spät-fibrösatrophisches Stadium* unterscheiden. Im Gegensatz zur Colitis Crohn, die einen segmentalen Darmbefall mit „skip lesion" hervorruft, weist die Colitis ulcerosa einen kontinuierlichen Befall von rektal nach oral auf.

Im *Frühstadium* überwiegt das *Ödem* der Mukosa mit Hyperplasien der Lymphfollikel sowie *aphtoiden Mukosaläsionen* und kleinen *Kryptenabszessen*. Radiologisch kommt durch die multiplen feinsten Erosionen und Kryptenabszesse das Bild einer *Schummerung* oder *Granulierung* der Schleimhaut zur Darstellung (Abb. 19.13). Die tangential getroffene Darmwand erscheint samtartig, teilweise finden sich – ebenfalls durch Kryptenabszesse bedingt – spiculaeartige Ausziehungen von 1–2 mm. Schon im Frühstadium fällt ein Verlust der Haustrierung auf. Das *aktive Stadium* zeichnet sich durch zunehmende Infiltrationen, Ödemsklerose, fibroplastische Gewebsreaktionen, muskuläre Hypertrophie und Pseudopolypen aus. Die Ulzerationen werden tiefer und reichen bis zur Muskularis; im Gegensatz zum M. Crohn sind sie kontinuierlich und symmetrisch verteilt und liegen stets in entzündlich veränderter Mukosa. Durchbrechen sie die Submukosa, können sie sich parallel zur

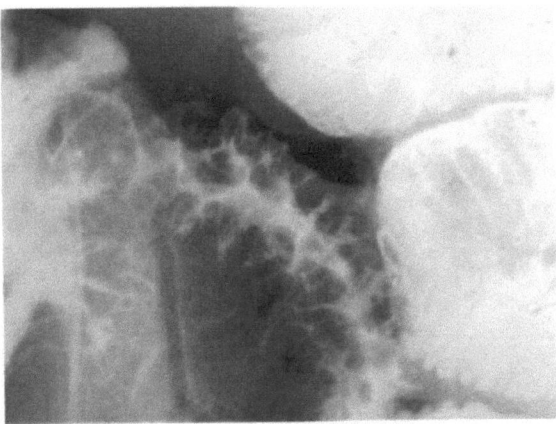

Abb. 19.13. Colitis ulcerosa. Kolondoppelkontrastaufnahme der linken Flexur mit aufgehobener Haustrierung, schlechtem Schleimhautbeschlag und homogener Schummerung der Darmwand bei Colitis ulcerosa

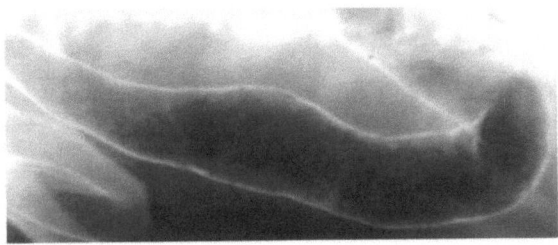

Abb. 19.14. Colitis ulcerosa. Doppelkontrastdarstellung des Sigmas mit multiplen polypösen länglichen Kontrastmittelaussparungen, die dem Kolon einen wurmstichartigen Charakter verleihen (Pseudopolypen bei Colitis ulcerosa)

Muskelschicht ausbreiten und zu kragenknopfförmigen Ulzerationen führen. *Pseudopolypen* finden sich bei tiefen Ulzerationen und entsprechen der noch stehengebliebenen Schleimhaut und sind damit als Mukosainseln anzusehen. Die Abheilung der Ulzerationen führt zu einer Rückbildung der Konturunregelmäßigkeiten, Stenosen, mesenterialen Abschrumpfungen und ebenfalls zu Pseudopolypen, die jedoch im Gegensatz zum aktiven Stadium reepithelialisierten Granulationsgewebspolypen oder postentzündlichen Polypen entsprechen und dem Kolon meist einen wurmstichartigen Charakter geben (Abb. 19.14). Häufig findet sich jedoch auch ein glattes, schlauchartiges, röhrenförmiges Kolon, ohne Haustrierung, mit tiefgezogenen und abgeflachten Flexuren und mesenterialer Schrumpfung, welches zum Bild des Omegazeichens führen kann; antimesenterial können *Pseudosakkulationen* nachweisbar sein.

Divertikulose, Divertikulitis

Während echte Divertikel alle drei Darmwandschichten beinhalten, handelt es sich bei der wesentlich häu-

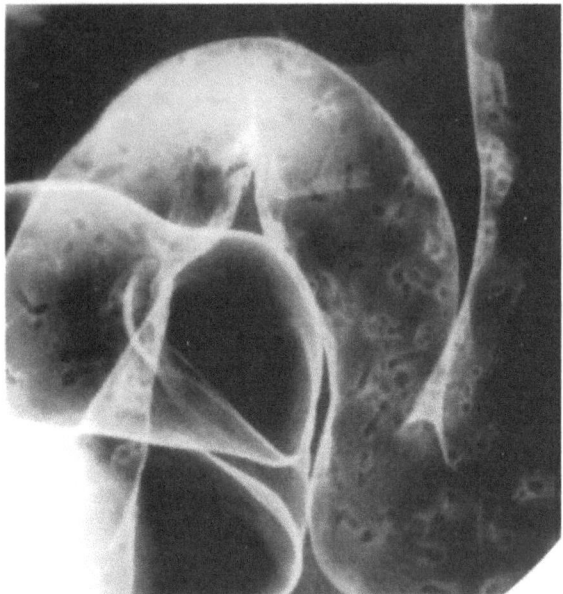

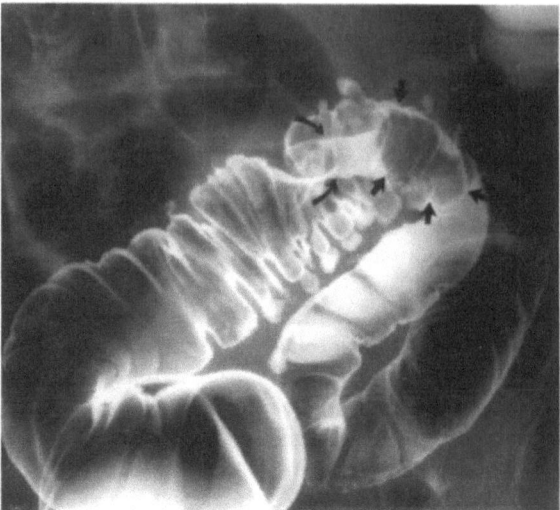

Abb. 19.15. Divertikulose/Divertikulitis. Im Bereich des Sigmas multiple, linear angeordnete divertikelartige Ausstülpungen mit weitem Divertikelhals, vereinzelt sind die Divertikelhälse eng gestellt (Prädivertikulitis). Zusätzlich läßt sich ein großer gestielter Polyp abgrenzen, der das Darmlumen fast komplett ausfüllt (*Pfeile*). Histologisch konnte ein tubuläres Adenom nachgewiesen werden

Abb. 19.16. Divertikulitis. Monokontrastaufnahme des Übergangs zwischen Sigma und Colon descendens. Fadenförmige Stenose in diesem Bereich, die sich langsam aufweitet. Eine Tumorschulter läßt sich nicht abgrenzen. Innerhalb der Stenose kein Hinweis für Divertikel, in den direkt angrenzenden Abschnitten kommen multiple Divertikel zur Darstellung. Operativ konnte eine ausgeprägte Divertikulitis mit Abszedierung nachgewiesen werden

figer auftretenden Divertikulose um *Pseudodivertikel*, die durch erbsen- bis haselnußgroße Wandausstülpungen der Mukosa an den Stellen des geringsten Widerstandes (Gefäßdurchtrittsstellen der Muskelschicht) treten (Abb. 19.15). Die häufigste Lokalisation ist das *Sigma*, sie kann jedoch das gesamte Kolon betreffen. Wesentlich seltener finden sich Divertikel im Bereich des Dünndarms. Durch Stuhlretention innerhalb der Divertikel und bakterieller Besiedlung kann es zu entzündlichen Veränderungen mit peridivertikulitischen Infiltraten, Abszedierungen, Fisteln und Perforationen kommen (Kap. 45).

Radiologisch findet sich in der Frühform der Divertikulitis zunächst eine *Verengung des Divertikelhalses* bis hin zum *Verschluß* des Divertikelhalses, so daß nur noch spiculaeartige Ausziehungen nachweisbar sind. In der entzündlichen Region zeigt sich eine *vermehrte irreguläre Haustrierung* als Zeichen der muskulären Reaktion. Bei fortschreitender Erkrankung kommt es zur zunehmenden zellulären Infiltration und Abszedierung mit zunehmender unregelmäßiger Stenosierung des betroffenen Darmabschnittes (Abb. 19.16). In ausgeprägten Fällen kann eine Differenzierung gegenüber einem zirkulär wachsenden Adenokarzinom schwierig sein. Wegweisend in der Differentialdiagnose sind die meist intakte Schleimhaut, fehlende Tumorschultern sowie spiculaeartige Ausziehungen im enggestellten Segment.

Sprue/Zöliakie

Radiologisch zeigt sich eine *Hyperperistaltik* mit meist *dilatierten Darmschlingen*. Als typisches Bild findet sich ein *Faltenverlust* im Duodenum und Jejunum, zirkuläre Spasmen verleihen dem Jejunum ein *haustrenartiges Aussehen*, so daß man von einer *Kolonisation* des Jejunums spricht (Abb. 19.17). Durch die erhöhte Passage bauen sich kompensatorisch im Ileum Falten auf, so daß im *Ileum* eine *Faltenvermehrung* vorhanden ist und man von einer *Jejunisation des Ileums* spricht. Unter glutenfreier Kost können sich diese Veränderungen zurückbilden, so daß bei bekannter Sprue unter glutenfreier Ernährung im Enteroklysma häufig ein Normalbefund zu sehen ist; ein ähnliches Bild kann bei langjährigem Laxanzienabusus vorliegen. Als Besonderheit zeigt sich eine deutliche Koinzidenz von gastrointestinalen *Malignomen*. Etwa 15% der Patienten mit langjährig bestehender Sprue entwickeln vermehrt Lymphome des Dünndarms oder auch Karzinome (Kap. 24).

Morbus Whipple

Radiologisch findet sich eine geringe Passagebeschleunigung, eine mäßige Dilatation der Jejunumschlingen sowie geschwollene Jejunalfalten. Zusätzlich zeigen sich feinknotige Füllungsdefekte, die durch

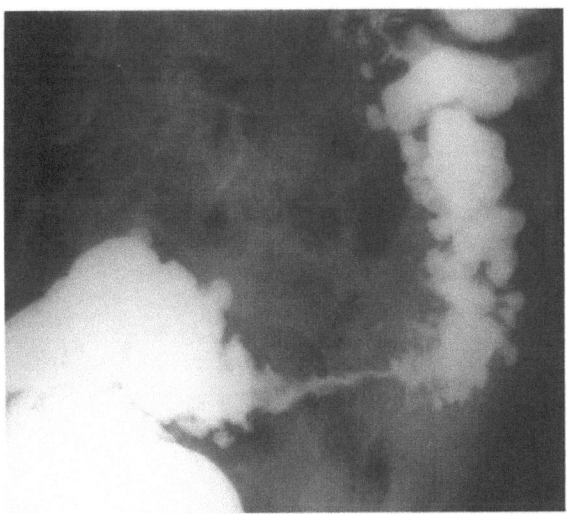

Abb. 19.17. Sprue/Zöliakie. Das Enteroklysma zeigt aufgeweitete Jejunalschlingen mit einer Faltenrarefizierung und zirkulären Spasmen (Kolonisation), dagegen zeigt sich im Ileum eine Faltenvermehrung (Jejunisation) bei bekannter Sprue

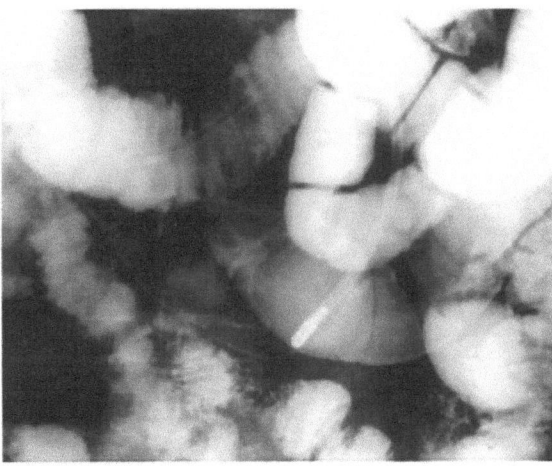

Abb. 19.18. Peritonealkarzinose. Enteroklysma nach Tumoroperation im Bereich des kleinen Beckens mit multiplen Metallclips. Eine Verziehung der Falten (Briden) ließ sich nicht nachweisen, dagegen zeigt sich diffus eine Faltenschwellung. Die Falten sind asymmetrisch aufgeweitet und teilweise distanziert (direkt oberhalb der Clips). Klassisches Bild einer Peritonealkarzinose

einen Chylusstau in den aufgeweiteten Lymphgefäßen hervorgerufen sind. Vergrößerte mesenteriale Lymphknoten führen zu Impressionen am mesenterialen Ansatz des Dünndarms (Kap. 26).

Progressive systemische Sklerose

Neben dem Hautbefall kann der gesamte Gastrointestinaltrakt beteiligt sein. Histopathologisch kommt es zu einer Muskelatrophie und zu einer Kollagenansammlung mit bindegewebigem Ersatz der Muskularis. Radiologisch läßt sich dies durch eine *Hypoperistaltik* und langstreckiger *Dilatation* der befallenen Darmabschnitte nachweisen.

19.3 Radiologische Zeichen tumoröser Veränderungen

Auch tumoröse Veränderungen können einen unterschiedlichen Ursprung, bezogen auf die Darmwand, haben. So geht das *Adenokarzinom* vom Schleimhautniveau aus. Dagegen finden sich Lymphome, Leiomyome, Neurinome, Metastasen zunächst submukös und lassen die Schleimhaut intakt. Erst bei deutlicher Größenzunahme läßt sich meist zentral im Bereich der Schleimhaut eine ischämisch bedingte Ulzeration nachweisen. Veränderungen, die außerhalb der Darmwand entstehen, können je nach Lage, Beziehung und Größe zu Kompression und Pellottierung führen, bzw. die Darmwand infiltrieren (Peritonealkarzinose, Abb. 19.18). Die Differentialdiagnose gegenüber einer Pankreatitis mit ausgeprägter Peritonitis kann problematisch sein, wenn die Anamnese dem Untersucher nicht bekannt ist.

Allen gemeinsam ist, daß sie die normale konvexe Begrenzung des Magen-Darm-Lumens zunächst abflachen und verändern, um schließlich sich nach intraluminal vorzuwölben und zu *polypösen Formationen* führen. Letztendlich kann es sowohl zur Ausbildung einer exzentrischen als auch mehr oder weniger zirkulären *Stenose* kommen. Je nach Konsistenz des Darminhaltes und des Stenosegrades läßt sich *prästenotisch* eine *Dilatation* nachweisen. Ist der Tumor sehr klein, jedoch zirkulär wachsend, fällt zunächst lediglich die prästenotische Dilatation auf, der Tumor kann leicht übersehen werden. Daher muß bei jeder Dilatation nach einem mechanischen Hindernis gesucht werden.

Ulzerationen bei Tumoren finden sich häufig und rufen eine unregelmäßig begrenzte Wandkontur im tangentialen Strahlengang hervor. Die Ulzerationen sind flacher und unregelmäßiger als entzündliche Ulzera und befinden sich im Zentrum einer tumorösen Raumforderung.

Polypen

Große Polypen lassen sich im Doppelkontrast leicht erkennen, die Sensitivität ist jedoch bei kleineren Polypen eingeschränkt. Der Doppelkontrasteinlauf hat eine Sensitivität von 85–95% für die Detektion kolorektaler Polypen. Unzureichende Abführmaßnahmen sind für ca. 5–10% falsch-negativer Befunde verantwortlich. Zudem ist die radiologische Diagnose bei der Divertikulose erschwert.

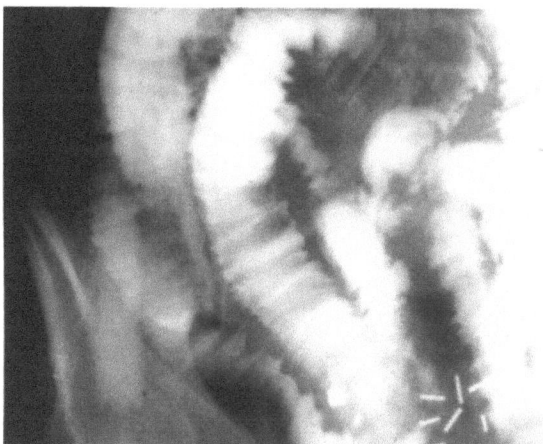

Abb. 19.19. Dünndarmkarzinom. Fadenförmige Stenose im Jejunum mit ausgeprägten Tumorschultern bei stenosierendem zirkulär wachsenden Adenokarzinom. Im proximalen Stenosebereich zeigt sich ein kleines Ulkus. Die zuführende Schlinge ist prästenotisch aufgeweitet

Adenokarzinom

Das Adenokarzinom ist der häufigste bösartige Tumor des Gastrointestinaltraktes und geht von der Schleimhaut aus. Adenokarzinome kommen in allen Magen-Darm-Abschnitten vor und sind am häufigsten im Kolon lokalisiert, gefolgt von Magen und Dünndarm, wobei in 75% der Dünndarmkarzinome das Duodenum betroffen ist (Kap. 51).

Radiologisch zeigt sich zunächst eine fokale Schleimhautunregelmäßigkeit, die über polypöse Vorwölbungen sehr schnell die gesamte Darmzirkumferenz erfaßt und zu zirkulären *Stenosen* (Abb. 19.19) führt und das charakteristische Bild eines „*Apfelkrotzens*" zeigt (Abb. 19.20), mit randständig deutlichen Tumorschultern. Die Schleimhaut ist unregelmäßig begrenzt, zerklüftet und ulzeriert. Innerhalb des Tumors kann es zu großen Zerfallshöhlen mit chronischen oder akuten Blutungen kommen.

Karzinoid

Über 40% der Karzinoide finden sich im Bereich der Appendix, 33% im terminalen Ileum. Während die Doppelkontrastuntersuchungen lediglich unspezifische tumoröse Füllungsdefekte zeigen, finden sich in der CT und Mesenterikographie gut durchblutete mesenteriale Infiltrationen, die sternförmig auslaufen und in Folge dieser mesenterialen Infiltrationen ein *Radspeichenmuster* hervorrufen.

Leiomyom

Das Leiomyom ist ein gutartiger Tumor, der von der glatten Muskulatur ausgeht. Das intramurale, sub-

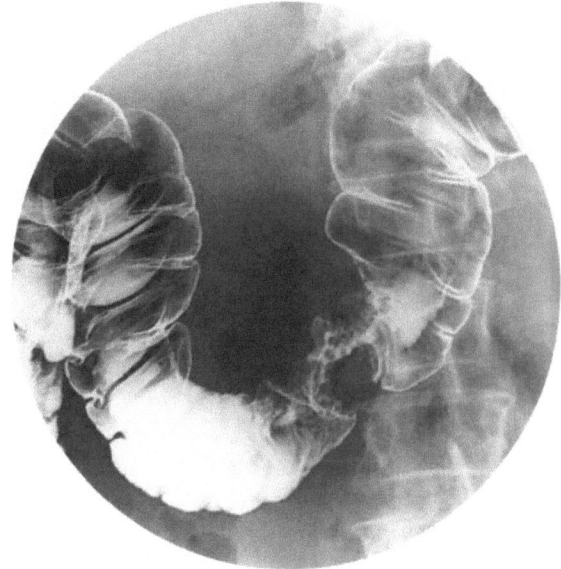

Abb. 19.20. Adenokarzinom des Dickdarms. Zirkulär stenosierender Tumor im Bereich des Colon transversums mit ausgeprägten Tumorschultern, zerklüfteter und ulzerierter Schleimhaut („Apfelkrotzen")

muköse Wachstum imponiert durch eine Streckung der Schleimhautfalten, die bedeckende Schleimhaut ist intakt (Abb. 19.21). Erst bei größeren Tumoren kommt es durch Ausspannung der Schleimhaut zu einer Schleimhautischämie und ein hieraus resultierendes zentrales Ulkus. Der Tumor bleibt in der Regel asymptomatisch und fällt meist erst durch eine akute gastrointestinale *Blutung* auf. Bei den Doppelkontrast-

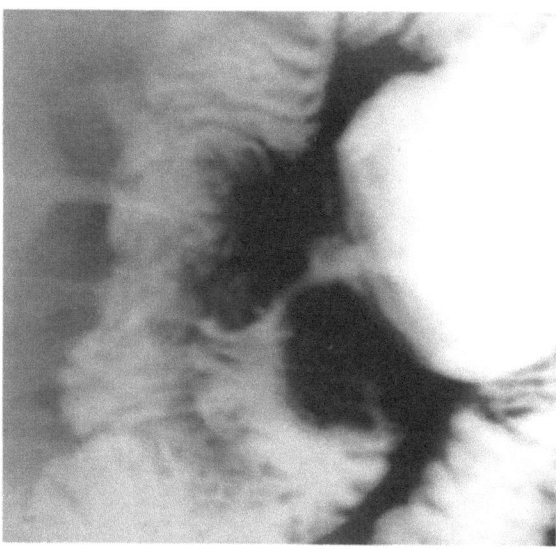

Abb. 19.21. Leiomyom. Submukös gelegener Tumor im Jejunum, der nahezu das gesamte Darmlumen einnimmt aber nicht zu einem Aufstau führt. Histologisch konnte ein Leiomyom nachgewiesen werden

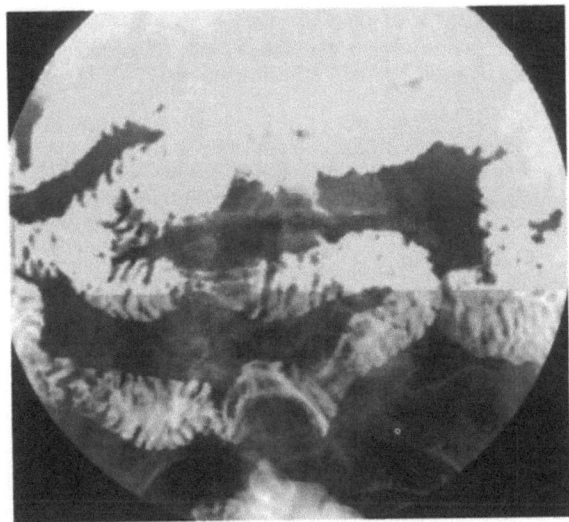

Abb. 19.22. Melanommetastasen im Dünndarm. Multiple glatt begrenzte Kontrastmittelaussparung im Bereich des gesamten Dünndarms mit zentral gelegenen irregulären Kontrastmitteldepots bei exulzerierten Metastasen eines malignen Melanoms

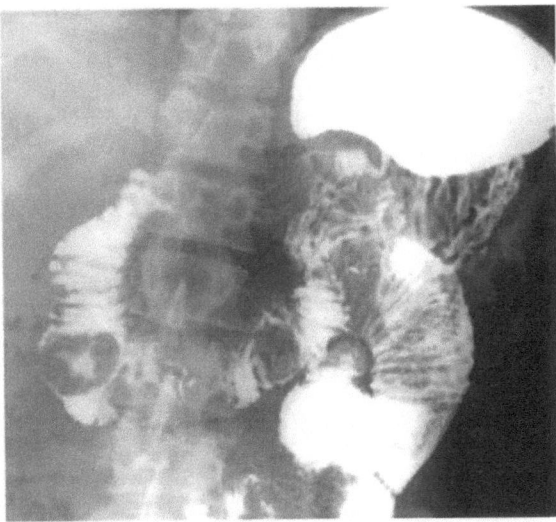

Abb. 19.23. Intestinales malignes Lymphom. Kolondoppelkontrastuntersuchung. In sämtlichen Dickdarmabschnitten zeigen sich bis zu 4 mm große, flach polypöse Kontrastmittelaussparungen bei diffusem Lymphombefall des Dickdarms

untersuchungen ist das Leiomyom nicht von einem Neurinom abzugrenzen.

Metastasen

Etwa 20% aller benignen und malignen Dünndarmtumore sind *Metastasen*. Als *Primärtumor* kommen das maligne Melanom, das Bronchialkarzinom, das Ovarialkarzinom, Pankreaskarzinom, Magenkarzinom und Mammakarzinom in Betracht. Die Metastasen greifen von mesenterial oder antimesenterial auf die Darmwand über und werden vom subserösen Gefäßnetz versorgt. Sie wachsen langsam nach intramural und bleiben meist asymptomatisch. Radiologisch imponieren sie als rundliche Füllungsdefekte bedeckt von intakter Schleimhaut, kommen meist multilokulär vor; in seltenen Fällen können sie ähnlich wie Leiomyome und Neurinome zentral exulzerieren. Charakteristisch ist hier das maligne Melanom mit den sog. *Bull-eye-Metastasen* (Abb. 19.22).

Lymphome

Ein Lymphombefall des Gastrointestinaltraktes ist selten. Lediglich in einem Drittel der Fälle liegt ein primärer Befall vor. In zwei Drittel der Fälle zeigt sich zusätzlich ein nodaler Befall. Die radiologischen Verfahren haben bei der Diagnosestellung eines gastrointestinalen Lymphoms eine Schlüsselstellung, da sich die Lymphome zunächst nur submukös ausbreiten und von einer gesunden Schleimhaut überzogen sind und der endoskopische Nachweis oft trotz Biopsien nicht gelingt. Der Magenbefall ist mit 50–80%

am häufigsten, gefolgt von Kolon und Dünndarm. Die Ausbreitung ist meist multisegmental.

Radiologisch lassen sich *zwei Formen* unterscheiden. Zum einen der *diffuse Organbefall* mit, je nach Schweregrad, diffus verteilten Lymphfollikelhyperplasien, polypösen Veränderungen (Abb. 19.23) oder Faltenverdickungen, zum anderen finden sich jedoch auch größere *Herdbefunde*, die charakteristischerweise irregulär begrenzte, oberflächliche Ulzerationen zentral aufweisen können und zu dem Bild eines

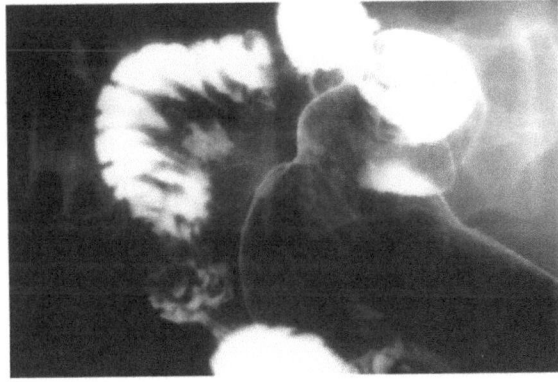

Abb. 19.24. Kaposi-Sarkom. Submukös gelegener Prozeß im Duodenum, zu erkennen an den sich langsam aufweitenden Kerkring-Falten (Brückenfalten). Im Zentrum der Raumforderung zeigt sich ein unregelmäßig begrenztes Kontrastmitteldepot (Ulkus). Histologisch konnte ein Kaposi-Sarkom bei HIV-positivem Patienten nachgewiesen werden. Eine zweite Läsion befindet sich im proximalen Jejunum. Im Bereich der großen Kurvatur des Magenantrums zeigt sich eine Doppelkontur, die ebenfalls durch Kaposi-Infiltrationen verursacht ist

Target-Signs führen. Differentialdiagnostisch müssen letztgenannte von Metastasen (malignes Melanom), Leiomyomen, Neurinonem, Kaposi-Sarkomen (Abb. 19.24) abgegrenzt werden. Dies gelingt meist, da Lymphome multilokulär auftreten und neben größeren Herdbefunden auch noch kleinere Zeichen wie Faltenverdickungen aufweisen (Kap. 33).

Literatur

Almy TP (1978) Irritable bowel syndrome. In: Sleisenger MH, Fordtran JS (Hrsg) Gastrointestinal Disease. Saunders Philadelphia London Toronto, S 1585–1597

Baier R (1982) Diagnostik und Differentialdiagnostik der enteralen Yersiniose. Ärzt Lab 28:287–302

Eisenberg RL (1996) Gastrointestinal Radiology, a Pattern Approach, 3. Auflage, Lippincott-Raven Publishers Philadelphia

Ekberg O (1977) Double contrast examination of the small bowel. Gastrointest Radiol 1:349–353

Ekberg O (1977) Crohn's disease of the small bowel examined bei double contrast technique: A comparison with oral technique. Gastrointest Radiol 1:355–359

Ekberg O, Ekholm S (1980) Radiology in primary small bowel adenocarcinoma. Gastrointest Radiol 5:49–53

Encke A, Hossfeld DK (1985) Bösartige Tumoren des Dünndarms. Deutsches Ärzteblatt 48:3601–3604

Fuchs HF, Donner MW (1990) Gastrointestinaltrakt, Diagnostik mit bildgebenden Verfahren. Springer Berlin Heidelberg New York (Gesamt-Hrsg. Heuck F)

Fuchs HF, Jacobi V (1990) Arbeitsanleitung zur Röntgenuntersuchung des Dünndarms. Fuchs HF, Jacobi V (Hrsg) Band 1, 1–35

Fuchs HF, Jacobi V (1990) Arbeitsanleitung zur Röntgenuntersuchung des Magens. Fuchs HF, Jacobi V (Hrsg) Band 2, 1–31

Fuchs HF, Jacobi V (1990) Arbeitsanleitung zur Röntgenuntersuchung des Kolon. Fuchs HF, Jacobi V (Hrsg) Band 3, 1–31

Fuchs HF, Geiter B, Trüber E (1979) Prinzipien des Dünndarmeinlaufes nach Sellink. Proktologie 3:20–25

Herlinger H (1978) A modified technique for the double contrast small bowel enema. Gastrointest Radiol 3:201–207

Herlinger H (1979) Small bowel. In: Laufer I (Hrsg) Double contrast gastrointestinal radiology. Saunders, Philadelphia London Toronto

Herlinger H (1982) The small bowel enema and the diagnosis of Crohn's disease. Radiol Clin North America 20:721–742

Kümmerle F, Grönninger J (1984) Dünndarmtumoren. In: Demling L (Hrsg) Klinische Gastroenterologie, Bd I, 2. Aufl, Thieme Stuttgart New York, S 655–667

Maas D, Wenz W (1981) Intestinale noduläre lymphatische Hyperplasie (INLH) bei Hypogammaglobulinämie. Radiologe 21:386–390

Maglinte, Dean DT, Lappas JC, Kelvin FM, Rex D (1987) Small bowel radiography. How, when and why? Radiology 163:297–305

Reeder MM (1986) Infectious colitis. In: Taveras JM, Ferrucci JT (Hrsg) Radiology: Diagnosis-Imaging-Intervention, Vol 3. Lippincott, Philadelphia London Mexico City New York, S 33–38

Rödl W (1986) Die Wertigkeit des Dünndarm-Doppelkontrasteinlaufes im klinischen Einsatz. Radiologe 26:55–65

Sellink JL, Müller RE (1982) Radiology of the small bowel. Modern enteroclysis technique and atlas, Martinus Nijhoff, The Hague

Sellink JL, Rosenbusch G (1981) Moderne Untersuchungstechnik des Dünndarms oder die zehn Gebote des Enteroklysmas. Radiologe 21:366–376

Trüber E, Fuchs HF (1983) Optimierte Dünndarmdiagnostik als Enteroklysma. Diagnostik 16:20–25

Computertomographie, Magnetresonanztomographie, Angiographie des Magen-Darm-Traktes

V. Jacobi, J. Kirchner

20.1 Arteriographie 225
20.1.1 Mesenteriale Durchblutungsstörung 225
20.1.2 Angiographische Befunde 226
20.1.3 Dünndarmblutung 227
20.1.4 Angiographische Befunde 227
20.1.5 Intervention 228
20.2 Computertomographie des Magen-Darm-Traktes 229
20.2.1 Computertomographische Befunde 229
20.3 Magnetresonanztomographie (Kernspintomographie) 231

Literatur 234

Gastroenterologische Röntgenuntersuchungen waren vom allgemeinen Rückgang arteriographischer Anforderungen nach Einführung der modernen radiologischen Schnittbildverfahren besonders stark betroffen. Dies gilt jedoch nicht für die Untersuchung des Dünndarms: hier besitzt die Arteriographie nach wie vor einen deutlich höheren Stellenwert als die Computertomographie (CT) und Kernspintomographie (MRT). So besitzt die Angiographie im Rahmen der Abklärung einer Darmischämie sowie für den Nachweis einer Blutungsquelle einen hohen Stellenwert, der gerade im Zusammenhang mit letztgenannter Problematik durch die zunehmende Verbreitung interventioneller Methoden noch deutlich zunimmt.

20.1 Arteriographie

Fragestellungen, für die eine arteriographische Untersuchung des Dünn- und Dickdarms indiziert ist, sind:

- vermutete mesenteriale Durchblutungsstörung,
- vermutete Blutungsquelle,
- präoperativer Gefäßstatus/Tumorlokalisation.

■ **Indikationen.** Als allgemeiner Konsens kann heute gelten, daß diese Indikationen eine Untersuchung in *intraarterieller Technik* (i.a. DSA) erfordern; eine *transvenöse* Darstellung (i.v. DSA) kann nur im Rahmen einer ersten orientierenden Untersuchung bei Verdacht auf *mesenteriale Durchblutungsstörung* sinn- voll eingesetzt werden. Sie bietet dann einen raschen Überblick über die Aorta abdominalis (Aneurysma, Aortenverschluß) und die Abgänge der großen Eingeweidearterien. Eine regelrechte angiographische Diagnostik, insbesondere der Nachweis von Blutungsquellen oder die Unterscheidung von okklusiver und nichtokklusiver Form der Darmischämie, zieht aber immer eine intraarterielle Untersuchung nach sich.

■ **Notfallangiographie und Technik.** Im Notfall erfordert die *i.a.* DSA der Mesenterialarterien keine Vorbereitung. Nach Punktion der A. femoralis communis in üblicher Technik wird ein 5F Pigtail-Katheter bis in Höhe von BWK 11 vorgeschoben. Zunächst erfolgt dann eine Übersichtsdarstellung der Aorta abdominalis mit einem Kontrastbolus von 20–30 ml Kontrastmittel. Zur *selektiven Mesenterikographie* wird der Pigtail-Katheter gegen einen Sidewinder-Katheter ausgewechselt und die Abgänge von Truncus coeliacus, A. mesenterica superior und inferior sondiert. Hier erfolgt jeweils eine Injektion von 20–30 ml Kontrastmittel. Wichtige Voraussetzung für eine valide Diagnostik ist hierbei die *genügende Kontrastmittelmenge* und die zeitliche Ausdehnung der Bildserie (venöse Abflußphase), insbesondere beim Nachweis von Blutungen.

20.1.1 Mesenteriale Durchblutungsstörung

Akute Formen der mesenterialen Durchblutungsstörung werden durch arterielle Embolie oder Thrombose, venöse Thrombose sowie segmentale Gefäßengstellungen („non occclusive disease") verursacht (Abb. 20.1). Aufgrund der reichlichen Kollateralverbindungen (Arkaden) führt am Darm nicht nur der venöse, sondern auch der arterielle Gefäßverschluß zu einer *hämorrhagischen Infarzierung*. Das über die kollateralen Gefäßverbindungen einströmende Blut ist jedoch nicht in der Lage, die ausgefallene Blutversorgung zu kompensieren. Ursache der chronischen mesenterialen Durchblutungsstörung sind arteriosklerotische Stenosen von unpaaren Eingeweidearterien.

Die *Prognose* der akuten mesenterialen Durchblutungsstörung infolge Embolie oder Thrombose ist

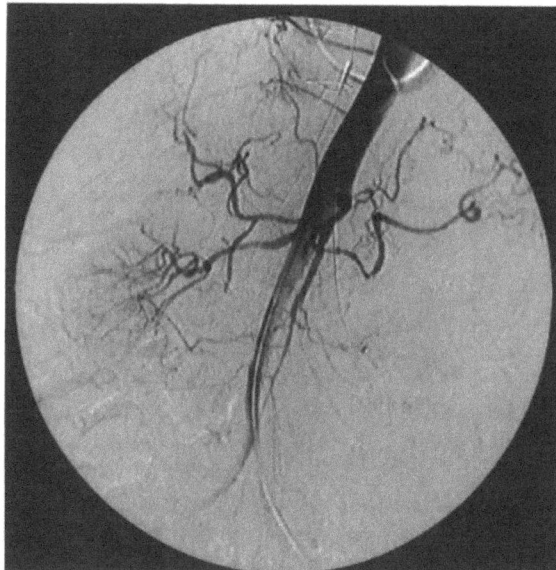

Abb. 20.1. „Non occlusive disease": funktionelle Dünndarmischiämie bei Ergotismus (Übersichtsaortographie, DSA-Technik). In der Übersichtsaortographie erkennbare hochgradige Engstellung der Viszeralarterien, insbesondere schwache Kontrastierung der Jejunalarkaden

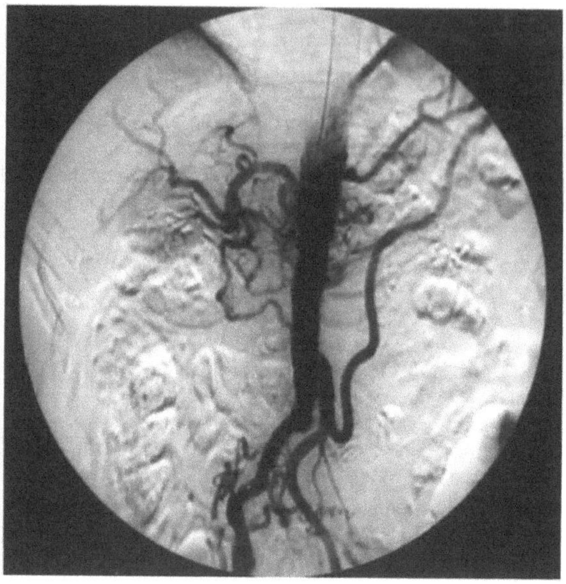

Abb. 20.2. Übersichtsangiogramm der abdominellen Arterien. Abgangsverschluß der A. mesenterica superior, die über eine kräftige Riolan-Anastomose aus der A. mesenterica inferior retrograd perfundiert wird

nach wie vor verheerend. Eine Reduktion der auch in der neueren Literatur angegebenen Letalität bis zu 92 % erscheint nur durch eine Frühdiagnose unter forciertem Einsatz radiologischer Methoden möglich.

Die therapeutisch wichtige Unterscheidung zwischen arteriellen oder venösen Verschlüssen und der sog. nichtokklusiven Form sollte auch radiologisch versucht werden.

20.1.2
Angiographische Befunde

Der angiographische Befund beschreibt zunächst die *Lokalisation* einer Gefäßeinengung oder eines Verschlusses. Es erfolgt eine Unterteilung in Veränderungen am *Hauptstamm*, im *mittleren Stromabschnitt* und an den *peripheren Gefäßarkaden*. Je weiter zentral Stenosen oder Verschlüsse der Dünndarmarterien gelegen sind, um so einfacher sind der radiologische Nachweis und die chirurgische Intervention. In begrenztem Ausmaß kann die intraarterielle Angiographie Aufschluß über die *Ursache* der mesenterialen Durchblutungsstörung bieten.

Chronischen mesenterialen Durchblutungsstörungen liegt vielfach eine *Einengung der A. mesenteria superior* am Abgang zugrunde. Indirektes Zeichen einer flußrelevanten Stenosierung ist die *Strömungsumkehr* in den potentiellen Kollateralgefäßen, so bei Stenosierung der A. mesenterica superior in den Aa. gastroduodenales.

Häufig findet sich auch ein weitgehend eingeengtes Gefäß bei fehlender klinischer Symptomatik als angiographischer Zufallsbefund bei Untersuchungen aufgrund anderer Indikationen. Die Darstellung der A. mesenterica inferior zeigt dann meist eine ausgeprägte Kollateralversorgung über die Riolan-Anastomosen mit retrograder Füllung der A. mesenterica superior (Abb. 20.2). Eine physiologisch nicht wirksame Einengung der A. mesenterica superior findet sich in der Lateralprojektion bei relativ weit kranialem Abgang durch das Ligamentum arcuatum.

Embolien finden sich generell häufiger an Gefäßaufzweigungen. Eine arterielle Embolie zeigt meist einen abrupten Gefäßabbruch („cut off") mit gelegentlich nachweisbaren haubenförmigen Aspekt des Endes der Kontrastmittelsäule (Abb. 20.3). Selten werden multiple Embolien an verschiedenen Stellen der Strombahn gefunden. Verschlüsse aufgrund einer autochtonen Thrombose bei vorbestehender arteriosklerotischer Einengung zeigen sich meist zentral am Abgang der A. mesenteria superior aus der Aorta.

Bei *venöser Thrombose* zeigt sich in der *selektiven* Mesenterikographie eine *Strömungsverlangsamung* mit verlängerter arterieller Phase sowie als Hauptzeichen eine fehlende Darstellung des typischen Venenverlaufs. Hingegen kommen venöse Konvolute im Bereich der Umgehungskreisläufe zur Darstellung.

Als *Sonderform der Dünndarmischämie* mit günstigerer Prognose ist die *nichtokklusive* Form abzugrenzen. Sie wird u. a. beim Ergotismus beobachtet. Hier zeigen sich arteriographisch segmentale oder auch

20.1 Arteriographie

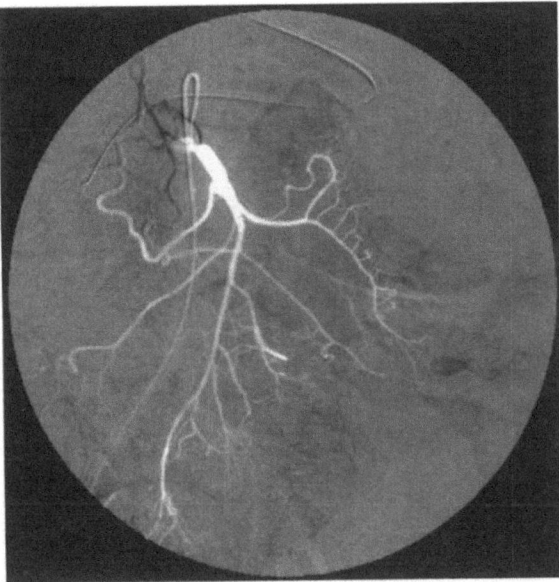

Abb. 20.3. Selektive Darstellung der A. mesenterica superior mit hochgradiger asymmetrischer Abgangsstenose (Zufallsbefund bei Blutungsquellensuche) Dabei handelt es sich um einen arteriosklerotischen Plaque oder um ein Ligamentum arcuatum. Es zeigt sich zusätzlich ein Kontrastmitteldepot (*schwarz*) im Gebiet der ersten Jejunalarterie. Operativ handelte es sich um ein blutendes Leiomyom

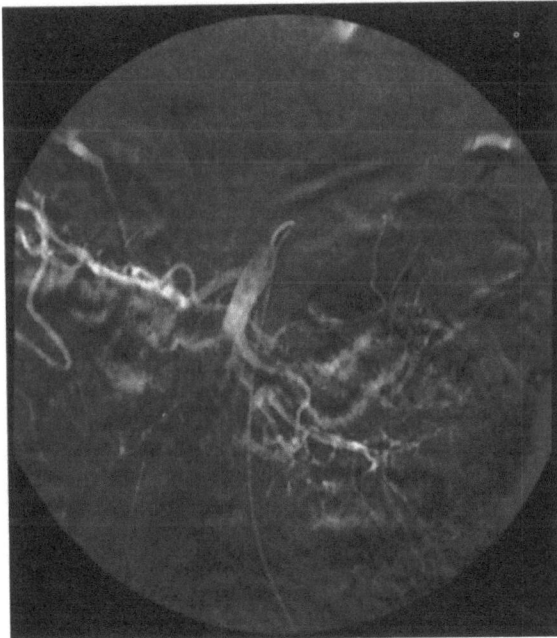

Abb. 20.4. Embolischer Verschluß der A. mesenterica superior hinter dem Abgang der ersten Jejunalarterien. In der selektiven Mesenterikographie (DSA) stellt sich der embolische Verschluß als abrupter Abbruch der Kontrastmittelsäule („cut off") dar

diffus verteilte Gefäßengstellungen, die zum Teil perlschnurartigen Charakter annehmen. Ganz wesentlich ist die angiographisch nachweisbare Strömungsverlangsamung bis hin zur Stase. Die kleinen peripheren Äste im Bereich der Jejunalarkaden werden bei Dilatation des Mesenterialhauptstammes schlecht kontrastiert; bei Bolusinjektion des Kontrastmittels zeigt sich ein deutlicher Reflux in die abdominelle Aorta.

20.1.3
Dünndarmblutung

Zur Abklärung der *chronischen gastrointestinalen Blutung* mit im Dünndarm vermuteter Blutungsquelle werden hauptsächlich die *Doppelkontrastuntersuchungen* (Enteroklysma nach Sellink) infolge der großen Übersichtlichkeit eingesetzt. Alternativ stellt die *Blutpoolszintigraphie* eine sehr sensitive und spezifische Methode zum Nachweis der ungefähren Lokalisation dar, die ferner eine Abschätzung der täglichen Blutungsmenge ermöglicht.

In der *akuten Situation* einer kreislaufrelevanten Blutung aus dem Dünndarm hingegen besitzt die *Angiographie* nach wie vor die größte Bedeutung. Eine Doppelkontrastuntersuchung ist zu diesem Zeitpunkt kontraindiziert, da sie eine angiographische Darstellung der Blutgefäße für einen längeren Zeitraum unmöglich macht.

Ziele der angiographischen Untersuchung sind:

- Lokalisation der Blutungsquelle;
- Hinweise auf Ursache;
- Intervention,
  - Markierung des Prozesse,
  - superselektive Embolisation.

20.1.4
Angiographische Befunde

Angiographische Befunde, die auf eine Dünndarmblutung hinweisen, sind der Nachweis von *Gefäßanomalien* oder einer *Kontrastmitteldepotbildung/Kontrastmittelextravasat mit Kontrastierung des Darmlumens*.

Als *direkte Befunde* sind hierbei das *Kontrastdepot* und die *Kontrastierung des Darmlumens* anzusehen, die allerdings nicht immer nachweisbar sind (nur in 20% der Fälle in Abhängigkeit von der Blutungsmenge).

Ein *Kontrastmitteldepot* zeigt sich als Restkontrastierung nach Abfluß des vom Blutstrom transportierten Kontrastmittels, wobei es relativ lokalisiert und von hoher lokaler Konzentration zur Darstellung kommt (Abb. 20.4). Auch der Austritt von Kontrastmittel in das Darmlumen, das nicht unmittelbar weitertransportiert wird und nicht ein Negativ des Darmlumens darstellt, erscheint angiographisch als kleines Kontrastdepot.

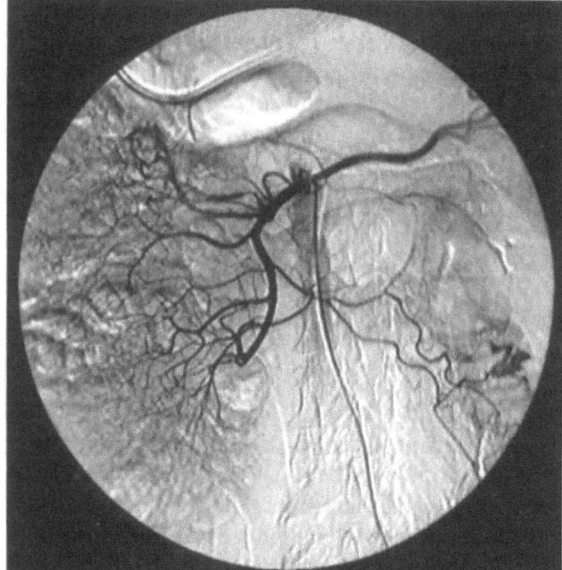

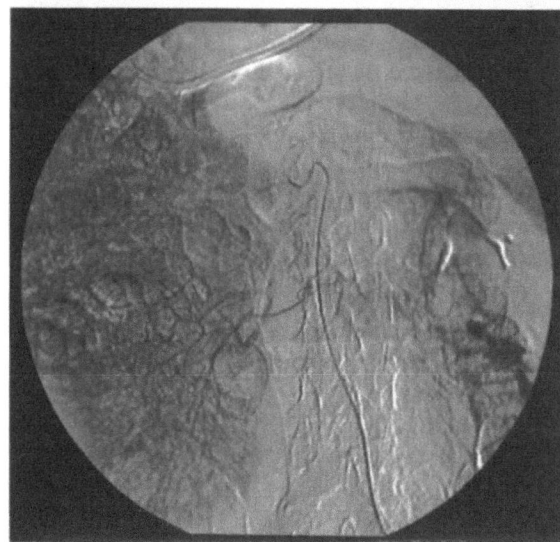

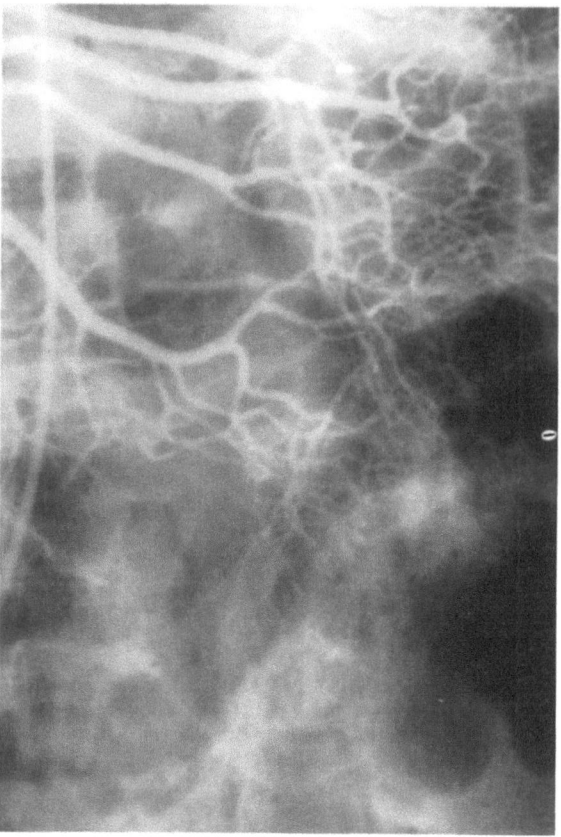

Abb. 20.6. Angiodysplasie im Dünndarm. (Selektive Mesenterikographie, konventionelle Darstellung mit Blattfilmtechnik.) Deutliche Hypervaskularisierung im Bereich des gesamten Jejunums mit frühen venösen Übertritten und teilweise kleinen Kontrastmitteldepots

Abb. 20.5 a, b. Selektive Darstellung der A. mesenterica superior bei Nonrotation. Die Gefäße der Jejunalschlingen kommen im rechten Oberbauch zur Darstellung. Im linken Mittelbauch zeigt sich a früharteriell ein Kontrastmitteldepot, das sich b in der venösen Phase im Darmlumen verteilt im Sinne einer arteriellen Blutung

Kleinere Kontrastmitteldepots können sich allerdings auch in Tumoren und Angiodysplasien finden. Ein Kontrastmittelextravasat zeigt im Gegensatz zum Kontrastdepot keine Formkonstanz, es ändert seine Form rasch und tendiert zur Ausspreizung unter Verlust der Kontrastintensität. Es kann bei Fehlen eines Traumas immer als direktes Zeichen einer gastrointestinalen Blutung gewertet werden. Seltener führt der Austritt größerer Mengen von kontrastiertem Blut zu einer Kontrastierung des Darmlumens (Abb. 20.5 a, b).

Insbesondere bei zeitweiligem Sistieren der Blutung oder chronischen Blutungen kann der angiographische Nachweis anhand *indirekter Hinweise* geführt werden. Im Falle eines Tumors als Blutungsquelle sind Gefäßanomalien oder pathologische Gefäße nachweisbar (Abb. 20.6).

Die häufig erwähnten *Angiodysplasien* als Blutungsquelle sind seltener nachweisbar. Bei Angiodysplasien des Darmes finden sich im Gegensatz zum Tumor keine Blutpools oder Gefäßwandirregularitäten.

Die selektive Sondierung der Region einer nachgewiesenen Blutung mit Injektion eines Farbstoffes (Methylenblau) zur präoperativen Markierung zur leichteren operativen Lokalisation leitet bereits zu den interventionellen Methoden über.

20.1.5
Intervention

Seit der Veröffentlichung von Rösch 1972 ist die perkutane *Embolisation* gastrointestinaler Blutungen zu einer wichtigen Notfallmaßnahme geworden. Dies gilt allerdings im wesentlichen für den Bereich des Duodenums und nur in Ausnahmefällen für Blutungen im Bereich von Jejunum und Ileum. Hierüber liegen nur Einzelberichte und eingeschränkte eigene Erfahrungen vor. Das Verfahren besitzt Indikationen zum präoperativen Zeitgewinn oder beim inoperablen Patienten und soll grundsätzlich nur bei blutdruckrelevanter Blutung erwogen werden. Als Methoden sind zu unterscheiden:

- lokale Pharmakainjektion (Vasopressin),
- gezielte Embolisation.

Voraussetzung einer *selektiven Embolisation* ist eine umschriebene Blutung. Die Embolisation ist immer von der Komplikation einer *Darmwandnekrose* überschattet, wobei besonders Bereiche mit funktionellen Endarterien wie den Jejunalästen gefährdet sind. Hier ist eine superselektive Sondierung zum Erlangen einer möglichst umschriebenen Nekrosezone Conditio sine qua non.

Die lokale Injektion von *Vasopressin* kann im Magen und Duodenum mit einer hohen Erfolgsquote durchgeführt werden.

20.2 Computertomographie des Magen-Darm-Traktes

Die Computertomographie (CT) des Abdomens wird in erster Linie zur Abklärung pathologischer Prozesse im Bereich der parenchymatösen Organe durchgeführt. Des weiteren werden retroperitoneale und mesenteriale Lymphknoten oder Raumforderungen beurteilt.

Zur besseren differentialdiagnostischen Abgrenzung muß der Magen-Darm-Trakt *kontrastiert* werden, um den Darm von intraabdominalen Raumforderungen differenzieren zu können.

■ **Kontrastierung.** Routinemäßig hat sich eine *Kontrastierung* mit einer speziellen oralen *Bariumsuspension* oder ein *hochverdünntes Gastrografingemisch* (3–4 ml Gastrografin auf 100 ml Wasser) durchgesetzt. Bei Untersuchungen des Oberbauchs sollten insgesamt etwa 1 l der verdünnten Lösung fraktioniert in der Stunde vor der Untersuchung getrunken werden. Soll das gesamte Abdomen untersucht werden, ist eine Verdoppelung des Kontrastmittels und eine Verdoppelung der Kontrastmittelaufnahmezeit auf 2 h notwendig. In den meisten Fällen ist nach 2 h der Dickdarm bereits kontrastiert. Gastrografin induziert eine schnellere Magen-Darm-Passage. Der letzte Becher Kontrastmittel sollte direkt vor Untersuchungsbeginn eingenommen werden.

Nur gelegentlich erfolgt die CT-Untersuchung gezielt zur Abklärung von unklaren Magen-Darm-Prozessen. In den allermeisten Fällen erfolgt eine Beurteilung des Dünndarmes mit Hilfe der CT sicher nur als „Abfallprodukt" der CT-Untersuchung des Abdomens. Hier sind jedoch bei einer ganzen Reihe von Krankheiten Veränderungen auch in der CT zu erwarten, so daß die Verhältnisse im Dünndarmbereich bei jeder CT-Untersuchung mitbeurteilt werden sollten.

Denkbare Veränderungen sind:

- Raumforderungen bei entzündlichen Prozessen,
- Wandverdickungen bei tumorösen Prozessen,
- Nachweis mesenterialer Lymphknoten (entzündlich oder tumorös).

Für spezielle Untersuchungen, z. B. bei bekanntem Tumor und Frage nach der Ausbreitung, können als Kontrastmittel auch große Mengen von Wasser (*Hydro-CT*) und Luft verwandt werden in Verbindung mit intravenöser Kontrastmittelgabe. Eine routinemäßige Untersuchung in dieser Technik ist nicht möglich und wird nur bei besonderen Fragestellungen und in bestimmten Zentren durchgeführt.

20.2.1 Computertomographische Befunde

Das wesentliche CT-Zeichen bei der Suche nach tumorösen wie entzündlichen Veränderungen des Magen-Darm-Traktes stellt die *Wandverdickung* dar, die langstreckig, polypös oder zirkulär zur Darstellung kommen kann. Alle dargestellten Wandverdickungen müssen differentialdiagnostisch gegenüber einer normalen peristaltischen Welle abgegrenzt werden. Da die CT nur eine Momentaufnahme (1 s) ist, sollte der Befund durch *gezielte Spätaufnahmen* ggf. mit Kontrastmittel bestätigt werden.

Der wesentliche Vorteil der CT liegt in der Beurteilung *extraluminärer Veränderungen* wie Lymphknoten, Abszedierungen, Aszites etc. Eine Differenzierung wandständiger Veränderungen ist mit CT meist nicht möglich, da sowohl die Entzündung als auch der tumoröse Prozeß in erster Linie eine lokalisierte Wandverdickung im CT hervorruft. Eine nähere Differenzierung ist nur in Ausnahmefällen möglich, z. B. bei polypösen Veränderungen mit meßbaren Dichtewerten, die im negativen Bereich liegen, läßt sich die Diagnose eines Lipoms stellen (Abb. 20.7 a, b).

Bei der Differentialdiagnose multipler polypöser Raumforderungen im Bereich des Kolons können im CT eindeutig *intramurale Lufteinschlüsse* nachgewiesen werden und die Diagnose einer *Pneumatosis coli* gestellt werden (Abb. 20.8 a, b). Entzündliche und tumoröse Veränderungen haben dagegen in der Na-

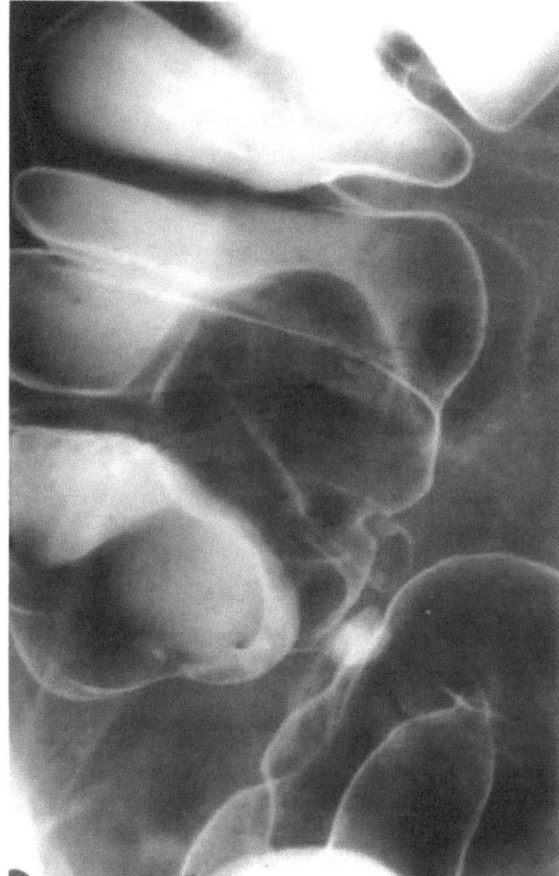

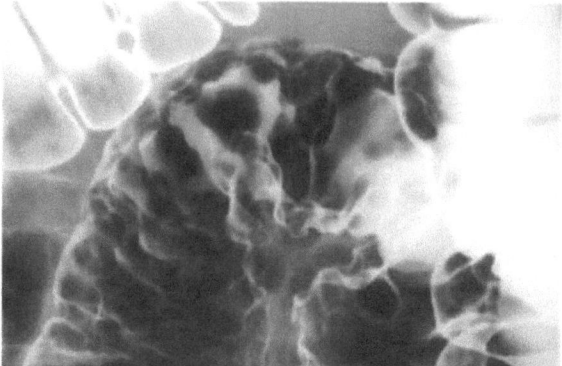

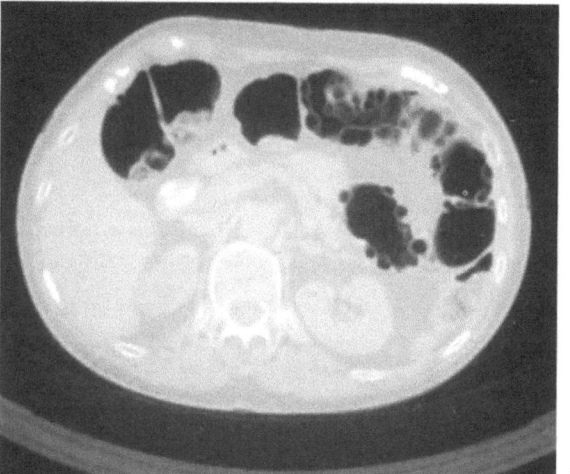

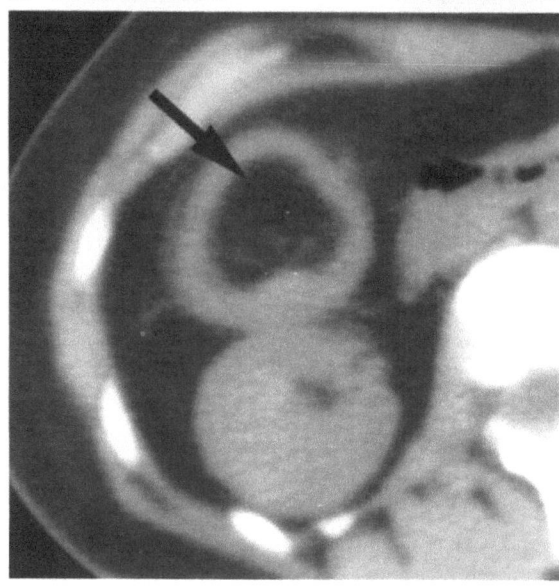

Abb. 20.7. a Kolonkontrasteinlauf: Zielaufnahme des Ileozäkalpols mit großer Raumforderung im Bereich der ileozäkalen Klappe. b Die Computertomographie zeigt im Bereich des Ileozäkalpols eine das gesamte Darmlumen ausfüllende Raumforderung mit Dichtewerten von −80 HE. Somit konnte die Diagnose einer Lipomatose der Ileozäkalklappe gestellt werden

Abb. 20.8. a Zielaufnahme des Kolons mit multiplen polypösen, teils konfluierenden Raumforderungen und einem aufgehobenen normalen Relief. Bei den tangential getroffenen polypösen Veränderungen ist ein Lufteinschluß im Bereich der Kolonwand schon zu erahnen. b Computertomographie des Abdomens mit Luftinsufflation und Buscopan-Gabe. Die Computertomographie zeigt multiple runde, sich polypös in das Lumen vorwölbende Raumforderungen mit eindeutigen Lufteinschlüssen, die die Diagnose einer Pneumatosis coli erlaubt. Die Darstellung gelingt besser mit einer weiten Fenstertechnik (Lungenfenster)

tivkontrastmittelserie dieselben Dichtewerte und lassen sich nicht differenzieren. Auch nach intravenöser Kontrastmittelgabe ist eine endgültige Differenzierung zwischen benignen und malignen Prozessen nicht möglich, auch wenn eine ausgeprägte Vaskularisation die Verdachtsdiagnose eines Malignoms nahelegt.

Eine direkte Beurteilung der Schleimhaut ist mit CT nicht möglich, lediglich größere Ulzerationen können zur Darstellung kommen. Die *virtuelle Endoskopie* ist nur bei sehr sorgfältiger Vorbereitung des Patienten (Abführmaßnahmen wie zur Koloskopie, Buscopan-Gabe, Aufnahmen in Atemanhaltetechnik, Luftinsufflation, Spiral-CT) möglich. Die Aussagekraft der virtuellen Endoskopie wird momentan noch diskutiert. Größere intraluminale Raumforderungen

20.3 Magnetresonanztomographie (Kernspintomographie)

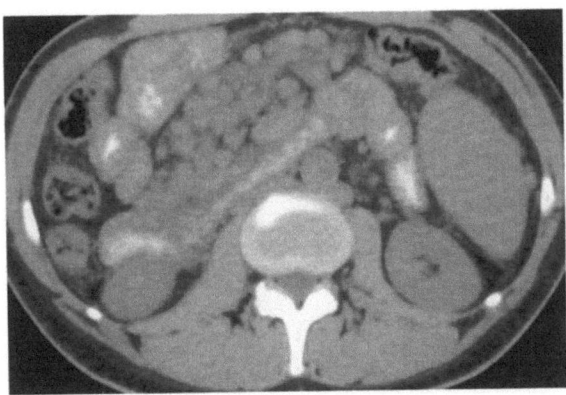

Abb. 20.9. HIV-positiver Patient mit nachgewiesener atypischer Mykobakteriose. Es zeigen sich ausgeprägte Darmwandverdickungen, teils sehr langstreckig schon im Bereich des Duodenums. Typischerweise sind bei der Mykobakteriose insbesondere die mesenterialen Lymphknoten sowohl an Zahl und Größe vergrößert. Zusätzlich kommt eine Splenomegalie zur Darstellung

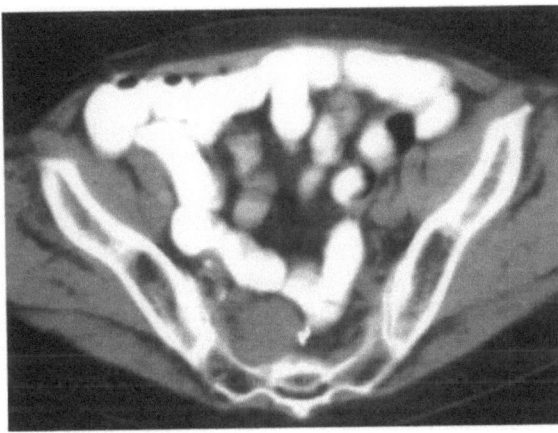

Abb. 20.10. Lokalrezidiv eines Rektumkarzinoms. Computertomographie des Beckens nach operiertem Rektumkarzinom. Paramedian auf der rechten Seite gelegen, kommt eine 3 cm große präsakrale Raumforderung zur Darstellung, die die Darmanteile nur diskret nach ventral verlagert

werden bei guter Untersuchungstechnik erkannt. Problematisch sind kleinere Läsionen und Stuhlverunreinigungen. Letztere können tumoröse Neubildungen vortäuschen. Da auch mit dieser Technik eine direkte Schleimhautbeurteilung nicht möglich ist, kann auch die virtuelle Endoskopie das normale endoskopische Verfahren nicht ersetzen.

Vorteil der CT-Verfahren ist nicht die Detektion und Differentialdiagnose von pathologischen Veränderungen im Bereich des Dünn- und Dickdarms, sondern das Staging, insbesondere von Lymphknoten (Abb. 20.9), Lokalrezidiven (Abb. 20.10) und Fernmetastasen sowie auch die Größenbestimmung des extraluminären Anteils. Ein weiteres wichtiges Kriterium der CT-Beurteilung stellt die Abgrenzbarkeit des entsprechenden Darmabschnittes vom umgebenden mesenterialen Fettgewebe dar, bzw. der Nachweis infiltrativer Veränderungen in das Fettgewebe.

Aus oben genannten Gründen sollte die CT nicht zur Primärdiagnostik von entzündlichen oder malignen Veränderungen des Dünndarms und Dickdarms eingesetzt werden. Hierbei liegt der Schwerpunkt bei den endoskopischen und radiologischen Untersuchungen von Dünn- und Dickdarm.

20.3 Magnetresonanztomographie (Kernspintomographie)

Erst mit Einführung schneller Sequenzen, die in Atemanhaltetechnik (ca. 20 s) oder atemgetriggert durchgeführt werden können, hat die Magnetresonanztomographie (MRT, Kernspintomographie) des Abdomens einen festen Stellenwert in der abdominellen Diagnostik erreicht, so daß die Lege artis durchgeführte MRT der parenchymatösen Oberbauchorgane Leber, Milz, Pankreas und Nieren ähnlich gute, wenn nicht sogar bessere Ergebnisse bezüglich Detektion und Differentialdiagnose bietet. Ähnliche Erfahrungen konnten mit tumorösen Veränderungen im Bereich des kleinen Beckens, z. B. bei gynäkologischen Tumoren oder Prostatakarzinomen gemacht werden. Dagegen zeigt der Einsatz der MRT bei pathologischen Veränderungen an Dünn- und Dickdarm ähnliche Probleme wie die CT. Als erschwerend kommt hinzu, daß selbst schnelle Sequenzen noch ca. 20 s benötigen und oft mehrere Sequenzen in unterschiedlichen Gewichtungen und Orientierung für eine komplette Untersuchung erforderlich sind, so daß zum Erreichen einer *langanhaltenden Hypotonie* (gesamte Untersuchungsdauer ca. 30 min) hohe Gaben von Buscopan notwendig sind. Bei T1 gewichteten Sequenzen läßt sich durch eine Fettsättigungstechnik mit Frequenzselektiver Vorsättigung die Kontrastdifferenz zwischen Darmwand und umgebendem Fettgewebe weiter verstärken, so daß wandständige Prozesse besser zur Darstellung kommen.

■ **Kontrastierung.** Unabdingbar für eine MRT-Untersuchung des Magen-Darm-Traktes ist eine *orale oder rektale Kontrastierung*. Auf dem Markt erhältlich sind sowohl positive (Gadolinium DTPA, Magnevist-enteral-Konzentrat) als auch negative *eisenhaltige Kontrastmittel* (Abdoscan, Lumirem). Die Wahl des geeigneten Kontrastmittels (positiv oder negativ) hängt vom erwarteten Befund und von den gewählten Sequenzen ab. Der hohe Weichteilkontrast ermöglicht bei nicht durch Bewegungsartefakte überlagerten Bildern eine gute Abgrenzung sämtlicher Magen-Darm-Wände. Um die *Bewegungsartefakte* zu unterdrücken,

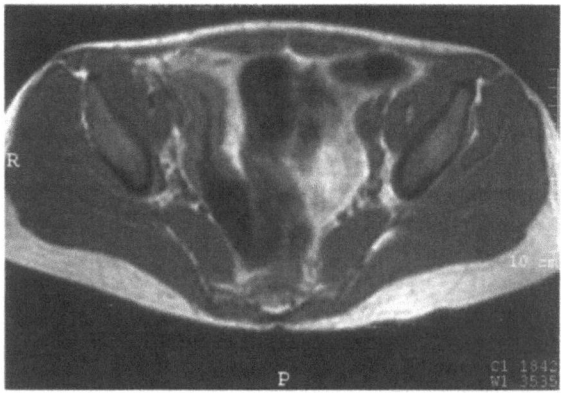

Abb. 20.11. MRT mit T1-gewichteter atemgetriggerter Sequenz nach oraler Kontrastierung mit negativem Kontrastmittel. Deutliche Wandverdickung im Bereich des terminalen Ileums mit abruptem Übergang zur gesunden Darmwand. Das Darmlumen kommt dunkel zur Darstellung, im terminalen Ileum ist eine deutliche Enge abgrenzbar. Diskrete Wandunschärfe zum umgebenden Fettgewebe im Sinne einer beginnenden Infiltration (M. Crohn des terminalen Ileums)

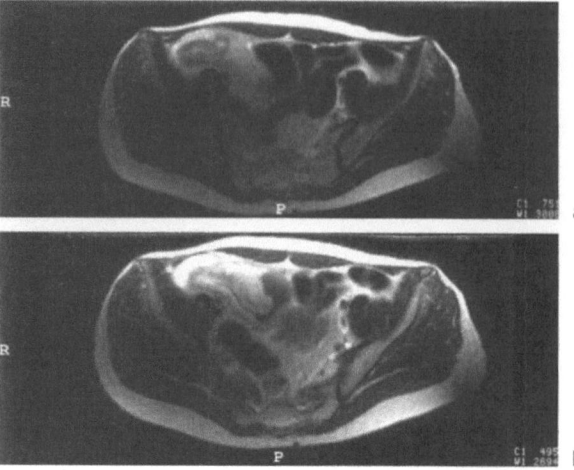

Abb. 20.12. a MRT in T2-gewichteter Fastspinechosequenz mit Atemgetriggerung. Verdickte terminale Ileumschlinge mit ca. 1 cm großem Abszeß im umliegenden Fettgewebe. b Die MRT zeigt einen abrupten Übergang der verdickten Darmwand zum gesunden Darmlumen. Im Bereich der verdickten Darmwand erscheint die äußere Kontur unscharf begrenzt im Sinne einer Fettgewebsinfiltration (M. Crohn im terminalen Ileum mit kleinem Abszeß)

sind eine Buscopan-Gabe, Gradientenechosequenzen in Atemstillstand mit Aufnahmezeiten unter 20 s oder atemgetriggerte Spinechosequenzen (Abb. 20.11) unabdingbar. Während für die Untersuchung des oberen Gastrointestinaltraktes bis hin zum Treitz-Band eine einmalige Kontrastmitteldosis von 500 ml 10 min vor Untersuchungsbeginn ausreicht, sollte bei Dünndarmprozessen mindestens 2 h vor Untersuchungsbeginn mit der oralen Kontrastmittelgabe fraktioniert begonnen werden, da die Kontrastmittelpassagezeit länger ist als die Passagezeit der bei der CT verwendeten Kontrastmittel.

■ **Rektale Luftinsufflation.** Für die Untersuchungen des Dickdarms empfiehlt sich eine Kontrastierung mit *rektaler Luftinsufflation*. Der gute Fettgewebe-Weichteil-Kontrast ermöglicht eine gute Abgrenzbarkeit der äußeren Darmwand und weist frühe infiltrative Veränderungen in das mesenteriale Fettgewebe auf, selbst kleine Lymphknoten oder Abszedierungen (Abb. 20.12 a, b) werden früh erkannt.

■ **Indikation.** Ähnlich wie bei der CT sollte jedoch die MRT nicht zur Primärdiagnostik von Magen-Darm-Krankheiten durchgeführt werden. Die Domäne der MRT liegt in der Darstellung von extraluminalen Infiltrationen oder Raumforderungen (Abszeß, Fisteln, Lymphknoten). Eine Differenzierung von Raumforderungen im Bereich der Magen-Darm-Wand ist nur in seltenen Fällen möglich. Bezüglich der Detektion von kleinen Herden oder entzündlichen Schleimhautveränderungen ist die MRT der Endoskopie und den konventionellen radiologischen Methoden unterlegen.

■ **Diagnostischer Vorteil.** Der Vorteil der Schnittbildverfahren wie CT und MRT ist die überlagerungsfreie Darstellung der abdominellen Organe. Der gute Weichteilkontrast läßt eine Gewebedifferenzierung und eine Beurteilung der extraluminalen Veränderungen zu. Zusätzlich liefert die intravenöse Kontrastmittelgabe (Abb. 20.13 a, b) wichtige differentialdiagnostische Aspekte, bezogen auf die Perfusion.

Als großer Vorteil der MRT stellt sich die multiplanare Darstellung heraus, so daß die Auflösung in sagittaler, koronarer oder paraaxialer Schnittführung den rekonstruierten Bildern der CT überlegen ist.

■ **MIP-Technik.** Mittels *Nachverarbeitungstechniken* läßt sich durch die sog. *Maximal intensity projection* (MIP) ein übersichtliches Summationsbild erstellen, das dem der Projektionsradiographie ähnelt (Abb. 20.14 a, b). So lange die entscheidenden diagnostischen Kriterien der Schnittbildverfahren eine Wandverdickung des Magen-Darm-Traktes oder eine Infiltration des Fettgewebes sind, lassen sich lediglich transmurale Entzündungen oder tumoröse Infiltrationen nachweisen. Auf die Schleimhaut begrenzte Veränderungen, wie aphtoide Läsionen, flache Karzinome, entgehen der Schnittbilddiagnostik, selbst Veränderungen, die lediglich die Submukosa betreffen, wie Lymphfollikelhyperplasien, werden zu keiner eindeutigen Darmwandverdickung führen und bleiben dem Schnittbildverfahren verborgen. Da es

20.3 Magnetresonanztomographie (Kernspintomographie)

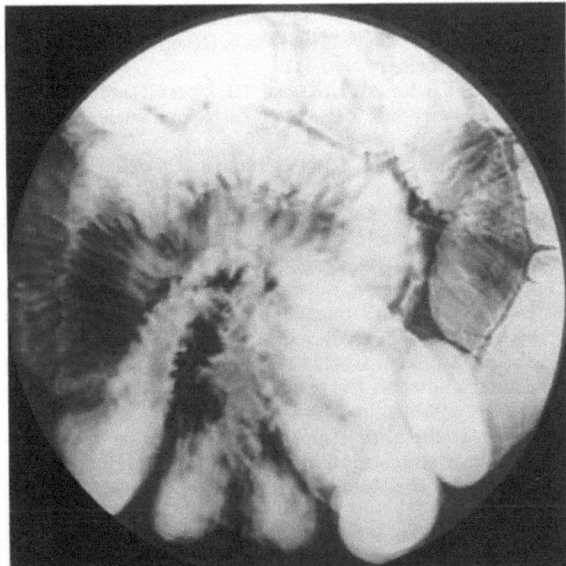

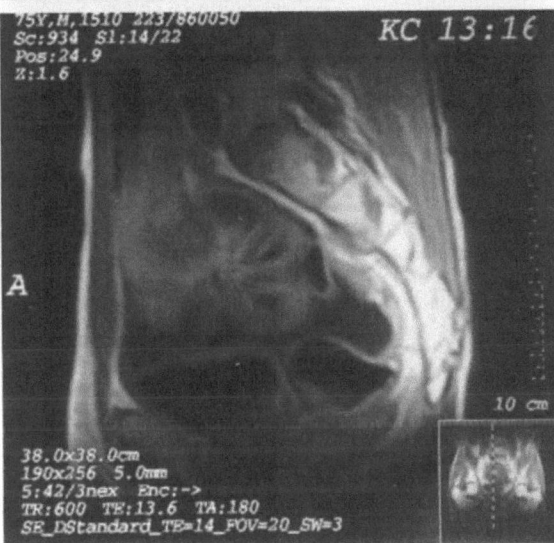

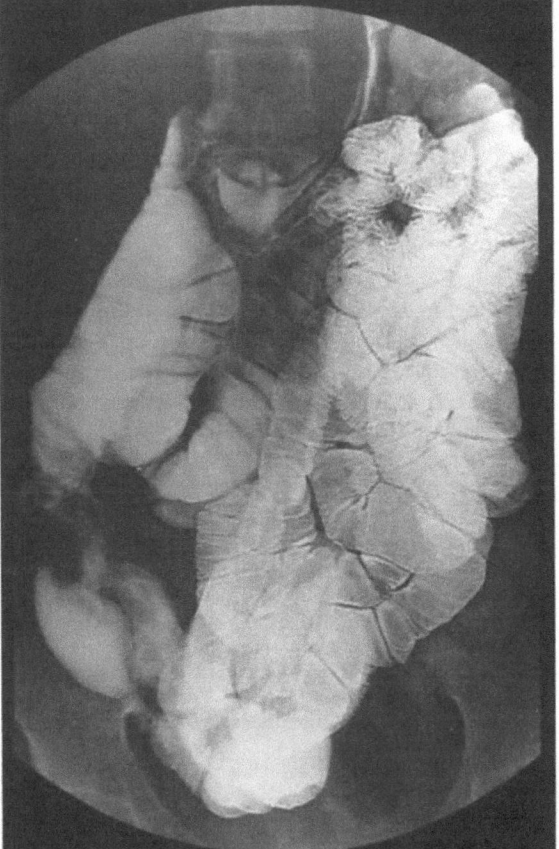

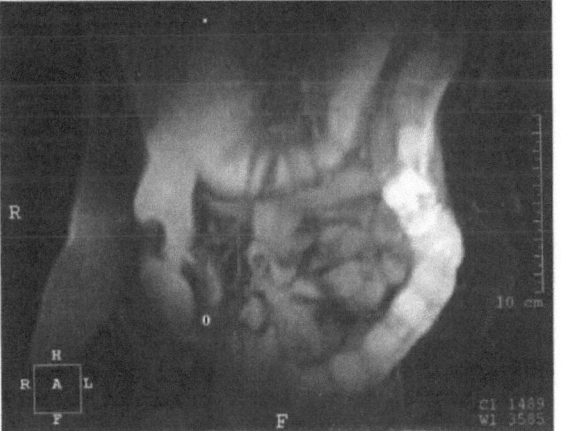

Abb. 20.13. a Enteroklysma bei mesenterialem Rezidiv nach Operation eines Karzinoidtumors. Im Bereich des rechten Unterbauchs zeigen sich verdickte Schleimhautfalten in mehreren Ileumschlingen, teilweise knotig polypöse Vorwölbung in das Darmlumen, die Schlingen sind während der Untersuchung nicht zu trennen. **b** MRT, T1-gewichtete Sequenz nach Kontrastmittelgabe: signalarmer Aszites und verdickte Ileumschlingen, die sternförmig zum Mesenterium ziehen. Im Mesenterium selbst kommt eine Kontrastmittelanreicherung zur Darstellung, passend zum Rezidiv eines Karzinoidtumors

Abb. 20.14. a Enteroklysma mit deutlich verdickter Wand im Bereich des terminalen Ileums mit Pflastersteinrelief. Die infiltrativen Veränderungen treten auf die Ileozäkalklappe über und breiten sich zirkulär im Colon ascendens aus. **b** MRT, mit MIP-Technik nachverarbeitet, zeigt ebenfalls die Wandverdickung im Bereich des terminalen Ileums und die zirkuläre Enge im Colon ascendens, der pflastersteinartige Charakter im Bereich des terminalen Ileums kommt jedoch nicht zur Darstellung (M. Crohn des Ileozäkalbereichs)

sich bei den Schnittbildverfahren um statische Aufnahmen handelt, können Funktionsabläufe oder z. B. eine freie Beweglichkeit der Darmschlingen unter dosierter Kompression nicht erfaßt werden. Aus den genannten Gründen können die Schnittbildverfahren die konventionellen Untersuchungsmethoden nicht ersetzen, jedoch wichtige Zusatzinformationen liefern.

■ **Limitationen.** Abschließend soll an dieser Stelle jedoch nochmals auf die Grenzen der radiologischen Schnittbildverfahren hingewiesen werden. Die häufig unvollständige Füllung der Dünndarmschlingen kann zu Fehldeutung im Sinne von Raumforderungen oder sonstigen Wandverdickungen führen.

Literatur

Beyer R, Köster O (1985) Bildgebende Diagnostik akuter mesenterialer Durchblutungsstörungen. Springer Verlag, Berlin

Boos (1992) Angiographie der A. mesenterica 1976 bis 1991 Wandel der Indikationen bei der mesenterialen Durchblutungsstörung? Radiologe 32:154–157

Brandt LJ, Smithline AE (1998) Ischemic lesions of the bowel. In: Feldman M, Scharschmidt BF, Sleisenger MH (Hrsg) Gastrointestinal and Liver Disease. WB Saunders Company Philadelphia, S 2009–2024

Eder M (1986) Verdauungstrakt In: Eder M, Gedigk P (Hrsg) Lehrbuch der allgemeinen Pathologie und der pathologischen Anatomie. 32. Auflage. Springer Verlag, Berlin, Heidelberg

Frik W, Persigel M, Klose KC (1986) Inflammatory bowel disease and related conditions. In: Meyers M (Hrsg) Computed Tomography of the Gastrointestinal Tract. Springer-Verlag, New York Heidelberg Tokyo, S 212–223

Grabbe E (1988) Dünn- und Dickdarmerkrankungen. In: Quo vadis CT, Claussen C, Felix R (Hrsg) Springer-Verlag, Berlin, Heidelberg, S 79–94

Hauenstein KH, Vinee PH, Krause TH, Moser E (1992) Diagnostisches Vorgehen bei akuter gastrointestinaler Blutung. Radiologe 32:149–153

Jacobi J, Thalhammer A (1998) Sequenz-Guideline MRT der Leber. Guerbet

Kauffmann GW, Friedburg H, Anger P, Rückauer K (1982) Diagnose, Differentialdiagnose und Behandlung des sog. „non occlusive disease". Chirurg 53:641–652

Laniado M, Kornmesser W, Hamm B, Clauss W, Weinmann HJ, Felix R (1988) MR imaging of the gastrointestinal tract: value of GD-DTPA. AJR 150:817

Koelbel G, Schmiedl G, Mayer MC et al. (1989) Diagnosis of fistulae and sinus tracts in patients with Crohn's disease: value of MR imaging. AJR 152:999–1005

Liermann D, Kirchner J (1997) Spezielle Arteriographie: Eingeweidearterien. In: Liermann D, Kirchner J (Hrsg) Angiographische Diagnostik und Therapie. Stuttgart, Thieme, 175–182

Nöltke G, Günther RW (1996) Embolisation im Gastrointestinaltrakt. In: Günther RW, Thelen M (Hrsg) Interventionelle Radiologie. 2. Auflage, Stuttgart, Thieme, S 206–210

Probst P, Hirschmann DM, Haertel M, Fuchs WA (1980) Die Röntgendiagnostik der akuten intestinalen Ischämie. RÖFO 132:527–534

Rösch J, Dotter CT, Brown C (1971) Selective arterial embolization: a new method for control of acute gastrointestinal bleeding. Radiology 102:303–306

Triller J, Robotty G (1984) Computertomographie bei primären mesenterialen Tumoren. RÖFO 140:40–48

Voegeli E (1974) Die Angiographie bei Dünndarm und Dickdarmerkrankungen. Stuttgart, Thieme

Wesby GE, Brasch RC, Goldberg HL, Engelstad B, Moss AA (1985) Dilute oral iron solutions as gastrointestinal contrast agents for magnetic resonanz imaging: initial clinical experience. Magn Reson Imag 3:57–61

Nuklearmedizinische Diagnostik

O. Schröder, G. Hör

21.1 Einleitung 235
21.1.1 Nuklearmedizinische Fragestellungen bei Dünn- und Dickdarmkrankheiten 235
21.1.2 Radiopharmazeutika 235
21.2 Indikationen 236
21.2.1 Tumordiagnostik 236
21.2.2 Intestinale Entzündungsprozesse 239
21.2.3 Blutungsquellen 240
21.2.4 Funktions- und Resorptionsstörungen bei intestinalen Erkrankungen 241
21.2.5 Intestinale Permeabilität 241
21.2.6 Exsudative Enteropathie – enteraler Proteinverlust 241

Literatur 242

Nuklearmedizinische Verfahren vermitteln diagnostische Informationen, die im Sinne einer abbildungsgestützten Funktionsdiagnostik zu interpretieren sind. Dabei liegt der Schwerpunkt des diagnostischen Interesses nicht in der rein morphologischen Darstellung der zu untersuchenden Organsysteme, vielmehr sollen Aussagen über die Funktion eines Organs, zum Metabolismus sowie zu immunologischen Reaktionen getroffen werden.

21.1 Einleitung

21.1.1 Nuklearmedizinische Fragestellungen bei Dünn- und Dickdarmkrankheiten

Die Nuklearmedizin kann auf dem Gebiet der Dünn- und Dickdarmkrankheiten dem klinisch tätigen Arzt einen wertvollen diagnostischen Beitrag zu folgenden Themengebieten liefern:

- Tumordiagnostik,
- entzündlichen Krankheiten des Dünn- und Dickdarms,
- Blutungsquellennachweis,
- Funktions- und Resorptionsstörungen.

21.1.2 Radiopharmazeutika

Die häufigsten in der klinischen Routine zum Einsatz kommenden Radiopharmazeutika sind in Tabelle 21.1 aufgelistet.

Alle Untersuchungsverfahren, die im folgenden Kapitel ausführlich betrachtet werden sollen, gestatten eine Diagnostik, die konventionellen radiologischen Verfahren bezüglich ihrer funktionellen Bildgebung deutlich überlegen sind. Dabei sollte die übliche bildliche Darstellung in der rein planaren, eindimensiona-

Tabelle 21.1. Radiopharmazeutika und Strahlenexposition in der Diagnostik von Dünn- und Dickdarmerkrankungen

Erkrankung/Untersuchung	Radiopharmazeutikum	Effektive Äquivalentdosis (mSv)
neuroendokrine Tumoren	In-111-Pentreotide	1,6
kolorektales Karzinom	F-18-FDG	3,9
	Tc-99m-anti-CEA	4,6
intestinale Blutung	Tc-99m-Erythrozyten	3,0
intestinale Entzündungsprozesse	Tc-99m-HMPAO-Leukozyten	1,5
	Tc-99m-anti-Granulozyten	6,6
Schilling-Test	Co-57/58-Vitamin B_{12}	0,2
enteraler Eiweißverlust	Tc-99m-HSA	2,9
SeHCAT-Test	Se-75-Homotaurocholsäure	0,2

len, Technik ggf. durch *die dreidimensionale Single-Photonenemissionstomographie (SPECT)* ergänzt werden. Mit der Entwicklung *der Positronenemissionstomographie (PET)* steht seit einigen Jahren ein weiteres funktionsorientiertes Verfahren zur Verfügung, das aufgrund seiner hohen diagnostischen Genauigkeit bei vielen Fragestellungen die konventionelle Nuklearmedizin zunehmend ersetzt. Limitationen in der Anwendung von PET sind derzeit noch die geringe Verfügbarkeit geeigneter Tomographen sowie die erheblichen Kosten der Untersuchung.

Die mit den einzelnen Untersuchungen verbundene *Strahlenexposition* für den Patienten ist gering und übersteigt meist nur geringfügig die jährliche natürliche Strahlenexposition, die bei ca. 2 mSv/a anzusiedeln ist.

21.2
Indikationen

21.2.1
Tumordiagnostik

Somatostatinrezeptorszintigraphie

Endokrine Tumore des Gastrointestinaltraktes und des Pankreas (GEP-Tumore) gehen von Zellen aus, die keinen isolierten Gewebekomplex, sondern in ihrer Gesamtheit das diffuse endokrine System des Organismus bilden. Eine praktische klinische Bedeutung kommt den *Karzinoiden, Insulinomen* und *Gastrinomen* zu. Ihre Entartungsfrequenz schwankt je nach Entität zwischen 5 und 10 % bei Insulinomen und 60–90 % beim Gastrinom. Die einzige Möglichkeit einer kurativen Therapie neuroendokriner Tumoren besteht in der vollständigen Exzision des Tumorgewebes, so daß der präoperativen *Lokalisationsdiagnostik* eine entscheidende Rolle für die Prognose beigemessen werden muß. Der intraabdominelle Nachweis von neuroendokrinen Primärtumoren gelingt mit Hilfe der invasiven Angiographie lediglich in ca. $^2/_3$ aller Fälle, wohingegen die Detektion mittels Computertomographie (CT) aufgrund der häufig nur geringen Tumorgröße überwiegend eine Zufallsdiagnose bleibt.

Das Neuropeptid *Somatostatin* wird von Neuronen und endokrinen Zellen synthetisiert. Biologisch aktiv sind die aus 14 bzw. 28 Aminosäuren bestehenden Polypeptide Somatostatin-14 und Somatostatin-28. Die physiologische Bedeutung von Somatostatin liegt in der Hemmung der Sekretion mehrerer Hormone, die über eine spezifische Bindung an einen membranständigen, G-Protein-gekoppelten Rezeptor vermittelt wird. Auch Primärtumoren sowie Metastasen von GEP-Tumoren exprimieren *Somatostatinrezeptoren* in unterschiedlicher Dichte (Insulinome 67 %, Karzinoide 88 %, Gastrinome 100 %).

Die Somatostatinrezeptorszintigraphie mit den Somatostatinanaloga *Octreotide* oder *Pentreotide* ermöglicht eine In-vivo-Lokalisation dieser Rezeptoren. Die Markierung der lyophilisierten Analoga erfolgt zumeist über eine Einschrittmethode mit Indium-111. Dabei wird die Bindung des Radionuklids über eine In-111-DTPA-Komplexbildung erreicht. Zur Elimination der unspezifischen Aktivitätsanreicherung ist bei allen Patienten ohne Diarrhö eine Darmreinigung mit Laxanzien erforderlich. Vier und 24 Stunden nach Injektion erfolgt eine szintigraphische Ganzkörperuntersuchung mit planaren Detailaufnahmen. Zur exakten Lokalisation der Tumoren und/oder Metastasen kann ergänzend eine Single-Photonenemissionstomographie(SPECT-)Untersuchung durchgeführt werden.

Eine Messung von Normalgewebe und der Organverteilung sowie des Tumorgewebes (ca. 24 h nach Applikation) kann zusätzlich *intraoperativ* mit einer handgeführten Gammasonde erfolgen (Abb. 21.1 a, b).

Der Vergleich der Somatostatinrezeptorszintigraphie mit morphologisch orientierten Verfahren zum Nachweis von Primärtumor, Lymphknotenmetastasen sowie Lebermetastasen ist in Tabelle 21.2 zusammengefaßt. Sie zeigt die deutliche Überlegenheit der Somatostinrezeptorszintigraphie, insbesondere der intraoperativen Sondendiagnostik, gegenüber den nicht nuklearmedizinischen Verfahren.

FDG-PET

Während nuklearmedizinische Methoden derzeit keinen Beitrag in der Diagnostik maligner Dünndarmtumoren leisten können, erfährt die Nuklearmedizin durch Ergebnisse mehrerer klinischer Studien derzeit eine Neubewertung in der Rezidivdiagnostik des kolorektalen Karzinoms. Diese Tumorentität gehört zu den häufigsten Malignomen und macht etwa 9 % aller malignen Tumoren aus. Die Inzidenz beträgt ca. 40/100 000. Ca. 70 % der initial diagnostizierten Tumore sind resektabel, jedoch treten in einem Drittel der Fälle *Rezidive* nach kurativen Operationen auf, mehr als 80 % davon innerhalb der ersten 3 Jahre. Zum Zeitpunkt der Diagnose eines Tumorrezidivs bestehen beim Rektumkarzinom zu 50 % Lokalrezidive und beim Kolonkarzinom zu 70 % Fernmetastasen. Hauptlokalisationsorte von Fernmetastasen sind beim Rektumkarzinom Leber und Lunge und beim Kolonkarzinom die Leber. Eine kurative Reintervention ist derzeit lediglich in 25 % der diagnostizierten Rezidive/Metastasen möglich. Alle etablierten Techniken zu Staging und Rezidivbeurteilung (Tumormarker, Ultraschall, CT) lassen die gewünschte hohe Sensitivität und Spezifität vermissen.

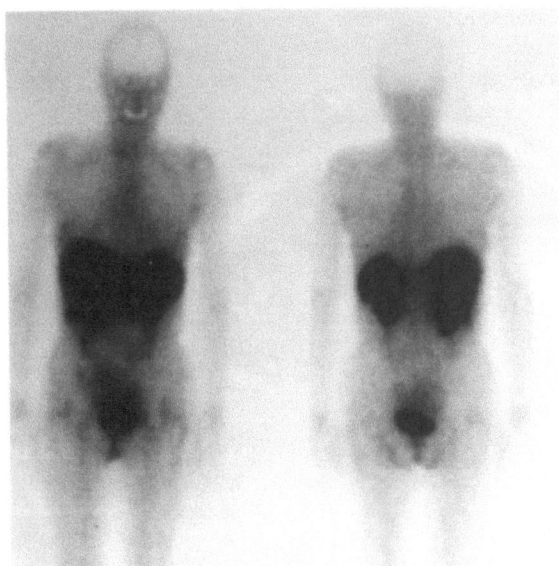
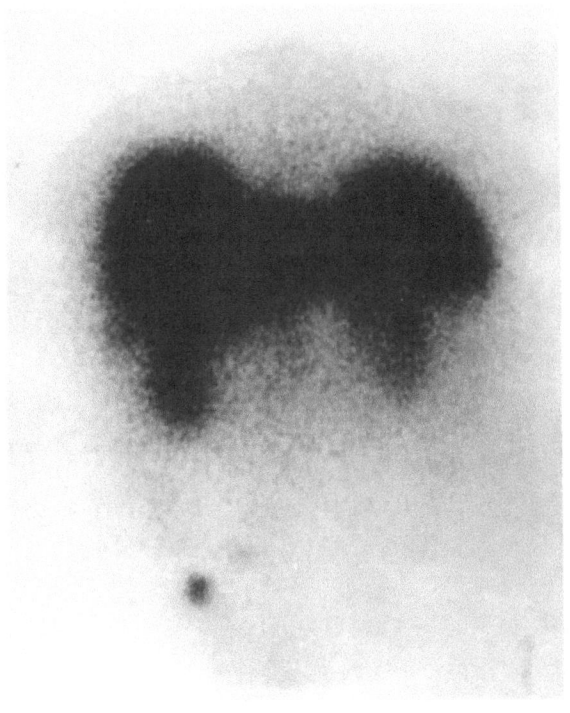

Abb. 21.1. a Physiologische Biodistribution des Somatostatin-Analogons In-111-Pentreotide 4 h nach i.v.-Gabe. **b** Fokale Mehranreicherung 4 h p.i. in Projektion auf den ileozäkalen Übergang bei einer 83jährigen Patientin mit einem Somatostatin exprimierendem Karzinoid der Appendix

Mit der Entwicklung der Positronenemissionstomographie (PET) in Ganzkörpertechnik („*whole body PET*") steht heute ein nichtinvasives diagnostisches Verfahren zur Verfügung, welches mit einer einzigen Untersuchung den Tumorstoffwechsel im gesamten Körper darstellen kann. Pathophysiologische Grundlage ist dabei die erheblich *gesteigerte* aerobe und anaerobe *Glykolyse* maligner Tumoren. Diese erstmals von Otto Warburg in einem Experimentaltumor publizierte Beobachtung gilt für eine Vielzahl menschlicher Karzinome. Erste Ergebnisse weisen darüber hinaus auf eine gute Korrelation der Tumoraggressivität mit der Intensität der gesteigerten Glykolyse hin. Eine weitere mögliche Indikation des FDG-PET in der Zukunft besteht ferner im Therapiemonitoring bei malignen Erkrankungen (Abb. 21.2).

Für das postoperative Staging beim kolorektalen Karzinom belegen eine Reihe von prospektiven Studien an Patienten mit präsakralen Raumforderungen und der Verdachtsdiagnose eines Lokalrezidivs die diagnostische Überlegenheit der FDG-Ganzkörper-PET gegenüber CT sowie Magnetresonanztomographie (MRT), die für die Differentialdiagnostik von Narbe und Lokalrezidiv nur von eingeschränktem Wert sind. Eine zur Unterscheidung notwendige Biopsie ist häufig falsch-negativ. Vergleiche zwischen transrektalem Ultraschall und PET liegen derzeit noch nicht vor.

Auch bezüglich des Stagings von Patienten mit vermuteten oder nachgewiesenen intra- wie extrahepatischen Fernmetastasen sind in den letzten Jahren eine Reihe von Arbeiten erschienen, die den klinischen Zugewinn gegenüber der konventionellen Diagnostik (CT, Ultraschall) belegen. Darüber hinaus führt die FDG-Ganzkörper-PET zu einer Änderung im Therapiemanagement in ca. einem Drittel der Fälle (Tabelle 21.3).

Tabelle 21.2. Vergleich prä- und intraoperativ lokalisierter Tumore mittels Somatostatinrezeptorszintigraphie (SRS) vs. Computertomographie (CT) und Sonographie. (Nach Adams et al. 1997)

n = 35	Primärtumor		LK-Metastasen		Lebermetastasen	
	Sensitivität [%]	Spezifität [%]	Sensitivität [%]	Spezifität [%]	Sensitivität [%]	Spezifität [%]
SRS	100	71	96	94	95	83
SRS (Sonde)	100	100	100	100	100	100
CT	47	83	38	93	78	92
Sonographie	48	83	31	100	78	92

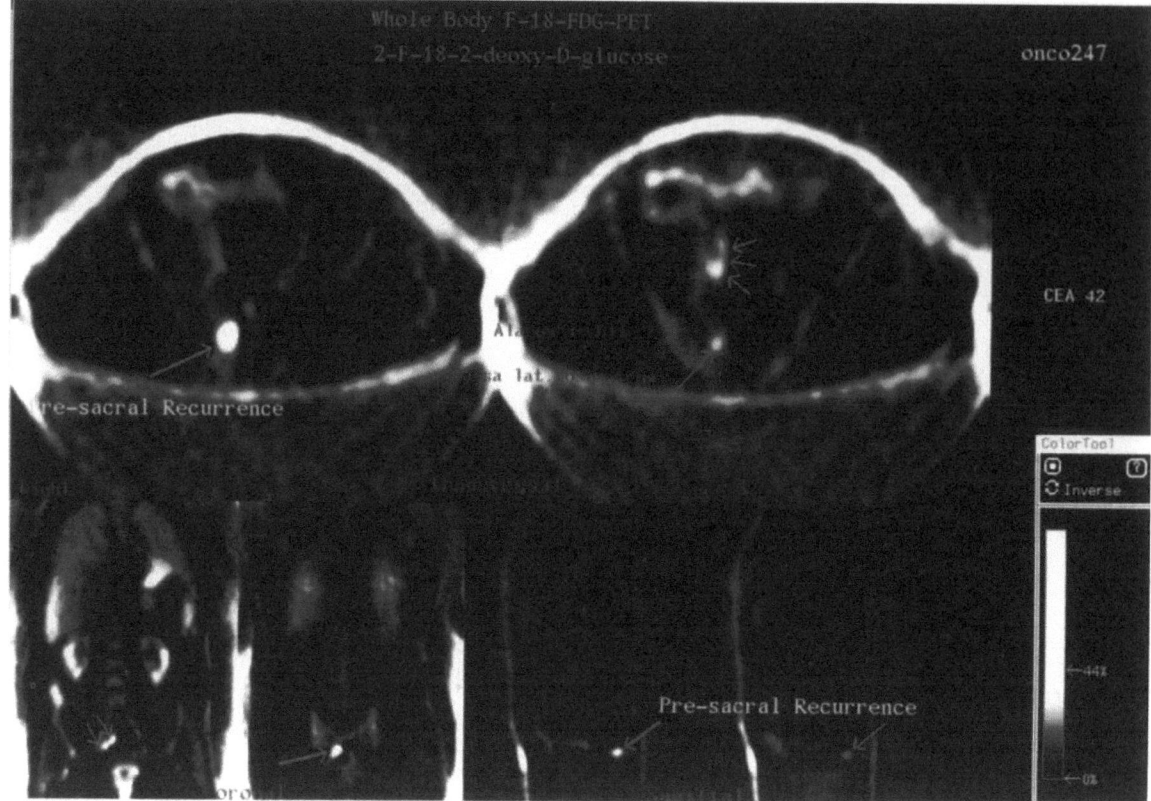

Abb. 21.2. F-18 FDG-PET in Ganzkörpertechnik bei einem 66jährigen Patienten mit Verdacht auf Rezidiv eines Rektumkarzinoms (CEA-Anstieg auf 42 ng/ml, CT und Abdomensonographie unauffällig): präsakral gelegenes Lokalrezidiv ohne Nachweis von Fernmetastasen

Immunszintigraphie

Eine Alternative zum PET in der Rezidivdiagnostik kolorektaler Karzinome stellt die Immunszintigraphie mittels radioaktiver monoklonaler Antikörper bzw. Antikörperfragmente dar. Als vergleichbar neues Verfahren der Charakterisierung der Gewebephysiologie („Tumormarker-Expression") erfolgt die Immunszintigraphie mit Tc-99m-markierten monoklonalen Antikörpern bzw. Fragmente gegen Epitope von CEA und CA 19-9. Seit der Erstpublikation von Mach et al. sind eine Reihe größerer Studien veröffentlicht worden, die außerordentlich hohe Sensitivitäten und Spezifitäten von rund 95 % und 85 % ausweisen (Tabelle 21.4). Den potentiellen Vorteilen gegenüber anderen bildgebenden Verfahren stehen jedoch auch einige Nachteile gegenüber. So bereitet die Lokalisation kleinster Tumore und Lymphknoten (<1,5 cm) diagnostische Schwierigkeiten, vergleichbar denen der konventionellen bildgebenden Diagnostik. Bei Einsatz kompletter Antikörper ist zudem die Detektion von Lebermetastasen, dem Hauptmanifestationsort von Fernmetastasen, aufgrund einer intrahepatischen Metabolisierung sehr begrenzt. Dieses Phänomen kann durch Einsatz inkompletter Antikörperfragmente, die einer fast vollständigen renalen Elimination unterliegen, umgangen werden. Auch tritt bei inkompletten Antikörpern keine nennenswerte Immunogenität mit Bildung humaner Anti-Maus-Antikörper (HAMA) auf. Ein Problem stellt ferner die variable Aufnahme des markierten monoklonalen Antikörpers durch den Tumor infolge heterogener Tumorzellpopulationen sowie differenter Antigenepitope beim gleichen Antigen und verschiedenen Antigenen eines Tumors dar. Dagegen gelingt in

Tabelle 21.3. Sensitivität und Spezifität von FDG-PET vs. CT im Restaging des kolorektalen Karzinoms

	Sensitivität [%]	Spezifität [%]
Lokalrezidiv		
PET	92–93	97–100
CT	60–75	95–100
Lebermetastasen		
PET	86–93	57–100
CT	81–100	14–60
Extrahepatische Fernmetastasen		
PET	96–100	40–97
CT	48–74	50–98

Tabelle 21.4. Sensitivitäten und Spezifitäten verschiedener Antikörper bzw. Antikörperfragmente in der Evaluation der Radioimmunszintigraphie für die Tumornachsorge des kolorektalen Karzinoms

Autor	(n)	Antikörper/-fragment	Sensitivität [%]	Spezifität [%]
Baum et al.	14	Tc-99 m MAK BW 431/26	91	87
Gasparini et al.	59	I-131 MAK FO23C5	89	78
Lechner et al.	36	Tc-99 m Fab'(Immu-4)	100	88
Lind et al.	141	Tc-99 m MAK BW 431/26	95	88

einem geringen Prozentsatz der immunszintigraphische Nachweis auch bei Patienten mit normalen CEA/CA 19–9-Serumwerten. In diesen Fällen findet sich immunhistochemisch das korrespondierende Antigen auf der Zellmembran, es wird jedoch nicht in das Serum sezerniert („non-shedding").

Indikationen zur Durchführung der *Radioimmunszintigraphie* sind die Evaluation von Patienten mit okkultem/rezidiverendem kolorektalen Karzinom und erhöhten Tumormarkern im Serum ohne sicheren Rezidivnachweis durch CT, Sonographie, Koloskopie und anderen etablierten Untersuchungsverfahren sowie bei nachweisbaren Lebermetastasen oder Lokalrezidiv, die aufgrund konventioneller Diagnostik (v. a. CT) als potentiell resektabel eingestuft werden. Die Immunszintigraphie ist in der Lage, komplementäre Informationen zu Ergebnissen konventioneller diagnostischer Methoden zu liefern, die zu einer möglichst hohen Treffsicherheit bezüglich der chirurgischen Resektabilität eines Tumor(rezidivs) führen und somit die Behandlung eines Patienten entscheidend beeinflussen. In einer klinischen Studie mit der CT als Referenzmethode konnte so die Anzahl der resektablen Fälle von 47 % auf 66 % gesteigert werden, während gleichzeitig der Prozentsatz nicht resektabler Rezidive/Metastasen um fast 30 % anstieg.

21.2.2
Intestinale Entzündungsprozesse

Entzündliche Darmerkrankungen sind u. U. weder klinisch noch radiologisch zu diagnostizieren. Die Lokalisation akuter, noch nicht anbehandelter und chronischer, exazerbierter entzündlicher Prozesse gelingt dabei mit hoher diagnostischer Genauigkeit mittels radioaktiv markierter *Leukozyten* oder *monoklonalen Antikörpern* gegen Granulozyten.

Hauptindikation der *Leukozytenszintigraphie* und *Antigranulozytenszintigraphie* ist die Lokalisationsdiagnostik bei intestinalen Entzündungen im hochfloriden Stadium, insbesondere bei endoskopisch nicht passierbaren Darmstenosen.

Trotz großer Treffsicherheit in der Lokalisation von Komplikationen chronisch entzündlicher Darmerkrankungen (Abszesse, Fisteln) mit den genannten nuklearmedizinischen Methoden liegt aufgrund der deutlich besseren anatomischen Zuordnung eindeutig der Vorteil in der konventionellen radiologischen Diagnostik.

Da der Nachweis leukozytärer Infiltrationen mittels Leukozytenszintigraphie oder Immunszintigraphie nicht krankheitsspezifisch ist, läßt sich in der Regel eine differentialdiagnostische Aussage nicht treffen. Bei Vorliegen typischer Lokalisationsmuster in der Szintigraphie (z. B. Befall der Ileozäkalregion bei M. Crohn) ist jedoch eine Steigerung der Spezifität für die Differentialdiagnose chronisch entzündlicher Erkrankungen möglich.

Letztlich besteht mit Hilfe des sog. *Scan-Grading* (Vergleich der physiologischen Aktivität in Knochenmark, Leber und Milz mit der Aktivität im entzündeten Darmsegment) die Möglichkeit, eine grobe Abschätzung der intestinalen Entzündungsaktivität vorzunehmen.

Zu betonen ist, daß nur in der *leukozytären Phase* der Entzündung eine gute Anreicherung gewährleistet ist. Bei bereits erfolgter antibiotischer Anbehandlung können sich entzündliche Darmsegmente der szintigraphischen Darstellung entziehen. Die Rate falsch-negativer Befunde wird zusätzlich bei ausgeprägter Adipositas gesteigert. Nekrotisch zerfallende Karzinome zeigen ebenfalls eine ausgeprägte leukozytäre Reaktion und entsprechen in ihrem szintigraphischen Verhalten dem eines Abszesses. Hier dürfte auch die FDG-PET-Untersuchung keine differentialdiagnostische Klarheit schaffen, da eine Makrophagenakkumulation am Ort der Entzündung ebenso wie ein maligner Prozeß mit einer FDG-Anreicherung assoziiert ist. Mögliche Fehlinterpretationen im Sinne falsch-positiver Befunde können ferner bei schweren Ischämien, Vaskulitiden, Blutungen oder Angiodysplasien resultieren.

Leukozytenszintigraphie

Bei der Leukozytenszintigraphie werden die chemotaktischen Eigenschaften von Granulozyten zur Entzündungslokalisation genutzt. Aufgrund der relativ hohen Strahlenexposition des Patienten sowie des enormen Untersuchungsaufwandes wurde die früher standardmäßige Markierung der Leukozyten mit

Indium-111 gebundenen Komplexen, wie Oxin, Acetylaceton oder Tropolon, zugunsten einer *Markierung mit Tc-99m-HMPAO* (Hexa-methyl-propylen-aminoxim) abgelöst.

Bereits 30 Minuten nach Injektion markierter Leukozyten sind diese im Sinne eines venösen Poolings im Bereich des Infektionsherdes mit einer Sensitivität von ca. 90 % nachzuweisen. Nach Migration der Zellen in der Gefäßstrombahn infiltrieren die Leukozyten die Darmmukosa und durchwandern sie (ca. 2 h p.i.). Zu diesem Zeitpunkt sollte auch die Lokalisationsdiagnostik entzündlicher Darmsegmente mit der γ-Kamera erfolgen. Nach der granulozytären Wanderung durch die Darmschleimhaut unterliegen sie einem aboralen Transport mit dem Stuhl. Dies kann durch Spätaufnahmen (ca. 6–24 h p.i.) verifiziert werden. Diagnostisches Leitkriterium einer intestinalen Entzündung ist somit der Nachweis eines ortskonstanten Aktivitätsdepots in der Früh- (1–4 h p.i.) und Spätaufnahme. Bei Perforation bzw. pathologisch enteraler Kommunikation erlauben in der Regel erst die spätstatischen Szintigramme den positiven Organhohlraumkontrast mit Lokalisation des penetrierenden Darmsegments.

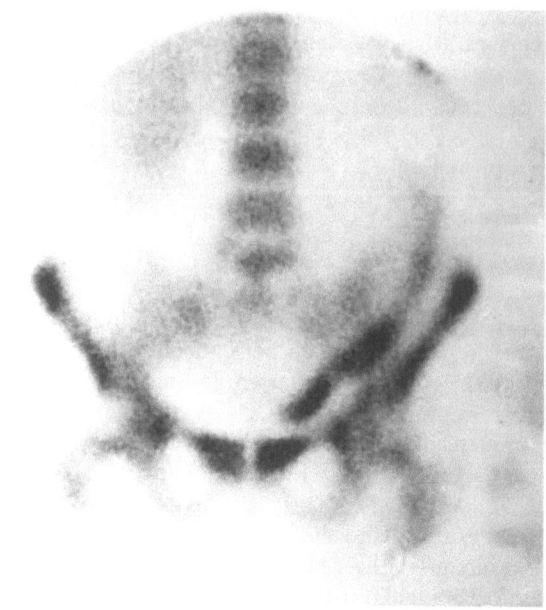

Abb. 21.3. Planare Szintigraphie des Beckens von ventral 5 h nach i.v.-Applikation des Tc-99m-markierten Antigranulozytenantikörpers MAK BW 250/183: bandförmige Mehranreicherung im Sigma bei Colitis ulcerosa im hochfloriden Stadium

Immunszintigraphie mit monoklonalen Antikörpern gegen Granulozyten

Der Lokalisationsdiagnostik entzündlicher Veränderungen mit monoklonalen Antikörpern liegt dagegen ein anderes Anreicherungsprinzip zugrunde. Der mit Technetium-99m-Pertechnetat markierte monoklonale Antikörper (z.B. MAK BW 250/183) reagiert mit mehr als 90 % der Granulozyten des peripheren Blutes sowie mit Granulozyten und teilweise auch Myelozyten des Knochenmarks. Der Komplex eignet sich somit zur In-vivo-Markierung von Granulozyten, die frei zirkulierend schon 4 h p.i. entzündlich erkrankte Darmsegmente lokalisieren können. Das gesamte Ausmaß des Entzündungsprozesses wird im Gegensatz zur Leukozytenszintigraphie hier jedoch häufig erst nach 24 h sichtbar (Abb. 21.3, 21.4).

21.2.3
Blutungsquellen

Über 90 % der gastrointestinal bedingten Blutungsquellen sind im Ösophagus, Magen und Duodenum durch eine endoskopische Untersuchung eindeutig zu diagnostizieren und zumeist auch im gleichen Untersuchungsgang zu therapieren. Diagnostische Schwierigkeiten bereitet jedoch die Lokalisation intermittierender Blutungen in endoskopieblinden Regionen. Als Ursache kommen hierfür besonders arteriovenöse Malformationen, intestinale Polypen

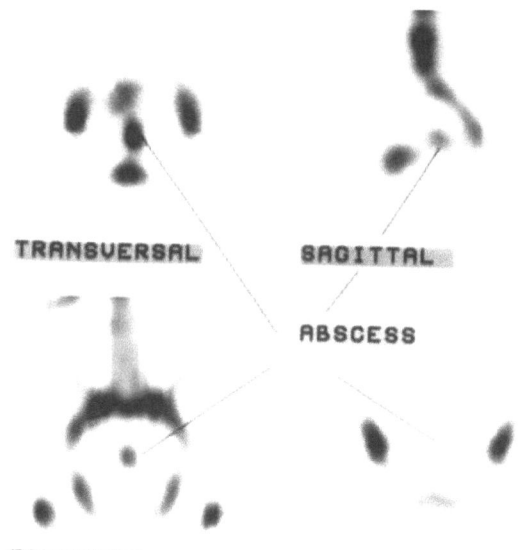

Abb. 21.4. Single-Photonenemissionstomographie des Beckens nach 4 h nach i.v.-Applikation des Tc-99m-markierten Antigranulozytenantikörpers MAK BW 250/183 bei M. Crohn: Darstellung eines retrovesikal gelegenen „hot spots" im Sinne einer Abszedierung

und Tumore sowie entzündliche Darmerkrankungen in Frage. Im Kindesalter steht das blutende *Meckel-Divertikel* an erster Stelle differentialdiagnostischer Überlegungen. Die *Blutpool-Szintigraphie* mit Tc-99m-markierten Erythrozyten ist eine einfache Untersuchung, die gastrointestinale Blutungen ab einer Blutungsrate von 0,1–0,4 ml/min mit einer Nachweiswahrscheinlichkeit von >90% lokalisieren kann. Die *Tc-99-Erythrozyten-Markierung* gestattet die Erfassung intermittierender Blutungen (bis 36 h p.i.) aufgrund der langen biologischen Halbwertszeit des Pertechnetats.

Das Prinzip des szintigraphischen Blutungsquellennachweises beruht auf dem extravasalen Austritt von Blut in das intestinale Darmlumen mit konsekutiver fokaler Mehranreicherung („hot spot").

Entscheidend für die Sensitivität ist weniger die Flußrate durch „Leakage" als vielmehr die absolute, über die Zeit integrierte Menge Blut im Exstravasat sowie deren Verteilung und Ausbreitung, die von der Darmmotilität aber auch vom Zeitintervall von stattgehabter Blutung und szintigraphischer Aufnahme abhängig ist. So ergibt dieselbe Menge Blut konzentriert am Ort des Lecks beispielsweise einen wesentlich positiveren Kontrast als eine auf mehrere Darmschlingen verteilte Blutung. Volumina von ca. 5 ml reichen für die exakte Lokalisation in mehr als 80% der Fälle. Prinzipiell ist die *Sensitivität* dieses Verfahrens abhängig von der Prävalenz im jeweilig untersuchten Krankengut entsprechend der Rekrutierung und der Indikationsstellung sowie proportional zum möglichen Aufwand. Optimal, wenngleich klinisch nicht praktikabel, wäre ein Untersuchungszeitraum über mindestens 20 h p.i. anzusehen bei einer Häufigkeit von 1 bis 2 Aufnahmen pro Stunde.

Insbesondere in der *Frühphase* (<7 h p.i.) auftretende Befunde lassen häufig eine exakte Lokalisation der Blutungsquelle zu. Dagegen ist der Lokalisationsnachweis bei anfangs negativem Befund in den späteren Phasen der Untersuchung häufig erschwert, da mit zunehmender Zeitdauer nach Injektion ausgedehnte intraluminale Aktivitätsstraßen im Kolon vorhanden sind. Der klinisch wichtige Nachweis multipler Blutungsquellen läßt sich nur dann führen, wenn mehrere Aktivitätsfoci innerhalb eines kurzen Untersuchungsintervalls auftreten (Abb. 21.5).

Ein Sonderfall stellt der Nachweis eines nicht *blutenden Meckel-Divertikels* dar. Hier gelingt der szintigraphische Nachweis nur, wenn auf die Technetiumblockade der Schilddrüse mit Perchlorat verzichtet wird. Der Anreicherungsmechanismus beruht hier auf der Sezernierung des Pertechnetations durch nichtparietale Zellen des Magens bzw. ektopen gastrischen Gewebes. Sensitivität, Spezifität und diagnostische Genauigkeit liegen jeweils um 90%, der szintigraphische Nachweis *heterotoper Magenschleimhaut* gelingt in der Regel ab einer Divertikelgröße von ca. 1,5 cm. Eine pharmakologische Stimulation durch subkutane Injektion von Pentagastrin bei Patienten mit niedriger Säuresekretion ist im Einzelfall erforderlich.

21.2.4
Funktions- und Resorptionsstörungen bei intestinalen Erkrankungen

Das Prinzip der externen Detektion radioaktiver Substanzen in Proben von Körperflüssigkeiten und -ausscheidungen läßt sich für intestinale Resorptionsverhältnisse einer Vielzahl von Substanzen einsetzen. Einige dieser Techniken sind wie der *Schilling-Test* oder der *SeHCAT-Test* schon seit einigen Jahrzehnten in der klinischen Routine, andere wurden erst vor wenigen Jahren entwickelt (Kap. 15).

21.2.5
Intestinale Permeabilität

Eine gesteigerte intestinale Permeabilität als Korrelat einer gestörten Barrierefunktion findet sich gehäuft bei chronisch entzündlichen Darmerkrankungen (s. Kap. 5). Neben konventionellen *Permeabilitätsmarkern* (Inertzucker, Polyetylenglycole) steht mit *Cr-51-EDTA* ein etabliertes Radioisotop zur Verfügung, das die passive Diffusionsleistung der Schlußleisten („tight junctions") für kleine Moleküle erfaßt. Im Gegensatz zu Inertzuckern ist diese Substanz gegen eine bakterielle Umsetzung resistent und kann daher als einzige zur Bestimmung der Kolonpermeabilität eingesetzt werden. Dazu wird Cr-51-EDTA oral verabreicht und die Aktivität im Sammelurin über 5–24 h bestimmt. Durch gleichzeitige Gabe von Laktulose läßt sich die intestinale Permeabilität rechnerisch korrigieren.

21.2.6
Exsudative Enteropathie – enteraler Proteinverlust

Pathophysiologie und Pathogenese des enteralen Eiweißverlustsyndroms wurden in Kap. 2 ausführlich diskutiert. Lokalisation und Ausmaß des durch enteralen Lymphstau hervorgerufenen gastrointestinalen Proteinverlustes lassen sich szintigraphisch mit *Tc-99m-markiertem* humanem *Serumalbumin* nachweisen. Ein positiver Scan imponiert dabei durch eine abnorme Aktivitätsanreicherung im Darm 3–6 h nach intravenöser Applikation des Radioisotops, bei besonders ausgeprägten Formen des enteralen Proteinverlustes ist dagegen eine intraluminale Akkumulation des markierten Albumins bereits nach 20 min zu erkennen.

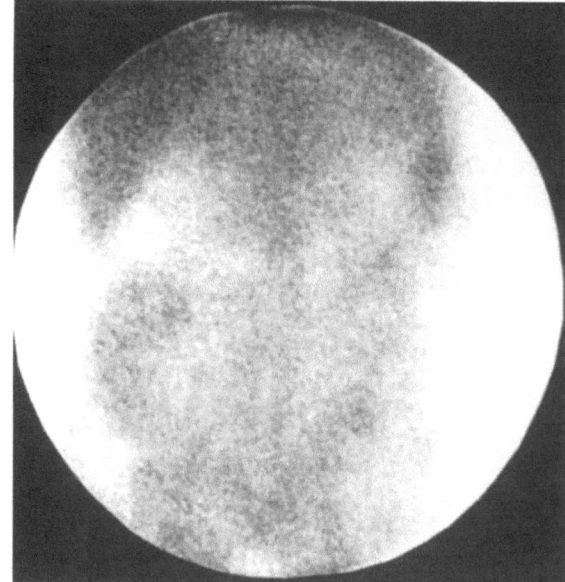
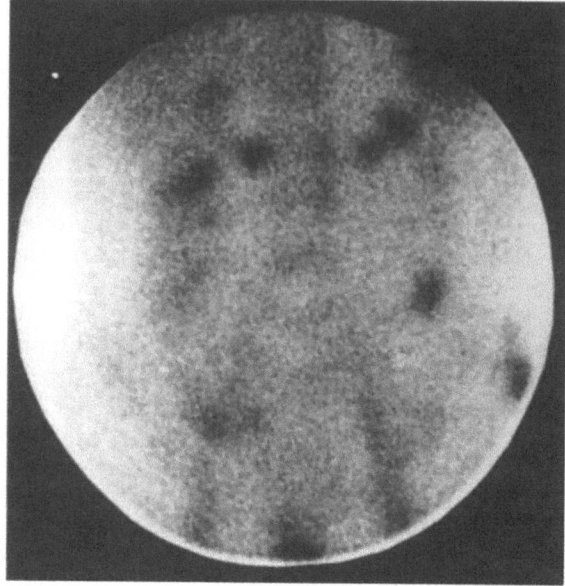
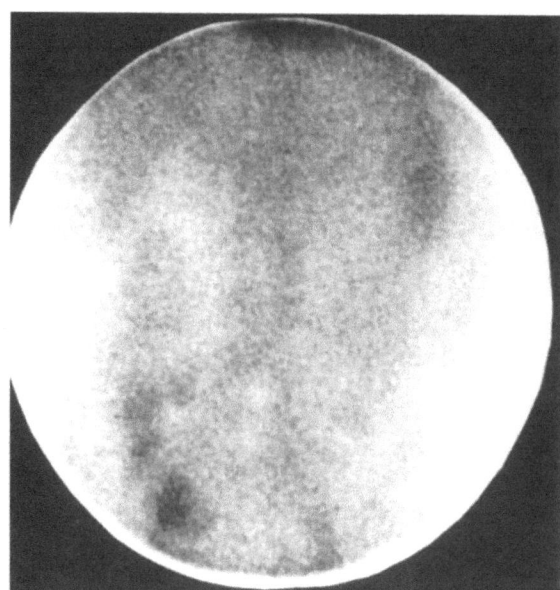

Abb. 21.5a–c. Blutungsquellennachweis mit Tc-99m-Pertechnetat in ventraler Sicht bei einem 37jährigen Mann mit Zustand nach A.p.-Anlage nach divertikulitisbedingter Sigmaperforation und rezidivierenden, gastroskopisch nicht nachweisbaren, transfusionsbedürftigen Blutungen: nach unauffälliger Tracerverteilung 2 min p.i. (a) angedeutet bandförmige Mehranreicherung in Projektion auf den ileozäkalen Übergang 20 min p.i. (b) und Aktivitätsfortleitung über das Colon ascendens und transversum in den Anus praeter 2 h p.i. (c)

Literatur

Adams S, Baum RP, Adams M, Wenisch HJC, Schumm-Draeger P-M, Enke A et al. (1997) Zur klinischen Wertigkeit der Somatostatinrezeptorszintigraphie. Med Klin 2: 138–143

Amersham International (1988) Dicopac – a dual isotope test for vitamin B_{12} malabsorption. Test Information Booklet. Amersham International

Baum RP, Hertel A, Lorenz M, Schwarz A, Encke A, Hör G (1989) 99mTc-labelled anti-CEA monoclonal antibody for tumour immunoscintigraphy: first clinical results. Nucl Med Com 10:345–352

Becker W, Wolf F (1991) Nuklearmedizinische Methoden zur abdominellen Entzündungsdiagnostik. Z Gastroenterol 26: 125–130

Bjarnason I, Peters TJ, Veall N (1983) A persistent defect in intestinal permeability in coeliac disease demonstrated by a ^{51}Cr-labelled EDTA absorption test. Lancet 1:323–325

Delbeke D, Vitola JV, Sandler MP, Arildsen RC, Powers TA, Wright Jr. JK et al. (1997) Staging recurrent metastatic colorectal carcinoma. J Nucl Med 38:1196–1201

Dimitrakopoulou A, Straus LG, Clorius JH, Ostertag H, Schlag P, Heim M et al. (1993) Studies with positron emission tomography after systemic administration of fluorine-18-uracil in patients with liver metastases from colorectal carcinoma. J Nucl Med 34:1075–1081

Gasparini M, Buraggi GL, Regalia E, Maffioli L, Balzarini L, Gennari L (1994) Comparison of radioimmunodetection with other imaging methods in evaluating local relapses of colorectal cancer. Cancer 73:846–849

Hör G, Baew-Christow TH (1993) Nuklearmedizinische Methoden in der Gastroenterologie. In: Classen M, Siewert JR (Hrsg) *Gastroenterologische Diagnostik*. Schattauer Verlag, Stuttgart, S 19–38

Hör G, Adams A, Baum RP, Hertel A, Adamietz IA, Böttcher HD et al. (1997) Impact of single photon emission computed tomography and positron emission tomography on diagnostic oncology. Diagn Oncol 4:297–321

Krenning EP, Bakker WH, Breeman WA, Koper WJ, Kooij PP, Ausema L et al. (1989) Localisation of endocrine-related tumors with radiojodinated analogue of somatostatin. Lancet 1:242–244

Krenning EP, Kwekkeboom DJ, Bakker WH, Breeman WA, Kooij PP, Oei HY et al. (1993) Somatostatin receptor scintigraphy with [11-In-DTPA-D-Phe1]- and [123-Tyr3]-octreotide: the Rotterdam experience with more than 1000 patients. Eur J Nucl Med 20:716–731

Mach JP, Carrel S, Forni M, Ritschard J, Donath A, Alberto P (1980) Tumor localization of radiolabelled antibodies against carcinoembryonic antigen in patients with carcinoma a critical evaluation. N Engl J Med 303:5–10

Mahlstedt J (1987) ^{75}SeHCAT-Test – Indikation und Aussagekraft in der klinischen Diagnostik. Nuklearmediziner 10:183–196

McKusick KA, Froelich J, Callahan RJ, Winzelber GG, Strauss HW (1981) ^{99m}Tc red blood cells for detection of gastrointestinal bleeding: experience with 80 patients. AJR 137:1113–1118

Mezger J, Glasmacher A, Sauerbruch T (1995) Nachsorge bei Patienten mit kolorektalen Karzinomen. Dtsch med Wochenschr 120:1549–1554

Lechner P, Lind P, Binter G, Cesnik H (1993) Anticarcinoembryonic antigen immunoscintigraphy with a ^{99m}Tc-Fab' Fragment (immu 4™) in primary and recurrent colorectal cancer. Dis Colon Rectum 36:930–935

Lind P, Lechner P, Arian-Schad K, Klimpfinger M, Cesnik H, Kammerhuber F et al. (1991) Anti-carcinoembryonic antigen immunoscintigraphy (Tc-99m-monoclonal antibody BW 431/26) and serum CEA levels in patients with suspected primary and recurrent colorectal carcinoma. J Nucl Med 32:1319–1325

Nabi H (1996) The use of radiolabelled monoclonal antibodies in the diagnosis of colorectal carcinomas. Clin Immunother 6:210–220

Neal CE, Abdel-Nabi H (1994) Clinical immunoscintigraphy of recurrent colorectal carcinoma. Appl Radiol 32–39

Oomen R, Kurien G, Balakrishnan N, Narasimhan S (1992) Tc-99m albumin scintigraphy in the localization of protein loss in the gut. Clin Nucl Med 17:787–788

Schilling RF (1953) Intrinsic factor studies II. The effects of gastric juice on the urinary excretion of radioactivity after the oral administration of radioactive vitamin B_{12}. J Lab Clin Med 42:860–866

Schiepers C, Penninckx F, De Vadder N, Merckx E, Mortelmans L, Bormans G et al. (1995) Contribution of PET in the diagnosis of recurrent colorectal cancer: comparison with conventional imaging. Eur J Surg Oncol 21:517–522

Sfakianakis GN, Conway JJ (1981) Detection of ectopic gastric mucosa in Meckel's diverticulum and in other aberations by scintigraphy: II. Indications and methods – a 10-year experience. J Nucl Med 22:732–738

Smith R, Copely DJ, Bolen FH (1987) 99m-Tc RBC scintigraphy: correlation of gastrointestinal bleeding rates with scintigraphic findings. AJR 148:869–874

Vitola JV, Delbeke D, Sandler MP, Arildsen RC, Powers TA, Wright Jr JK et al. (1996) Positron emission tomography to stage suspected metastatic colorectal carcinoma to the liver. Am J Surg 171:21–26

Warburg O (1925) Über den Stoffwechsel der Carcinomzelle. Klin Wochenschr 12:534–536

Endoskopische Diagnostik und Therapie

H. Seifert, T. Wehrmann

22.1   Endoskopische Untersuchungstechnik   245
22.1.1   Oberer Gastrointestinaltrakt   245
22.1.2   Koloskopie   247
22.1.3   Begleitmedikation   247
22.1.4   Befunddokumentation   249
22.2   Diagnostische und therapeutische Verfahren in der Endoskopie   250
22.2.1   Gewebsentnahmen   250
22.2.2   Ernährungssonden, PEG   256
22.2.3   Endosonographie mit Minisonden   258
22.3   Einzelne Krankheitsbilder   258
22.3.1   Kolon   258
22.3.2   Dünndarmkrankheiten   269
22.4   Schlußbemerkung   270
   Literatur   271

In der klinischen Praxis steht bei Erkrankungen des Darmes die endoskopische Diagnostik meistens mit am Anfang. Im oberen Gastrointestinaltrakt erlaubt sie die Beurteilung bis etwa zum Treitz-Band, bei Einsatz spezieller längerer Endoskope auch darüber hinaus bis ins Jejunum. Koloskopisch ist die Untersuchung vom Analring bis ca. 25 cm oberhalb der Ileozäkalklappe möglich.

Endoskopisch sieht man die Folgen verschiedenster Einwirkungen auf Schleimhautoberfläche und Darmwand. Dabei handelt es sich meistens um unspezifische, aber eindeutig definierbare Befunde. So ist z. B. die endoskopische Diagnose „Ulkus" morphologisch gut definiert und nach Lage, Größe, Farbe etc. auch zu beschreiben. Die Pathogenese bleibt dabei aber meistens ungeklärt. Es kann sich um die Folge einer bakteriellen Infektion, einer entzündlichen Darmerkrankung, eines Karzinoms oder Lymphoms, einer Medikamentennebenwirkung oder anderer Faktoren handeln. Zur differentialdiagnostischen Klärung ist die endoskopisch gewonnene *Biopsie* das wichtigste Hilfsmittel.

Dem Endoskopiker müssen vor der Untersuchung möglichst alle wesentlichen Vorbefunde und Verdachtsdiagnosen mit einer gut begründeten Fragestellung vorliegen. Der Patient muß, wenn möglich, schriftlich der Untersuchung zugestimmt haben und ihre Risiken und Alternativen kennen.

Im folgenden werden die endoskopischen Untersuchungstechniken, die dabei eingesetzten diagnostischen Verfahren sowie einige besondere Befunde besprochen. Die spezifischen endoskopischen Befunde bei einzelnen Erkrankungen sind unter dem jeweiligen Krankheitsbild an anderer Stelle beschrieben.

22.1
Endoskopische Untersuchungstechnik

22.1.1
Oberer Gastrointestinaltrakt

■ **Vorbereitung der Untersuchung.** Zur Vorbereitung der Ösophagogastroduodenoskopie (ÖGD) sollte der Patient am selben Tag nichts essen, möglichst auch am Vorabend zumindest größere Mahlzeiten meiden. Er darf Wasser oder Tee in kleineren Mengen trinken: das behindert die Untersuchung nicht, erleichtert aber die Wartezeit vor der Untersuchung sehr. Bei bekannter Magenentleerungsstörung (Gastroparese, Pylorus- oder Duodenalstenose) ist es sinnvoll, schon am Vortag bei flüssiger Ernährung zu bleiben.

■ **Untersuchungstechnik.** Die ÖGD erfolgt in der Regel mit Gastroskopen von 100 cm Arbeitslänge und ca. 8–13 mm Durchmesser. Sie soll immer in *Linksseitenlage* beginnen, um Aspirationen zu vermeiden: in dieser Lage sammelt sich der Mageninhalt im Fundus. Dieser Fundussee soll sofort abgesaugt werden, wenn das Gerät den Magen erreicht hat. Ist dies bei soliden Komponenten nicht möglich, ist die Fortsetzung der Untersuchung nur in Notfällen (Blutung) vertretbar.

Vollständige Untersuchungen bis zur Pars descendens duodeni (also etwas aboral der Papilla Vateri) gelingen mit gewöhnlichen Gastroskopen (Arbeitslänge ca. 100 cm) meistens. Die Duodenalschleimhaut und die Papilla Vateri müssen bei der Standard-ÖGD immer mit beurteilt werden. Die *Flexura duodenojejunalis* läßt sich oft nur mit längeren Endoskopen erreichen oder passieren. Es eignen sich

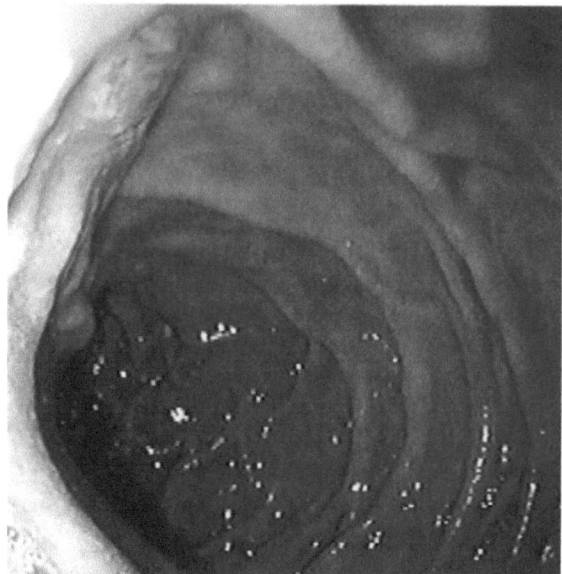

Abb. 22.1. Duodenoskopie mit einem Gastroskop. Normaler Befund mit Kerckringschen-Falten, glatter Mukosa und normaler Papilla Vateri (*links oben*)

Duodenoskope (Seitblickoptik, Arbeitslänge 125 cm), Koloskope (Arbeitslänge 130–170 cm) oder ein *Enteroskop* (Arbeitslänge mehr als 200 cm). Mit den neuen *Videoduodenoskopen* gelingt auch im Magen eine exzellente Übersicht, die den Anforderungen an eine vollständige Gastroskopie genügt. Im Duodenum ist der Blick auf die Papillenregion optimal, dafür sind Strukturen auf der „Außenkurve", also der Papille gegenüber und im Rücken der Seitoptik gelegen, schwerer zu beurteilen. Geräte mit prograder Optik erleichtern die Orientierung, sind also leichter zu handhaben. Sie haben ihren „toten Winkel" jeweils auf der Innenkurve. Deshalb erlauben sie oft keine detaillierte Beurteilung der Papillenregion (Abb. 22.1).

Bei der Wahl des Endoskops ist v. a. bei endoskopischen Eingriffen das Gerät mit dem größten Arbeitskanal vorzuziehen, wenn nicht besondere Gründe (z. B. bekannte Stenosen, Endoskopie bei Kindern) ein kleines Gerät verlangen. Der große Arbeitskanal erlaubt es, nicht nur dünnflüssigen Darminhalt abzusaugen, sondern auch z. B. Blut, frische Koagel. Außerdem läßt er auch neben eingeführten Instrumenten noch Raum zum Aspirieren. Zusätzlich verfügen die dickeren Instrumente (z. B. GIF 1T140, Olympus, Hamburg, Instrumentendurchmesser 11,3 mm, Arbeitskanal 3,7 mm) noch über einen *Jetkanal* zum Spülen mit Wasser.

■ **Enteroskopie.** Nur selten ist die endoskopische Untersuchung über das Duodenum hinaus sinnvoll. So bei den 5 % der Patienten mit gastrointestinaler Blutung, wo sich mit konventioneller Gastroskopie und Koloskopie keine Blutungsquelle finden läßt. Bei etwa 25 % dieser Fälle kann eine *Enteroskopie* die Blutungsquelle aufspüren. Sie erfolgt in der Regel mit einem besonders langen Endoskop mit prograder Optik, welches genau wie bei der üblichen Gastroskopie vorwärts geschoben wird. Dabei lassen sich 50–100 cm des Jejunums einsehen. Die häufigsten Blutungsquellen, die so erkannt und therapiert werden können, sind Angiodysplasien. Das Enteroskop verfügt über einen normalen Arbeitskanal (z. B. Intestinalskop SIF-100, Olympus, Hamburg: 2,8 mm Durchmesser) und läßt damit auch therapeutische Eingriffe zur Blutstillung zu, wenn entsprechend lange (>200 cm) Katheter und Nadeln verwendet werden. Die Enteroskopie sollte unter *Durchleuchtungskontrolle* erfolgen. Nur so kann das lange und sehr flexible Gerät in den Jejunumschlingen immer wieder unter Drehung begradigt werden, ohne daß Gewebe verletzt wird. Wenn das Gerät ohne Gefühl und mit Kraft geschoben wird, dringt es nicht ins Jejunum vor, sondern dehnt die jeweilige Schlinge. Es drohen dann Lazerationen und Blutungen des Darmes und der Mesenterien. Die Verwendung eines steifen Plastikrohres („*overtube*") zur Begradigung des Enteroskops in Magen und Duodenum birgt zusätzliche Risiken, v. a. das der *Einklemmung* von Mukosafalten oder Papille zwischen dem Tubus und dem Endoskop; einen sicheren Vorteil beim Erreichen tiefer Jejunumschlingen bringt sie nicht.

■ **Intraoperative Endoskopie (Intestinoskopie).** Bei bestimmten Fragestellungen – meistens der Suche nach einer Blutungsquelle – möchte man auch die zwischen den enteroskopisch und koloskopisch erreichbaren Darmregionen gelegenen Dünndarmschlingen endoskopisch beurteilen. Das gelingt am besten in Zusammenarbeit mit den Abdominalchirurgen. Sie öffnen dem Endoskopiker nach einem kleinen Abdominalschnitt eine mittlere Dünndarmschlinge, so daß er ein Endoskop einführen kann. Der Bauchschnitt soll ausreichend groß erfolgen, um dem Chirurgen ein *atraumatisches „Auffädeln"* des *Dünndarmes* auf das Endoskop zu erlauben. Unter gleichzeitiger endoskopischer Sicht (am besten mit einem Videoendoskop) und Aufsicht mit *Diaphanie* durch die Darmwand lassen sich auch kleinere Läsionen (z. B. Angiodysplasien) erkennen und therapieren. Mit dieser Technik ist der gesamte Dünndarm vom Pylorus bis zur Bauhin-Klappe einzusehen. Das Endoskop kann vorher gassterilisiert werden. Außerdem läßt es sich durch einen sterilen Plastikschlauch, der im OP in der Regel zur Verfügung steht, einführen.

22.1.2
Koloskopie

■ **Vorbereitung der Koloskopie.** Zur Vorbereitung der Koloskopie stehen zahlreiche, recht unterschiedliche Vorschriften zur Auswahl. Bewährt hat sich als einfaches Konzept mit guter Patientenakzeptanz Nahrungskarenz mit reichlich Getränken, beginnend am Vortag nach dem Frühstück. Am Untersuchungstag erfolgt dann die Darmreinigung durch Trinken von etwa 3 l einer salinischen Lösung mit *Polyethylenglykol* (Golytely, z.B. Clean-Prep) oder Natriumphosphat (z.B. Fleet Phospho-soda) schon frühmorgens vor der Untersuchung. Zusätzlich kann am Vorabend ein Abführmittel verabreicht werden (etwa Bisacodyl, z.B. Prepacol, oder ein Anthrachinonpräparat, z.B. X-Prep). Dessen Anwendungszeitpunkt sollte so liegen, daß die Wirkung, meist 5–8 h nach der Einnahme, nicht mitten in der Nacht liegt (z.B. gegen 22 Uhr). Die Untersuchung liefert erst bei gut gereinigtem Darm ein zuverlässiges Ergebnis.

■ **Untersuchungstechnik.** Immer beginnt die Untersuchung mit einer gründlichen Inspektion der Analregion und einer digitalen rektalen Untersuchung. Sie wird beim nicht intubierten sedierten Patienten grundsätzlich in Linksseitenlage (erhöhtes Aspirationsrisiko in Rückenlage) durchgeführt. Von wenigen Ausnahmen abgesehen soll die endoskopische Untersuchung des Dickdarmes als *vollständige Koloskopie* geplant und mit einem dazu geeigneten flexiblen Koloskop (Arbeitslänge 130 cm) erfolgen. In mehr als 90% der Fälle ist mit diesen Geräten eine vollständige und gründliche Untersuchung des Analkanals, des Rektums, des Sigmoids, des gesamten Kolons und des terminalen Ileums möglich. Längere Geräte (170 cm) sind selten bei besonders langen und schwierigen Darmverläufen nötig. Für besondere Eingriffe und zur schnellen Beurteilung des anorektalen Überganges (Hämorrhoidalregion) ist ein starres *Proktoskop* zweckmäßig. Ob neuere flexible Koloskope mit Vergößerungsoptik, die detaillierte Bilder des Kryptenmusters im Kolon liefern (Olympus CF-200Z), einen diagnostischen Fortschritt bringen werden, ist noch nicht zu entscheiden. Auf absehbare Zeit bleibt die pathologisch-histologische Diagnose für die Therapie entscheidend.

Die Untersuchung unter *Durchleuchtung* hilft in wenigen, besonders schwierigen Ausnahmefällen, durch geeignete Dreh- und Begradigungsmaneuver unter Röntgenkontrolle das Zökum zu erreichen (Abb. 22.2). Die Intubation der Ileozäkalklappe gelingt meistens, ist aber manchmal schwierig. Sie muß nicht grundsätzlich erfolgen, sonder nur, wenn nach einer Beurteilung auch des terminalen Ileums gefragt ist. Die Untersuchung der Schleimhautoberfläche bedarf einer ausreichenden Luftinsufflation. Sie erfolgt beim Vorschieben, gründlicher aber noch beim Zurückziehen des Gerätes, das langsam Haustre für Haustre erfolgen soll. Wer flache und kleine Karzinome nicht übersehen möchte, muß sich dafür etwas Zeit nehmen, Spülwasseransammlungen absaugen, wenn nötig den Patienten umlagern. Der anorektale Übergang mit der Linea dentata kann am Schluß der Untersuchung durch das retroflektierte flexible Endoskop genau und vollständig inspiziert werden (Abb. 22.3).

22.1.3
Begleitmedikation

Die Frage, ob und wann bei der Gastroskopie oder der Koloskopie überhaupt eine Begleitmedikation nötig oder gerechtfertigt sei, läßt sich kaum generell beantworten. Es spielen dabei die persönliche Haltung des Patienten und des Untersuchers, die Besonderheiten des Eingriffs (Diagnostik oder Intervention, Dauer der Untersuchung) und auch die äußeren Umstände (ambulant oder stationär) eine Rolle. Für uns hat sich seit Jahren das folgende Vorgehen bewährt:

- Einfache *diagnostische Gastroskopien und Koloskopien* werden, auch mit Biopsien oder unkomplizierten Polypektomien oder anderen kleineren endoskopischen Eingriffen, in der Regel *ohne Sedierung* durchgeführt und den Patienten so angeboten. Sind diese einverstanden, wird der Eingriff am wachen Patienten durchgeführt, ohne daß vorher ein venöser Zugang gelegt wird.
- Sind die *Patienten ängstlich* und ihrer Belastbarkeit nicht sicher (v.a. bei der Koloskopie), wird vor der Untersuchung ein venöser Zugang gelegt mit dem Versprechen, ggf. bei Bedarf rasch eine Sedierung zu geben.
- Bei unangenehmen, sehr schwierigen und langwierigen Eingriffen oder besonders ängstlichen und unruhigen Patienten erfolgt fast immer *die Sedierung vor Beginn der Untersuchung*.

Generell vermeiden wir eine unnötige Belastung der Patienten und verfahren mit der Entscheidung zur *Sedierung* eher *großzügig*. Das gilt besonders auch für sehr schwer oder terminal kranke Patienten, für die oft wiederholte endoskopische Verfahren sonst besonders abschreckend sind. Das etwas erhöhte Risiko der kardiorespiratorischen Nebenwirkungen ist dabei in Kauf zu nehmen.

Als Medikament der ersten Wahl hat sich in unserer Klinik *Propofol* (Disoprivan, Klimofol) durchgesetzt, das sich wegen seiner günstigen pharmakokinetischen und pharmakodynamischen Eigenschaften hervorragend zur gesteuerten Sedierung eignet (Tabelle 22.1). Alternativ wird *Midazolam* (Dormicum) i.v. einge-

248 KAPITEL 22 Endoskopische Diagnostik und Therapie

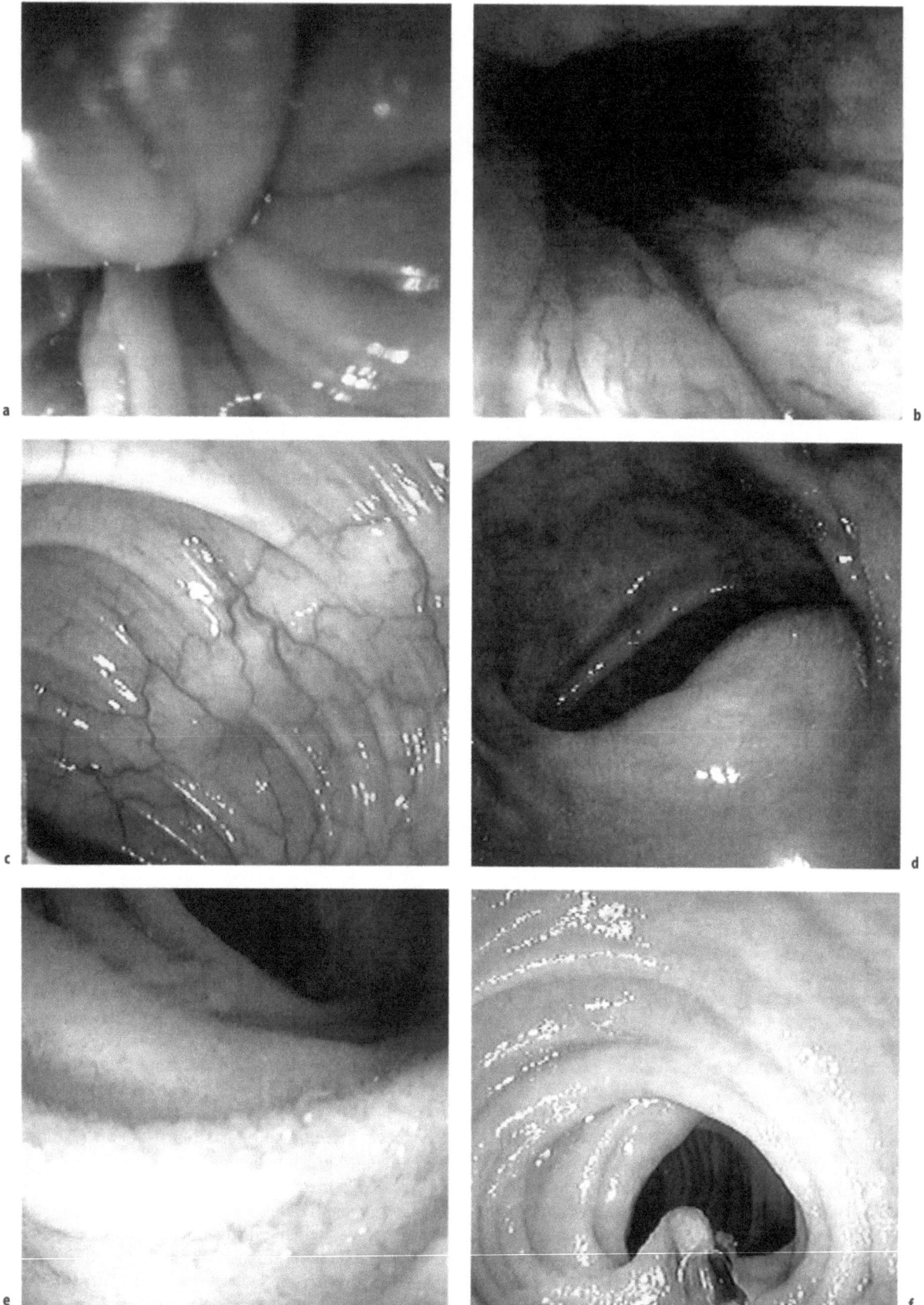

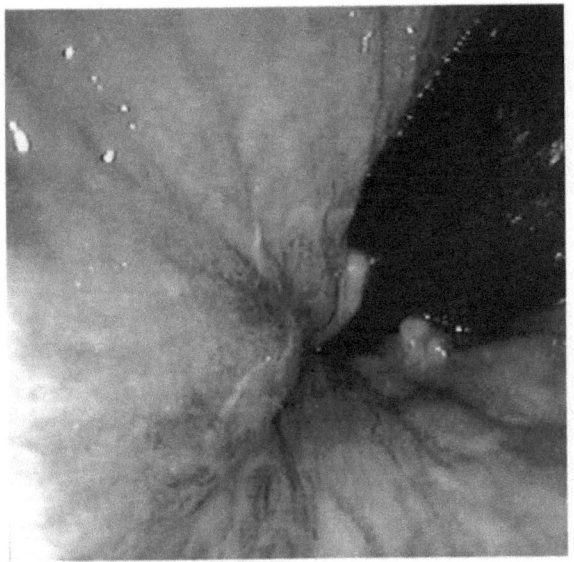 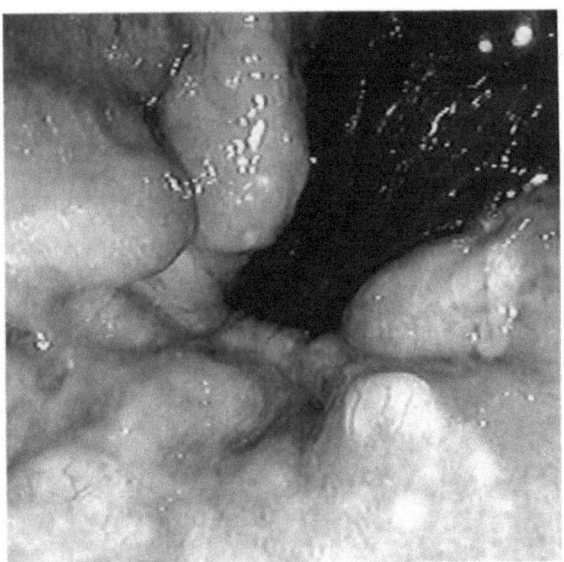

Abb. 22.3a, b. Beurteilung des anorektalen Übergangs mit einem flexiblen Videokoloskop (Olympus CF 140). **a** Linea dentata. **b** Hämorrhoidalplexus

setzt, gelegentlich auch eine Kombination beider Substanzen zum Einsparen der Propofolmenge.

Midazolam ist wie Propofol *kein Analgetikum*. Beide Substanzen bewirken eine Sedierung und eine ausschließlich *antegrade Amnesie*. Kreislauf- und Atemdepression sind in den üblichen, geringen Dosen minimal. Sie können aber bei Kombination mit Opiaten gefährlich werden. Vorsicht ist auch geboten bei Patienten mit Herzinsuffizienz und solchen mit chronischer obstruktiver Lungenerkrankung. Nach rascher i.v.-Injektion kann es zu vorübergehender *Apnoe* kommen. Deshalb müssen beim Einsatz dieser Medikamente alle technischen und personellen Möglichkeiten der kardiorespiratorischen Notfallbehandlung bereitstehen. Bei jeder Sedierung müssen *Pulsoximetrie* und *Blutdrucküberwachung* während der Untersuchung und der Aufwachphase erfolgen.

Selten reagieren Patienten auf *Benzodiazepingabe* mit Unruhe und Agitation („paradoxe Reaktion") und sind dann sehr schwer zu beherrschen. In solchen Fällen darf keinesfalls die Dosis erhöht werden (daran denken!). Die Therapie besteht in der Gabe von *Flumazenil* (Anexate), 0,2 mg im Bolus, danach in Minutenabständen weitere Boli von 0,1 mg i.v. bis zum Wirkungseintritt (bis zu 1 mg Gesamtdosis).

22.1.4
Befunddokumentation

Bei allen endoskopischen Untersuchungen des Gastrointestinaltraktes sollen die einsehbaren Darmanteile *systematisch* inspiziert werden. Die erhobenen Befunde sollen schriftlich und möglichst auch als Video oder Photo *(ausgedruckt und/oder elektronisch gespeichert) dokumentiert* werden. Bei der schriftlichen Befunddokumentation sollten die Befunde möglichst genau morphologisch beschrieben werden. Wichtig ist die korrekte Beschreibung von Form und Farbe der Befunde, außerdem von deren Ausdehnungsmuster: kontinuierlich oder diskontinuierlich, fleckförmig oder segmental, zirkulär oder nicht, genaue anatomische Lokalisation (oft sehr unsicher und schwierig, im Zweifel bei z. B. chirurgischen Konsequenzen evtl. durch Clip oder Tuscheinjektion markieren). Eine einheitliche Terminologie in deutscher Sprache wird z. Z. von der *Münchener Arbeitsgruppe Gastroenterologie* (MAG) in Anlehnung an die Konsensus-Terminologie der *Europäischen Gesellschaft für Gastrointestinale Endoskopie* (ESGE) entwickelt. Damit soll eine rechnergestützte Befunderfassung mit vergleichbaren Daten zwischen verschiedenen Kliniken ermöglicht werden. Auf diese Weise wären endoskopische Befunde besser als bisher der wissenschaftlichen Auswertung und auch der Qualitätskontrolle zugänglich. Daß sich hinter der einheitlichen terminologischen Oberfläche dann auch vergleichbare Inhalte verbergen werden, bleibt zu hoffen.

Abb. 22.2a–f. Koloskopie mit einem Videokoloskop (Olympus CF 140), normaler Befund. **a** Anus. **b** Analkanal mit Linea dentata. **c** Colon transversum mit scharfer, regelmäßiger Haustrierung, glatter glänzender Mukosa mit durchscheinenden zarten Gefäßen. **d** Ileozäkalklappe (Bauhini), gelblich prominent, man sieht von distal nur die „Oberlippe", darunter liegt die Öffnung. **e** Terminales Ileum mit zarter samtiger Mukosa – hier erkennt man sogar einzelne Zotten. **f** Terminales Ileum, Zangenbiopsie. die Mukosa ist samtig, rauher als im Kolon, sie reflektiert weniger glatt. Sie hebt sich bei der Biopsie zeltförmig von der Intestinalwand ab

Tabelle 22.1. Gebräuchliche Sedativa in der Endoskopie

Propofol[a]	Nichtwasserlösliches Hypnotikum mit *schnellem Wirkungseintritt* (30–40 s) und *rascher Umverteilung* ins Gewebe (t1/2 2–4 min) *Metabolische Clearance* mit einer Halbwertszeit von 30–60 min Rückverteilung aus dem Fettgewebe mit einer Halbwertszeit von 180–320 min Nach letzter Injektion fällt unabhängig von renaler oder hepatischer Funktion der Blutspiegel in 5–10 min unter die kritische Grenze von ca. 1 µg/ml und die Patienten wachen auf. *Wesentliche Nebenwirkungen:* Blutdruckabfall und Atemdepression *Dosierung:* Propofol 1% (10 mg/ml, aufgezogen auf jeweils 10 ml) Anfangsdosis 2 ml (20 mg), dann rasch weitere 4–6 ml (40–60 mg), wenn keine Nebenwirkungen auftreten. In der Regel tritt die Sedierung nach einer Dosis von 60–100 mg i. v. rasch ein, sehr schwere oder „metabolisch trainierte" Patienten bedürfen einer höheren Dosis. Bei längeren Untersuchungen muß die Substanz in Portionen von ca. 20 mg regelmäßig ca. alle 5–10 min nachgespritzt werden (keine Dauerinfusion), was eine ständige Kontrolle der verabreichten Dosis garantiert
Midazolam (Dormicum®)	Wasserlösliches (im Gegensatz zu Diazepam) Benzodiazepin *Halbwertszeit* von 2–3 h (verlängert bei Adipositas, Leberzirrhose und im Alter, verändert bei Rauchern). Die initiale Halbwertszeit im Plasma nach i. v.-Injektion liegt bei 10–15 min als Folge der Umverteilung. Es wird als Begleitmedikation bei endoskopischen Eingriffen gern eingesetzt wegen seines raschen Wirkungseintrittes, der relativ kurzen Wirkungsdauer (Aufwachen nach ca. 10–15 min, normale mentale Funktion nach 4 h) und der geringen Nebenwirkungen *Dosierung:* Einstiegsdosis 0,013 mg/kg KG, dann Titration bis etwa 0,06 mg/kg KG. In der Praxis bewährt, Initialdosis von nicht mehr als 2 mg i. v. zu geben und deren Wirkung abzuwarten (die bei alten Menschen schon erheblich sein kann). Für einen endoskopischen Eingriff reichen in der Regel 5 mg i. v. aus. Bei Alkoholikern und bei Kindern liegt die benötigte Dosis/kg KG oftmals höher
Diazepam (Valium®)	*Wasserunlöslich*, aber als Sojabohnenölemulsion (Diazepam-Lipuro-Emulsion) dennoch venenverträglich mit prinzipiell den gleichen Wirkungen wie Midazolam *Halbwertszeit* deutlich länger (43 + 13 h), entsprechend wahrscheinlicher das Eintreten von Nebenwirkungen Antagonisierung von Midazolam und Diazepam durch Flumazenil (Anexate): initial 0,2 mg i. v. Halbwertszeit ca. 1 h, danach evtl. erneute Sedierung durch verbliebenen Wirkspiegel: Patienten beobachten

[a] Der Einsatz von Propofol in der Endoskopie stellt eine große Erleichterung sowohl für den Untersucher als auch – und in erster Linie – für den Patienten dar. Er hat aber zugleich eine heftige und z. T. kontrovers geführte Diskussion über die beim Einsatz eines Hypnotikums notwendige Überwachung (Notwendigkeit der Anwesenheit eines Anästhesiologen) entfacht. Dabei stellt die Einführung von Propofol eigentlich keine neuen Aspekte dar. Die Substanz hat ähnliche Nebenwirkungen wie seit Jahren bei endoskopischen Eingriffen üblichen Benzodiazepine. Sie ist im Vergleich zu den vielfach üblichen „Cocktails" (Rohypnol®, Psyquil®, Atosil®, Dolantin® etc.) als leicht steuerbar und nahezu harmlos anzusehen. Um der aktuellen Rechtsprechung, aber auch sachlichen Erwägungen Rechnung zu tragen, sollte bei der Sedierung mit Propofol grundsätzlich eine kontinuierliche Überwachung von Blutdruck, Sauerstoffsättigung und EKG mit entsprechender Dokumentation erfolgen. Zudem sollte einer der beiden anwesenden Ärzte über eine intensivmedizinische Ausbildung verfügen. Eine Diskussion über Sicherheitsstandards wäre grundsätzlich zu *jeder Sedierung* – nicht ausschließlich nur für Propofol – angemessen.

22.2 Diagnostische und therapeutische Verfahren in der Endoskopie

22.2.1 Gewebsentnahmen

■ **Zangenbiopsien.** Zur Durchführung endoskopischer Biopsien (Tabelle 22.2) gibt es eine Reihe verschiedener Zangen. Sie sind so konstruiert, daß normalerweise nur die *Tunica mucosa*, manchmal mit der Tunica muscularis mucosae, erfaßt wird. In der Regel soll eine Biopsie nicht tiefer reichen, damit keine Blutung oder Perforation entsteht. Manche Zangen haben einen Dorn, der in der Schleimhaut verankert werden kann, damit die Zange bei der Biopsie nicht abrutscht, andere öffnen sich seitlich, um Biopsien in flachem Ansatzwinkel zu erleichtern. Andere Konstruktionen lassen mehrere (4–5) Biopsien aus einer Region zu, bevor die Zange geleert wird.

Besonders *große Zangen* werden zum Gewinn tiefer Biopsien unter Einschluß der *Tunica submucosa* eingesetzt. Das ist im Rektum unterhalb der peritonealen Umschlagfalte, also am besten nach dorsal unterhalb von 8 cm ab ano, ohne besonderes Risiko möglich. Hier träfe auch eine transmurale Biopsie ohne freie Perforation auf perirektales Bindegewebe.

Bei der *Zangenbiopsie* hebt sich normalerweise die Mukosa in typischer Weise zeltförmig von der intestinalen Wand ab. Das ändert sich, wenn sie infolge von Narben oder intramuralen Tumoren mit der Wand verbacken ist.

Bei der Verwendung von *Endoskopiezangen* in modernen Endoskopen ist peinlich auf die korrekte

Tabelle 22.2. Indikationen zu Biopsien im Duodenum abhängig vom endoskopischen Befund

Endoskopischer Befund	Strategie, nachzuweisende Erkrankungen, Verdachtsdiagnosen	Praktisches Vorgehen, Technik der Gewebsgewinnung
endoskopischer Normalbefund	*meistens* Ausschluß einer faßbaren Erkrankung, keine wegweisenden klinischen Befunde	keine Biopsie (Regelfall).
	seltener klinischer Verdacht auf Malabsorption, Lambliasis, Sprue, M. Whipple, Kryptosporidien, Mikrosporidien (v. a. bei AIDS-Patienten)	mindestens 3 Biopsien im distalen Duodenum; bei M. Whipple an Lymphom denken; Biopsien für Bakteriologie, Mikrobiologie nach Rücksprache mit den jeweiligen Labors
endoskopisch „Duodenitis" (Ödem, Erosionen)	peptische proximale Duodenitis, M. Crohn, Infektionen besonders bei Immunschwäche	mindestens 3 Biopsien
Ulkus duodeni	im Bulbus, präpylorisch: Helicobacterinfektion	je 1 Biopsie präpylorisch und im Corpus ventriculi für Ureasetest (oder für Histologie)
	atypisch, chronisch, therapierefraktär: M. Crohn, Lymphom ausschließen postbulbär: Malignom ausschließen (Lymphome, Karzinome)	>5 Biopsien aus Ulkusrand und -grund
Duodenalpolyp	abhängig von der Morphologie, Biopsie oder Abtragung (Neoplasien) EUS mit Minisonden zur Charakterisierung und Schichtenzuordnung	typische Adenome und suspekte Befunde möglichst ganz abtragen. bei V. a. Regeneratschleimhaut, Magenkorpusschleimhautektopie, Brunnerome nur 3–5 Biopsien
Submuköse Tumore	EUS zur Schichtenzuordnung und Größenbestimmung (zahlreiche Differentialdiagnosen: myogene Tumore, Lipome, Karzinoide, Gefäßformationen u. a.)	endoskopische Resektion (kleinere Befunde in Mukosa und Submukosa) oder Zangen-, auch Schlingenbiopsie
suspekte Papilla Vateri	Adenome, Karzinome, Hyperplasien, inflammatorische Polypen, Infektionen (bei AIDS-Patienten). EUS und ERCP zum Staging. Auch bei Adenomen Ausbreitung in den Gang erfassen (Endosonographie, Cholangioskopie)	Adenom: Endoskopische Papillektomie des gesamten Adenoms. Biopsien auch aus der Ampulle (erfordert Papillotomie) Karzinom: Operation

Funktion der Zangen zu achten. Vor jedem Einsatz müssen sie vom Assistenzpersonal geprüft und genau inspiziert werden. Defekte Zangen können v. a. beim Rückzug durch das Gerät durch scharfe Metallteile den Arbeitskanal beschädigen und zu sehr teuren Reparaturen führen. Ob aus hygienischen Gesichtspunkten Endoskopiezangen (und andere endoskopische Instrumente) als Einmalmaterial eingesetzt oder sterilisiert und wiederverwendet werden sollen, wird kontrovers diskutiert.

■ **Polypektomie, Mukosektomie, Schlingenresektion.** Bei diesen Techniken werden definierte größere Gewebsstücke endoskopisch abgetragen. Hier wird die Diagnostik in Form einer „*Komplettbiopsie*" des pathologischen Befundes in vielen Fällen zum therapeutischen Eingriff.

Bei der Biopsie aus diffusen Mukosaveränderungen besteht das Ziel darin, dem Pathologen möglichst repräsentative Proben zu übergeben. Das kann mißlingen, wenn z. B. nur das Adenom oder die Dysplasie, nicht aber das Karzinom dicht daneben erfaßt sind. Besser ist die Situation bei umschriebenen Veränderungen. Wann immer möglich, sollte bei lokalen Befunden wie Polypen die *gesamte Läsion entfernt* und zur histologischen Begutachtung geschickt werden. Bei entsprechender Ausbildung des Endoskopikers lassen sich polypartige Befunde im gesamten Gastrointestinaltrakt endoskopisch abtragen, sofern sie auf die Tunica mucosa oder submucosa beschränkt und endoskopisch erreichbar sind. Die *Polypektomie* erfolgt am einfachsten und schnellsten mit einer geeigneten monofilen Diathermieschlinge unter Verwendung von reinem Koagulationsstrom oder Mischstrom mit neueren Diathermiegeräten (Abb. 22.4). Die *Mukosaablation* bei oberflächlichen Dysplasien oder Karzinomen sollte dem Pathologen möglichst intaktes Gewebe liefern. Deshalb benutzen wir in diesen Fällen reinen Schneidestrom oder Mischstrom mit hohem Anteil an Schneidestrom, in der Regel mit einer Leistung von 60 Watt. Unterstützend können verschiedene Techniken wie Unterspritzen oder Ansaugen angewandt werden, um die Läsion für die Abtragung günstig zu exponieren. Es ist sehr wichtig, daß das abgetragene Gewebe – bei großen Läsionen meistens mehrere Stücke – *vollständig geborgen* und untersucht wird (Abb. 22.5). Auch Adenome der Papilla Vateri lassen sich endoskopisch

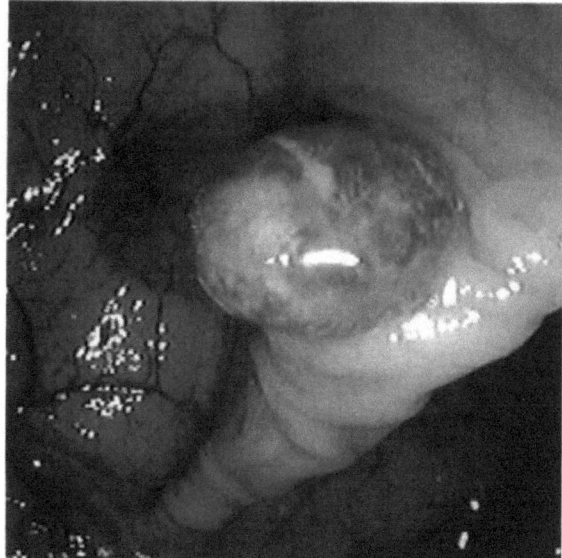
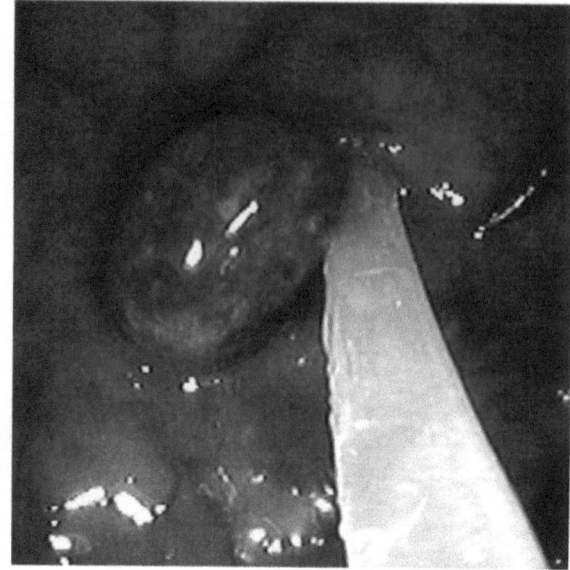
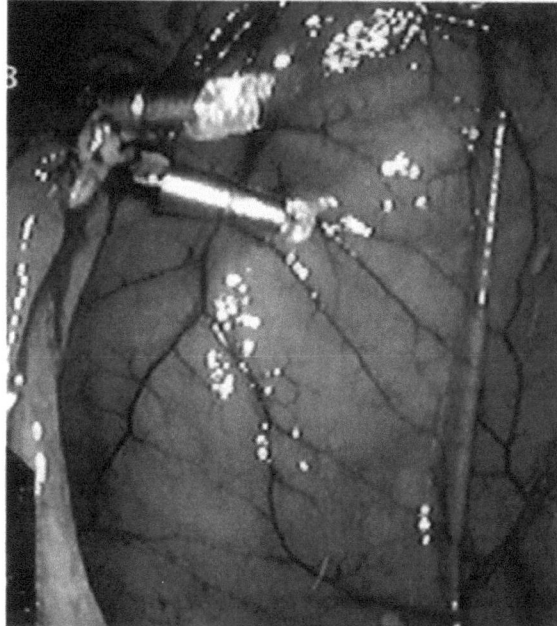

Abb. 22.4 a–c. Polypektomie im Kolon. **a** Kolonpolyp mit kurzem Stiel. **b** Der Polyp wird unterhalb seines Kopfes mit der Diathermieschlinge gefaßt. **c** Die Abtragungsstelle wird zur Blutstillung mit 2 Hämoclips versorgt

vollständig entfernen. Dabei ist darauf zu achten, daß der gesamte Tumor entfernt wird, also auch Anteile aus der Ampulle. In manchen Fällen kann die Papille vollständig mit der Schlinge gefaßt und in einem Stück reseziert werden, in anderen gelingt die Resektion nur stückweise und nach einer Papillotomie (Abb. 22.6).

■ **Stromarten, Diathermie, Argonplasmakoagulation (APC).** Seit langem wird Diathermiestrom in der Chirurgie und in der Endoskopie therapeutisch eingesetzt. Zur Anwendung kommen im wesentlichen 2 Stromarten. Hochfrequenter *Schneidestrom* führt zu einem Schnitt weitgehend ohne Koagulationsnekrosen und wird endoskopisch bei der Papillotomie und der Mukosaablation eingesetzt. Impulsmodulierter *Koagulationsstrom* führt zur begrenzten Gewebserwärmung mit Eiweißdenaturierung und Bildung einer typischen gelblichen Koagulationszone, in der die Gefäße kontrahiert sind. Dieser Strom wird endoskopisch zur Blutstillung und bei der Polypektomie (wenn die Blutstillung gleichzeitig im Vordergrund steht) eingesetzt. Mit modernen *Hochfrequenzgeneratoren* können auch besondere *Mischeffekte zwischen Schneide- und Koagulationseffekt* angewählt werden, die für den endoskopischen Einsatz besonders geeignet sind. Der Effekt dieser Stromanwendungen hängt von der Stromart, der Leistung und den eingesetzten differenten Elektroden ab. Indifferente Elektrode ist immer eine großflächig möglichst am Oberschenkel angebrachte Neutralelektrode (neuerdings meist selbstklebend). Als differente Elektrode zur lokalen Stromanwendung werden *Schlingen, Papillotome, Nadelmesser, Koagulationssonden* und die *Argonplasmakoagulation* eingesetzt.

Für definierte und saubere Effekte, v. a. wenn Schnitte mit intaktem Gewebe erwünscht sind, sollte die *Elektrode* möglichst kleinflächigen und kontrollierbaren Gewebekontakt haben. Es resultiert eine hohe Stromdichte in einer begrenzten Zone. Deshalb setzen wir bei Papillotomen und Schlingen möglichst kurze und immer monofile, dünne Drähte ein. Mit welcher Leistung und welcher Stromqualität im Einzelfall das beste Ergebnis erzielt werden kann, muß der Untersucher durch Erfahrung herausfinden.

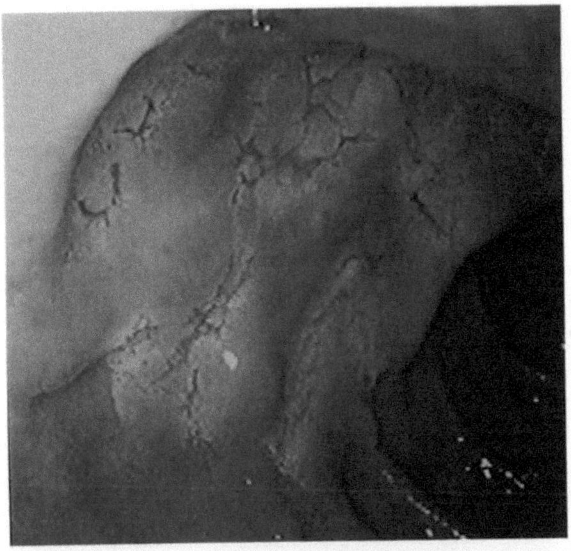

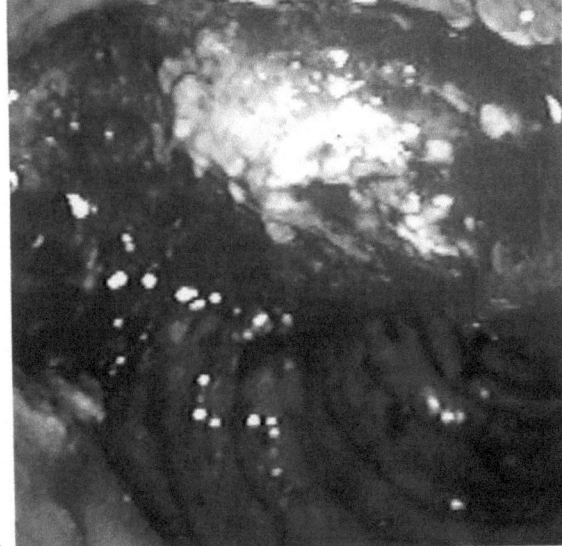

Abb. 22.5 a–e. Mukosaablation im Duodenum. **a** Flächiges tubulovillöses Adenom im Duodenum, die Papille einschließend. **b** Das Adenom mit einer durch den Arbeitskanal des Endoskops eingebrachten Ultraschallsonde (Durchmesser: 2,4 mm, UM-3R, 20 MHz, Olympus, Hamburg) und Wasserfüllung des Lumens. **c** Das entsprechende endosonographische Bild, hier normale Duodenalwand mit (*schematisierte Vignette*) Mukosa (*m*), Submukosa (*sm*), dazwischen die Muscularis mucosae, als Organgrenze die Muscularis propria (*schwarze Pfeilspitzen*), dahinter der Pankreaskopf. Die Wand ist 2–3 mm dick, 1 Teilstrich der Achsen entspricht 5 mm. **d** Das Adenom zeigt sich endosonographisch als verdickte Mukosaschicht, die Organgrenzen (Muscularis propria, *weiße Pfeilspitzen*) und die Muscularis mucosae (*Pfeile*) erscheinen erhalten. **e** Nach endoskopischer Schlingenresektion des gesamten Adenoms sieht man die scharfen Schnittränder, im Zentrum der Resektionsfläche von der Mukosa entblößt die Papilla major

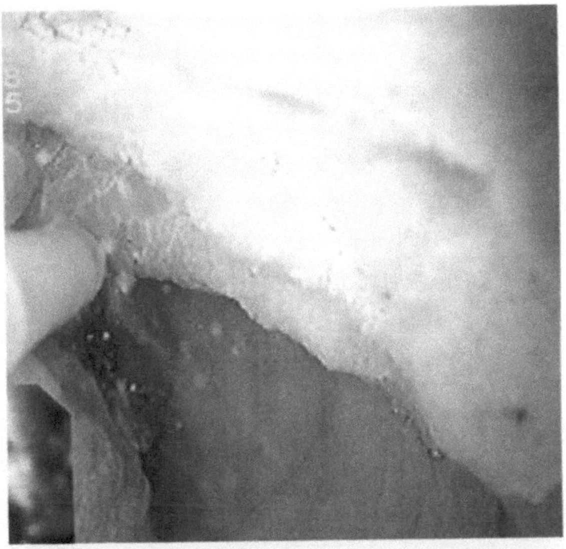

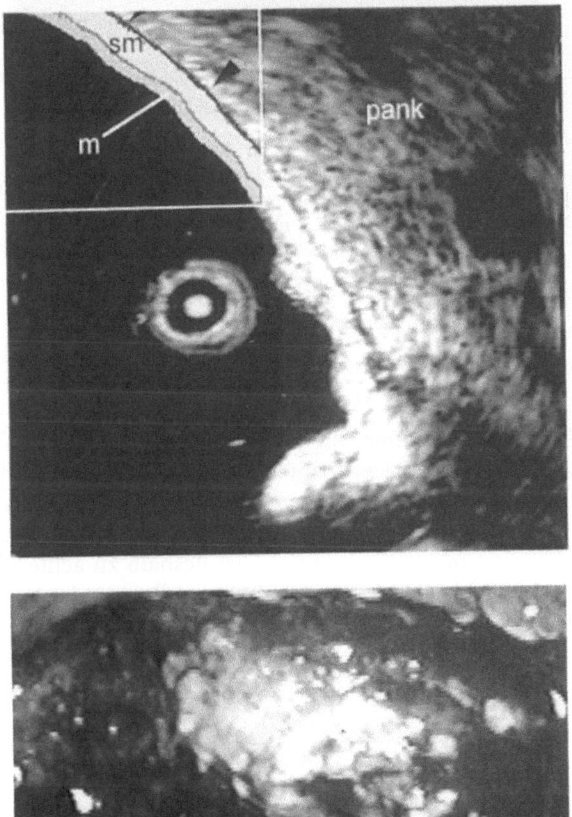

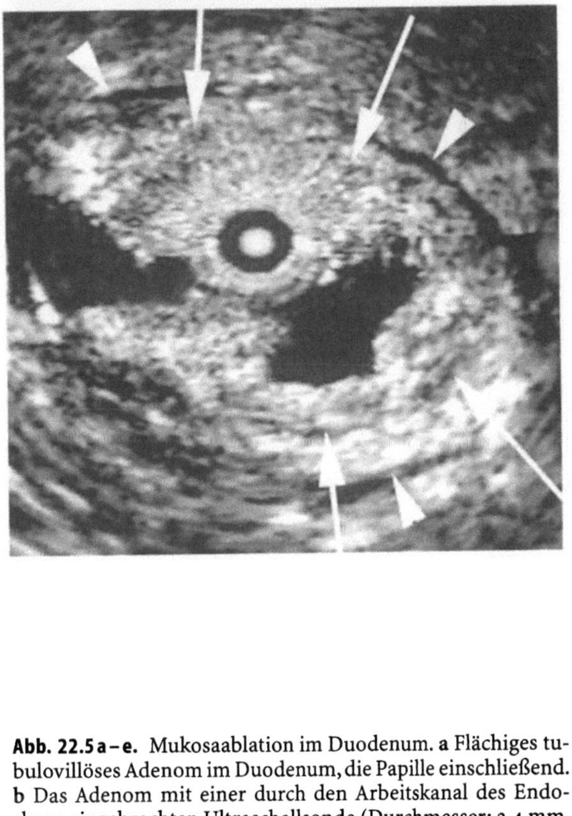

254 KAPITEL 22 Endoskopische Diagnostik und Therapie

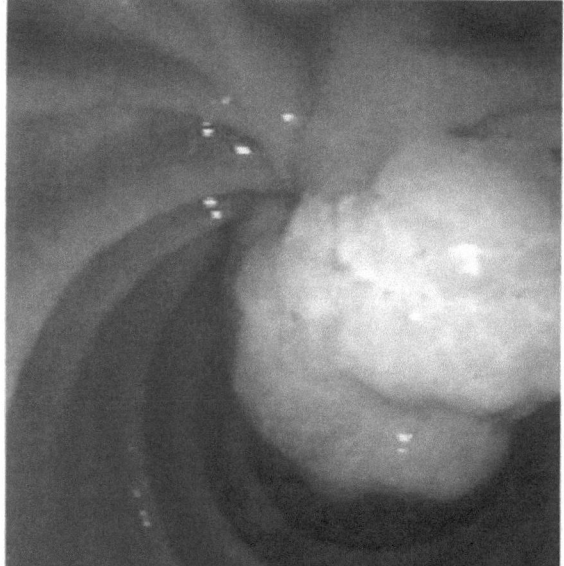

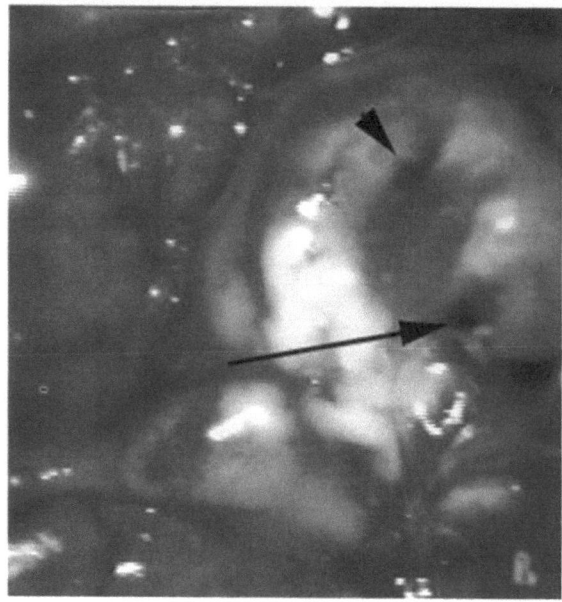

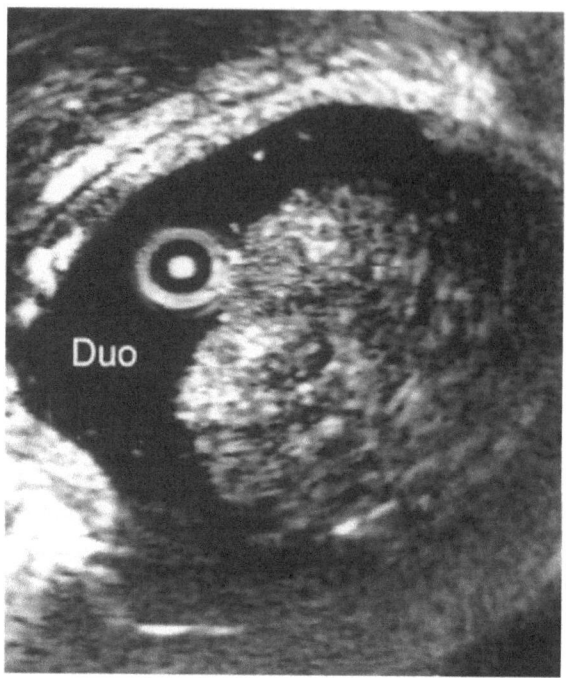

Abb. 22.6 a–c. Papillenresektion. **a** Ein Adenom der Pailla major imponiert wie ein gestielter Polyp, die Ostien der Gänge sind nur zu ahnen. **b** Die Endosonographie mit der Miniultraschallsonde (Durchmesser 2,4 mm, UM-3R, 20 MHz, Olympus, Hamburg) zeigt eine intakte Duodenalwand und das Adenom. **c** Nach Schlingenresektion des gesamten Adenoms in einem Stück sieht man Gallenmündung (*Pfeilspitze*) und Pankreasostium (*Pfeil*) im Wandniveau

Die *Argonschutzgaskoagulation* oder Argonplasmakoagulation (APC) ermöglicht eine kontaktlose Koagulation ohne oxidative Reaktionsprozesse (Abb. 22.7). Es wird ein Lichtbogen über einen Strahl von ionisiertem Argongas aufs Gewebe geführt. Blut und Flüssigkeiten werden durch den Gasstrom vom Zielgewebe weggeblasen. Dieses Gerät hat in vielen Kliniken den aufwendigeren Laser verdrängt. Es wird vorwiegend zur *Blutstillung* eingesetzt (bei diffusen Blutungen, Angiodysplasien) und zur Destruktion von Mukosaarealen (rasenartige Polypenreste, Palliation durch Koagulation exophytischer Tumoranteile).

■ **Komplikationen.** Bei jeder Biopsie im Gastrointestinaltrakt ist prinzipiell mit einer *Blutungskomplikation* zu rechnen, die auch noch nach Stunden oder sogar Tagen klinisch manifest werden kann. Auf eine normale Gerinnung ist deshalb zu achten. *Thrombozytenaggregationshemmer* sollten am besten eine Woche vorher abgesetzt werden, wenn große Biopsien oder solche an schwer zugänglichen Stellen erfolgen müssen. Die Blutstillung erfolgt endoskpisch (Kap. 14).

Die Risiken größerer Resektionen sind *Blutung* und *Perforation*. Beiden läßt sich vorbeugen. Zunächst zeigt die Endosonographie mit Minisonden sofort die Beziehung der Läsion zu den intestinalen Wandschichten und ihre Gefäßversorgung (s. unten, 22.2.3). Nur Befunde mit erhaltener Submukosaschicht lassen sich ohne Perforationsrisiko endoskopisch abtragen. Bei größeren zuführenden Gefäßen kann eine prophylaktische Unterbindung durch *Hämoclips* (Olympus, Hamburg) oder eine *Adrenalininstillation* erfolgen. Jedenfalls müssen vor der Abtragung immer geeignete Maßnahmen zur endoskopischen Blutstillung vorbereitet sein. Perforationen werden vermieden, indem man die abgetragenen Par-

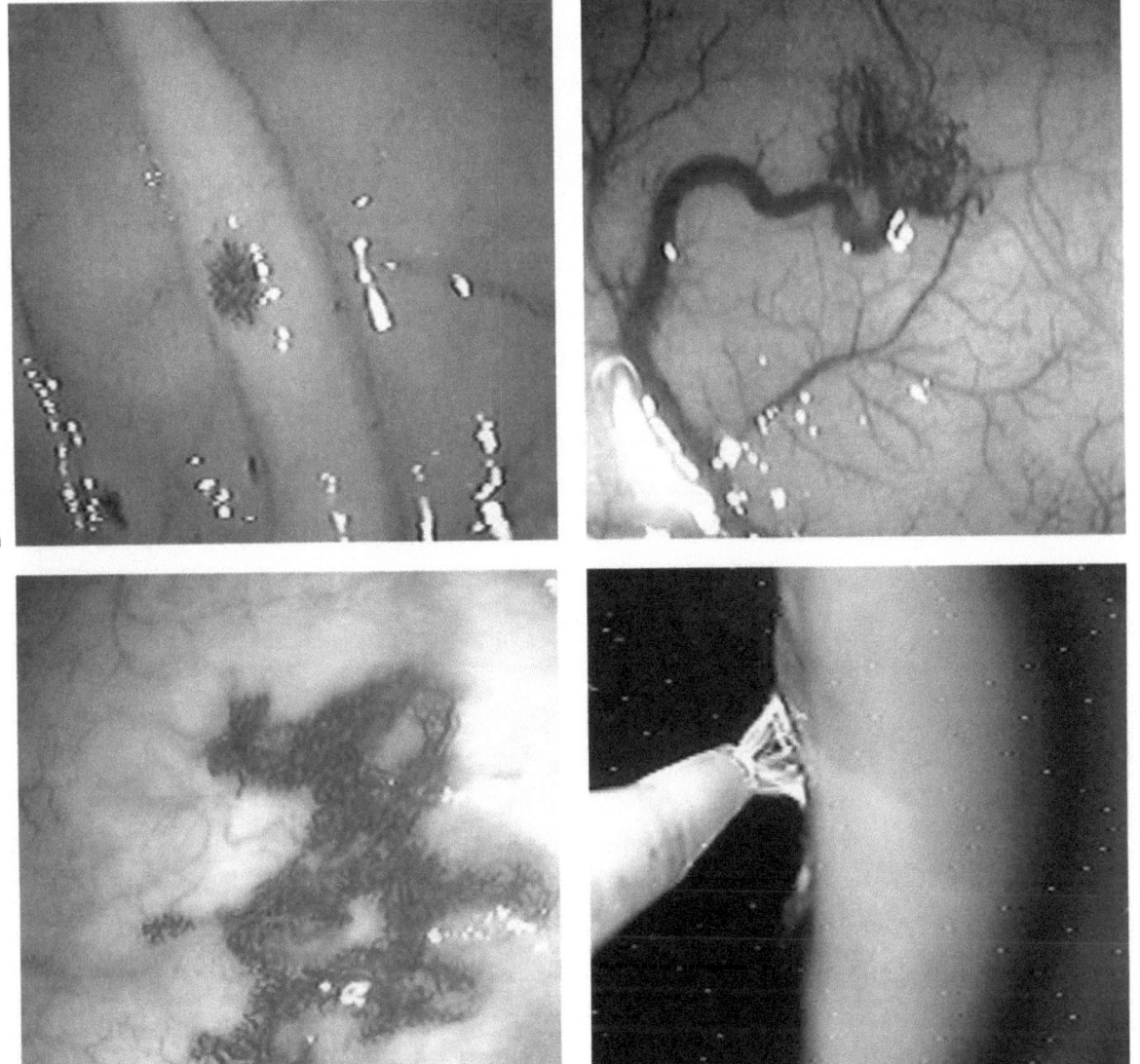

Abb. 22.7 a–d. Angiodysplasien und ihre Behandlung durch Argonschutzgaskoagulation. **a** Kleine Angiodysplasien im Duodenum (bei M. Osler). **b** Angiodysplasie im Colon ascendens. **c** Angiodysplasie im Zökum. **d** Argonplasmakoagulation (APC): Überschlag des Diathermiestroms über das ionisierte Argongas ohne direkten Kontakt der Sonde zur Wand.

tikel nicht zu groß faßt, auf ein Abheben des Resektates von der „Unterlage", d. h. der Tunica muscularis propria, achtet, und nicht zu viel koaguliert. Große koagulierte Wandanteile können vollständig nekrotisch werden und zur verzögerten „Sekundärperforation" führen. Gestielte *Polypen* sind nicht an der Basis des Stiels, sondern der des Polypen, also ziemlich dicht am Kopf des Polypen abzutragen. Basiswärts können prophylaktisch Clips oder *Schlingen* (Endoloop, Olympus, Hamburg) angebracht werden.

Die *Komplikationsrate der diagnostischen Koloskopie* liegt insgesamt bei ca. 0,4%, davon 0,2–0,4% Perforationen, äußerst selten treten Blutungen nach Biopsieentnahme auf.

Die *Komplikationsrate* bei *Polypektomien* betrifft fast ausschließlich *Blutungen* (0,7–2,5%) und *Perforationen* (0,3–1,0%). Sie liegt insgesamt zwischen 0,5 und 2% und ist sehr vom Untersucher und der Komplexität der Eingriffe abhängig. Selbst bei der Abtragung sehr großer Kolonpolypen (>3 cm) liegt das *Perforationsrisiko* nur bei 0,2%. Die Polypektomie hat eine sehr geringe Letalität (0,05%). Auch bei der Resektion von Papillenadenomen bestehen die Risiken der Blutung und der Perforation, zusätzlich aber v. a. das der *Pankreatitis*.

Um dem Risiko einer durch die Papillektomie ausgelösten Pankreatitis vorzubeugen, versorgen wir den Pankreasgang für einige Tage danach mit einer 7F-Endoprothese.

Bei endoskopischen Untersuchungen kann es gelegentlich zur *Bakteriämie* kommen: gering ist das Risiko bei ÖGD (4%), Koloskopie und Sigmoidoskopie (3%). Höher liegen die Raten bei der ERCP (15%), Varizensklerosierung (18%), Ösophagusdilatationen (45%) und ERCP bei Verschlußikterus. Längere Dauer des Eingriffs oder therapeutische Maßnahmen (Gallengangsprothesen, Papillotomie, Polypektomie, Biopsien) erhöhen das Bakteriämierisiko nicht signifikant. Bei *Hochrisikopatienten* (künstliche Herzklappe, Endokarditisanamnese, synthetische Gefäßprothesen) besteht in der postoperativen Phase ein hohes Infektionsrisiko durch transiente Bakteriämien. Deshalb ist in solchen Fällen eine *generelle* Antibiotikaprophylaxe bei endoskopischen Eingriffen vertretbar. Nach Ablauf der postoperativen Phase ist für *Hochrisikopatienten* eine Antibiotikaprophylaxe bei Eingriffen mit hohem Bakteriämierisiko zu empfehlen. Bei Eingriffen mit geringem Bakteriämierisiko muß die Indikation zur Antibiotikaprophylaxe von Fall zu Fall gestellt werden.

■ **Endokarditisprophylaxe.** 2,0 g Ampicillin (oder anderes Aminopinicillin; +1,5 mg/kg Gentamycin) i.v. 30 min vor der Endoskopie sowie nach 8 h (alternativ: 1,5 g Amoxicillin oral nach 6 h).

22.2.2
Ernährungssonden, PEG

Neben der *nasoenteralen Sondenernährung*, die für kurze Episoden noch eingesetzt wird, ist die Sondenernährung über die *PEG* (perkutane endoskopische Gastrostomie) der Standard für die enterale Sondenversorgung geworden (Abb. 22.8).

■ **Technik.** Bei der *Fadendurchzugsmethode* wird unter endoskopischer Kontrolle der mit Luft aufgeblasene Magen unter Lokalanästhesie durch die Bauchwand punktiert. Ein Faden wird durch die Punktionsnadel in den Magen geschoben, das Ende mit dem Endoskop gefaßt und durch den Mund herausgezogen. Jetzt wird die Sonde selbst oder eine Schleuse an den Zugfaden gebunden und peroral-transösophageal in den Magen und mit ihrem äußeren Ende durch Magenwand und Bauchdecke gezogen. Eine innere Scheibe als Widerlager liegt dann der Magenmukosa an und fixiert die Magenwand an die Bauchwand. Die Sonde wird auf der Bauchhaut unter mäßigem Zug fixiert. Die Schleuse kann entweder direkt zur gastralen Ernährung oder aber als Schleuse für eine dünnere jejunale Ernährungssonde, die eigens endoskopisch im Dünndarm plaziert werden muß, dienen. Folgende Einzelheiten sind für ein *komplikationsarmes Vorgehen* wichtig:

- Rasieren der epigastrischen Bauchhaut. Wenn nötig, ausreichende Sedierung und entsprechende Überwachung des oft schwerkranken Patienten. Es ist wichtig, daß die Patienten während des Eingriffs ruhig liegen, nicht würgen oder husten.

- *Beginn* in *Linksseitenlage* mit einer *vollständigen Gastroduodenoskopie*, gründliches Freisaugen des Magens (ohne Flüssigkeit keine Aspiration), Kennenlernen der anatomischen Verhältnisse (Ulkus, Tumor, Narben, Anastomosen, freie Passage?).

- Drehen des Patienten in *Rückenlage*, Aufblasen des Magens, sehr gründliches und geduldiges Aussuchen der besten Punktionsstelle: die *Diaphanie* des endoskopischen Lichtes muß eindeutig, die Impression des Fingers von außen im Magen ebenfalls gut zu sehen sein. Sie soll an der Punktionsstelle den Magen nicht tangential, sondern mitten von anterior imprimieren. Andernfalls droht der Stich zum Schnitt zu werden mit Abgleiten der Nadel am Magen, Blutung und Perforation. An der ausgesuchten Stelle wird die *Lokalanästhesie* gesetzt, die Nadelspitze muß im Magen an gewünschter Stelle erscheinen (*Testpunktion*). Vorsicht mit dem Endoskop, nicht das Abwinkelungsgummi punktieren lassen.

- Nach einer *Stichinzision* der Haut mit einem Skalpell *Punktion* mit der Schleuse, rasches Einführen des Fadens (darauf achten, daß die Luftfüllung erhalten bleibt), Greifen des Fadens mit der Biopsiezange, Extraktion nach außen. Dieser 4. Schritt muß sehr rasch und konzentriert erfolgen.

- Jetzt kann in Ruhe die *Sonde mit der Halteplatte* plaziert und fixiert werden (Vorsicht bei der Passage stenosierender Ösophagustumore – bei gefühlvollem Zug gelingt sie immer, wenn ein Endoskop passieren konnte).

- Die Lage der PEG muß nicht endoskopisch kontrolliert werden, Instillation und Rückaspiration von etwas Kochsalzlösung sind ausreichend. Die PEG kann bei *korrekter Lage sofort benutzt* werden.

Abb. 22.8 a–f. Perkutane endoskopische Gastrostomie (PEG). **a** Diaphanie in Rückenlage: an der geeigneten Punktionsstelle scheint das Licht des Endoskops durch Magenwand und Bauchdecke, welcher der Magen direkt anliegt. **b** Endoskopisch ist an dieser Stelle der von außen imprimierende Finger gut zu sehen: so wird die optimale Position der PEG gewählt. **c** Die Schleuse für den Faden hat den Magen punktiert, links steht die Zange bereit, um den Faden zu fassen. **d** Der Zugfaden läuft durch die Schleuse nach innen, wird mit dem Endospkop zum Mund herausgezogen. **e** Die PEG-Sonde ist mit ihrer Spitze mitsamt der Schleuse durch die Bauchdecke nach außen gezogen. **f** Die PEG-Sonde mit Halteplatte: korrekter Sitz im Magen

22.2 Diagnostische und therapeutische Verfahren in der Endoskopie

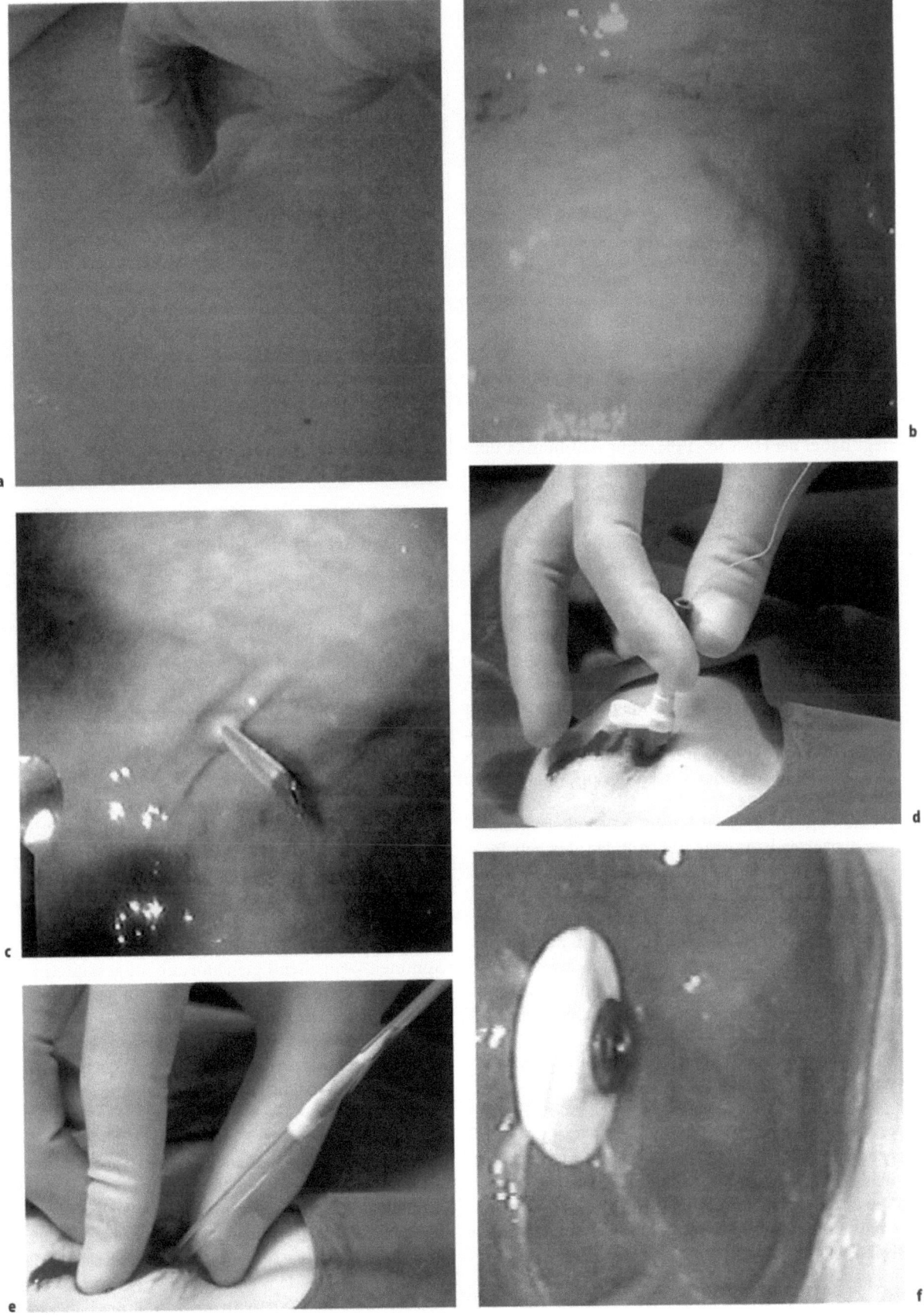

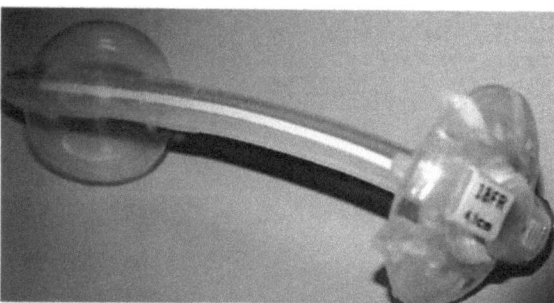

Abb. 22.9. „Button". Diese Silikonschleuse kann über den Fistelkanal der PEG-Sonde gegen diese ausgetauscht werden. Er wird mit dem Ballon geblockt, der flache Verschluß ist relativ komfortabel zu tragen. Die „Buttons" werden in unterschiedlichen Längen für verschieden dicke Bauchdecken angeboten

Unter verschiedenen Techniken hat sich als die *sicherste* die *Fadendurchzugsmethode* mit *Antibiotikaprophylaxe* erwiesen. Die Rate *lokaler Infektionen* liegt dabei bei etwa 10–14%, ohne Antibiotika doppelt so hoch. Als seltene schwere Komplikationen sind bei allen Techniken Aspiration, Tumoraussaat im Punktionskanal, gastrokolische Fisteln, Blutungen, nekrotisierende Fasziitis, Magenperforation, Peritonitis mit einer Inzidenz von etwa 1% zu fürchten. Die Letalität liegt unter 0,5%.

Um v.a. bei bettlägerigen Patienten (neurologische Patienten, Intensivmedizin) dem häufigen *Reflux mit Aspirationsgefahr* zu begegnen, wird oft die PEG in eine *Jejunostomie* (PEJ) umgewandelt, indem durch die vorhandene Fistel eine Schleuse mit einer längeren, jejunal plazierten Sonde eingebracht wird. Der jejunale Schenkel muß endoskopisch plaziert werden. Damit wird der Vorteil des physiologischen Magenreservoirs aufgegeben. Ob sich Refluxprobleme objektiv bessern lassen, ist fraglich. Bei Magenoperierten kann eine PEG mit der gleichen Technik wie im Magen auch *im Jejunum* plaziert werden. Dabei ist das Risiko höher, die *Diaphanie* manchmal schwer zu sehen. Es empfiehlt sich in solchen Fällen, den Ultraschall orientierend zu Hilfe zu nehmen.

Die *PEG* ist eine geeignete Maßnahme zur *Dekompression* bei Tumorpatienten mit Obstruktion des oberen Gastrointestinaltraktes. Dabei reichen die üblichen Sonden von 15 CH Durchmesser aus. Auch zur Gastropexie bei intermittierendem Magenvolvulus ist die PEG verwendet worden.

Wenn die Sondenernährung über eine PEG längerfristig durchgeführt werden muß, kann die PEG gegen einen sog. „*Button*" ausgetauscht werden. Dabei handelt es sich um eine Silkonschleuse mit einem Verschluß auf Hautniveau, die die direkte Nahrungszufuhr oder das Einführen einer Ernährungssonde erlaubt (Abb. 22.9).

22.2.3
Endosonographie mit Minisonden

Flexible Sonographiesonden (z.B. UM 3R, Olympus, Hamburg, Durchmesser 2,4 mm, Frequenz 20 MHz) können durch den Arbeitskanal der üblichen Endoskope geschoben werden. Auf diese Weise können während der normalen endoskopischen Routineuntersuchung suspekte Strukturen endosonographisch beurteilt werden. Durch die hohe Frequenz entstehen Bilder sehr hoher Auflösung bei geringer Eindringtiefe. Die intestinalen Wandschichten und dahinter liegende *Strukturen bis etwa 2 cm Abstand* von der Sonde sind präzise darstellbar. So gelingen das Staging mukosaler Tumoren (T-Staging), die Zuordnung unter der Mukosa gelegener Tumore zu den Wandschichten (submukös, muskulär, extramural?, Gefäß?). Häufig trägt die Sonomorphologie zur Diagnostik bei. Besonders hilfreich ist sie vor einer endoskopischen Resektion (s. oben).

22.3
Einzelne Krankheitsbilder

22.3.1
Kolon

Die Schleimhaut im Kolon sollte möglichst mit einer einheitlichen und konsensfähigen Terminologie beschrieben werden. Das endoskopische Vorgehen richtet sich nach den häufig typischen pathologischen Befunden (Tabelle 22.3).

Sporadische Kolonpolypen (Kap. 50)
Kolonpolypen sind häufig. Unter asymptomatischen Menschen mit normalem Risiko liegt die Prävalenz von Kolonpolypen in koloskopischen Studien über 25%, die des kolorektalen Karzinoms unter 1%, sie wächst mit dem Alter und liegt jenseits des 60. Lebensjahres für Polypen bei 30–40%. Kolonpolypen kommen weitgehend gleichförmig im gesamten Kolon vor, gewisse segmentale Schwankungen der Häufigkeit spielen für die Praxis keine Rolle.

Die Größe eines Adenoms und das Ausmaß seiner villösen Komponente sind die wesentlichen voneinander unabhängigen *Risikofaktoren*, die mit einer hochgradigen *Dysplasie* einhergehen. Die sog. „Adenom-Karzinom-Sequenz", also die Tatsache, daß adenomatöse Polypen maligne entarten können, kann als gesichert gelten. Deshalb sollten bei einer Koloskopie *alle Polypen endoskopisch* entfernt werden. Bei kleineren Polypen ist es nicht möglich, endoskopisch zwischen hyperplastischen und adenomatösen Polypen zu entscheiden. Polypen unter 10 mm Durchmesser sind in 1–1,5% maligne, während in einer

Tabelle 22.3. Endoskopisches Vorgehen bei verschiedenen morphologischen Aspekten im Kolon

Endoskopisches Bild	Endoskopische Befundung und Beurteilung	Endoskopisches Vorgehen
normaler Aspekt bei Symptomen Frage nach Kollagenkolitis, lymphozytärer Kolitis, Amyloidose, Infektionen (besonders bei AIDS-Patienten)	Normalbefund; Zuverlässigkeit des Befundes: vollständige Ileokoloskopie, eingesehene Bereiche, Reinigungsverhältnisse?	Biopsien nur bei Beschwerden (Diarrhö): dann Stufenbiopsien aus Ileum, Zökum, Aszendens, linker Flexur, Transversum, rechter Flexur, Deszendens, Rektum, je 2–3 Biopsate
Melanosis	Befund beschreiben	wie Normalbefund
Diffuse oder herdförmige entzündliche Veränderungen; chronisch-entzündliche Darmerkrankungen, Infektionen, Amyloidose, Endometriose, Lymphome, Pneumatose, Vaskulitiden, Mesenterialarterienverschlüsse, medikamentös induzierte Kolitiden	Anzahl; Größe, Lokalisation, Verteilung der Befunde: *Enterokolitis, Kolitis, Proktitis* Genaue Beschreibung der Läsionen (wobei in der täglichen Praxis rein deskriptive und diagnostische Angaben oft nicht sauber zu trennen sind)	Stufenbiopsien aus Ileum, Zökum, Aszendens, linker Flexur, Transversum, rechter Flexur, Deszendens, Rektum, je 2–3 Biopsate Bakteriologie, spezielle Kulturen nach Rücksprache mit den entsprechenden Labors
Divertikel	Anzahl, Größe, Lokalisation, Verteilung *Divertikulitis*: Ödem, Schwellung, Rötung, Stenose	DD; synchrones Karzinom; biopsieren (Vorsicht: Perforationsgefahr)
Polypen	Anzahl, Größe, Lokalisation, Verteilung Form (Knospe, gestielt, schmalbasig, breitbasig, rasenartig); Mukosaoberfläche (intakt, glatt, rauh, unregelmäßig, erodiert, ulzeriert, villös)	jeden Polypen im Ganzen oder, falls zu groß, stückweise abtragen, das Gewebe vollständig bergen, kleine Reste koagulieren
Karzinome (eigentlich keine endoskopische Diagnose, sondern nur „Tumor", „Polyp", mit oder ohne „Stenose", in der Praxis aber oft eindeutig)	Anzahl, Größe, Lokalisation, Verteilung Form (exophytisch, polypös, flach erhaben, eingesenkt); Mukosaoberfläche (intakt, exulzeriert, nekrotisch, blutend)	5–10 Biopsien aus verschiedenen Arealen (nicht aus Nekrosen). Jeder Herdbefund ist verdächtig und muß biopsiert werden, besonders auch eingesenkte Bereiche Wenn technisch möglich, Vorgehen wie bei Polypen
submuköse Tumore	Anzahl, Größe, Lokalisation, Verteilung Form, Oberfläche (meist intakte Mukosa, nicht selten apikaler Defekt) Endosonomorphologie	endoskopische Resektion oder Biopsie
Stenosen	Anzahl, Durchmesser, Länge, Passierbarkeit, Lokalisation, Verteilung Form (zirkulär, hemizirkulär, 1/n-zirkulär; bedingt durch luminales Wachstum, Schwellung, Kompression) Mukosaoberfläche, vermutete Ursache	endoskopische Ballondilatation, Bougierung, Stenteinlage, endoskopische Tumorablation durch Schlinge, Laser, Argonplasmakoaguation, Injektionsverfahren
Strikturen	Anzahl, Durchmesser, Länge, Passierbarkeit, Lokalisation, Verteilung Form (zirkulär, hemizirkulär, 1/n-zirkulär); Mukosaoberfläche, vermutete Ursache (Anastomose, chronische Entzündung, Bestrahlung)	endoskopische Ballondilatation, Bougierung, Stenteinlage
Fisteln	Anzahl, Durchmesser, Länge, Lokalisation, Ursprung und Ausgang. Mukosaoberfläche; vermutete Ursache (Anastomose, chronische Entzündung, Bestrahlung, Malignom)	endoskopische Fisteldarstellung, evtl. auch Fistelverschluß mit Fibrinkleber oder Histoacryl
Anastomosen	Anzahl, Durchmesser, Länge, Lokalisation, postoperative Anatomie Mukosaoberfläche, Durchblutung; Lokalrezidive der Grunderkrankung	Blutstillung, Bougieren oder Ballondilatation von Strikturen
vaskuläre Prozesse	Anzahl, Größe, Länge, Lokalisation, Verteilung Form und Einzelheiten, oft typisch für Angiodysplasie, Hämangiome, Teleangiektasien, Varizen, Hämorrhoiden. Endosonographische Charakterisierung	endoskopische Therapie: Varizeneradikation, Argonplasmakoaguation von oder Laserung von Angiodysplasien, Hämorrhoidentherapie

Tabelle 22.3 (Fortsetzung)

Endoskopisches Bild	Endoskopische Befundung und Beurteilung	Endoskopisches Vorgehen
Blutungen	Blutungsart und -stärke, Lokalisation, Verteilung. Blutungsquelle (nach den Kriterien der genannten Läsionen)	endoskopische Blutstillung
mechanische Läsionen	Lokalisation, Verteilung, Größe genauere Beschreibung des Einzelfalles: Intussuszeption, Einriß, Fissur, Perforation, Lazeration	endoskopische Blutstillung, Versorgung mit Hämoclips, Indikation zur Operation stellen
Überblähung, Pseudoobstruktion	Einfache Befundbeschreibung, *keine* genauere Inspektion (da keine Luftinsufflation)	so wenig Luft wie möglich, betroffenen Abschnitt dekomprimieren, Entlastungssonde legen
Fremdkörper	Art, Lokalisation, Verteilung genauere Beschreibung des Einzelfalles	endoskopische Extraktion

großen Zahl von Polypen unter 5 mm Größe keine Malignome gefunden wurden (Abb. 22.10, 22.11).

In letzter Zeit wurden nicht nur in Japan eine Variante kleiner, flacher Kolonadenome mit hoher Entartungsrate und sehr kleine, flache und möglicherweise primäre Kolonkarzinome ohne adenomatöses Gewebe beschrieben. Aus diesen Gründen und wegen des hohen Anteils auch sehr kleiner adenomatöser Polypen sollten alle – auch die kleinen – Polypen entfernt werden. Dabei geht es v. a. darum, deren Wachstum und mögliche Entartung gar nicht erst zuzulassen, wenn sie einmal vor dem Endoskop liegen, und durch ein polypfreies Kolon notwendige Kontrollendoskopien einzusparen. Ob immer eine Histologie gewonnen werden muß, der kleine Polyp also mit der Zange abgetragen werden muß, weil die Diathermie ihn zerstören würde, ist schwer zu entscheiden. Uns genügt in vielen Fällen die *vollständige Elektrokoagulation*. In Zweifelsfällen, z. B. bei *flachen Adenomen*, sollte allerdings immer eine Histologie gewonnen werden, indem der ganze Polyp mit der umgebenden Mukosa abgetragen wird.

Nach den Ergebnissen der amerikanischen National Polyp Study kann die Inzidenz von Kolonkarzinomen durch die koloskopische Polypektomie um 76–90 % gesenkt werden (je nach Kontrollkollektiv, jedenfalls aber hochsignifikant). Nach einer vollständigen Koloskopie mit Polypektomie ist normalerweise eine Kontrollkoloskopie nach 3 Jahren ebenso effektiv wie nach einem Jahr. Allerdings empfiehlt sich abhängig von der individuellen Konstellation (familiäre Belastung, Histologie und Anzahl der abgetragenen Polypen) eine für den einzelnen Patienten maßgeschneiderte Strategie. Hereditäre *Polyposis-Syndrome* werden an anderer Stelle eigens besprochen (Kap. 50).

Kolondivertikel (Kap. 45)

Der endoskopische Aspekt der Divertikelöffnungen ist meistens typisch in Form von „Löchern" in der Wand, v. a. im Sigmoid. Das Innere der Divertikel ist oft nicht zu sehen. Typisch ist zusätzlich das „spastische" Kolon mit betonten Haustrierungen, welche die Untersuchung manchmal erschweren (Abb. 22.12).

Die Divertikelöffnungen können auch so groß sein, daß sie mit dem eigentlichen Lumen des spastischen Kolons zu verwechseln sind. Die Wand der Divertikel ist sehr dünn, sie besteht nur aus Mukosa, Submukosa und Serosa (also handelt es sich eigentlich um Pseudodivertikel). Deshalb muß die Koloskopie bei Divertikulose sehr vorsichtig erfolgen. Das Perforationsrisiko ist besonders hoch, wenn bei einer floriden Divertikulitis die Übersicht schlecht ist. Der Befund kann dann als entzündlicher Pseudotumor imponieren und das Lumen verschließen. In solchen Situationen muß die Untersuchung durch einen erfahrenen Untersucher erfolgen; die Passage soll im Akutstadium nicht erzwungen werden. Trotz des erhöhten Risikos aber ist die Koloskopie sinnvoll zum Ausschluß eines Kolonkarzinoms und – präoperativ – zur Erfassung der Ausdehnung des Befundes mit Bestimmung der Resektionsgrenzen: Sie soll in jedem Fall, ggf. nach Abklingen der akuten Entzündung, einmal vollständig erfolgen. Die wichtigste Differentialdiagnose ist das Karzinom (das auch zusätzlich zu Divertikeln vorliegen kann).

Invertierte Divertikel können breitgestielten Polypen ähneln und zur Abtragung reizen. Es fehlt ihnen aber die typische scharfe Grenze zwischen Kolon-

Abb. 22.10 a–f. Kolonpolypen. **a** Kleines tubuläres Adenom im Colon ascendens, <5 mm. **b** Dasselbe Adenom, gefärbt mit Methylenblau 0,25 %: man erkennt die etwas verplumpten Krypten im Bereich des Polypen (*Pfeilspitze*). **c** Abtragen des Polypen mit der Biopsiezange. **d** Tubuvillöses Adenom im Sigmoid, >5 mm. **e** Methylenblaufärbung im Rektum: das kleine Areal mit verplumpten Krypten entspricht einem hyperplastischen Polypen. **f** Sehr großer flächenhaft (beetartig) gewachsener Rektumpolyp. Die endoskopische Abtragung wurde begonnen

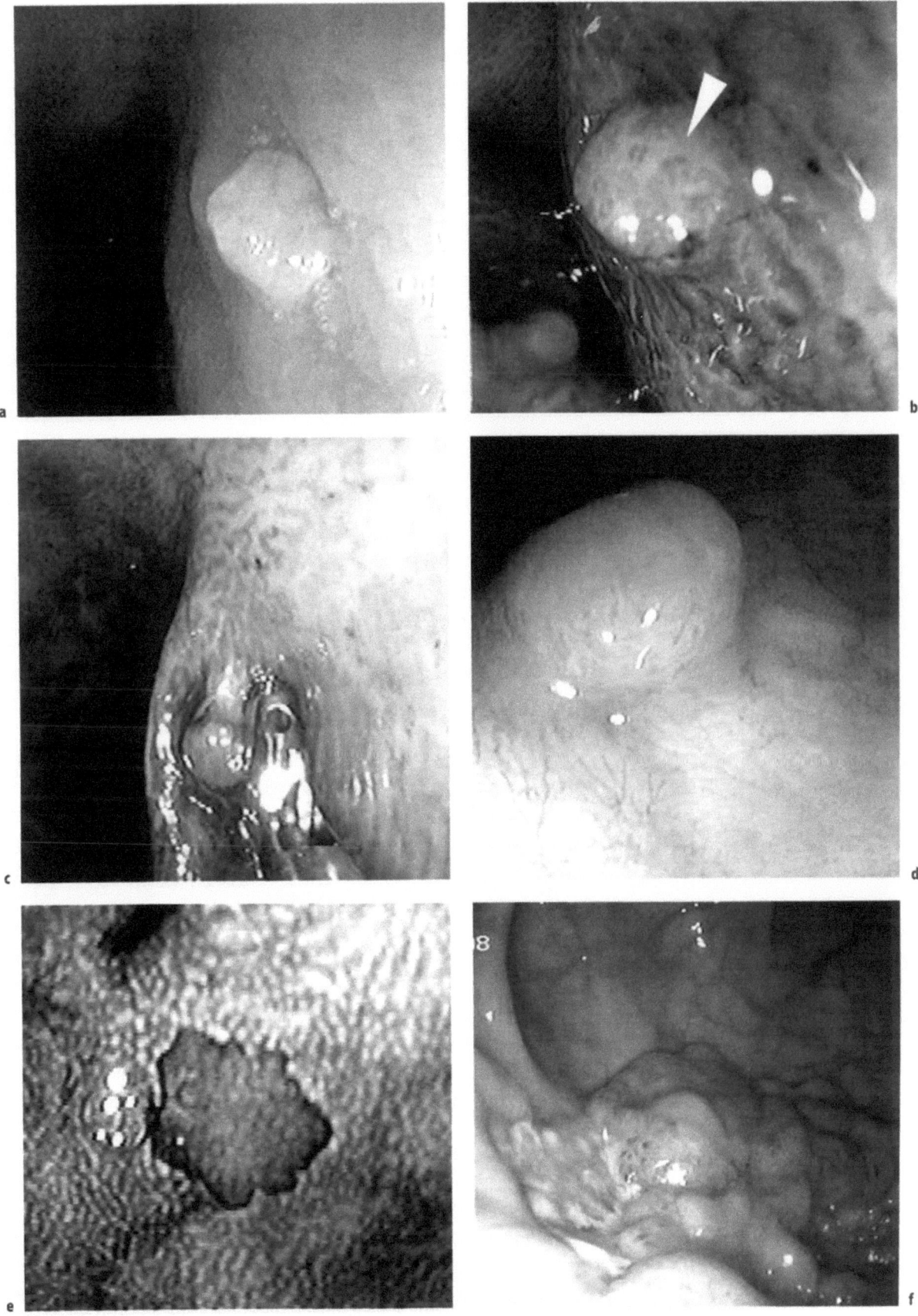

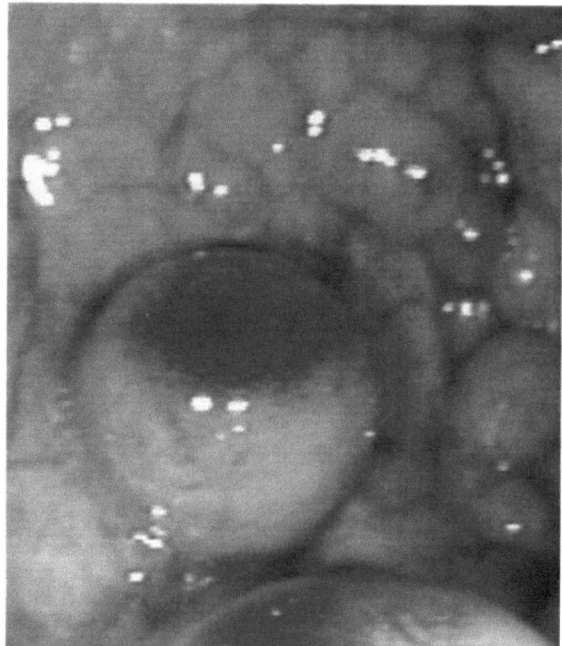
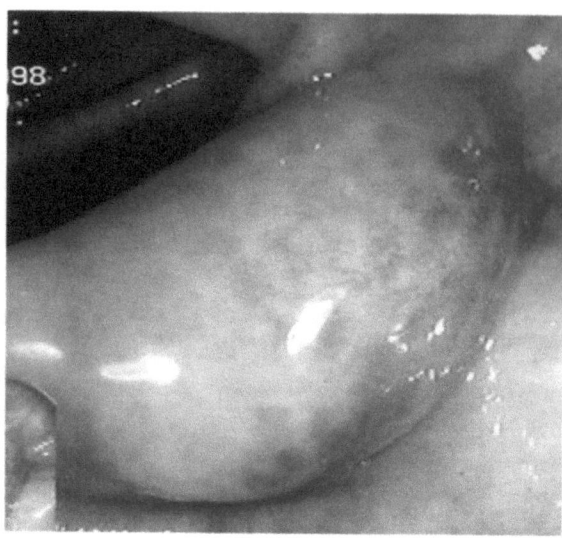

Abb. 22.11a, b. „Kolonpolypen" mit intakter Mukosa. a Pneumatosis coli. b Lipom

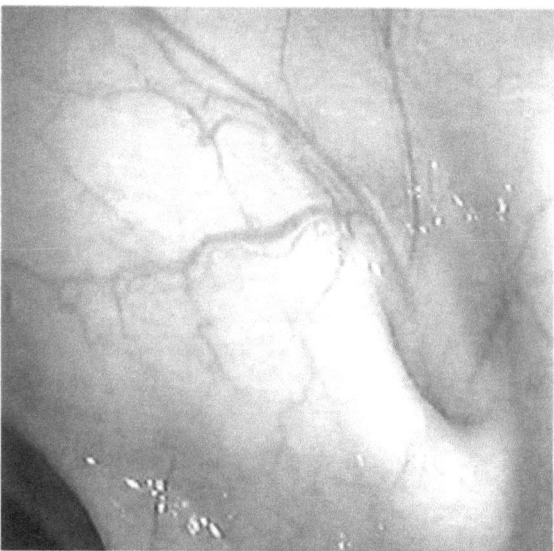
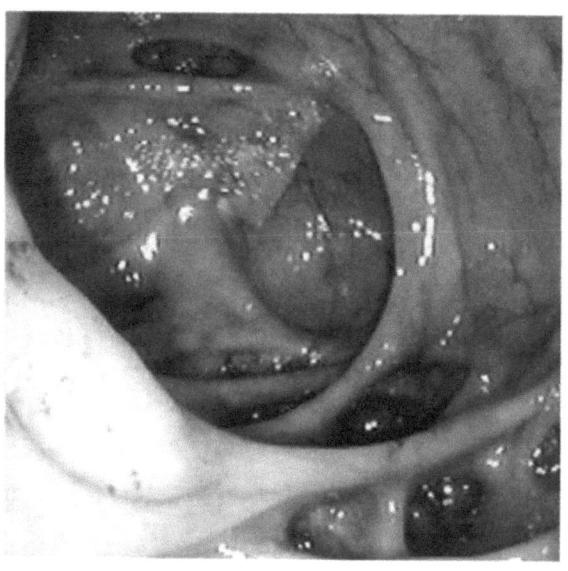

Abb. 22.12. Kolondivertikel. a Ein kleines Sigmadivertikel mit typischem Gefäß. b Ausgeprägte Divertikulose des gesamten Kolons

mukosa (Polypenstiel) und Adenom, die bei adenomatösen Polypen immer zu erkennen ist. Bei invertierten Divertikeln kann sie durch eine Rötung und Schwellung der Kuppe vorgetäuscht sein. Es helfen die genaue Inspektion, die Palpation mit der Zange (weich, imprimierbar) und v. a. das Daran-Denken.

Obstruktion des Kolons

Die Koloskopie ist sinnvoll. Sie muß aber durch einen erfahrenen Untersucher vorsichtig mit wenig Luftinsufflation und bei hochgradiger Enge wegen der Perforationsgefahr nur bis zur Stenose erfolgen. Dort sollen Biopsien entnommen werden. Vor der Endoskopie sind eine *Sonographie* (zeigt Tumoren, Wandverdickungen, freie Flüssigkeit, dilatierte Schlingen, ist oft schon diagnostisch entscheidend) und eine *Leeraufnahme des Abdomens* (zeigt, wo Luft und dilatierte Schlingen liegen) sinnvoll, allenfalls erst danach ein Kontrasteinlauf. Wenn möglich, sollte immer eine vollständige Koloskopie erfolgen (Abb. 22.13).

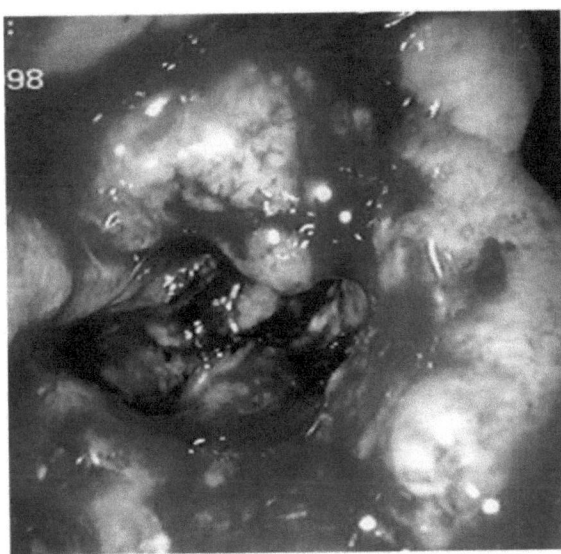

Abb. 22.13. Obstruktion des Kolons. Stenosierendes, teilweise nekrotisch zerfallendes Karzinom im Colon ascendens

Anastomosen

Anastomosen im Kolon können zu *Strikturen* mit prästenotischer Dilatation und entsprechenden Beschwerden führen. Selten kommt es zu *Invaginationen* v. a. des Ileums an einer ileokolischen Anastomose. Beide Komplikationen lassen sich endoskopisch diagnostizieren (aber einfacher primär sonographisch) und therapieren. Strikturen werden mit *Ballons dilatiert*, die durch den endoskopischen Arbeitskanal eingeführt und unter Sicht aufgeblasen werden (Abb. 22.14). Invaginationen lassen sich manchmal endoskopisch reponieren, wenn der Eingriff früh genug erfolgt. Wenn es schon zu Gewebsnekrosen oder auch nur einem erheblichen Ödem gekommen ist, auch bei Rezidiven, ist eine Operation mit Resektion der Anastomose nicht zu umgehen.

Ileoanale Anastomosen mit Ileumreservoir (Pouches)

Pouches werden v. a. nach Kolektomien bei Colitis ulcerosa oder familiärer Polypose angelegt (Kap. 43). Bei allen Pouchformen ist im Laufe von etwa 10 Jahren nach der Operation in 10–40 % der Fälle mit einer Entzündung des Ileumreservoirs, einer *Pouchitis*, zu rechnen. Sie äußert sich als Schmerzen, Fieber, rektale Blutung, Diarrhö, die Ätiologie ist oft unklar. Häufig handelt es sich um eine bakterielle Infektion, die sich antibiotisch therapieren läßt (Abb. 22.15).

■ **Endoskopischer Befund.** Unspezifisch, aber typisch. Mukosa gerötet, verschwollen, vulnerabel, Ulzerationen, auch Strikturen, die entzündlichen Verän-

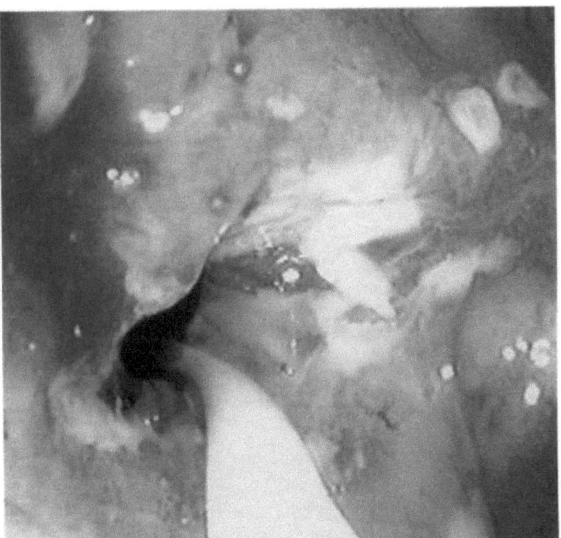

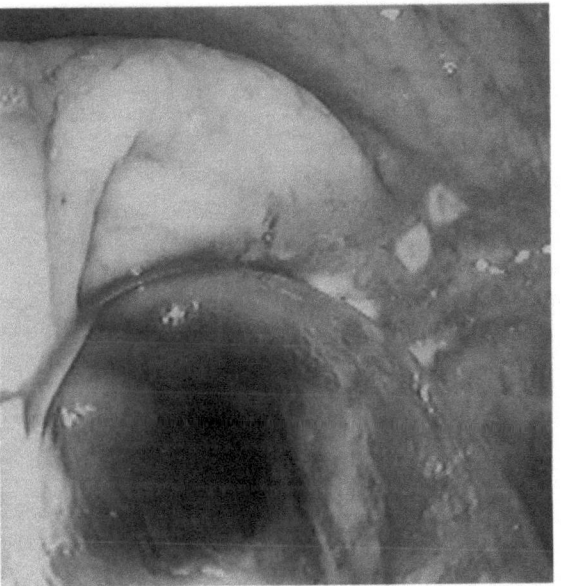

Abb. 22.14a, b. Anastomosenstriktur. a Striktur einer Ileotransversostomie. b Ballondilatation mittels eines durch das Endoskop eingebrachten „TTS-Ballons"

derungen können über den Pouch bis in das Ileum reichen. Bioptisch-histologisch: unspezifisch, akute und chronische Entzündung entsprechend Schweregrad.

■ **Vorgehen.** Endoskopie und Biopsie (Ausschluß eines M. Crohn), Stuhlkulturen, evtl. Angabe eines „Score" zum Schweregrad. Bei Strikturen endoskopische Dilatation.

Endoskopisch-bioptisch sind Rezidive der Grunderkrankungen im Pouchbereich auszuschließen.

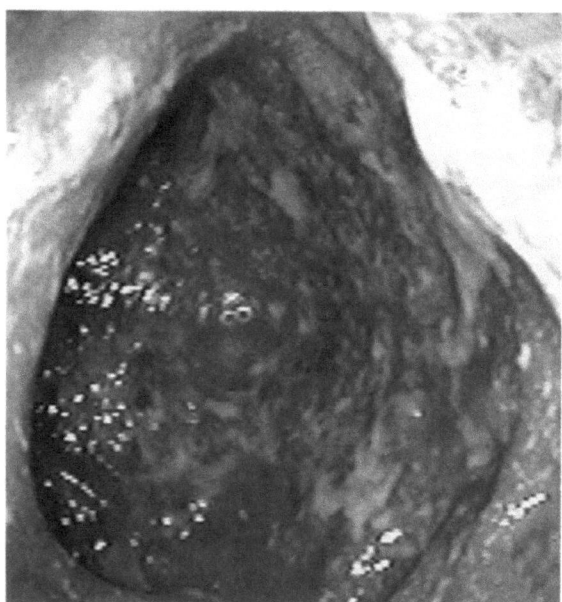

Abb. 22.15. Pouchitis. Fleckige Rötung, aufgelagerte Fibrinbeläge, flache Mukosadefekte

Akute Pseudoobstruktion des Kolons (akutes Megakolon, Ogilvie-Syndrom)

Der endoskopische Befund spielt für die Diagnostik keine Rolle. Typisch ist das klinische Bild eines massiv überblähten Abdomens meistens wenige Tage nach einem Trauma oder einem operativen Eingriff (nicht unbedingt am Abdomen). Das Kolon stellt sich in der Abdomenübersicht massiv überbläht dar.

■ **Endoskopische Therapie.** Koloskopie sehr vorsichtig mit minimaler Luftinsufflation, Absaugen der Luft, Plazieren einer Dekompressionssonde im Kolon. Die Koloskopie schließt eine mechanische Obstruktion aus. Oft führt schon die einmalige Dekompression zum dauerhaften Erfolg.

Colitis ulcerosa (Kap. 43)

■ **Endoskopisches Bild.** Unspezifisch, aber nicht selten typisch. Ödem, granulierte Oberfläche, Hyperämie. Hämorrhagische, vulnerable Mukosa mit zuerst kleinen, dann größeren und konfluierenden Ulzera. Die Ulzera können tief bis in die Tunica muscularis propria reichen mit überhängenden Mukosarändern (Röntgen: „Kragenknopf"). Nach längerem Verlauf *Pseudopolypen* durch überschießende Schleimhautregeneration und Narbenbildung (meist im Kolon, nicht im Rektum). Im Intervall manchmal normaler Befund, auch flach-atrophische Oberfläche mit flachem Relief und verkürztem Kolon. Bei schwerem Verlauf akute *Dilatation des Kolons* (toxisches Megakolon, Durchmesser im Transversum >5–6 cm), konfluierende Ulzera. *Befallsmuster:* Bei ca. 50% nur Rektosigmoid (linksbetont), bei ca. 30% partielle Kolitis, bei ca. 20% Pankolitis. Ausprägung meist vom Rektum aus abnehmend (aber nicht nach typischer Vorbehandlung. Segmentaler Befall („skip lesions") ist untypisch, aber möglich, z. B. linksseitige Kolitis mit Befall von Zökum und/oder Appendix (Abb. 22.16).

■ **Vorgehen.** Entsprechend klinischem Bild Endoskopie mit Stufenbiopsien (Differentialdiagnose, Therapieplanung), aber ohne bei florider schwerer Kolitis die vollständige Koloskopie zu erzwingen (Tabelle 22.4). Die sehr dünne und fragile Kolonwand bedeutet eine große *Perforationsgefahr*. Besondere Vorsicht ist bei Verwendung starrer Instrumente (Rektoskope) geboten, flexible Endoskope sind in jedem Falle vorzuziehen

Bei Pankolitis mit mehr als 10 Jahren Dauer jährliche Koloskopie mit Stufenbiopsien insbesondere aus Arealen, die nicht entzündlich erscheinen (Kap. 42, 43).

■ **Differentialdiagnosen.** Alle möglichen chronischen und akuten Kolitiden, die v. a. im Falle bakterieller akuter Kolitiden gleichzeitig vorliegen können

Tabelle 22.4. Endoskopisch-diagnostische Typen bei der Colitis ulcerosa und bei M. Crohn. (Nach dem Konsens der Münchner Arbeitsgruppe Gastroenterologie, März 1998)

Colitis ulcerosa	
Proctitis ulcerosa	Befall bis zum Rektum[a]
linksseitige Colitis ulcerosa	Befall bis zur linken Flexur[a]
subtotale Colitis ulcerosa	Befall bis ins proximale Colon ascendens[a]
Pancolitis ulcerosa	Befall des gesamten Kolons[a]
anamnestisch bekannte Colitis ulcerosa ohne erkennbare Mukosaveränderungen	
Anmerkung: Es fehlt der segmentale Befall, der wie das genaue Befallsmuster im Einzelfall angegeben werden muß	
M. Crohn	
Ileitis terminalis Crohn[b]	
Ileokolitis Crohn[b]	
Kolitis Crohn[b]	
Das genaue Befallsmuster soll im Einzelfall angegeben werden	

[a, b] Jeweils mit makroskopischem Bild fehlender, geringer oder ausgeprägter Aktivität.

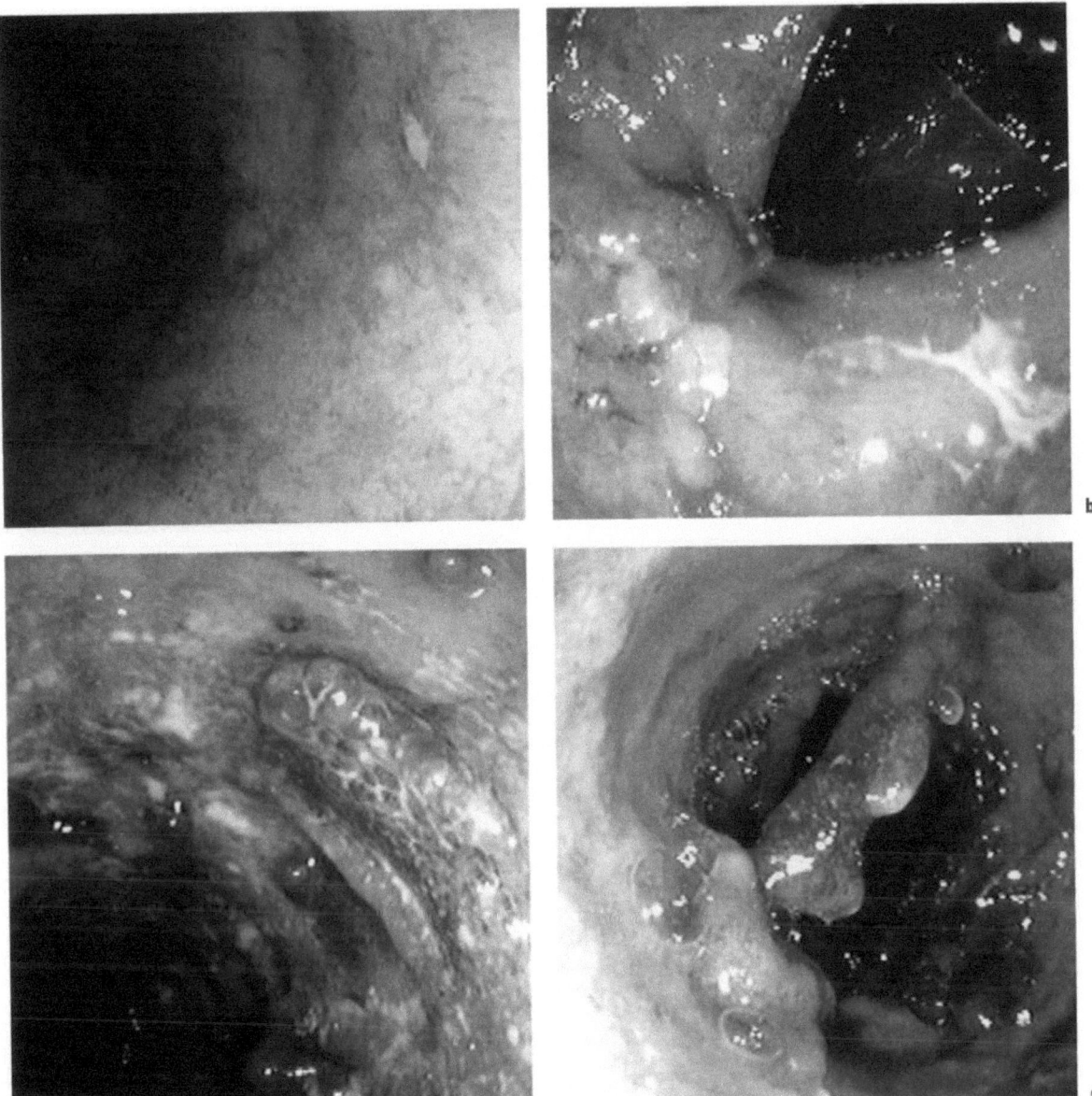

Abb. 22.16a–d. Colitis ulcerosa. **a** Fleckige Schleimhaut, ödematös (keine Gefäßzeichnung, vgl. Abb. 22.2c), kleine fibrinbelegte Defekte (im Sigmoid). **b** Proctitis ulcerosa: oberflächliche und tiefere Defekte im anorektalen Übergang, kissenartig ödematöse Mukosa. Videoendoskopie in Retroflexion. **c** Fibrinbeläge, flach-narbige Bezirke neben entzündlichen und regenerierenden Arealen, Pseudopolypen. **d** Pseudopolypen bilden groteske Formationen bei langjähriger Pancolitis ulcerosa

und endoskopisch nicht, histologisch nur unsicher, zu unterscheiden sind. Die Differenzierung einer Dysplasie von einer akuten Entzündung mit Regeneration kann endoskopisch unmöglich und histologisch schwierig sein; die Gewinnung repräsentativer Biopsien in der jährlichen Koloskopie bei Verläufen über 10 Jahren (besonders bei Pankolitis) kann deshalb problematisch sein.

Die Differentialdiagnose zwischen dem ersten Schub einer Colitis ulcerosa und einer infektiösen Kolitis kann sehr schwierig und wegen der verschiedenen Therapieregimes klinisch wichtig sein. Sie stellt ein typischerweise kaum lösbares Problem dar und zwingt meist zur probatorischen Behandlung. Wenn sich diese Alternative stellt, sollten möglichst in den ersten 3 Tagen der akuten Erkrankung Biopsien gewonnen werden. Histologische Zeichen der Chronizität sprechen dann für eine Colitis ulcerosa. Endoskopisch-makroskopisch ist die Entscheidung nicht möglich.

Morbus Crohn (Kap. 42)

■ **Endoskopisches Bild.** Unspezifisch, aber nicht selten typisch. Hyperämie, Ödem und kleine ober-

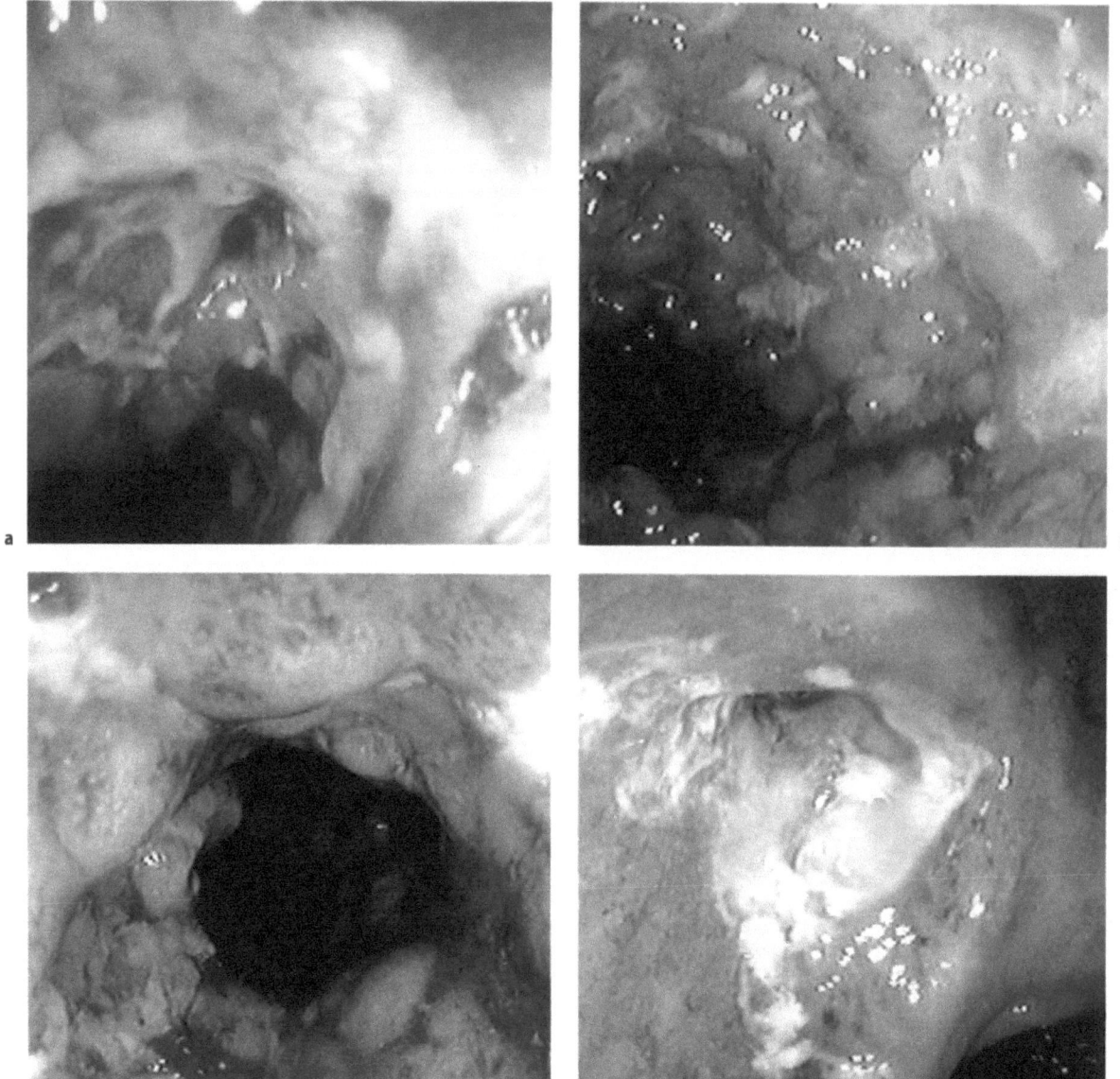

Abb. 22.17a–d. M. Crohn. **a** Ileitis terminalis. **b** Konfluierende weit ausgestanzte Läsionen und Fissuren wechseln mit ödematöser Schleimhaut (chronisch aktive Crohn-Kolitis). **c** Crohn-Kolitis im Colon ascendens mit ulzerösen und fissuralen Läsionen. **d** Destruktion der Ileozäkalklappe bei M. Crohn (DD, Tuberkolose)

flächliche Ulzera (Aphten) kommen im gesamten Intestinaltrakt vor. Auch größere Ulzerationen, typischerweise longitudinal, fissural. Typisch ist auch ein *segmentaler Befall* mit zwischengeschalteten normalen Abschnitten („skip lesions"), eine Aussparung des Rektums bei der Crohn-Kolitis. Nach längerem Verlauf kommt es zur *Wandverdickung* und *-starre* (Fibrose), Aufhebung des Reliefs, *Fisteln* (Abb. 22.17).

■ **Vorgehen.** Endoskopie des oberen und des unteren Gastrointestinaltraktes, Koloileoskopie mit Stufenbiopsien (Tabelle 22.5).

Strahlenenteritis (Kap. 35)

■ **Endoskopisches Bild.** Bei Strahlenfrühschädigung Ödem, Hyperämie, kaum erkennbare Gefäßzeichnung, Ulzerationen (unspezifisch); subakut (2 bis 12 Monate später) und chronisch (>12 Monate, bis zu einige Jahre später) Fibrose, Stenosen, Fisteln, ischämische Läsionen, graue, starre Wand mit röhrenförmig engem Lumen, Mukosadefekten, fehlendem Schleimhautrelief.

Mikroskopische Kolitis – lymphozytäre Kolitis, Kollagenkolitis

■ **Endoskopisches Bild.** Normalbefund, nur gelegentlich Ödem und Rarefizierung des Gefäßbildes.

Tabelle 22.5. Sinn der Endoskopie bei chronisch entzündlichen Darmerkrankungen

> Sicherung der Diagnose, differentialdiagnostische Klärung, v. a. bioptisch
> Beschreibung des Ausbreitungsmusters für die Differentialdiagnostik und die Therapieplanung
> Aktivitätskontrolle (spielt bei gesicherter Diagnose eine geringe Rolle, Therapie mehr klinisch orientiert, schlechte Korrelation zwischen endoskopischem Aspekt und Beschwerden)
> Karzinomfrüherkennung nach Langzeitverlauf

Bioptisch-histologisch aber bei der Kollagenkolitis spezifisch, bei der lymphozytären Kolitis typisch. Die mikroskopische Kolitis ist als Oberbegriff sowohl für die lymphozytäre wie auch die Kollagenkolitis anzusehen (Kap. 44).

Vaskulitis kleiner Gefäße (Schönlein-Henoch-Purpura, kryoglobulinämische Vaskulitis, mikroskopische Polyangiitis, Wegener-Granulomatose, Churg-Strauss-Syndrom)
- **Endoskopisches Bild.** Ischämische intestinale Ulzera mit Schmerzen und Blutungen, Perforationen, Intussuszeptionen, nicht spezifisch.

Infektionen durch Protozoen (Kap. 28)

Lambliasis (Giardiasis)
- **Endoskopischer Befund.** Unspezifisch; Duodenalbiopsie Methode der Wahl für Diagnose, Mukosa (ohne Immundefekte) meist normal, bei IgA-Mangel oder Immunsuppression manchmal flaches Relief der Duodenalmukosa (Faltenverlust).

- **Vorgehen.** Duodenal- oder Jejunalsaft aspirieren, sofort sedimentieren. Oder: Mukosabiopsie aus dem Duodenum auf Objektträger ausstreichen (Lamblien luminal lokalisiert), lufttrocknen, Methanolfixierung, Giemsa-Färbung. String-Test (Enterotest). Lambliennachweis im Duodenum ca. 50% sensitiver als Nachweis im Stuhl.

- **Mikroskopie/Histologie.** Spezifisch;. mikroskopischer Lambliennachweis im Ausstrich.

- **Kommentar.** Assoziation mit gastrointestinalen Immundefekten, Dysgammaglobulinämien, mit und ohne noduläre lymphoide Hyperplasie.

Amöbenkolitis
- **Endoskopischer Befund im Kolon.** Unspezifisch. Ulzera mit gelblichen Belägen im gesamten Kolon, v. a. im Zökum und Colon ascendens, dann im Descendens, Sigmoid, Rektum, rechter Flexur. Die Ulzera nehmen im Verlauf an Größe zu. Blutung und Perforation sind möglich, aber selten.

- **Vorgehen.** Diagnose aus dem Stuhl: 3 bis 6 frische Stuhlproben (Trophozoiten zu 90% mikroskopisch nachweisbar).

- **Histologie.** Unspezifisch; die Mukosa zwischen den Ulzera ist normal, nur in ca. 50% sind Trophozoiten nachweisbar.

- **Differentialdiagnose.** Andere Kolitiden, insbesondere M. Crohn und Colitis ulcerosa, Tuberkulose, akute Divertikulitis. Ein Amöbom (tumorartige fibrösgranulomatöse Reaktion) im Kolon kann kaum von einem kolorektalen Karzinom unterschieden werden.

Kokzidien (Isosporiasis)
- **Endoskopischer Befund.** Unspezifisch nekrotisierende Enterokolitis, kann aber auch normal sein.

- **Vorgehen.** Oozystennachweis aus Stuhl, Duodenalsaft oder Dünndarmbiopsie.

- **Mikroskopie/Histologie.** Mikroskopischer Nachweis in Duodenalbiopsie spezifisch und sensitiv, Erreger lassen sich in allen Stadien des Lebenszyklus nachweisen (Gameten, Schizonten, Makrogametozyten. Histologie) unspezifisch.

Kryptosporidien
- **Endoskopischer Befund.** Unspezifisch; gerötete, nicht kontaktempfindliche Mukosa im Sigmoid ohne Ulzera. Endoskopie mit Duodenal-/Jenunalbiopsie Methode der Wahl.

- **Vorgehen.** Mikroskopischer Nachweis der Oozyten aus dem Stuhl.

- **Mikroskopie/Histologie.** Spezifischer mikroskopischer Nachweis von basophilen Körperchen an der Bürstensaummembran, elektronenoptisch lassen sich Kryptosporidien direkt nachweisen, Histologie sonst unspezifisch.

Mikrosporidien
- **Endoskopischer Befund.** Unspezifisch, meist normal.

- **Vorgehen.** Biopsie aus dem Duodenum.

- **Mikroskopie/Histologie.** Unspezifisch; partielle Atrophie der Villi, leichte entzündliche Infiltrate. Der Nachweis von Mikrosporidien erfolgt am sichersten elektronenmikroskopisch.

Balantidiasis
- **Endoskopischer Befund.** Unspezifisch; Befall nur des Kolons, selten auch des terminalen Ileums: flache

Ulzera, aphtoide Läsionen, dazwischen normale Mukosa.

- **Vorgehen.** Mikroskopischer Nachweis der Trophozoiten von *Balantidium coli* aus frischem Stuhl oder in Rektumbiopsien aus Ulkusrand und Rektum.

Infektionen durch Trematoden (Kap. 28)

Schistosomiasis
- **Endoskopischer Befund.** Unspezifisch; Mukosa hyperämisch, granulär, und kontaktempfindlich. Besonders im Rektum und Sigmoid, seltener im proximalen Kolon, papillomartige, polypoide Ulzera, bei chronischer Erkrankung verdickte Kolonwand.

- **Vorgehen.** Mikroskopischer Nachweis von Eiern aus frischem Stuhl oder Rektumbiopsie; direkte Mikroskopie nach Kompression der Biopsie in warmer Kochsalzlösung.

Anisakiasis (sog. Heringswurm) und Pseudoterranova decipiens
- **Endoskopischer Befund.** Unspezifisch.

- **Vorgehen.** Biopsien aus der Magenwand und aus dem terminalen Ileum.

- **Mikroskopie/Histologie.** Typisch, eosinophile Granulome im Biopsat (bei Europäern meist im Ileum).

Infektionen durch Bakterien (Kap. 27)

Enterohämorrhagische Escherichia coli (EHEC)
- **Endoskopischer Befund.** Unspezifisch; vulnerable, gerötete, ödematöse Kolonmukosa, oberflächliche Ulzerationen, sehr variabel.

- **Vorgehen.** Kultureller Erregernachweis oder von Verotoxin in Stuhl oder Analabstrichen.

- **Mikroskopie/Histologie.** Unspezifisch.

- **Differentialdiagnose.** Andere Kolitiden, Shigellose.

Shigellose
- **Endoskopischer Befund.** Unspezifisch;. vulnerable, gerötete, ödematöse Kolonmukosa, oberflächliche Ulzerationen, sehr variabel. Bis zu Perforationen, Strikturen, Pseudopolyposis, Fisteln.

- **Vorgehen.** Kultureller Erregernachweis in Stuhl oder Analabstrichen, Sigmoidoskopie meist nicht erforderlich.

- **Differentialdiagnose.** Andere Kolitiden, EHEC-Infektion, Salmonellose, Campylobacter-Infektion.

Yersiniose
- **Endoskopischer Befund.** Unspezifische Enterokolitis, meist unauffällig, Kolitis mit „Lymphfollikelkokarden", entsprechend entzündeten Lymphfollikeln mit hämorrhagischem Randsaum. Manchmal flache, aphtöse Ulzerationen.

- **Vorgehen.** Kultureller Erregernachweis im Stuhl, der allerdings häufig nicht gelingt; Serologie.

- **Differentialdiagnose.** Andere Kolitiden, M. Crohn.

Campylobacteriosen
- **Endoskopischer Befund.** Unspezifische Kolitis, auch bis zu Ulzerationen.

- **Vorgehen.** Kultureller Erregernachweis im Stuhl.

- **Differentialdiagnose.** Andere Kolitiden, M. Crohn, Colitis ulcerosa.

Salmonellenkolitis
- **Endoskopischer Befund.** Unspezifische Kolitis; auch proktoskopisch hyperämische, vulnerable Mukosa, feingranuliert, bis zu Ulzera und Perforationen (schwere Verläufe bei Immunsupprimierten, beim AIDS).

- **Vorgehen.** Kultureller Erregernachweis im Stuhl.

- **Differentialdiagnose.** Andere Kolitiden, M. Crohn.

Typhus
- **Endoskopischer Befund.** Unspezifische Kolitis, vulnerable Mukosa, Ulzera und Perforationen im Bereich der Peyer-Plaques, v.a. im terminalen Ileum; Endoskopie nicht indiziert.

- **Vorgehen.** Kultureller Erregernachweis in Blutkultur, Knochenmark und im Stuhl (2. und 3. Woche), Serologie (2. und 3. Woche).

- **Differentialdiagnose.** Andere Kolitiden, entzündliche Darmerkrankungen.

Tuberkulose
- **Endoskopischer Befund.** Unspezifisch, im Kolon entzündlich ödematöse, noduläre, vulnerable Mukosa, oberflächliche Ulzera, auch Stenosen, Pseudopolypen, Fisteln.

- **Vorgehen.** Mikroskopischer und kultureller Erregernachweis aus Biopsie. PCR.

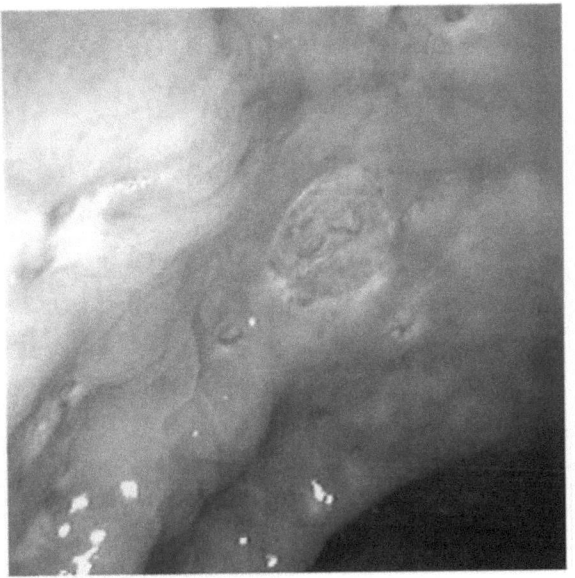 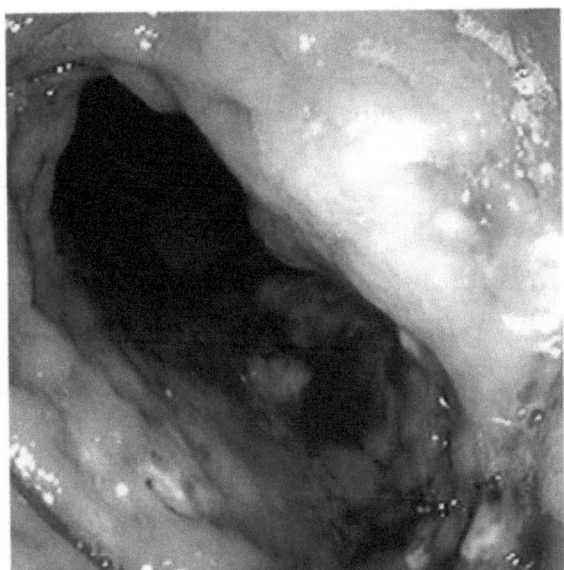

Abb. 22.18 a, b. Pseudomembranöse Kolitis. a Vor der Passage mit dem Endoskop sind die schmieregen Beläge („Pseudomembranen") neben flachen Ulzerationen zu sehen. b Schwereres Bild: Ulzerationen, gelbliche Beläge, teilweise durch das Endoskop abgeschoben

■ **Differentialdiagnosen.** Andere Kolitiden, M. Crohn, Yersiniose.

Pseudomembranöse Enterokolitis und antbiotikaassoziierte Enterokolitis (Kap. 47)

■ **Endoskopisches Bild.** Flache Ulzerationen, die als zahlreiche 2–20 mm große weißlich-gelbe Plaques im Kolon, seltener auch im Dünndarm, erscheinen. Die Größe der Läsionen nimmt mit der Dauer der Erkrankung zu, sie sind anfangs punktförmig, dann konfluierend. Die Mukosa dazwischen erscheint ödematös und hyperämisch oder auch normal. Das Kolon ist meistens diffus, selten segmental befallen. Für die Diagnose reicht in der Regel die Sigmoidoskopie; da zu einem Drittel allerdings nur das rechte Kolon betroffen ist, sollte aber immer zur Koloskopie vorbereitet werden (Abb. 22.18).

■ **Histologie.** Pseudomembranen aus Fibrin und Entzündungszellen über der Spitze einer Ulzeration der Mukosa. Dazwischen normale Mukosa. Bei foudroyantem Verlauf komplette Nekrosen bis in die Lamina propria.

■ **Vorgehen.** „Goldstandard" Zytotoxinnachweis im Stuhl, kultureller Nachweis von Clostridium difficile.

Zytomegalievirus (Kap. 29)

■ **Endoskopischer Befund.** Erscheinungsbild kann im Duodenum von unauffälliger Mukosa bis zu ausgedehnten Ulzerationen mit Blutungen oder Perforationen reichen; Läsionen sind im gesamten Magen-Darm-Trakt möglich; nicht selten bei AIDS.

■ **Vorgehen.** Biopsie (Histologie, PCR). In der Standardhistologie Zytomegaliezellen mit typischen intranukleären Einschlußkörperchen (Eulenaugenzellen).

22.3.2 Dünndarmkrankheiten

Sprue/Zöliakie (Kap. 24)

■ **Endoskopischer Befund.** Abflachung oder Verlust der Kerckring'schen Falten, selten auch Ulzera, Strikturen. Diffuses Befallsmuster. Das Bild ist endoskopisch und histologisch charakteristisch, aber nicht spezifisch (Abb. 22.19). *Differentialdiagnostisch* sind zu berücksichtigen: tropische Sprue, Autoimmunenteropathie, intestinales Lymphom, M. Crohn, Zollinger-Ellison-Syndrom, eosinophile Gastroenteritis, Milcheiweißintoleranz.

■ **Vorgehen.** Biopsien im *distalen Duodenum* an mehreren Stellen. Bei *Lupenbetrachtung* oder bei Betrachtung mit dem *Auflichtmikroskop* ist bereits der *Zottenverlust* erkennbar. Zur optimalen histologischen Beurteilung ist erforderlich:

- genaue Angabe zur Lokalisation der Biopsieentnahme,
- Biopsie auf Unterlage mit Stechnadel aufspannen (Mukosa oben) und dann in Formol fixiert zum Pathologen,
- mehrere Schnitte durch die Mitte oder das 2. Drittel der fixierten Biopsie.

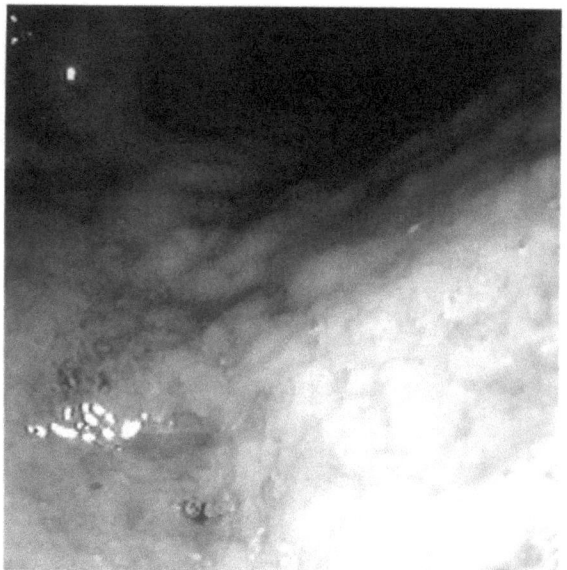
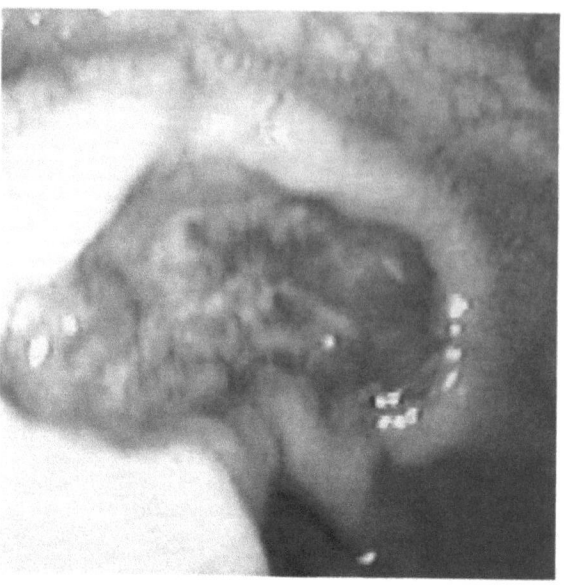

Abb. 22.19a, b. Sprue/Zöliakie. a Abgeflachte Duodenalfalten. b Duodenales malignes Lymphom bei langjähriger Sprue

M. Whipple (Kap. 26)
- **Endoskopischer Befund.** Mukosa ödematös und verdickt, gelblich-weiße Plaques (dilatierte Lymphgefäße wie bei intestinaler Lymphangiektasie) und Erosionen.

- **Vorgehen.** Mehrere Biopsien aus dem proximalen und distalen Duodenum für Histologie und evtl. PCR-Diagnostik (auch in Formol-Fixation); Rektumbiopsien nicht aussagekräftig.

- **Histologie.** PAS-positive Makrophagen mit grampositiven nicht säurefesten Bazillen begleitet mit lymphatischer Dilatation sind spezifisch und diagnostisch. PCR erfaßt T. whippelii auch bei Fehlen histologischer Veränderungen des M. Whipple.

Intestinale Lymphangiektasie (Kap. 11)
- **Endoskopischer Befund.** Multiple meist nur stecknadelkopfgroße gelblich-weiße Plaques (dilatierte Lymphgefäße).

- **Vorgehen.** Mehrere Biopsien aus den auffälligen Regionen, bei Verdacht auf distale Lokalisation im Dünndarm Enteroskopie aus verschiedenen Etagen des Dünndarms, insbesondere dann, wenn Operationsindikation ansteht.

Eosinophile Gastroenteritis (Kap. 32)
- **Endoskopischer Befund.** Unspezifisch und sehr variabel, normale Mukosa, oder noduläre Oberfläche, Hyperämie, Ödem, flache Ulzera. Im Kolon aphtöse Ulzera, besonders im Zökum und Colon ascendens. Diskontinuierlicher Befall, Manifestation im gesamten Gastrointestinaltrakt, meistens im Magen und Dünndarm.

- **Vorgehen.** Zahlreiche (6 bis 10) Biopsien aus veränderten und normalen Abschnitten. Bei negativer Histologie und starkem klinischen Verdacht evtl. chirurgische Vollwandbiopsie, um auf die Muscularis propria beschränkten Befall zu erfassen.

22.4 Schlußbemerkung

Der Endoskopiker sieht nur die Reaktionen des Intestinaltraktes auf einen pathogenetischen Prozess. Dabei handelt es sich meistens um nicht krankheitsspezifische Reaktionsmuster des Gewebes. Bei der Beurteilung der endoskopischen Befunde spielt die Erfahrung eine große Rolle. Das Gefühl, die Befunde zu kennen und richtig einschätzen zu können, kann aber gerade in die Irre führen. Wer vieles kennt, neigt zur „Blickdiagnose" – ein typischer Fallstrick. Deshalb sollte man immer schematisch und „naiv" vorgehen, im Zweifel immer ausgiebig biopsieren, vorsichtig untersuchen und Kollegen hinzuziehen, wenn man sich nicht ganz sicher ist. So lassen sich Komplikationen vermeiden und die diagnostische Ausbeute erhöhen. Bescheiden formuliert liefert der Endoskopiker Bildbeschreibungen und Biopsate. Die *Diagnose* ist eine Synthese aller zum Krankheitsbild verfügbarer Befunde. *Therapeutisch* ist die *Endoskopie* v. a. bei der *Abtragung* auf die Mukosa und Submukosa beschränkter *gut- und bösartiger Tumore* und auf dem Gebiet der *Blutstillung* im oberen und unteren Gastrointestinaltrakt die Methode der Wahl.

Leider spielt sie auch in der Palliation gastrointestinaler Tumore eine wesentliche Rolle, solange bessere Alternativen fehlen.

Literatur

Akkersdijk WL, Van Bergeijk JD, Van Egmond T, Mulder CJJ, Van Berge Henegouwen GP et al. (1995) Percutaneous endoscopic gastrostomy (PEG): Comparison of push and pull methods and evaluation of antibiotic prophylaxis. Endoscopy 27:313–316

Altenwerth FJ (1994) Behandlung eines intermittierenden Magenvolvulus durch Gastropexie mittels perkutaner endoskopischer Gastrostomie. Dtsch Med Wochenschr 119: 1658–1660

Bartlett JG (1998) Pseudomembraneous enterocolitis and antibiotic-associated colitis. In: Gastrointestinal and Liver Disease, Feldman M, Scharschmidt BF, Sleisenger MV (Hrsg). WB Saunders Company, Philadelphia S 1633–1647

Binmoeller KF, Boaventura S, Ramsperger K, Soehendra N (1993) Endoscopic snare excision of benign adenomas of the papilla of Vater. Gastrointest Endosc 39:127–131

Cannizzaro R, Bortoluzzi F, Valentini M, Scarabelli C, Campagnutta E, Sozzi M et al. (1995) Percutaneous endoscopic gastrostomy as a decompressive technique in bowel obstruction due to abdominal carcinomatosis. Endoscopy 27: 317–320

Collin P, Reunala T, Rasmussen M, Kyronpalo S, Pehkonen E, Laippala P et al. (1997) High incidence and prevalence of adult coeliac disease. Augmented diagnostic approach. Scand J Gastroenterol 32:1129–1133

ESGE, CfMSfTaDiDE, (Hrsg) (1995) Minimal standard terminology for databases in digestive endoscopy. Normed Verlag: Bad Homburg.

Goldstein NS, Sanford WW, Bodzin JH (1997) Crohn's-like complications in patients with ulcerative colitis after total proctocolectomy and ileal pouch-anal anastomosis. Am J Surg Pathol 21:1343–1353

Grassi A, Casale V, Fracasso P, Lapenta R, Stigliano V, Giannarelli D et al. (1997) Medium-large polyps of the colon: a contribution for their clinical profile and a proper surveillance. J Experim Clin Cancer Res 16:313–319

Gauderer MW, Ponsky JL, Izant RJ (1980) Gastrostomy without laparotomy: a percutaneous endoscopic technique. J Pediatr Surg 15:872–875

Kewenter J, Brevinge H (1996) Endoscopic and surgical complications of work-up in screening for colorectal cancer. Dis Colon Rectum 39:676–680

Kudo S, Tamure S, Nakajima T, Hirota S, Asano M, Ito O et al. (1995) Depressed type of colorectal cancer. Endoscopy 27:54–57

Lee CM, Changchien CS, Chen PC, Lin DY, Sheen IS, Wang CS et al. (1993) Eosinophilic gastroenteritis: 10 years experience. Am J Gastroenterol 88:70–74

Matsumoto T, Iida M, Kuwano Y, Tada S, Yao T, Fujishima M (1995) Small nonpolypoid neoplastic lesions of the colon: endoscopic features with emphasis on their progression. Gastrointest Endosc 41:135–140

Matsushita M, Hajiro K, Morita Y, Takakuwa H, Suzaki T (1995) Eosinophilic gastroenteritis involving the entire digestive tract. Am J Gastroenterol 90:1868–1870

Mitooka H, Fujimori T, Maeda S, Nagasako K (1995) Minute flat depressed neoplastic lesions of the colon detected by contrast chromoscopy using an indigo carmine capsule. Gastrointest Endosc 41:453–459

Morris MA, Ciclitira PJ (1997) Coeliac disease. J Royal Coll Physicians London 31:614–618

Muto T, Bussey HJ, Morson BC (1975) The evolution of cancer of the colon and rectum. Cancer 36:2251–2270

Neugut AI, Jacobson JS, Rella VA (1997) Prevalence and incidence of colorectal adenomas and cancer in asymptomatic persons. Gastrointest Endoscopy Clin North America 7: 387–399

O'Brien MJ, Winawer SJ, Zauber AG, Gottlieb LS, Sternberg SS, Diaz B et al. (1990) The National Polyp Study. Patient and polyp characteristics associated with high-grade dysplasia in colorectal adenomas. Gastroenterology 98:371–379

Sandborn WJ, Tremaine WJ, Batts KP, Pemberton JH, Phillips SF (1994) Pouchitis after ileal pouch-anal anastomosis: A pouchitis disease activity index. Mayo Clin Proceedings 69:409–415

Schoenemann J, Rosée D (1996) Die perkutane endoskopische Enterostomie – Vorteile und Risiken. Medizin Klinik, 91: 753–757

Shepherd NA, Healey CJ, Warren BF, Richman PI, Thomson WH, Wilkinson SP (1993) Distribution of mucosal pathology and an assessment of colonic phenotypic change in the pelvic ileal reservoir. Gut 34:101–105

Standard of Practice Commitee, American Society for Gastrointestinal Endoscopy (1995) Antibiotic prophylaxis for gastrointestinal endoscopy. Gastrointest Endosc 42:630–635

Stolte M, Bethke B (1995) Colorectal mini-de novo carcinoma: a reality in Germany too. Endoscopy 27:286–290

Tedesco FJ, Corless JK, Brownstein RE (1982) Rectal sparing in antibiotic-associated pseudomembranous colitis: a prospective study. Gastroenterology 83:1259–1260

Thomson A (1998) Microscopic colitis – no longer an appropriate term? Am J Gastroenterol 93:524–526

Van Gossum A, Cozzoli A, Adler M, Taton G, Cremer M (1992) Colonoscopic snare polypectomy: analysis of 1485 resections comparing two types of current. Gastrointest Endosc 38:472–475

Waye JD, Lewis BS, Frankel A, Geller SA (1988) Small colon polyps. Am J Gastroenterol 83:120–122

Wehrmann T, Lembcke B, Caspary WF, Seifert H (1999) Efficacy and safety of i.v. propofol sedation during routine ERCP. A prospective, controlled study. Gastrointest Endosc 49: 677–683

Weston AP, Campbell DR (1995) Diminutive colonic polyps: histopathology, spatial distribution, concomitant significant lesions, and treatment complications. Am J Gastroenterol 90:24–28

Winawer SJ, Zauber AG, Ho MN, O'Brien MJ, Gottlieb LS, Sternberg SS et al. (1993) Prevention of colorectal cancer by colonoscopic polypectomy. The National Polyp Study Workgroup. New Engl J Med 329:1977–1981

Winawer SJ, Zauber AG, O'Brien MJ, Ho MN, Gottlieb L, Sternberg SS et al. (1993) Randomized comparison of surveillance intervals after colonoscopic removal of newly diagnosed adenomatous polyps. The National Polyp Study Workgroup. New Engl J Med 328:901–906

Wolfsen HC, Kozarek RA, Ball TJ (1990) Tube dysfunction following percutaneous endoscopic gastrostomy and jejunostomy. Gastrointest Endoscopy 36:261ff

Young HS, Keffe HS (1998). Complications of gastrointestinal endoscopy. In: Gastrointestinal and Liver Disease, Feldman M, Scharschmidt BF, Sleisenger MV (Hrsg) WB Saunders Company, Philadelphia S 301–309

Teil IV
Klinische Krankheitsbilder – Dünndarm

Angeborene Dünndarmkrankheiten und Kohlenhydratintoleranzen

W. F. CASPARY

23.1 Störungen der Kohlenhydratresorption 275
23.1.1 Laktoseintoleranz 275
23.1.2 Saccharose-Isomaltose-Intoleranz 277
23.1.3 Trehaloseintoleranz 277
23.1.4 Glukose-Galaktose-Malabsorption 278
23.1.5 Intoleranz gegenüber verschiedenen Kohlenhydraten der Nahrung 278

23.2 Störungen der Proteinassimilation 279
23.2.1 Enterokinasemangel 279
23.2.2 Aminosäurentransportstörungen 279

23.3 Störungen der Lipidresorption 280
23.3.1 Abetalipoproteinämie 280

23.4 Angeborene Elektrolyt- und Mineraltransportstörungen 280
23.4.1 Kongenitale Chloridorrhö 280
23.4.2 Familiäre Hypomagnesiämie 280
23.4.3 Acrodermatitis enteropathica (AE) 280

23.5 Vitamin B_{12}-Malabsorption 280

23.6 Primäre Gallensäurenmalabsorption 281

23.7 „Microvillous inclusion disease" 281

23.8 Tufting-Enteropathie 281

Literatur 281

In der intestinalen Mukosa findet eine sehr aktive Proteinsynthese statt. Ein nicht unerheblicher Anteil der Proteinsynthese betrifft die Bildung spezifischer *Transportproteine* oder *Enzyme*, die für die Endverdauung und den effektiven Transport über die Bürstensaummembran, den Durchtritt durch das Zellinnere sowie den Austritt an der basolateralen Membran verantwortlich sind. Synthesestörungen dieser mukosalen Proteine gehen meist mit Maldigestion und Malabsorption spezifischer Nahrungsbestandteile einher bis hin zu lebensbedrohlichen Zuständen. In diesem Abschnitt werden Krankheiten mit spezifischen Defekten mukosaler Proteine besprochen, die Störungen des epithelialen Transports bedingen (*primäre Malabsorption*). Meistens handelt es sich dabei um genetisch bedingte Krankheiten.

23.1 Störungen der Kohlenhydratresorption

23.1.1 Laktoseintoleranz

■ **Definition.** Störung der Digestion von Laktose bedingt durch Laktasemangel der Dünndarmmukosa mit den klinischen Symptomen einer Kohlenhydratmalabsorption.

■ **Vorkommen.** Der Laktasemangel ist der *häufigste Enzymmangel* der Dünndarmmukosa. Der Laktasemangel des Erwachsenen ist das häufigste genetische *Enzymmangelsyndrom* der Welt und besteht bei mehr als 50 % der Weltbevölkerung (Tabelle 23.1).

■ **Ätiologie und Pathogenese.** Bei den Ursachen des Laktasemangels unterscheidet man 3 verschiedene *Formen*: angeboren, primär mit spätem Beginn und sekundär (Tabelle 23.2). Der *angeborene Laktasemangel* wird autosomal-rezessiv vererbt, ist äußerst selten und manifestiert sich mit schweren wäßrigen Durchfällen und vollständigem Fehlen der Laktase unmittelbar nach Geburt. Der sehr viel häufigere *primäre Laktasemangel* geht mit einem Enzymverlust der ursprünglichen Laktaseaktivität auf 5–10 % einher, der sich in der frühen Kindheit oder auch erst in der Adoleszenz einstellt. Wie es zum Verlust der Laktaseaktivität kommt, ist noch nicht völlig geklärt. Es findet sich in der Mukosa eine Verminderung der mRNA sowie eine verminderte Proteinsynthese, aber auch eine defekte Bildung von Laktase aus Laktase-

Tabelle 23.1. Ethnisches Vorkommen des Laktasemangels

Bevölkerungsgruppen	Prävalenz [%]
Nordeuropäer	5–15
Mittelmeerregion	60–85
Schwarze Afrikaner	85–100
Schwarze Amerikaner	45–80
Weiße Amerikaner	10–25
Amerikanische Indianer	50–95
Mexikanische Amerikaner	40–75
Asiaten	90–100

Tabelle 23.2. Laktasemangel – Arten und Pathogenese

Typ	Pathogenese
Angeboren	Enzym fehlt von Geburt an
Primär – später Beginn	Genetisch prädeterminierte Reduktion der Enzymaktivität in der Kindheit oder im Adoleszentenalter
Sekundär	Reduzierte Enzymaktivität bedingt durch diffuse Dünndarmerkrankungen: Lambliasis, Rotavirusinfektion, Sprue/Zöliakie, tropische Sprue, bakterielle Überbesiedlung des Dünndarms, Dünndarmresektion

präkursoren mag für den Laktasemangel verantwortlich sein.

Ein *primärer Laktasemangel* ist – betrachtet man die Weltbevölkerung – sogar als Normalzustand anzusehen, da in vielen Bevölkerungsgruppen zu mehr als 90% ein Laktasemangel besteht (Tabelle 23.1). Eine Theorie besagt, daß der Erhalt der Laktaseaktivität – und damit die Fähigkeit, Milch als wichtige Nahrungsquelle zu verwenden – sich als eine genetisch determinierte Mutation entwickelt hat, die den Menschen einen Überlebensvorteil bot, die sich milchproduzierende Haustiere hielten. Der Verlust der Laktaseaktivität beim primären Laktasemangel kann auch durch langfristige hohe Gaben von Milch nicht verhindert werden.

Im Dünndarm durch Fehlen der Laktase nicht hydrolisierte Laktose gelangt in den Dickdarm, wird dort von anaeroben Bakterien zu kurzkettigen Fettsäuren (SCFA) sowie zu Kohlendioxid (CO_2) und Wasserstoff (H_2) fermentiert. Durch die osmotische Wirkung von Laktose und der entstandenen kurzkettigen Fettsäuren kommt es zum Einstrom von Wasser in das Darmlumen, was zu *osmotischen Durchfällen* mit einem sauren Stuhl-pH führt (Abb. 23.1); zudem kommt es durch die gesteigerte H_2-Produktion zu einer erhöhten H_2-Exhalation in der Atemluft (positiver H_2-Atemtest)

■ **Klinik.** Die Laktoseintoleranz führt nach Milchgenuß zum Blähbauch, Meteorismus, Flatulenz, Schmerzen und Diarrhö. Die Symptome treten bereits nach Genuß von etwa 18 g Laktose (1–1½ Glas Milch) auf. Das subjektive Empfinden von Symptomen nach Milchgenuß durch den Patienten kann jedoch sehr variieren. Die klinische Symptomatik ist von folgenden Faktoren abhängig:

1) Menge der aufgenommenen Laktose,
2) Magenentleerungsgeschwindigkeit,
3) Laktaseaktivität der Dünndarmmukosa,
4) Dünndarmpassagegeschwindigkeit,
5) Fermentationskapazität des Dickdarms für Laktose,
6) Rückresorptionskapazität für Fermentationsprodukte (kurzkettige Fettsäuren).

■ **Diagnostik.** Die Diagnostik erfolgt mit dem *Laktosetoleranztest*. Ein Blutglukoseanstieg nach oraler Gabe von 50 Laktose von >20 mg/dl schließt in der Regel eine Laktoseintoleranz aus (Tabelle 23.3). Der *H_2-Atemtest* erfaßt mit einem H_2-Anstieg von

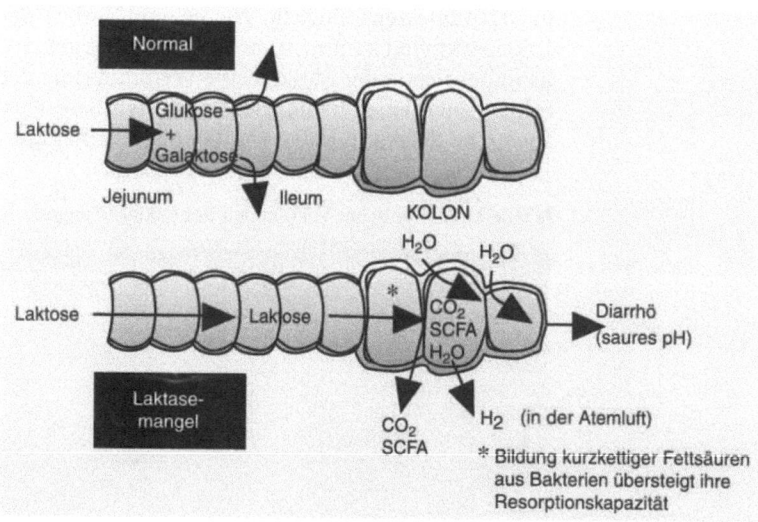

Abb. 23.1. Pathophysiologie der Diarrhö sowie der intestinalen Gasproduktion beim Laktasemangel nach Laktosegabe. Im Dünndarm nicht resorbierte Laktose wird im Dickdarm zu kurzkettigen Fettsäuren (SCFA) sowie zu CO_2 und H_2 fermentiert. Durch die osmotische Wirkung von Laktose und der kurzkettigen Fettsäuren strömt Wasser in den Dickdarm. Es kommt zur Diarrhö mit sauren Stuhl-pH sowie zur gesteigerten Gasproduktion, die in der Atemluft (H_2) erfaßbar ist

Tabelle 23.3. Interpretation der Ergebnisse des Laktosetoleranztests und H_2-Atemtests

- Plasmaglukoseanstieg >20 mg/dl, H_2-Anstieg <20 ppm, keine Symptome: Laktasemangel und Laktoseintoleranz ausgeschlossen
- Plasmaglukoseanstieg <20 mg/dl, H_2-Anstieg >20 ppm, Symptome: Laktasemangel und Laktoseintoleranz
- Plasmaglukoseanstieg <20 mg/dl, kein H_2-Anstieg, Symptome: 'non-hydrogen-producer' (Sicherung durch Laktulose-H_2-Atemtest)
- Plasmaglukoseanstieg >20 mg/dl, H_2-Anstieg >20 ppm, Symptome: Laktasemangel bei Diabetes mellitus möglich, schneller intestinaler Transit mit Laktosemalabsorption trotz normaler Laktaseaktivität (z. B. Postgastrektomiesyndrom)
- Plasmaglukoseanstieg <20 mg/dl, H_2-Anstieg < oder >20 ppm, keine Symptome: Magenentleerungsstörung, Laktasemangel ohne Laktoseintoleranz (Kompensation durch Rückresorption von kurzkettigen Fettsäuren im Kolon)

>20 ppm die *Folgesymptomatik* einer Laktosemalabsorption mit Gasentwicklung nicht resorbierter Laktose im Dickdarm. Weniger als 5% der Menschen produzieren im Kolon keinen Wasserstoff (sog. „non hydrogen producer").

■ **Therapie.** Da viele Patienten noch eine Restaktivität an Laktase besitzen, ist es häufig nicht nötig, Laktose völlig aus der Nahrungszufuhr zu eliminieren. Es sollte individuell getestet werden, wieviel Laktose der Patient noch vertragen kann. Milchprodukte sind wegen ihres hohen Kalziumgehalts diätetisch wertvoll, so daß ihre vollständige Elimination wegen der Gefahr der Entwicklung einer *Osteopenie* nicht wünschenswert ist. In den USA gibt es Milch, bei der Laktose zu 70% schon hydrolisiert ist, die aber recht süß schmeckt. Weltweit stehen Laktasepräparate zur Substitution in Tablettenform (in Deutschland: Lactrase, Laluc) zur Verfügung. 2 bis 4 Tabletten oder Kapseln sind ausreichend, um die Symptome der Laktoseintoleranz zu verhindern. Yoghurt wird von Laktoseintoleranten besser vertragen als Milch, da Bakterien des Yoghurts Laktase enthalten und somit die intraluminale Hydrolyse der Laktose begünstigen.

23.1.2
Saccharose-Isomaltose-Intoleranz

■ **Definition.** Es handelt sich um eine autosomalrezessive angeborene Krankheit mit völligem Fehlen der Saccharase und niedriger Isomaltaseaktivität in der Dünndarmmukosa, die selbst keine morphologisch erkennbaren Veränderungen aufweist.

■ **Vorkommen.** In den USA und Westeuropa selten, in Grönland beträgt die Inzidenz 5–10% bei Erwachsenen.

■ **Ätiologie und Pathogenese.** Die Synthese von Saccharase-Isomaltase wird von einem Gen auf dem Chromosom 3 kodiert. Der Saccharase-Isomaltase-Mangel scheint durch einen Defekt beider Enzyme aus Präkursoren zu entstehen, da sich bei Patienten mit diesem Enzymmangel eine Anhäufung der Präkursoren in der Golgi-Region und im endoplasmatischen Retikulum finden, aber keine Aktivität in der Bürstensaummembran. Die Durchfälle sind osmotisch bedingt wie nach Laktosegabe beim Laktasemangel (s. oben).

■ **Klinik.** Symptome (Durchfälle, Gewichtsverlust) entstehen erst dann, wenn Saccharose verzehrt wird. Die Symptome treten bei Kleinkindern, die mit einer saccharosehaltigen Formuladiät ernährt werden, früher auf als bei gestillten Kindern.

■ **Diagnostik.** Die Diagnostik mit einem Saccharosebelastungstest, durch H_2-Bestimmung in der Atemluft nach Saccharosebelastung oder direkt durch die Bestimmung der Saccharaseaktivität in einer Dünndarmbiopsie.

■ **Differentialdiagnose.** Ein angeborener Laktasemangel oder die angeborene Glukose-Galaktose-Intoleranz sind im Säuglingsalter die wichtigsten Differentialdiagnosen.

■ **Therapie.** Eine saccharosefreie Diät führt zum Sistieren der Durchfälle und zur Gewichtszunahme. Lebenslanges Einhalten einer saccharosefreien Kost ist in der Regel erforderlich. Gabe *lyophilisierter Bäckerhefe* als exogene Enzymsubstitution vermag die Symptome der Saccharoseintoleranz bessern. Stärkeprodukte werden gut vertragen, da die Glukoamylase (γ-Amylase) nicht vermindert ist.

23.1.3
Trehaloseintoleranz

Das Disaccharid Trehalose findet sich in der Nahrung in größeren Mengen nur in frischen Pilzen. Ein isolierter Trehalasemangel kommt vor, ist sogar familiär beschrieben. Symptome der Kohlenhydratmalabsorption (Meteorismus, Flatulenz, Diarrhö und abdominelle Schmerzen) treten nach Genuß von Pilzen auf. In der Dünndarmbiopsie läßt sich keine Trehalase nachweisen. Am häufigsten (8%) kommt ein Trehalasemangel in Grönland vor. Die Diagnose läßt sich analog zum Laktosetoleranztest mit einem Trehalosebelastungstest stellen.

23.1.4
Glukose-Galaktose-Malabsorption

Die autosomal-rezessiv angeborene Glukose-Galaktose-Malabsorption ist bedingt durch einen selektiven *Defekt* des intestinalen *Transporters für Glukose und Galaktose* in der Bürstensaummembran des Enterozyten. Die molekulare Basis für diese Transportstörung ist eine einzelne Missense-Mutation des Gens, das den Na^+-Glukosekotransporter kodiert.

Profuse wäßrige Durchfälle mit Dehydratation treten in der ersten Lebenswoche auf. Das Stuhl-pH ist erniedrigt, der Stuhl enthält reduzierende Substanzen. Sofortige Besserung der Symptome tritt nach einer fruktosehaltigen Ernährung sowie der Elimination von Glukose und Galaktose auf. Eine transiente Glukosemalabsorption tritt vorübergehend in der Neugeborenenphase nach Operationen am Gastrointestinaltrakt sowie nach akuter Gastroenteritis (z. B. Rotavirusinfektion) auf. Die Resorption von Fruktose ist nicht beeinträchtigt.

23.1.5
Intoleranz gegenüber verschiedenen Kohlenhydraten der Nahrung

Verschiedene Kohlenhydrate der Nahrung vermögen klinische Symptome der Kohlenhydratmalabsorption hervorzurufen. Dabei handelt sich nicht um einen Enzym- oder Transportdefekt, sondern um einen *physiologischen Vorgang*.

Fruktose

Fruktose wird aus dem Dünndarm sehr langsam resorbiert, so daß der Verzehr von 25–50 g Fruktose bereits bei Gesunden zu 37% zur unvollständigen Resorption und Symptomen der Kohlenhydratmalabsorption führt. Die Intoleranz kann mit dem H_2-Atemtest (H_2-Anstieg > 20 ppm) erfaßt werden. Maissirup mit hohem Gehalt an Fruktose wird als Süßstoff bei zahlreichen Soft-Drinks eingesetzt (Tabelle 23.4).

Sorbit

Der *Polyalkohol Sorbit* kommt in Früchten vor und wird auch in kalorienverminderten Lebensmitteln (Diabetikermarmelade, Kaugummis, Bonbons) als Zuckersatzstoff verwendet. Eine *osmotische Diarrhö* tritt bei Verzehr von 20–50 g Sorbit ein, Flatulenz und Meteorismus können bereits bei geringeren

Tabelle 23.4. Potentiell schlecht resorbierbare Kohlenhydrate der Nahrung

Kohlenhydrat	Menge
Laktose	
Milch	4,8–5,0 g/100 g
Yoghurt	3,7–5,6 g/100 g
Hüttenkäse	2,6 g/100 g
Speiseeis	5,1–6,9 g/100 g)
Schokolade	8,1 g/100 g
Milchpulver	38,0–51,2 g/100g
Fruktose	
Feigen	30 g/100 g Trockengewicht
Pflaumen	15 g/100 g Trockengewicht
Grapefrucht	8 g/100 g Trockengewicht
Soft drinks	25 g/Liter
Sorbit	
Birnen	4,6 g/100 Trockengewicht
Pflaumen	15 g/100 g Trockengewicht
Kalorienverminderte Kaugummis	1,3–2,2 g/Stück
Kalorienverminderte Bonbons	1,7–2,0 g/Stück
Stacchyose/Raffinose	
Bohnen	4 g/100 g

Dosen auftreten. Bereits bei Verzehr von 5–10 g Sorbit läßt sich mit dem H_2-Atemtest ein Anstieg von H_2 in der Atemluft über 20 ppm nachweisen.

Stärkeprodukte

Früher galt die Meinung, daß Stärkeprodukte vollständig resorbiert würden. Die Untersuchungen von Levitt haben gezeigt, daß zahlreiche *Stärkeprodukte* aus Weizen, Mais, Gerste, Kartoffeln und Bohnen auch von Gesunden *nicht vollständig resorbiert* werden (sog. physiologische Kohlenhydratmalabsorption). Reis wird jedoch vollständig resorbiert. Stärke aus glutenfreiem Mehl wurde effektiver resorbiert als glutenhaltiges Mehl. Dies mag erklären, warum Patienten mit funktionellen Störungen unter einer glutenfreien Diät weniger Symptome haben. Es muß angenommen werden, daß Faserstoffe oder Proteine Komplexe mit Stärke bilden, die die Digestion verzögern (sog. „unavailable starch"). Für die reduzierte Verdaulichkeit verschiedener Stärkeprodukte kann auch ihr natürlicher Gehalt an *Hemmern der α-Amylase* verantwortlich sein.

α-Amylase- und α-Glukosidasenhemmer

α-Amylasehemmer werden in den USA häufig als Schlankmacher eingesetzt und führen durch Verzögerung der Digestion von Stärke und der Resorption ihrer Verdauungsendprodukte zu Symptomen der Kohlenhydratmalabsorption.

Der *α-Glukosidasenhemmer Acarbose* (Glucobay) hemmt die terminale Digestion von Maltose, Maltotriose, α-Grenzdextrinen und Saccharose und wird deshalb therapeutisch beim Diabetiker zur *Resorptionsverzögerung* eingesetzt. Entsprechend der applizierten Dosis sowie der Art des Kohlenhydrats ist mit Symptomen der Kohlenhydratmalabsorption zu rechnen: Flatulenz, Meteorismus, abdominelle Beschweren, Diarrhö. Die klinische Symptomatik unter Acarbosetherapie ist bei Verzehr rasch resorbierbarer Kohlenhydrate ausgeprägter als unter langsam resorbierbaren Kohlenhydraten. Einschleichende Therapie mit langsamer Dosissteigerung reduziert die Nebenwirkungen von Acarbose durch Adaptation der Enzymaktivität im unteren Dünndarm ohne Wirkungsverlust auf die Senkung postprandialer Blutglukosespitzen.

Laktulose, Lactitol, Stacchyose und Raffinose

Laktulose (4-0-β-Galactopyranosyl-D-Fructose) und *Lactitol* (4-0-β-Galactopyranosyl-D-Glucitol) sind Disaccharide, die im Dünndarm nicht hydrolisiert werden können. Sie werden zur Therapie der portalen Enzephalopathie eingesetzt, wobei ihre Fermentation im Dickdarm zu kurzkettigen Fettsäuren zu einem sauren Milieu führt, das die Resorption von Ammoniak und möglicher anderer Abbauprodukte, die eine portale Enzephalopathie auslösen können, aus dem Dickdarm reduziert.

Raffinose (Trisaccharid aus Galaktose, Glukose und Fruktose) und *Stacchyose* (Tetrasaccharid aus 2 Galaktosemolekülen, Glukose und Fruktose) – in der Hülle von Bohnen enthalten – können ebenfalls nicht im Dünndarm verdaut werden und sind für den Meteorismus und die Flatulenz nach Verzehr von Bohnen verantwortlich.

23.2 Störungen der Proteinassimilation

23.2.1 Enterokinasemangel

Der sehr seltene angeborene Enterokinasemangel führt durch das Fehlen des Bürstensaumenzyms *Enterokinase* – verantwortlich für Konversion des Proenzyms Trypsinogen → Trypsin – zu einer *Digestionsstörung* für *Proteine*. In der Kindheit treten Diarrhö, Wachstumsverzögerung, Hypoproteinämie mit Ödemen auf. Eine Steatorrhö kann ebenfalls auftreten wegen sekundärer Störungen der Mukosa bei Proteinmangel.

Differentialdiagnostisch ist an die exokrine Pankreasinsuffizienz bei der Mukoviszidose und an das Schwachman-Syndrom zu denken.

Die *Diagnose* wird durch das Fehlen der Enterokinase in der Dünndarmbiopsie gestellt. Die *Therapie* besteht in der Substitution mit Pankreasenzympräparaten.

23.2.2 Aminosäurentransportstörungen

Es handelt um selektive angeborene Transportstörungen einzelner Transporter für bestimmte Aminosäuren (Kap. 2)

Proteinmangelzustände kommen klinisch praktisch nicht vor, wenn einzelne genetisch bedingte Aminosäurentransportsysteme fehlen. Die Existenz des *Peptidtransportsystems* für Di- und Tripeptide sorgt dafür, daß der Patient keinen Proteinmangel erleidet.

Die klinischen *Symptome* sind trotz des Transportdefekts im Dünndarm meist *extraintestinal*: Niere und Harnwegssystem sowie Zentralnervensystem.

Hartnup-Krankheit und Zystinurie

Die *Hartnup-Krankheit* und die *Zystinurie* sind autosomal-rezessiv angeborene Krankheiten mit einem Transportdefekt für freie Aminosäuren im Dünndarm und im proximalen Tubulus der Nieren.

Bei der Hartnup-Krankheit besteht eine Transportstörung für *neutrale Aminosäuren*, bei der Zystinurie ist der Transport für *Zystin und dibasische Aminosäuren* defekt. Die entsprechenden Aminosäuren können jedoch resorbiert werden, wenn sie in Form von Di- und Tripeptiden verabreicht werden. Die neuropsychiatrischen Symptome bei der Hartnup-Krankheit entstehen am ehesten durch Resorption von Indolen und toxischen Aminen, die durch die bakterielle Dekarboxylierung nichtresorbierten Tryptophans im Darm gebildet werden. Diese Metabolite hemmen auch die Konversion von Tryptophan → Nikotinsäure, was zu dem pellagraähnlichen Hautveränderungen führt. Der Ernährungszustand der Patienten ist kaum beeinträchtigt, der Nikotinsäuremangel wird durch Gabe von 25–50 mg/Tag *Nikotinsäure* behandelt.

Bei der *Zystinurie* steht die *Nephrolithiasis* im Vordergrund bedingt durch die schlechte Löslichkeit von Zystin im Urin. Die Therapie besteht in reichlicher Flüssigkeitszufuhr, Alkalisieren des Urins (pH >7.5) und Gabe von D-Penicillamin

Hinsichtlich der weiteren seltenen Aminosäurentransportstörungen (Tabelle 23.5) sei auf Lehrbücher der Kinderheilkunde verwiesen.

Tabelle 23.5. Krankheiten mit Störungen des intestinalen Aminosäurentransports

Krankheit	Substrate	Klinik
Hartnup-Krankheit	neutrale Aminosäuren	Pellagra-ähnliche Hautveränderungen, neuropsychiatrische Symptome
Zystinurie	dibasische Aminosäuren	Nierensteine, chronische Pankreatitis
Blue-diaper-Syndrom	Tryptophan	Blaufärbung der Windeln, Hyperkalziämie, Nephrokalzinose
Oasthouse-Syndrom	Methionin	geistige Retardierung, Krampfanfälle
Lowe-Syndrom	Lysin, Arginin	geistige Retardierung, Katarakt, Nierenversagen
Joseph-Syndrom (Iminoglyzinurie)	Glyzin, Prolin, Hydroxyprolin	Aminoazidurie

23.3 Störungen der Lipidresorption

23.3.1 Abetalipoproteinämie

Die Abetalipoproteinämie ist eine seltene autosomal-rezessive Krankheit mit *Fettmalabsorption* und einer morphologischen Veränderung der Erythrozyten (*Acanthozytose*) bei Geburt. Es fehlen im Plasma die *Apolipoprotein-B-haltigen Lipoproteine* (B100 und B48), *Cholesterin* und *Triglyzeride* im Plasma sind *erniedrigt*. Dünndarmbiopsien nach Fasten zeigen in der Mukosa Ansammlungen großer Fetttropfen. Die Resorption von Fettsäuren und Monoglyzeriden ist normal, es besteht jedoch ein Defekt bei der Synthese von triglyzeridhaltigen Chylomikronen, so daß Fette den Enterozyten nicht verlassen können.

Die Abetalipoproteinämie führt auch zur *Malabsorption fettlöslicher Vitamine* (insbesondere Vitamin E), ist kompliziert durch *Retinopathie* sowie durch eine *zerebellare Degeneration*. Diese Komplikationen können verhindert werden durch hohe Dosen von *Vitamin E* (100 mg/kg/Tag). Die Behandlung besteht weiter in einer Fettrestriktion und Gabe von Vitamin A und K.

23.4 Angeborene Elektrolyt- und Mineraltransportstörungen

23.4.1 Kongenitale Chloridorrhö

Die autosomal-rezessiv vererbte angeborene Chloridorrhö ist bedingt durch einen Defekt des aktiven Cl^-/HCO_3^--Austauschers im distalen Ileum und Kolon. Dieser Defekt führt zum Verlust von Chlorid und Ansäurung des Darminhalts sowie zu einer sekundären Störung der Natriumresorption. Es bestehen von Geburt an lebenslang wäßrige Diarrhöen, die eine Hyponatriämie, Hypochlorämie und Dehydratation bewirken. Durch protrahierten Verlust von Säure im Stuhl kommt es zur metabolischen Alkalose und Hypokaliämie. Die Diagnose wird durch die Bestimmung der Chloridkonzentration im Stuhl gestellt, die >100 mmol/l beträgt. Therapeutisch steht nur die Substitution der Flüssigkeits- und Elektrolytverluste zur Verfügung (NaCl und KCl).

23.4.2 Familiäre Hypomagnesiämie

Tetanie und Krämpfe treten in den ersten Lebensmonaten mit niedrigen Serumkonzentrationen von Magnesium und Kalzium auf. Es scheint eine isolierte Magnesiumresorptionsstörung vorzuliegen. Die Therapie besteht in einer oralen Supplementierung von Magnesium, wodurch sowohl der primäre Magnesiummangel wie auch die sekundäre Hypokalziämie behoben wird.

23.4.3 Acrodermatitis enteropathica (AE)

Die Acrodermatitis enteropathica ist eine autosomal-rezessiv vererbte Krankheit im Kindesalter mit Ausbildung eines charakteristischen Ausschlags der Haut perioral, perianal und distaler Extremitäten, Durchfällen, Alopezie und Wachstumsstörung.

Es besteht eine Zinkresorptionsstörung mit niedrigen Serumzinkspiegeln sowie der alkalischen Phosphatase, einem zinkabhängigen Enzym.

Die *Therapie* besteht in *oraler Zinkgabe* (beim Kind beginnend mit 2 mg/kg KG/Tag). Bedeutend häufiger tritt die Acrodermatitis enteropathica bei Zinkmangel unter langfristiger künstlicher Ernährung auf.

23.5 Vitamin B$_{12}$-Malabsorption

Eine autosomal-rezessive Vitamin-B$_{12}$-Resorptionsstörung bedingt durch einen Transportdefekt am Rezeptor für den IF-Vitamin-B$_{12}$-Komplex im Ileum mit neurologischen und hämatologischen Folgen eines Vitamin-B$_{12}$-Magels kommt in der Kindheit vor (Imerslund-Grasbeck-Syndrom). Vitamin B$_{12}$ im Serum ist erniedrigt, bei normalen Folsäurespiegeln. Der Schillingtest ist pathologisch, auch wenn er mit Gabe von Intrinsic-Faktor (IF), Pankreasenzymen und nach Antibiotikabehandlung durchgeführt wurde.

Die Therapie besteht in monatlicher parenteraler Gabe von Cyanocobalamin, worauf die neurologischen und hämatologischen Symptome schnell ansprechen.

Beim *Transcobalamin-II-Mangel* besteht ein Fehlen des Transportproteins für Vitamin B$_{12}$. Die fetale Entwicklung verläuft normal Dank mütterlichen Transcobalamin II. Eine megaloblastäre Anämie entwickelt sich im Kindesalter. Vitamin B$_{12}$ im Serum ist normal, es ist jedoch an Haptocorrin gebunden und steht damit nicht für die Gewebe zur Verfügung, die überwiegend an Transcobalmin II gebundenes Vitamin B$_{12}$ aufnehmen.

Die Behandlung besteht in Applikation sehr hoher Dosen von Vitamin B$_{12}$, um den Gewebeeintritt durch Diffusion zu erreichen.

23.6
Primäre Gallensäurenmalabsorption

Ein seltener primärer Defekt für die Rückresorption von Gallensäuren im terminalen Ileum wurde beschrieben. Dabei zeigte die Mukosa keine Defekte. Es bestanden wäßrige chologene Diarrhöen, die auf Gabe von Colestyramin gut ansprachen. Die Diagnose läßt sich mit dem SeHCAT-Test stellen, wobei andere Ursachen des enteralen Gallensäurenverlusts (Ileopathie, Ileumresektion, Kurzdarm, schnelle Darmpassage) ausgeschlossen werden müssen. Kürzlich wurde bei einem Patienten mit M. Crohn der erste molekulare Defekt des menschlichen Na$^+$/Gallensäurenkotransporters im Ileum nachgewiesen. Dabei war im Transporter Prolin durch Serin in Position 290 der Aminosäurenkette ersetzt. Der Austausch dieser einzelnen Aminosäuren führte zu einem Defekt des Transports von Taurocholsäure.

23.7
„Microvillous inclusion disease"

Die „microvillous inclusion disease" (angeborene Mikrozottenatrophie) ist eine seltene angeborene Krankheit mit generalisierter Atrophie der Mikrozotten sowie ultrastrukturellen Veränderungen des Enterozyten mit unbehandelbaren wäßrigen Durchfällen, die bereits wenige Tage nach der Geburt auftreten. Ursache ist ein Defekt der Organisation und Differenzierung der gesamten Bürstensaumregion. Elektronenoptisch läßt sich zwar die Kryptenregion erkennen, die zahlreiche sekretorische Granula (Bürstensaumglykoproteine) enthält, kaum vorhanden sind jedoch die Mikrozotten oder erheblich verplumpt. Intrazytoplasmatische Einschlußkörper, die nach innen gerichtete Mikrovilli enthalten, sind als diagnostisch anzusehen. Die Diagnose kann auch aus einer Rektumbiopsie mit elektronenoptischer Aufarbeitung der Biopsie gestellt werden.

Es wird als Ursache eine *Störung* des *Zytoskeletts* angenommen, das für einen regelrechten Aufbau der Mikrozottenstruktur notwendig ist. Die Diarrhöen persistieren auch nach Nahrungskarenz, was für eine sekretorische Diarrhö spricht. Auch das therapeutische Ansprechen auf den Somatostationanalog, Octreotide, spricht für eine sekretorische Diarrhö. Erfolgreiche Behandlung mit Dünndarmtransplantation wurde beschrieben.

23.8
Tufting-Enteropathie

Diese 1994 erstmals beschriebene Krankheit äußert sich in wäßrigen Diarrhöen mit Wachstumsretardierung in den ersten Lebensmonaten. Histopathologisch finden sich in Jejunalbiopsien: partielle Zottenatrophie, Kryptenhyperplasie sowie charakteristischerweise fokale epitheliale „tufts" aus dicht zusammengepackten Enterozyten mit apikaler runder Vorwölbung der Plasmamembran, die den Enterozyten ein tränentropfenartiges Aussehen verleihen. Differentialdiagnostisch unterscheidet sich das Krankheitsbild von der Microvillus inclusion disease wie auch von der Autoimmunenteropathie. Es wird angenommen, daß die Krankheit durch eine abnorme molekulare Zusammensetzung der Basalmembran des Dünndarms bedingt ist. Immunsuppressiva, Antibiotika, Steroide waren ohne Wirkung. Die Kinder müssen total parenteral ernährt werden.

Literatur

Ahnen DJ (1995) Protein digestion and assimilation. In: Yamada T (Hrsg) *Textbook of Gastroenterology*, Philadelphia, JB Lippincott Company, S 457–466

Alpers DH (1994) Digestion and absorption of carbohydrates and protein. In: Johnson LR (Hrsg) *Physiology of the Gastrointestinal Tract*, New York, Raven Press, S 1723–1749

Amelsberg A, Schteingart CD, TonNu HT, Hofmann AF (1996) Carrier-mediated jejunal absorption of conjugated bile acids ion the guinea pig. Gastroenterology 110:1098–1106

Buller HA, Grand RJ (1990) Lactose intolerance. Annu Rev Med 41:141–148

Caspary WF (1983). Kohlenhydratintoleranz. In: Caspary WF (Hrsg) *Handbuch der Inneren Medizin. Dünndarm Band III/3A*, Berlin, Springer-Verlag, S 627–646

Caspary WF (1987) Bedeutung des Dickdarms bei der Resorption und Malabsorption von Kohlenhydraten. In: Caspary WF (Hrsg) *Struktur und Funktion des Dünndarms*, Amsterdam, Excerpta Medica, S 254–268

Caspary WF (1989) Inhibitors influencing carbohydrate absorption. In: Creutzfeldt W, Lefèbvre P (Hrsg) *Diabetes mellitus: Pathophysiology and Treatment*, Berlin, Springer Verlag, S 172–191

Caspary WF (1994) Primäre und sekundäre Malabsorptionssyndrome. In: Classen M, Diehl V, Kochsiek K (Hrsg) *Innere Medizin*, München, Urban & Schwarzenberg, S 577–591

Chanarin I (1982) Disorders of vitamin absorption. Clin Gastroenterol 11:73–83

Cutz E, Rhoads JM, Drumm B, Sherman PM, Durie PR, Forstner GG (1989) Microvillus inclusion disease: an inherited defect of brush border assembly and differentiation. N Engl J Med 320:646–651

Cutz E, Sherman PM, Davidson GP (1997) Enteropathies associated with protracted diarrhea of infancy: Clinicopathological features, cellular and molecular mechanisms. Pediatr Pathol Laborat Med 17:335–368

Elsenhans B, Zenker D, Caspary WF (1984) Guaran effect on rat intestinal absorption. A perfusion study. Gastroenterology 86:645–653

Hammer HF, Fine KD, Santa Ana CA, Porter JL, Schiller LR, Fordtran JS (1990) Carbohydrate malabsorption, its measurement and its contribution to diarrhea. J Clin Invest 86:1936–1944

Holmberg C (1986) Congenital chloride diarrhoea. Clin Gastroenterol 15:583–590

Lloyd ML, Olsen WA (1995): Disorders of epithelial transport in the intestine. In: Yamada T (Hrsg) *Textbook of Gastroenterology*, Philadelphia, JB Lippincott Company, S 1661–1672

Madzarovova-Noheilova J (1973) Trehalase deficiency in a family. Gastroenterology 65:130–133

Milla PJ (1990) Disorders of electrolyte absorption. Clin Gastroenterol 11:31–46

Neale G (1990) B_{12} binding proteins. Gut 31:59–63

Popovic OS, Kostic KM, Milovic V, Miluodinovic-Djuric S, Miletic VD, Sesic L et al. (1987) Primary bile acid malabsorption. Histologic and immunologic study in three patients. Gastroenterology 92:1851–1858

Ravich WJ, Bayless TM, Thomas M (1983) Fructose: incomplete intestinal absorption in humans. Gastroenterology 84:26–31

Simoons JJ (1978) The geographic hypothesis and lactose malabsorption: a weighing of the evidence. Am J Dig Dis 23:963–980

Silk DBA (1982) Disorders of nitrogen absorption. Clin Gastroenterol 11:47–61

Wong MH, Oelkers P, Dawson, PA (1995). Identification of a mutation in the ileal sodium dependent bile acid transporter gene that abolishes transport activity. J Biol Chem 270:27228–27234

Sprue/Zöliakie

W. Holtmeier, J. Stein

24.1 Geschichte 283
24.2 Vorkommen 283
24.3 Pathologie 283
24.4 Ätiologie und Pathogenese 284
24.5 Klinik 287
24.6 Diagnostik 289
24.6.1 Dünndarmbiopsie 289
24.6.2 Antikörperdiagnostik 290
24.6.3 Funktionsdiagnostik 291
24.6.4 Labordiagnostik 291
24.6.5 Bildgebende Verfahren 291
24.7 Differentialdiagnosen 292
24.8 Therapie und Prognose 292
Literatur 293

Es handelt sich um eine Dünndarmerkrankung, die in erster Linie morphologisch definiert ist. Sie geht mit einer charakteristischen, diagnostisch aber unspezifischen, Zottenreduktion und Kryptenhyperplasie der Dünndarmschleimhaut einher. Bei den betroffenen Individuen besteht eine Überempfindlichkeit gegenüber dem Weizenkleberprotein Gliadin, das in Weizen, Gerste, Roggen und Hafer enthalten ist. Die strukturellen Veränderungen bilden sich nach glutenfreier Ernährung zurück und treten bei Glutenexposition erneut auf.

Obwohl seit langem das auslösende Agens (Gluten) bekannt ist, sind die exakten pathophysiologischen Vorgänge immer noch unbekannt. Bei der *Sprue* des Erwachsenen handelt es sich um das gleiche Krankheitsbild wie bei der *Zöliakie* des Kindes. Die Erstmanifestation weist typischerweise eine Häufung um das 2. und 40. Lebensjahr auf. Es kann jedoch in seltenen Fällen eine Sprue jenseits des 60. Lebensjahres auftreten.

24.1
Geschichte

Die Bezeichnung *"Zöliakie"* stammt von Aretaeus von Cappadozien aus dem 2. Jahrhundert n. Chr., der seine Patienten „kolliakos" (griech.: „koilia", Bauch) nannte.

Die Bezeichnung *„Sprue"* hat ihren Ursprung aus dem flämischen („sprouw", Bläschen, Mundschleimhautentzündung). Im englischen Sprachbereich gibt es nur eine Bezeichnung („coeliac disease").

Im Jahr 1888 wurde die Erkrankung erstmals durch den Engländer Samuel Gee in London klinisch genau beschrieben. Gee vermutete bereits damals, daß die Krankheit durch eine entsprechende Diät zu behandeln sei. Im Jahr 1950 beschrieb der Holländer W. Dicke in seiner Dissertation den toxischen Effekt des Glutens aus Mehlprodukten bei der Entstehung der Sprue. Im Jahr 1954 wies Pauley anhand chirurgischer Präparate erstmals die für die Sprue typischen Schleimhautläsionen nach. Vor der Einführung der glutenfreien Diät führte die Erkrankung aufgrund der massiven Malabsorption oft zum Tode des Patienten.

24.2
Vorkommen

Die Erkrankung kommt weltweit vor, sie ist jedoch in den verschiedenen Ländern mit unterschiedlicher Häufigkeit anzutreffen. Die Krankheit manifestiert sich gewöhnlich *nach dem Säuglingsalter mit Beginn einer glutenhaltigen Nahrung*. Ein erster *Altersgipfel* liegt zwischen 9 Monaten und 3 Jahren, ein zweiter im 4. Lebensjahrzehnt. *Inzidenz* und *Prävalenz* zeigen große geographische Unterschiede. In Irland und Schottland ist die Zöliakie besonders häufig (1:300), in anderen Teilen Europas tritt sie seltener auf (England 1:3000). In *Deutschland* dürfte die Prävalenz bei Kindern bei etwa 1:1000, bei Erwachsenen bei 1:5000 liegen. *Inzidenz* der Sprue hat in den letzten Jahren abgenommen. Etwa 5–10 % der Verwandten ersten Grades von Patienten mit einer manifesten Sprue weisen eine asymptomatische Sprue mit den typischen Veränderungen in der Dünndarmschleimhaut auf.

24.3
Pathologie

Die Schleimhautschädigung beschränkt sich in unkomplizierten Fällen auf die Mukosa. Submukosa,

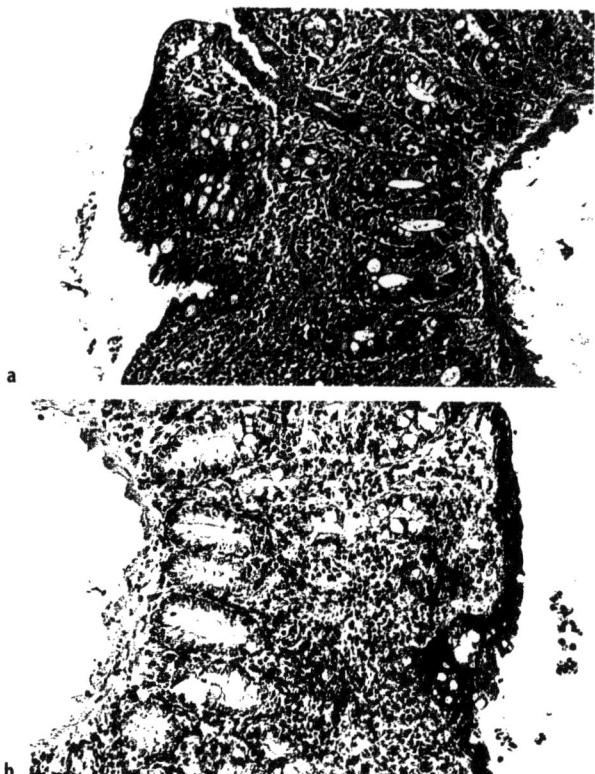

Abb. 24.1. a Zottenlose Schleimhaut mit langen Krypten, abgeflachtem Oberflächenepithel und dichter Rundzellvermehrung der Lamina propria bei einheimischer Sprue; Oberes Jejunum. (Vergr. 120:1, HE-Färbung); **b** CD_3 spezifische Immunfärbung (= T-Zellrezeptoren von α/β- und γ/δ-T-Zellen)

Muskularis und Serosa sind in der Regel nicht betroffen. Die charakteristischen Schleimhautveränderungen sind bereits *lupenmikroskopisch* bei kleiner Vergrößerung im Auflichtmikroskop erkennbar. Das Schleimhautrelief der unbehandelten Sprue zeigt deutlich geschwundene Zotten mit mosaikartiger Felderung der Oberfläche und Einsehbarkeit in die Kryptenränder. Die Mukosaoberfläche nimmt aufgrund der Zottenatrophie um den Faktor 2,8–8,3 und die Zottenhöhe um den Faktor 3,5–5,8 ab. Die Kryptenlänge um den Faktor 1,8–2,7 zu. Die Zahl der Krypten pro Flächeneinheit ist allerderdings vermindert. Die *Mitoserate* pro Krypte ist deutlich erhöht, wobei nicht die *Mitosedauer* verändert ist, sondern die *intermitotische Phase* auf die Hälfte verkürzt ist. *Histologisch* ist die Schleimhaut durch ein kuboid umgeformtes Oberflächenepithel, lange Krypten, eine dichte Rundzellvermehrung der Lamina propria und durch zahlreiche intraepithelial gelegene Lymphozyten (IELs) ausgezeichnet, bei denen es sich überwiegend um *T-Lymphozyten* handelt (Abb. 24.1). Die Anzahl der IELs ist zwar bezogen auf das Oberflächenepithel deutlich erhöht, aufgrund der reduzierten resorptiven Oberfläche in seiner Gesamtheit unverändert. Nach neueren Untersuchungen ist die Zahl der interepithelialen γ/δ-T-Zellen sowohl während der aktiven Krankheitsphase als auch unter glutenfreier Diät permanent deutlich erhöht. Demgegenüber zeigen α/β-T-Zellen eine deutliche Abhängigkeit von der Krankheitsaktivität, was zur Hypothese führt, daß nur α/β-Lymphozyten gegen Gliadin sensibilisiert sind (s. unten). Die Struktur der intestinalen Schlußleisten („tight junctions") ist bei Anwendung der Gefrierbruchtechnik ebenfalls stark verändert, wodurch sich die erhöhte Permeabilität der Mukosa erklären läßt (Kap. 4). Ob eine Verminderung der *Paneth-Zellen* mit einer schlechterer Prognose („non-responder") korreliert, scheint fraglich.

Die Zahl der in der Lamina propria gelegenen Zellen ist bei der Sprue insgesamt erhöht. So ist die Anzahl der IgA-, IgG,- und IgM-produzierenden Zellen auf das Zwei- bis Sechsfache der Norm erhöht. Wie in der normalen Mukosa dominiert auch hier die IgA-Fraktion. Neben einer rein quantitativen Abnahme der Aktivität zahlreicher *bürstensaumständiger Enzyme* (Disacchridasen, Peptidasen, alkalische Phosphatase), kommt es zusätzlich auch zur Abnahme der spezifischen enzymatischen Aktivität einzelner Enzyme. (Kap. 2). Die Aktivität lysosomaler Enzyme (saure Hydrolasen) ist dagegen eher erhöht.

Das histologische Korrelat der recht selten auftretenden *Dünndarmulzera* bei einheimischer Sprue ist uncharakteristisch. Sie sind meist nicht auf die Mukosa beschränkt und führen in bis zu 50 % zu Perforationen und Blutungen.

Das Ausmaß der intestinalen Beteiligung bei unbehandelter Sprue ist zwar individuell unterschiedlich ausgeprägt, korreliert aber dennoch mit dem Schweregrad der klinischen Symptomatik bis hin zur Beteiligung des gesamten Dünndarmes. Distale Dünndarmanteile werden in der Regel zuletzt beteiligt und regenerieren unter glutenfreier Nahrung deutlich schneller als proximale Dünndarmabschnitte.

24.4
Ätiologie und Pathogenese

Ätiopathogenetisch handelt es sich bei Zöliakie/Sprue um eine permanente Intoleranzreaktion gegenüber *Gluten*. Weizenmehl besitzt einen Proteingehalt von 7–15 %, der wiederum zu 90 % aus *Gluten* besteht. Die Glutenfraktion des Weizenmehls ist *wasserunlöslich*. Durch Extraktion in Äthylalkohol lassen sich 2 Fraktionen trennen: Das alkoholunlösliche *Glutenin* und das lösliche *Gliadin*. Bei Gliadin handelt es sich um ein ca. 30–75 kD großes zur Gruppe der *Prolamine* zählendens Glutamin- und Prolinreiches Polypeptid. Prolamine sind bis zu 40 % Bestandteil des Gesamtproteins in Weizen, Roggen, Gerste und Hafer. Sie machen als *Gliadin* im Weizen, *Secalin* im Roggen, *Hordein* in der Gerste und *Avenin* im Hafer neben den wasserlöslichen Globulinen und Albumin, die *alkohollöslichen* weitestgehend *wasserunlöslichen* Fraktion der Klebereiweiße in Getreide. Prolamine werden als die eigentliche toxische Komponente in den genannten Cerealien angesehen (Kap. 68). Entsprechend ihrer elektrophoretischen Auftrennung werden sie in die schwefelhaltigen α,β,γ-Gliadine und schwefelarmen ω-Gliadine unterteilt. (Kap. 67). Während die schwefelhaltigen α,β,γ-Gliadine durch eine N-terminale repetitive Domäne *Pro-Gln-Gln-Pro-Phe-Pro-Gln* und eine cysteinreiche C-terminale Domäne gekennzeichnet sind, findet sich bei den schwefelarmen ω-Gliadinen ein wiederholt auftretendes Oktapeptid *Pro-Gln-Gln-Pro-Phe-Pro-Gln-Gln*. Die Frage nach *dem toxischen Prolamin* bleibt derzeit aufgrund eines außerordentlich variablen Molekulargewichtsspektrum (30–90 kD) sowie extraktionsbedingter Verluste unlöslicher Polyaminpolymere noch unbeantwortet.

Genetische Faktoren

Spruepatienten weisen eine sehr hohe HLA-Assoziation auf, wie sie bei kaum einer anderen Autoimmunerkrankungen vorgefunden wird. Über 95% der Patienten exprimieren HLA-Klasse-II-Moleküle, insbesondere DQ2 und – DQ8, die durch das Allel DQA1*0501 und das Allel DQB1*0201 kodiert sind. Möglicherweise präsentieren HLA-DQ2-Moleküle den T-Zellen Peptidanteile des Gliadins. Es könnte hierbei zu einer spezifischen Aktivierung autoaggressiver T-Zellen kommen, die direkt oder indirekt zur Schädigung der Darmmukosa führt. Diese HLA-Moleküle reichen jedoch nicht zur Krankheitsentwicklung aus, da in Nordeuropa 25–30% der gesunden Bevölkerung Träger der genannten HLA-Gene sind, hiervon jedoch weniger als 1% an Sprue erkranken. Es ist möglich, daß es sich lediglich um ein Maker-Gen handelt, und sich in der Nähe des HLA-Gens das eigentliche, pathologische Gen befindet, das letztlich für die Erkrankung verantwortlich ist. Auch Unterschiede in der Konkordans von Sprue zwischen eineiigen Zwillingen (70%) sowie HLA-differenter zweieiiger Zwillinge (30%) implizieren die Existents weiterer Nicht-HLA-Gene.

Imunpathogenese: Transglutaminase als Autoantigen

Die Sprue weist viele Eigenschaften einer klassischen Autoimmunerkrankung auf. In-vivo-Belastungstests mit Gliadin zeigten, daß die ersten Veränderungen der Darmschleimhaut durch eine Infiltration der Lamina propria und der Epithelschicht von T-Zellen gekennzeichnet sind. Erst in Folge kommt es zur Rekrutierung von B-Zellen und anderen Immunzellen in die Darmschleimhaut. Bei Patienten mit einer Sprue lassen sich sowohl im Blut als auch im Dünndarmsekret Antikörper (Ak) gegen körpereigene Strukturen und Gliadinpeptide nachweisen. Möglicherweise kommt es durch zirkulierende Immunkomplexe zu den *extraintestinalen Begleiterkran-*

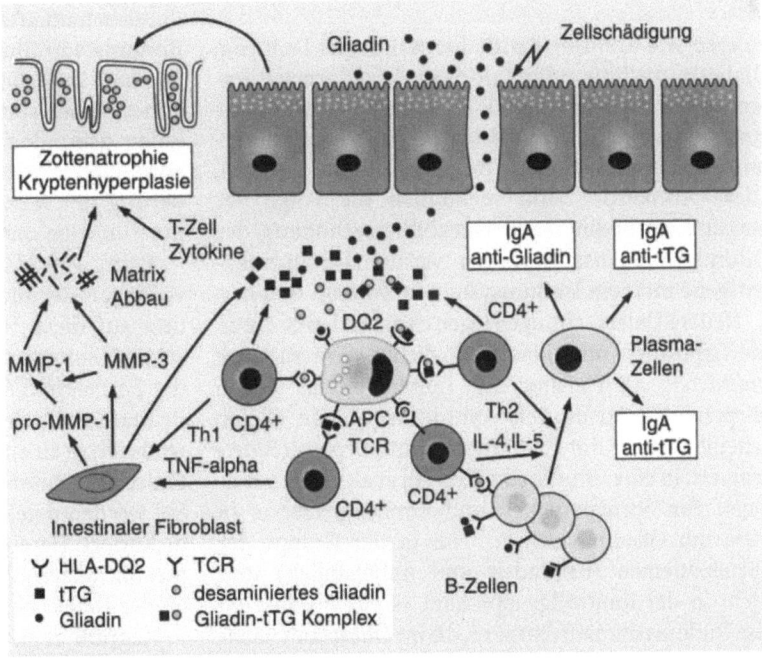

Abb. 24.2. Hypothese zur Immunpathogenese der Sprue. Intestinale Transglutaminase (tTG) bzw. ein Gliadin-Transglutaminase-Komplex fungiert als (Auto-)Antigen für EMA. Ein Komplex aus Gliadin und Transglutaminase könnte somit ein (Neo-)Epitop für autoreaktive B-Zellen (Endomysium-Antikörper), aber auch für T-Zellen darstellen. (Nach Schuppan et al. 1998)

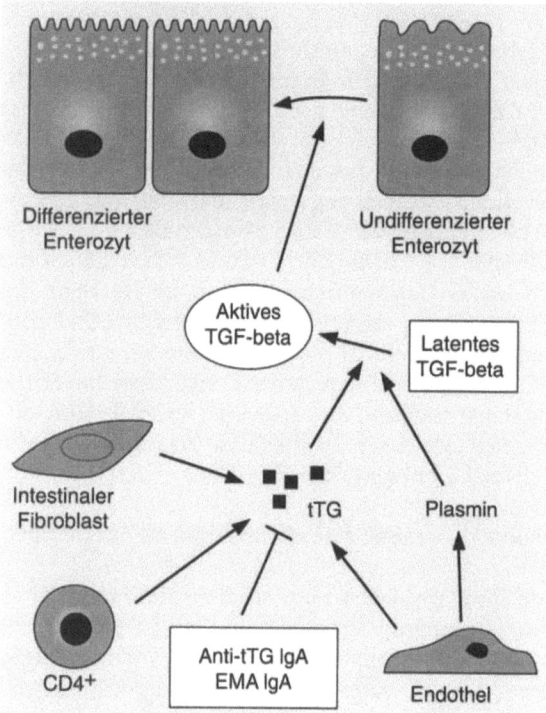

Abb. 24.3. Pathogenetische Bedeutung von anti-tTG-IgA-Antikörpern. Eine durch Transglutaminase katalysierte Azylierung führt normalerweise zur Aktivierung von TGF-β („transforming growth factor-β"), einem autokrinen Wachstumsfaktor, dem in der epithelialen Zelldifferenzierung und der mukosalen Wundheilung im Intestinaltrakt eine Schlüsselrolle zukommt (Kap. 6). Die Blockierung des Enzyms durch tTG-Antikörper würde somit die Aktivierung von TGF-β blockieren und die für eine mukosale Heilung notwendige Ausdifferenzierung der Enterozyten verhindern, was letztlich in der für Spruepatienten typischen Villus-Atrophie resultiert. (Nach Schuppan et al. 1998)

kungen wie z.B. Dermatitis herpetiformis Duhring, Diabetes mellitus oder IgA-Nephritis. Spruepatienten weisen auch erhöhte Ak-Titer gegen andere Nahrungsproteine auf, die in Milch-, Ei- und Sojaprodukten enthalten sind (z.B. β-Laktoglobulin, Kasein). Diese Antikörper sind vermutlich die Folge der entzündlich bedingten Permeabilitätserhöhung der Dünndarmmukosa, wodurch vermehrt Nahrungsantigene mit dem Immunsystem in Kontakt treten.

Neuere Untersuchungen legen es nahe, daß es durch die Exposition mit Gliadin möglicherweise zu einer *indirekten Aktivierung* des Immunsystems gegen körpereigene Strukturen kommt, da Gliadin alleine scheinbar nicht mit Endomysiumantikörpern (EMA) reagiert. In einer Studie von Picarelli et al. wurden Biopsien von Spruepatienten und Kontrollpersonen *in vitro* mit Gliadin kultiviert. Nur in der Gruppe der Spruepatienten (behandelt und unbehandelt) und nicht in der Kontrollgruppe kam es zur Produktion von Endomysiumantikörpern, die im Überstand nachgewiesen werden konnten. Absorptionsuntersuchungen zeigten, daß Gliadin nicht an EMA gebunden wird und somit keine Kreuzreaktion zwischen Gliadin und Endomysium besteht, d.h., daß Gliadin durch noch ungeklärte Mechanismen indirekt (T-Zellaktivierung ist erforderlich) zur immunologischen „Erkennung" der Endomysiumantigene führt (durch EMA) und es erst infolge zu einer Schädigung der Darmmukosa kommt. Nach Untersuchungen von Dieterich et al. scheint eine *intestinale Transglutaminase* (tTG) bzw. ein Gliadin-Transglutaminase-Komplex hierbei als (Auto)antigen für EMA zu fungieren. Das Enzym katalysiert den Acyl-Transfer vom Glutamin(Gln-)rest eines spezifischen Donorproteins (z.B. Gliadin) auf Lysin (Lys) eines eher unspezifischen Akzeptorproteins. Ein *Komplex aus Gliadin und Transglutaminase* könnte somit ein (Neo)epitop für autoreaktive B-Zellen (Endomysiumantikörper), aber auch für T-Zellen darstellen. Eine durch Transglutaminase katalysierte Acylierung führt so zur Aktivierung von TGF-β („transforming growth factor β"), einem autokrinen Wachstumsfaktor, dem in der epithelialen Zelldifferenzierung und der mukosalen Wundheilung im Intestinaltrakt eine Schlüsselrolle zukommt (Kap. 6). Die Blockierung des Enzyms durch tTG-Antikörper würde somit die Aktivierung von TGF-β blockieren und die für eine mukosale Heilung notwendige Ausdifferenzierung der Enterozyten verhindern. Result wäre die für Spruepatienten typische Villusatrophie (Abb. 24.2 und 24.3).

Weitere Modelle

Neben den beschriebenen Modellen gibt es noch weitere, z.Z. weniger favorisierte Hypothesen zur Ätiologie der Sprue. Bei der *Lektinhypothese* soll es durch schadhafte Glykoproteine zu einer verstärkten Bindung von Gluten an Epithelzellen und konsekutiv zu einer Zellschädigung kommen. Lektine sind Proteine, die an spezifische Gruppen von Zuckermolekülen gebunden werden. Die übermäßige Bindung von Gluten an defekte Glykoproteine könnte eine Änderung der Membranpermeabilität und der Transportfunktion der Darmmukosa bewirken.

Beim *Peptidasenmangel* soll ein Enzymmangel vorliegen, der zu einer Maldigestion von Gluten führt und auf diese Weise eine Akkumulation von toxischem Gluten auf der Mukosaoberfläche bewirkt. Bei der *Permeabilitätstheorie* soll bei Spruepatienten ein Primärdefekt der Mukosapermeabilität vorliegen, wodurch es zu einem abnorm gesteigerten Durchtritt toxischen Glutens in die Mukosa kommen soll. Hierbei werden defekte Schlußleisten („tight junctions") diskutiert. Da eine Entzündung *per se* zu einer Permeabiltitätserhöhung führt, ist es noch nicht geklärt ob der Defekt bei der Sprue ein Epiphänomen ist.

Kagnoff et al. wiesen eine hochsignifikante Übereinstimmung in der Aminosäuresequenz des A-Gliadinproteins und des E1b-Proteins des Adenovirus Typ 12 nach. Die Autoren schlußfolgerten, daß Antikörper gegen beide Proteine kreuzreagieren („molecular mimicry") und eine Autoimmunreaktion gegen Strukturen der Darmmukosa ausgelöst wird. In der Tat ließ sich im Vergleich zur Normalbevölkerung bei Spruepatienten häufiger eine Infektion mit dem Adenovirus Typ 12 nachweisen. Die ätiopathogenetische Relevanz dieses Modells bleibt jedoch bis heute umstritten.

24.5 Klinik

Zöliakie des Kindes

Vor dem 6. Lebensmonat erkranken nur wenige Kinder an der Zöliakie. Die Symptome sind unterschiedlich stark ausgeprägt. Zwei Drittel der Krankheitsfälle werden im 2. und 3. Lebenshalbjahr erkannt. Nur etwa 15% der Patienten sind zum Zeitpunkt der Diagnose älter als 2 Jahre. Bei den meisten Kindern treten die Symptome 3 bis 6 Monate nach dem Beginn der glutenhaltigen Ernährung (Grießbrei, Vollkornbrei etc.) auf. Oftmals stehen *Gedeihstörungen*, weniger die Durchfälle im Vordergrund der klinischen Symptomatik (Tabelle 24.1).

Vollbild der Sprue

Beim Vollbild der Sprue leidet der Patient aufgrund der Malabsorption unter starkem Gewichtsverlust, Muskelschwund und Eiweißmangelödemen. Durch die fehlende Fettresorption sind die Stühle massiv,

Tabelle 24.1. Symptome der Zöliakie bei Säuglingen und Kleinkindern

Symptome	[%]
Gedeihstörungen	98
geblähtes Abdomen	86
Durchfälle	76
Blässe	65
Erbrechen	60
Wesensveränderungen	56
Appetitlosigkeit	46
Muskelschwäche	43
Eiweißmangelödeme	11

breiig und fettglänzend. Neben den Krankheitserscheinungen von Seiten des Magen-Darm-Traktes können bei der Sprue extraintestinale Symptome auftreten, die meist durch die Malabsorption wichtiger Nahrungsstoffe wie Kohlenhydrate, Fette, Eiweiß, Vitamine, Mineralien und Spurenelemente bedingt sind. Zusätzlich gibt es extraintestinale Manifestationen die nicht direkt durch Mangelerscheinungen zu erklären sind und vermutlich durch ähnliche Immunmechanismen verursacht werden, die auch zur Schädigung der Darmmukosa geführt haben (Tabelle 24.2).

Symptome wie Anämie oder Eisenmangel können oftmals zunächst der einzige Hinweis auf das Vorliegen einer Sprue sein (oligosymptomatische Sprue). Auch *Knochenschmerzen* mit Osteomalazie (Kap. 64) lassen den Patienten zunächst den Orthopäden aufsuchen. Im Blut ist dann häufig nur ein erniedrigtes Serumkalzium und eine erhöhte alkalische Phosphatase erfaßbar. Des weiteren können extraintestinale Manifestationen wie z.B. neurologisch-psychiatri-

Tabelle 24.2. Extraintestinale Manifestationen der Sprue

	Organe/Symptom	Ursache
Durch Mangelerscheinungen verursacht:	periphere Polyneuropathie	Thiamin- und Vitamin B_{12}-Mangel
	perniziöse Anämie	Folsäure, Vitamin B_{12}-Mangel
	Nachtblindheit	Vitamin A-Mangel
	Blutungsneigung	Vitamin K-Mangel
	Osteomalazie, Osteoporose	Vitamin D- und Kalziummangel
	Muskelkrämpfe	Magnesiummangel
	Ödeme	Proteinmangel, Hypalbuminämie
	Wachstumsstörungen	Malabsorption aller Nahrungsbestandteile
	Menstruationsstörungen, Impotenz	unbekannt
Mit Sprue assoziierte Erkrankungen (vermutlich immunologische Mechanismen):	Diabetes mellitus, Sjoegren Syndrom, rheumatoide Arthritis, IgA-Nephritis	
	Kuhmilchproteinintoleranz	
	Dermatitis herpetiformis Duhring	
	neurologisch-psychiatrische Krankheitsbilder: Depressionen, Psychopathien, Enzephalopathien, zerebelläre Syndrome, Epilepsie	

sche Krankheitsbilder oft die einzigen Symptome einer Sprue sein. Trotz fehlender Darmsymptomatik zeigt die Dünndarmbiopsie auch bei diesen Patienten einen eindeutigen Zottenschwund und die Antikörperdiagnostik ist fast immer positiv. Unter einer glutenfreien Ernährung kommt es meistens zu einer vollständigen Rückbildung der Symptome.

Asymptomatische, latente und transiente Sprue

Bei der *asymptomatischen Sprue* liegen die typischen Dünndarmveränderungen einer flachen Mukosa vor, ohne daß es bei den betroffenen Individuen zu intestinalen oder auch zu extraintestinalen Beschwerden kommt (s. oben). Reihenuntersuchungen an Normalpersonen legen es nahe, daß die Zahl der asymptomatischen Individuen größer ist, als die Anzahl von Patienten mit einer manifesten symptomatischen Sprue. Manche Autoren sind sogar der Auffassung, daß bislang nur die „Spitze des Eisberges" diagnostiziert wurde.

Bei der *latenten Sprue* liegt nach den klassischen histologischen Kriterien eine *normale* Dünndarmmukosa vor. Die Patienten hatten jedoch in der Vergangenheit eine flache Mukosa oder werden eine solche in der Zukunft entwickeln. Es lassen sich bei diesen Individuen fast immer *Endomysiumantikörper* nachweisen. Durch moderne Untersuchungsmethoden können auch in dieser Gruppe diskrete Veränderungen in der Dünndarmbiopsie aufgedeckt werden, die mit den herkömmlichen Untersuchungen übersehen werden. Bei unauffälligen Zotten und Krypten kann z. B. als einziges Merkmal eine Infiltration der Darmmukosa durch *intraepitheliale Lymphozyten* imponieren. Charakteristisch ist hierbei ein überproportionaler Anstieg der γ/δ-T-Zellen. Deshalb wird diskutiert ob γ/δ-T-Zellen in der Pathogenese der Sprue eine Schlüsselrolle zukommen könnte. Als weiterer Marker für eine latente Sprue dient der Nachweis von Gliadinantikörper im *Dünndarmsekret*.

Noch ungeklärt ist die Frage, ob und wie viele Patienten trotz eindeutig nachgewiesener Sprue wieder eine Glutenunempfindlichkeit entwickeln können (sog. *transiente Sprue*). Hierzu sind zwar in der Vergangenheit vereinzelt Fälle beschrieben worden, so daß dieses Phänomen prinzipiell nicht ausgeschlossen werden kann. Wahrscheinlich handelt es sich lediglich um eine Verschiebung der manifesten Sprue in einen latenten Zustand. Bei genauer Betrachtung (Histologie) könnten wahrscheinlich diskrete spruetypische Veränderungen gefunden werden (s. oben). Anders stellt sich dies bei Kleinkindern dar, bei denen die Diagnose vor dem zweiten Lebensjahr gestellt wurde. Hier konnte beobachtet werden, daß ein nicht unerheblicher Prozentsatz bei einer erneuten Glutenbelastung zu einem späteren Lebensabschnitt nicht mehr glutenempfindlich war und es auch zu keinem Rezidiv kam.

Kollagene Sprue

Bei der *kollagenen* Sprue findet sich neben der geschilderten subtotalen/totalen Zottenatropie eine extrem breite überwiegend *subepitheliale Kollageneinlagerung*, die in Extremfällen $1/3$ bis $2/3$ *der Mukosahöhe* betragen kann. Auf Glutenentzug sind die Veränderungen kaum reversibel, und auch klinisch spricht das Krankheitsbild nicht auf eine glutenfreie Diät an. Ob es sich um eine eigenständige Erkrankung oder nur um eine besonders schwere Verlaufsform der Sprue/Zöliakie handelt bleibt umstritten. Vereinzelt ist ein gleichzeitiges Auftreten mit einer *kollagenen Kolitis* oder einer *myotonen Dystrophie* beschrieben worden. Infolge der progressiven, therapeutisch kaum beeinflußbaren Malabsorption ist die Prognose der Patienten trotz langzeitparenteraler Ernährung infaust.

Dermatitis herpetiformis

Das Krankheitsbild der *Dermatitis herpetiformis Duhring (DHD)* wird ebenfalls dem Formenkreis der Zöliakie/Sprue zugerechnet. Es handelt sich hierbei um eine chronische Hauterkrankung mit brennenden und juckenden Hautveränderungen. Sie ist durch das schubweise Auftreten von Bläschen (herpetiform) und papulovesikulären Erscheinungen gekennzeichnet, die symmetrisch besonders an den Streckseiten der Extremitäten aber auch am Gesäß- und Kopfbereich zu finden ist. Das Vorkommen der DHD ist sehr selten (1:100 000 Einwohner) und tritt sowohl bei Männern als auch Frauen meistens im Alter von 20 bis 40 Jahren auf.

Mehr als 80% der Patienten mit DHD weisen Zeichen einer gliadinsensitiven Enteropathie auf, die von der einheimischen Sprue nicht zu unterscheiden ist. Im Gegensatz zu Patienten mit „reiner" Sprue sind bei DHD Patienten die Dünndarmveränderungen oft nur umschrieben und nicht flächig. Aus diesem Grund besteht meist auch nicht das klinische Vollbild einer Sprue und die Erkrankung hat einen leichteren Verlauf. Die Hautveränderungen bessern sich unter einer glutenfreien Ernährung langsamer (innerhalb von 1 bis 2 Jahren) als die Veränderungen der Dünndarmschleimhaut. Die Hautveränderungen sprechen meistens gut auf eine Behandlung mit Dapsone an. In der Regel erleidet der Patient mit Dermatitis herpetiformis Duhring unter einer glutenfreien Ernährung weniger häufig Schübe seiner Hauterkrankung bzw. benötigt weniger Medikamente als unter einer normalen Kost.

Patienten mit Dermatits herpetiformis weisen eine identische HLA-Assoziation wie Zöliakiepatienten auf. Gleichermaßen findet sich ein erhöhter Anteil von intraepithelialen γ/δ-T-Zellen in der Dünndarmmukosa. Die Tatsache, daß eine gliadinfreie Ernährung nicht nur zu einer Besserung der intestinalen Beschwerden führt, sondern auch zu einer Rückbildung der Hautläsionen, unterstützt weiter die Auffassung, daß es sich bei der DHD um eine Variante der einheimischen Sprue handelt und daß evtl. ähnliche Pathomechanismen sowohl zu den Hauterscheinungen, als auch zu einer Schädigung der Dünndarmmukosa führen.

Die Diagnose der DHD kann nur durch eine Hautbiopsie gestellt werden. Die Hautveränderungen sind durch eine *granuläre IgA Ablagerung* charakterisiert, die pathognomisch für die Erkrankung ist. Die Ursachen für diese IgA Ablagerung sind unklar, jedoch ist es möglich, daß die IgA-Antikörper ihren Ursprung im Intestinum haben, wo IgA-AK die dominierenden Antikörper sind (Abb. 24.3). Es wird hierbei spekuliert, daß IgA-Antikörper mit Antigenen der Haut und des Intestinums kreuzreagieren. Möglicherweise ist die IgA-Ablagerung jedoch ein Epiphänomen, da sie auch in den gesunden Hautabschnitten von DHD-Patienten gefunden wird. Neuere Untersuchungen konnten aufzeigen, daß T-Zellen möglicherweise ein entscheidende Rolle spielen, da sie in den Hautläsionen vermehrt vorkommen, während dieses in den gesunden Hautabschnitten nicht der Fall ist.

Abb. 24.4. Diagnostisches Vorgehen bei Verdacht auf einheimische Sprue

24.6 Diagnostik

24.6.1 Dünndarmbiopsie

In den 1990 erneut überarbeiteten Richtlinien der ESPGAN (European Society of Pediatric Gastroenterology and Nutrition) zur Zöliakie-/Spruediagnose wird der charakteristische, nach definierten Kriterien erhobene, endoskopisch-histologische Schleimhautbefund weiterhin als *„diagnostischer Goldstandard"* angesehen. Zudem wird gefordert, daß sich dieser Befund (flache Mukosa) unter einer strikten glutenfreien Diät normalisiert. Die endoskopisch aus den distalen Anteilen des Duodenums entnommene Biopsie ist so aussagekräftig wie die Entnahme aus dem Jejunum mittels Saugkapsel. Unter endoskopischer Sicht kann häufig bereits durch das Fehlen von Falten im Duodenum schon makroskopisch die Verdachtsdiagnose Sprue gestellt werden. Es wird die Entnahme von etwa 3 Biopsien aus dem distalen Duodenum oder Jejunum empfohlen, da die morphologischen Veränderungen insbesondere bei den oligosymptomatischen Formen der Sprue nicht immer flächig sind. Es können auch nur einzelne Areale befallen sein. Bei initial unklarer Biopsie kann ein oraler Belastungstest mit hohen Glutendosen erwogen und anschließend eine erneute Biospie entnommen werden (Abb. 24.4). Da es nur bei Spruepatienten unter einer rektalen Glutengabe zu einer Entzündungsreaktion der Dickdarmschleimhaut kommt, kann alternativ auch der Versuch eines rektalen Be-

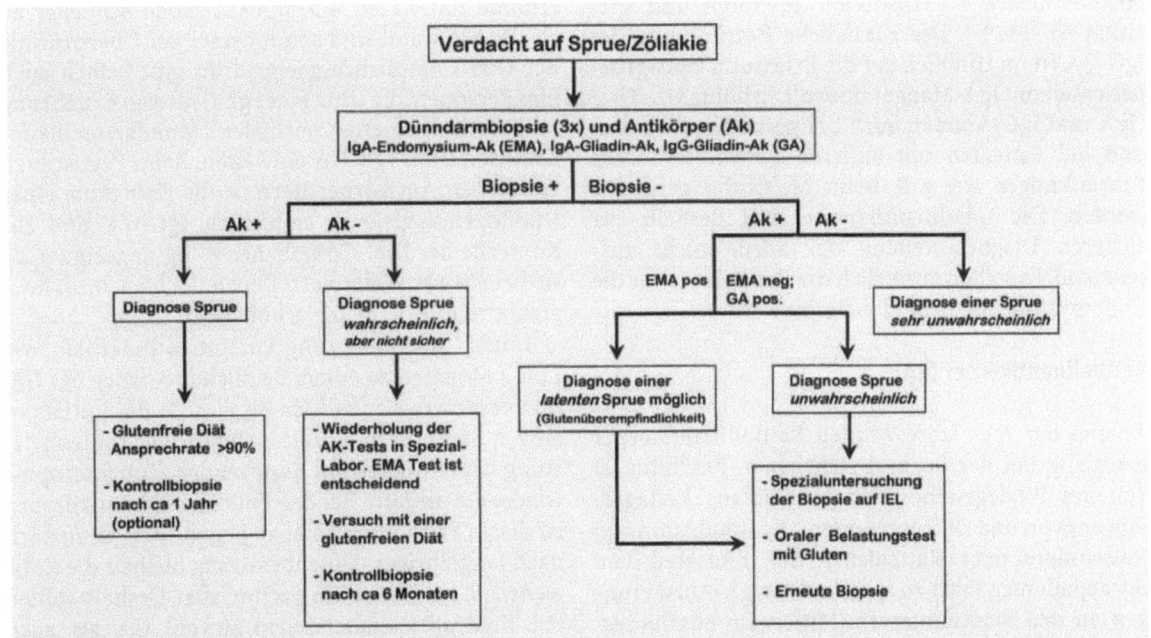

lastungstests mit nachfolgender Rektumbiopsie vorgenommen werden.

24.6.2
Antikörperdiagnostik

In den letzten Jahren hat die Antikörperdiagnostik durch die Einführung der *Endomysium-AK* zunehmend an Bedeutung in der Diagnose der Sprue gewonnen.

In der Spruediagnostik des Erwachsenen besitzt die Bestimmung spezifischer Antikörper der *IgA-Klasse im Serum* den größten Stellenwert. Hierbei ist zu beachten, daß etwa 2% aller Spruepatienten einen *IgA-Mangel* aufweisen und somit die IgA-Tests negativ ausfallen. Individuen mit einem IgA-Mangel haben gegenüber der Normalbevölkerung ein 10fach erhöhtes Risiko eine Sprue zu entwickeln. Diese Beobachtung unterstützt die Annahme, daß die IgA-Antikörper nicht primär für die Entstehung der Sprue verantwortlich sein können. Auch bei der Dermatitis herpetiformis ist eine Diagnostik durch die Bestimmung der Antikörper gleichermaßen durchführbar.

Gliadinantikörper (GA)

Im Serum von Spruepatienten können für alle Fraktionen des Gliadins ($\alpha,\beta,\gamma,\omega$) Gliadinantikörper (GA) nachgewiesen werden. In der klinischen Diagnostik werden IgA- und IgG-GA bestimmt, wobei IgA-GA eine höhere Spezifität und Sensitivität haben als IgG-GA. Je nach Test und Labor wird bei IgA-GA eine Sensitivität von 31–100% und eine Spezifität von 85–100% erreicht. Diese Werte liegen für die IgG-GA niedriger (Sensitivität 46–100% und Spezifität 67–100%). Die zusätzliche Bestimmung der IgG-GA ist im Hinblick auf die Erfassung von Spruepatienten mit IgA-Mangel sinnvoll. Erhöhte GA-Titer (IgA und IgG) können auch bei gesunden Personen und bei Patienten mit anderen gastrointestinalen Erkrankungen wie z. B. beim M. Crohn gefunden werden. Die Gliadinantikörper sind deshalb zur sicheren Diagnosestellung der Sprue nicht ausreichend. Es sollten zusätzlich die Retikulin- oder die Endomysiumantikörper bestimmt werden.

Retikulinantikörper (RA)

Anfang der 70er Jahre wurden Retikulinantikörper erstmalig bei der Sprue beschrieben. Retikulin ist Teil des Bindegewebes und besteht aus Kollagen, Fibronektin und Glykoproteinen. Die Inkubation von Rattenniere oder Rattenleber mit Blutseren von Spruepatienten führt zu spezifischen IgA-Ablagerungen an den Retikulinfasern. Mittels Immunfluoreszenz können die charakteristischen, spruetypischen Anfärbemuster der Retikulinfasern dargestellt werden. Die Spezifität und Sensitivität sind hierbei höher als bei den Gliadinantikörpern (etwa 90–100%).

Endomysiumantikörper (EMA)

Bei Patienten mit Sprue liegen im Blutserum Antikörper gegen Strukturen des Bindegewebes (Endomysium) vor, die mit Hilfe der Immunfluoreszenz an Gefrierschnitten des Affenösophagus sichtbar gemacht werden können. Die exakte Zusammensetzung des Endomysiums ist noch nicht geklärt, ein Antigen der EMA scheint jedoch das Enzym *Transglutaminase* zu sein (siehe oben). Endomysium-Antikörper werden aus historischen Gründen am Affenösophagus getestet. In neueren Untersuchungen konnte gezeigt werden, daß EMA auch an Organen fetalen Ursprungs und an mukosale Oberflächen binden.

EMA der IgA-Klasse sind in der Diagnostik der Sprue sehr spezifisch und sensitiv (99–100%). Im Gegensatz zu den GA sind die EMA bei anderen gastrointestinalen Erkrankungen wie z. B. beim M. Crohn nicht erhöht. Bei Kleinkindern unter 2 Jahren soll die Sensitivität des Tests jedoch lediglich bei 80% liegen.

Antikörperbestimmung unter Diät und Glutenbelastung

Unter einer *glutenfreien Ernährung* sinken die EMA rasch ab (innerhalb von 1 bis 12 Monaten). Ein kleiner Teil der Betroffenen (etwa 10%) weist aber noch nach einer 2jährigen glutenfreien Ernährung weiterhin erhöhte EMA-Titer auf. IgA-GA fallen schneller ab als die EMA und sind somit besser zur Überprüfung der Diät-Compliance geeignet. Es gibt jedoch auch hier Personen, die trotz einer glutenfreien Ernährung und nachgewiesener normaler Dünndarmschleimhaut weiterhin IgA-GA aufweisen. Beim Persistieren von hohen Antikörpertitern ist die Entnahme einer Dünndarmbiopsie zu empfehlen. IgG-GA sind zur Kontrolle der Diät-Compliance völlig ungeeignet, da sie bei etwa 30% der Betroffenen noch nach 2 Jahren glutenfreier Ernährung erhöht sind.

Unter Glutenbelastung kommt es innerhalb von 1 bis 4 Monaten zu einem deutlichen Anstieg der GA. Interessanterweise werden bis zu 50% der initial positiven Seren nach 3- und mehrjähriger Glutenbelastung trotz weiterhin bestehender Zottenatrophie wieder GA-negativ. Bei den Endomysiumantikörpern ist dieses Phänomen nicht zu beobachten, denn auch nach langjähriger Glutenbelastung bleiben die EMA weiterhin im Blutserum nachweisbar. Deshalb sollten bei Kontrolluntersuchungen sowohl GA als auch EMA bestimmt werden.

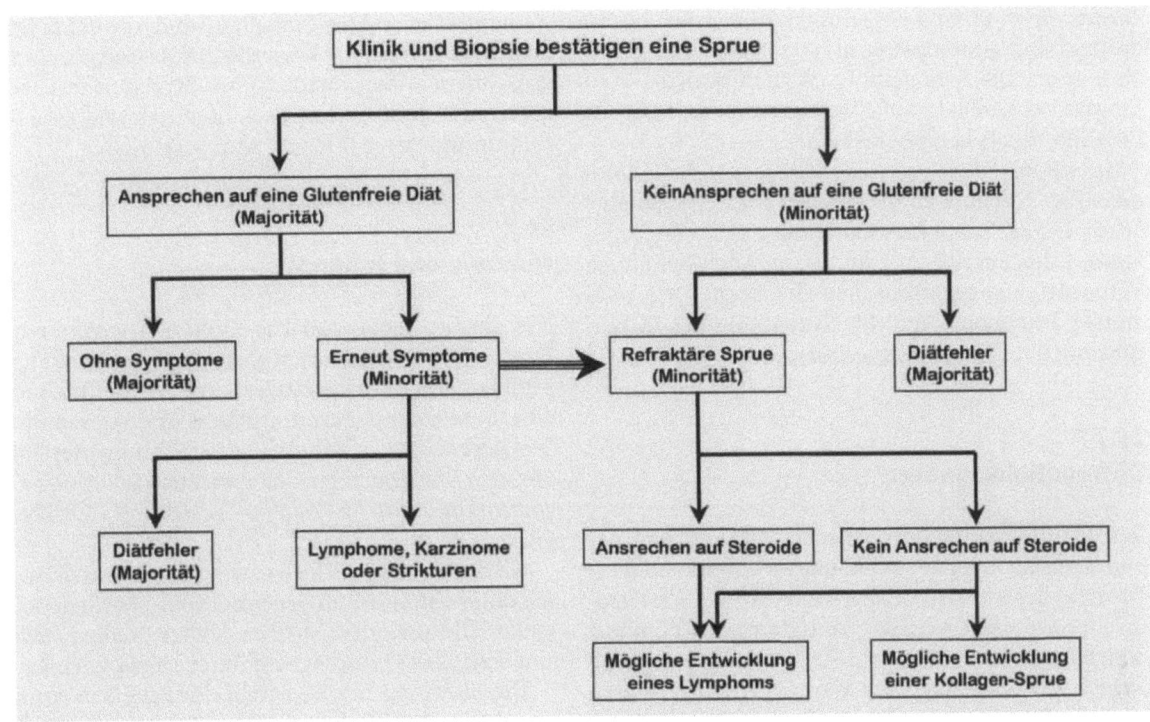

Abb. 24.5. Klinischer Verlauf einer Sprue/Zöliakie

24.6.3
Funktionsdiagnostik

Die Funktionsdiagnostik (Kap. 15; Tabelle 24.3) ist aufgrund der hochspezifischen Antikörperdiagnostik in der Primärdiagnostik in den Hintergrund getreten. Es werden hierbei in der Regel sekundäre Funktionsstörungen des Dünndarmes dokumentiert. Eine Abgrenzung zu anderen Dünndarmerkrankungen mit Malabsorption ist daher nicht möglich. Die Funktionsdiagnostik hat primär ihre Rolle in der Beurteilung des Ausmaßes, sowie in der Verlaufskontrolle der Erkrankung.

Das Ausmaß der Resorptionsstörung (überwiegend im oberen Dünndarm) läßt sich am besten durch eine *quantitative Stuhlfettbestimmung und den D-Xylosetest* erfassen. Bei der Stuhlfettbestimmung (Normalwert: <7 g/24 h) muß der gesamte Stuhl über 3 × 24 h gesammelt werden. Der beim Vollbild der Sprue fast immer vorhandene *Laktosemangel* wird durch einen *Laktosemalabsorptionstest* erfaßt (Kap. 15).

Zunehmende Bedeutung, v. a. in der Verlaufskontrolle, hat die Bestimmung der *intestinalen Permeabilität* mit niedermolekularen Zuckermolekülen gewonnen. Patienten mit Sprue weisen eine deutlich gesteigerte Permeabilität der Dünndarmmukosa auf. Der Test ist nichtinvasiv und besteht in der oralen Gabe einer kleinen Menge zweier oder mehrerer inerter Zucker und deren Bestimmung im Urin über 5 h (Kap. 15).

24.6.4
Labordiagnostik

Oftmals findet sich als Folge der Malabsorption bereits das Bild einer Eisenmangelanämie. Auch ohne Verminderung des Hämoglobins finden sich fast immer erniedrigte Blutspiegel für Eisen, Folsäure, Vitamin E, β-Carotin, Vitamin D und häufig auch von Vitamin B_{12}. Erniedrigte Serumeiweiß- und Phosphatwerte weisen meist auf eine bereits ausgeprägte Malabsorption hin. Bei bis zu zwei Drittel der Patienten finden sich grenzwertig erniedrigte Kalziumspiegel.

24.6.5
Bildgebende Verfahren

Die *Sonographie* (Kap. 18) des Abdomens kann wichtige Hinweise auf das Bestehen einer Sprue geben.

Tabelle 24.3. Funktionstests in der Diagnostik der Sprue

Quantitative Stuhlfettbestimmung im 24Stundenstuhl
D-Xylosetest
Laktosetoleranztest (kombiniert mit ^{2}H-Atemtest)
Schillingtest (Vitamin B_{12}-Resorption)
$α_1$-Antitrypsinclearance
Laktulose-/Rhamnosetest

Die vermehrt flüssigkeitsgefüllten dilatierten Dünndarmschlingen imponieren als sog. *Waschmaschinenphänomen*. Die Sonographie ist auch geeignet zum Einsatz bei Verdacht auf Komplikationen der Sprue (z. B. intestinale Lymphome).

Die *Röntgenuntersuchung* (Kap. 19) *des Dünndarms* nach Sellink kann ebenfalls Hinweise auf eine Sprue geben. Typischerweise findet sich eine reduzierte Faltenanzahl/cm Dünndarm. Auch bei einem Verdacht auf Komplikationen der Sprue, wie intestinale Lymphome und Strikturen, ist die Durchführung der Untersuchung sinnvoll.

24.7
Differentialdiagnosen

Bei der differentialdiagnostischen Abgrenzung der einheimischen Sprue von Malabsorptionen anderer Ursache muß zunächst der Verdacht auf eine tropische Sprue, M. Crohn des Dünndarms, M. Whipple, Amyloidose und das Vorliegen eines intestinalen Lymphoms ausgeschlossen werden. Darüber hinaus sind alle Störungen, die fakultativ oder grundsätzlich mit einem Zottenschwund im oberen Jejunum einhergehen in die differentialdiagnostischen Überlegungen miteinzubeziehen (Tabelle 24.4).

Differentialdiagnostisch sollte nach jüngsten Untersuchungen auch an das Vorliegen einer sonst im Kindesalter auftretenden *Autoimmunenteropathie* gedacht werden. Sie spricht wie die kollagene Sprue auch nur unzureichend auf die Gabe von Kortikoiden an. Charakteristisch ist das Vorliegen von *antiaktin-, antiparietalzell-, antithyreodalen, mikrosomalen* und noch nicht weiter charakterisierten *enterozytären Autoantikörper*. Die Patienten sind oft HLA-DQ2 positiv, zeigen jedoch keinerlei IgA-Antigliadin- oder IgA-Antiendomysiumantikörper. Erfolgreiche Therapieversuche mit Cyclosporin, Immurek und neueren Immunsupressiva (FK 506) sind beschrieben.

24.8
Therapie und Prognose

Die einzige therapeutische Option besteht in der *Elimination* der toxischen glutenhaltigen Nahrungsprodukte. Da es keine Deklarationspflicht für Gluten gibt, bereiten oft Fertigprodukte und Arzneimittel Schwierigkeiten in der strikten Einhaltung der Diät. Für den Patienten ist die *Patienten-Selbsthilfe-Organisation Deutsche Zöliakie-Gesellschaft (DZG)* von großem Wert (Kap. 72).

Ob der Verzehr von Hafer zwingend schädlich ist, ist seit nunmehr 25 Jahren Gegenstand immer wiederkehrender Diskussionen. Mehrere neuere Studien stellen eine schädliche Wirkung von Hafer erneut in Frage.

Die überwiegende Mehrzahl der Patienten spricht innerhalb einer Woche auf eine glutenfreie Diät an. Bei schweren Vitamin- und Mineralstoffdefiziten sollte zu Therapiebeginn auch eine entsprechende Substitutionstherapie erfolgen. Im Initialstadium muß die Diät auch laktosefrei sein, da bei der Sprue fast immer ein *sekundärer Laktasemangel* und damit eine Laktoseintoleranz besteht. Im Stadium der Remission wird Milch meist wieder gut vertragen. Beim *Nichtansprechen* auf eine glutenfreie Diät ist zunächst an bewußte oder unbewußte *Diätfehler* zu denken. Danach muß das Vorliegen einer *therapierefraktären* Sprue in Betracht gezogen werden (Kap. 68).

Tabelle 24.4. Histomorphologische Differentialdiagnose von Krankheiten, die mit einem Malabsorptionssyndrom und Zottenatrophie einhergehen

Krankheit	Zottenatrophie	Lokalisation
Dermatitis herpetiformis Duhring	subtotal/total, („flat mucosa")	proximaler Dünndarm (Duodenum, oberes Jejunum)
tropische Sprue	meist partiell, (selten „flat mucosa"), eher diffus	meist ganzer Dünndarm (Jejunum meist stärker betroffen)
Kuhmilchproteinallergie	meist partiell, herdförmig entwickelt	Dünn- und Dickdarm (Dünndarm stärker betroffen)
Kollagensprue	meist total	wie Zöliakie/Sprue
M. Whipple	Zotten aufgetrieben	Duodenum, Dünndarm, Kolon, Rektum, extraintestinal
AIDS	partiell/total?, Zotten aufgetrieben	Jejunum
mediterianes Lymphom bzw. α-Kettenkrankheit	partiell/total	mittleres/distales Duodenum und oberes Jejunum
M. Waldenström	plump, klobig aufgetrieben	ubiquitär
hypoglobulinämische Sprue (oft Giardiasis)	partiell	Duodenum/oberes Jejunum

Tabelle 24.5. Malignomrisiko bei Sprue und glutenfreie Ernährung

Malignomrisiko bei Sprue	Tumore im Hals-Nasen-Ohren-Bereich	9,7fach erhöht
	Speiseröhrenkarzinome	12,3fach erhöht
	Maligne Lymphome	42,7fach erhöht
Malignomrisiko bei Sprue und glutenfreie Ernährung	Ohne glutenfreie Ernährung	10,7fach erhöht
	Gelegentliche glutenfreie Ernährung	5,0fach erhöht
	Unter strikter glutenfreier Ernährung	1,2fach erhöht
	Alle Patienten zusammen	2,0fach erhöht

Bei der *therapierefraktären Sprue* (Synonyme: unklassifizierte sprue, „refractory celiac sprue", ideopathische Steatorrhö) kommt es trotz einer glutenfreien Diät zu keiner befriedigenden Besserung des Krankheitszustandes. Es handelt sich letztlich um eine Auschlußdiagnose. Ein Teil der Patienten spricht initial oftmals gut auf eine glutenfreie Diät an, entwickelt aber dann ein therapierefraktäres Stadium. Ob dem Fehlen der *Panth-Zellen* bei diesen Patienten eine pathogenetische Bedeutung zukommt bzw. für eine schlechte Prognose spricht gilt als umstritten.

Oft kann sich ein Behandlungsversuch mit einem Kortisonpräparat günstig auswirken. In neueren Untersuchungen wurde bei der therapierefraktären Sprue von dem erfolgreichen Einsatz von Cyclosporin (15 mg/kg KG/Tag) berichtet. Die anhaltenden schweren Durchfälle führen bei Therapieversagern zu extremer Abmagerung und schließlich zum Tode.

Eine ernste, aber glücklicherweise sehr seltene Komplikation ist die Bildung von *Ulzera* im Magen-Darm-Trakt mit der Gefahr von *Blutungen, Perforationen und Strikturen*.

Beim Vorliegen einer therapierefraktären Sprue sollte *differentialdiagnostisch* stets an das Vorliegen eines malignen *Lymphoms* oder an eine sog. kollagene Spue (s. oben) gedacht werden. Spruepatienten haben ein doppelt so hohes Krebsrisiko wie Normalpersonen. Etwa 10–15% der Patienten, bei denen die Erstdiagnose der Sprue oft 20 bis 30 Jahre zurückliegt, entwickeln überwiegend gastrointestinale Tumore, wobei das T-Zell-Lymphom des Dünndarms im Vordergrund steht (Tabelle 24.5). Eine möglichst frühzeitige, strikte und lebenslange Einhaltung einer glutenfreien Ernährung führt zu einer Reduzierung des Malignomrisikos. Da noch nicht geklärt ist, ob Patienten mit einer latenten Sprue ein erhöhtes Krebsrisiko haben, kann bis jetzt auch keine Aussage darüber gemacht werden, ob man diesen Patienten zu einer glutenfreien Kost raten muß (Kap. 33).

Literatur

Caspary WF (1989) Zöliakie/Sprue-100 Jahre nach der detaillierten Erstbeschreibung durch Samuel Gee. Z Gastroenterol 27:344–351

Caspary WF (1993) Gluten-Überempfindlichkeit-Sprue/Zöliakie nur die Spitze des Eisbergs? Z Gastroenterol 31: 493–495

Catassi C, Ratsch IM, Fabiani E, Rossini M, Bordicchia F, Candela F et al. (1994) Coeliac disease in the year 2000: exploring the iceberg. Lancet 343:200–203

Corazza GR, Biagi F, Volta U, Andreani ML, De Franceschi L, Gasbarrini G (1997) Autoimmune enteropathy and villous atrophy in adults. Lancet 350:106–109

Dicke WK (1950). Coeliac disease: Investigation of harmful effects of certain types of cereal on patients with coeliac disease. Doctoral thesis. Utrecht, the Netherlands: University of Utrecht

Dieterich W, Ehnis T, Bauer M, Donner P, Volta U, Riecken EO et al. (1997) Identification of tissue transglutaminase as the autoantigen of celiac disease. Nature Medicine 3:797–801

Dissanayake AS, Truelove SC, Whitehead R (1974) Lack of harmful effects of oat on small intestinal mucosa in celiac disease. Brit J Med 4:189–191

Ferguson A, Arranz E, O'Mahony S (1993) Clinical and pathological spectrum of coeliac disease - active, silent, latent, potential. Gut 34:150–151

Ferreira M, Davies SL, Butler M, Scott D, Clark M, Kumar P (1992) Endomysial antibody: is it the best screening test for coeliac disease? Gut 33:1633–1637

Fry L (1995) Dermatitis herpetiformis. Baillieres Clin Gastroenterol 9:371–393

Gee S (1888) On the coeliac affliction. St Barth Hosp Rep 24: 17–20

Godkin A, Jewell D (1998) The pathogenesis of celiac disease. Gastroenterology 115:206–210

Holmes GK, Prior P, Lane MR, Pope D, Allan RN (1989) Malignancy in coeliac disease:-effect of a gluten free diet. Gut 30: 333–338

Holmes GK (1996) Non-malignant complications of coeliac disease. Acta Paediatr Suppl 412:68–75

Holtmeier W, Rowell DL, Nyberg A, Kagnoff MF (1997) Distinct delta T cell receptor repertoires in monozygotic twins concordant for coeliac disease. Clin Exp Immunol 107:148–157

Holtmeier W, Caspary WF (1998) Antikörperdiagnostik bei Sprue/Zöliakie. Z Gastroenterol 34:587–597

Kagnoff MF (1995) Celiac Disease. In: Yamada T, Alpers DH, Owyang C, Powell DW, Silverstein F (Hrsg) Textbook of Gastroenterology, 2nd ed. Philadelphia: J.B. Lippincott Co, S 1643–1661

Kagnoff MF (1990). Understanding the molecular basis of coeliac disease. Gut 31:497–499

Keller KM (1996) Antigliadin-, Antiretikulin- und Antiendomysium-Antikörper in der Diagnose der Zöliakie. In: Kist M, Caspary WF, Lentze MJ (Hrsg) Ökosystem Darm VII. Berlin, Heidelberg, New York, Springer-Verlag, S 243–260

Longstreth GF (1993) Successful treatment of refractory sprue with cyclosporin. Ann Intern Med 119:1014–1016

Lundin KE, Scott H, Hansen T et al. (1993) Gliadin-specific, HLA-DQ (alpha 1*0501, beta 1*0201) restricted T cells isolated from the small intestinal mucosa of celiac disease patients. J Exp Med 178:187–196

Mäki M (1995) The humoral immune system in coeliac disease. Baillieres Clin Gastroenterol 9:231–249

Marsh MN (1992). Gluten, major histocompatibility complex, and the small intestine. A molecular and immunobiologic approach to the spectrum of gluten sensitivity („celiac sprue"). Gastroenterology 102:330–354

Marsh MN (1997). Transglutaminase, gluten and celiac disease: Food for thought. Nature Medicine 3:725–726

Molberg O, Mcadam SN, Korner R, Quarsten H, Kristiansen C, Madsen et al. (1998) Tissue transglutaminase selectively modifies gliadin peptides that are recognized by gut-derived T- cells in celiac disease. Nat Med 4:713–717

Picarelli A, Maiuri L, Frate A, Greco M, Auricchio S, Londei M (1996) Production of antiendomysial antibodies after in-vitro gliadin challenge of small intestine biopsy samples from patients with coeliac disease. Lancet 348:1065–1067

Otto HF, Remmele W (1996) Jejunum und Ileum. In: Remmele W (Hrsg) Pathologie, Band 2 (Verdauungstrakt). Springer-Verlag, Berlin Heidelberg, S 418–487

Riecken EO (1983) Einheimische Sprue. In: Caspary WF (Hrsg) Handbuch der Inneren Medizin Band II: Dünndarm. Springer Verlag, Berlin, S 3–32

Schuppan D, Dieterich W, Riecken EO (1998) Exposing gliadin as a tasty food for lymphocytes. Nat Med 4:666–667

Sollid LM, Molberg O, McAdam S, Lundin KEA (1997) Autoantibodies in coeliac disease disease: tissue transglutaminase-guilt by association?. Gut 41:851–852

Trier JS (1998) Celiac sprue and refractory sprue. In: Feldman M, Scharschmidt BF, Sleisenger MH (Hrsg) Sleisenger & Fordtran's Gastrointestinal and Liver Disease, 6nd ed. WB Saunders Company, Philadelphia, S 1557–1573

Trier JS (1998) Diagnosis of celiac dosease. Gastroenterology 115:211–216

Volta U, Molinaro N, de Franceschi L, Fratangelo D, Bianchi FB (1995) IgA anti-endomysial antibodies on human umbilical cord tissue for celiac disease screening. Save both money and monkeys. Dig Dis Sci 40:1902–1905

Walker-Smith JA, Guandalini S, Schmitz J, Shmerling DH, Visakorpi JK (1990) Revised criteria for diagnosis of coeliac disease. Arch Dis Child 65:909–911

Whelan A, Willoughby R, Weir D (1996) Human umbilical vein endothelial cells: a new easily available source of endomysial antigens. Eur J Gastroenterol Hepatol 8:961–966

Tropische Enteropathie und tropische Sprue

W. F. CASPARY

25.1 Vorkommen 295
25.2 Ätiologie und Pathogenese 295
25.3 Klinik 296
25.4 Diagnostik 296
25.5 Differentialdiagnose 297
25.6 Therapie 297
Literatur 297

Als tropische Sprue und tropische Enteropathie bezeichnet man zwei Krankheitsbilder mit einem fortschreitendem *Malabsorptionssyndrom*, das bei Bewohnern bestimmter tropischer Regionen sowie bei Personen, die diese Gegenden besuchen oder besucht haben, klinisch manifest wird und in seinem klinischen Bild einerseits von der Dauer der Störung, andererseits von den körperlichen Reserven des Betroffenen wesentlich bestimmt wird. Ob es ich sich dabei nur um zwei Manifestationen des gleichen Krankheitsbilds handelt oder um zwei verschiedene Krankheiten, ist unklar.

Dabei wird heute angenommen, daß der *Dünndarm* der Patienten *chronisch mit enteropathogenen Keimen kontaminiert* ist, die Erkrankung unbehandelt progredient verläuft und auf Folsäure- und/oder Tetrazyklinbehandlung anspricht.

25.1
Vorkommen

Die tropische Enteropathie kommt in den *tropischen Regionen* Asiens, Afrikas, des Mittleren Ostens, der Karibik sowie Zentral- und Südamerika vor. Es handelt sich um eine erworbene Erkrankung.

Die tropische Sprue fiel erstmals bereits im 18. Jahrhundert bei Europäern auf, die Indien und Südostasien kolonisierten. Später wurde sie um 1900 bei Amerikanern beobachtet, die in Puerto Rico und den Philippinen wohnten. Hauptsächlich kommt die tropische Sprue heute in Puerto Rico, Kuba, Haiti und der Dominikanischen Republik vor, jedoch auch in Süd- und Südostasien sowie – erheblich seltener – in Zentral- und Südamerika, jedoch fast nie in Afrika. Es werden meist nur Erwachsene, selten Kinder betroffen. *Epidemisches Auftreten* mit jahreszeitlichen Schwerpunkten ist beschrieben (z. B. in Vellore, Südindien). Man schätzt, daß während der Epidemie von 1960 bis 1962 in Südindien 100 000 Personen erkrankten und 30 000 an den Folgen der Krankheit verstarben. In der Regel tritt die Krankheit erst nach einem Jahr Aufenthalt in einer der endemischen Regionen auf. Die *Prävalenz* hat bei Einwohnern aus Industrieländern, die länger in endemischen Entwicklungsländern wohnen, abgenommen, was darauf zurückgeführt wird, daß häufig wegen Durchfällen Selbstmedikation mit Antibiotika erfolgt. Ein Leben unter schlechten sanitären Bedingungen begünstigt den Ausbruch der Krankheit.

25.2
Ätiologie und Pathogenese

Man nimmt an, daß die tropische Enteropathie durch Umweltfaktoren bedingt ist: intestinale Infektionen oder persistierende bakterielle Überwucherung des Dünndarms sowie Malnutrition. Vermutet wird auch, daß ein *Riboflavinmangel* der Mutter in der Schwangerschaft eine irreversible Schädigung der Dünndarmmukosa mit Veränderungen der Zotten-/Kryptenarchitektur bewirkt.

Es wird angenommen, daß die tropische Sprue eine *infektiöse Krankheit* ist, die durch eine *persistierende Kontamination* des Dünndarms durch toxische E. coli-Stämme hervorgerufen wird. Neuerdings wird aber auch diskutiert, ob nicht *Protozoen* (Cryptosporidium parvum, Isospora belli, Blastocystis hominis oder Cyclospora cayetanensis) als wichtige infektiöse Erreger für diese chronische Infektion in Frage kommen. Unklar ist auch die Ursache des *Folsäuremangels* bei der tropischen Sprue.

Eine mögliche Hypothese zur multifaktoriellen Pathogenese der tropischen Enteropathie findet sich in Abb. 25.1.

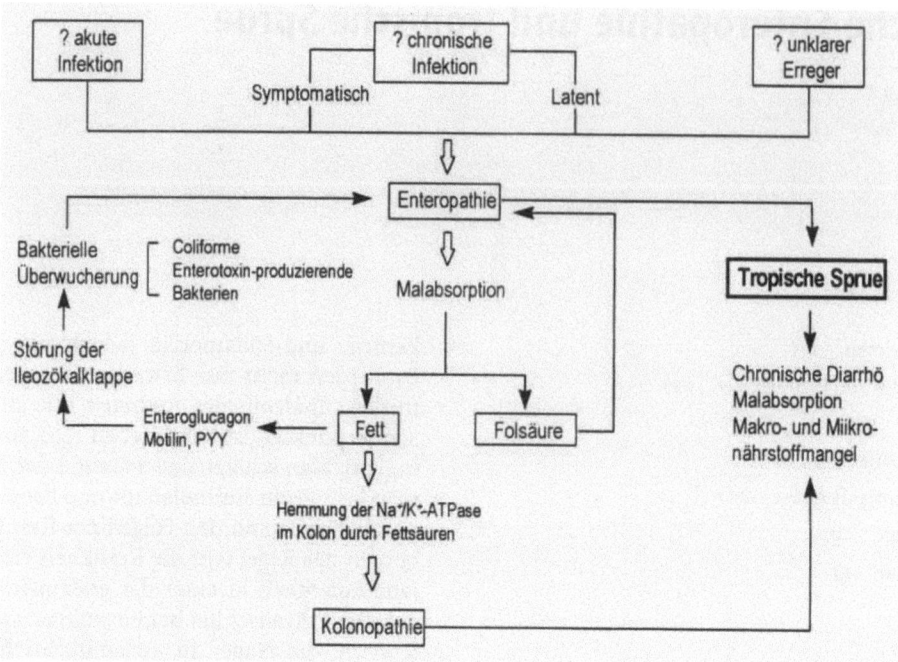

Abb. 25.1. Hypothese zur multifaktoriellen Pathogenese der tropischen Enteropathie

25.3
Klinik

Bei der tropischen Sprue besteht eine chronische Diarrhö, die oft begleitet ist von einer Steatorrhö, Anorexie, Bauchkrämpfen, Blähbauch und verstärkten Darmgeräuschen.

Die Krankheit beginnt oft mit *akuten wäßrigen Duchfällen*, Fieber, Krankheitsgefühl und krampfartigen Schmerzen. Nach einer Woche lassen die Symptome nach und werden chronisch. Die Struktur der Dünndarmmukosa in der Biopsie zeigt zu Beginn keine wesentlichen pathologischen Veränderungen, später entwickeln sich morphologische Veränderungen, die auch von funktionellen Veränderungen begleitet sind. Der *Verlust von Laktase* führt zur Milchintoleranz. Innerhalb von 2 bis 4 Monaten führt die Malabsorption zum *Folsäuremangel*, was zur Anorexie, reduzierter Nahrungsaufnahme und Gewichtsverlust führt. Nach etwa 6 Monaten entsteht ein schwerer Folsäuremangel, meist verbunden mit einem *Vitamin B$_{12}$-Mangel*, es entsteht eine megaloblastäre Anämie, mit Schwäche und einer Glossitis.

Klinisch imponieren: Blässe, Glossitis, Ödeme, Zeichen der Malnutrition. Stomatitis, Hyperpigmentierungen und neurologische Zeichen des Vitamin B$_{12}$-Mangels sind eher selten. Im Vordergrund der klinische Symptomatik stehen: Durchfälle (94%), Blähungen (88%), Anorexie (84%), abdominelle Distension (75%), Übelkeit (46%), Erbrechen (30%), Fieber (30%).

25.4
Diagnostik

Es sollten zumindest 3 aufeinanderfolgende Stuhluntersuchungen auf infektiöse Erreger mit besonderem Augenmerk auf *G. lamblia, C. cayetanensis* und Mikrosporidien (*E. bieneusi, S. intestinalis*) durchgeführt werden. Bei negativem Stuhlresultat und Persistenz der Symptomatik sollte nicht zuletzt im Rahmen einer weiteren Differentialdiagnostik (Sprue, M. Whipple) eine Duodenalbiopsie mit jejunaler Aspiration angestrebt werden. Insbesondere *G. lamblia, C. parvum, Isospora belli* und *Mikrosporidien* lassen sich mit der *Giemsa-Färbung* in intestinalen Schleimhautabstrichen nachweisen.

Es besteht eine *megaloblastische Anämie*. Die Serumkonzentrationen von Vitamin A, Albumin, Cholesterin, Kalzium und Magnesium sind häufig erniedrigt, die Prothrombinzeit ist erhöht. Die meisten Patienten mit tropischer Sprue haben eine Nettosekretion von Wasser und Elektrolyten in den Dünndarm, sowie eine Reduktion der Resorption von Wasser und Elektrolyten aus dem Kolon. Bedingt durch die reduzierte Resorptionskapazität des Dünndarmepithels ist die *D-Xyloseresorption* fast immer erniedrigt, eine *Steatorrhö* besteht bei 50–90% der Patienten. Steatorrhö und verminderte D-Xyloseresorption sind nicht durch intraluminale Wirkung von Bakterien (bakterielle Überbesiedlung) zu erklären. Eine

Vitamin B$_{12}$-Resorptionsstörung besteht fast ausnahmslos. Der *Folsäuremangel* entsteht durch eine Störung der Hydrolyse von Polyglutamaten an der Bürstensaummembran sowie einer Malabsorption von Monoglutamaten durch defekten Transport des Enterozyten. Aminosäuren und Peptide werden unvollständig resorbiert, zusätzlich besteht häufig ein *enteraler Proteinverlust*. Die Kalziumresorption ist erniedrigt durch Transportstörungen für Kalzium wie auch durch Malabsorption von Vitamin D.

Es besteht oft eine chronisch atrophische Gastritis mit gastraler Hyposekretion und einem Mangel an Intrinsic-Faktor.

In der *Dünndarmbiopsie* findet man meist nur diskrete Veränderungen des Zottenreliefs. Befunde können zwischen total flacher Schleimhaut, verdickten und verkürzten und plumpen Zotten, breiten Blattformen mit gyriformem Relief variieren. Die Lamina propria ist mit Entzündungszellen infiltriert.

Das Epithel des Kolons zeigt ähnliche Veränderungen wie der Dünndarm. Die Resorption von Natrium und Wasser im Kolon ist reduziert.

25.5 Differentialdiagnose

Zu denken ist an andere chronische Entzündungen wie Yersiniose, Lambliasis. Mindestens 3 Stuhluntersuchungen sollten lichtmikroskopisch erfolgen mit der Fragestellung, ob Lamblien, C. parvum und C. cayetanensis vorliegen. Bei immunsupprimierten Patienten sollte nach C. parvum, Mikrosporidien (E. bieneusi und S. intestinalis) und Isospora belli gefahndet werden (Kap. 28). Da auch eine glutensensitive Sprue ähnliche morphologische Veränderungen der Dünndarmmukosa bedingen kann, sollten auch Gliadin- und Endomysiumantikörper bestimmt werden. Schließlich ist auch an ein intestinales Lymphom zu denken.

Da in den Endemiegebieten häufig Durchfallkrankheiten vorkommen, gehen die Patienten meist erst zum Arzt, wenn Zeichen der Mangelernährung und Symptome einer Anämie auftreten. Dies sollte Anlaß für die Durchführung von Resorptionstest und einer Dünndarmbiopsie sein.

25.6 Therapie

Substitution der Wasser- und Elektrolytverluste sowie Behebung von Nahrungsdefiziten sind Basismaßnahmen in der Therapie der tropischen Sprue. Vitamin B$_{12}$ sollte parenteral gegeben werden.

Die Therapie besteht zusätzlich in der Gabe von *Folsäure* 5–15 mg/Tag, worunter sich sowohl die megaloblastäre Anämie, die Glossitis, Appetitlosigkeit wie auch die gastrointestinalen Störungen prompt bessern. Die Wirksamkeit von *Antibiotika* wurde von Engländern bereits während des zweiten Weltkrieges in Indien belegt. Die Dosierung beträgt 4 × 250 mg eines *Tetrazyklins*. Andere Antibiotika sind sicher ebenfalls wirksam, es steht hierfür jedoch der Beweis aus. Rezidive können bis zu 5 Jahren nach initialer Therapie vorkommen.

Literatur

Cook GC (1996) „Tropical sprue": some early investigators favoured an infective cause, but was a coccidian protozoan involved? Gut 39:428–429

Cook GC (1996) Tropical sprue. In: Cox FEG (Hrsg) The Wellcome illustrated history of tropical diseases. London, Wellcome Trust, S 359–369

Farthing JG (1998) Tropical malabsorption and tropical diarrhea. In: Feldman M, Scharschmidt BF, Sleisenger MH (Hrsg) Gastrointestinal and Liver Disease. Philadelphia, WB Saunders Company, S 1574–1584

Dobbins III WO (1995) Chronic infections of the small intestine. In: Yamada T (Hrsg) Textbook of Gastroenterology, Philadelphia, JB Lippincott Company, S 1630–1643

Klipstein FA (1981) Tropical sprue in travelers and expatriates living abroad. Gastroenterology 80:590–598

Rickles FR, Klipstein FA, Tomasini J et al. (1972) Long-term follow-up of antibiotic-treated tropical sprue. Ann Intern Med 76:203–207

Sheehy TW, Baggs B, Perez-Santiago E, Floch MH (1962) Prognosis of tropical sprue: A study of the effect of folic acid on the intestinal aspects of acute and chronic sprue. Ann Intern Med 57:892–897

Morbus Whipple

U. von Arnim, W. F. Caspary

26.1 Historischer Überblick 299
26.2 Vorkommen 299
26.3 Ätiologie und Pathogenese 300
26.4 Klinik und Befunde 300
26.5 Diagnostik 301
26.6 Differentialdiagnose 302
26.7 Wann sollte an M. Whipple gedacht werden? 302
26.8 Therapie 302
26.9 Prognose 303
Literatur 303

Der M. Whipple ist eine *systemische bakterielle Krankheit*, die hauptsächlich die männliche weiße Bevölkerung im mittleren Lebensalter betrifft mit Befall des Darms und seiner Lymphabflußwege, des Herzens, der Gelenke sowie des Zentralnervensystems (ZNS). Sie ist durch folgende *Symptome* gekennzeichnet: Arthralgien, Durchfälle, abdominelle Schmerzen Gewichtsverlust. Weitere häufige Symptome sind: Lymphadenopathie, Fieber, verstärkte Pigmentierung der Haut. Die Gewebe zeigen eine Infiltration mit Makrophagen, die sich intensiv PAS-positiv anfärben.

26.1 Historischer Überblick

Im Jahr 1907 beschrieb George Whipple eine bisher unbekannte Erkrankung mit *wandernder Polyarthritis, Husten, Durchfall, Malabsorption, Gewichtsverlust* und mesenterialer *Lymphadenopathie* bei einem 36jährigen Patienten. Er benannte die Erkrankung: „intestinal lipodystrophy". Schon 1907 beschrieb er „great numbers of rod-shaped organisms (?)" in der Silberfärbung eines Lymphknotens und vermutete, daß diese Organismen als Ursache der Erkrankung anzusehen seien.

Es dauerte bis 1960/61, als die Arbeitsgruppen von Chears und Yardley elektronenoptisch bazillenähnliche Strukturen im befallenen Gewebe bei M. Whipple nachweisen konnten.

In den Jahren 1981 und 1985 wurde nachgewiesen, daß diese „*Bazillen*" mit einer besonderen Zellwandstruktur sowohl extrazellulär als auch in *Makrophagen* lokalisiert waren. *Bakterien* und *Reste der Zellwand* entsprachen dem *PAS-positiven Material* in den mikroskopischen Schnitten. Es gelang jedoch nicht, das Bakterium anzuzüchten.

Mit molekulargenetischer Technik (PCR, Polymerasekettenreaktion) konnte die Arbeitsgruppe von Relman den Erreger des M. Whipple 1992 identifizieren. Die bakterielle 16 S-ribosomale RNA(rRNA-) Sequenz direkt aus Gewebe von mit M. Whipple infizierten Patienten wurde amplifiziert. Es wurden dabei zuerst Primer mit einem weiten Bereich, dann spezifische Primer verwandt. Die Nukleotidsequenz des Amplifikationsprodukts wurde bestimmt und analysiert. Es konnte eine neue bakterielle 16 S-rRNA-Sequenz bestehend aus 1321 Basen amplifiziert werden, die sich bei allen 5 untersuchten Patienten mit M. Whipple nachweisen ließ. Nach phylogenetischer Analyse handelte es sich um ein *gram-positives Bakterium* aus der Gruppe der *Actinomyceten*, das von den Autoren *Tropheryma whippelii* benannt wurde.

Auch eine Gruppe aus England hatte bei einem Patienten mit M. Whipple 1991 eine partielle 16 S-rRNA amplifiziert, die sich bei den 525 Nukleotidpositionen nur an 2 Stellen von der Relmans unterschied. Somit konnte das schon so lange bekannte Bakterium schließlich erst 1992 mittels PCR identifiziert werden.

26.2 Vorkommen

Der M. Whipple kommt fast nur bei der weißen Bevölkerung vor. Männer (etwa 80%) erkranken deutlich häufiger als Frauen (etwa 20%). Das Hauptmanifestationsalter liegt bei 50 Jahren. Bis 1986 waren 696 Patienten mit M. Whipple in der Literatur beschrieben. Von Herbay et al. berichteten 1997 über 110 Patienten mit M. Whipple in Deutschland von 1965 bis 1995. Die meisten Patienten wurden in den letzten 10 Jahren diagnostiziert (63 Fälle von 1986 bis 1995 vs. 18 von 1965 bis 1975). Zugleich war eine Zunahme des

Alters der Erstmanifestation zu beobachten (57,1 Jahre vs. 48,7 Jahre).

26.3
Ätiologie und Pathogenese

Typisch für die Whipple-Krankheit ist, daß die Lamina propria des Darmes dicht von *Makrophagen* infiltriert ist, die bazilläre Strukturen in unterschiedlichem Ausmaß der Desintegration enthalten. Zudem finden sich auch meist zahlreiche freie Bazillen direkt unter der Basalschicht der Epithelzellen. Elekronenoptische Untersuchungen zeigten, daß das Bakterium von einer Plasmamembran umschlossen ist. Außerhalb der Plasmamembran befindet sich eine 20 nm dicke Zellwand aus 3 unterschiedlichen Schichten. Die innere dichte Schicht enthält Polysaccharide, die für die Anfärbung mit PAS verantwortlich ist. Das Bazillus bei M. Whipple wurde bisher in folgenden Geweben entdeckt: Dünndarm, Kolon, Lymphknoten, ZNS, Auge, Herz, Leber, Lunge, Synovia, Niere, Knochenmark und Haut. Anzüchtungsversuche waren immer negativ. Vermutet wurde lange, daß es sich um ein aerobes Coryne-Bakterium handele, aber auch Hämophilus species, Brucella species und eine L-Form der Streptokokken wurden diskutiert.

Diskutiert wird momentan noch, ob das Whipple-Bakterium möglicherweise auch als Ursache der Sarkoidose – zumindest einiger Formen – anzusehen ist.

■ **Immunologische Veränderungen.** Während Dobbins und Gupta keine Veränderungen der humoralen Immunität bei Patienten mit M. Whipple fanden, wurden von anderen Autoren Veränderungen der zellulären Immunität beschrieben. Es besteht häufig eine Lymphozytopenie mit einen normalen Verhältnis der Helfer-/Suppressor-T-Zellen. Die T-Zellantwort auf nichtspezifische Antigene ist reduziert, die Hautreaktion auf Antigene (verzögerte Hypersensitivitätsreaktion) ist vermindert. Kürzlich wurden eine verminderte Produktion von Interleukin 12 sowie eine reduzierte Interferon γ-Sekretion in Monozyten des peripheren Bluts von Patienten mit M. Whipple beschrieben. Bei 2 Patienten fand sich auch eine Reduktion von IgG2, einer Interferon γ-abhängigen IgG-Subklasse, sowie eine Verminderung von TGF-β. Die Autoren vermuten, daß Interferon möglicherweise therapeutisch genutzt werden könnte.

Immunkomplexe spielen möglicherweise eine Rolle bei der Ausbildung der Arthralgien. Es besteht eine Häufung von HLA-B27 bei Patienten mit M. Whipple (26% vs. 0,3–6,9% der nichtbetroffenen Bevölkerung). Es ist bisher erst bei einem Patienten mit AIDS eine M. Whipple-Infektion beschrieben worden.

26.4
Klinik und Befunde

Die wichtigsten klinischen Symptome sind:

- Gewichtsverlust, Durchfälle, Arthralgien und Abdominalschmerzen.

Weitere Symptome sind:

- Schüttelfrost und Fieber, kardiovaskuläre Symptome, Hypotonie, neurologische Störungen (Tabelle 26.1), Gewichtsverlust, Durchfälle und Fieber treten oft schon ein Jahr vor Diagnosestellung auf, Arthralgien können der Erkennung der Krankheit bis zu 9 Jahren vorausgehen. Die Durchfälle sind wäßrig, fettig, treten auch nächtlich auf. Okkulte intestinale Blutungen sind häufig, makroskopische Blutungen treten gelegentlich auf.

Häufig besteht ein geblähtes druckschmerzhaftes Abdomen sowie ein Aszites und Ödeme (Tabelle 26.2).

- *Kardiovaskuläres System*: Perikarditis und Endokarditis kommen häufig bei unbehandelten Patienten vor. Die klinischen Beschwerden von Seiten des Herzbefalls sind jedoch nicht schwerwiegend.
- *ZNS-Befall*: Ein ZNS-Befall kann sowohl bei gleichzeitigen Befall des Gastrointestinaltrakts, aber auch ohne dessen Befall vorkommen. Hemisphärischer Befall kann zu Demenz, Persönlichkeitsveränderungen, Hemiparesen und Krämpfen

Tabelle 26.1. M. Whipple – häufige Symptome

Symptome	Häufigkeit [%]
Gewichtsverlust	66–100
Diarrhö	60–86
Arthralgien	40–80
Fieber	10–55
Abdominalschmerz	25–60
Neurologische Symptome	10–40
Gastrointestinalblutung	?

Tabelle 26.2. M. Whipple – häufige Befunde

Befunde	Häufigkeit [%]
Anämie	80–98
Steatorrhö	90–95
pathologischer D-Xylosetest	80
Hypalbuminämie	65
Hypocholesterinämie	80
Lymphadenopathie	80
Hypotonie	60–75
Hyperpigmentation	30–60
Kardiale Beteiligung	40–60
Hyperkeratosen	5–20
Splenomegalie	5–20

Tabelle 26.3. Morbus Whipple – Symptome bei ZNS-Befall

Demenz	Ataxie
Hypothalamische Zeichen	Ophthalmoplegie
Krampfanfälle	Hemiparese
Schwindel	Nystagmus
Psychose	

Tabelle 26.4. M. Whipple – Laborbefunde

Anämie (90%)	Verminderte D-Xyloseresorption (78%)
Eosinophilie	Neutrophilie (35%)
Lyphozytopenie	Thrombozytose
Steatorrhö (93%)	Hypalbuminämie

führen, hypothalamischer Befall kann Insomnie, Hyperphagie und Polydipsie bewirken. Auch zerebellare Störungen wie Ataxie, mesenzephalisch bedingte Ophthalmoplegie oder Nystagmus, sowie eine Wernicke-Enzephalopathie wurden beobachtet. Demenz, Ophthalmoplegie und myotonische Krämpfe sind die häufigsten ZNS-Symptome. Die Diagnose kann aus dem Liquor gestellt werden (Lumbalpunktion). Sie wurde aber auch unter CT-Steuerung durch Biopsien direkt aus dem Gehirn gestellt (Tabelle 26.3).

- *Skelettsystem:* Bei 65% der Patienten bestehen Beschwerden wie bei einer seronegativen enteropathogenen Arthritis. Gelenkbeschwerden gehen den intestinalen Symptomen oft 10–30 Jahre voraus. Die schmerzhaften Gelenkbeschwerden sind selten chronisch, halten vielmehr nur Stunden oder Tage an. Charakteristisch ist der wandernde Charakter der Gelenkbeschwerden, wobei Knöchel, Knie, Schultern, Ellbogen und Finger betroffen sein können.
- *Haut und Lymphknoten:* Verstärkte Hautpigmentationen, deren Ursache nicht erklärt werden kann, mit Aussparung der bukkalen Mukosa findet sich bei mehr als einem Drittel der Patienten. Bei mehr als 50% der Patienten findet man periphere Lymphknoten sowie eine Splenomegalie (5–20%).

26.5 Diagnostik

Bildgebende Verfahren (CT, Sonographie) können die Lymphadenopathie im Bauchraum darstellen sowie mögliche Faltenverdickungen des Dünndarmes. CT und MRI sind essentiell für die Diagnose von ZNS-Veränderungen. Eine Röntgenaufnahme des Thorax kann in seltenen Fällen eine Lungenfibrose, fokale Veränderungen oder einen Pleuraerguß nachweisen. Aufnahmen der Knochen sind wenig hilfreich zur Diagnostik bei Gelenkbefall.

Bei der *Labordiagnostik* ist am häufigsten (90%) eine *Anämie* zu finden. Eine *Steatorrhö* als Ausdruck der Fettmalabsorption ist bei 93% der Patienten zu beobachten. Auch die *D-Xyloseresorption* ist bei 78% der Patienten erniedrigt (Tabelle 26.4).

Der Gastrointestinaltrakt und sein Mesenterium sind fast immer befallen. Die *Biopsie aus dem oberen Dünndarm* ist die diagnostische Methode der Wahl.

Der makroskopische Befund der Duodenalschleimhaut ist charakteristisch: verdickte Falten, bedeckt mit gelblichen granulären Auflagerungen oder 1–2 mm großen gelb-weißlichen Plaques mit diffuser oder umschriebener Verteilung. Lichtmikroskopisch zeigt sich, daß Jejunum und Ileum fast immer infiltriert sind mit den charakteristischen PAS-positiven Makrophagen (Abb. 26.1).

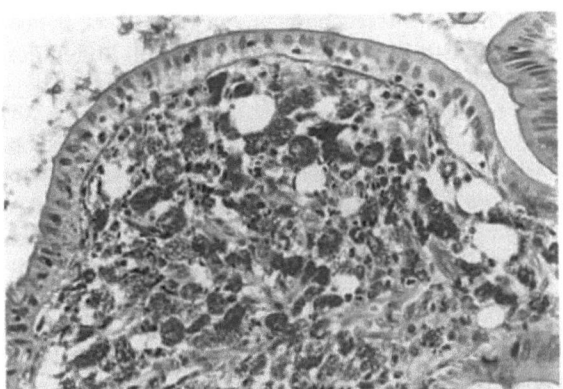
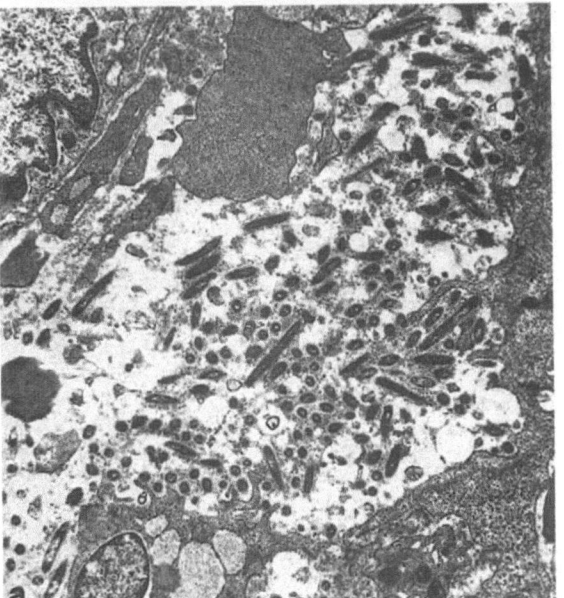

Abb. 26.1a, b. Massive Ablagerung PAS-positiver Makrophagen in der Jejunalmukosa bei M. Whipple (**a**), elektronenoptische Darstellung von einzelnen Whipple-Bakterien (**b**)

Die Infiltration ist meist in der Mukosa, selten submukös. Magen und Kolon sind nur selten befallen. Die Dünndarmzotten sind häufig verplumpt, können gelegentlich wie bei der Sprue deformiert sein. Die Lamina propria ist vollgestopft mit Makrophagen und Bazillen sowie häufig von großen freien Fetteinschlußkörpern. Die Lymphgefäße sind dilatiert und enthalten Fetteinschlüsse. Die Makrophagen enthalten zahlreiche sichelzellartige Einschlüsse (*SPC-Zellen*), die beweisend für einen M. Whipple sind. Der elektronenoptische Nachweis von Bazillen ist der diagnostischer Goldstandard (Abb. 26.1b).

Unter antibiotischer Therapie verschwinden die Bazillen sehr schnell, während sich die Infiltration mit Makrophagen bedeutend langsamer zurückbildet. Makrophagen sind mit Sicherheit selbst nach einjähriger Therapie noch vorhanden, in seltenen Fällen selbst sogar noch 20 Jahre nach der Behandlung.

Nach den Untersuchungen von Herbays et al. lassen sich histologisch 4 Subtypen auf dem Boden des zytologischen Aspekts der Makrophagen unterscheiden (Tabelle 26.5).

Mit einer modifizierten PCR-Technik konnten von Herbay et al. das Bakterium im Biopsiematerial von Patienten mit M. Whipple nachweisen. 23 von 24 Patienten wurden nach einer Behandlungsdauer von etwa einem Jahr negativ in der PCR, wobei die Konversion den histologischen Rückbildungen vorausging. Trotz negativem Dünndarm-PCR-Ergebnis entwickelten 3 Patienten einen zerebralen Befall. Da Patienten mit oder ohne neurologische Symptome nicht selten mit der PCR nachweisbares Bakterienmaterial im Liquor haben, sollte beim *Staging* eine Lumbalpunktion mit zytologischer Beurteilung und Bestimmung der Whipple-PCR durchgeführt werden.

26.6
Differentialdiagnose

Infektionen mit *Mycobacterium avium intracellulare* (MAI), *Histoplasmose* und *Makroglobulinämie* stellen die wichtigste Differentialdiagnose dar. Gelegentlich finden sich in der Lamina propria der normalen Darmmukosa Makrophagen. Man findet jedoch keine sichelzellartigen Einschlüsse. Zahlreiche Makrophagen finden sich jedoch bei AIDS mit MAI-Infektion, bei systemischer Histoplasmose und bei der Makroglobulinämie. MAI-Bazillen sind jedoch säurefest, können gut angezüchtet werden und sehen elektronenoptisch anders als Whipple-Bakterien aus.

26.7
Wann sollte an M. Whipple gedacht werden?

Man sollte an einen M. Whipple bei Patienten mit Gewichtsverlust, Durchfällen, Arthralgien und Abdominalschmerzen denken. Wenn Arthralgien den anderen Symptomen vorausgehen, der Patient vermehrte Hautpigmentationen aufweist, besteht ein dringender Verdacht. Die Krankheit hat jedoch ein schillerndes Symptomenmuster und kann mit zahlreichen anderen Krankheiten verwechselt werden: abdominellen Lymphomen, Sarkoidose, Kollagenosen (Tabelle 26.6).

26.8
Therapie

Antibiotika sind die Mittel der Wahl. Ein rasches Ansprechen ist die Regel, ein Rezidiv jedoch recht häufig, insbesondere dann, wenn die Therapie nur kurzfristig durchgeführt wurde. Fieber und Gelenksympto-

Tabelle 26.5. Subtypen PAS-positiver Makrophagen beim M. Whipple. (Nach von Herbay et al. 1996)

Subtyp	Lichtmikroskopische zytologische Charakteristika	Elektronenmikroskopie
1	nur/meist grobe granuläre zytoplasmatische Einschlüsse, intensiv PAS positiv (SPC-Zellen)	Lysosomen angefüllt mit zahlreichen stäbchenförmigen Bakterien, kaum Degradation; ultrastrukturelle Charakteristika des T. whippelii sind erkennbar
2	einige grobe granuläre Einschlüsse, intensiv PAS positiv, meist diffus oder feingranuliertes schwächer PAS-positives Zytoplasma	Lysosomen mit Bakterien angefüllt, die teils degradiert sind, Identifikation des Umrisses und Größe der Bakterien möglich, aber nicht von Details der Zellwand
3	keine granulären Einschlüsse, nur diffus und schwach PAS-positives Material im Zytoplasma	Lysosomen angefüllt mit Zellwandresten; keine intakten Bakterien; Identifikation der Bakterien nicht möglich
4	schaumiges Zytoplasma, minimale oder keine PAS-Anfärbung mehr	nicht ermittelt

Tabelle 26.6. M. Whipple – wann daran denken?

Gewichtsverlust
Diarrhö
Arthralgien
Abdominalschmerzen
Wenn die Arthralgie anderen Symptomen vorangeht und verstärkte Hautpigmentationen auftreten, ist die Diagnose sehr wahrscheinlich!
Fieber unklarer Genese, Arthralgien, periphere Lymphadenopathie, nur vage intestinale Symptome
Chronische Perikarditis und/oder Pleuritis unklarer Ursache
Demenz, besonders mit „paralysis of gaze", konvergentem Nystagmus, Myoklonus oder hypothalamischen Symptomen,
Visusveränderungen oder -verlust bei chronischer bilateraler Retinitis oder Vitritis, insbesondere bei zusätzlichen ZNS-Symptomen
Chronischer unklarer wandernder Arthropathie der Knöchelgelenke, Schultern, Knie, Ellbogen oder Finger
Rezidivierende Thoraxschmerzen mit chronischem Husten mit Pleuritis/Pleuraerguß oder Infiltraten wie bei Sarkoidose
Generalisierte periphere Lymphadenopathie
Atypische Sarkoidose

me sistieren innerhalb weniger Tage, Diarrhö und Malabsorption sprechen innerhalb von 2 bis 4 Wochen an.

In einer großen Serie von 88 Patienten mit M. Whipple erlitten 57 Patienten kein Rezidiv, 31 Patienten bekamen jedoch ein Rezidiv im Mittel nach 4,2 Jahren. Dabei waren besonders häufig ZNS-Rezidive zu beobachten. Um ein ZNS-Rezidiv zu verhindern, sollten Antibiotika eingesetzt werden, die die Blut-Hirn-Schranke penetrieren. Dies ist für Penicillin und Steptomycin nicht, aber für TMP/SMX der Fall. Die Behandlung sollte mit Penicillin und Streptomycin über 2 Wochen begonnen werden und dann mit TMP/SMX über ein ganzes Jahr hindurch fortgeführt werden (Tabelle 26.7).

Unklar ist, welche diagnostische Methode als Beweis für den Therapieerfolg am geeignetsten ist. Die Dünndarmbiopsie ist dazu sicher ungeeignet, da sich die PAS-positiven Veränderungen auch noch nach Jahren selbst erfolgreicher Therapie nachweisen lassen. Elektronenoptischer Nachweis des Fehlens bazillärer Strukturen oder die M. Whipple-PCR aus der Dünndarmmukosa und Liquor kämen dazu in der Zukunft in Frage. Die Whipple-PCR aus der Dünndarmbiopsie wird eher negativ als die Histologie. Allerdings fanden sich bei Patienten bereits eine Konversion der PCR in der Dünndarmmukosa trotz Persistenz der neurologischen Symptomatik.

Die Whipple-PCR aus dem Liquor scheint von Bedeutung für die Diagnostik und zur Beurteilung des Therapieerfolgs sowohl bei zerebralem Befall wie auch bei Patienten ohne neurologische Symptomatik.

26.9 Prognose

Die Prognose dieser schweren Krankheit ist unter Antibiotikatherapie ausgezeichnet. Früher betrug im *Initialstadium* (Arthralgien, Anämie, Müdigkeit) die Fünfjahresüberlebensrate 80%, im *fortgeschrittenen Stadium* (Diarrhö, Steatorrhö, Abdominalschmerz) 20%, im *Spätstadium* (schwere Mangelernährung, kardialer und neurologischer Befall) nur noch <5%. PAS-positive Makrophagen lassen sich in der Duodenalbiopsie noch 20 Jahre nach erfolgreicher Therapie nachweisen und sind nicht als Hinweis auf eine Neuinfektion anzusehen. Rezidive neurologischer Symptome treten am häufigsten auf und stellen eine Herausforderung zu geeigneter Therapie dar.

Literatur

Chears WCJ, Ashworth CT (1961) Electron microscopic study of the intestinal mucosa in Whipple's disease: demonstration of encapsulated bacilliform bodies in the lesion. Gastroenterology 41:129–138

Cohen AS, Schimmel EM, Holt PR, Isselbacher KJ (1960) Ultrastructural abnormalities in Whipple's disease. Proc Soc Exp Biol Med 105:411–415

Cooper GS, Blades EW, Remler BF, Salata RA, Bennert KW, Jacobs GH (1994) Central nervous system Whipple's disease: relapse during therapy with trimethoprim-sulfamethoxazone and remission with cefixime. Gastroenterology 106:782–786

Dobbins WO III, Kawanishi H (1981) Bacillary characteristics in Whipple's disease: an electronmicroscopic study. Gastroenterology 80:1468–1474

Dobbins WO III (1987) *Whipple's disease*, Springfield, Ill.: Charles C Thomas

Donaldson RM (1992) Whipple's disease – rare malady with uncommon potential. New Engl J Med 327:346–348

Tabelle 26.7. M. Whipple – Therapie

Antibiotika 1 Jahr lang oral:	Trimethoprimsulfamethoxazol (TMP/SMX) 160/800 mg 2 mal/Tag
Wenn keine Antibiotika oral möglich oder bei Sulfonamidallergie:	Penicillin G 1,2 Mio. E/Tag parenteral 10–14 Tage, Steptomycin 1 g/Tag über 10–14 Tage, dann Penicillin 250 mg 4 mal täglich über 1 Jahr oder Ceftriaxon (Rocephin)
Weder Penicillin, noch Streptomycin penetrieren die Blut-Hirn-Schranke, aber TMP/SMX	

Feurle GE, Volk B, Waldherr R (1979) Cerebral Whipple's disease with negative jejunal histology. New Engl J Med 300:907–908

Keinath RD, Merrell DE, Vlietstra R, Dobbins WO III (1985) Antibiotic treatment and relapse in Whipple's disease. Long-term follow-up of 88 patients. Gastroenterology 88: 1867–1873

Marth T, Neurath M, Cuccherini BA, Strober W (1997) Defects of monocyte interleukin 12 production and humoral immunity in Whipple's disease. Gastroenterology 113:442–448

Müller C, Petermann D, Stain C, Riemer H, Vogelsang H, Schnider P et al. (1997) Whipple's disease: comparison of histology with diagnosis based on polymerase chain reaction in four consecutive cases. Gut 40:425–427

Relman DA, Schmidt TM, MacDermott RP, Falkow S (1992) Identification of the uncultered bacillus of Whipple's disease. New Engl J Med 327:293–301

Ryser RJ, Locksley RM, Eng SC, Dobbins WO III, Schoenknecht FD, Rubin CE (1984) Reversal of dementia associated with Whipple's disease by trimethoprim-sulfametoxazole, drugs that penetrate the blood-brain barrier. Gastroenterology 86:745–752

Schnider PJ, Reisinger EC, Gerschlager W, Müller C, Berger T, Krejs G et al. (1996) Long-term follow-up in cerebral Whipple's disease. Europ J Gastroenterol Hepatol 8:899–903

von Herbay A, Ditton H, Maiwald M (1996) Diagnostic application of a polymerase chain reaction assay for the Whipple's disease bacterium to intestinal biopsies. Gastroenterology 110:1735–1743

von Herbay A, Maiwald M, Ditton H-J, Otto HF (1996) Histology of intestinal Whipple's disease revisited. A study of 48 patients. Virchows Arch 335–343

von Herbay A, Ditton H-J, Schuhmacher F, Maiwald M (1997) Whipple's disease: staging and monitoring by cytology and polymerase chain reaction analysis of cerebrospinal fluid. Gastroenterology 113:434–441

von Herbay A, Otto HF, Stolte M, Borchard, F, Ditton H-J, Maiwald M (1997) Epidemiology of Whipple's disease in Germany. Analysis of 110 patients diagnosed in 1965–1995. Scand J Gastroenterol 32:52–57

Whipple GH (1907) A hitherto undescribed disease characterized anatomically by deposits of fat and fatty acids in the intestinal and mesenteric lymphatic tissue. Bull Johns Hopkins Hosp 18:382–391

Wilson KH, Blitchington R, Frothingham R, Wilson JAP (1991) Phylogeny of the Whipple's-disease-associated bacterium. Lancet 338:474–475

Yardley JH, Hendrix TR (1961) Combined electron and light microscopy in Whipple's disease: demonstration of „bacillary bodies" in the intestine. Bull Johns Hopkins Hosp 109:80–98

Infektiöse Diarrhö

P. M. Shah, W. F. Caspary, J. Stein

27.1 Epidemiologie 305
27.2 Ätiologie und Pathogenese 305
27.3 Klinik, Therapie und Krankheitsbilder 306
27.3.1 Salmonellose 306
27.3.2 Typhus bzw. Paratyphus 308
27.3.3 Shigellenenteritis 309
27.3.4 Enteritis durch Campylobacter species 310
27.3.5 Yersiniose 311
27.3.6 Escherichia coli 311
27.3.7 Cholera 314
27.3.8 Tuberkulöse Enterokolitis 315
27.3.9 Mikrobielle Lebensmittelintoxikationen 316
27.3.10 Virusbedingte Enteritiden 319
Literatur 320

Infektiöse Diarrhöen des Dünndarms können durch Bakterien, Viren oder Parasiten verursacht sein. *Die Bedeutung von Pilzen (v. a. Candida) wird kontrovers diskutiert und ist nach derzeitigem Kenntnisstand, als Verursacher von Darminfektionen abzulehnen.* Das klinische Bild der infektiösen Diarrhö kann von mildem Verlauf mit leichter Übelkeit und nur leichten Durchfällen, bis zu schweren septischen Verläufen mit hohen Temperaturen, Schüttelfrost und schwersten Diarrhöen schwanken. Die schwersten Verläufe werden v. a. bei abwehrgeschwächten und/oder geriatrischen Patienten beobachtet.

27.1 Epidemiologie

Zuverlässige Angaben über die Inzidenz und v. a. über den Erreger von Darminfektionen sind nicht erhältlich, da die Mehrzahl der Erkrankungen ätiologisch nicht abgeklärt wird und nur ein kleiner Teil meldepflichtig ist. Neben den Atemwegsinfektionen gehören die infektiösen Durchfallerkrankungen zu den häufigsten Infektionskrankheiten in Deutschland. Laut *Epidemiologisches Bulletin* hat sich für 1997 mit 105 340 gemeldeten *Salmonellenerkrankungen* (128,4 pro 100 000 Einwohner) der nach 1992 rückläufige Trend für Deutschland fortgesetzt. Die Behörden gehen jedoch davon aus, daß nur 10–20 % der tatsächlich vorkommenden Erkrankungsfälle gemeldet werden. Die weiteren Erreger wie *Campylobacter species, Yersinia species,* enteropathogene *Escherichia coli* und *Shigella* bzw. *Cholera species* bzw. *virale Erreger* sind seltener (Tabelle 27.1).

27.2 Ätiologie und Pathogenese

Die Übertragung von Erregern erfolgt *fast ausschließlich* durch *kontaminierte Lebensmittel,* aber Übertragungen von Mensch zu Mensch durch Schmierinfektion kommen ebenfalls vor. Das Keimreservoir für die

Tabelle 27.1. Meldungen (Anzahl) über ausgewählte Durchfallerkrankungen in den Ländern Berlin, Brandenburg, Mecklenburg, Sachsen, Sachsenanhalt, Thüringen und Saarland, kumulativ für die Jahre 1997 und 1996 und die prozentuale Differenz zum Vorjahr. (Aus Epidemiologisches Bulletin 5/1998)

Krankheit	1997 (n)	1996 (n)	Differenz [%]
Enteritis infectiosa, Gesamt durch:	41.729	37.345	11,74
E. coli	2.165	1510	43,38
Yersinia	3.337	3139	6,31
Campylobacter	13.095	10124	29,35
Rotavirus	17.479	18230	−4,12
Adenovirus	2.774	2021	37,26
Amöben	131	63	107,94
bakterielle Lebensmittelvergiftung	1.194	1344	−11,16
Shigella	752	528	42,42
Sonstige	1.554	914	70,02

einheimischen Erreger stellen verschiedene Nutztiere und auch Haustiere dar, von wo aus sie bei Nichtbeachtung von Hygienevorschriften in die Nahrungsmittelkette gelangen. Je nach Erreger ist der zur Krankheit führende Mechanismus unterschiedlich. Es gibt Krankheiten, die eher durch Toxine verursacht werden, z. B. *Staphylokokkentoxine* (klassische Lebensmittelvergiftung) oder das Choleratoxin. Andere Enteritiden werden durch Befall der Schleimhaut und Invasion der tieferen Gewebe verursacht, wobei die Erreger (meist *Salmonella species*) nach der Ingestion zunächst die Magensäurebarriere überwinden müssen, um in den Dünndarm zu gelangen. Nach Penetration des Schleimhautepithels gelangen sie über die Peyer-Plaques in das lymphatische Gewebe, wo sie sich vermehren, bevor es zur lymphogenen oder hämatogenen systemischen Ausbreitung kommt.

Bei den bakteriellen Toxinen unterscheidet man die „*echten*" Enterotoxine (Toxine von V. cholerae, E. coli, Salmonella, Shigella dysenteriae, Clostridium perfringens Serotyp A, Bacillus cereus) von den *Zytotoxinen* (manche Shigella species, C. perfringens A, Vibrio parahaemolyticus, Staphylococcus aureus, Clostridium difficile und manchen E. coli) und den *Neurotoxinen* (Clostridium botulinum, Staphylococcus aureus und Bacillus cereus).

Verschiedene Faktoren spielen bei der Erkrankung nach einer Infektion eine wichtige Rolle.

- Alter der Patienten: Kinder erkranken häufiger an Rotaviren bzw. enteropathogenen E. coli.
- Magensäurebarriere: Bei pH-Werten von <4 werden über 99,9 % von koliformen Bakterien abgetötet. Durch Gabe von 2 g Natriumbikarbonat kann die Infektionsdosis von V. cholerae von 10^8 auf 10^4 gesenkt werden.
- Infektionsdosis (Anzahl): Sie ist von Spezies zu Spezies unterschiedlich und beträgt für Shigella 10^{1-2}, Campylobacter jejuni 10^{2-6}, Salmonella 10^5, Escherichia coli 10^8 und für Vibrio cholerae 10^8 Erreger.
- Intestinale Motilität: Intakte Motilität ist für die Resorption der Flüssigkeit aus dem Darmlumen, Aufrechterhaltung der normalen Flora und für die Elimination von pathogenen Erreger wichtig.
- Intakte Darmflora: Bei Störungen der Standortflora gelingt es den potentiell pathogenen Erreger sich zu vermehren und zur Erkrankung zu führen.
- Intestinale Immunität: Besteht aus zellulären (Phagozyten) und humoralen (Antikörper)komponenten. Die Bedeutung der zellvermittelten Immunität ist gerade durch die hohe Inzidenz von Durchfallerkrankungen bei den HIV-infizierten Patienten mit AIDS deutlich geworden.
- Mikrobielle Faktoren: Je nach Erreger sind verschiedene Virulenzfaktoren bekannt. Am besten sind sie bei Escherichia coli untersucht. Bei ihnen unterscheidet man aufgrund der pathogenen Mechanismen:
  - enter*o*toxigene *E. coli* (*ETEC*) mit hitzelabilem oder hitzestabilem Toxin,
  - enteroinvasive *E. coli* (*EIEC*),
  - enteropathogene *E. coli* (*EPEC*) und
  - enteroaggressive *E. coli* (*EAggEC*) mit Adhärenzfaktoren
  - enter*o*hämorrhagische *E. coli* (*EHEC*).

27.3
Klinik, Therapie und Krankheitsbilder

Die klinische Manifestation ist je nach Erreger, Lokalisation der Infektion und v. a. Grunderkrankung des Patienten erheblich variabel. Neben unspezifischen Symptomen wie Übelkeit mit Erbrechen, Fieber und Bauchschmerzen sind beim Befall des oberen Intestinaltrakts eher Meteorismus und/oder breiige Stühle und beim Befall des unteren Intestinaltrakts eher dünnflüssige Stühle vorhanden. Blutbeimengungen deuten auf Schleimhautläsionen hin. In den letzten Jahren haben Infektionen durch EHEC (enterohämorrhagische Escherichia coli) mit der klinischen Manifestation als hämolytisch-urämisches Syndrom (HUS) deutlich zugenommen, über lokale Epidemien ist wiederholt berichtet worden. Neben intestinalen Symptomen können bei infektiösen Durchfallkrankheiten auch extraintestinale Symptome auftreten (Tab. 27.2)

Die Hauptaufmerksamkeit bei jeder Enteritis richtet sich auf Flüssigkeit- und Elektrolytbilanzierung (Kap. 9). Der überwiegende Anteil von Durchfallerkrankungen in Deutschland verläuft selbstlimitierend und bedarf keiner spezifischen antiinfektiösen Therapie.

27.3.1
Salmonellose

Verdacht, Erkrankung, Tod sowie Ausscheider sind meldepflichtig!*

---

* Gemäß §3 BSeuchG besteht eine Meldepflicht für alle Formen einer *Enteritis infectiosa* incl. mikrobiell bedingter Lebensmittelvergiftungen. Das Meldewesen wird derzeit im Entwurf zum neuen Infektionsschutzgesetzt, das das BSeuchG ablösen wird, in wesentlichen Teilen überarbeitet (Stand Frühjahr 1999).

Tabelle 27.2. Mikroskopische Stuhluntersuchung bei akuter Enteritis

Erreger	Erythrozyten	Leukozyten	Nativ- oder Grampräparat
Shigellen	+++	++++	unauffällig
Salmonellen	++	−	unauffällig
Cholera	−	−	Vibrionen
Amöben	++	(+)	Trophozoiten

Salmonellosen sind Infektionskrankheiten, die bei Mensch und Tier beheimatet sind und durch verschiedene Arten der Gattung Salmonella hervorgerufen werden. Es Handelt sich um gramnegative, peritisch begeißelte anaerob wachsende Stäbchen. Die Gattung *Salmonella* (Typhus-, Paratyphus, Enteritisgruppe) umfaßt weit über 1000 verschiedene, serologisch differenzierbare Spezies. Die Salmonellosen des Menschen lassen sich nach epidemiologischen und pathogenen Gesichtspunkten in 2 Hauptgruppen unterteilen:

- *Typhus* und *Paratyphosen* (typhoide Salmonellosen) und
- akute, fieberhafte Gastroenteritiden (*enteritische Salmonellosen*).

Enteritissalmonellose

Während in Deutschland die Zahl der Typhus- und Paratyphusinfektionen kontinuierlich abgenommen hat, steigt diejenige der *Salmonellenenteritis* seit Jahren drastisch an. Dabei dürfte die *Dunkelziffer beträchtlich* sein. Häufigste Erreger der Salmonellose sind gram-negative Stäbchenbakterien der Gattung Salmonella (Spezies und Subspezies Salmonella enterica), die erstmals 1886 beschrieben wurden. Die serovare *Enteritidis* (55%) und *Typhimurium* machen zusammen bis zu 85% aus. Die Erkrankung erfolgt meist nach Verzehr von kontaminierten Lebensmitteln (Eier, Fleisch, Wurst). Der gastroenteritische Brechdurchfall entspricht einer *bakteriellen Nahrungsmittelvergiftung*, die vorzugsweise während der Sommermonate auftritt. Direkte Übertragung von Mensch zu Mensch spielt bei der Salmonellose eine untergeordnete Rolle.

■ **Klinik.** Die Salmonellenenterokolitis ist gekennzeichnet durch Tenesmen, Fieber und Diarrhöen innerhalb von 8–48 h nach einer Infektion und heilt meist spontan nach 3 bis 5 Tagen ab. Komplikationen (Kreislaufschock infolge von Flüssigkeits- und Elektrolytverlusten, toxisches Megakolon, Blutungen, Sepsis) sind extrem selten.

■ **Diagnose.** Sie kann durch den Nachweis des Erregers im Stuhl oder Rektalabstrich und bei septischem Verlauf in der Blutkultur bestätigt werden. Die serologische Untersuchung ist nicht möglich. Die mikroskopische Stuhluntersuchung liefert bei Durchfallerkrankungen erste Hinweise auf einen möglichen Erreger (Tabelle 27.2).

■ **Therapie.** Eine antibiotische Therapie ist nur bei schwerem Verlauf oder bei Patienten mit Grunderkrankungen (Abwehrschwäche) erforderlich. Enteritissalmonellen sind hoch empfindlich gegen *Chinolone* (Ciprofloxacin 2 × 0,5 g oder Levofloxacin 1 × 0,5 g), die Mittel der Wahl sind. Auch Cotrimoxazol (2 × 1 forte) oder *Ampicillin* (3 × 1,0 g) sind geeignet.

■ **Prophylaxe.** Einhaltung von Vorsichtsmaßnahmen beim Verzehr von Lebensmitteln und Getränken ist die beste und sinnvollste Prophylaxe.

27.3.2
Typhus bzw. Paratyphus

> Verdacht, Erkrankung, Tod sowie Ausscheider sind meldepflichtig!

Als Importinfektionen kommen S. typhi und S. paratyphi A, B und C vor, die meist mit systemischer Manifestation einhergehen und schwerer verlaufen. S. Typhi gelangt durch fäkal kontaminierte Nahrungsmittel oder kontaminiertes Wasser in den Gastrointestinaltrakt; die Ausscheidung erfolgt über den Stuhl und auch über den Urin. Die *Zahl der aufgenommenen Bakterien* (Infektiösität von 10^8 bis 10^9 Keimen: 85 bis 95%) ist entscheidend für die klinische Manifestations und beeinflußt die *Inkubationszeit*, die 7 bis 21 Tage betragen kann.

■ **Pathophysiologie.** Zielzellen von S. Typhi sind die Zellen des mononukleär-phagozytären Systems (MPS) derjenigen Organe, in denen sich die Erreger nach hämatogener Ausbreitung ansiedeln. Nachdem S. Typhi in den Dünndarm gelangt ist, penetrieren die Erreger die M-Zellen der Mukosa (Kap. 5). In der L. propria (Kap. 1) wird ein Teil von lokalen Makrophagen aufgenommen, ein Teil gelangt über regionäre Lymphknoten und den Ductus thoracicus in die Blutbahn (entspricht der 1 bis 3wöchigen Inkubationszeit).

■ **Klinik.** Der Beginn der Erkrankung ist meist allmählich und die initialen Symptome sind unspezifisch: Fieber, Übelkeit, Abgeschlagenheit, Kopf- und Gliederschmerzen, gefolgt von einem stadienhaften Ablauf:

- *Stadium incrementi (1. Krankheitswoche)* mit *remittierendem Fieber*, das initial allmählich abends um 38 °C beträgt, steigt bis zum Ende der 1. Woche *treppenförmig* auf 40 °C, typischerweise besteht eine *relative Bradykardie*. Die meisten Patienten klagen über Verstopfung, Durchfälle sind selten.
- *Stadium fastigii (2. Bis 3. Krankheitswoche):* Ab der 2. Woche fallen bei etwa 50 % der Patienten eine *Hepatosplenomegalie* und ein zarter Hautausschlag (Roseolen) auf. Das Fieber ist jetzt vom *Kontinuatyp* und die Patienten machen einen schwerkranken „typhösen" Eindruck. Manche Typhusfälle zeigen in diesem Stadium eine auffallende Neigung zur hämorrhagischen Diathese (*Typhus hämorrhagicus*) mit petechialen Blutungen und Eckchymosen an den serösen Schleimhäuten. Im Gegensartz zur anfänglichenb Obstipation kommt es jetzt zu *gelblich-dünnen, erbsbreiigen Diarrhöen*. Bei 80 % der Patienten können die Erreger aus Blutkulturen angezüchtet werden. Bei den allgemeinen *Laboruntersuchungen* fallen neben einer *Leukopenie, Transaminasenerhöhungen* auf.
- *Stadium decrementi:* Ohne spezifische antibiotische Therapie ist die Erholung langsam und dauert 3 bis 4 Wochen, wenn keine *Komplikationen* wie gastrointestinale Perforation, toxische Myokarditis, Pneumonie, Meningitis, Osteomyelitis auftreten. In der Vorantibiotikaära betrug die Letalität 12–16 %, meist durch Komplikationen in der 3. bis 4. Woche.

■ **Diagnose.** Nachweis des Erregers im Stuhl, Blut- und Knochenmarkskulturen. Die Serologie (Widal-Reaktion) ist unzuverlässig. Die mikroskopische Stuhluntersuchung liefert bei Durchfallserkrankungen erste Hinweise auf möglichen Erreger (Tabelle 27.2).

■ **Therapie.** Typhus-, bzw. Paratyphussalmonellen sind fast zu 100 % hoch empfindlich gegen neue *Chinolone* (Ciprofloxacin 2 mal 0,5–0,75 g oder Levofloxacin 1 bis 2 × 0,5 g), die heute Mittel der 1. Wahl sind. Gegen *Cotrimoxazol* und *Ampicillin* kommen vermehrt *Resistenzen* vor, weswegen diese Substanzen nach Empfindlichkeitstestung eingesetzt werden sollten. Cephalosporine der Cephotaxim-Gruppe sind ebenfalls klinisch wirksam. Die früher übliche Therapie mit Chloramphenicol wird heute nur noch ausnahmsweise (Kontraindikation für Chinolone, Cotrimoxazol oder Cephalosporine) empfohlen. Unter der Therapie kommt es zur Entfieberung innerhalb von 4 bis 5 Tagen. Während der gesamten Erkrankungsdauer ist eine laufende Desinfektion aller Gegenstände und Flächen durchzuführen, die mit infektiösen Ausscheidungen des Kranken in Berührung gekommen sind oder sein können.

Typhusbakterien können ebenso wie Errger von Paratyphus A, B oder C über lange Zeit in der Gallenblase (Gallenflüssigkeit stellt ein günstiges Milieu dar) verbleiben. *Dies gilt nicht für Erreger der Salmonellen-Enteritis*. Nach überstandenem Typhus scheiden 2 bis 5 % der Patienten z. T. lebenslang Typhuserreger mit dem Stuhl aus (*Dauerausscheider*). Zur Sanierung von Dauerausscheidern wird *Ciprofloxacin* (2 mal 0,5–0,75 g) oder *Ofloxacin* (1–2 × 0,5 g) für 4 Wochen empfohlen. Alternativ kann *Cotrimoxazol* (täglich 2 × 0,96 g) für 2 bis 4 Monate eingesetzt werden. Auch bei Dauerausscheidern wird eine laufende *Desinfektion* empfohlen. Beim Deutschen Ärzte-Verlag (Dieselstr. 2, 50859 Köln) kann ein *Merkblatt für Dauerausscheider* angefordert werden.

■ **Prophylaxe.** Einhaltung von Vorsichtsmaßnahmen beim Verzehr von Lebensmitteln und Getränken ist die beste und sinnvollste Prophylaxe. §37 des BseuchG schreibt vor, daß an Typhus abdominalis Erkrankte bzw. Erkrankungsverdächtige in einem Krankenhaus abzusondern sind. Ausscheider dürfen in gefährdeten Betrieben solange nicht beschäftigt werden, bis drei Stuhlproben, im Abstand von drei Tagen entnommen, ein negatives Ergebnis erbracht haben. Bei Fernreisen kann (sollte) entweder oral mit Typhoral oder parenteral mit Typhim Vi geimpft werden.

27.3.3
Shigellenenteritis

Verdacht, Erkrankung und Tod sind meldepflichtig!

1898 gelang es *Shiga* in Japan und unabhängig 2 Jahre später *Kruse* Shigellen (gramnegative, unbegeißelte Stäbchenbakterien) als Errger der Ruhr nachzuweisen (*Shiga-Kruse*-Ruhrbakterien), die heute als *Shigella dysenteriae*, Typ 1, bezeichnet werden. Etwa zur gleichen Zeit fand *Flexner* die nach ihm benannte Art (*S. flexneri*). Zur Gattung Shigella zählen vier Spezies: Shigella dyenteriae (Tropen, Subtropen), Shigella flexneri (weltweit), Shigella boydii (Vorderasien, Nordafrika) und Shigella sonnei (weltweit). Die Unterschiede zwischen den Shigellenspezies und den einzelnen Serotypen beruhen auf Verschiedenheiten des *O-Antigens*.

27.3 Klinik, Therapie und Krankheitsbilder

■ **Epidemiologie.** Diese meldepflichtige Erkrankung kommt in Deutschland fast ausschließlich als *Importinfektion* vor. Im Jahr 1997 wurden 1925 Erkrankungen (2,347 pro 100 000 Einwohner) in Deutschland gemeldet. Sie tritt sporadisch oder als Epidemie auf. Fäkal verunreinigtes Wasser und kontaminierte Nahrungsmittel sind wichtige Vektoren der Erregerübertragung. Eine Übertragung durch Fliegen ist unwahrscheinlich. Zumeist erfolgt sie von Mensch zu Mensch. Erkrankt ein Mitglied einer Gruppe (Familie, Kindergarten), sind Sekundärerkrankungen häufig (20 %, bezogen auf alle Altersgruppen, ca. 40 %, bezogen auf die Ein- bis Vierjährigen). Die hohe Zahl der Sekundärinfektionen erklärt sich durch eine z. T. hohe Infektiösität (ca. 200 lebende Keime). Es erkranken überwiegend Kinder, Erwachsene werden meist von Kindern angesteckt.

■ **Pathophysiologie.** (Abb. 27.1) Shigellen sind zum einen *enteroinvasive* Erreger, sind aber auch zur Bildung von *Endo-* und *Exotoxinen* fähig. Pathogenetisch ausschlaggebend ist vor allem die Fähigkeit der Keime in die *Darmschleimhaut zu penetrieren*. Die invasive Fähigkeit ist auf das terminale Ileum und das Kolon beschränkt. Das Eindringen des Erregers in die Kolonozyten verläuft über direkte Phagozytose, gefolgt von einer raschen intrazellulären Vermehrung. Die befallenen Epithelzellen und angrenzende Zellen werden lytisch zerstört. Ein Eindringen in tiefere Schichten der Schleimhaut ist nicht die Regel.

Neben den Endotoxinen, die Shigellen wie alle *Enterobacteriaceae* besitzen, bilden *S. dysenteriae* und andere Shigellen verschiedene *Exotoxine*, von denen das sogenannte *Neurotoxin* am längsten bekannt ist. Ob es als Enterotoxin beim Zustandekommen der Ruhr eine Rolle spielt, ist nicht geklärt. Die segretagoge Wirkung eines weiteren Zytoxins ist ebenfalls unklar. Sie ist zumindest nicht cAMP oder cGMP-mediiert.

■ **Klinik.** Die *Inkubationszeit* beträgt 1 bis 7 Tage. Die Krankheitsdauer beträgt durchschnittlich 7 Tage (1 Tag bis 1 Monat). Die Symptomatik der Shigellenenteritis wird durch die Wanderung des Erregers durch den Gastrointestinaltrakt und die Interaktionen des Erregers mit dem erreichten Darmabschnitt bestimmt. Bereits 12 Stunden nach oraler Aufnahme virulenter Shigellen vermehren diese sich vorwiegend im Dünndarm (10^7 bis 10^9 lebende Erreger/ml Darminhalt), mit besonderer Besiedlungsdichte im Ileum. Nach Penetration in die Epithelzellen des terminalen Ileums und des Kolons kommt es zu ulzerösen Läsionen und blutigen Diarrhöen. Die hämorrhagische Kolitis bei Shigella dysenteriae wird durch *Shiga-Toxin* hervorgerufen. Hauptsymptome sind Tenesmen mit Stuhldrang und initial profusen, später blutigen Durchfällen. Bei schwerem Verlauf kann Fieber bis 40 °C vorhanden sein.

■ **Diagnose.** Kann durch Erregernachweis im Stuhl, selten im Blut, bestätigt werden. Shigellen, vor allem *S. dysenteriae* und manche Stämme von *S. flexneri*, *sterben in Stuhlproben leicht ab*, wozu die im Stuhl reichlich vorhandenen Bakteriophagen beitragen. Daher sollten die Proben unmittelbar nach der Gewinnung im Laboratorium verarbeitet werden; ist dies nicht möglich, muß ein gepuffertes *Transportmedium* verwendet werden, das 30 % Glyzerin in 0,6 %iger NaCl-Lösung enthält (auch Rektalabstriche müssen in Transportmedien gegeben werden). *Eine serologische Untersuchung ist nicht möglich*.

■ **Therapie.** Mittel der Wahl sind *Chinolone* (Ciprofloxacin 2 × 0,5 g, Levofloxacin 1 × 0,5 g) für 3 bis 5 Tage. Bei frühzeitigem Einsatz reicht evtl. auch eine einzige Gabe.

■ **Prophylaxe.** Beachtung allgemeiner Hygienevorschriften ist die einzige sinnvolle Maßnahme. Eine Impfung ist nicht möglich.

27.3.4
Enteritis durch Campylobacter species

> Verdacht, Erkrankung und Tod sind meldepflichtig!

Die Campylobacterenteritis ist beim Menschen seit 1947 bekannt. Heute stehen in Deutschland unter den Erregern bakteriell bedingter Gastroenteritiden die Campylobacter species an 2. Stelle. Campylobacter zählt zur Familie der *Spirillaceae*. Es handelt sie um gramnegative, bi- oder monopolar begeißelte lebhaft bewegliche, wellenförmig gekrümmte 1,4 bis 3 μm lange Bakterien. Als Erreger von Enteritiden spielen praktisch nur die Subspezies *C. jejuni* und *C. coli* eine Rolle. *C. fetus* ruft vorwiegend extraintestinale Erkrankungen hervor. Die *Epidemiologie* von Campylobacterinfektionen beim Menschen ist noch nicht völlig geklärt. Der Infektionsweg hängt offensichtlich

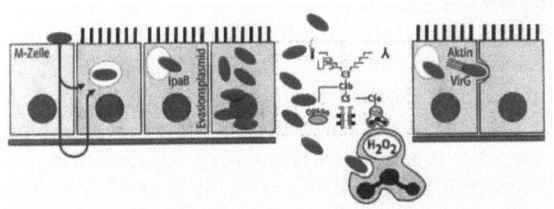

Abb. 27.1. Pathogenese der Shigellen-Ruhr (Nach Hahn und Bockenmühl 1999)

vom *Lebensalter* und den hygienischen *Umweltbedingungen* ab. Verschiedene Nutztiere (Geflügel, Rind und Schwein), aber auch Haustiere (Katze, Hund) kommen als Erregerreservoir in Frage. Die *Übertragung* erfolgt wahrscheinlich überwiegend durch kontaminierte, nicht ausreichend erhitzte Nahrungsmittel (z. B. rohe Milch, frisch geschlachtetes Geflügel). Zur Erkrankung ist bereits eine geringe Keimzahl (etwa 500 Bakterien) ausreichend.

■ **Pathophysiologie.** (Abb. 27.2) Die bisherigen Befunde weisen darauf hin, daß Campylobacter *enteroinvasiv* ist und die Fähigkeit zur Bildung eines Zytotoxins besitzt. Einige Stämme bilden ein hitzelabiles *Enterotoxin*, das zum Anstieg des intrazellulären cAMP-Gehaltes führt. Die B-Untereinheiten dieses Toxins sind immunologisch verwandt mit denjenigen des Choleratoxins und des hitzelabilen *E. coli*-Enterotoxins. Der spezifische Rezeptor ist ebenfalls das G_{M_1}-Gangliosid der apikalen Enterozytenmembran (Kap. 3). Campylobacterinfektionen manifestieren sich in *allen Darmabschnitten*. Die Schleimhaut ist im allgemeinen entzündlich ödematös verdickt. *Spontan*- und *Kontaktblutungen* sind häufig (Kap. 22).

Nach der Infektion kommt es wahrscheinlich zur Invasion der Epithelzellen und in seltenen Fällen zu hämatogener Streuung mit positiven Blutkulturen. Befallen können sein Jejunum-, Ileum- und Kolonschleimhaut mit diffuser, blutiger, ödematöser Schwellung.

■ **Klinik.** Das klinische Bild ist recht vielfältig. Meist bestehen *Durchfall* (schleimig, wäßrig, gelegentlich blutig) und kolikartige *Bauchschmerzen* (DD: Appendizitis). Oft geht ein 12- bis 24stündiges *Prodromalstadium* mit *Fieber* (bis zu septischen Temperaturen), *Kopfschmerzen*, Myalgie und *Übelkeit* der Enteritis voraus. Muskel- und Gelenkschmerzen finden sich überwiegend bei Erwachsenen. Bei manchen Patienten liegt das klinische Bild einer Ileitis terminalis bzw. Kolitis vor (Kap. 42, 43). Die *Inkubationszeit* beträgt 1 bis 7 Tage. Die Krankheit ist sehr oft selbstlimitierend und heilt spontan innerhalb von einigen Tagen ab. In etwa 10–20 % der Patienten kann die Krankheit persistieren oder rezidivieren, vor allem bei Kindern.

■ **Diagnose.** Sie kann durch kulturellen Nachweis aus einer Stuhlprobe gesichert werden. Das Untersuchungsmaterial sollte frisch verarbeitet oder sonst nicht über 4 °C aufbewahrt werden. Endoskopisch (Kap. 22) finden sich meist entzündliche Veränderungen mit Ödembildung, Fibrinbelegen, Nekrosen, Erosionen und Ulzerationen (DD Colitis ulcerosa, Morbus Crohn, pseudomembranöse Kolitis). Bei septischem Verlauf müssen Blutkulturen beimpft werden. Zuverlässige serologische Methoden liegen nicht vor.

■ **Therapie.** Die Erreger sind meist empfindlich gegen eine Reihe von Antibiotika. Mittel der Wahl ist *Erythromycin* (0,5–1,0 g) oder *Chinolone* (z. B. Ciprofloxacin 2 × 0,5 g oder Levofloxacin 1 × 0,5 g). Eine Resistenz gegen Makrolidantibiotika kommt in 1 bis 9 % vor. Cephalosporine sind ungeeignet.

■ **Prophylaxe.** Einhaltung von Vorsichtsmaßnahmen beim Verzehr von Lebensmitteln und Getränken (Verzicht auf Rohmilch, unzureichend erhitzte Geflügelprodukte) ist die beste und sinnvollste Prophylaxe.

27.3.5
Yersiniose

Verdacht, Erkrankung und Tod sind meldepflichtig!

Erreger sind *Yersinia enterocolitica* bzw. *Yersinia pseudotuberculosis*, gramnegative Stäbchen, die zusammen mit Yersinia pestis der Familie der Enterobacteraceae zugeordnet werden. Von *Y. enterocolitica* haben die Serotypen 03 und 09, von *Y. pseudotuberculosis* der Serotyp I die größte humanmedizinische Bedeutung. Als *Infektionsquelle* werden nahezu *alle Haustiere*, bei *Y. pseudotuberculosis* auch *wildlebende Vögel* und *Säugetiere*, vermutet. Die Infektion erfolgt wahrscheinlich *per os*.

■ **Klinik.** Am häufigsten manifestiert sich die Yersiniose als zunächst uncharakteristische Enteritis oder Enterokolitis mit dünnbreiigen bis wäßrig-schleimigen, selten blutigen Stühlen. Im terminalen Ileum finden sich Schleimhautulzerationen, Nekrosen in den Peyer-Plaques sowie mesenteriale Lymphknotenvergrößerungen (*Y. enterocolitica*). Septische Verläufe kommen *selten* vor. Klinisch manifestiert sich die Enterokolitis durch Fieber, Durchfälle und (rechtsseitige) Bauchkrämpfe („*Pseudoappendizitis*"), die 1 bis 3 Wochen anhalten können. Der Altersgipfel der Erkran-

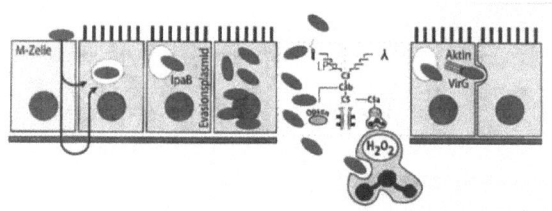

Abb. 27.2. Pathogenese und Rolle der Virulenzfaktoren bei Campylobacter-Infektionen (Nach Hahn und Bockenmühl 1999)

kung liegt bei 10–20 Jahren. Die *Inkubationszeit* beträgt für *Y. enterocolitica* 3–10 und für *Y. Pseuodotuberculosis* 7–21 Tage. Vor allem bei älteren Kindern schließt sich nicht selten 1–3 Wochen post infectionem eine (rheumaseronegative) *akute Polyarrthritis* (Kap. 62) oder ein *Erythema nodosum* an (Kap. 61). Die Erreger können noch Wochen nach Sistieren der Symptome im Stuhl ausgeschieden werden. Abgesehen von den septisch-typhösen Verlaufsformen mit einer nach wie hohen Letalität ist die Prognose enteraler Yersiniosen gut. In der Regel heilt die Krankheit spontan aus. Wichtig ist, daß *Y. enterocolitica*-Infektionen eine Colitis ulcerosa (*"Pseudo-Colitis ulcerosa"*), die *Y. Pseuodotuberculosis*-Infektionen eine M. Crohn imitieren können (*"Pseudo-Crohn"*).

■ **Diagnose.** Kann durch kulturellen Nachweis in Stuhl, mesenterialen Lymphknoten, Darmbiopsien, Blutkultur oder anderen Punktaten (z. B. Pleura bei Vorliegen von Exsudat) gesichert werden. Sie kann auch serologisch bestätigt werden (zweifache Titerbestimmung gegen Y. enterocolitica 03 und 09 sowie Y. pseudotuberculosus).

■ **Therapie.** Da es sich meist um selbstlimitierende Erkrankungen handelt, werden Antibiotika nur bei schwerem Verlauf und/oder Abwehrschwäche empfohlen. Geeignet sind Chinolone (z. B. Ciprofloxacin 2 × 0,5 g), Levofloxacin 1 × 0,5 g), Tetracycline (z. B. Doxycyclin 2 × 0,1 g), oder *Cotrimoxazol* forte (2 × 0,96 g) über 7 Tage. Ampicillin ist ungeeignet, da die meisten Yersinien-Stämme β-Lactamasen bilden.

■ **Prophylaxe.** Einhaltung von Vorsichtsmaßnahmen beim Verzehr von Lebensmitteln und Getränken ist die beste und sinnvollste Prophylaxe.

27.3.6
Escherichia coli-Enteritis

Gram-negative, fakultativ-anaerobe E. coli-Bakterien bilden mit anderen, vor allem anaeroben Keimen, eine residente Kolonflora, die im Zusammenspiel mit der Darmschleimhaut und ihren Sekreten ein Ökosystem bildet, das wichtige immunologische und nutritive Aufgaben im Kolon erfüllt. Darüber hinaus finden sich in der Spezies E. coli auch pathogene bzw. fakultativ pathogene Varianten. *Darmpathogene* E. coli-Stämme werden in 5 Gruppen unterteilt, die Diarrhöen mit unterschiedlichen klinischen Erscheinungsformen verursachen. Einer kürzlich als d*iffus adhärende E. coli (DAEC)* beschriebenen sechsten Gruppe wird u. a. eine mögliche pathogenetische Bedeutung bei M. Crohn zugeschrieben (Tabelle 27.3). Über die *Inzidenz* einzelner Stämme gibt es keine verläßlichen Zahlen.

Enteropathogene E. coli (EPEC)
EPEC wurden erstmals in den 40er Jahren als Erreger der Säuglingsenteritis während eines großen Ausbruchs in Großbritannien isoliert und sind typische Erreger von Durchfallerkrankungen bei Säuglingen und Kleinkindern unter 2 Jahren. Der Durchfall ist oft wäßrig, mit bis zu 10 bis 20 Stuhlentleerungen pro Tag.

■ **Pathophysiologie.** (Abb. 27.3) Charakteristisch ist eine enge Anheftung der Bakterien an Epithelzellen (*"lokalisierte Adhärenz"* = LA) mit anschließen-

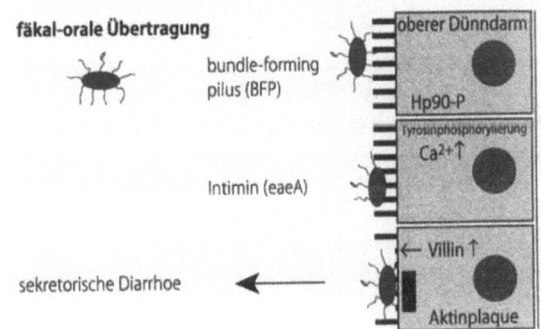

Abb. 27.3. Pathogenese der EPEC-Infektione (Nach Hahn und Bockenmühl 1999)

Tabelle 27.3. Unterschiedliche Pathomechanismen bei Escherichia coli

Erreger	Mechanismus	Hauptserotypen
enterotoxigene E. coli (ETEC)	Unterschiedliche hitzelabile (LT) oder hitzestabile (Sta) Toxine	06:K15, 08:K40, 011:H27, O-Gruppe 12, 78, 115, 149
enterohämorrhagische E. coli (EHEC)	Shiga-like (Vero)-Toxin 1 & 2	O157:H7
enteroinvasive E. coli (EIEC)	zytotoxische Exotoxine, die die Schleimhaut befallen	O-Gruppe 11, 29, 115, 124, 136, 144, 147, 152, 164
enteropathogene E. coli (EPEC)	Adhärenzfaktoren, Toxine	O55:K59, O44:K74
enteroaggressive E. coli (EaggEC)	Adhärenzfaktoren, Toxine (O44:H18, O146:H39)	O92:H33, O44:H18, O3:H2, O146:H39
diffus adhärende E. coli (DAEC)	Adhärenzfaktoren (Fimbrien), Toxine	O75:NM, O15:HM

der Destruktion des Bürstensaums (*„attaching and effacing"*). Hierbei gelangen die Bakterien sehr nah (ca. 10 nm) an die Plasmamembran der Enterozyten. Die dramatischen Effekte der EPEC auf das Zytoskelett der Epithelzellen resultieren aus der Aktivierung einer Tyrosinkinase und einer damit verbundenen Phosphorylierung eines 90 kDa Proteins der Epithelzellen mit anschließender Aktivierung von PKC/Kalzium abhängigen Kinasen (Kap. 3, 4).

■ **Diagnose.** Sie kann am sichersten durch den Nachweis der Virulenzeigenschaften (Fluoreszenz-Aktin-Färbung des Zytoskellets der befallenen Zellen) oder -Gene (PCR) erfolgen.

■ **Therapie.** In der Behandlung der kindlichen EPEC-Enteritiden erwies sich Wismutsubsalizylat (100 mg/Kg/KG alle 6 Std.) als effektiv. Eine ausreichende Wasser-, Elektrolyt- und Nutritivasubstitution ist selbstverständlich (Kap. 9). EPEC-Enteritiden im Erwachsenenalter scheinen selbstlimitierend zu verlaufen. Die Wertigkeit einer antibiotischen Therapie ist noch weitgehend unklar (Fehlen klinischer Studien). Bei prolongierten Verläufen erwies sich die Gabe nicht-resorbierbarer Aminoglycoside (Neomycin, Chloromycetin) als wirksam.

Enterotoxische E. coli (ETEC)

ETEC verursachen wäßrige, nicht blutige Durchfallerkrankungen, die 1- bis 2 Wochen dauern. Als Begleitsymptome können Übelkeit, Abdominalkrämpfe und subfribrile Temperaturen auftreten. Durchfallerkrankungen durch ETEC-Bakterien sind in Deutschland selten. ETEC sind vor allem in warmen Ländern verbreitet und sind für mehr als die Hälfte der *Reisediarrhö* verantwortlich. Bei ungünstigen hygienischen Verhältnissen kann die Übertragung durch kontamierte Lebensmittel und Trinkwasser erfolgen.

■ **Pathophysiologie.** (Abb. 27.4) Der molekularen Pathogenese liegen zwei Virulenzeigenschaften zugrunde. Die Erreger kolonisieren zunächst mittels eines sog. Kolonisations-Faktor-Antigen (*„colonization factor antigen"* = *CFA*) die mukosale Oberfläche des Dünndarms, was im Gegensatz zu EPEC-Infektionen nicht mit einer Zerstörung der Ultrastruktur der Bürstensaummembran einhergeht. Die anschließende Bildung eines zystinreichen 18–19 Aminosäuren umfassenden *säureresistenden* (Magen-pH), *proteaseresistenden* und *hitzestabilen* (mehrere Stunden bei 60 °C oder 15 min bei 100 °C) Toxins (ST) führt über Aktivierung der Guanylat Zyklase zur Auslösung einer sekretorischen Diarrhö (Kap. 3). Vielfach kommt es alternativ oder zeitgleich zur Bildung hitzelabiler Enterotoxine (LT). LTs bilden eine Familie hochmolekularer Proteine, die strukturell und funktionell dem Cholera Toxin ähnlich sind. Die Bindung an das G_{M1}-Gangliosid ist jedoch deutlich weniger stark ausgeprägt und somit die intrazelluläre cAMP-Erhöhung mit nachfolgender Wasser- Chloridsekretion ca. 50fach geringer (Kap. 3).

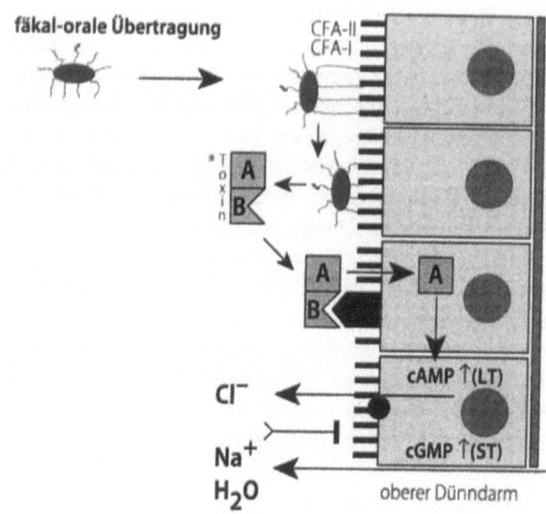

Abb. 27.4. Pathogenese der ETEC-Infektione (Nach Hahn und Bockenmühl 1999)

■ **Diagnose.** Zur Diagnostik der ETEC stehen immunologische Tets zum Nachweis von LT (Latexkoagglutinationstest) bzw. ELISAs zum Nachweis von ST zur Verfügung. Weiterhin sind verschiedene molekularbiologische Methoden (PCR, DANN- Kolonienblothybridisierung) entwickelt worden.

■ **Therapie.** Durch rechtzeitige Gabe von Chinolonen (z. B. Ciprofloxacin 0,5 g, Levofloxacin 0,5 g) kann eine rasche Genesung erzielt werden. Oft reicht eine einzige Dosis.

Enterohämorrhagische E. coli (EHEC)

Verdacht, Erkrankung, Tod sowie Ausscheider sind meldepflichtig!*

Enterohämorrhagische Escherischia coli (EHEC) sind eine neue, erst seit 1982 bekannte Gruppe darmpathogener E. coli, die insbesondere bei Kindern unter 6 Jahren zu einer wäßrigen bis blutig-wäßrigen Kolitis führen. Der Begriff EHEC wurde für E. coli

---

* Seit dem 1.12.1998 sind Krankheitsverdacht, Erkrankung und Tod an EHEC sowie Ausscheider von EHEC meldepflichtig. EIEC, EPEC, ETEC und EaggC sind weiterhin nach §3 BSeuchG nur meldepflichtig als Erreger einer *Enteritis infectiosa*.

Stämme gewählt, die unter Bildung von Zytotoxinen eine hämorrhagische Kolitis (HC) und ein hämolytisch-urämisches Syndrom (HUS) hervorrufen können. Für die Zytotoxine besteht keine einheitliche Nomenklatur. Es werden die Bezeichnungen Verotoxine, Shiga-like Toxine (enge Verwandtschaft zu Shigella dysenteriae Typ 1) bzw. seit neuerem *Shiga Toxine* verwendet.

■ **Epidemiologie.** Da eine EHEC-Meldepflicht nur in Bayern (seit 1. April 1996) besteht, können zur *Inzidenz* menschlicher EHEC-Infektionen in Deutschland bisher nur Ergebnisse gezielter Untersuchungsreihen, labordiagnostisch erfaßter Einzelfälle sowie Häufungen von HUS herangezogen werden. In den letzten Jahren ist es zu lokalen Epidemien von Erkrankungen durch enterohämorrhagische *E. coli* (EHEC) gekommen. Während in den USA unzureichend gegartem Rindfleisch (z. B. Hamburger, Roastbeef) primäre Bedeutung bei der *Übertragung* vom Tier auf den Menschen zukommt, scheint in Deutschland *Rohmilch* und evtl. *Rohmilchkäse* eine größere Bedeutung zu haben (möglicherweise auch die Kontamination frischer Lebensmittel durch Dung landwirtschaftlicher Nutztiere). Hauptbetroffene sind Kleinkinder im Alter zwischen 3 und 4 Jahren.

■ **Pathophysiologie.** (Abb. 27. 5) Die Pathogenität der Erreger basiert auf derzeit mindestens vier bekannten Shiga Toxinen (Stx, Stx2, Stx 2c, 2e), die als rRNA-N-Glykosidasen die Proteinsynthese der Zielzellen hemmen. Shiga Toxin I (Stx1) ist identisch mit dem Shiga Toxin von S. dysenteriae, während Stx2 nur noch eine Homologie von ca. 56 % aufweist.

■ **Krankheitsbild.** Nach einer *EHEC-Infektion* kommt es zu wäßrigen Durchfällen, die bei 30 % der erkrankten Kinder in blutige Diarrhöen übergehen. Vor allem *ältere Menschen* und insbesondere *Kinder* unter 6 Jahren entwickeln in 5–10 % ein *hämolytisch-urämisches Syndrom* (HUS), das sich etwa 8 (3 bis 12) Tage nach Beginn des Durchfalls manifestiert und durch eine mikroangiopathische *hämolytische Anämie*, *Thrombozytopenie* mit Fragmentierung der Thrombozyten (*Fragmentozyten*) und *Nephropathie* mit Protein- und Hämaturie gekennzeichnet ist. Dialysepflichtige Oligo- oder Anurie, Hypertonie, zerebrale Krampfanfälle und Beteiligung anderer Organe (z. B. Lunge), die einzeln oder in Kombination auftreten können, sind Zeichen eines schweren Verlaufs, der in 10 % letal endet und in weiteren 20–30 % eine dauerhafte Schädigung in Form von irreversibler Niereninsuffizienz, Bluthochdruck oder zentralnervöser Schädigung zur Folge hat. Inwieweit das dem HUS histopathologisch verwandte Syndrom der thrombotisch-thrombozytopenischen Purpura (TTP, Moschkewitz-Syndrom) ebenfalls auf EHEC-Zytotoxine zurückzuführen ist, wird derzeit kontrovers diskutiert.

■ **Diagnose.** Sie läßt sich durch den Nachweis von *E. coli Serotyp O157:H7* bestätigen.

■ **Therapie.** *Die Position einer antibiotischen Therapie bei einer EHEC-Infektion wird kontrovers diskutiert.* Es gibt Hinweise, daß unter einer antibiotischen Therapie der klinische Verlauf ungünstiger ist. Da jedoch viele Erkrankte mit einem vieldeutigen septischem Bild in die Klinik kommen, wird man häufig vor der Diagnosesicherung Antibiotika verabreichen. Geeignet sind neben Chinolonen Cephalosporine der Gruppe 3. Cotrimoxazol wird nicht empfohlen, da in vitro unter Cotrimoxazol eine *erhöhte Toxinproduktion* nachgewiesen werden kann.

■ **Prophylaxe.** Der Verbraucher sollte ausdrücklich vor dem Verzehr von rohem Fleisch und unpasteurisierter Milch (Vorzugsmilch, Abhofmilch) gewarnt werden. Im Krankenhaus sollten EHEC-ausscheidende Patienten isoliert werden.

Enteroinvasive E. coli (EIEC)

Neben *Shigela spp.* Sind EIEC wichtige Erreger der bakteriellen Dysenterie. Die *Epidemiologie* der EIEC-Enteritiden ist bisher nur lückenhaft. Die Erkrankung wurde erstmals bei amerikanischen Soldaten im 2. Weltkrieg im Mittelmeerraum beschrieben. Man schätzt das weltweit jährlich bis zu 600 000 Todesfälle als Folge solcher Infektionen auftreten. Die *Übertragung* des Erregers erfolgt durch verunreinigtes Wasser und kontaminierte Nahrungsmittel (z. B. Käse). Die Erkrankung tritt überwiegend epi-

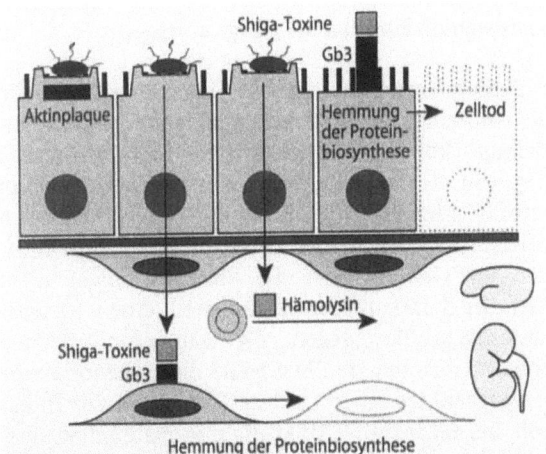

Abb. 27.5. Pathogenese der EHEC-Infektione (Nach Hahn und Bockenmühl 1999)

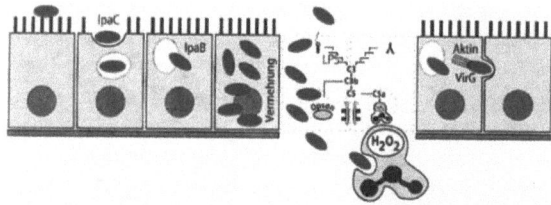

Abb. 27.6. Pathogenese der EIEC-Infektione (Nach Hahn und Bockenmühl 1999)

demisch auf, nosokomiale Infektionen sind bekannt. Es erkranken besonders ältere Kinder und Erwachsene.

■ **Pathophysiologie.** (Abb. 27.6) Das Hauptpathogenitätsmerkmal der EIEC liegt in der Fähigkeit, in Epithelien einzudringen und sich dort zu vermehren. Das Hauptzielorgan ist hierbei – wie bei der Shigellenenteritis – der Dickdarm. Die plasmidkodierten (pInv, ca. 140 MDa) Invasionseigenschaften der Shigellen und der EIEC sind nahezu identisch. Der invasive Prozeß der EIEC kann in 4 Phasen unterteilt werden:

- Eindringen der Bakterien in die Zelle
- Intrazelluläre Vermehrung
- Intra- und interzelluläre Verbreitung
- Abtöten der Wirtszelle

Die Entdeckung mehrerer Enterotoxine (Enteroinvasives Toxin = EITC, Toxin ShET2) läßt auch hier auf eine Toxin vermittelte Genese der Diarrhö schließen. ShET2 wird auch von *S. flexneri* gebildet.

■ **Klinik.** Häufige Stuhlentleerungen, vermischt mit Blut und Schleim charakterisieren das Krankheitsbild (Dauer 1 bis 15 Tage). Jedoch entwickeln ca. 90 % aller Patienten nur wäßrige Durchfälle. Die ersten Symptome sind Kopfschmerzen und Abgeschlagenheit, gefolgt von Erbrechen und Durchfall. Die Inkubationszeit liegt bei 18 Stunden (2–48 Std.).

■ **Diagnose.** EIEC sind mit klassischen Methoden nur schwer zu isolieren, da ihre biochemischen Eigenschaften sehr variabel sind. Unter den molekularbiologischen Methoden hat sich die PCR durchgesetzt.

■ **Therapie.** EIEC-Enteritiden sind zumeist selbstlimitierend verlaufende Erkrankungen, die keiner Behandlung bedürfen. Bei schweren Verläufen ist jedoch analog zur Shigelen-Enteritis eine Antibiotikatherapie sinnvoll (Ciprofloxacin 2 × 0,5 g, Levofloxacin 1 × 0,5 g) für 3 bis 5 Tage). Aminopenicilline (Ampicillin oder Amoxycillin) sollten nicht gegeben werden.

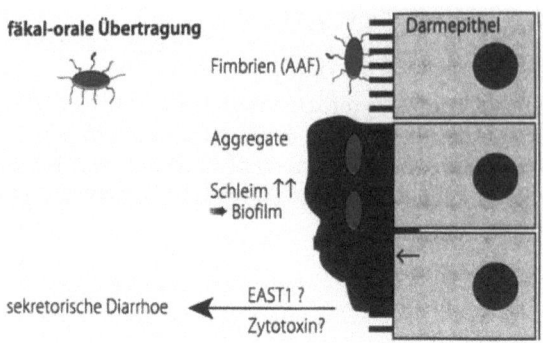

Abb. 27.7. Pathogenese der EAggEC-Infektione (Nach Hahn und Bockenmühl 1999)

Enteroaggressive E. coli (EAggEC)

Infektionen mit EAggEC sind Hauptursache für das Auftreten persistierender Diarrhöen bei *Kindern* in *Entwicklungsländern*. EAggEC sind durch ihre Adhärenz an humane Epithelzellen charakterisiert, die als aggressive Adhärenz bezeichnet wird. Ein von den Bakterien gebildetes hitzestabiles Enterotoxin *EAST1* (EAggEC hitzestabiles Enterotoxin 1) wird für das Auslösen der sekretorischen Diarrhö verantwortlich gemacht (Abb. 27.7).

27.3.7
Cholera

> Verdacht, Erkrankung und Tod sind meldepflichtig!

Als akute Infektionskrankheit ist die Cholera seit alters her in *Vorderasien* (Ganges-Brahmaputra-Delta, Bengalen, Bangladesch) und Teilen Südamerikas endemisch beheimatet. In *Europa* und *Noramerika* gilt sie als eine sehr seltene Importinfektion (eine Meldung 1997, 4 Meldungen in den ersten 5 Wochen 1998). Die *Inkubationszeit* kann je nach Infektionsdosis wenige Stunden bis 3 Tage betragen.

■ **Pathogenese.** Der klassische Choleraerreger, *Vibriio cholerae*, ein grannegatives, 1,5 µm langes, schraubenförmiges, kommaartig gekrümmtes Stäbchen, wurde 1883 von R. Koch entdeckt. Die Infektion erfolgt peroral (Mensch-Mileu-Mensch). Choleravibrionen infizieren lediglich den Intestinaltrakt, eine Invasion ins Gewebe oder die Blutbahn findet nicht statt. Die Salzsäure des Magens stellt eine wirksame Abwehrschranke gegen die säureempfindlichen Choleravibrionen dar. Erst wenn die aufgenommene Erregerzahl 10^8 bis 10^{10} beträgt, kommt es zur Infektion. Bei Hypazidität sinkt die minimale Infektionsdosis auf 10^3 bis 10^4 Keime herab. Die Pathogenität der Vibrionen beruht auf der Wirkung eines *Enterotoxins*, das zu einer Schädigung der Enterozyten mit Resorptions- und Sekretionsstörungen im Dünndarm führte (Kap. 3).

■ **Klinik.** Die enterale Infektion führt zu *akuten Brechdurchfällen* (Durchfälle von bis zu 25/l pro Tag) mit schwerster Exikose, Kolaps bis hin zu prärenalem Nierenversagen. Im klinischen Verlauf werden drei Stadien unterschieden:

- ein kurzdauerndes *Initialstadium* mit prämonitorischer Diarrhö,
- *Stadium algidum (asphycticum)*, der typische Choleraanfall mit profusen, reiswasserähnlichen Diarrhöen.
- *Stadium der Erholung*, das gelegentlich durch einen sog. Status typhosus unterbrochen und prognostisch ungünstig gestaltet werden kann

Neben intestinalen Veränderungen der Darmschleimhaut finden sich schwere toxisch-degenerative Parenchymschäden an *Herz, Leber, Nieren, Pankreas* und *Gehirn*. An der *Muskulatur* (Wadenmuskulatur) werden Blutungen und wachsartige Faserdegenerationen beobachtet. Ähnliche Veränderungen sind als *Vox cholerina* an den Stimmbändern zu beobachten.

Eine Ausscheidung der Vibrionen über mehr als 3 Monate (*Dauerausscheidung*) ist selten. Die *Letalität* liegt unter Ausnutzung ausreichender Behandlungsmöglichkeiten heute unter 1%.

■ **Diagnose.** Mikroskopisch kann man im *„fast wasserklarem"* Stuhl *Vibrionen* nachweisen. Sie lassen sich auch leicht auf Kulturmedien anzüchten.

■ **Therapie.** Wichtigste Maßnahmen sind Flüssigkeits- und Elektrolytersatz (Kap. 9, Tabelle 9.12). Opiate und Peristaltik-Hemmer sind kontraindiziert (weil Schock-begünstigend). Zur Abkürzung der Erreger- und Toxinausscheidung wird eine antibiotische Therapie mit Cotrimoxazol oral (2 × 0,96 g) oder mit Tetracyclin (Erwachsene und ältere Kinder oral 1 × 1 g) für mindestens 3 Tage empfohlen. Während eine Epidemie können Choleravibrionen gegen Tetracyclin resistent werden. Dann sind Cotrimoxazol oder Ciprofloxacin immer noch wirksam.

■ **Prophylaxe.** Einhaltung von Vorsichtsmaßnahmen beim Verzehr von Lebensmitteln und Getränken ist die beste und sinnvollste Prophylaxe. *Die aktive parenterale Impfung ist wenig effektiv* und wird i. allg. nicht empfohlen. Im Ausland ist ein oraler Impfstoff mit gentechnologisch abgewandelten Cholerastamm zugelassen. Erfahrungen mit diesem Impfstoff sind noch begrenzt.

27.3.8
Tuberkulöse Enterokolitis

> Erkrankung und Tod sind meldepflichtig!

Bei Tuberkulose (Tbc) handelt es sich um eine *meldepflichtige* Infektionskrankheit, deren Häufigkeit seit Einführung der Tuberkulostatika und dank verbesserter Prophylaxe deutlich abgenommen hat. Allerdings finden sich in neueren Studien insbesondere in Zusammenhang mit HIV-Infektionen steigende Tbc-Inzidenzen (Kap. 29). Zunehmend problematisch erweist sich das Auftreten multipler Resistenzen. Die extrapulmonale Tbc zeigt ein weites Spektrum von klinischen Manifestationen (Lymphknoten, Urogenitalsystem, Knochen, Gastrointestinaltrakt). *In etwa 10 % der extrapulmonalen Manifestationen findet sich ein gastrointestinaler Befall.*

■ **Epidemiologie, Ätiopathogenese.** Klassischer menschlicher TBC-Erreger ist *Mycobacterium tuberculosis*, ein säurefestes, stäbchenförmiges, weder Sporen noch Schleimkapseln bildendes Bakterium. Ein weiterer klassischer Erreger ist *Mycobacterium bovis*, der auch relativ leicht auf den Menschen übertragbar ist. Insbesondere im Rahmen opportunistischer Infektionen finden sich zunehmend sog. *atypische Mycobacterien* wie *M. avium, M. kansasii* u.a. (Kapitel 29). Anfang des Jahrhunderts fand sich bei Vorliegen einer intestinalen TBC in der Mehrzahl *Mycobacterium bovis* (sog. *Fütterungstuberkulose*), heute findet sich nach der Sanierung der Rinderbestände selbst in Regionen in denen *M. bovis* endemisch vorkommt *M. tuberculosis* als vorherrschender Keim bei intestinaler Tbc. Entgegen früherer Befunde wird heute angenommen, daß zumindest in den westlichen Industrienationen die *tuberkulöse Enterokolitis* nicht mit einer bronchopulmonalen Manifestation assoziiert ist. Die lange Zeit als Infektionsweg diskutierte *„Autoinfektion"* infolge Verschlucken TBC-haltigen Sputums bei vorbestehender Lungen-Tbc, gilt neueren Autopsiebefunden zufolge als unwahrscheinlich. Am wahrscheinlichsten handelt es sich auch hier um eine hämatogene Aussaat einer reaktivierte Lymphknoten-Tbc pulmonaler Lymphknoten.

■ **Pathologie.** Grundsätzlich kann jeder Abschnitt des Dünn- und Dickdarms befallen sein. Unabhängig ob primärer oder sekundärer Genese, treten 90 % der TBC im *Ileozökalbereich* auf. Es folgen *Zökum* und *Colon ascendens*. Manifestationen im Colon descendens, Sigma, Rektum und Analkanal sind *selten*. Die gehäufte Lokalisation im Bereich der Ileozökalklappe wird mit dem kräftig entwickelten lymphatischen Gewebe und der lokalen Stase durch die Ieolzökalklappe begründet. Die Manifestation erfolgt meist segmental. Es finden sich ulzeröse (60%), hypertrophe (10%) und ulzerös-hypertrophe (30%) Formen. Das *histologische* Bild ist gekennzeichnet durch *epitheloidzellige Granulome*, die im Zentrum allerdings *nicht immer* die typischen *käsigen Nekrosen* aufweisen. Die Granulome sind *stets in allen Wandschichten*, d. h. auch subserös und peritoneal, zu finden (DD M. Crohn).

■ **Klinik.** Die klinischen Symptome sind variabel. In 80–90% finden sich uncharakteristische Abdominalschmerzen, in 30% findet sich ein deutlicher Gewichtsverlust. Fieber (25%), Erbrechen (25%) und unterschiedlich ausgeprägte z. T. blutige Diarrhöen (25%) sind weitere, keinesfalls obligate Symptome. *Ulzeröse* Formen gehen häufiger mit *blutigen Diarrhöen*, *hypertrophe* Formen meist mit *Stenosen* einher.

■ **Diagnose.** Als verdächtig gelten therapieresistente Darmbeschwerden mit spezifischer pulmonaler Symptomatik, langandauernde abdominelle Beschwerden mit Gewichtsverlust auch ohne Durchfall oder Fieber. Einzige sichere Nachweismethoden einer Darmtuberkulose stellen der kulturelle Erregernachweis (Biopsie, Sekret) bzw. der histologische Nachweis von Verkäsung dar. *Laborchemisch* findet sich das Bild einer mäßigen Anämie sowie eine Leukozytose mit hochgradiger toxischer Granulierung. Bei der endoskopischen Untersuchung finden sich bei ileozökalem Befall makroskopisch ggf. völlig identische Befunde wie beim M. Crohn. Die *radiologische* Diagnostik bietet bei der ileozökalen TBC charakteristische, jedoch keinesfalls beweisende Befunde. Es findet sich ein abnorm verkürztes, stenosiertes Ileum mit stark deformiertem Zökum (Kapitel 19). Wichtige *Differentialdiagnosen* umfassen neben dem M. Crohn (Kapitel 42), Kolitis ulcerosa (Kapitel 43), Yersiniose und kolorektales Karzinom (Kap. 51).

■ **Therapie.** Die Behandlung der Darmtuberkulose entspricht der heute üblichen Chemotherpie der Tuberkulose. Die schnellste Keimelimination wird durch eine Kombination aus 4 möglichst tuberkuloziden Substanzen erreicht, z. B. *Isoniazid* (z. B. Isozid® 5 mg/kg KG/Tag), *Rifampicin* (z. B. Rimactan® 10 mg/kg KG/ Tag), *Pyrazinamid* (Pyrafat® 25 mg/kg KG/Tag) und *Ethambutol* (Myambutol® 20 mg/kg KG/Tag). Patienten mit disseminierter TBC und/oder <150 CD4-Zellen/µl erhalten täglich oder zweitäglich 1 g *Streptomycin* (z. B. Streptomyin-Hefa®) bis zu einer Gesamtdosis von 30 g. Pyrazinamid wird nur während der ersten zwei Monate, Isoniazid, Rifampicin und Ethambutol, während der ersten sechs Monate gegeben. *Pyridoxin*, (z. B. Hexbion® 3 × 100 mg/Tag), dient zur Vorbeugung von peripheren Neuropathien durch Isoniazid. *Allopurinol* (z. B. Zyloric® 300 mg/Tag), empfiehlt sich während der Pyrazinamidgabe bei Erhöhung der Harnsäurewerte. Eine *Anpassung* an eine *Niereninsuffizienz* ist vor allem für Ethambutol, Pyrazinamid und Streptomycin notwendig. Als häufige *Nebenwirkungen* treten juckende Hautausschläge oder cholestatischer Ikterus (Rifampicin), Harnsäureerhöhungen (Pyrazinamid), periphere Neuropathien (Isoniazid) und Hörschäden (Streptomycin) auf.

27.3.9
Bakterielle Lebensmittelintoxikationen

Die überwiegende Anzahl (70 bis 90%) aller Lebensmittelintoxikationen ist bakteriellen Ursprungs. Zu unterscheiden ist zwischen durch Lebensmittel verursachten

- Intoxikationen, z. B. durch *Clostridium botulinum*, *Staphylococcus aureus*,
- Erkrankungen infolge *massiver Verunreinigungen* mit fakultativ pathogenen Keimen, wie z. B. *Clostridium perfringens*, *Bacillus cereus*,
- Infektionen durch *Salmonella spp.* oder *Shigella spp.*,
- Erkrankungen unklarer Ätiologie durch *Proteus spp.*, *Escherichia coli*, *Pseudomonas spp.*

Die Wirkung der genannten Bakterien im Intestinaltrakt des Menschen geht auf *Enterotoxine* zurück, die sich in *Exotoxine* und in *Endotoxine* unterteilen lassen.

Endotoxine werden vorwiegend von *gramnegativen* Bakterien produziert (z. B. Salmonellen, Shigellen), sind integrale Bestandteile der äußeren Bakterienmembran und werden erst beim Zerfall der Bakterien frei. Chemisch handelt es in der Regel um Lipopolysaccharide, deren Wirkung ohne längere Latenzzeit eintritt (Kap. 27.3).

Exotoxine werden dagegen vorwiegend von *grampositiven* Keimen im Laufe ihrer Entwicklung *freigesetzt*. Es handelt sich meist um z. T. sehr toxische Proteine mit Antigenspezifität, die nach einer bestimmenden Latenzzzeit wirken. Tabelle 27.4 stellt die häufigsten Vertreter und ihre Wirkungen zusammen.

27.3.9.1
Staphylokokkenenteritis

Enteritiden durch *koagulasepositive Staphylococcus aureus* Stämme sind weltweit verbreitet und zählen mit zu den häufigsten Ursachen von Nahrungsmittelintoxikationen. Stets handelt es sich um Massenerkrankungen. Ausgangspunkt der Infektionskette ist meist der Lebensmittelhändler (Nasenschleimhäute gelten als bevorzugtes Proliferationskompartiment des Keims). Nahrungsmittelintoxikationen durch

Tabelle 27.4. Lebensmittelintoxikationen durch bakterielle Toxine (Nach Belitz und Grosch 1992)

Bakterium	Staphylococcus aureus	Clostridium botulinum	Bacillus cereus	Clostridium perfringens
Wachstums-Bedingungen				
- Temperatur	10 bis 45 °C	4 bis 35 °C	10 bis 45 °C	12 bis 52
- pH-Optimum	4,5	5		5 bis 8,5 °C
Toxin				
- Art	Protein	Protein	Lipid (?)	Protein
- Wirkdosis	0,5 bis 1 µg	0,1 bis 1 µg	10^8 Keime/g	10^6 Keime/g
- Stabilität	rel. thermostabil	thermolabil, Inaktivierung bei 80 °C/30 min, 100 °C/5min		
Inkubationszeit	2 bis Std	1 bis 3 Tage	1 bis 12 Std	8 bis 24 Std
Krankheitsdauer	1 bis 3 Tage	Tod nach 1 bis 8 Tagen, im Überlebensfall 6 bis 8 Monate	0,5 bis 1 Tag	0,5 bis 1 Tag
Symptome	Erbrechen, Diarrhö, Leibschmerzen	Lähmung der Nervenzentren des verlängerten Marks	Koliken, Übelkeit, Diarrhö, Erbrechen	Koliken, Diarrhö, Übelkeit, Appetitlosigkeit
Lebensmittel, über die eine Vergiftung bevorzugt auftreten kann	Aufschnitt, Käse, schwach saure Salate (Fleisch, Wurst, Geflügel, Käse, Kartoffel), Mayonnaise, Cremefüllungen bei Backwaren	Hausgemachte Fleischkonserve, Knochenschinken, aufgeschnittene Wurst, Forellenfilets, Konserven grüner Bohnen	Gemeinschaftsverpflegung: Warmgehaltene Gerichte, getreidehaltige Gerichte	Gemeinschaftsverpflegung: Aufgewärmte lange warm gehaltene Fleischgerichte, lange warm gehaltene Desserts, Puddings, Cremefüllungen bei Backwaren

S. aureus sind nach dem Genuß unterschiedlichster Speisen beschrieben worden (Fisch, Fleisch, Geflügel, Backwaren, Salate etc.), Insbesondere Lebensmittel mit hohem Salz- (Schinken, Dosenfleisch) oder Zuckergehalt (Süß-, Cremespeisen) gelten als „Selektivnährboden" für die Erreger. Mangelnde hygienische Speisezubereitung bei der Verarbeitung von Lebensmitteln oder das Zumischen von kontaminierten Lebensmitteln zu gekochten Speisen führen zur Verbreitung des Erregers.

■ **Pathophysiologie.** Für die Auslösung der Erkrankung sind 30-kDa große Enterotoxine verantwortlich. Sie werden durch Proteasen des digestiven Apparates nur geringfügig abgebaut und auch durch Erhitzen bei 100 °C für 30 min nur unzureichend inaktiviert. Derzeit sind sieben immunologische Enterotoxin A Varianten bekannt (A, B, C1, C2, C3, D und E), wobei Enterotoxin A in über 90 % für staphylokokkenbedingte Nahrungsmittelintoxikationen verantwortlich ist. Ihr molekularer Wirkungsmechanismus ist weitgehend ungeklärt. Diskutiert werden eine direkte Schädigung von Nervenendigungen des N- vagus (Erbrechen) oder ihre Wirkung als sogenannte *Superantigene*, indem sie über eine polyklonale T-Tell-Aktivierung die Freisetzung von IL-2 aus T-Zellen und von TNF-α aus Makrophagen auslösen (beide Zytokine verursachen ähnlich wie die Enterotoxine Erbrechen, Übelkeit und Fieber).

■ **Klinik.** Die Inkubationszeit ist kurz. 4 bis 6 Stunden nach Aufnahme der toxinhaltigen Nahrungsmittel – meist handelt es sich um Enterotoxin A – klagen die Patienten über *Übelkeit, Erbrechen Bauchschmerzen* und *Diarrhö.* Das Ausmaß der Beschwerden ist abhängig von der aufgenommenen Toxinmenge, schwere Verläufe sind selten. Die Dauer der Erkrankung beträgt durchschnittlich 1 bis 3 Tage (*„Die Krankheit geht so schnell wie sie gekommen ist"*).

■ **Therapie.** Die Erkrankung verläuft selbstlimitierend. Die klinischen Symptome bilden sich innerhalb von 24 Stunden zurück. Eine spezifische Therapie gibt es nicht.

27.3.9.2
Clostridium perfringens-Enteritis

Zur Gattung der obligat anaeroben grampositiven Sporenbildner *Clostridium* gehören die Erreger des Gasbrandes (*C. perfringens*), des Botulismus (*C. botulinum*), des Tetanus (*C. tetani*) und der antibiotikaassoziierten Diarrhö (*C. difficile*). Im Intestinaltrakt finden Clostridien ausreichend anaerobe Bedingungen, so daß sie hier als Saprophyten vorkommen. Besitzen sie jedoch bestimmte Virulenzfaktoren (z. B. Enterotoxin von C. perfringens Typ A bzw. das porenbildende β-Toxin von C. perfringens Typ C) kann es zu Schädigungen der Darmwand kommen.

Enteriden, hervorgerufen durch *C. perfringens Typ A*, sind weltweit verbreitet. Die Aufnahme des Erregers erfolgt in der Regel mit nicht frisch zubereiteten Fleisch (Geflügel) und Fleischprodukten (Kontaminierung durch ungenügende Kühlung bzw. Lagerung bei Raumtemperatur). Die Sporen werden während des Essens nicht abgetötet, sondern lediglich hitzeinaktiviert und keimen bei abnehmender Temperatur wieder aus (optimale Temperatur 43–47 °C). Die Aufnahme von 10^8 enterotoxinbildenden Keimen reicht zur Krankheitsauslösung aus. Bei endemischem Auftreten beträgt die Erkrankungsrate ca. 50 %.

Ende des 2. Weltkrieges wurde in Deutschland und Norwegen erstmals über eine durch das β-Toxin von *C. perfringens Typ C* ausgelöste *Enteritis necroticans* (Darmbrand, pig bel disease, enteritis gravis) berichtet. Heute ist die Erkrankung nur noch in den Hochländern von Neuguinea und Papua endemisch (Trypsininhibitoren aus einer hier als Grundnahrungsmittel dienenden Süßkartoffel verlangsamen den intestinalen Abbau des Toxins), ansonsten sind nur sporadische Erkrankungen bekannt geworden. Bei schweren Verlaufsformen liegt die *Letalität* bei 20 bis 40 %.

■ **Pathophysiologie.** (Abb. 27.8) Die enteropathogenität von C. perfringens Typ A beruht auf einem 34 kDa großen hitzelabilen *zytotoxischen* Polypeptid, das Bestandteil der Sporenhülle ist und einen Rezeptor auf luminalen Enterozytenmembran besitzt. Hauptzielorgan ist in der Regel der proximale Dünndarm. Nach Bindung an den Rezeptor findet eine Insertion des Toxins in die Membran statt. Die dadurch verursachte Membranschädigung führt u. a. zu einem erhöhten Kaliumefflux mit Hemmung der zellulären Proteinsynthese und Schädigung des enterozytären Zytoskellets, was zu einer Reduktion der aktiven Nichtelektrolytresorption führt.

■ **Klinik.** Die Inkubationszeit der *C. perfringens Typ A – Enteritis* ist kurz und beträgt 7 bis 15 Stunden. Klinisch imponieren Diarrhö (90 %), abdominelle Krämpfe (80 %), Übelkeit (25 %) Erbrechen (9 %) und Fieber (24 %). Die Krankheitsdauer ist mit 6 bis 24 Stunden ebenfalls recht kurz.

Das klinische Erscheinungsbild der *Enteritis necroticans* (Inkubationszeit 2 Tage) reicht von milden Diarrhöen bis hin zu fulminanten Verläufen, die innerhalb von 24 Stunden zum Tode führen.

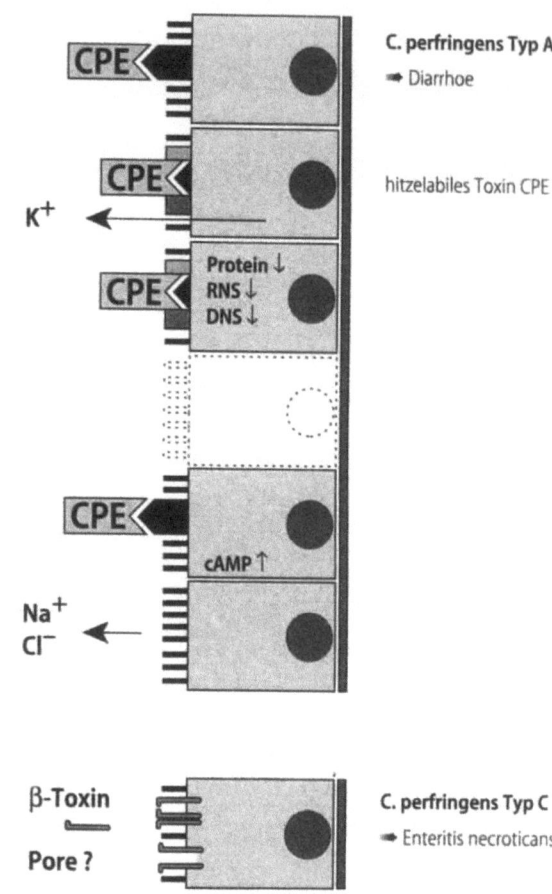

Abb. 27.8. Pathogenese und Rolle der Virulenzfaktoren bei enteraler Clostridium-perfringens-Infektionen (Nach Hahn und Bockenmühl 1999)

■ **Therapie.** Clostridien zeigen zwar eine sehr hohe Empfindlichkeit gegenüber Penicillin G (Therapie der Wahl beim Gasbrand), eine *C. perfringens Typ A-Enteritis* ist jedoch keine Indikation für eine antibiotische Behandlung, das es sich um eine kurze, selbstlimitierende, klinisch leicht verlaufende Erkrankung handelt.

Die Therapie der durch *C. perfringens Typ C* ausgelösten *Enteritis necroticans* besteht in der Gabe von Penicillin G (20 bis 40 Mill. E/Tag)

27.3.9.3
Bacillus-cereus-Enteritis

Bei *B. cereus* handelt es sich um ein grampositives, rel. umweltresistentes (Temperatur, Strahlung) Stäbchenbakterium, das zwei Formen einer Enteritis – eine *diarrhöische* bzw. eine *emetische* – hervorrufen kann. Bacillus-cereus-Enteritiden sind weltweit verbreitet (hohe Inzidenz in den Niederlanden, Finnland, Ungarn, Kanada). Sie treten sporadisch und

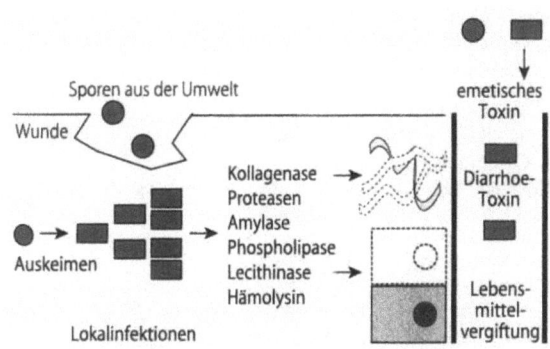

Abb. 27.9. Pathogenese und Rolle der Virulenzfaktoren bei Infektionen durch Bacillus cereus (Nach Hahn und Bockenmühl 1999)

endemisch auf. Die Aufnahme von 10^6 bis 10^9 (diarrhöische Form) bzw. 10^3 bis 10^5 (emetische Form) Keimen/g Lebensmittel gilt als krankheitsauslösend.

■ **Pathophysiologie.** (Abb. 27.9) *B. cereus*-Keime, die die *diarrhöische* Form hervorrufen, bilden ein hitzelabiles, proteolytisch inaktivierbares Toxin, das im Tierexperiment zu einer intraluminalen Flüssigkeitsansammlung im Ileum mittels einer cAMP vermittelten Chloridsekretion führt (Kap. 3). In hohen Konzentrationen besitzt es zusätzlich *dermo-* und *intestinonekrotische* Aktivität.

Das emetische Toxin ist hitze- und pH-stabil und kann nicht durch Proteolyse inaktiviert werden. Die Wirkungsweise dieses Toxins ist bisher weitgehend unbekannt. Darüber hinaus produziert *B. cereus* eine Vielzahl weiterer zytotoxisch wirkender Exotoxine (z. B. Phospholipase C, Hämolysin, Lecithinase).

■ **Klinik.** Die durch *B. cereus* hervorgerufene *Diarrhö* tritt nach einer Inkubationszeit von 8 bis 16 Stunden auf. Vorherrschend sind profuse wäßrige Stühle (96%) und abdominelle Krämpfe (75%). Erbrechen ist eher selten (20%). Die Krankheitsdauer ist mit 24 bis 36 Stunden kurz.

Bei der *emetischen* Form beträgt die Inkubationszeit weniger als 6 Stunden. Hauptsymptome sind Erbrechen und abdominelle Krämpfe. Die Krankheitsdauer beträgt maximal 24 Stunden.

■ **Therapie.** Eine stationäre Behandlung ist zumeist nicht erforderlich, das die Krankheit mild und in der Regel selbstlimitierend verläuft. Die Therapie ist meist symptomatisch (Kap. 9). Antibiotikagaben sind nicht indiziert.

27.3.10 Virusbedingte Enteritiden

Erst seit Anfang der 70er Jahre ist bekannt, daß verschiedene Viren (1972: Norwalk-Virus, 1973: Rotaviren) für das Auftreten von oft schweren Diarrhöen bzw. akuten Enteritiden verantwortlich sind. Die derzeit weltweit häufigsten Virusarten sind (Tabelle 27.5):

- *Rota-* und *Norwalk-Viren*
- enterotope *Adenoviren* (ca. 50 verschiedene Serotypen).

Tabelle 27.5. Klinik, Diagnose und Epidemiologie der wichtigsten enteropathogenen Viren (modifiziert nach Hamer und Gorbach 1998)

Virus	Epidemiologische Charakteristika	Klinik	Labordiagnostik
Rotaviren (Typ A-F) RNA-Virus	Hauptursache von schweren endemischen Diarrhöen bei (hospitalisierten) Säuglingen und Kleinkindern	5–7 Tage mit Erbrechen, Fieber und starker Dehydration einhergehender Diarrhö	EM von Viruspartikeln im endoplasmatischen Retikulum der Enterozyten
Calciviren „irreguläre", elektronenmikroskopisch identifizierte Viren	Betrifft v. a. Kleinkinder und Säuglinge, selten Erwachsene	Rotavirus-ähnlich bei Kindern, Norwalk-ähnlich beim Erwachsenen	Immunoassay, EM
Norwalk-Viren Parvovirusähnliches DNA-Virus. „winter vomiting disease" (Norwalk, Ohio 1968)	Familiär, lokal epidemisch (auftreten, die v. a. Jugendliche und Erwachsene betrifft)	1–2 Tage dauernd, mit Erbrechen, Kopf- und Muskelschmerzen und Fieber einhergehend	Immunoassay, Immun-EM
Adenoviren (Typ 40, 41) DNA-Virus mit etwa 50 Serotypen	Oftmals endemische Diarrhöen bei Kindern, wahrscheinlich häufigste Ursache wäßriger Diarrhöen im Kleinkindesalter	Prolongierte 5–12 Tage dauernde mit Fieber und Erbrechen einhergehende Diarrhö	Western-Blot, EM
Astroviren	Säuglingsdiarrhö	2–3 Tage dauernde wäßrige Diarrhö, selten länger	EM, Immunoassay

Genaue Angaben zur Inzidenz aus Deutschland fehlen, da der Erreger entweder nur elektronenmikroskopisch oder mittels PCR nachgewiesen werden kann. Offenbar bestehen besondere geographische Bezogenheiten. So sollen in den USA für ca. 40 % der akuten, nichtbakteriellen Gastroenteritiden Norwalk-Viren verantwortlich sein, während weltweit Rotaviren für 50 % der Fälle aller krankenhausbedürftigen kindlichen Diarrhöen als Erreger gelten. Weitere (seltene) enteropathogene Virusarten sind: Berne- und Breda-like Viren, Coronaviren, Caliciviren, Coxsackie-A-Viren, Astroviren (Tabelle 27.4). Bezüglich der *opportunistischen* Virusinfektionen (CMV) sei auf Kapitel 29 verwiesen.

Die *morphologisch bioptischen* Befunde sind mit Ausnahme von CMV kaum wegweisend. Die *Diagnose* erfolgt elektronenmikroskopisch, durch Kulturen, ggf. immunhistochemisch oder durch molekularbiologische Methoden (Kapitel 17) wie der PCR. Die *Inkubationszeit* beträgt in der Regel 12–48 Stunden. Die Erreger verursachen sehr plötzlich beginnende Übelkeit, Erbrechen und Durchfall. Der *Verlauf* ist meist leicht bis mittelschwer und dauert 12–72 Stunden an. Die *Therapie* beschränkt sich auf symptomatische Maßnahmen wie orale Rehydratation mittels Glukose- und Elektrolyt-haltiger Getränke (Kapitel 9).

Literatur

Alam MN, Haq SA, Das KK, Baral PK, Mazid MN, Siddique RU, et al. (1995) Efficacy of ciprofloxacin in enteric fever: Comparison of treatment duration in sensitive and multidrugresistant salmonella. Am J Trop Med Hyg 53:306–311

Allerberger F, Solder B, Caprioli A, Karch H (1997) Enterohemorrhagic Escherichia coli and hemolytic-uremic syndrome. Wien Klin Wochenschr 109:669–677

Altekruse SF, Cohen ML, Swerdlow DL (1997) Emerging foodborne diseases emerging. Infect Dis 3:285–293

Anonymous (1991) A simple regimen for oral rehydration. Rev Infect Dis 13:201–202

Ashkenazi S, Cleary TG, Pickering LK (1990) Bacterial toxins associated with diarrheal Disease. In: Lebenthal E, Duffey ME (eds) Textbook of secretory diarrhea, Raven Press New York, 255–272

Belitz HD, Grosch W (1992) Kontamination von Lebensmitteln. In: Belitz HD, Grosch W (Hrsg), Lehrbuch der Lebensmittelchemie. Springer Verlag Berlin, Heidelberg, New York, Tokyo, 422–450

Biswal N, Mathai B, Bhatia BD, Srinivasan S (1994) Use of ciprofloxacin and its resistance in typhoid fever. Indian Pediatr 31:229–230

Bitzan M, Müller-Wiefel DE, Schwarzkopf A, Karch H (1992) Zur Rolle von Antibiotika beim Management des Verotoxinassoziierten hämolytisch-urämischen Syndroms. Immun Infekt 20:168–172

Blacklow NR, Greenberg HB (1991) Viral Gastroenteritis. N Engl J Med 325:252–264

Blaser MJ (1996) How safe is our food? N Engl J Med 334: 1324–1325

Bockenmühl J, Karch H (1996) Epidemiologie der EHEC-Infektionen: Wirkliche Bedrohung oder Presse-Popanz? In: Kist M, Caspary WF, Lentze MJ (Hrsg) Ökosystem Darm Darm VII, Springer-Verlag Berlin, Heidelberg, New York, Tokyo, 3–13

Conselmann M, Zenklusen HR, Fried R, Frei R, John H, Huber F (1993) Ungewöhnliche intestinale Mainfestation einer Tuberkulose. Schweiz med Wschr 123:234–239

Dutta PK, Rasaily R, Saha MR, Mitra U, Bhattacharya SK, Bhattacharya MK et al. (1993) Ciprofloxacin for treatment of severe typhoid fever in children. Antimicrob Agents Chemother 37:1197–1199

Dutta PK, Mitra U, Rasaily R, Bhattacharya SK, De SP, Sen D et al. (1995) Prospective study of nosocomial enteric infections in a pediatric hospital, Calcutta. Indian J Pediatr 30:187–194

Gaviria-Ruiz MM, Cardona-Castro NM (1997) Evaluation and comparison of different blood culture techniques for bacteriological isolation of Salmonella typhi and Brucella abortus. J Clin Microbiol 33:868–871

Hahn H, Bockemühl J (1999) Enterobakterien. In: Hahn H, Falke D, Kaufmann SHE, Ullmann U (Hrsg) Medizinische Mikrobiologie und Infektiologie. Springer-Verlag Berlin, Heidelberg New York Tokyo 250–286

Hamer DH, Gorbah SL (1998) Infections diarrhea and bacterial food poisoning. In: Feldman M, Scharschmidt BF, Sleisenger MH (Hrsg). Sleisenger & Fordtran's Gastrointestinal and Liver Disease, 6nd ed. WB Saunders Company, Philadelphia, S 1594–1632

Heeseman J, Karch H (1993) Mikrobiologische Diagnostik bei Verdacht auf chronisch-entzündliche Darmerkrankungen. In: Fischbach W (Hrsg) Diagnostik chronisch entzündlicher Darmerkrankungen, 36–44

Hof H (1991) Epidemiologie der Salmonellose im Wandel. Dtsch med Wschr 116:545–547

Hof H (1992) Therapie der Salmonellen Enteritis. Dtsch med Wschr 117:1378–1378

Horvath KD, Whelan RL (1998) Intestinal tuberculosis: return of an old disease. Am J Gastroenterol 93:692–696

Islam A, Butler T, Kabir I, Alam NH (1993) Treatment of typhoid fever with ceftriaxone for 5 days or chloramphenicol for 14 days: A randomized clinical trial. Antimicrob Agents Chemother 37:1572–1575

Jallat C, Livrelli V, Darfeuille-Michaud A, Rich C, Joly B (1993) Escherichia coli strains involved in diarrhea in France: high prevalence and heterogeneity of diffusely adhering strains. J Clin Microbiol 31:2031–2037

Karch H, Schwarzkopf A, Schmidt H (1996) Diagnostik und Epidemiologie der enterohämorrhagischen Escherichia coli. Antibiotika Monitor XII:54–57

Kühn H (1995) Epidemiology of salmonellosis in Germany. Biotest Bull 5:157–170

Limson BM, Littaua RT (1989) Comparative study of ciprofloxacin versus Co-trimoxazole in the treatment of Salmonella enteric fever. Infection 17:105–106

Limson BM (1995) Short course quinolone therapy of typhoid fever in developing countries. Drugs 49:136–138

Menge H (1992) Erkrankungen des Magen-Darm-Traktes durch Bakterien, Viren und Parasiten. In: Goebell H (Hrsg) Gastroenterologie, Urban und Schwarzenberg, S 731–773

Murphy GS, Echeverria P (1999) Treatment of gastrointestinal infections. Curr Opin Gastroen 15:90–94

Pers C, Sogaard P, Pallesen LV (1996) Selection of multiple resistance in Salmonella enteritidis during treatment with ciprofloxacin. Scand J Infect Dis 28:529–531

Pizarro D, Posada G, Sandi L, Moran JR (1991) Rice-based oral electrolyte solutions for the management of infantile diarrhea. N Engl J Med 324:517–521

Robert-Koch-Institut (1996) Typhus (Typhus abdominalis) und Paratyphus – Erkennung, Verhütung und Behandlung. Merkblatt für Ärzte

Robson WLM, Fick GH, Wilson PCG (1988) Prognostic factors in typical postdiarrhea hemolytic-uremic syndrome. Child Nephrol Urol 9:203–207

Sack RB (1987) Enterohemorrhagic Escherichia coli. N Engl J Med 317:1535–1537

Schmidt H, Karch H (1996) Moderne Molekularbiologie der Virulenzfaktoren darmpathogener Escheria coli. In: Kist M, Caspary WF, Lentze MJ, (Hrsg) Ökosystem Darm Darm VII, Springer-Verlag Berlin, Heidelberg, New York, Tokyo, 15–29

Sharma A, Gathwala G (1993) Clinical profile and outcome in enteric fever. Indian Pediatr 30:47–50

Smith MD, Duong NM, Hoa NTT, Wain J, Ha HD, Diep TS et al. (1994) Comparison of Ofloxacin and Ceftriaxone for short-course treatment of Enteric Fever. Antimicrob Agents Chemother 38:1716–1720

Threfall EJ, Graham A, Cheasty T, Ward LR, Rowe B (1997) Resistance to ciprofloxacin in pathogenic enterobacteriaceae in England and Wales in 1996. J Clin Pathol 50:1027–1028

Tranter HS (1990) Foodborne staphylococcal illness. Lancet 336:1044–1046

Uwaydah AK, Al Soub H, Matar I (1992) Randomized prospective study comparing two dosage regimens of ciprofloxacin for the treatment of typhoid fever. J Antimicrob Chemother 30:707–711

Vinh H, Wain J, Hanh VTN, Nga CN, Chinh MT, Bethell DB et al. (1996) Two or three days of Ofloxacin treatment for uncomplicated multidrug-resistant Typhoid Fever in children. Antimicrob Agents Chemother 40:958–961

Waiz A (1995) The new Quinolones in the treatment of diarrhoea and Typhoid Fever. Drugs 49:132–135

Kapitel 28
Parasitäre Darmerkrankungen*

J. RIES, W. F. CASPARY

28.1 Durch Protozoen bedingte Infektionen 323
28.1.1 Giardia lamblia (Lamblia intestinalis) 323
28.1.2 Darmamöben 324
28.1.3 Darmkokzidien 326
28.2 Durch Helminthen bedingte Infektionen 328
28.2.1 Bandwürmer (Cestoden) 328
28.2.2 Saugwürmer (Trematoden) 331
28.2.3 Fadenwürmer (Nematoden) 332

Literatur 335

Parasitäre Infektionen nehmen auch in gemäßigten Klimazonen der Welt nicht zuletzt bedingt durch zunehmenden internationalen Reiseverkehr aus Gegenden mit hoher Prävalenz von parasitären Krankheiten, durch Änderungen des Sexualverhaltens und mangelnder Hygiene in ärmeren Ländern mit erheblicher Bevölkerungsexpansion. Hinzu kommt die zunehmende Häufigkeit bei Patienten mit AIDS. Parasitäre Infektionen des Gastrointestinaltraktes lassen sich in 3 große Gruppen unterteilen:

- Protozoenkrankheiten,
- Rundwürmer,
- Flachwürmer: Cestodenematoden.

28.1
Durch Protozoen bedingte Infektionen

Protozoen sind einzellige Lebewesen, die sich in fast allen ökologischen Nischen finden. Sie sind Eukaryonten und ihr Bau gleicht im wesentlichen einer Säugerzelle. Es finden sich häufig noch weitere Organellen, wie z. B. Kinetoplasten bei Trypanosomen und Leishmanien, die für das spezialisierte Leben der Einzeller von Bedeutung sind. Parasitäre Protozoen kommen beim Menschen in den unterschiedlichsten Geweben vor, einige besiedeln nur innere Oberflächen, wie z. B. Giardia lamblia, andere sind gewebeinvasiv, wie z. B. Entamoeba histolytica, wieder andere sind intrazelluläre Parasiten, wie z. B. Toxoplasma gondii.

28.1.1
Giardia lamblia (Lamblia intestinalis)

■ **Erreger und Infektionsweg.** Mit Ausnahme von Lamblien (*Giardia lamblia*) sind alle im Darm vorkommenden begeißelten Protozoen nichtpathogene Kommensalen. Allerdings treten sie nur auf, wenn der Darminhalt eine große Menge aufschließbarer Kohlenhydrate enthält, so daß ihr Vorkommen auf eine mangelhafte Kohlenhydratverdauung im Dünndarm hindeutet. Dies gilt für Enteromonas hominis, Retortamonas intestinalis, Chilomastix mesnili und Trichomonas hominis.

Giardia lamblia ist weltweit verbreitet, jedoch ist die Infektionsrate in tropischen Ländern und bei Kindern höher. Selbst in den gemäßigten Breiten können 2–10 % der Erwachsenen infiziert sein. Die Zahl der erkrankten Kinder schwankt zwischen 4 und 42 % weltweit. Die meisten Verläufe sind asymptomatisch, doch ist es allgemein akzeptiert, daß Lamblien pathogene Erreger sind. Der Erreger kommt in einer *vegetativen Form*, den 10–20 µm großen *Trophozoiten* und als *Zysten* vor. Die Zysten sind die eigentlichen Träger der Infektion. Sie werden im Stuhl infizierter Patienten ausgeschieden. Durch Fäkaldüngung, mangelnde Hygiene und durch Fliegen erfolgt die Weitergabe der Infektion. Die Infektion kann ebenfalls über das Trinkwasser erfolgen. Auch andere Wirbeltiere dienen als Erregerreservoir. Es sind keine Zwischenwirte notwendig. Lamblien sind obligatorische Dünndarmbewohner, können aber auch in den Ductus choledochus einwandern. Im Dünndarm entwickeln sich aus den verschluckten Zysten die Trophozoiten, die sich mittels eines großen Saugnapfes an die Mukosazellen heften. Lektine des Saugnapfes gehen eine Verbindung mit Oligosacchariden der Membran der Epithelzellen ein. Der Verlust an Resorptionsepithel führt zur Malabsorption. Man findet sie v. a. in den *Krypten* des *Duodenums*. Es kann auch zu einer *Invasion* der Mukosa und der Lamina propria durch Gardia kommen. Dadurch sind kleine Nekrosen und oberflächliche Ulzera möglich. Die Vermehrung der Erreger erfolgt durch Längsteilung. Es besteht eine auffallende Häufigkeit zwischen dem gemeinsamen Auftreten einer Dysimmunglobulinämie

---
* Wir bedanken uns beim Zentrum der Hygiene der Universitätsklinik Frankfurt, insbesondere bei Dr. Weindel, K. Gebreamlack und M. Stappenbeck, für die freundliche Überlassung der Abbildungen.

und einer Infektion mit Giardia lamblia. Insbesondere besteht häufig ein Mangel an IgA und IgM.

■ **Klinik.** Aus der Infektion muß sich nicht unbedingt eine Erkrankung entwickeln, wie die große Zahl symptomfreier Lamblienträger zeigt. Deshalb reicht die Klinik von symptomlosen Verläufen bis zu schweren Krankheitsbildern. Man kann zwischen akuten, subakuten und chronischen Verläufen unterscheiden.

Die akute Infektion ähnelt den Symptomen einer bakteriellen oder einer Amöbenruhr. Die Stühle riechen stark faulig, können Schleim und selten Blut enthalten. Die Stühle sind nicht eitrig, enthalten also keine Leukozyten. Schmerzen im Oberbauch, häufiges Völlegefühl und Flatulenz sind typisch. Es bestehen Verwechslungsmöglichkeiten mit der gastroduodenalen Refluxkrankheit, Ulcera ventriculi/duodeni, Gallensteinleiden oder auch malignen Tumoren, weshalb stets an eine parasitäre Erkrankung gedacht werden sollte.

Die chronische Erkrankung kann sich über Jahre hinziehen. Es wechseln sich Episoden mit Diarrhö und Obstipation ab. Gastrointestinale Allgemeinsymptome, wie Flatulenz, Meteorismus und mäßiger Druckschmerz im Oberbauch sind häufig. Bei Kindern kann eine Wachstumsretardierung vorliegen. Da die Erkrankung bei einem Teil der Patienten zu einer T-Zell-vermittelten Schädigung der Darmschleimhaut führt, kann sich ein spruetypisches Krankheitsbild entwickeln, das mit einem Malabsorptionssyndrom einhergeht. Bei einer Infektion mit Lamblien und gleichzeitiger instrumenteller Manipulation an den Gallenwegen und dem Pankreasgang kann es zu fulminanten Cholangitiden und Pankreatitiden durch den Erreger kommen.

■ **Diagnostik.** Laborchemisch findet man keine Auffälligkeiten, BSG, CRP und Leukozyten liegen im Normbereich, Anämie und Eosinophilie fehlen. Malabsorption und Steatorrhö gehören zu den Begleitsymptomen der Giardiasis und müssen differentialdiagnostisch von ähnlichen Symptomen bei Sprue oder exokriner Pankreasinsuffizienz abgegrenzt werden. Serumkarotin, Folsäure und Vitamin B_{12} können erniedrigt sein. Eine Duodenalbiopsie zeigt häufig normale Schleimhaut. In wenigen Fällen findet man eine akute fokale Entzündung, insbesondere der Krypten. Patienten mit Immundefizit und Giardiasis können ähnliche Veränderungen wie Patienten mit Sprue haben, der wichtigste Unterschied ist das Fehlen von Plasmazellen in der Lamina propria.

Mit konventionellen Färbetechniken können die Lamblien nur schwer erkannt werden, da sie sich ähnlich wie die Mukosa anfärben. Mit speziellen Färbetechniken gelingt der Erregernachweis leicht. Durch Applikation einer Duodenalkapsel, die an einem Faden befestigt wird, kommt es zu einer Anreicherung der Erreger und einem leichteren Nachweis. Findet man im Stuhl Zysten oder Trophozyten, so ist die Diagnose sicher. Allerdings ist dies nur in 50 % der Fälle möglich. Ein Nachweis im Stuhl deutet auf eine akute oder subakute Infektion hin. Auch ein Antigennachweis mittels ELISA im Stuhl ist möglich. Der Nachweis in der *Duodenalbiopsie* ist effektiver als der Nachweis im Stuhl.

■ **Therapie.** Auch symptomlose Infektionen sollten behandelt werden, schon um eine Verbreitung der Lamblien zu vermeiden. Mittel der Wahl ist *Metronidazol* (3 mal 400 mg für 1 Woche oder 15 mg/kg KG pro Tag). Unter Metronidazol 15 mg/kg über 7 Tage ist in 92,9 % mit einem Therapieerfolg zu rechnen. Ornidazol ist in einer Einmaldosierung von 50 mg/kg KG wirksam, es kommt praktisch in 100 % der Fälle zum Verschwinden des Erregers. In den USA wird außerdem das in Deutschland nicht mehr im Handel befindliche Quinacrine in einer Dosierung von 3 mal 100 mg für 7 Tage eingesetzt. Wiederholte Infektionen sind möglich, da keine Immunität eintritt.

28.1.2
Darmamöben

Es sind verschiedene Amöben bekannt, die im menschlichen Darm vorkommen. Dies gilt beispielsweise für *Entamoeba coli*, *Entamoeba polecki*, *Iodamoeba buetscheli* und *Entolimax nana*. Der einzige pathogene Erreger scheint aber Entamoeba histolytica zu sein. Entamoeba histolytica besteht aus mehr als 20 Unterarten, die wiederum unterschiedliche Virulenz haben. Nur etwa die Hälfte führt zu intestinalen Ulzerationen oder Leberabszessen.

Entamoeba histolytica

■ **Vorkommen und Infektionsweg.** Die Amöbiasis ist eine akute oder chronische Erkrankung, die durch Entamoeba histolytica hervorgerufen wird. Es können verschiedene Organe betroffen sein, die Erkrankung beginnt aber gewöhnlich im Kolon. Die Erkrankung kommt weltweit vor, am meisten sind jedoch die Tropen und Regionen mit schlechter Hygiene betroffen. Dort kommen Durchseuchungsraten bis zu 80 % der Bevölkerung vor. Weltweit sind schätzungsweise 10 % der Bevölkerung infiziert. Über 90 % der Erkrankungen bleiben symptomlos und die Erreger werden meist in einem Zeitraum von 12 Monaten wieder eliminiert.

Entamoeba histolica existiert im menschlichen Dickdarm in 3 verschiedenen Formen, den beweglichen *Minuta-* und *Magna-Formen* und den unbeweglichen *Zysten*. Bei Patienten mit einer milden Erkrankung oder einer symptomlosen Infektion sind Zysten und Minuta-Formen dominierend im Stuhl. Die Zysten stellen die eigentliche infektiöse Form dar. Sie können außerhalb des Darms für Wochen überleben. Die Infektion erfolgt, wenn Nahrungsmittel oder Wasser mit humanem Stuhl kontaminiert werden. Im Darm erfolgt die Teilung der Minuta-Formen und die Entwicklung der Zysten. Es gibt in Endemiegebieten Millionen Minuta-Träger ohne klinische Symptome. Die *Magna-Form* ist die invasive Gewebsform des Erregers. Neuere Untersuchungen scheinen zu bestätigen, daß nur zur Bildung der Magna-Form befähigte Unterarten des Erregers eigentlich pathogen sind. Die Minuta-Form ist etwas kleiner (10–20 µm) als die Magna-Form (20–30 µm). Beide erscheinen im Lichtmikroskop klar, mit exzentrisch gelegenem Kern. Das Vorkommen von Magna-Formen mit intrazytoplasmatisch eingeschlossenen Erythrozyten ist pathognomonisch für eine Entamoeba histolytica-Infektion. Die Magna- und Minuta-Formen sind außerhalb des Körpers nicht lebensfähig, sie können zu keiner Infektion führen, da sie durch Magensäure zerstört werden. Zweiteilung führt zu präzystischen Formen, die sich innerhalb weniger Stunden zu Zysten entwickeln können. Die Zysten entwickeln sich stets aus Minuta-Formen und niemals aus Magna-Formen.

Die *Magna-Formen* sind *schleimhautinvasiv* und damit humanpathogen. Falls der Parasit invasiv wird, kommt es zu lytischen (Name!) Veränderungen der Kolonschleimhaut. Nach Adärenz bewirkt ein Zytotoxin den Untergang der Epithelzelle. Durch proteolytische Enzyme werden die Kolonozyten zusätzlich aus ihrer Verankerung gelöst. Dadurch kommt es zu punktförmigen Blutungen und Ulzerationen, die bis zur Perforation führen können. Es finden sich auch ödematös hyperämische und pseudomembranöse Darmabschnitte. Bei längeren Verläufen sind auch Pseudopolypen möglich. Die Veränderungen finden sich hauptsächlich im Colon ascendens und im Zökum. Durch Einbruch der Magna-Formen in die Blutgefäße kann es zu extraintestinalen Manifestationen im gesamten Organismus kommen. Die häufigste Lokalisation findet sich in Form von Abszessen im rechten Leberlappen.

■ **Klinik.** Eine Besiedlung des Darms kann völlig symptomlos bleiben. In diesem Fall ist Entamoeba histolytica nicht invasiv, die Stühle enthalten kein Blut und die Dickdarmschleimhaut ist unauffällig. Bei Besiedlung mit invasiven Magna-Formen entwickelt sich meist innerhalb von 2 bis 3 Wochen eine *Kolitis*. Bauchschmerzen und Durchfälle sind die führenden Symptome. Blut ist stets nachweisbar. Die Konsistenz der Stühle ist sehr unterschiedlich, sie kann breiig bis wäßrig sein. Es kann ein Wasser- und Elektrolytverlust auftreten. Bei geschwächten Patienten (z. B. bei Schwangerschaft oder Immunsuppression) kann die Kolitis fulminat verlaufen. Diese Patienten sind klinisch schwer krank, haben hohes Fieber und Bauchschmerzen. Diese Verlaufsform wird häufig durch *Leberabszesse* und Darmperforationen kompliziert. Als Folge einer inadäquten Steroidmedikation kann sich ein toxisches Megakolon entwickeln. Bei chronischen Verlaufsformen kann die Kolitis mehrere Jahre bestehen. Es kommt dann zu weniger ausgeprägten Symptomen, wie intermittierenden Durchfälle, Blähungen, Bauchschmerzen und Gewichtsabnahme. Endoskopisch kann die Fehldiagnose einer chronisch entzündlichen Darmerkrankung gestellt werden.

Parallel zu einer Amöbenkolitis können Leberabszesse oder andere extraintestinale Manifestationen auftreten. Oft treten Leberabszesse auch akut ohne Kolitis auf. Die Patienten haben dann häufig Fieber und rechtsseitige Oberbauchschmerzen. Eine intraperitoneale Ruptur findet in etwa 5% der Fälle statt. Ebenso kann eine Amöbenpleuropneumonie oder ein Pleuraempyem als Folge einer Abszeßruptur auftreten. Andere Manifestationen wie Hirnabszeß sind selten.

■ **Diagnostik.** Beweisend für die Diagnose ist der Nachweis von Magna- und Minuta-Formen oder Zysten im Stuhl. Es sollten mindestens drei frisch abgesetzte Stuhlproben untersucht werden. Die typische Beweglichkeit der vegetativen Formen findet man nur, wenn der Stuhl sofort mit physiologischer Kochsalzlösung versetzt und mikroskopiert wird. Amöbenzysten können nach Anreicherung ebenfalls mikroskopisch nachgewiesen werden. Serologische Untersuchungen der Antikörpertiter können Hinweise auf die Erkrankung geben, lassen jedoch keinen sicheren Rückschluß zu. Durch Untersuchung auf Antigene von Entamoeba histolytica im Stuhl können eine Vielzahl von Infektionen diagnostiziert werden, ohne daß ein Nachweis des Erregers selbst gelingt. Dies liegt v. a. an der schlechten Sensitivität der mikroskopischen Stuhluntersuchung. Bei extraintestinalen Manifestationen kann der Erreger auch in histologischen Schnitten nachgewiesen werden. Der Stuhlantigentest hat sich gegenüber dem mikroskopischen Nachweis oder der Kultur als überlegen herausgestellt (94% Sensitivität und 94% Spezifität gegenüber 37% bzw. 99%).

■ **Therapie.** Die einzelnen verfügbaren Chemotherapeutika weisen eine unterschiedliche Gewebegängigkeit auf, so daß die Wahl des Antibiotikums stark von der Lokalisation des Erregers im Körper abhängt. Mittel der Wahl ist *Metronidazol* 3 mal

750 mg/Tag für 10 Tage gefolgt von einer intraluminal wirksamen Substanz, um auch die Zysten abzutöten. Geeignet ist z. B. Diiodohydroxyquin 3 mal 650/Tag für 20 Tage. Anstatt Metronidazol kann auch Tetracyclin 4 mal 250 mg für 10 Tage gegeben werden. Kontrovers wird die Frage diskutiert, ob auch symptomlose Träger behandelt werden sollten. Aus epidemiologischen Gründen ist dies sinnvoll. Bei großen Leberabszessen ist eine Feinnadelpunktion sinnvoll, um die Größe des Abszesses zu reduzieren und so eine vollständige Ausheilung zu erreichen. Eine chirugische Therapie ist nur in Ausnahmefällen sinnvoll, wenn eine Feinnadelpunktion nicht möglich ist und es innerhalb von 4 bis 5 Tagen nicht zu einem deutlichen Ansprechen auf die Therapie kommt. Bei Vorliegen einer Peritonitis oder einer Darmperforation sollte das chirurgische Vorgehen ebenfalls zurückhaltend sein, da Darmresektionen meist wenig erfolgreich sind. Eine antibiotische Vorbehandlung und Peritonealdrainage bringt meist einen größeren Nutzen für den Patienten.

28.1.3
Darmkokzidien

Kokzidienarten sind weltweit verbreitet. Man findet sie bei allen Wirbeltierarten. Sie sind ausgesprochen wirtsspezifisch und entwickeln sich in den Zellen der Darmschleimhaut. Durch die Zunahme immunsupprimierter Patienten gewinnen die Darmkokzidiosen zunehmend an Bedeutung. Sie treten bei immunkompetenten Menschen relativ selten auf. Man findet sie z. B. bei HIV-infizierten oder Transplantationspatienten. Hier sollen v. a. die primär im Darm vorkommenden Kokzidien besprochen werden. Toxoplasma gondii und die Plasmodienarten zählen zwar ebenfalls zu den Kokzidien und sie können auch gelegentlich abdominelle Symptomatik verursachen. Ihr Hauptansiedlungsort liegt jedoch nicht im Darm.

Isospora belli

■ **Erreger und Infektionsweg.** Infektionen mit Isospora belli wurden in Mitteleuropa bisher nur gelegentlich beobachtet. Infektionen kommen in wärmeren Gegenden häufiger vor. Die ovalen, 20- bis 33 mal 10–19 μm großen Oozysten können in der Außenwelt mindestens ein Jahr überleben und sind auch gegen Chemikalien recht widerstandsfähig. Im Darm werden nach oraler Aufnahme die Sporozoiten freigesetzt, die in die Schleimhautzellen, vorwiegend des Ileums, eindringen. Dort findet geschlechtliche und ungeschlechtliche Entwicklung nebeneinander statt. Bei der geschlechtlichen Vermehrung entstehen wieder Oozysten, die mit dem Stuhl ausgeschieden werden (Abb. 28.1). Als Infektionsquellen kommt v. a. kopfge-

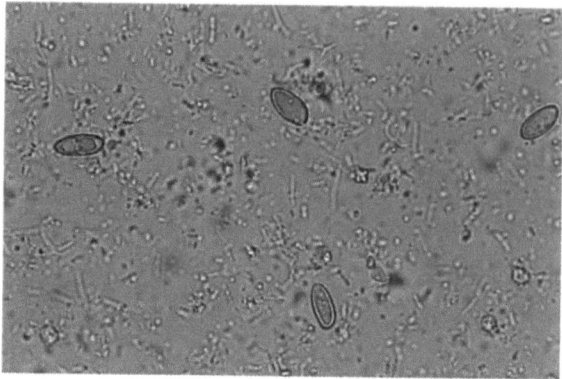

Abb. 28.1. Isospora belli. Unsporulierte Oozyten im Stuhl. (Vergr. 100:1)

düngtes Gemüse und Trinkwasser in Frage. Tierische Zwischenwirte spielen offenbar keine Rolle. Die Infektion tritt häufig bei Patienten mit AIDS auf.

■ **Klinik.** Das klinische Bild ist sehr variabel. Leichte Infektion verlaufen in der Regel völlig symptomlos. Bei stärkeren Infektion treten nach einer Inkubationszeit von 6 bis 12 Tagen die ersten Krankheitszeichen auf. Dies sind Allgemeinsymptome wie Fieber, Abgeschlagenheit, Übelkeit, Erbrechen, Gewichtsverlust und Kopfschmerzen. Das Ausmaß der Diarrhö ist sehr unterschiedlich. Häufig sind wäßrig-schleimige Durchfälle ohne Blutbeimengung, die wenige Tage bis Wochen anhalten können. Die Infektion ist in der Regel selbstlimitierend. In Einzelfällen und bei immunsupprimerten Patienten beobachtet man längere Ausscheidungsperioden. Bei AIDS-Patienten kann auch eine Disseminierung der Erkrankung mit Befall von darmfernen Lymphknoten erfolgen.

■ **Diagnostik.** Die Infektion wird durch den Nachweis von unsporulierten Oozysten im Stuhl gebracht. Die sicherste Methode ist die Schleimhautbiopsie des Jejunums, da es auch bioptisch nachgewiesene Infektionen ohne Ausscheidung von Oozysten gibt. Antigennachweis im Stuhl ist möglich.

■ **Therapie.** Die Behandlung ist schwierig. Es können Sulfonamide, z. B. Co-Trimoxazol in der üblichen Dosierung gegeben werden (z. B. 4 mal 800 mg Sulfamethoxazol und 160 mg Trimethoprim für 10 Tage, dann weitere 3 Wochen die halbe Dosis). Auch Furadantin und Chloroquin zeigen eine Wirkung. Häufig kommt es zu einer Reinfektion, wahrscheinlich durch extraintestinal verbliebene Zysten. In den USA wurden AIDS-Patienten erfolgreich mit Diclazuril (200 mg pro Tag für 7 Tage) behandelt. Bei Immunkompetenten ist die Erkrankung i. allg. selbstlimitierend und bedarf keiner Behandlung.

Sarcocystis suihominis und Sarcocystis bovihominis

Die weltweit vorkommende Erreger durchlaufen ihre geschlechtliche Entwicklung in den Zellen der Lamina propria des Dünndarms. Im Gegensatz zu den anderen Kokzidienarten findet dort auch die Entwicklung der Zysten statt. Schwein und Rind dienen als Zwischenwirt und die Infektionsquellen sind ungekochtes Fleisch dieser Wirte. Die Inkubationszeit beträgt nur 6–8 h, nach 5 bis 7 Tagen sind die Sporozysten im Stuhl nachweisbar.

■ **Klinik.** Das klinische Bild ist abhängig von der Anzahl der aufgenommenen Erreger. Bei starken Infektionen kommt es binnen 6 Stunden zu starken Schweißausbrüchen, Kältegefühl, gefolgt von Erbrechen und heftigen Diarrhöen mit kolikartigen Schmerzzuständen. Durch den großen Wasser- und Elektrolytverlust kann es zu Störungen des Wasser- und Elektrolythaushaltes kommen. Die Symptome verschwinden nach 24 Stunden wieder.

■ **Diagnostik.** Zur Diagnostik dient der mikroskopische Nachweis der Sporozysten im Stuhl.

■ **Therapie.** Da die Erkrankung schnell wieder abklingt ist keine Chemotherapie notwendig. Flüssigkeit muß ggf. substituiert werden.

Kryptosporidien

■ **Erreger und Infektionsweg.** Die 2–4 μm großen Parasiten (Cryptosporidium parvum) gewinnen v. a. wegen der HIV-Infektion zunehmend an Bedeutung. Sie sind der häufigste Erreger der häufig bei AIDS beobachteten Diarrhö. Bei immunkompetenten Personen kommt es nur selten zu einer symptomatischen Infektionskrankheit. Allerdings sind mehrere große Ausbrüche der Erkrankung durch verseuchtes Trinkwasser bekannt (z. B. Alabama 1993, 300 000 Betroffene). Cryptosporidium parvum ist außerdem ein wichtiger Erreger von Durchfallerkrankungen in den Entwicklungsländern. Die Kryptosporidien siedeln auf der Darmschleimhaut und werden v. a. in den Krypten (Name!) in großer Zahl angetroffen. Es kommt auch zur Invasion des Epithels. Hier findet auch die geschlechtliche Vermehrung statt, die letztlich zur Ausbildung von infektiösen Oozysten führt, die mit dem Stuhl ausgeschieden werden.

■ **Klinik.** Im Vordergrund steht eine Enterokolitis mit wäßrigen Durchfällen. Es handelt sich um eine sekretorische Diarrhö mit choleraähnlichem Krankheitsbild. Seltener kommt es auch zu einer Gastritis und Ösophagitis. Besonders bei nicht-immunkompetenten Personen kann es auch zu einer Cholangitis und Cholezystitis sowie einer Pankreatits kommen. Ebenfalls sind extraintestinale Manifestationen wie Sinusitis, Laryngitis, Bronchitis und Pneumonie bekannt. Eine reaktive Arthrits kann vorkommen.

■ **Diagnostik.** Die Endoskopie ergibt makroskopisch meist einen unspezifischen Befund. In der Schleimhautbiopsie lassen sich histologisch und elekronenmikroskopisch die Erreger nachweisen. Der Nachweis der *Oozysten* im *Stuhl* ist möglich. Eine PCR-Technik wurde entwickelt, um Cryptosporidium parvum im Trinkwasser nachzuweisen.

■ **Therapie.** Die Therapie ist extrem schwierig und die komplette Elimination des Erregers beim immundefizitären Patienten gelingt praktisch nicht. Letrazuril (150–200 mg/Tag) führte in 40% zur Besserung der klinischen Symptomatik und in 70% zu Elimination der Oozytenausscheidung. Wenig effektiv waren Azithromycin (900 mg/Tag für 3 Wochen) und Paromomycin (1,5–2 g/Tag oder 25–50 mg/kg KG in 3–4 Einzeldosen für 3 Wochen, dann evtl. reduzierte Erhaltungsdosis). Co-Trimoxazol in Standarddosierung soll ebenfalls einen Effekt besitzen. Ansonsten ist die Therapie symptomatisch und stützt sich auf den Ausgleich des Flüssigkeitsverlustes. Bei immunkompetenten Patienten ist die Erkrankung i. allg. selbstlimitierend.

Mikrosporidien und Zyklosporidien

■ **Erreger und Infektionsweg.** Diese beiden erst vor kurzem entdeckten Kokzidienarten spielen ebenfalls im Rahmen der HIV-Infektion eine große Rolle. Die Inzidenz der Mikrosporideninfektion korreliert mit der T4-Zellzahl bei AIDS-Patienten. Die 1,5 μm großen Mikrosporidien (*Enterocytozoon bieneusi* und *Encephaltozoon intestinali*) sind ebenso wie die 8–10 μm großen *Zyklosporidien* (Cyclospora cayatensis) intrazelluläre Parasiten. Bei Patienten mit Mikrosporidieninfektion wurde eine erhöhte fäkale Konzentration von Tumornekrosefaktor α (TNF-α) beschrieben.

■ **Klinik.** Es kommt zu osmotischen Durchfällen, die häufig nach einer Mahlzeit verstärkt auftreten. Häufig ist eine Malabsorption mit erhöhten Stuhlfettausscheidungen und einem pathologischen D-Xylosetest. Ebenso kommen Cholangitis und Cholezystitis mit Anstieg der Serumaktivität von Transaminasen und alkalischer Phosphatase vor. Es kann auch eine Nephritis auftreten.

■ **Diagnostik.** Die Endoskopie liefert ähnlich der Kryptosporidiose ein unspezifisches makroskopisches Bild. Der Nachweis gelingt im histologischen Schnitt oder mit der Elektronenmikroskopie. Auch ist ein

Antigennachweis im Stuhl möglich. Mit fluoreszierenden Chitinfärbungen (Funigiqual A) lassen sich Mikrosporidien im Stuhl, in intestinaler Flüssigkeit und im Gewebe nachweisen. Eine PCR weist mit hoher Sensitivität (bis zu 10 Erreger pro Probe) Mikrosporidien im Stuhl, Stuhlaspirat und Gewebe nach.

■ **Therapie.** Bei Zyklosporidien bringt Co-Trimoxazol in Standarddosierung Besserung. Eine Heilung ist jedoch ebenso fraglich wie bei Mikrosporidiose. Hier führte Albendazol (2 mal 400 mg/Tag) zu einer Abnahme der Stuhlfrequenz. Es wurden auch Erfolge mit Furazolidon (4 mal 100 mg/Tag) erziehlt. Thalidomid, das dem Tumornekrosefaktor α entgegenwirkt, zeigte in der Dosierung von 100 mg/Tag über 4 Wochen bei 7 von 16 Patienten ein komplettes Ansprechen, bei 3 ein partielles Ansprechen auf die Therapie.

Diese Therapie gilt für immunsupprimierte Patienten. Bei Immunkompetenten ist die Erkrankung i. allg. selbslimitierend. Stuhlgewichte und -frequenz normalisierten sich, das pathologische Verhalten von Villushöhe/Kryptentiefe besserte sich.

28.2
Durch Helminthen bedingte Infektionen

28.2.1
Bandwürmer (Cestoden)

■ **Erreger und Infektionsweg.** Bandwürmer sind Parasiten, die in ihrer geschlechtsreifen Form den Darmkanal des Menschen und anderer Wirbeltiere bewohnen. Sie gliedern sich in einen *Kopfteil*, eine *Halsregion* und die *Gliederkette (Strobila)*. Der *Kopfteil* ist mit einem *Haftapparat (Skolex)* ausgestattet, der je nach Art aus Saugnäpfen, -gruben und einem Hakenkranz besteht und zur Anheftung an die Darmschleimhaut dient. In der Halsregion erfolgt die Nahrungsaufnahme, die, da der Wurm über keinen Intestinaltrakt verfügt, durch Diffusion erfolgt. Außerdem stellt die Halsregion die Wachstumszone des Wurms dar. Hier werden laufend neue Glieder *(Proglottiden)* durch Abschnürung gebildet. Sie bilden eine abgeplattete Gliederkette, die über 10 m lang werden kann. Die Proglottiden enthalten einen kompletten zwittrigen Geschlechtsapparat. Die letzten Glieder der Kette sind jeweils ausgereift und werden abgeschnürt. Sie enthalten prall gefüllte Uterusschläuche mit Tausenden von Eiern. Die Proglottiden werden ausgeschieden und erreichen so durch die Nahrungsaufnahme den Zwischenwirt. In den Zwischenwirten, die nicht unbedingt Wirbeltiere sein müssen, sondern z. B. auch Insekten sein können, erfolgt das Larvenstadium. Die Larven können jahrelang im Zwischenwirt überleben, bevor sie mit der Nahrung, z. B. durch rohes Fleisch, in den menschlichen Darm gelangen und sich wieder ein geschlechtsreifer Wurm entwickelt.

Das Krankheitsbild richtet sich danach, ob der Mensch als Endwirt oder als falscher Zwischenwirt befallen wird. Während der geschlechtsreife Wurm in der Regel nur geringe Symptome verursacht, kommt es nach einer Infektion mit den Larvenstadien fast immer zu schweren, u. U. lebensbedrohlichen Krankheitsbildern. Dies gilt insbesondere für die Echinokokkusarten und die Larven des Schweinebandwurms, die die Zystizerkose hervorrufen.

Rinderbandwurm (Taenia saginata)

■ **Erreger und Infektionsweg.** Der Rinderbandwurm ist weltweit verbreitet. Als Infektionsquelle kommt v. a. rohes Rindfleisch in Betracht, das z. B. als Tartar verzehrt wird. Abgetötet werden die Finnen nur durch Tiefkühlung (–18 °C) oder ausreichendes Erhitzen. Bei ungenügendem Durchbraten oder nur kurzem Einfrieren bei geringen Minustemperaturen können die Finnen infektiös bleiben. Im Kühlschrank können die Larven lange Zeit überleben. Die *Larven (Finnen)* des Wurms finden sich in der Muskulatur von Rindern, die als Zwischenwirte dienen. Die Finnen enthalten bereits den fertig ausgebildeten Bandwurmkopf. Nach Inkorporation des infizierten Fleisches wird durch Einwirkung von Verdauungssäften der Kopf freigesetzt, der sich im oberen Dünndarm festsetzt. Damit beginnt das Wachstum durch Abschnürung neuer Proglottiden in der Halsregion. Der Wurm kann über 10 m lang werden und besitzt eine Lebensdauer von teilweise mehr als 20 Jahren. Die Eier werden zusammen mit den Proglottiden freigesetzt. Die Proglottiden besitzen anfangs eine Eigenbeweglichkeit und können deshalb auch selbstständig durch den Anus auswandern.

■ **Klinik.** Die Klinik ist uncharakteristisch und fehlt oft vollständig. Der Wurm führt zu einer Störung der intestinalen Funktion und entzieht dem Wirt verdaute Nährstoffe. Dadurch kann es zu Anorexie und Diarrhö kommen. Häufig wird die Infektion aber erst nach Auftreten von Proglottiden bemerkt. Es können Allgemeinsymptome wie Bauchschmerzen, Druckgefühl im Epigastrium, Brechneigung, Kopfschmerz, aber auch Heißhunger auftreten. Selten kann es zum Ileus, einer Appendizitis oder Pankreatitis durch Verlegung mit Wurmknäuel der Proglottiden kommen. Die Resorption von toxischen Stoffwechselprodukten des Wurms kann zu neurologischer Symptomatik wie Hypästhesie führen.

■ **Diagnostik.** Am einfachsten ist die Diagnose, wenn man die 16- bis 20 mal 4–7 mm großen Proglottiden im Stuhl findet. Sie sind weiß oder gelblich und anfangs beweglich. Sie können frühestens 10 Wochen nach erfolgter Infektion auftreten. Differentialdiagnostisch muß eine Infektion mit Taenia solium, dem Schweinebandwurm, ausgeschlossen werden. Die Proglottiden von T. saginata enthalten 10–30 feinverzweigte Uterusäste, während bei T. solium 7–10 gröbere Äste gefunden werden. Außerdem weist T. saginata eine 2lappige und T. solium eine 3lappige Ovarstruktur auf. Die Eier des Wurms können mikroskopisch im Stuhl nachgewiesen werden, sind 30–40 µm groß, besitzen eine radiär gestreifte, bräunliche Eierschale und enthalten jeweils eine Larve. Sie sind von den Eiern von T. solium nicht zu unterscheiden. Die Würmer können auch radiologisch, z. B. mit Bariumbreischluck nachgewiesen werden. Allerdings ist auch dadurch keine Differenzierung zwischen den einzelnen Arten möglich. Eine Bluteosinophilie ist meistens nur gering ausgeprägt oder fehlt ganz.

■ **Therapie.** Mittel der Wahl ist Niclosamid (Yomesan) 1 × 4 500 mg Kautabletten mit wenig Wasser und einem leichten Mahl. Praziquantel (Biltricide) 25 mg/Kg KG als orale Einzeldosis führt in 97–100 % der Fälle zum Abtöten der Würmer. Weiterhin kommen Mebendazol (Vermox) 3 Tage morgens und abends je 2–3 Tabletten oder Paromomycin (Humatin) in vier Dosen von 1 g in 15minütigem Abstand gefolgt von Laxanzien nach einer Stunde in Frage (Abb. 28.2, 28.3).

Schweinebandwurm (Taenia solium)

■ **Erreger und Infektionsweg.** Der Schweinebandwurm ist ebenfalls weltweit verbreitet, das Verkommen ist jedoch deutlich seltener als bei T. saginata. Als Infektionsquelle kommt v. a. finneninfiziertes Schweinefleisch in Frage. Allerdings können auch andere Säugetiere, wie Wildschweine, Hunde, Katzen,

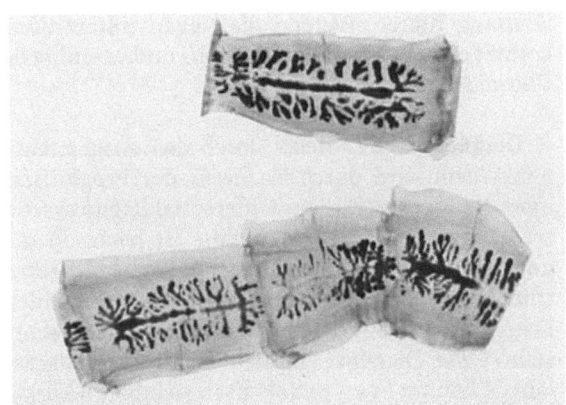

Abb. 28.3. Taenia saginata. Proglottiden, Anfärbung der Uterusschläuche. (Unvergrößert)

Ratten, Rehe oder Schafe Finnenträger sein. Durch Verzehr von ungenügend gekochtem Fleisch kommt es zur Infektion, der Wurm besiedelt ähnlich dem Rinderbandwurm den Dünndarm. Allerdings kann der Mensch durch Aufnahme der Eier von T. solium zum Fehlzwischenwirt werden. Dies kann auch durch Erbrechen und Wiederverschlucken von Eiern bei Schweinebandwurminfektion derselben Person geschehen. Es entwickelt sich dann die gefährliche *Zystizerkose*. Häufig handelt es sich um einen multiplen Befall mit Finnen. Im Verdauungstrakt werden die Larven (Onchosphären) von den Eihüllen befreit, dringen in die Dünndarmschleimhaut ein und gelangen mit dem Blutstrom in praktisch alle Organe. Dort werden sie zu Finnen (Zystizerken); es findet eine spezifische Gewebereaktion mit Infiltration von neutrophilen und eosinophilen Granulozyten, Lymphozyten, Plasmazellen und Riesenzellen statt. Es folgt eine Fibrosierung und schließlich eine Verkalkung.

■ **Klinik.** Der Befall mit dem geschlechtsreifen Wurm führt zu ähnlicher Symptomatik wie bei Infektion mit T. saginata. Die Symptome sind uncharakteristisch. Zu schweren gastrointestinalen Komplikationen, wie Ileus kommt es nur selten. Selten ist eine Perforation an der Anheftungsstelle mit Peritonitis. Wesentlich schwerer läuft die Zystizerkose ab. Dabei hängt die Ausprägung des Krankheitsbild von der Anzahl der Finnen und dem Organbefall ab. Insbesondere der Befall des Gehirn führt zu vielfältiger Symptomatik, die oftmals erst nach dem Tod der Finnen auftritt, da sich dann die Gewebereaktion verstärkt. Dies reicht von neurologischen Ausfällen über psychoseartige Zustände bis zu Hirndrucksymptomatik, die insbesondere im Bereich des Aquädukts und des 4. Ventrikels rasch zum Tode führen kann. Befall des Rückenmarks und des Spinalkanals kann im Extremfall zur kompletten Querschnitts-

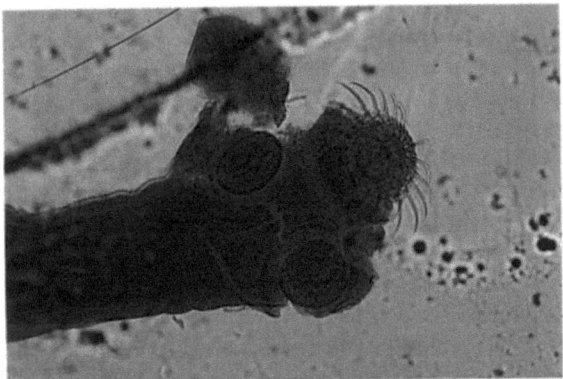

Abb. 28.2. Taenia saginata. Skolex nach Behandlung mit Mebendazol. Deutlich zu erkennen ist der Hackenkranz. (Eosinfärbung, Vergr. 50:1)

lähmung führen. Werden die Augen mitbetroffen, kommt es zu Uveitis, Iritis, Retinitis und Atrophie der Choroidea.

■ **Diagnostik.** Der Befall durch den ausgewachsenen Wurm wird durch Nachweis der Proglottiden oder der Eier gestellt (zur Differentialdiagnose s. unter T. saginata). Die Zystizerkose ist leicht zu diagnostizieren, wenn die Haut oder die Augen betroffen sind. Man findet linsen- bis mandelgroße, verschiebliche Tumore. Eine feingewebliche Untersuchung sichert die Diagnose. Besteht die Infektion schon länger, kommt es zu radiologisch sichtbaren Verkalkungen im Bereich der Muskeln, der Haut oder des Gehirns. Wenn eine zerebrale Beteiligung vorliegt, ist eine Liquoreosinophilie pathognomonisch, außerdem ist häufig der Liquorzucker stark erniedrigt.

■ **Therapie.** Für die Therapie des adulten Wurms siehe T. saginata. Es sollte zusätzlich ein Abführmittel gegeben werden. Erbrechen muß unbedingt vermieden werden, um das Verschlucken von Eiern zu verhindern. Zystizerken sollten, wenn immer möglich, chirurgisch entfernt werden. Es kann ein Therapieversuch mit Praziquantel (Biltricide, 20 mg/kg KG an 3 aufeinanderfolgenden Tagen) erfolgen. Bei zerebraler Beteiligung sollten zusätzlich Kortikosteroide gegeben werden, um ein Aufflammen der Infektion durch Antigenfreisetzung zu verhindern.

Fischbandwurm (Diphyllobothrium latum)

■ **Erreger und Infektionsweg.** Man findet Infektionen mit dem Fischbandwurm überall dort, wo Fische als Nahrungsmittel dienen. Der adulte Wurm kann neben dem Mensch auch andere Säugetiere befallen, die sich zumindest zeitweise von Fisch ernähren (z. B. Katze, Fuchs, Bär). Der Wurm verankert sich meist im oberen Duodenum, die Eier werden direkt ausgeschieden. Die Larven entwickeln sich nur im Wasser. Flußkrebse dienen als 1. Zwischenwirte, die von Fischen gefressen werden. In diesen 2. Zwischenwirten bilden sich die eigentlich infektiösen Larven. Die Infektion erfolgt durch Verzehr von ungenügend gekochtem Fischfleisch von Süßwasserfischen. Trocknung des Fischfleisches bietet keinen Schutz vor der Infektion.

■ **Klinik.** Ähnlich der Taenieninfektion kann der Verlauf völlig symptomlos bleiben. Häufig entwickeln sich gastrointestinale Allgemeinsymptome wie Diarrhö, Sodbrennen, Völlegefühl, Appetitlosigkeit oder auch Heißhunger. Selten entwickelt sich eine megaloblastäre Anämie, die auf der gestörten Resoption von Vitamin B_{12} im oberen Dünndarm durch den Wurm beruht.

■ **Diagnostik.** Es können sowohl *Proglottiden* als auch *Wurmeier* nachgewiesen werden. Die Proglottiden des Fischbandwurms sind breiter als lang (10- bis 20 mal 3–5 mm), enthalten einen rosettenförmigen Uterus. Die Proglottiden sind beweglich und können im Analbereich Eier ablegen, die durch Anbringen eines Klebstreifens gewonnen werden können. Die Eier sind sehr charakteristisch, rundoval gelbbraun und 40- bis 50 mal 58–76 µm groß. An einem Pol befindet sich ein Deckel, an der gegenüberliegenden Seite eine kleine Verdickung. Ein Wurm kann täglich bis zu 1 Million Eier produzieren. Laborchemisch zeigen sich häufig außer einer milden Eosinophilie keine weiteren Veränderungen.

■ **Therapie.** Wenn eine megaloblastäre Anämie vorhanden ist, sollte Vitamin B_{12} bis zur Normalisierung des Blutbildes substituiert werden (1000 µg pro Woche, parenteral); ansonsten entsprechend der Therapie von Taenia saginata.

Zwergbandwurm (Hymenolepis nana)

■ **Erreger und Infektionsweg.** Der Zwergbandwurm ist der einzige Bandwurm, mit Befall des Menschen, der keinen Zwischenwirt in seiner Entwicklung benötigt. Die *Infektion* erfolgt von *Mensch zu Mensch*, Autoinfektion ist ebenfalls möglich. Kinder sind häufiger betroffen als Erwachsene. Die Infektion kommt v. a. in wärmeren Gebieten, in Europa v. a. im Mittelmeerraum und in Südrußland vor. Der Wurm ist mit maximal 5 cm wesentlich kleiner als die anderen Arten. Nach der Infektion kommt es zu einer kurzen Ruhephase in der Darmschleimhaut (Zystizerkoid) zur Ausbildung des Wurms, der sich unter Ausbildung des Skolex an die Darmschleimhaut anheftet.

■ **Klinik.** Bei Befall mit wenigen Würmer können Symptome völlig fehlen. Bei starkem Befall kann es zu rezidivierenden krampfartigen Oberbauchbeschwerden, zu Allgemeinsymptomen wie Kopfschmerzen, Schwindel, Abgeschlagenheit und Anorexie kommen. Diarrhö, auch mit Schleim und selten mit Blut, kommt vor.

■ **Diagnostik.** Die Laborveränderungen sind unspezifisch, eine Eosinophilie kann vorkommen, ist aber nicht obligat. Die Diagnose stützt sich auf die charakteristischen *ovalen Eier*. Sie sind 30–40 µm im Durchmesser und weisen einen auffälligen Zwischenraum zwischen äußerer und innerer Eihülle auf. Die innere Eihülle besitzt 2 polare Verdickungen mit jeweils 4 bis 8 polaren Filamenten.

■ **Therapie.** Die Therapie entspricht der von Taenia saginata. Allerdings muß die Behandlung noch 2- bis

3 mal in 10tägigem Abstand wiederholt werden, da weder Eier noch Zystizerkoide in der Darmschleimhaut abgetötet werden und es so zu einer Autoinfektion kommen kann.

28.2.2
Saugwürmer (Trematoden)

Trematoden sind obligate Parasiten. Aus ihren Eiern schlüpfen Larven (Mirazidien), die als Zwischenwirt meist Wasserschnecken befallen. Hier wandeln sie sich in *Sporozysten* oder direkt in die infektiösen *Zerkarien* um. Die Zerkarien sind für den Menschen und andere Wirbeltiere infektiös. Sie verlassen den Zwischenwirt und schwimmen frei im Wasser. Sie dringen entweder direkt in den Endwirt ein oder bilden an tierischen oder pflanzlichen Zwischenwirten sog. *Metazerkarienzysten*, die vom Endwirt verzehrt werden müssen, damit sich geschlechtsreife Trematoden bilden können. Die Würmer sind abgeplattet, verfügen über 2 Saugnäpfe und ein blind endendes Darmsystem.

Großer Darmegel (Fasciolopsis buski)

■ **Erreger und Infektionsweg.** Der große Darmegel ist ein häufiger Parasit im Orient, insbesondere in Mittel- und Südchina, Taiwan, Indonesien, Malaysia, Philippinen, Thailand, Vietnam und Indien.
Der Wurm befällt v.a. Mensch und Schwein. Die Infektion erfolgt über verschiedene Wasserpflanzen und -früchte, die in den Epidemiegebieten angebaut, mit Fäkalien gedüngt und verzehrt werden. An diesen Früchten, z.B. der Wassernuß (Trapa natans) befinden sich die Metazerkarien, die verschluckt werden. Die Larven werden im Duodenum freigesetzt und entwickeln sich innerhalb von 90 Tagen zu den bis zu 75 mm langen, 20 mm breiten und 3 mm dicken Würmern. Die Egel führen zu tiefen Ulzerationen an der Anheftungsstelle.

■ **Klinik.** Ein bis 2 Monate nach der Infektion beginnen die initialen Symptome mit Diarrhö und Nüchternschmerz. Bei einer leichten Infektion können dies die einzigen Symptome bleiben. Liegt ein Befall mit vielen Würmern vor, kann es zu Allgemeinsymptomen durch die Reabsorption toxischer Substanzen und einer Proteinverlustenteropathie durch den ausgedehnten Schleimhautschaden kommen. Übelkeit und Erbrechen treten auf. Der Schmerz kann zur Fehldiagnose eines Magenulkus führen, die Patienten magern dann ab und haben einen grünlich-gelben Stuhl, der unverdaute Nahrungsbestandteile enthält. Häufig treten Aszites und Ödeme an den Extremitäten auf. Bei sehr schwerer Infektion können die Trematoden sogar im Pylorus und im Kolon vorkommen, zu Hämorrhagien führen und einen Ileus verursachen. Bei Kindern können Entwicklungsverzögerungen auftreten.

■ **Diagnostik.** Häufig ist eine Leukozytose mit absoluter Eosinophilie und Neutropenie. Manchmal besteht eine Lymphozytose. Andere Laborveränderungen hängen von der Dauer und Schwere der Infektion und der Diarrhö ab (Elektrolytengleisung, Hypoalbuminämie). Im Stuhl lassen sich 140 mal 80 mm große Eier finden, die mit einem glatten Deckel versehen sind und eine Eizelle enthalten.

■ **Therapie.** Am besten eignet sich Niclosamid (Yomesan) in einer Dosierung von 4 Kautabletten pro Tag, 3 Tage lang.

Pärchenegel (Schistosoma japonicum und Schistosoma mansoni)

■ **Erreger und Infektionsweg.** *Schistosoma mansoni* ist der Erreger der *Darmbilharziose*. Das Hauptverbreitungsgebiet ist Afrika, Südamerika, der östliche Mittelmeerraum und der mittlere Osten. *Schistosoma japonicum* findet man in China, Indonesien, den Philippinen, sowie vereinzelt in Japan und Südthailand. Für beide Arten dienen Süßwasserschnecken als Zwischenwirt. Die Infektion erfolgt im Wasser, indem sich die Zerkarien durch die intakte menschliche Haut bohren und ins Gefäßsystem eindringen. Die Zerkarien wandern ins Pfortadersystem und wachsen dort zu adulten, geschlechtsreifen Pärchenegeln heran (Abb. 28.4). Zur Eiablage wandern sie in die Mesenterialgefäße ein und legen die Eier in submuköse Kapillaren. An den Eiablagestellen bildet sich eine granulomatöse Entzündung, wodurch ein Teil der Eier in den Stuhl gelangt. Die Egel können aber auch in die V. cava einwandern, so daß Eier in die Lungengefäße verschleppt werden können.

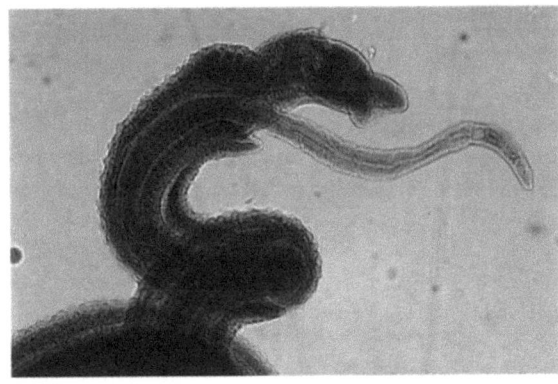

Abb. 28.4. Schistosoma mansoni. Geschlechtsreife Würmer bei der Paarung. (Vergr. 20:1)

■ **Klinik.** Nach einer akuten Infektion kommt es als erstes Symptom zu einer wäßrigen Diarrhö, die auch Blutbeimengungen enthalten kann. In späteren Stadien lassen sich radiologisch und sonographisch flüssigkeitsgefüllte Darmschlingen mit abwechselnden Stenosen und Dilatationen nachweisen. Häufig findet sich eine Beteilung von Leber und Milz. Es finden sich Hepatosplenomegalie, Leberzirrhose, portale Hypertonie mit Umgehungskreisläufen und Aszites. Bei Beteiligung weiterer Organe können pulmonaler Hochdruck, Gefäßverschlüsse und zerebrale Störungen vorkommen.

■ **Diagnostik.** Im Blut findet man eine Eosinophilie und Leukozytose. Die Diagnose läßt sich durch den Nachweis der charakteristischen Eier stellen. Die Eier von Schistosoma japonicum sind 75- bis 105 mal 60–80 µm groß, gedrungen oval und ohne Dorn, die Eier von Schistosoma mansoni 135- bis 185 mal 65–75 µm groß und besitzen einen gut erkennbaren Seitenstachel. Die Diagnose kann auch mittels einer Schleimhautbiopsie oder einer Leberpunktion gestellt werden. Ferner stehen immundiagnostische Verfahren zur Verfügung.

■ **Therapie.** Das Mittel der Wahl ist Praziquantel in einer Dosierung von 2 mal 20 mg/kg KG an einem Tag bei Schistosoma mansoni Infektion. Bei Schistosoma japonicum werden 2 mal 30 mg/kg KG an einem Tag gegeben.

28.2.3
Fadenwürmer (Nematoden)

Spulwurm (Ascaris lumbricoides)

■ **Erreger und Infektionsweg.** Der Spulwurm kommt mit Ausnahme sehr kalter und sehr trockener Gebiete weltweit vor. Man findet ihn besonders in sozial schwachen Bevölkerunggruppen mit niedrigem Lebensstandard und schlechten hygienischen Bedingungen. Die geschlechtsreifen, leicht rötlichen, 22–52 cm langen Würmer besiedeln den Dünndarm. Die von den Weibchen gelegten Eier werden mit dem Stuhl ausgeschieden, eine infektionsfähige Larve kann sich erst nach Sauerstoffeinwirkung entwickeln. Die larvenhaltigen Eier gelangen z. B. infolge Fäkaliendüngung auf Gemüsepflanzen und werden so vom Menschen aufgenommen. Die Larven schlüpfen im Dünndarm, dringen dann in die Darmwand ein und gelangen über den Blutweg in die Leber. Von dort wandern sie weiter über die rechte Herzkammer in die Lunge. Nach einer Häutung in den Alveolarkapillaren verlassen die Larven das Blutgefäßsystem und gelangen über die Atemwege in den Rachenraum, wo sie erneut verschluckt werden und etwa 2 Wochen nach der Eiaufnahme wieder in den Intestinaltrakt gelangen. Hier erfolgt ein starkes Wachstum und nach 6 bis 8 Wochen wird Geschlechtsreife erreicht. Die Lebensdauer der Würmer beträgt etwa ein Jahr.

■ **Klinik.** Das klinische Bild richtet sich nach dem Zeitpunkt der Infektion. Während der Wanderung durch das Leberparenchym kann es zu einer Leberschwellung kommen. Bei der Durchwanderung der Lunge bildet sich das charakteristische eosine Infiltrat (Loeffler-Syndrom). Im Blutbild findet sich eine Eosinophilie bei nur geringgradiger Leukozytose. Die weiteren Symptome hängen stark vom Ausmaß der Verwurmung ab. Bei starker Verwurmung kann es zur Malabsorption und leichtem Durchfall sowie Allgemeinsymptomen wie Appetitlosigkeit, Übelkeit, abdominellem Druckgefühl sowie kolikartigen Schmerzen kommen. Es kann zu einer allergisch bedingten nekrotisierend hämorrhagischen Askaridenenteritis mit blutigen Stühlen, Erbrechen und Leibschmerzen kommen. Ein Ileus durch Verlegung des Darmlumen durch Würmer ist ebenfalls möglich. Selten ist eine Verlegung des Pankreas- oder Gallenganges mit entsprechender Symptomatik wie Pankreatitis, Cholangitis und Leberabszeß. Es treten auch allergisch bedingte Hauterscheinungen auf. Dies sind v. a. Urtikaria, Pruritus und verschiedenste Exantheme. Außerdem kann es zu Konjunktivitis, Entzündung der oberen Luftwege und Bronchialasthma kommen.

■ **Diagnostik.** Die Diagnose wird durch den Nachweis der Eier gesichert. Sie sind 50- bis 90 mal 40–60 µm groß und von orange-gelber bis dunkelbrauner Farbe. Die Würmer lassen sich radiologisch darstellen.

■ **Therapie.** Mittel der Wahl ist Mebendazol (Vermox) an 3 aufeinanderfolgenden Tagen, jeweils morgens eine Tablette. Voll wirksam ist ebenfalls Pyrantelpamoat (Helmex) in einer Einmalgabe von 10 mg/kg KG. Stuhluntersuchungen sollten 10 Tage nach Abgang des letzten Wurm sowie nach weiteren 4 Wochen erfolgen. Prophylaktisch sollte auf den Verzehr fäkaliengedüngten Rohgemüses verzichtet werden.

Trichinella spiralis

■ **Erreger und Infektionsweg.** Die Infektion mit Trichinen (T. trichuris) ist in allen Ländern häufig anzutreffen, in denen keine lückenlose Fleischbeschau stattfindet. Alle Fleischfresser unter den Säugetieren inklusive des Menschen können infiziert werden. Die wichtigste Infektionsquelle für den Menschen stellen

Haus- und Wildschweine dar. Die Trichinienlarven befinden sich eingerollt in einer Kapsel in parasitenhaltigem Schlachtfleisch. So können sie jahrzehntelang infektiös bleiben. Nach Verzehr werden die Larven durch die Verdauung freigesetzt. Sie dringen durch die Darmwand bis in die Muskularis ein und entwickeln sich zu geschlechtsreifen Männchen oder Weibchen. Die Männchen sterben nach der Begattung ab. Die Weibchen setzen die Eier in die Darmlymphgefäße ab. Die Larven wandern über den Ductus thoracicus ins Blutgefäßsystem und dringen mittels eines Stilettapparates aktiv in die Skelettmuskulatur ein. Bevorzugt wird die Muskulatur der Augen, des Zwerchfells und der Zunge befallen. Man kann die Trichinien aber in jedem Muskel finden, selten wird auch der Herzmuskel befallen. Etwa 6 Wochen nach der Infektion findet man die aufgerollten, eingekapselten, etwa 0,8–1,0 mm großen Larven.

■ **Klinik.** Die Schwere der Erkrankung ist von der Anzahl der aufgenommenen Trichinen abhängig und schwankt zwischen einem symptomlosen und tödlichem Verlauf. Für eine deutliche Symptomatik sind mindestens 1500 bis 2000 Trichinenlarven notwendig. Die ersten Symptome treten frühestens nach 5 Tagen auf. Bei schweren Verläufen ist die Inkubationszeit kürzer als bei leichten Verläufen. Beim schwerem Verlauf kommt es zunächst zu einem Syndrom („trichuris dysentery syndrome") mit Diarrhö, Kolitis und Rektumprolaps. Als *Hauptsymptome* findet man ein Gesichtsödem, Fieber, Muskelschmerzen und eine Eosinophilie. Das Fieber vom Kontinuatyp kann mehrere Wochen andauern. Die Muskelschmerzen können so stark sein, daß der Erkrankte Bewegungen möglichst vermeidet. Insbesondere bei Infiltration der Atemmuskulatur kann es deshalb zu Minderbelüftung und Pneumonie kommen. Der Befall des Kehlkopfes und der Zunge bewirkt Heiserkeit und Schluckbeschwerden. Muskelschwäche kann zu kompletten Paresen führen. Es können außerdem allergische Exantheme auftreten. Bei schweren Verlauf tritt häufig eine Myokarditis mit Tachykardie, Hypotonie und Herzinsuffizienz auf. Zerebrale Mitbeteiligung ist selten. Bei letalem Ausgang ist meist die Pneumonie und das Herzversagen die Todesursache, Embolien treten nur selten auf. Bei Kindern verläuft die Erkrankung gutartiger als bei Erwachsenen.

■ **Diagnostik.** Eine *Bluteosinophilie* bis über 80% ist bereits nach 10 Tagen manifest und erreicht den Höhepunkt in der 3. bis 5. Krankheitswoche. Sie hat keinen prognostischen Wert und geht nicht mit der Schwere des Krankheitsbildes einher. CRP, Antitrypsin, Fibronektin und Globuline sind bei schwerem Verlauf erhöht. In der Anamnese weist bei Gruppenerkrankung, der Genuß von rohem Schweinefleisch auf die Erkrankung hin. Der Parasitennachweis kann aus Resten des infektiösen Fleisches oder in einer Muskelbiopsie des Patienten erfolgen. Selten können auch die geschlechtsreifen Würmer im Stuhl nachgewiesen werden. Eine Verlaufskontrolle der Erkrankung kann über mehrere Serumparameter erfolgen, so die Aktivitäten der Kreatininkinase (CK) und der Laktatdehydrogenase (LDH) und das freie Myoglobin. Mittels Enzymimmunotest können steigende Antikörpertiter als Hinweis auf eine aktive Trichineninfektion festgestellt werden.

■ **Therapie.** Mittel der Wahl ist Mebendazol (Vermox) in hohen Dosierungen von 600 mg/Tag in steigender Dosierung bis 2400 mg/Tag über 14 Tage, dann ausschleichend über eine Woche. Gleichzeitig sollten Kortikosteroide gegeben werden, um die Entzündungsreaktion und die allergischen Erscheinungen, die durch die Behandlung initial noch verstärkt werden, zu unterdrücken. Es kann z.B. Prednison in einer Anfangsdosis von 100 mg/Tag über 3 Tage gegeben werden. Anschließend wird das Steroid langsam über mehrere Wochen ausschleichend reduziert.

Krankheitsverdacht, Erkrankung und Tod durch Trichinose sind nach Bundesseuchengesetz meldepflichtig.

Hakenwürmer (Ancylostoma duodenale und Necator americanus)

■ **Erreger und Infektionsweg.** Man schätzt, daß weltweit etwa eine Milliarde Menschen durch die Hackenwürmer *Ancylostoma duodenale* und *Necator americanus* infiziert sind. Ihre Hauptverbreitungsgebiete sind tropische und subtropische Ländern, sie kommen jedoch auch in Süd- und Südosteuropa und den südlichen Staaten der USA vor. Die Würmer werden 8–13 mm lang und besitzen zahnähnliche Mundwerkzeuge, mit denen sie sich an den Darmzotten festsetzen. Sie haben eine Lebenserwartung von mehreren Jahren. Die Eier sind oval, etwa 60 μm lang, dünnschalig, farblos und durchsichtig. In feuchtwarmer Umgebung entwickelt sich eine schlüpfbereite Larve, die die Eihülle verläßt und in der Lage ist, perkutan durch die intakte Haut in das Gefäßsystem des Menschen einzudringen. Die Larven gelangen auf dem Blutweg in die Lunge und über die Atemwege in den Rauchenraum, wo sie verschluckt werden. Nach 3 bis 5 Tagen siedeln sie sich dann im Dünndarm an, wo sie nach etwa 4 Wochen geschlechtsreif werden (Abb. 28.5).

■ **Klinik.** An der Eindringstelle entwickeln sich oft juckende Papeln oder Maculae, die sich bald zurückbilden. Während des Wanderungsstadiums können Lymphknotenschwellungen, Halsbeschwerden und

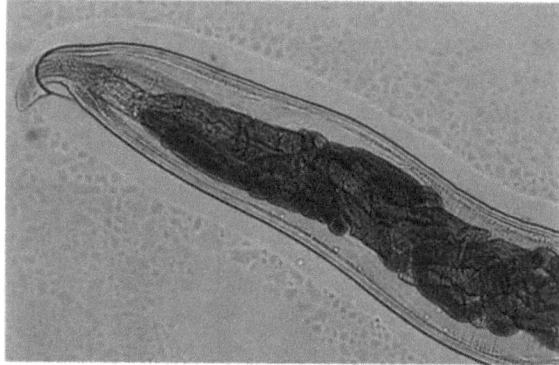

Abb. 28.5. Hakenwurm (Ancylostoma duodenale). Geschlechtsreife Würmer im Stuhl. (Vergr. 20:1)

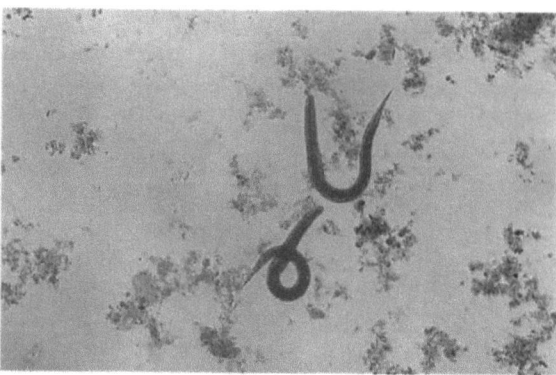

Abb. 28.6. Zwergfadenwurm (Strogyloides stercoralis). Geschlechtsreife Würmer im Stuhl. (Vergr. 20:1)

Thoraxschmerzen auftreten. Durch die Anhaftung der Würmer an die Schleimhaut entstehen Blutungen. Dies führt zu einer *Eisenmangelanämie*, die ein Kardinalsymptom darstellt. Bei massivem Befall kann eine akute Symptomatik mit blutiger Diarrhö, Fieber, Leukozytose und ausgeprägter Eosinophilie auftreten. Häufiger jedoch sind chronische Verläufe, die sich durch uncharakteristische Beschwerden wie Sodbrennen, Oberbauchbeschwerden, Völlegefühl, Übelkeit und Obstipation auszeichnen. Sie können sich erst nach Monaten oder Jahren zu schweren Verläufen entwickeln. Dann dominieren v.a. die Symptome der *Anämie* und der *Malabsorption*, so daß es auch zu Aszites und Ödemen kommt.

■ **Diagnostik.** Gesichert wird die Diagnose durch den Nachweis der typischen dünnschaligen Eier.

■ **Therapie.** Entweder Mebendazol (Vermox) 2 mal 1 Tablette für 3 Tage oder Pyrantelpamoat (Helmex) 3 Kautabletten als Einmaldosis. Bei starkem Befall können auch 2 mal 3 Kautabletten für 3 Tage gegeben werden.

Zwergfadenwurm (Strongyloides stercoralis)

■ **Erreger und Infektionsweg.** Der Zwergfadenwurm kommt, ähnlich dem Hakenwurm, v.a. in den feuchten Gebieten der Tropen und Subtropen vor. Der 2,2–2,5 mm lange Wurm besiedelt die Schleimhaut des oberen Dünndarms. Im Menschen kommen ausschließlich weibliche Würmer vor, die große Mengen Eier in die umgebende Schleimhaut ablegen. Die Larven schlüpfen meist schon am Ort der Eiablage und werden mit dem Stuhl ausgeschieden (Abb. 28.6). Es kann zur Autoinfektion kommen, indem die Larven in der Perianalregion wieder die Haut penetrieren oder sogar eine Invasion im Bereich der Rektumschleimhaut stattfindet. In allen Fällen findet eine Passage über die Lunge in den Intestinaltrakt statt.

Auf diese Weise kann sich die Wurmlast erheblich vergrößern und sich eine Infektion über viele Jahre selbst unterhalten. Werden die Larven freigesetzt, so entwickeln sie sich zu männlichen und weiblichen Tieren, die sich in feuchter Umgebung geschlechtlich vermehren können.

■ **Klinik.** Die klinischen Erscheinungen werden durch die Invasion, die Wanderung, den Darmbefall und die Autoinfektion hervorgerufen. An der Invasionsstelle treten flüchtige Hautveränderung und Juckreiz auf. Bei wiederholten Infektionen sind diese Hauterscheinungen infolge Sensibilisierung verstärkt. Während der Lungenpassage kann es zu Husten, Dyspnoe oder einer Bronchopneumonie mit blutigem Auswurf kommen. Der Darmbefall kann Diarrhö und Obstipation im Wechsel auslösen, was eine Autoinfektion begünstigt. Es können Ulzera und eine Appendizitis entstehen. Infolge von Blutungen kann sich eine Eisenmangelanämie entwickeln. Es werden auch Allgemeinsymptome wie Kopfschmerz und Gewichtsverlust beobachtet.

■ **Diagnostik.** Der Nachweis von beweglichen Larven im Stuhl oder im Duodenalsaft sichert die Diagnose. Im Duodenalsaft findet man häufig auch die Eier des Wurms. Die Larven können über eine einfache Stuhlkultur angezüchtet werden. Infizierte Patienten haben Dünndarmzottenatrophie mit Kryptenhyperplasie.

■ **Therapie.** Zweimal 3 Tabletten Mebendazol (Vermox) für 3 Tage ist das Mittel der Wahl. Weiterhin wirkt Albendazol (Mescacol, 400 mg/Tag über 3 Tage) sehr gut.

Heringswurm (Anisakis marina)

■ **Erreger und Infektionsweg.** Nach einem Fernsehbericht über diese Nematodengattung kam es vor einigen Jahren zu einem Einbruch des Fischabsatzes in Deutschland. Zu einem Befall des Menschen kommt es nach Genuß von infiziertem und ungenügend zubereitetem Seefisch, insbesondere von Hering, der zu über 80% infiziert ist. Die Larven werden durch Kochen, ausreichendem Räuchern oder Marinieren und Tiefgefrieren abgetötet. Der Mensch ist ein Fehlwirt, die Larven können sich nicht zur Geschlechtsreife entwickeln.

■ **Klinik.** Es treten akute Störungen des Gastrointestinaltraktes innerhalb von 12 Stunden auf. Es kann zu Brechreiz, Appetitlosigkeit, Diarrhöen und Abdominalschmerz durch chronische Gastroenteritis und auch Appendizitis und Tumorbildung in der Darmschleimhaut kommen. Die Beschwerden können intermittierend wiederkehren und jahrelang anhalten.

■ **Diagnostik.** Es findet sich eine Bluteosinophilie. Eier werden keine gefunden, da die Würmer nicht geschlechtsreif werden. Die Diagnose wird durch Gastroskopie gesichert. Radiologisch und sonographisch findet man ein Mukosaödem, Pseudotumore und Füllungsdefekte durch Würmer. Positive serologische Befunde stützen die Diagnose weiter. Histologisch findet man ein eosinophiles Granulom mit Wurmlarven.

■ **Therapie.** Die Möglichkeit einer medikamentösen Therapie besteht nicht. Die Würmer müssen endoskopisch entfernt werden. Als Ultima ratio steht die Operation zur Verfügung.

Haarwürmer (Capillaria philippiniensis)

■ **Erreger und Infektionsweg.** Bei den Haarwürmern handelt es sich um kleine, bis 5 mm große Nematoden, die erstmals in den 60er Jahren auf den Philippinen auftraten. Sie werden durch Genuß von rohem Süßwasserfischfleisch erworben und vermehren sich im menschlichen Darm. Mittlerweile sind auch Erkrankungsfälle in Thailand und Korea bekannt geworden.

■ **Klinik.** Es entwickelt sich in den meisten Fällen ein charakteristisches Krankheitsbild mit Abdominalschmerzen, Diarrhö, Nausea, Erbrechen und Hypotonie. Das Abdomen ist gebläht und es können sichtbare Peristaltikwellen vorkommen. Es kann sich eine ausgeprägte Kachexie entwickeln.

■ **Diagnostik.** Eine Eosinophilie ist meist nicht sehr ausgeprägt. Häufig findet man Hypoproteinämie, Hypokalzämie und niedrige Cholesterinspiegel als Ausdruck einer Proteinverlustenteropathie. Der Nachweis der Wurmeier und eine Schleimhautbiopsie sichert die Diagnose. Häufig findet man eine Verdickung der Mukosa und abgestumpfte Zotten.

■ **Therapie.** Als nebenwirkungsärmste und trotzdem voll wirksame Substanz hat sich Mebendazol in einer Dosierung von 200–400 mg/Tag über 20 Tage erwiesen.

Literatur

Blanshard C, Shanson DC, Gazzard BG (1997) Pilot studies of azithromycin, letrazuril and paramomycin in the treatment of cryptosporidiosis. Int J STD AIDS 8:124–129

Clark C, Diamond L (1997) Intraspecific variation and phylogenetic relationships in the genus Entamoeba as revealed by riboprinting. J Euk Microbiol 44:142–154

Garcia LS, Bruckner DA (1995) Diagnostic medical Parasitology. Washington D. C. American Society for Mikrobiology

Gillin F, Reiner D, McCaffery JM (1986) Cell biology of the primitive eukaryote Giardia lamblia. Annu Rev Microbiol 50:679–705

Lang W (Hrsg. 1993) Tropenmedizin in Klinik und Praxis

Mehlhorn H, Eichenlaub D, Löscher T, Peters W (1995) Diagnostik und Therapie der Parasitosen des Menschen. Stuttgart: Gustav-Fischer-Verlag

de Silva NR, Guyatt HL, Bundy DA (1997) Morbidity and mortality due to ascaris- induced obstruction. Trans R Soc Trop Med Hyg 91:31–36

Sharpstone D, Rowbottom A, Francis N, Tovey G, Ellis D, Barrett M et al. (1997) Thalidomid: a novel therapy for microsporidiosis. Gastroenterology 112:1823–1829

Variyam EP (1998) Intestinal parasitic infections. Curr Opi Gastroenterol 14:50–56

Vesy CJ, Peterson WL (1999) The management of Giardiasis. Aliment Pharmacol Ther 13:843–850

Dünndarmveränderungen bei AIDS

M. Ott, B. Lembcke

29.1 HIV-Enteropathie 337
29.2 Funktionsstörungen des Dünndarms 338
29.3 Sekundäre opportunistische Manifestationen 339
29.3.1 Protozoenerkrankungen 339
29.3.2 Bakterielle Infektionen 342
29.3.3 Virale Infektionen 343
29.4 Maligne Erkrankungen des Intestinaltraktes 343
29.5 Symptomatische Therapie von HIV-assoziierten Diarrhöen 344
29.6 Diagnostisches Vorgehen bei HIV-assoziierten Diarrhöen 345

Literatur 345

Das erworbene Immundefektsyndrom (AIDS) wird hervorgerufen durch eine Infektion mit dem humanen Immundefizienzvirus (HIV), einem RNS-Virus aus der Familie der Lentiviren. HIV infiziert bevorzugt immunkompetente Zellen, die den Oberflächenrezeptor CD4 exprimieren. Die Infektion führt unbehandelt zu einem progredienten Verlust der zellvermittelten Immunabwehr und im Endstadium der Erkrankung zu einem gehäuften Auftreten von sekundären opportunistischen Infektionen und zur Ausbildung von Tumoren.

Bis heute ist unser Wissen über den Gastrointestinaltrakt als Zielorgan der HIV-Infektion unvollständig. Virus-RNS und Virusproteine können in sehr geringer Dichte in Lymphozyten und mononukleären Zellen der Lamina propria und des Darmepithels nachgewiesen werden. Ob auch intestinale Epithelzellen und enterochromaffine Zellen durch das Virus infiziert werden können, bleibt umstritten. Die Auswirkungen der HIV-Infektion auf das lokale Immunsystem des Gastrointestinaltraktes ist durch einen progredienten Verlust von CD4+-Helfer-T-Zellen und im Endstadium der Erkrankung durch eine generalisierte Schwächung der zellulären und humoralen Immunabwehr charakterisiert. Die durch HIV verursachten Störungen des lokalen Immunsystems lassen eine kausale Rolle bei der Entwicklung morphologischer und funktioneller Veränderungen des Gastrointestinaltraktes vermuten.

In mehr als der Hälfte der infizierten Patienten entwickeln sich im Verlauf der HIV-Infektion schwere Durchfälle und andere gastrointestinale Symptome. Die primären, durch HIV mittelbar oder unmittelbar verursachten, morphologischen und funktionellen Veränderungen des intestinalen Epithels werden unter dem Oberbegriff „HIV-Enteropathie" zusammengefaßt. Sekundäre opportunistische Manifestationen durch Infektionen mit Protozoen, Bakterien und Viren sowie maligne Erkrankungen charakterisieren das Endstadium der HIV-Infektion mit progredientem lokalen und allgemeinen Immundefekt. Die intestinalen Symptome sind häufig schwerwiegend und tragen erheblich zum Gewichtsverlust, zur Mangelernährung und zur weiteren Verschlechterung der lokalen und allgemeinen Immunfunktion bei.

Die bis heute stetig steigende Zahl von Erregern, die als Ursachen intestinaler Infektionen identifiziert wurden, hat die Aufgabe für den behandelnden Arzt zunehmend erschwert, genau festzustellen, welche Ursachen für die Symptome eines Patienten verantwortlich sind. Epidemiologische, klinische und laborchemische Untersuchungen haben aber in den vergangenen Jahren zahlreiche Informationen über die Prävalenz, Pathogenese und Therapie gastrointestinaler Symptome und Erkrankungen und deren Bedeutung für die Morbidität und Mortalität von AIDS-Patienten erbracht, so daß sie eine Hilfestellung für individuelle klinische Entscheidungen darstellen.

29.1 HIV-Enteropathie

Unter dem Begriff „HIV-Enteropathie" werden funktionelle und morphologische Störungen des Dünndarms HIV-infizierter Patienten in Abwesenheit sekundärer opportunistischer Manifestationen zusammengefaßt. Der Begriff ist jedoch mißverständlich, da kein eindeutiger Zusammenhang zwischen der lokalen Präsenz von HIV und der Schwere von intestinalen Symptomen und morphologischen Veränderungen nachweisbar ist. Die Beurteilung der mitunter divergierenden Befunde, die mit der HIV-Enteropathie assoziiert wurden, muß berücksichtigen, daß zum jeweiligen Zeitpunkt der Untersuchungen noch nicht identifizierte Pathogene das Ergebnis der

Untersuchung beeinflußen konnten und unterschiedliche morphometrische und funktionelle Untersuchungstechniken Anwendung fanden. Frühe Studien haben sowohl chronische, unspezifische Entzündungen des Dünndarmes mit Hyperplasie der Krypten und Atrophie der Villi als auch Normalbefunde ergeben. Ullrich et al. haben eine geringgradige *Atrophie* der *Dünndarmschleimhaut* mit Zeichen verminderter Regeneration und Reifungsdefekten beschrieben. Die gestörte Epithelarchitektur war besonders ausgeprägt bei immunhistochemischem Nachweis von HIV p24-Antigen in der Dünndarmschleimhaut und unabhängig von der Präsenz gastrointestinaler Symptome. Mehrere Studien konnten eine Atrophie der Villi und eine relative Verminderung der Mitoserate in den Krypten im Sinne einer inadäquaten Fähigkeit zur Proliferation als Folge intestinaler Schädigungen nachweisen. Zusammenhänge von morphologischen und Funktionsveränderungen wurden in einigen Studien nicht nachgewiesen, in anderen, z.B. für die D-Xyloseresorption und den GP41-Nachweis bzw. die ^{14}C-Trioleinassimilation und morphometrische Daten zur Villushöhe, aber dargestellt.

Der aktive und passive *Transport* von Monosacchariden und die intestinale *Barrierenfunktion* sind bei vielen Patienten mit HIV-Enteropathie gestört, insbesondere bei Patienten mit chronischer Diarrhö. Diese Störungen gehen einher mit einer verminderten Aktivität der intestinalen Disaccharidasen und anderer Bürstensaumenzyme und sind am ehesten die Folge einer Reifungsstörung der Enterozyten. Die Abnahme der Disaccharidasenaktivitäten wird noch ausgeprägter, wenn eine weitere Infektion (z.B. CMV) hinzutritt. Schädigungen der Ileumschleimhaut können u.a. zu Verminderungen der Vitamin B$_{12}$-Aufnahme führen, allerdings ohne Koinfektion (s. unten) selten zu einem manifesten Vitamin B$_{12}$-Mangel.

Die gestörte intestinale Morphologie und Funktion sind Folgen mehrerer pathogenetischer Faktoren. Die Zerstörung der Zellintegrität durch direkte Einwirkung von HIV oder indirekt durch von aktivierten Lymphozyten und Makrophagen sezernierten proinflammatorischen Zytokinen trägt ebenso zur Ausbildung der HIV-Enteropathie bei wie der Verlust mukosaler CD4$^+$-Lymphozyten, Störungen der T-Zelldifferenzierung und ein Verlust von Immunglobulin-A-produzierenden Zellen.

Die klinische Bedeutung der bei einigen Patienten beobachteten autonomen Neuropathie, von Störungen im endokrinen Stoffwechsel und einer bakteriellen Überbesiedlung des Dünndarms bleibt dagegen spekulativ. Darüber hinaus müssen die Verminderung der Aktivität epithelialer Enzyme, die Einnahme zahlreicher Medikamente sowie nicht HIV-bedingte Erkrankungen bei einigen Patienten als pathogenetischer Mechanismus angenommen werden.

Die klinischen Konsequenzen der HIV-Enteropathie sind weniger offensichtlich als die bei Patienten mit opportunistischen Infektionen des Gastrointestinaltraktes. Symptome ohne Nachweis spezifischer Erreger oder Läsionen sind häufig mild und sistieren in der Mehrzahl der Fälle. Die Überlebenszeit von AIDS-Patienten mit „Erreger-negativen" Durchfällen ist dementsprechend deutlich länger als die von Patienten mit nachgewiesener Darminfektion und der von symptomlosen Patienten vergleichbar.

29.2
Funktionsstörungen des Dünndarms

Die HIV-Infektion ist charakterisiert durch ein progredientes Versagen physiologischer und immunologischer Funktionen des Gastrointestinaltraktes. Digestions- und Resorptionsvorgänge, die intestinale Barrierenfunktion, die immunologische und physikalische Abwehr von pathogenen Erregern sowie der Erhalt der physiologischen Darmflora sind bei HIV-infizierten Patienten besonders betroffen.

Obwohl Flüssigkeits-, Elektrolyt- und Nährstoffverluste durch protruse Durchfälle in allen Phasen der HIV-Erkrankung unabhängig von der Präsenz sekundärer opportunistischer Manifestationen des Dünndarmes auftreten, wurden chronische Durchfallepisoden, die länger als einen Monat andauern und mit erheblichem Gewichtsverlust assoziiert sind, als AIDS-definierendes Kriterium festgelegt (Tabelle 29.1).

Der aktive and passive Kohlenhydrattransport als Maß für die Resorptionsleistung des Dünndarms ist bei AIDS-Patienten mit schwerer Immundefizienz im Vergleich zu gesunden Kontrollpersonen und HIV-infizierten Patienten mit nur leichter Immundefizienz deutlich eingeschränkt. Durchfälle sind gehäuft mit der klinischen Symptomatik der Kohlenhydratmalabsorption verbunden, während Störungen der Barrierenfunktion des Darmes in allen Phasen der

---

Verminderte Resorptionsfläche
Erhöhte intraluminale Flüssigkeitssekretion und Permeabilität durch:
- opportunistische Infektionen,
- Toxine,
- HIV (?)

Veränderte Darmmotilität
Bakterielle Überbesiedlung (?)
Dysfunktion des Ileum

HIV-Erkrankung und unabhängig von der Präsenz gastrointestinaler Symptome auftreten.

Zahlreiche Aspekte über die Ursachen, die klinische Signifikanz und den Zeitpunkt des Auftretens von gastrointestinalen Funktionsstörungen bleiben nach wie vor ungeklärt. Die Rolle einiger obligat pathogener und opportunistischer Erreger, die gehäuft den Darm von AIDS-Patienten mit fortgeschrittenem Immundefekt befallen, in der Pathogenese von Durchfällen, Malabsorptionserscheinungen und Störungen der Barrierenfunktion sind entweder durch klinische Studien oder Tierversuche eindeutig belegt oder sie konnte durch eine statistische Assoziation mit klinischen Symptomen und Befunden erhärtet werden. Die Pathogenese gastrointestinaler Störungen bei „Erreger-negativer" HIV-Erkrankung ist dagegen weniger gut dokumentiert. Eine Korrelation intestinaler Störungen mit der Anzahl der CD4$^+$-Lymphozyten konnte bei diesen Patienten nicht nachgewiesen werden. Die fehlende Korrelation von Funktionsstörungen mit Surrogatmarkern der zellulären Immunabwehr und der direkte immunhistologische Nachweis von HIV im intestinalem Gewebe hat daher zu der Vermutung geführt, daß HIV selbst und nicht der sekundäre Immundefekt für einige klinische Funktionsstörungen des Intestinums verantwortlich sind. Der Nachweis von HIV in enterochromaffinen Zellen und die Sequenzhomologie des Virusproteins gp120 mit VIP hat dabei u.a. zu der Hypothese geführt, daß HIV-assozierte sekretorische Diarrhöen durch die Stimulation gastrointestinaler Hormonrezeptoren intestinaler Epithelzellen hervorgerufen werden können.

29.3
Sekundäre opportunistische Manifestationen

HIV-infizierte Patienten weisen ein erhöhtes Risiko für zahlreiche intestinale Infektionen auf, die die Integrität der intestinalen Mukosa beeinträchtigen können und zu einem Verlust spezifischer Funktionen oder zu generalisierten intestinalen Funktionsausfällen führen können. Prospektive Studien haben bei HIV-infizierten Patienten gezeigt, daß bei 75–85% der Durchfallerkrankungen pathogene Erreger identifiziert werden können. Unter den opportunistischen *Protozoeninfektionen* können in Nordeuropa am häufigsten *Kryptosporidien* und *Mikrosporidien* als Ursachen intestinaler Infektionen bei schwer immundefizienten AIDS-Patienten identifiziert werden.

Infektionen mit *Salmonellen, Shigellen, Clostridium difficile, Campylobacter jejuni, typischen* und *atypischen Mykobakterien* sowie einer Vielzahl von Viren wurden gehäuft im Gastrointestinaltrakt von AIDS-Patienten gefunden und können Durchfälle und Malabsorption verursachen. Einige Infektionen treten nahezu ausschließlich in tropischen bzw. subtropischen Zonen der Erde sowie in warmen südeuropäischen Ländern auf; sie werden daher hier nicht detailliert besprochen. Neben den gehäuft auftretenden intestinalen Infektionen ist der Dünndarm auch ein wichtiger Manifestationsort für die bei HIV-infizierten Patienten gehäuft auftrenden Kaposi-Sarkome und Non-Hodkin-Lymphome.

29.3.1
Protozoenerkrankungen (Kap. 28)

Kryptosporidien

Die Infektion mit dem Protozoon *Cryptosporidium parvum* ist bei etwa ~2% der HIV-infizierten Patienten in den USA die erste AIDS-definierende Manifestation; bei HIV-infizierten Patienten mit schwersten Durchfällen wird sie in >50% der Fälle diagnostiziert. Die *Oozyten* des Parasiten sind sehr widerstandsfähig und werden durch zwischenmenschlichen Kontakt, vom Tier zum Menschen und durch kontaminiertes Trinkwasser übertragen. Zu den wesentlichen *Symptomen* der Erkrankung gehören chronische, persistierende wäßrige Durchfälle mit großen Stuhlvolumina, abdominelle Krämpfe, Übelkeit, Appetitlosigkeit und eine generalisierte intestinale Malabsorption. Neben dem Dünn- und Dickdarm können das hepatobiliäre System, das Bronchialsystem, der Pharynx und der Ösophagus durch die Protozoen besiedelt bzw. infiziert werden. Die klinischen Symptome der Infektion können zwar gelegentlich intermittierend auftreten, eine spontane Heilung bei Patienten mit fortgeschrittener HIV-Erkrankung ist aber sehr selten. Bei immunkompetenten Patienten (z.B. im Rahmen des „Milwaukee-Outbreaks" von 1993, der durch kontaminiertes Trinkwasser geschätzte 403 000 Menschen betraf) ist die Infektion mit Cryptosporidium parvum demgegenüber selbstlimitierend, bleibt unerkannt oder verursacht nur milde Symptome.

Bei HIV-infizierten Patienten wird eine klinisch manifeste Infektion mit Cryptosproridium parvum überwiegend bei schwer eingeschränkter zellulärer Immunfunktion (<100 CD4-Zellen/μl) diagnostiziert. Die Symptomatik wird bestimmt durch das Ausmaß der Infektion und korreliert direkt mit der Zahl der *Zysten*, die im Stuhl ausgeschieden werden. Das terminale Ileum ist die bevorzugten Lokalisationen der intestinalen Infektion mit Kryptosporidien bei AIDS-Patienten (Malabsorption von konjugierten Gallensäuren und Viatmin B$_{12}$). Eine Ausdehnung der Infektion auf das Duodenum und Jejunum ist mit einer ausgeprägten Symptomatik und mit zunehmender Malabsorption assoziiert. In etwa 40% der mit Cryptosporidium parvum infizierten Patienten wird eine intestinale Koinfektion mit dem Zytomegalievirus nachgewiesen. Der *Kryptosporidiennachweis* erfolgt durch Untersuchung des Stuhles (modifizierte Ziehl-Neelsen-Färbung) bzw. durch licht- bzw. elektronenmikroskopische Untersuchung intestinaler Gewebebiopsien (Duodenum, terminales Ileum).

■ **Therapie.** Bei immunkompetenten Patienten bessert sich die Infektion mit Cryptosporidium parvum in einem Zeitraum von 1 bis 3 Wochen ohne spezifische Therapie; gelegentlich wird eine symptomatische Behandlung benötigt. Bei Patienten mit fortgeschrittener AIDS-Erkrankung entwickeln sich regelmäßig protrahierte Symptome, die nur einer intensiven symptomatischen Therapie zugängig sind. Die parenterale Ernährung sowie die Flüssigkeits- und Elektrolytersatztherapie (zentralvenöser Groshong-Katheter) sind daher etablierte Eckpfeiler der Behandlung bei AIDS-Patienten mit profuser Kryptosporidiendiarrhö.

Mehr als 100 antiparasitäre Medikamente und Behandlungsansätze wurden bereits ohne durchgreifenden Erfolg getestet. Eine vorübergehende symptomatische Verbesserung wurde nach Gabe von *Paromomycin* (Humatin) beobachtet, ohne daß der Parasit eliminiert werden konnte. Eine intensivierte antiretrovirale Chemotherapie unter Verwendung wenigstens eines Proteasehemmers ermöglicht dagegen eine dramatische Besserung der klinischen Symptomatik bei einigen Patienten mit Cryptosporidium-parvum-Infektion. Eine klinische Besserung wird dabei aber nur bei Patienten mit signifikanter Reduktion der retroviralen Viruslast beobachtet; die Therapie führte in keinem Fall zu einer Eradikation des Erregers.

Mikrosporidien

Mikrosporidien stellen eine Gruppe obligat intrazellulärer, sporenbildender Parasiten dar, deren Signifikanz als pathogene Erreger für HIV-infizierte Patienten erst kürzlich erkannt wurde. Die Mikrosporidienarten *Enterozytozoon bieneusi* (~90%) und *Septata intestinalis* (~10%) wurden bei AIDS-Patienten mit Durchfällen am häufigsten identifiziert. Kürzlich veröffentlichte Studien legen nahe, daß die Mikrosporidien möglicherweise der am häufigsten identifizierte Erreger bei chronischen Durchfällen von AIDS-Patienten mit fortgeschrittenem Immundefekt sind.

Mit verschiedenen diagnostischen Methoden konnten Mikrosporidien in mehr als 30% von Patienten mit AIDS und chronischem unerklärten Durchfall identifiziert werden. Der Parasit wird überwiegend bei Patienten mit schwerem Immundefekt (<100 CD4$^+$-Zellen/ml) diagnostiziert und in der größten Dichte im proximalen Jejunum gefunden. Die Rolle der Mikrosporidien in der Pathogenese der chronischen Diarrhö bei HIV-infizierten Patienten ist nicht unumstritten.

Eeftinck et al. haben berichtet, daß Mikrosporidien bei 27% der AIDS-Patienten mit unerklärtem Durchfall, aber nur bei 3% einer vergleichbaren Patientengruppe ohne Durchfälle festgestellt werden können. Alle Patienten, bei denen eine Mikrosporidiose nachgewiesen wurde, hatten eine CD4$^+$-Zellzahl <100/ml. Andere Arbeitsgruppen fanden eine schwere Malabsorption und Ernährungsdefizite bei Patienten mit nachgewiesener Mikrosporidiose. Stuhlfettausscheidung und Stuhlgewichte waren bei diesen Patienten im Vergleich zu einer Kontrollgruppe wie auch im Vergleich zu AIDS-Patienten mit Diarrhö ohne sekundären Erregernachweis signifikant erhöht. Für eine globale Malassimilation durch Mikrosporidien spricht auch, daß der D-Xylosetest und der Schilling-Test pathologisch ausfielen und ein reduzierter erythrozytärer Folsäuregehalt sowie verminderte Vitamin B$_{12}$-Spiegel festgestellt wurden. Während mehrere Arbeitsgruppen deutliche Hinweise darauf fanden, daß die Mikrosporidiose Durchfälle, Malabsorption und „wasting" verursacht, konnten Rabeneck et al. keine positive Korrelation zwischen der Präsenz von Mikrosporidien und gastrointestinalen Symptomen nachweisen.

Die Infektion mit E. bieneusi ist nahezu immer auf den Darm und das hepatobiliäre System beschränkt, wohingegen S. intestinalis auch im Urin, in Sekreten der Nase und im Sputum nachgewiesen werden konnte. Trotz verbesserter lichtmikroskopischer Färbetechniken (z. B. mittels o-Toluidinblau-Färbung) bleibt der *Nachweis* von Mikrosporidien in Gewebebiopsien schwierig und erfordert häufig eine elektronenmikroskopische Untersuchung.

■ **Therapie.** Eine effektive Therapie für die E. bieneusi-Infektion ist nicht bekannt. Es konnte gezeigt werden, daß *Albendazol* (Eskazole) das Stuhlvolumen und die Stuhlfrequenz signifikant vermindern konnte, ohne allerdings das Protozoon eliminieren zu können. Deutlich wirksamer hat sich die Albendazoltherapie bei der Behandlung der S. intestinalis-Infektion erwiesen und dabei in einigen Fällen zur Eliminierung des Parsiten geführt. Ähnlich wie bei der Kryptosporidiose wurden dramatische Besserungen der klinischen Symptomatik unter kombinierter antiretroviraler Therapie unter Verwendung von HIV-Proteaseinhibitoren beobachtet.

Seltene Protozoeninfektionen

Infektionen mit *Isospora belli* werden überwiegend in tropischen Ländern gefunden und verursachen bei Patienten mit AIDS schwere und protrahierte Durchfälle. Das klinische Bild der Isosporiasis ähnelt dem einer intestinalen Kryptosporidiose. Die Patienten klagen über wäßrige Durchfälle, Bauchkrämpfe, Gewichtsverlust, Anorexie und Fieber. Zu den charakteristischen Laborbefunden gehören eine *Steatorrhö* und – im Gegensatz zur Kryptosporidiose – eine *Eosinophilie*. Obwohl der Parasit in der höchsten Dichte den Dünndarm befällt, kann Isospora belli im gesamten Gastrointestinaltrakt und anderen Organen nachgewiesen werden. Isospora-belli-Parasiten können mit zahlreichen Antibiotika behandelt werden. Als Mittel der Wahl wird *Trimethoprim-Sulfamethoxazol* eingesetzt. Die Isospora-belli-Infektion neigt zu Rezidiven nach Absetzen der Therapie und sollte dann mit einer Dauertherapie behandelt werden.

Die *Lambliasis* ist eine weltweit verbreitete Ursache für Durchfälle bei immundefizienten wie auch bei immungesunden Patienten. Die Prävalenz des Pathogens liegt in den südlichen europäischen Ländern deutlich höher als in Nordeuropa. Die Pathophysiologie der Lamblien-Infektion ist bislang nicht vollständig geklärt. Malabsorptionssyndrome im Rahmen der Lamblien-Infektion können mit einer ausgeprägten Zottenatrophie und Kryptenhyperplasie bei einigen Patienten und mit normaler Histologie der Mukosaarchitektur bei anderen einhergehen. Die experimentelle Infektion von Versuchstieren mit einer humanpathogenen Giardia-lamblia-Spezies führte zu einer *Kryptenhyperplasie* und *Zottenatrophie* mit schweren Elektrolyt- und Flüssigkeitsresorptionsstörungen, verbunden mit einer Abnahme der resorptiven Oberfläche.

Der *Nachweis* der Erreger erfolgt durch die lichtmikroskopische Untersuchung von frischem Duodenalsaft, Gewebebiopsien oder im Stuhl (Direktnachweis oder ELISA).

Die Lambliasis spricht gut auf eine Therapie mit Metronidazol (Clont) an.

Cyclospora cayetensis wird wie die Kryptosporidien der Gruppe der *Kokzidien* zugeteilt und vermehrt sich intrazellulär in den Enterozyten des Dünndarmes. Durchfallerkrankungen können bei gesunden und immunsupprimierten Personen auftreten. Bei fortgeschrittener AIDS-Erkrankung (CD4$^+$-Zellen <200/µl). können diese Erreger eine persistierende Enteritis mit chronischer Diarrhö verursachen. Der Erregernachweis erfolgt nach Färbung von Stuhlausstrichen durch säurefeste Farbstoffe mittels lichtmikroskopischer Untersuchung oder von Gewebeschnitten durch Elektronenmikroskopie.

Eine intestinale Infektion mit *Toxoplasmoseparasiten* ist sehr selten und kann zu ulzerienden Schleimhautschäden führen. Histologisch können Parasiten in der Lamina propria, der Tunica muscularis mucosae und auch im Epithel gefunden werden.

HIV-infizierte Patienten können eine disseminierte *viszerale Leishmaniose* entwickeln, überwiegend allerdings in südlichen europäischen Ländern. Magen und Dünndarm sind am häufigsten von der Infektion betroffen, das klinische Bild wird von Dysphagie, Übelkeit und Durchfällen geprägt. Die intestinale Leishmaniose erscheint im endoskopischen Befund entweder als Normalbefund oder als geringe entzündliche Reaktion und kann sich der Diagnose ohne die fokussierte histologische Untersuchung leicht entziehen. Die *Therapie* der genannten Protozoenerkrankungen unter besonderer Berücksichtigung der HIV-Infektion ist in Tabelle 29.2 zusammengefaßt.

Tabelle 29.2. Behandlung von Protozoenerkrankungen bei HIV-infizierten Patienten

Erreger	Medikament	Gesamtdosis	Applikation	Dauer
Cryptosporidium parvum	Keine kurative Therapie bekannt versuchsweise: Paromomycin (Humatin) Spiramycin (Rovamycine)	25–35 mg/kg/Tag 1–2 g	oral/3- bis 4 mal täglich oral/2 mal täglich	? ?
Mikrosporidien Septata intestinalis Enterozytozoon bieneusi	Albendazol (Eskazole) keine kurative Therapie bekannt versuchsweise: Albendazol Metronidazol (Clont) Paromomycin (Humatin)	800–1600 mg 800 mg 2000 mg 1000–2000 mg	oral/2- bis 4 mal täglich oral/2 mal täglich oral/4 mal täglich oral/2- bis 4 mal täglich	2–4 Wochen 2–4 Wochen 2–4 Wochen 2–4 Wochen
Isospora belli	Trimethoprim/ Sulfmethoxazol (Bactrim)	640 mg/3200 mg	oral/4 mal täglich	10 Tage
Gardia lamblia	Metronidazol	1500 mg	oral/3 mal täglich	10–21 Tage

29.3.2
Bakterielle Infektionen (Kap. 27)

Mykobakterien

Es wird angenommen, daß ~40% aller Patienten mit fortgeschrittener HIV-Infektion an einer disseminierten Infektion mit *Mycobacterium avium intracellulare* (MAI) erkranken. Die Infektion wird klinisch manifest bei Patienten mit $CD4^+$-Zellzahlen von <50/µml. Eine Beteiligung des Gastrointestinaltraktes führt zu chronischem Durchfall, kolikartigen Bauchschmerzen, Malabsorption und „wasting". Die histologische Untersuchung intestinaler Biopsien zeigt dabei Veränderungen, wie sie in ähnlicher Weise auch bei der Whipple-Erkrankung gesehen werden, i.e. eine Verbreiterung der Villi und Infiltration der Lamina propria mit PAS-positiven Makrophagen; MAI wird allerdings zudem in der Ziehl-Neelsen-Färbung dargestellt.

Infektionen mit *Mycobacterium tuberculosis* gewinnen zunehmend an Bedeutung und können auch den Gastrointestinaltrakt befallen. Im Gegensatz zu dem diffusen Befallsmuster der MAI-Infektion ist die M. tuberculosis-Infektion eher segmentaler Natur und kann zu lokalen Stenosen und zu Perforationen führen. Die definitive Diagnose einer intestinalen Mykobakteriose wird durch histologische und kulturelle Untersuchungen von Biopsien des Dünn- und Dickdarms gestellt. Eine *frühe Diagnose* und *Behandlung* ist entscheidend für den weiteren Verlauf der Erkrankung. Obwohl zahlreiche Isolate Resistenzen gegen mehrere Tuberkulostatika aufweisen, ist eine Kombinationstherapie effektiv, um die Anzahl der Bakterien und die klinischen Symptome des betroffenen Patienten zu vermindern. Die z. Z. eingesetzten Medikamente sind in Tabelle 29.3 zusammengefaßt.

Infektion mit anderen Bakterien

HIV-infizierte Patienten sind von vielen intestinalen Infektionen betroffen, die auch in der Allgemeinbevölkerung vorkommen. Die Häufigkeit einer *Salmonellose* bei HIV-infizierten Patienten ist gegenüber der Normalbevölkerung etwa 20fach erhöht, während andere Infektionen wie z. B. die *Shigellose* nicht häufiger als in der Normalbevölkerung auftreten.

Diese Infektionen können schwer und protrahiert verlaufen, da die Erreger bei stark immunsupprimierten Patienten eine verstärkte Virulenz entwickeln können. Wegen des häufigen Gebrauchs von Antibiotika weisen AIDS-Patienten ein erhöhtes Risiko für *Clostridium-difficile-Infektionen* auf. Die Enterobakterien *Salmonella typhimurium*, *Salmonella enteritidis*, *Shigella flexneri*, *Shigella dysenteriae*, *Shigella sonneri*, *Campylobacter jejuni*, *Yersinien* und darmadhärente, gramnegative Bakterien tragen ebenfalls signifikant zur Morbidität von HIV-infizierten Patienten bei. Während die Infektionen mit *Salmonellen* und gramnegativen Enterobakterien mit einer fortgeschrittenen Immundefizienz assoziiert sind, werden *Shigellen*-, *Yersinien*- und *Campylobacter*-Infektionen überwiegend in den frühen Stadien der HIV-Erkrankung diagnostiziert. Darmadhärente gramnegative Bakterien können im Rahmen der Koloskopie bei 17% von AIDS-Patienten mit <100 $CD4^+$-Zellen/ml, überwiegend im rechten Kolon, nachgewiesen werden. Der Nachweis dieser Bakterien ist mit einer zytopathischen Reaktion des umgebenden Gewebes und signifi-

Tabelle 29.3. Therapie von bakteriellen Infektionen bei HIV-infizierten Patienten

Erreger	Medikament	Gesamtdosis	Applikation	Dauer
atypische Mykobakterien	Kombinationstherapie:			
	Ethambutol (Myambutol)	15–25 mg/kg/Tag	oral/4 mal täglich	Dauertherapie
	Ciprofloxacin (Ciprobay)	1000–1500 mg	oral/2- bis 3 mal täglich	Dauertherapie
	Rifampicin (Eremfat)	10 mg/kg/Tag	oral/4 mal täglich	Dauertherapie
	Amikacin (Biklin)	10–15 mg/kg/Tag	oral/4 mal täglich	Dauertherapie
	Clarithromycin (Klacid)	1000 mg	oral/4 mal täglich	Dauertherapie
	Streptomycin	10–15 mg/kg/Tag, i.v.		Dauertherapie
Salmonellen	Ciprofloxacin	1000–1500 mg	oral/2 mal täglich	7–14 Tage
	Trimethoprim	320 mg	oral/2 mal täglich	7–14 Tage + Erhaltungstherapie
	Sulfamethoxazol (Bactrim)	1600 mg		
Clostridium difficile	Metronidazol	1500 mg	oral/3 mal täglich	2–4 Wochen
	Vancomycin	500–1000 mg	oral/4 mal täglich	2–4 Wochen
Shigellen	Ciprofloxacin	1000–1500 mg	oral/2- bis 3 mal täglich	7–14 Tage
Camphylobacter	Ciprofloxacin	1000–1500 mg	oral/2- bis 3 mal täglich	7–14 Tage
	Erythromycin	1000–2000 mg	oral/2- bis 4 mal täglich	7–14 Tage
Enterokokken (E.coli)	Ciprofloxacin	1000–1500mg	oral/2- bis 3 mal täglich	2–4 Wochen

kant mit dem Auftreten von Durchfällen verbunden. Die Behandlung von bakteriellen Infektionen bei HIV-infizierten Patienten folgt den allgemeinen Therapiemodalitäten und dem Antibiogramm einzelner Isolate; sie unterscheidet sich damit nicht wesentlich von der Behandlungsstrategie für immunkompetente, seronegative Patienten. Aufgrund der gehäuft beobachteten Wiederkehr einzelner Infektionen kann eine verlängerte oder auch lebenslange Therapie notwendig werden (Tabelle 29.3).

29.3.3
Virale Infektionen (Kap. 27)

Zytomegalievirus (CMV)

Das Zytomegalievirus kann alle Abschnitte des Gastrointestinaltrakts infizieren und verursacht bei einigen Patienten schwere intestinale Entzündungen. Dementsprechend stehen Schmerzen und entzündliche Reaktionen im Vordergrund des klinischen Bildes. Diese sind direkte Folge einer Zytomegalieinfektion der intestinalen Schleimhaut, einer *CMV-Pankreatitis*, *CMV-Cholangitis* oder einer Stenose der Papilla Vateri. Der Nachweis von CMV in der Darmschleimhaut ist jedoch nicht eng mit einer klinischen Symptomatik und histologischen Schleimhautschädigungen verbunden. Daher sollte der vereinzelte Nachweis von *Zytomegalieeinschlußkörperchen* mit Skepsis beurteilt werden, insbesondere dann, wenn die Klinik nicht für eine CMV-Kolitis typisch ist.

■ **Therapie.** Die Zytomegalievirusinfektion des Gastrointestinaltraktes kann wirksam behandelt werden. Eine Behandlung mit *Ganciclovir* (Cymeven, 2 × 5 mg/kg/Tag, i.v.) führt bei etwa 75 % der behandelten Patienten zur klinischen Besserung. Die Behandlung führt zum Verschwinden der Ulzera und der Zytomegalievirusseinschlußkörperchen in der Histologie. Bei alleinigem Befall des Gastrointestinaltraktes sollte die Behandlung über 2 bis 4 Wochen erfolgen. Eine Dauerprophylaxe erscheint nur nötig, wenn mindestens ein Rezidiv der Infektion nachgewiesen werden konnte. Zur Zeit ist noch unklar, ob eine Prophylaxe mit oralem Ganciclovir bei Patienten mit rezidivierender Zytomegalievirusinfektion des Darmes erfolgreich ist. Als Alternative zu Ganciclovir kann *Foscarnet* (Foscavir, 2 × 90 mg/kg/Tag, i.v.) eingesetzt werden, das insbesondere für Therapieversager der Ganciclovirbehandlung in Frage kommt.

Andere Virusinfektionen des Gastrointestinaltraktes

Mehrere andere Viren werden als Ursache für enterale Symptome betrachtet. In einer Studie von Grohmann et al. wurden Viren in 35 % von 109 Stuhlproben von HIV-Patienten mit Durchfällen, aber nur in 12 % von 113 Proben von HIV-Patienten ohne Durchfälle isoliert. Stuhlproben von Patienten mit Durchfällen wiesen signifikant häufiger Astroviren, Picobirnaviren, Caliciviren und Adenoviren sowie gemischte virale Infektionen auf. Die Ergebnisse lassen vermuten, daß eine intestinale Virusinfektion häufiger als Ursache für chronische Durchfälle bei HIV-infizierten Patienten in Betracht kommt als bakterielle oder parasitäre Erkrankungen. Andererseits wurde auch gezeigt, daß Viren bei HIV-infizierten Patienten zwar häufiger vorkommen als in der Normalbevölkerung, aber nicht signifikant mit dem Vorkommen von Durchfällen assoziiert sind. Zur Zeit sind keine systematischen Studien verfügbar, um die Bedeutung einzelner intestinal nachweisbarer Viren für die Entstehung von Durchfällen, Malabsorption und andere klinische Symptome breitbasig beurteilen zu können.

29.4
Maligne Erkrankungen des Intestinaltraktes

Zu den Neoplasien, die gehäuft bei HIV-infizierten Patienten auftreten, gehören das Kaposi-Sarkom sowie maligne Non-Hodkin-Lymphome.

Das *Kaposi-Sarkom* tritt fast ausschließlich bei Männern, insbesondere bei homosexuellen weißen Männern, auf. Dieser Tumor wächst disseminiert und wird bei 30–50 % der AIDS-Patienten im Gastrointestinaltrakt nachgewiesen. Der Nachweis von Herpesvirussequenzen (humanes Herpesvirus 8) in Tumoranteilen hat zu der Vermutung geführt, daß eine virale Koinfektion zur Auslösung des Tumorwachstums beiträgt. Kaposi-Sarkome imponieren als violett bis rötliche erscheinende Knötchen bzw. flächenhafte Läsionen; diese können ulzerieren und bluten, lebensgefährliche Blutungen oder Perforationen im Gastrointestinaltrakt sind allerdings sehr selten.

Klinische Symptome treten meist erst spät im Verlauf der HIV-Infektion auf, z. B. durch Eiweißverluste infolge Verlegung regionaler Lymphabflußwege oder Ileus-Symptome aufgrund einer Obstruktion des Darmlumens. Die Histologie der Tumoren ist an allen Manifestationsorten ähnlich. Frühe Läsionen sind gekennzeichnet durch eine chronische Entzündung des betroffenen Gewebes und subtile Kapillarproliferation, fortgeschrittene Läsionen zeigen charakteristische Spindelzellen und kavernöse Hohlräume mit atypischen Endothelzellen.

Der Befall des Gastrointestinaltraktes mit dem Kaposi-Sarkom ist prognostisch relevant; ein Staging des Kaposi-Sarkoms ist jedoch bis auf wenige Ausnahmen nicht sinnvoll, da die Ausdehnung nicht mit der Mortalität korreliert.

Durch eine gezielte *Therapie* des Kaposi-Sarkoms konnte die Prognose des Patienten bisher nicht beeinflußt werden, d.h. sie trägt palliativen Charakter. Zur Behandlung haben sich abhängig vom Befallsmuster lokale und systemische Therapien sowie Kombinationstherapien aus beiden Verfahren bewährt. Kryotherapie, Bestrahlung, lokale Zytostatika bzw. Interferon oder eine chirurgische Exzision können zur Behandlung einzelner Kaposi-Läsionen der Haut und der durch Endoskopie zugängigen Schleimhäute des Gastrointestinaltraktes bzw. anderer innerer Körperoberflächen sinnvoll sein. Systemische Behandlungsformen zur Reduktion der Tumormasse beinhalten die Anwendung von *α-Interferon*, *Zytostatika* und die *Hormonbehandlung* mit *β-HCG*.

Non-Hodgkin Lymphome treten bei etwa 10% der HIV-infizierten Patienten und damit etwa 20 mal häufiger als bei HIV-negativen Patienten auf. Der Gastrointestinaltrakt ist bei etwa 50% der Patienten befallen und stellt damit den häufigsten extranodalen Manifestationsort dar. Die Lymphome können im gesamten GI-Trakt auftreten und werden am häufigsten in Dünn- und Dickdarm diagnostiziert. Mehr als 95% der Lymphome sind immunoblastischer Natur, ausgehend von den B-Zellen des Immunsystems. In der Mehrzahl der Lymphome können EBV-Sequenzen nachgewiesen werden, allerdings ist die pathogenetische Rolle der EBV-Infektion nicht zweifelsfrei nachgewiesen.

Zur *Therapie* der Non-Hodgkin-Lymphome wurden zahlreiche Regime publiziert, deren vollständige Darstellung den Rahmen dieses Kapitels sprengen würde. Eine von der deutschen HIV-NHL-Studiengruppe empfohlene Therapie beinhaltet eine Chemotherapie mit CHOP, i.e. Cyclophosphamid (750 mg/m², i.v.), Hydroxydaunorubicin (50 mg/m², i.v.), Oncovin (1,5 mg/m², i.v.) Prednison (100 mg/m², i.v.), mit intrathekaler Zytostatikainjektion zur ZNS-Prophylaxe (15 mg Methotrexat), gefolgt von einer Erhaltungstherapie mit Interferon α (3 × 5 Mio. I.E./Woche, s.c.) und antiviraler Kombinationstherapie. Bei Hochrisikopatienten sollte die CHOP-Dosierung reduziert werden. Eine Strahlentherpie erfolgt bei regionalem Befall (ZNS, obere Körperhälfte) ohne extranodalen Befall von Organen.

29.5
Symptomatische Therapie von HIV-assoziierten Diarrhöen

Die Behandlung der HIV-assoziierten Diarrhö sollte die pathophysiologische Störung individuell berücksichtigen. Die subtile Suche und Sanierung von Pathogenen ist daher als kausale Therapie am geeignetesten, zu einer durchgreifenden Besserung der Symptomatik zu führen. Die Behandlung von opportunistischen Infektionen sollte immer auch von einer antiretroviralen Kombinationstherapie zur allgemeinen Verbesserung der lokalen und allgemeinen Immunfunktion begleitet werden.

In vielen Fällen kann die zugrundeliegende Ursache jedoch nicht eruiert und/oder gezielt behandelt werden. In diesen Fällen stehen symptomatische und supportive Behandlungsformen im Vordergrund.

Octreotide (Sandostatin), ein Somatostatinanalogon, supprimiert die Hormonsekretion von neuroendokrinen Zellen und kann bei einigen Patienten zur symptomatischen Therapie eingesetzt werden. Dieses Peptid hemmt auch die intestinale Motilität und fördert dadurch die Resorption von Flüssigkeit und Elektrolyten. Auf der anderen Seite führt Octreotide zu einer Hemmung der exokrinen Pankreassekretion und interferiert mit der Digestion und Resorption oral aufgenommener Nahrungsstoffe.

Cholestyramin (Quantalan) bindet Gallensäuren und ist besonders dann hilfreich, wenn isolierte Funktionsstörungen des Ileums vorliegen, die eine chologene Diarrhö verursachen.

Die Indikationen für den Einsatz von *Opioiden* bzw. *Loperamid* (Imodium) entsprechen denen für die Behandlung von nicht HIV-infizierten Patienten. Opioide wirken direkt auf die zirkuläre Muskulatur des Darmes, erhöhen die segmentalen Kontraktionen und prolongieren damit die Transitzeit des Darminhaltes. Opiate erhöhen zudem den Tonus des M. sphinkter ani.

Quellstoffe mit hygroskopischen Eigenschaften adsorbieren endoluminale Flüssigkeit und können gelegentlich bei Patienten mit milden Symptomen eingesetzt werden. Phenothiazine und nichtsteroidale Antirrheumatika (cave!) komplettieren die Liste an Medikamenten, die zur Behandlung von Durchfallerkrankungen bei ausgewählten Patienten eingesetzt wurden (Tabelle 29.4).

29.6
Diagnostisches Vorgehen bei HIV-assoziierten Diarrhöen

Die Erhebung der Krankengeschichte und des Immunstatus stehen am Anfang der diagnostischen Evaluation von HIV-infizierten Patienten mit Durchfällen. Von besonderer Bedeutung sind Informationen über Auslandsaufenthalte, die Einnahme von Medikamenten und Drogen, über sexuelle Praktiken und über Ernährungsgewohnheiten. Die Bestimmung der CD4$^+$-Helferzellzahl, der Viruslast und bereits aufgetretener AIDS-definierender Erkrankungen können wichtige Hinweise auf die Ätiologie der vor-

Tabelle 29.4. Maßnahmen und Medikamente zur symptomatischen Behandlung von Diarrhöen

Art	Durchführung/Dosierung
Diät	z. B. laktosefrei, fettarm, MCT-Fette
Na$^+$-Glukosehaltige Trinklösungen	90 mM/l Na$^+$, 20 g/l KH
Elementardiät	per Sonde oder PEG
Totale parenterale Ernährung	nach Schwere des Verlustes z. B. über z. B. Groshong-Katheter
Loperamid (Imodium)	3- bis 6 mal 2 mg/Tag
Octeotride (Sandostatin)	50–500 µg, s. c. alle 8 h
Colestyramin (Quantalan)	3- bis 6 mal 4 g/Tag
Opioide (Tinctura opii)	3 × 10 Tropfen (steigerbar nach Bedarf)
S. boulardii (Perenterol forte)	3 × 1 g/Tag

Tabelle 29.5. Diarrhö beim AIDS-Dünndarm- oder Dickdarmtyp

Zeichen/Symptome	Dünndarmtyp	Dickdarmtyp
Frequenz	3–8	3–30
Volumen	variabel, oft groß	klein
Intervall	variabel	regelmäßig
Geformter Stuhl?	selten	nie
Blutiger Stuhl	(–)	okkult
Tenesmen	(–)	(+/–)
Fieber	(–)	(+)
Hinfälligkeit	leicht/mittelgradig	mittelgradig/schwer
Appetit	wenig/gut	wenig/schlecht
Pathophysiologie	Malabsorption	Entzündung
Häufige Ursachen	Kryptosporidien, andere Parasiten, MAI	Kryptosporidien, MAI CMV, Clostridium difficile, bakteriell

liegenden Darmerkrankung geben. Die Schilderung von Symptomen durch den Patienten sollte eine körperliche Untersuchung mit Erfassung des Ernährungsstatus folgen, um systematische und lokale Zeichen von Erkrankungen zu erkennen. Die Abschätzung von Stuhlvolumen, Stuhlfrequenz und Gewichtsverlust erlaubt die Beurteilung der Schwere des Durchfalls und kann als Parameter für den Therapieerfolg herangezogen werden. Die Präsenz von abdominalen Krämpfen, großvolumigem Stuhl in niedriger Frequenz und Zeichen von Malabsorption lassen eine Dünndarmerkrankung vermuten, während häufige, kleinvolumige und blutige Stühle eher auf eine kolorektale Genese schließen lassen (Tabelle 29.5).

Aufgrund der häufig infektiösen Genese steht die Analage von Stuhlkulturen (3 mal), die Aufbereitung von frischen Stuhlproben für mikroskopische Untersuchungstechniken und der Nachweis von Enterotoxinen am Anfang der spezifischen Diagnostik von HIV-assoziierten Durchfällen. Nach Identifizierung eines Erregers sollte eine spezifische Therapie, falls verfügbar, zur Eradizierung oder Kontrolle des infektiösen Geschehens eingesetzt werden. Ohne Erregernachweis nach wiederholter Untersuchung oder bei erfolgloser spezifischer Therapie (Zweitinfektion?) sollte die Durchführung einer Endoskopie mit Entnahme von Gewebebiopsien und endoluminaler Flüssigkeit erwogen werden. Neben dem Nachweis von Erregern können auch Aussagen über das Vorliegen von Tumorerkrankungen oder die Architektur der Darmwand (HIV-Enteropathie?) gemacht werden. Bei Erkrankung des Gastrointestinaltraktes im Rahmen von Systemerkrankungen können bildgebende radiologische oder sonographische Verfahren zur Diagnose (z. B. des Kaposi-Sarkoms) beitragen.

Literatur

Batman PA, Miller ARO, Forster SM, Harris JRW, Pinching AJ (1989) Jejunal enteropathy associated with human immunodeficiency virus infection: quantitative histology. J Clin Pathol 42:275–281

Batman PA, Miller ARO, Sedgwick PM, Griffin GE (1991) Autonomic denervation of jeunal mucosa of homosexual men with HIV. AIDS 5:1247–1252

Blanshard C, Gazzard BG (1995) Natural history and prognosis of diarrhoea of unknown cause in patients with acquired immunodeficiency syndrome. Gut 36:283–286

Buret A, Hardin JA, Olson ME, Gall DG (1992) Pathophysiology of small intestinal malabsorption in gerbils infected with Giardia lamblia. Gastroenterology 103:506–513

Cali A, Kotler DP, Orenstein JM (1993) Septata intestinalis N. G., N. Sp., an intestinal microsporidian associated with chronic diarrhea and dissemniantion in AIDS patients. J Eukaryot Microbiol 40:101–112

Carr A, Mariott D, Field A, Vasak E, Cooper DA (1998). Treatment of HIV-1-associated microsporidiosis and cryptosporidiosis with combination antiretroviral therapy. Lancet 351:256–261

Cello JP, Grendell JH, Basuk P et al. (1991) Effect of octeotride on refractory AIDS-associated diarrhea: a prospective, multicenter trial. Ann Int Med 115:705–709

Connolly GM, Forbes A, Gazzard BG (1990) Investigation of seemingly pathogen-negative diarrhoea in patients with HIV1. Gut 31:886–889

Cummins AG, Labrooy JT, Stanley DP, Rowland R, Shearman DJC (1990) Quantitative histological study of enteropathy associated with HIV-infection. Gut 31:317–321

DeHovitz JA, Pape JW, Boncy M, et al. (1986) Clinical manifestations and therapy of Isospora belli infection in patients with the acquired immunodeficiency syndrome. N Engl J Med 315:87–90

Eeftinck-Schattenberk JKM, Van Gool V, Van Ketel RJ, Bartelsman JFWM, Kuiken CL, Terpstra WJ et al. (1991) Clinical significance of small intestinal microsporidiosis in HIV-infected individuals. Lancet 337:895–898

Genta RM, Chapell Cl, White AC, Kimball KT, Goodgame RW (1993) Duodenal morphology and intensity of infection in AIDS-related intestinal cryptosporidiosis. Gastroenterology 105:1769–1775

Goodgame RW, Kimball K, Ou CN, Clinton-White A, Genta RM, Lifschitz CH et al. (1995) Intestinal function and injury in acquired immunodeficiency syndrome-related cryptosporidiosis. Gastroenterology 108:1075–1082

Greenson JK, Belitsos PC, Yardley JH, Bartlett JG (1991) AIDS enteropathy: occult enteric infections and duodenal mucosal alterations in chronic diarrhea. Ann Int Med 114:366–372

Grohmann GS, Glass RI, Pereira HG, Monroe SS, Hightower AW, Weber R et al. (1993) Enteric viruses and diarrhea in HIV-infected patients. N Engl J Med 329:14–20

Janoff EN, Jackson S, Wahl SM, Thomas K, Petermann JH, Smith PD (1994) Intestinal mucosal immunoglobulins during human immunodeficiency virus type 1 infection. J Infect Dis 170:299–307

Keating J, Bjarnason I, Somasundaram S, Mcpherson A, Francis N, Price AB et al. (1995) Intestinal absorptive capacity, intestinal permeability and jejunal histology in HIV and their relation to diarrhea. Gut 37:623–629

Kotler DP, Gaetz HP, Lang M (1984) Enteropathy associated with the acquired immunodeficiency syndrome. Ann Intern Med 101:421–428

Kotler DR, Orenstein JM (1993) Chronic diarrhea and malabsorption associated with enteropathogenic bacterial infection in a patient with AIDS. Ann Int Med 119:127–128

Kotler DP, Orenstein JM (1994) Prevalence of intestinal microspiridiosis in HIV-infected individuals referred for gastroenterological diagnosis. Am J Gastroenterol 89:1998–2002

Lambl BB, Federman M, Pleskow D, Wanke CA (1996) Malabsorption and wasting in AIDS patients with microsporidia and pathogen-negative diarrhea. AIDS 10:739–744

Levine WC, Buehler JW, Bean, NH, Tauxe RV (1991). Epidemiology of non-thyphoidal Salmonella bacteremia during the human immunodeficiency virus epidemic. J Infect Dis 164:81–87

Lim SG, Menzies IS, Lee CA, Johnson MA, Pounder RE (1993) Intestinal permeability and function in patients infected with human immunodeficiency virus. Scand J Gastroenterol 28:573–580

Orenstein JM, Tenner M, Kotler DP (1992) Localization of infection by microsporidian Enterocytozoon bieneusi in the gastrointestinal tract of AIDS-patients with diarrhea. AIDS 6:195–197

Ott M, Lembcke B, Staszewski S, Helm EB, Caspary WF (1991) Intestinale Permeabilität bei Patienten mit erworbenem Immundefekt-Syndrom (AIDS). Klin Wochenschr 69:715–721

Ott M, Lembcke B, Herrmann G, Windmann A, Dillmann E, Caspary WF (1992) Intestinal polyamines and disaccharidases in HIV enteropathy – influence of opportunistic intestinal cytomegalovirus-infection. In: Dowling RH, Fölsch UR, Löser Chr (Hrsg) Polyamines in the Gastrointestinal. Tract. Kluwer Academic Publishers, Amsterdam, S 263–267

Ott M, Lembcke B, Fischer H, Jäger R, Polat H, Geier H et al. (1993) Early changes of body composition in HIV-infected patients. Neither body weight nor the body mass index but tetrapolar impedance analysis (BIA) indicates significant malnutrition. Am J Clin Nutr 57:15–19

Ott M, Wegner A, Caspary WF, Lembcke B (1993) Intestinal absorption and malnutrition in patients with the acquired immunodeficiency syndrome (AIDS). Z Gastroenterol 31:661–665

Ott M, Fischer H, Polat H, Helm EB, Frenz M, Caspary WF et al. (1995) Bioelectrical impedance analysis as a predictor of survival in patients with the human immuno-deficiency virus-infection. J AIDS 9:20–25

Pol S, Romana CA, Richard S, Amouyal P, Desportes-Livage I, Carnot F et al. (1993) Microsporidia infection in patients with the human immunodeficiency virus and unexplained cholangitis. New Engl J Med 328:95–99

Rabeneck L, Gyorkey F, Genta RM, Gyorkey P, Foote LW, Risser JMH (1993) The role of Microsporidia in the pathogenesis of HIV-related chronic diarrhea. Ann Int Med 119:895–899.

Schneider T, Jahn HU, Schmidt W, Riecken EO, Zeitz M, Ullrich U et al. (1995) Loss of CD4 T lymphocytes in patients infected with human immunodeficiency virus type 1 is more pronounced in the duodenal mucosa than in peripheral blood. Gut 37:524–529

Ullrich R, Zeitz M, Heise W, L'age M, Hoffken G, Riecken EO (1989) Small intestinal structure and function in patients infected with human immunodeficiency virus infection (HIV): evidence for HIV-induced enteropathy. Ann Intern Med 111:15–21

Wilcox CM, Schwartz DA, Cotsonis G, Thompson III SE (1996) Chronic unexplained diarrhea in human immunodeficiency virus infection: determination of the best diagnostic approach. Gastroenterology 110:30–37

Kapitel 30
Bakterielle Überbesiedlung des Dünndarms

B. LEMBCKE

30.1 Pathophysiologie 348
30.1.1 Bakterielle Flora des Gastrointestinaltrakts 348
30.1.2 Pathogenese des Malassimilationssyndroms 348

30.2 Ätiologie 349
30.2.1 Intestinale Stase 349
30.2.2 Hypo-/Anazidität 349
30.2.3 Dünndarm- und Kolonchirurgie 350
30.2.4 Gallenwegschirurgie 352

30.3 Klinik 352
30.3.1 Malassimilation 353
30.3.2 Diagnostik 353

30.4 Therapie 354
30.4.1 Internistische Therapie 354
30.4.2 Chirurgische Therapie 354

Literatur 355

Die klinische Entität der bakteriellen Überbesiedlung des Dünndarms (sog. Blindsacksyndrom; in der anglo-amerikanischen Literatur: „blind loop syndrome", „bacterial overgrowth syndrome" oder „contaminated small bowel syndrome") umfaßt

- eine bakterielle Überbesiedlung des Dünndarms in quantitativer Hinsicht,
- qualitative Veränderungen der Bakterienflora und
- eine Malassimilation von Nahrungsbestandteilen, insbesondere von Nahrungsfetten und Vitamin B_{12}.

Mikrobiologisches Kriterium der bakteriellen Überbesiedlung des Dünndarms ist in der Regel das Auftreten sog. Fäkalkeime („Kolonflora") im Dünndarm d.h. obligat anaerober Species bzw. von Coliformen in einer Dichte von $>10^5$ Keimen/ml Jejunalaspirat. Allerdings kann eine solche Besiedlung (selten) auch einmal ohne Malassimilationssyndrom auftreten und umgekehrt eine abnorme Proliferation ($>10^5$ Keime/ml) ausschließlich aerober Keime morphologische und Funktionsstörungen im Sinne eines Blindsacksyndroms verursachen.

Die häufig gebrauchten Bezeichnungen *„Blindsacksyndrom"* oder *„Syndrom der blinden Schlinge"* orientieren sich an einem Teilaspekt im Spektrum vielfältiger möglicher Ursachen dieser Entität (Tabelle 30.1); auch der Terminus „bakterielle Kontamination des Dünndarms" wird dem Krankheitsbild nicht gerecht, da eine Kontamination die exogene Keimbesiedlung eines vordem sterilen Bezirkes beinhaltet. Zutreffend ist die Bezeichnung *„bacterial*

Tabelle 30.1. Ursachen einer bakteriellen Überbesiedlung des Dünndarms

1 Intestinale Stase	*Stase durch Behinderung der Ingestapassage:* mechanische Obstruktion durch Striktur (primär, postoperativ oder radiogen), entzündliche oder neoplastische Stenosen (z.B. bei M. Crohn, Lymphom, Karzinoid), Motilitätsstörungen des Dünndarms (bei diabetischer Neurogastroenteropathie, Sklerodermie, Amyloidose, intestinaler Pseudoobstruktion, als Folge radiogener Schädigung oder nach Vagotomie) mit Unterbrechung der sog. Housekeeper-Funktion des interdigestiven myoelektrischen Komplexes und möglicherweise auch durch langfristige Einnahme motilitätshemmender Pharmaka (z.B. Morphinpräparate, Anticholinergica), Megaduodenum bei Ehlers-Danlos-Syndrom, Malrotation; *Stasebezirke in Blindsäcken und ausgeschalteten Schlingen:* duodenal- und Jejunaldivertikel, chirurgisch angelegte blinde Schlingen (Billroth-II-Anastomose, intestinale Bypasschirurgie, enteroenterale Anastomosen), enteroenterale, enterokolische Fisteln.
2 Hypo- bzw. Anazidität	chronisch atrophische Gastritis (perniziöse Anämie), nach Vagotomie, medikamentös bedingt, bei betagten Patienten (?)
3 Immunologische Faktoren	Hypo- und Agammaglobulinämie, erworbenes Immunmangelsyndrom (AIDS).
4 Extraintestinales Reservoir/ nicht klassifizierbare Ursachen	Cholangitis, enterokolische Fistel, dekompensierte Leberzirrhose; Alkoholismus.

owergrowth syndrome", die das charakteristische, gemeinsame Kriterium der abnormen bakteriellen Proliferation betont; im deutschen Schrifttum sollte das Krankheitsbild daher als *"bakterielle Überbesiedlung des Dünndarms"* bezeichnet werden.

30.1 Pathophysiologie

30.1.1 Bakterielle Flora des Gastrointestinaltrakts

Der obere Gastrointestinaltrakt ist beim Menschen im Nüchternzustand nur spärlich mikrobiell besiedelt und häufig steril. Das Auftreten von bis zu 10^4 Keimen/ml Darminhalt, in der Regel als grampositive Intestinalflora mit Streptokokken, Staphylokokken und Lactobazillen sowie Hefen, aber auch einzelnen anaeroben Species, wird heute nicht als Kontamination, sondern als eine transiente Flora „en route" im Dünndarm angesehen.

Der distale Dünndarm entspricht einer Übergangszone zwischen der spärlichen Besiedlung des oberen Dünndarms und der komplexen Bakterienflora des Kolons, d.h. Keimdichte und die Zahl der Bakterienspezies nehmen nach distal zu (Abb. 30.1). Im Ileum finden sich gehäuft gramnegative Bakterien (z.B. Coliforme) und obligate Anaerobier (vorwiegend Bacteriodaceae) in höherer Keimzahl (10^5–10^8/ml).

In der Flora des Kolons mit 10^{10}–10^{12} Bakterien/g übertrifft die Zahl der nichtsporenbildenden obligaten Anaerobier der Genera Bacteroides, Bifidobacterium, Eubacterium und Propionobacterium die Lactobazillen und fakultativen Organismen wie orale Streptokokken, Streptococcus faecalis oder Escherichia coli um den Faktor 10^3–10^4; Veillonellaspecies, Hefen, Proteus, Klebsiella und Pseudomonas, die häufiger nachgewiesen werden, sind quantitativ von untergeordneter Bedeutung.

Eine pathologische Besiedlung des Dünndarms, die Krankheitserscheinungen verursacht, geht praktisch immer mit Dünndarmaspiraten von mehr als 10^5 Keime/ml Darminhalt vom Typ der sog. Kolonflora einher.

Kontrollmechanismen

Neben intermikrobiellen Wechselbeziehungen, deren klinische Bedeutung in vivo im einzelnen nicht bekannt ist, sind als wichtige physiologische Kontroll- und Regulationsvorgänge der transienten Dünndarmflora in den Beziehungen zwischen Wirt und Intestinalflora folgende Mechanismen zu nennen:

- normale propulsive Peristaltik, Motilität (Phase III des MMC) bzw. Flußgeschwindigkeit im Dünndarm,
- normale gastrale Säuresekretion,
- immunologische Faktoren.

Bei einer Störung dieser Mechanismen durch Erkrankungen, Operationen oder Medikamente ist beim Auftreten von Durchfällen, begleitender Steatorrhö und einer Vitamin B_{12}-Malabsorption (Latenz!) an eine bakterielle Überbesiedlung des Dünndarms zu denken (Tabelle 30.1).

30.1.2 Pathogenese des Malassimilationssyndroms

Eine bakterielle Überbesiedlung des Dünndarms führt zu erheblicher Beeinträchtigung digestiver und resorptiver Prozesse, in deren Folge subjektive Beschwerden (Blähungen, Flatulenz, Durchfälle) und nutritive Mangelerscheinungen auftreten können. Darüber hinaus muß prinzipiell mit Veränderungen der Bioverfügbarkeit und des Metabolismus von Medikamenten gerechnet werden.

Die heute vorliegenden pathophysiologisch-klinischen Daten und experimentellen Untersuchungen lassen eine pathogenetische Rolle folgender Mechanismen für die Entstehung des *Malassimilationssyndroms* bei der bakteriellen Überbesiedlung erkennen:

1) Eine bereits im Dünndarm eintretende *Dekonjugation* konjugierter *Gallensäuren* (Glykochol-, Taurochol- und Chenodesoxycholsäure) führt zu einem Unterschreiten der kritischen mizellaren Konzentration von Gallensäuren, da dekonjugierte Gallensäuren schlechtere Mizellenbildner sind und ihre Konzentration im Jejunum durch Resorption oder auch Präzipitation zusätzlich

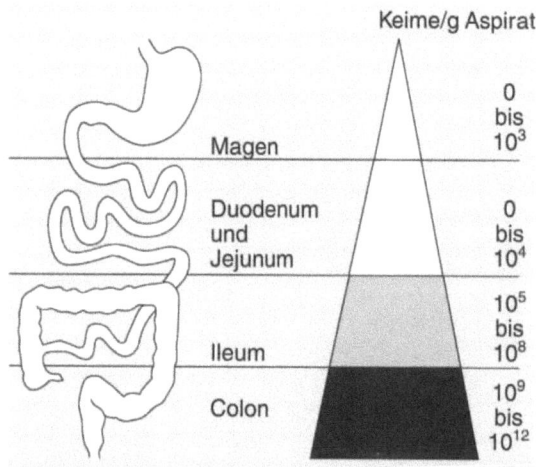

Abb. 30.1. Keimkonzentrationen der Bakterienflora im Gastrointestinaltrakt

abnimmt. Folge eines Unterschreitens der *kritischen mizellaren Gallensäurekonzentration* ist eine *Steatorrhö*, die bei etwa einem Drittel der Patienten beobachtet wird.

Als weitere Störungen der Fettassimilation wurden eine verminderte Aufnahme von Fett in die Mukosazelle und eine beeinträchtigte Ausschleusung von Chylomikronen im Zusammenhang mit morphologischen Mukosaschäden beschrieben. Diese ultrastrukturellen, auch lichtmikroskopisch erfaßbaren Schleimhautveränderungen werden u. a. auf eine toxische Wirkung dekonjugierter Gallensäuren zurückgeführt.

2) Die bakterielle Metabolisierung ungesättigter Fettsäuren zu *Hydroxyfettsäuren* kann zur *Mukosaschädigung* beitragen und *wäßrige Durchfälle* (sekretagoge Laxanzienwirkung) auslösen.

3) Zu einer Störung der Digestion bzw. Resorption von Kohlenhydraten bei der bakteriellen Überbesiedlung tragen eine *Abnahme der Disaccharidasenaktivitäten* in der enterozytären Bürstensaummembran, verursacht durch dekonjugierte Gallensäuren wie auch bakterielle Proteasen, eine Beeinträchtigung der Resorption von Zuckern in Gegenwart dekonjugierter Gallensäuren sowie eine endoluminale bakterielle Utilisierung von Kohlenhydraten mit Entstehung kurzkettiger Fettsäuren und Gasbildung (CO_2, H_2) bei.

4) In ähnlicher Weise bewirken bakterielle *Degradation* und die Resorptionshemmung von *Aminosäuren* eine Malassimilation von Eiweiß.

5) Eine Verminderung der *Vitamin B_{12}-Resorption* tritt als Folge bakterieller Bindung [kompetitiv zur Bindung an Intrinsic-Factor (IF) oder Bindung des B_{12}-IF-Komplexes] auf, die stärker ist als die Affinität zum Transportsystem in Ileum, sowie bei Utilisierung des Zyanokobalamins und Umwandlung in Cobamide.

30.2
Ätiologie

Klassische Ursachen der bakteriellen Überbesiedlung sind stasewirksame Behinderungen der gastrointestinalen Motilität durch lokale oder systemische Ursachen bzw. anatomisch oder chirurgisch angelegte blinde Schlingen, Beeinträchtigungen der gastralen Säureproduktion, immunologische Störungen der Mukosafunktion sowie enterokolische Fisteln bzw. Keimzuströme aus einem extraintestinalen Reservoir [z. B. Cholangitis, starke exogene Keimbelastung (in unterentwickelten Ländern)].

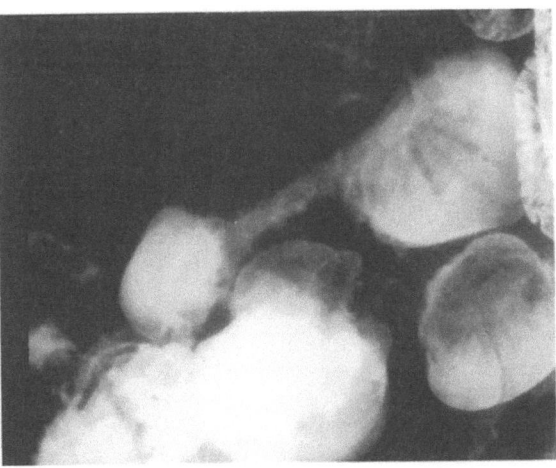

Abb. 30.2. Stenosiertes Segment und Dilatation des Dünndarms beim M. Crohn (Bodart-Segment) als Ursache einer bakteriellen Überbesiedlung des Dünndarms

30.2.1
Intestinale Stase

Chronische *mechanische Obstruktion* (Strikturen, Stenose, Adhäsion, Konglomerattumor), z. B. bei M. Crohn (Abb. 30.2), radiogener Stenose, Tumorstenose oder Amyloidose sind wichtige *lokale Ursachen* einer bakteriellen Überbesiedlung des Dünndarms.

Daneben sind *Motilitätsstörungen* durch *systemische Ursachen* wie z. B. die chronisch idiopathische bzw. sekundäre intestinale Pseudoobstruktion (CIPO; Abb. 30.3), bei der diabetischen Neurogastroenteropathie, der Sklerodermie, aber auch die langfristige medikamentöse Hemmung der Darmmotilität (Medikamente mit anticholinerger Wirkung, Morphinpräparate) klinisch wichtige Ursachen einer bakteriellen Überbesiedlung. Im Gegensatz zu anatomischen Ursachen intestinaler Motilitätsstörungen (z. B. Ehlers-Danlos-Syndrom, Malrotationsanomalien) ist bei der fortgeschrittenen (meist alkoholbedingten) Leberzirrhose der Mechanismus der bakteriellen Überbesiedlung nicht klar; diskutiert wird ein Zusammenwirken aus Motilitätsveränderungen des Dünndarms (Aszites, fraglich Neuropathie, Darmwandödem durch Hypoproteinämie), der Säuresekretion des Magens und einer gestörten Abwehrfunktion.

30.2.2
Hypo-/Anazidität

Die Magensäure stellt einen wichtigen Mechanismus zur Reduktion der *gastralen* Keimzahl dar; zwischen der Keimdichte (log N/ml) und dem pH-Wert des Magensaftes besteht dabei eine lineare Korrelation. Darüber, inwieweit die Azidität damit die Besiedlung des *Dünndarms* beeinflußt, liegen widersprüchliche

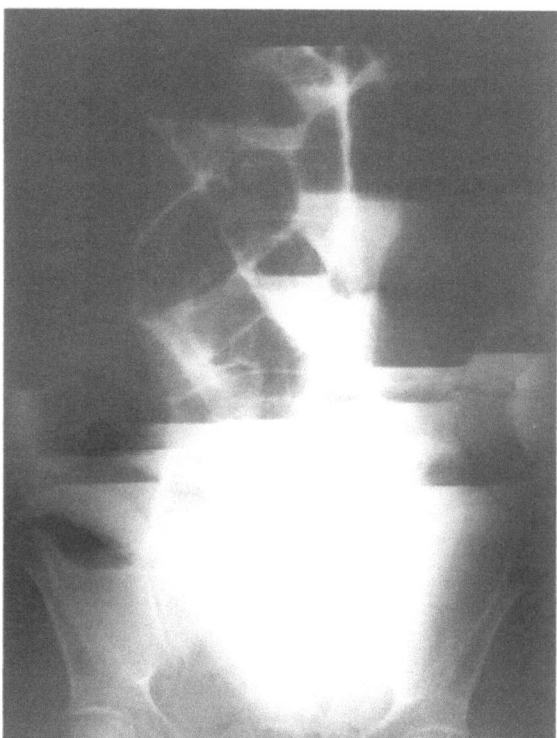

Abb. 30.3. Chronische idiopathische intestinale Pseudoobstruktion (CIPO) als Ursache eines schweren Malassimilationssyndroms infolge bakterieller Überbesiedlung des Dünndarms. Therapie: heimparenterale Dauerernährung

Befunde vor. Eine Reihe von Untersuchungen weist nach, daß Hypo- und Achlorhydrie eine bakterielle Überbesiedlung des Dünndarms begünstigen.

Gray und Shiner konnten allerdings bei Patienten mit Achlorhydrie nachweisen, daß trotz vermehrten Einstroms von Bakterien im Zusammenhang mit der Nahrungsaufnahme Proben aus dem Dünndarm während des *Nüchternzustands* häufig steril bleiben. Man kann daher annehmen, daß auch beim Ausbleiben der säurevermittelten Inaktivierung von Bakterien im Magen die Reinigungsmechanismen des Dünndarms ausreichen, eine permanente Überwucherung zu verhindern. Möglicherweise beeinflußt daher aber besonders das Hinzutreten anderer Faktoren mit Veränderungen des interdigestiven myoelektrischen („migrating") Motorkomplexes (MMC) oder des Immunstatus das klinische Bild.

Magenchirurgie

Befunde von Greenlee et al. lassen erkennen, daß die Säurereduktion nach operativen Eingriffen am Magen nicht die Conditio sine qua non für eine bakterielle Überbesiedlung darstellt: Diese Autoren fanden beim Menschen keine Korrelation der Säuresekretionsverhältnisse und der jejunalen Bakterienbesiedlung nach elektiv durchgeführter (trunkulärer) Vagotomie mit Antrektomie und Billroth-I- bzw. -II-Anastomose. Sie konnten ferner experimentell belegen, daß die selektiv-proximale Vagotomie im Gegensatz zur gastralen oder trunkulären Vagotomie mit Pyloroplastik, zur trunkulären Vagotomie mit Antrektomie und Billroth-I- oder -II- Anastomose bzw. zur subtotalen Gastrektomie mit Billroth-II-Anastomose keine bakterielle Überbesiedlung des Dünndarms verursacht, obwohl die Säureproduktion nicht weniger gehemmt wird als durch die anderen genannten Operationstechniken. Browning et al. fanden 18 Monate postoperativ – ebenfalls ohne Korrelation zur Säurensuppression – unter ihren Patienten mit trunkulärer Vagotomie und Pyloroplastik bei 9 % eine bakterielle Überbesiedlung, verglichen mit 50 % nach Vagotomie plus Gastrojejunostomie, – Hinweis auf die Bedeutung der Passagestörung.

Es ist darauf hingewiesen worden, daß chirurgische Maßnahmen mit einer Beeinflussung des interdigestiven myoelektrischen Komplexes („migrating motor complex"; MMC) zu bakterieller Überbesiedlung des Dünndarms führen. Die kausale Bedeutung eines gestörten MMC für das Krankheitsbild ist beim Menschen wahrscheinlich, aber nicht durchgehend nachweisbar. So war in der ursprünglichen Untersuchung von Vantrappen et al. nur bei 5 von 12 Patienten mit bakterieller Überbesiedlung eine entsprechende Motilitätsstörung identifizierbar. Ähnlich zu interpretieren ist der genannte Befund, daß eine trunkuläre Vagotomie nur ausnahmsweise zu einer bakteriellen Überbesiedlung führt, sofern keine Billroth-II- oder gastrojejunale Anastomose vorliegt. Das Problem der Entstehung einer bakteriellen Überbesiedlung des Dünndarms nach Magenoperationen besteht letztlich in dem Zusammentreffen einer abnormen *Keiminsemination* mit einer gestörten intestinalen *Keimelimination*.

30.2.3
Dünndarm- und Kolonchirurgie

Allgemein kann nach jedem (größeren) abdominalen Eingriff durch Adhäsionen oder Strikturen eine lokale Stase des Dünndarminhalts auftreten. Auch ein ausgedehnter Bauchdeckenbruch mit Vorverlagerung von Dünndarmschlingen kann zur Ausbildung einer bakteriellen Überbesiedlung des Dünndarms führen.

Nach *resezierenden Darmoperationen* mit Verlust der *Ileozäkalklappe*, Dünndarm-Dickdarm-Anastomosen und ausgedehnter Dünndarmresektion („Kurzdarmsyndrom") kann als Operationsfolge eine bakterielle Überbesiedlung des Dünndarms eintreten, die als Aszension der Kolonflora mit Reflux von Koloninhalt in den Dünndarm aufgefaßt wird

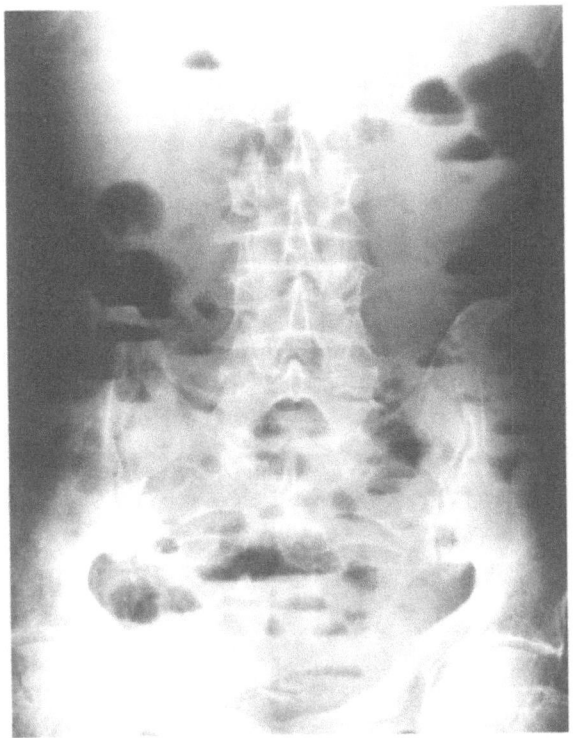
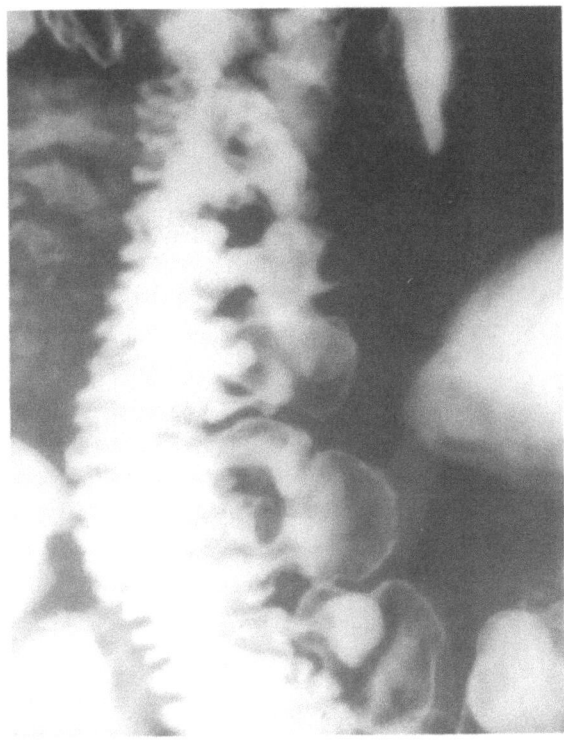
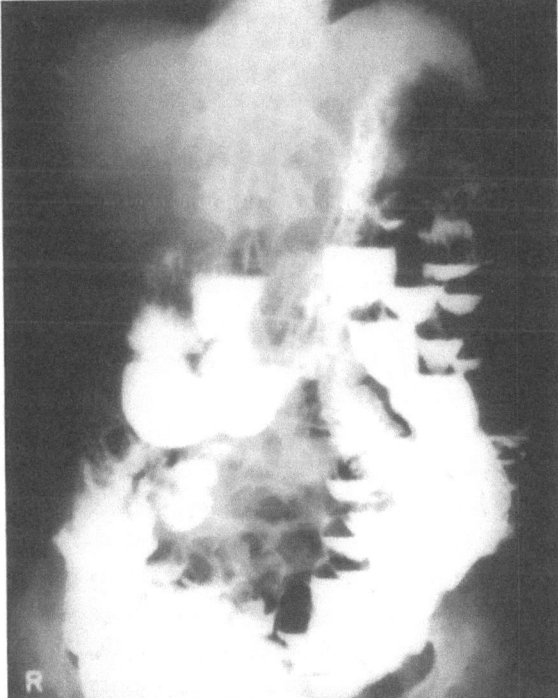

Abb. 30.4a–c. Multiple Divertikelbildungen in Duodenum, oberem und unterem Jejunum als Ursache einer bakteriellen Überbesiedlung des Dünndarms. a Nativaufnahme. b Gleicher Patient nach Einnahme von Bariumkontrastmittel. c Jejunalabschnitt im Rahmen der gleichen Untersuchung

(Kap. 37). Andererseits besteht, beispielsweise beim komplizierten M. Crohn, häufig bereits auch präoperativ bei diesen Patienten eine vermehrte intestinale Keimproliferation aufgrund lokaler Stase, Inkompetenz der Ileozäkalklappe mit Reflux oder Fistelbildungen.

Das Belassen der Bauhin-Klappe bei Resektionen stellt keinen generellen Schutz vor pathologischer Dünndarmbesiedlung dar, da jede Seit-zu-Seit- und End-zu-Seit-Anastomose eine Blindsacksituation darstellt. Entsprechend beinhaltet auch das Reservoir bei der kontinenten Ileostomie nach Kock oder die Anlage eines ileoanalen Pouches einen Stasebezirk, in dem eine verstärkte bakterielle Proliferation nachweisbar ist, die zur Überwucherung des restlichen Dünndarms führen kann.

Bei der inzwischen kaum noch durchgeführten intestinalen *Bypassoperationen* weist das ausgeschaltete Jejunum regelmäßig eine pathologische Keimbesiedlung auf (dies entspricht dem tierexperimentellen Modell des Blindsacksyndroms) und kann damit zum Ausgangspunkt für gravierende toxische und metabolische Störungen (u. a. toxische Leberschädigungen, Gelenkschmerzen, Diarrhö, Laktatazidose) werden. Für das Auftreten eines kompensierten Gallensäureverlustsyndroms nach jejunoilealer Bypassoperation ist zusätzlich zur bakteriellen Dekonjugation der Gallensalze – quantitativ bedeutsamer – die partielle Ausschaltung des Ileums mit der Folge einer Gallensäuremalabsorption verantwortlich. Wenngleich bisher keine Daten zur bakteriellen

Überbesiedlung vorliegen, ist das neuerdings in der chirurgischen Adipositastherapie zunehmend eingesetzte „Gastric-banding-Verfahren" auch unter diesem Aspekt günstiger zu bewerten.

Die klassische Situation des Blindsacksyndroms ist auch bei Vorliegen solitärer und multipler *Divertikel* des Duodenums oder Jejunums gegeben (Abb. 30.4a–c). In den eher seltenen Fällen umschriebener Divertikelbildung im Jejunum kann die bakterielle Überbesiedlung regional begrenzt sein. Die Resektion des divertikeltragenden Darmabschnitts stellt in derartigen Fällen eine kurative Maßnahme dar. Der mit etwa 4% relativ häufige Befund eines singulären juxtapapillären Divertikels ist i. allg. nicht ausreichend, um pathophysiologische und klinische Konsequenzen im Sinne eines Blindsacksyndroms zu begründen; bei sehr großen Divertikeln kann dies jedoch der Fall sein.

30.2.4
Gallenwegschirurgie

Vereinzelt wurde eine bakterielle Überbesiedlung nach *Choledochojejunostomie* mit postoperativer Obstruktion der Gallenwege beschrieben. Es wird angenommen, daß in diesen Fällen die Kontamination von einer primären Cholangitis aus erfolgte. Eine pathologische bakterielle Überwucherung der Gallenwege und des Dünndarms wurde auch nach Hepatikojejunostomie mit einer Roux-Y-Anastomose des Dünndarms nachgewiesen; ähnliche Bedingungen liegen beim sog. *„Sump-Syndrom"* vor, bei dem Nahrungsreste nach Sphinkterotomie antegrad in die Gallenwege gelangen und zum Ausgangspunkt von Vergärungsvorgängen werden. An die Möglichkeit der sekundären Besiedlung des Gallenwegsystems auf dem Boden einer bakteriellen Überbesiedlung des Dünndarms ist prinzipiell auch nach einer Lebertransplantation unter längerfristiger effektiver medikamentöser Säuresuppression im Rahmen intensivmedizinischer und immunsuppressiver Maßnahmen zu denken.

30.3
Klinik

Die Bakterienflora bei der bakteriellen Überbesiedlung des Dünndarms ist komplex, die klinischen Folgen sind vielgestaltig. Eine schematisierte und vereinfachte Darstellung der beteiligten pathophysiologischen Konsequenzen und klinischen Symptomatologie ist in Abb. 30.5 zusammengefaßt.

Als Beispiel der Bedeutung der an der bakteriellen Überbesiedlung beteiligten Flora für die klinische

Abb. 30.5. Pathophysiologie des bakteriellen Kontaminationssyndroms des Dünndarms

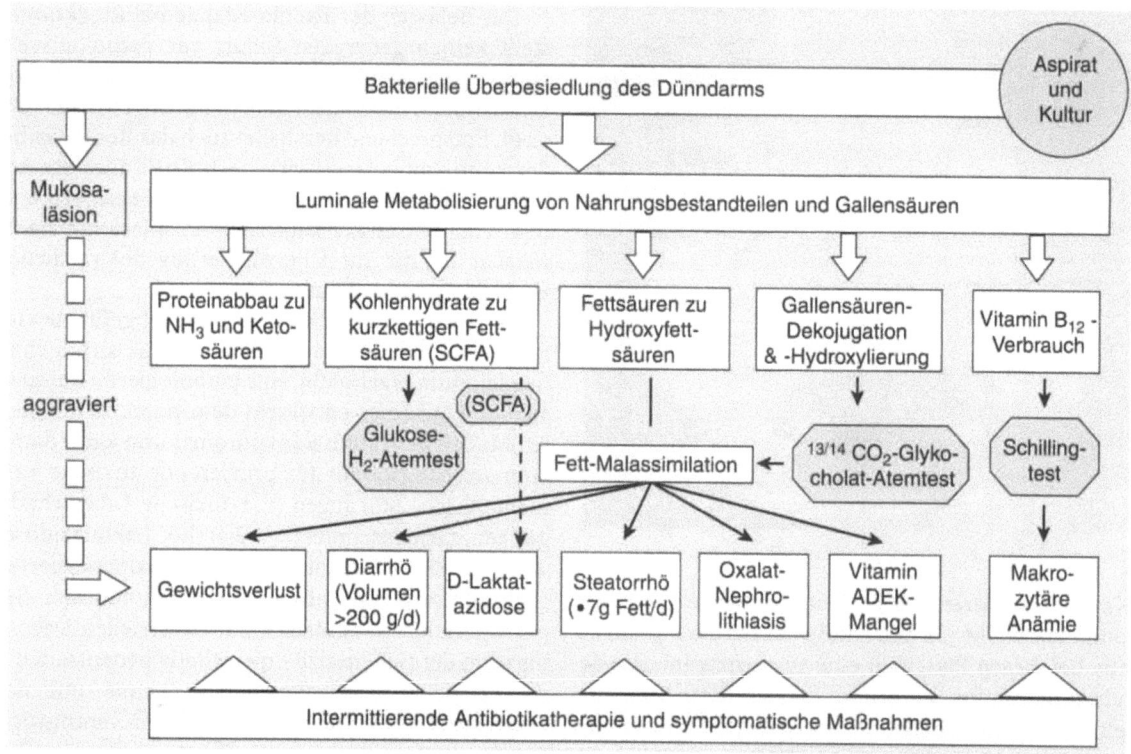

Symptomatologie mag gelten, daß praktisch nur die Spezies Bacteroides, Bifidobacterium, Veillonella, Enterokokken und Clostridien die Fähigkeit zur enzymatischen Dekonjugation von Gallensäuren besitzen, nicht aber Coliforme. So ist die Vielschichtigkeit des klinischen Erscheinungsbildes abhängig von:

- der Bakterienart mit ihren speziellen metabolischen Fähigkeiten,,
- der Keimdichte,
- dem betroffenen Darmabschnitt.

Ein Malabsorptionssyndrom zeigt sich zumeist erst nach einer asymptomatischen *Latenzzeit*, die z. B. im Fall einer Seit-zu-Seit-Anastomose mit durchschnittlich 4 bis 5 Jahren angegeben wird, aber auch 10–20 Jahre betragen kann. Der letzlich auslösende Mechanismus ist dabei i. allg. nicht bekannt. Tendenziell scheint das Alter per se eine bakterielle Überbesiedlung des Dünndarms zu begünstigen. Hierbei kann die Abnahme der gastralen Säuresekretion ebenso eine Rolle spielen wie Nebenwirkungen der medikamentösen Therapie im Alter.

30.3.1
Malassimilation

Das klinische Bild der Malassimilation bei der bakteriellen Überbesiedlung des Dünndarms weist keine spezifischen Charakteristika auf, die eine ausschließlich klinische Diagnosesicherung erlauben.

Leitsymptome, aber nicht obligat sind *Durchfälle*, eine *Anämie* (makrozytär durch Vitamin B_{12}-Mangel oder normozytär bei gleichzeitigem Eisenmangel), eine mäßige, bisweilen aber erhebliche *Steatorrhö* und *Gewichtsverlust* sowie *allgemeine Schwäche*.

Periphere Ödeme können auf einen Proteinmangel hinweisen, eine Exsikkose auf deutliche Volumenverluste, Blähungen, Völlegefühl, Darmglucksen, Bauchschmerzen oder ein aufgetriebenes Abdomen sind weitere fakultative Symptome neben Folgeerscheinungen des Vitaminmangels, insbesondere von Vitamin B_{12} und fettlöslichen Vitaminen (A, D, E, K). In Einzelfallbeschreibungen sind derartige Mangelerscheinungen (z. B. Nachtblindheit infolge Vitamin-A-Mangels, Osteomalazie durch Vitamin-D-Verarmung) als klinische Leitsymptome aufgetreten. In diesem Zusammenhang ist auch als Rarität die Entwicklung einer D-Laktatazidose mit trunkenheitsähnlichen Symptomen zu nennen.

30.3.2
Diagnostik (Kap. 15)

Der *direkte quantitative Nachweis* einer bakteriellen Überbesiedlung des Dünndarms durch etagenweise oder gezielte Gewinnung von Jejunalsaft und adäquate bakteriologische Diagnostik erfordert einen erheblichen methodischen und zeitlichen Aufwand, so daß die Methode nur auf wenige Forschungszentren begrenzt und routinemäßig nicht durchführbar ist. Für derartige Fragestellungen wurde ein Doppelsondensystem entwickelt, das die Aspiration aus dem Dünndarm erlaubt, ohne durch Kontaminationen der oropharyngealen Flora beeinträchtigt zu werden. Ungeklärt ist dabei grundsätzlich, ob Nüchternbedingungen repräsentativ sind; ein Nachteil der Sondenverfahren ist überdies, daß die Probengewinnung nur für einen Darmabschnitt aussagefähig ist, so daß unterschiedliche Keimdichten nicht erfaßt werden.

Vor diesem Hintergrund sind eine Reihe indirekter Methoden zur klinischen Erfassung einer bakteriellen Überbesiedlung entstanden, die ihrer zugedachten Rolle als konfirmative *Nachweismethoden* oder als Screeningtests jedoch nicht uneingeschränkt gerecht werden und nur *einen* Parameter im diagnostischen Mosaik darstellen können:

- H_2-Atemtest nach Glukose,
- H_2-Atemtest nach Laktulose,
- Bestimmung kurzkettiger Fettsäuren im Jejunalaspirat,
- Bestimmung unkonjugierter Gallensäuren im Jejunalaspirat,
- $^{14}CO_2$- bzw. $^{13}CO_2$-Glykocholatatemtest,
- $^{14}CO_2$-D-Xyloseatemtest bzw. $^{13}CO_2$-D-Xyloseatemtest.

Die *praktische Diagnostik* der bakteriellen Überbesiedlung läßt sich durch 5 Schritte kennzeichnen:

- die *Vermutungsdiagnose* aufgrund der Vorgeschichte (Operationen, Grunderkrankung) und des klinischen Bildes,
- den *Nachweis* einer die bakterielle Überbesiedlung begünstigenden Störung durch radiologische, manometrische und laborchemische Methoden,
- Nachweis einer bakteriellen Überbesiedlung durch *direkten Keimnachweis* oder ein praktikables funktionsdiagnostisches Verfahren,
- den Nachweis von bakteriell bedingten *Funktionsveränderungen* des Dünndarms,
- differentialdiagnostische Untersuchungen zur Abgrenzung anderer Ursachen eines Malassimilationssyndromes.

Das *Malassimilationssyndrom* wird durch die quantitative Fettbestimmung im Stuhl (>7 g/Tag) oder eine deutliche Erniedrigung der Serum-β-carotin-Konzentration (>47 µg/100 ml), den 25g-D-Xylosetest (Ausscheidung im Urin <16%, Anstieg der D-Xylosekonzentration im Serum <30 mg/100 ml nach 60 min) und den Schilling-Test (mit Intrinsic factor; Ausscheidung im 24-h-Urin <8%) bestätigt.

Bei Vorliegen anatomischer oder pathophysiologischer Veränderungen, die zu einer bakteriellen Überbesiedlung des Dünndarms prädisponieren, belegt eine Normalisierung dieser Parameter nach antibiotischer Behandlung (Anaerobier), die Diagnose. Sowohl der $^{14}CO_2$-Glykocholatatemtest zum Nachweis der bakteriellen Dekonjugation von Gallensäuren als auch der $^{14}CO_2$-D-Xyloseatemtest haben als radioaktive Testprinzipien in Europa nur geringe Verbreitung gefunden; entsprechende ^{13}C-Atemtests sind bisher nicht hinreichend validiert und bisher nicht Routine. Ebenso wie die technisch unkomplizierten H_2-Exhalationstests mit D-Glukose oder (weniger günstig) Laktulose als Substrat beruhen diese Methoden auf spezifischen bakteriellen Stoffwechselvorgängen, die die pathologische Flora häufig, aber nicht in allen Fällen kennzeichnen.

Eine Normalisierung *der Atemtests* unter Antibiotikagabe stellt keinen verläßlichen Parameter effizienter Therapie der bakteriellen Überbesiedlung dar.

Differentialdiagnostische Überlegungen können u. a. das Vorliegen einer einheimischen Sprue (Dünndarmbiopsie; meist normaler Schilling-Test) und eine exokrine Pankreasinsuffizienz (meist normaler D-Xylosetest) betreffen.

30.4
Therapie

Ziele der Behandlung beim Syndrom der bakteriellen Überbesiedlung des Dünndarms sind:

- die ursächliche Behandlung oder Korrektur der auslösenden Ursache und Erkrankung,
- die kausale, symptomatische Behandlung des Malassimilationssyndroms und der Ausgleich von Mangelzuständen,
- ggf. rechtzeitige chirurgische Maßnahmen beim Auftreten mechanischer Komplikationen.

30.4.1
Internistische Therapie

In vielen Fällen steht eine kausale, aber nur vorübergehend wirksame internistische Behandlung der bakteriellen Überbesiedlung im Vordergrund, da nicht lokalisierte Ursachen (z. B. Motilitätsstörung bei diabetischer Neurogastroenteropathie oder Sklerodermie, ausgedehnte Divertikulose des Dünndarms bei meist alten Patienten) vorliegen oder der Erfolg einer intermittierenden Behandlung das konservative Vorgehen rechtfertigt.

Entscheidend bei der antibakteriellen Behandlung ist in der Regel der Einsatz von *Breitspektrum-*

antibiotika, die auch gegen Anaerobier wirksam sind. Keine Substanz wird in allen Fällen befriedigen, gute Erfahrungen liegen jedoch mit *Tetracyclin-* und *Ampicillinpräparaten* sowie z. B. *Metronidazol* vor. Die Antibiotikatherapie erfolgt i. allg. intermittierend und für 7 bis 14 Tage; während dieser Zeit läßt sich bereits eine Besserung der Stuhlfettausscheidung und des D-Xylosetests erkennen (Abb. 30.6).

Zusätzliche Maßnahmen umfassen die bedarfsgerechte parenterale Korrektur von *Vitaminmangelzuständen* (B_{12}, A, D, K) und den diätetischen Ausgleich einer *Hypoproteinämie*. Bei Persistenz einer deutlichen Steatorrhö infolge unzureichenden Behandlungserfolges oder durch das Grundleiden bedingt besteht eine Indikation zum Ersatz des Nahrungsfettes durch mittelkettige Triglyceride (MCT-Kost). In derartigen Fällen ist zudem eine oxalatarme Kost zur Korrektur einer enteralen Hyperoxalurie und Prävention von Nierensteinen anzustreben.

Eine Anwendung von Antidiarrhoika ist bei der bakteriellen Überbesiedlung des Dünndarms unangebracht und kann u. U. eine Motilitätsstörung perpetuieren; in therapierefraktären Fällen und nicht wesentlich zu besserndem Grundleiden (z. B. Agammaglobulinämie und Antibiotikaresistenz) kann jedoch eine begrenzte Indikation vorliegen.

30.4.2
Chirurgische Therapie

Divertikel und Blindsackbildungen können zu mechanischen Komplikationen, wie Perforationen, Torquierung oder Blutungen führen; in diesem Fall besteht eine chirurgisch zu behandelnde Notfallsituation.

Die elektive Resektion eines Blindsacks kommt beim Versagen der internistischen Therapie in Frage, wenn gute Erfolgsaussichten (Solitärdivertikel oder umschriebene Divertikulose, unproblematische Resektabilität mit der Möglichkeit einer End-zu-End-Anastomose) bestehen. Eine weitere Indikation ist die rasche Größenzunahme des Blindsacks. Da die alleinige Resektion des Blindsacks bzw. Divertikels die Möglichkeit des Rezidivs in sich birgt, ist eine Resektion des betroffenen Darmabschnitts mit End-zu-End-Anastomose anzustreben. Im speziellen Fall des Blindsacksyndroms nach Magenresektion mit Billroth-II-Anastomose besteht die Möglichkeit der Umwandlung in einen Typ Billroth I oder der Verlagerung der abführenden Schlinge an das Duodenum nach Soupault-Bacaille. Bei Notfalleingriffen wegen Perforation oder Blutung besteht allerdings eine Mortalität von 10 %.

Abb. 30.6. Malassimilationssyndrom bei bakterieller Überbesiedlung des Dünndarms infolge ausgedehnter Dünndarmdivertikulose: Besserung der Steatorrhö und Diarrhö sowie Normalisierung des Serum-D-Xylosetests (*unten*) und des $^{14}CO_2$-Glykocholatatemtests (*oben*) nach Antibiotikatherapie

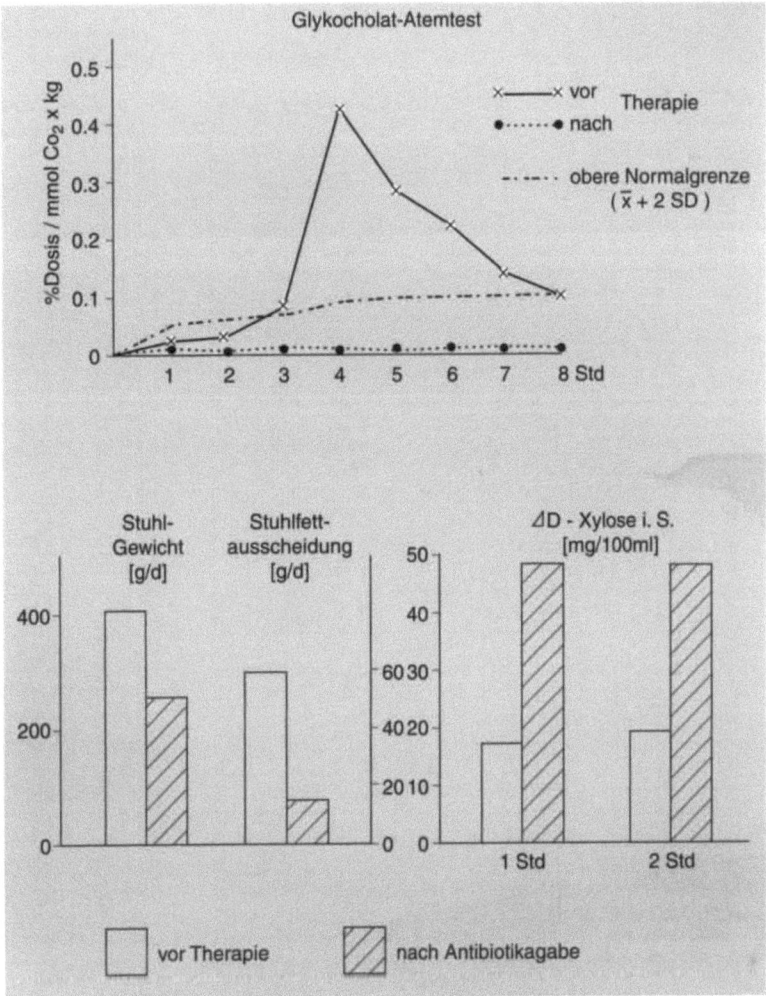

Literatur

Aeberhard P, Bedi BS (1977) Effects of proximal gastric vagotomy followed by total vagotomy on postprandial and fasting myoelectrial activity of the canine stomach and duodenum. Gut 18:515–523

Barber AE, Jones II WG, Minei JP, Fahey TJ, Lowry SF, Shires GT (1991) Bacterial overgrowth and intestinal atrophy in the etiology of gut barrier failure in the rat. Am J Surg 161:300–304

Barry RE, Chow AW, Billesdone J (1977) Role of intestinal microflora in colonic pseudoobstruction complicating jejunoileal bypass. Gut 18:356–359

Bjørneklett A, Hoverstad T, Hovig T (1985) Bacterial overgrowth. Scand J Gastroenterol 20 (Suppl 109):123–132

Borriello P, Hudson M, Hill M (1978) Investigation of the gastrointestinal flora. Clin Gastroenterol 7:329–349

Brandt LJ, Bernstein LH, Wagle A (1977) Production of vitamin B12 analogues in patients with small-bowel bacterial overgrowth. Ann Intern Med 87:546–551

Browning GG, Buchan KA, Mackay C (1974) The effect of vagotomy and drainage on the small bowel flora. Gut 15:139–142

Corazza GR, Menocci MG, Strocchi A et al. (1990) The diagnosis of small bowel bacterial overgrowth. Gastroenterology 98:302–306

Danö P, Lenz K, Justesen T (1974) Bile acid metabolism and intestinal bacterial flora after three types of intestinal shunt operations for obesity. Scand J Gastroenterol 9:767–774

Donaldson RM (1970) Small bowel bacterial overgrowth. Adv Intern Med 16:191–212

Drasar BS, Shiner M (1969) Studies on intestinal flora, II. Bacterial flora of the small intestine in patients with gastrointestinal disorders. Gut 10:812–819

Drasar BS, Shiner M (1969) Studies on intestinal flora, I. The bacterial flora of the gastro-intestinal tract in healthy and achlorhydric persons. Gastroenterology 56:71–79

Fried M, Siegrist H, Frei R, Froehlich F, Duroux P, Thorens J et al. (1994) Duodenal bacterial overgrowth during treatment in outpatients with omeprazole. Gut 35:23–26

Gianella RA, Rout WR, Toskes PP (1974) Jejunal brush border injury and impaired sugar and amino-acid uptake in the blind loop syndrome. Gastroenterology 64:965–974

Goldstein F (1971) Mechanisms of malabsorption and malnutrition in the blind loop syndrome. Gastroenterology 61:780–784

Goldstein F, Karacadag S, Wirths CW, Kowlessar OD (1970) Intraluminal small intestinal utilization of D-xylose by bacteria. A limitation of the D-xylose absorption test. Gastroenterology 59:380–386

Goldstein F, Mandle RJ, Schaedler RW (1973) The blind loop syndrome and its variants. Am J Gastroenterol 60:255–264

Gorbach SL, Tabaqchali S (1969) Bacteria, bile and the small bowel. Gut 10:963–972

Gracey M (1971) Intestinal absorption in the „contaminated" small bowel syndrome. Gut 12:403–410

Gray JDA, Shiner M (1967) Influence of gastric pH on gastric and jejunal flora. Gut 8:574–581

Greenlee HB, Vivit R, Paez J, Dietz A (1971) Bacterial flora of the jejunum following peptic ulcer surgery. Arch Surg 102:260–265

Greenlee HB, Sheldon M, Gelbhart PD, DeQiro AJ (1977) The influence of gastric surgery on the intestinal flora. Am J Clin Nutr 30:1826–1833

Hoverstad T, Bjøneklet A, Fausa O, Midtvedt T (1985) Short-chain fatty acids in the small-bowel bacterial overgrowth syndrome. Scand J Gastroenterol 20:492–499

Jones EA, Graigie A, Tavill AS, Franglen G, Rosenoer VM (1968) Protein metabolism in the intestinal stagnant loop syndrome. Gut 9:466–469

King CE, Toskes PP (1979) Small intestine bacterial overgrowth. Gastroenterology 76:1035–1055

King CE, Toskes PP, Guilarte TR, Lorenz E, Welkos SL (1980) Comparison of the one gram D-[14 C]xylose breath test to the [14 C]bile acid breath test in patients with small intestinal bacterial overgrowth. Dig Dis Sci 25:53–58

Krone CL, Theodor E, Sleisenger MH (1968) Studies on the pathogenesis of malabsorption. Medicine (Baltimore) 47:89–106

Lembcke B (1983) Bakterienflora des Dünndarms. In: Caspary WF (Hrsg) Dünndarm. Springer, Berlin Heidelberg New York, Handbuch der inneren Medizin, Bd 3/3 A, S 488–520

Lembcke B (1990) Blindsacksyndrom oder bakterielle Kontamination des Dünndarms. In: Siewert JR, Harder F, Allgöwer M, Blum AL, Creutzfeldt W, Hollender LF, Peiper H-J, (Hrsg) Chirurgische Gastroenterologie, 2. Aufl., Springer, Berlin-Heidelberg-New York, S 938–946

Lembcke B, Kraus B, Lankisch PG (1985) Small intestinal function in chronic relapsing pancreatitis. Hepato Gastroenterology 32:149–155

Lichtman SN, Keku J, Schwab JH, Sartor RB (1991) Hepatic injury associated with small bowel bacterial overgrowth in rats is prevented by metronidazole and tetracycline. Gastroenterology 100:512–519

Lykkegaard-Nielsen M, Justesen T, Lenz K, Vagu-Nielsen O, Lindkaer-Jensen S (1977) Bacterial flora of the small intestine and bile acid metabolism in patients with hepaticojejunostomy Roux-en Y. Scand J Gastroenterol 12:977–982

Lynen FK, Raguse T (1977) Das Blindsacksyndrom nach intestinalen Anastomosen. Akt Chir 12:274–254

Macy JM, Yu I, Caldwell C, Hungate RE (1978) Reliable sampling method for analysis of the ecology of the human alimentary tract. Appl Environ Microbiol 35:113–120

Marik F, Code CF (1975) Control of the interdigestive myoelectrical activity in dogs by the vagus nerves and pentagastrin. Gastroenterology 69:357–395

Monges A, Treffot JM, Arnal JC, Igual JP (1977) Les malabsorptions dues à des anomalies du contenu intestinal. Les malabsorptions. Masson, Paris, S 115–147

Morenos FC, De Las Heras Castano G, Ramos ME (1985) Small bowel bacterial overgrowth in patients with alcoholic cirrhosis. Dig Dis Sci 40:1252–1256

Neale G, Gompertz D, Schönsby H, Tabaqchali S, Booth C (1972) The metabolic and nutritional consequence of bacterial overgrowth in the small intestine. Am J Clin Nutr 25:1409–1417

Northfieldt C, Drasar BS, Wright JJ (1973) Value of small intestinal bile acid analysis in the diagnosis of the stagnant loop syndrome. Gut 14:341–347

Pignata C, Budillon G, Monaco G, Nani E, Cuomo R, Parilli G et al. (1990) Jejunal bacterial overgrowth and intestinal permeability in children with immunodefiency syndromes. Gut 31:879–882

Prizoni R, Whitehead JS, Kim YS (1975) Short chain fatty acids in rats with jejunal blind loops. Gastroenterology 69:1254–1264

Roberts SH, James C, Jarvis E (1977) Bacterial overgrowth syndrome without „blind loop". Lancet II:1193–1195

Roge J (1973) Anémie; hémorragies intestinales et anses borgnes. Sem Hôp Paris 49:175–182

Roge J, Dreyfus P (1973) Osteomalacie, malabsorption intestinale, polyadenopathies et polyarthrite inflammatoire par phénomène d'anse stagnante. Sem Hôp Paris 49:163–174

Rumessen JJ, Gudmand-Hoyer E, Bachmann E, Justesen T (1985) Diagnosis of bacterial overgrowth of the small intestine. Comparison of the ^{14}C-D-xylose breath test and jejunal cultures in 60 patients. Scand J Gastroenterol 20:1267–1275

Saltzman JR, Kowdley KV, Pedrosa MC, Sepe T, Golner B, Perrone G et al. (1994) Bacterial overgrowth without clinical malabsorption in elderly hypochlorhydric subjects. Gastroenterology 106:615–623

Schjønsby F, Halvorsen JF, Hofstad T, Hovdenak N (1977) Stagnant loop syndrome in patients with continent ileostomy. Gut 18:795–799

Schneider A, Novis B, Chen V, Leichtman G (1985) Value of the 14-C-D-xylose breath test in patients with bacterial overgrowth. Digestion 32:86–91

Scott AJ, Khan GA (1968) Partial biliary obstruction with cholangitis producing a blind loop syndrome. Gut 9:187–192

Sherman P, Wesley A, Forstner GG (1985) Sequential disaccharidase loss in rat intestinal blind loops: impact of malnutrition. Am J Physiol 248:G626–G632

Soudah HC, Hasler WI, Owyang C (1991) Effect of octreoide on intestinal motility and bacterial overgrowth in scleroderma. New Engl J Med 325:1461–1467

Tabaqchali S (1970) The pathophysiological role of small intestinal bacterial flora. Scand Gastroenterol [Suppl] 6:139–163

Takahashi M, Konishi T, Maeda Y, Matsugu Y, Akazawa F, Eto T et al. (1993) Use of the conjugate of disulphated ursodeoxycholic acid with p-aminobenzoic acid for the detection intestinal bacteria. Gut 345:823–828

Takahashi M, Maeda Y, Tashiro H, Eto T, Goto T, Sanada O (1990) A new simple test for evaluation of intestinal bacteria. World J Surg 14:628–635

Toskes P (1993) Bacterial overgrowth of the gastrointestinal tract. Adv Intern Med 38:387–395

Toskes PP, King CE, Spivey JC, Lorenz E (1978) Xylose catabolism in the experimental rat blind loop syndrome. Studies, including use of a newly developed D-[^{14}C]xylose breath test. Gastroenterology 74:691–697

Toskes PP, Kumar A (1997) Enteric bacterial flora and bacterial overgrowth syndrome. In: Feldman M, Scharschmidt BF, Sleisinger MH (Hrsg) Gastrointestinal and Liver Disease. W. B. Saunders Company, Philadelphia 1523–1535

Vantrappen G, Jansen J, Hellemanns J, Ghoos Y (1977) The interdigestive complex of normal subjects and patients with bacterial owergrowth of the small intestine. J Clin Invest 59:1158–1166

Valdevinos M, Camilleri M, Thumforde G et al. (1993) Reduced accuracy of the ^{14}C-D-xylose breath test for detecting small intestinal bacterial overgrowth. Scand J Gastroenterol 28:963–967

Welkos SL, Toskes PP, Baer H, Smith GW (1981) Importance of anaerobic bacteria in the cobalamin malabsorption of the experimental rat blind loop syndrome. Gastroenterology 80:313–320

Nahrungsmittelallergie

S. C. Bischoff, M. P. Manns

31.1 Vorkommen 357
31.2 Ätiologie und Pathogenese 357
31.3 Klinik 358
31.4 Diagnostik 359
31.5 Differentialdiagnostik 360
31.6 Therapie 361
Literatur 361

Nahrungsmittelallergien sind Erkrankungen, die durch immunologisch vermittelte, entzündliche Reaktionen auf Nahrungsmittelproteine bei individuellen Personen zustande kommen. Es werden IgE-vermittelte von anderen immunologisch vermittelten Nahrungsmittelallergien unterschieden. Sie können sich an verschiedenen Organen (Haut, Schleimhaut des Respirations- bzw. Verdauungstraktes, Kreislaufsystem) manifestieren. Der Mechanismus der gastrointestinalen Nahrungsmittelallergie ist nicht exakt bekannt. Nahrungsmittelallergien müssen von nicht immunologisch vermittelten *Nahrungsmittelintoleranzen* (z. B. Laktoseintoleranz) abgegrenzt werden.

31.1
Vorkommen

Die *Prävalenz der Nahrungsmittelallergie* liegt bei Erwachsenen mit 1–2% niedriger als bei Kindern, für die eine Prävalenz von etwa 2–4% angegeben wird. Etwa ¹/₃ dieser Patienten leiden an gastrointestinalen Symptomen. Diese Zahlen wurden in Industrieländern wie USA und England erhoben. Es wurde wiederholt in Studien gezeigt, daß etwa 20–40% aller Erwachsenen glauben, daß ihre Beschwerden auf Nahrungsmittelunverträglichkeiten zurückzuführen seien. Dies läßt sich in nur wenigen Fällen mit objektiven diagnostischen Methoden bestätigen, wie die epidemiologischen Zahlen andeuten. Dennoch muß die Nahrungsmittelallergie im Vergleich zu anderen entzündlichen Darmerkrankungen (z. B. M. Crohn, Colitis ulcerosa) als häufige Erkrankung verstanden werden, deren Prävalenz etwa 10 mal höher liegt als die der chronisch-entzündlichen Darmerkrankungen. Während allergische Erkrankungen in Industrieländern offensichtlich zunehmen, liegen bislang keine Studien vor, die dies für Nahrungsmittelallergien mit gastrointestinalen Beschwerden eindeutig belegen. Die Vergleichbarkeit der verschiedenen epidemiologischen Studien wird durch den Umstand eingeschränkt, daß die Diagnostik der Nahrungsmittelallergien uneinheitlich ist. Die Epidemiologie verwandter Erkrankungen wie beispielsweise der *eosinophilen Enteritis* ist nicht bekannt. Es handelt sich dabei um ein seltenes Krankheitsbild, das histologisch durch die Akkumulation von eosinophilen Granulozyten in der Darmschleimhaut gekennzeichnet ist. Als Auslöser der Erkrankung werden allergische Reaktionen, aber auch okkulte Parasitosen diskutiert. Die Ätiologie der Erkrankung ist nicht klar (Kap. 32).

31.2
Ätiologie und Pathogenese

Allergische Reaktionen treten nur bei bestimmten Individuen auf, wobei die prädisponierenden Faktoren (Umweltfaktoren, genetische Faktoren, Störungen der gastrointestinalen Barriere) bislang nicht exakt definiert werden konnten. Der Reaktion muß eine Sensibilisierungsphase vorausgehen, in der der Kontakt mit Nahrungsmittelprotein keine Symptome auslöst, sondern eine spezische Antigenerkennung induziert. In der Folge kommt es zu einer vermehrten Bildung von antigenspezifischen, anaphylaktogenen Antikörpern (IgE) bzw. T-Lymphozyten (Th_2-Typ), die im peripheren Blut oder lokal im Gewebe nachweisbar sind. Das an Mastzellen und basophilen Granulozyten gebundene IgE bzw. die T-Zellrezeptoren der Th_2-Lymphozyten dienen als antigenerkennende Moleküle, die die entsprechenden Zellen aktivieren und die allergische Entzündungsreaktion auslösen können (Abb. 31.1).

Die erste Voraussetzung für eine orale Sensibilisierung gegen Nahrungsmittel ist die *Resorption* von immunogenen Makromolekülen durch die Darmschleimhaut. Die intestinale Resorption von Makromolekülen beginnt beim gestillten Neugeborenen mit der Aufnahme von Immunglobulinen aus der Mutter-

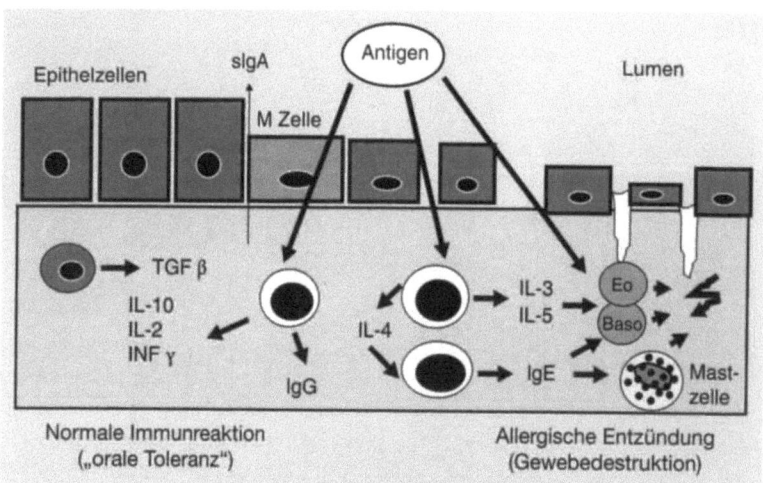

Abb. 31.1. Vorstellungen zur Pathogenese der allergischen Entzündung im Gastrointestinaltrakt. *Baso*, basophile Granulozyten; *Eo*, eosinophile Granulozyten, *Ig*, Immunglobulin; *IL*, Interleukin; *INF*, Interferon; *TGF*, „transforming growth factor"

milch und setzt sich das ganze Leben über fort. Vermutlich werden die Makromoleküle über „M-Zellen" (für Resorptionsaufgaben spezialisierte Darmepithelzellen) aufgenommen und direkt oder über antigenpräsentierende Zellen den intestinalen *Lymphozyten* präsentiert. In den benachbarten mukosalen Lymphfollikeln findet daraufhin die Bildung von Antikörpern statt, in erster Linie von *IgA* (80%), das ins Darmlumen sezerniert wird und hier als Schleimhautschutz fungiert. Die *IgE*-Produktion ist normalerweise verschwindend gering (unter 1%). Beim gesunden Menschen werden regelmäßig auch kleine Mengen Antikörper vom *IgG*-Typ gegen Nahrungsmitteproteine gebildet, denen bisher kein eindeutiger Krankheitswert zugeschrieben werden konnte. Diese im Blut nachweisbaren Immunglobuline sind wahrscheinlich eher Ausdruck der ständigen immunologischen Auseinandersetzung des Organismus mit Fremdproteinen, zu denen auch Nahrungsmittelproteine gehören. Wenn das Gleichgewicht dieser Vorgänge aus bisher noch ungeklärten Gründen gestört wird, kann es zur Entwicklung einer abnorm erhöhten IgE-Bildung und damit zur allergischen Sensibilisierung kommen.

Neben der IgE-abhängigen Reaktion, die durch *Mastzellen* vermittelt wird, könnten andere immunologische Reaktionsformen bei der intestinalen Allergie eine Rolle spielen. Es wurde beispielsweise gezeigt, daß *IgG-Immunkomplexe* und insbesondere *T-Zellreaktionen* zu einer verzögerten Überempfindlichkeitsreaktion führen können. Schließlich kann der IgE-abhängigen Typ-I-Sofortreaktion eine Spätreaktion folgen, die durch eine Infiltration des Gewebes mit basophilen und eosinophilen Granulozyten sowie T-Lymphozyten gekennzeichnet ist. In der Tat treten allergische Reaktionen des Intestinaltrakts auf Nahrungsmittel häufig mit einer Latenz von mehreren Stunden auf. Ob solche Reaktionen T-zellvermittelt sind, ist derzeit nicht hinreichend geklärt.

Die Schleimhaut des Magen-Darm-Trakts stellt eine der größten Resorptionsflächen des Körpers dar. Durch ihre Funktion der Nahrungsaufnahme ist sie auch prädestiniert für die Aufnahme von potentiellen Allergenen und anderen pathogenen Substanzen. Dem steht ein ausgedehntes lokales *Immunsystem* gegenüber, das in der Regel eine effektive *Barriere* darstellt, aber auch die potentielle Gefahr überschießender Reaktionen birgt. Das intestinale Immunsystem ist in besonderer Weise zu *Toleranzreaktionen* befähigt, ohne die der tägliche Kontakt des Körpers mit Nahrungsmitteln und anderen exogenen Proteinen nicht möglich wäre. Der Mechanismus der „oralen" bzw. „intestinalen Toleranz" ist derzeit weitgehend unklar. Es wird vermutet, daß die Art der Antigenpräsentation und das Spektrum der ausgeschütteten Zytokine entscheiden, ob die immunologische Auseinandersetzung des Darmes mit einem Antigen zur Toleranz oder zur krankhaften Entzündung führt. Während die Zytokine IL-4 und IL-5 die allergische Entzündung propagieren, wird IL-10 und TGF-β eine supprimierende bzw. toleranzfördernde Wirkung zugeschrieben.

31.3
Klinik

Das klinische Bild der Nahrungsmittelallergie, die sich am Gastrointestinaltrakt manifestiert, hängt von der Lokalisation des Krankheitsbildes ab (Tabelle 31.1).

Die *Kuhmilch* ist bei Kindern und Erwachsenen das bei weitem häufigste Nahrungsmittelallergen, gefolgt von Nüssen, Getreide, Ei, Gewürzen, Fisch, Fleisch und Steinobst. Das Zeitintervall zwischen Nahrungsaufnahme und Beginn der Beschwerden ist variabel und in der Regel um so länger, je distaler die Abschnitte des Magen-Darm-Trakts liegen, die befallen sind. Dadurch wird die klinische Zuordnung der Symptome zu

Tabelle 31.1. Symptome der Nahrungsmittelallergie

Orales Allergiesyndrom:	Lippenschwellung, Rachenschleimhautschwellung, Larynxödem, Angioödem
Oberer Gastrointestinaltrakt:	Epigastrische Beschwerden, Übelkeit, Erbrechen
Unterer Gastrointestinaltrakt:	Flatulenz, Bauchkrämpfe, Diarrhö/Obstipation, Malassimilation
Extraintestinale Beteiligung:	Haut (atopisches Ekzem, Urtikaria), Augen (Konjunktivitis), Respirationstrakt (Rhinitis, Asthma), Nervensystem (Kopfschmerzen, Migräne, vegetative Symptomatik), Kreislaufsystem (Ödeme, Hypotonie, Tachykardie, anaphylaktischer Schock)

bestimmten Mahlzeiten und Nahrungsmittel in der Praxis häufig äußerst schwierig. Während es sich beim *oralen Allergiensyndrom* mit Schwellung der Lippen und Jucken der Mund-Rachen-Schleimhaut meist um eine IgE-vermittelte Sofortreaktion handelt, die in aller Regel leicht zu diagnostizieren ist, bleibt der Mechanismus der verzögert auftretenden, die unteren Darmabschnitte betreffenden nahrungsmittelabhängigen Beschwerden nicht selten unklar.

31.4 Diagnostik

Der unklare klinische Stellenwert gastrointestinaler Nahrungsmittelallergien ist zu einem wesentlichen Teil auf die Unsicherheiten in der Diagnostik zurückzuführen. Die Diagnostik von Nahrungsmittelallergien, speziell der intestinalen Form, ist einerseits eine *Auschlußdiagnose*, kann aber andererseits durch die Kombination verschiedener diagnostischer Verfahren auf einer objektiven Basis weitgehend gesichert werden. Abbildung 31.2 zeigt einen Algorhithmus als Vorschlag zum diagnostischen Vorgehen bei Verdacht auf intestinale Nahrungsmittelallergie.

Der *Anamnese* kommt ein besonders hoher Stellenwert zu, da verläßliche Laborparameter, die die Nahrungsmittelallergie sichern bzw. ausschließen, nicht zur Verfügung stehen. Ziel der Anamnese ist es zu eruieren, welche Nahrungsmittel welche Symptome auslösen, ob ein zeitlicher bzw. kausaler Zusammenhang zwischen Symptomen und Nahrungsmittel wahrscheinlich ist und ob eine atopische Diathese vorliegt.

Die intestinale Form der Nahrungsmittelallergie erfordert eine umfassende *gastroenterologische Diagno-*

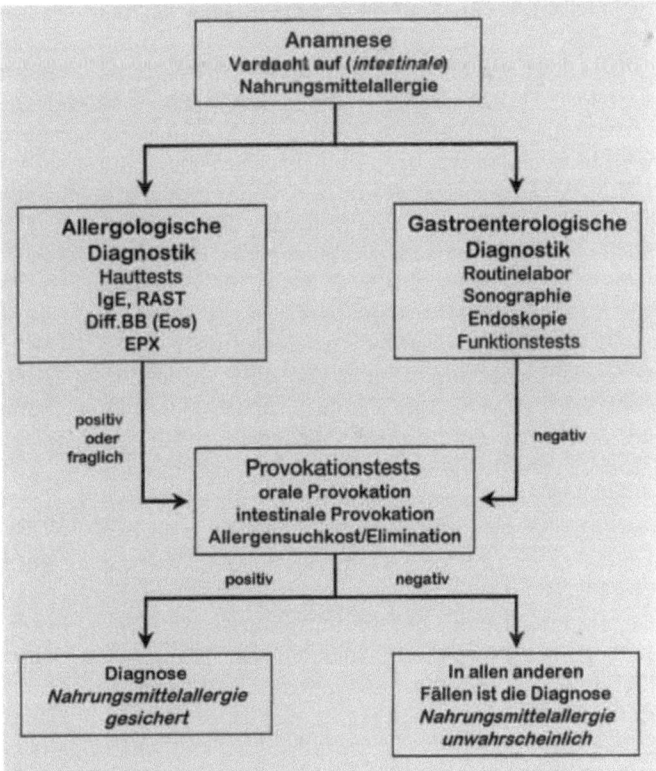

Abb. 31.2. Algorithmus zur Diagnostik von Nahrungsmittelallergien des Gastrointestinaltrakts. *Diff. BB*, Differentialblutbild; *Eos*, eosinophile Granulozyten; *EPX*, eosinophiles Protein X; *RAST*, Radioallergosorbent-Test

stik zur Erfassung der Lokalisation und des Schweregrads der Entzündung, aber auch zum Ausschluß anderer gastroenterologischer Erkrankungen, die mit ähnlicher Beschwerdesymptomatik einhergehen können (z.B. chronisch-entzündliche Darmerkrankungen, infektöse Darmerkrankungen, aber auch beispielsweise Darmtumoren, schließlich Laktoseintoleranz, Sprue/Zöliakie und andere verwandte Erkrankungen). Die Auswahl der diagnostischen Maßnahmen hängt von dem klinischen Bild der Erkankung ab.

Die *allergologische Diagnostik* umfaßt Hauttests, Laborbestimmungen (Messung von IgE, spezifischem IgE = RAST, und Entzündungsmediatoren) sowie Provokationsverfahren. Über die Eignung der klassischen allergologischen Verfahren (Hauttests, RAST) für die Diagnostik gastrointestinaler Allergien liegen wenig Daten vor, zumal die Verläßlichkeit beider Tests vom nachzuweisenden Allergen und vom Schockorgan abhängig sind. Positive Tests zeigen eine Sensibilisierung an, d.h. ein vermehrtes Vorhandensein von spezifischem IgE, können jedoch eine klinisch relevante Nahrungsmittelallergie weder beweisen noch ausschließen. Der Nachweis einer Sensibilisierung gegen Nahrungsmittelproteine im Hauttest oder mittels RAST spricht für die Verdachtsdiagnose Nahrungsmittelallergie ohne sie zu belegen, der fehlende Nachweis schließt die Diagnose nicht aus. Schließlich muß bedacht werden, daß die intestinale Nahrungsmittelallergie nicht notwendigerweise IgE-vermittelt sein muß. Der diagnostische Wert von IgG-Messungen ist nicht belegt. Neuere Arbeiten konnten zeigen, daß der Messung von Entzündungsmediatoren aus eosinophilen Granulozyten (ECP, eosinophiles kationisches Protein; EPX, eosinophiles Protein X) im Blut und insbesondere im Stuhl ein diagnostischer Wert zukommt. Nicht zuletzt kann ein Therapieversuch mit DNCG (Dinatriumcromoglycat, z.B. Colimune®, 4 mal 200 mg per os über 8 Wochen) durchgeführt werden. Stellt sich darunter eine Besserung der klinischen Symptomatik ein, spricht dies ebenfalls für das Vorliegen einer gastrointestinalen Allergie.

Die In-vivo-*Provokation* mit verdächtigen Allergenen am Schockorgan unter kontrollierten Bedingungen gilt als „goldener Standard" zur Absicherung der Verdachtsdiagnose einer Nahrungsmittelallergie. Zunächst wurde die orale Provokation etabliert, die doppelblind und placebokontrolliert durchgeführt werden sollte. Der Vorteil des Tests besteht darin, daß er objektiv durchgeführt werden kann, wenn Allergen und Placebo in neutralen Kapseln zugeführt werden. Der Nachteil liegt im Zeitaufwand (unter stationären Bedingungen) und v.a. in einer schlecht definierten Zielgröße (z.B. Zunahme abdominaler Beschwerden, Exazerbation eines atopischen Ekzems), deren zeitliche Erfassung variabel ist (Minuten bis Tage). Alternativ kann, ähnlich wie bei der bronchialen und nasalen Provokation, die gastrointestinale Schleimhaut direkt und unter Sicht mit dem Allergen konfrontiert werden. Ein solches Verfahren wurde für den Dickdarm entwickelt. Dieser koloskopische Allergenprovokationstest (COLAP-Test) bietet die Möglichkeit, eine lokale, allergische Reaktion am Intestinaltrakt mit objektiven Mitteln nachzuweisen. Dazu werden wäßrige Extrakte von Allergenen, die anhand von Anamnese und RAST ausgewählt wurden, im Rahmen einer Koloskopie in die Schleimhaut des Zökums intramukös appliziert. Im Fall einer positiven Reaktion kommt es innerhalb von 20 min. zu einer Schwellung bzw. Rötung der Darmschleimhaut, die endoskopisch beobachtet werden kann, sowie zu einer Aktivierung von intestinalen Mastzellen und eosinophilen Granulozyten.

Diätetische Maßnahmen wie Allergensuchkost und Eliminationsdiät werden seit langem bei Patienten mit Verdacht auf intestinale Nahrungsmittelallergie eingesetzt. In der Praxis zeigen sich diese Verfahren als enorm zeitaufwendig, wobei nur bei wenigen Patienten damit eindeutige Resultate erzielt werden können.

31.5
Differentialdiagnostik

Die variable klinische Symptomatik, die schwierige Diagnostik, insbesondere die fehlenden Labortests zur Sicherung der Diagnose, sowie die offenen Fragen zur Pathogenese der Erkrankungen machen es schwer, die intestinale Form der Nahrungsmittelallergie von anderen gastroenterologischen Erkrankungen abzugrenzen. Die Klinik erlaubt in keiner Weise eine verläßliche Differentialdiagnose zwischen infektiösen, chronisch-entzündlichen und tumorösen Darmerkrankungen. Auch hinsichtlich der pathogenetischen Konzepte und des histologischen Erscheinungsbildes gibt es Überlappungsbereiche zur eosinophilen Gastroenteritis, zur Colitis ulcerosa, zum M. Crohn und zur Zöliakie. Deshalb ist es zur Sicherung der Diagnose intestinale Nahrungsmittelallergie unerläßlich, daß solche und andere in Tabelle 31.2 aufgeführten Erkrankungen mittels gastroenterologischer und allergologischer Verfahren ausgeschlossen werden.

31.6
Therapie

Erstes therapeutisches Ziel in der Behandlung der gesicherten Nahrungsmittelallergie ist die Elimination der Beschwerden auslösenden Allergene. Die medikamentöse Therapie ist indiziert, wenn das auslösende Allergen nicht identifiziert oder nicht bzw. nicht vollständig eliminiert werden kann und ein relevanter

Tabelle 31.2. Differentialdiagnose „Nahrungsmittelallergie"

A. Differentialdiagnose „Nahrungsmittelunverträglichkeit"	
Exogene Toxine	z. B. bakterielle Kontamination
Enzymdeffekte	z. B. Laktasemangel, Glukose-6-Phosphat-Dehydrogenase (G-6-PDH)-Mangel
Pseudoallergien	z. B. durch unspezifische Histaminliberatoren (Erdbeeren, Tomaten, Weinsorten)
	z. B. durch Nahrungsmittel mit hohem Gehalt an biogenen Aminen wie Histamin (in Sauerkraut), Serotonin (in Bananen) oder Tyramin (in Käsesorten, Schokolade)
	z. B. durch Nahrungsmittelzusätze (Benzoesäure, Tatrazin, Salizylate, Glutamat)
B. Differentialdiagnose „Intestinale Allergie"	
Chronisch-entzündliche Darmerkrankungen	Morbus Crohn, Colitis ulcerosa, einheimische Sprue, eosinophile Enteritis
Infektiöse Darmerkrankungen	bakterielle Gastroenteritis, parasitäre Darmerkrankungen, virale Darmerkrankungen
Andere Darmerkrankungen	kollagene Kolitis, Porphyrie, Dumping-Syndrom

Schweregrad der Erkrankung vorliegt. Die medikamentöse Therapie und die Eliminationsdiät schließen sich nicht aus, da auch eine partielle Elimination von wenigen „Hauptallergenen" zu einer wesentlichen Einsparung von Medikamenten (wie beispielsweise DNCG, Kortikosteroide, Loperamid) führen kann. Als „antiallergische" Medikamente werden DNCG (s. oben) und Steroide (z. B. Prednisolon, Dosierung analog wie bei chronisch-entzündlichen Darmerkrankungen), neuerdings auch topische Steroide (z. B. Budesonid) für die Behandlung der gastrointestinalen Nahrungsmittelallergie eingesetzt. Über die Wirksamkeit einer systemischen oder oralen Hyposensibilisierung bei Patienten mit gastrointestinalen Nahrungsmittelallergien liegen bisher kaum Erfahrungen vor.

Literatur

Bischoff SC, Herrmann A, Mayer J, Manns MP (1996) Food allergy in patients with gastrointestinal disease. Monogr Allergy 32:130–142

Bischoff SC, Manns MP (1996). Wissenschaftliche Basis der Nahrungsmittelallergie. Med Klinik 91:389–395

Bischoff SC, Mayer J, Wedemeyer J, Meier PN, Zeck-Kapp G, Wedi B et al. (1997) Colonoscopic allergen provocation (COLAP): a new diagnostic approach for gastrointestinal food allergy. Gut 40:745–753

Bruijnzeel-Koomen C, Ortolani C, Aas K, Bindslev-Jensen C, Björksten B, Moneret-Vautrin D et al. (1995) Adverse reactions to food. Allergy 50:623–635

Crowe SE, Perdue MH (1992) Gastrointestinal food hypersensitivity: basic mechanisms of pathophysiology. Gastroenterology 103:1075–1095

Naylor AR (1990) Eosinophilic gastroenteritis. Scott. Med J 35:163–165

Plaut M (1997) New directions in food allergy research. J Allergy Clin Immunol 100:7–10

Pfau A, Stolz W, Landthaler M, Przybilla B (1996) Neue Aspekte zur Nahrungsmittelallergie. Dtsch Med Wschr 121:346–350

Seifert J (1996) Resorption großmolekularer Substanzen aus dem Magen-Darm-Trakt. Allergologie 19:573–579

Shanahan F (1993) Food allergy: fact, fiction, and fatality. Gastroenterology 104:1229–1231

Wüthrich B, Schmid-Grendelmeier P (1995) Nahrungsmittelallergien. Internist 36:1052–1062

Young E, Stoneham MD, Petruckevitch A, Barton J, Rona R (1994) A population study of food intolerance. Lancet 343:1127–1130

Eosinophile Gastroenteritis

J. Ries, J. Stein

32.1 Epidemiologie 363
32.2 Ätiologie, Pathogenese 363
32.3 Pathologie 364
32.4 Klinik 365
32.5 Diagnostik 365
32.6 Therapie 366
32.7 Verlauf, Prognose 366
Literatur 366

Die 1937 erstmals von Kaijser beschriebene *eosinophile Gastroenteritis* (Synonym: diffuse eosinophile Infiltration des Magen-Darm-Traktes) ist eine relativ seltene Erkrankung. Sie ist definiert durch das Vorhandensein *gastrointestinaler Symptome*, dem Nachweis *eosinophiler Zellinfiltrate* in einem oder mehreren Abschnitten des Gastrointestinaltraktes oder charakteristischen Röntgensymptomen zusammen mit *peripherer Eosinophilie* sowie dem *Fehlen parasitärer oder extraintestinaler* Erkrankungen. Die Diagnose erfolgt histologisch nach dem Ausschluß anderer Ursachen einer Eosinophilie (Tabelle 32.1). Die *Bluteosinophilie* wird bewußt nicht als obligates Kriterium verwendet, da sie nur bei 20–90 % der Patienten auftritt.

32.1 Epidemiologie

Die Inzidenz der Erkrankung ist unbekannt. Es gibt keine spezielle regionale Verteilung, Fallberichte stammen aus der ganzen Welt. Männer sollen häufiger erkranken als Frauen (1,3–1,4:1). Die Erkrankung kann in jedem Lebensalter auftreten, das 2. bis 6. Lebensjahrzehnt wird bevorzugt mit einem doppelten Altersgipfel im 3. und 6. Lebensjahrzehnt. Im Kindesalter ist die Erkrankung eher selten.

32.2 Ätiologie, Pathogenese

Abgesehen von den parasitären Formen bleiben die Ursachen in den meisten Fällen unbekannt. Man vermutet, daß es sich um eine allergische oder immunologische Reaktion auf Nahrungsmittelantigene handelt, wahrscheinlich um eine von Mastzellen vermittelte Reaktion, die durch Immunglobulin E ausgelöst wird. Es findet sich bei den Patienten mit eosinophiler Gastroenteritis eine auffällige Häufung von atopischen Erkrankungen wie allergische Rhinitis, Bronchialasthma, Ekzem und Nahrungsmittelintoleranzen, verbunden mit erhöhten Gesamt-IgE-Spiegeln im peripheren Blut und spezifische IgE gegen Nahrungsmittelantigene, die oft mit Hauttests korrelieren. Eine Beteiligung allergischer Mechanismen ließ sich zumindest bei Kindern wiederholt nachweisen. So führte eine Exposition gegenüber Milch bei einzelnen Kindern zu Mastzellinfiltration, Anstieg des IgE und zu Mastzelldegranulation im Dünndarm.

Mit *allergischen Mechanismen* kann etwa die Hälfte der Fälle von eosinophiler Gastroenteritis erklärt werden. Viele Patienten zeigen jedoch keinerlei allergische Reaktionen, weder zum Zeitpunkt der Erkrankung, noch in der Vorgeschichte. Es finden sich häufig auch keine positiven Hauttests oder erhöhtes IgE. Bei Patienten ohne atopische Symptome werden eine Reihe weiterer pathogenetischer Mechanismen diskutiert, sowohl virale und parasitäre Infektionen als auch paraneoplastische Phänomene.

Virale Infektionen gehen einer eosinophilen Gastroenteritis häufig voraus. Bei einigen Patienten konnte auch eine akute Infektion durch Zytomegalie- oder Parainfluenzavirus nachgewiesen werden. Verschiedene virale Infektionen führen zu einer Verminderung der T-Suppressorzellen und fördern damit eine Stimulation der IgE-Synthese durch T-Helferzellen. Außerdem könnte der Mukosaschaden, der durch eine virale Infektion ausgelöst wird, zu einer Einschwemmung von Antigenen in die Submukosa führen und dadurch die eosinophile Entzündung auslösen.

Parasitäre Infektionen sind oft mit einer Bluteosinophilie und eosinophiler Infiltration begleitet. Einzelfälle einer eosinophilen Gastroenteritis, insbesondere nach Infektion mit *Schistosoma* sind beschrieben, wobei Parasiten häufig nicht nachweisbar sind. Bei nichthämapoetischen malignen Erkrankungen sind ebenfalls Einzelfälle einer eosinophilen Gastroenteritis bekannt. Auch bei anderen entzündlichen und autoimmunen Er-

Tabelle 32.1. Klassifikation der eosinophilen Gastroenteropathien. (Remmele 1997)

Krankheit	Epidemiologie	Lokalisation	Verteilung	Morphologie	Ätiopathogenese
Entzündlicher fibrinoider Polyp	jedes Lebensalter, Altersgipfel 7. Jahrzehnt, Kinder extrem selten, w:m = 1,6:1	am häufigsten Antrum (70%), Dünndarm (20%); nur ausnahmsweise Ösophagus und Kolon	umschrieben	fibrovaskuläres Stroma mit wechselndem Eosinophilengehalt	unbekannt, mechanische Ursachen? Allergische Reaktionen?
(Idiopathische) Eosinophile Gastroenteritis	2.–6. Jahrzehnt bevorzugt, 2. Jahrzehnt Altersgipfel? Kinder extrem selten. m:w = 1,4:1	am häufigsten Antrum (70%), meist zusammen mit angrenzendem Duodenum	diffus	meist hochgradige Eosinophilie; morphologische Subklassifikation nach bevorzugter Schicht: Mukosa-/Submukosatyp Muskularistyp Subserosatyp Transmuraler Typ	unbekannt, 50–70% der Patienten zeigen allergische Erkrankungen
Allergische eosinophile Gastroenteropathie	Jedes Lebensalter, v.a. Kinder und junge Erwachsene	Magen (wiederum v.a. Antrum), Ösophagus, Dünndarm, selten Kolorektum	fokal, diffus	leichte Form: meist nur interepitheliale Eosinophilie mit Provokationstest (meist fokal), schwere Form: Ödem, selten Ulzeration, Eosinophilenzahl niedrig bis hoch	leichte Form: Allergie gegen nur ein Antigen (meist Kuhmilch, Soja- oder Weizenmehl) schwere Form: Allergie gegen zahlreiche Antigene
Parasitär bedingte eosinophile Enterokolitis	Jedes Lebensalter	Dünn- und Dickdarm, Magen nicht betroffen	fokal, diffus	unterschiedlich schwere entzündliche Reaktion mit wechselnder, meist hoher Eosinophilenzahl	Heringswurm, Schistosomen, Hakenwürmer
Eosinophile pseudotumoröse Enterokolitis		Dünn- und Dickdarm, Magen nicht betroffen		tumorähnliche Granulome mit Blutungen und Eiweißverlustenteropathie	
Begleiteosinophilie bei anderen Magen-Darm-Erkrankungen				Wechselnd starke Begleiteosinophilie bei z.B. M. Crohn, Panarteriitis nodosa, Churg-Strauss-Syndrom, Magenlymphomen und -karzinomen sowie Hypereosinophiliesyndrom	

krankungen wie Sklerodermie, Polymyositis, Dermatomyositis, Polymyalgia rheumatica, Polyarteritis rheumatica, Dermatitis herpetiformis Duhring und Sprue ist die eosinophile Gastroenteritis beschrieben worden. Die pathophysiologischen Zusammenhänge sind bislang noch unbekannt.

32.3
Pathologie

Die *eosinophile Gastroenteritis* manifestiert sich meistens im Magen und im Dünndarm, Ösophagus und Dickdarm sind selten betroffen. Typischerweise sind *Magenantrum* und *Duodenum*, seltener das Jejunum betroffen. Der betroffene Darmabschnitt ist angeschwollen, die Wand ist verdickt und verhärtet, die Darmfalten verstrichen. Es finden sich *Hyperämie, Ödem,* manchmal ist das Lumen komplett verlegt, zudem können multiple kleine Ulzerationen in der Mukosa auftreten. Häufig besteht eine regionale *Lymphknotenschwellung* im Abflußgebiet des betroffenen Darmabschnittes. Wenn die Appendix betroffen ist, kann die Erkrankung wie eine akute Appendizitis imponieren. Manifestationen in anderen Organen wie Leber, Milz, Gallenblase, Pankreas oder Gallenblase sind selten, aber beschrieben.

Histologisch lassen sich 3 Haupttypen unterscheiden, die durch den vorwiegenden Befall der *Mukosa*, *Submukosa* und *Subserosa* gekennzeichnet sind. Am häufigsten ist die Mukosa infiltriert, was meist mit Malabsorption und intestinalem Proteinverlust verknüpft ist. Die eosinophilen Zellinfiltrate sind gewöhnlich sehr dicht und enthalten meist einige Lymphozyten und Plasmazellen. Zusätzlich findet sich oft ein *Ödem* und eine *Gefäßhyperämie*. In der Pathogenese der Schleimhautschädigung spielt vermutlich die Freisetzung des *„major basic protein"* aus den Eosinophilen eine wichtige Rolle.

32.4 Klinik

Das klinische Erscheinungsbild ist von der betroffenen Darmregion und der Schwere der Erkrankung abhängig (Tabelle 32.2). Bei Patienten mit vorwiegendem *Mukosabefall* kommt es zu postprandialer Übelkeit und Erbrechen, Bauchkrämpfen, paraumbilikalen Schmerzen und einer wäßrigen Diarrhö. Häufig besteht ein *Malabsorptionssyndrom*, das zu Gewichtsverlust führen kann. Das Ödem der Mukosa kann ein *Eiweißverlustsyndrom*, der enterale Blutverlust häufig eine Eisenmangelanämie bedingen. Bei Kindern tritt infolge Malabsorption und chronischer Anämie eine Wachtumsretardierung auf.

Bei *Muskularisbeteiligung* imponieren Symptome einer *intestinalen Obstruktion*. Epigastrischer Schmerz, Übelkeit, Erbrechen und Gewichtsverlust treten häufig auf. Weitere Symptome stellen nächtliches Aufstoßen und Regurgitation, Hämatemesis und Teerstuhl dar. Im Duodenum kann durch ödematösen Verschluß der Papilla Vateri eine Cholestase und ein Verschlußikterus hervorgerufen werden.

Hauptsymptom bei einer vorwiegend *subserosalen* Manifestation ist Aszites. Unspezifische abdominelle Beschwerden, Diarrhö, Übelkeit und Erbrechen kommen vor. Bei sehr schweren Verläufen, die alle Wandschichten des Darmes betreffen, besteht vielfach die Gefahr einer Perforation mit dem typischen Befund der Peritonitis und freier Luft im Abdomen bis hin zu einem Luftemphysem, wenn die Perforation in das Retroperitoneum erfolgt ist.

Bei den selteneren *Organmanifestationen* richtet sich das klinische Bild nach dem Befallsmuster. Bei Beteiligung des Ösophagus treten zusätzlich Schluckbeschwerden auf. Sind Kolon oder Rektum infiltriert, findet man Unterbauchbeschwerden sowie nicht selten Blutauflagerungen des Stuhls. Bei einer eosinophilen Appendizitis wird die Diagnose meist erst durch die histologische Untersuchung des Operationspräparates gestellt, da die klinische Symptomatik nicht von einer akuten Appendizitis zu unterscheiden ist.

32.5 Diagnostik

Bluteosinophilie und charakteristische abdominelle Beschwerden weisen auf die Erkrankung hin. Die Diagnose erfordert stets die *histologische Sicherung*. Insbesondere wenn die Mukosa nur wenig oder gar nicht befallen ist, wird eine Biopsie der kompletten Darmwand notwendig. Stets sollten multiple Biopsien an unterschiedlichen Stellen des Gastrointestinaltraktes durchgeführt werden, da die pathologischen Veränderungen manchmal nur umschrieben zwischen völlig normalen Mukosaabschnitten anzutreffen sind.

Laborchemisch besteht eine Bluteosinophilie, die bis zu 80 % der Gesamtleukozytenzahl betragen kann. Die eosinophilen Granulozyten zeigen eine normale Morphologie. Das Knochenmark ist ebenfalls von Eosinophilen infiltriert, ansonsten finden sich aber alle *blutbildenden Systeme* in normalem Umfang. Die Leukozytengesamtzahl kann erhöht sein. Die BSG ist häufig normal. Bedingt durch manifesten Eisenmangel besteht eine *mikrozytäre Anämie*. Bei mikroskopischer Stuhluntersuchung können Charcot-Leyden-Kristalle vorliegen. Bei ausgeprägter Mukosabeteiligung und Malabsorption ist der D-Xylosetest pathologisch. Eine *Hypoalbuminämie* ist durch eine Eiweißverlustenteropathie (Kap. 11) bedingt. Bei allergischer Genese sind IgE-Blutspiegel erhöht und Hautests für Nahrungsmittelallergene positiv.

Die *radiologische* Untersuchung des Dünndarms ergibt keinen pathognomonischen Befund. Gelegentlich finden sich unspezifische Veränderungen wie

Tabelle 32.2. Gegenüberstellung klinischer Symptome und der Hauptmanifestationsorte bei eosinophiler Gastroenteritis

Hauptsächliche Manifestation	Klinische Beschwerden
Mukosa	abdomineller Schmerz, Übelkeit, Erbrechen, Eisenmangelanämie, Diarrhö, Gewichtsverlust, enteraler Blutverlust, Wachstumsretardierung bei Kindern
Muskularis	abdomineller Schmerz, Übelkeit, Erbrechen, Gewichtsverlust, Völlegefühl
Subserosa	abdomineller Schmerz, Übelkeit, Erbrechen, Diarrhö, Aszites

Tabelle 32.3. Differentialdiagnose der eosinophilen Gastroenteritis in Abhängigkeit vom Befall der verschiedenen Wandschichten

Infiltration der Mukosa
- Erkrankungen mit Malabsorption und intestinalem Proteinverlust
- Parasitosen
- intestinale Lymphangiektasie
- ischämische Enteritis
- Strahlenenteritis
- M. Crohn
- intestinale Lymphome
- Kollagenosen
- hypereosinophiles Granulom
- Churg-Strauss-Syndrom

Infiltration der Muscularis propria
- infiltrativ wachsendes Magenkarzinom
- M. Crohn
- Antrumgastritis
- M. Ménétrier

Infiltration der Serosa
- Peritonealkarzinose
- Kollagenosen
- abdominelle Lymphome

Wandödem, Pflastersteinrelief, Stenosen oder polypoide Füllungsdefekte. Diese Veränderungen sind in 70 % der Fälle im Antrum nachweisbar.

Bei *mukosalem* Befall kommen *differentialdiagnostisch* alle Erkrankungen in Betracht, die mit einer Malabsorption oder einem intestinalen Proteinverlust einhergehen, darüber hinaus Parasitosen, intestinale Lymphangiektasie, Strahlenenteritis, M. Crohn, Intoxikationen, Nahrungsmittelallergien und Kollagenosen. Ein enger Zusammenhang besteht zum *Churg-Strauss-Syndrom*, das durch Vaskulitis mit Organbefall, Eosinophilie und allergischem Asthma charakterisiert ist (Tabelle 32.3).

Bei Befall der *Serosa* sollten abdomiellen Lymphome (T-Zell-Lymphome), Peritonealkarzinose und Kollagenosen differentialdiagnostisch bedacht werden (Tabelle 32.3). Bei allen Manifestationen sollten die Patienten auf Nahrungsmittelallergien (Kap. 31) untersucht werden.

32.6
Therapie

Bei Vorliegen einer Nahrungsmittelallergie gilt eine *Eliminationsdiät* (Kap. 68) als Therapiemaßnahme der Wahl. Sollte eine Diät keine Besserung bewirken, kann ein Versuch mit totaler parenteraler Ernährung unternommen werden. Bei einem Rückgang der Entzündungsparameter sollte anschließend ein erneuter diätetischer Versuch unternommen werden.

Bei Erwachsenen wird das verantwortliche Nahrungsmittelallergen häufig nicht gefunden. Hier gilt die *Kortikosteroidtherapie* auch heute noch als Therapie der ersten Wahl. Die initiale Dosis beträgt 40–60 mg Prednisolon pro Tag. Die Therapiedauer ist dem Krankheitsverlauf anzupassen und führt in der Regel in 7 bis 14 Tagen zum Erfolg. Spontanremissionen sind ebenso beschrieben wie kortikoidrefraktäre Verläufe. Rezidive nach Absetzen sind häufig und erfordern oftmals Erhaltungsdosen von 5–10 mg Prednison pro Tag. Sind über einen längeren Zeitraum höhere Dosierung erforderlich, ist die zusätzliche Gabe von Azathioprin (1,5–2 mg/kg KG) zu erwägen.

Der Nutzen von Mastzellstabilisatoren wie Cromoglycinsäure und Ketotifen ist noch nicht ausreichend belegt. Erfolgreiche Therapieversuche wurden für Cromoglycinsäure (4mal 200 mg/Tag) bei kortikoidrefraktären Verläufen und Kortikoidunverträglichkeit beschrieben.

32.7
Verlauf, Prognose

Der *Krankheitsverlauf* kann sich über Wochen bis Jahrzehnte erstrecken, er ist *chronisch rezidivierend*. Wiederholte akute Episoden wechseln mit beschwerdefreien Intervallen. Die *Prognose* der eosinophilen Gastroenteritis ist gut. Kinder können meistens wirksam mit einer Diät behandelt werden. Häufig verliert sich die Sensitivität dieser Patienten gegenüber Nahrungsmittelallergenen im Alter von 2 bis 3 Jahren.

Letale Verläufe sind selten und i. d. R. auf Komplikationen (z. B. Perforation) zurückzuführen. Es besteht kein erhöhtes Risiko für einen malignen Tumor des Intestinaltraktes.

Literatur

Kaijser R (1937) Zur Kenntnis der allergischen Affektionen des Verdauungstraktes vom Standpunkt des Chirurgen. Arch Klin Chir 188:36–64

Min KU (1991) Eosinophilic gastroenteritis. In: Metcalfe DD, Sampson HA, Simon RA (Hrsg) Food allergy adverse reactions to foods and food additives. Blackwell scientific publications, S 164–172

Moots RJP, Prouse P, Gumpel JM (1988) Near fatal eosinophilic gastroenteritis responding to oral sodium cromoglycate. Gut 29:1282–1285

Remmele W (1997) Eosinophile Gastritis/Gastroenteritis. In: Remmele W (Hrsg) Pathologie, Band 2 (Verdauungstrakt). Springer-Verlag Berlin Heidelberg, S 220–222

Riecken EO, Zimmer T (1992) Eosinophile Gastroenteritis. In: Goebell H (Hrsg) Gastroenterologie, Urban und Schwarzenberg, S 565–568

Rothenberg ME (1998) Eosinophilia. New Engl J Med 22: 1592–1600

Talley NJ (1998) Eosinophilic Gastroenteritis. In: Feldman M, Scharschmidt BF, Sleisenger MH (Hrsg) Sleisenger & Fordtran's Gastrointestinal and Liver Disease, 6nd ed. WB Saunders Company, Philadelphia, S 1679–1688

Intestinale Lymphome

W. Fischbach

33.1 Epidemiologie 367
33.2 Ätiologie und Pathogenese 368
33.3 Klinik 368
33.4 Diagnostik 368
33.5 Prognose 369
33.6 Therapie 369
     Literatur 370

Primäre gastrointestinale Lymphome, die die zahlenmäßig größte Gruppe innerhalb der extranodalen Non-Hodgkin-Lymphome repräsentieren, sind grundsätzlich abzugrenzen von einem sekundären Befall des Magen-Darm-Traktes, wie er im Rahmen der Dissemination eines nodalen Lymphoms durchaus nicht selten vorkommt. Lange Zeit war die Definition der primären gastrointestinalen Lymphome keineswegs einheitlich. Einige Autoren forderten lediglich eine dem histologisch nachgewiesenen Lymphom zuzuordnende gastrointestinale Symptomatik oder die Lokalisation der Haupttumormasse im Magen-Darm-Trakt, andere setzten dagegen das Fehlen weiterer Lymphommanifestationen voraus. Diese ausschließlich auf dem Disseminationsmuster beruhenden Definitionen sind erst Ende der 80er Jahre durch die Erarbeitung histomorphologischer, immunhistologischer und zellbiologischer Charakteristika abgelöst worden, die zu einer Herauslösung und eigenständigen Klassifikation der gastrointestinalen Lymphome geführt haben (Tabelle 33.1). Sie sieht eine Unterteilung entsprechend dem B-Zell- und T-Zell-Phänotyp vor. Während in den westlichen Industrieländern *B-Zell-Lymphome* des *MALT* mit gastraler Manifestation zahlenmäßig klar dominieren, liegt der Anteil der intestinalen Lymphome in Ländern des Mittelmeerraumes und des Mittleren Ostens bei nahezu 50 %. Dieser mediterrane Typ des intestinalen Lymphoms stellt die maligne Form der immunproliferativen Dünndarmerkrankung (*IPSID*, *„immunproliferative small intestinal disease"*) dar. Bei etwa 70 % dieser Patienten läßt sich im Serum ein pathologisches Immunglobulin, die schwere α-Kette des IgA, nachweisen, weshalb man früher auch von α-Kettenkrankheit sprach. Eine weitere Sonderform des intestinalen Lymphoms sind die T-Zell-Lymphome, die je zur Hälfte als Enteropathie assoziiert (EATCL, Tabelle 33.1) oder ohne Malabsorptionssyndrom in Erscheinung treten. Sie sind ebenso wie die *B-Zell-Lymphome* durch histopathologische und immunphänotypische Charakteristika definiert.

33.1 Epidemiologie

In einer Bevölkerungsstudie aus den Niederlanden wurde der Anteil der gastrointestinalen Lymphome an der Gesamtheit aller Non-Hodgkin-Lymphome mit 17 % angegeben. Davon manifestieren sich 20 % bis maximal 30 % als intestinale Lymphome. Bei einer anzunehmenden Inzidenz von 2–4/1 000 000/Jahr errechnet sich für Deutschland eine jährliche Neuerkrankungszahl von 200–300. Die Mehrzahl der intestinalen B- und T-Zell-Lymphome sind hochmaligne (etwa 70–80 %).

Tabelle 33.1. Klassifikation primärer gastrointestinaler Lymphome

B-Zell-Lymphome	T-Zell-Lymphome
• niedrigmaligne NHL vom MALT-Typ,	• Enteropathie-assoziierte NHL (EATCL)
• hochmaligne NHL vom MALT-Typ mit/ohne niedrigmaligne(n) Anteile(n)	• andere, nicht Enteropathie-assoziierte
• Mittelmeertyp-NHL	
• Multiple lymphomatöse Polypose	
• Burkitt-Typ, andere nicht niedrig- oder hochmaligne NHL	

33.2
Ätiologie und Pathogenese

Bekannte Risikoerkrankungen für intestinale Lymphome (Tabelle 33.2) sprechen für eine *Lymphomproliferation* auf dem Boden einer mukosalen *Immunregulationsstörung*. Eine über ein Antigen oder ein infektiöses Enteropathogen vermittelte chronische Stimulation des darmassoziierten Immunsystems erhöht offensichtlich das Risiko genetischer Alterationen mit dem Potential eines selektiven Wachstumsvorteils bestimmter B- oder T-Zellklone. Zumindest für die intestinalen Lymphome auf dem Boden eines IPSID konnten auch genetische Faktoren (Assoziation mit HLA-Antigenen, familiäre Häufigkeit) aufgezeigt werden. Die Tatsache, daß sich unter einer antibiotischen Langzeittherapie das lymphoplasmazelluläre Infiltrat zurückzubilden vermag, zeigt eine antigenabhängige Proliferation früher Stadien des IPSID an. Der Übergang in ein malignes Lymphom geht vermutlich mit einem autonomen Wachstum einher. Hier werden Parallelen zur Lymphomregression bei den niedrig malignen MALT-Lymphomen des Magens nach erfolgreicher Helicobacter-pylori-Eradikation deutlich. Für die anderen intestinalen Lymphome konnte hingegen keine Wirksamkeit einer antiinfektiösen Therapie nachgewiesen werden.

Die in den letzten Jahren zu beobachtende Häufigkeitszunahme der intestinalen Lymphome wird u. a. auf die steigende Zahl immunsuppressiver Erkrankungen zurückgeführt. Insbesondere nach Organtransplantationen und bei HIV scheint das Risiko für intestinale Lymphome deutlich erhöht zu sein. Bei beiden Konditionen spielt offensichtlich das Epstein-Barr-Virus eine entscheidende pathogenetische Rolle. Weitere Merkmale sind die nahezu immer bestehende hohe Malignität der Lymphome und ihre schlechte Prognose.

Die genaue Ätiologie der Enteropathie-assoziierten *T-Zell-Lymphome* ist unbekannt. Das seltene Auftreten von *Anti-Gliadin-Antikörpern* bei den Sprue-assoziierten Lymphomen weist darauf hin, daß es sich um unterschiedliche Entitäten handeln könnte. Andererseits führt die strikte Einhaltung einer glutenfreien Diät zu einer deutlichen Risikominderung einer Lymphomentstehung. Es ist zu betonen, daß einerseits neben der glutensensitiven Sprue auch andere Malabsorptionssyndrome mit intestinalen Lymphomen assoziiert sind, andererseits aber auch T-Zell-Lymphome ohne Zottenatrophie oder klinischen Zeichen der Malabsorption bekannt sind. Als Ausgangsort der intestinalen T-Zell-Lymphome konnten die CD103-positiven *intraepithelialen Lymphozyten* identifiziert werden.

33.3
Klinik

Das klinische Bild der intestinalen Lymphome ist unspezifisch. Im Vordergrund stehen abdominelle Schmerzen, Erbrechen, Gewichtsabnahme und die gastrointestinale Blutung. Nicht selten wird die Diagnose erst im Rahmen einer Notfalloperation gestellt, deren Indikation sich bei einer intestinalen Obstruktion, Perforation oder Blutung stellt. Bei bekannter Sprue sollte ein trotz glutenfreier Diät therapierefraktärer Verlauf oder das Wiederauftreten einer abdominellen Beschwerdesymptomatik an die Möglichkeit eines intestinalen Lymphoms denken lassen (Kap. 24).

33.4
Diagnostik

Die Besonderheit der intestinalen Lymphome liegt in der aufgrund der Lokalisation begrenzten Möglichkeit einer endoskopisch-bioptischen Zugänglichkeit. Sie bedingt die häufige Notwendigkeit einer explorativen Laparotomie zur Diagnosestellung, sofern nicht eine akute Situation Anlaß zu einer Notfalloperation gibt. Für die histomorphologische Diagnostik stehen der Nachweis des für intestinale T-Zell-Lymphome typischen *Antigens HML-1* und eines *T-Zellrezeptor-Rearrangements* im Vordergrund. Ist die Diagnose eines intestinalen Lymphoms etabliert, so kommen die üblichen diagnostischen Verfahren zur Erfassung des Tumorstadiums zum Tragen. Sie umfassen eine Endoskopie des oberen und unteren Verdauungstraktes, eine Endosonographie, eine zervikale und abdominelle Sonographie, eine Computertomographie des Thorax und Abdomens (sofern nicht eine primäre Operation mit Erfassung des pathohistologischen Stadiums im Bereich des Abdomens erfolgte) sowie die zytologische und histologische Begutachtung einer Beckenkammpunktion.

Tabelle 33.2. Risikoerkrankungen für intestinale Lymphome. (Mod. nach Heise et al. 1996)

Angeborene oder erworbene Immunmangelsyndrome
- Kongenitale Agammaglobulinämie
- Selektiver IgA-Mangel
- Hypogammaglobulinämie

Immunsuppression
- Zustand nach Organtransplantation
- Chemo-/Radiotherapie
- HIV

Malabsorptionssyndrome
- Glutensensitive Sprue
- Andere Spruesyndrome, z. B. idiopathische ulzerierende Enteritis

Chronisch entzündliche Darmkrankheiten
- M. Crohn, Colitis ulcerosa

33.5 Prognose

Tumorstadium und Malignitätsgrad stellen die beiden entscheidenden prognostischen Faktoren und therapeutischen Determinanten dar. In einigen Untersuchungen erwies sich auch die Resektabilität des Lymphoms als günstiger prognostischer Parameter. Die wenigen Studien, die eine getrennte Auswertung für gastrale und intestinale Lymphome vornahmen, wiesen darüber hinaus mit einer Ausnahme den intestinalen Lymphomen eine schlechtere Prognose zu als den Magenlymphomen. Dies liegt an dem höheren Anteil hochmaligner Lymphome und der schwierigeren und dadurch häufig späteren Diagnosestellung der intestinalen Lymphome in fortgeschrittenen Stadien.

33.6 Therapie

Mehr noch als bei den primären Magenlymphomen läßt ein Blick in die Literatur die Frage nach der adäquaten Therapie intestinaler Lymphome bislang offen. Dies liegt an kleinen Fallzahlen, einer meist fehlenden Stratifizierung in prognostische Faktoren wie Malignitätsgrad und Stadium, der nicht immer vorgenommenen Differenzierung zwischen gastralen und intestinalen Lymphomen, unterschiedlichen Klassifikationssystemen mit dadurch erschwerter Vergleichbarkeit der Ergebnisse und dem retrospektiven Charakter der meisten Studien.

Prinzipiell stehen zur Behandlung intestinaler Lymphome die Therapiemodalitäten Operation, Chemotherapie, Strahlentherapie und deren Kombination zur Verfügung. Traditionell favorisierten die meisten Autoren die chirurgische Resektion des Lymphoms (Literaturübersicht: Fischbach et al. 1993). Neben der nicht seltenen diagnostischen Notwendigkeit eines operativen Vorgehens begründen die *kurative Intention*, die Möglichkeit einer adäquaten histologischen Klassifikation und exakten Stadieneinteilung sowie die Vorbeugung potentieller Komplikationen wie Blutung oder Perforation diese Entscheidung. Letzteres Argument ist angesichts der Seltenheit derartiger Komplikationen einerseits und der perioperativen Morbidität und Mortalität andererseits allerdings nicht mehr überzeugend. Andere Autoren widersprechen, besonders in jüngster Zeit, der Notwendigkeit eines primären chirurgischen Vorgehens und verweisen auf die *hohe Strahlen-* und *Zytostatikasensibilität* der Lymphome.

Zweifellos ist die *Chemotherapie* bei den hochmalignen Lymphomen der Stadien E III/IV unverzichtbar. *CHOP* (Cyclophosphamid, Doxorubicin, Vincristin, Prednisolon) gilt nach den Erfahrungen in der Therapie nodaler Lymphome als *Standardschema*. Möglicherweise ist in den lokalisierten Stadien EI/II hochmaligner Lymphome eine kombinierte Radio-Chemo-Therapie einer Kombination aus Operation plus nachfolgender Chemo-/Radio-Chemo-Therapie ebenbürtig. Wiederum in Analogie zu der Behandlung nodaler Lymphome erhebt die Strahlentherapie einen kurativen Anspruch bei niedrigmalignen Lymphomen der Stadien EI/II. Kontrovers diskutiert werden die verschiedenen Techniken (abdominelles Bad, „extended field", „involved field"). Vergleichende Daten existieren nicht.

Angesichts der spärlichen Daten wird empfohlen, Patienten mit intestinalen Lymphomen in kontrollierte Studien einzubringen (beispielsweise: Intestinale Lymphome – Studiengruppe Berlin, Leitung: W. Heise, E. O. Riecken). Ist dies nicht möglich, empfiehlt sich ein Vorgehen analog Tabelle 33.3. Im Sonderfall früher Stadien des IPSID ist eine antibiotische Langzeittherapie (z. B. mit Tetrazyklinen) angezeigt, die zu einer klinischen und histologischen Remission führen kann.

Tabelle 33.3. Therapieempfehlungen bei intestinalen Lymphomen. *COP* Cyclophosphamid, Vincristin, Prednisolon; *CHOP* Cyclophosphamid, Doxorubicin, Vincristin, Prednisolon

Niedrigmalignes Lymphom	
Stadium EI/II	Operation + Strahlentherapie; *Alternativen:* alleinige Strahlentherapie + COP? Operation + COP?
Stadium E III/IV	Nach Operation (Diagnosestellung/Notfall); „watch and wait"; bei Progression und/oder Symptomen COP
Hochmalignes Lymphom	
Stadium EI/II	Operation + CHOP; *Alternativen:* Operation + CHOP + Strahlentherapie; CHOP + Strahlentherapie
Stadium E III/IV	CHOP + Strahlentherapie

Literatur

Amer MH, El-Akkad S (1994) Gastrointestinal lymphoma in adults: Clinical features and management of 300 cases. Gastroenterology 106:846–858

Aozasa K, Tsujimoto M, Inoue A, Nalagawa K, Hanai J, Kurata A et al. (1985) Primary gastrointestinal lymphoma. A clinicopathologic study of 102 patients. Oncology 42:97–103

Azab MB, Henry-Amar M, Rougier Ph, Bognel C, Theodore Ch, Carde P et al. (1989) Prognostic factors in primary gastrointestinal non-Hodgkin's lymphoma. A multivariate analysis, report of 106 cases, and review of the literature. Cancer 64: 1208–1217

Dawson IMP, Cornes JS, Morson BC (1961) Primary malignant lymphoid tumors of the intestinal tract: report of 37 cases with a study of factors influencing prognosis. Br J Surg 49: 80–89

Domizio P, Owen RA, Shepherd NA, Talbot IC, Norton AJ (1993) Primary lymphoma of the small intestine – A clinicopathological study of 119 cases. 17:429–442

Dragosics B, Bauer P, Radaszkiewicz T (1985) Primary gastrointestinal non-Hodgkin's lymphomas – a retrospective clinicopathologic study of 150 cases. Cancer 55:1060–1073

Fischbach W, Kestel W, Kirchner Th, Mössner J, Wilms K (1992) Malignant lymphomas of the upper gastrointestinal tract. Results of a prospective study in 103 patients. Cancer 70: 1075–1080

Fischbach W, Böhm S, Wilms K (1993) Magenlymphome. Dt Ärztebl 90:1797–1804

Fischbach W, Bayerdörffer E, Stolte M, Müller-Hermelink H-K, Dragosics B (1997) Helicobacter-pylori-Eradikation bei niedrigmalignen Magenlymphomen des MALT. Dt Ärztebl 94:A926–927

Fisher RI, Gaynor ER, Dahlberg S, Oken MM, Grogan ThM, Mize EM et al. (1993) Comparison of a standard regimen (CHOP) with three intensive chemotherapy regimens for advanced non-Hodgkin's lymphoma. N Engl J Med 328:1002–1006

Gilinsky NH, Novis BH, Wright JP, Dent DM, King H, Marks IN (1987) Immunoproliferative small-intestinal disease: clinical features and outcome in 30 cases. Medicine 66:438–446

Heise W, Dederke B, Riecken EO (1996) Besonderheiten intestinaler Non-Hodgkin-Lymphome. In: Fischbach W (Hrsg) Gastrointestinale Lymphome. W. Zuckschwerdt Verlag München, S 62–71

Herrmann R, Panahon AM, Barcos MP, Walsh D, Stutzman L (1980) Gastrointestinal involvement in Non-Hodgkin's lymphoma. Cancer 46:215–222

Holmes GKT, Prior P, Lane MR, Pope D, Allan RN (1989) Malignancy in coeliac disease – effect of a gluten free diet. Gut 30: 333–338

Isaacson PG, Spencer J (1987) Malignant lymphoma of mucosa associated lymphoid tissue. Histopathology 11:445–462

Isaacson PG, Spencer J (1988) Classifying primary gut lymphomas. Lancet ii:1148–1149

Khojasteh A, Haghshenass M, Haghighi P (1983) Immunoproliferative small intestinal disease. A „third-world lesion". New Engl J Med 308:1401–1405

Koch P, Grothaus-Pinke B, Hiddemann W, Willich N, Reers B, del Valle F et al. (1997) Primary lymphoma of the stomach: Three-year results of a prospective multicenter study. Annals Oncol 8 (Suppl. 1):85–88

Law MM, Williams SB, Wong JH (1996) Role of surgery in the management of primary lymphoma of the gastrointestinal tract. J Surg Oncology 61:199–204

Lewin KJ, Ranchod M, Dorfman RF (1978) Lymphomas of the gastrointestinal tract – a study of 117 cases presenting with gastrointestinal disease. Cancer 42:693–707

Mathus-Vliegen EMH, van Halteren H, Tytgat GNJ (1994) Malignant lymphoma in coeliac disease: Various manifestations with distinct symptomatology and prognosis? J Intern Med 236:43–49

O'Farrelly C, Feighery C, O'Brian DS, Stevens F, Connally CE, McCarthy C et al. (1986) Humoral response to wheat protein in patients with coeliac disease and enteropathy associated T-cell-lymphoma. Brit med J 293:908–910

Otter R, Gerrits WBJ, Sand MMVD, Hermanns J, Willemze R (1989) Primary extranodal and nodal Non-Hodgkin's lymphoma. A survey of a population-based registry. Europ J Cancer Clin Oncol 25:1203–1210

Radaszkiewicz Th, Dragosics B, Bauer P (1992) Gastrointestinal malignant lymphomas of the mucosa-associated lymphoid tissue: Factors relevant to prognosis. Gastroenterology 102:1628–1638

Ruskone-Fourmestraux A, Aegerter P, Delmer A, Brousse N, Galian A, Rambaud JC (1993) Primary digestive tract lymphoma: a prospective multicentric study of 91 patients. Gastroenterology 105:1662–1671

Solidoro A, Salazar F, de la Flor J, Sanchez J, Otero J (1981) Endoscopic tissue diagnosis of gastric involvement in the staging of Non-Hodgkin's lymphoma. Cancer 48:1053–1057

Wright DH, Jones DB, Clark H, Mead GM, Hodges E, Howell WM (1991) Is adult-onset coeliac disease due to a low-grade lymphoma of intraepithelial T-lymphocytes? Lancet 337: 1373–1374

Tumoren des Dünndarms (einschließlich hormonproduzierender Tumoren)

J. RAEDLE, S. ZEUZEM

34.1 Ätiologie 371
34.2 Prädisposition 371
34.3 Klinische Symptomatik 372
34.4 Diagnostik 372
34.5 Benigne Tumoren 373
34.6 Maligne Tumoren 374
Literatur 381

Gut- und bösartige Neubildungen des Dünndarms sind vergleichsweise selten und machen weniger als 5 % aller gastrointestinalen Tumoren aus, wobei das Ileum häufiger betroffen ist als das Jejunum. Etwa zwei Drittel dieser Tumoren sind maligne, entsprechend einem Anteil von nur 0,1–0,3 % aller bösartigen Erkrankungen. In den USA werden jährlich bis zu 2700 Neuerkrankungen des Dünndarms mit 900 Todesfällen registriert. Von den lokal entstandenen, benignen und malignen Neoplasien ist ein häufiger sekundärer Organbefall durch Metastasen oder eine peritoneale Absiedlung von Tumoren benachbarter Organe abzugrenzen (Ovarial-, Magen- und Pankreaskarzinom, malignes Melanom). Die *Inzidenz* der Dünndarmtumoren insgesamt wird mit 1,0/100 000 (Frauen: 0,7–0,8/100 000; Männer 0,8–1,3/100 000) angegeben.

Während maligne Dünndarmerkrankungen im Alter unter 30 Jahren als Raritäten anzusehen sind, steigt die Inzidenz mit höherem Alter kontinuierlich an, der Altersgipfel der Neuerkrankungsrate liegt bei etwa 70 Jahren.

34.1 Ätiologie

Maligne Neubildungen des Dünndarms sind trotz der großen mukosalen Oberfläche, die 75 % des gesamten Verdauungstrakts und etwa 90 % der resorptiven Darmoberfläche ausmacht, sowie der zum Kolon deutlich schnelleren Epithelproliferation, vergleichsweise selten. Die Inzidenz des kolorektalen Karzinoms ist etwa 50mal höher.

Die deutlich geringere Inzidenz von Dünndarmneoplasien wird durch eine Reihe verschiedener Faktoren bedingt.

- Als Hauptfaktor wird besonders die *immunologische Kapazität* der Dünndarmmukosa angesehen, die eine hohe Anzahl von immunkompetenten T- und B-Zellen beinhaltet sowie eine hohe zelluläre IgA-Konzentration und -Sekretion aufweist.
- Die Expositionszeit der Dünndarmschleimhaut gegenüber potentiellen Karzinogenen oder schädigenden Nahrungsbestandteilen ist durch den raschen Dünndarmtransit deutlich reduziert. Ebenso werden mechanische Irritationen durch die dünnflüssige Konsistenz des Dünndarminhaltes weitgehend vermieden.
- Potentielle, mit der Nahrung aufgenommene Karzinogene werden durch die hohe Sekretionsrate im Dünndarm deutlich verdünnt.
- Die Abwesenheit metabolisch aktiver Bakterienpopulationen wird als möglicher Schutzfaktor diskutiert, da aus der Nahrung kaum karzinogene Spaltprodukte entstehen (im Dünndarm können fast keine Nitrosamine, die durch bakteriellen Nitratabbau entstehen, nachgewiesen werden).
- Dem alkalischen Milieu und einer aktiven Elimination von bestimmten Karzinogenen durch Mukosaenzyme (z. B. Benzopyrenhydroxylase) wird eine protektive Funktion zugeschrieben.

34.2 Prädisposition

Das Risiko, an einem malignen Dünndarmtumor zu erkranken, ist bei Patienten mit M. Crohn (Ileitis regionalis), M. Whipple, Peutz-Jeghers-Syndrom, familiärer adenomatöser Polypose (einschließlich Gardner- und Turcot-Syndrom), Cowden-Syndrom, einheimischer Sprue, M. Recklinghausen, Caroli-Syndrom, zystischer Fibrose und Muir-Torre-Syndrom sehr wahrscheinlich erhöht. Auch bei Patienten mit angeborenen oder erworbenen Immundefekten (Wiskott-Aldrich-Syndrom, selektiver IgA-Mangel, Hypogammaglobulinämie, HIV-Infektion, Zustand nach Organtransplantation, Therapie mit Immunsuppressiva) liegt ein erhöhtes Risiko vor. Auf dem Boden immunproliferativer Dünndarmerkrankungen („immunoproliferative small intestine disease", IPSID) können regional gehäuft auch parasitäre Erkrankungen das Malignomrisiko erhöhen. Adenokarzinome des Dünndarms sind ebenso im Rahmen familiärer Tumorerkrankungen (HNPCC, „hereditary nonpolyposis colorectal cancer") und MPMN („Multiple primary malignant neoplasia")-Syndrom beschrieben worden. Desweiteren können nach einer abdominellen Bestrahlung oder nach rekonstruktiven urologischen Eingriffen mit Ileum- oder Jejunalinterponaten (Uretersigmoidostomie, Ileozystoplastie) sekundäre Dünndarmmalignome entstehen. Ein hoher Fettgehalt der Nahrung kann nach neueren Studien ebenfalls mit einer erhöhten Inzidenz von malignen Dünndarmtumoren einhergehen.

Bei Patienten mit *M. Crohn* wird das relative Risiko, an einem Adenokarzinom des Dünndarms zu erkranken, mit etwa 10 angegeben. Die meisten Tumoren treten nach einer Latenz von 10 bis 18 Jahren auf und entstehen häufig in einer ausgeschalteten Dünndarmschlinge. Patienten mit Umgehungsanastomosen, ausgeprägter Fistelbildung und deutlicher Crohn-Aktivität gelten als besonders gefährdet.

Beim *Peutz-Jeghers-Syndrom* besitzen die Patienten ein um den Faktor 16 erhöhtes Risiko für einen malignen Dünndarmtumor, der zudem in dieser Gruppe häufig ausgesprochen aggressiv wächst. Bei der einheimischen, glutensensitiven *Sprue* treten neben Dünndarmlymphomen gehäuft Adenokarzinome auf, deren relatives Risiko nach neueren Daten bei etwa 25 liegt. Patienten mit *familiärer adenomatöser Polyposis/Gardner-Syndrom* erkranken häufig an periampullären Adenokarzinomen des Duodenums und bei Patienten mit angeborenen oder erworbenen Immundefekten finden sich gehäuft maligne Dünndarmlymphome. Bei Patienten mit einer *HIV-Infektion* sind zudem noch häufiger Kaposi-Sarkome im distalen Dünndarmbereich nachzuweisen.

Unabhängig von der Grunderkrankung kann bei Patienten mit malignen Dünndarmtumoren darüber hinaus eine erhöhte Inzidenz für Zweittumoren festgestellt werden.

34.3
Klinische Symptomatik

Bei den Dünndarmneoplasien können eine Reihe uncharakteristischer Symptome auftreten, die epigastrische oder abdominelle Schmerzen, Zeichen der Obstruktion wie Übelkeit, Erbrechen oder geblähtes Abdomen, Diarrhöen, Meteorismus, okkulte oder sichtbare intestinale Blutungen, Gewichtsverlust oder auch einen tumortypischen Leistungsknick umfassen. Bei der körperlichen Untersuchung kann bei weniger als 25% der Patienten ein Dünndarmtumor getastet werden. Obwohl die meisten Dünndarmtumoren eine Symptomatik aufweisen, erfolgt die Diagnosestellung aufgrund fehlender charakteristischer Symptome häufig erst spät und ist dann oft durch tumortypische Komplikationen gekennzeichnet. Durchschnittlich vergehen 6 bis 8 Monate zwischen Erstsymptomen und Diagnosestellung, da unklare Beschwerden häufig als funktionell fehlgedeutet werden. Akute Symptome sind selten, doch können eine schwere intestinale Blutung, eine akute Ileussymptomatik bei mechanischer Obstruktion (bei benignen Tumoren häufig durch eine Invagination, bei malignen Tumoren durch eine komplette Stenosierung hervorgerufen) oder eine Perforation mit einem schweren Krankheitsbild einhergehen.

34.4
Diagnostik

Dünndarmneoplasien sind in der Regel nicht einfach zu diagnostizieren, insbesondere dann, wenn hauptsächlich oder ausschließlich endoskopisch nicht einsehbare Bereiche betroffen sind. Nach detaillierter Anamneseerhebung, klinischem Untersuchungsstatus und Routinelaboruntersuchungen erfolgt die Dünndarmdiagnostik bei einem entsprechenden Beschwerdebild im Regelfall erst im Anschluß an eine endoskopische Untersuchung des oberen (Ösophagogastroduodenoskopie und Endosonographie, bis zum Treitz-Band) und unteren Gastrointestinaltraktes (totale Ileokoloskopie, bis ins distale Ileum). Mittels *Enteroskopie* lassen sich zusätzlich die oberen 50–60 cm des Jejunums einsehen. Leider ist die Erfahrung mit dieser Technik auf wenige Zentren beschränkt und entsprechende Geräte sind in der Regel nicht allgemein verfügbar. Ergänzt werden diese Untersuchungen durch bildgebende Verfahren, wobei neben der etablierten *Computertomographie*/hochauflösenden Spiralcomputertomographie (Sensitivität 97%, Spezifität 80%) auch die hochauflösende abdominelle *Sonographie* mit Kontrastmittelverstärkung (granulierte Galaktose-Mikropartikel, Levovist) für gefäßreiche Tumoren sowie deren Lebermetastasen einen diagnostischen Stellenwert besitzt. Die radiologische Doppelkontrastdarstellung des Dünndarms nach Sellink (*Enteroklysma*) gilt weiterhin als Goldstandard für Dünndarmveränderungen distal des Treitz-Bandes, da hierdurch ein Großteil (60–90%) aller Veränderungen oder Auffälligkeiten nachgewiesen werden können (Kap. 19). Additiv kann insbesondere bei der Diagnostik blutender Dünndarmprozesse oder Tumoren mit Gefäßanomalien (Hämangiome, Gefäßmalformationen, große Angiodysplasien) eine angiographische Gefäßdarstellung (*Mesenterikographie*) durchgeführt werden (Kap. 20, 36). Nur bei Blutungen mit einem intestinalen Blutverlust >0,5 ml/min besteht jedoch mittels Angiographie eine Chance, das blutende Gefäß zu lokalisieren. Beträgt der Blutverlust weniger als 0,5 ml/min, kann die Blutungsquelle möglicherweise mittels *Bloodpool-Szintigraphie* (Tc-99m-Erythrozyten) nachgewiesen werden (Kap. 21).

Die definitive Diagnose sollte in der Regel an entsprechendem Gewebe histologisch gestellt werden, das endoskopisch oder auch erst im Rahmen einer explorativen Laparotomie gewonnen wird. Anhand der vorgenannten Untersuchungen können die Dünndarmkarzinome auch anhand der TNM-Klassifikation und UICC-Stadieneinteilung näher charakterisiert werden (s. Abschn. 34.6).

34.5 Benigne Tumoren

Benigne Tumoren des Dünndarms umfassen nur einen geringen Prozentsatz (bis zu 3%) aller gastrointestinalen Tumoren. Häufig können *Adenome* diagnostiziert werden, wohingegen *Leiomyome* am häufigsten klinische Symptome verursachen (Tabelle 34.2). Benigne Dünndarmtumoren werden oft als Zufallsbefund bei Laparotomien oder Sektionen diagnostiziert, da etwa die Hälfte aller Patienten völlig asymptomatisch ist. Symptomatisch auffällig werden etwa 30–50% aller Patienten mit einem benignen Dünndarmtumor durch eine *chronische*, meist okkulte Blutung (Leiomyome, Hämangiome) oder mit abdominellen Schmerzen durch eine progrediente Obstruktion des Lumens (40–70%) mit protrahierter oder akuter Ileussymptomatik.

Als Therapie symptomatischer Dünndarmtumoren ist im wesentlichen nur die chirurgische Resektion zu nennen, die abhängig von der Tumorgröße, -ausdehnung und -lokalisation aus einer reinen Tumorexzision oder variablen Resektion mit End-zu-End-Anastomose besteht. Problematisch wird diese Therapie jedoch besonders, wenn bei multiplen Tumoren ausgedehnte Dünndarmabschnitte reseziert werden müssen (Gefahr der Kurzdarmproblematik).

Adenome

Adenome kommen im Dünndarm deutlich seltener als im Kolon vor und nehmen in ihrer Häufigkeit vom Duodenum (20%) über das Jejunum (30%) zum Ileum (50%) hin zu. In ihrer Klinik und Morphologie entsprechen sie den Dickdarmadenomen. Ihr Entartungsrisiko liegt nach vagen Angaben zwischen 35 und 55%. Bei Patienten mit familiärer adenomatöser Polyposis/Gardner-Syndrom finden sich im Duodenum vergleichsweise häufig periampulläre Adenome.

Leiomyom

Das Leiomyom, die häufigste Tumorentität im Dünndarm (Tabelle 34.2), ist ein mesenchymaler Tumor, der von der glatten Muskulatur ausgeht, gut begrenzt ist und meist subserös liegt. Die Tumoren sind häufig im Jejunum lokalisiert, können sehr groß werden und auch regressive Veränderungen aufweisen. Das Dünndarmleiomyom kann maligne entarten. Klinisch macht dieser Tumor besonders als Passagehindernis (Obstruktion, Invagination) oder als Ursache einer intestinalen Blutung auf sich aufmerksam.

Lipome

Dünndarmlipome treten meistens im Ileum als intramurale submuköse Veränderungen auf und sind klinisch außer einer möglichen Stenosesymptomatik wenig auffällig.

Peutz-Jeghers-Syndrom

Beim Peutz-Jeghers-Syndrom handelt es sich um ein seltenes, autosomal-dominant vererbtes Krankheitsbild, das sich neben mukokutanen, melaninhaltigen *Pigmentflecken* im *Lippen*- und *Wangenbereich* besonders durch eine gastrointestinale Polypose mit Bevorzugung des Dünndarms auszeichnet. Als zugrundeliegender genetischer Defekt konnte kürzlich das *LKB1/STK11*-Gen auf dem Chromosom 19p lokalisiert werden, das für eine Serin/Threonin-Kinase kodiert und bei Vorliegen einer trunkierenden Keimbahnmutation zur Inaktivierung der Proteinkinase führt.

Die Polypen sind beim Peutz-Jeghers-Syndrom zumeist im Jejunum und Ileum lokalisiert, können jedoch auch im gesamten oberen und unteren Gastrointestinaltrakt vorkommen. Bei den Polypen, die unterschiedlich groß, breitbasig oder gestielt sein können, handelt es sich um *Hamartome* (epitheliale Bestandteile nicht vermehrt). Obwohl es sich hierbei um benigne polypoide Läsionen handelt, scheint das Peutz-Jeghers-Syndrom dennoch mit einem bis zu 10fach erhöhten Malignitätsrisiko (Dünndarm-, Mamma- und Pankreaskarzinom, kolorektales Karzinom, Tumoren des weiblichen Genitaltraktes und der Hoden) einherzugehen. Häufiges klinisches Symptom sind rezidivierende kolikartige Oberbauchschmerzen, die durch eine reversible partielle Invagination der Hamartome auftreten und wiederholte operative Resektionen nach sich ziehen können.

Tabelle 34.1. Zusammenstellung der möglichen benignen und malignen Tumoren des Dünndarms anhand des histopathologischen Ursprungsgewebes. (Mod. nach Schöffski et al. 1997)

Ursprungsgewebe	Benigner Tumor	Maligner Tumor
Epithel	Adenom	Adenokarzinom, Siegelringkarzinom
Bindegewebe	Fibrom	Fibrosarkom
Glatte Muskulatur	Leiomyom	Leiomyosarkom
Fettgewebe	Lipom	Liposarkom
Blutgefäße	Hämangiom	Hämangiosarkom, Kaposi-Sarkom
Lymphgefäße	Lymphangiom	Lymphangiosarkom
Lymphatisches Gewebe	Pseudolymphom	Lymphom
Nervengewebe	Neurofibrom	Neurofibrosarkom
Glia	Neurilemmon	Neurofibrosarkom
Enterochromaffine Zellen	–	Karzinoid, Gastrinom, Insulinom etc.
Pluripotente Stammzellen	Hamartom	Maligne Mischtumoren: Teratome, Adenokarzinoide, adenosquamöse Karzinome

Sonstige tumorähnliche Veränderungen im Dünndarmbereich

Im Dünndarmbereich können sich ebenfalls eine Reihe weiterer Erkrankungen manifestieren, die jedoch aufgrund ihres seltenen Auftretens hier nur kurz erwähnt werden sollen. Als *Pseudotumoren* können entzündliche Konglomerate bei der Strahlenenteritis oder entzündliche Pseudopolypen beim M. Crohn imponieren. Bei Frauen kann eine *Dünndarmendometriose* (Kap. 52) auftreten, die sich als polypoide Läsion darstellt. Divertikel können diagnostisch als Wandveränderung oder Pseudoraumforderung imponieren. Eine Besonderheit stellt das an der antimesenteriellen Wand des Ileums, zwischen 60 und 100 cm proximal der Ileozäkalklappe lokalisierte *Meckel-Divertikel* dar, das bei mangelnder Rückbildung in der 6. Embryonalwoche als Residuum des Ductus omphaloentericus zu sehen ist. Häufig findet sich histologisch in diesem Divertikel, das klinisch besonders durch Schmerzen und intestinale Blutungen imponiert, ektope Magenschleimhaut (80%), seltener Duodenalschleimhaut oder Pankreasgewebe.

34.6 Maligne Tumoren

Etwa 50–70% der Dünndarmtumoren sind maligne und umfassen damit etwa 3% aller gastrointestinalen Tumoren. Lokalisiert sind die Dünndarmmalignome nach neueren Daten von Frost et al. mit 46% hauptsächlich im *Duodenum*. Das Jejunum ist in etwa 33% und das Ileum in etwa 21% aller Fälle betroffen. Neben *Adenokarzinomen* werden am häufigsten *Karzinoide*, maligne Lymphome sowie verschiedene Sarkome diagnostiziert (Tabellen 34.1 und 34.4).

90% aller Patienten sind bei der Diagnosestellung bereits symptomatisch. Das *Beschwerdebild* ist jedoch häufig *unspezifisch* und wird nach initial häufig fehlender Klinik bei vielen Patienten erst im fortgeschrittenen Krankheitsstadium diagnostiziert. Abdominelle Schmerzen (30–80%), chronischer Gewichtsverlust (30–70%) sowie latente oder akute gastrointestinale Blutungen stehen im Vordergrund. Ein manifester Darmverschluß oder palpable abdominelle Raumforderungen (25%) treten erst im fortgeschrittenen Tumorstadium auf.

Die *Prognose* der malignen Dünndarmtumoren hängt in erster Linie von der Histologie, dem Differenzierungsgrad, dem Tumorstadium (einschließlich lokoregionärer Lymphknoten- oder Fernmetastasen, Tabelle 34.3) sowie den Therapiemöglichkeiten ab. Bei Patienten mit Adenokarzinomen oder Sarkomen ist die *Fünfjahresüberlebensrate* (21–25% und 30–45%) geringer als bei Patienten mit Lymphomen oder Dünndarmkarzinoiden (Tabelle 34.4). Die relativ schlechte Prognose muß besonders auch auf die oft späte Diagnosestellung im fortgeschrittenen Tumorstadium zurückgeführt werden. Eine eindeutige Verbesserung der Fünfjahresüberlebensrate kann aufgrund neuerer Daten nur durch eine kurative, radikale

Tabelle 34.2. Relative Häufigkeit benigner Dünndarmtumoren

Tumorart	Relative Häufigkeit [%]
Epitheliale Tumoren	
• Adenome	20
• Juvenile Polypen	?
Nichtepitheliale Tumoren	
• Leiomyome	25
• Lipome	20
• Hämangiome	10
• Lymphangiome	2
• Neurogene Tumoren (Neurofibrome)	5
• Sonstige Tumoren	10
Tumorähnliche Veränderungen	
• Peutz-Jeghers-Syndrom (Hamartome)	3
• Sonstige Veränderungen	5

Tabelle 34.3. TNM-Klassifikation und UICC-Stadieneinteilung

TNM: Klinische Klassifikation				
T	Primärtumor			
TX	Primärtumor kann nicht beurteilt werden			
T0	kein Anhalt für Primärtumor			
Tis	Karzinoma in situ			
T1	Tumor infiltriert Lamina propria oder Submukosa			
T2	Tumor infiltriert Muscularis propria			
T3	Tumor infiltriert durch die Muscularis propria in die Subserosa oder maximal 2 cm in das nicht peritonealisierte periduodenale Gewebe (Mesenterium, Retroperitoneum)			
T4	Tumor überschreitet das viszerale Peritoneum oder infiltriert in andere Organe oder Strukturen (benachbarte Dünndarmschlingen, Mesenterium, Retroperitoneum >2 cm, Bauchwand entlang der Serosa, Pankreas bei Duodenaltumor)			
N	regionäre Lymphknoten			
NX	regionäre Lymphknoten nicht beurteilbar			
N0	keine regionären Lymphknotenmetastasen			
N1	regionäre Lymphknoten befallen			
	Duodenum: Lymphknoten, die pankreatikoduodenal, pylorisch, entlang des Ductus choledochus und cysticus sowie im Leberhilus gelegen sind			
	Jejunum und Ileum: mesenteriale, ileozökale und hinter dem Zökum gelegene Lymphknoten			
M	Fernmetastasen			
MX	Fernmetastasen nicht beurteilbar			
M0	keine Fernmetastasen			
M1	Fernmetastasen vorhanden			
Stadieneinteilung nach UICC				
Stadium 0	Tis	N0	M0	
Stadium I	T1	N0	M0	
	T2	N0	M0	
Stadium II	T3	N0	M0	
	T4	N0	M0	
Stadium III	jedes T	N1	M0	
Stadium IV	jedes T	jedes N	M1	

Tabelle 34.4. Fünfjahresüberlebensrate und anatomische Verteilung der häufigsten malignen Dünndarmtumoren. Zusammenfassung verschiedener Studien. *ÜLR*, Überlebensrate

Tumorart	Anatomische Verteilung			5-Jahres-ÜLR [%]
	Duodenum [%]	Jejunum [%]	Ileum [%]	
Adenokarzinome	55–58	29–30	13–16	21–25
Dünndarmkarzinoide	4	9	87	58–83
Maligne Lymphome	21	29	50	41–62
Sarkome	18	47	35	30–45
Gesamt	46	33	21	54

Tumorresektion (z. B. Whipple-Operation, Segmentresektion, Ileozökalresektion) erreicht werden.

Dünndarmkarzinome

Dünndarmkarzinome stellen mit über 50% die häufigsten malignen Tumoren des Dünndarms dar, sind jedoch im Vergleich zum kolorektalen Karzinom eine klinische Rarität (Tabelle 34.5). Auffällig ist neben einer erhöhten Inzidenz bei Männern besonders die bevorzugte Lokalisation im Duodenum (55–58%) und proximalen Jejunum (29–30%), die durch eine duodenale Karzinogentriggerung (Zusammentreffen von anaeroben Bakterien und Gallesalzen) erklärt werden könnte. Im Ileum lokalisierte Adenokarzinome (13–16%) sind selten (Tabelle 34.4).

Ähnlich wie bei den kolorektalen Karzinomen wurden auch im Tumorgewebe von Dünndarmadenokarzinomen verschiedene genetische Veränderungen (*erbB2*, *K-ras*, *Zyklin D1*, und *p53*) identifiziert, die trotz spärlicher Daten darauf hindeuten, daß bei der Karzinogenese auch im Dünndarm eine Akkumulation von genetischen Alterationen vorzuliegen scheint.

Tabelle 34.5. Relative Häufigkeit maligner Dünndarmtumoren

Tumorart	Relative Häufigkeit [%]
Epitheliale Tumoren	
• Adenokarzinome	40–63
• Siegelringkarzinom, undifferenziertes Karzinom	1
Nichtepitheliale Tumoren	
• Leiomyosarkom	10–13
• Sonstige Tumoren (Kaposi-Sarkom, etc.)	2
Maligne Lymphome	15–17
Dünndarmkarzinoide	6–29
Metastasen	2

Besonders bei einer periampullären Lokalisation im Bereich der Papilla duodeni major kann ein Verschlußikterus als Frühsymptom einen Hinweis auf die Erkrankung bieten. Makroskopisch imponieren diese Neoplasien oft als polypoide intraluminale Raumforderungen oder als annulär stenosierende Tumoren. Histologisch handelt es sich fast ausnahmslos um *Drüsen- und/oder schleimbildende Karzinome*, die bei lokaler Resektabilität entsprechend der kolorektalen Chirurgie en bloc unter Mitnahme der Lymphabflußwege und regionalen Lymphknoten radikal reseziert werden sollten. Bei Lokalisation im Papillenbereich kann mit kurativer Intention auch eine Pankreatikoduodenektomie (Whipple-Operation), bei distaler Lokalisation eine segmentale Duodenektomie durchgeführt werden. Bei resektablen Tumoren im Jejunum und Ileum sollte das betroffene Segment mit entsprechendem Sicherheitsabstand reseziert und End-zu-End-anastomosiert werden. Bei Lokalisation im terminalen Ileum erfolgt therapeutisch eine rechtsseitige Hemikolektomie/Ileozökalresektion. Solitäre oder anatomisch begrenzte (Leberlappen, Lebersegment) Lebermetastasen sollten gleichzeitig reseziert werden.

Bei lokaler *Inoperabilität* kommen palliative Therapieoptionen (Enterostomie, Enterokolostomie) zum Tragen. Karzinome im Duodenal/Papillenbereich scheinen aufgrund der früheren Diagnosestellung bei adäquater Therapie die beste Prognose aufzuweisen.

Eine Indikation zur *Strahlentherapie* besteht beim Dünndarmkarzinom außerhalb von klinischen Studien und einer palliativen Zielsetzung in der Regel nicht. Verläßliche Daten zum Stellenwert der *Chemotherapie* liegen nicht vor, doch kann bei Patienten mit irresektablem oder metastasiertem, histologisch gesichertem Adenokarzinom eine systemische Chemotherapie erwogen werden, die bei der Induktion in erster Linie in einer 5-Fluorouracilmonotherapie in Kombination mit Folinsäure (Tabelle 34.6) („Mayo-Clinic-Schema/Poon-Schema", Kap. 51) oder einer Mitomycin-C-Monotherapie beim Rezidiv bestehen sollte.

Sarkome

Sarkome des Dünndarms entstehen aus mesenchymalem Gewebe. Grundsätzlich kann jeder mesenchymale Gewebetyp Ursprungsort des Tumors sein. Im Dünndarm finden sich besonders *Leiomyosarkome* myogenen Ursprungs (Lamina muscularis mucosae oder Lamina muscularis propria), die ohne geschlechtsspezifische Bevorzugung zwischen dem 50. und 60. Lebensjahr auftreten und meistens im Jejunum (47%) lokalisiert sind. In seltenen Fällen werden auch Sarkome anderen Ursprungs beobachtet. Sarkome metastasieren häufig und Leiomyosarkome besonders oft in die Leber. Als Therapieoption ist sowohl in kurativer als auch palliativer Hinsicht die chirurgische Resektion Therapie der Wahl, da der Nutzen einer Chemo- oder Strahlentherapie nicht belegt ist. Aufgrund der geringen Fallzahl gibt es in Deutschland derzeit keine Therapiestudien, die speziell Sarkome des Gastrointestinaltraktes untersuchen.

Das *Kaposi-Sarkom* ist der häufigste Tumor bei HIV-infizierten Patienten und erreicht in Deutschland eine kumulative Inzidenz von etwa 30%. Kaposi-Läsionen treten zuerst meist auf der Haut auf, können jedoch von Anfang an auch viszerale Organe betreffen und sind im Gastrointestinaltrakt häufig. Sie sind klinisch meist stumm und werden daher als Zufallsbefunde oft erst bei endoskopischen Untersuchungen

Tabelle 34.6. Chemotherapieschema beim Dünndarmadenokarzinom. (Induktionstherapie nach Poon et al. 1991)

	Dosis [mg/m² KOF]	Darreichungsform	Tag
Induktionstherapie			
5-Fluorouracil	425	i.v.-Bolus	1–5
Folinsäure	20	i.v.-Bolus	1–5
Wiederholung Tag 29, bei Ansprechen 6 Zyklen, maximale Therapie 1 Jahr.			
Rezidivtherapie			
Mitomycin C	10	i.v.-Bolus	1
Dosissteigerung bis auf 12 mg/m² KOF, Wiederholung Tag 29, mehrere Zyklen möglich. Bei einer kumulativen Gesamtdosis von mehr als 50 mg/m² KFO zunehmende Nieren- und Lungentoxizität.			

des Ösophagus, Magens, Duodenums, Kolons oder Rektums diagnostiziert. Primäres Therapieziel ist eine Verbesserung der Lebensqualität. Da eine Resektion häufig mit Rezidiven einhergeht, kann bei viszeraler Lokalisation mit klinischer Relevanz eine systemische *Chemotherapie* mit Vincristin (2 mg Gesamtdosis an den Tagen 1, 8, 15) und Bleomycin (0,3 mg/kg KG an den Tagen 1 und 8) in monatlichen Abständen durchgeführt werden. Für die Therapiedurchführung ist eine ausreichende Granulozytenzahl (>1000/µl) sowie eine Pneumocystis-carinii-Pneumonie- und Toxoplasmoseprophylaxe erforderlich.

Maligne Lymphome

Neben der primären nodalen Manifestation treten maligne Lymphome auch häufig im Gastrointestinaltrakt auf und umfassen etwa 15% aller malignen Tumoren des Dünndarms. 50–60% dieser Tumoren sind im Ileum, 30% im Jejunum und etwa 20% im Duodenum lokalisiert. Die intestinalen Lymphome, die sich meistens von den B-Zellen ableiten, stellen insgesamt ein uneinheitliches Krankheitskollektiv dar. Unterschieden werden lokalisierte *B-Zell-Lymphome*, *immunoproliferative* Dünndarmerkrankungen („*immunoproliferative small intestine disease*", IPSID) mit Häufung im Mittelmeergebiet und Mittleren Osten, häufig im Ileozökalbereich lokalisierte *Burkitt-Lymphome*, Sprue-assoziierte *T-Zell-Lymphome*, HIV-assoziierte Lymphome und sog. *MALT-Lymphome*, die nach heutiger Auffassung von mukosaassoziiertem lymphatischen Gewebe („*mucosa associated lymphoid tissue*", MALT) ausgehen. Im Gegensatz zum Magen werden im Dünndarm MALT-Lymphome häufig erst intraoperativ oder gar postoperativ bei der histologischen Aufarbeitung des entnommenen Gewebes diagnostiziert. Die Diagnosestellung gemäß der neu konzipierten R.E.A.L. („revised European-American lymphoma")-Klassifikation und besonders das für die weitere Therapieplanung notwendige exakte Staging analog zur etablierten Ann-Arbor-Klassifikation für maligne Non-Hodgkin-Lymphome, sind beim Dünndarmlymphom oft problematisch. Die definitive Therapieentscheidung ist nicht standardisiert, muß vom individuellen Zustand des Patienten abhängig gemacht werden und kann bei lokalem Befall von einer begrenzten Darmresektion unter Mitnahme der lokoregionalen Lymphabflußgebiete mit adjuvanter Chemo-/Strahlentherapie bis hin zur systemischen Kombinationschemotherapie (z.B. CHOP-Schema mit Cyclophosphamid, Doxorubicin, Vincristin und Prednison) bei primär organübergreifender Lymphommanifestation reichen (Kap. 33).

Endokrine Tumoren des gastroenteropankreatischen Systems (GEP)

Diese seltene Entität von Tumoren (Inzidenz: 1,3/100 000 Einwohner/Jahr) leitet sich von neuroendokrinen, enterochromaffinen Zellen im Gastrointestinaltrakt ab, die zum APUD („*amine precursor uptake and decarboxylation*")-System gehören. Aufgrund ihrer neuroendokrinen Aktivität können diese Zellen biogene Amine dekarboxylieren. Alle Tumoren, die von diesen Zellen ausgehen, weisen eine endokrine Differenzierung auf, die histologisch bzw. immunhistochemisch nachweisbar ist. Dennoch haben nur ein kleiner Teil dieser Tumoren eine systemische *Hormonsekretion* und gelten dann als funktionell aktiv. Bei der groben Einteilung werden generell 2 *Hauptgruppen* unterschieden:

1) endokrine Pankreastumoren und Gastrointestinaltumoren,
2) Karzinoide (vgl. nachfolgender Absatz).

Die Diagnostik und Therapie der neuroendokrinen Tumoren des gastroenteropankreatischen Systems gilt allgemein als schwierig, da sich Einteilungen überschneiden und das klinische Erscheinungsbild dieser Tumoren sehr variabel ist. So können bereits kleine Tumoren funktionell aktiv sein (Tabelle 34.7),

Tabelle 34.7. Typische Symptomatik endokrin aktiver gastrointestinaler Tumoren

Tumor	Typische klinische Symptomatik
Insulinom	Hypoglykämie (Tremor, Schwitzen, Palpitationen, Krampfanfälle und Leistungseinschränkung)
Glukagenom	Dermatitis, Glossitis, Anämie, Diarrhö, Venenthrombosen, Diabetes mellitus, psychische Symptome
Gastrinom	Rezidivierende, multiple Ulzera mit atypischer Lokalisation, abdominelle Schmerzen, schwere Diarrhö mit Steatorrhö, gastroösophagealer Reflux mit Erbrechen
Vipom	Wäßrige Diarrhö, Hypokaliämie, Flush, Hypo- bzw. Achlorhydrie, Hyperkalzämie, Hyperglykämie
Somatostatinom	Diabetes mellitus, Steatorrhö, Gallensteine, gastrointestinale Blutung
Ppom	Keine spezifischen Symptome
Karzinoid	Flush, Diarrhö, Bronchospasmus bzw. Asthma, Teleangiektasie, Endokardfibrose, Glukosetoleranz, Arthropathie, Hypotension

während andere fortgeschrittene Malignome klinisch stumm sind. Trotz ihres unterschiedlichen biologischen Verhaltens hat es sich bei der Diagnostik und Therapie bewährt, diese besonderen Neoplasien entsprechend ihrer potentiellen Hormonaktivität zu klassifizieren.

Nach der biochemischen Aktivität unterscheidet man daher neben den funktionell inaktiven Tumoren die funktionell aktiven *Gastrinome, Insulinome, seltenen Vipome, Glukagenome* sowie die extrem seltenen *Somatostatinome, PPome* und *Neurotensinome*. Es können auch Tumoren mit ektoper Hormonproduktion (ACTH, GRF, CRF) im Dünndarm auftreten. Die Hauptlokalisation dieser Tumoren (besonders Insulinom, Glukagenom, Vipom) ist das Pankreas, doch können alle Areale des Verdauungstraktes, die embryonal zum Vorderdarm („foregut"; Ösophagus, Magen, Duodenum, Pankreas) oder Mitteldarm („midgut"; Ileum, Jejunum, rechtsseitiges Kolon, Appendix) gehören, betroffen sein. Die Dignität der spezifischen Tumoren ist unterschiedlich. Eine Invasion über die Organgrenzen hinaus oder eine Metastasierung beweisen die Malignität.

Besonders *Gastrinome*, die sich klinisch als Zollinger-Ellison-Syndrom (Hypergastinämie mit Säurehypersekretion, Faltenhypertrophie der Magenkorpusschleimhaut, rezidivierende Ulzera mit atypischer Lokalisation, abdominelle Schmerzen, schwere Diarrhö mit Steatorrhö, gastroösophagealer Reflux mit Erbrechen) manifestieren können, sind in 20 % der Fälle im *Duodenum* oder *Magen* lokalisiert (Tabelle 34.7). Gastrinome, die jedoch im Rahmen einer multiplen endokrinen Neoplasie Typ I (MEN-1) auftreten, sind zu mehr als 50 % im Duodenum lokalisiert. Im Gegensatz zu den Pankreasgastrinomen sind diese Tumoren in der Regel kleiner als 1,5 cm und relativ schwer zu diagnostizieren. Die Prognose der Gastrinome ist trotz maligner Entartung in 50–65 % als günstig einzustufen. Therapie der Wahl ist die chirurgische Resektion, die durch eine Säuresuppression (H2-Rezeptorantagonisten, Protonenpumpenblocker) oder Therapie mit 100–250 µg Octreotid s.c. 3mal täglich unterstützt wird. Diagnostisch beweisend ist ein *Gastrinspiegel* im Serum, der nüchtern über 150 pg/ml liegt sowie ein überhöhter Gastrinanstieg (>100–200 pg/ml) unter Sekretinstimulation.

Insulinome sind klinisch häufig durch hypoglykämische Symptome, Tremor, Schwitzen, Palpitationen, Krampfanfälle und Leistungseinschränkung während eines langjährigen klinischen Verlaufs charakterisiert (Tabelle 34.7). Diagnostiziert werden sie neben den typischen bildgebenden Verfahren besonders aufgrund der Hormonwirkung durch einen 72 Std.-Hungerversuch mit Hypoglykämie und gleichzeitig erhöhten Insulin- und C-Peptidwerten.

Bei etwa 4 % aller Insulinome liegt zusätzlich ein MEN-1-Syndrom vor.

Therapeutisch gilt für alle neuroendokrinen Tumoren des gastroenteropankreatischen Systems, daß nur eine radikale chirurgische Resektion einen kurativen Ansatz bietet. Darüber hinaus kann eine operative Reduktion der Gesamttumormasse in bestimmten Fällen sinnvoll sein. Eine antihormonelle, symptomorientierte Behandlung steht im Vordergrund und sollte nur durch eine Chemotherapie ergänzt werden, wenn die symptomatische Funktionskontrolle bei hormonaktiven Tumoren versagt.

Dünndarmkarzinoide

Epidemiologie. Karzinoide sind mit einer jährlichen Neuerkrankungsrate von 1–2/100 000 seltene Neoplasien, die sich von enterochromaffinen Zellen ableiten und entsprechend ihrer embryonalen Herkunft im gesamten Verdauungstrakt (Vorder-, Mittel- und Enddarmbereich) auftreten können. Das Karzinoid ist nach der *Appendix* bevorzugt im *Ileum* lokalisiert (Mitteldarmbereich, midgut), Tumoren im Duodenum und Jejunum sind selten (Tabelle 34.8). Karzinoide treten überwiegend im höheren Lebensalter – das mittlere Alter beträgt 50–60 Jahre – gleich häufig bei Männern und Frauen auf (Ausnahme: Appendixadenokarzinoide, 30–40 Jahre). Bei der multiplen endokrinen Neoplasie Typ I (MEN-1) und der *Neurofibromatosis Recklinghausen* können gehäuft Duodenalkarzinoide auftreten.

Morphologie. Makroskopisch sind Dünndarmkarzinoide solitäre oder auch multiple (30 %) Tumoren, die in der Regel kleiner als 3 cm sind. Sie weisen eine *gelbliche* Schnittfläche auf und sind entweder *rundlich-oval* oder *fusiform* gestaltet. Mikroskopisch nimmt das Karzinoid seinen Ausgang gewöhnlich von der *Submukosa* und dehnt sich von hier aus in die

Tabelle 34.8. Anatomische Verteilung, Häufigkeit und 5-Jahres-ÜLR (%) gastrointestinaler Karzinoide (Mod. nach Läuffer et al. 1999)

Vorkommen	Häufigkeit (%)	5-Jahres-ÜLR (%)
Magen	3	49
Duodenum	2	55
Jejunum	2	55
Ileum	15	55
Dünndarm (nicht spezifiziert)	9	55
Appendix	19	86
Kolon	4	42
Rektum	13	72

M. propria bzw. in die *Subserosa* aus. Die Substanz P-bildenden EC-Zelltumoren wachsen typischerweise insulinär. *Regressive Veränderungen* (Verfettung, Fibrose, Hyalinisierung) sind häufig (34%), oft herdförmig und korrelieren mit der Größe des Tumors und dem Lebensalter des Patienten. Immunhistochemisch werden zwei Karzinoidtypen unterschieden:

- *Serotonin-positive*, argentaffine Tumoren, die aus EC- und Peptid-positiven (va. Peptid YY-Zellen) bestehen sowie
- *Serotonin-negative*, nichtargentaffine, argyrophile Karzinoide aus D1- und/oder L-Zellen.

Klinisches Bild. Karzinoide sind meist klinisch inapperent oder äußern sich durch verschiedene z. T. unspezifische Beschwerden (Flush, Diarrhö, Bronchospasmus, Teleangiektasie, Endokardfibrose, Glukosetoleranz, Arthropathie, Hypotension), die durch unterschiedliche, vom Tumor produzierte, Substanzen (Serotonin, Bradykinin, Prostaglandine, Histamin, VIP, Gastrin, etc.) hervorgerufen werden (Tabelle 34.9). Das klassische *Karzinoid-Syndrom* (Kardinalsymptome: *Flush, Diarrhö, Bronchokonstriktion und Endokardfibrose*) tritt nur bei 6% aller Patienten mit Karzinoiden auf, ist aber überdurchschnittlich mit Dünndarmkarzinoiden (midgut-Tumoren) assoziiert (20–40%). Da die Primärtumoren bereits bei kleiner lokaler Ausdehnung früh metastasieren können, fallen gastrointestinale Karzinoide häufig erst durch Lebermetastasen auf. Das biologische Verhalten und die Krankheitsdynamik der einzelnen Karzinoide ist extrem unterschiedlich, gemeinsam ist ihnen jedoch eine relativ gute Prognose mit langen Verläufen auch bei fortgeschrittener Metastasierung (5-Jahres-Überlebensraten s. Tabelle 34.8). Eine lebensbedrohliche Situation stellt die *Karzinoidkrise* dar, die durch eine massive Mediatorfreisetzung (Einleitung von Anästhesien, operative Tumormanipulation, unter Chemotherapie, diagnostische Punktion) verursacht wird.

Diagnostik. Richtungsweisend bei endokrin aktiven Tumoren erweist sich oftmals die charakteristische Klinik. Für die weiterführende Diagnostik stehen *biochemische* (Bestimmung der produzierten Peptide bzw. deren Abbauprodukte), *bildgebende* (Rezeptorscan) und *histologische* Verfahren zur Verfügung.

Die Bestimmung der produzierten Peptide bzw. deren Abbauprodukte im Urin (5-Hydroxyindolessigsäure, 5-HIES) und Serum (Serotonin, Chromogranin) stellt den ersten diagnostischen Schritt dar. Initial empfiehlt sich die Bestimmung der 5-HIES-Exkretion im 24-Stunden-Urin (Normalbereich 10–50 µMol/24 Stunden). Die Sensitivität wird mit 73%, die Spezifität mit 100% angegeben (Cave: eine Reihe von Nahrungsmitteln und Medikamenten führen zu falsch positiven bzw. falsch negativen Ergebnissen und sollten soweit vertretbar 2 Tage vor der Untersuchung abgesetzt werden; Tabelle 34.10). Bei grenzwertiger oder niedriger 5-HIES-Ausscheidung und klinischem Verdacht auf ein Karzinoid ist die Bestimmung von *Serotonin* im Serum (Normwert < 1,2 µM) hilfreich. Da Vorderdarmkarzinoide häufig Gastrin und Histamin produzieren, kann ihre zusätzliche Bestimmung sinnvoll sein. Durch Bestimmung von *Chromogranin A* (Chromogranine machen ca. 90% der löslichen Proteine von chromaffinen Granula aus und stellen biologische Vorstufen aktiver Peptide dar) kann die diagnostische Lücke bei fehlender 5-HIES-Ausscheidung geschlossen werden (Normwert < 20 U/L). Nach neueren Untersuchungen beträgt ihre Sensitivität bei Karzinoiden 100%. Chromograninspiegel empfehlen sich auch zur Verlaufs- und Therapiekontrolle. Die Bestimmung weiterer allgemeiner Sekretionsmarker (neuronenspezifische Enolase, pankreatisches Polypeptid, α- und β-HCG) spielt derzeit nur eine untergeordnete Rolle.

Zur Bedeutung der *bildgebenden Verfahren* sei auf die Kapitel 18 (Sonographie), 20 (Computertomographie) und 21 (Nuklearmedizinische Diagnostik) verwiesen.

Therapie der Karzinoide

Chirurgische Verfahren. Im Behandlungskonzept der Karzinoide nimmt die *Operation* eine zentrale Stelle

Tabelle 34.9. Klinik und Mediatoren des Karzinoidsyndroms

Symptome	Häufigkeit (%)	Mediatoren
Flush	94	Kallikrinin/Bradykinin, Tachykinine (Neuropeptid K, Substanz P, Substanz K), Histamin, Prostaglandine
Diarrhö	79	Serotonin, Histamin, Substanz P, vasoaktives intestinales Polypeptid (VIP), Prostaglandine, Gastrin
Bronchokonstriktion	18	Histamin, Bradykinin, Seotonin, Tachykinine (besonders Neuropeptid K)
Endokardfibrose rechts/links	40/13	Serotonin, Bradykinin, Tachykinine

Tabelle 34.10. Störfaktoren der Bestimmung von 5-HIES i. U./ Serotonin i. S.

Pharmaka		Nahrungsmittel
falsch positive Werte	falsch negative Werte	falsch positive Werte
Acetanilid	Acetylsalicylsäure	Ananas
Coffein	Chlorpromazin[a]	Auberginen
Cumarine	Isoniazid	Avocados
Ephedrinhydrochlorid	Levodopa	Bananen
Metamphetamin	Promethazin	Johannisbeeren
Metocarbamol[a]	Streptozotozin	Kiwis
Paroxetin		Melonen
Paracetamol[a]		Mirabellen
Phenacetin		Stachelbeeren
Phenobarbital		Tomaten
Phentolamin		Walnüsse
Reserpin		Zwetschgen

[a] stören direkt den photometrischen Nachweis.

ein, da nach onkologischen Gesichtspunkten neben einer kurativen, radikalen Resektion bei lokal begrenzten Tumoren auch fortgeschrittene Tumoren mit möglichen Metastasen aufgrund der langsamen Wachstumstendenz von einer operativen Tumorreduktion (*Debulking*) profitieren können. In Abhängigkeit von der Lokalisation des Tumors werden folgende Resektionsverfahren empfohlen:

- *Tumoren der Appendix.* Appendektomie (Tumor <2 cm, keine Invasion der Serosa) ansonsten rechtsseitige Hemikolektomie
- *Dünndarmtumoren.* Resektion unter Berücksichtigung der Segmentgrenzen
- *Kolonkarzinoide* (meist rechtsseitig). Hemikolektomie
- *Rektale Karzinoide.* Lokale Exzision (Tumor <1–2 cm)
- *Lebermetastasen.* Leberteilresektion (kurativ, palliativ). Orthotope Lebertransplantation bei nicht resezierbaren Lebermetastasen möglich.

Chemotherapie. Bei inoperablen und metastasierten Tumoren ist neben der palliativen Chirurgie ein Chemotherapieversuch möglich. Gegenwärtig kann eine *sequentielle Chemotherapie* beginnend mit einer Monotherapie mit 5-Fluorouracil als Bolusinfusion, mit Doxorubicin oder ein Versuch mit Hochdosis-5-Fluorouracil/Folinsäure gefolgt von einer Kombinationstherapie bestehend aus Doxorubicin/Streptozotozin, 5-Fluorouracil/Streptozotozin oder Etoposid/Cisplatin durchgeführt werden (Tabelle 34.11). Die objektiven Remissionsraten liegen generell jedoch bei nur 20–25%.

Chemoembolisation. Eine lokale intraarterielle Chemoembolisation über die A. hepatica mit Doxorubicin führte in einer neueren Studie in 33% zu einer objektiven Tumorverkleinerung.

Somatostatinanaloga, Zytokine. Das Karzinoid-Syndrom kann durch Somatostatin-Analoga, die über eine Hemmung der Adenylatzyklase mit Reduktion

Tabelle 34.11. Chemotherapieschemata beim Karzinoid

Therapie	Dosis [mg/m² KOF]	Darreichungsform	Tag
5-Fluorouracil	500	i.v.-Bolus	1–5
Wiederholung Tag 36, je nach Ansprechen insgesamt 6 bis 12 Zyklen möglich.			
Doxorubicin	60	i.v.-Bolus	1
Wiederholung Tag 22 bis 29, mehrere Zyklen möglich. Maximale kumulative Gesamtdosis beachten.			
5-Fluorouracil	2600	i.v. über 24 h	1
Folinsäure	500	i.v. über 2 h	1
Wiederholung Tag 8, 15, 22, 29, 36, gefolgt von 2 Wochen Pause.			
5-Fluorouracil	400–500	i.v.-Bolus	1–5
Streptozotozin	500	i.v. über 1 h	1–5
Wiederholung Tag 36 (ohne Streptozotozin) und Tag 71 (komplettes Schema), je nach Ansprechen bis zu 6 Zyklen möglich. Kontrolle der Nierenfunktionsparameter unter Streptozotozin.			
Etoposid	130	i.v. über 24 h	1, 2, 3
Cisplatin	45	i.v. über 24 h	2, 3
Wiederholung Tag 29, bei Ansprechen bis zu 6 Zyklen möglich.			

der intrazellulären cAMP-Konzentration einen antisekretorischen Effekt erreichen (Octreotid bis 3 × 500 µg s.c. täglich oder Lanreotid 3 × 750 µg s.c. über 4 Tage fortlaufend alle 2 Wochen). Octreotid ist das Medikament der Wahl zur Prophylaxe einer Karzinoidkrise. Es sollte in Dosen von 100–400 µg vor, während und nach chirurgischen Resektionen, Embolisationen, Chemotherapie oder anderen Tumormanipulationen gegeben werden. Zu den häufigsten *Nebenwirkungen* gehören abdominelle Beschwerden, eine milde Steatorrhö, Hyper- oder Hypoglykämie sowie bei langfristiger Gabe Vitamin B_{12}-Mangel und die Bildung von Gallensteinen.

Darüber hinaus gehört das Karzinoid zu den wenigen Tumoren, bei denen *Interferon-α* in therapeutischen Dosierungen (3–6 Mio Einheiten s.c. täglich 3–7×/Woche) eine objektive Tumorregression bewirken kann. Mit der Entwicklung von Antikörpern ist allerdings in bis zu 40 % der Fälle zu rechnen. Nebenwirkungen sind Müdigkeit, Arthralgien, Myalgien und Blutbildveränderungen. Eine kombinierte Anwendung von Interferon und Octreotide ist dann sinnvoll, wenn durch eine Monotherapie keine Beschwerdefreiheit erzielt werden kann. Ob beide Substanzen sich in ihrer antiproliferrativen Wirkung ergänzen ist derzeit Gegenstand klinischer Prüfungen.

Literatur

Arber N, Neugut AI, Weinstein IB, Holt P (1997) Molecular genetics of small bowel cancer. Cancer Epidemiol Biomarkers Prev 6:715–748

Arnold R, Frank M, Kajdan U (1994) Management of gastroenteropancreatic endocrine tumors: the place of somatostatin analogues. Digestion 55 (Suppl. 3):107–113

Bauer RL, Palmer ML, Bauer AM, Nava HR, Douglass HO Jr (1994) Adenocarcinoma of the small intestine: 21-year review of diagnosis, treatment, and prognosis. Ann Surg Oncol 1:183–188

Bentley DE, Richardson JD (1991) The role of tagged blood cell imaging in the localization of gastrointestinal bleeding. Arch Surg 126:821–824

Betzler M (1996) Dünndarmtumoren. In: Hahn EG, Riemann JF (Hrsg). Klinische Gastroenterologie. Georg Thieme Verlag, Stuttgart New York, S 985–990

Boyle L, Lack EE (1994) Solitary cavernous hemangioma of small intestine. Case report and literature review. Arch Pathol Lab Med 117:939–941

Buckley JA, Jones B, Fishman EK (1997) Small bowel cancer. Imaging features and staging. Radiol Clin North Am 35:381–402

Chami TN, Ratner LE, Henneberry J, Smith DP, Hill G, Katz PO (1994) Angiosarcoma of the small intestine: a case report and literature review. Am J Gastroenterol 89:797–800

Coit GC (1993) Cancer of the small intestine. In: De Vita VT, Hellman S, Rosenberg SA (Hrsg). Cancer: Principles and practice of oncology. J.B. Lippincott, Philadelphia, S 915–928

Contant CM, Damhuis RA, van Geel AN, van Eijck CH, Wiggers T (1997) Prognostic value of the TNM-classification for small bowel cancer. Hepatogastroenterology 44:430–434

Creutzfeldt W, Bartsch HH, Jacubaschke U, Stückmann F (1991) Treatment of gastrointestinal tumors with interferon-α and octreotide. Acta oncol 30:529–535

Del Vecchio R, La Torre P, Cotugno M, Costarelli L (1989) Adenocarcinoma of the duodenum associated with skin neurofibromatosis and Caroli's disease. Minerva Chir 44:2421–2426

DiSario JA, Burt RW, Vargas H, McWhorter WP (1994) Small bowel cancer: epidemiological and clinical characteristics from a population-based registry. Am J Gastroenterol 89:699–701

Fielding JF, Prior P, Waterhouse JA, Cooke WT (1972) Malignancy in Crohn's disease. Scand J Gastroenterol 7:3–7

Fiorito JJ, Brandt LJ, Kozicky O, Grosman IM, Sprayragen S (1989) The diagnostic yield of superior mesenteric angiography: correlation with the pattern of gastrointestinal bleeding. Am J Gastroenterol 84:878–881

Frost DB, Mercado PD, Tyrell JS (1994) Small bowel cancer: a 30-year review. Ann Surg Oncol 1:290–295

Gabos S, Berkel J, Band P, Robson D, Whittaker H (1993) Small bowel cancer in western Canada. Int J Epidemiol 22:198–206

Harris NL, Jaffe ES, Stein H, Banks PM, Chan JKC, Cleary ML, et al. (1994) A revised European-American classification of lymphoid neoplasms: a proposal from the International Lymphoma Study Group. Blood 84:1361–1392

Hemminki A, Markie D, Tomlinson I, Avizienyte E, Roth S, Loukola A, et al. (1998) A serine/threonine kinase gene defective in Peutz-Jeghers syndrome. Nature 391:184–187

Herbsman H, Wetstein L, Rosen Y, Orces H, Alfonso AE, Iyer SK, Gardner B et al. (1980) Tumors of the small intestine. Curr Probl Surg 17:121–182

Isaacson PG (1990) Lymphomas of mucosa-associated lymphoid tissue (MALT). Histopathology 16:617–619

Läufer JM, Zhang T, Modlin IM (1999) Current status of gastrointestinal carcinoids. Aliment Pharmacol Ther 13:271–287

Lehnert T, Deschner EE, Karmali RA, DeCosse JJ (1990) Effect of flurbiprofen and 16,16-dimethyl prostaglandin E2 on gastrointestinal tumorigenesis induced by N-methyl-N-nitro-N-nitrosoguanidine in rats: glandular epithelium of stomach and duodenum. Cancer Res 50:381–384

Lynch HT, Smyrk TC, Lynch PM, Lanspa SJ, Boman BM, Ens J et al. (1989) Adenocarcinoma of the small bowel in Lynch syndrome II. Cancer 64:2178–2183

Marsch SC, Heer M, Sulser H, Hany A (1990) Adenocarcinoma of the small intestine in celiac disease. Case report and literature review. Schweiz Med Wochenschr 120:135–141

Memmon AM, Neslon H (1997) Gastrointestinal carcinoid tumors. Current management strategies. Dis Colon Rectum 40:1101–1118

Norton JA (1994) Neuroendocrine tumors of the pancreas and duodenum. Curr Probl Surg 31:77–156

Oberg K (1996) Neuroendocrine gastrointestinal tumours. Ann Oncol 7:453–463

Pavel M, Hensen J (1997) Karzinoide. In: Hahn EG, Riemann JF (Hrsg.) Klinische Gastroenterologie. Georg Thieme Verlag, Stuttgart, New York, S 025–1034

Pelley RJ, Bukowski RM (1997) Recent advances in diagnosis and therapy of neuroendocrine tumors of the gastrointestinal tract. Curr Opin Oncol 9:68–74

Poon MA, O'Connell MJ, Wienand HS, Krook JE, Gerstner JB, Tschetter LK, et al. (1991) Biochemical modulation of fluorouracil with leucovorin: confirmatory evidence of improved therapeutic efficacy in advanced colorectal cancer. J Clin Oncol 9:1967–1972

Rashid A, Hamilton SR (1997) Genetic alterations in sporadic and Crohn's associated adenocarcinoma of the small intestine. Gastroenterology 113:127–135

Ross RK, Hartnett NM, Bernstein L, Henderson BE (1991) Epidemiology of adenocarcinomas of the small intestine: is bile a small bowel carcinogen? Brit J Cancer 63:143–145

Schlag PM, Hünerbein M (1993) Therapie gastrointestinaler Lymphome. Münch Med Wschr 135:337–340

Schmoll HJ, Schmoll E, Dralle H, Arnold R (1997) Karzinoide. In: Schmoll HJ, Höffken K, Possinger K (Hrsg). Kompendium internistische Onkologie, Teil 2. 2. Auflage, Springer-Verlag, Berlin Heidelberg New York, S 863–885

Schöfer H, Ochsendorf F (1996) Kaposi-Sarkom. In: Brodt HR, Helm EB, Kamps BS (Hrsg). AIDS 1996. Diagnostik und Therapie HIV-assoziierter Erkrankungen. 6. Auflage, Steinhäuser Verlag Köln, S 207–217

Schöffski P, Köhne-Wömpner CH, Schmoll HJ (1997) Dünndarmtumoren. In: Schmoll HJ, Höffken K, Possinger K (Hrsg). Kompendium internistische Onkologie, Teil 2. 2. Auflage, Springer-Verlag, Berlin Heidelberg New York, S 675–693

Spigelman AD, Murday V, Phillips RK (1989) Cancer and the Peutz-Jeghers syndrome. Gut 30:1588–1590

Weiss NS, Yang CP (1987) Incidence of histologic types of cancer of the small intestine. J Natl Cancer Inst 78:653–656

Zollinger RM Jr (1986) Primary neoplasms of the small intestine. Am J Surg 151:654–658

Schädigungen an Dünn- und Dickdarm infolge von Zytostatika- und Radiotherapie

O. Schröder, J. Stein

35.1 Zytostatische Chemotherapie 383
35.1.2 Pathogenese 383
35.1.3 Klinik 384
35.1.4 Diagnostik 384
35.1.5 Therapie und Prognose 384
35.2 Strahlentherapie 385
35.2.1 Vorkommen 386
35.2.2 Ätiologie und Pathogenese 386
35.2.3 Klinik 387
35.2.4 Diagnostik 388
35.2.5 Therapie und Prognose 388
35.2.6 Prophylaxe 389
Literatur 389

Zytostatisch wirkende *Chemotherapeutika* beeinflussen in gleicher Weise wie eine *Radiotherapie* stark rasch proliferierende Zellsysteme und damit auch den Intestinaltrakt (Generationszeit der Schleimhaut von Jejunum, Ileum und Kolon ca. 48 h). Entsprechend finden sich deutliche Veränderungen im Bereich der Darmepithelien, dagegen eher diskrete Alterationen des subepithelialen Gewebes. Am Dünndarm können Zottenverkürzungen bis zur völligen Abflachung der Mukosa, Kryptenverkürzung, Abflachung des Epithels und mikrobiotische Zellveränderungen entstehen. Folge der Toxizität auf das intestinale Epithel ist eine (sekretorische) Diarrhö. Im Gegensatz dazu läßt sich unter einer systemischen Therapie mit *Vincaalkaloiden* (z. B. Vincristin) häufig eine Neurotoxizität beobachten, die u. a. zu einer intestinalen Motilitätsstörung mit konsekutiver Obstipation führen kann (Kap. 13).

35.1 Zytostatische Chemotherapie

Gastrointestinale Nebenwirkungen einer zytostatischen Therapie wie die *Diarrhö* führen oft zu einer deutlichen Beeinträchtigung der Lebensqualität des Patienten. Diarrhöen verzögern darüber hinaus oftmals die zeitgerechte Fortführung einer Chemotherapie und führen gerade bei Tumorpatienten vielfach zu schwerwiegenden Elektrolytverschiebungen und Dehydratationszuständen. Diarrhöen in der Therapie onkologischer Patienten können grundsätzlich unter sämtlichen Zytostatika auftreten, werden jedoch meist als Folge einer Behandlung mit Antimetaboliten (5-Fluorouracil, Methotrexat), Topoisomerase-I-Inhibitoren (Irinotecan/CPT-11, Topotecan) und Anthrazyklinen (Actinomycin D, Daunorubicin, Doxorubicin) beobachtet (Tabelle 35.1). Entsprechend ihrer Wirkung auf proliferierende Zellverbände ist hinsichtlich des Darmes besonders das *Epithel* von den Zytostatika-induzierten Veränderungen betroffen, während am subepithelialen Gewebe häufig nur diskrete Alterationen zu beobachten sind. Am Dünndarm können Zottenverkürzungen bis hin zur vollständigen Abflachung der Mukosa sowie eine Änderung in der Zusammensetzung der bakteriellen Mikroflora auftreten. Während Motilität, luminale Digestion, Assimilation und Absorption nur wenig beeinträchtigt sind, kommt es in um so stärkerem Ausmaß zu einer Störung der intestinalen Barriere-Funktion mit konsekutiv gesteigerter Translokation antigener Substanzen (Bakterien, Viren etc.) sowie erhöhtem Verlust von Plasmabestandteilen.

35.1.2 Pathogenese

Primärer Angriffspunkt aller Zytostatika ist die proliferierende Zellpopulation der Krypten. Je nach

Tabelle 35.1. Diarrhö-induzierende Zytostatika (Nach Schöffski)

Aclarubicin	Interferone
Actinomycin D	Irinotecan (CPT-11)
Bleomycin	Lomustin
Carboplatin	Mephalan
Cisplatin	Mesna
Daunorubicin	Methotrexat
Doxorubicin	Mitoxantron
DTIC	Prednimustin
5-Fluorouracil (5-FU)	Procarbazin
Floxuridin	Razoxan
Ftorafur	Semustin
5-Fluorodesoxyuridin (5-FUDR)	Streptozotocin
Hydroxyurea	Thioguanin
Ifosfamid	Topotecan

Spezifität schädigen sie hierbei Zellen in einem bestimmten Zellzyklus mit nur geringem oder gar fehlendem Einfluß auf Zellen in anderen Zyklusphasen oder auf differenzierte Zellen. Verminderte Proliferation und Abstoßen nekrotischer Zellen aus dem Epithelverband führen zu einem Zellverlust in der Kryptenregion. Geht der Anschluß an das Darmlumen verloren, ist eine Zystenbildung möglich. Werden unter höchsten Zytostatikadosen viele Zellen einer Krypte geschädigt, kann die morphologische Kryptenstruktur vollständig verloren gehen. Histologisch erscheint dies als eine Abnahme der Kryptenzahl.

Das zeitliche Auftreten der Epithelveränderungen ist partiell von Art und Dosierung des verwendeten Zytostatikums abhängig. Schäden durch Metaphasegifte können bereits 30 Minuten nach Applikation auftreten. Eine Verminderung der DNA-Synthese unter einer zytostatischen Chemotherapie tritt 0,5–4 Stunden, die Reduktion der Mitosehäufigkeit meist erst 2 Stunden nach Verabreichung auf. Eine meßbare Verringerung von Kryptenlänge und Zellzahl läßt sich 8 Stunden nach Applikation des Zytostatikums beobachten, die maximale Ausprägung liegt zwischen 10 und 18 Stunden. Zu diesem Zeitpunkt haben Zellschädigung und reduzierte Zellproliferation ihr Maximum bereits überschritten und erste Anzeichen der Restitution sind zu erkennen. Unter anfangs überschießender Proliferation normalisiert sich die Kryptenzellzahl innerhalb von 2 bis 5 Tagen, die physiologische Schleimhautmorphologie ist zumeist innerhalb einer Woche nach der Behandlung wieder hergestellt. Bei zytostatischer Therapie mit an verschiedenen Stoffwechselprozessen angreifenden Medikamenten ist der Verlauf der Mukosaschädigung oftmals protrahiert.

35.1.3
Klinik

Unerwünschte gastroenterologische Nebenwirkungen wie *Übelkeit* und *Erbrechen* sind in der Regel die ersten Nebenwirkungen einer Chemotherapie. Ein weiteres quälendes Begleitphänomen stellen *Mukositis* und *Stomatitis* dar, die häufig mit Ulzerationen der Mundschleimhaut einhergehen. Die unter einer zytostatischen Therapie hervorgerufenen toxisch-entzündlichen Veränderungen an Dünn- und Dickdarmepithel äußern sich in einer *Diarrhö*. Deren Verlauf ist meist hochakut, in der Regel jedoch selbstlimitierend. Die Diarrhö bei Tumorpatienten ist gekennzeichnet durch häufige, dünnflüssig-ungeformte Stühle mit einem erhöhtem Stuhlvolumen (>500 g/die) und teilwesiem Blut- und Schleimabgang. An Begleitsymptomen können Abgeschlagenheit, Fieber, Cephalgien und Myalgien, Übelkeit, Erbrechen, Abdominalkoliken und paralytischer Ileus auftreten. Eine Nahrungskarenz führt typischerweise zu keiner nennenswerten Besserung der Symptomatik. Toxische Todesfälle infolge Hypokaliämie, Bikarbonatverluste, metabolische Azidose, Dehydratation oder septisch bedingte generalisierte Stoffwechselentgleisungen sind selten und betreffen gehäuft ältere Patienten.

35.1.4
Diagnostik

Die diagnostische Zuordnung therapiebegleitend auftretender Durchfallerkrankungen als Nebenwirkung einer zytostatischen Chemotherapie bei Tumorpatienten ist aufgrund des unmittelbaren zeitlichen Zusammenhangs zwischen Therapie und zu beobachtender Toxizität auf die Enteropoese selten ein echtes klinisches Problem, so daß eine differentialdiagnostische Abklärung der chemotherapieassoziierten Enteritis/Kolitis nur selten erforderlich ist. Dennoch müssen auch bei einem noch so eindeutigen klinischem Bild andere Ursachen für Diarrhöen mit in Erwägung gezogen werden (Differentialdiagnostik der Diarrhö siehe unter Kapitel 9). Deshalb sollten bei Tumorpatienten unter einer zytostatischen Chemotherapie neben einer gründlichen Anamnese folgende klinische Befunde erhoben werden: Stuhlinspektion, Hydratationszustand, abdomineller Untersuchungsbefund und Körpertemperatur. In Abhängigkeit der klinischen Ausprägung der Symptomatik sind zusätzlich zum Routinelabor (Blutbild, Nierenretentionswerte, CRP, BSG) an Laboruntersuchungen eine serologische Erregerdiagnostik, Stuhlbakteriologie, parasitologische Untersuchungen, Hormondiagnostik und der Nachweis von okkultem Blut im Stuhl indiziert. In Einzelfällen werden auch apparative Spezialuntersuchungen wie die abdominelle Sonographie, die Rektosigmoido- bzw. totale Koloskopie oder der Kolonkontrasteinlauf notwendig sein.

35.1.5
Therapie und Prognose

Für die Behandlung der Schleimhauttoxizität gibt es derzeit keinen *kausalen Therapieansatz*. Das *Behandlungsziel* ist daher limitiert auf *Symptomlinderung*, Abwendung schwerwiegender Elektrolyt- und Flüssigkeitsstörungen, Verbesserung der Compliance und schließlich die Ermöglichung einer zeit- und dosisgerechten Fortführung der Therapie der Grunderkrankung. Eine standardisierte Therapie existiert derzeit noch nicht, die Therapieempfehlungen beruhen zumeist auf kleineren, zudem unkontrollierten Studien.

Eine der Säulen in der Therapie einer durch eine zystostatische Chemotherapie induzierten Diarrhö ist die *Flüssigkeits-* und *Elektrolytsubstitution.* Je nach Ausprägung des Krankheitsbildes erfolgt die Flüssigkeitszufuhr dabei *oral* oder *parenteral.* Die orale Substitution erfolgt mit Fertigpräparaten (z. B. Elotrans®) oder gemäß WHO-Empfehlung (Kap. 9). Die parenterale Elektrolyt- und Flüssigkeitssubstitution richtet sich dagegen individuell nach dem Ausmaß von Dehydratation und Elektrolytentgleisung. Die Lösungen werden unter regelmäßiger Kontrolle von Hämatokrit, Serumelektrolyten und Säure-Basen-Haushalt infundiert, das Infusionsvolumen definiert sich aus der Differenz der geschätzten enteralen Verluste und dem oral zugeführten Flüssigkeitsvolumen. Bei schwerer isotoner Dehydratation kann dabei schnell ein Flüssigkeitsdefizit von bis 10 Liter, entsprechend ca. 10 % des Körpergewichtes, entstehen.

Die *symptomatische Senkung* der *Stuhlfrequenz* erfolgt üblicherweise mit synthetischen Phenylpiperidinderivaten von Opiaten. Die Wirkung von Diphenoxylat (Reasec®) und Loperamid (Imodium®) entspricht der von Morphin und Codein, der Vorteil dieser beiden Substanzen gegenüber den Opiaten liegt in der weitestgehenden Freiheit unerwünschter Wirkungen am zentralen Nervensystem. Das *Suchtpotential* ist *sehr gering.* Problematisch kann dagegen die Hemmung der Darmmotilität mit synthetischen Opioiden sein, insbesondere dann, wenn zusätzlich eine infektiöse Genese vorliegt, da aus einer verzögerten Keimelimination ein prolongierter Krankheitsverlauf resultieren kann.

Bei schwerer, opoidrefraktärer sekretorischer Diarrhö im Rahmen einer Chemotherapie ist die subkutane Gabe von *Octreotid* (Sandostatin®, SMS 201-995) Mittel der Wahl. Octreotid ist ein Somatostatinanalogon, dessen biologisches Aktivitätsspektrum u. a. auch eine Hemmung von gastrointestinaler Motilität und Chloridsezernierung sowie die Förderung der Wasser- und Elektrolytresorption erfaßt. Verschiedene Studien belegen die therapeutische Überlegenheit von Octreotid in der Behandlung der therapieassoziierten Diarrhö gegenüber synthetischen Opiatderivaten. So liegt bei opiodrefraktärer Diarrhö die Ansprechrate einer Octroiddauerinfusion (0,05 bis 0,15 mg/h über 4 Tage) bei 94%. *Die Gabe von Octreoid (3 × 50 bis 100 µg) gilt damit als Therapie der Wahl* bei schwerer sekretorischer Diarrhö im Rahmen einer Chemotherapie.

Neuere therapeutische Ansätze in der Behandlung der Zytostatika induzierten Enteritis und/oder Diarrhö stellen die Gabe von *Serotoninantagonisten* und die (orale) Substitution mit *Glutamin* dar.

Die 5-Hydroxytryptamin Typ 3 (5-HT$_3$) Rezeptorantagonisten *Ondansetron* (Zofran®) und Tropisetron werden bereits erfolgreich zur Therapie von chemotherapieinduzierter *Übelkeit* und *Erbrechen* eingesetzt, gehen allerdings häufig auch mit einer Obstipation als unerwünschter Nebenwirkung einher. Zahlreiche tierexperimetelle Untersuchungen weisen auf einen guten Therapieeffekt von Ondansetron und Tropisetron als neue „Antidiarrhoika" in der Behandlung der strahlen- und chemotherapieinduzierten Diarrhö hin. So reduzierte Ondansetron eine durch Cisplatin induzierte Hemmung der intestinalen Flüssigkeitsabsorption.

Die Aminosäure *Glutamin* besitzt eine zentrale Bedeutung im Energie- und Proteinstoffwechsel des Intestinaltraktes (Kap. 66). Im Rahmen kataboler Zustände (z. B. Tumorkachexie) können durch die *intestinale Glutaminverarmung* funktionelle und morphologische Störungen der Darmmukosa auftreten. In klinischen Studien bei Tumorpatienten wurde unter *oraler, nicht* jedoch bei *parenteraler Glutaminsubstitution* eine Gewichtszunahme sowie eine verminderte intestinale bakterielle Besiedlung und Translokation, bei Knochenmarktransplantierten eine verringerte Hospitalisationsdauer sowie klinische Wirksamkeit bei Stomatitis nachgewiesen. Für eine Verminderung der gastrointestinalen Toxizität im Rahmen einer Methotrexat-induzierten Enterokolitis durch orale Gabe von Glutamin liegen positive Ergebnisse an kleinen Patientengruppen vor. Aus den vorliegenden Daten ergibt sich jedoch noch keine eindeutige Indikation zum gezielten Einsatz von Serotoninantagonisten oder Glutamin bei chemotherapieassoziierter Diarrhö; hierzu sind erst noch weitere, größere Patientstudien erforderlich.

35.2 Strahlentherapie

Strahlentherapeutische Maßnahmen sind integraler Bestandteil verschiedener Therapiemodalitäten bei zahlreichen Tumoren einschließlich intraabdomineller Neoplasien. Die therapeutische Effizienz wird unterschiedlich beurteilt, ein optimaler Behandlungserfolg scheint jedoch eng mit einem strahleninduzierten Organschaden korreliert zu sein. Für radiogene Schäden des Gastrointestinaltrakts, erstmals von *Walsh* im Jahre *1897* beschrieben, sind entsprechend der bestrahlten Tumorlokalisation aufgrund anatomischer Beziehungen Prädilektionsstellen vorgegeben. Kritische Organe bei der Radiotherapie urologischer und gynäkologischer Tumore stellen die *fixierten Darmabschnitte,* wie das *Rektum,* das *Sigmoid,* das *terminale Ileum* sowie der *Zäkalpol* dar. Werden die paraaortalen Lymphbahnen mit in die Therapie einbezogen, ist ferner das Eintreten einer Schädigung von Ileum- und Jejunumabschnitten möglich. Hinsichtlich des Manifestationszeitpunktes der

Strahlenenteritis, des pathologisch-anatomischen Befundes, des klinischen Bildes sowie der jeweiligen Therapie und Prognose der Erkrankung werden *akute Schädigungen*, die während oder unmittelbar nach einer Bestrahlung auftreten, von *Strahlenspätschäden* abgegrenzt, die sich durchschnittlich nach *3–6 Monaten*, vielfach jedoch erst *mehrere Jahre* nach der radiogenen Exposition manifestieren.

35.2.1
Vorkommen

Angaben zur Häufigkeit akuter und chronischer Strahlenschäden schwanken erheblich; sie werden in der Literatur für die akute Strahlenreaktion zwischen 11 und 62 % und für die chronische Strahlenenteropathie mit 2 bis 33 % angegeben. Die stark unterschiedlichen Häufigkeitsangaben beruhen sowohl auf der ständigen Modifizierung der Strahlenmodalitäten als auch Definitionskriterien (klinisch, histologisch und/oder endoskopisch). *Die kolorektale Biopsie trägt relativ wenig zur diagnostischen Abklärung strahlenbedingter Schäden bei, da die für die Diagnose relevanten tieferen Darmwandschichten kaum je erfaßt werden.* Am häufigsten sind mit ca. 60 % Rektum und Sigma, am zweithäufigsten das Ileum (20–37 %) betroffen.

35.2.2
Ätiologie und Pathogenese

Der biologische Effekt ionisierender Strahlung auf Zellen beruht auf einer *Schädigung der im Nukleus lokalisierten DNA*. Dabei unterscheidet man reparable von nichtreparablen Schäden. Während *reparable Schäden* (Einzelbasenschaden, Einzelstrangbruch, diagonaler Doppelstrangbruch) aufgrund ihrer schnellen und fehlerfreien Reparatur für den Zelltod keine Rolle spielen, können glatte Doppelstrangbrüche und Doppelbasenschäden an der DNA *irreparable Schäden* erzeugen, die entweder den sofortigen Interphasetod der betroffenen Zelle einleiten oder durch Chromosomenaberrationen oder Änderungen von Membransystemen oder bestimmten Molekülen zu einer abnormen Zellfunktion und/oder verändertem Genmaterial führen.

Ein weiterer Faktor repräsentiert die unterschiedliche *Radiosensibilität* der Zellen während der einzelnen Zellzyklusphasen. Die größte *Strahlenempfindlichkeit* läßt sich in der Phase der Mitose und im Intervall vor der DNA-Synthese (G1) beobachten, während zum Zeitpunkt der Synthese und in der postsynthetischen Phase (G2) eine relative Resistenz gegen ionisierende Strahlen besteht. Die radiogen induzierte Apoptose des Intestinums betrifft besonders die *Stammzellen in den Krypten*, während im Kolon, vor allem im distalen Anteil, apoptotische Zellen zumeist an der Kryptenbasis nachgewiesen werden. Sie erreicht ihr zeitliches Maximum ca. 3 bis 6 Stunden nach der Strahlenexposition und ist im Dünndarm stärker ausgeprägt als im Dickdarm.

Die Strahlenwirkung wird letztlich von verschiedenen Faktoren beeinflußt. So wird beispielsweise bei hypoxischen Zellen eine größere Dosis benötigt, um die gleiche Strahlenwirkung wie bei euoxischen zu erzielen (sog. Sauerstoffverstärkungsfaktor). Dagegen führen bestimmte *Chemotherapeutika*, wie Adriamycin, Bleomycin, Fluorouracil und Actinomycin D über eine direkte Schädigung intestinalen Epithels und über ihren Eingriff in zellreparative Prozesse zu einer Steigerung der zellulären Radiosensibilität. Endogene Sulfhydryldonatoren schützen die Zelle als Radikalfänger vor radiogen erzeugten freien Sauerstoffradikalen. Die bekannteste biologische Substanz ist das *Glutathion*, jedoch ist in den letzten Jahren auch der Einsatz neuer, synthetitisierter, radioprotektiver Agenzien gelungen.

Strahlenqualität, Bestrahlungstechnik, Bestrahlungsvolumen, Höhe der Einzeldosis und Fraktionierung der Gesamtstrahlendosis sind weitere Determinanten für die Ausprägung der Strahlenenteropathie. Lokalisation und Ausmaß der intestinalen Strahlenreaktion werden zudem beeinflußt von der Lage des Bestrahlungsfeldes, der räumlichen Dosisverteilung und der unterschiedlichen Strahlentoleranz einzelner Darmabschnitte, die durch das unterschiedliche mitotische Aktivitätsverhalten der Mukosazellen bedingt ist. So ist das *Duodenum* aufgrund seiner hohen Epithelregeneration besonders *strahlensensitiv*, während sich nach aboral eine zunehmende Strahlenresistenz beobachten läßt. Als Richtwerte für Toleranzdosen gelten für den *Dünndarm* 45–60 Gy, für das *Kolon* 45–65 Gy und für das *Rektum* Dosen von 55–80 Gy. Die Toleranzdosen liegen damit in dem Bereich, der für einen signifikanten radiogenen Effekt auf Tumorgewebe erforderlich ist.

Aufgrund der großen *Mobilität* des Dünndarms kommen bei der Radiotherapie oft *wechselnde Darmanteile* im Strahlenkegel zu liegen, so daß sich schädigende Dosen nicht addieren müssen. Eine Ausnahme stellen jedoch die in ihrer Lage fixierten Darmabschnitte dar, sei es aufgrund ihrer anatomischen Lage oder infolge von Adhäsionen nach Operationen oder intraabdominellen entzündlichen Prozessen. Die Folge ist ein deutlich erhöhtes Strahlenrisiko.

Hohes Alter, reduzierter Allgemein- und Ernährungszustand, Herzinsuffizienz sowie Angiopathien bei arterieller Hypertonie oder Diabetes mellitus steigern als prädisponierende Faktoren das Risiko strahlenbedingter Schädigungen des Darmes.

Die *pathomorphologischen* und *pathophysiologischen* Vorgänge im Zuge der abnormen Zellproliferation und -reifung nach radiogener Exposition sind vielgestaltig. Zunächst kommt es zu Veränderungen im Bereich verstärkter Epithelregeneration der Darmmukosa. Die Anzahl der *Mitosen* in den Krypten nimmt ab, die generativen Zellen zeigen Kernschwellungen, Pyknosen und Kernfragmentationen. Die Zottenhöhe wird reduziert bis schließlich ein Verlust der Zottenstruktur eintritt, der zur Ausbildung von Ulzera mit Blutung in das Darmlumen führen kann. Dank der großen Reparationsleistung der epithelialen Stammzellen sind diese Veränderungen jedoch komplett rückbildungsfähig.

Im Stoma finden sich plasmazelluläre und leukozytäre Infiltrate, Hyperämie und Ödembildung sowie vereinzelt Kryptenabszesse, im Bereich der Blut- und Lymphgefäße meist nur Endothelproliferationen. Darmwandnekrosen oder Perforationen sind im Stadium der akuten Strahlenschädigung die Ausnahme.

Im *chronischen Stadium* des aktinischen Schadens, stehen die indirekten fortschreitenden Veränderungen als Folge einer *obliterierenden Vaskulopathie* und einer Schädigung des intestinalen interstitiellen Bindegewebes im Vordergrund. Der *Verschluß* insbesondere der kleineren *Arteriolen* in der Submukosa mit Rarefizierung des Gefäßsystems führt zu progressiven, irreversiblen trophischen Störungen der Darmwand und diffuser Kollagenablagerung mit konsekutiver *Fibrosierung* der Submukosa und Muskularis propria. Aufgrund dieser Veränderungen können penetrierende *Ulzerationen* und *Nekrosen* mit Blutungen, Mikroperforationen und Fistelbildungen sowie nachfolgend Strikturen und Stenosierungen entstehen. Das pathognomische histologische Bild ist gekennzeichnet von großen, subintimal gelegenen Schaumzellen und einer ringförmigen, hyalinen Wandverdickung der Arteriolen.

Abhängig von der zeitlichen Dosisverteilung läßt sich eine mehr oder minder ausgeprägte Steigerung der intestinalen *Motilität* nach abdominellen Bestrahlungen beobachten. Als mögliches pathophysiologisches Korrelat fungieren neben kortikoviszeralen auch lokale Faktoren; so wird eine Störung neurohormonale Vorgänge in den intramuralen Plexus postuliert. Die Folge sind *Erbrechen* und *Diarrhö*. Malabsorptionssyndrome infolge von Gallensäureverlust und/oder Laktasemangel sind nach Radiatio meist nur gering ausgeprägt. Schwere Funktionseinschränkungen entwickeln sich lediglich bei schwerer, diffuser strahleninduzierter Dünndarmmukosaschädigung.

35.2.3
Klinik

Gastrointestinale Beschwerden in der *Frühphase* entwickeln sich innerhalb weniger Stunden nach der Exposition. *Praktisch sämtliche Patienten* sind nach Bestrahlung mit kurativen Tumordosen von Frühreaktionen betroffen, jedoch erreichen diese nicht immer klinische Relevanz. Als *Hauptsymptome* bei den in rund der Hälfte der Fälle klinisch nachweisbaren Beschwerden treten besonders *Übelkeit, Erbrechen und Diarrhö*, bisweilen in Verbindung mit leichten intestinalen Blutungen und uncharakteristischen abdominellen Schmerzen auf. Obwohl die zugrunde liegenden molekularen Mechanismen der akuten aktinischen Reaktion am Gastrointestinaltrakt bislang nicht vollständig erforscht sind, werden *5-Hydroxytryptamin Typ 3-Rezeptoren (5-HT$_3$)* und das zentrale Nervensystem (ZNS) als wesentliche Elemente vermutet. So wird als eine Ursache der Frühphase der Strahlenkrankheit eine Stimulation des ZNS durch im Blut zirkulierende freie Radikale oder durch von intestinalen Mikroorganismen produzierte Endotoxine angenommen. Alternativ wird eine direkte Vermittlung, über afferente oder efferente Nervenfasern diskutiert. Auch ist eine direkte Stimulation spezifischer peripher gelegener, neuroafferenter Rezeptoren, wie beispielsweise 5-HT$_3$, durch freie Radikale und Endotoxine denkbar. Dafür spricht das gute Ansprechen von 5-HT$_3$-Antagonisten in der Therapie von strahleninduziertem Erbrechen und Übelkeit.

Aufgrund der Vielzahl radiogen freigesetzter endogener Substanzen (β-Endorphin, Histamin, Prostaglandine, Serotonin, Endotoxine) erweitert sich der Kreis der an der Ätiogenese der frühen Strahlenreaktion potentiell beteiligten Faktoren.

Nach einem symptomarmen bis -freien Intervall von durchschnittlich 3 bis 6 Monaten kann sich, wie bereits erwähnt, ein Strahlenspätschaden manifestieren, wobei die Symptomatik in der überwiegenden Anzahl der Fälle innerhalb der ersten beiden Jahre nach Abschluß der Strahlenbehandlung auftritt. Dagegen mündet ein Strahlenfrühschaden selten direkt in einen Spätschaden ein. Die Inzidenz des Strahlenspätschadens wird mit mindestens 10 % angenommen und ist besonders bei einer Mitbestrahlung des Rektums häufig.

Klinisch imponiert der *Strahlenspätschaden* im Bereich des Dünndarms überwiegend mit *kolikartigen abdominellen Schmerzen* infolge partieller *Dünndarmobstruktionen*. Begleitet wird das Bild des intermittierenden Subileus und Ileus von Appetitlosigkeit, Übelkeit, Völlegefühl, Erbrechen und Gewichtsverlust unterschiedlichen Ausmaßes. *Enteroenterale, enteroorganische* sowie *enterokutane Fistelbildungen* sind ein relativ häufiges Ereignis, stärkere Intestinalblutungen sowie Darmperforationen werden weitaus seltener beobachtet.

Sind größere Teile des Dünndarms, insbesondere des *Ileums*, miteinbezogen, ist zusätzlich mit Symptomen der Malabsorption zu rechnen. Bei bekannter radiogener Exposition und unklarem Gewichtsverlust empfiehlt sich daher die Bestimmung verschiedener intestinaler resorptiver Funktionen (Vitamin B_{12}-Resorptionstest, Fettbestimmung im Stuhl, D-Xylosetest) zum Ausschluß eines Malassimilationssyndroms (Kap. 15).

Patienten mit chronischem Strahlungsschaden des *Rektums* leiden häufig an *Proktitis* mit Tenesmen und mukoiden oder blutigem Stuhl. Gelegentlich ist eine Obstipation einziges Symptom. Eine geringgradige Ulzeration der Dickdarmmukosa wird in ungefähr 10% des Fälle beobachtet und findet ihren Hauptlokalisationsort in der anterioren Rektumwand 4-8 cm ab ano.

35.2.4
Diagnostik

Die Diagnose einer *akuten Strahlenschädigung* des Darms wird aufgrund der *klinischen Symptomatik* gestellt, die in einem engen zeitlichen Zusammenhang mit dem aktinischen Trauma beobachtet wird.

Dagegen ist die Diagnose einer *chronischen Strahlenenteropathie* bei einem erst nach Monaten, Jahren oder Jahrzehnten auftretenden Beschwerdebild gelegentlich schwierig. Der meist reduzierte Allgemein- und Ernährungszustand des Patienten kann leicht eine Progression des malignen Grundleidens, einen metachronen Zweittumor oder ein sehr seltenes strahlenbedingtes Karzinom vortäuschen. Es sei hier auf die Bedeutung einer genau erhobenen Anamnese bei Patienten mit intestinalen Symptomen und früherer abdomineller Strahlenbehandlung hingewiesen. Eine sichere differentialdiagnostische Abgrenzung ist in diesen Fällen jedoch nur durch den positiven histologischen oder bürstenzytologischen Befund möglich.

In der Diagnostik der chronischen aktinischen Schädigung des Darmes stehen die *Endoskopie* (Kap. 22) sowie *radiologische* (Kap. 19) Untersuchungsmethoden im Vordergrund.

Die *Abdomenübersichtsaufnahme* zeigt bei manifestem Ileus Spiegelbildungen und/oder stehende Darmschlingen. Aufgrund der häufig vorliegenden Adhäsionen findet sich jedoch selten die typische diagonale Anordnung der Spiegel. In der Thoraxübersichtsaufnahme im Stehen weist freie Luft unter dem Diaphragma auf ein Perforationsgeschehen hin.

Die *Magen-Darm-Passage* mit Barium oder wasserlöslichen Kontrastmitteln in der *Sellink-Technik* zeigt typischerweise Dünndarmsegmente mit beschleunigtem oder verzögertem Transport bei insgesamt meist verkürzter Passagezeit des Kontrastmittels. Auffallend sind erhebliche Kaliberschwankungen der einzelnen Dünndarmschlingen und das Fehlen einer zusammenhängenden Kontrastmittelsäule. Charakteristisch sind weiterhin sägezahnartige Konturen der Mukosa, die durch ein submuköses Ödem oder progressive Fibrosierungen entstehen und das radiologische Bild eines M. Crohn imitieren können. Gelegentlich stellen sich mehrere zu einem Konglomerattumor verbackene, Darmschlingen als sog. Bariumpool dar. Eine genaue Lokalisationsdiagnostik eines bestehenden Passagehindernisses im Bereich des Dünndarms ist ebenso möglich wie die bildhafte Darstellung enteroenteraler sowie enteroorganer Dünndarmfisteln.

Kontrastmittelinjektionen in die kutane Fistelöffnung geben Aufschluß über Ausdehnung und Verlauf einer enterokutanen Fistel und decken die Topographie des Darmanschlusses auf.

Eine dazu parallel obligat durchzuführende Kontrastmitteldarstellung des Kolons in Prallfüllung und Doppelkontrast weist im betroffenen Darmsegment neben der typischen Kaliberreduzierung eine Vergröberung des Schleimhautreliefs sowie eine Wandstarre nach. Aktinische Darmstenosen sind typischerweise als trichter- oder sanduhrartige Engen bei aufgehobener Darmmotilität und fehlendem Mukosarelief ausgebildet. Die glattwandige und zirkuläre Beschaffenheit der Strahlenstenose ermöglicht in der Regel die Abgrenzung von einem metachronen Kolonkarzinom oder einem extraluminären Karzinomrezidiv. Zur endgültigen Sicherung der Genese ist eine endoskopisch gewonnene Histologie jedoch erforderlich.

Der *endoskopische* Befund einer Strahlenkolitis ist vielgestaltig: die Schleimhaut ist vielfach granuliert und vermehrt vulnerabel mit Ekchymosen, multiplen Teleangiektasien oder narbig-fibrotisch umgebauten, weißlich imponierenden Arealen. Das eingeengte Darmlumen weist gelegentlich nicht passierbare Strikturen auf, Schleimhautulzera sind flach und scharf demarkiert. Die Koloskopie in Verbindung mit einer diagnostischen Biopsie beim strahlengeschädigten Dickdarm stellt aufgrund der erhöhten Perforationsgefahr und der häufigen fixierten Verwachsungen hohe Anforderungen an den endoskopischen Untersucher.

35.2.5
Therapie und Prognose

In der Phase des *akuten* Strahlensyndroms mit Übelkeit, Erbrechen, Diarrhöen, Tenesmen und lokalen Schmerzen ist eine *symptomatische Behandlung* indiziert. Nur in seltenen Fällen ist eine stärkere Fraktionierung oder gar eine Unterbrechung der Bestrahlung erforderlich.

Die Therapie der Diarrhö erfolgt mit verschiedenen Antidiarrhoika wie z. B. Loperamid oder Diphenoxylat (Kapitel 9). Bei persistierender klinischer Symptomatik läßt sich unter Berücksichtigung eines möglichen Malabsorptionssyndroms eine deutliche Besserung mit einer fett- und ballaststoffarmen oder laktosefreien Diät erzielen. Im Falle einer akuten Ileitis terminalis mit Gallensäuremalabsorption ist in der Regel die chologene Diarrhö durch den Gallensäureaustauscher Colestyramin (4–12 g/Tag) gut zu beherrschen. Therapierefraktäre Fälle machen die Gabe von Sulfasalazin oder lokaler oder systemischer Glukokortikoide erforderlich.

Bei einer Ileussymptomatik erscheint eine konservativ abwartende Haltung zunächst gerechtfertigt. Jedoch ist bei den sehr seltenen perakuten Krankheitsverläufen mit massiven intestinalen Blutungen oder Darmperforationen eine sofortige chirurgische Intervention unumgänglich.

Patienten mit *Spätschäden* am Darm bedürfen häufig einer konservativen Therapie. Diese ist ausschließlich symptomatisch und unterstützend, häufig polypragmatisch und empirisch. Zum Einsatz kommen Antidiarrhoika, gelegentlich auch Sulfasalazin oder Glukokortikoide, Spasmolytika, Colestyramin und Breitspektrumantibiotika bei Maldigestion durch Gallensäuredekonjugation infolge bakterieller Überwucherung. Bei einem stark ausgeprägten Malabsorptionssyndrom sollte eine Substitution von Vitaminen, Elektrolyten und Spurenelementen sowie der therapeutische Versuch einer fettarmen, laktosefreien Diät unternommen werden. Bei Versagen dieser Therapie muß eine intermittierende, hochkalorische totale parenterale Ernährung und bei ausgeprägter Anämie eine Transfusionsbehandlung eingeleitet werden.

Eine *chirurgische Intervention* wird bei den klinisch relevanten Komplikationen der Strahlenenteropathie, wie Perforation, Darmwandnekrose, ausgeprägter Intestinalblutung, therapierefraktärer Fistelbildung, schwerer hämorrhagischer Proktitis und bei Subileus- bzw. Ileuszuständen (= häufigste Indikation), die auf dem Boden stenotischer Darmsegmente entstehen, unvermeidlich. Der betroffene Darmanteil sollte primär reseziert werden, ein nicht-resektables Konglomerat radiogen geschädigter Darmschlingen oder ein Tumorrezidiv bedarf einer Umgehungsanastomose. Zur Vorbeugung von Perforationen oder Fistelbildungen sollte die Adhäsiolyse auf das notwendige Maß beschränkt bleiben.

Die *postoperative Letalität* wird in der Literatur mit 7–53 % angegeben. In etwa 35 % der Fälle werden nach Resektion eines radiogen geschädigten Darmabschnitts Anastomoseninsuffizienzen beobachtet. Für diese recht hohen Komplikationsraten ist der oft schlechte Allgemeinzustand der Patienten aufgrund chronischer Unterernährung, Eiweißmangel, Anämie und Anergie verantwortlich, so daß der Eingriff grundsätzlich elektiv nach ausreichenden präoperativen Maßnahmen erfolgen sollte.

35.2.6
Prophylaxe

Die beste Prophylaxe eines Strahlenschadens an Dünn- und Dickdarm ist die *optimale Therapieplanung* des Strahlentherapeuten. Es gilt, den Nutzen einer kurativen oder palliativen Behandlung mit dem Risiko einer aktinischen Schädigung genau abzuwägen und dieses Risiko durch optimale technische Voraussetzungen zu minimieren. Hierzu gehören eine exakte Lokalisationsdiagnostik des zu bestrahlenden Tumors mittels modernster bildgebender Verfahren, die computerunterstützte Behandlungsplanung und -simulierung, der Einsatz modernster Behandlungssysteme sowie die individuelle Dosisanpassung und Fraktionierung der Zieldosis.

Die vorübergehende oder dauerhafte Implantation synthetischer *Mesh-Grafts* mit dem Ziel der Vermeidung eines Absinkens des Dünndarms in das Becken im Rahmen chirurgischer Maßnahmen vor der Strahlenbehandlung des Beckens ist ein weiteres aktuelles Therapiekonzept, die intestinale Strahlenbelastung im Vorfeld einer Therapie bereits zu reduzieren.

Die Kombination von Strahlentherapie und lokaler Hyperthermie sind Gegenstand aktueller Forschung und klinischer Studien.

Erfolgversprechende Ansätze gibt es auch mit *radioprotektiven Substanzen*, die als freie Radikalfänger agieren. Unter diesen Sulfhydryl- und Phosphothionatabkömmlingen gibt es mit *Amifostin* bereits eine Substanz, mit der am Tiermodell eine effektive Radioprotektion nachgewiesen werden konnte. Die gleichzeitige Gabe von Prostaglandinen scheint diesen Effekt noch zu steigern.

Literatur

Adenis A, Pio JM, Fumoleau P, Pouillart P, Marty M, Giroux B, Bonneterre J (1995) Phase II study of a new vinca alkaloid derivative, S12363, in advanced breast cancer. Cancer Chemother Pharmacol 35:527–528

Bearcroft CP, Domizio P, Mourad FH, André EA, Farthing MJG (1999) Cisplatin impairs fluid and electrolyte absorption in rat small intestine: a role for 5-hydroxytryptamine. Gut 44:174–179

Dubois A, Earnest DL. Radiation enteritis and colitis (1998) In: Feldman M, Scharschmidt BF, Sleisenger MH (Hrsg). Sleisenger & Fordtran's Gastrointestinal and Liver Disease, 6nd ed. WB Saunders Company, Philadelphia, S 1696–1707

Ecknauer R (1983) Dünndarmveränderungen unter Zytostatika. In: Caspary W (Hrsg) Dünndarm B [Schwiegk B, Buchborn (Hrsg). Handbuch der Inneren Medizin]. Berlin, Springer S 571–597

Goa KL, Faulds D (1994) Vinorelbine. A review of its pharmacological properties and clinical use in cancer chemotherapy. Drugs Aging 5:200–234

Gunter-Smith PJ (1994) Postirradiation alterations in secretion and absorption. In: Dubois A, King GL, Livengood D (Hrsg) *Radiation and the Gastrointestinal Tract*. Boca Raton: CRC Press, S 149–156

Holland JF, Scharlau C, Gailani S, Krant MJ, Olson KB, Horton J, Shnider Bi, Lynch JJ, Owens A, Carbone PP, Colsky J, Grob D, Miller SP, Hall TC (1973) Vincristine treatment of advanced cancer: a cooperative study of 392 cases. Cancer Res 33: 1258–1264

Husebye E, Skar V, Hoverstad T, Iversen T, Melby K (1995) Abnormal intestinal motility pattern explains enteric colonization with gram-negative bacilli in late radiation enteropathy. Gastroenterology 109:1078–1089

Koslowski L, Neugebauer W (1984) Chirurgie der Strahlenfolgen am Magen-Darm-Trakt. In: Lemperle G, Koslowski L (Hrsg) *Chirurgie der Strahlenfolgen*. München: Urban & Schwarzenberg S 157–164

Legha SS (1989) Vincristine neurotoxicity, Pathophysiology and management. Med Toxicol 1:421–427

Lenner V, Kümmerle F (1983) Strahlenschäden des Dünndarms. In: Caspary W (Hrsg) *Dünndarm B*. [Schwiegk B, Buchborn (Hrsg). Handbuch der Inneren Medizin]. Berlin, Springer S 599–610

Maxwell A, Gaffin SL, Wells MT (1986) Radiotherapy, endotomemia and nausea. Lancet 1:1148–1149

Mitchell EP, Reynolds RD, Graden D (1994) Chemotherapy and radiation protection with amifostine: Clinical studies. In: Dubois A, King GL, Livengood D (Hrsg) *Radiation and the Gastrointestinal Tract*. Boca Raton, CRC Press, S 215–231

Potten CS, Grant HK (1998) The relationship between ionizing radiation-induced apoptosis and stem cells in the small and large intestine. Brit J Cancer 78:993–1003

Pirollo KF, Lin X, Hao ZM (1994) Molecular mechanisms of cellular resistance and radiosensitivity. In: Dubois A, King GL, Livengood D (Hrsg) *Radiation and the Gastrointestinal Tract*. Boca Raton, CRC Press, S 129–142

Sher ME, Bauer J (1990) Radiation induced enteropathy. Am J Gastroenterology 85:121–128

Rubio IT, Cao Y, Hutchins LF, Westbrook KC, Klimberg VS (1998) Effect of glutamine on methotrexate effect and toxicity. Ann Surg 227:772–780

Schöffski P (1996) Prävention und Therapie von Enteritis und Diarrhö bei Tumorpatienten. In: Schmoll H-J, Höffken K, Possinger K (Hrsg) Kompendium internistische Onkologie Berlin, Springer, S 1175–1186

Sher ME, Bauer J (1990) Radiation induced enteropathy. Am J Gastroenterology 85:121–128

Souba WW, Klimber US, Copeland EM 3rd (1990) Glutamine nutrition in the management of radiation enteritis. J Parenter Enterol Nutr 14:106S–108 S

Walsh D (1897) Deep tissue traumatism from roentgen ray exposure. Brit Med J 2:272–273

Winkeltau G, Schreiber H (1986) Unerwünschte Bestrahlungsfolgen am Darmtrakt – Pathogenese, Diagnostik, Therapie. Langenbecks Arch Chir 368:29–40

Yeo E, Horowitz M (1988) Radiation enteritis. Brit J Hosp Med 39:498–504

# Kapitel 36
Vaskuläre Krankheiten von Dünn- und Dickdarm

C. F. Dietrich

36.1   Mesenteriale ischämische Krankheiten des Darmes   391
36.1.1 Arterielle mesenteriale Embolie (AME)   397
36.1.2 Mesenterialarterienthrombose (MAT)   398
36.2   Nichtokklusive mesenteriale Ischämie (NOMI)   398
36.3   Fokale segmentale Ischämie (FSI)   399
36.4   Mesenterialvenenthrombose (MVT)   399
36.5   Durchblutungsstörungen des Kolons   400
36.6   Chronische mesenteriale Ischämie (Angina abdominalis)   402
36.7   Angiodysplasie   403
36.8   Truncus-coeliacus-Kompressions-Syndrom (coeliac axis compression syndrome (CACS))   405
36.9   Hereditäre hämorrhagische Teleangiektasie – M. Osler-Weber-Rendu   405
36.10 Hämangiome und Hämangiomatose   406
36.11 Aortenaneurysma, paraprosthetische aortoenterische Fisteln   407
36.12 Vaskulitiden   407
       Literatur   407

Vaskuläre Erkrankungen des Dünn- und Dickdarmes können entsprechend ihrer Pathogenese (kongenital vs. erworben, z. B. Embolie, Thrombose, nichtokklusive Formen), Akuität (akut vs. chronisch) und im Hinblick auf die betroffene(n) Lokalisation(en) (z. B. Dünndarm, Kolon) eingeteilt werden. Da die diagnostischen und therapeutischen Möglichkeiten dieser im klinischen Alltag nur (zu) selten erkannten Entitäten gezielt eingesetzt werden müssen, ist die genaue Kenntnis dieser Krankheitsbilder von immenser Bedeutung. Insbesondere sollten die diagnostischen und therapeutischen Möglichkeiten der Angiographie heutzutage frühzeitig genutzt werden, um die Prognose dieser häufig noch letal verlaufenden Krankheitsbilder zu verbessern. Nicht selten besteht bei Patienten mit mesenterialer Ischämie eine Multimorbidität, so daß zugrundeliegende kardiovaskuläre Erkrankungen (z. B. koronare Herzerkrankung) miterfaßt werden müssen, um die richtige therapeutische Entscheidung treffen zu können.

36.1 Mesenteriale ischämische Krankheiten des Darmes

Definition und Einleitung

Unter mesenterialer Ischämie versteht man eine Insuffizienz der mesenterialen Gefäße eines oder mehrerer Abdominalorgane, die zu einer Minderversorgung der entsprechenden Organe mit Substraten führt. In den meisten Fällen ist der splanchnische Blutfluß vermindert, seltener kann jedoch auch ein erhöhter Substratbedarf (z. B. bei Sepsis und hypermetabolen Zuständen) eine mesenteriale Ischämie bewirken.

Die mesenteriale Ischämie kann *akut* oder *chronisch* auftreten, sie kann *arteriell* oder *venös* bedingt sein (Tabelle 36.1). Akute Ischämien sind häufiger als chronische.

Bei der *akuten arteriellen mesenterialen Ischämie* (AMI) unterscheidet man:

- Mesenterialarterienembolie,
- nichtokklusive mesenteriale Ischämie (NOMI),
- Mesenterialarterienthrombose,
- fokale segmentale Ischämie (FSI).

Bei *der venösen Form der AMI* wird differenziert zwischen:

- akuter Mesenterialvenenthrombose und
- fokaler segmentaler Ischämie (FSI) durch Strangulation des Darms.

Die Durchblutung ist in den verschiedenen Bereichen des Darmes unterschiedlich und hängt von der metabolischen zellulären Aktivität und Integrität sowie vom Sauerstoffverbrauch ab, die im Dünndarm normalerweise ausgeprägter als im Dickdarm sind. Mechanische, funktionelle und Blutungsursachen können zu einer Einschränkung der adäquaten Durchblutung führen, auf die der Dünndarm ausgeprägter als das Kolon reagiert. Die Folgen der Ischämie auf zellulärer Ebene sind unabhängig von der zugrunde liegenden Ursache meistens identisch. Die möglichen Kompensationsmechanismen über ausgedehnte Kollateralgefäßnetze (Arkaden) sind bei arteriosklerotischen Gefäßwandveränderungen eingeschränkt, so

Tabelle 36.1. Ursachen der mesenterialen Ischämie

Ursache	Häufigkeit [%]
Okklusiv	
Arteriell:	80–95
Akut Global:	
• Mesenterialarterienembolie	40–50
• Mesenterialarterienthrombose	20–30
Segmental (meist embolisch):	
• fokal segmentale Ischämie (FSI)	??
Chronisch:	
• Angina abdominalis (meist arteriosklerotisch)	??
Venös	5–20
Global:	
• Mesenterialvenenthrombose (MVT)	5–10
Segmental:	
• Strangulation (überwiegend venös)	??
Nichtokklusiv	
• nichtokklusive mesenteriale Ischämie (NOMI)	20–30
• neonatale nekrotisierende Enterokolitis	??

daß Zeichen der Darmminderdurchblutung insbesondere bei älteren Menschen auftreten.

Die Symptomatik der Gefäßkrankheiten kann aufgrund der Pathogenese, dem betroffenen Darmabschnitt und zusätzlich bestehender Grundkrankheiten (z. B. Herzinsuffizienz, generalisierte Gefäßsklerose, Vaskulitis) unterschiedlich sein. Auch das Alter des betroffenen Patienten spielt eine wesentliche Rolle, da mit zunehmendem Alter degenerative Veränderungen mit geringerer metabolischer Aktivität und geringerer Toleranz einer Hypoxie zu einer unterschiedlichen Ausprägung der Symptomatik führen können. Obwohl Gefäßkrankheiten des Darmes seit Jahrhunderten bekannt sind, haben sie erst in den letzten Jahrzehnten durch die Angiographie und modernen bildgebenden Verfahren an Bedeutung gewonnen. Das Verständnis der Pathomechanismen und die diagnostischen und therapeutischen Konzepte sind aufgrund des raschen technologischen Fortschrittes in einem steten Wandel begriffen.

Gefäßanatomie

Dünn- und Dickdarm werden im wesentlichen über *drei große Gefäße* versorgt, die z. T. über ausgedehnte Kollateralgefäßsysteme miteinander in Verbindung stehen:

- Truncus coeliacus,
- A. mesenterica superior und
- A. mesenterica inferior.

Das mittlere und distale *Rektum* wird über Äste der A. iliaca interna versorgt, die ausgedehnte Kollateralen zu Gefäßen der A. mesenterica inferior aufweisen. Im Bereich ausgedehnter *Kollateralgefäße* im

- Duodenum: Truncus coeliacus und A. mesenterica superior,
- Rektum: A. mesenterica inferior und A. iliaca interna

treten *akut ischämische Veränderungen* eher *seltener* auf, da in der Regel eine ausreichende Kollateralisierung besteht. Bei funktionierenden Kollateralen ist erst bei einem Verschluß zumindest zweier der drei großen Gefäßstämme zu erwarten, daß relevante ischämische Veränderungen in Erscheinung treten. Es können sogar alle 3 Gefäße verschlossen sein, ohne daß der Patient Symptome aufweisen muß. Über submuköse Gefäße können benachbarte minderdurchblutete Segmente mitversorgt werden, wenn die extramuralen Gefäße des betroffenen Darmabschnittes verschlossen sind. Es erfolgt dann zusätzlich eine Umverteilung der Durchblutung der Submukosa zu Gunsten der Mukosa.

Die *Gefäßversorgung* des *Dünndarmes* erfolgt in der Regel ausschließlich über Äste der *A. mesenterica superior*. Es finden sich im Mesenterium ausgedehnte Kollateralgefäßsysteme (Arkaden mit davon abgehenden funktionellen Endarterien), die wiederum untereinander Anastomosen zu der A. colica media, A. colica dextra und A. ileocolica aufweisen. Mit Ausnahme der direkt der Darmwand benachbarten funktionellen Endarterien gilt, daß je weiter distal der embolische Verschluß auftritt, desto größer die Chancen sind, daß über Kollateralgefäße eine funktionserhaltende *Durchblutung* bestehen bleibt. Lediglich embolische Verschlüsse proximal des Abganges der A. colica media führen in experimentellen Studien zur Gangrän. Weiter distal lokalisierte Embolien bewirken häufig eine klinische Symptomatik, wogegen eine Gangrän ausbleibt. Plötzlich auftretende Verschlüsse noch weiter distal können ohne jegliche klinisch faßbare Veränderungen toleriert werden.

Der *Dickdarm* wird über 3 verschiedene Gefäßsysteme mit Blut versorgt, deren Versorgungsgebiete überlappen. Es handelt sich um die *A. mesenterica superior*, *A. mesenterica inferior* und Äste der *Aa. iliacae internae*. Im Bereich der linken Flexur (*Riolan-Anastomose*) und des rektosigmoidealen Überganges („letzte Wiesen") können die Kollateralen zwischen Ästen der A. mesenterica inferior und Ästen der A. iliaca interna nur gering ausgeprägt sein, so daß Minderdurchblutungen in diesen Bereich häufig zuerst in Erscheinung treten.

Ätiologie und Pathogenese

Mesenteriale Ischämien können *arteriell* oder *venös* bedingt sein und *akut* oder *chronisch* auftreten (Tabelle 36.1). Meistens liegt auch den akuten Verschlüssen eine *Arteriosklerose* zugrunde, die sich im Sinne einer chronischen progredienten *Angina abdominalis* manifestiert (20–50%). Die häufigste Ursache der mesenterialen Dünndarmischämie ist *arteriell* bedingt, wobei sich die *arterielle Embolie* häufiger als die *Thrombose* nachweisen läßt. Mischbilder kommen vor. Die chronische mesenteriale arterielle Insuffizienz manifestiert sich klinisch häufig als Angina abdominalis. Es besteht dabei in der Regel eine *globale Ischämie* des mesenterialen vaskulären Systems: meist durch Verschluß von mindestens 2 der 3 wichtigsten Splanchnikusgefäße: Truncus coeliacus, A. mesenterica superior oder inferior. In Ruhe reicht der Blutfluß aus für den Ablauf metabolischer Prozesse, aber unter Bedingungen des erhöhten Blutbedarfs (nach Nahrungsaufnahme oder einem vaskulären „Steal-Phänomen" bei Bewegung der Extremitäten) reicht die Durchblutung zur Aufrechterhaltung der metabolischen Funktionen nicht mehr aus.

Ein *venöser Verschluß* kommt selten vor, meist als *akute Thrombose*. Die klinische Symptomatik hat ein weites Spektrum: von asymptomatischen, selbstlimitierenden Episoden bis hin zum katastrophalen Bild. Dabei kommt es zur Umverteilung der Flüssigkeit in das mesenteriale Stromgebiet und die Peritonealhöhle schon bevor sich eine Gangrän oder Sepsis entwickeln. Klinisch kommt es zur *Hypovolämie*.

Die Ischämieschäden resultieren zum einen aus der Hypoxie der Ischämie, zum anderen durch die Reperfusionsschädigung, die durch verschiedene Faktoren, insbesondere aber durch reaktive Sauerstoffradikale bedingt ist (Tabelle 36.2). Wenn molekularer Sauerstoff reduziert wird, entstehen Superoxid, Wasserstoffperoxid und Hydroxylradikale. Diese Sauerstoffradikale führen zur verschiedenen Schädigungen in Geweben, Beeinflussung von Nukleinsäuren, Membranlipide, Enzyme und Rezeptoren. Diese Schädigung bewirkt eine Lyse der Zellen, Störungen der Zellfunktion und Nekrosen bei der Reperfusion ischämischen Gewebes. Das irreversible Stadium der akuten Ischämie ist ein nekrotischer und gangränöser Darm, was unweigerlich zur bakteriellen Kontamination des Peritoneums führt sowie zu Ulzerationen und Perforationen. Eine wichtige Quelle für die Bildung von Sauerstoffradikalen ist das Enzym *Xanthinoxidase*. Die Hemmung der Xanthinoxidase durch *Allopurinol* reduziert dramatisch Zellschädigungen und die gesteigerte Kapillarpermeabilität unter Reperfusion. *Neutrophile* sind eine zusätzliche Quelle für die Produktion reaktiver Sauerstoffradikale. Sauerstoffradikalenfänger (Superoxid Dismutase und DMSO), Xanthinoxidasehemmer sowie Substanzen, die die Leukozytenadhärenz hemmen, haben protektive Eigenschaften gegenüber *Reperfusionsschäden* (Kap. 65).

Die häufigste Ursache einer mesenterialen Ischämie entsteht durch *Strangulation* des *Dünndarms*, in der Regel durch Adhäsionen bedingt. Bei ca. 20–40% der Patienten, die wegen einer intestinalen Obstruktion operiert werden, finden sich Strangulationen. Dabei finden sich venöse und lymphatische Verschlüsse. Faktoren, die zu einer mesenterialen Ischämie prädisponieren sind in Tabelle 36.3 aufgeführt.

Die *nichtokklusive mesenteriale Ischämie* (NOMI) ist bedingt durch eine Vasokonstriktion der Splanchnikusgefäße nach kardiogenem oder hypovolämischem Schock. Beim Erwachsenen kann der mesenteriale Spasmus eine chronische vaskuläre – bisher asymptomatische – Okklusion erheblich verschlimmern.

Vorkommen

Die Häufigkeit der *akuten mesenterialen Ischämie* ist unbekannt. In großen universitären Kliniken liegt die Häufigkeit der Einweisung bei ca. 0,1% der zugewiesenen Patienten. Vor Jahrzehnten wurde angenommen, daß bis zu 75% der akuten mesenterialen Ischämien durch eine mesenteriale Venenthrombose bedingt sind. Erst seit der Beschreibung des Mechanismus der nichtokklusiven akuten mesenterialen Ischämie 1958 wurde erkannt, daß die Mesenterialvenenthrombose möglicherweise nur 5% der Fälle der akuten mesenterialen Ischämie ausmachen. Die Häufigkeit der nichtokklusiven akuten mesenterialen Ischämie ist in den letzten Jahren wieder seltener geworden. Die Ursache liegt möglicherweise in der breiten Anwendung von vasodilatierenden Substanzen (z.B. Kalziumanatagonisten) bei Patienten mit arteriosklerotisch bedingten Gefäßerkrankungen.

Klinik

Leitsymptom ist der plötzlich auftretende heftige (krampfartige) Bauchschmerz (75–98%), der entsprechend je nach verschlossenem Gefäß unterschiedlich lokalisiert sein kann. Der Patient kann dabei keinen genauen Schmerzpunkt angeben.

Tabelle 36.2. Pathophysiologie der ischämischen Vulnerabilität

Blutfluß (z.B. abhängig vom Blutdruck, Herzminutenvolumen)
Ausbildungsgrad von Kollateralen
Funktionsfähigkeit der Kollateralen auf Stimuli
α-adrenerg vermittelte nervale Mechanismen
Zirkulierende vasoaktive Substanzen (z.B. Angiotensin, Vasopressin, Prostaglandine)
Lokale humorale Faktoren
Zellulärer Metabolismus vor und nach Ischämie
Reperfusionsstörungen des ischämischen Gewebes, z.B. durch Sauerstoffradikale

Tabelle 36.3. Krankheiten und Faktoren mit Prädisposition für eine mesenteriale Ischämie. (Nach Reilly et al. 1990)

Krankheit	Prädisposition	Faktor
arterielle Okklusion	Embolie (15–40%)	frühere Embolie
	Vorhofflimmern (nach Kardioversion)	
	rheumatische Herzerkrankung	
	künstliche Herzklappen	
	Abgelaufener Myokardinfarkt	
	Nach vaskulären Eingriffen	
	Herzkatheter	
	Angiographie	
	Angioplastie	
	Thrombosen (15–65%)	
Venöse Thrombose (2–20%)	Hyperkoagulation	Gefäßkrankheiten: Arteriosklerose, Aortendissektion, Vaskulitis (einschl. SLE)
		Traumata
		Hyperkoagulation: Dehydratation
		Hormone oder Schwangerschaft
		Karzinome und Karzinomatose
		Polyzythämie
		Koagulopathien
		Protein-S-Mangel
		Protein-C-Mangel
		Dehydratation
	venöser Verschluß	portale Hypertension
		Budd-Chiari-Syndrom
		Karzinome
	verminderte Splanchnikusdurchblutung	Herzinsuffizienz
		Schock
Vasospasmus (5–25%)	Darmverschluß	
	Trauma	
	Sklerotherapie	
	Dehydratation	
	Schock	
	Herzinsuffizienz	
	Perikardtamponade	
	kardiopulmonaler Bypass	
	vasokonstriktorische Medikamente	Digitalispräparate
		Adrenergika
		Vasopressin
		Kokain

Plötzlich auftretende abdominelle Schmerzen bei einem Patienten über 50 Jahre mit länger bestehender Herzinsuffizienz, Herzrhythmusstörungen, Zustand nach Myokardinfarkt und Hypotonie müssen an eine akute mesenteriale Ischämie denken lassen.

Charakteristischerweise wird die Schmerzsymptomatik von einer – in ca. 50% blutigen – *Durchfallepisode* gefolgt, die aufgrund begleitender muskulärer Spasmen sehr schmerzhaft sein kann. Beide Phänomene sind somit durch eine *Hypermotilität* und *Kontraktion* der glatten Darmwandmuskulatur bedingt. Weitere Symptome und der klinische Untersuchungsbefund sind in der Regel uncharakteristisch und beinhalten eine umschriebene Druckschmerzhaftigkeit und initial eine Hyper- und später Hypoperistaltik des betroffenen Darmabschnitts.

Nach dem plötzlich einsetzende Bauchschmerz mit initial weitgehend unauffälligem körperlichem Untersuchungsbefund kommt es in der Regel nach 6 bis 12 Stunden zu einem *beschwerdearmen Intervall*, was für die Diagnostik und Prognose erschwerend und deletär sein kann, da sich die Aufmerksamkeit von dem akut bedrohten Patienten abwendet. Im weiteren Krankheitsverlauf bildet sich ein *peritonitisch-septisches* Krankheitsbild mit paralytischem Ileus aus, getriggert durch *Anoxie* und *Azidose* mit Permeabilitätsstörungen und Freisetzung *vasoaktiver Substanzen* und toxisch wirkender Stoffwechselprodukte (z. B. Sauerstoffradikale). Mit Fortschreiten der septischen Komplikationen verschlechtert sich die schon primär gefürchtete Prognose (Mortalität: 45%) rapide auf eine Mortalität von 80–100%.

Diagnostik

Das Leitsymptom Bauchschmerz steht im Vordergrund. Die körperliche Untersuchung zeigt oft nur ein distendiertes Abdomen. Bei 75% der Patienten ist der Test auf okkultes Blut positiv, bei 75% der Patienten besteht eine Leukozytose mit >15000 Leukozyten/mm³, 50% haben eine metabolische Azidose. Erhöhungen von Serumphosphat, Serumamylase und D-Laktat sowie Amylase und alkalische Phosphatase in der Peritonealflüssigkeit kommen oft erst im späteren Stadium vor.

Die Abdomenröntgenübersicht zeigt meist erst im Spätstadium formlose luftgefüllte Dünndarmschlingen, Ileus, oder das sog. Thumbprint-Zeichen. Das weite Spektrum des normalen Blutflusses der A. mesenterica superior limitiert den Wert der Duplex-Doppler-Sonographie bei der Diagnostik.

Im weiteren Verlauf stehen die klinischen und laborchemischen Zeichen der Peritonitis und Sepsis im Vordergrund. Diagnostisch entscheidend ist die *präoperative selektive Mesenterikographie* mit ggf. lokaler Applikation von Papaverin in die A. mesenterica superior. Wenn die Diagnose nicht vor der völligen Infarzierung gestellt wird, beträgt die Mortalität 70–90%. Die diagnostische Unterscheidung zwischen okklusiver und nichtokklusiver akuter mesenterialer Ischämie ist bei den meisten Patienten mit der Angiographie möglich.

Abb. 36.1. Evaluation und Therapie der akuten mesenterialen Ischämie. *SMAT* akute mesenteriale Thrombose; *SMAE* akute mesenteriale Ischämie; *NOMI* nichtokklusive mesenteriale Ischämie. (Nach Brandt und Smithline 1993)

Therapie

Im Vordergrund steht die Angiographie mit z.B. intraarterieller Papaverinapplikation und sofortiger Operation. Die Mortalität ist insbesondere von der rechtzeitigen Intervention abhängig (Abb. 36.1, 36.2).

■ **Angiographie.** Therapeutisch mitentscheidend ist die präoperative Angiographie mit lokaler Applikation von Papaverin in die A. mesenterica superior (z.B. 1 mg/ml, 30–60 mg/h, bei Flüssigkeitsrestriktion höhere Konzentration mit niedriger Flußgeschwindigkeit möglich), um die Vasokonstriktion präoperativ zu vermindern oder zu beheben. Das Papaverin wird fast vollständing in der Leber aus der Blutbahn eliminiert und relevante systemische Nebenwirkungen werden bei korrekter Katheterlage auch bei mehrtägiger Applikation nicht beobachtet. Ein plötzlicher Blutdruckabfall ist in der Regel nicht durch die Papaverininfusion, sondern durch eine Katheterdislokation in die Aorta bedingt, was durch eine Abdomenübersichtsaufnahme verifiziert werden muß. Die Papaverinapplikation ist dann sofort zu beenden und der Katheter muß neu plaziert werden. Bei absoluter Inoperabilität kommen auch lokale gefäßerweiternde angiographische Maßnahmen in Betracht. Der Operationszeitpunkt darf durch die angiographischen Maßnahmen allerdings nicht wesentlich verzögert werden.

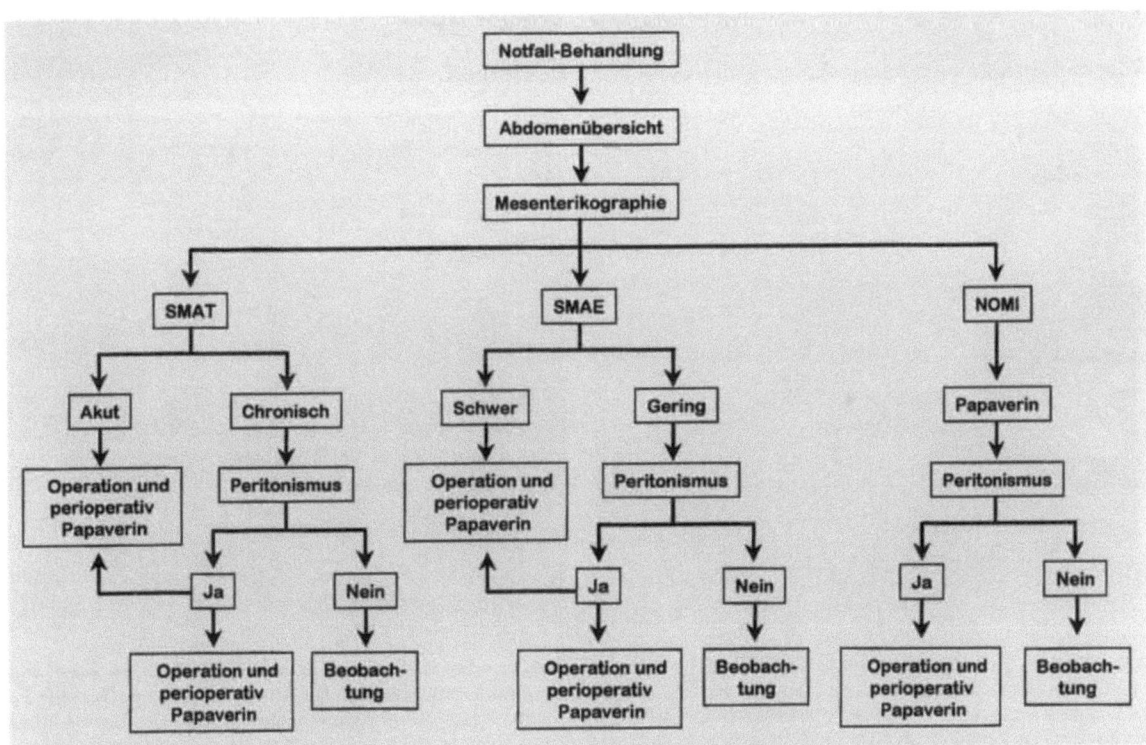

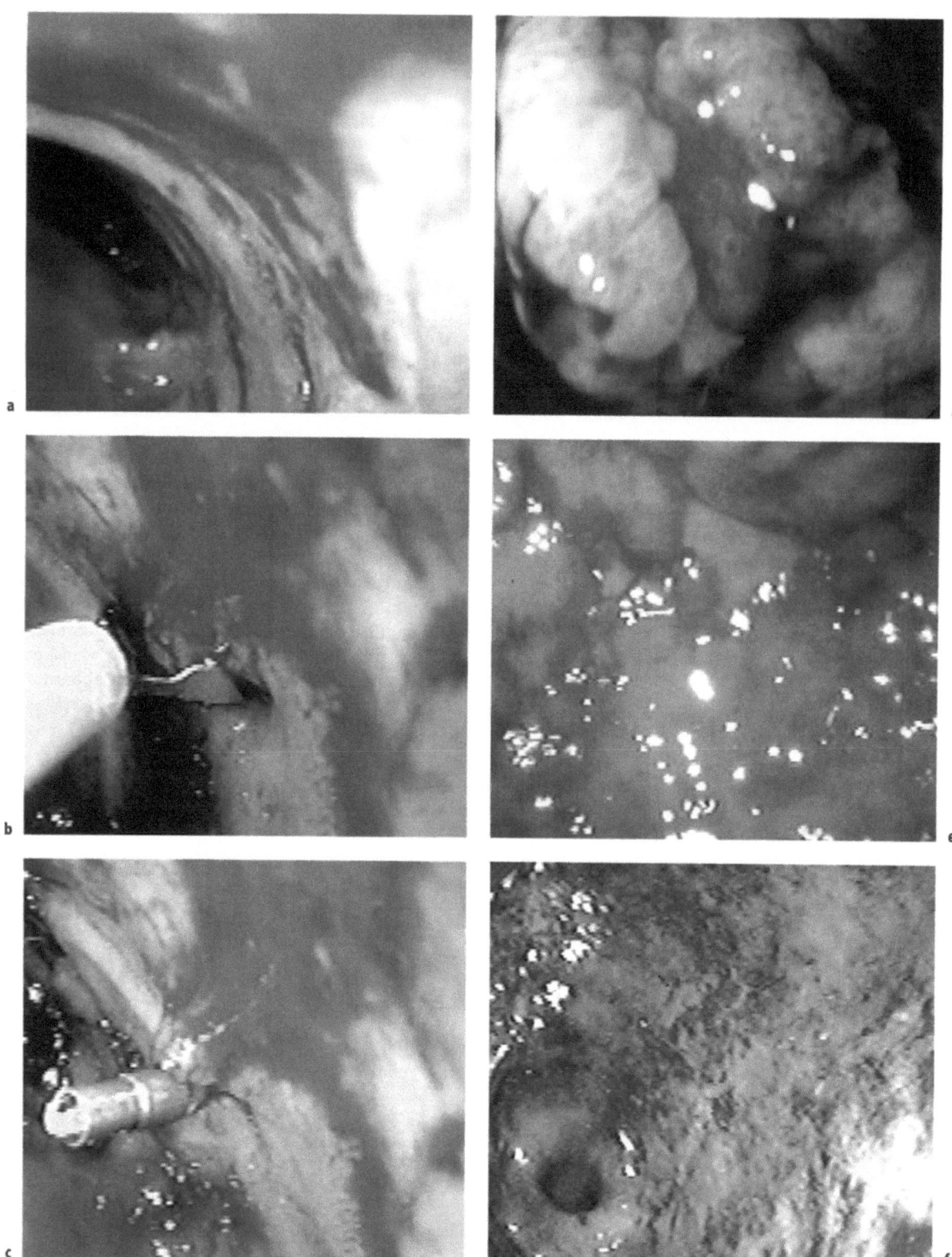

Abb. 36.2a–g. Ischämische Läsionen. a–c Obere gastrointestinale Blutung in der postoperativen Woche nach Bypassoperation. d–g Verschlüsse des Truncus coeliacus. a Flächige Mukosadefekte im gesamten Duodenum. b In diesem Ausnahmefall besteht eine umschriebene arterielle Blutung. c Blutstillung mittels eines Hämoclip. d Livide verfärbte aufgedunsene Magenwand, wenig Blut bei Magenwandnekrose. e (Derselbe Patient wie bei d) Im Duodenum löst sich die nekrotische Mukosa von der blassen Unterlage, es blutet kaum. f Ischämische Nekrose des gesamten Magenantrums (Abbildungen: Dr. H. Seifert)

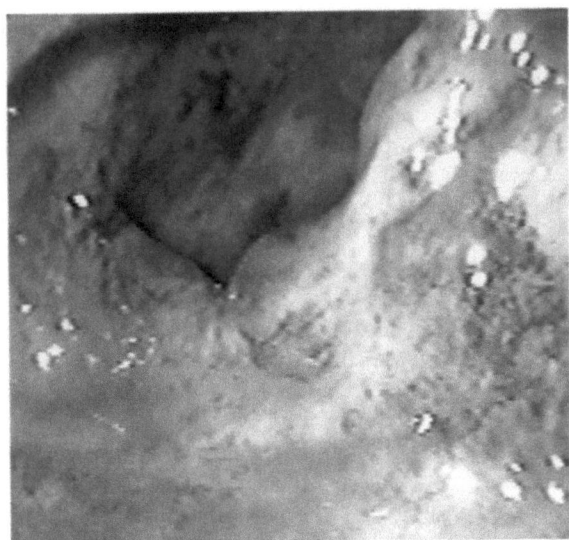

Abb. 36.2g. Ischämische Nekrose des Duodenums

■ **Operation.** Therapeutisch muß eine schnellstmögliche Operation (Embolektomie, Thrombektomie, Darmteilresektion, arterieller Bypass) angestrebt werden. Bei irreversiblen ausgedehnten nekrotischen Veränderungen des Darmes und Peritonitis ist die Operation die einzige therapeutische Option. Reseziert werden eindeutig nekrotische Darmanteile, wogegen minderdurchblutete Darmsegmente ohne sichere Nekrosen erstaunlich regenerationsfähig sein können. Im Zweifel muß eine „Second-look-Operation" nach Ablauf von 12–24 h geplant werden. Die Zwischenzeit muß genutzt werden, um die intestinale Durchblutung über eine Verbesserung des Herzminutenvolumens und durch eine lokale Papaverininjektion zu optimieren. Zwischenzeitlich haben sich dann auch nekrotische Areale des Darmes besser demarkiert, so daß eine gezielte Nachresektion erfolgen kann. Auch bei keiner geplanten „Second-look-Operation" sollte die intraarterielle Papaverininfusion für 12–24 h weitergeführt werden.

■ **Konservatives Vorgehen.** Eine Operation ist nur dann nicht primär anzustreben, wenn schwerwiegende Kontraindikationen zu einer Operation vorliegen, keine peritonitischen Zeichen vorliegen und eine adäquate angiographisch darstellbare Durchblutung distal des Embolus nach Applikation eine Vasodilatators nachzuweisen ist. Die noch experimentelle lokale thrombolytische Therapie wurde in einzelnen Fällen durch einen intraarteriell liegenden Katheter erfolgreich durchgeführt. Nachteilig ist der lange Zeitraum, der für eine Emboluslyse benötigt wird, da in dieser Zeit die Ischämie weiter besteht und sich Darmnekrosen ausbilden können. In Einzelfällen wurde auch schon die perkutane Ballon- und Laserangioplastie durchgeführt, deren Bedeutung wegen der angenommenen Reokklusionsrate eher zurückhaltend diskutiert wird.

■ **Antikoagulation.** Die perioperative Applikation von Antikoagulanzien (z. B. Heparin) wird kontrovers diskutiert. Antikoagulanzien erscheinen nur bei der Mesenterialvenenthrombose von definitivem Nutzen zu sein. Bei der wesentlich häufigeren arteriellen mesenterialen Ischämie überwiegen möglicherweise die Nachteile der Gefahr einer peritonealen Einblutung. Eine Thromboseprophylaxe > 48 h nach der Operation wird jedoch empfohlen, da das postoperative Thromboserisiko im Bereich der mesenterialen Venen sehr hoch ist.

Besonderheiten

Ischämien kleinerer Darmbezirke, die intraoperativ häufig nicht leicht zu erkennen sind, können im natürlichen Verlauf zu narbigen kurzstreckigen Stenosen führen. Eine sekundäre Resektion bei funktioneller Wirksamkeit dieser narbigen Stenosen kann notwendig werden. Die Bedeutung der Laparoskopie wird kontrovers diskutiert, da eine Erhöhung des intraabdominellen Druckes > 20 mmHg zu einer weiteren Minderdurchblutung führen kann.

36.1.1 Arterielle mesenteriale Embolie (AME)

Ätiopathogenese

Akute Verschlüsse der Mesenterialgefäße sind selten (ca. 5% aller peripheren Embolien), wobei die A. mesenterica superior am häufigsten betroffen ist (40–50%, Tabelle 36.4).

Betroffen sind in der Regel ältere Patienten mit Herzrhythmusstörungen im Rahmen einer koronaren Herzerkrankung (z. B. Vorhofflimmern mit Vergrößerung des linken Vorhofes) oder Patienten mit Herzklappenfehler, wobei es in bis zu 50% der Fälle zu multiplen Lokalisationen der peripheren Embolien kommt, was diagnostisch hilfreich sein kann. Arterielle Embolien sind somit häufiger kardial bedingt (Vorhofoder Ventrikelthromben, Herzklappen), aber auch paradoxe Embolien aus dem rechten Herzen bei offenem

Tabelle 36.4. Arterielle Embolien: Lokalisation

Lokalisation	Häufigkeit [%]
A. mesenterica superior	40–50
A. colica media	30
A. ileocolica	10
multiple mesenteriale Lokalisationen	> 20

Foramen ovale und andere Emboliequellen sind zu bedenken. Begünstigend wirken Gerinnungsdefekte (z. B. im Rahmen einer Sepsis/ disseminierte intravaskuläre Gerinnungsstörung) sowie die erhöhte Thromboseneigung bei einer Hämokonzentration, z. B. im Rahmen einer neu eingeleiteten Diuretikatherapie.

Klinik

Das klinische Krankheitsbild entspricht dem der akuten mesenterialen Darmischämie (s. dort).

Therapie

- **Vorgehen.** Angiographie, Vasodilatoren (z. B. Papaverinapplikation), Operation (s. oben). Patienten mit kleineren Embolien ohne peritonitische Zeichen haben angiographisch einen nachweisbaren Embolus, der häufiger distal des Abganges der A. ileocolica lokalisiert ist. In diesen Fällen genügt häufig eine lokale Therapie mit z. B. Papaverin.

36.1.2
Mesenterialarterienthrombose (MAT)

Ätiopathogenese

Die arterielle Thrombose der A. mesenterica superior ist in der Regel durch Gefäßwandveränderungen bedingt. Arteriosklerotische Wandveränderungen begünstigen ein appositionelles Thrombuswachstum, das zu einer Minderdurchblutung des betroffenen Areals führt. Somit kommt die arterielle Thrombose eher im höherem Lebensalter als die arterielle mesenteriale Embolie vor. Das Fortschreiten der Thrombose bis hin zum Gefäßverschluß verläuft meistens weniger akut als die Embolie und es kann sich nicht selten ein Kollateralkreislauf ausbilden. Der akuten Ischämie geht häufig eine chronische MAT voraus, da 20–50% der Patienten eine bereits seit Wochen bis Monaten dauernde Vorgeschichte mit postprandialem Abdominalschmerz, Malabsorption und Gewichtsverlust angeben. Zusätzliche koronare, zerebrovaskuläre und periphere Durchblutungsstörungen bestehen häufig gleichzeitig.

Klinik

Im Vordergrund der Beschwerden stehen zumindest als Vorboten des thrombotischen Verschlusses häufig die Symptome der *Angina abdominalis*. Der postprandiale Bauchschmerz kann zu sekundärem Gewichtsverlust aufgrund einer verminderten Nahrungsaufnahme sowie zu Stuhlunregelmäßigkeiten führen. Das Ereignis der Thrombose verläuft im Vergleich zu den Beschwerden bei Patienten mit arterieller mesenterialer Embolie eher protrahiert. Hohes Alter und Multimorbidität mit ausgedehnten häufiger zentral gelegenen arteriosklerotischen Verschlüssen können ausgedehnte Infarzierungen des Darmes bedingen. Die Angaben über die Mortalität der MAT schwanken zwischen 80–100%. Langzeitüberlebende Patienten sind extrem selten.

Diagnostik und Therapie

Bei der Übersichtsaortographie findet sich meistens ein kompletter Verschluß der A. mesenterica superior 1–2 cm distal des Abganges aus der Aorta. Die angiographische Differenzierung zwischen einer Thrombose und Embolie kann schwierig sein und gelingt nicht immer. Therapeutisch entscheidend ist die Differenzierung zwischen akutem Verschluß und der Koinzidenz eines chronischen Verschlusses mit Bauchschmerzen und Stuhlunregelmäßigkeiten. Angiographisch wegweisend ist dann die Darstellung ausreichender *kollateraler Gefäße* mit retrograder Durchblutung der A. mesenterica distal der Stenose. Keine oder nur geringgradige Darstellung von Kollateralgefäßen sprechen für einen akuten Verschluß der A. mesenterica und für die Notwendigkeit einer sofortigen Operation. Die Therapie besteht in der Resektion des nekrotischen Darms, der Revaskularisierung des verbliebenen Darms durch Reimplantation, Thrombektomie und Endarterektomie oder einer Form des Bypass zur A. mesenterica superior distal des Verschlusses. Papaverin wird während der Operation i. v. appliziert. Postoperativ erfolgt eine Antikoagulation mit Heparin.

36.2
Nichtokklusive mesenteriale Ischämie (NOMI)

Ätiopathogenese

Die NOMI ist für 20–30% der arteriellen mesenterialen Ischämie verantwortlich und entsteht durch eine Vasokonstriktion im Splanchnikusbereich, die zu irreversiblen Ischämien und Darmgangrän führen kann. Sie tritt häufig nach vorausgegangenen kardiovaskulären Ereignissen (z. B. Herzinsuffizienz mit nachfolgender kardialer Rekompensation) auf. Im Rahmen der Minderdurchblutung wird primär die Sauerstoffausschöpfung (auch durch eine Vasodilatation des betroffenen Segmentes) erheblich gesteigert, bis zu einem maximalen Sauerstoffnutzungsgrad. In der Folge entsteht eine therapierefraktäre Vasokonstriktion.

Die Risikofaktoren für die Patienten mit nichtokklusiver Darmischämie sind identisch mit denen bei Patienten mit arterieller mesenterialer Embolie oder akuter Mesenterialvenenthrombose. Prädisponierend wirken neben einer ausgeprägten generalisierten Arterio- und Arteriolosklerose eine ausgeprägte Herzinsuffizienz, Digitalistherapie und Hämokonzentration meist aufgrund von Diuretika. Insbesondere ist bei reanimierten Patienten, die eine Bakteriämie, (blutige) Diarrhö mit und ohne Bauchschmerzen entwickeln, an eine nichtokklusive mesenteriale Ischämie zu denken.

Klinik

Klinik, diagnostisches Vorgehen und die therapeutische chirurgische Intervention *unterscheiden sich häufig nicht wegweisend von dem Vorgehen bei Patienten mit arterieller mesenterialer Embolie oder Thrombose*. Die Diagnose der NOMI stützt sich auf 4 angiographische Zeichen: 1) Stenosierungen am Beginn der Äste der A. mesenterica superior, 2) irreguläre intestinale Gefäßäste, 3) Spasmen der Arkadengefäße und 4) mangelhafte Anfüllung intramuraler Gefäße.

Therapie

Das oben genannte Therapieprocedere mit einer Papaverininfusion wird auch bei der nichtokklusiven mesenterialen Ischämie angewandt. Nach ca. 30 min ohne Papaverin wird eine erneute Angiographie durchgeführt, wobei zwischenzeitlich für die Durchgängigkeit des Katheters z. B. isotone Kochsalzlösung appliziert werden kann. Bei weiter bestehenden angiographischen Zeichen der Vasokonstriktion wird die Papaverininfusion über 24 h weitergeführt, um eine erneute Angiographie anzuschließen. Die Prozedur kann und wurde über bis zu 5 Tage durchgeführt. Die Operation erfolgt, wenn peritonitische Zeichen auftreten. Der nekrotische Darm wird entfernt, wobei die Resektion eher sparsam erfolgt, d. h. fraglich-noch-vitaler Darm wird belassen. Auch während der Operation wird die Papaverininfusion fortgesetzt.

36.3 Fokale segmentale Ischämie (FSI)

Die fokale segmentale Ischämie des Dünndarmes kann durch arteriosklerotisch ausgelöste Embolien in die kleineren arteriellen mesenterialen Gefäße ausgelöst werden, aber auch durch Vaskulitiden, Strangulationshernien, Abdominaltraumata, segmentale venöse Thrombose, Zustand nach Strahlentherapie und durch Kontrazeptiva bedingt sein. Die akute klinische Symptomatik ist meistens uncharakteristisch und die Kollateralen reichen in der Regel aus, eine transmurale Ischämie mit konsekutiver Gangrän zu vermeiden. Ein Bild wie bei akuter Enteritis kann auftreten. Die Symptomatik kann der akuten Appendizitis ähneln. Bei der chronischen Form mit Befall des terminalen Ileums kann ein klinisches Bild auftreten, das sich vom M. Crohn nicht unterscheiden läßt: Abdominalschmerz, Diarrhö, Fieber, Gewichtsverlust. In der Folge können sich kurzstreckige Darmstenosen mit Ileussymptomatik und Erbrechen ausbilden, so daß eine Resektion des stenotischen Darmsegments notwendig werden kann. Es besteht häufig auch eine bakterielle Überbesiedlung des Dünndarms und ein enterales Eiweißverlustsyndrom.

36.4 Mesenterialvenenthrombose (MVT)

Definition

Die Mesenterialvenenthrombose ist eine seltene Form der akuten mesenterialen Ischämie und kann akut, subakut und chronisch auftreten. Bei der MVT kommt zur ödematösen Wandschwellung des betroffenen Darmsegments. Sekundär entstehen intramurale Hämorrhagien und schließlich eine transmurale Gangrän, die sich meist nicht mehr von der akuten arteriellen mesenterialen Ischämie unterscheiden läßt. Entgegen früheren Angaben hat sich mittlerweile herausgestellt, daß die MVT selten ist und allenfalls für 5–10% der akuten mesenterialen Ischämien verantwortlich ist.

Ätiopathogenese

Die MVT tritt hauptsächlich bei Patienten mit thrombosebegünstigenden Grunderkrankungen auf. Einerseits kommen Erkrankungen des Abdomens (z. B. Pankreatitis, Peritonitis, Abszeß, Peridivertikulitis, Neoplasien, chronisch entzündliche Darmerkrankungen, Trauma) mit einer Thrombosebildung im Bereich des betroffenen Segmentes, andererseits generalisierte Erkrankungen (z. B. Sepsis, DIC, Gerinnungsdefekte – Antithrombin III-, Protein S-/C-Mangel, Thrombozytose), myeloproliferative Erkrankungen, Sichelzellkrankheit, Zustand nach Splenektomie, Kontrazeptiva, Kokain, portale Hypertension, Herzinsuffizienz) in Frage. Im Rahmen der Hyperkoagubilität entstehen die Thromben häufiger in den kleinen mesenterialen Venen, um sich nach proximal in die großen Gefäßstämme auszubreiten. Die betroffenen Patienten sind eher jünger als die Patienten der in der Regel arteriosklerotisch bedingten arteriellen mesenterialen Gefäßerkrankungen.

Klinik

Die MVT kann *akut, subakut (Wochen bis Monate)* oder *chronisch* beginnen. Leitsymptom der akuten

MVT ist ein starker Bauchschmerz, der – wie bei der akuten arteriellen Ischämie – im Gegensatz zum relativ blanden klinischen Befund steht. Begleitet wird die Symptomatik von Übelkeit und Erbrechen bei mehr als 50% der Patienten. Hämatochezie und Hämatemesis treten bei ca. 15% der Patienten als Hinweis auf eine eingetretene Darminfarzierung auf. Klinisch finden sich: abdomineller Druckschmerz, Distension des Abdomens und verminderte Darmgeräusche. Der Loslaßschmerz weist auf eine Infarzierung hin. Temperaturen liegen häufig bei 38 °C, ca. 25% der Patienten befinden sich im septischen Schock.

Bei der *subakuten Form* der MVT klagen die Patienten seit Wochen oder Monaten über abdominelle Schmerzen. Der Untersuchungsbefund wie auch Laborwerte helfen nicht weiter.

Die *chronische Form* kann mit Umgehungskreisläufen unter dem Bild einer unklaren gastrointestinalen Blutung in Erscheinung treten. Da bei thrombosefreien venösen Mesenterialarkaden ein Gefäßabfluß noch möglich sein kann, sind die sekundären ischämischen Veränderungen des Darmes meist geringer ausgeprägt als bei Patienten mit arteriellen Verschlüssen. Mortalität und Prognose sind ebenfalls günstiger als bei Patienten mit arteriellen Verschlüssen einzuschätzen. Ca. 60% der Patienten mit Mesenterialvenenthrombose haben eine tiefe Beinvenenthrombose durchgemacht.

Diagnostik

Beweisend ist die Angiographie – selektive Mesenterikographie – mit den Möglichkeiten der therapeutischen Intervention, z. B. intraarterielle Applikation von Vasodilatatoren. Im Unterschied zu den arteriellen Ursachen der akuten und chronischen mesenterialen Ischämie ist die B-Bild- und Farbduplexsonographie bei der Diagnostik der MVT hilfreich, ebenfalls die Computertomographie und Magnetresonanztomographie.

Therapie

Primär sollte Heparin in adäquater Dosierung systemisch appliziert werden. Bei der akuten MVT kann ein Therapieversuch mit Streptokinase sinnvoll sein, wobei es allerdings momentan lediglich Einzelfallbeschreibungen zu dieser thrombolytischen Therapieform gibt. Bei peritonitischen – septischen Zeichen ist die sofortige Operation notwendig. Im Rahmen der präoperativen Angiographie kann bei Gefäßspasmen die intraarterielle Applikation von Vasodilatoren (s. oben) erfolgen. Bei ausgedehntem Befall kann eine Thrombektomie mit Resektion von nekrotischem Darmanteilen und in der Folge eine sog. Second-look-Operation notwendig sein. Dabei muß häufig so viel Dünndarm reseziert werden, daß ein Kurzdarmsyndrom entstehen kann, so daß der Patient dann häufig einer parenteralen Langzeiternährung bedarf (s. Kap. 10 und 37)

Bei der chronischen Form der MVT steht die endoskopische und operative Therapie (portosystemische Shunt-Operation) und Prävention der gastrointestinalen Blutung im Vordergrund.

Bei der chronischen asymptomatischen MVT ist keine invasive Therapieform sinnvoll. Die Mortalität der Mesenterialvenenthrombose ist niedriger als bei Patienten mit anderen Formen der akuten mesenterialen Ischämie.

36.5
Durchblutungsstörungen des Kolons

Definition

Ischämien des Kolons sind eine häufige Erkrankung des Kolons beim älteren Patienten. Es handelt sich um die häufigste Art der Darmischämie. Das klinische Spektrum umfaßt: 1) reversible Kolopathie mit submukösen oder intramuralen Blutungen, 2) transiente Kolitis, 3) chronische Kolitis, 4) Strikturen, 5) Gangrän, 6) fulminante Kolitis.

Ätiopathogenese

Das Kolon reagiert besonders empfindlich auf eine Ischämie durch seine Durchblutungsbesonderheiten: relativ niedrige Durchblutungsrate, Reduktion der Durchblutung nach Nahrungsaufnahme und Sensitivität auf autonome Stimulation. Akute und chronische Minderdurchblutung führen aufgrund der Gefäßversorgung über mehrere große Arterien zu einem deutlich kurzstreckigeren Befall im Vergleich zu der häufig zentral betroffenen A. mesenterica superior mit ausgedehnter Dünndarmischämie. Unterschieden werden verschiedene Verlaufsformen der (ir)reversiblen ischämischen Kolonopathie. Eine transiente Form mit submukösem Ödem und Hämorrhagie wird von einer chronisch ulzerativen Form mit und ohne Strikturenausbildung sowie eine gangränös verlaufende fulminante (Pan)kolitis (Tabelle 36.5). Häufig kann keine identifizierbare Ur-

Tabelle 36.5. Histologische Veränderungen bei der Ischämie des Kolons

Reversibles Mukosaödem/Einblutungen: passagere ischämische Kolitis
Murale Nekrosen/Narbenbildung: persistierende ischämische Kolitis
Transmurale ischämische Gangrän/Perforation: gangränöse Kolitis

sache gefunden werden. Diskutiert werden dann die pathophysiologischen Faktoren der nichtokklusiven mesenterialen Ischämie sowie ein Gefäßbefall kleiner und kleinster Gefäße. Bei älteren Patienten (>55 Jahre) sind bis zu 75% der neu aufgetretenen Kolitiden durch ischämische Veränderungen (mit)bedingt. Alle Kolonbereiche können betroffen sein, wobei die linke Flexur, das Colon descendens und das Colon sigmoideum am häufigsten betroffen sind. Abhängig von der Ursache wird bei einer eher generalisierten systemischen Minderdurchblutung das rechtsseitige Kolon betroffen, wogegen bei der nichtokklusiven mesenterialen Ischämie die Grenzgebiete der unterschiedlichen Gefäßversorgung (Wasserscheide im Bereich der linken Flexur, rektosigmoidealer Übergang) in Erscheinung treten.

Klinik

Die klinische Symptomatik ist durch plötzlich auftretende krampfartige Bauchschmerz im linken Unterbauch geprägt. Nach 24 h werden oft hellrote blutige Stühle abgesetzt. Die Blutung ist der Regel nicht transfusionsbedürftig. Es besteht ein leichter Druckschmerz. Die linke Flexur, das Colon descendens und das Sigma sind am häufigsten betroffen. Eine Ischämie des Rektums kann von einem akuten Analschmerz und einer Inkontinenz begleitet werden. Gefürchtet sind die Komplikationen der Ischämie: Gangrän, Peritonitis und Sepsis.

Die akute Form ist von der akuten mesenterialen Ischämie des Dünndarmes nicht sicher zu unterscheiden, wogegen bei der chronischen Form ein Bild wie bei chronisch entzündlichen Darmerkrankungen imponieren kann.

Diagnostik

Das Kolon kann im Unterschied zum Dünndarm endoskopisch gut eingesehen werden. Die Koloskopie kann unter Berücksichtigung der klinischen Symptomatik diagnostisch entscheidend sein, auch wenn transient auftretende Ulzerationen nicht immer erfaßt werden. Typisch sind segmental angeordnete Ulzerationen in einer ödematösen Mukosa. In der Abdomenübersichtsaufnahme können submuköse lokalisierte Hämorrhagien und Ödem (sog. „thumb-prints") bei der akuten Ischämie nachweisbar sein. Das endoskopische Bild dieser Veränderungen ist makroskopisch nicht sicher von Tumoren (Karzinom, Lymphom) oder von chronisch entzündlichen Darmerkrankungen oder Amyloidose zu unterscheiden. Das linksseitige Kolon ist bei bis zu 90% der Patienten mit akuten ischämischen Veränderungen zumindest mitbetroffen, so daß eine partielle Koloskopie mit geringerem Perforationsrisiko ausreichend sein kann. Eine Pankolitis spricht eher für eine Colitis ulcerosa, wogegen Fisteln auf einen M. Crohn hinweisen. Hilfreich bei der richtigen Differentialdiagnostik ist die Lokalisation des betroffenen Darmabschnittes und die klinische Symptomatik unter Berücksichtigung weiterer anamnestischer Angaben und der Grundkrankheiten. Zu bedenken ist bei der Koloskopie, daß eine Erhöhung des intraluminären Druckes im Kolon auf Werte >20–30 mmHg die Durchblutung signifikant mindern und somit die Ischämieschäden aggravieren kann.

Die Angiographie hat aufgrund der weniger ausgedehnten Ischämieareale eine geringere Bedeutung als bei der Diagnostik der Dünndarmischämie. Der Befall des rechtsseitigen Kolons, z. B. in der Abdomenübersicht vermutet, sollte eine diagnostische und therapeutische Angiographie zur Folge haben, da die ischämischen Veränderungen dann meistens aufgrund der Gefäßversorgung aus der A. mesenterica superior ausgedehnter sind. Die morphologischen und angiographischen Befallsmuster korrelieren nicht sicher mit der klinischen Symptomatik. Eine fibromuskuläre Dysplasie der A. rectalis superior ist als eine besondere angiographisch erfaßbare Entität bei jüngeren Patienten abgegrenzt worden.

Therapie

Im Vordergrund steht die parenterale Flüssigkeitszufuhr mit Entlastung des Darmes und die medikamentöse Therapie bei nichttransmuraler Entzündungsreaktion. Die antibiotische Therapie mit einem parenteral applizierten Breitspektrumantibiotikum hat sich als effektiv erwiesen und kann die Schwere und Ausdehnung des betroffenen geschädigten Darmabschnittes vermindern. Die allgemeine Durchblutung (z. B. Therapie einer Herzinsuffizienz) muß optimiert werden, wobei es gilt, z. B. Digitalis und mesenterial vasokonstriktorisch wirkende Medikamente zu meiden. Bei einer radiologisch oder sonographisch nachweisbaren Kolonerweiterung kann mittels eines Darmrohres eine Entlastung des Darmes erreicht werden. Bei transmuraler Gangrän ist die operative Resektion des betroffenen Darmabschnittes die einzige erfolgversprechende Therapieoption. Da die prognostisch relevante mukosale Entzündungsaktivität von der der Serosa erheblich differieren kann, muß sich das Ausmaß der Resektion an der mukosalen Entzündung (präoperative Diagnostik) orientieren. Das resezierte Segment sollte zusätzlich intraoperativ aufgeschnitten und die Resektionsränder beurteilt werden. Bei einem makroskopischen Befall der Resektionsränder müssen weitere Darmanteile herausgenommen werden.

Aufgrund der variablen und unterschiedlichen klinischen Symptomatik und der lokalen Entzündungszeichen kann die Prognose einer ischämischen Kolitis nicht vorhergesehen werden, außer es zeigen sich die peritonitischen Zeichen des akuten Abdomens und der Sepsis mit sehr hoher Mortalität. Endoskopisch nachweisbare oberflächliche Veränderungen können innerhalb weniger Tage verschwinden, wogegen bei schwerwiegenden Veränderungen auch mehrmonatige Krankheitsverläufe beschrieben wurden.

Die chronisch-ischämisch bedingte kurz- oder längerstreckige Striktur kann zu den Zeichen des Darmverschlusses führen und ist klinisch von einem Tumorleiden nicht zu unterscheiden. Medikamentös haben sich parenteral applizierte Kortikosteroide als nicht hilfreich erwiesen. Lokal applizierte Kortikosteroide können bei einem chronischen Verlauf, der dem einer chronisch entzündlichen Erkrankung ähneln kann, versucht werden. Im weiteren Krankheitsverlauf ist die Operationsindikation zu bedenken.

36.6
Chronische mesenteriale Ischämie (Angina abdominalis)

Ätiopathogenese

In der Regel (>90%) handelt es sich um arteriosklerotische Gefäßveränderungen, deutlich seltener finden sich Vaskulitiden, fibromuskuläre Hyperplasie, Thrombangitis obliterans und entzündliche oder neoplastische Veränderungen mit Befall des Mesenteriums. Die zugrundeliegenden Risikofaktoren entsprechen im wesentlichen denen der koronaren Herzerkrankung (z.B. Hypercholesterinämie, Zigarettenkonsum, arterielle Hypertonie, Diabetes mellitus, Hyperurikämie, familiäre Disposition).

Klinik

Leitsymptome sind postprandialer Bauchschmerz, Gewichtsabnahme und Stuhlunregelmäßigkeiten (Diarrhö, in 50% blutig). Ähnlich einer unter Belastung auftretenden koronarsklerotisch bedingten Angina pectoris können unter besonderen Umständen Minderdurchblutungen des Dickdarmes im Sinne einer Angina abdominalis auftreten, die mit (postprandialen) Oberbauch- oder periumbilikalen Mittelbauchschmerzen aufgrund muskulärer Spasmen einhergehen. Eine andere Erklärung ist ein sog. „Steel-Effekt", wobei nach Nahrungsaufnahme die vermehrte gastrale Durchblutung zu einer passageren Minderversorgung des Dünn- und Dickdarmes führt. Wenige Minuten bis zu einer Stunde (in der Regel: 10–30 min) nach Nahrungsaufnahme kommt es zu dumpfen oder kolikartigen Bauchschmerzen, die über mehrere (in der Regel: 1–3) Stunden anhalten, bzw. abklingen können. Die Intensität der Schmerzsymptomatik korreliert mit der Menge der aufgenommenen Nahrung, so daß der betroffene Patient bewußt oder unbewußt seine Nahrungszufuhr mindert (kleine Mahlzeiten), um den Schmerzereignissen zu entgehen. In der Folge kommt es zu einer typischen Gewichtsabnahme, bis hin zur Kachexie. Diarrhö und Steatorrhö werden in etwa der Hälfte der Fälle beobachtet, wogegen über weitere fakultative Beschwerden, z.B. Übelkeit, Flatulenz, Meteorismus und Symptome der Malabsorption, deutlich seltener geklagt wird. Die körperliche Untersuchung und die laborchemischen Parameter sind nicht wegweisend.

Diagnostik

Die anamnestischen Angaben regelmäßig auftretender postprandialer Schmerzen und einer Gewichtsabnahme sollten bei einem älteren Patienten nach endoskopischem Ausschluß entzündlicher (z.B. Ulkusleiden) und neoplastischer Ursachen auch an eine ischämische Genese der Beschwerden denken lassen. Die Methode der Wahl ist weiterhin die Angiographie, mit der sich die häufig kurzstreckigen stenotischen Veränderungen (< 2 cm) insbesondere im Bereich der großen Gefäßaufzweigungen nachweisen lassen. Über die Ausprägung angiographisch nachweisbarer Kollateralgefäße lassen sich Rückschlüsse auf die Chronizität der Veränderungen machen. Die angiographischen Befunde lassen allerdings nur sehr eingeschränkt auf die klinische Symptomatik rückschließen, da sie morphologische Veränderungen und keine funktionellen Blutflußparameter darstellen. Die Farbduplexsonographie in der Hand des Geübten kann wichtige Hinweise auf die Lokalisation und das Ausmaß der Stenose geben, wobei den duplexsonographischen Meßparametern (systolisches und diastolisches Flußprofil, Widerstandsindices) ein gewisser Stellenwert zukommt. Die klinische Bedeutung der nichtinvasiven Untersuchungsmethoden wird allerdings kontrovers diskutiert, insbesondere da häufig keine therapeutischen Maßnahmen impliziert werden.

Therapie

Die Kriterien einer relevanten Stenosierung werden eng gefaßt. Eine Operationsindikation wird bei einer typischen Angina-abdominalis-Symptomatik mit Gewichtsverlust sowie der angiographischen Darstellung einer Stenosierung zumindest zweier großer Gefäße >50% mit Darstellung von Kollateralen gestellt. Andere Ursachen der geklagten Beschwerden müssen (z. B. endoskopisch) ausgeschlossen werden. Die realistischen therapeutischen Maßnahmen sind allerdings beschränkt. Operative Eingriffe im Sinne von Bypass-Techniken können erfolgreich sein, wobei für einen ausreichenden auch länger anhaltenden Therapierfolg alle großen betroffenen Gefäße therapiert werden sollten. Zu berücksichtigen ist aber, daß es sich häufig um alte und multimorbide Patienten handelt. Der individuelle Leidensdruck ist für die Operationsindikation mitentscheidend, da die perioperative Mortalität mit 5–20% sehr hoch liegen kann. Die mittelfristigen- und Langzeitergebnisse sind ermutigend, da nur 10–20% der operierten Patienten über erneute Beschwerden klagen.

Bewertung

Ältere Menschen weisen sehr häufig stenosierende Veränderungen der Mesenterialgefäße auf. In pathologisch-anatomischen und angiographischen Studien hat sich gezeigt, daß es keine sichere Korrelation der morphologischen Veränderungen mit dem funktionellen Blutfluß gibt.

36.7 Angiodysplasie

Definition

Die vaskuläre Ektasie des Kolons – auch als Angiodysplasie oder arteriovenöse Malformation bezeichnet – ist die häufigste Gefäßveränderung im Gastrointestinaltrakt und auch wohl die häufigste Ursache rezidivierender gastrointestinaler Blutungen beim Patienten über 60 Jahre. Die Terminologie ist uneinheitlich. Im englischen Sprachgebrauch wurde der Begriff „mucosal vascular abnormality" *(MVA)* vorgeschlagen, da er keine pathogenetischen Mechanismen impliziert. Es werden angeborene arteriovenöse Malformationen von erworbenen vaskulären (degenerativen) Ektasien klinisch (Lokalisation), histologisch und prognostisch unterschieden. Erstere sind mit anderen angiomatösen Veränderungen der Haut und anderer Organe assoziiert, letztere dagegen nicht. Angiodysplasien wurden erstmalig 1961 im Rahmen einer intraoperativen Angiographie identifiziert.

Vorkommen

Angiodysplasien werden bei den 50- bis 60jährigen mit gleicher Geschlechtsverteilung in bis zu 25% der Patienten gefunden. Sie werden als die häufigste Ursache der unteren gastrointestinalen Blutung bei Patienten über 60 Jahren diskutiert, wobei die Koinzidenz mit Divertikeln als weitere potentielle Blutungsursache hoch ist.

Ätiopathogenese

Es handelt sich um umschriebene kleine (häufig 5 mm) degenerative *Gefäßektasien* der Mukosa des Zäkums und des proximalen Colon ascendens, die in bis zu 25 cm Entfernung von der Ileozäkalklappe beobachtet werden und häufig multipel, seltener singulär auftreten. Sie bestehen aus dünnwandigen endothelbekleideten Erweiterungen der submukösen Venen und Venolen, die wenig glatte Muskulatur enthalten können. Durch einen passager erhöhten intraluminalen Druck durch Aufweitung und/oder erhöhten Muskeltonus der Muscularis propria werden nach dem Gesetz von La Place primär die drainierenden submukösen Venen komprimiert, was zu einem Rückstau des Blutes in die vorgeschalteten Venolen führt. Die Gefäßektasie kann sich später auf die Kapillaren der Mukosa ausdehnen. Im weiteren Verlauf werden die präkapillären arteriellen Gefäße miterfaßt, so daß der präkapilläre Sphinkter insuffizient wird und sich arteriovenöse Fisteln ausbilden.

Vaskuläre Ektasien im *Colon ascendens* unterscheiden sich *von Ektasien im Dünndarm* und linken Kolon klinisch und histologisch. Die histologische Untersuchung ist Grundlage der richtigen Kategorisierung unklarer Gefäßläsionen, auch wenn die Präparation spezieller Techniken bedarf. *Kongenitale arteriovenöse Malformationen* zeigen häufig eine verdickte Wand von Arteriolen. Von Interesse ist, daß ca. die Hälfte der aus Angiodysplasien blutenden Patienten eine *Herzerkrankung* haben, von denen bei bis zu 25% eine *Aortenstenose* nachzuweisen ist. Die Bedeutung dieser Koinzidenz wird kontrovers diskutiert.

Klinik

Die *Blutungsaktivität* von Angiodysplasien ist eher *gering* und *rezidivierend*, obwohl eine massive Blutungsaktivität bei ca. 15% der Patienten vorkommen kann. Ca. 20% der Patienten zeigen lediglich laborchemisch eine *Eisenmangelanämie* und einen passager positiven Hämoccult-Test. Das spontane Sistieren der Blutung ist die Regel (>90%). Bis zu 30% der Patienten wurden in der vorendoskopischen Ära im Bereich des Kolons und Magens unter der Diagnose einer profusen oder rezidivierenden Blutungen operiert.

Diagnostik

Die Diagnostik erfolgt meistens endoskopisch. Die Angiographie ist die Methode der Wahl zur Loka-

Tabelle 36.6. Angiographische Zeichen der Angiodysplasie

Kontrastmittelverschattungen
„early filling veins"
Dilatierte, gewunden verlaufende Venen, Gefäßknäuel
Kontrastmittelextravasat (Zeichen der aktiven Blutung)

lisierung einer aktiven Blutung, wobei zusätzlich die therapeutische Embolisation durchgeführt werden kann. Angiographisch finden sich Gefäßbündel von dilatierten, gewunden verlaufenden und sich in der Frühphase (2–5 s) anfüllenden Venen, die sich verspätet entleeren und durch das Kontrastmittel als Verdichtungsfiguren imponieren. Extravasat von Kontrastmittel ist Zeichen der aktiven Blutung und wird ab einer Blutungsaktivität > 0,5ml/min sichtbar (Tabelle 36.6).

Eine genaue Kategorisierung der vaskulären Malformation kann nur histologisch erfolgen, da der Endoskopiker allein vom makroskopischen Bild nicht sicher zwischen Angiodysplasien und Teleangiektasien (z.B. im Rahmen des M. Osler, der Ischämie, chronisch entzündlicher Darmerkrankungen oder von Strahlenfolgen) unterscheiden kann. Auch können iatrogene traumatische Veränderungen durch das Endoskop (z.B. durch Absaugen) zu Artefakten führen, die Angiodysplasien ähneln, so daß die Mukosabeurteilung insbesondere des rechtsseitigen Kolons nur beim Vorgehen mit dem Endoskop erfolgen sollte. Weiterhin ist zu bedenken, daß die endoskopische Gefäßdarstellung vom Füllungszustand der Blutgefäße und vom Blutdruck abhängt, so daß bei Patienten mit Hypovolämie sich die nicht blutgefüllten Gefäßmalformationen auch nicht darstellen lassen.

■ **Differentialdiagnostik.** Angeborene Gefäßmalformationen treten in der Regel in früheren Lebensjahren in Erscheinung. Differentialdiagnostisch müssen bei einer unklaren unteren gastrointestinalen Blutung insbesondere Tumoren und entzündliche Veränderungen (gesamtes Kolon), blutende Divertikel (rechtsseitiges Kolon in 80%!) und Angiodysplasien (immer rechtsseitiges Kolon) bedacht werden. Hämorrhoiden sind bei einem Patienten mit unklarer unterer Gastrointestinalblutung immer eine Ausschlußdiagnose.

Therapie

Primär gilt es die Diagnose zu stellen und die akute Blutungssituation endoskopisch (oder angiographisch) zu stabilisieren, wobei die Blutung in der Regel spontan sistiert. Eine primäre nichtoperative Blutstillung gelingt somit in den meisten Fällen. Die elektive Therapie besteht in der lokalen endoskopisch durchgeführten Ablation (weitgehend gleichwertig: Argonbeamer, Nd:YAG-Laser, Mono- oder bipolare Elektrokoagulation, Sklerosierungsmethoden) oder der ausreichenden chirurgischen Resektion des betroffenen Kolonsegmentes (Hemikolektomie rechts), um sicher alle Gefäßveränderungen zu erfassen. Da bis zu 80% der blutenden Divertikel ebenfalls rechtsseitig im Kolon lokalisiert sind, werden diese potentiell blutenden Veränderungen durch die Operation dann auch in der Regel mit erfaßt. Mit einer Rezidivblutung im weiteren Verlauf ist in bis zu 20% der Patienten zu rechnen. Eine primäre subtotale Kolektomie ist aufgrund der erheblichen Nebenwirkungen nicht indiziert. Angiographisch kann bei Angiodysplasien eine intraarterielle Vasopressininfusion in die A. mesenterica superior (Vasopressin 0,4 units/min) versucht werden, wobei die periphere i.v.-Gabe bei einem linksseitigen Kolonbefall ähnlich gute Erfolge zeigt. Zu bedenken ist, daß aufgrund des niedrigeren Blutflusses in der A. mesenterica inferior gefährliche Nebenwirkungen vermieden werden müssen (Darminfarkt, Extremitätenischämie bei Katheterdislokation), so daß hier die i.v.-Gabe im Zweifel vorzuziehen ist. Alternativ muß die für die A. mesenterica empfohlene Dosierung reduziert werden.

Eine Hormontherapie mit konjugierten Östrogenen wurde als Therapie und Rezidivprophylaxe eingesetzt, die Ergebnisse zahlreicher Studien sind jedoch nicht eindeutig. Der Wirkungsmechanismus der Hormontherapie ist bisher nicht bekannt. Diskutiert werden neben anderen Mechanismen eine Stabilisierung der Integrität der Gefäßwand und eine Verbesserung der Gerinnungsfunktion in den betroffenen mesenterialen Gefäßen. Patienten mit multiplen und endoskopisch nicht therapierbaren oder therapierefraktären blutenden Läsionen kommen für eine Hormontherapie in Frage, insbesondere wenn eine Operation kontraindiziert, bzw. abgelehnt wird. Zufällig entdeckte nichtblutende Läsionen sollten nicht mittels Hormontherapie behandelt werden. Zu bedenken sind potentiell schwerwiegende Komplikationen, insbesondere bei männlichen Patienten mit zugrundeliegenden kardiovaskulären Erkrankungen. Bei postmenopausalen weiblichen Patienten erscheint dagegen die Hormontherapie ein idealer Ansatzpunkt zu sein. Verwendet wurde die alleinige oder kombinierte Gabe von Östrogenen (z.B. Ethinylestradiol, 0,035–0,05 mg Tbl. p.o. täglich) mit Gestagenen (z.B. Norethisteron 1 mg Tbl. p.o. täglich). Die Art der Hormongabe (Östrogen als Monotherapie oder in Kombination mit einem Gestagen) und die Dauer der Therapie (Wochen bis Monate) wird kontrovers diskutiert und muß individuell auch im Hinblick auf den Transfusionsbedarf erfolgen.

Bei gleichzeitigem Nachweis von Angiodysplasien und einer Aortenstenose wird die Veränderung primär therapiert, deren Symptomatik im Vordergrund steht.

36.8
Truncus-coeliacus-Kompressions-Syndrom (coeliac axis compression syndrome (CACS))

Definition

Es handelt sich um eine Einengung des Truncus coeliacus von superior. Die Einengung des Truncus coeliacus kann einerseits durch das Ligamentum medianum arcuatum diaphragmae, andererseits durch das direkt benachbarte Ganglion coeliacum erfolgen.

Ätiopathogenese

Eine angiographisch am besten mittels lateraler Aortographie in Exspiration nachweisbare Einengung des Truncus coeliacus läßt sich bei Patienten mit und ohne Beschwerden in gleicher Häufigkeit nachweisen, so daß die klinische Signifikanz dieses Befundes umstritten bleibt. Eine Ischämie als Ursache der Beschwerden ist unwahrscheinlich, da eine kollaterale Gefäßversorgung in der Regel gewährleistet ist. Es wird weiterhin diskutiert, daß es postprandial zu einer Erweiterung des Truncus coeliacus kommt, der mechanisch das Ganglion coeliacum alteriert, was zu den typischen postprandialen Beschwerden führen kann.

Klinik

Typischerweise werden anamnestisch postprandiale Bauchschmerzen, Diarrhö und Gewichtsverlust angegeben. Bei der körperlichen Untersuchung finden sich auskultierbare Gefäßgeräusche über dem Truncus coeliacus, betont in der Exspiration.

Therapie

Die klinische und therapeutische Bedeutung des Truncus coeliacus Kompressionssyndrom wird kontrovers diskutiert. Umstritten sind somit auch die z. T. eingreifenden therapeutischen Maßnahmen. Operativ durchgeführt wurde eine Durchtrennung des Ligamentum medianum arcuatum diaphragmae, eine Gangliektomie, eine kombinierte Operation sowie Bypass-Verfahren, deren Ergebnisse nicht einheitlich zu bewerten sind. Entscheidend ist, daß unnötige diagnostische und therapeutische Maßnahmen unterbleiben.

36.9
Hereditäre hämorrhagische Teleangiektasie – M. Osler-Weber-Rendu

Einleitung

Die *hereditäre hämorrhagische Teleangiektasie* (Synonyma: M. Osler, M. Osler-Weber-Rendu) ist eine seltene (1:100 000) autosomal-dominante Erbkrankheit mit hoher Penetranz. Eine positive Familienanamnese ist bei ca. 80 % der Patienten eruierbar. Patienten ohne familiäre Disposition zeigen Blutungsstigmata eher später im Leben. Merkmalsträger sind heterozygot, das homozygote Vorliegen ist ein Letalfaktor. Die Osler-Krankheit wird durch den universellen Charakter der angiomatösen Veränderungen sowie durch den Polymorphismus der vaskulären Malformationen geprägt. So lassen sich Teleangiektasien, arteriovenöse Aneurysmen, arterielle Angiome und Phlebektasien nachweisen. Primär sind Kapillaren und Venolen betroffen, weniger auch Arteriolen, die histologisch typischerweise eine Intimaproliferation und Thromben zeigen können.

Im Unterschied zu Angiodysplasien zeigen die betroffenen Venolen eine pathologische Wandverdickung mit gut ausgebildeter longitudinaler Muskulatur. Als Ursache dieser Gefäßmißbildungen wird ein genetisch determinierter Defekt fibroelastischer und muskulärer Fasern in und um die Gefäßwände angesehen, die sich nicht mehr kontrahieren können, was die Blutungsneigung dieser Patienten erklärt. Assoziierte Manifestationen können eine kutane Hyperelastizität, Kyphoskoliose, Emphysem und Neigung zur Entwicklung von Aneurysmata sein, da ein diffuser Schaden mesenchymalen Gewebes vorliegt.

Klinik

Klinisch läßt sich der Krankheitsverlauf in 3 Stadien einteilen. Die Latenzperiode ist durch das Fehlen klinischer Zeichen geprägt. Die erste Manifestation (hämorrhagische Phase) stellt in den meisten Fällen das Auftreten einer rezidivierenden *Epistaxis* im Kindes- oder jungen Erwachsenenalter dar. Die für die Erkrankung typischen *Teleangiektasien* der Haut und Schleimhaut (Lippen, perioral, Zunge, nasopharyngeal, Hände und insbesondere auch im Gastrointestinaltrakt, Phase der manifesten Angiomatose) treten häufiger im dritten bis vierten Jahrzehnt in Erscheinung. Rötlich-violette (kirschrote), scharf begrenzte rundliche Papeln finden sich bevorzugt perioral und an den Fingern. Ein Fehlen dieser Veränderungen spricht gegen die Manifestation eines M. Osler. Häufig läßt sich eine zunehmende *Blutungsanämie* nachweisen, die im Verlauf zu erheblichen Bluttransfusionen Anlaß geben können (im Verlauf des Lebens nicht selten 50 und bis zu 200 Bluttransfusionen). Der Gastrointestinaltrakt ist angiographisch fast immer mitbeteiligt. Es zeigen sich insbesondere im Bereich des Versorgungsgebietes der Arteria mesenterica superior (Mesenterium des Dünndarms und in der Dünndarmmukosa), im Magen und seltener im Kolon dichte Netzwerke angiomatöser Fehlbildungen. Die Blutungsneigung aus dem Gastrointestinaltrakt nimmt vom 40. bis 60. Lebensjahr kontinuierlich zu, wogegen eine stärkere Blutungsneigung in jüngeren Jahren ungewöhnlich ist.

Therapie

Neben endoskopischen ablativen Maßnahmen und der Resektion des betroffenen Darmabschnittes kann eine *Östrogentherapie* bei therapieresistenten Fällen durchgeführt werden. Die therapeutische interventionelle Angiographie mit Embolisierung des betroffenen aktiv blutenden Gefäßes stellt eine weitere Therapiemöglichkeit dar.

36.10 Hämangiome und Hämangiomatose

Definition und Ätiopathogenese

Hämangiome sind die zweithäufigste Gefäßläsion des Kolons. Die Genese dieser Veränderungen wird kontrovers diskutiert. Da sie in der Regel schon bei der Geburt beobachtet werden, erfolgt die Einteilung als Hamartom. Andere Autoren diskutieren eine neoplastische Genese. Unterschieden werden kapilläre, kavernöse und gemischte Hämangiome. Die Größe dieser Hämangiome kann zwischen wenigen Millimetern und Zentimetern schwanken. Im Rektum werden sehr große kavernöse therapierefraktäre Hämangiome beobachtet, die auch multipel auftreten können.

Klinik

Sie ist gekennzeichnet durch das Auftreten rezidivierender Blutungsepisoden.

Diagnostik

Die Diagnose erfolgt endoskopisch.

Therapie

In manchen Fällen ist eine *lokale endoskopische Therapie* möglich. Bei größeren und multipel auftretenden Hämangiomen muß in der Regel die chirurgische Resektion des betroffenen Darmabschnittes erfolgen. Eine Sonderform stellen die kavernösen Hämangiome des Rektums dar. Selten ist bei nicht lokal therapierbarer Blutungsaktivität die Rektumexstirpation notwendig.

Weitere seltene Gefäßanomalien im Darm sind in Tabelle 36.7 zusammengefaßt.

Tabelle 36.7. Vaskuläre Veränderungen im Darm

Krankheit	Besonderheiten
hereditäre hämorrhagische Teleangiektasie (Osler-Weber-Rendu-Krankheit)	s. Abschn. 36.9
progressive Systemsklerose	bei der CREST-Variante Teleangiektasien auch im Darm als mögliche Blutungsquelle
Hämangiome	s. Abschn. 36.10
kavernöses Hämangiom des Rektums	s. Abschn. 36.10
diffuse intestinale Hämangiomatose	s. Abschn. 36.10
Blue-rubber-bleb-Nävus-Syndrom (kutane und intestinale Hämangiome)	am häufigsten im Dünndarm, kavernöse Hämangiome, im Kolon endoskopisch erkennbar, endoskopische Koagulation gefährlich, da die ganze Darmwand betroffen sein kann
kongenitale arteriovenöse Malformation	sehen wie Ektasien aus, kommen im Kolon, besonders im Rektum und Sigma vor
Klippel-Trenaunay-Weber-Syndrom	GI-Trakt sehr selten (<1%) befallen
Bauchaortenaneurysma	s. Abschn. 36.11
aortoenterische Fistelbildung	s. Abschn. 36.11
Arteria-mesenterica-superior-Syndrom	A. mesenterica superior imprimiert das Duodenum horizontalis → Obstruktion mit episodischen Schmerzen, Erbrechen und Gewichtsverlust
Truncus-coeliacus-Kompressions-Syndrom	s. Abschn. 36.8

Tabelle 36.8. Vaskulitische Krankheiten der Splanchnikusregion

Krankheit	Besonderheiten
Polyarteritis nodosa	nekrotisierende Vaskulitis mittlerer bis kleiner Arterien mit Aneurysmata an Gefäßaufzweigungen. Dünndarmbefall häufig
allergische granulomatöse Angiitis (Churg-Strauss-Syndrom)	Polyarteritis mit Lungenbefall, Eosinophilie und Granulomen; GI-Trakt zu 30–40% betroffen
hypersensitive Vaskulitis	Splanchnikusgefäße nur zu 15% befallen, meist nur postkapilläre Venolen befallen
systemischer Lupus erythematosus (SLE)	GI-Trakt zu 10–60% betroffen. Vaskulitis kleiner Gefäße → segmentaler Ischämie und GI-Blutung
rheumatoide Arthritis	oft assoziiert mit Vaskulitis → Ischämie des Kolons mit Blutung, blutigen Durchfällen oder Perforation
Purpura-Schönlein-Henoch	meist bei Kindern vom 4. bis 7. Lebensjahr. Trias: Purpura, Arthritis, Bauchschmerzen; GI-Trakt zu 59% betroffen
M. Becet	orale und genitale Ulzera, rezidivierende Iritis und Chorioretinitis, Hautveränderungen; GI-Trakt zu 50% betroffen, meist Ileozäkalregion
Perforationen	als häufige Todesursache
Köhlmeier-Degos-Krankheit	seltene progressive okkludierende vaskuläre (maligne atrophische Papulose); Krankheit junger Männer; kleine und mittlere Gefäße von Haut und Darm betroffen; spontane intestinale Perforationen der Haut
Takayasu-Krankheit („pulseless disease")	idiopathisch chronisch entzündliche Krankheit der Aorta und deren Ästen. Splanchnikusgefäße selten betroffen
Cogan-Syndrom	Vaskulitis der Konjunktiven, Kornea und Kochlea. Ca. 3–10% entwickeln GI-Symptome mit Diarrhö und blutigen Stühlen
Kawasaki-Krankheit	infantiles febriles mukokutanes Lymphknotensyndrom; Ileus, Dünndarmobstruktion, Blutung und Perforation kommen vor

36.11 Aortenaneurysma, paraprosthetische aortoenterische Fisteln

Definition

Aortenaneurysmen (fusiform, sakkulär) sind in der Regel arteriosklerotisch bedingt und infrarenal lokalisiert. Seltene Ursachen sind Traumata, Vaskulitiden und Infektionen (mykotisch, syphilitisch). Eine paraprosthetische aortoenterale Fistel wird in bis zu 3% postoperativ nach Wochen bis Jahren (bis zu 14 Jahren) beobachtet.

Klinik

Die Gefahr der Aortenaneursymen liegt in der Ruptur (meistens nach retroperitoneal). Eine Blutung kann auch nach peritoneal oder in den Gastrointestinaltrakt erfolgen. Die Pars horicontalis duodeni ist hierbei am häufigsten betroffen. Meistens kommt es primär zu einer kurzen Blutungsepisode (Vorbote), ehe die letale Ruptur in den betroffenen Darmabschnitt Stunden bis Tage später erfolgt.

Diagnostik

Daran denken! Endoskopie (bis tief in das Duodenum), zur Erkennung der gastrointestinalen Blutungsursache. Allgemeine Diagnostik des Aortenaneurysmas: Sonographie, Computertomographie, Abdomenübersicht und präoperative Angiographie.

36.12 Vaskulitiden

Die Symptomatik bei Patienten mit vaskulitisbedingtem akuten Verschluß großer mesenterialer Gefäße unterscheidet sich in der abdominellen Symptomatik nicht wesentlich von der bei Patienten mit akuter mesenterialer Ischämie anderer Genese. Häufig sind diese Patienten allerdings jünger und zeigen typische andere Organmanifestationen, z.B. der Niere, Lunge und Nervensystems sowie Autoimmunphänomene. Vaskulitische Krankheiten mit Befall der Gefäße im Splanchnikusgebiet sind in Tabelle 36.8 aufgeführt.

Literatur

Boley SJ, Regan JA, Tunick PA et al (1971) Persistent vasoconstriction – a major factor in nonocclusive mesenteric ischemia. Curr Topics Surg Res 3:425–433

Boley SJ, Feinstein FR, Sammartano R, Brandt LJ, Sprayegen S (1981) New concepts in the management of emboli of the superior mesenteric artery. Surg Gynec Obstet 153:561–569

Boley SJ, Sammartano R, Adams A, DiBiase A, Kleinhaus S, Spraregen S (1977) On the nature and etiology of vascular ectasia of the colon: degenerative lesions of aging. Gastroenterology 72:650–660

Brandt LJ, Smithline AE (1993) Ischemic lesions of the bowel. In: Feldman M, Scharschmidt BF, Sleisenger MH (Hrsg) Gastrointestinal and Liver Disease. Philadelphia, WB Saunders Company, S 2009–2024

Brandt LJ, Boley S (1978) Celiac axis compression syndrome: A critical review Am J Gastroenterol 23:633–640

Dietrich CF, Brunner V, Lembcke B (1998) Intestinale Sonographie bei seltenen Dünn- und Dickdarmerkrankungen. Z Gastroenterol 36:803–818

Fauci A (1983) Vasculitis. Clin Immunol 72:211–222

Foutch PG (1993) Angiodysplasia of the gastrointestinal tract Am J Gastroenterol 88:807–812

Greenwald DA, Brandt LJ (1998) Vascular abnormalities of the gastrointestinal tract. In: Feldman M, Scharschmidt BF, Sleisenger MH (Hrsg)Gastrointestinal and Liver Disease. Philadelphia, WB Saunders Company, S 2009–2024

Halpern M, Turner AF, Citron BP (1968) Hereditary hemorrhagic teleangiectasia. An angiographic study of abdominal visceral angiodysplasias associated with gastrointestinal hemorrhage. Radiology 90:1143–1149

Kirchner J, Zipf A, Dietrich CF, Hohmann A, Heyd R, Berkefeld J (1996) Der universelle Organbefall bei Morbus Rendu-Osler-Weber: Interdisziplinäre Diagnostik und interventionelle Therapie. Z Gastroenterol 34:747–752

Lewis BS, Salomon P, Rivera-MacMurry S, Kornbluth AA, Wenger J, Waye JD (1990) Hormonal therapy for bleeding angiodysplasia. Am J Gastroenterol 85:1266–1269

Marshall JK, Hunt RH (1997) Hormonal therapy for bleeding gastrointestinal mucosal vascular abnormalities: a promising alternative. Eur J Gastroenterol Hepatol 9:521–525

Martini GA (1978) The liver in hereditary haemorrhagic teleangiectasia: An inborn error of vascular structure with multiple manifestations: A reappraisal. Gut 19:531–537

Parks DA, Williams TK, Beckman JS (1988) Conversion of xanthine dehydrogenase to oxidase in ischemic rat intestine: A reevaluation. Am J Physiol 254:768–772

Reilly PJ, Nostrant TT (1986) Clinical manifestation of hereditary hemorrhagic teleangiectasia. Am J Gastroenterol 79:363–367

Siegelman SS, Sprayregen S, Boley SJ (1974) Angiographic diagnosis of mesenteric arterial vasoconstriction. Radiology 122:533–542

Sitges-Serra A, Mas X, Roqueta F, Figueras J, Sanz F (1988) Mesenteric infarction: An analysis of 83 patients with prognostic studies in 44 cases undergoing a massive small bowel resection. Brit J Surg 75:544–548

Van Cutsem E, Rutgeerts P, Vantrappen G (1990) Treatment of bleeding gastrointestinal vascular malformations with oestrogen-progesterone. Lancet 335:953–955

Vase P, Grove O (1986) Gastrointestinal lesions in hereditary hemorrhagic teleangiectasia. Gastroenterology 91:1079–1083

Zimmerman BJ, Granger DN (1992) Reperfusion injury. Surg Clin N Am 72:65–80

Kurzdarmsyndrom

J. Stein

37.1 Ätiologie 409
37.2 Pathophysiologie 409
37.2.1 Malabsorption 410
37.2.2 Gastrale Hyperazidität 410
37.2.3 Störungen der Digestion 410
37.2.4 Funktion der Ileozäkalklappe 411
37.2.5 Adaptationsmechanismen 411

37.3 Klinik 411

37.4 Diagnostik und Differentialdiagnostik 413

37.5 Therapie 414
37.5.1 Ernährungstherapie 414
37.5.2 Operative Verfahren 415

Literatur 417

Beim Kurzdarmsyndrom (KDS; engl. „short bowel syndrome") handelt es sich um ein – infolge der Resektion *quantitativ* und/oder *funktionell* bedeutender Dünndarmabschnitte auftretendes – Malabsorptionssyndrom. Das Ausmaß der klinischen Erscheinungen hängt zum einen ab von der *Länge* des verbleibenden Restdarmes, zum anderen aber vom *Ort* der Resektion. Umfaßt die Resektion mehr als 70 % des Dünndarms, ist mit ernsten, schwer oder gar nicht ausgleichbaren Störungen zu rechnen. Werden mehr als 50 % des Ileums reseziert, treten isolierte Störungen der Resorption von Vitamin B_{12} und Gallensäuren auf. Das KDS des Erwachsenen unterscheidet sich in wesentlichen Punkten vom KDS bei Kindern. So reichen bei Neugeborenen bereits 40 cm Dünndarm für das Überleben ohne Notwendigkeit einer langzeitparenteralen Ernährung. Bei vorhandener Ileozäkalklappe sind gar 15 cm ausreichend. Bei Erwachsenen muß hingegen mit einer langzeitparenteralen Ernährung gerechnet werden, wenn weniger als 70 cm Dünndarm verbleiben (< 20% der Normallänge).

Zur Inzidenz des Erkrankungsbildes liegen in Europa derzeit noch keine umfassenden Daten vor. In den USA liegt nach neueren Schätzungen die Zahl der Patienten, die als Folge eines Kurzdarmsyndroms eine langzeitparenterale Ernährung benötigen, bei 10 000 bis 20 000.

37.1
Ätiologie

Zu den häufigsten Ursachen, die beim Erwachsenen zur Resektion von Teilen des Dünndarmes führen, zählen der M. Crohn (Kap. 42), Störungen der intestinalen Durchblutung (Kap. 36) und der Darmvolvulus. Bei Kindern, insbesondere bei Neugeborenen stehen gastrointestinale Malformationen, Darmischämien und die nekrotisierende Enterokolitis im Vordergrund (3 bis 5 Neugeborene/1000 Geburten leiden an einem KDS). Quantitaiv bedeutend sind auch traumatisch bedingte Darmnekrosen (Tabelle 37.1).

37.2
Pathophysiologie

Die Resorptionsleistung des verbliebenen Restdarmes wird zum einen definiert durch Lokalisation und Fläche der verbliebenen Abschnitte, zum anderen durch die Funktionsfähigkeit pro Fläche. Letztere wird beeinflußt durch die Grunderkrankung selbst (z. B. Rezidiv eines M. Crohn), durch aus ihr resultierende Zusatzschäden (z. B. bakterielle Fehlbesiedlung, Medikamente) oder durch Sekundäreffekte einer Malabsorption (z. B. Vitamin B_{12}-Mangel). Andererseits wird die Resorptionsleistung durch postoperative Adaptationsprozesse verbessert.

Tabelle 37.1. Ursachen des Kurzdarmsyndroms beim Erwachsenen

Vaskuläre Ursachen	Mesenterialarterienthrombose, Mesenterialvenenthrombose, Volvulus, Inkarzeration des Darmes
Entzündliche Darmerkrankungen	M. Crohn, Enteritis necroticans, Strahlenschäden
Operationsfolgen	jejunale Bypassoperation, Trauma des Darmes mit nachfolgender Resektion

37.2.1
Malabsorption

Für die Resorptionsleistung von *Kohlenhydraten, Eiweißen* und mit einigen Abstrichen auch für *Fett* ist unabhängig vom resezierten Dünndarmabschnitt allein das Ausmaß der Resektion maßgebend. Daß hierbei auf das *Jejunum* am ehesten verzichtet werden kann, liegt an der normalerweise hohen „*funktionalen Reserve*" und der guten Adaptationsfähigkeit des Ileums. Dennoch können sehr ausgedehnte Resektionen (>50%) des mittleren Dünndarmes zur Malabsorption von Fett, Kohlenhydraten, Eiweiß, Vitaminen (außer B_{12}) sowie Wasser und Elektrolyten führen. Neben einer *Laktosemalabsorption* (schlechte Adaptation des Enzyms), sind Störungen der *Folsäureresorption* besonders häufig. Von den Spurenelementen scheinen *Zink* und *Kupfer* besonders betroffen.

Einerseits führt der Verlust der resorbierenden Oberfläche per se zum Auftreten einer *Malabsorption von Fetten und fettlöslichen Vitaminen (A, D, E, K)*, andererseits wirkt der mit einer Resektion des *Ileums* einhergehende *Gallensäurenverlust* agravierend (Kap. 2). Ab einer Restlänge von 50–100 cm beginnt der Gallensäurenverlust die kompensatorisch gesteigerte Lebersynthese zu übersteigen und führt zunehmend zu einer Abnahme des Gallensäurepools sowie der Konzentration von Gallensäuren im Duodenum (Tabelle 37.2). Es kommt zur Beeinträchtigung der Mizellenbildung mit eingeschränkter Emulgierung von Fett. Zudem wird das pH-Optimum für Lipase verschoben. Im weiteren kommt es zur Ausbildung einer lithogenen Galle mit Prädisposition zur *Cholelithiasis*. Die vermehrt in den Dickdarm gelangenden Gallensäuren führen über Komplexierung von Kalzium zudem zu einer vermehrten Oxalsäureresorption, was das gehäufte Auftreten von *Oxalatsteinen* bei Patienten mit KDS erklärt (Kap. 10 und 60). Liegt eine Steatorrhö vor, wird die Resorption von Kalzium und Magnesium durch Seifenbildung (Kalkseifenbildung) im Lumen zusätzlich vermindert.

Bei distaler Resektion von mehr als 50 cm ist der *Schilling*-Test (Kap. 15) als Hinweis auf eine Beeinträchtigung der Vitamin B_{12}-Aufnahme praktisch immer pathologisch, obgleich die Rezeptoren für den *Intrinsic-Faktor-B_{12}-Komplex* erheblich weiter nach proximal reichen.

37.2.2
Gastrale Hyperazidität

Bereits bei einer Resektion von mehr als 30% des Dünndarmes kommt es bei mehr als 50% der Patienten zur einer passageren (Wochen bis Monate) Zunahme der Magensekretion. Es findet sich jedoch weder für die Länge noch die Lokalisation (proximale oder distal der Resektion) eine eindeutige Korrelation.

Als Ursache wird der vorübergehende Fortfall eines – direkt oder indirekt wirkenden – intestinalen Hemmstoffs (z.B. VIP, GIP) der Säuresekretion postuliert. Alternativ könnte ein verminderter Abbau oder eine vermehrte Bildung (GIP) eines Stimulators verantwortlich sein. So wurden postoperativ z.B. für *Gastrin* erhöhte Serumspiegel gemessen. Ursächlich wäre ein verminderter intestinaler Abbau denkbar. Die fehlende zeitliche Koinzidenz der gastralen Hyperazidität und Hypergastrinämie stellt diese Hypothese allerdings in Frage. Peptische Komplikationen oder Anastomoseninsuffizienzen als Folge dieser gastralen Hyperazidität sind allerdings selten.

37.2.3
Störungen der Digestion

Neben einer Verkürzung der Kontaktzeit und einer daraus unzureichenden Durchmischung mit dem Chymus, wird v. a. in der Anfangsphase der Inaktivierung von Pankreasfermenten als Folge der gastralen Hypersekretion eine entscheidende Bedeutung beigemessen. Nach Resektion des proximalen Dünndarmes finden sich für Cholezytokinin (CCK) und Sekretion deutlich erniedrigte Serumkonzentrationen, die im Sinne einer gestörten positiven Rückkopplung dann zu einer verminderten Stimulation der Bauchspeicheldrüse führen. Dagegen kommt der nach Resektion des Duodenums entstehenden Verminderung der Enterokinaseaktivität keine entscheidende Rolle zu.

Tabelle 37.2. Diarrhöformen nach Resektion des Ileums

	Chologene Diarrhö	Fettsäuren-Diarrhö
Ausmaß der Resektion	<100 cm	>100 cm
Gallensäureauscheidung im Stuhl	erhöht	erhöht
Kompensation des Gallensäurenverlust	ja	nein
Verminderung des Gallensäurenpools	nein	ja
Steatorrhö	minimal	ja
Ansprechen auf fettmodifizierte/-reduzierte Diät	nein	ja
Ansprechen auf Cholestyramin	ja	nein

Tabelle 37.3. Phasen des Kurzdarmsyndroms

Phase	Dauer
Phase der Hypersekretion (Stuhlvolumen >2,5 l/Tag)	1–4 Wochen, total parenterale Ernährung obligat
Phase der Adaptation (Stuhlvolumen <2,5 l/Tag)	4 Wochen bis 1 Jahr, Aufbau der enteralen/oralen Ernährung
Phase der Stabilisation (Maximum der Adaptation)	3–12 Monate postoperativ, enterale/orale Ernährung

37.2.4
Funktion der Ileozäkalklappe

Der Verlust der Ileozäkalklappe führt über eine Beschleunigung der Nahrungspassagezeit und der damit verbundenen Abnahme der Kontaktzeit mit dem Chymus zu einer zusätzlichen Minderung der Resorptionskapazität des Darmes.

Der Verlust der Klappe führt darüber hinaus zu einer *Keimaszension* und damit zu einer proximal fortschreitenden bakteriellen Überwucherung des Dünndarmes. Eine im Dünndarm stattfindende bakterielle Dekonjugation von Gallensäuren führt zu einer Verstärkung der Steatorrhö und Diarrhö (Kap. 30).

37.2.5
Adaptationsmechanismen

Postoperativ finden im gesunden Restdarm sowohl strukturelle als auch funktionelle Adaptationsvorgänge statt, die bei distaler Dünndarmresektion geringer sind als bei proximaler:

- Steigerung der Proliferationsrate der epithelialen Krypten,
- Zunahme von Kryptentiefe und Zottenhöhe,
- Dilatation und Elongation der verbleibenden Darmabschnitte.

Aus den morphologischen Änderungen resultieren eine *Verlängerung* der *intestinalen Transitzeit*, eine *Zunahme* der *resorbierenden Oberfläche* und des *Enzymbesatzes* pro *Längeneinheit*, verbunden mit einer Verbesserung der Nährstoffresorption. Verschiedene Faktoren sind an dem Mechanismus der Adaptation beteiligt. Von essentieller Bedeutung ist das intraluminale Angebot von Nährstoffen und die Sekretion biliärer und pankreatischer Enzyme. Primäre Energiequelle für die Enterozyten ist Glutamin (Kap. 66). Experimentelle und klinische Untersuchungen haben gezeigt, daß Glutamin eine trophische Wirkung auf die Darmmukosa ausübt.

Die *intestinale Adaptation* verläuft in der Regel in *drei Phasen* (Tabelle 37.3) Die unmittelbare postoperative Phase ist geprägt von enormen Flüssigkeits- und Elektrolytverlusten. Je nach Ausmaß der Resektion sind Flüssigkeitsverluste bis 5 l/Tag, bei Jejunostomiepatienten sogar 6–8 l/Tag zu beobachten. Diese *Phase der Hypersekretion* kann bis zu 2 Monate, in Einzelfällen auch länger andauern und ist durch die unzureichende Nährstoffresorption geprägt von Elektrolytentgleisungen, Vitaminmangelzuständen und Gewichtsabnahme. Die *Phase der intestinalen Adaptation* tritt ab dem 3. postoperativen Monat ein und dauert in der Regel bis zu einem Jahr. In dieser Phase sollten die Flüssigkeitsverluste auf weniger als 2,5 l zurückgehen. Die Dauer bis zur *maximalen Adaptation* kann mehrere Jahre betragen. In der Regel werden in einem Zeitraum von 2 Jahren 90–95% des Adaptationspotentials der Restdarmabschnitte erreicht. In der Phase der *Stabilisation* gehen Diarrhö und Steatorrhö infolge zunehmender Adaptation zurück.

37.3
Klinik

Das Kurzdarmsyndrom äußert sich klinisch als *globales Malabsorptionssyndrom*, dessen Symptomatologie (Tabelle 37.4) und Ausprägung durch Ausmaß und Lokalisation der Resektion, der zugrundeliegenden Erkrankung und den zeitlichen Abstand zur Operation bestimmt wird (Tabelle 37.5). Bereits eine Resektion von mehr als 25 cm des terminalen Ileum (funktionelles KDS) kann zu einem Verlust von Gallensäuren in das Kolon führen. Eine Konzentration von Gallensalzen über 3 mmol/l führt im Kolon zu einer Erhöhung der Permeabilität der „tight junctions", verbunden mit einer gesteigerten Sekretion von Wasser und Elektrolyten. Die Folge sind wäßrige Diarrhön (*chologene Diarrhö*). Bei über 50 cm Resektion des terminalen Ileum kann es infolge gesteigerter Gallensalzverluste zu einer Unterschreitung der kritischen mizellären Konzentration und somit zur

Tabelle 37.4. Klinische Symptomatik beim Kurzdarmsyndrom

Gewichtsabnahme
wäßrige Diarrhö
Steatorrhö
Laktoseintoleranz
Anämie
Tetanie
Nachtblindheit
Osteopathie
hämorrhagische Diathese
Cholezystolithiasis
Nephrolithiasis (Oxalatsteine)

Tabelle 37.5. Faktoren, die den klinischen Verlauf des Kurzdarmsyndroms beeinflussen. (Aus Shanbhogue 1994)

	Günstig	Ungünstig
Verbliebene Dünndarmlänge	>20%	<20%
Resezierter Darm	Jejunum	Ileum
Ileozäkalklappe	vorhanden	entfernt
Kolon	vorhanden	entfernt
Begleitende Darmerkrankung (z. B. M. Crohn, radiogene Enteritis)	fehlt	vorhanden
Systemerkrankung (z. B. Sklerodermie, Amyloidose)	fehlt	vorhanden
Patientenalter	erwachsen	sehr hohes oder sehr geringes Alter
Zeit nach Resektion	>1 Jahr	<1 Jahr

Steatorrhö = Fettsäuren-Diarrhö kommen. Werden mehr als 100 cm des terminalen Ileum reseziert, steigt der Verlust an Gallensäuren auf mehr als 90%. Eine *Vitamin B_{12}-Malabsorption* tritt häufig bereits nach Resektionen von mehr als 50 cm des terminalen Ileums auf. Die Resektion der Ileozäkalklappe führt zu einer weiteren Verkürzung der intestinalen Transitzeit und birgt das Risiko einer bakteriellen Überbesiedlung des Dünndarms mit der Gefahr einer zusätzlichen Dekonjugation von Gallensäuren und Abbau des Vitamin B_{12}-intrinsic-factor-Komplexes (Kap. 10). Die daraus resultierende perniziöse Anämie manifestiert sich in Form einer megaloblastären Anämie, Thrombozytopenie und Hunter-Glossitis (Lackzunge) sowie neurologische Störungen im Sinne einer funikulären Myelose (nicht bei Folsäuremangel). Das Auftreten einer Polyneuropathie als Folge eines Thiamin- und Riboflavinmangels ist beschrieben.

In Abhängigkeit vom Ausmaß der Resektion kommt es als Folge eines relativen Laktasemangels zur *Laktosemalabsorption*.

Direkte Folge der *Fettresorptionsstörung* ist der Mangel an fettlöslichen Vitaminen. Unbehandelt kommt es zum Auftreten von *Nachtblindheit* (Vitamin-A), *Gerinnungsstörungen* (Vitamin K) und im weiteren Verlauf zu *Knochenstoffwechselstörungen* (Vitamin D) bis hin zur Osteoporose (Kap. 63). Quantitative (geringe resorbierende Oberfläche) und qualitative (Kalkseifenbildung bei Steatorrhö) Störungen der Kalziumresorption führen zum Auftreten einer z. T. ausgeprägten Hypokalzämie, die sich klinisch in Parästhesien bis hin zu Tetanien mit Karpopedalspasmen und tonisch klonischen Krämpfen äußert.

Zentrales Problem bei Patienten mit Jejunostomie stellt das Management großer Wasser- und Elektrolytverluste, insbesondere von Magnesium, dar. Bei einer jejunalen Restlänge von >100 cm (Stomaverlust <2 l/Tag) erlaubt die vorhandene resorptive Kapazität eine ausreichende orale Versorgung, d. h. die Patienten („Absorber") sind in der Lage ihre täglichen Stomaverluste bei entsprechender Versorgung oral zu kompensieren. Demgegenüber sind Patienten mit einer Restdarmlänge <100 cm (Stomaverlust >3 l/Tag) ständig auf eine parenterale Substitution angewiesen („Sekreter"). Der bei Jejunostomieträgern fast regelmäßig auftretende *Magnesiummangel* äußert sich klinisch durch Müdigkeit, Depression und allgemeiner Muskelschwäche. Ein Kaliummangel tritt aufgrund einer kompensatorisch gesteigerten Resorptionsfähigkeit erst ab einer Jejunumlänge <50 cm auf.

Bei Patienten mit einem KDS und *erhaltener Kolonpassage* kommt es unmittelbar postoperativ zunächst nur zu einer geringen klinischen Symptomatik. Erst im weiteren Verlauf kommt es zum Auftreten einer Malnutrition und weiterer zum Teil typischer Komplikationen, die auf die reduzierte resorptive Kapazität des Kolons (v. a. für Makronährstoffe) sowie die bakterielle Besiedlung dieses Darmabschnittes zurückzuführen sind.

So wird die eher seltene *D-Laktatazidose* nur bei Patienten mit erhaltenem Kolon beobachtet. Ursache ist eine erhöhte Zufuhr raffinierter Kohlenhydrate, die bei Übertritt in den Dickdarm durch Bakterien zu kurzkettigen Fettsäuren und Laktat abgebaut werden. Die damit verbundene Senkung des Kolon-pH begünstigt das Wachstum grampositiver, säureresistenter Anaerobier (*Bifidobacterium*, *Lactobacillus*, *Eubacteriaceae*), die ebenfalls D-Laktat produzieren. Da D-Laktat vom Menschen nicht ausreichend metabolisiert werden kann, stellt sich eine D-Laktatazidose, verbunden mit neurologischen Symptomen wie Sehstörungen, Verwirrtheit und Gangunsicherheit ein. Den Patienten wird daraufhin oftmals fälschlicherweise Alkoholabusus unterstellt. Die Diagnose erfolgt durch Bestimmung des D-Laktats im Blut (beweisend >3 mmol/l, normal <0,5 mmol/l). Die Therapie besteht im unmittelbaren Ausgleich der Azidose durch Bikarbonatgabe und Absetzen der enteralen Nahrungszufuhr. Der therapeutische Nutzen einer antibiotischen Therapie ist umstritten. Diätetisch erfolgt eine Einschränkung der Zufuhr raffinierter Kohlenhydrate. Der Mediator der neurologischen

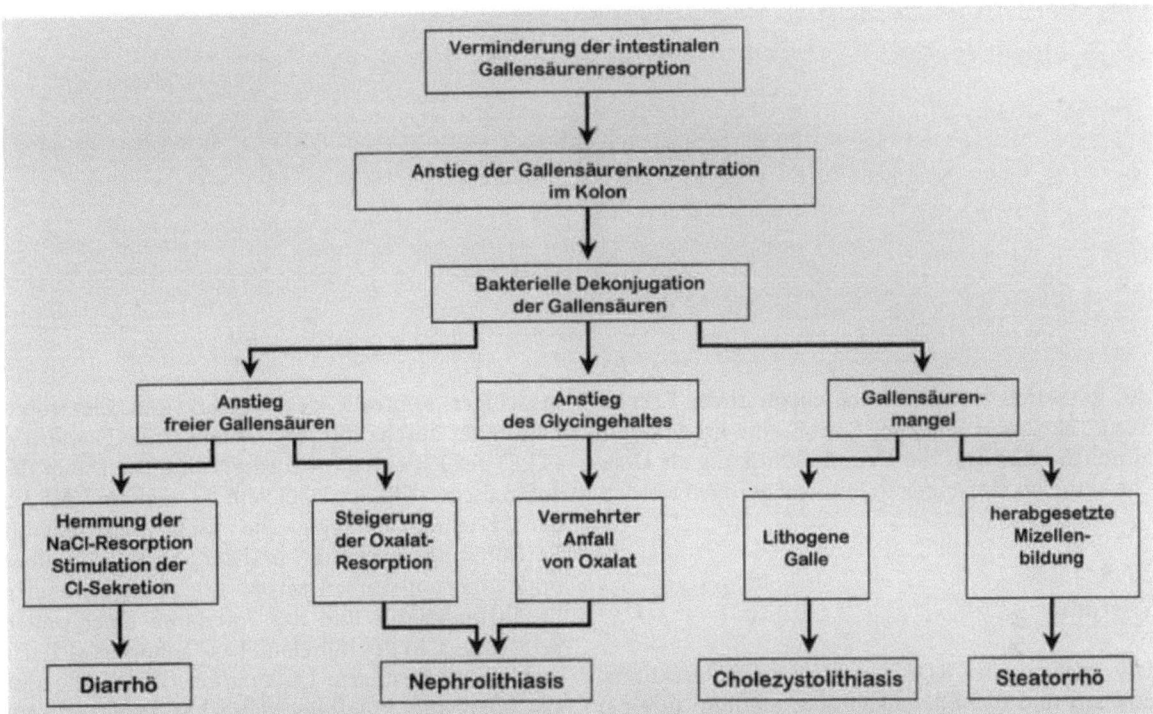

Abb. 37.1. Folgen einer gestörten Gallensäurenresorption im Intestinaltrakt. (Nach Riecken und Schulzke 1992)

Symptomatik ist unklar, da die Infusion von D-Laktat bei Darmgesunden keinerlei neurologische Symptomatik nach sich zieht. Möglicherweise kommt bei Patienten mit KDS ursächlich das Fehlen eines weiteren Kofaktors in Betracht. Aufgrund der Ähnlichkeit zur Wernicke Enzephalopathie wurde in jüngster Zeit die prophylaktische Gabe von Thiamin vorgeschlagen.

Das nach distaler Dünndarmresektion auftretende Gallensäurenverlustsyndrom führt zum Auftreten von *Gallen-* und *Nierensteinen* (Kap. 10, 58, 59). Gallensteine werden bei ca. 30 %, Nierensteine bei etwa 10 % der Patienten beobachtet (Abb. 37.1). Prophylaxe und Therapie der Oxalatsteinbildung im Sinne einer Oxalat- und fettarmen Diät sind in Kap. 67 ausführlich beschrieben.

37.4 Diagnostik und Differentialdiagnostik

Die Diagnose eines Kurzdarmsyndroms wird durch den Nachweis eines Malabsorptionssyndroms gestellt. Die weitere Diagnostik dient dann der Quantifizierung von Störungen, die für die klinische Symptomatik mitverantwortlich sind. Für das klinische Bild ist die Information über die verbliebene Länge des Dünndarmes (Enteroklysma) entscheidend wichtiger als die Information über die Resektionslänge.

Diagnostik der Folgeerscheinungen

Erster Schritt ist die Quantifizierung und Charakterisierung der Diarrhö durch Messung der Stuhlentleerungen pro Tag, des Stuhlgewichtes und des Stuhlfettgehaltes (Kap. 15).

Zur Erfassung *früh* auftretender *Mangelzustände* dient die Messung der Serumkonzentrationen von Folsäure, Eisen (Ferritin), Kalzium, Phosphat und Kupfer. Zur Ermittlung des Magnesiumstatus dient die Ausscheidung im Urin nach intravenöser Belastung. Die Serumkonzentration ist wenig aussagekräftig. Bei Vorliegen einer Steatorrhö sind Serumkonzentrationen fettlöslicher Vitamine (A, D, E, K) hilfreich. Zu den *spät* auftretenden *Mangelzuständen*, die oftmals unbeachtet erst nach Jahren klinisch manifest werden, zählen das Auftreten einer megaloblastären Anämie infolge eines Vitamin B_{12}-Mangels, Knochenstoffwechselstörungen infolge von Störungen des Kalzium- und/oder Vitamin-D-Stoffwechsels (Kap. 64) sowie Steinbildungen in den ableitenden Harn- und Gallenwegen sowie der Gallenblase.

Differentialdiagnostische Abgrenzung

Bei Verlust der Ileozäkalklappe und ausgedehnter Resektion sollte das Vorliegen einer bakteriellen Über/Fehlbesiedelung des Restdünndarmes ausgeschlossen werden. Ggf. lassen sich erregertypische Störungen mikrobiologisch verifizieren (Salmonellen, Shigellen, Yersinien, Campylobacter, Parasiten). Lag

Tabelle 37.6. Phasengerechte Therapie des Kurzdarmsyndroms

Phase 1 (Hypersekretion)	Totalparenterale Ernährung, H_2 - oder Protonenpumpenblocker, Octreotid, enterale Zufuhr isotoner Lösungen zur Stimulation der Adaptation des Restdarmes
Phase 2 (Adaptation)	langsamer überlappender Kostaufbau, (nährstoffdefinierte Diäten, Kap. 67), Gabe von Glutamin und Wachstumshomonen, MCT-Fette, Cholylsarcosin bei Steatorrhö, Antidiarrhöika, H_2 - oder Protonenpumpenblocker, Octreotid
Phase 3 (Maximum der Adaptation = Stabilisation)	Mischkost (Kap. 67): Langsamer Beginn mit ca. 400 kcal/Tag und Steigerung um 200 kcal/Tag, häufig kleine Mahlzeiten, ggf. weitere bedarfgerechte (enteral oder parenteral) Substitution essentieller Makro- und Mikronährstoffe (Vitamine, Spurenelemente), zum Vorgehen im einzelnen Kap. 67

der Resektion eine chronisch entzündliche Erkrankung (M. Crohn) zugrunde, muß eine erneute entzündliche Aktivität der Grunderkrankung als Ursache aktueller Störungen in Betracht gezogen werden.

37.5 Therapie

Die Therapie des KDS beruht je nach Resektionsausmaß und in Abhängigkeit vom Stadium in einer überlappenden bzw. kombinierten Therapie von (langzeit)parenteraler/enteraler Ernährung, ggf. mit medikamentösen Zusätzen bzw. einer chirurgischen Behandlung ggf. unter Einbeziehung der Dünndarmtransplantation (Tabelle 37.6).

37.5.1 Ernährungstherapie

Phase der Hypersekretion

Nach ausgedehnter Dünndarmresektion steht in der unmittelbaren *postoperativen Phase* (Phase der Hypersekretion) zunächst eine ausreichende, unter engmaschiger Kontrolle des Wasser- und Elektrolythaushaltes durchzuführende, *parenterale Ernährung* (TPE) des Patienten im Vordergrund. Die Dauer der anfänglichen TPE ist dabei vom Ausmaß und der Art der Resektion abhängig. Die rasch anzustrebende Entwöhnung („weaning") und der damit verbundene orale Nahrungsaufbau setzen einen ausreichenden Ernährungsstatus und das Tolerieren einer oralen Kost voraus. In der initialen Phase adaptiert sich der verbliebene Restdarm (*Adaptationsphase*). Die sich anschließende *Erhaltungsphase* hat zum Ziel, andauernde Funktionsstörungen durch geeignete Maßnahmen zu beseitigen bzw. in schwerwiegenden Fällen das Auftreten von Mangelerscheinungen zu verhindern (Abb. 37.2).

Adaptationsphase

Diese Phase nimmt Wochen bis Monate in Anspruch. Sie ist durch die Übernahme von Funktionen des resezierten Darmes durch den verbliebenen Restdarm gekennzeichnet. Ohne ein orales Nahrungsangebot erfolgt keine oder nur eine ungenügende enterale Adaptation. Eine rasche orale Nahrungsaufnahme ist daher von zentraler Bedeutung. Sie sollte jedoch stets

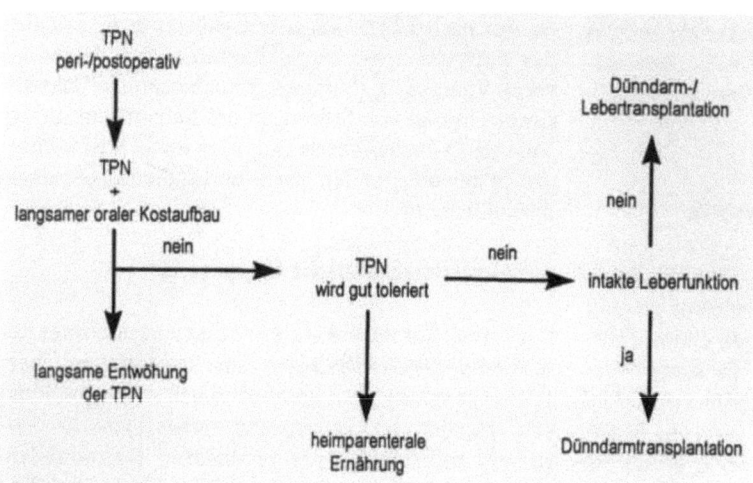

Abb. 37.2. Therapiestrategien beim Kurzdarmsyndrom. *TPN*, totalparenterale Ernährung. (Nach Vanderhoof und Langnas 1997)

Tabelle 37.7. Therapeutische Interventionsmöglichkeiten beim Kurzdarmsyndrom

	Medikament	Dosierung (pro Tag)
Gastrale Hypersekretion	H$_2$-Bocker (z.B. Sostril®, Pepdul®), Protonenpumpenblocker (z.B. Antra®, Pantozol®)	300 bzw. 40 mg p.o./i.v. 20–40 mg p.o./i.v.
Hypermotilität[a]	Loperamid (Imodium®), Kodein, Diphenoxylat/Atropin (Lomptil®), Tinctura opii	4–6 mg p.o. 30 mg p.o. 2,5–5 mg p.o. 10–60 mg p.o.
Sekretorische Diarrhö	Octreotide (Sandostatin®[b])	2- bis 3mal 50–100 μg s.c. neuerdings auch als Monatsdepot 10–30 mg 1mal Monat s.c.
Bakterielle Über-/Fehlbesiedlung	Tetracycline (z.B. Doxycyclin)	2mal 100 mg
Kompensiertes Gallensäurenverlustsyndrom	Cholestyramin, Colestipol	Bis 4 g p.o. (3–4mal)

[a] Sollten jeweils 1 Stunde vor der Mahlzeit und dem Schlafengehen eingenommen werden.
[b] Nicht in der Adaptationsphase bzw. bei GH-Therapie.

überlappend mit dem langsamen Abbau der TPE erfolgen. Beginnend mit Tee und klaren Suppen, erfolgt der Nahrungsaufbau über Anreicherung der Suppen mit Kohlenhydraten. Die Fette sollten mittelkettige Fettsäuren enthalten. In dieser Phase eignen sich auch Elementardiäten, die durch eine Pumpe und eine gastrale Sonde kontinuierlich und entsprechend langsam appliziert werden können. Die Vorgehensweise im Einzelfall wird ausführlich in den Kap. 67 und 68 besprochen. Um die Resorption zu optimieren, kann versucht werden, medikamentös die Nahrungspassagezeit zu senken und damit die Kontaktzeit im Darm zu verlängern. Wegen der durch gastrale Hyperazidität drohenden Inaktivierung von Pankreasenzymen, sollte eine prophylaktische Gabe eines Säureblockers erfolgen (Tabelle 37.7). Die zusätzliche Gabe von Pankreasenzympräparaten in Pulver- oder Granulatform kann sich als hilfreich erweisen.

Erhaltungsphase

Nach Abschluß der oftmals Monate dauernden strukturellen und funktionellen Adaptationsprozesse des Restdarmes, erfolgt zunächst eine Abschätzung der verbleibenden funktionellen Ausfälle und der Einleitung geeigneter Maßnahmen in Form einer bedarfgerechten Substitution von Makro- und Mikronährstoffen (Vitamine, Spurenelemente), die die Lokalisation des resezierten Dünndarmabschnittes zu berücksichtigen hat. Auf die Vorgehensweise im einzelnen sei auch hier auf die Kap. 67 und 68 verwiesen.

Grundsätzlich muß nach distaler Dünndarmresektion zwischen *kompensierter* (<1 m Ileum) und *dekompensierter* (>1 m Ileum) *Gallensäuremalabsorption* unterschieden werden, wozu die Bestimmung des Stuhlfettgehaltes (Kap. 15) dient. Beim *kompensierten Gallensäuremalabsorption* liegt *eine chologene Diarrhö* ohne wesentliche Steatorrhö vor, die durch Cholestyramin behandelbar ist.

Beim *dekompensierten Gallensäureverlustsyndrom* kommt es zum Auftreten einer deutlichen *Steatorrhö*, die durch Cholestyramin noch verstärkt wird. In diesem Fall ist auf eine regelmäßige Substitution fettlöslicher Vitamine (z.B. ADEK-Falk®) unter Kontrolle ihrer Serumkonzentrationen sowie Blutbild- und Quick-Wertbestimmung zu achten. Fette sollte in Form mittelkettiger Fettsäuren (MCT-Fette) gegeben werden (Kap. 67). Ein neuer vielversprechender Therapieansatz in der Behandlung des Gallensäureverlustsyndroms besteht in der Gabe von *Cholylsarcosin*, einer konjugierten Gallensäure, die keinerlei sekretagoge Wirkungen aufweist. Erste Studien zeigten bei einer Gabe von 1,5 g *Cholylsarcosin pro Tag eine* deutliche Zunahme der Kalzium- und Fettresorption.

Zur Prophylaxe einer Oxalatnephrolithiasis (Kap. 59) sollte bei *distaler* Dünndarmresektion eine *oxalatarme kalziumreiche* Diät eingehalten werden (Kap. 67).

Auf das Vorliegen einer bakteriellen Über/Fehlbesiedlung (Kap. 30) sollte insbesondere bei Resektion der Ileozäkalklappe geachtet werden. Die Diagnose erfolgt durch den Glukose-H$_2$-Atemtest oder den aufwendigeren Direktnachweis im Dünndarmaspirat (Kap. 15). Zur Therapie bzw. Differentialtherapie sei auf Kap. 30 verwiesen.

37.5.2
Operative Verfahren

Es wurden in der Vergangenheit eine Reihe verschiedener chirurgischer Techniken entwickelt, um Patienten mit einem KDS eine enterale Ernährung zu ermöglichen. Gemeinsames Ziel dieser Bemühungen war dabei zum einen die *Verlängerung der Nahrungspassagezeit* und zum anderen die *Vergrößerung der resorptiven Oberfläche* (Tabelle 37.8).

Tabelle 37.8. Chirurgische Maßnahmen zur Verlängerung der Nahrungspassagezeit

- Ersatz der Ileozäkalklappe
- Antiperistaltische Dünndarmsegmente
- Rezirkulierende Darmschleife
- Koloninterposition
- Intestinales Pacing

Vergrößerung der resorptiven Oberfäche
- Neomukosabildung
- Mukosaautotransplantation
- Dünndarmverlängerung nach Längsspaltung
- Dünndarmtransplantation
- Kombinierte Leber-Dünndarmtransplantation

Ileozäkalklappenersatz

Allen genannten Techniken (wie beispielsweise Denervierung von Darmabschnitten, Invagination zwischen Kolon und Dünndarm, submuköse Tunnelung) ist gemein, daß durch eine partielle Obstruktion des Dünndarmes vor der Einmündung in den Dickdarm eine Klappenfunktion erzielt wird. Durch eine Reihe schwerwiegender Komplikationen, insbesondere infolge häufig auftretender Stenosen, aber auch durch den postopertiv oftmals rasch eintretenden Verlust der Klappenfunktion, konnte die Ileozäkalklappenrekonstruktion bislang klinisch nicht überzeugen.

Antiperistaltische Dünndarmsegmente

Durch eine nach oral gerichtete Peristaltik sowie eine Unterbrechung des intrisischen Nervenplexus wird versucht, die Kontaktzeit zwischen Nahrung und Restdünndarm zu verlängern. Häufig geht jedoch bereits nach einigen Monaten die oralwärts gerichtete Peristaltik verloren. Kurze antiperistaltische Segmente erwiesen sich als wenig effektiv, während lange Segmente zu einer Obstruktion führen. Die optimale Länge des Inversionssegmentes liegt bei 10 cm für Erwachsene und bei 3 cm bei Kindern. Die klinischen Ergebnisse sind noch uneinheitlich.

Rezirkulierende Darmschleifen

Sie erbrachten keine Verbesserung der Ernährungssituation bei Kurzdarmpatienten. Nahrungstase und bakterielle Überwucherung führten zu einer hohen Komplikationsrate, so daß diese Technik nicht weiter verfolgt wird.

Koloninterposition

Kolonsegmente können sowohl *isoperistaltisch* proximal des verbleibenden Dünndarmes oder *antiperistaltisch* distal des verbleibenden Restdünndarmes eingefügt werden.

Durch die langsamere Kolonperistaltik kommt es zu einer verzögerten Nahrungsabgabe an den Restdünndarm. Lange antiperistaltische Segmente führen allerdings häufig zu einer Obstruktion; zu kurze Segmente bleiben unwirksam. Insbesondere bei Patienten mit schneller Nahrungspassage und ausgeprägter Diarrhö erbrachte dieses Verfahren klinisch überzeugende Ergebnisse. In einigen Fällen wurde eine TPE überflüssig.

Intestinales Pacing

Über in die *Dünndarmmuskularis* eingepflanzte Elektroden wird hierbei versucht, den Dünndarm zu stimulieren und so eine *retrograde Peristaltik* auszulösen. Initial vielversprechende, an Hunden durchgeführte Untersuchungen ließen sich beim Menschen nicht wiederholen. Während beim Hund die Dünndarmperistaltik durch einen im Duodenum gelegenen Schrittmacher hervorgerufen wird, der durch Spaltung der Dünndarmmuskularis ausgeschaltet werden kann, finden sich beim Menschen die Schrittmacherpotentiale über die gesamte Länge des Dünndarmes (Kap. 8), was eine effiziente Unterdrückung des natürlichen Schrittmachers unmöglich macht.

Neomukosabildung

Die intestinale Mukosa besitzt die Fähigkeit, durch laterale Ausbreitung Defekte zu verschließen. Eine longitudinale Wachstumstendenz besteht hingegen nicht. Wird ein Dünndarmsegment längs aufgetrennt und z. B. auf die Kolonserosa vernäht, so kommt es durch Proliferation von Mukosazellen zur Bedeckung der Kolonserosa mit funktionierender Dünndarmschleimhaut. Ileummukosa weist dabei eine schnellere Wachstumstendenz als jejunale Mukosa auf. Begrenzt wird dieses, bisher nur im Tierexperiment erprobte Verfahren durch eine postoperative Konstriktionstendenz der Neomukosa auf einen Bruchteil der ursprünglich gewonnenen Fläche. Daten zur Anwendung beim Menschen liegen bisher nicht vor.

Dünndarmverlängerung nach Längsspaltung

Bei diesem Verfahren wird der dilatierte Dünndarm am Mesenterialansatz längsgespalten. Anschließend werden 2 Darmrohre gebildet, die hintereinander geschaltet werden. Die erneute Vergrößerung des Darmlumens führt dann sekundär zu einer Vermehrung der resorptiven Oberfläche. Vor allem bei Patienten mit stark dilatiertem Restdünndarm führt die dadurch erzeugte Darmverlängerung zu einer Verzögerung der Nahrungspassage und zu einer Verringerung einer bestehenden Diarrhö. Durch eine deutlich verbesserte Ernährungssituation konnte im weiteren

Verlauf in den meisten Fällen auf eine TPE verzichtet werden. (Zu *Dünndarmtransplantation, kombinierte Leber-und Darmtransplantation s. Kap. 38*).

Literatur

Bianchi A (1984) Intestinal lengthening: An experimental and clinical review. J Rom Soc Med 77:35–41

Brasitus TA, Sitrin MD (1995) Short bowel syndrome. In: Yamamada T (Hrsg) Textbook of gastroenterology, Philadelphia, JB Lippincott Company, 1680–1696

Byrne TA, Persinger RL, Young LS, Ziegler TR, Wilmore DW (1995) A new treatment for patients with short-bowel syndrome – growth hormone, glutamine and a modified diet. Ann Surg 222:243–255

Campbell FC, Smith D, Waldrom N, Tait I, Shirazi-Beechey S, Mullins J et al. (1991) Mucosal function after ileal mucosal fenestration and colonic autotransplantation. Br J Surg 78: 1309–1312

Devine RM, Kelly KA (1989) Surgical therapy of short bowel syndrome. Gastroenterol Clin North Am 18:603–617

Dudrick SJ, Latifi R, Fosnocht DE (1991) Management of the short bowel syndrome. Surg Clin North Am 71:625–643

Gruy-Kapral C, Little KH, Fordtran JS, Hagey LR, Hofmann AF (1999) Cholylsarcosine (CS) improves fat absorption in short bowel syndrome (SBS). Gastroenterology 116:15–21

Jacobsen O, Ladefoged K, Stage JG, Jarnum S (1986) Effects of cimetidine on jejunostomy effluents in patients with severe short-bowel syndrome. Scand J Gastroenterol 21:824–829

Krähenbühl L, Büchler MW (1997) Pathophysiologie, Klinik und Therapie des Kurzdarmsyndroms. Chirurg 68:559–567

Ladefoged K, Hessov I, Jarnum S (1996) Nutrition in short-bowel syndrome. Scand J Gastroenterol 31 (Suppl 216):122–131

Lennard-Jones JE (1994) Review article: practical management of the short bowel. Aliment Pharmacol Ther 8:563–577

Nightingale JMD (1997) The short bowel syndrome. Eur J Gastroenterol Hepatol 7:514–520

Nordgaard I, Stenback Hansen B, Brffbech Mortensen P (1994) Colon as a digestive organ in patients with short bowel. Lancet 343:373–376

O'Keefe SJ, Haymond MW, Bennet WM, Oswald B, Nelson DK, Shorter RG (1994) Long-acting somatostatin analogue therapy and protein metabolism in patients with jejunostomies. Gastroenterology 107:379–388

Perlmutter DH, Boyle JT, Campos JM, Egler JM, Watkins JB (1983) D-Lactic acidosis in children: an unusual metabolic complication of small bowel resection. J Pediatr 102:234–238

Popovic O, Jojic N, Necic D, Milutinovic-Duric S, Dordevic D (1998) Cholylsarcosine use for bile acid replacement in massive ileal resection: The effects on steatorrhea and diarrhea, and the role of drug formulation. Arch Gastroenterohepatol 17:2–8

Riecken EO, Schulzke JD (1992) Zustand nach Resektion des Dünndarmes. Exudative Enteropathie. In: Goebell H (Hrsg) Gastroenterologie, Urban und Schwarzenberg, S 622–629

Selner M, Grawenda M, Keller HW (1996) Das Kurzdarmsyndrom: Derzeitiger Stand operativer Behandlungsmaßnahmen. In: Keller HW, Grawenda M (Hrsg.) Ambulante künstliche Ernährung. Pechstein Verlag, S 79–92

Shanbhogue LKR, Molenaar JC (1994) Short-bowel syndrome: metabolic and surgical management. Br J Surg 81:486–499

Thompson JS (1987) Growth of neomucosa after intestinal resection. Arch Surg 122:316–319

Thompson JS, Layton FR (1987) Surgical alternatives for the short bowel syndrome. Am J Gastroenterol 82:97–106

Thompson JS, Pinch LW, Murray N, Vanderhoof JA, Schultz LR (1991) Experience with intestinal lengthening for the short-bowel syndrome. J Pediatr Surg 26:721–724

Vanderhoof JA, Langnas AN (1997) Short-bowel syndrome in children and adults. Gastroenterology 113:1767–1778

Westergaard H (1998) Short bowel syndrome. In: Feldman M, Scharschmidt BF, Sleisenger MH (Hrsg) Sleisenger & Fordtran's Gastrointestinal and Liver Disease, 6nd (ed) WB Saunders Company, Philadelphia, S 1548–1556

Woolf GM, Myiller C, Kurian R, Jeejeebhoy KN (1983) Diet for patients with short bowel: high fat or high carbohydrate? Gastroenterology 84:823–828

Dünndarmtransplantation

E. HANISCH

38.1 Indikation 419
38.2 Empfängervorbereitung 419
38.3 Spendervorbereitung und Donoroperation 420
38.4 Empfängeroperation 420
38.5 Postoperatives Management, Abstoßungsprävention, Monitoring 420
38.6 Ergebnisse 421
Literatur 421

Die erste experimentelle Dünndarmtransplantation wurde 1902 von Alexis Carrel publiziert, der intestinale Segmente in den Hals von Hunden transplantierte. Im Jahr 1959 demonstrierte Lillehei eine verlängerte Funktion autotransplantierten Dünndarms bei Hunden nach 4 Stunden dauernder Kältekonservierung. Monchik und Russell beschrieben 1971 die chirurgische Technik der heterotopen Dünndarmtransplantation bei der Ratte. Kurze Zeit später entwickelten Kort, Lee und Schraut die orthotope Dünndarmtransplantation bei der Ratte; Zhong beschrieb diese Technik dann 1993 bei Mäusen.

Klinisch wurde die Dünndarmtransplantation während der 60er Jahre von Kirkham und Pritchard durchgeführt. Aufgrund von technischen Komplikationen, Sepsis und Abstoßung scheiterten jedoch alle Versuche. Die Abstoßung erwies sich sogar nach der Einführung von Cyclosporin immer noch als größtes Hindernis für einen Erfolg, obgleich über eine erfolgreiche isolierte Dünndarmtransplantation von Deltz 1987 berichtet wurde, bei der ein „verwandter Lebendspender" zur Verfügung stand. Im selben Jahr führte Starzl eine erfolgreiche multiabdominelle viszerale Transplantation bei einem 3 Jahre alten Kind durch, bei der der Dünndarm mittransplantiert wurde. Hier basierte das immunsuppressive Protokoll auf FK506. Im Jahr 1988 führte dann Grant, nachdem experimentelle Untersuchungen nahelegten, daß die gleichzeitige Lebertransplantation das Abstoßungsproblem der Dünndarmtransplantation abmildern könnte (dies hat sich in späteren klinischen Analysen dann nicht bestätigt), die erste erfolgreiche kombinierte Dünndarm-Leber-Transplantation durch.

38.1
Indikation

Seit ihrer Einführung in den späten 60er Jahren haben sich die Erfolge der *parenteralen Ernährung* ständig verbessert. Aus diesem Grund kommt die Dünndarmtransplantation zur Zeit für Patienten nicht in Frage, die die heimparenterale Ernährung problemlos tolerieren. So sind die Letalität und Morbidität für die meisten Patienten mit heimparenteraler Ernährung sehr gering und sind mit der stetigen Entwicklung der Technik noch weiter am abnehmen.

Die *Indikation* für eine Dünndarmtransplantation wird zum gegenwärtigen Zeitpunkt deshalb nur für folgende Situation in Frage kommen:

1. Entwicklung einer Leberzirrhose unter parenteraler Ernährung;
2. Unmöglichkeit der Durchführung einer totalparenteralen Ernährung durch Verlust von vaskulären Zugängen;
3. exzessiver gastrointestinaler Flüssigkeitsverlust, der eine permanente Hospitalisierung erforderlich macht.

Tabelle 38.1 gibt einen Überblick über die bisher durchgeführten Dünndarmtransplantationen und ihre Indikationen.

38.2
Empfängervorbereitung

Vor jeder Dünndarmtransplantation muß eine sorgfältige Evaluierung des Empfängers erfolgen. Dies beinhaltet die kritische Beurteilung, ob die totalparenterale Ernährung unter optimalen Bedingungen durchgeführt wird oder ob die Morbidität des Patienten (z. B. exzessive Flüssigkeitsverluste) durch Verbesserung der medikamentösen Therapie beeinflußbar ist. Bei Kindern ist von wesentlicher Bedeutung, inwieweit der Residualdarm in der Lage ist, unter enteraler Ernährung noch zu adaptieren. Diese *Adaptation* kann einen Zeitraum von bis zu 2 Jahren beanspruchen.

Da bei den Patienten in der Regel sehr viele Voroperationen durchgeführt wurden, muß die vor-

Tabelle 38.1. Anzahl und Indikationen der intestinalen Transplantationen 1985 bis 1995. (Nach Grant 1996)

	Anzahl (n)	Alter (Jahre)
Altersanteil	79	0–5
	19	>5–10
	11	>10–20
	44	>20–40
	17	>40
Indikationen (n=178):		
Kurzdarmsyndrom	114 (64%)	
Malabsorptionssyndrom	23 (13%)	
Motilitätsstörung	15 (8%)	
Transplantatverlust	10 (6%)	
Tumor	23 (13%)	
Andere	1	
Gesamt: m/w	89/81 (52/48%)	
Jahr:		
1985	1	
1986	1	
1987	3	
1988	7	
1989	11	
1990	11	
1991	14	
1992	27	
1993	40	
1994	34	
1995 (Juni)	31	

liegende anatomische Situation durch radiologische bzw. endoskopische Untersuchungstechniken verifiziert werden. Von wesentlicher Bedeutung ist die Beurteilung der Kapazität der Peritonealhöhle. In Frage kommende Patienten haben in der Regel häufige abdominelle Voroperationen, die ein Schrumpfen der Bauchhöhle zur Folge haben. Dieses Problem kann durch die Einlage von Expandern angegangen werden. Liegt eine Leberzirrhose vor, so ist die Indikation für eine kombinierte Leber-Dünndarm-Transplantation gegeben.

Die Aufklärung des Patienten bzw. der Familie erfordert u. a. die Vorbereitung auf einen prolongierten postoperativen Verlauf und Rehabilitation.

Ist der Patient für eine Dünndarmtransplantation akzeptiert, wird eine selektive Darmdekontamination begonnen.

38.3
Spendervorbereitung und Donoroperation

Im Idealfall sollte der Spender ca. 20% kleiner sein als der Empfänger. Eine selektive *Darmdekontamination* für mindestens 24 Stunden wird für erforderlich gehalten. Die virologische Evaluation umfaßt die Testung auf CMV, EBV, Herpes, Mumps, HIV und Hepatitis. Nur blutgruppenidentische und crossmatchnegative Spender werden akzeptiert.

Die Perfusion des Transplantates wird mit UW-Lösung über die infrarenale Aorta nach vorhergehender systemischer Heparinisierung und subdiaphragmalem Crossclamping durchgeführt. Für eine kombinierte Leber-Dünndarm-Transplantation müssen der Truncus coeliacus sowie die A. mesenterica superior präpariert werden, im Falle einer isolierten Dünndarmtransplantation muß die A. mesenterica superior mit einem entsprechenden Aortenconduit gesichert werden. Die zusätzliche Entnahme von Gefäßen aus der Beckenregion (Arterie, Vene) empfiehlt sich, um entsprechende Verlängerungen der Gefäßanastomosen vornehmen zu können. Insgesamt beträgt die kalte Ischämietoleranz des Dünndarms 6 bis 10 Stunden.

38.4
Empfängeroperation

Aufgrund von multiplen Voroperationen kann sich die Empfängeroperation als extrem schwierig darstellen. Die Arterialisation des Transplantates erfolgt über eine End-zu-Seit-Anastomose auf die infrarenale Aorta. Die V. mesenterica superior eines Dünndarmtransplantates kann End-zu-End-anastomosiert werden mit der V. mesenterica superior des Empfängers oder in End-zu-Seit-Technik zur Portalvene des Empfängers. Bei einer kombinierten Leber- und Dünndarmtransplantation erfolgt die Hepatektomie unter Erhalt der retrohepatischen inferioren V. cava. Die Implantation des neuen Organs erfolgt dann mit der Piggyback-Technik. Die Empfängerportalvene wird abschließend entweder zur inferioren V. cava oder zur Transplantatportalvene in End-zu-Seit-Manier anastomosiert. Die intestinale Kontinuität wird durch entsprechende proximale und distale Anastomosen wiederhergestellt, wobei im distalen Bereich eine proximale doppelläufige Ileostomie vorgeschaltet wird.

38.5
Postoperatives Management, Abstoßungsprävention, Monitoring

Die immunologische Situation der Dünndarmtransplantation ist durch die große Menge lymphatischen Gewebes und durch die Expression großer Mengen Klasse II-Antigene auf der Oberfläche epithelialer Zellen charakterisiert. Dies bedingt eine *hohe Rate* an *Abstoßungsepisoden*. Durch die Einführung von FK506 (Tacrolimus) hat sich die Situation im Vergleich zu Cyclosporin gebessert, trotzdem muß im Vergleich zur Lebertransplantation *Tacrolimus* bei der Dünndarmtransplantation höher dosiert werden (anfänglich intravenös in einer Dosis von 0,15 mg/kg/Tag). Darüber hinaus werden Methylprednisolon und Prostaglandin E_1 appliziert. Um *Abstoßungsepisoden*, die sich klinisch mit Fieber, abdominellen Schmerzen, Erbrechen, wäßriger Diarrhö und Ileuszeichen manifestieren können, beherrschen zu können, sind endoskopische Biopsien an multiplen Stellen des distalen Dünndarms auf einer Strecke von wenigstens 30 cm erforderlich, um die Diagnose histologisch sicher zu verifizieren.

Infektion

Die Abstoßung, als ein universelles Phänomen mit der Dünndarmtransplantation assoziiert, bedingt eine Erhöhung der intestinalen Permeabilität und dadurch eine bakterielle Translokation mit nachfolgender Sepsis. Gleichzeitig wird im Falle der Abstoßung die Immunsuppression erhöht, was wiederum die Infektabwehr kompromittiert. Aus diesem Grund erhalten in der Regel die Patienten eine breiteste antibiotische Abdeckung sowie eine antifungale Prophylaxe mit Fluconazol. Zur CMV-Prophylaxe kommen Gancyclovir und Acyclovir zum Einsatz. In diesem Zusammenhang muß erwähnt werden, daß die CMV-Infektion des Dünndarms zum Verlust des Transplantates und zum Tod des Patienten führen kann. Die Symptome und histologischen Merkmale einer CMV-Enteritis können dabei eine Abstoßung imitieren. Aus diesem Grunde ist es notwendig, in allen Biopsien eine CMV-Infektion mittels In-situ-Hybridisationstechnik auszuschließen. Um das Risiko einer CMV-Infektion zu minimieren, wird vorgeschlagen, wenn immer möglich, ausschließlich seronegative Spender zu verwenden. Im Rahmen der erhöhten Immunsuppression kann es zur „post transplant lymphoproliferative disease" (PTLD) kommen, die stark EBV-assoziiert ist und eine hohe Letalität aufweist. Das Zentrum mit der meisten Erfahrung auf dem Gebiet der Dünndarmtransplantation (i.e. Pittsburgh) hat eine PTLD-Rate von 9,3% zwischen 49 und 383 Tagen nach Dünndarmtransplantation mit einer 50%igen Letalitätsrate angegeben.

Graft versus host disease (GVHD)

Aufgrund der großen Menge an lymphatischem Gewebe, das im Falle des Dünndarms mittransplantiert wird, war befürchtet worden, daß ähnlich wie bei der Knochenmarkstransplantation, es zu einer hohen Rate an Graft-versus-host-disease-Ereignissen kommt. Dies hat sich jedoch nicht bestätigt. Eine Graft versus host disease ist nach Dünndarmtransplantation ganz selten beobachtet worden. In jedem Falle sollten neu auftretende Hautveränderungen biopsiert werden, um eine GVHD histologisch zu verifizieren.

38.6
Ergebnisse

In einer Übersicht aus dem Jahre 1996 wurden die Ergebnisse der Dünndarmtransplantation zwischen 1985 und 1995 folgendermaßen angegeben: insgesamt wurden 180 intestinale Transplantationen bei 178 Patienten durchgeführt. Nach Einführung von Tacrolimus waren nach einem Jahr 83% und nach 3 Jahren 47% der Patienten am Leben.

Literatur

Asgar S, Atkinson P, Ghent C, Duff J, Wall W, Williams S et al. (1996) Small bowel transplantation – A life-saving option for selected patients with intestinal failure. Dig Dis Sci 41:875–883

Asgar S, Zhong R, Grant D (1994) Small bowel transplantation. Surg Clin North Am 74:1197–1210

Brousse N, Goulet O (1996) Small bowel transplantation. Br Med J 312:261–262

Goulet O (1998) Recent studies on small intestinal transplantation. Curr Opin Gastroenterol 13:500–509

Grant D (1996) Current results of intestinal transplantation. Lancet 347:1801–1803

Lee RG, Nakamura K, Tsamandas AD, Abu-Elmagd K, Furakawa H, Hutson WR et al. (1996) Pathology of human intestinal transplantation. Gastroenterology 110:1820–1834

Mayer AD (1994) Small bowel transplantation. Baillières Clin Gastroenterol 8:561–580

Todo S, Reyes J, Furukawa H, Abu-Elmagd K, Lee RG, Tsakis A et al. (1995) Outcome analysis of 71 clinical intestinal transplantations. Ann Surg 222:270–282

Todo S, Tzakis A, Abu-Elmagd K, Reyes J, Furakawa H, Noor B et al. (1995) Abdominal multivisceral transplantation. Transplantation 59:234–240

Pneumatosis cystoides intestinalis (PCI)

J. Stein

39.1 Ätiopathogenese 423
39.2 Histologie und Pathologie 423
39.3 Klinik 424
39.4 Diagnose und Differentialdiagnose 424
39.5 Therapie und Prognose 424
Literatur 425

Bei der Pneumatosis cystoides intestinalis (Synonym: intestinales Emphysem, intestinale Gaszysten, zystische Lymphopneumatosis, Pneumatosis) handelt es sich um eine sehr seltene Erkrankung (bis 1989 waren weltweit 350–400 Fälle beschrieben). Sie ist charakterisiert durch zystische Luftansammlungen unterschiedlicher Größe in der Darmwand, die die normale Textur der Darmwand aufheben. Die Gaszysten können breitbasig oder gestielt aufsitzend das gesamte Intestinum befallen, auf ein Darmsegment beschränkt bleiben oder auch andere Organe der Bauchhöhle mit einbeziehen. Sie verlaufen meist entlang der Lymphbahnen und weiten die Lymphspalten der Submukosa oder Subserosa auf.

Die Inzidenz ist unbekannt. Männer sind etwa 2mal häufiger betroffen als Frauen. Im Säuglings- und Kindesalter besteht kein Unterschied in der Geschlechtsverteilung. Die Dünndarmpneumatose wird in jedem Lebensalter, die Pneumatosis coli v. a. nach dem 30. Lebensjahr beobachtet.

39.1
Ätiopathogenese

Die formale Pathogenese der Erkrankung ist unklar. Drei pathogenetische Mechanismen werden diskutiert.

- Aufgrund einer (entzündlichen?) *Schädigung der Darmmukosa* kommt es zu einer bakteriellen Besiedlung der Darmwand mit nachfolgender intramuraler Zystenbildung durch die Gasproduktion. Gasanalysen der Zysten zeigen oftmals extrem hohe Wasserstoffkonzentrationen. Bei Neu- und Frühgeborenen findet sich meist eine Assoziation mit der nekrotisierenden Enterokolitis.

- Die oft bei PCI bestehende Erhöhung des Darminnendruckes führt zu der Überlegung, daß Luft *mechanisch* in die vorgeschädigte Schleimhaut (nach endoskopischer Diagnostik oder insuffizienter Nahttechnik nach chirurgischen Eingriffen) gepreßt wird und dies zur Ausbildung intramuraler Gaszysten führt. In ähnlicher Weise soll bei chronisch-obstruktiven Atemwegserkrankungen ein Übertritt von Atemluft über rupturierte Emphysemblasen und Alveolen via Mediastinum, dem Retroperitoneum entlang der Mesenterialwurzel in die Darmwände stattfinden.

- Levitt und Olsson postulieren, daß die erhöhte *intraabdominelle H_2-Spannung* als Folge fermentativer Prozesse zur raschen Diffusion von Wasserstoff in die Darmwand führt. In die sich dabei ausbildenden kleineren Blasen (Mikroblasen) diffundieren dann unter Ausbildung größerer Gasblasen N_2, CO_2 und CH_4. Hierfür sprechen der hohe prozentuale H_2-Gehalt der Zysten (>10%), hohe H_2-Nüchternwerte bei Patienten mit PCI und die prompte Besserung nach ballaststofffreier Elementardiät (s. unten). Das Vorhandensein von Methangas-produzierenden und Sulfat-reduzierenden Bakterien, die das entstandene H_2 zur Reduktion von CO_2 benötigen, gewährleistet normalerweise eine niedrige H_2-Spannung. Im Stuhl von Patienten mit PCI konnte in neueren Untersuchungen eine deutlich geringere Anzahl gerade dieser Bakterienflora nachgewiesen werden.

39.2
Histologie und Pathologie

Prädilektionsstelle ist der Dünndarm, in 85% sind weitere ulzeröse Erkrankungen des Intestinaltraktes vorhanden. Die Schleimhautschädigung ist beschränkt auf die *Mukosa, Subserosa* und den *subserösen Raum*. Die charakteristischen Schleimhautveränderungen des betroffenen Darms sind dabei multiple, stecknadelkopf- bis faustgroße Zysten, die optisch runde leere, teils zusammenhängende oder isolierte Räume bilden. Der Aufbau der Zystenwand ist variabel. In frühen Stadien fehlt eine zelluläre Auskleidung, später finden sich Makrophagen und synzytiale Riesenzellen. Gelegentlich finden sich auch Verbindungen zum Lymphsystem.

Der alleinige *subseröse* Befall wird nur beim Erwachsenen gefunden. Hierbei finden sich an der Darmwand und dem Mesenterialansatz zahlreiche meist breitbasig aufsitzende prallelastische Gasblasen. Die *submuköse* Form betrifft meist distal gelegene Abschnitte des Kolons, selten das Ileum. Dabei verhindern die Muskelschichten in der Lamina muscularis eine nach serosal gerichtete Ausbreitung, so daß es zu einer zunehmenden luminalwärts gerichteten Vorwölbung der Schleimhaut kommt.

39.3
Klinik

Bei insgesamt wenig beeinträchtigtem Allgemeinzustand stehen abdominelle *Distension* durch Meteorismus und Flatulenz im Vordergrund. Häufig wird über Stuhldrang mit Abgang von Schleim bei sonst unauffälliger Stuhlkonsistenz geklagt. Das Auftreten einer Diarrhö ist nicht typisch. Klinisch-chemisch bestehen keinerlei typische Auffälligkeiten.

39.4
Diagnose und Differentialdiagnose

Die Diagnose stützt sich auf radiologische und endoskopische Befunde, die ggf. durch die beschriebenen charakteristischen histomorphologischen Befunde erhärtet werden kann (Abb. 39.1).

Die oftmals wegweisende *Übersichtsaufnahme* des Abdomens zeigt lufthaltige, zystische Aufweitungen der Darmwände, die zu den charakteristischen *Doppelkonturen* in der Darmwand führen. Nachweis frei-

er Luft unterhalb der Zwerchfellkuppen (s. Kap. 19) mit klinisch blandem Abdomen ist die typische Konstellation. Häufig gelingt auch der retroperitoneale Luftnachweis. Submuköse Gaszysten können im Kolonkontrasteinlauf mit Polypen verwechselt werden. Wesentlich treffsicherer erweist sich die Computertomographie des Abdomens. Hier genügen in der Regel wenige orientierende Schichten (s. Kap. 19).

Endoskopisch sieht man zahlreiche flache, breitbasig aufsitzende Polypen von prall-elastischer Konsistenz, die sich mit der Biopsiezange leicht eindrücken lassen (Kissenzeichen); gelegentlich kann die bei der Biopsieentnahme entweichende Luft zur Diagnose führen. *Differentialdiagnostisch* müssen *neoplastische Polypen, hyperplastische* und *pseudopolypöse* Veränderungen, wie sie bei chronisch-entzündlichen Darmerkrankungen vorkommen, in Betracht gezogen werden.

Zur Erhärtung der Diagnose sollte auch der *Wasserstoffatemtest* durchgeführt werden. Es finden sich dabei typischerweise deutlich erhöhte H_2-Konzentrationen [oftmals >100–200 ppm; normal <10 ppm (ppm: parts per million)] in der Ausatemluft des morgendlichen Nüchternwertes.

39.5
Therapie und Prognose

Therapeutisch steht bei allen sekundären Formen der PCI die Behandlung der Grunderkrankung im Vordergrund. Die Behandlungsstrategien der primären PCI orientieren sich letztlich an den Hypothesen zur Pathophysiologie.

Unter der Vorstellung einer bakteriellen Invasion der Zysten durch anaerobe Keime wurde die Behandlung mit *Metronidazol* vorgeschlagen. Die oftmals erfolgreiche, allerdings längerfristige Anwendung einer *ballaststofffreien, nährstoffdefinierten Diät* basiert auf der Vorstellung, das *Nährstoffangebot* in Form von schwerverdaulichen Kohlenhydraten für die bakterielle Flora zu reduzieren. Die intermittierende hyperbare *Sauerstofftherapie* mit 70%igem Sauerstoff beruht zum einen auf der Überlegung, daß es unter den geänderten Sauerstoffpartialdrücken im Blut (insbesondere durch Abnahme des Stickstoffpartialdruckes) zur Diffusion der Zystengase (Stickstoff, Wasserstoff, Methan, Kohlendioxid) ins Blut kommt. Zum anderen scheint die Sauerstoffzufuhr das Milieu der an der Gasbildung hauptsächlich beteiligten anaeroben Keime nachhaltig zu stören. Die hyperbare Sauerstofftherapie wird aufgrund vielfach berichteter Remissionsraten von 80–100% derzeit als Therapie der ersten Wahl angesehen. Rezidive sind allerdings auch hier nicht selten. Bei den sowohl für Metronidazol als auch hyperbaren Sauerstoff angegeben Nebenwirkungen sollte in Anbetracht der meist blanden

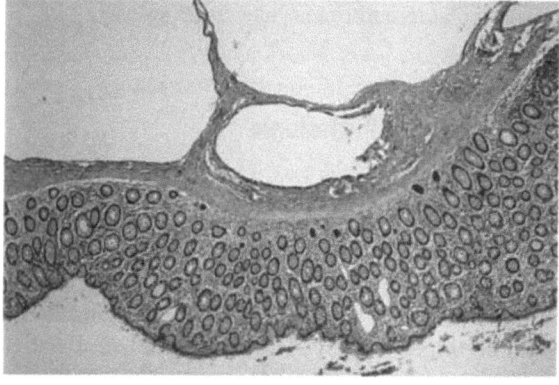

Abb. 39.1. Histologisches Bild einer Biopsie aus befallenen Darmabschnitten des Kolons mit Darstellung einer Pneumatosiszyste (Hämtoxylin-Eosin-Färbung, Vergr. 240:1). (Mit freundlicher Genehmigung von Herrn Priv. Doz. G. Hermann, Institut für Pathologie der Univ.-Klinik, Frankfurt am Main

Tabelle 39.1. Erkrankungen, die mit einer Pneumatosis cystoides intestinalis assoziiert sind. *GvHD* Graft-versus-host-disease, *CMV* Cytomegalievirus, *MTX* Methotrexat

Chronisch-obstruktive Atemwegserkrankungen
Pseudomembranöse Kolitis
Vaskuläre Kolitiden
Chronisch-entzündliche Darmerkrankungen
Nekrotisierende Enterokolitis bei Kindern
Ulcus duodeni
Pylorus- und Dünndarmstenosen
Kolondivertikulose
Zustand nach jejunaler Bypass-Operation
Zustand nach endoskopischen Eingriffen
Zustand nach KMT
GvHD, die den Intestinaltrakt mit einbezieht
CMV bedingte Enteritis
Chemotherapie (MTX, Cytosinarabinosid)
Parasitäre Erkrankungen und Tuberkulose des Intestinaltraktes
M. Whipple

Spontanverläufe über eine Therapieindikation im Einzelfall kritisch entschieden werden.

Beim Erwachsenen ist die *Prognose* der primären PCI als außerordentlich gut zu bezeichnen. Bei den sekundären Formen (Tabelle 39.1) bestimmen Art und Prognose der Grunderkrankung den Verlauf. Sehr ungünstig wird die PCI im Säuglingsalter beurteilt, da die meist zugrunde liegende nekrotisiernde Enteritis den weiteren Verlauf bestimmt.

Literatur

Christl SU, Gibson GR, Murgatroyd PR, Scheppach W, Cummings JH (1993) Impaired hydrogen metabolism in pneumatosis cystoides intestinalis. Gastroenterology 104: 392–397

Christl SU, Scheppach W, Kasper H (1996) Pneumatosis intestinalis. Dtsch med Wschr 121:195–199

Cordum NR, Dixon A, Campell DR (1997) Gastrointestinal pneumatosis: endoscopic and histological findings. Am J Gastroenterol 92:692–695

Filler D (1983) Pneumatose. In: Caspary WF (Hrsg) Handbuch der Inneren Medizin Band II: Dünndarm, Springer Verlag, Berlin, S 415–418

Kirchner J, Seipelt G, Heyd R, Dietrich CF, Jacobi V (1996) Ausgedehntes Pneumoperitoneum bei Therapie eines Lymphoms mit Methotrexat und Cytosinarabinosid. Dtsch med Wschr 121:1288–1291

Levitt MD, Olsson S (1995) Pneumatosis cystoides intestinalis and high H_2 excretion. Insights into the role of H_2 in this condition. Gastroenterology 108:1560–1565

Read NW, Al-Janabi MN, Cann PA (1984) Is raised breath hydrogen related to the pathogenesis of pneumatosis coli? Gut 25:839–845

Scheulen B, John-Mikolajewski V, Becks HW, Beelen DW, Schaefer UW (1996) Seltene Differentialdiagnose von freier intraabdomineller Luft. Pneumatosis cystoides intestinalis. Internist 37:1260–1264

Dünndarmdivertikel

J. STEIN, V. MILOVIC

40.1   Diagnostik   427
40.2   Angeborene Dünndarmdivertikel   427
40.2.1 Intraluminale Duodenaldivertikel
        (enterogene Zysten)   427
40.2.2 Meckel-Divertikel   428

40.3   Erworbene Divertikel und Pseudodivertikel   428

        Literatur   429

Dünndarmdivertikel sind in der Regel asymptomatisch verlaufende Ausstülpungen des (proximalen) Dünndarms, deren Häufigkeit in höherem Lebensalter zunimmt. Es handelt sich entweder um *angeborene (echte Divertikel: Ausstülpungen aller Wandschichten)* oder *erworbene* Ausstülpungen (*Mukohernien*) des Dünndarms.

40.1
Diagnostik

In der Mehrzahl der Fälle erfolgt die Diagnose einer Dünndarmdivertikulose eher zufällig. *Grundsätzlich ist die röntgenologische Darstellung der Divertikel möglich* (Bariumkontrast, Röntgendarstellung des Dünndarms nach Sellink). Entzündliche Verschwellungen oder Impaktation von Darminhalt verhindern allerdings oftmals eine Darstellung. Bei Vorliegen einer akuten schweren Blutung gilt die *Angiographie* als Methode der Wahl zur Lokalisationsdiagnostik, insbesondere wenn die A. vitellina persistiert, die als Seitenast der A. mesenterica superior das Meckel-Divertikel versorgt (Kap. 19). Etwa 90 % der massiven Blutungen lassen sich szintigraphisch mit Technetiumpertechnetat (^{99m}Tc) nach vorangegangener Pentagastrinstimulation lokalisieren (Kap. 21). Zur Diagnose einer bakteriellen Über-/Fehlbesiedlung dienen H$_2$-Glukose- oder der ^{13}C-Xyloseatemtest oder direkte endoskopisch gewonnene quantitative bakterielle Analysen (Kap. 30).

40.2
Angeborene Dünndarmdivertikel

Meckel beschrieb 1809 die angeborenen Dünndarmdivertikel als eine Rückbildungsstörung des Dünndarms. Während angeborene *Duodenaldivertikel* (bis 1977 ca. 40 Fälle) und *Jejunaldivertikel* extrem selten sind, stellt das *Meckeldivertikel* die häufigste Anomalie des Intestinaltraktes dar. Bei ca. 1–3 % der Bevölkerung läßt sich ein solches Divertikel nachweisen. Fast regelmäßig wird es bei *Trisomie 18* gefunden. Die *Häufigkeit* von *Jejunumdivertikeln* wird mit 0,1 % beschrieben.

40.2.1
Intraluminale Duodenaldivertikel (enterogene Zysten)

Es handelt sich um in der Duodenallichtung liegende sackförmige Gebilde (Abb. 40.1). Es besteht keine

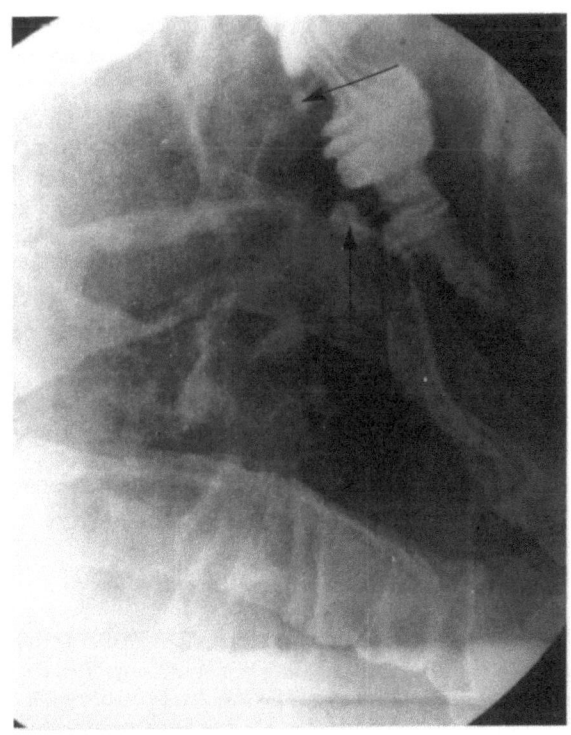

Abb. 40.1. Intraluminales Duodenaldivertikel (*Pfeile*)

Geschlechts- oder Alterspräferenz. Die Länge beträgt bis zu 12 cm, die Weite bis zu 6 cm. Sie gehen entweder aus *Membranen* hervor, die sekundär durch den peristaltisch bewegten Speisebrei ausgeweitet werden, oder sie sind Folge einer *ungenügenden Rekanalisation des Duodenums während der Embryonalzeit*. Sie befinden sich in der Regel in der Umgebung der Papilla Vateri und sind oft mit weiteren Fehlbildungen vergesellschaftet (Pankreas anulare, Magen-, Ileum-, Gallenblasenduplikaturen, Ventrikelseptumdefekte, offener Ductus arteriosus Botalli). Im Kuppenbereich der beidseitig von Duodenalschleimhaut bedeckten Divertikel können sich *Nekrosen* mit *Perforationen* ausbilden. In Ausnahmefällen kann es auch zu einer *intramuralen, submukös* in der Wand des Duodenum gelegenen Lokalisation kommen.

40.2.2
Meckel-Divertikel

Definition

Das Meckel-Divertikel ist ein Relikt des Ductus omphaloentericus und geht beim Erwachsenen 60–90 cm (beim Neugeborenen 30–50 cm) proximal der Bauhin-Klappe gegenüber dem Mesenterialansatz als (fingerförmige) Ausstülpung aus der Wand des Dünndarmes hervor.

Ätiologie und Pathogenese

Eine mangelnde Rückbildung des Ductus omphaloentericus (Dottergang) in der 6. Embryonalwoche (Kap. 1) entweder zu einer Dottergangsfistel, einer Dottergangszyste oder zur Ausbildung eines Meckel-Divertikel. Die häufige Kombination mit kardiovaskulären Fehlbildungen (s. unten) könnte ursächlich auf Störungen des Dottersackkreislaufes hinweisen. Das Meckel-Divertikel ist ein meist finger- oder walzenförmiger 1–50 cm (im Mittel 2–8 cm) langer *Blindsack*, der mit der Bauchwand durch einen bindegewebigen Strang, dem *Filum terminale* verbunden sein kann. Histologisch findet sich in der Hälfte der Fälle ektope Schleimhaut, wobei es sich in bis zu 80% um *heterotrope Magenschleimhaut* handelt (v. a. vom Korpustyp mit Haupt- und Belegzellen). In seltenen Fällen finden sich ektope Duodenalschleimhaut, Pankreasgewebe und Kolonschleimhaut.

Verlauf, Komplikationen

In der Regel verursacht das Meckel-Divertikel keine Beschwerden. Es handelt sich meist um eine Zufallsdiagnose. In 25–45% der Fälle war mit operativ nachgewiesenem Divertikel das Meckel-Divertikel selbst Anlaß des Eigriffs. Komplikationen treten in bis zu 60% der Fälle vor dem 30. Lebensjahr auf. Im Kindesalter sind Jungen 8mal häufiger betroffen als Mädchen. Die schmerzlose *anorektale Blutung* gilt als das *klassische Zeichen* des komplizierten Meckel-Divertikels. Ursächlich kommt es dabei zu peptischen Ulzerationen ektoper Magenschleimhaut (s. oben) im Divertikel. Eine in schwerwiegenden Fällen auftretende Ulkusperforation ist dann oftmals Ursache einer gedeckten oder diffusen Peritonitis. Weitere *häufige* Komplikationen sind Darmobstruktionen durch Briden, Volvulus oder Invagination (34–43%) sowie Entzündungen (Divertikulitis: 13–38%). Spezifische Entzündungen (Tbc, CED, Parasitosen), Steinbildungen oder Tumoren sind dagegen selten. In etwa $^2/_3$ *der Fälle* ist das Meckel-Divertikel *mit anderen Fehlbildungen assoziiert* (v. a. Omphalozelen, Ösophagus- und/oder rektoanale Atresien, kardiovaskuläre Fehlbildungen).

Therapie und Prognose

Die Therapie des komplizierten Meckel-Divertikels besteht in der chirurgischen Abtragung und/oder kurzstreckigen Segmentresektion. Die *Letalität* liegt heute bei 0–10%. Die Resektion des unkomplizierten Divertikels hat eine Letalität von 0%, jedoch eine *postoperative Morbidität* von 1,2–5%. Die Diskussion darüber, ob ein bei einem abdominalchirurgischen Eingriff zufällig entdecktes makroskopisch und palpatorisch unauffälliges Divertikel grundsätzlich entfernt werden sollte, wird weiterhin kontrovers geführt. Zumindest im Kindesalter sollte aufgrund der hohen Inzidenz von Komplikationen ein zufällig entdecktes Divertikel abgetragen werden.

40.3
Erworbene Divertikel und Pseudodivertikel

Vorkommen und Häufigkeit

Die Prävalenz wird bei röntgenologischen Untersuchungen mit 2–5%, in Sektionsstatistiken mit 8–9% beschrieben. Eine eindeutige Geschlechtspräferenz läßt sich nicht nachweisen, dagegen ist die zunehmende Häufigkeit ab dem 50. Lebensjahr eindeutig. Jejunaldivertikel sind häufiger als Divertikel des Ileums. Die Anzahl der Divertikel schwankt erheblich, in Einzelfällen sind bis zu 500 Jejunaldivertikel beschrieben worden.

Ätiologie und Pathogenese

Pathogenetisch handelt es sich am weitaus häufigsten um *Pulsionspseudodivertikel*. Sie entsprechen hernienartigen Ausstülpungen der Mukosa und Submukosa durch Muskellücken nach außen. 50–70% liegen juxtapapillär an der Pars descendens duodeni, die direkt in den Divertikelsack münden kann. Als Ursache wird eine Dyskinesie des Dünndarms mit hyperaktiver, jedoch nicht propulsiver Peristaltik angenommen, denen ein abnormer Aufbau der glatten Darmmuskulatur und/oder Veränderungen des Plexus myentericus zugrunde liegen sollen. Letztlich führen intraluminale Drucksteigerungen an den Durchtrittsstellen größerer Gefäße (Loci minores resistentiae) durch die Darmwand zum Austritt der Divertikel. Die weitaus selteneren *Traktionsdivertikel (Pseudodivertikel)* kommen durch Narbenzug von außen (z. B. nach einer Pankreatitis) zustande. *Ulkusdivertikel* entstehen auf dem Boden peptischer Geschwüre und liegen daher fast ausnahmslos im *Bulbus duodeni*.

Verlauf und Komplikationen

Das klinische Erscheinungsbild reicht von völliger Beschwerdefreiheit (60%), über chronisch-intestinale Beschwerden mit Malabsorptionssyndromen, krampfartigen Schmerzen und aufgeblähtem Abdomen (30%) bis hin zu akuter Oberbauchsymptomatik (10%). Die bakterielle Dekonjugation von Gallensäuren in den Divertikeln führt in Verbindung mit längerkettigen Fettsäuren zur Ausbildung großer Steine, sog. *Enterolithen*. Sie sind, in dem sie entweder vom Divertikel aus den Darm komprimieren oder direkt das Lumen des Darms verlegen, oftmals Ursache von *Ileuszuständen*. Das häufige (10–60%) Vorkommen von *Gallengangssteinen* bei Duodenaldivertikeln wird auf die Kompression des D. choledochus durch Pseudodivertikel, Papilitis und Cholangitis mit Auswirkungen auf den Gallesäurenpool zurückgeführt. Zwei Drittel der Konkremente sind *Pigmentsteine*, was auf aszendierende Cholangitiden durch β-Glukuronidase-produzierende Keime zurückgeführt wird. Dagegen ist das Risiko von *Gallenblasensteinen* nicht erhöht.

Auf dem Boden einer bakteriellen Über-/Fehlbesiedlung entwickeln 12% der Divertikelträger ein *Malabsorptionssyndrom*. Die übermäßige bakterielle Dekonjugation von Gallensäuren führt dabei zu einer unzureichenden Mizellenbildung mit nachfolgender Steatorrhö. Durch direkt toxische Wirkung der Gallensäuren kommt es zudem zu Störungen der intestinalen Wasser- und Elektrolytresorption. Vor allem die Überbesiedlung mit Anaerobiern wird für den erhöhten Vitamin B_{12}-Verbrauch verantwortlich gemacht (Kap. 10).

Dünndarmdivertikel sind oftmals Ursache akuter, chronischer oberer (10%) oder unterer (60%) *gastrointestinaler Blutungen*. Etwa $^1/_3$ der Blutungen verlaufen chronisch mit Entwicklung einer Eisenmangelanämie.

Aufgrund des in der Regel weiten Divertikelhalses sind im Gegensatz zur Kolondivertikulose entzündliche Veränderungen der Dünndarmdivertikel (*Dünndarmdivertikulitis*) eher selten. Komplikationen und therapeutisches Vorgehen entsprechen denen der Kolondivertikulitis (Kap. 45).

In Einzelfällen wurde das chronische Pneumoperitoneum als weitere (seltene) Komplikation beschrieben (Kap. 39). Die *Kombination* mit einer Dickdarmdivertikulose (56%), Hiatushernie (50%) sowie Fehlbildungen der Gallenwege und des Pankreas (13%) sind häufig.

Therapie

Die Therapie chronischer Komplikationen orientiert sich an den zugrunde liegen Ursachen. Die Behandlung von *Malabsorptionssyndromen* erfolgt mit Breitbandantibiotika, die bei Notwendigkeit einer Langzeittherapie *zyklisch* (z. B. alle 2 bis 3 Wochen) gegeben werden sollten. Traditionell bewährt hat sich die alternierende Gabe von Tetrazyklin bzw. Oxytetrazyklin (3 mal 250 mg pro Tag) oder Metronidazol (400 mg 2 mal pro Tag) jeweils über eine Woche. Bei Nonrespondern stehen Cephalosporine oder Augmentan zur Verfügung. (Kap. 30). Zur Behandlung der *Pseudoobstruktion* (Kap. 53) haben sich Prokinetika und mehrmalige kleinere Mahlzeiten einer faserstoffarmen Kost bewährt. Bei Versagen der konservativen Therapie chronischer Komplikationen, insbesondere aber beim Auftreten *akuter Komplikationen*, sollte eine (sparsame) Resektion des Divertikel tragenden Darmabschnittes mit Anlage einer End-zu-End-Anastomose erfolgen.

Literatur

Caspary WF (1983) Dünndarmdivertikel. In: Caspary WF (Hrsg) Handbuch der Inneren Medizin Band II: Dünndarm, Springer Verlag, Berlin, S 415–418

Harford WV (1998) Diverticula of the hypopharynx and esophagus, the stomach, and the small bowel. In: Feldman M, Scharschmidt BF, Sleisenger MH (Hrsg) Sleisenger & Fordtran's Gastrointestinal and Liver Disease, 6nd ed. WB Saunders Company, Philadelphia, S 309–316

Harris LM, Volpe CM, Doerr RJ (1997) Small bowel obstruction secondary to enterolith impaction complicating jejunal diverticulitis. Am J Gastroenterol 92:1538–1541

Krishnamurthy S, Kelly MM, Rohrmann CA, Schuffler MD (1983) Jejunal diverticulosis: a heterogeneous disorder caused by a variety of abnormalities of smooth muscle or myenteric plexus. Gastroenterology 85:538–593

Martensson J, Svensson H, Tobiasson P (1985) Influence of bacterial flora of the gut on sulfur amino acid degradation: a study of patients with bacterial overgrowth before and during treatment with oxytetracycline or metronidazole. Scand J Gastroenterol 20:959–963

Milovic V, Caspary WF, Stein J (1998) Small bowel diverticula: clinical manifestations, diagnosis and treatment. In: LaMont T, Chopra S (Hrsg) Uptodate in Gastroenterology and Liver Disease. UpToDate Inc, Whashington

Otto HF, Remmele W (1996) Jejunum und Ileum. In: Remmele W (Hrsg) Pathologie, Band 2 (Verdauungstrakt). Springer-Verlag Berlin Heidelberg, S 418–487

Palder SB, Frey CB (1988) Jejunal diverticulosis. Arch Surg 123: 889–893

Psathakis D, Utschakowski A, Muller G (1994) Clinical significance of duodenal diverticula. J Am Coll Surg 178: 257–262

Tsiotos GG, Farnell MB, Ilstrup DM (1994) Nonmeckelin jejunal or ileal diverticulosis: an analysis of 112 cases. Surgery 116: 726–729

Turgeon DK, Barnett JL (1990) Meckel's diverticulum. Am J Gastroenterol 85: 777–781

Ziegler K, Zeitz M (1992) Dünndarmdivertikel In: Goebell H (Hrsg) Gastroenterologie, München, Urban und Schwarzenberg, S 607–612

Amyloidose des Dünndarms

D. Faust, J. Stein

41.1 Vorkommen 431
41.2 Pathologie und Struktur 431
41.3 Klinik 432
41.4 Diagnostik 433
41.5 Therapie und Prognose 434
Literatur 434

Unter Amyloidose versteht man die extrazelluläre Ablagerung des fibrillären Proteins Amyloid an einer oder mehreren Stellen des Körpers, wobei eine umschriebene Anreicherung von Amyloid ohne klinische Bedeutung bleibt. Der Befall von einem oder mehreren Organsystemen kann zu gravierenden pathophysiologischen Veränderungen führen, insbesondere bei Amyloidose des Herzen und/oder der Nieren. Prinzipiell kann sich eine Amyloidose in jedem Organ oder Gewebeverband manifestieren. Histologisch erfolgt der Amyloidnachweis am zuverlässigsten durch *Kongorotfärbung* und Betrachtung des Präparates in Polarisationstechnik. Ein serologischer Marker zum Nachweis einer Amyloidose existiert nicht.

Die Prägung des Begriffes *Amyloid* erfolgte durch den Pathologen Rudolf Virchow, den 1854 die färberischen Eigenschaften dieser chemisch zu den Eiweißen zählenden Substanz nach Zugabe von Jodlösung und Schwefelsäure an die der Stärke (amylum) erinnerten. Makroskopisch wurden bereits 1813 und 1828 durch Portal und Abercrombie „wächserne und speckige Entartungen der Leber" von der Leberzirrhose abgegrenzt. In der zweiten Hälfte des 18. Jahrhunderts wurde ferner über generalisierte Amyloidosen berichtet.

Auch wenn seit den ersten Beschreibungen dieser Substanz zwischenzeitlich weit mehr als 150 Jahre vergangen sind, so sind Ätiologie und Pathogenese des Amyloids immer noch ungeklärt. Ursächlich handelt es sich wahrscheinlich um eine Fehlregulation der Biosynthese bestimmter Proteine, die sich spezifisch zusammenlagern und dann zur Entstehung der unterschiedlichen Amyloidformen führen.

41.1
Vorkommen

In jedem 2. Fall der sekundären Amyloidose und in nahezu jedem Fall primärer Amyloidose ist der Intestinaltrakt beteiligt. Isolierte Amyloidosen des Intestinaltraktes ohne generalisierte Amyloidose sind extrem selten. Genaue epidemiologische Daten zur Prävalenz der Amyloidose fehlen jedoch, da diese Erkrankung häufig nicht richtig bzw. gar nicht diagnostiziert wird.

41.2
Pathologie und Struktur

Makroskopisch imponieren die von einer Amyloidose befallen Organe vergrößert und weisen eine gummiartige bis bretthartes Konsistenz auf. Ihre Schnittfläche ist transparent. Dünne Gewebsscheiben sind glasig durchscheinend. Häufig wird das Aussehen mit dem von Speck oder Wachs verglichen (Speckleber oder Wachsmilz).

Ultrastrukturell und nach herkömmlicher Kongorotfärbung kann keine Unterteilung in verschiedene Amyloidgruppen getroffen werden, da diese Proteine eine einheitliche Sekundärstruktur besitzen, die über die β-Faltblattkonformation der Polypeptidketten bestimmt wird. Diese *β-Faltblattstruktur* wird auch für die schlechte Löslichkeit der Amyloidfasern sowie deren Resistenz gegenüber physiologisch proteolytischen Enzymen diskutiert und scheint somit eine tragende Rolle für die Pathogenität von generalisierten Amyloidablagerungen zu besitzen. Polypeptidketten, die quer zur Längsachse des Proteins angeordnet sind, bilden über Protofibrillen und Filamente Amyloidfibrillen, die mit einem Durchmesser von ca. 10×10^{-9} m elektronenmikroskopisch im Gewebe nachgewiesen werden können. Die Ausbildung verschiedener *Amyloidtypen* beruht auf den unterschiedlichen *Aminosäuresequenzen* der jeweiligen primären Polypeptidketten. Kalziumabhängig wird an die Amyloidfibrillen noch die sog. P-Komponente gebunden. Ultrastrukturell gleicht die P-Komponente dem *C-reaktiven Protein* (CRP), obwohl sich auf der Aminosäureebene nur eine Homologie von 50–60 % nachweisen läßt.

Amyloidfibrillen entstehen über Amplifizierung unterschiedlicher Vorläuferproteine. Aufgrund der Homologie in Aminosäuresequenzanalysen konnte gezeigt werden, daß *Amyloid* vom *Typ AL* („light chain") aus N-terminalen variablen Regionen der Immunglobulinleichtketten gebildet wird. In Analogie zur Struktur der Antikörper findet man sowohl *Kappa*- als auch *Lambda-Leichtkettenamyloid*. Amyloid A besitzt keine Ähnlichkeit mit dem zuvor genannten Amyloid. Es entsteht durch Proteolyse aus seinem Vorläuferprotein dem Serumamyloid-A (SAA). Dieses wird Interleukin-1-abhängig von Hepatozyten gebildet. SAA ist ähnlich den Akute-Phase-Proteinen bei Infektionen und Entzündungen erhöht. Aufgrund biochemischen Differenzierung der Amyloidproteine sowie klinischer Daten unterscheidet man sinnvoller Weise die Amyloidosen in 7 Hauptgruppen (Tabelle 41.1).

41.3
Klinik

Ein typisches Leitsymptom einer Dünndarmamyloidose gibt es nicht. Da die verschiedenen Amyloidoseformen mit ihren ebenso unterschiedlichen Amyloidablagerungen alle intestinalen Funktionen sowie die Innervation beeinträchtigen können, wird es verständlich, daß es eine große Bandbreite an gastrointestinalen Symptomen gibt, denen eigentlich eine Amyloidose zu Grunde liegt. Andererseits tritt in seltenen Fällen eine *sekundäre Amyloidose* des Darmes als Komplikation chronisch-entzündlicher Darmerkrankungen auf.

Zu den häufigsten *Symptomen* der *Dünndarmamyloidose* zählen Diarrhö und Malabsorption. Zum einen kann die Amyloidose die normale Innervation und damit die Motilität des Darmes stören und zum anderen haben neuere Arbeiten zeigen können, daß Patienten mit einer familiären Amyloidpolyneuropathie signifikant weniger endokrine (d. h. serotoninproduzierende) Zellen im Darm haben. Die dadurch bedingte Motilitätsstörung begünstigt eine bakteriellen Fehl-/Überbesiedlung der proximaler Dünndarmabschnitte mit Malabsorption von Makro- und Mikronährstoffen und Diarrhö (Kap. 30).

Als Folge einer myopathischen und/oder neuropathischen Schädigung bewirkt die Amyloidose nicht selten eine chronisch *intestinale Pseudoobstruktion*. Wobei die AL und die β_2-Mikroglobulinamyloidose zu einer Schädigung der Darmmuskulatur, die Amyloidose vom *Typ AA* zur einer Schädigung im *Plexus myentericus* führen. Weniger häufig treten Steatorrhö, Darmperforation und Blutungen auf. Eine Steatorrhö wird häufig bei Patienten mit einer familiären Amyloidpolyneuropathie angetroffen. Perforation, Blutung sowie Infarzierung sind vorwiegend die Antwort auf einen gravierenden Befall der Darmgefäße und - muskulatur durch Amyloid. Als Ursache für Blutungen kommen jedoch auch Störungen der plasmatischen und zellulären Gerinnung in Betracht, die im ursächlichen Zusammenhang mit der Amyloidose zu sehen sind. Eine weitere Manifestation – vorwiegend der sekundären Amyloidose – ist ein ente-

Tabelle 41.1. Formen der primären und sekundären Amyloidose

Amyloidoseform	Vorkommen	Besonderheiten
1 primär	ohne präformierende oder anderweitig bestehende Erkrankung	Typ AL mit den Subtypen Kappa und Lambda (im Verhältnis 1:2)
2 myelomassoziiert	multiples Myelom oder in Verbindung mit einer Makroglobulinämie	Typ AL mit Subtypen wie unter 1, jedoch im Verhältnis 2:1
3 sekundär oder reaktiv	im Zusammenhang mit chronisch infektiösen oder chronisch entzündlichen Erkrankungen	Typ AA
4 heriditär	u. a. familiäre Polyneuropathie und Kardiomyopathie sowie familiäres Mittelmeerfieber (FMF)	häufiger Nachweis von Punktmutationen in einem Precursorprotein mit Entstehung unterschiedlicher Amyloidproteine (z. B. ATTR, AH); beim FMF findet man nur den AA-Typ;
5 lokal	isolierte fokale Amyloidablagerung; häufig in endokrinen Organen;	Amyloidoseform ohne Anhalt für eine systemische Beteiligung; z. B. AIAPP-Typ bei Diabetes mellitus oder ACal-Typ in Verbindung mit einem medullärem Karzinom der Schilddrüse
6 senile	Ablagerungen v. a. im Gehirn und Herz bei Menschen über 80 Jahren	Typ ATTR sowie bislang biochemisch noch nicht näher charakterisierte Amyloidtypen
7 hämodialyseassoziiert	Entstehung bei Langzeitdialysepatienten (>4 Jahre Dialyse)	Typ AB_2M über β_2-Mikroglobulin als Vorstufe

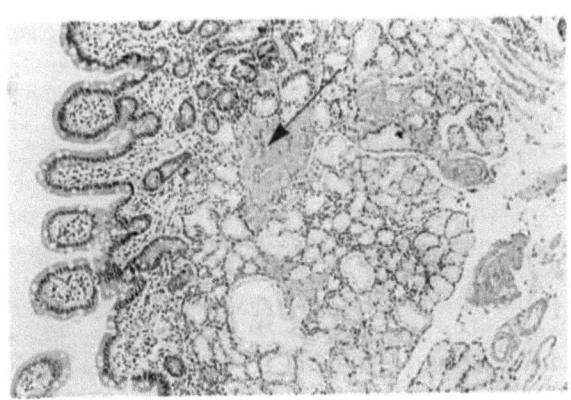
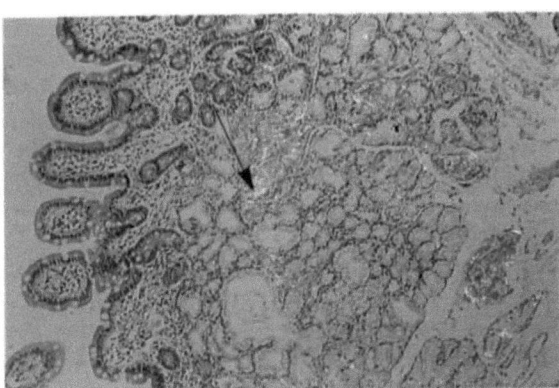

Abb. 41.1. a Ausgeprägte Amyloidose (*Pfeil*) im Duodenalbiopsat (Kongorotfärbung, 25 ×) Vergrößerung 1:100; b Charakteristische apfelgrüne Doppelbrechung im Polarisationslicht (Mit freundlicher Genehmigung von Herrn Priv.-Doz. Dr. G. Hermann, Institut für Pathologie der Univ.-Klinik Frankfurt am Main)

rales Eiweißverlustsyndrom (Kap. 11). Nuklearmedizinische Untersuchungen legen die Vermutung nahe, daß hierbei der Eiweißverlust aus Ulzerationen und Läsionen der Mukosa erfolgt. In seltenen Fällen führen Amyloidtumoren zu Obstruktionen des Darmes.

41.4 Diagnostik

Histopathologie

Wird bei einem Patienten die Verdachtsdiagnose einer Amyloidose gestellt, so sollte stets eine Diagnosesicherung mittels *Biopsie* mit anschließender histologischer Aufarbeitung erfolgen. Die histologische Aussagekraft steigt, wenn in der Gewebeprobe auch Gefäße enthalten sind. Die Sensitivität von Nieren-, Duodenal-, Rektum- und Hautbiopsien sowie abdomineller Fettgewebsaspiration beträgt 60–100%. Da *Duodenal-* und die *Rektumbiopsie* sowie die abdominelle Fettaspiration sowohl eine hohe Sensitivität als auch ein geringes Punktionsrisiko für den Patienten haben, sollte diesen Biopsietechniken der Vorzug gegeben werden.

Das *Amyloid* zeigt die typische grüne Doppelbrechung im Polarisationsmikroskop nach Kongorotfärbung. Alle verschiedenen Amyloidtypen weisen das gleiche färberische Verhalten auf. Histologisch kann eine Differenzierung zwischen den Amyloidformen AL und AA erfolgen (durch Vorbehandlung mit Kaliumpermanganat läßt sich die grüne Doppelbrechung von Amyloid A aufheben). Ähnliches färberisches Verhalten findet man auch beim β_2-Mikroglobulinamyloid. Hingegen sind die AL und die hereditären Amyloidtypen permanganatresistent (Abb. 41.1).

Amyloidablagerungen können in allen Gewebsabschnitten vorkommen. Es gibt jedoch charakteristische Prädilektionsstellen für die Anreicherung von Amyloid, ohne daß sich allerdings daraus eine Systematik ableiten läßt. Bei der *sekundären Amyloidose* und beim *Mittelmeerfieber* ist das Amyloid (Typ AL) v. a. in den inneren Schichten der Blutgefäße und in der Mukosa, in geringer Menge auch in der Muscularis mucosae (*perivaskuläre Ablagerung*) lokalisiert. Klinisch steht beim Mittelmeerfieber eine *verlangsamte intestinale Motilität* im Vordergrund. Bei der *primären Amyloidose* und beim *Plasmozytom* findet sich das Amyloid in den äußeren Schichten der kleinen und mittleren Blutgefäße und in den Muskelschichten (*perikollagene Ablagerung*). Histopathologische Untersuchungen der Leber konnten zeigen, daß bei der Amyloidose vom Typ AL ausschließlich parenchymale Amyloidablagerungen vorliegen, eine Gruppe von Patienten mit Amyloidose vom Typ AA besaß ausschließlich vaskuläre Amyloidanreicherungen. Bei *Langzeitdialysepatienten* tritt Amyloid überwiegend in den Gefäßwänden auf. Es imponiert dort als subendotheliale noduläre Ausstülpung, die sich in das Gefäßlumen vorwölbt.

Ungeachtet der initialen Lokalisation der Amyloidablagerungen kann die Progression der Erkrankung immer zu einer massiven *Beeinträchtigung der Durchblutung* des betroffenen Organs führen. Parenchymales Amyloid kann durch seine Ausbreitung indirekt Gefäße und Zellverbände durch den entstehenden Druck schädigen und vaskuläre Amyloidablagerungen können direkt zur partiellen oder kompletten *Gefäßokklusion* führen. Als Folge dessen können insbesondere alle denkbaren Abstufungen einer ischämischen Organschädigung eintreten.

Bildgebende Verfahren

Bei Befall des Gastrointestinaltraktes lassen sich *endoskopisch* oftmals granuläre Veränderungen, polypöse Vorwölbungen, Erosionen und Ulzerationen erkennen. In diesem Fall gelingt immer der Amyloidnachweis aus Biopsien des Duodenums, zu 95 % aus Gewebsproben des Magens, zu 91 % aus dem kolorektalen Bereich und zu 72 % aus Proben des Ösophagus. *Das Duodenum ist der Abschnitt des Gastrointestinaltraktes mit dem häufigsten Amyloidbefall.* Bei den endoskopischen Veränderungen handelt es sich um ein charakteristisches Merkmal der Dünndarmamyloidose als Ausdruck der Amyloidablagerungen in der Mukosa und Submukosa des Verdauungstraktes.
Radiologisch findet man bei diesem Krankheitsbild in der Doppelkontrastuntersuchungen des Dünndarms – ähnlich dem endoskopischen Bild – feine granuläre (Durchmesser 1–3 mm) sowie multiple noduläre (Durchmesser 3–4 mm) Verdichtungen. Ferner kommen polypöse Verwölbungen (Durchmesser 4–10 mm), Unregelmäßigkeiten der Kerckring-Falten oder multiple Erosionen zur Darstellung. Einen weiteren Anhalt für das Vorliegen einer Amyloidose im Gastrointestinaltrakt können manometrische Messungen ergeben. So ließ sich bei einer familiären Amyloidpolyneuropathie (FAP) zeigen, daß der Tonus des unteren Ösophagussphinkter herabgesetzt war, woraus sich ein pathologisches Kontraktionsmuster ergab. *Sonomorphologisch* sieht man bei der Darmamyloidose eine in der Regel nur geringe und meist symmetrische Darmwandverdickung mit erhaltener Wandschichtung. In Einzelfällen kann eine echoreiche Verdickung der Darmwand mit Aufhebung der Wandschichtung imponieren.

41.5
Therapie und Prognose

Eine kausale Therapie zur Bekämpfung jedweder Form der Amyloidose gibt es bislang nicht, da es sich hierbei um eine irreversible Ablagerung eines physiologisch nicht lösbaren Proteins im Gewebe handelt. Ziel einer möglichen Therapie müßte es sein, die Produktion sowie die Ablagerung von Amyloid zu verhindern und gleichzeitig bereits vorhandenes Gewebsamyloid wieder in Lösung zu bringen. Hinsichtlich der primären Amyloidose gibt es Therapieansätze zur Prävention der Amyloidentstehung durch immunsuppressive Medikamente. Eine Kombinationstherapie aus *Melphalan* (0,15 mg/kg KG/Tag) und *Prednison* (0,8 mg/kg KG/Tag) vs. einer Monotherapie mit *Colchicin* (0,6 mg zweimal täglich) ergab eine signifikante Verbesserung der Lebenserwartung von Patienten mit primärer Amyloidose und schwerer Organbeteiligung. Die zusätzliche Gabe von Colchicin in der oben genannten Kombinationstherapie erbrachte keine weitere Therapieverbesserung. Dagegen hat sich Colchicin in der symptomatischen Therapie des familiären Mittelmeerfiebers und der dabei auftretenden sekundären Amyloidose seit langem bewährt.

Hinweise für einen möglichen Rückgang einer Amyloidose A konnte vermutlich bei juvenilen Rheumatikern durch die Gabe von Chlorambucil induziert werden. Ebenso scheinen die Daten der Lebertransplantation bei Patienten mit familiärer Amyloidpolyneuropathie darauf hinzuweisen, daß es zu einem Rückgang der amyloidspezifischen Symptome kommen kann. Im allgemeinen hängt die Lebenserwartung eines Patienten mit Amyloidose vom Ausmaß der Organbeteiligung ab. Prognostisch ungünstig ist hierbei eine Herz- und Nierenbeteiligung.

Literatur

Domingo-Garcia P, Pardo-Garcia JL, Martinez-Albaladejo M, Moreno-Requena J (1995) Amyloid intestinal pseudo-obstruction as initial manifestation of IgA multiple myeloma. An Med Interna 12:283–285

El-Salhy M, Suhr O, Stenling R, Wilander E, Grimelius L (1994) Impact of familial amyloid associated polyneuropathy on duodenal endocrine cells. Gut 35:1413–1418

Falk RH, Raymond LC, Skinner M (1997) The systemic amyloidoses. New Engl J Med 337:898–909

Gal R, Korzets A, Schwartz A, Rath-Wolfson L, Gafter U (1994) Systemic distribution of beta 2-microglobulin-derived amyloidosis in patients who undergo long-term hemodialysis. Report of seven cases and review of the literature. Arch Pathol Lab Med 118:718–721

Gregor M (1992) Amyloidose des Darmes. In: Goebell H (Hrsg) Gastroenterologie, Urban und Schwarzenberg, S 622–629

Ishizaki Y, Nobori M, Tanaka N, Kanamori Y, Asada M, Saiki S (1991) Perforation and tumor formation of the intestine in primary amyloidosis. Am J Gastroenterol 86:363–366

Kobayashi H, Tada S, Fuchigami T (1996) Secondary amyloidosis in patients with rheumatoid arthritis: diagnostic and prognostic value of gastroduodenal biopsy. Br J Rheumatol 35:44–49

Kyle RA, Gertz OA, Greipp RR, Witzig TE, Lust JA, Lacy MQ et al. (1997) A trial of three regimes for primary amyloidosis: Colchicine alone, mephalan and prednisone, and mephalan, prednisone, and colchicine. New Engl J Med 336:1202–1207

Lovat LB, Madhoo S, Pepys MB, Hawkins PN (1997) Long-term survival in systemic amyloid A amyloidosis complicating Crohn's disease. Gastroenterology 112:1362–1365

Matsumoto T, Ilda M, Hirakawa M, Hirakawa K, Koroki F, Lee S et al. (1991) Breath hydrogen test using water-diluted lactulose in patients with gastrointestinal amyloidosis. Dig Dis Sci 36:1756–1760

Neef B, Höring F, Lüke F, v. Gaisberg U (1995) Gastrointestinale Manifestationen der Amyloidose. Dtsch Med Wochenschr 120:1597–1602

Röcken C, Saeger W, Linke RP (1994). Gastrointestinal amyloid deposits in old age. Report on 110 consecutive autopsical patients and 98 retrospective bioptic specimens. Pathol Res Pract 190:641–649

Röcken C, Schwotzer EB, Linke RP, Saeger W (1996) The classification of amyloid deposits in clinic pathological practice. Histopathology 29:325–335

Shimizu M, Manabe T, Matsumoto T (1997) Beta 2 microglobulin haemodialysis related amyloidosis: distinctive gross features of gastrointestinal involvement. J Clin Pathol 50: 873–875

Steen L, Stenling R (1983) Relationship between morphological findings and function of the small intestine in familial amyloidosis with polyneuropathy. Scand J Gastroenterol 18:961–968

Steuer A, Leonard N, Ahmed FB, Price AB, Gumpel JM (1997) An unusual case of familial Mediterranean fever. Br J Rheumatol 36:1118–1121

Suhr O, Danielsson A, Steen L (1992) Bile acid malabsorption caused by gastrointestinal motility dysfunction? An investigation of gastrointestinal disturbances in familial amyloidosis with polyneuropathy. Scand J Gastroenterol 27: 201–207

Tada S, Iida M, Yao T, Kitamoto T, Fujishima M (1993) Intestinal pseudo-obstruction in patients with amyloidosis: clinicopathologic differences between chemical types of amyloid protein. Gut 34:1412–1417

Threlkeld C, Nguyen H (1996) Isolated amyloidosis of the colon. JAOA 96:188–190

Teil V
Chronisch-entzündliche Darmkrankheiten

Morbus Crohn

J. Stein, F. Makowiec, R.M. Starlinger, W.F. Caspary

42.1 Epidemiologie 440
42.2 Ätiologie und Pathogenese 440
42.2.1 Umweltfaktoren 440
42.2.2 Vererbung 441
42.2.3 Infektiöse Genese 441
42.2.4 Immunogenese 442
42.2.5 Störungen der intestinalen Barriere 443
42.2.6 Psychosoziale Faktoren 443

42.3 Pathologie 443
42.4 Klinik und Verlauf 445
42.4.1 Extraintestinale Manifestationen 445
42.4.2 Intestinale Komplikationen 446
42.4.3 Fertilität und Schwangerschaft 447

42.5 Diagnostik 447
42.5.1 Differentialdiagnostik 449

42.6 Therapie 450
42.6.1 Medikamentöse Therapiemöglichkeiten 450
42.6.2 Ernährungstherapie 453
42.6.3 Aktive Erkrankung 453
42.6.4 Chronisch aktive und steroidrefraktäre Erkrankung 454
42.6.5 Remissionserhaltung und Rezidivprophylaxe 454
42.6.6 Intestinale Komplikationen 455
42.6.7 Extraintestinale Manifestationen 455
42.6.8 Medikamentöse Prophylaxe des postoperativen Rezidivs 456

42.7 Psychotherapie 456
42.8 Chirurgische Therapie 456
42.8.1 Prinzipien der chirurgischen Therapie 457
42.8.2 Spezielle Operationsindikationen 458
42.8.3 Verlauf und Prognose nach Operation bei M. Crohn 462

Literatur 463

Der Morbus Crohn (Synonym: Enteritis regionalis; engl.: „Crohn's disease", „regional enteritis") ist eine sich in *Schüben* manifestierende chronisch-entzündliche Krankheit, die *diskontinuierlich segmental den gesamten Gastrointestinaltrakt* befallen kann. Der Entzündungsprozeß beteiligt *alle Darmwandschichten* (transmural). *Prädilektionsorte* sind das Ileum, Kolon und die Perianalregion. Klinisch manifestiert sich die Erkrankung meist mit Bauchschmerzen, Diarrhö sowie durch ein oftmals komplizierend auftretendes Fistelleiden. *Epitheloidzellige Granulome* und *fissurale Geschwüre* sind kennzeichnende histologische Merkmale.

Die Krankheit wurde nach ihren Erstbeschreibern *Crohn, Ginzburg und Oppenheimer* benannt, die im Jahr 1932 am Mount Sinai Hospital in New York bei jüngeren Patienten erstmals eine subakute Entzündung beschrieben, die sich auf das distale Ileum beschränkte (*Ileitis regionalis*). Daß die Erkrankung nicht auf das terminale Ileum beschränkt ist, zeigten mehr als 20 Jahre später Warren und Sommers (Tabelle 42.1).

Tabelle 42.1. Geschichte des M. Crohn

1761	Morgagni beschreibt erstmals einen Patienten mit „ileal passion".
1806	Combe und Saunders finden bei der Autopsie eines Patienten, der lebenslang an kolikartigen Unterbauchbeschwerden litt, ein verdicktes, deutlich entzündlich verändertes Ileum.
1913	Der schottische Chirurg Dalziel beschreibt 9 Fälle einer interstiellen Jejunitis, Ileitis und Kolitis.
1923	Moschcowitz und Wilensky beschreiben erstmals 4 Patienten mit granulomatöser Kolitis.
1932	Crohn, Ginzburg und Oppenheimer beschreiben bei mehreren jüngeren Erwachsenen eine subakute Entzündung, die sich hauptsächlich auf das distale Ileum beschränkt. Die Erkrankung wird fortan M. Crohn bzw. Ileitis terminalis Crohn genannt.
1952	Wells zeigt, daß es sich in zahlreichen Fällen einer Colitis ulcerosa um einen M. Crohn des Dickdarms handelt. Fast zeitgleich zeigen Warren und Sommers, daß Patienten mit Ileitis terminalis Crohn auch eine Beteiligung des Dickdarms aufweisen können.
1960	Lockhart-Mummary und Morson belegen zweifelsfrei, daß es einen M. Crohn des Dickdarms gibt.

Tabelle 42.2. Inzidenz des M. Crohn

Länder	Auftreten pro Jahr und 100 000 Einwohner
Schottland	7,6
England	6,5
Shweden	6,1
USA	5,0
Norwegen	4,9
Deutschland	4,2
Frankreich	4,2
Dänemark	4,1
Niederlande	3,9
Italien	2,7
Israel	2,1
Spanien	0,8
Griechenland	0,3

42.1 Epidemiologie

M. Crohn tritt weltweit bei unterschiedlichsten Rassen auf. Weiße sind häufiger betroffen als Farbige. Juden der Region Baltimore in den USA haben eine etwa 3- bis 9fach höhere Inzidenz als die übrige Bevölkerung, während bei Juden in Israel die Inzidenzzahlen niedriger liegen als der allgemeine Durchschnitt für Westeuropa und USA. Die Inzidenz beträgt gegenwärtig 1–6 pro 100 000 Einwohner und Jahr (Deutschland 4,2) bei einer Prävalenz von 10–100 (Deutschland 40). Während die Zahl an Neuerkrankungen für die Colitis ulcerosa relativ konstant bleibt, nimmt die Zahl der Neuerkrankungen an M. Crohn stetig zu. So stieg die Inzidenz in Aberdeen (Schottland) von 1,3 in den Jahren 1955 bis 1957 auf 9,8 in den Jahren 1985 bis 1987 an. Es zeigt sich ein Nord-Süd-Gefälle mit der höchsten Inzidenz für skandinavische Länder (Tabelle 42.2). An häufigsten tritt die Erkrankung zwischen dem 15. und 35. Lebensjahr auf. Eine eindeutige Geschlechtspräferenz ließ sich bisher nicht aufzeigen.

Verwandte ersten Grades von Patienten mit M. Crohn tragen im Vergleich zur Gesamtbevölkerung ein ca. 10fach höheres Risiko, ebenfalls an M. Crohn zu erkranken. Bei Angehörigen zweiten Grades ist das Risiko deutlich geringer. Sind beide Eltern an M. Crohn erkrankt, kann bei 50% der Kinder zum Zeitpunkt des 20. Lebensjahres ein M. Crohn nachgewiesen werden. Bei eineiigen Zwillingen findet sich eine Konkordanz von 67% (Colitis ulcerosa 6,3%). Bei zweieiigen Zwillingen entspricht das Risiko dem normaler Geschwister. In mehr als 80% ist stets derselbe Darmabschnitt befallen und in ca. 70% tritt die Erkrankung im selben Lebensalter auf. Auch der klinische Verlauf, wie beispielsweise das Auftreten von Komplikationen, ist bei Patienten innerhalb einer Familie ähnlich. Eindeutige genetische Marker ließen sich bis heute allerdings nicht nachweisen.

42.2 Ätiologie und Pathogenese

Die Ursache der Krankheit bleibt auch mehr als 50 Jahre nach ihrer Erstbeschreibung unklar. Als mögliche ätiologische Faktoren kommen in Betracht: *familiäre Disposition, genetisch bedingte, infektiöse oder immunologische Ursachen*. HLA-B27 ist bei 75% der Patienten mit M. Crohn und begleitender ankylosierender Spondylitis positiv im Vergleich zu 8% bei der Normalbevölkerung. In ähnlich hohem Prozentsatz kommt HLA-B27 bei Patienten mit M. Bechterew ohne M. Crohn vor. Sichere Beweise für eine bakterielle Genese fehlen. Für eine *Immunogenese* mag das gute therapeutische Ansprechen auf Kortikoide und Azathioprin sowie die häufig eindrucksvolle Remission unter Nahrungskarenz (Allergenkarenz?) sprechen (Tabelle 42.3).

42.2.1 Umweltfaktoren

Änderungen der Ernährungsgewohnheiten im Laufe dieses Jahrhunderts, das Auftreten von M. Crohn v.a. in den hochentwickelten Industrieländern der nördlichen Hemisphäre, der bereits erwähnte Anstieg der Inzidenz bei einer ausgewanderten Population im Vergleich zur genetisch gleichen Population im Heimatkontinent, eine höhere Inzidenz der Stadtbe-

Tabelle 42.3. Hinweise für genetische oder umweltbedingte Faktoren in der Ätiopathogenese von M. Crohn

Genetische Faktoren	Umweltbedingte Faktoren
Auftreten bei Verwandten, die geographisch und zeitlich nicht mit dem Patienten zusammen leben	höhere Prävalenz in städtischen als in ländlichen Regionen
Assoziation mit genetisch-determinierten Erkrankungen bei Patienten mit M. Crohn	höhere Prävalenz in industrialisierten Staaten
gesteigerte Konkordanz bei eineiigen Zwillingen	
Assoziation mit HLA-Antigenen bei Ehegatten nur geringe Inzidenz	

völkerung im Vergleich zur Landbevölkerung oder aber die Beobachtung, daß eine total parenterale Ernährung oder die operative Ausschaltung eines befallenen Darmanteils in bis zu zwei Drittel der Patienten zu einer klinischen Besserung führt, weisen zwingend auf die Bedeutung von Umweltfaktoren in der Genese von M. Crohn hin.

Ernährung

Der Verdacht eines Zusammenhangs zwischen den Ernährungsgewohnheiten und dem Auftreten chronisch-entzündlicher Darmerkrankungen konnte bisher nicht bestätigt werden. Untersuchungen hinsichtlich des Konsums an *raffinierten Kohlenhydraten, chemisch aufbereiteten Fetten* und *Ballaststoffen* sowie der Ernährung im *Säuglingsalter* und der Reaktionen auf Bäckerhefe erbrachten keinen zwingenden Beweis für eine kausale Bedeutung der Ernährungsgewohnheiten in der Entstehung chronisch-entzündlicher Darmerkrankungen. Lediglich in bezug auf den Verzehr von raffiniertem Zucker konnte eine Tendenz festgestellt werden, daß Patienten mit M. Crohn einen höheren Konsum vor der Erstdiagnose aufwiesen als Patienten mit Colitis ulcerosa und darmgesunde Kontrollpersonen. Trotz der steigenden Inzidenz und der geänderten Lebensgewohnheiten in den modernen Industriestaaten konnten die bisher publizierten Studien keinen Beweis für eine mögliche Rolle der Ernährung in der Ätiopathogenese von M. Crohn (und Colitis ulcerosa) erbringen.

Rauchen

Nach mehreren epidemiologischen Studien findet sich im Gegensatz zu Colitis ulcerosa (Kap. 43) bei Rauchern im Vergleich zu Nichtrauchern ein 1,8- bis 4,2fach höheres Risiko, an M. Crohn zu erkranken. Neben einer deutlich erhöhten Rezidivrate nach Darmresektion scheint auch ein alleiniger Befall des Kolons bzw. eine Mitbeteiligung eines Kolonabschnitts bei Befall des terminalen Ileums häufiger zu sein. Ob es sich hierbei in der Tat um einen ätiopathogenetisch relevanten Faktor in der Entstehung und dem Verlauf von M. Crohn (und Colitis ulcerosa) handelt und ob daraus gar therapeutische Konsequenzen (Nikotintherapie der CU) zu ziehen sind, bleibt fraglich.

Kontrazeptiva

In ähnlicher Weise wird der Einnahme oraler Kontrazeptiva eine Rolle als Risikofaktor für die Entwicklung eines M. Crohn (und einer Colitis ulcerosa) zugeschrieben. Das Risiko an M. Crohn zu erkranken war signifikant geringer, wenn die letzte Einnahme der Kontrazeptiva mehr als 2 Jahre zurücklag. Allerdings hatte in keiner Studie das Absetzen der Kontrazeptiva einen positiven Einfluß auf den Krankheitsverlauf. Auch hier erscheint nach dem derzeitigen Kenntnisstand ein kausaler Zusammenhang eher unwahrscheinlich.

42.2.2
Vererbung

Die *genetische Prädisposition* stellt derzeit den größten bekannten Risikofaktor an M. Crohn zu erkranken dar. Neben dem bereits erwähnten erhöhten Erkrankungsrisiko von Verwandten 1. Grades und zweieiigen Zwillingen oder bestimmter ethnischer Gruppen finden sich zahlreiche weitere Hinweise für eine genetische Prädisposition: ein übernormal häufiges Vorkommen vom HLA-Haplotyp DR1-DQw5, das im Vergleich zur Normalbevölkerung gehäufte Vorkommen von Haptoglobin vom Typ Hp1-1 (43% vs. 4%), das gehäufte Auftreten eines bestimmten Allels des T-Zellrezeptors (TcR-V-β8) oder das im Vergleich zur Normalbevölkerung mehr als zehnfach erhöhte Auftreten von Erkrankungen aus dem rheumatoiden Formenkreis (Kap. 61). In transgenen Tiermodellen wurden jüngst die Auswirkungen einzelner *prädisponierender Gene* untersucht. So entwickelte sich bei einer mit dem menschlichen HLA-B27-Gen transfizierten Maus spontan eine Kolitis. Die *Diversität* dieser *humangenetischen* Daten spricht am ehesten dafür, daß es sich bei M. Crohn um eine Erkrankung mit einem genetisch *polygenen Erbgang* handeln muß. Bei der *phänotypischen* Ausprägung des klinischen Krankheitsbildes ist dabei die *Kombination* von einer in ihrer Gesamtheit noch unbekannten Anzahl von Genen beteiligt. Hinzu kommen dann noch Umweltfaktoren. Ob und in welchem Umfang sich mehrere Gene addieren (*additive Polygenie*) oder ein *Schwellenwerteffekt* (d.h. es bedarf einer bestimmten Zahl von Genen bis sich eine Manifestation zeigt) vorliegt, bleibt der weiteren Forschung vorbehalten.

42.2.3
Infektiöse Genese

Experimente an Mäusen durch *Mitchel* und *Rees* im Jahr 1970 gaben erstmals einen Hinweis auf einen möglichen *übertragbaren Faktor* als Ursache für M. Crohn. Dieser ersten Arbeit folgten zahlreiche weitere, die von Übertragungsversuchen mit unterschiedlichen Techniken und Tiermodellen berichteten, letztendlich jedoch zu widersprüchlichen Ergebnissen führten.

Die Ähnlichkeit zu einer bei Wiederkäuern durch *Mycobacterium tuberculosis* verursachte *granulomatöse Darmerkrankung* (Johne-Krankheit), veranlaßte zu zahlreichen Versuchen, Mycobyterium tuberculosis in der Schleimhaut von Patienten mit M. Crohn nachzuweisen. Weder die Ziehl-Neelsen-Färbung noch immunhistologische Nachweismethoden mittels Antikörpern gegen typische oder atypische Mykobakterien (M. tuberculosis, M. kansii, M. paratuberculosis) erbrachten bisher einen eindeutigen Hinweis, daß es sich bei dem gesuchten infektiösen Agens um *M. tuberculosis* handeln könnte. Selbst neuere Techniken wie *In-situ*-Hybridisierung und Polymerasekettenreaktion (PCR) zum gezielten Nachweis von *M. tuberculosis DNA* führten zu sehr inkonsistenten Ergebnissen. Die hohe Übereinstimmung zwischen dem Hitzeschockprotein HSP 60, einem immundominaten Antigen von *M. tuberculosis* und menschlichem HSP 60 und der gleichzeitige Nachweis deutlich erhöhter Konzentrationen von HSP 60 in Zellen der Mukosa und Monozyten der Submukosa von Patienten mit M. Crohn nähren derzeit erneut Spekulationen über mögliche *immunologische* Kreuzreaktionen als krankheitsauslösenden Mechanismus.

Der erste Bericht über den Nachweis von *Viren* aus Geweben mit M. Crohn wurde 1973 veröffentlicht. Daß es sich dabei um *Cytomegalieviren* handeln sollte, konnte in nachfolgenden Untersuchungen nicht bestätigt werden. In den darauffolgenden Jahren wurde von mehreren unabhängigen Arbeitsgruppen das Vorkommen eines kleinen RNA-Virus im Gewebe von Patienten mit M. Crohn und Colitis ulcerosa beschrieben, das sich in späteren Untersuchungen auch bei anderen gastrointestinalen Krankheitsbildern finden ließ.

Die Beobachtung einer erhöhten Inzidenz von M. Crohn in ehemaligen Masernepidemiegebieten in Schweden sprach für ein erhöhtes Krankheitsrisiko nach perinataler oder In-utero-Masernvirusexposition. Der elektronenmikroskopische Nachweis von Masernvirus-ähnlichen Partikeln im Gefäßendothel und der Nachweis der RNA eines Masernvirusproteins mittels *In-situ*-Hybridisierung in intestinalen Granulomherden von Patienten mit M. Crohn ließen in der jüngsten Vergangenheit erneut das Konzept einer viralen Genese aufkeimen. Gegen die Hypothese der sog. *persistierenden Masernvirusinfektion* spricht allerdings, daß die Inzidenz der *Masernvirusinfektion* seit der Einführung der Schutzimpfung vor 30 Jahren deutlich rückläufig ist, während die Zahl der Neuerkrankungen pro Jahr für M. Crohn im gleichen Zeitraum deutlich zugenommen hat.

Die Frage nach der Rolle eines infektiösen Agens in der Entstehung von M. Crohn bleibt auch fast 30 Jahre nach den Versuchen von *Mitchel* und *Rees* offen und wird weiter kontrovers diskutiert.

42.2.4
Immunogenese

Eine *Regulationsstörung der Immunantwort* könnte nach neueren Untersuchungen das Bindeglied zwischen genetischer Disposition und Umweltfaktoren sein (Abb. 42.1). Hierfür sprechen das gute therapeutische Ansprechen auf immunsuppressiv (Kortikoide, Azathioprin, Methotrexat) und immunmodulierende Substanzen (Cytokine, neutralisierende Antikörper) einerseits, und anderseits die häufig eindrucksvolle Remission unter Nahrungskarenz (Allergenkarenz?) und/oder die gezielte Gabe antibiotisch wirksamer Substanzen (Metronidazol, Ciprofloxacin). Möglicherweise liegt der Schlüssel zum Verständnis der zugrunde liegenden Immunregulationsstörung in einer *(genetisch determinierten)* unzureichend ausgebildeten *immunologischen Toleranz* gegenüber luminalen Antigenen.

Pathogenetisch bedeutungsvoll sind hierbei Verschiebungen von in der Lamina propia lokalisierten *Subpopulationen* immunglobulinproduzierender Zellen (B-Zellen, Plasmazellen) der Darmschleimhaut (GALT). Eine Abnahme der für die intestinale Mukosa typischen IgA-produzierenden Zellen führt

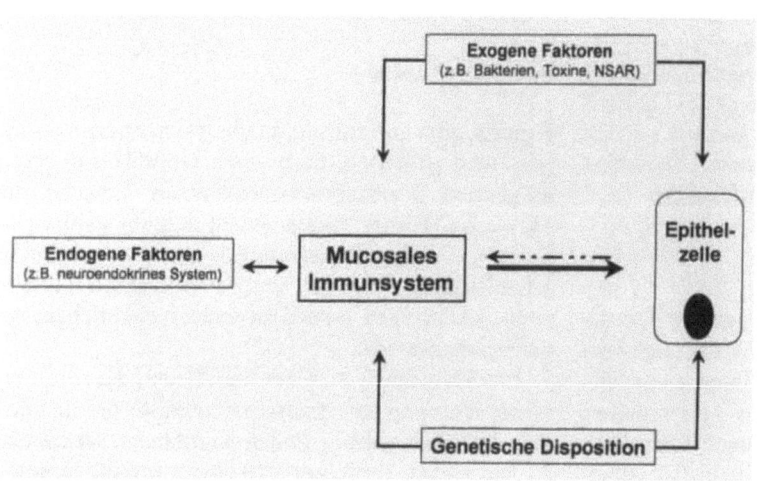

Abb. 42.1. Multifaktorielle Pathogenese des M. Crohn

zu *qualitativen* und *quantitativen* Änderungen der intestinalen *IgA-Produktion* (Kap. 5), während die periphere IgA-Synthese (kompensatorisch?) zunimmt. Die normalerweise von intestinalen B-Lymphzyten als Dimere oder Polymere (pIgA) synthetisierten IgAs enthalten eine Disulfid-reiches zentrales Polypeptid (J-Kette), die eine unabdingbare Voraussetzung für die gerichtete luminale Sekretion des Immunglobulins ist, die wiederum an eine ausreichende Zahl basolateral gelegener pIgA-Rezeptoren (syn. transmembranäre sekretorische Komponente, SC) v. a. in Kryptzellen gekoppelt ist. Eine noch nicht genauer charakterisierte Störung der B-Zellfunktionen führt bei Patienten mit CED zu einer verminderten Expression eben dieser J-Kette mit einer Mehrproduktion von *J-Ketten-defizientem IgA$_1$* zu Ungunsten von IgA$_2$ (ca 30% davon weisen ebenfalls keine J-Ketten auf). Die Folge ist eine deutlich verringerte transepitheliale Sekretion von IgA. Kompensatorisch (?) kommt es zu einer zunächst durchaus sinnvollen Zunahme IgG- und IgM- produzierender Zellen mit dem Ziel einer Stimulierung phagozytierender und antikörperabhängiger zellvermittelter Zytotoxizität. Im Gegensatz zu IgA, das nur geringe Komplement aktivierende Eigenschaften besitzt, aktivieren IgG$_{1,2,3}$ und IgM vermehrt den klassischen Weg der Komplementkaskade mit konsekutiver Zerstörung von intestinalen Epithelzellen. Die Aktivierung des Komplementsystems dokumentiert sich auch in einer epithelialen Synthese von α_1-Antitrypsin. Von den genannten IgG-Subtypen dominiert bei M. Crohn im Serum und der Darmschleimhaut vor allem IgG$_2$ (bei Colitis ulcerosa IgG$_1$). Die produzierten Antikörper richten sich dabei wohl ausschließlich gegen Antigene von Anaerobiern. In neueren Untersuchungen fanden sich Serumantikörper gegen grampositive Kokken (Eubakterium, Peptostretokokkus, Koprokokkus) und verschiedene E. coli-Stämme.

Demgegenüber finden sich weder im Blut noch in der Darmschleimhaut wesentliche Verschiebungen in den T-Zellsubpopulationen (CD4/CD8). Die Funktion der T-Helferzellen (CD4) scheint ebenfalls nicht gestört. Erhöhte Il-2-Rezeptorkonzentrationen im Blut von Patienten mit M. Crohn ohne gleichzeitige Erhöhung peripherer IL-2-Rezeptor tragender Zellen, weist allerdings auf eine Störung in der *Funktion* intestinaler T-Lymphozyten hin.

42.2.5
Störungen der intestinalen Barriere

Die Messung der intestinalen Permeabilität (Kap. 4) ermöglicht bei Patienten mit M. Crohn die Erfassung von Veränderungen im Bereich des gesamten Dünndarmes, sie ermöglicht somit eine Therapiekontrolle und hat möglicherweise auch prognostische Bedeutung. Die Bedeutung einer *primären Störung* der intestinalen Permeabilität in der Pathogenese des M. Crohn wird in der jüngsten Vergangenheit sehr heftig und kontrovers diskutiert. *Hollander* und Mitarbeiter wiesen in zwei Studien bei Patienten mit M. Crohn und deren gesunden *Verwandten ersten Grades* eine im Vergleich zur Normalbevölkerung erhöhte intestinale Permeabilität für Polyethylenglykol (PEG 400) nach. Daraus wurde geschlossen, daß eine *intrinsische Störung* der intestinalen Permeabilität vorliegt, die nicht vom Ausmaß der Entzündung abhängig ist. In nachfolgenden Studien ließen sich ähnliche Veränderungen weder mit Laktulose noch mit ^{51}Cr-EDTA als Permeabilitätsmarker nachweisen. Es fand sich lediglich bei etwa 10% der Verwandten ersten Grades eine erhöhte intestinale Permeabilität, was allerdings im Rahmen der Variabilität der benutzten Methoden liegt und/oder andererseits auch durch transiente andersgeartete Affektionen des Intestinaltraktes (Alkohol, intestinale Infektionen) verursacht sein könnte, was die Hypothese einer *intrinsischen Permeabilitätsstörung* in Frage stellt.

42.2.6
Psychosoziale Faktoren

Seit den frühen Arbeiten von Alexander im Jahr 1950, daß es sich bei der Colitis ulcerosa um eine psychosomatische Erkrankung handelt, wird für beide chronisch-entzündliche Darmerkrankungen auf der Basis einer *konstitutionellen Prädisposition*, eines *spezifisch intrapsychischen Konfliktes* und *exogener Faktoren* eine Beziehung zwischen psychosozialen Faktoren und der Entstehung CED diskutiert. Die meisten Studien, die eine spezifische Persönlichkeitsstruktur und/oder Konfliktstruktur nachzuweisen versuchten, halten wissenschaftlichen Kriterien jedoch nicht stand. Die Datenerhebung erfolgte in der Regel retrospektiv, ohne adäquate Kontrollgruppen und meist ohne Berücksichtigung der Krankheitsaktivität (Kap. 71). Ebenso diskutiert wird die Frage, ob psychosoziale Faktoren speziell beim M. Crohn (und Colitis ulcerosa) zu einer *Krankheitsaktivierung* führen können. Unbestritten bleibt, daß belastende Lebensereignisse einen Krankheitsschub mitverursachen können, eine Anhäufung solcher Situationen findet sich allerdings auch bei einer ganzen Reihe anderer Erkrankungen (Kap. 71).

42.3
Pathologie

Der M. Crohn kann den gesamten Verdauungstrakt befallen (Tabelle 42.4), also Ösophagus, Magen, Duodenum, Jejunum, Kolon, Rektum, Anus, sogar die

Tabelle 42.4. Lokalisation des M. Crohn bei 196 Patienten

Lokalisation	Häufigkeit (%)
Ösophagus	1,5
Magen	11,7
Duodenum	11,7
Jejunum	1,5
Ileum	11,2
terminales Ileum	81,1
Appendix	2,0
Zökum	57,7
Colon ascendens	48,0
Colon transversum	43,4
Colon descendens	42,9
Sigma	40,8
Rektum	21,9
Anus	2,0

Tabelle 42.5. Histologische Befunde bei M. Crohn

Transmurale Entzündung
- diskontinuierlich
- disproportional

Ulzeröse Läsionen
- aphtoid
- fissural
- Kryptenabszesse

Lymphoidzellige Aggregate, Lymphoidzellige Hyperplasie
Granulome
- Sarkoidtyp
- Tuberkuloidtyp
- „histiozytär"
- Mikrogranulome

Lamina epithelialis mucosae
- Becherzellen: normal (Kolon)
- Paneth-Zellmetaplasie (Kolon)
- gastrale Metaplasie (Dünndarm)
- Granulozyteninfiltrate, mikroabszedierend

Gefäßveränderungen
- entzündlich
- degenerativ
- Lymphangiektasien

Nervale Läsionen
- Neuritis – Ganglioneuritis
- inflammatorische Axonopathie
- neuromatöse Proliferationen/Hyperplasien

Muskuläre Läsionen
- Destruktion
- Desintegration
- Hypertrophie
- leiomyomatöse Proliferationen

Darmwandfibrose (Stenose)

Schleimhäute des Mundes. Am häufigsten jedoch isoliert im terminalen Ileum (45%), im Kolon (30%) oder im Kolon und terminalen Ileum gleichzeitig (60%). Für die Differentialdiagnose wichtig ist, daß das Rektum nur selten isoliert befallen (2–3%), aber in 20–50% mitbetroffen ist.

Die Krankheit ist charakterisiert durch eine chronische *Entzündungsreaktion, die alle Schichten der Darmwand* sowie das *Mesenterium* und die *benachbarten Lymphknoten* oder Organe betrifft. Dementsprechend finden sich *pathologische Befunde in allen Strukturen der Darmwand* (Tabelle 42.5). Vor allem die *akute Form* betrifft meist das *terminale Ileum* und ist gekennzeichnet durch *umschriebene Hyperämien* bzw. *punktförmige Hämorrhagien ("worm eaten mucosal pattern")*, Schwellung des Darmes, des Mesenteriums und der Lymphknoten. Ähnlich kann die Yersiniose oder die Darmtuberkulose verlaufen (wichtige Differentialdiagnosen). In *späteren Stadien* nimmt die Dicke der Darmwand zu, erreicht eine starre, lederartige Konsistenz und kann zu *fibrotischen Einengungen* des Lumens führen (Abb. 42.2). *Fissurale tiefe Ulzerationen*, die in die Submukosa und *transmural* reichen, können zu *Abszessen* und *Fistelbidungen* führen. Häufig zeigt die Mukosa durch Pseudopolypenbildung ein sog. *Pflastersteinrelief* („cobble-stones"): Es handelt sie dabei um eine nahezu klassische Schleimhautver-

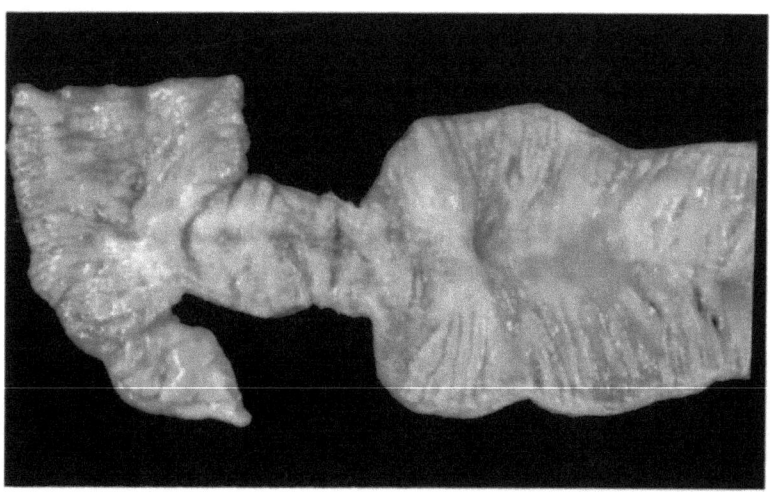

Abb. 42.2. Operationspräparat: terminales Ileum, ausgeprägte fibrosierende Entzündung mit polsterartiger Verdickung der Schleimhaut und prästenotischer Dilatation. (Mit freundlicher Genehmigung von Herrn Priv.-Doz. Dr. A. v. Herbay, Pathologisches Institut der Universität Heidelberg)

änderung mit unterschiedlicher Häufigkeit (bis 25%). Sie sind häufiger im Dünn- als im Dickdarm anzutreffen. Entsprechend der *diskontinuierlichen, segmentalen* oder *multisegmentalen* Ausbreitung der Entzündung finden sich zwischen Crohn-Segmenten *makroskopisch unauffällige Darmabschnitte* („skip lesions"). Seltener als bei der Colitis ulcerosa (Kap. 43) finden sich als Folge der chronischen ulzerierenden Entzündung polypöse Schleimhautveränderungen in Form *entzündlicher (Granulations)polypen, sog. Pseudopolypen* (Schleimhautinseln in Ulkusarealen) oder *filiformer Polypen*.

Epitheloidzellige Granulome in der Darmwand und in den regionalen Lymphknoten gelten weitgehend als krankheitstypisch, sind jedoch *keineswegs Crohn-spezifisch oder pathognomonisch*. Sie werden auch bei Infektionen mit Campylobacter jejuni, Chlamydia trachomatis, Mykobacteriosen (z. B. TBC), Divertikulitis, M. Whipple oder chronischen Ischämiereaktionen (ischämisch-granulomatöse Kolitis) gefunden. Zudem werden Granulome in Biopsaten aus befallenen Dickdarmabschnitten nur in bis zu 40% gefunden. Sie finden sich meist in tieferen Schichten der Darmwand (Subserosa > Submukosa > Mukosa > Muscularis propria), was ihre diagnostische Wertigkeit in Frage stellt.

Ein typisches Granulommuster („*Crohn-Granulom*") wie bei der Sarkoidose (Granulome ohne zentrale Nekrose) oder der Tuberkulose (Granulome mit zentraler Nekrose) gibt es nicht. Es handelt sich meist um kleine Ansammlungen von histiozytären Zellen (Abb. 42.3).

42.4
Klinik und Verlauf

Die *unterschiedlichen Verlaufsformen* sowie die zahlreichen möglichen Manifestationen führen auch zu unterschiedlichen klinischen Erscheinungsbildern. Lokalisation des Entzündungsprozesses, seine Ausdehnung, Aktivität sowie seine Beziehung zu den Nachbarorganen bedingen letztendlich die Symptome. Klinisch unterschieden werden (Leitlinien der DGVS 1997):

- *akuter Schub* (leicht, mittelschwer, schwer), der *primär* durch die klinische Symptomatik und Laborwerte (BSG, CRP, Hb, Hkt, Thrombozyten, Leukozyten) definiert wird. Bildgebende Verfahren sind mit Ausnahme der Stenosediagnostik zunächst von sekundärer Bedeutung (Endoskopie mit/ohne Histologie, Sonographie, Computertomographie, Enteroklysma),
- *chronisch aktiver Verlauf,* bei Persistenz der Symptome über 6 Monate und anhaltend pathologischen Laborwerten,
- *steroidabhängiger Verlauf,* wenn 10 mg oder mehr Predniso(lo)n für eine anhaltende Remission notwendig sind,
- *steroidrefraktärer Verlauf,* wenn nach einer Akuttherapie und fortgesetzter Steroidgabe die klinische Symptomatik durch anhaltend hohe Steroidgabe nicht zu durchbrechen ist,
- *Remission,* die nach den gleichen Kriterien wie ein akuter Schub definiert wird. Auch hier sind laborchemisch nur BSG, CRP, Hb, Hkt, Thrombozyten und Leukozyten relevant (nicht Neopterin, Zytokine oder fäkales α_1-Antitrypsin).

Das *endoskopische Ansprechen* stellt *keinen Therapieparameter* dar.

Typischerweise beginnt der M. Crohn beim jungen Erwachsenen mit Müdigkeit, Gewichtsverlust, Schmerzen im rechten Unterbauch und Durchfällen (meist ohne Blut). Fieber, Anorexie, Übelkeit und Erbrechen können ebenfalls bestehen. Nicht selten manifestiert sich die Erkrankung auch ohne Durchfälle.

Ein *mechanischer Ileus* kann als *Erstmanifestation* ebenso auftreten wie *Fistelbildungen* im Perianalbereich. Zu Beginn der Erkrankung finden sich Analfisteln bereits bei 16%, im späteren Verlauf sind sie gar bei bis zu 50% der Patienten nachweisbar. Neben klassischen Analfisteln, finden sich perianale Ulzerationen, entzündete Hautfalten („skin tags") perianale Abszesse und Fissuren im Analbereich. Harnwegsinfekte durch enterovesikale Fistelbildungen, rechtsseitige Ureterabflußstörungen mit Hydronephrose durch die entzündliche Reaktion im rechten Unterbauch. Oftmals besteht ein *Malabsorptionssyndrom* (Tabelle 42.6).

42.4.1
Extraintestinale Manifestationen

Extraintestinale Manifestationen des M. Crohn (Tabelle 42.7) sind ähnlich wie bei der Colitis ulcerosa

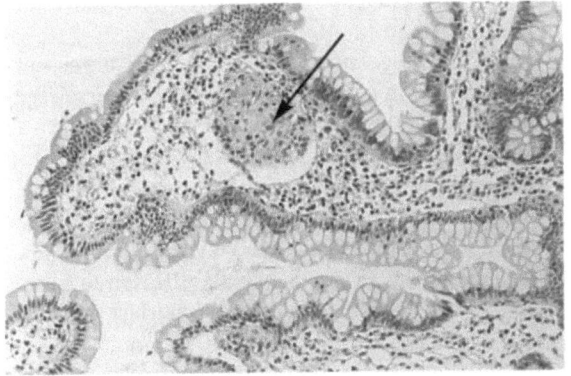

Abb. 42.3. M. Crohn. Submuköses Granulom mit Riesenzelle (*Pfeil*). (HE-Färbung 100:1). (Mit freundlicher Genehmigung von Herrn Priv. Doz. Dr. G. Hermann, Institut für Pathologie der Univ.-Klinik Frankfurt am Main)

Tabelle 42.6. Initialsymtome von CED

	M. Crohn [%]	Colitis ulcerosa [%]
Durchfälle	49,5	96,4
Blutbeimengungen	27,3	89,3
Schmerzen	86,9	81,3
Allgemeines Unwohlsein	81,7	40,2
Gewichtsverlust	59,6	38,4
Arthralgien	29,2	27,7
Fieber	24,7	20,5
Hautveränderungen	14,2	15,2
Appetitlosigkeit	18,7	11,6
Ophthalmopathien	3,8	7,1
Übelkeit	28,1	6,3
Erbrechen	20,2	4,5
Abszesse	25,8	3,6
Fisteln	39,3	3,6
Lymphknotenschwellungen	2,6	1,8

Tabelle 42.7. Extraintestinale Komplikationen und ihre Symptome bei chronisch entzündlichen Darmerkrankungen (Kap. 59–64)

Gelenke	Polyarthritis, Monarthritis, Sakroiliitis
Haut	Erythema nodosum, Pyoderma gangrenosum
Leber	Chronisch aktive Hepatitis
Gallenwege	Primär sklerosierende Cholangitis (PSC), Cholelithiasis, Pericholangitis
Augen	Iridizyklitis, Uveitis
Nieren	Glomerulonephritis, interstitielle Nephritis, Nephrolithiasis
Lunge	Alveolitis, Lungenfibrose
Knochen	Osteopenie, Osteoporose

(Kap. 43) und finden sich bei 10–20% der Patienten. Oftmals liegt eine Korrelation mit der Krankheitsaktivität vor oder sie gehen einem erneuten Schub voraus. So findet sich bei 7–8% eine *Arthritis* (Kap. 62), in ca. 3% der Fälle ein *Erythema nodosum,* ein *Pyoderma gangraenosum* in 1–2% und eine *Iridozyklitis* in 0,2% (Kap. 61). Ca. 3% der Patienten entwickeln bei HLA-B27-Positivität eine *ankylosierende Spondylitis* (Kap. 62). Weiterhin finden sich Beteiligungen von Leber (Kap. 56), Pankreas (Kap. 58), Lunge (Kap. 63), Nieren (Kap. 60).

42.4.2
Intestinale Komplikationen

Neben darmassoziierten und in der Regel zum Ausmaß der Krankheitsaktivität auftretender extraintestinalen Manifestationen, kommt es im weiteren Verlauf der Erkrankung neben dem Auftreten intestinaler *Komplikationen* des Entzündungsprozesses (Fistelbildungen, Abszessperforationen, toxisches Megakolon) oft auch zur Einbeziehung von Nachbarorganen:

- durch *erhöhten enteralen Gallensäurenverlust* mit Verkleinerung des Gallensäurenpools ist das *Risiko der Gallensteinbildung* um den Faktor 5 erhöht (Kap. 58). Zugleich haben Patienten mit M. Crohn erheblich häufiger *Nierensteine.* Es handelt sich dabei fast ausschließlich um *Oxalatsteine,* die durch eine *enterale Hyperoxalurie* hervorgerufen werden. Der Patient mit M. Crohn – insbesondere bei Bestehen eines Gallensäurenverlustsyndroms – resorbiert Oxalsäure übermäßig (Kap. 60).
- *Stenosen* mit *Subileuszuständen,* insbesondere im terminalen Ileum, sind *eine häufige Komplikation* und treten bei ca. 20–30% der Patienten im Verlauf der Krankheit mindestens einmal auf. Im Initialstadium ist die *Einengung des Dünndarmsegments* durch den entzündliche Prozeß ausgelöst, im späteren Verlauf durch *fibröse Strikturen.* Nach initialer Kortikoidtherapie ist nicht selten eine elektive Operation notwendig.
- *Viszeroviszerale Fisteln* variabelster Lokalisation sind eine *klassische Komplikation* des M. Crohn. Sie entstehen zwischen verschiedenen Darmabschnitten, meist im Bereich des unteren Dünndarms (*enteroenterisch*), aber auch von einem Darmabschnitt zur Blase (*enterovesikal*), zur Vagina (*enterovaginal*) oder zur Haut (*enterokutan*) entstehen. Im Bereich einzelner Fisteln und verbackener Darmschlingen können sich *Abszesse* ausbilden, die dann zu fieberhaften Krankheitsverläufen u. U. bis zum Auftreten eines septischen Krankheitsbildes führen können. Vereinzelt wurden auch Abszeßbildungen in der Leber beschrieben. Viszeroviszerale Fisteln stellen eine der wichtigsten Operationsindikationen dar.
- *Perforationen* in die freie Bauchhöhle sind selten, da die Umgebung des Darmes meist stark verwachsen sind. *Blutabgänge* mit den Stuhl treten bei alleinigem *Dünndarmbefall* selten auf und lassen an einen gleichzeitigen Befall des Kolons oder Rektums denken. Unklares Fieber und unklarer Gewichtsverlust lassen auch an ein *Malignom* denken.
- *Toxisches Megakolon:* bei Befall des Kolons entwickelt sich in 4–6% der Fälle ein *toxisches Megakolon.* Aufblähung des Abdomens, Verminderung der Darmgeräusche, Fieber, Leukozytose, bis hin zur toxischen Enzephalopathie sind wegweisende Symptome. Oftmals finden sich eine übermäßige antidiarrhöische Therapie (Opiate) oder gar eine Koloskopie im akuten Schub als auslösende Faktoren. In der Regel muß auch hier operiert werden.
- *M. Crohn-assoziierte maligne Tumore:* zu den möglichen Spätfolgen eines M. Crohn gehören gastrointestinale Karzinome, die sich auch außerhalb der typischerweise befallenen Crohn-Segmente befinden können. Exakte Daten zu Inzidenz und Prävalenz fehlen. Zwar haben einzelne epi-

demiologische Feldstudien ein signifikant erhöhtes Krebsrisiko aufgezeigt, die sich in anderen Studien nicht bestätigen ließen. Die *Prävalenz* von M. Crohn assoziierten *kolorektalen Karzinomen* liegt in allen klinischen Serien unter 1% aller M. Crohn Patienten. *Die begrenzte statistische Evidenz sollte dennoch, insbesondere in Anbetracht der bekannten Unschärfen bei der Abgrenzung von Colitis Crohn zur Colitis ulcerosa, kein Anlaß sein, Patienten mit M. Crohn-Kolitis aus der Risikofürsorge auszuschließen.*

- *Dünndarmkarzinome* werden häufiger beobachtet als kolorektale Karzinome. Sie finden sich in 30–40% in ausgeschalteten, aber in situ belassenen Darmschlingen. Bei analen und *perianalen Manifestationen* können sich vermehrt *Plattenepithelkarzinome* und *Karzinome* im Bereich der anorektalen Region entwickeln.
- *Rezidive nach Darmresektionen.*

42.4.3
Fertilität und Schwangerschaft

Fertilitätsstörungen

Ob die Erkrankung selbst zu *Fertilitätsstörungen* führt, bleibt nach wie vor umstritten. Neuere Untersuchungen widerlegen die lang gehegte Meinung, daß es bei Frauen mit Befall des Kolons zu Störungen der Fertilität kommt. Die oftmals in Abhängigkeit vom Aktivitätsindex der Erkrankung beschriebene sekundäre Amenorrhö ist wohl eher auf die gleichzeitige Einnahme von Salazosulfapyridin zurückzuführen. Auch die männliche Fertilität ist im allgemeinen durch die Erkrankung nicht beeinträchtigt. Allerdings können Abszesse und Fisteln im kleinen Becken zu Erektions- und Ejakulationsstörungen führen. Da die in ca. 90% der Fälle unter Einnahme von *Salazosulfapyridin* beschriebene Änderung der *Spermienzahl, -beweglichkeit* und *-morphologie* einzig auf die Sulfonamidkomponente zurückzuführen ist, kann in diesem Fall auf ein sulfonamidfreies 5-ASA-Präparat umgestellt werden.

Schwangerschaft und Stillzeit

Im Gegensatz zur Colitis ulcerosa weisen neuere Daten bei Patientinnen mit *aktivem* M. Crohn unabhängig vom Befallsmuster eine höhere Rate von Spontanaborten auf. Eine z.T. unbegründete Furcht vor einer medikamentösen Schädigung der Frucht führt leider all zu häufig zum Absetzen der Therapie. Unter der Einnahme von *Salazosulfapyridin* kam es zu keiner erhöhten Rate von Spontanaborten, erniedrigten Geburtsgewichten oder Anomalien des Fetus.

Es sollte allerdings auf eine ausreichende *Folatsubstitution* geachtet werden. Auch die lange diskutierte teratogene Wirkung von *Metronidazol* gilt nach neueren Untersuchungen mehr als umstritten. Die unter der Einnahme von *Kortikoiden* berichteten erniedrigten Geburtsgewichte sind in erster Linie auf den zum Zeitpunkt der Einnahme erhöhten Aktivitätsgrad der Erkrankung und wohl kaum auf eine direkte Medikamentenwirkung zurückzuführen. Bei einer bestehenden Therapienotwendigkeit sollte daher aus den genannten Gründen keines der Medikamente abgesetzt werden. Auf die Gabe klassischer Immunsuppressiva (Azathioprin, 6-Mercaptopurin, MTX) sollte mangels Daten allerdings weiterhin verzichtet werden.

Metronidazol geht in einem hohen Prozentsatz in die *Muttermilch* über. Im Serum der gestillten Kinder können bis zu $1/5$ des Blutspiegels der Mutter gemessen werden. Während des *Stillens* darf Metronidazol daher nicht gegeben werden. Dagegen können sowohl *Sulfapyridin* als auch *Glukokortikoide* während des Stillens ohne Schaden für das Kind eingenommen werden.

Der Einfluß der Schwangerschaft auf den Krankheitsverlauf

Art der zugrunde liegenden chronisch-entzündlichen Darmerkrankung, Krankheitsaktivität zum Zeitpunkt der Konzeption aber auch psychologische Faktoren bestimmen letztendlich der Krankheitsverlauf während einer Schwangerschaft. Liegt zu Beginn der Schwangerschaft eine Remission vor, so kommt es unabhängig vom Befallsmuster bei ca. 75% der Patientinnen zu keiner Exazerbation der Erkrankung, was der jährlichen Rate gleichaltriger nichtschwangerer Patientinnen entspricht. Von Spontanremissionen im Verlauf der Schwangerschaft wurde berichtet. Im Gegensatz zur Colitis ulcerosa ist die Rate der Erstmanifestationen eines M. Crohn während einer Schwangerschaft deutlich geringer. Widersprüchliche Daten liegen für eine höhere Rate von Rezidiven in den ersten Monaten nach der Geburt vor. Die Angaben schwanken von 15% bis zu 40% für die ersten 3 Monate. Psychologische Faktoren dokumentieren sich in der Beobachtung, daß ungewollte Schwangerschaften im Vergleich zu (lang) ersehnten Schwangerschaften eine signifikant höhere Rezidivrate (39% vs. 12%) aufweisen.

42.5
Diagnostik

Die *Aktivität* des M. Crohn – Schwere des akuten Schubs und Remission – wird primär durch die *klini-*

Tabelle 42.8. Röntgenbefunde bei Colitis ulcerosa und M. Crohn

Röntgenbefunde	Colitis ulcerosa	M. Crohn
Verlust der Haustrenbildung	typisch im Frühstadium mit Befall distaler Abschnitte	nur bei ausgedehntem Befall
Schrumpfung und Verengung	typisch bei chronischem Verlauf	fehlen
große Schleimhautulzera	multipel, ca. 1 mm Durchmesser, gelegentlich Kragenknopfulzera	Spiculae – rosendornartig mit tiefen linearen Strichen parallel zur Schleimhautoberfäche (bei Bariumsulfat Kontrastmitteluntersuchung)
Lokalisation der Erkrankung	Rektum und distales Kolon mit kontinuierlicher strumpfartiger proximaler Ausdehnung, uncharakteristisch erweitertes Ileum	noduläres oder stenotisches distales Ileum, Befall anderer Segmente mit dazwischenliegenden Abschnitten normaler Schleimhaut
atypischer Befall	selten	typisch transmuraler Befall und Wanddefekte („Pflastersteinrelief") nur auf einer Seite
Fisteln und Fissuren	ungewöhnlich	Analfisteln und Fisteln zwischen verschiedenen Darmschlingen sind häufig

schen Symptome und *Labordiagnostik* bestimmt, während die endoskopische Diagnostik und bildgebende Verfahren für die (Primär)diagnostik und Ausdehnung der Erkrankung von Bedeutung sind (Tabelle 42.8).

Bei der *körperlichen Untersuchung* besteht oft eine Schmerzempfindlichkeit im rechten Unterbauch, es läßt sich oft eine *walzenförmige Resistenz* tasten. Bei der Auskultation des Abdomens lassen sich häufig Hinweise für das Vorliegen eines Ileus erfassen: Preßstrahlgeräusche und „klingende" Darmgeräusche bei mechanischem Ileus. Die erste wegweisende diagnostische Information gibt die *Sonographie* (Kap. 18): Darmwandverdickung, Stenosen, prästenotische Darmdilatation, Abszesse und Fisteln. Da die Hauptlokalisation das terminale Ileum ist (in 80 % mitbeteiligt), sollte grundsätzlich eine *Koloileoskopie* als nächste diagnostische Maßnahme erfolgen. Aus den befallenen Arealen des Darms sind *multiple Biopsien* zu entnehmen, um den wichtigen Granulomnachweis zu führen. Makroskopischer Befund und klinische Symptomatik sind diagnoseweisend. Zeigt die Koloileoskopie keine Veränderungen im Kolon und terminalen Ileum, sollte ein *Enteroklysma nach Sellink* (Röntgendarstellung des Dünndarms mit Applikation verdünnten Bariumkontrastmittels) erfolgen (Kap. 19). *Szintigraphische Methoden* nehmen lediglich in der Lokalisationsdiagnostik von entzündlichen Prozessen (z. B. unklarer Abszeß) einen breiteren Raum ein (Kap. 21).

Der *klinische Schweregrad* wird nach sog. *Aktivitätsindices* bestimmt; am bekanntesten ist der *CDAI* („Crohns disease activity index" nach Best), der im wesentlichen subjektive und klinische Parameter umfaßt (Tabelle 42.9).

Labordiagnostik

Es gibt derzeit keinen für CED spezifischen Laborparameter, und auch eine Differenzierung zwischen M. Crohn und Colitis ulcerosa ist bis dato nicht möglich. Dennoch nehmen Laborparameter in der Beurteilung der *Krankheitsaktivität* und in der Voraussage eines möglichen *Rezidivs* eine herausragende Stellung ein. Neben der Bestimmung von *Akutphaseproteinen* (CRP, BSG) im Serum sowie Hb/Hkt und Thrombozyten in der Erfassung eines akuten Schubes, wird in der Verlaufskontrolle zunehmend *fäkalen Parametern* (α_1-Antitrypsin, Lysozym, PMN-Elastase, sekretorisches IgA) Aufmerksamkeit geschenkt. Insbesondere die Bestimmung des fäkalen α_1-Antitrypsin (AAT) hat in der Verlaufskontrolle und möglicherweise auch in der Frühdiagnostik eines Rezidivs heute bereits einen festen Platz eingenommen. Demgegenüber scheint der Erfassung der intestinalen Permeabilität aufgrund der methodischen Vielfalt und einer doch sehr inkongruenten Aussagekraft der einzelnen Methoden in der Routinediagnostik der CED zunehmend eine untergeordnete Rolle zuzukommen (Kap. 15).

Weitere laborchemische Parameter im Zusammenhang mit Mangelsymptomen infolge der gestörten Darmfunktion sind: Anämie, erniedrigte Serumkonzentrationen von Vitamin B_{12}, Folsäure, Kalzium, Magnesium, Kalium, Eisen, Zink, Vitamin A und Vitamin D. Die *Anämie* ist häufig durch erhöhten intestinalen Blutverlust, aber auch mit Vitamin B_{12}- und/oder Folsäuremalabsorption bzw. Eisenmangel zu erklären.

Tabelle 42.9. Aktivitätsindex bei M. Crohn (CDAI nach Best)

1	Anzahl der weichen Stühle in der letzten Woche	( ) × 2 =
2	Grad der Bauchschmerzen (Summe über eine Woche)	( ) × 5 =
3	Allgemeinbefinden (Summe über eine Woche)	( ) × 7 =
4	Andere mit Morbus Crohn assoziierte Symptome	
	Gelenkschmerzen Arthritis = 1	( )
	Erythema nodosum = 1	( )
	Stomatitis aphtosa = 1	( )
	Andere Fisteln = 1	( )
	Temperaturen > 37.5 °C in der letzten Woche = 1	( )
	Iritis, Uveitis = 1	( )
	Pyoderma gangränosum = 1	( )
	Analfissur, -fisteln = 1	( )
	Abszesse = 1	( )
	Summe der zutreffenden Punkte	( ) × 20 =
5	Symptomatische Durchfallbehandlung	( ) × 20 =
6	Resistenz im Abdomen	( ) × 10 =
7	Hämatokrit (Frauen: 42 – Hkt.) (Männer: 47 – HKt.)	( ) × 6 =
8	Gewicht ( ) (1-[Gewicht/Standardgewicht]) Standardgewicht ( )	( ) × 100 =
	Aktivitätsindex[a] (Summe)	=
	Bewertung: CDAI > 150 = akuter Schub	

[a] Ein Aktivitätsindex von > 150 Punkten signalisiert eine *aktive Erkrankung*, die einer Behandlung bedarf. CDAI-Werte > 300 weisen auf einen *schweren akuten Schub* hin. Eine Änderung des CDAI um 60 Punkte im Vergleich zur Voruntersuchung wird als signifikante Änderung bewertet. Als Vorteil des CDAI wird die rasche Erstellung unter Einbeziehung von nur einem Laborwert (Hkt) erachtet, nachteilig gilt die hohe subjektive Wichtung durch den Patienten.

Tabelle 42.10. Mikrobiologische Diagnostik bei Verdacht oder Exazerbation einer chronisch-entzündlichen Darmerkrankung. (Nach Heesemann und Karch 1993)

Stuhl/Darmbiopsie Kultivierung von:	Salmonella spp., E. coli (enterohämorrhagische E. coli, EPEC), Yersinia spp., Campylobacter spp., Shigella spp., Clostridium difficile, Mycobacterium spp., Chlamydia spp.
Mikroskopie:	Färbungen nach Gram, Giesma, Ziehl-Neelsen, Dieterle, Lugoll, Auramin
Toxinnachweis	Verozellkultur
Gennachweis	Polymerasekettenreaktion (PCR) (Yersinia, E. coli, Campylobacter, Mycobacterium spp. u. a.)
Serum Antikörpernachweis	Immunoblot, ELISA gegen Yersinia, Campylobacter u. a.

Mikrobiologische Untersuchungen

Infektiös bedingte Enterokolitiden können in der Akutphase klinisch und endoskopisch einen M. Crohn oder eine Colitis ulcerosa maskieren. So wird beispielsweise in 5% der Yersinieninfektionen beim Erwachsenen eine rezidivierende Ileitis mit M. Crohn-ähnlichem Krankheitsbild beobachtet (Kap. 27). Diese Form kann klinisch und histopathologisch nicht vom M. Crohn unterschieden werden (s. Differentialdiagnosen). Zudem sollte bei einer erneuten Exazerbation der Erkrankung stets an eine bakterielle Superinfektion gedacht werden. In neueren Studien wurde verstärkt darauf hingewiesen, daß die Anzucht oder der indirekte Nachweis (mikroskopisch nach Spezialfärbungen) von darmpathogenen Erregern aus Darmbiopsien deutlich effizienter ist als aus Stuhlproben. So konnten bei Patienten mit Verdacht auf Appendizitis nur 50% der Salmonellen- bzw. Campylobacter-Isolate und 80% der Yersinia-Isolate aus Stuhlproben im Vergleich zu Darmbiopsien angezüchtet werden (Tabelle 42.10).

42.5.1
Differentialdiagnostik

Differentialdiagnostik bei Befall des Dünndarms

Neben dem Ausschluß infektiöser Erkrankungen wie der *Yersinienenterokolitis* (Kap. 27) und parasitär bedingter Diarrhöen wie der *Amöbiasis* (Kap. 28) steht in Gebieten mit häufiger Darmtuberkulose diese Differentialdiagnose im Vordergrund. Befallen ist meist die Ileozäkalregion. Neben einem positiven Tuberkulose-Test und pulmonaler Manifestation stellen *zentralverkäsende* Granulome sichere differentialdiagnostische Kriterien dar. Fisteln schließen eine Darmtuberkulose nicht aus. Systemische *Vaskulitiden* und *Kollagenosen* führen im Bereich des Dünndarmes gelegentlich ebenfalls zu M. Crohn ähnlichen Schleimhautveränderungen und sollten in die differentialdiagnostischen Überlegungen mit einbezogen werden (Kap. 61). Auf die differentialdiagnostische Bedeutung der *akuten Appendizitis* bei jüngeren Patienten wurde bereits hingewiesen. Dagegen stellt die akute *Divertikulitis* im mittleren und höheren Lebensalter eine ähnlich wichtige Differentialdiagnose dar. Insbesondere bei jungen Frauen sollten bei akuter Schmerzsymptomatik im rechten Unterbauch das Vorliegen *einer ektopen Schwangerschaft*, entzündlich veränderte *Ovarialzysten*, *Endometriosen* und entzündliche Prozesse im kleinen Becken ausgeschlossen werden.

Differentialdiagnostik bei Befall des Dickdarmes: M. Crohn vs. Colitis ulcerosa

In den meisten Fällen bereitet die Differentialdiagnose zwischen M. Crohn des Kolons und Colitis ulcerosa unter Zuhilfenahme der genannten klinischen, radiologischen, endoskopischen und histopathologischen Kriterien keine Schwierigkeiten. Im Gegensatz zur Colitis ulcerosa ist beim M. Crohn des Dickdarms in 70% bis 85% der Fälle auch der Dünndarm betroffen. Meist handelt es sich um einen rechtsseitigen Kolonbefall, das Rektum ist in mehr als 75% nicht befallen (bei CU 100%). Gehört rektaler Blutabgang nahezu regelhaft zum klinischen Bild einer akuten Colitis ulcerosa, trifft dies bei M. Crohn nur in ca. 25% der Fälle zu. Das Vorliegen vom *Fistelbildungen* und/oder *Abszessen* schließt eine CU aus. Eine infektiöse Darmerkrankung muß auch hier ausgeschlossen werden (Infektionsserologie, mikrobielle Stuhluntersuchung).

42.6
Therapie

Bis heute ist der M. Crohn weder durch medikamentöse noch durch chirurgische Maßnahmen heilbar. Ziel aller *konservativen* (medikamentösen) Maßnahmen ist es, Schwere und Dauer eines entzündlichen Schubes zu reduzieren, das Auftreten von Rezidiven zu verhindern und krankheits- oder therapiebedingte Mangelzustände auszugleichen. *Chirurgische* Maßnahmen haben ihre Indikationen beim Auftreten von *Komplikationen* wie Stenosen, Fistelbildungen oder Abszessen und bei fehlender Wirksamkeit konservativer Maßnahmen.

Vor Therapiebeginn sollten wenn möglich Daten über Art, Ausdehnung sowie Aktivitätsgrad der Erkrankung vorliegen, da sich sowohl die Art als auch die galenische Zufuhr der Medikamente nach Ausdehnung und Aktivität der Erkrankung richten. Als therapeutisch problematisch erweisen sich *Steroidabhängigkeit* (d. h. >10 mg Prednisolon sind für eine stabile Remission notwendig und mindestens zwei Reduktionsversuche sind innerhalb von 6 Monaten gescheitert) sowie *steroidrefraktäre Verläufe* (d. h. nach Ablauf der Akuttherapie und fortgesetzter Steroidgabe ist die klinische Symptomatik trotz anhaltend hoher Steroidgaben nicht zu durchbrechen).

42.6.1
Medikamentöse Therapiemöglichkeiten

Die medikamentöse Therapie des M. Crohn ist weitestgehend uniform und schematisch. Als Basistherapeutika dienen Steroide und 5-Aminosalicylsäurepräparate (5-ASA, SASP) sowie eine gezielte ernährungstherapeutische Intervention im akuten Schub. Zusätzlich werden Antibiotika (Metronidazol, Ciprofloxacin) und klassische Immunsupressiva wie Azathioprin, Cyclosporin und neuerdings auch Methotrexat eingesetzt (Tabelle 42.11).

Kortikosteroide

Seit der ersten plazebokontrollierten Studie an 210 Patienten zur Wirksamkeit von Kortison in der Behandlung von Colitis ulcerosa (Kap. 43) durch True-

Tabelle 42.11. Therapeutische Möglichkeiten bei chronisch entzündlichen Darmerkrankungen. (Nach Schölmerich 1996)

	M. Crohn	Colitis ulcerosa
Medikamente		
Prednisolon	+	+
SASP	−	+
5-ASA (Mesalazin)	(+)	+
Azathioprin	+	(+)
Methotrexat	+	?
Cyclosporin A	−	(+)
Metronidazol	+	−
Ciprofloxacin	(+)	(+)
lokale Stereoide	+	+
Andere		
parenterale Ernährung	+	−
enterale Ernährung	+	−
Substitution	+	(+)
symptomatische Therapie	(+)	+
Psychotherapie	(−)	(−)
Operation		
kurative Resektion	−	+
Resektion	+	−
Beseitigung von Komplikationen	+	(+)

love und Witts, sind Glukokortikoide auch unverzichtbarer Bestandteil in der Therapie von M. Crohn und Colitis ulcerosa. Waren in den ersten Jahren vor allem Kortison und ACTH Bestandteil der Therapie, so haben sich heute aufgrund der deutlich geringeren mineralokortikoiden Wirkung Predniso(lo)n und Methylprednisolon als Standardsubstanzen etabliert.

Kortikosteroide hemmen sowohl spezifische als auch unspezifische Immunreaktionen. Ihre *entzündungshemmende und immunsuppressive Wirkung* betrifft sowohl frühe (Freisetzung von Entzündungsmediatoren, Vasodilatation, Erhöhung der vaskulären Permeabilität, Granulozyteninfiltration) als auch späte (Aktivierung von Fibroblasten, Gefäßproliferation) Schritte der Entzündung. Glukokortikoide diffundieren passiv und möglicherweise auch aktiv über die Plasmamembran in die Zellen. Im Zytoplasma binden sie an die C-terminale Hormonbindungsdomäne des zytosolischen Glukokortikoidrezeptors (GR). Dies führt zur Dissoziation inhibitorischer Hitzeschockproteine (HSP 90) mit nachfolgender Aktivierung des GR. Nach Ausbildung eines Homodimers diffundieren dann jeweils zwei GR in den Zellkern und induzieren die Synthese zellspezifischer mRNA. Intrazytoplasmatische GR wurden in nahezu allen immunkompetenden Zellen aber auch in Epithelzellen der Lunge und des Darmes nachgewiesen. Glukokortikoide induzieren so u.a. die Synthese von *Lipokortin*, einem Inhibitor der *Phospholipase A_2*, wodurch die Bildung von Prostaglandinen und Leukotrienen in den einzelnen Entzündungszellen gehemmt wird, sie führen zu einer deutlichen Abnahme der Leukozyteninfiltration in entzündetes Gewebe, sie hemmen die Freisetzung von Histamin aus Mastzellen und Basophilen und hemmen die Phagozytenaktivität der Makrophagen.

Die *Nebenwirkungen* einer Kortikoidtherapie hängen ab von der *Dosis und Dauer* der Therapie. *Akut* kommt es oftmals neben *zentralnervösen* Nebenwirkungen wie Schlaflosigkeit, Euphorie und (schizoaffektiver) Psychosen zu Störungen des *Glukosestoffwechsels* und der Elektrolytregulation (Kaliumverluste, Natriumretention, Ödembildung). Die chronische Einnahme von Kortikosteroiden führt je nach Dosis zum Auftreten unterschiedlichster Facetten aus dem klinischen Bild des *Cushing-Syndromes*. Die *Osteoporose* ist eine häufige und schwerwiegende Nebenwirkung bei einer lang andauernden Kortikoidgabe. Glukokortikoide hemmen die Knochenneubildung und stimulieren die Knochenresorption (Kap. 64). Bei 1% kann es nach langfristiger Steroideinnahme zum Auftreten einer *aseptischen Knochenekrose* kommen.

Die zahlreichen Nebenwirkungen einer systemischen Kortikoidtherapie führten zur Entwicklung *topisch applizierbarer* (rektale Verabreichung bei Befall des Rektosigmoids und Kolon descendens) und neuerdings topisch wirksamer oraler Kortikoide (Budesonid). Es ist jedoch davon auszugehen, daß bis zu 25% der rektal verabreichten Kortikoide resorbiert werden und somit neben einem lokalen Effekt auf die Kolonschleimhaut auch systemische (Neben-)wirkungen zu erwarten sind.

Aminosalicylate (5-ASA, SASP)

5-Aminosalicylate (5-ASA, SASP, Olsalazin) werden seit Jahrzehnten in der Behandlung chronisch-entzündlicher Darmerkrankungen eingesetzt. Während Salazosulphapyridin (SASP) sowohl bei M. Crohn und Colitis ulcerosa in der Behandlung von Entzündungen distal terminalen Ileums einen festen Platz einnimmt, eignet sich 5-ASA auch zur Behandlung proximal gelegener Darmanteile.

Die *antiinflammatorische Wirkung* von 5-ASA beruht wahrscheinlich vor allem auf einer direkten Hemmung der 5-Lipoxygenase (5-LOX), dem Schlüsselenzym der Leukotriensynthese, und weniger, wie lange Zeit angenommen, auf einer Hemmung der Prostaglandinsynthese (Hemmung der Cyclooxygenase). Die Hemmung der 5-LOX durch SASP ist dabei 20 mal stärker als die durch 5-ASA. 5-ASA und seine Derivate sind darüber hinaus potente Radikalhemmer, entweder durch direkte Wechselwirkung (Scavenging) oder durch Hemmung radikalproduzierender Enzyme. Obwohl *toxische Sauerstoffradikale* wohl nur eine sekundäre Rolle spielen, hat ihre medikamentöse Hemmung vermutlich additive therapeutische Effekte.

Obwohl eine wesentlicher Therapievorteil der 5-ASA-Behandlung in einer gegenüber SASP deutlich geringeren *Nebenwirkungsrate* liegt, lassen sich dennoch eine Reihe vor allem *allergischer* weniger toxischer *Begleiteffekte* feststellen. Es wurden Fälle von *Pankreatitiden, Perimykarditiden, Nephritiden* bis hin zum *nephrotischen Syndrom* beschrieben. Bei eingeschränkter Nierenfunktion ist vor allem bei 5-ASA auf eine Dosisanpassung zu achten, da die Substanz zu toxischen Spiegeln akkumulieren kann. Hier ist dann eine Umsetzung auf SASP mit deutlich geringeren systemischen 5-ASA-Konzentrationen angezeigt.

Antibiotika

Beim Einsatz antibiotisch wirksamer Substanzen in der Behandlung des M. Crohn muß grundsätzlich unterschieden werden zwischen der Therapie der eigentlichen Grundkrankheit und der Therapie bakterieller Komplikationen wie einer Sepsis, Abszessen, Fistelbildungen oder dem toxische Megakolon. Für den primären Einsatz in der Therapie des M. Crohn liegen nur wenige z.T. unkontrollierte Studien an kleinen Gruppen vor.

Metronidazol gehört zur Gruppe der Nitroimidazole mit einer starken bakteriziden Wirkung gegen fast alle obligat anaeroben Bakterien (Clostridien und sporenlose Anaerobier) und Protozoen (Amöben, Trichomonaden, Lamblien). Trotz seiner antimikrobiellen Potenz bleibt die bakterielle Azo-Spaltung von SASP durch die Kolonflora erhalten. Zusätzlich zu den antimikrobiellen Effekten werden neuerdings auch direkte immunmodulierende Wirkungen diskutiert.

Neben seiner zweifelsfreien Wirksamkeit in der Behandlung septischer Komplikationen und bei der Behandlung von Fisteln weisen neuere Untersuchungen auch auf eine Wirksamkeit in der Primärbehandlung beim niedrig bis mäßig aktiven M. Crohn hin (20 mg/kg KG). Der dabei zugrunde liegende Wirkmechanismus ist noch unklar. Die allerdings hohe Rezidivrate nach Absetzen des Medikamentes läßt sich möglicherweise durch ein langsameres Ausschleichen reduzieren. (Zum peri- und postoperativen Einsatz von Metronidazol s. unten.)

Für eine Dauertherapie nachteilig erweisen sich die dosisabhängig (>1 g/Tag) auftretenden *Nebenwirkungen* wie Übelkeit, Erbrechen, Metallgeschmack, eine ausgeprägte Alkoholintoleranz, zentralvenöse Störungen (Schwindel, Ataxie) und vor allem eine *periphere Polyneuropathie* (mit Parästhesien). Letztere läßt sich durch Gabe von Thiamin (Vitamin B$_1$) deutlich bessern. Nach einer neueren Metaanalyse haben sich die auf tierexperimentellen Daten basierenden Bedenken bzgl. seiner potentiellen teratogenen Wirkung beim Menschen nicht bestätigt. So kann Metronidazol bei gegebener Indikation durchaus im ersten Trimenon einer Schwangerschaft eingesetzt werden.

Aufgrund histologischer Ähnlichkeiten und dem Nachweis von Mycobakterien wurden mehrere, meist unkontrollierte Studien mit Kombinationen von Streptomycin und Rifampicin bis hin zu Vierfachtherapien (Rifampicin, Ethambutol, Isoniazid, Pyrazinamid) durchgeführt. Die Resultate waren uneinheitlich, so daß zum gegenwärtigen eine *antituberkulostatische* Therapie des M. Crohn nicht empfohlen werden kann.

In zwei jüngst publizierten Studien wurde über den erfolgreichen Einsatz von *Ciprofloxacin* (2 mal täglich 0,5 g) berichtet. Insbesondere in Kombination mit Metronidazol wurde eine wesentliche Erhöhung der Remissionsrate erreicht.

Immunsupressiva

Azathioprin, 6-Mercaptopurin. Ausgehend von der Vorstellung, daß immunologische Mechanismen in der Pathogenese von Bedeutung sind, wurde Ende der 60er Jahre *Azathioprin* erstmals in die Therapie des M. Crohn eingeführt. In der überwiegenden Mehrzahl der seither durchgeführten Studien zeigte sich für beide Substanzen, daß bei etwa zwei Drittel der Patienten mit einem Therapieerfolg zu rechnen ist, wobei insbesondere die *Reduktion* der *Steroiddosis* und die Verbesserung des Fistelleidens im Vordergrund stehen.

Bei beiden Substanzen handelt es sich um *Purinanaloga*, die in die Purinnukleotidsynthese eingreifen. 6-Mercaptopurin (6-MP) ist ein schwefelhaltiges Adenin, das intrazellulär in *6-Thioinosinsäure* umgewandelt wird. 6-Thioinosinsäure hemmt die Glutamin-5-phospho-ribosylpyrophosphat-amidotransferase, das Enzym, das den ersten Schritt der Purinbiosynthese katalysiert. In geringem Umfang wird 6-MP auch direkt in die DNS eingebaut. Azathioprin wird über 6-MP ebenfalls zu Thioinosinsäure abgebaut. Nach oraler Gabe wird Azathioprin zu 88% resorbiert, 12% werden unverändert über den Darm ausgeschieden. Die Substanz wird in der Regel in einer Dosierung von 2 bis 2,5 mg/kg KG und Tag gegeben. Nach neueren Studien ist mit einer Wirkung der Substanz nur zu rechnen, wenn es zu einer mäßigen Leukopenie zwischen 3000 und 4000 pro nl kommt. Es bleibt allerdings anzumerken, daß der *Wirkungseintritt verzögert* erfolgt und in der Regel zwei bis drei Monate, gelegentlich auch längere Zeit in Anspruch nimmt. Deshalb sollte eine Therapie im akuten Schub stets in Kombination mit Glukokortikoiden erfolgen.

Die Häufigkeit von *Nebenwirkungen* wird mit bis zu 15% angegeben (Tabelle 42.12). Als häufigste Nebenwirkungen sind cholestatische Leberschäden, Pankreatitiden, Knochenmarksdepression und Allergien zu nennen. Dabei entwickeln bei einer Langzeittherapie mit Azathioprin (>12 Monate) ca. 5% der Patienten eine *Knochenmarksdepression*, bei ca. 1% kommt es zu schweren Leukopenien (<1000 Leukozyten/nl). Bedenken bzgl. einem erhöhten Tumorrisiko bei Langzeitanwendungen ließen sich nicht erhärten. Zu beachten ist weiterhin, daß durch Hemmung der Xanthinoxidase durch Allopurinol die Verstoffwechselung von 6-MP zu Mercaptoharnsäure gehemmt wird, was zur Akkumulation der Substanz führt. Bei gleichzeitiger Gabe von *Allopurinol* sollte daher eine *Dosisanpassung* erfolgen.

Im Jahr 1951 setzten Gubner und Mitarbeiter den Antimetaboliten *Aminopterin* erstmals in der Behandlung von Patienten mit rheumatoider Arthritis und Psoriasis ein. Seit Mitte der achtziger Jahre wird *Methotrexat (MTX)* in der Behandlung rheumatoider Erkrankungen in zunehmendem Maße eingesetzt, wenn andere Basistherapeutika wie Chloroquin, SASP oder Goldsalze versagen. In zwei neueren prospektiven Studien ließ sich erstmals auch bei Patienten mit M. Crohn durch MTX (25 mg i.v. 1 mal pro Woche) eine deutliche Abschwächung der Krankheits-

Tabelle 42.12. Nebenwirkungen der Therapie mit Immunsupressiva. (Stallmach 1996)

Azathioprin/6-Mercaptopurin	Cyclosporin	Methotrexat
Knochenmarksdepression mit Leukopenie, Thrombopenie oder Anämie	Nephrotoxizität, z. T. reversibel	Hepatotoxizität mit Entwicklung einer Leberfibrose oder -zirrhose
Hepatotoxizität	arterielle Hypertonie	Lungeninfiltrate und -fibrose, Pneumonitis (letale Verläufe)
Pankreatitis	Neurotoxizität mit Tremor, Parästhesien, selten Krampfanfälle	Depressionen, Psychosen
Myalgien	Hepatotoxizität	Exantheme, Haarausfall
Arthralgien	Hirsutismus	Knochenmarkdepression
Fieber	Gingivahyperplasie Thrombopenie	Nierenfunktionsstörungen

aktivität erzielen. Insbesondere profitierten Patienten, bei denen initial eine hochdosierte Kortikoidtherapie notwendig war. Somit könnte MTX neben Azathioprin eine alternative Therapieform in der Behandlung zumindest des chronisch aktiven M. Crohn darstellen.

Basierend auf größeren Studien zum Einsatz von MTX bei Patienten mit rheumatoider Arthritis ist bei bis zu 15 % mit dem Auftreten von *Nebenwirkungen* zu rechnen (Tabelle 42.12). Jedoch lassen sich insbesondere die gastrointestinalen Nebenwirkungen durch eine anfängliche ca. sechswöchige *intravenöse* bzw. *intramuskuläre* Gabe deutlich reduzieren, die durch die zeitgleiche Einnahme von 5 mg Folsäure weiter abgeschwächt werden können, ohne dabei die antiinflammatorische Wirkung nachteilig zu beeinflussen. Dennoch sollte unter Abwägung der Vor- und Nachteile gegenüber der Gabe von Azathioprin letztere nicht zuletzt aufgrund der längerfristigen Erfahrungen den Vorzug gegeben werden. Bei einer zusätzlichen extraintestinalen Symptomatik, insbesondere rheumatoide Beschwerden, wäre MTX allerdings zu bevorzugen.

Anfängliche, in mehreren unkontrollierten Studien gefundene positive Effekte von *Cyclosporin* (CsA) in der Behandlung chronisch aktiver und steroidrefraktärer Verläufe bei Patienten mit M. Crohn ließen sich in drei neueren großen kontrollierten Studien nicht bestätigen. Problematisch erwiesen sich die nicht unerheblichen Nebenwirkungen (Tabelle 42.12) wie auch eine gestörte Resorption der Substanz. Interessanterweise führte die *intravenöse* Gabe von CsA bei Patienten mit therapierefraktären Fisteln bei nahezu (88%) allen Patienten zu einer Besserung, in fast der Hälfte zum Verschluß der Fisteln. Darüber hinaus gibt es Hinweise, daß eine höhere (>5 mg/kg KG/Tag) intravenöse Gabe effektiv die klinische Aktivität eines steroidrefraktären Schubes bessert. Möglicherweise eignet sich die Substanz zur kurzzeitigen Remissionseinleitung bei schweren und/oder kortikoidrefraktären Schüben eines M. Crohn.

Über neuere Immunsuppressiva wie *FK 506* und *Mycophenolat* liegen derzeit nur wenige z. T. unkontrollierte Pilotstudien vor. Ob sie eine therapeutische Alternative bieten, bleibt abzuwarten.

42.6.2
Ernährungstherapie

Zahlreiche Patienten mit M. Crohn weisen Zeichen einer Mangelernährung auf, so daß eine Ernährungstherapie sinnvoll und indiziert ist. Eine Ernährungstherapie im akuten Schub mit einer chemisch oder nährstoffdefinierten Diät ist wirksam, allerdings der medikamentösen Therapie unterlegen. Wenn möglich sollte eine enterale Formuladiät appliziert werden, wobei die kostengünstigere nährstoffdefinierte Diät der deutlich kostenintensiveren, chemisch definierten Diät nicht unterlegen ist. Bei Kindern vermag eine supplementäre enterale Elementardiät die Remission zu erhalten (Tabelle 42.13).

Eine spezifische Diät für den Patienten mit M. Crohn gibt es nicht. Diäten mit Omega-3-Fettsäuren haben in einer Studie einen positiven Effekt auf die Remissionserhaltung gezeigt. Für besondere Situationen (Steatorrhö, Stenosen, Kinder, Malnutrition) gelten besondere Indikationen für eine Ernährungstherapie (Kap. 67–69).

42.6.3
Aktive Erkrankung

Einzige gesicherte Therapie des *aktiven* M. Crohn ist die Gabe von *Steroiden*. Die Remissionsrate unter Steroidtherapie liegt zwischen 70 und 80 %, und ist damit deutlich höher als die von 5-ASA haltigen Präparaten (40–50 %). Eine Kombinationstherapie von Sulfasalazin und 6-Methylprednisolon bringt gegenüber einer Monotherapie mit Methylprednisolon keinen weiteren Vorteil. Aufgrund einer deutlich geringeren Eiweißbindung ist die Gabe von Predni-

Tabelle 42.13. Ernährungstherapie bei M. Crohn (DGVS-Leitlinien 1997)

Es gibt keine spezielle „Crohn Diät",[a]
individuelle Unverträglichkeiten sollten berücksichtigt werden

Bei Beschwerden bzw. besonderen Situationen werden empfohlen
- laktosearme Kost bei Laktoseintoleranz
- MCT-Kost bei Steatorrhö
- ballaststoffreie Kost bei Stenosen

Mangelzustände (Vitamine, Spurenelemente) gezielt substituieren

Enterale chemisch definierte (Peptiddiät)/nährstoffdefinierte (polymere) Diäten[b]
- bei Kindern
- Malnutrition
- Stenosen

[a] Der Nutzen besonderer Kostformen („Leben ohne Brot", Fischdiät, Ausschlußdiät) ist nicht bewiesen.
[b] Die therapeutische Überlegenheit glutaminreicher Diäten bzw. einer Immunonutrition ist nicht sicher belegt.

Tabelle 42.14. Therapie des M. Crohn (DGVS-Leitlinien 1997)

Schub mittlerer Aktivität (CDAI 150–300):
- systemische Kortikosteroide[a] oral, Budenosid (9 mg/Tag),
- Aminosalizylate hoch dosiert (3–4,5 g/Tag),
- Kombination von Kortikosteroiden und Aminosalizylaten möglicherweise von Vorteil

Schub hoher Aktivität (CDAI >300)
- systemische Kortikosteroide[a] oral, ggf. i.v.,
- mit/ohne Aminosalizylate

Schub mit Fisteln
- Kortikosteroide[a] systemisch, oral, ggf. i.v.,
- Azathioprin und Metronidazol,
- kein Eisatz von CD4- oder TNF-Antikörpern bzw. Heparinderivaten

Rezidivierende akute Schübe ohne Remissionen
- Immusupressiva:
- primär: Azathioprin/6-Mercaptopurin (2,5 mg/kg KG/Tag)
- sekundär: Methotrexat (25 mg 1 mal Woche)

Steroidrefraktärer Verlauf
- Azathioprin (2,5 mg/kg KG/Tag) bzw. Methotrexat (25 mg 1mal pro Woche)

Remissionserhaltung/postoperative Rezidivprophylaxe
- Mesalazin (3–4,5 g/Tag) oral über 12 Monate

[a] Initialdosis 1 mg/kg KG/Tag (40–60 mg), Dosisreduktion 10 mg/Woche (1. bis 3. Woche), danach 5 mg/Woche.

solon und 6-Methylprednisolon der von Prednison vorzuziehen (Tabelle 42.14).

42.6.4
Chronisch aktive und steroidrefraktäre Erkrankung

Die meisten Erfahrungen liegen für *Azathioprin* bzw. *6-Mercaptopurin* (z. B. Imurek, Azathioprin ratiopharm, 2–2,5 mg kg KG und Tag) vor. Mehrere kontrollierte Untersuchungen weisen auf eine positive Beeinflussung des Krankheitsverlaufs, einen Fistelverschluß bei ca. einem Drittel der Patienten und einen steroidsparenden Effekt hin. Wie bereits angemerkt muß jedoch ein deutlich verzögerter Wirkungseintritt bedacht werden. Bezüglich der Nebenwirkungen sei auf Abschn. 42.6.1 verwiesen.

Bei Therapieversagen und/oder ausgeprägter extraintestinaler Symptomatik (z. B. Arthralgien) sollte die Gabe von *MTX* (20–25 mg 1 mal pro Woche) erwogen werden. Im Hinblick auf die vorbeschriebenen Nebenwirkungen sollte in den ersten 6 Wochen eine intravenöse oder intramuskuläre Gabe sowie die zeitgleiche Einnahme von Folsäure (jeweils 5 mg am Tag der Einnahme und danach) durchgeführt werden (Tabelle 42.14). Für die Gabe von *Cyclosporin* zur Behandlung eine chronisch aktiven und steroidrefraktären M. Crohn besteht nach dem derzeitigen Stand der Forschung keine Indikation.

42.6.5
Remissionserhaltung und Rezidivprophylaxe

Während der therapeutische Wert von *Kortikoiden* in der Behandlung des akuten M. Crohn unbestritten ist, kommt ihnen in der Rezidivprophylaxe keine entscheidende Bedeutung zu. Möglicherweise läßt sich durch eine weitere *Prolongation der Akuttherapie* nach dem üblichen Schema die Rezidivrate vermindern. So fand sich eine Verringerung der Rezidivrate nach 700 Tagen Therapie mit 8 mg 6-Methylprednisolon (z. B. Prednisolon 10 mg/Tag über 3 Monate, danach Prednisolon 10 mg/jeden 2. Tag über weitere 3 Monate).

Anfängliche Hoffnungen beim Einsatz von nichtsystemischen Steroiden (Budesonid: 3×1 mg bzw. 2×3 mg) ließen sich ebenfalls nicht bestätigen. Ob die Einnahme von 1×9 mg Budesonid den erwünschten remissionserhaltenden Effekt erzielt, bleibt abzuwarten.

Anhand neuerer Studien und zweier Metaanalysen scheint einzig einer hochdosierten 5-ASA-Therapie (3–4 × 500 mg/Tag) eine remissionserhaltende Wirkung zu zukommen. Die hierunter befürchtete Zunahme von Nierenschäden blieb aus.

Die Gabe von *Metronidazol* (20 mg/kg KG/Tag) sollte sich aufgrund der geschilderten Toxizitätsproblematik auf eine kurzzeitige (3 Monate) peri- und postoperative Prophylaxe beschränken (s. unten).

Während der Wert einer gezielten *Ernährungstherapie* in der akuten Phase des M. Crohn unbestritten ist, bleibt ihr Nutzen in der Rezidivprophylaxe trotz zahlreicher Studien weiter umstritten. Weder eine Auslaßdiät noch eine an raffinierten Kohlenhydraten arme Kost haben sich letztendlich bewährt. Kontrovers diskutiert wird weiterhin der Wert von Omega-3-Fettsäuren. Während in der Europäischen Crohn-Studie V eine Omega-3-Fettsäuren-Supplimentierung der Sondenkost ohne signifikanten Effekt blieb, scheint nach neueren Untersuchungen eine tägliche Einnahme Eudragit S überzogener Fischölkapseln einen deutlichen remmisionsverlängernden Effekt zu besitzen.

42.6.6
Intestinale Komplikationen

Fisteln, Abszesse

Die Therapie schwerer intestinaler Komplikationen wie sie Abszesse, Ileus und Perforation aber auch *Stenosen* und narbige *Strikturen* des Darmes darstellen, bedürfen stets einer unmittelbaren *chirurgischen* Behandlung. Auch komplizierende Fistelverläufe wie *enterovesikuläre* Fistelbildungen, die sehr häufig mit intraabdominellen Abzessen einhergehen, sollten i.d.R. ebenfalls chirurgisch versorgt werden. Bei den meist weniger symptomatischen *enterokutanen* Fisteln (*enteroenterische* Fisteln bleiben meist lange asymptomatisch) erwiesen sich Therapieversuche mit *Metronidazol*, die langfristige Gabe von *Azathioprin* sowie die intravenöse Gabe von *Cyclosporin* als vielversprechend. So weist die dreimalige Gabe von 400 mg Metronidazol (z.B. Clont®, Flagyl®) nach 6-8 Wochen eine Verschlußrate von bis zu 60% auf. Eine zusätzliche Gabe von *Ciprofloxacin* (2 mal 0,5 G/Tag) scheint auch hier einen zusätzlichen Nutzen zu haben. Bleibt eine antibiotische Therapie erfolglos, sollte mit Azathioprin weiterbehandelt werden (2-2,5 mg/kg KG/Tag). Die intravenöse Gabe (4 mg/kg KG/Tag über 14 Tage) von Cyclosporin führt bei Patienten mit therapierefraktären Fisteln in 90% zu einer Besserung und bei 44% der Patienten gar zum Verschluß der Fisteln. Im Anschluß wurde mit einer oralen Dosis von 6 mg/kg KG/Tag weiterbehandelt. Bei Versagen der konservativen Therapie über 3-6 Monate ist aber auch hier ein chirurgisches Vorgehen indiziert. Ein generelle initiale chirurgische Therapie ist beim Vorliegen von sog. „High-output-Fisteln" (>500 ml Sekret/Tag) indiziert.

Chologene Diarrhö, sekretorische Diarrhö

Bei Hinweisen auf ein Gallensäurenverlustsyndrom und chologener Diarrhö ist der Einsatz eines Ionenaustauschers (*Cholestyramin*) zur Bindung der Gallensäuren im Dickdarm sinnvoll. Im Stadium eines *dekompensierten Gallensäurenverlustsyndroms* mit Steatorrhö infolge zunehmender Fettresorptionsstörungen verliert Cholestyramin wegen des sich verringernden Gallesäurepools allerdings zunehmend an Wirkung. Hier ist dann eine Umstellung auf eine fettmodifizierte MCT-haltige Kost sowie eine Substitution fettlöslicher Vitamine (1 Amp. ADEK-Falk i.m. alle 2-4 Wochen) angezeigt (Kap. 68).

Kommt es im Rahmen der antiinflammatorischen Therapie nicht zum Sistieren der *meist sekretorischen Diarrhö*, ist eine symptomatische Diarrhöbehandlung notwendig (Tabelle 42.15).

42.6.7
Extraintestinale Manifestationen

In der Regel werden extraintestinale Manifestationen durch die *Behandlung der Grunderkrankung* therapiert. Ausnahmen und zusätzliche therapeutische Maßnahmen sind in Tabelle 42.16 zusammen gefaßt. So zwingt das Auftreten von Veränderungen der Lunge, des Perikards und schwere Hautveränderungen (Pyoderma gangraenosum) oder eine Iridozyklitis primär zu Therapie mit Kortikoiden und/oder Immunsuppressiva. Beim Auftreten von Mangelzuständen (Vi-

Tabelle 42.15. Symptomatische Therapie bei M. Crohn

- **Loperamid** (z.B. Imodium®)
  Dosierung: bis zu 4 mal 3 mg/Tag
  Nebenwirkungen/Komplikationen: Vorsicht bei Ileussymptomatik, da Loperamid die Darmperistaltik unterdrückt.
- **Tinctura opii**
  Dosierung: bis zu 3 mal 20 mg/Tag
- **Cholestyramin** (z.B. Quantalan®, Colo-Merz®) oder **Cholestipol** (z.B. Cholestabyl®) bei Ileumbefall oder Zustand nach Ileumresektion.
  Dosierung: 3- bis 4 mal 4-5 g/Tag
- **Saccharomyces boulardii** (z.B. Perenterol®)
  Dosierung: 3- bis 4 mal 1 g/Tag

Tabelle 42.16. Therapie extraintestinaler Manifestationen

- Arthralgien, Erythema nodosum, Augenveränderungen *sprechen auf die Therapie der Grunderkrankung an*
  - systemisch: Kortikoide
  - bei Gelenkbeschwerden: Sulfasalazin
- Iridozyklitis und Uveitis
  - zusätzlich lokale Therapie
- Pyoderma gangraenosum
  - Steroide i.v., lokale Therapie, Cyclosporin
- Primär sklerosierende Cholangitis (PSC)
  - Ursodeoxycholsäure (UDC)
  - endoskopische Dilatation
  - Lebertransplantation (LTX)
- Hyperoxalurie/Nephrolithiasis
  - oxalatarme Kost, MCT-Fette
  - Kalzium oral
- Osteopenie/Osteoporose
  - Kalzium, Vitamin D
  - Östrogene (Menopause)
  - Biphosphonate (im fortgeschrittenen Stadium)

tamine, Spurenelemente etc.) wird eine gezielte orale, ggf. auch parenterale Substitution notwendig (Kap. 68).

Wie in Kap. 59 ausführlich dargestellt, entstehen *oxalathaltige Nierensteine* infolge einer gestörten enterohepatischen Zirkulation von Gallensäuren, insbesondere bei ausgedehntem Befall oder Resektion des Ileums. Bei diesen Patienten ist daher eine Prophylaxe mittels einer *oxalatarmen* mit *mittelkettigen* Triglyceriden (Ceres-Speiseöl, Ceres-Margarine) angereicherten Diät (Kap. 68) und bei gleichzeitigem Auftreten von Diarrhöen, die Gabe von Cholestyramin (4 × 4 g/Tag) gerechtfertigt. Zusätzlich erweist sich in ausgeprägten Fällen die Einnahme von Kalzium oder aluminiumhydroxidhaltiger Antazida (z. B. Aludrox) als wirksam.

Zur Prophylaxe und Therapie von Knochenstoffwechselstörungen siehe Kapitel 64.

42.6.8
Medikamentöse Prophylaxe des postoperativen Rezidivs

Das postoperative Rezidiv im neoterminalen Ileum gilt als Hauptkomplikation nach einer ileokolischen Resektion. Das Rezidiv ist hierbei definiert als das Wiederauftreten objektiver Krankheitszeichen (radiologisch, endoskopisch oder histopathologisch festgestellt) nachdem zuvor alles erkrankte Gewebe makroskopisch im Gesunden reseziert wurde (kurative Resektion). Systematische endoskopische Untersuchungen nach ileokolischer Resektion haben gezeigt, daß *innerhalb eines Jahres* nach Anastomosenanlage nahezu 80 % der Patienten neue Läsionen im neoterminalen Ileum aufweisen. Das aphtoide Geschwür als Frühläsion stellt dabei bei den meisten Patienten zunächst die einzige erkennbare Veränderung dar. Interessanterweise ähneln sowohl Befallsmuster als auch Längenausdehnung der Situation vor der Resektion. Die bisher zur Prophylaxe eines Rezidivs eingesetzten Medikamente schließen verschiedene 5-ASA-Präparationen, Metronidazol und Budesonid ein.

■ **Metronidazol.** Neueren Untersuchungen zufolge, daß die Stuhlpassage ein Trigger für das Rezidiv zu sein scheint, läßt eine antibiotische Behandlung in der *perioperativen* und unmittelbaren *postoperativen* Phase durchaus als sinnvoll erscheinen. In einer ersten doppelblinden, placebo-kontrollierten Studie wurde daher bei jeweils 30 Patienten die postoperative (eine Woche nach erfolgter Resektion) Gabe von Metronidazol (20 mg/kg/KG) über einen Zeitraum von 12 Wochen überprüft. Sowohl bzgl. der endoskopisch nachgewiesenen Rezidive (52 % vs. 75 %) als auch der Anzahl schwerer Läsionen (13 % vs. 43 %) fand sich nach drei Monaten in der Metronidazolgruppe eine wenn auch nicht signifikante (Fallzahl?) geringere Rezidivrate. Nachteilig erwies sich allerdings die hohe Inzidenz von Nebenwirkungen in der Metronidazolgruppe. Die Raten klinisch-symptomatischer Rezidive waren dagegen nach einem Jahr signifikant geringer, allerdings nach drei Jahren nicht mehr nachweisbar. Die Effizienz andersgearteter Antibiotikaregime (erste tierexperimentelle Daten liegen zu Imipinem/Vancomycin vor) bleibt in klinischen Studien zu überprüfen.

■ **Budesonid.** Erste Untersuchungen mit Budenosid in einer Dosierung von 6 mg pro Tag zeigten im Vergleich zu Placebo endoskopisch deutlich geringere Rezidivraten sowohl nach drei Monaten (21 % vs. 47 %) als auch nach 12 Monaten (32 % vs. 65 %). Klinische Relevanz bleibt in weiteren Studien abzuwarten.

■ **5-ASA-Präparate.** In mehreren Multizenterstudien ließ sich dagegen die Effizienz von 5-ASA-Präparaten wiederholt belegen. So zeigten Ewe und Mitarbeiter bereits 1989, daß es bei Einnahme von SASP in einer Dosierung von 3 g pro Tag in den ersten beiden Therapiejahren nach Resektion zu einer signifikant geringeren Rate von Rezidiven kommt. Zu ähnlichen Ergebnissen kamen Caprilli und Koautoren (Asacol, 2,4 g pro Tag) und auch Brignola und Mitarbeiter (Pentasa, 3 g pro Tag). Somit kann, insbesondere wegen des gut vertretbaren Wirkungs-/Nebenwirkungsprofils, derzeit nur eine 5-ASA-Medikation empfohlen werden. (Zu den neuen medikamentösen Therapieansätzen s. Kap. 43.)

42.7
Psychotherapie

Inwieweit psychosomatische Therapieformen bei Patienten mit M. Crohn sinnvoll und wirksam sind, wird in der Literatur *kontrovers* diskutiert. Problematisch erwies sich in der Vergangenheit die Tatsache, daß Psychotherapieforschung mit einem großen *methodologischen* und *logistischen* Aufwand verbunden ist. Von den psychotherapeutischen Verfahren kommt derzeit der *supportiven Psychotherapie* die bedeutendste Rolle zu. Sie wird vom behandelnden Arzt mit dem Ziel durchgeführt, das Arzt-Patient-Verhältnis zu stärken und dem Patienten bei der Bewältigung seiner Krankheit zu helfen. Zu weiteren Verfahren, Indikationen sei auf Kap. 71 verwiesen.

42.8
Chirurgische Therapie

F. MAKOWIEC, R. M. STARLINGER

Der M. Crohn kann im Gegensatz zur Colitis ulcerosa durch eine chirurgische Therapie (Resektion) nicht

Tabelle 42.17. Hauptindikation zur abdominellen Erst- und Rezidivoperation bei M. Crohn

Indikation	Erstoperation [%]	Reoperation [%]
Obstruktion	38	18
intraabdomineller Abszeß	13	26
Perforation	2	3
enterokutane Fistel	6	13
Therapieresistenz	39	40
Blutung	1	
toxische Kolitis	1	

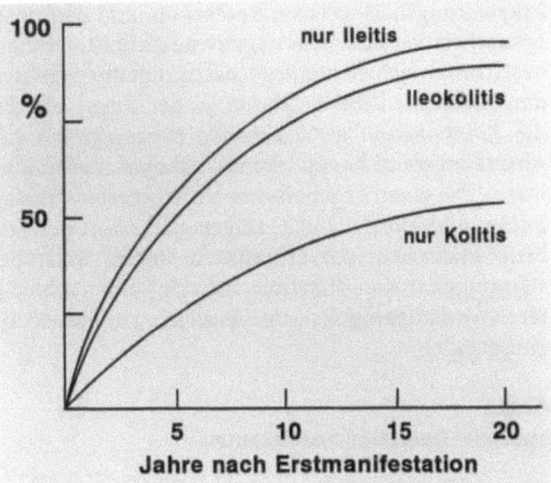

Abb. 42.4. Wahrscheinlichkeit einer Erstoperation bei M. Crohn in Abhängigkeit vom intestinalen Befallsmuster

geheilt werden. In den meisten Fällen schreitet die Erkrankung nach einer Operation fort. Schon innerhalb eines Jahres postoperativ kann beim Großteil der Patienten endoskopisch ein Rezidiv, typischerweise im Bereich einer Darmanastomose, nachgewiesen werden. Die chirurgische Therapie des M. Crohn beschränkt sich daher vor allem auf die Behandlung von operationspflichtigen Komplikationen wie Darmobstruktion, Abszessen und symptomatischen Fisteln. Etwa ein Drittel der Patienten muß aufgrund des mittel- bis langfristigen Versagens der medikamentösen Therapie mit anhaltenden Beschwerden, der sog. Therapieresistenz, operiert werden (Tabelle 42.17). Fast alle Patienten müssen sich im Verlauf der Erkrankung mindestens *einem operativen Eingriff* unterziehen. Die Wahrscheinlichkeit einer *Erstoperation* beträgt knapp 90% nach 20jähriger Erkrankungsdauer. Sie ist am höchsten bei Befall von Ileum oder Ileum und Kolon. Bei isoliertem Befall des Kolons ist die Operationswahrscheinlichkeit niedriger (Abb. 42.4). Als weitere Faktoren, die häufiger und/oder früher zur Operation führen, wurden ein Krankheitsbeginn im jungen Alter sowie das frühzeitige Vorliegen einer sog. perforierenden Komplikation (Abszesse, Fisteln) identifiziert.

Obwohl durch eine Operation das Fortschreiten der Erkrankung nicht verhindert werden kann und ein Rezidiv meist unumgänglich auftritt, ist beim Großteil der Patienten, vor allem nach Operation wegen Versagens der medikamentösen Therapie mit begleitend schlechtem Gesundheitszustand, mit einer deutlichen Verbesserung des Gesundheitszustandes und der Lebensqualität oft über Jahre zu rechnen.

42.8.1
Prinzipien der chirurgischen Therapie

Notfälle wie *Ileus, Peritonitis* und *Sepsis* erfordern praktisch immer eine rasche chirurgische Intervention, sind aber heutzutage aufgrund verbesserter Erkenntnisse über die Erkrankung und systematische Betreuung der Patienten relativ selten geworden. Die Planung des *Zeitpunktes* einer *elektiven Operation* sollte *interdisziplinär* zwischen Gastroenterologen und Chirurgen, unter Miteinbeziehung der individuellen und psychosozialen Situation des Patienten erfolgen. Dies ist insbesondere relevant, falls eine Stomaanlage mit eingeplant werden muß. Die weitere Prognose mit oder ohne operative Therapie sollte aufgrund des chronisch-rezidivierenden Charakters der Erkrankung Rücksicht in der Operationsplanung finden.

Die Operation sollte möglichst nach Ausschleichen einer höherdosierten Steroidtherapie erfolgen, da eine solche Steroidtherapie neben dem Vorliegen septischer Komplikationen Hauptrisikofaktor für das Auftreten postoperativer Komplikationen ist. Eine präoperative parenterale Ernährung oder enterale Sondenernährung zur Senkung der postoperativen Komplikationsrate ist heutzutage nur noch selten bei ganz ausgeprägtem Ernährungsmangel und/oder septischen Komplikationen erforderlich. Operationsvorbereitung, präoperative Darmvorbereitung, Thrombose- und Antibiotikaprophylaxe erfolgen wie bei anderen abdominalchirurgischen Patienten. Bei Vorliegen septischer Prozesse (Fisteln, Abszesse) ist postoperativ eine 3- bis 5tägige Antibiotikatherapie zu empfehlen. Auch die Naht- und Anastomosentechnik unterscheidet sich nicht von anderen allgemeinchirurgischen Krankheitsbildern, empfohlen wird in der Regel eine extramuköse Einzelknopfnaht. Selbst die Verwendung von Klammernahtinstrumenten hat in jüngster Zeit keine Nachteile bei M. Crohn gezeigt.

Im Rahmen zahlreicher Studien wurde nachgewiesen, daß bei M. Crohn im Gegensatz zu onkologischen Darmerkrankungen der histologische

Erkrankungsnachweis am Resektionsrand den postoperativen Verlauf nicht negativ beeinflußt. Deshalb beschränkt sich heutzutage nach allgemein geltenden Richtlinien die *Resektion* in der Regel auf das die *Komplikation verursachende Darmsegment* mit Absetzungsrand knapp im makroskopisch gesunden Darm. Die guten Ergebnisse nach *Strikturplastik* und *Ballondilatation* (s. unten) zeigen, daß selbst der Verbleib makroskopisch erkrankten Darms nach Beseitigung der Komplikation nicht mit einer schlechteren Verlaufsprognose im Vergleich zur Resektion einhergeht.

42.8.2
Spezielle Operationsindikationen

Gastroduodenaler Befall

Der symptomatische Befall von Magen und/oder Duodenum ist selten, obwohl bei bis zu 50% aller Crohn-Patienten nach neueren Erkenntnissen eine spezifische fokale Gastritis nachgewiesen werden kann. Die klinische Symptomatik unterscheidet sich meistens nicht von derjenigen einer peptischen Erkrankung. In der Diagnostik müssen auch vom Ileokolon ausgehende Beschwerden bedacht werden, vor allem nach rechtsseitiger Hemikolektomie mit einer Anastomose in Duodenumnähe. Eine Operation ist bei etwa einem Drittel der symptomatischen Patienten erforderlich, meistens wegen einer *Stenosierung*, gefolgt von nicht beherrschbarer Entzündungsaktivität mit Ulzerationen. *Enterale Fisteln* mit Verbindung zu Magen oder Duodenum sind sehr selten und gehen praktisch immer vom erkrankten Ileokolon aus. Komplikationen solcher Fisteln sind unter anderem *Durchfälle* mit Wasser-Elektrolyt-Entgleisungen aufgrund eines intestinalen Kurzschlusses sowie das pathognomonische *Stuhlerbrechen*. Vor Operation muß der Crohnbefall unbedingt von einer peptischen Erkrankung differenziert werden, da sich das chirurgische Vorgehen erheblich unterscheidet (Resektion bei peptischer Erkrankung). Bei der operationspflichtigen Stenosierung ist meistens das ganze Duodenum betroffen, so daß die Therapie der Wahl eine *Gastroenterostomie* ist. Empfohlen wird zusätzlich die *proximal-selektive Vagotomie* zur Vermeidung von Anastomosenulzera. In der Therapie von Fisteln genügt, wie auch bei ileokolischen Fisteln, die Resektion des Ursprungsortes (fast immer im Ileokolon) mit Übernähung der Einmündung im Magen/Duodenum.

Ileumbefall und ileozäkaler Befall

Die Obstruktion, primär meistens im terminalen Ileum, ist die häufigste Indikation zur Primäroperation bei M. Crohn. Häufig findet sich ein *entzündlicher Konglomerattumor*, der den Zökalbereich mit einschließt, unter Ausbildung meist asymptomatischer lokaler enteroenteraler Fisteln. Ein kompletter Ileus ist jedoch selten, und es handelt sich oft um eine entzündliche Stenose mit passagerer Lumenverlegung durch Nahrungsbestandteile. Bei bekannter Grunderkrankung kann daher initial ein *konservatives Vorgehen* (Darmdekompression, parenterale Flüssigkeitszufuhr) gerechtfertigt sein. Der Ausschluß eines *Abszesses* (Sonographie, CT) und, falls notwendig, eine Ausbreitungsdiagnostik können in dieser Zeit erfolgen. Obstruktive Symptome im Rahmen eines akuten Krankheitsschubes klingen häufig unter medikamentöser Therapie ab. Eine Operation (Ileumoder Ileozäkalresektion) sollte bei fehlender Besserung der Obstruktion innerhalb von 2 bis 3 Tagen erfolgen. Bei Vorliegen symptomatischer Fisteln oder Abszesse sollte in der Regel immer operiert werden, ggf. nach vorheriger CT- oder sonographiegesteuerter Drainage. Schwieriger wird die Indikationsstellung bei Patienten mit rezidivierenden Obstruktionsepisoden und Nachweis einer Ileumstenose ohne Vorliegen von Fisteln oder Abszessen. Die Entscheidung zur Operation muß individuell gestellt werden und hängt ab von Häufigkeit und Dauer der Obstruktionsepisoden, Voroperationen, Länge des verbliebenen Dünndarms, der psychosozialen Situation sowie der Medikamententoleranz des Patienten. Bei häufig rezidivierenden Obstruktionen, steroidrefraktärem Verlauf oder einer Steroidabhängigkeit sollte in der Regel die Operation geplant werden. Hauptargument diesbezüglich ist neben der Beseitigung der Obstruktionsursache insbesondere die gute Verlaufsprognose nach Operation (s. unten).

Der radiologische oder endoskopische Nachweis von Stenosen ohne obstruktive Symptome stellt keine Indikation zur Operation dar, da viele Patienten selbst mit höhergradigen Stenosen im Dünndarm jahrelang beschwerdefrei sein können und durch die Stenose auch kein erhöhtes Risiko einer anderen Komplikation aufweisen.

Eine *akute Ileitis* terminalis ist meistens infektiösen Ursprungs (Salmonellen, Yersinien etc.). Gelegentlich wird bei einer Laparotomie wegen Appendizitisverdacht aber die Primärdiagnose eines M. Crohn (akute Ileitis) gestellt. Liegen keine Obstruktion, Fisteln oder Abszesse vor, besteht keine Indikation zur Resektion. Sind Appendix und Zökum in den Entzündungsprozeß einbezogen, ist die Diagnose eines M. Crohn wahrscheinlich. In diesem Falle wird eine sparsame Ileozäkalresektion empfohlen. Bei alleiniger Ileitis Crohn und entzündungsfreiem Zökalpol kann die Appendektomie ohne erhöhtes Risiko einer Komplikation durchgeführt werden.

Kolitis Crohn

Im Gegensatz zum ileozökalen Befall ergibt sich die Indikation zur Operation bei der Kolitis Crohn meistens aus dem Versagen der medikamentösen Therapie mit andauernder Entzündungsaktivität und Beeinträchtigung der Lebensqualität. Bei bis zu 20% der Patienten mit Kolitis Crohn muß, zumindest passager, ein Stoma angelegt werden. Diese Rate ist noch deutlich höher bei gleichzeitigem Vorliegen perianaler Fisteln. Zur Vermeidung eines Stomas werden Operationen oft zu lange hinausgezögert, mit der Folge einer langfristigen Einnahme hoher Medikamentendosen und chronisch schlechtem Ernährungs- und Allgemeinzustand. Dies erklärt teilweise die niedrigere Operationswahrscheinlichkeit bei prädominanter Kolitis (Abb. 42.4). Seltenere Indikationen sind vom Kolon ausgehende enterale Fisteln, Stenosen, Blutung und toxische Kolitis.

Operationsplanung und -durchführung hängen neben der Indikation vor allem vom *Befallsausmaß* im Kolon und dem Vorliegen *perianaler Fisteln* ab. Bei rechtsseitiger Kolitis ist die Therapie zumeist aufgrund o. g. Komplikationen der Ileozökalregion notwendig und unterscheidet sich nicht (Ileozökalresektion oder Ileohemikolektomie). Liegt zusätzlich zum rechtsseitigen Befall ein asymptomatischer Befall eines anderen Dickdarmabschnittes vor (segmentale Kolitis), muß dieses weitere Segment nicht reseziert werden. Bei Vorliegen operationspflichtiger Komplikationen einer (relativ seltenen) alleinigen linksseitigen Kolitis kann bei Abwesenheit relevanter perianaler Fisteln die segmentale linksseitige Kolonresektion (bis zur Hemikolektomie links) erfolgen. Das Rezidivrisko in diesem Falle ist jedoch relativ hoch, aufgrund der Hinauszögerung ausgedehnter Resektionen und evtl. einer Stomaanlage jedoch vertretbar.

Etwa drei Viertel aller Patienten mit Crohn-Kolitis entwickeln langfristig einen ausgedehnten Befall (Pankolitis). Bei Vorliegen einer lokalen Komplikation als Operationsindikation kann, bei Fehlen einer aktiven, therapieresistenten Kolitis, eine Resektion des betroffenen Segments ohne relevant erhöhtes Rezidiv- oder Stomarisiko im Vergleich zur Kolektomie durchgeführt werden. Die häufigste Indikation bei *Pankolitis* ist jedoch der therapierefraktäre Verlauf. Eine *Proktokolektomie* mit endgültigem endständigem *Ileostoma* hat zwar langfristig mit Abstand das niedrigste Rezidivrisiko, kann aber in fast allen Fällen primär vermieden werden. Bei Fehlen einer Proktitis oder relevanter perianaler Fisteln sollte eine Kolektomie mit ileorektaler Anastomose durchgeführt werden. Nach dieser Operation muß im späteren mittel- bis langfristigen Verlauf bei etwa einem Viertel der Patienten ein Stoma angelegt werden, die Darmkontinuität unter Vermeidung eines Stomas gelingt mittel- bis langfristig in den meisten Fällen. Bei Vorliegen einer Proktitis und perianaler Fisteln erfolgt primär die Kolektomie mit endständigem Ileostoma und Rektumblindverschluß. Dieses Vorgehen erhält den Schließmuskel und ermöglicht durch Stuhlausschaltung das Ausheilen der anorektalen Komplikationen, evtl. mit zusätzlichen perianalen Operationen. Bei prinzipieller Möglichkeit einer Rückverlagerung kann sich der Patient an sein Stoma gewöhnen, was fast immer gut gelingt. Die Chance einer *Rückverlagerung* (nach Abheilung perianaler Fisteln und Abklingen einer Proktitis) ist im Einzelfalle schwer abzuschätzen und muß im Verlauf immer wieder überprüft werden. Bei einer nicht sanierbaren Fistelerkrankung wird mittel- bis langfristig die *Proktektomie* erfolgen müssen. Weitere Argumente für eine Proktektomie bei diesen Patienten sind eine Zerstörung des Schließmuskels, therapieresistente Proktitis sowie eine begleitende Analstenose.

Intraabdominelle Abszesse

Intraabdominelle Abszesse liegen zumeist zwischen Darm und Bauchwand oder Retroperitoneum, seltener sind relevante interenterische Abszesse. Vor einer hochdosierten Steroidtherapie sollten Abszesse immer ausgeschlossen werden. Wenn möglich, sollten *Abszesse* CT- oder sonographiegesteuert *drainiert* werden. In bis zu einem Viertel der Fälle erfolgt die Abheilung ohne Fistelbildung. Beim Großteil der Fälle muß jedoch operiert werden mit Resektion des erkrankten Darmabschnittes (Ursprungsort der Fistel/des Abszesses). Die präliminäre Abszeßdrainage erlaubt die präoperative Ausbreitungsdiagnostik und erhöht deutlich die Chance, eine primäre Anastomose in einer nicht mehr eitrig-peritonitischen Region durchzuführen.

Fisteln

Die für M. Crohn typischen Fisteln sind nur selten eine Hauptindikation bei einer Primäroperation. Eine dringliche Operationsindikation ergibt sich selten (nur bei intestinalem Kurzschlußsyndrom mit Wasserelektrolytentgleisung, bei begleitenden Abszessen oder vesikalen Fisteln mit der Gefahr der Urosepsis).

Enteroenterale Fisteln zwischen benachbarten Darmabschnitten sind häufig (Tabelle 42.18) und

Tabelle 42.18. Relative Häufigkeit enteraler Fisteln bei M. Crohn

Fisteltyp	[%]
enteroenteral	50
enterokutan	40
enterovesikal	10

werden meist erst während einer Operation aus anderer Indikation entdeckt. Anders ist die Situation bei Fisteln zwischen entfernten Darmabschnitten (z.B. Ileumsigma, Ileumduodenum, Kolonmagen). Die Fisteln sind durch intestinalen Kurzschluß oder Stuhlerbrechen oft symptomatisch und stellen die primäre Operationsindikation dar. Sind sie asymptomatisch, kann zugewartet werden, obwohl eine Spontanheilung nicht zu erwarten ist. Eine Operation kann jedoch in diesen Fällen um Jahre hinausgezögert werden.

Enterokutane Fisteln, die von einem entzündeten Darmabschnitt ausgehen, sind relativ häufig (Tabelle 42.18) und müssen in aller Regel operiert werden. Obwohl ein passagerer Verschluß unter parenteraler Ernährung nicht selten ist, geht die Fistel zumeist nach oraler Nahrungsaufnahme wieder auf. Die selteneren *enterovesikalen Fisteln* sollten wegen der drohenden Urosepsisgefahr immer rasch operiert werden.

Bei der Operation aller genannten Fisteln sollte ein Begleitabszeß ausgeschlossen bzw. präoperativ drainiert werden. Danach erfolgt die Resektion des entzündeten Darmabschnittes (Fistelursprung) mit ggf. Übernähung der Fistelmündung im Gastrointestinaltrakt oder in der Blase, was dann in der Regel ohne proximales Stoma gelingt. Bei postoperativ aufgetretenen Fisteln muß differenziert werden, ob sie von einem entzündeten Darmabschnitt ausgehen oder nicht. Außer von einer Anastomose können solche Fisteln gerade bei mehrfach voroperierten Patienten mit Verwachsungen von einer intraoperativ nicht bemerkten Verletzungsstelle am gesunden Darm ausgehen. Diese von nicht entzündetem Darm ausgehenden Fisteln heilen in der Regel spontan ab. Fisteln, die vom entzündeten Darm ausgehen, werden bei Nichtabheilen und Symptomen ebenfalls durch Resektion dieses Darmabschnittes und ggf. zusätzlicher Übernähung behandelt.

Freie Perforation und Blutung

Eine freie Perforation bei M. Crohn ist selten (etwa 1–2% aller Operationen). Das erkrankte Segment als Ausgangsort wird reseziert. Bei Fehlen einer Peritonitis kann die primäre Anastomose erfolgen, ansonsten sollte ein proximales Stoma angelegt werden.

Eine massive gastrointestinale Blutung tritt ebenfalls selten auf. Bei dem oft ausgedehnten Krankheitsbefall kommen prinzipiell mehrere Blutungsquellen in Frage. Wie bei unspezifischer unterer Gastrointestinalblutung muß gastroskopisch eine obere Blutungsquelle ausgeschlossen werden. Falls Zeit verbleibt, sollte unbedingt eine genaue Diagnostik durch Endoskopie und ggf. Angiographie erfolgen, um ausgedehnte Darmresektionen im Notfall zu vermeiden. Nach relevanter Blutung mit spontanem Sisitieren sollte, nach Lokalisierung der Ursache, aufgrund eines relativ hohen Rezidivrisikos mit erhöhter Morbidität ebenfalls eine Resektion des betreffenden Darmabschnittes erwogen werden.

Strikturplastik und endoskopische Ballondilatation

In den 80er Jahren sind alternativ zur Darmresektion die Strikturplastik und die endoskopische Ballondilatation zur Behandlung kurzstreckiger, wie auch multipler Stenosen entwickelt worden. Entscheidender Vorteil dieser Verfahren ist der fehlende Verlust von Dünndarmlänge, was insbesondere bei ausgedehntem Dünndarmbefall und/oder ausgedehnten vorherigen Resektionen von Vorteil ist. Eine nichtresezierende Behandlung ist bei Kolonstenosen aufgrund des relativ hohen Malignitätspotentials nicht anzustreben. Die *Ballondilatation* kann bei kurzstreckigen Stenosen (<10 cm) vor allem an ileokolischen Anastomosen bei endoskopischer Erreichbarkeit erfolgen. Begleitende *Fisteln* und *Abszesse* sowie *phlegmonöse Stenosen* sind eine *Kontraindikation* und müssen zuvor ausgeschlossen werden. Empfohlen wird die *Dilatation* mit einem *Ballon* von 25 mm Durchmesser, mit bis zu 4 Dilatationen von maximal 5 Minuten Dauer pro Sitzung; sie ist in 80% der Fälle technisch durchführbar. Gründe für ein primäres Scheitern sind vor allem eine zu lange Stenose oder eine Knickstenose. Komplikationen wurden in 4–10% beschrieben, eine operative Intervention ist jedoch selten. Ein Erfolg der Ballondilatation, definiert als Vermeidung einer sonst notwendigen Operation, wird für zwei Drittel der Patienten nach bis zu 5 Jahren berichtet. Nach neueren Untersuchungen lässt sich das Ergebnis der Dilatation durch *gleichzeitige Injektion* von *Steroiden* in die Striktur noch weiter verbessern.

Die *Strikturplastik* hat prinzipiell die gleichen Indikationen und Einschränkungen wie die Ballondilatation, kann aber zusätzlich bei endoskopischer Unerreichbarkeit sowie multiplen und langstreckigen Stenosen erfolgen. Die meisten Strikturplastiken erfolgen in der Technik nach *Heine-Mikulicz* analog zur Pyloroplastik mit längsgerichteter Darmeröffnung über der Striktur und anschließender querer Naht. Die Plastik nach *Finney* mit Aneinanderlegen der betroffenen Darmsegmente und Seit-zu-Seit-Anastomose ähnlich wie beim Ileumpouch findet seltener Verwendung. Es liegen inzwischen Langzeitverläufe aus mehreren Zentren vor (Tabelle 42.19), die Ergebnisse sind vergleichbar mit der Resektion, auch bei Anastomosenstenosen, mit Reoperationsraten zwischen 26% und 35% nach 5 Jahren. Wie erste Erfahrungen zeigen, bleiben die Ergebnisse gleich gut, auch wenn gleichzeitig zur Strikturplastik eine Resektion eines benachbarten Segments durchgeführt wurde.

Tabelle 42.19. Ergebnisse der Strikturplastik

Klinik	(n)	Komplikationen [%]	Reoperationen [%]	
			3 Jahre	5 Jahre
Birmingham	41	–	20	26
Montreal	25	8	12	–
Oxford	52	4	24	35
Mayo Clinic	35	14	20	–
Cleveland Clinic	162	5	14	28

Perianale Erkrankung

Bis zur Hälfte der Patienten mit M. Crohn entwickeln im Verlauf *perianale Fisteln* und/oder *Abszesse*, vor allem bei ausgedehntem kolorektalen Befall. Bei wenigen Patienten treten die Fisteln schon Jahre vor einer intestinalen Manifestation auf. Die perianale Erkrankung kann prinzipiell, wie die intestinale Erkrankung, einen chronisch-rezidivierenden Verlauf nehmen, mit rezidivierenden Symptomen v. a. aufgrund eitriger Fistelkomplikationen. Die Therapie der Fisteln richtet sich v. a. nach anatomischer Lage der Fistel (Tabelle 42.20), Symptomatik der Patienten und Erkrankungsaktivität im Kolorektum. In der Diagnostik des genauen Ausmaßes des Fistelleidens hat zusätzlich zur klinischen und endosonographischen Untersuchung die *Kernspintomographie* in den letzten Jahren einen überragenden Stellenwert eingenommen.

Bei vielen Patienten liegen asymptomatische Fisteln vor, die oft keiner Behandlung bedürfen. Sind die Fisteln oberflächlich, d. h. ohne relevante Einbeziehung des äußeren Schließmuskels, so können sie exzidiert bzw. offengelegt werden (*Fistulotomie*). Bei transsphinktären, ischiorektalen oder supralevatorischen Fisteln verbietet sich in der Regel aufgrund der Verletzungsgefahr des Schließmuskels und der hohen Rezidivrate nach diesen Eingriffen eine aggressive chirurgische Behandlung. Bei einer *septischen Komplikation* (eitrige Sekretion, Abszeß) führt eine alleinige Drainagetherapie zumindest vorübergehend zum Abklingen bei fast allen Patienten ohne eine Gefährdung des Schließmuskels. Oberflächliche Abszesse werden nur inzidiert. Fistelsysteme/Abszesse mit Verbindung in den Analkanal können durch einen *monofilen Faden* oder einen dünnen *Silikonkatheter*, der durch die äußere Fistelöffnung in den Analkanal eingebracht und außen wieder verknotet wird, einfach und erfolgreich drainiert werden. Ebenso kann damit das *Abszeßfrührezidiv* verhindert werden. Die Fäden können bei anhaltender eitriger Sekretion u. U. auch monatelang belassen werden.

Bei *tiefen Abszessen* in der Fossa ischiorektalis oder auch supralevatorisch hat sich die Drainage durch selbsthaltende Katheter (Kasparkatheter) bewährt. Diese werden wie die Fadendrainagen in der Regel problemlos toleriert und sollten nach 4–8 Wochen, wenn die Abszeßhöhle zugranuliert, entfernt werden. Eine begleitende Proktitis wird mit Einläufen (Steroide, Salizylate) behandelt, da die Entzündungsfreiheit des Rektums die Prognose der Fistelerkrankung verbessert und auch lokale plastische Operationen ermöglicht.

Nach Abklingen der eitrigen Sekretion bzw. Ausheilen eines Abszesses bietet sich, bei entzündungsfreiem Anorektum, die Möglichkeit des plastischen Verschlusses von transsphinktären oder anovaginalen Fisteln durch einen *Rektumwandverschiebelappen* an. Die Operation ist primär in etwa 90% der Fälle erfolgreich und ohne relevante Komplikationsmöglichkeiten, insbesondere besteht keine nennenswerte Gefahr der Schließmuskelverletzung. Mittelfristig (innerhalb von 3 Jahren) tritt ein Rezidiv der operierten Fistel bei einem Viertel der Patienten mit transsphinktären, jedoch bei über der Hälfte der Patienten mit anovaginalen Fisteln auf. Trotz dieser hohen Rezidivrate sollte der Rektumwandverschiebelappen auch bei Patientinnen mit anovaginalen Fisteln immer erwogen werden, da bei genannt vernachlässigbarer Komplikationsrate und geringem operativen und perioperativen Aufwand auch ein mittelfristiger Verschluß dieser oft problematischen Fisteln ein großer Erfolg sein kann. Treten trotz genannter Therapien rezidivierende Episoden septischer perianaler Komplikationen auf, so muß die Anlage eines *Stomas* zur *proximalen Stuhlableitung* erwogen werden. Ein Stoma hat sich als effektivste Maßnahme zum Abklingen septischer perianaler Prozesse wie auch zur Abheilung von Fisteln erwiesen. Der Entschluß zur Stomaanlage fällt noch leichter bei gleichzeitigem Vorliegen einer therapieresistenten Proktokolitis Crohn, die im Zusammen-

Tabelle 42.20. Anatomisches Verteilungsmuster perianaler Fisteln bei M. Crohn (n = 90)

Fisteltyp	[%]
transsphinktär/anovaginal	56
subkutan	26
intersphinktär	4
ischiorektal	12
supralevatorisch	2

hang mit perianalen Fisteln langfristig eine relativ schlechte Prognose bezüglich des Rektum- und Kontinenzerhaltes birgt. Vor allem bei rezidivierenden komplexen ischiorektalen Fisteln, supralevatorischen Fisteln und Abszessen und anhaltend symptomatischen anovaginalen Fisteln bei Proktokolitis Crohn muß im Verlauf relativ häufig eine *Proktokolektomie* durchgeführt werden.

42.8.3
Verlauf und Prognose nach Operation bei M. Crohn

Durch Operation ist ein M. Crohn nicht heilbar. Beim überwiegenden Teil der Patienten führt die Operation zumindest kurz- bis mittelfristig zu einer deutlichen Verbesserung von Gesundheitszustand und Lebensqualität. Bei Patienten mit nicht ausgedehntem Darmbefall ist diese Verbesserung oft langfristig nachweisbar. Nach Resektion entwickelt sich bei fast allen Patienten ein endoskopisch sichtbares entzündliches Rezidiv im Anastomosenbereich (Abb. 42.5). Innerhalb von 5 Jahren nach Operation tritt bei etwa 40 % der Patienten ein symptomatisches Rezidiv auf, eine erneute Operation inerhalb dieses Zeitraums ist bei 15–20 % notwendig (etwa die Hälfte Anastomosenstenosen).

Die intestinale Krankheitsausdehnung hat entscheidenden Einfluß auf den postoperativen Verlauf (Abb. 42.6). Bei reinem *Dünndarmbefall* treten innerhalb von 10 Jahren erneute Symptome bei 30–40 % auf, eine Reoperation ist aber nur bei etwa 15 % erforderlich. Die *Prognose* ist deutlich schlechter bei *ileokolischem Befall* (80 % Beschwerden, 60 % Reoperationen innerhalb von 10 Jahren). Trotz hoher symptomatischer Rezidivrate (60 % nach 10 Jahren) ist die Reoperationsfrequenz bei isoliertem *Dickdarm-Crohn* niedrig (20–30 %). Dies wird unter anderem dadurch erklärt, daß im Dickdarm selten Komplikationen auftreten, die eine absolute Operationsindikation darstellen. Die erste Reoperation wird bei Kolitis Crohn oft auch hinausgezögert, um eine Stomaanlage zu vermeiden. Bei relevantem kolorektalen Befall muß 10 Jahre nach Erstoperation bei etwa 10 % der Patienten mit einem endgültigen Stoma bzw. einer Proktektomie gerechnet werden. Risikofaktoren für den Verlust des Kolorektums sind vor allem ein ausgedehnter Befall sowie das Vorliegen perianaler Fisteln. Nach kompletter Entfernung des Kolorektums (Proktokolektomie) ist die Rezidivrate sehr niedrig (etwa 10 %), allerdings zum Preis eines endgültigen Stomas.

In der *Prognose perianaler Fisteln* spielen die anatomische Lage der Veränderungen sowie ein begleitender kolorektaler Befall eine entscheidende Rolle, unabhängig von der Art der Therapie. Oberflächliche Fisteln und Abszesse heilen fast immer ab und rezidivieren selten. Transsphinktäre Fisteln rezidivieren bei der Hälfte der Patienten innerhalb von 3 Jahren, führen aber selten zur Proktektomie. Supralevatorische und ausgedehnte ischiorektale Veränderungen haben die höchste Rezidivrate (>70 % in 3 Jahren) und heilen auf Dauer seltener ab. Gerade bei diesen Patienten muß im Verlauf nicht selten eine Proktektomie durchgeführt werden, insbesondere bei zusätzlicher therapieresistenter Proktokolitis). Die Anlage eines Stomas hat sich als wirkungsvollste Maßnahme überhaupt erwiesen, um Fisteln zur Abheilung zu bringen und Rezidive zu verhindern. Nach Stomarückverlagerung sind Rezidive jedoch genauso häufig wie bei Patienten ohne Stoma.

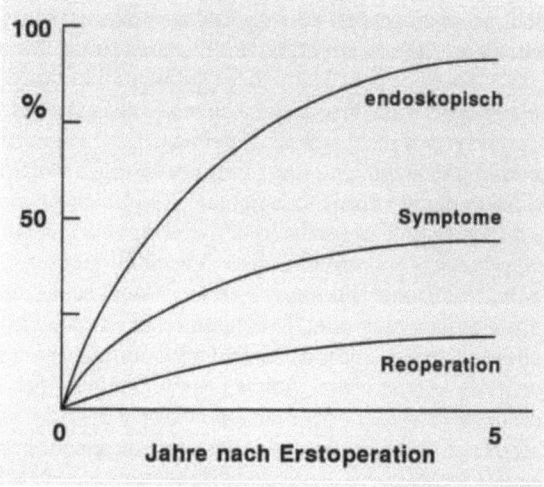

Abb. 42.5. Wahrscheinlichkeit eines postoperativen Rezidivs nach Erstoperation bei M. Crohn: endoskopisches, symptomatisches und operationspflichtiges Rezidiv

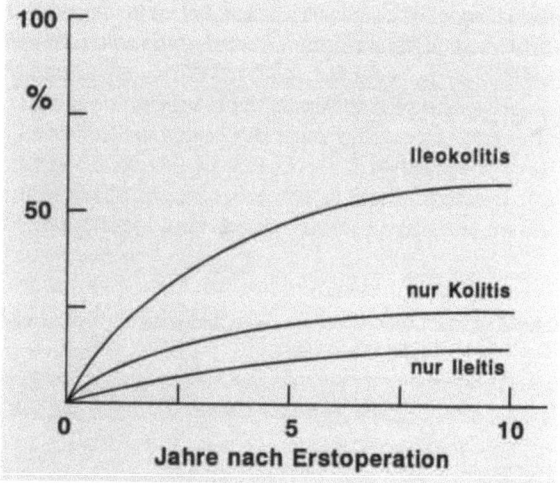

Abb. 42.6. Reoperationswahrscheinlichkeit bei M. Crohn in Abhängigkeit vom initialen Befallsmuster

Literatur

Allan A, Keighley MRB (1988) Management of perianal Crohn's disease. World J Surg 12:198-202

Andrews HA, Lewis P, Allan RN (1989) Prognosis after surgery for colonic Crohn's disease. Br J Surg 76:1184-1190

Andus T (1996) Glucocorticoide- pharmakologische Grundlagen. In: W. Fischbach (Hrsg) Therapiekonzepte M. Crohn-Colitis ulcerosa, Thieme Verlag Stuttgart, S 9-15

Böhm BO (1997) Konzepte zur Immunpathogenese der chronisch-entzündlichen Darmerkrankungen. In: G. Adler (Hrsg) M. Crohn-Colitis ulcerosa. Springer Verlag Heidelberg, 331-363

Brandtzaeg P, Haraldsen G, Rugtveit J (1997) Immunpathology of human inflammatory bowel disease. Springer Semin Immun 18:555-589

Caspary WF (1997) Interdisziplinäre Leitlinien: Entzündliche Darmerkrankungen-M. Crohn, Colitis ulcerosa. Langenbecks Arch Chir Suppl II, 100-108

Caro-Paton T, Carvajal A, de Diego IM, Martin-Arias LH, Requejo AA, Pinilla ER (1997) Is metronidazole teratogenic? A meta-analysis. Br J Clin Pharmacol 44:179-182

Couckuyt H, Gevers AM, Coremans G, Hiele M, Rutgeerts P (1995) Efficacy and safety of hydrostatic balloon dilatation of ileocolonic Crohn's strictures: a prospective longterm analysis. Gut 36:577-580

de Franchis R, Omodei P, Ranzi T (1997) Controlled trial of oral 5-aminosalicylic acid for the prevention of early relapse in Crohn's disease. Aliment Pharmacol Ther 11:845-852

Ewe K, Herfarth C, Malchow H, Jesdinsky HJ (1989) Postoperative recurrence of Crohn's disease in relation to radicality of operation and sulfasalazine prophylaxis: A multicenter trial. Digestion 42:224-232

Fidler HM, McFadden JJ (1997) Infective agents-mycobacteria. In: Allan RN, Rhodes JM, Hanauer SB, Keighley MRB, Alexander-Williams J, Fazio VW (Hrsg) Inflammatory Bowel Disease, 3rd ed. Churchill Livingstone, New York, S 125-132

Elton E, Hanauer B (1996) The medical management of Crohn's disease. Aliment Pharmacol Ther 10:1-22

Fischbach W (1993) Aktivitätsindizes. In: W. Fischbach (Hrsg) Diagnostik chronisch entzündlicher Darmerkrankungen, S 45-50

Greenstein AJ, Lachman P, Sachar DB, Springhorn P, Heimann T, Janowitz HD, Aufses AH (1988) Perforating and non-perforating indications for repeated operations in Crohn's disease: evidence of two clinical forms. Gut 29:588-592

Greenwald BD, Stephen PJ (1997) Immunology of inflammatory bowel disease. Curr Opin Gastroen 13:293-301

Heeseman J, Karch H (1993) Mikrobiologische Diagnostik bei Verdacht auf chronisch-entzündliche Darmerkrankungen. In: Fischbach W (Hrsg) Diagnostik chronisch entzündlicher Darmerkrankungen, 36-44

von Herbay A (1998) Karzinome bei chronisch entzündlichen Darmerkrankungen. Internist 10:1024-1029

Hudson M, Flett G, Sinclair TS, Brunt PW, Templeton A, Mowat NAG (1997) Fertility and pregnancy in inflammatory bowel disease. Int J Gynecol Obstet 58:229-237

Hurst RD, Michelassi F (1998) Strictureplasty for Crohn's disease: techniques and long-term results. World J Surg 22:359-363

Janowitz HD, Croen EC, Sachar DB (1998) The role of the fecal stream in Crohn's disease: an historical and analytic review. Inflamm Bowel Dis 4:29-39

Junge U, Züchner H (1994) Endoskopische Ballondilatation symptomatischer Strikturen bei M. Crohn. Dtsch Med Wschr 119:1377-1382.

Kornbluth A, Sachar DB, Saloman P (1998) Crohn's disease. In: Feldman M, Scharschmidt BF, Sleisenger MH (Hrsg) Sleisenger & Fordtran's Gastrointestinal and Liver Disease, 6nd ed. WB Saunders Company, Philadelphia, S 1708-1734

Langmann MJS (1997) Epidemiological overview of inflammatory bowel disease. In: Allan RN, Rhodes JM, Hanauer SB, Keighley MRB, Alexander-Williams J, Fazio VW (Hrsg) Inflammatory Bowel Disease, 3rd ed. Churchill Livingstone, New York, S 35-39

Logan R (1997) Epidemiology: Smoking and oral contraception. In: Allan RN, Rhodes JM, Hanauer SB, Keighley MRB, Alexander-Williams J, Fazio VW (Hrsg) Inflammatory Bowel Disease, 3rd ed. Churchill Livingstone, New York, S 47-52

Makowiec F, Köveker G, Weber P, Jenss H, Starlinger M (1990) Morbus Crohn: Krankheitsaktivität und Rezidiv nach Operation. Dtsch Med Wschr 115:1659-1664

Makowiec F, Starlinger M, Jenss H, Jehle E, Becker HD (1991) Prognostische Faktoren bei Morbus Crohn. Dtsch Med Wschr 116:961-967

Makowiec F, Jehle EC, Becker HD, Starlinger M (1995) Clinical course after transanal advancement flap repair of perianal fistulas in Crohn's disease. Br J Surg 82:603-606

Makowiec F, Paczulla D, Schmidtke C, Starlinger M (1998) Long-term follow-up after resectional surgery in patients with Crohn's disease involving the colon. Z Gastroenterologie 36:619-624

Makowiec F, Jehle EC, Starlinger M (1995). Clinical course of perianal fistulas in Crohn's disease. Gut 37:696-701.

Makowiec F, Laniado M, Jehle EC, Claussen CD, Starlinger M (1995) Magnetic resonance imaging in perianal Crohn's disease. Inflammatory Bowel Diseases 1:256-265

Michelassi F, Balestracci T, Chappell R, Block GE (1991) Primary and recurrent Crohn's disease. Ann Surg 214:230-240

Michelassi F, Stella M, Balestracci T, Giuliante F, Marogna P, Block GE (1993) Incidence, diagnosis and treatment of enteric and colorectal fistulae in patients with Crohn's disease. Ann Surg 218:660-666

Mohamed S, Thayer WR (1997) Infective agents-bacterial and viral. In: Allan RN, Rhodes JM, Hanauer SB, Keighley MRB, Alexander-Williams J, Fazio VW (Hrsg) Inflammatory Bowel Disease, 3rd ed. Churchill Livingstone, New York, S 117-124

Moser G, Kiss A (1996) Psychosomatische Therapie. In: Fischbach W (Hrsg) Therapiekonzepte Morbus Crohn-Colitis ulcerosa, Thieme Verlag Stuttgart, S 108-116

Ozuner G, Fazio VW, Lavery IC, Milsom JW, Strong SA (1996) Reoperative rates for Crohn's disease following strictureplasty. Dis Colon Rectum 39:1199-1203

Post S, Betzler M, von Dithfurt B, Schürmann G, Küppers P, Herfarth Ch (1991) Risks of intestinal anastomosis in Crohn's disease. Ann Surg 213:37-42

Present DH (1995) The prevention of Crohn's disease after surgery: metronidazole is a small but continuous medical advancement. Gastroenterology 108:1935-1938

Ribeiro MB, Greenstein AJ, Yamazaki Y, Aufses AH (1991) Intraabdominal abscess in regional enteritis. Ann Surg 213: 32-36

Roberts PL, Schoetz DJ (1994). Gastroduodenal Crohn's disease. Semin Colon Rect Surg 5:199-203

Rutgeerts P, Geboes K, Vantrappen G, Beyls J, Kerremans R, Hiele M (1990) Predictability of the postoperative course of Crohn's disease. Gastroenterology 99:956-963

Rutgeerts P, Hiele M, Geboes K, Peeters M, Penninckx F, Aerts R et al. (1995) Controlled trial of metronidazole treatment for prevention of Crohn's recurrence after ileal resection. Gastroenterology 108:1617-1621

Schölmerich J (1996) Therapie chronisch entzündlicher Darmerkrankungen In: Gerok W, Schölmerich J (Hrsg) Klinik der Gegenwart, Urban & Schwarzenberg, München, S IV, 16:1-IV, 16:44

Schröder O, Stein J (1999) Methotrexat in der Therapie gastrointestinaler Erkrankungen. Z Gastroenterol 37:525-533

Stange EF, Schreiber S, Stallmach A, Schölmerich J, Loeschke K, et al. (1997) Therapie des Morbus Crohn-Ergebnisse einer Konsensuskonferenz der Deutschen Gesellschaft für Verdauungs- und Stoffwechselkrankheiten. Z Gastroenterol 35:541–554

Stallmach A, Zeitz M (1996) Immunsuppressive Therapie. In: W. Fischbach (Hrsg) Therapiekonzepte Morbus Crohn-Colitis ulcerosa, Thieme Verlag Stuttgart, S 58–69

Starlinger M, Makowiec F (1996) Chirurgische Therapie des Morbus Crohn In: Fischbach W (Hrsg) Therapiekonzepte Morbus Crohn-Colitis ulcerosa, Thieme Verlag Stuttgart, S 82–98

Stein J, Menge F (1998) Malabsorption of nutrients and malnutrition in the adult patients. In: Lembcke B, Kruis W, Sartor RB (eds) Systemic Manifestations of IBD: The pending challenge for subtle diagnosis and treatment. Kluwer Academic Publisher 1997:1–18

Vermeiere S, Rutgeerts P (1998) Medikamentöse Prophylaxe des M. Crohn-Rezidivs im neoterminalen Ileum nach ileokolischer Resektion. Zentralbl Chir 123:352–356

Weinand I, Jordan A, Caspary, WF, Stein J (1997) Ernährung in der Ätiopathogenese chronisch entzündlicher Darmerkrankungen. Z. Gastroenterol 35:579–583

Williams JG, Wong WD, Rothenberger DA, Goldberg SM (1991) Recurrence of Crohn's disease after resection. Br J Surg 78:10–19

Yamazaki Y, Ribeiro M, Sachar DB, Aufses AH, Greenstein AJ (1991) Malignant colorectal strictures in Crohn's disease. Am J Gastroenterol 86:882–885

Colitis ulcerosa

J. Stein, F. Makowiec, R. M. Starlinger, W. F. Caspary

43.1	Epidemiologie	465
43.2	Ätiologie und Pathogenese	466
43.2.1	Genetische Faktoren	466
43.2.2	Risikofaktoren	466
43.2.3	Bakterien	466
43.2.4	Pathogenese	467
43.3	Pathologie	467
43.3.1	Makroskopische Befunde	468
43.3.2	Mikroskopische Befunde	468
43.4	Klinik und Verlauf	469
43.4.1	Intestinale Komplikationen	471
43.4.2	Extraintestinale Manifestationen	472
43.4.3	Fertilität und Schwangerschaft	472
43.4.4	Kolorektale Karzinome	472
43.5	Diagnose	474
43.5.1	Differentialdiagnose	474
43.6	Therapie	476
43.6.1	Medikamente	476
43.6.2	Aktive Erkrankung	478
43.6.3	Steroidrefraktäre und chronisch aktive Erkrankung	479
43.6.4	Remissionserhaltung	479
43.6.5	Intestinale Komplikationen	480
43.6.6	Extraintestinale Manifestationen	480
43.6.7	Ernährung	480
43.6.8	Symptomatische Therapie	480
43.6.9	Therapie in der Schwangerschaft	481
43.6.10	Neue Therapieansätze chronisch-entzündlicher Darmerkrankungen	481
43.7	Chirurgische Therapie der Colitis ulcerosa	483
43.7.1	Indikationen zur Operation bei Colitis ulcerosa	484
43.7.2	Operationsverfahren bei Colitis ulcerosa	484
43.7.3	Verlauf und postoperative Komplikationen nach ileoanalem Pouch	485
43.7.4	Pouchitis	486
43.7.5	Pouchverlust	487
43.7.6	Funktion des Pouches und Lebensqualität	487
	Literatur	488

Bei der Colitis ulcerosa (Synonym: „ulcerative colitis", „recto-colite hémorragique", „Colitis gravis") handelt es sich um eine *chronische Entzündung der kolorektalen Schleimhaut*, die durch akute Exazerbationen mit oft blutigen Diarrhöen und Remissionen charakterisiert ist. Der *Befall* ist im Unterschied zum M. Crohn in aller Regel *kontinuierlich, vom Rektum* ausgehend und kann unterschiedlich weitreichend das *gesamte Kolon*, gelegentlich auch das *terminale Ileum* („Backwash-Ileitis"), erfassen. Sie führt in der Regel zu ausgedehnten *Schleimhautulzerationen* und in wechselnder Häufigkeit auch zu *extraintestinalen Krankheitsmanifestationen*.

Die Erkrankung wurde erstmals 1859 als eigenständiges Syndrom von Wilks und Moxon beschrieben, die sie von der bakteriell verursachten Dysenterie als „einfache idiopathische Kolitis" abgrenzten. Im Jahr 1909 erfolgten durch Hawkins und Allchin erste zusammenfassende Beschreibungen des Krankheitsbildes. Bereits damals wurden kontroverse Diskussionen über mögliche ätiopathogenetische Faktoren, die u. a. die Einführung von Konservierungsstoffen bzw. die Einführung von Konservendosen für die Entstehung der Erkrankung verantwortlich machten. Die erste umfassende Beschreibung des Krankheitsbildes erfolgte 1935 durch Sir A. Hurst, der die ulzeröse Kolitis mit den entsprechenden sigmoidoskopischen Veränderungen beschrieb.

43.1 Epidemiologie

Die Colitis ulcerosa ist eine weltweit verbreitete Erkrankung, die Abhängigkeit der geographischen Lokalisation weist eine recht unterschiedliche Inzidenz auf. Die höchsten *Inzidenzraten* finden sich in Nordamerika, Nordeuropa und Australien. Unter der weißen Bevölkerung liegt sie zwischen 3 und 15 pro 100 000 Einwohner und Jahr mit einer *Prävalenz* von 50 bis 80 pro 100 000 Einwohner. Longitudinalstudien zeigen in diesen Ländern seit 1950 im Gegensatz zum M. Crohn nahezu konstante Inzidenzraten (für M. Crohn stiegen die Inzidenzraten im gleichen Zeitraum um das 6fache). Zu Ländern mit niedriger Inzidenz zählen Asien, Japan und Südamerika (Tabelle 43.1).

Männer und Frauen sind nach neueren Untersuchungen gleich häufig betroffen, mit einem ersten Altersgipfel zwischen dem 20. und 40. Lebensjahr und einem zweiten zwischen dem 60. und 70. Lebensjahr. Schwarze erkranken deutlich weniger als Weiße (0,6 bis 1,2 Neuerkrankungen pro 100 000 Einwohner und

Tabelle 43.1. Inzidenz der Colitis ulcerosa. (Mod. nach Jewell 1998)

Land	Beobachtungszeitraum	Inzidenz (pro 100 000 Einwohner)
Dänemark		
Copenhagen	1962–1978	8,1
	1981–1988	9,5
Deutschland		
Ruhrgebiet	1980–1984	2,3
Tübingen	1980–1984	1,8
Großbritanien		
Oxford	1951–1960	6,5
Wales	1968–1977	7,2
Aberdeen	1967–1976	11,3
Holland		
Leiden	1979–1983	6,8
Israel		
Tel Aviv	1961–1970	3,8
Italien		
Florenz	1978–1987	4,0
Nordamerika		
Minnesota	1935–1964	7,2
Baltimore	1960–1963	4,6
Schweden		
Stockholm (Land)	1975–1979	4,3

Jahr), Juden deutlich häufiger (3,8 pro 100 000 Einwohner und Jahr). Ähnlich wie beim M. Crohn wird auch hier Umweltfaktoren eine krankheitsauslösende Rolle zugeschrieben.

43.2
Ätiologie und Pathogenese

Die Ätiologie der Colitis ulcerosa ist unbekannt. Es wird eine genetische Bereitschaft zur Erkrankung diskutiert, wobei Faktoren wie Viren, Bakterien, Ernährung und Immunreaktionen die Erkrankung möglicherweise auslösen können.

43.2.1
Genetische Faktoren

Ähnlich wie für den M. Crohn besteht auch für die Colitis ulcerosa eine familiäre Häufung. Insbesondere *Verwandte ersten Grades* erkranken deutlich häufiger, höhergradige Verwandte zeigen kein erhöhtes Krankheitsrisiko. Allerdings liegt die Konkordanzrate eineiiger Zwillinge mit 6,3% deutlich niedriger als für den M. Crohn (58,3%). Während unter erkrankten Geschwistern Manifestationsalter und Befallsmuster ein hohes Maß an Übereinstimmung aufweisen, findet sich bei erkrankten Kindern im Vergleich zu den Eltern ein deutlich unterschiedliches Erstmanifestationsalter (*genetische Antizipation*). Auch bezüglich der Assoziation zu MHC-Klasseantigenen finden sich zunehmend Hinweise für genetische Unterschiede zum M. Crohn. Während letzterer vorwiegend eine Assoziation mit dem Haplotyp DR-1/DQw5 aufweist, dominieren bei der Colitis ulcerosa DR-2-Assoziationen (Nordeuropa: HLA-DRB1*1501; Japan: HLA-DRB1*1502). Neuere Untersuchungen weisen darüber hinaus auf eine zusätzliche genetische und immunologische Heterogenität, die sich in einer unterschiedlichen HLA-DR- und pANCA (s. unten) – Expression ausdrückt.

43.2.2
Risikofaktoren

Als Risikofaktoren werden ähnlich wie bei M. Crohn orale *Kontrazeptiva*, *Ernährungsverhalten* und *psychosoziale* Faktoren diskutiert, ohne daß die pathophysiologischen Zusammenhänge im einzelnen hinreichend geklärt sind. Basierend auf Beobachtungen, daß Nichtraucher häufiger als Raucher an einer Colitis ulcerosa erkranken, wurde *Nikotin* (im Gegensatz zu M. Crohn) eine protektive Wirkung zugeschrieben. Als mögliche pathophysiologische Mechanismen werden ein veränderter mukosaler Blutfluß und/oder Änderungen der mukosalen Glykoproteinsynthese diskutiert.

43.2.3
Bakterien

Untersuchungen von Cooke et al. aus dem Jahr 1974 gaben Anlaß zur Spekulation, daß *Hämolysin*- und *Nekrototoxin*-produzierende E. coli-Stämme ursächlich an der Krankheitsentstehung beteiligt sein könnten. In weiteren Studien wurde auf eine vermehrte Expression von *Adhäsinen* durch E. coli bei Patienten mit Colitis ulcerosa hingewiesen, die zu einer vermehrten Epitheladhärenz der Keime im Kolon führt. In einer daraufhin durchgeführten plazebokontrollierten Studie mit Tobramycin, einer *E. coli*-spezifischen Substanz, ließ sich in der Tat ein therapeutischer Nutzen nachweisen, was zur Untermauerung der Hypothese führte.

43.2.4
Pathogenese

Die Koinzidenz mit anderen Autoimmunerkrankungen wie Thyroiditiden, Diabetes mellitus, perniziöser Anämie in Verbindung mit dem Nachweis verschiedenster Autoantikörper unterstreicht die Hypothese, daß es sich bei der Colitis ulcerosa um eine *Autoimmunerkrankung* handelt. So lassen sich aus der kolorektalen Schleimhaut IgG-Autoantikörper gegen Darmepithelien isolieren, die mit einem *40-kD-Darmantigen* reagieren. Die Dominanz von *IgG1-* und *IgG3-*Antikörpern, die sich vor allem bei Autoimmunreaktionen finden und der Nachweis von perinukleären antineutrophilen zytoplasmatischen Autoantikörpern (pANCA) sprechen für dieses Konzept. Im Gegensatz zu den bei der Wegener-Granulomatose beschriebenen Antigenen (Serinproteinase 3) sind die pANCAs bei Patienten mit Colitis ulcerosa gegen β-Glucoronidase und/oder Kathepsin gerichtet. Letztlich sprechen die genannten Befunde für eine Immunregulationsstörung auf der Ebene der IgG-Subklasse.

Untersuchungen zum Verhältnis der T-Lymphozytensubpopulationen in der Schleimhaut Kolitiskranker weisen auf einen immunregulatorischen Defekt im Bezug auf das Verhältnis aktivierter CD4-und CD8-Lymphozyten hin: Normalerweise stimulieren Epithelzellen des Intestinaltraktes nur CD8-T-Lymphozyten. Wahrscheinlich basierend auf einer *primären Störung der Enterozyten* kommt es (über eine gesteigerte Freisetzung proinflammatorischer Zytokine (IL-1, IL-6, TNFα) und/oder verminderten Freisetzung antiinflammatorischer Zytokine (IL-10, TGFβ) zu einer nahezu ausschließlichen Stimulierung von CD4-Lymphozyten (Abb. 43.1). Dies führt in einem zweiten Schritt über die Sekretion von Lymphokinen (IL-2) zur Stimulation von Makrophagen und über eine Aktivierung des Komplementsystems zur entzündlichen Destruktion der Mukosa (Abb. 43.2).

Die inzwischen außerordentliche Zahl von Untersuchungen zur Bedeutung und Wirkungsweise von *Mediatoren* (Eicosanoide; plättchenaktivierender Faktor, PAF; Interleukine; Neuropeptide) im Ablauf des Entzündungsprozesses lassen sich dahingehend zusammenfassen, daß sie für die *Chronizität* und *Perpetuierung* der chronisch-entzündlichen Darmerkrankung von entscheidender Bedeutung sind.

43.3
Pathologie

Die Entzündungsreaktion *beginnt im Rektum* und breitet sich meist *kontinuierlich nach proximal in das*

Abb. 43.1. T-Zell-Subpopulationen und Zytokinprofile

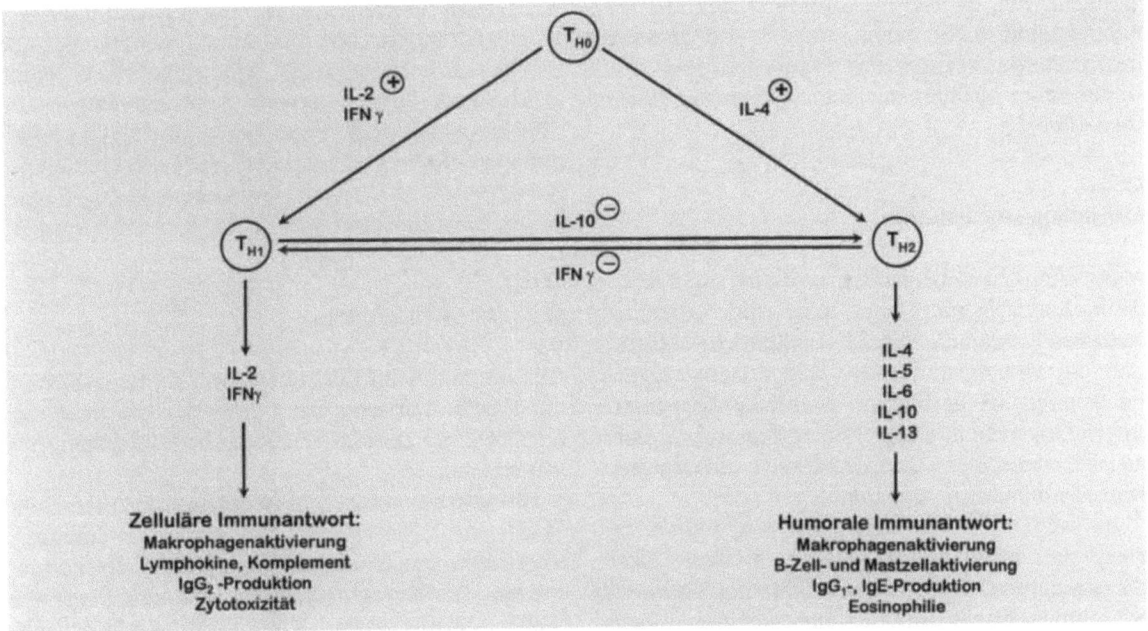

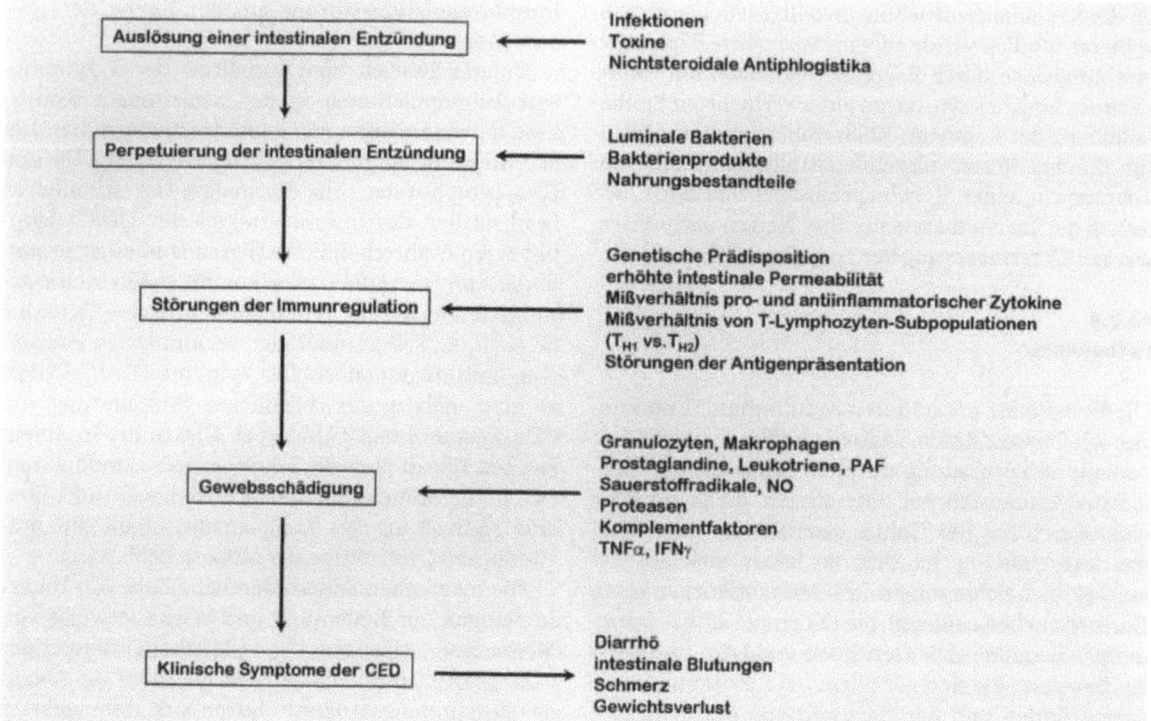

Abb. 43.2. Pathogenetisches Konzept chronisch-entzüdlicher Darmerkrankungen. (Nach Diagnass u. Goebell 1998)

Kolon aus. Sie kann das gesamte Kolon (*Pankolitis*), das distale Kolon (*Linksseitenkolitis*) oder nur das Rektum (*Proktitis*) betreffen. In etwa 10% aller totalen Kolititiden ist das terminale Ileum im Sinne einer *Backwash-Ileitis* mitbeteiligt (in der Regel 5–25 cm, in seltenen Fällen bis zu 40 cm). Abweichungen vom typischen kontinuierlichen Befallsmuster sind nicht selten. Die in der Literatur beschriebenen segmentalen Manifestationen resultieren dabei offenbar aus einer *diskontinuierlichen Remission*.

43.3.1
Makroskopische Befunde

Makroskopisch stehen in den *initialen Stadien* eine *ödematöse Schwellung* und eine außerordentliche *Berührungsempfindlichkeit* (Friabilität) der Schleimhaut im Vordergrund. Diese Friabilität ist Ursache einer bereits bei geringer mechanischer Reizung sofort einsetzenden *Blutung* (Kontaktblutung). Sie kann zwischen petechialen Transsudationen und schweren, profusen Blutungen variieren.

Im *weiteren Verlauf* entwickeln sich *solitäre Erosionen* und häufig longitudinal ausgerichtete *Ulzera*, die zunehmend *flächenhaft konfluieren*. Residuelle Schleimhautinseln inmitten ausgedehnter Ulzera-

tionen imponieren als *Pseudopolypen*, die häufiger im Kolon als im Rektum gefunden werden.

Abhängig vom Grad und der Dauer der entzündlichen Aktivität können ulzeröse Läsionen bis tief in die Darmwand hineinreichen (*tief intramural*). Dabei können Strukturen der Muscularis propria und auch Strukturen des enteralen Nervensystems in den Entzündungsprozeß involviert sein (*fulminante Kolitis*).

Remissionsphasen, ob spontan oder therapieinduziert, führen selten zu einer Restitutio ad integrum. Postentzündlich finden sich oft ein *vergröbertes* und *verstrichenes Faltenrelief*, eine *glatte* und *blasse Mukosa* und nicht selten *multiple Pseudopolypen*. Infolge einer abnormen Kontraktur und Hypertrophie der Muskulatur erscheint der Darm verkürzt. Im Gegensatz zum M. Crohn ist eine nennenswerte Fibrose kaum zu beobachten (Abb. 43.3).

43.3.2
Mikroskopische Befunde

Die entzündliche Infiltration betrifft hauptsächlich die *Mukosa*, seltener die Submukosa und geht mit kleinen *Kryptenabszessen* oder oberflächlichen *Ulzerationen* einher.

Die *aktive/floride* Colitis ulcerosa ist charakterisiert durch ein *Schleimhautödem* und eine erhebliche *Hyperämie* mit Einblutungen in das Schleimhautstroma. Die Kryptenarchitektur ist deutlich gestört. Neben Erosionen und Ulzerationen findet sich ein

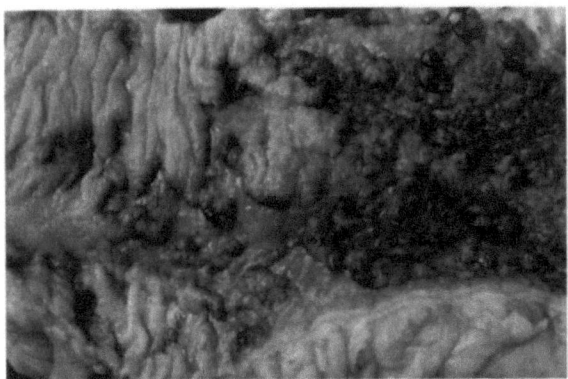

Abb. 43.3. Colitis ulcerosa mit unregelmäßig geformten Ulzerationen, teilweise hämorrhagisch und pseudopolypösen Schleimhautveränderungen. (aus Stein 1997, S. 360)

deutlicher *Verlust an Becherzellen*. Innerhalb der Epithelschicht findet man *lymphoide Rundzellen* (überwiegend intraepitheliale T-Lymphozyten) und mikroabszedierende Granulozyteninfiltrate. Obwohl in über 70 % der Fälle *Kryptenabszesse* beobachtet werden, sind sie keineswegs pathognomonisch (Abb. 43.4). Einerseits lassen sich eine deutlich gesteigerte Proliferationsaktivität, andererseits erhebliche regressive Veränderungen des *enterozytären Epithels* nachweisen.

Während in klinisch *kompletten Remissionsphasen* die kolorektale *Schleimhaut* makroskopisch weitgehend *normal* aussehen kann, finden sich histologisch oft *persistierende Schleimhautschäden*, die nicht als persistierende, milde Entzündung, sondern vielmehr als *Defektheilung* zu verstehen sind. Sie finden sich v. a. in den Schleimhautkrypten. Charakteristisch ist eine Verkürzung der Schleimhautkrypten, so daß diese nicht mehr der Lamina muscularis mucosae aufsitzen. Die Zahl der *Becherzellen* ist weitgehend normal. In der Tiefe der Krypten sind oftmals *Paneth-Zellen* nachweisbar. Im Rektum kann eine *lymphofollikuläre Hyperplasie* persistieren (Abb. 43.5).

43.4 Klinik und Verlauf

Der Verlauf einer Colitis ulcerosa ist nicht vorhersehbar. Oft beginnt die Erkrankung *schleichend* mit *Durchfall und blutig-schleimigen Stuhlbeimengungen*, kann jedoch auch subakut oder akut verlaufen. Die klinischen Symptome sind von der Schwere und der Ausdehnung der Erkrankung abhängig. In leichteren Fällen, insbesondere bei alleinigem Befall des Rektums, stehen häufige *kleinvolumige schmerzhafte Stuhlentleerungen* (Tenesmen) mit Schleim- und Blutbeimengungen im Vordergrund (Tabelle 43.2). Bei ausgedehntem Kolonbefall treten *wäßrig-schleimig-blutige Durchfälle* mit *Darmtenesmen* auf. Die

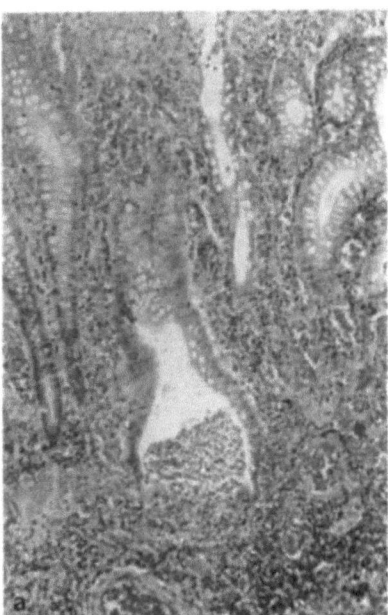

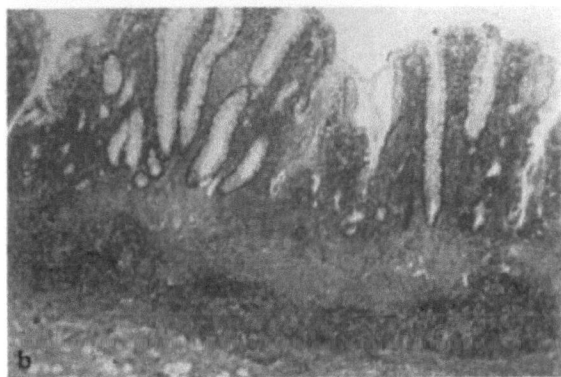

Abb. 43.4. a Floride Colitis ulcerosa mit charakteristischen Kryptenabszessen. **b** Vergleichsweise wenig aktive Colitis ulcerosa mit ausgeprägter lymphatischer bzw. lymphofollikulärer Hyperplasie. (HE-Färbung; aus Stein 1997, S. 360)

Stuhlfrequenz kann bis zu 30 Entleerungen/Tag betragen. Die abdominellen Beschwerden lassen häufig nach der Defäkation nach. *Unspezifische Symptome* sind Fieber, Anorexie, Gewichtsverlust. Extraintestinale Manifestationen können wie beim M. Crohn bestehen (Kap. 42). Man unterscheidet zwischen einer *leichten, mittelschweren und fulminant-toxischen Form*. Es kann zu kurz- oder langfristigen *Remissionen*, zum Übergang in eine *chronische Form* oder zu einem erneuten akuten Schub kommen.

Wie beim M. Crohn gibt es auch bei der Colitis ulcerosa *keinen idealen klinisch-chemisch oder endoskopischen* Parameter zur Erfassung der Aktivität und des Schweregrades der Erkrankung. Auch hier hat sich die Einführung eines Scoring-Systems bewährt (Kolitisaktivitätsindex, CAI) bewährt (Tabelle 43.3).

Tabelle 43.2. Verlaufsformen der Colitis ulcerosa

	Leicht	Mittelschwer	Schwer
Häufigkeitsverteilung	60%	25%	15%
Ausdehnung	distales Kolon und Rektum; 15% dehnen sich auf das Restkolon aus	gewöhnlich Befall von einem Drittel bis zur Hälfte des Kolons; in 30% Totalbefall	gewöhnlich Totalbefall des Kolons
Diarrhö	intermittierend, 3–5 Stühle täglich, oft ohne krampfartige Schmerzen	>5 Stühle täglich mit makroskopischer Blutbeimengung und abdominellen Schmerzen	profuse oder anhaltend flüssige Stühle mit Blutbeimengung
Fieber	nicht vorhanden	intermittierend (38°C)	38–40°C
Anorexie und Gewichtsverlust	gewöhnlich nicht vorhanden	intermittierend während der Schübe	schwer und oft persistierend
Allgemeinsymptome	nicht vorhanden	intermittierende Müdigkeit, erhöhtes Schlafbedürfnis	extreme Müdigkeit, Schwäche, Erschöpfung
Klinische Untersuchung	normal	Druckschmerz über dem Kolon	gebläht Abdomen, Tympanie, fehlende Darmgeräusche
Labortests	gewöhnlich normal	leichte intermittierende Anämie, normales Serumalbumin, erhöhte alkalische Serumphosphatase bei 25% der Patienten	Leukozytose über 20000/nl, mäßige bis schwere Anämie, Hypalbumiämie, erhöhte AP (bei 40% der Patienten)
Extrakolische Komplikationen	ungewöhnlich	relativ häufig	häufig und schwer
Risiko für Kolonkarzinom	wahrscheinlich nicht erhöht	präkanzeröse Läsionen (schwere Dysplasie) entwickeln sich nach 15 Jahren bei 4% der Patienten, nach 20 Jahren bei 7% und nach 25 Jahren bei 13%; das Krebsrisiko liegt nach 15 Jahren bei 3%, nach 20 Jahren bei 5% und nach 25 Jahren bei 7%	präkanzeröse Läsionen (schwere Dysplasie) entwickeln sich nach 15 Jahren bei 4% der Patienten, nach 20 Jahren bei 7% und nach 25 Jahren bei 13%; das Krebsrisiko liegt nach 15 Jahren bei 3%, nach 20 Jahren bei 5% und nach 25 Jahren bei 7%
Mortalität bei akutem Schub	0,4%	2%	10–25%

- *Chronisch-rezidivierende Verläufe:* Unter den heute üblichen konservativ-therapeutischen Maßnahmen kommt es in etwa 70% der Fälle zu langandauernden *Remissionen.* Die Rezidivhäufigkeit ist dabei unabhängig von der Lokalisation und vom Ausmaß der Erkrankung, jedoch abhängig von der Art der Therapie. Daten über prognostische Faktoren zur Rezidivhäufigkeit gibt es nicht. In einer nicht unerheblichen Zahl der Fälle (10–15%) dürfte das Rezidiv auf eine *bakterielle* und/oder *virale Superinfektion* zurückzuführen sein. Neben nichtsteroidalen Antirheumatika (NSAR) können auch Antibiotika und 5-Aminosalizylate ein Rezidiv auslösen.
- Bei etwa 40% der Patienten beobachtet man einen *intermittierenden Verlauf,* der durch *unterschiedlich lange Remissionsphasen,* unterbrochen durch *akute Schübe,* charakterisiert ist. 5–15% der Kolitispatienten zeigen einen *chronisch-aktiven* Verlauf, bei dem trotz Ausschöpfung aller konservativ-therapeutischen Möglichkeiten klinisch, laborchemisch und endoskopisch keine längerdauernde Remission erreicht werden kann.
- *Akut-fulminate Verlaufsform (toxisches Megakolon).* Sie betrifft 1–6% aller Patienten mit Colitis ulcerosa, entweder als *primäre* akut-fulminate Attacke (25–40%) oder als akute *Exazerbation* einer bis dahin chronischen Verlaufsform. Klinisch steht dabei das 1950 erstmals beschriebene *toxische Megakolon* im Vordergrund. Es ist durch eine große Zahl an blutig-schleimigen Durchfällen, hohes Fieber mit septischem Krankheitsbild, Anämie, Dehydratation, Hypoproteinämie, Hypokaliämie, Distension und Druckschmerzhaftigkeit des Abdomens und eine Dilatation des Kolons mit hoher *Perforationsgefahr* gekennzeichnet. Wegen des plötzlichen Beginns steht die Diarrhö nicht selten im Hintergrund, besonders wenn es sich um den ersten Schub der Kolitis handelt. Deshalb ist es

Tabelle 43.3. Klinischer Aktivitätsindex („clinical activity index", CAI). (Nach Rachmilewitz 1989)

	Punkteskala
1. Anzahl der Stühle pro Woche	
<18	0
18–35	1
36–60	2
60	3
2. Blut im oder auf dem Stuhl (wöchentlicher Durchschnitt)	
keines	0
wenig	2
viel	4
3. Allgemeinbefinden	
gut	0
beeinträchtigt	1
schlecht	2
sehr schlecht	3
4. Bauchschmerzen	
keine	0
leichte	1
mäßige	2
starke	3
5. Temperatur/Fieber infolge der Kolitis (°C)	
37–38	0
>38	3
6. Extraintestinale Manifestationen	
Iritis	3
Erythema nodosum	3
Arthritis	3
7. Laborbefunde	
BSG >50 mm in der ersten Stunde	1
BSG >100 mm in der ersten Stunde	2
Hb <10,0 g/l	4

CAI >4 Punkte = akuter Schub.

Tabelle 43.4. Diagnostische Kriterien des toxischen Megakolons

Radiologischer Nachweis einer Kolondistension
Mindestens drei der nachfolgenden Bedingungen müssen erfüllt sein
- Fieber > 38 °C
- Tachykardie > 120/min
- Leukozytose > 10500/nl
- Anämie

Mindestens eine der folgenden Bedingungen muß erfüllt sein
- Dehydratation
- Verwirrtheit
- Elektrolytstörung
- Hypotension

wichtig, an die Diagnose eines toxischen Megakolons zu denken, wenn ein Patient ohne Kolitis erstmals unter dem Bild einer schweren bakteriellen Infektion oder Gastroenteritis untersucht wird (Tabelle 43.4). Die *klinische Untersuchung* zeigt eine ausgeprägte Distension und Tympanie des Abdomens sowie nach erfolgter Perforation einen ausgedehnten Loslaß-Schmerz. Die *Röntgenuntersuchung* (Abdomenleeraufnahme) zeigt eine Dilatation der Kolondarmschlingen über 7 cm, vor allem im *Colon transversum* und *Colon descendens*. *Rektoskopisch* findet sich eine ausgeprägte Granulierung und erhöhte Schleimhautfragilität. Eine totale Koloskopie sollte aufgrund der extremen *Perforationsgefahr* vermieden werden. Differentialdiagnostisch abzugrenzen ist das bei einer Infektion des Intestinaltraktes mit *Salmonella, Shigella, CMV* oder *Cryptosporidium* oder bei der intestinalen Pseudoobstruktion auftretende toxische Megakolon. Pathologisch-anatomisch imponiert eine extreme *Dilatation des Kolons* (5–16 cm, im Mittel 9 cm). Die Dilatation kann (selten) das gesamte Kolon oder (häufiger) nur einzelne Abschnitte betreffen. Die Darmwand ist z. T. *papierdünn* (vgl. zu feuchtem Löschpapier). Die Serosa ist trüb und glanzlos. Das Darmlumen ist gefüllt mit reichlich Blut und Eiter. *Histologisch* imponiert eine *transmurale* Entzündung mit *flächenhaften* und *tiefgreifenden* Ulzerationen. Gefäße (fibrinoide Wandnekrosen, Vaskulitiden), Nervenplexus (Ganglionneuritis) sind in den Entzündungsprozeß einbezogen. Das Ausmaß der Dilatation korreliert dabei mit der Tiefe der Entzündung. In der *Pathogenese* der dilatativen Veränderungen kommt Stickoxid (NO), einem bekanntermaßen potenten Inhibitor der Kontraktion glatter Muskulatur, eine Schlüsselrolle zu. Sowohl die *konstitutive* als auch *induzierbare* NO-Synthetase, aktiviert im Rahmen des entzündlichen Prozesses, sind in den dilatierten Arealen erheblich erhöht. Die pharmakologische Blockade der NO-Synthetase verminderte in tierexperimentellen Untersuchungen die Dilatation.

43.4.1
Intestinale Komplikationen

- *Massive Blutung:* Sie ist selten (3%) und tritt vor allen bei Linksseitenkolitis auf.
- *Stenosen:* Im Gegensatz zum Morbus Crohn finden sich bei der Colitis ulcerosa nur selten Strikturen oder Stenosen (6–12%). Ihre Häufigkeit steigt mit zunehmender Ausdehnung (Rekum: 3,6%, Rektum und linkes Kolon: 7,5%, Rektum und Kolon: 17%).
- *Perforation:* Eine *freie Perforation* ist praktisch nur beim *toxisches Megakolon* zu beobachten. Häufiger sind *gedeckte Perforationen*, die oftmals Ausgangspunkte *periproktitischer Abszesse* und *Analfisteln* darstellen.
- *Prästomale Ileitis, Pouchitis* (s. unten).

43.4.2
Extraintestinale Manifestationen

Nach neueren epidemiologischen Studien wird die Prävalenz extraintestinaler Komplikationen bei der Colitis ulcerosa auf 21% geschätzt.

- *Haut* (Kap. 60). Die häufig zu beobachtenden Exantheme treten meist als Therapiefolge, insbesondere bei Salazosulfapyridin (weniger 5-ASA) im Sinne einer Hypersensitivitätsreaktion auf. Klassische dermatopathische Krankheitsmanifestationen sind das *Erythema nodosum* (2–4%) und *Pyoderma gangraenosum* (1–2%). Pathogenetisch diskutiert werden *zirkulierende Immunkomplexe* (Immunkomplexvaskulitis), bakterielle Antigene und/oder Toxine und neuerdings auch *Kryoproteine*.
- *Oropharynx:* Bei bis zu 10% der Patienten mit aktiver Kolitis treten Aphten im Bereich der Mundschleimhaut auf, die bei abnehmender Krankheitsaktivität spontan abheilen.
- *Augen:* Bei 5–8% treten *entzündliche Augenveränderungen* (Episkleritis, Uveitis, Konjunktivitis, Keratitis, Retrobulbärneuritis, Chorioiditis) auf. Oft sind sie mit anderen extraintestinalen Manifestationen (Eyrthema nodosum, Arthritiden) assoziiert. Pathogenetisch werden *T-Zell-vermittelte autoimmunologische Entzündungsmechanismen* diskutiert (Kreuzreaktion eines 40-kD-Darmantigens).
- *Entzündliche Gelenkerkrankungen* (Kap. 61): Arthritiden (1,4–25%), Sakroiliitis (4–14%), ankylosierende Spondylitis (1,6–8%) treten mit zunehmender Häufigkeit auf und können der Kolitis vorausgehen.
- *Knochen* (Kap. 63): Osteoporose, Osteomalazie, ischämische bzw. aseptische Knochennekrosen sind Komplikationen (Steroide, Malabsorption) und keine Manifestation der Erkrankung.
- *Vaskulitiden* (Kap. 61): Vaskulitiden, Glomerulonephritiden und/oder Myositiden sind als extraintestinale Krankheitsmanifestationen eher selten.
- *Bronchopulmonale Manifestationen* (Kap. 62): Bronchopulmonale Funktionsstörungen werden in klinischen Studien (*Lungenfunktionsprüfungen*) bei Colitis ulcerosa in ca. 35% der Fälle gefunden. Die Ursache ist unklar. Die Röntgenbefunde der nur selten klinisch auffälligen Patienten sind im allgemeinen unauffällig.
- *Pankreas* (Kap. 57): Die in jüngster Zeit wiederholt diskutierten pankreatischen Krankheitsmanifestationen (akute Pankreatitis, Autoantikörper gegen exokrines Pankreas) sind als echte extraintestinale Manifestationen *umstritten*.
- *Leber und Gallenwege* (Kap. 58): Geringgradige Erhöhungen der Serumtransaminasen und/oder Cholestaseparameter können in der akuten Phase einer CU häufig beobachtet werden, normalisieren sich spontan bei abklingender Krankheitsaktivität. Die differential-diagnostische Abklärung einer primär sklerosierenden Cholangitis (PSC) sollte bei Persistenz der genannten Parameter ins Auge gefaßt werden.

43.4.3
Fertilität und Schwangerschaft

Frauen, die an Colitis ulcerosa erkrankt sind, haben eine normale *Fertilität*. Nach neueren Untersuchungen kann auch davon ausgegangen werden, daß es weder nach Proktokolektomie mit Ileostoma noch nach Anlage eines ileoanalen Pouches zu permanenten Störungen der Fertilität kommt. In Abhängigkeit von der Krankheitsaktivität und/oder Einnahme von SASP kann es zum Auftreten einer sekundären Amenorrhö kommen. Nach Absetzen des Medikaments kommt es in der Regel innerhalb von 3 Monaten spontan zum Eisprung.

Der *Einfluß der Erkrankung auf den Verlauf der Schwangerschaft* wird in erster Linie von der Aktivität der Erkrankung zum Zeitpunkt der Konzeption bestimmt. Beginnt die Schwangerschaft in der Remissionsphase unterscheiden sich die Patienten bzgl. Komplikationshäufigkeit, Anzahl der Spontanaborte und Frühgeburten nicht von der Normalbevölkerung, während ihre Zahl mit zunehmender Krankheitsaktivität zum Zeitpunkt der Konzeption proportional zunimmt.

Über den *Einfluß einer Schwangerschaft auf den Verlauf* der Colitis ulcerosa liegen recht unterschiedliche Beobachtungen vor. Die Rezidivrate in der Schwangerschaft ist nicht höher als bei Patientinnen mit CU ohne Schwangerschaft. Rezidive, aber auch Erstmanifestationen, treten vor allem im ersten Trimenon auf. Letztere verlaufen nicht schwerer und sind nicht schwieriger zu behandeln als neuauftretende Erkrankungen außerhalb einer Schwangerschaft. Unbewiesen ist, daß nach der Entbindung häufiger Rezidive auftreten.

43.4.4
Kolorektale Karzinome

■ **Epidemiologie, Risikofaktoren.** Nach neueren Untersuchungen schwanken die Angaben zur Prävalenz Colitis ulcerosa-assoziierter Karzinome zwischen 3, 5% und 9,7%. Angaben zum *kumulativen Krebsrisiko* nach 30 Krankheitsjahren liegen zwischen 9,5% und 16,5%. Kolitiskarzinome treten etwa 20 Jahre früher auf als gewöhnliche Kolonkarzinome. Das *Risiko*, ein Kolitiskarzinom zu entwickeln, betrifft nicht

Tabelle 43.5. Evaluation von Risikoindikatoren für Colitis ulcerosa-assoziierte kolorektale Karzinome. (Nach Herbay 1998)

Beobachtet insgesamt	41 CU-Patienten mit 60 Karzinomen
1 Karzinom	31 von 41 Patienten (73%)
2–6 Karzinome	10 von 71 Patienten (27%)
Prävalenz	9% (41 von 443 CU-Patienten)
Ausdehnung der Kolitis	95% extensiv (>linke Flexur)
	5% limitiert (<linke Flexur)
Alter bei Diagnose der CU	Median 26 (Spanne 6–50 Jahre)
Dauer der Kolitis bis zum Auftreten des Karzinoms	Median 16 Jahre (Spanne 6–27 Jahre)
Alter bei Diagnose des Karzinoms	Median 42 Jahre (Spanne 19–62 Jahre)
Primärsklerosierende Cholangitis	10 von 41 Patienten (27%)

alle Patienten gleichermaßen, sondern hängt ab von (Tabelle 43.5):

- Dauer der Erkrankung (kumulatives Krebsrisiko),
- Ausdehnung und Schwere der Erkrankung,
- Zeitpunkt (Lebensalter) der ersten Krankheitsmanifestation,
- Assoziation mit primärsklerosierender Cholangitis (PSC).

■ **Ätiologie.** Diskutiert werden unterschiedliche Faktoren, die zum Teil direkt der Erkrankung, zum Teil aber auch der Therapie und/oder Diagnostik zugeordnet werden. Eine Schlüsselrolle nimmt die *gesteigerte Epithelproliferation* bei der Reparation entzündlicher Läsionen ein, die das spontane Auftreten genetischer Veränderungen (*Dysplasien*) begünstigen soll. Eine als Folge einer gestörten Resorptionsleistung erhöhte fäkale Konzentration von Gallensäuren wird ebenfalls diskutiert. Inwieweit therapeutische Maßnahmen, insbesondere eine langjährige Therapie mit Immunsuppressiva (z.B. Azathioprin) ursächlich eine Rolle spielt, wird derzeit kontrovers diskutiert (s. unten). Für die formale *Pathogenese* von Colitis-assoziierten Karzinomen wurde das Modell der *Kolitis-Dysplasie-Karzinom-Sequenz* entworfen. Demnach entsteht ein Kolitiskarzinom schrittweise über die Vorstufe einer niedriggradigen Epitheldysplasie und die Zwischenstufe einer hochgradigen Dysplasie. Bei *Dysplasien* handelt es sich bereits um *neoplastische Veränderungen* des Darmepithels, die histopathologisch charakterisiert sind durch *strukturelle Veränderungen* (glanduläre und villöse Drüsenformationen, mehrreihige Epithelformationen) und *zelluläre Atypien* (Verlust der polaren Zelldifferenzierung, Kernhyperchromasie). Präkanzeröse Dysplasien können *Vorläufer*, *Mitläufer* (Dysplasie und Karzinom, ohne topographische Beziehung) oder auch *Ausläufer* eines Karzinoms sein (Abb. 43.5). Als Vorläufer signalisiert die präkanzeröse Dysplasie eine besondere Karzinomsuszeptibilität bei CED. Die Wahrscheinlichkeit, daß beim Nachweis von schweren Dysplasien ein Karzinom vorliegt bzw. entsteht, liegt bei etwa 50%. Die klinisch-therapeutischen Implikationen der 1983 standardisierten (*Inflammatory Bowel Disease-Dysplasia Morphology Study Group*) und von der WHO übernommenen *Klassifikation der Dysplasien* bei chronisch-entzündlichen Darmerkrankungen sind in Tabelle 43.6 zusammengestellt.

■ **Lokalisation.** Colitis ulcerosa-assoziierte Karzinome kommen grundsätzlich meist singulär (bei einem Viertel der Patienten multipel bzw. multilokulär) in allen Abschnitten des Kolons vor. Etwa zwei Drittel

Tabelle 43.6. Screening auf kolorektales Karzinom bei Patienten mit Colitis ulcerosa. (WHO-Empfehlungen 1995)

Bei Pankolitis oder Befall bis zur rechten Flexur nach 8 Jahren oder
bei Linksseitenkolitis nach 12–15 Jahren alle 1–2 Jahre → totale Koloskopie
Biopsien aus normaler Mukosa alle 10–12 cm entlang des Kolons
Multiple Biopsien aus veränderter Mukosa/umschriebenen Veränderungen
Wenn Dysplasie negativ oder „indefinite", Kontrollkoloskopie nach 1–2 Jahren
Bei „Low-grade-Dysplasie" → Kontrollkoloskopie nach 3–6 Monaten
Kolektomie indiziert bei:
  • makroskopischer Läsion mit darüberliegender „Low-grade-Dysplasie",
  • „Low-grade-Dysplasie" in multiplen Foci,
  • persistierender unifokaler „Low-grade-Dysplasie"
Bei schwer therapierbarer Colitis ulcerosa ist nach 8 Jahren Krankheitsdauer die Kolektomie zu erwägen

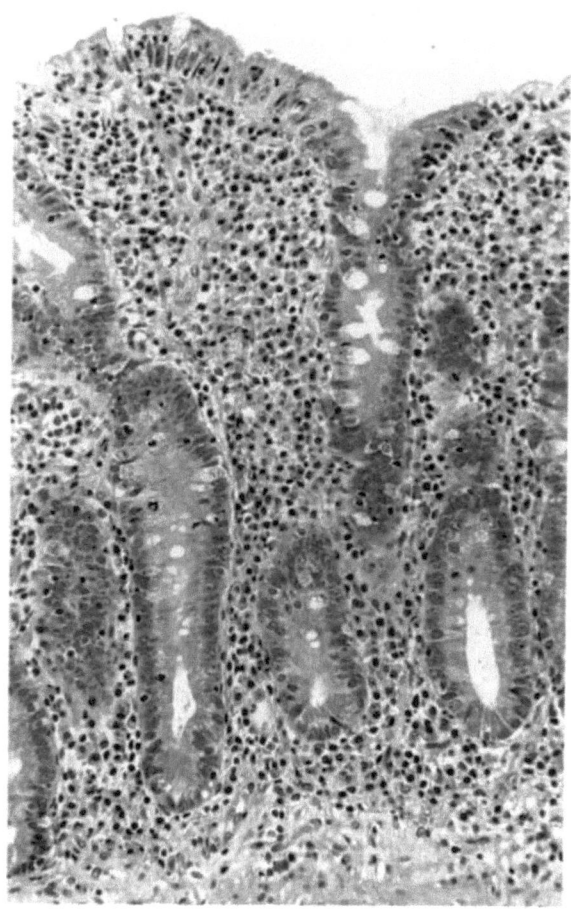
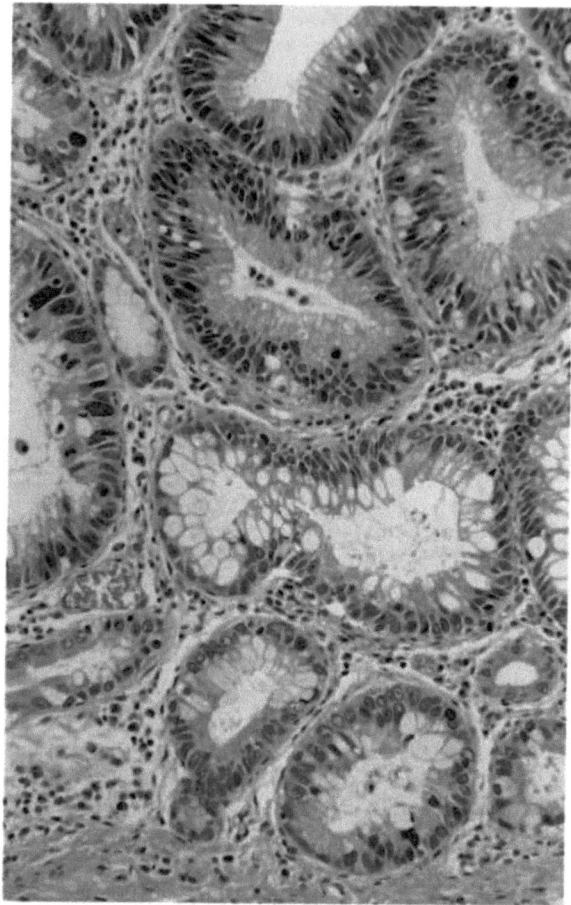

Abb. 43.5 a, b. Colitis ulcerosa. Präkanzeröse Dysplasien. Unregelmäßig angeordnete Schleimhautkrypten mit deutlich hyperchromatösen Kernen eines undifferenzierten Epithels (H.E.-Färbungen Vergr. 1:120). (Mit freundlicher Genehmigung von Herrn Priv.-Doz. Dr. A. v. Herbay, Pathologisches Institut der Universität Heidelberg)

aller Tumoren sind im linksseitigen Kolon und Rektum, ein Drittel im rechtsseitigen Kolon lokalisiert.

Makroskopisch finden sich entweder polypös (Blumenkohlartig) oder flach-exkavierte und diffus-infiltrierend wachsende Karzinome. Problematisch erweisen sich flache, occult in einer nicht verdickten Mukosa wachsende Karzinome. Sie präsentieren sich oftmals maskiert als Striktur oder Stenose. *Histologisch* überwiegen Adenokarzinome. Die *Prognose* ist entgegen früheren Publikationen nicht schlechter als beim gewöhnlichen Kolonkarzinom.

43.5
Diagnose

Neben der oft *typischen Anamnese* erlauben *endoskopische Verfahren (Proktorektoskopie und Koloskopie)* mit Biopsien, *radiologische Untersuchungen* (Kolondoppelkontrasteinlauf) und neuerdings sonographische Methoden die Diagnose. *Klinisch-chemische Verfahren* (BSG, Leukozytose, Thrombozytose, hypochrome Anämie, Hypoproteinämie und Hypokaliämie sowie CRP-Erhöhung) dienen wie beim M. Crohn der *Verlaufskontrolle* und Erfassung etwaiger Komplikationen (Kap. 42). Wie beim M. Crohn gehört zur Diagnostik eine mikrobiologisch-serologische Abklärung möglicher darmpathogener Keime, die sowohl Untersuchungen des Stuhls als auch serologische Untersuchungen beinhalten sollte (Kap. 42). Bei der *Rektoskopie/Koloskopie* findet sich in leichten Fällen eine geschwollene, hyperämische, bei Berührung leicht blutende Schleimhaut von samtartigem Aussehen. Bei schwerem Verlauf ist die Schleimhaut hämorrhagisch infiltriert, mit unregelmäßig konfluierenden Ulzerationen. Bei chronischem Verlauf sind Verengungen und Verkürzungen eines starren und röhrenförmigen Dickdarmes mit Pseudopolypen zu finden (Kap. 22). Neben einer makroskopischen Beurteilung sollten stets auch Biopsate aus der entzündeten Schleimhaut entnommen werden, die der Diagnosesicherung und ggf. einer Gradeinteilung dienen. Sie können zudem einer Kultivierung von Bakterien dienen. Das Ausmaß der Darmbeteiligung wird nach Abklingen der akutentzündlichen Krankheitssymptome entweder im Rahmen einer totalen Koloskopie oder radiologisch (Kolondoppelkontrast) durchgeführt. *Radiologisch* (Kap. 19, 20) finden sich im akuten Stadium knopflochartige Unterminierungen durch Ulzerationen oder Spiculae. Im chronisch-atrophischen Stadium findet sich ein typischer Verlust der Haustren. Charakteristisch ist der Befund von Pseudopolypen sowohl im akuten als auch chronischen Stadium. Stenosen sind bei CU nicht typisch (s. oben) und stets karzinomverdächtig. Die radiologische Differentialdiagnostik zum M. Crohn ist schwierig und sollte immer unter zu Hilfenahme endoskopischer Verfahren erfolgen.

43.5.1
Differentialdiagnose

Als wichtigste Differentialdiagnose kommt ein *M. Crohn des Dickdarms* in Betracht, der häufig schwierig abzugrenzen ist. Differentialdiagnostische Unterscheidungsmerkmale zwischen Colitis ulcerosa und M. Crohn des Kolons sind in den Tabellen 43.7 und 43.8 zusammengefaßt. Zunehmend problematisch erweisen sich bakterielle und parasitäre Kolitis

Tabelle 43.7. Differentialdiagnose chronisch-entzündlicher Darmerkrankungen

Zeichen	Colitis ulcerosa	M. Crohn
Klinisch:		
Rektalblutung	häufig	selten
Fistelbildungen	selten	häufig
Abszesse, perianal, perirektal	gelegentlich	häufig
toxisches Megakolon	gelegentlich	selten
Sigmoido-/Koloskopie:		
Rektum betroffen	95%	50%
Kontaktempfindlichkeit der Mukosa	häufig	selten
Röntgen:		
Art des Befalls	kontinuierlich	diskontinuierlich
rechtes Kolon befallen	gelegentlich	häufig
terminales Ileum	weit	eng, steif
Dünndarm	normal	oft befallen
Pathologie:		
Tiefe des Befalls	Mukosa und Submukosa	Transmural
Granulome	selten	häufig
Fissuren, Fisteln	selten	häufig
mesenteriale Lymphknoten	nicht befallen	hyperplastisch
Malignome	gelegentlich	selten

Tabelle 43.8. Befunde von Rektosigmoidoskopie und Biopsie bei Colitis ulcerosa und M. Crohn

	Befunde	Colitis ulcerosa	M. Crohn
Rektoskopie	granulierte Schleimhaut	typisch	gewöhnlich vorhanden, kann aber fehlen
	Schleimhautfragilität	Frühsymptom; bei aktiver Erkrankung immer vorhanden	unterschiedlich
	Geschwüre	kleine Grübchen von 1 mm Durchmesser, aus deren Grund es nach Berührung mit dem Wattetupfer blutet; die Schleimhaut ist generalisiert befallen	ausgedehnte (0,5–1 cm oder größer) Ulzera mit gelblich-grauem Ulkusgrund, oft ohne erhöhte Schleimhautfragilität; fleckförmiger Befall mit normaler Schleimhaut in der Umgebung
Biopsie	Ulzera	feinste oberflächliche Ulzera mit akutem entzündlichem Exsudat	fissurale Ulzera bis in die Submukosa reichend
	Granulome	fehlen	vorhanden
	Entzündung	akute Entzündung mit segmentkernigen Leukozyten in den Krypten (Kryptenabszesse)	chronische Entzündung mit erheblicher mononukleärer Zellinfiltration

Tabelle 43.9. Differentialdiagnose der Colitis ulcerosa

Erkrankung	Befunde
M. Crohn	Tabelle 43.4
Ischämische Kolitis	ältere Patienten (Gefäßerkrankung), plötzlicher Beginn, Schmerzen, linke Kolonflexur, segmental (Kap. 36)
Strahlenkolitis	frühere Strahlentherapie, diffus und segmental, atrophische Mukosa, leicht blutend (Kap. 35)
Kollagene Kolitis	wäßrige Diarrhö, subepitheliales Epithelband makroskopisch unauffällige Mukose (Kap. 44)
Mikroskopische Kolitis	wäßrige Diarrhö, makroskopisch unauffällige Mukosa, häufig ältere Frauen (Kap. 44)
Lymphozytäre Kolitis	(Kap. 44)
Infektiöse Kolitis Salmonellen, Shigellen, Yersinia enterocolitica, Campylobacter jejuni, Amöben, Chlamydien, Tuberkulose, Viren (AIDS)	plötzlicher Beginn, mit und ohne Blutung, Diarrhöen überwiegen, Fieber, Verbindung mit Reisen, Nahrungsmitteln, Umgebungserkrankungen, Superinfektion bei bestehnder Colitis ulcerosa oder Crohn möglich. Nachweis der Keime im Stuhl und der Antikörper im Serum (Kap. 27)
Antibiotikaassoziierte Kolitis	Antibiotikabehandlung, evtl. Clostridium difficile-Nachweis (Kap. 47)
NSAR-Kolitis	(Kap. 48)
Medikamentöse Kolitis	Gold, Zytostatika, Ovulationshemmer u.a.

den, die ein ähnliches Bild hervorrufen. Besonders zu nennen sind hier *Campylobacter jejuni, Shigellosen, Salmonellosen, Clostridium difficile* mit *pseudomembranöser Kolitis, Amöben*, aber auch *venerische Infektionen* (Gonokokken, Chlamydien). Nicht selten sind sie aber auch für das Auslösen eines erneuten Schubes verantwortlich, da die vorgeschädigte Schleimhaut einen noch besseren Nährboden darstellt. Als weitere, wenn auch seltenere Differentialdiagnosen, sind die kollagene Kolitis, chemisch induzierte Kolitiden und die Strahlenkolitis zu nennen (Tabelle 43.9).

Anamnestisch ebenfalls von der Colitis ulcerosa zu unterscheiden ist die 1979 erstmals beschriebene *Diversionskolitis* („Ableitungskolitis"). Es handelt sich dabei um eine unspezifische, unabhängig vom Alter und Geschlecht auftretende Kolitis, die sich postoperativ in ausgeschalteten, aber in situ belassenen Darmschlingen entwickelt. Sie ist makroskopisch und histologisch oftmals nicht sicher von der Colitis ulcerosa abgrenzbar. Ursache ist eine fehlende bzw. unzureichende bakterielle Produktion kurzkettiger Fettsäuren (Kap. 65), da es durch das Ausschalten der Stuhlpassage zu einer Störung der mikrobiellen Flora im betreffenden Segment kommt. Nach Rückverlagerung des ausgeschlossenen Darmabschnittes sistieren die entzündlichen Veränderungen. Endoskopisch charakteristisch ist eine ödematös verdickte Schleimhaut, granulierte, von petechialen Blutungen und Ulzerationen durchsetzte vulnerable Schleimhaut. Klinisch stehen blutige, schleimige Stühle und krampfartige Unterbauchschmerzen im Vordergrund. Histologisch finden sich unspezifische Entzündungsinfiltrate (Lymphozyten, Plasmazellen, Granulozyten), Kryptitiden und Kryptenabszesse. Auf eine antiinflammatorische Therapie mit 5-ASA-Präparaten oder Glukokortikoiden sprechen nur knapp 50% der Patienten an. Demgegenüber zeigten Klysmen mit kurzkettigen Fettsäuren (z.B. Butyrat) weitaus bessere Erfolge.

43.6
Therapie

Eine *spezifische Therapie* der Colitis ulcerosa *gibt es aufgrund der bislang noch immer ungeklärten Ätiopathogenese nicht.* Die Behandlung ist *symptomatisch* antiinflammatorisch ausgerichtet, abhängig von der *Krankheitsaktivität*, dem Vorhandensein von *Komplikationen* sowie *Lokalisation* und *Ausdehnung* der Erkrankung (Abb. 43.6). Eine *Heilung* bringt nur eine *totale Proktokolektomie*.

43.6.1
Medikamente

Die medikamentöse Therapie der Colitis ist analog zum M. Crohn weitestgehend uniform und sche-

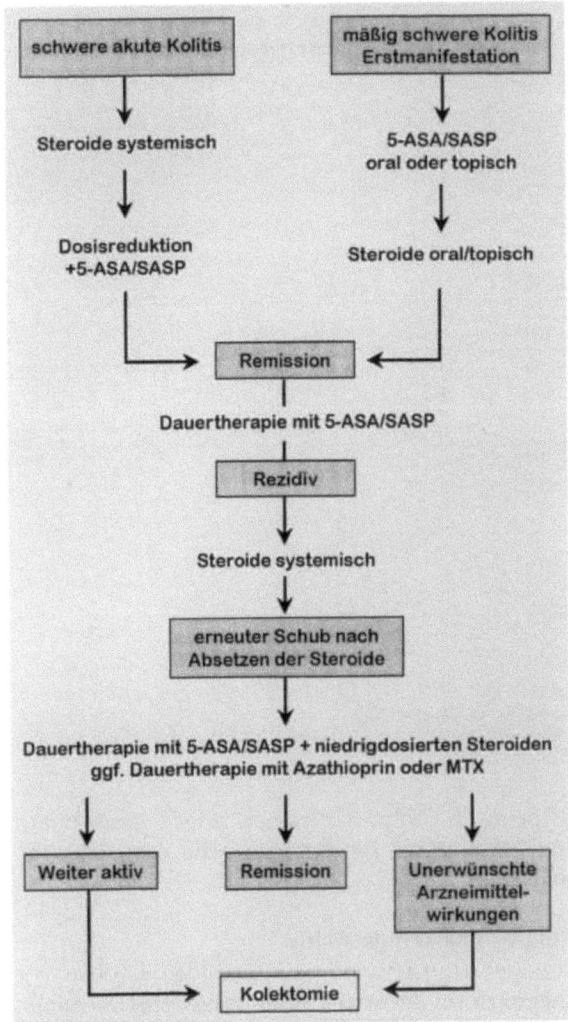

Abb. 43.6. Therapie der Colitis ulcerosa. (Nach Gross u. Schölmerich)

matisch. Als Basistherapeutika dienen *Steroide* und *5-Aminosalicylsäurepräparate* (5-ASA, SASP). Zusätzlich werden Antibiotika (Metronidazol, Ciprofloxacin) und klassische Immunsupressiva wie Azathioprin und Cyclosporin eingesetzt, auf die mit Ausnahme von *Salazosulfapyridin (SASP)* im einzelnen bereits in Kap. 42 ausführlich eingegangen wurde.

Salazosulfapyridin (z. B. Azulfidine, Colo-Pleon), ursprünglich zur Behandlung der rheumatoiden Arthritis eingesetzt, wird seit über 50 Jahren erfolgreich zur Behandlung entzündlicher Darmerkrankungen, insbesondere der Colitis ulcerosa eingesetzt. SASP besteht aus einem 5-ASA-Anteil, gebunden über eine Azogruppe an Sulfapyridin (SP), das chemisch den Sulfonamiden zuzuordnen ist. Nach oraler Gabe passieren 70–80% der Dosis den Dünndarm unverändert, im terminalen Ileum und im Kolon erfolgt dann die bakterielle Spaltung der Diazobrücke des SASP-Moleküls in 5-ASA und SP. Während der Sulfonamidanteil (SP) sehr rasch und nahezu vollständig resorbiert, hepatisch metabolisiert (azetyliert und hydroxyliert) und renal ausgeschieden wird, werden ca. 70% des 5-ASA mit dem Stuhl ausgeschieden. Nur 25% werden nach bakterieller, v. a. aber intraepithelialer Acetylierung resorbiert und über die Niere ausgeschieden.

Obwohl generell davon auszugehen ist, daß überwiegend 5-ASA die *therapeutische Wirkkomponente* (Kap. 42) darstellt, zeigen zahlreiche Untersuchungen, daß SASP selbst antiinflammatorische Wirkungen besitzt, die sich deutlich von 5-ASA unterscheiden, wie z. B. die Hemmung der Phospholipase A_2, einem weiteren Schlüsselenzym des Arachidonsäurestoffwechsels oder der TNF-Rezeptorblockade. Dies wird durch die klinische Beobachtung untermauert, daß SASP im Gegensatz zu 5-ASA auch in der Basistherapie bei Patienten mit rheumatoider Arthritis wirksam ist. Daher scheint es aus pharmakologischer Sicht sinnvoll, SASP bei CED mit Gelenkbefall bereits primär einzusetzen oder beim Auftreten von Gelenkbeschwerden auf SASP umzuwechseln.

Die Mehrzahl der SASP-*Nebenwirkungen* (Tabelle 43.10) wird der SP-Komponente zugeschrieben, wobei zwischen toxischen (dosisabhängig) und allergischen (dosisunabhängig) Nebenwirkungen zu unterscheiden ist. Nur die *freie, nichtgebundene*, metabolisierte (glukoronidierte) Form von SP kann für die Nebenwirkungen verantwortlich gemacht werden, was wiederum vom Acetylierungsstatus des Patienten abhängig ist – die Gruppe der Schnellazetylierer unter den Patienten zeigt deutlich häufiger dosisabhängige (toxische) Nebenwirkungen. Während die sehr häufig auftretenden unerwünschten Begleiterscheinungen wie Übelkeit, Erbrechen und Kopfschmerzen meist nach einer Dosisreduktion verschwinden, zwingt das Auftreten der eher seltenen allergisch-hyperergen Reaktionen (z. B. Agranulozytose, hämolytische Anämie) zum sofortigen Absetzen des Medikamentes.

Tabelle 43.10. Nebenwirkungen von Sulfasalazin

Dosisabhängig (*toxisch*)	Dosisunabhängig (*allergisch*)
Übelkeit	Exanthem
Erbrechen	hämolytische Anämie (*Heinz-Körperchen*)
Fieber	Agranuloytose
Kopfschmerzen	Epidermiolyse
Haarausfall	Lungenfibrose
Folsäuremalabsorption	Motilitätsstörungen der Spermatozoen Hepatitis Pankreatitis

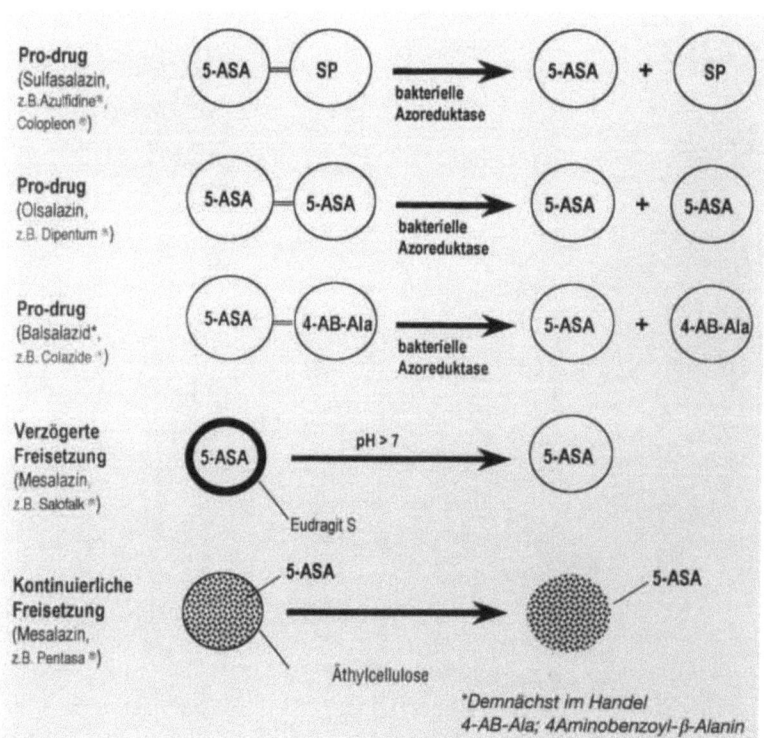

Abb. 43.7. SASP: Carrierhypothese und neuere Aminosalicylate

*Demnächst im Handel
4-AB-Ala; 4Aminobenzoyl-β-Alanin

Ein langsames Einschleichen der Dosierung beginnend mit 0, 5 g/Tag (8 mg/kg/Tag) und einer Steigerung über 4 bis 6 Tage auf 3 mal 1 g/1,5 g)/Tag (50 bis 70 mg/kg/Tag) scheint nach neueren Studien das Auftreten der genannten toxischen Nebenwirkungen deutlich zu reduzieren. Im Hinblick auf das Auftreten von allergischen Reaktionen wurde verschiedentlich eine gezielte Desensibilisierung vorgeschlagen.

Da die (reversiblen) Motilitätsstörungen der Spermatozoen ebenfalls dem SP-Anteil zugeschrieben werden, sollte bei Kinderwunsch auf neuere Aminosalicylate (z.B. Salofalk, Claversal, Asacolithin, Pentasa, Dipentum) umgestellt werden. Damit 5-ASA hierbei in den Dickdarm gelangt, wird die Wirksubstanz (5-ASA) mit Eudragit- (Salofalk, Claversal, Asacolitin) oder Äthylzellulosemikrogranula (Pentasa) überzogen, die sich nach der Darmpassage im unteren Ileum und Kolon auflösen und 5-ASA freisetzen. Dipentum ist eine inerte Schleppersubstanz, die im Kolon 2 Moleküle 5-ASA freisetzt (Abb. 43.7).

43.6.2
Aktive Erkrankung

Seit den klassischen Untersuchungen von Truelove et al. in den 50er Jahren stellen Kortikosteroide neben 5-ASA-freisetzenden Präparaten Medikamente der ersten Wahl in der Behandlung eines akuten Schubes einer Colitis ulcerosa dar. Noch deutlicher als beim M. Crohn bestimmen jedoch *Ausdehnung* und *Lokalisation* das therapeutische Vorgehen (Tabelle 43.11).

Proktitis/linksseitige Kolitis

Therapieform der ersten Wahl ist die topische Applikation in Form 5-ASA- bzw. kortikoidhaltiger Einläufe. Bei gleicher Wirksamkeit werden bei Proktitis Suppositorien mit 5-ASA (z. B. Salofalk® 500 mg) oder Steroidschäume (z. B. Colifoam® Rektalschaum) besser vertragen als Klysmen (z. B. Salofalk®-, Betnesol® Klysmen), während bei Linksseitenkolitis den Einläufen gegenüber dem Schaum der Vorzug gegeben wird.

Nach neueren Studien erweisen sich *Budesonideinläufe* (Budenofalk®, Entocort®) im Vergleich zu konventionellen Steroideinläufen als mindestens gleichwertig, führen jedoch zu deutlich weniger systemischen Nebenwirkungen. Ob sie generell auch einer topischen Applikation von 5-ASA überlegen sind, ist umstritten. Interessanterweise erweist sich die Kombination von Einläufen von Beclometasondipropionat (Betnesol) mit 5-ASA wirksamer als die Kombination der Einzelsubstanzen.

Ausgedehnte Kolitis

Breitet sich die Erkrankung proximal über die linke Flexur hinaus, ist eine rektale Applikation zu-

Tabelle 43.11. Therapie der Colitis ulcerosa

Aktivität	Linksseitige Kolitis	Pankolitis
mäßige Aktivität	5-ASA rektal	5-ASA (4 g/Tag), SASP (4 g/Tag)
mittlere Aktivität	5-ASA und/oder Steroide rektal	5-ASA oder SASP/Olsalazin und/oder Prednisolon (60 mg/Tag)
hohe Aktivität	5-ASA und Steroide rektal sowie Steroide systemisch (60–100 mg/Tag)	Prednisolon oral, evtl. intravenös (60–100 mg/Tag)
Remission	5-ASA Suppositorien oder Klysmen (1–2 g/Tag)	5-ASA (2 g/Tag) oder SASP/Olsalazin (2 g/Tag)

nehmend unzureichend. Bei *leichter oder mittlerer Aktivität* der Colitis ulcerosa bietet sich die orale Gabe von *Salazosulfapyridin* (SASP, 3–4 g/Tag) oder *5-Aminosalicylsäure* (5-ASA, 2–3 g/Tag) an. Die zusätzliche Gabe von *Steroiden* richtet sich nach dem Schweregrad. Bei schwereren Verläufen oder fehlendem Ansprechen auf 5-ASA-haltige Präparate wird die orale oder intravenöse Gabe von Steroiden (z. B. 60–100 mg Prednisolon) notwendig. Die Ansprechrate liegt bei milden bis mittelschweren Verläufen bei 80 bis 85%, bei sehr schweren Schüben allerdings nur bei ca. 50%. *Eine Teilung der Steroiddosis hat keinen Vorteil erbracht.* Die Dosisreduktion richtet sich nach dem klinischen Verlauf, insbesondere dem Rückgang der blutigen Diarrhöen.

43.6.3
Steroidrefraktäre und chronisch aktive Erkrankung

Bei *Versagen* einer *hochdosierten Steroidtherapie* und/oder fulminanten Verläufen (toxisches Megakolon) muß bei allen Patienten die *Kolektomie* erwogen werden, da die Erkrankung durch die Operation heilbar ist. Insbesondere angesichts der guten Erfolge der ileoanalen Pouchoperation nach Kolektomie, sollte hier keine zögerliche Operationsindikationsstellung erfolgen.

Bei Patienten, die eine Operation ablehnen, bietet sich nach neueren Untersuchungen die intravenöse Applikation von Cyclosporin A (4 mg/kg KG/Tag i. v. über 7 Tage, danach 6 mg/kg/KG oral) an. Bei über 80% der Patienten kam es im Mittel nach sieben (3–14) Tagen zu einem deutlichen Absinken der klinischen Aktivitätsindices. Der Vorteil gegenüber Azathioprin liegt in einem unvergleichlich schnelleren Ansprechen, der Nachteil in einer deutlich höheren Nebenwirkungsrate. Neuere Untersuchungen zum Einsatz von oralem Cyclosporin zur Remissionserhaltung verliefen mehr als enttäuschend.

In der Behandlung *chronisch aktiver Verläufe* hat, ähnlich wie bei M. Crohn, die Gabe von Azathioprin (2–2,5 mg/kgKG/Tag) einen zumindest bezüglich eines Steroidspareffektes festen Platz eingenommen.

Bei Therapieversagen bietet sich auch hier ein Therapieversuch mit Methotrexat (initial über 6 Wochen 20–25 mg i. v./i. m., danach oral einmal pro Woche) an.

43.6.4
Remissionserhaltung

Die Colitis ulcerosa weist eine hohe Rezidivrate auf. 1965 ließ sich im Rahmen einer kontrollierten Studie erstmals zeigen, daß SASP im Vergleich zum Plazebo die Rezidivrate signifikant reduzierte. Heute gilt es als gesichert, daß die Gabe von SASP (3–4 g/Tag) die Rezidivrate um bis zu 50% vermindern kann. Inzwischen liegen zunehmend ähnliche Daten für neuere 5-ASA freisetzende Präparate vor. Der Vergleich zwischen oraler 5-ASA und SASP ergab keinen signifikanten Unterschied. Auch die rektale Applikation von 5-ASA zeichnet sich durch einen rezidivverhütenden Effekt aus. Der Vergleich verschiedener 5-ASA-freisetzender Präparate ergab bisher keine wesentlichen Unterschiede bzgl. der Rezidivraten. Die Dauer der Rezidivprophylaxe sollte mehrere Jahre betragen.

Nach langem Verlauf – 8 bis 10 Jahre bei Pankolitis, 12 bis 15 Jahren nach Linksseitenkolitis – besteht bei der Colitis ulcerosa ein *erhöhtes Risiko für ein kolorektales Karzinom*. Eine effektive konservative Therapie scheint dieses Risiko zu senken (s. o.).

43.6.5
Intestinale Komplikationen

Beim toxischen Megakolon ist ein konservativer Therapieversuch mit hochdosierten intravenösen Steroiden (100 mg Prednisolon/Tag für 5 Tage) und Antibiotika (z. B. Metronidazol 400 mg und Ciprofloxacin 500 mg alle 8 h oder Imipinem 500 mg i. v. alle 8 h sowie total parenteraler Ernährung und Darmentlastung für maximal 72 h zulässig (Tabelle 43.12). Bei Befundverschlechterung oder fehlender Rückbildung der Symptomatik ist die Operation indiziert (subtotale Kolektomie mit endständiger Ileostomie, Blindverschluß des Rektumstumpfes; sekundär ileoanaler Pouch oder ileorektale Anastomose (s. unten).

Bei ausgeprägten *intestinalen Blutungen* kann gelegentlich auch eine Kolektomie erforderlich werden. Die Gabe von Faktor XIII scheint keinen therapeutischem Nutzen zu bringen (s. unten).

43.6.6
Extraintestinale Manifestationen

Ähnlich wie beim M. Crohn, werden extraintestinale Manifestationen durch die Behandlung der Grunderkrankung therapiert (Kap. 42). Die Mehrzahl der kutanen, okkulären und Gelenkveränderungen bessern sich bei rückläufiger Krankheitsaktivität. Ausnahmen sind das *Pyoderma gangraenosum* und die primär *sklerosierende Cholangitis (PSC)*. Erstere wird vorwiegend mit Steroiden und bei therapierefraktärem Verlauf mit Immunsuppressiva behandelt (Kap. 60). Zur Behandlung der PSC steht bisher lediglich Ursodesoxycholsäure (UDC) zur Wahl (Kap. 58). Bei Krankheitsprogression in Richtung Leberzirrhose und zunehmender Verschlechterung der Leberfunktion bleibt die Lebertransplantation als ultima ratio. Beide Krankheitsbilder bleiben im Verlauf auch von einer Kolektomie unbeeinflußt.

43.6.7
Ernährung

Grundsätzlich haben besondere Kostformen keine positive Wirkung auf den Verlauf der Erkrankung gezeigt. Es gibt in diesem Sinne also keine „Kolitisdiät". Eine orale enterale Ernährung zeigte anders als bei M. Crohn keine positive Wirkung auf den Verlauf einer akuten Entzündung. Bei schweren Krankheitsverläufen steht die Bedeutung einer total parenteralen Ernährung außer Frage (Kap. 67).

43.6.8
Symptomatische Therapie

Eine symptomatische Therapie von Diarrhöen sollte nicht bei Vorliegen starker Entzündungssymptomatik eingesetzte werden, da insbesondere Opiate sehr leicht die Entstehung eines Ileus oder toxischen Megakolons begünstigen. Wahl des Antidiarrhöikums und praktisches Vorgehen unterscheiden sich nicht von der bei Morbus Crohn (Tabelle 43.13).

43.6.9
Therapie in der Schwangerschaft

Grundsätzlich besteht bei gegebener Indikation kein Anlaß, die etablierten Medikamente (Glukokortikoide, 5-ASA, SASP) in der Schwangerschaft abzusetzen. Zwar ist für *Salazosulfapyridin* (SASP) und seine Metaboliten (Sulfonamidanteil) beschrieben, daß sie die Plazenta passieren und Bilirubin aus seiner Plasmaeiweißbindung verdrängen, dennoch sind die gemessenen Konzentrationen im Nabelschnurblut so gering als daß es zur Ausbildung eines Kernikterus kommen könnte. Da SASP bekanntermaßen den Transport und Metabolismus von Folsäure hemmt, sollte stets eine Substitution mit Folsäure (2 mg pro Tag) durchgeführt werden. Die Sicherheit von 5-ASA im Rahmen einer Dosierung von 1,5 g/Tag zur Remissionserhaltung ist mehrfach belegt.

Während das teratogene Potential von *Kortikosteroiden* lediglich in einigen wenigen tierexperimentellen Untersuchungen nachweisbar war, besteht zumindest theoretisch das Risiko, die Regulation der fötalen Hypothalamus-Hypophysen-Nebennieren-Achse zu stören. Ein schneller Abbau von Kortisol zum weitaus weniger wirksamen Kortison sowie eine schlechte plazentäre Permeation von Prednison

Tabelle 43.12. Therapie des toxischen Megakolons

Intensivmedizinische Überwachung
Ultraschall/Röntgen: • Erfassung/Verlauf der Dilatation.
Supportive Maßnahmen: • Ausgleich von Elektrolyt- und Flüssigkeitsstörungen, Eiweißmangel, Anämie.
Entlastung des Darmes: • nasointestinale Sonde, Darmrohr, endoskopische Luftabsaugung,   • total parenterale Ernährung.
Medikamente: • Kortikoide (100 mg i.v. alle 6–8 h),   • Cyclosporin A (4 mg/kg KG/Tag i.v. über 7 Tage, dann 6 mg/kg/KG oral)   • Metronidazol 400 mg Cipro-/Ofloxacin 500 mg i.v. alle 8 h oder   • Imipinem 500 mg i.v. alle 8 h).
Täglich internistisch-chirurgisches Konsil
Operatives Vorgehen: • *sofort:*   Perforation, rektale Blutung;   • *verzögert:* Zunahme der Dilatation, Nichtansprechen der konservativen Therapie innerhalb der ersten 72 h.

und Prednisolon (≤10%) sprechen allerdings dagegen. So fand sich in den bisherigen Studien weder für die systemische noch die lokale Kortikoidtherapie ein negativer Effekt auf den Verlauf einer Schwangerschaft.

Wenn die Erkrankung zu Beginn einer Schwangerschaft unter einer Therapie mit Kortikoiden und/oder 5-ASA-haltigen Medikamenten *in Remission* ist, *sollte die Medikation grundsätzlich fortgesetzt werden.*

Die Mengen von SASP und Glukokortikoiden (0,07–0,25%) in der Muttermilch sind minimal, ihre Serumkonzentrationen daher vernachlässigbar gering, so daß beide Substanzen auch während der Stillzeit ohne Schaden für das Kind eingenommen werden können.

Trotz erfolgreicher und komplikationsloser Therapieverläufe mit *Mercaptopurin* und *Azathioprin* und durchaus positiven Untersuchungsergebnissen bei mehr als 1000 nierentransplantierten Patientinnen, sollten beide Substanzen wegen ihrer potentiellen teratogenen Wirkung nur nach eingehender Nutzen-Risiko-Abwägung eingesetzt werden. *Cyclosporin* (Plazentagängigkeit >50%, Frühgeburtenrate >50%) und *Methotrexat* sollten weder in der Schwangerschaft noch während der Stillzeit (hohe Konzentrationen in der Muttermilch) eingesetzt werden.

Auf neuere Daten zum möglichen Einsatz von *Metronidazol* in der Schwangerschaft wurde bereits in Kap. 42 hingewiesen, *auf die Gabe während der Stillzeit sollte auch weiterhin verzichtet werden.*

43.6.10
Neue Therapieansätze chronisch-entzündlicher Darmerkrankungen

In jüngster Zeit wurde eine Vielzahl neuer Aspekte der Therapie von M. Crohn und Colitis ulcerosa publiziert, die entweder auf eine selektiveren *Hemmung der Leukotriensynthese/-wirkung* oder eine gezielte Neutralisierung proinflammatorischer Zytokine (Interleukin 2, CD4, Tumornekrosefaktor-α) durch den Einsatz monoklonaler Antikörper abzielen.

5-Lipoxygenaseantagonisten, Leukotrienantagonisten und Boswelliasäuren

Leukotriene verfügen über eine Reihe von Wirkungen, von denen die meisten am Entzündungsgeschehen beteiligt sind. Es gibt eine Vielzahl von chronischen entzündlichen Erkrankungen, bei denen eine gesteigerte Leukotrienproduktion als mitverantwortlich für die Aufrechterhaltung der chronischen Entzündung gesehen wird. Zu diesen Erkrankungen gehören neben Asthma bronchiale und rheumatoider Arthritis auch *Colitis ulcerosa* und *M. Crohn*. Es erschien daher naheliegend, die Bildung von Leukotrienen entweder durch eine Blockade des 5-Lipoxygenasewegs oder durch *Reduktion der Arachidonsäure* zu hemmen. Erste Studien mit selektiven 5-Lipoxygenaseinhibitoren (Zileuton) zeigten zwar einen v. a. initialen deutlichen Abfall der rektalen Konzentrationen von LTB_4, *ohne* allerdings im Vergleich zur Kontrollgruppe eine *längerfristige und anhaltende klinische Besserung* zu erzielen. Ein entscheidender Grund hierfür scheint darin zu liegen, daß es sich bei Zileuton (und auch bei allen nachfolgenden LOX-Inhibitoren) um *Redoxhemmstoffe* der 5-Lipoxygenase handelt, die die Anwesenheit von *Radikalbildnern wie Hydroperoxide* benötigen. Deren Konzentration liegt jedoch nur im *akuten Stadium* einer Entzündung in ausreichender Höhe vor, ist jedoch im *chronischen Stadium* nahezu nicht vorhanden. Dies erklärt zumindest teilweise die nur kurze Wirkdauer bisher eingesetzter Lipoxygenaseinhibitoren.

Ob die direkte Rezeptorblockade mittels neuer *Leukotrienrezeptorantagonisten*, wie sie bereits in der Therapie des Asthma bronchiale eingesetzt werden, einen besseren pharmakologischen Weg darstellt, muß in klinischen Studien überprüft werden (Abb. 43.8).

Weihrauchharz (Boswellia Serrata), Boswelliasäuren und Acetyl-11keto-Boswelliasäure

Salai Guggal ist ein traditionelles Arzneimittel aus der ayurvedischen Medizin, das in Indien für eine Reihe von entzündlichen Erkrankungen, wie z. B. rheumatoider Arthritis, Osteoarthritis und zervikaler Spondylosis, verwendet wird. Es handelt sich um das Gummiharz von *Boswellia serrata Roxb*. Die Hauptbestandteile dieses Gummiharzes sind *Boswelliasäuren* und andere Verbindungen, wie ätherische Öle, Terpinole, Uronsäuren, β-Sitosterin und Phlobaphene. Salai Guggal und Boswelliasäuren besitzen entzündungshemmende Eigenschaften, wie in einer Vielzahl von Tiermodellen nachgewiesen werden konnte.

Erste Untersuchungen über eine mögliche Hemmwirkung von Salai Guggal auf die Synthese von Leukotrienen wurden 1991 publiziert. Dabei zeigte sich eine konzentrationsabhängige Hemmwirkung auf die Bildung von Leukotrienen und anderen 5-Lipoxygenaseprodukten. Unter den Boswelliasäuren war die Acetyl-11keto-Boswelliasäure *(AKBA)* in vitro am stärksten (IC_{50} = 1,5 µmol/l). Weitere Untersuchungen über mögliche Effekte eines Acetyl-Boswelliasäure-Gemisches auf die Cyclooxygenase oder 12-Lipoxygenase ergaben, daß dieses weder die Prostaglandinsynthese noch die 12-Lipoxygenaseaktivität zu beeinflussen vermochte. Diese Ergebnisse lassen vermuten, daß diese Naturstoffe im Rahmen der Arachidonsäurekaskade lediglich die *Bildung* von *Leukotrienen* hemmen. Im Gegensatz zu den bisher entwickelten Lipoxygenaseinhibi-

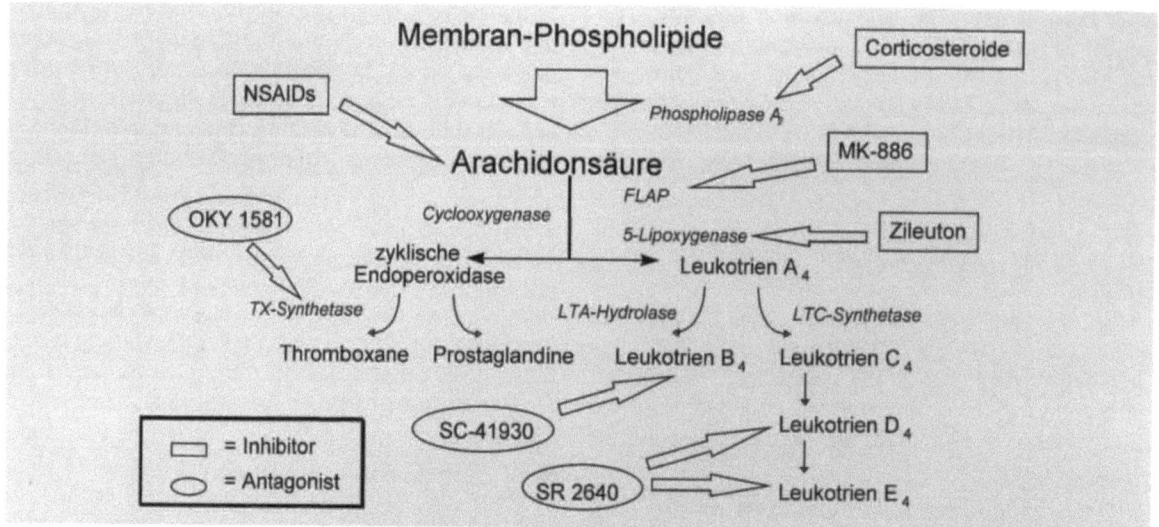

Abb. 43.8. Ansatzpunkte von Lipoxygenaseinhibitoren und Leukotrienrezeptorantagonisten

toren handelt es sich bei den Boswelliasäuren um spezifische *Nichtredoxhemmstoffe* der 5-Lipoxygenase.

Immunmodulatorische Therapiestrategien

Beim *Tumornekrosefaktor α (TNF-α)* handelt es sich ein proinflammatorisches Zytokin, das bei der akuten Entzündung in der intestinalen Mukosa von Patienten mit M. Crohn von aktivierten unterschiedlichen immunkompetenten Zellen (Monozyten, Makrophagen, T-Zellen) gebildet wird. In mehreren tierexperimentellen Untersuchungen wurde nachgewiesen, daß Antikörper gegen TNF-α eine signifikante entzündungsprotektive Wirkung aufweisen. Erste Untersuchungen beim Menschen zeigten, daß auch hier bei aktiven M. Crohn die Gabe eines Antikörpers gegen TNF-α bei einem beträchtlichen Teil der Patienten die Entzündung besserten. Fragen zur Langzeitwirksamkeit und den Langzeitnebenwirkungen machen noch weitere klinischen Studien notwendig.

Thromboxan- und PAF-Antagonisten

In der Rektumschleimhaut von Patienten mit aktiver Colitis ulcerosa ließen sich wiederholt deutlich erhöhte Konzentrationen des stabilen *Thromboxanmetaboliten TXB$_2$* nachweisen. Möglicherweise basiert die bei Colitis ulcerosa beobachtete Hyperaggregabilität der Thrombozyten auf einer chronischen Thromboxanaktivierung der Thrombozyten. In ersten klinischen Studien führte die Gabe des *Thromboxanantagonisten Ridogrel* zu deutlich erniedrigten TXB$_2$-Spiegeln in der Dickdarmschleimhaut. Seine therapeutische Effizienz scheint danach durchaus mit der von 5-ASA vergleichbar.

Im Rahmen von rektalen Dialysatmessungen ließen sich bei Patienten mit aktiver Colitis ulcerosa auch deutliche erhöhte Konzentrationen des ebenfalls proinflammatorisch wirkenden *plättchenaktivierenden Faktors (PAF)* nachweisen. In daraufhin an einem tierexperimentellen Kolitismodell durchgeführten Untersuchungen konnte für den *PAF-Antagonisten* Lexipafant (BB-882) ein signifikanter antiinflammatorischer Effekt nachgewiesen werden. Kontrollierte Studien bei Patienten verliefen bisher allerdings enttäuschend.

Faktor-XIII-Konzentrat

Bei Faktor XIII (FXIII) handelt es sich um ein aus 4 Untereinheiten bestehendes *Proenzym* einer *Transglutaminase*, der im Rahmen der Blutgerinnung, Wundheilung und möglicherweise auch bei Entzündungsreaktionen Schlüsselenzymfunktionen (aktiviertes FXIII [FXIIIa]) katalysiert die kovalente Bindung zwischen der γ-Carboxylgruppe von Glutamin und der ε-Aminogruppe von Lysinresten in zahlreichen Polypeptiden) zukommt. Faktor XIII trägt im Rahmen der Blutgerinnung durch Verbindung der Fibrinmoleküle und Bindung von Fibrin an Fibronektin und $α_2$-Antiplasmin zur Bildung eines stabilen Fibrinnetzes und zur Organisation des Gerinnsels bei. Bei Patienten mit hoher Krankheitsaktivität und intestinalen Blutungen fanden sich als Folge eines intestinalen Verlustes und/oder erhöhten Verbrauchs wiederholt erniedrigte Spiegel der Faktor-XIII-Aktivität und des Faktor-XIIa-Antigens. In ersten offenen Studien fanden sich bei therapierefraktärer Colitis ulcerosa ermutigende Ergebnisse, die sich v. a. auf den Verlauf der Blutungen bezogen. Ob es allerdings durch Faktor-XIII-Substitution auch zu einer positiven Beeinflussung der entzündlichen Aktivität der Grunderkrankung kommt, scheint nach neueren Untersuchungen unwahrscheinlich.

Kurzkettige Fettsäuren

Unter physiologischen Bedingungen werden aus unverdaulichen Nahrungsbestandteilen (Stärke, Pektine, unverdauliche Polysaccharide und andere Ballaststoffe) sowie endogenen Glykoproteinen im Kolon im Rahmen der anaeroben bakteriellen Fermentation *kurzkettige Fettsäuren (SCFA)* gebildet. Auf diesem Wege können zwischen 60 und 75% der ursprünglichen Kohlenhydratkalorien in Form der SCFA konserviert werden, die als nutritives Substrat für die Aufrechterhaltung einer normalen Kolonozytenfunktion essentiell sind. Neben ihrer Rolle als Hauptenergieträger sind SCFA u. a. auch in Natrium- und Wasserresorption durch das Epithel involviert. Bei der Diversionskolitis, aber auch nach neueren Untersuchungen bei der Colitis ulcerosa ist die Konzentration von kurzkettigen Fettsäuren reduziert. Therapieversuche mit Butyrateinläufen zeigten bei der Diversions-Kolitis und milder bis mäßiger Linksseitenkolitis einen positiven therapeutischen Effekt.

Nikotin

Die Beobachtung, daß die Colitis ulcerosa bei Rauchern seltener auftritt, hat zu therapeutischen Versuchen mit transdermaler Nikotinapplikation geführt. Erste vielversprechende Ergebnisse, in der sich eine *transdermale Applikation von 15–25 µg pro Tag* als wirksam erwiesen, ließen sich in späteren Untersuchungen nicht wiederholen. Auch der neuerliche Versuch einer rektalen Applikation erbrachte keinen remissionserhaltenden Effekt.

Weitere vor allem in kleineren Pilotstudien gefundene z. T. ermutigende therapeutische Ansätze wie die topische Applikation von *Lidocain*, Einläufe mit *Wismutcitrat*, die orale Gabe von *E. coli,* Nissle Strain 1917 (Mutaflor), Einläufe mit dem Radikalfänger *Taofelon*, die orale Gabe von *Pentoxyphillin*, subkutane Injektion von *β-Interferon* oder *Heparin*, die *Leukapherese* und die orale Gabe von *Komplementinhibitoren* bedürfen im Rahmen größerer kontrollierter Studien einer weiteren Überprüfung.

43.7 Chirurgische Therapie der Colitis ulcerosa

F. MARKOWIEC, R.M. STARLINGER

Im Gegensatz zum M. Crohn können Patienten mit Colitis ulcerosa durch einen chirurgischen Eingriff (komplette Entfernung von Kolon und Rektum) geheilt werden. Bis Anfang der 80er Jahre gelang dies nur zum Preis eines endgültigen Ileostomas. Dadurch wurde eine sanierende Operation oft lange hinausgezögert. Seit der Entwicklung des *ileoanalen Pouches* wird, aufgrund der Erhaltung der analen Kontinenz, die Operationsindikation großzügiger gestellt. Nichtsdestotrotz ist auch die Pouchoperation relativ häufig mit Komplikationen belastet und nicht bei allen Patienten durchführbar. Die genaue Operationshäufigkeit bei Colitis ulcerosa ist im Gegensatz zum M. Crohn nicht bekannt.

43.7.1 Indikationen zur Operation bei Colitis ulcerosa

Auf die Operationsindikationen bei Colitis ulcerosa ist im allgemeinen Teil schon eingegangen worden (Tabelle 43.13). Relativ selten sind die *dringlichen Operationsindikationen* wie freie Perforation, schwere Blutung, manifestes Karzinom oder medikamentös nicht beherrschbares toxisches Megakolon. Mit Abstand am häufigsten wird eine Operation aufgrund des Versagens der medikamentösen Therapie mit anhaltend hoher Entzündungsaktivität, der mittel- bis langfristigen Medikamentenintoleranz oder der Entwicklung von Dysplasien notwendig. Bei nicht dringlichen bzw. nicht absoluten Indikationen, d.h. vor allem bei chronischer Therapieresistenz, muß die Entscheidung zur Operation unter Abwägung aller Vor- und Nachteile gemeinsam vom Chirurgen und Gastroenterologen mit dem Patienten wiederholt besprochen werden. Wie schon angeführt, wird seit der Einführung der *Pouchoperation* mit relativ geringer operationsbedingter Morbidität und guter postoperativer Lebensqualität mit intakter Kontinenzfunktion beim Großteil der Patienten heutzutage die Indikation zur Operation weniger restriktiv gestellt. Eine *Pankolitis* und eine Krankheitsdauer von über 10 Jahren wird von manchen Experten ebenfalls als relative

Tabelle 43.13. Indikationen für ein chirurgisches Vorgehen bei Colitis ulcerosa

Absolute Indikation	Relative Indikation
Perforation nichtstillbare Darmblutung toxisches Megakolon Karzinom, schwere Dysplasie	Stenose Versagen der konservativen Therapie erhebliche Nebenwirkungen der konservativen Therapie häufige Rezidive, leichte Dyplasie

Tabelle 43.14. Wahrscheinlichkeit eines kolorektalen Karzinoms in Abhängigkeit vom Dysplasiegrad von endoskopisch gewonnenen Biopsien. *k. A.* keine Angaben

Dysplasiegrad	Wahrscheinlichkeit eines Karzinoms im Präparat	
	Primäre Kolektomie [%]	Spätere Kolektomie [%]
DALM	43	k. A.
hochgradig	42	32
niedriggradig	19	8
keine Dysplasie	k. A.	2

Indikation zur (prophylaktischen) Operation gesehen, weil ab dem 10. Jahr das Karzinomrisiko deutlich ansteigt (um 0,5–1 % pro Jahr).

Einen besonderen Stellenwert in der Operationsplanung nimmt die Möglichkeit der Krebsentstehung ein, wie schon im allgemeinen Teil erläutert wurde. Finden sich in der endoskopischen Biopsie *Dysplasien*, sollten diese in der Regel immer von einem auf diesem Gebiet erfahrenen Pathologen bestätigt werden. Bei Nachweis hochgradiger Dysplasien und Dysplasien, die mit einer nichtpolypösen Wandveränderung (*DALM*, „*dysplasia associated mass or lesion*") vergesellschaftet sind, zeigen sich bei fast der Hälfte der Kolektomiepräparate Karzinome (Tabelle 43.14). Deshalb sollte bei Nachweis solcher Dysplasien unbedingt rasch operiert werden. Bei niedriggradiger Dysplasie im endoskopischen Biopsiepräparat gehen die Meinungen über den Operationzeitpunkt auseinander. Selbst bei niedrigradigen Dysplasien bestehen in bis zu 20 % der Fälle bereits Karzinome, in den darauffolgenden 5 Jahren zeigen sich bei bis zu 50 % Karzinome. Deshalb sollte bei multiplen Foci mit niedriggradiger Dysplasie oder Bestätigung der Dysplasie anhand kurzfristiger Kontrollen ebenfalls die Proktokolektomie erfolgen.

43.7.2
Operationsverfahren bei Colitis ulcerosa

Bei über 80 % der Patienten kann heutzutage eine *Proktokolektomie* mit *ileoanaler Pouchbildung* als Standardoperation der Colitis ulcerosa durchgeführt werden. Sie erfolgt in der Regel mit einem *passageren doppelläufigen Ileostoma* zum Schutz der Anastomosenheilung, das nach etwa 3 Monaten zurückverlegt wird. *Kontraindikationen* zur *Pouchanlage* sind ein Rektumkarzinom, ein nachgewiesener M. Crohn, eine floride perianale Erkrankung sowie eine Stuhlinkontinenz. Da im Alter, v. a. bei Frauen, die Schließmuskelleistung abnimmt, muß bei Patienten jenseits des 50. Lebensjahres individuell entschieden werden, ob die Kontinenzleistung für eine Pouchoperation ausreichend ist (Anamnese, proktologische Untersuchung, Kontinenzfragebogen, Sphinktermanometrie). In seltenen Fällen (v. a. adipöse Männer) gelingt es intraoperativ aufgrund anatomischer Gegebenheiten nicht, genügend Dünndarmlänge zur Durchführung der Pouchoperation zu mobilisieren. Wird keine Pouchoperation durchgeführt, erfolgt eine *Proktokolektomie* mit *Schließmuskelentfernung* und Anlage eines *endständigen Ileostomas*. Ein konventionelles Ileostoma wird in der Regel gut toleriert und erfordert tagsüber 4- bis 8 mal und nachts 1- bis 2 mal eine Beutelentleerung. Im langfristigen Verlauf muß bei 10–20 % eine Stomakorrektur wegen Komplikationen erfolgen. Das Ileostoma kann auch „kontinent" angelegt werden, unter Konstruktion eines operationstechnisch aufwendigen ventilartigen Mechanismus (Kock-Pouch). Aus der terminalen Ileumschlinge wird eine Tasche gebildet, in die der abführende Schenkel invaginiert wird. Die Entleerung erfolgt über Katheterintubation durch den Patienten, was allerdings eine hohe Lern- und Kooperationsfähigkeit des Patienten erfordert. Der Verlauf nach Anlage eines Kock-Pouches ist aber zusätzlich durch relativ häufige Komplikationen im Stomabereich gekennzeichnet.

Bei der *Pouchoperation* wird nach medianer Laparotomie eine Standardkolektomie durchgeführt. Die Proktektomie erfolgt, im Gegensatz zur Operation bei Rektumkarzinom, nicht außerhalb des Mesorektums, sondern näher an der Rektumwand, um eine Verletzung der Beckennerven (Blasen- und Sexualfunktion) zu vermeiden. Das Rektum wird dann auf Höhe des Beckenbodens abgesetzt. Aus dem terminalem Ileum wird, nach Aneinanderlegen zweier etwa 15 cm langer Schlingen, ein sognenannter *J-Pouch* gebildet (Abb. 43.9). Der Pouch wird durch Handnaht oder durch Staplernaht konstruiert. Die Pouchspitze wird dann mit dem Analkanal anastomosiert (Ileumpouchanale Anastomose). Es existieren noch größere und komplexere Pouchformen (S-, W-H-Pouch). Die Erfahrung hat jedoch gezeigt, daß der technisch am einfachsten anzulegende J-Pouch die gleiche funktionellen Ergebnisse wie komplexere Pouchdesigns aufweist und deshalb von allen Zentren bevorzugt wird.

Zur Bildung der pouchanalen Anastomosen bestehen grundsätzlich 2 *Möglichkeiten*. Die inzwischen von den meisten Zentren bevorzugte *Klammernahtanastomose* verbindet den Pouch mit dem oberen Ende des Analkanals unter Belassung einer etwa 2–3 cm breiten distalen Rektumschleimhautmanschette (anale Übergangszone). Die *Alternative* hierzu ist die Belassung eines kurzen Rektumstumpfes mit transanaler Entfernung der restlichen Schleimhaut (Mukosektomie) und anschließender handgenähten pouchanalen Anastomose. Die Vorteile der Klammernahtanastomose sind die deutlich kürzere

Abb. 43.9a–c. Bildung eines ileoanalen Pouches. **a** Nach durchgeführter Proktokolektomie werden die letzten beiden Ileumschlingen über eine Länge von etwa 15 cm aneinander gelegt. **b** Die beiden Ileumschenkel werden etwa an der vorderen Kontaktstelle der Schenkel eröffnet und die hintere Lefzen der Schenkel werden vernäht (Bildung der Pouchrückwand). **c** Danach erfolgt die Naht der Vorderwand. Die Pouchanlage kann statt mit Handnaht auch mit einer Klammernaht erfolgen. Der nun komplette Pouch wird an seiner unteren Spitze eröffnet und mit dem Analkanal vernäht (*Pfeil*; pouchanale Anastomose). Auch diese Naht kann von Hand oder maschinell erfolgen (s. Text)

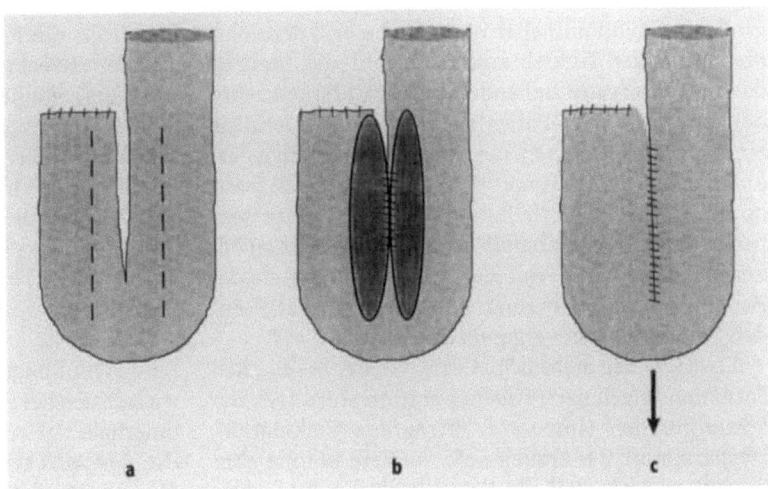

Operationszeit (mehr als eine Stunde weniger), eine bessere postoperative Kontinenzfunktion (durch Erhalt der analen Übergangszone und geringeres operatives Schließmuskeltrauma) sowie die geringere Häufigkeit von Anastomosenkomplikationen. Bei kritischer Dünndarmlänge gewinnt sie auch wenige Zentimeter im Vergleich zur Handanastomose. Prinzipieller Nachteil der Klammernahtanastomose ist die Belassung des genannten kurzstreckigen Schleimhautanteils mit dem Potential zur rezidivierenden Entzündung oder Dysplasie-/Karzinomentstehung. Eine Entzündung des nach Klammernaht verbliebenen Schleimhautrestes erfordert aber nur in 5% der Patienten eine topische Behandlung. Das *Risiko* einer *Dysplasieentstehung* in der Übergangszone wird mit unter 8% beurteilt (bei fehlenden Dysplasien im Kolektomiepräparat), liegt aber bei 25%, falls im Kolektomiepräparat Dysplasien oder ein Karzinom vorhanden waren. In der Literatur sind 3 Fälle eines Karzinoms im Bereich der pouchanalen Anastomose beschrieben, allerdings alle nach Mukosektomie. Es ist bekannt, daß selbst die *Mukosektomie* im Schnitt 10% der Mukosa unbemerkt beläßt, und damit auch ein gewisses Malignitätspotential. Von den meisten Experten wird die komplette Entfernung der Mukosa (Mukosektomie) inzwischen bei Vorliegen von Dysplasien oder eines Karzinoms im Kolektomiepräparat empfohlen. Finden sich im Verlauf nach Operation Dysplasien in der Übergangszone, sollte dort eine Mukosektomie erfolgen.

In manchen *Notfallsituationen* (z.B. Perforation, toxisches Megakolon, Komplikation unter hoher Immunsuppression) empfiehlt es sich aufgrund der langen Operationszeit und der dann deutlich erhöhten Komplikationsrate nicht, primär eine Pouchoperation durchzuführen. In diesen Fällen erfolgt die Kolektomie mit Ileostoma und Rektumblindverschluß, die Pouchanlage mit Anastomose erfolgt dann anhand einer weiteren elektiven Operation.

43.7.3
Verlauf und postoperative Komplikationen nach ileoanalem Pouch

Die Proktokolektomie mit Pouchanlage heilt die Colitis ulcerosa mit einer akzeptablen operationsbedingten Morbidität und einer Mortalität unter 0,5%. Abdominelle und/oder perineale Komplikationen treten bei bis zu der Hälfte der Patienten auf (Tabelle 43.15). Nach der Operation zeigt der Großteil der Patienten eine zufriedenstellende Kontinenzfunktion und eine sehr gute Lebensqualität. Die *Kontinenz* ist jedoch häufig nicht komplett. Ein belastendes Stuhlschmieren findet sich bei einem kleinen Teil der Patienten. Etwa ein Drittel der Patienten entwickelt eine *Pouchitis*, für die noch keine absolut effektive Therapie gefunden werden konnte.

Abdominelle Komplikationen

Bei bis zu 30% der Patienten entwickelt sich früh- oder spätpostoperativ ein *Dünndarmileus*. Ursache

Tabelle 43.15. Komplikationen nach ileoanalem Pouch (Cleveland Clinic; n = 1005)

Komplikation	Anteil [%]
Ileus/Subileus	25
Wundinfektion	6
Narbenhernie	4
Anastomosenstenose	14
Pouchfisteln	9
Abszeß/Peritonitis	8
Anastomoseninsuffizienz	3
Pouchblutung	4

dafür ist vor allem die ausgedehnte Resektion mit großer intraabdomineller Wundfläche und der Folge postoperativer Verklebungen. Obwohl die meisten davon konservativ behandelt werden können, wird bei etwa 10% aller Patienten nach Pouchoperation eine operative Intervention aufgrund eines Ileus erforderlich. Seltener (unter 6%) entwickelt sich postoperativ eine (bakterielle) *Peritonitis*. Ist diese septische abdominelle Komplikation nur operativ zu beherrschen, so ist dies mit einer relativ hohen Rate des Pouchverlustes oder einer schlechten anschließenden Pouchfunktion vergesellschaftet.

Etwa 5% der männlichen und 7% der weiblichen Patienten zeigen nach Pouchoperation *Störungen der Sexualfunktion* (Impotenz, retrograde Ejakulation, Dyspareunie). Bei Frauen insbesondere konnte aber gezeigt werden, daß die Sexualfunktion insgesamt postoperativ deutlich verbessert war (präoperativ sexuelle Dysfunktion bei bis zu 50%). Diese postoperative Verbesserung bei Frauen wird vor allem auf die Verbesserung des allgemeinen Gesundheitszustandes zurückgeführt.

Perineale Komplikationen

Komplikationen im Bereich der *pouchanalen Anastomose* wurden in den größeren Serien in bis zu 25% beobachtet (Tabelle 43.16). Diese Komplikationen sind seltener bei Stuhlausschaltung, weswegen heute in der Regel immer noch ein *doppelläufiges Schutzileostoma* empfohlen wird. Eine *Anastomoseninsuffizienz* tritt in etwa 3% der Fälle auf und führt häufig zur *lokalen Infektion/Abszedierung*. In 5–10% zeigt sich eine *Fistelbildung* vom Anastomosenbereich ins Becken, in die Vagina oder zur perianalen Haut. Fistelbildungen vom Pouch selbst ausgehend sind deutlich seltener. Bei eitrigen Komplikationen werden Drainagen eingebracht. Im weiteren Verlauf können diese Fisteln, unter Stomaschutz, teilweise wie andere Analfisteln behandelt werden. Die meisten Erfahrungen liegen für *Fistulotomien* und *pouchanale Verschiebelappen* (analog zum Rektumwandverschiebelappen bei analen Crohn-Fisteln) vor. Dabei ist mittelfristig mit einer Abheilung, auch nach mehreren Eingriffen, bei zwei Drittel der Patienten mit Fisteln und mit einem Verlust des Pouches bei einem Drittel zu rechnen.

Klinisch relevante *Anastomosenstenosen* werden in etwa 10% der Patienten nach Pouchoperation gefunden. Kurzstreckige Stenosen (ohne fistulierende Komplikation) können in der Regel erfolgreich bougiert werden. Bei langstreckigen Stenosen bestehen oft Defäkationsprobleme mit der Notwendigkeit der Katheterentleerung. In manchen Fällen ist eine operative Pouchkorrektur oder ein Pouchausbau notwendig.

43.7.4
Pouchitis

Eine symptomatische Entzündung des Pouches entwickelt sich bei etwa *einem Drittel* der Patienten, meist innerhalb der ersten beiden Jahre nach Pouchanlage. Die *Pouchitis* tritt meistens plötzlich auf mit *Durchfällen* (manchmal blutig), *abdominellen Krämpfen*, *Tenesmen* und gelegentlich *Stuhlinkontinenz*. Ein allgemeines Krankheitsgefühl und Fieber können ebenfalls vorhanden sein. *Endoskopisch* zeigt sich eine ödematöse, hyperämische Mukosa, manchmal mit kleinen Ulzerationen. Die Veränderungen können fleckförmig oder diffus sein und sich bis ins Ileum oral des Pouches erstrecken. Die pathologische Untersuchung von Schleimhautbiopsaten zeigt eine unspezifische Entzündung. In der *Differentialdiagnose* müssen v. a. ein M. Crohn, eine intestinale Infektion, eine perineale Pouchkomplikation und eine Pouchausgangsstenose ausgeschlossen werden. Ursachen und Risikofaktoren für eine Pouchitis konnten bisher nicht ausreichend definiert werden und sind wahrscheinlich multipel. Diskutiert werden u. a. die gleichen multifaktoriellen (v. a. immunologischen) Vorgänge, die auch eine Colitis ulcerosa auslösen. So scheint bei gleichzeitigem Vorliegen einer sklerosierenden Cholangitis eine Pouchitis häufiger zu sein. Die relative Häufigkeit von anaeroben Bakterien im Stuhl ist bei Pouchitis deutlich erhöht. Eine mögliche Rolle dieser Anaerobier in der Pouchitisentstehung wird auch durch den Erfolg der Metronidazoltherapie belegt.

Die meisten betroffenen Patienten haben nur eine Pouchitisepisode, die in der Regel rasch auf *Metronidazol* anspricht und zur kompletten Remission kommt. Weniger Patienten haben mehrere Episoden, und nur etwa 5–10% entwickeln eine chronische Pouchitis mit rezidivierenden oder anhaltenden Be-

Tabelle 43.16. Perineale Komplikationen nach ileoanaler Pouchoperation. *k. A.* keine Angaben

Zentrum	Anzahl (n)	Anastomosenstenose [%]	Anastomoseninsuffizienz [%]	Pouchfisteln [%]	lokale Sepsis [%]
Lahey Clinic	630	10,5	4,5	5,7	6,5
Birmingham	198	k. A.	2,0	6,6	k. A.
Oxford	196	9	2,9	9,8	6
Cleveland	1005	14	2,9	7,1	8,2

schwerden. Eine Entfernung des Pouches aufgrund einer chronischen Pouchitis ist aber nur in Ausnahmefällen angezeigt.

Meistens spricht eine Pouchitis gut auf eine orale *Metronidazoltherapie* an. Gelingt dies nicht, werden die gleichen Medikamente wie in der Behandlung der Grundkrankheit eingesetzt (5-ASA oder Steroideinläufe). Bei schweren Formen kann eine orale Therapie erfolgen. Bei chronischer Pouchitis wird eine langdauernde Therapie mit Metronidazol erforderlich, gelegentlich in Kombination mit 5-ASA.

43.7.5
Pouchverlust

Eine Pouchexzision oder eine anhaltende Ausschaltung durch ein Stoma wird mittel- bis langfristig bei bis zu 10% der Patienten notwendig (Tabelle 43.17). Risikofaktoren für den Pouchverlust sind hauptsächlich ein im Proktokolektomiepräparat oder im postoperativen Verlauf festgestellter M. Crohn, therapieresistente Fisteln oder Stenosen, Sphinkterinsuffizienz sowie septische Komplikationen (Peritonitis, Beckenabszeß). In einer Serie der Cleveland-Clinic war die Hälfte der Pouchexzisionen durch einen M. Crohn bedingt. Wird bei intaktem Pouch ein M. Crohn diagnostiziert, so ist mittelfristig bei etwa der Hälfte dieser Patienten mit einem Pouchverlust zu rechnen. Eine Pouchexzision wegen chronischer Pouchitis ist nur selten notwendig.

43.7.6
Funktion des Pouches und Lebensqualität

Der Großteil der Patienten weist im postoperativen Verlauf eine sehr gute Lebensqualität und eine zufriedenstellende Kontinenzfunktion auf. Die Kontinenz ist jedoch oft nicht perfekt. Etwa 20% der Patienten müssen langfristig Vorlagen wegen Stuhlschmieren tragen, eine absolute Inkontinenz ist jedoch selten.

Nach dem ersten postoperativen Jahr liegt die mittlere Stuhlfrequenz bei 5 tagsüber und bei 1–2 nachts. Schwere Störungen der Blasen- und Sexualfunktion sind selten, jedoch verspüren bis zu 30% der Frauen Schmerzen beim Geschlechtsverkehr.

Die Pouchoperation hat den entscheidenden Vorteil der Vermeidung eines permanenten Ileostomas. Der Weg zu diesem Ziel der Kontinenzerhaltung ist jedoch häufig mühsam, insbesondere während des ersten postoperativen Jahres. All die möglichen Probleme müssen daher mit dem Patienten vor Durchführung einer Pouchoperation besprochen werden.

Literatur

Allgayer H, Kruis W (1996) Salazosulfapyridin und 5-Aminosalicylsäure. In: Fischbach W (Hrsg) Therapiekonzepte Morbus Crohn-Colitis ulcerosa, S 9–15

Ardizzone S, Molteni F, Imbesi V, Bollani S, Bianchi Porro G (1997) Azathioprine in steroid-resistant and steroid-dependent ulcerative colitis. J Clin Gastroenterol 25:330–333

Ardizzone S, Moltini P, Bollani S, Porro GB (1997) Guidelines for the treatment of ulcerative colitis in remission. Eur J Gastroenterol Hepatol 9:836–841

Ardizzone S, Porro GB (1996) The topical treatment of distal ulcerative colitis. Eur J Gastroenterol Hepatol 8:599–602

Atkinson KA, McDonald JW, Lamba B, Feagan BG (1997) Intravenous cyclosporine for severe attacks of ulcerative colitis: a survey of Canadian gastroenterologists. Can J Gastroenterol 11:583–587

Becker JM (1998) Ulcerative colitis and colon carcinoma: epidemiology, surveillance, diagnosis, and treatment. The SSAT, AGA, ASLD, ASGE, AHPBA Consensus panel. J Gastrointest Surg 2:305–306

Bernstein CN, Shanahan F, Weinstein WM (1994) Are we telling the truth about surveillance colonoscopy in ulcerative colitis. Lancet 343:71–74

Collins CE, Benson MJ, Burnham WR, Rampton DS (1996) Picotamide inhibition of excess in vitro thromboxane B2 release by colorectal mucosa in inflammatory bowel disease. Aliment Pharmacol Ther 10:315–320

Cohen Z, Smith D, McLeod R (1998) Reconstructive surgery for pelvic pouches. World J Surg 22:342–346

Tabelle 43.17. Häufigkeit des Pouchverlustes (Ausbau) oder der langfristigen Ausschaltung durch Stoma nach ileoanalem Pouch

Zentrum	Pouch (n)	Ausbau oder Stoma [%]	Risikofaktoren für Pouchverlust
Lahey Clinic	628	10,5	M. Crohn Pouchfistel >1 Komplikation
Toronto	551	10	Handnaht M. Crohn Pouchfistel
Cleveland	1005	4,5	M. Crohn Pouchfisteln Abszeß
Birmingham	198	7	Fisteln Abszeß Handnaht

Compton RF, Sandborn WJ, Lawson GM et al. (1997) A dose-ranging pharmacokinetic study of nicotine tartrate following single-dose delayed-release oral and intravenous administration. Aliment Pharmacol Ther 11:865–874

Cummings JH (1997) Short-chain fatty acid enemas in the treatment of distal ulcerative colitis. Eur J Gastroenterol Hepatol 9:149–153

Dignass A, Goebell H (1996) Fortschritte in der Ätiologie- und Pathogeneseforschung der chronisch entzündlichen Darmerkrankungen. Der Internist 39:1004–1012

Egan LJ, Sandborn WJ (1996) Methotrexate for inflammatory bowel disease: pharmacology and preliminary results. Mayo Clin Proc 71:69–80

Evans RC, Wong VS, Morris AI, Rhodes JM (1997) Treatment of corticoid-resistant ulcerative colitis with heparin – a report of 16 cases. Aliment Pharmacol Ther 11:1037–1040

Feagan BG (1996) Oral budesonide therapy for ulcerative colitis: a topical tale. Gastroenterology 110:2000–2002

Fiocchi C, Fukushima K, Strong SA, Ina K (1996) Pitfalls in cytokine analysis in inflammatory bowel disease. Aliment Pharmacol Ther 10 Suppl 2:63–69; discussion 70–71

Gionchetti P, Venturi A, Rizzello F et al. (1997) Retrograde colonic spread of a new mesalazine rectal enema in patients with distal ulcerative colitis. Aliment Pharmacol Ther 11:679–684

Green JT, Thomas GA, Rhodes J, et al. (1997) Nicotine enemas for active ulcerative colitis – a pilot study. Aliment Pharmacol Ther 11:859–863

Griffin MG, Miner PB (1996) Refractory distal colitis – explanations and options. Aliment Pharmacol Ther 10:39–48

Hamedani R, Feldman RD, Feagan BG (1997) Drug development in inflammatory bowel disease: budesonide – a model of targeted therapy. Aliment Pharmacol Ther 11 Suppl 3:98–107

Hanauer SB (1996) Drug Therapy: Inflammatory Bowel Disease. N Engl J Med 334:841–848

von Herbay A (1998) Karzinome bei chronisch entzündlichen Darmerkrankungen. Der Internist 10:1024–1029

Heppell J, Kelly KA (1998) Pouchitis. Curr Opin Gastroenterol 14:322–326

Herfarth C, Stern J (1990) Colitis ulcerosa – Adenomatosis coli. Springer Verlag, Berlin Heidelberg New York Tokyo

Hulten L (1998) Proctocolectomy and ileostomy to pouch surgery for ulcerative colitis. World J Surg 22:335–341

Hyde GM, Jewell DP (1997) The management of severe ulcerative colitis. Aliment Pharmacol Ther 11:419–424

Jewell DP (1998) Ulcerative Colitis. In: Feldman M, Scharschmidt BF, Sleisenger MH (Hrsg) Sleisenger & Fordtran's Gastrointestinal and Liver Disease, 6nd ed. WB Saunders Company, Philadelphia, S 1735–1761

Kenyon CJ, Nardi RV, Wong D, Hooper G, Wilding IR, Friend DR (1997) Colonic delivery of dexamethasone: a pharmaco scintigraphic evaluation. Aliment Pharmacol Ther 11:205–213

Köhler LW, Pemberton JH, Zinsmeister AR, Kelly KA, Dozois R (1991) Quality of life after proctocolectomy. Gastroenterology 101:679–684

Kornbluth A, Present DH, Lichtiger S, Hanauer S (1997) Cyclosporin for severe ulcerative colitis: a user's guide. Am J Gastroenterol 92:1424–1428

Kornbluth A, Sachar DB (1997) Ulcerative colitis practice guidelines in adults. American College of Gastroenterology, Practice Parameters Committee. Am J Gastroenterol 92:204–211

Kruis W, Schutz E, Fric P, Fixa B, Judmaier G, Stolte M (1997) Double-blind comparison of an oral Escherichia coli preparation and mesalazine in maintaining remission of ulcerative colitis. Aliment Pharmacol Ther 11:853–858

Lamers CBHW (1997) Teatment of extraintestinal complications of ulcerative colitis. Eur J Gastroenterol Hepatol 9:850–853

Marion JF, Present DH (1997) The modern medical management of acute, severe ulcerative colitis. Eur J Gastroenterol Hepatol 9:831–835

McLeod RS, Cohen Z (1998) Restorative proctocolectomy with stapled ileal pouch-anal anastomosis. In: Rachmilewitz D: V International Symposium on Inflammatory Bowel Diseases. Kluwer Dordrecht, Netherlands: 188–195

McLeod RS, Churchill DN, Lock AM (1991) Quality of life of patients with ulcerative colitis preoperatively and postoperatively. Gastroenterology 101:1307–1313

Modigliani R (1997) Drug therapy for ulcerative colitis during pregnancy. Eur J Gastroenterol Hepatol 9:854–857

Moody GA, Jayanthi V, Probert CS, Mac Kay H, Mayberry JF (1996) Long-term therapy with sulphasalazine protects against colorectal cancer in ulcerative colitis: a retrospective study of colorectal cancer risk and compliance with treatment in Leicestershire. Eur J Gastroenterol Hepatol 8:1179–1183

Nicholls RJ, Banerjee AK (1998) Pouchitis: risk factors, etiology, and treatment. World J Surg 22:347–351

Otto HF, Remmele W (1996) Kolon und Rektum. In: Remmele W (Hrsg) Pathologie, Band 2 (Verdauungstrakt). Springer-Verlag Berlin Heidelberg, S 533–676

Pemberton JH (1998) Mayo experience with two-stage proctocolectomy and ileal pouch-anal anastomosis. In: Rachmilewitz D, V International Symposium on Inflammatory Bowel Diseases. Kluwer Dordrecht, Netherlands 196–203

Peterson TC, Davey K (1997) Effect of acute pentoxifylline treatment in an experimental model of colitis. Aliment Pharmacol Ther 11:575–580

Pinczowski D, Ekbom A, Baron J, Yuen J, Adami HO (1994) Risk factors for colorectal cancer in patients with ulcerative colitis: a case-control study. Gastroenterology 107:117–120

Rask-Madson J (1997) From the basic to future medical options for the treatment of ulcerative colitis. Eur J Gastroenterol Hepatol 9:864–871

Roberts WG, Simon TJ, Berlin RG et al. (1997) Leukotrienes in ulcerative colitis: results of a multicenter trial of a leukotriene biosynthesis inhibitor, MK-591. Gastroenterology 112:725–732

Sachar DB (1997) Inflammatory Bowel Disease: Recent Advances in Pharmacotherapy. Gastro Dis Today 6:9–15

Sandborn WJ, Hanauer SB (1999) Antitumor necrosis factor therapy for inflammatory bowel disease: A review of agents, pharmacology, clinical results and safety. Inflammatory Bowel Diseases 5:119–133

Schölmerich J (1997) Immunsuppressive treatment for refractory ulcerative colitis-where do we stand and where are we going. Eur J Gastroenterol Hepatol 9:842–849

Schreiber S, Hastensen TS, Brandtzaeg P, MacDermott RP (1994) Role of B-cell-dependent effector mechanisms in inflammatory bowel disease. In: Targan SR, Shanahan F (Hrsg) Inflammatory bowel disease. From bench to bedside. Williams & Wilkins Baltimore, S 89–105

Seow-Choen Tsunoda A, Nicholls RJ (1991) Prospective randomized trial comparing anal function after hand sewn ileoanal anastomosis with mucosectomy versus stapled ileoanal anastomosis without mucosectomy in restorative proctocolectomy. Br J Surg 79:430–443

Sheth SG, La Mont JT (1998) Toxic megacolon. Lancet 351:509–513

Stack WA, Long RG, Hawkey CJ (1998) Short- and longterm outcome of patients treated with cyclosporin for severe acute colitis. Aliment Pharmacol Ther 12:973–978

Stein E (1997) Entzündliche Erkrankungen des Dickdarms, Anorekzums und Perianalbereichs. In: Stein E (Hrsg) Proktologie (3. Auflage) Springer-Verlag Berlin Heidelberg, S 337–366

Steinhart AH, Hiruki T, Brzezinski A, Baker JP (1996) Treatment of left-sided ulcerative colitis with butyrate enemas: a controlled trial. Aliment Pharmacol Ther 10:729–736

Van Bodegraven AA, Tuynman HA, Schoorl M, Kruishoop AM, Bartels PC (1995) Fibrinolytic split products, fibrinolysis, and factor XIII activity in inflammatory bowel disease. Scand J Gastroenterol 30:580–585

van Deventer SJ, Camoglio L (1996) Monoclonal antibody therapy of inflammatory bowel disease. Aliment Pharmacol Ther 10 Suppl 2:107–111; discussion 112

Wikberg M, Ulmius J, Ragnarsson G (1997) Review article: Targeted drug delivery in treatment of intestinal diseases. Aliment Pharmacol Ther 11 Suppl 3:109–115

Mikroskopische Kolitis – lymphozytäre Kolitis und Kollagenkolitis

C. F. Dietrich, W. F. Caspary

44.1 Epidemiologie 491
44.2 Ätiologie und Pathogenese 491
44.3 Pathologie 492
44.4 Pathophysiologie 492
44.5 Klinik 492
44.6 Diagnostik 493
44.7 Therapie und Prognose 493
Literatur 495

Die mikroskopische Kolitis ist eine Krankheit des Kolons mit wäßrigen Durchfällen, normalem endoskopisch-makroskopischem Schleimhautbefund, aber histologisch erkennbaren Veränderungen mit einer subepithelialen Kollagenschicht (*Kollagenkolitis*) oder lymphozytären Infiltraten (*lymphozytäre Kolitis*).

Das Leitsymptom „wäßrige Diarrhö" ist nicht selten keinem definierten Krankheitsbild zuzuordnen, insbesondere, wenn die Mukosa des Magens, Duodenums und Kolons endoskopisch makroskopisch unauffällig ist.

Im Jahr 1976 wurde erstmalig von Lindström eine Patientin mit chronisch wäßriger Diarrhö beschrieben, die endoskopisch eine unauffällige Mukosa aufwies, aber histologisch ausgedehnte *Kollagenablagerungen* unter dem oberflächlichen Epithel zeigte. Seit dieser Zeit wurden hunderte von Patienten beschrieben, die normale endoskopische und radiologische Befunde aufwiesen aber pathologische Kollagenablagerungen unter dem oberflächlichen Epithel zeigten.

In den folgenden Jahren fanden sich bei Patienten mit ähnlicher klinischer Symptomatik und endoskopisch-radiologisch unauffälligem Schleimhautbefund auch andere histologische Kolitisbilder ohne subepitheliale Kollagenablagerungen, aber z. B. mit Nachweis von intraepithelialen Lymphozyten aber ohne Ulzerationen („microscopic colitis") oder mit perikryptischen Infiltrationen eosinophiler Leukozyten. Es wurde vermutet, daß die Kollagenkolitis, die lymphozytäre Kolitis, die perikryptische eosinophile Enterokolitis und Mischbilder durch einen pathogenetischen Mechanismus bedingt sind. Aber auch andere Varianten wurden beschrieben, z. B. eine Mukosainfiltration mit Mastzellen. In der Regel ändern sich bei einem Patienten im weiteren Krankheitsverlauf die Charakteristika des histologischen Bildes nicht, d. h. Übergänge der verschiedenen Entitäten werden nicht beschrieben.

Im Jahr 1989 wurde der Begriff „*watery diarrhea colitis syndrome*" vorgeschlagen, mit dem das ähnliche klinische Bild dieser verschiedenen histologischen Entitäten beschrieben und zusammengefaßt werden sollte.

44.1 Epidemiologie

Von der *Kollagenkolitis* sind meistens *Frauen* (8mal häufiger als Männer) im 5. und 6. Lebensjahrzehnt betroffen, jedoch können beide Geschlechter und jede Altersgruppe (auch Kinder) befallen sein. Eine familiäre Häufung wurde beschrieben.

Die *lymphozytäre Kolitis* zeigt eine gleichmäßige Geschlechtsverteilung. Das phänotypische Muster der Histokompatibilitätsantigene ist bei der Kollagenkolitis und der lymphozytären Kolitis ebenfalls unterschiedlich.

44.2 Ätiologie und Pathogenese

Ätiologie und Pathogenese der lymphozytären und Kollagenkolitis sind unbekannt. Eine primär entzündliche Genese ist anzunehmen; ein verursachendes Agens ließ sich bisher nicht nachweisen. Auffällig ist die Assoziation der mikroskopischen Kolitis mit verschiedenen Kollagenosen, Arthritissyndromen und Thyreoiditiden, so daß immunologisch-entzündliche Mechanismen naheliegen. Es ließen sich jedoch in der Kollagenmatrix keine Autoimmunkomplexe nachweisen. Aber auch Störungen des Kollagenmetabolismus und toxische Medikamentennebenwirkungen, insbesondere nichtsteroidale Antirheumatica (NSAR) werden als Ursache der mikroskopischen Kolitis diskutiert. Eine Assoziation mit dem Diabetes mellitus wurde ebenfalls beschrieben. Weitere Assoziationen sind das gemeinsame Auftreten einer lymphozytären Kolitis und lymphozytären Gastritis und nichterosive, oligoartikuläre peripherbetonte Arthritiden mit der Kollagenkolitis.

44.3 Pathologie

Die Kollagenkolitis ist durch ein *subepitheliales Kollagenband* mit einer Dicke von >15 µm bis zu 100 µm charakterisiert und geht fast immer mit einer wäßrigen Diarrhö einher. Dieses Band ist bei Gesunden 2–6 µm dick und kann bei anderen Kolonerkrankungen bis zu 10 µm messen. Segmentale Unterschiede sind typisch mit eher geringerer Kollagenablagerung im Rektum. Die lymphozytäre Kolitis zeigt *subepitheliale Lymphozytenansammlungen* und mononukleäre Zellen in der Lamina propria; eosinophile Zellen fehlen meistens.

Kryptenveränderungen, wie bei chronisch entzündlichen Darmerkrankungen, finden sich eher selten; Kryptenabszesse fehlen völlig. Die Dicke des Kollagenbandes korreliert nicht mit dem Alter der Patienten und der Dauer der Symptome.

Da das Stuhlgewicht mit der Zellularität der Lamina propria und nicht mit der Dicke des Kollagenbandes korreliert, wurde postuliert, daß die Diarrhö durch die entzündlichen Veränderungen und nicht durch die Kollagenablagerungen an sich verursacht ist. Das histologische Bild unterscheidet sich somit grundlegend von dem anderer chronisch entzündlicher Darmerkrankungen, bei denen keine Verdickung der subepithelialen Kollagenschicht nachweisbar ist und die andererseits ein meistens typisches histologisches Bild aufweisen (Abb. 44.1).

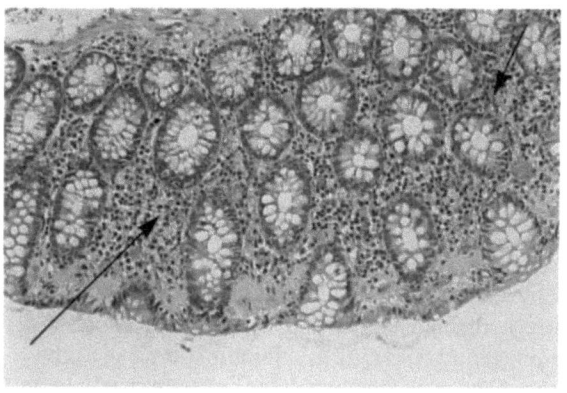

Abb. 44.1. Histologisches Bild einer kollagenen Kolitis (HE-Färbung, Tangentialschnitt, Vergr. 100:1). Pathognomonische Kollagenlaserschicht (*Pfeile*). (Mit freundlicher Genehmigung von Herrn Priv.-Doz. Dr. G. Hermann, Institut für Pathologie der Univ.-Klinik Frankfurt am Main

So lassen sich histologisch die differentialdiagnostisch in Betracht kommenden Erkrankungen wie M. Crohn, Colitis ulcerosa, Strahlenkolitis, ischämische Kolitis, Amyloidose, progressive systemische Sklerose und die infektiöse Kolitis häufig ausschließen.

44.4 Pathophysiologie

Die wäßrige Diarrhö ist durch eine *aktive Chloridsekretion* bedingt, die zu einem passivem intraluminalen Natrium- und Wassereinstrom führt. Verschiedene sekretorische Mechanismen werden diskutiert. So produzieren veränderte Fibroblasten Prostaglandin E_2, das experimentell die sekretorische Kolonmukosa stimuliert. Auch scheint die Aufnahme von Wasser durch das entzündlich veränderte Epithel und Schleimhautbarriere vermindert zu sein. Bisher bekannte Hormone scheinen pathophysiologisch nicht involviert zu sein. Auch sind die funktionellen Vorgänge des Magens, Dünndarmes und Pankreas ebenso wie die Permeabilität nicht verändert. Malabsorption von Gallensäuren und anderen Nahrungsbestandteilen sind beschrieben worden, helfen aber im Verständnis des Krankheitsbildes nur wenig weiter. Eine diskret erhöhte Stuhlfettausscheidung ist in ihrer Genese häufig unklar, da in den meisten Fällen keine Dünndarmzottenatrophie besteht und Biopsate aus dem Dünndarm meistens unauffällig sind. Eine Zottenatrophie oder Kollagenablagerungen sind jedoch in Einzelfällen auch in dem Dünndarm beschrieben worden.

44.5 Klinik

Leitsymptom ist eine chronische *wäßrige nicht-blutige Diarrhö* über Wochen und Monate, die selten auch über Jahre besteht und bis zu 2 l täglich betragen kann (Tabelle 44.1).

Der Verlauf ist am häufigsten chronisch-intermittierend oder chronisch-persistierend, selten tritt die Symptomatik nur einmalig auf.

Erstaunlicherweise geht es den meisten Patienten hierbei weitgehend gut. Unspezifische Beschwerden sind: Bauchschmerzen, Übelkeit, selten Erbrechen und Schleimbeimengungen im Stuhl. Ein geringer Gewichtsverlust ist möglich, wobei ein ausgeprägter Gewichtsverlust gegen eine Kollagenkolitis spricht. Eine ausgeprägte Symptomenvielfalt ist durch die Assoziation mit rheumatologischen Krankheitsbilder gegeben. Betont werden muß hier allerdings, daß ein alleiniger autoimmunologischer Mechanismus oder eine vererbbare HLA-Konstellation nicht besteht.

Tabelle 44.1. Verlaufsform und Syptomatik der Kollagenkolitis. (Mod. nach Bohr et al. 1996)

Symptombeginn
- plötzlich (42%)
- schleichend (58%)

Symptome
- Gewichtsverlust (42%)
- Bauchschmerzen (41%)
- nächtliche Diarrhö (27%)
- Müdigkeit (24%)

Stuhlganghäufigkeit
- <3 (12%)
- 4–9 (66%)
- >10 (22%)

Verlauf
- einmalige Episode (2%)
- chronisch intermittierend (85%)
- chronisch kontinuierlich (13%)

44.6
Diagnostik

Sowohl endoskopische als auch radiologische Untersuchungsverfahren helfen allein diagnostisch nicht weiter und sind häufig unauffällig. Ödematöse und hyperämische Schleimhautbefunde werden inkonstant beschrieben. So kommt entsprechend der Namensgebung „mikroskopische Kolitis" der *Histologie* (s. oben) die entscheidende Rolle zu. Für die günstigste diagnostische Treffsicherheit werden *Biopsien* von der *rechten Kolonseite* entnommen, aber auch Biopsate des Colon descendens und Sigmas sind erfolgsversprechend und reichen häufig aus. Veränderungen der Rektummukosa sind deutlich seltener und weniger ausgeprägt. Alleinige Biopsien aus dem Rektosigmoid unterschätzen die Häufigkeit der mikroskopischen Kolitis um bis zu 40%. Nach unserer Erfahrung sollte zum Ausschluß einer mikroskopischen Kolitis eine totale Koloskopie erfolgen. Initial lassen sich häufig Leukozyten im Stuhl nachweisen, jedoch kein infektiöses Agens.

Differentialdiagnostisch müssen in Betracht gezogen werden: Entzündliche und neoplastische Erkrankungen wie Polypen, M. Crohn, Colitis ulcerosa, Strahlenkolitis, ischämische Kolitis, Amyloidose und infektiöse Kolitis. Laxanzien („factitious diarrhea") und andere Medikamenteneffekte müssen ausgeschlossen werden. Dünndarm-Funktionstests (D-Xylosetest, Schilling-Test) sind in der Regel ohne pathologischen Befund. Relevante Zeichen der Malabsorption sind ebenso wie eine exsudative Enteropathie selten. In der Regel sind bei der Abklärung einer Kollagenkolitis routinemäßig Untersuchungen der Dünndarmmukosa nicht erforderlich. Differentialdiagnostische Kriterien zwischen lymphozytärer Kolitis und Kollagenkolitis sind in Tabelle 44.2 aufgeführt.

44.7
Therapie und Prognose

Die Kollagenkolitis kann spontan ausheilen oder in wechselnder Intensität auch über Jahre bestehen. Außerordentlich unterschiedliche spontane Krankheitsverläufe mit Remissionen und erneuter Verschlechterung sind beschrieben, so daß die Beurteilung eines medikamentösen Therapieerfolges schwierig ist. Unter der Therapie mit *Kortikosteroiden* und/oder *Sulfasalazin*-Präparaten wurde in manchen Fällen histologisch ein deutlicher Rückgang der subepithelialen Kollagenablagerungen gezeigt. Bei anderen Patienten fand sich allerdings kein unterschiedliches histologisches Ergebnis. Therapieentscheidend ist somit die klinische Symptomatik, da kein Übergang in ein schwerwiegendes entzündliches oder malignes Krankheitsbild bekannt ist.

Eine Beratung und symptomatische Therapie mit ausreichender Flüssigkeitszufuhr und z.B. Loperamid sollten initial durchgeführt werden und kann u.U. ausreichen (Abb. 44.2). Nichtsteroidale Antirheumatica und andere potentiell mukosaschädigenden Substanzen sollten abgesetzt werden. Eine weitergehende

Tabelle 44.2. Diffenzierung zwischen lymphozytärer Kolitis und Kollagenkolitis

Kriterien	Lymphozytäre Kolitis	Kollagenkolitis
Klinik		
mittleres Alter	58 (55–77)	59 (41–89)
Frauen:Männer	1–3:1	15:1
Art der Diarrhö	sekretorisch	sekretorisch
Mittleres Stuhlgewicht (g/Tag)	722 (317–1269)	565 (246–1438)
Pathologie		
Entzündungszellen in der Lamina propria [%]	64	68
Art der Entzündungszellen in der Lamina propria	meist Plasmazellen und Neutrophile	Plasmazellen und Neutrophile
Subepitheliale Kollagenschicht	normal	abnorm verdickt

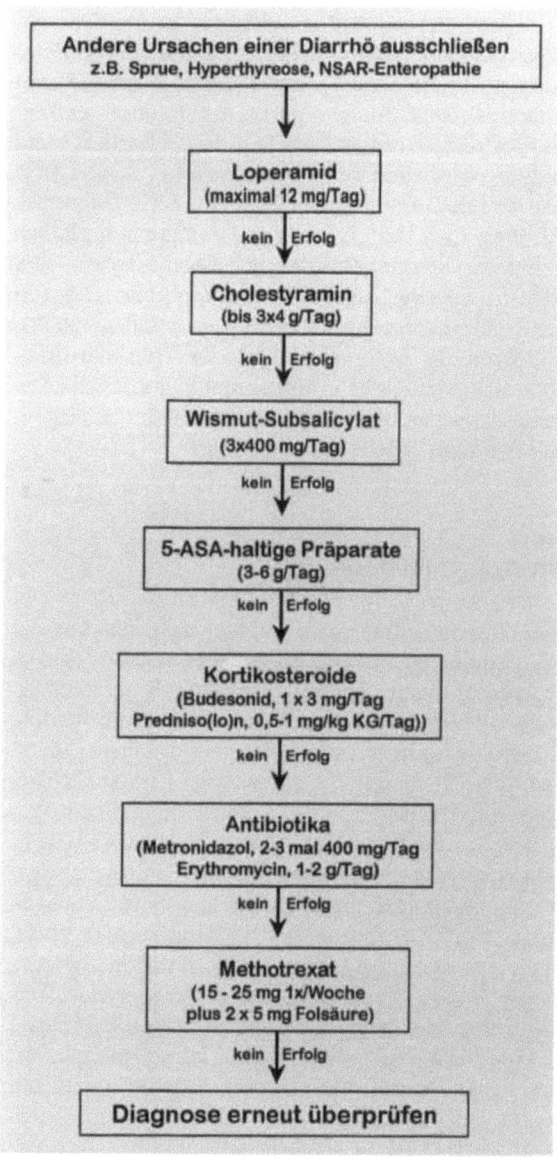

Abb. 44.2. Therapeutisches Vorgehen bei Kollagenkolitis

medikamentöse Therapie ist bei nicht ausreichendem Erfolg indiziert. Ähnlich wie bei chronisch entzündlichen Darmerkrankungen werden *Sulfasalazin* und *5-ASA-Präparate* (bis zu 4–6 g täglich) eingesetzt. Führen diese nicht zum Erfolg, kann ein Therapieversuch mit Colestyramin (4 × 4 g/Tag) erfolgen. Die wirksamste Therapie sind *Kortikosteroide* (Prednison, Prednisolon). Bei Unwirksamkeit von Steroiden kann ein Therapieversuch mit *Antibiotika* (Metronidazol, Erythromycin) erfolgen. In ganz seltenen Fällen ist auch ein Therapieversuch mit Octreotide 2–3 × 50–150 μg/Tag s.c. (Sandostatin®) oder sogar *Methotrexat* (15–25 mg 1×/Woche) indiziert. Kürzlich wurde auch ein günstiger Therapieeffekt durch *Wismut-Subsalicylat* (1310 mg/Tag) beschrieben, wobei die Therapie sogar zu anhaltenden Remissionen führte. Wirksamkeiten von Medikamenten aus verschiedenen Studien sind in Tabelle 44.3 zusammengestellt. Der Therapieerfolg ist nicht vorhersehbar; in der Regel ist mit einem Rückfall zu rechnen. Gravierende Verschlechterungen der Krankheitsaktivität und Todesfälle sind bisher nicht beschrieben worden. Octreotide und vor allem Colestyramin können noch in 10–15 % zu einem deutlichen Therapieerfolg bei Patienten führen, die auf die Therapie mit 5-ASA-Präparaten und Kortikosteroiden primär nicht angesprochen haben.

Chirurgische Maßnahmen werden kontrovers diskutiert. Bei 9 Patienten mit schwerer Diarrhö wurde ein passageres Ileostoma angelegt, wobei postoperativ bei allen Patienten die Symptomatik sich besserte und das Kollagenband sich verkleinerte. Nach Rückverlagerung des Ileostoma kam es aber regelhaft zu einer erneuten Verschlechterung sowohl der Symptomatik als auch der histologischen Veränderungen. Diese Beschreibung läßt die Bedeutung eines pathogenetischen luminalen toxischen Faktors wahrscheinlich machen. In Einzelfällen kann somit bei älteren dehydrierten Patienten ohne konservativen Therapieerfolg die Anlage eines Ileostomas von Nutzen sein.

Tabelle 44.3. Retrospektive Untersuchung der Erfolgsaussichten medikamentöser Therapieoptionen bei Patienten mit Kollagenkolitis. (Mod. nach Bohr et al. 1996)

Behandlung	Anzahl der Patienten (n)	Erfolgreich (n) [%]	Nicht erfolgreich (n) [%]	Nebenwirkungen (n) [%]
Loperamid	69	49 (71)	18 (26)	2 (3)
Sulfasalazin	108	37 (34)	26 (24)	45 (42)
Mesalazin	16	8 (50)	8 (50)	0
Olsalazin	15	4 (27)	6 (40)	5 (33)
Prednisolon	39	32 (82)	6 (15)	1 (3)
Budesonid	2	2	0	0
Metronidazol	44	24 (55)	16 (36)	4 (9)
Erythromycin	15	10 (67)	4 (27)	1 (7)
Penicillin	8	8	0	0
Colestyramin	44	26 (59)	17 (39)	1 (2)
Mepacrin	19	10 (53)	7 (37)	2 (10)

Literatur

Bohr J, Tysk C, Erikkson S, Järnerot G (1995) Collagenous colitis in Örebro, Sweden, an epidemiological study 1984-1993. Gut 37:394-397

Bohr J, Tysk C, Eriksson S, Abrahansson H, Järnerot G (1996) Collagenous colitis: a retrospective study of clinical presentation and treatment in 163 patients. Gut 39:846-851

Dietrich CF, Caspary WF (1995) Was versteht man unter einer Kollagencolitits und wie wird sie behandelt? Internist 10: 1016-1017

Fine KD, Lee EL (1998) Efficacy of open label bismuth subsalicylate for the treatment of microscopic colitis. Gastroenterology 114:29-36

Giardello FM, Hansen III FC, Lazenby AJ, Hellman DB, Milligan FD, Bayless TM (1990) Collagenous colitis in setting of nonsteroidal antiinflammatory drugs and antibiotics. Dig Dis Sci 35:257-260

Giardello FM, Lazenby AJ, Bayless TM (1995) The new colitides. Gastroenterol Clin N Amer 24:717-729

Jackson BK (1995) Are collagenous colitis and lymphocytic colitis distinct syndromes? Dig Dis 13:301-304

Järnerot G, Tysk C, Bohr J, Eriksson S (1995) Collagenous colitis and fecal stream diversion. Gastroenterology 109:449-455

Lee E, Schiller LR, Vendrell D, Santa Ana CA, Fordtran JS (1992) Subepithelial collagen table thickness in colon specimens from patients with microscopic colitis and collagenous colitis. Gastroenterology 103:1790-1796

Lindstrom CG (1976) Collagenous colitis with watery diarrhea - a new entity? Pathol Eur 11:87-89

Read NW, Krejs FJ, Read MG, Morawski SG, Fordtran JS (1980) Chronic diarrhea of unknown origin. Gastroenterology 78: 264-271

Riddell RH, Tanaka M, Mazzoleni G (1992) Non-steroidal antiinflammatory drugs as a possible cause of collagenous colitis: a case-control study. Gut 33:683-686

Stark ME, Batts KP, Alexander GL (1992) Protein-loosing enteropathy with collagenous colitis. Am J Gastroenterol 87:780-785

Sylvestrowicz T, Kelly JK, Hwang WS, Shaffer EH (1989) Collagenous colitis and microscopic colitis: The watery diarrhea colitis syndrome. Am J Gastroenterol 84:763-766

Verres B, Löfberg R, Bergman L (1995) Microscopic colitis syndrome. Gut 36:880-886

Zeroogian JM, Chopra S (1994) Collagenous colitis and lymphocytic colitis. Annu Rev Med 45:105-118

Teil VI
Klinische Krankheitsbilder – Dickdarm

Divertikulose und Divertikulitis

W. F. Caspary, E. Hanisch

45.1 Epidemiologie 499
45.2 Pathologie, Ätiologie und Pathogenese 499
45.3 Klinik 500
45.4 Diagnostik 501
45.5 Therapie 504
Literatur 505

Tabelle 45.1. Häufigkeit der Divertikulose in verschiedenen Ländern

Land	Häufigkeit [%]
Vereinigte Staaten	22
England	35
Frankreich	40
Finnland	12
Schweden	16
Thailand	4
Israel:	
• Ashkenazi	18
• Sepharden	12
• Araber	5
Jordanien	4
Südafrika:	
• Farbige	2
• Weiße	20

Divertikel des Kolons sind Ausstülpungen der Mukosa und der Submukosa durch die Ringmuskulatur des Dickdarmes. Bei angeborenen (echten) Divertikeln stülpt sich die gesamte Darmwand aus, bei erworbenen (falschen) Divertikeln stülpt sich die Darmschleimhaut durch Lücken in der Muskelschicht.

- *Divertikulose*: Vorhandensein von Kolondivertikeln ohne klinische Symptome.
- *Divertikulitis*: entzündliche Veränderungen der Divertikel mit Übergreifen der Entzündung lokal als Peridivertikulitis, fortschreitend auf angrenzende Strukturen mit konsekutiven Komplikationen.

Vor Beginn des 20. Jahrhunderts war die Divertikulose des Dickdarms fast unbekannt, in den letzten Jahrzehnten wird sie jedoch insbesondere in modernen westlichen Ländern immer häufiger festgestellt. Die meisten Patienten mit Divertikulose des Dickdarmes bleiben asymptomatisch, ca. 20% erleiden jedoch Komplikationen wie Entzündung und Blutungen, die konservativ oder chirurgisch behandelt werden müssen.

45.1
Epidemiologie

Die Divertikulose ist im jungen Lebensalter selten, steigt jedoch konstant mit zunehmendem Alter (im Alter von über 80 Jahren 50–60%). Autopsiestudien haben ergeben, daß die Dickdarmdivertikulose von ca. 5% im Jahr 1910 auf fast 50% zugenommen hat. Der Anstieg der Prävalenz korreliert mit dem Alter und Ländern mit hohem Lebensstandard. Die Zunahme der Prävalenz der Divertikulose bei japanischen Immigranten in Hawaii und afrikanischen Schwarzen, die in Städten wohnen, stützt eher einen Umweltfaktor als eine genetische Prädisposition. Die Häufigkeit der Divertikulose in verschiedenen Ländern ist in Tabelle 45.1 angegeben. Große Bedeutung bei der Entwicklung der Divertikulose wurde und wird dem Verlust an pflanzenfaserreicher Nahrung (sog. „Fibre-Hypothese") zugemessen. Divertikel kommen selten vor dem Alter von 40 Jahren vor, bei 90jährigen findet sich eine Prävalenz von bis zu 60%.

45.2
Pathologie, Ätiologie und Pathogenese

Bei der Mehrzahl der Divertikel des Dickdarms handelt es sich histologisch um:

- *Pseudodivertikel*: Herniationen der Mukosa und Submukosa durch die Muskelschicht.
- *Echte Divertikel*, die alle Schichten der Darmwand enthalten, kommen als angeborene Anomalien vor.

Divertikel entstehen in einer Zone der anatomischen *Wandschwäche der Ringmuskulatur* des Dickdarms an der *Durchtrittsstelle der Gefäße* (Vasa recta) in die

Submukosa. Gefäße aus dem Hauptarterienstamm versorgen die Muskularis am Divertikelhals. Fast alle Divertikel befinden sich zwischen der mesenterialen und lateralen Taenia coli. Die *Hauptlokalisation* ist im *Sigma* und im *Colon descendens*. Veränderungen der glatten Muskulatur finden sich bei ca. 70% der Patienten mit spastischer Divertikulose des Sigmas oder Colon descendens. Die Wand des distalen Kolons ist oft erheblich verdickt, das Lumen ist eingeengt durch konzentrische Hypertrophie der Ringmuskulatur. Sowohl die Ringmuskulatur wie auch die Längsmuskulatur (Taenien) erscheinen verdickt und verkürzt, was man als *Myochose* bezeichnet. Die Verkürzung der Taenien kann möglicherweise durch ein vermehrtes Vorkommen von *Elastin* erklärt werden, das sich nur in den Taenien, nicht aber in der Ringmuskulatur nachweisen läßt. Die Einengung des Lumens kann erklärt werden durch eine Verkürzung der Muskulatur des Sigmas wie auch durch eine perikolische Fibrose.

Bei ca. 30% der Patienten mit distaler Divertikulose finden sich jedoch selten oder sogar überhaupt keine Hinweise für eine Muskelhypertrophie. Die Entstehung der Divertikel des Dickdarms wird auf eine Erhöhung des *intraluminalen Drucks* zurückgeführt. Ein erhöhter Innendruck kann durch einen Mangel an Faserstoffen in der Nahrung und dadurch bedingten kleinen Stuhlvolumina entstehen. Dabei entstehen vermehrt nichtpropulsive motorische Bewegungen im distalen Kolon, wo das Lumen ohnehin enger ist als im proximalen Kolon. Mit der Zeit kommt es zur Hypertrophie der glatten Muskulatur, der intraluminale Druck steigt an und begünstigt eine Herniation. Eine strukturelle *Schwäche der Dickdarmwand* mit zunehmendem Alter sowie der *erhöhte Innendruck* durch die Muskelhypertrophie begünstigen die Divertikelbildung. Entzündungen der Divertikel können zur Divertikulitis führen.

Eine Divertikulitis tritt dann auf, wenn die Öffnung eines Divertikels durch Stuhl verschlossen bleibt. Sie tritt bei ca. 25% der Patienten mit einer seit mindestens 10 Jahren bekannten Divertikulose auf (Abb. 45.1). Die Divertikulitis entsteht durch eine Entzündung und nachfolgende Perforation eines Dickdarmdivertikels. Das initiale Ereignis ist eine Mikroperforation des Darms durch ein Divertikel, was zu einer Peridivertikulitis und/oder einer Phlegmone führt (*unkomplizierte Divertikulitis*). Eine *komplizierte Divertikulitis* entsteht dann, wenn das entzündliche und septische Geschehen mit Stenose, freier Perforation, Fistelbildung und Abszessen einhergehen.

Die Entzündung beginnt an der Spitze des Divertikels und breitet sich in das benachbarte mesenteriale und perikolische Gewebe aus. Die *Peridivertikulitis* bleibt oft lokalisiert, es können sich aber auch peridivertikulitische *Abszesse* bilden. Treten rezidivierende Schübe auf, dann entwickelt sich häufig eine *Fibrose* und eine *Stenose*. *Perforationen* können zu Fistelbildungen in Nachbarorgane (Harnblase mit den klinischen Symptomen einer Pneumaturie oder Fäkalurie, Vagina, Dünndarm) führen oder zur Perforation in die freie Bauchhöhle mit Peritonitis. Am häufigsten kommen *kolovesikale Fisteln* (65%) vor.

45.3
Klinik

Divertikulose

Die Divertikulose des Dickdarmes bereitet in der Regel keine Beschwerden oder nur so geringe Be-

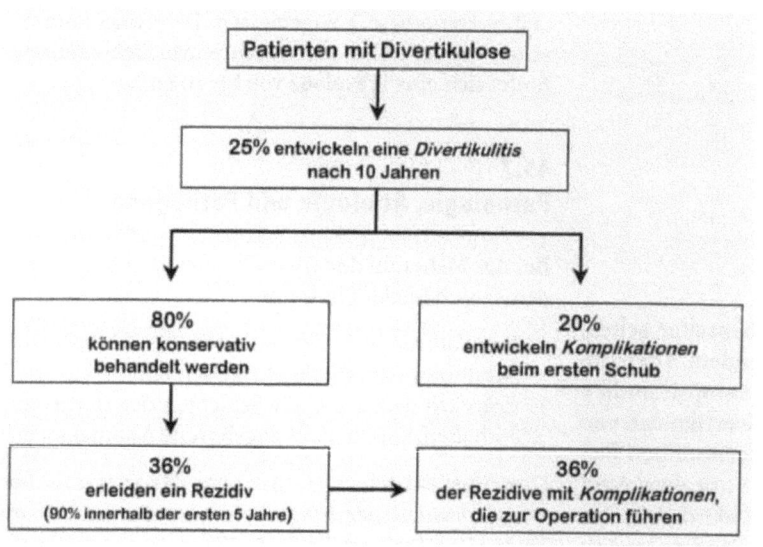

Abb. 45.1. Natürlicher Verlauf der Divertikulose und Divertikulitis

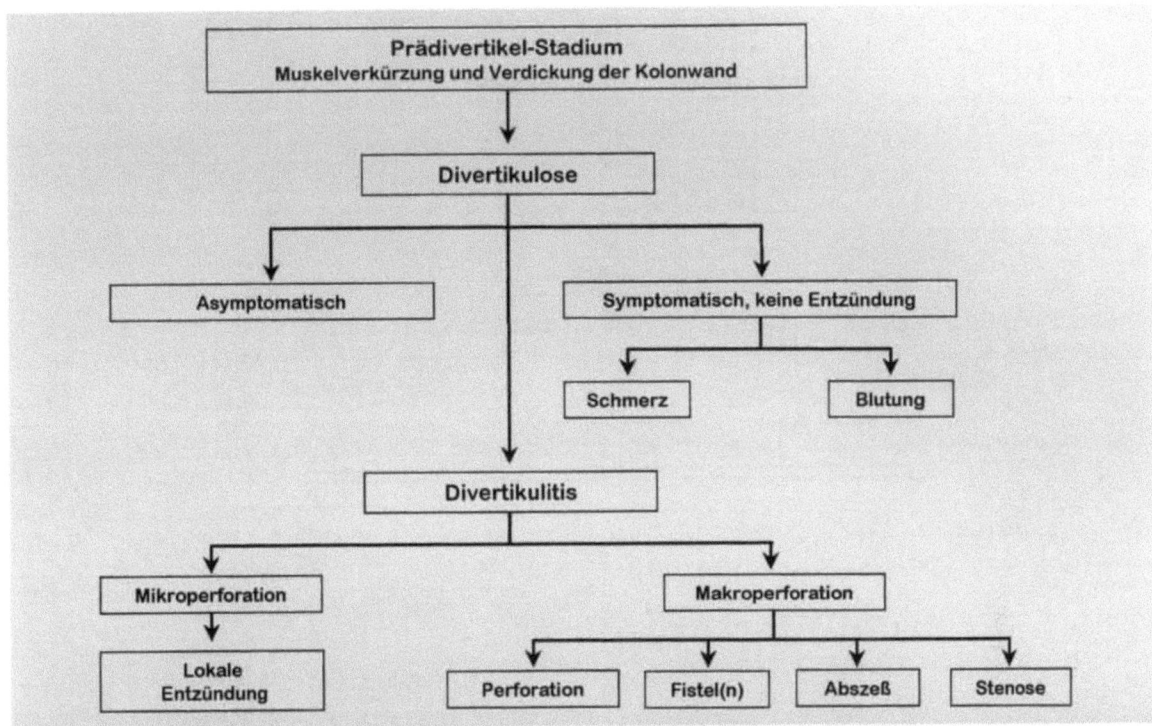

Abb. 45.2. Divertikelkrankheit – Klassifikation und Komplikationen

schwerden, daß die Patienten nicht deshalb den Arzt aufsuchen (*asymptomatische Divertikulose*; Abb. 45.2). Einige Patienten geben gelegentliche abdominelle Schmerzen, Völlegefühl, Flatulenz und Stuhlunregelmäßigkeiten an. Häufig besteht anamnestisch eine habituelle chronische Obstipation mit schafskotähnlichen Stühlen und Schleimabgängen.

Die *Symptome* der asymptomatischen Divertikulose sind unspezifisch und können auch auf das irritable Kolon hinweisen. Die schmerzhafte Divertikelkrankheit ist charakterisiert durch krampfartige abdominelle Schmerzen unterschiedlicher Intensität, die meist im linken Unterbauch auftreten. Diese Symptome können Stunden bis Tage anhalten, gehen häufig mit einer Druckempfindlichkeit einher, nehmen nach der Mahlzeit zu, bessern sich nach dem Abgang von Stuhl und Flatus. Auch diese Symptome ähneln dem Colon irritabile und sind am ehesten durch eine abnorme motorische Aktivität des Kolons bedingt.

Divertikelblutung

Die enge Nachbarschaft von Divertikeln und kaliberstarken Blutgefäßen erklärt das Auftreten massiver Blutungen ohne begleitende Divertikulitis. Die Divertikelblutung ist bei Patienten über 60 Jahre die häufigste Form einer unteren Gastrointestinalblutung.

Schmerzlose rektale Blutungen (*Hämatochezie*) sind zu 15–40% mit der Divertikulose assoziiert. Im Gegensatz zur Häufigkeitsverteilung der Divertikel findet sich die Quelle einer Divertikelblutung in 70% der Fälle im rechtsseitigen Kolon.

In der Regel ist die Blutung harmlos, jedoch treten bei ca. 5% schwere Blutungen auf. Eine andere Blutungsursache sollte aber auch beim Patienten mit Divertikulose endoskopisch ausgeschlossen werden (kolorektales Karzinom, Colitis ulcerosa). Die Divertikulose kommt so häufig insbesondere bei älteren Patienten vor, so daß die Divertikelblutung eine Ausschlußdiagnose werden muß. *Angiodysplasien* als Blutungsquelle kommen ebenso häufig vor wie Divertikelblutungen. Sowohl Angiodysplasien wie auch Divertikelblutungen treten überwiegend im rechtsseitigen Kolon auf. Die Therapie mit NSAR kann eine Divertikelblutung auslösen.

45.4 Diagnostik

Die Divertikulose kann schon mit guter Verläßlichkeit durch die Sonographie vermutet werden. Diagnostische Methoden der Wahl sind die Koloskopie oder auch der Kolon-Kontrasteinlauf. Die notfallmäßig durchgeführte *Koloskopie* ist die diagnostische Methode der Wahl bei vermuteter Divertikelblutung, da sie ggf. auch therapeutisch eingesetzt werden kann: Elektrokoagulation, Unterspritzung mit Adrenalin

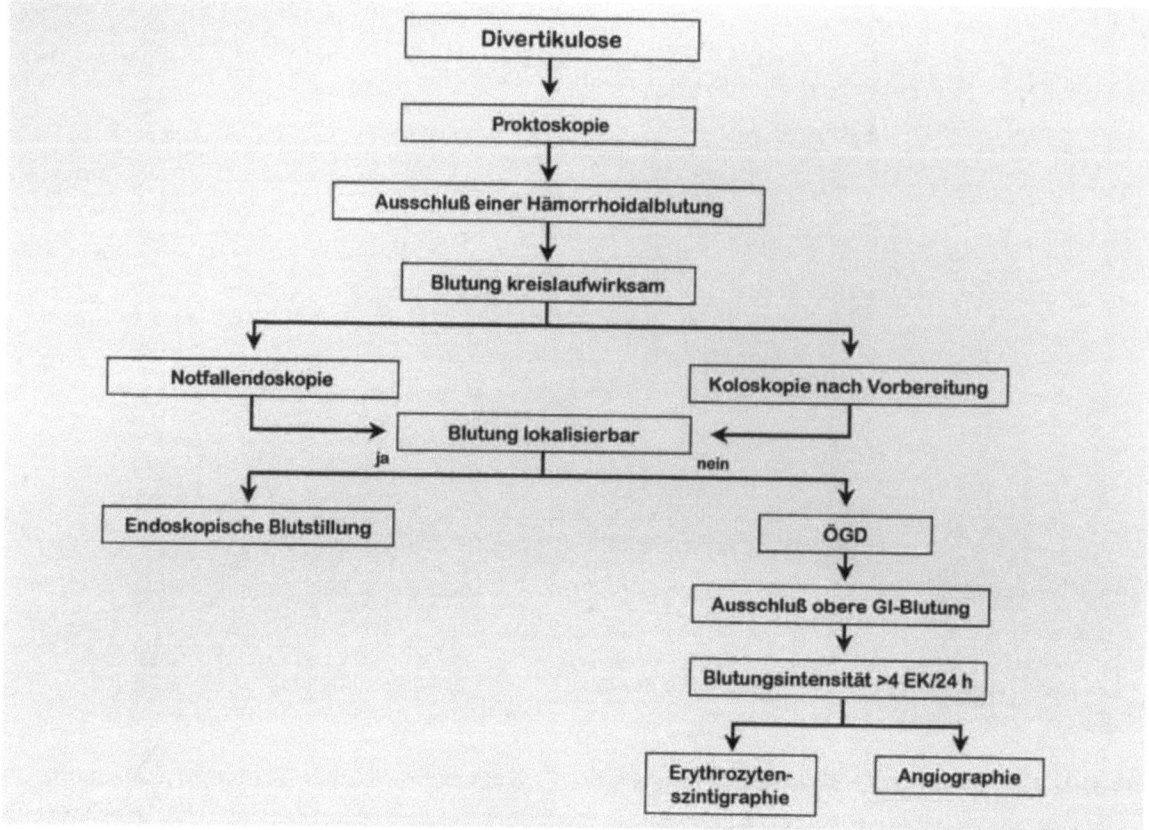

Abb. 45.3. Diagnostische Strategie bei Hämatochezie und Verdacht auf Divertikelblutung. *ÖGD,* Ösophagogastroduodenoskopie

oder Klipp-Applikation. Der endoskopisch negative Befund schließt eine stattgehabte Divertikelblutung nicht aus, da durch die Lavage Blutungsstigmata entfernt sein können, bzw. eine Blutung aus dem Innern des Divertikels nicht mehr vom Lumen her erkannt werden kann (Abb. 45.3).

In anderen Ländern (z. B. in den Vereinigten Staaten) wird die *Notfallangiographie* als erste diagnostische Methode eingesetzt. Beim Blutverlust 0,5–1,0 ml/min hat die Angiographie einen hohen diagnostischen Wert und erlaubt in 60–90% der Fälle die Lokalisation der Blutungsquelle. Zunächst wird die A. mesenterica superior dargestellt, da die Divertikelblutungen meist im rechten Kolon sind, danach die A. mesenterica inferior, dann der Truncus coeliacus, um eine mögliche obere Gastrointestinalblutung zu erfassen.

Bei 75–80% der Patienten sistiert die Divertikelblutung spontan, nur selten sind Bluttransfusionen erforderlich. Häufig gelingt die endoskopische Blutstillung. Die Behandlung sollte bei entsprechend ausgeprägten Abfall des Hämoglobins auf der Intensivstation erfolgen. Jeder 4. Patient erleidet jedoch mindestens ein Blutungsrezidiv.

Persistierende Divertikelblutungen und häufige Blutungsrezidive sollten operativ behandelt werden. Dabei ist das chirurgische Vorgehen jedoch – insbesondere, wenn die Lokalisation der Blutungsquelle nicht bekannt ist – schwierig. Am ehesten entscheidet man sich auch heute noch zur subtotalen Kolektomie, die jedoch mit einer hohen Mortalitätsrate verbunden ist.

Divertikulitis

Der typische Patient mit akuter Divertikulitis klagt über Schmerzen im linken Unterbauch (93–100%), hat Fieber (57–100%) und eine Leukozytose (69–83%).

Zusätzlich bestehen häufig: Übelkeit, Erbrechen, Obstipation, Diarrhö, Dysurie sowie Drang zum Wasserlassen (Tabelle 45.2).

Tabelle 45.2. Symptome und Befunde bei Divertikulitis

Tenesmen
Übelkeit, Erbrechen
Akuter Stuhlverhalt oder Diarrhö
Akute Schmerzen und Abwehrspannung
Leukozytose
Fieber
Harnverhalt
Subileus/Ileus
Tastbare Resistenz

Abb. 45.4. Diagnostische Strategie bei linksseitigem Unterbauchschmerz und Verdacht auf Divertikulitis. *CT*, Computertomographie

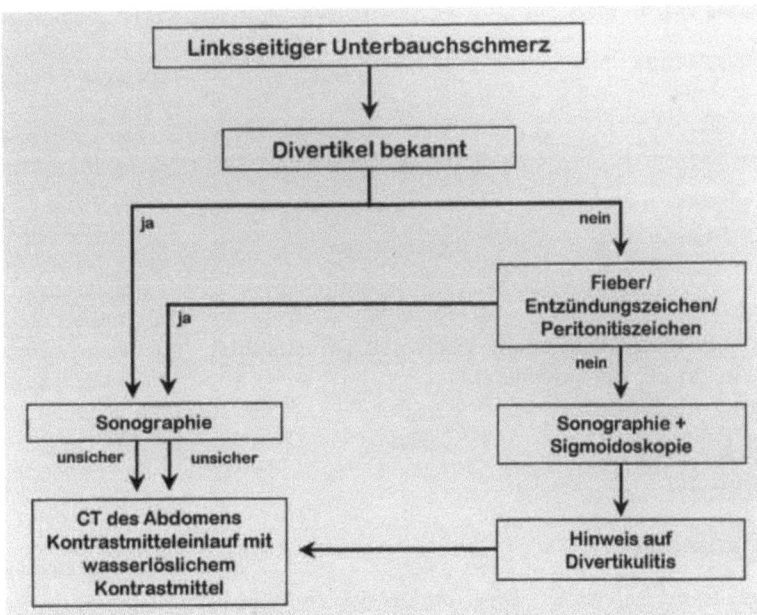

Die *Divertikulitis* kann sich als hochakutes Krankheitsbild mit umschriebener Peritonitis, heftigen Schmerzen im linken Unterbauch, Abwehrspannung, walzenförmiger Resistenz, Fieber und Leukozytose präsentieren (Tabelle 45.2). Da eine Divertikulitis meist am Sigma-Descendens-Übergang auftritt, spricht man auch von der „*Linksseitenappendizitis*". Mit einem atypischen, symptomenarmen Verlauf ist bei alten und bei immunsupprimierten Patienten zu rechnen. Die Diagnostik erfolgt bei der *Divertikulose*:

- *endoskopisch* (Koloskopie) oder
- *radiologisch* (Kontrasteinlauf),

bei der *akuten Divertikulitis* (Abb. 45.4) wegen der Perforationsgefahr zuerst:

- *Sonographie* mit 5- oder/und 7,5-MHz-Schallkopf: Wandverdickungen, dilatierter prästenotischer Dickdarm, Abszedierung, Fistelbildungen. Die Darstellung eines druckschmerzhaften Kolonsegments über eine Länge von mindestens 5 cm mit einer echoarmen Wandverdickung (Aufhebung der typischen Schichtung) mit echoreichem Halozeichen als Ausdruck der Peridivertikulitis sind typische sonographische Zeichen der Divertikulitis. In mehreren prospektiven Untersuchungen erreichte die Sonographie eine Sensitivität von 85–98% sowie eine Spezifität von 80–98%. Der Nachteil der Sonographie liegt an der Untersucherabhängigkeit der Methode (Kap. 18).
- *Computertomographie*: Die CT ist dem Kontrasteinlauf überlegen. Bei oraler und rektaler Kontrastmittelfüllung erreicht die CT eine höhere Sensitivität als der Kontrasteinlauf (93% vs. 80%). Sie muß heute als Standard angesehen werden, ob sie jedoch der Sonographie eindeutig überlegen ist, bleibt noch offen. Sonographie und CT erfassen besser als der Kontrasteinlauf oder die Endoskopie den peridivertikulitischen Entzündungsprozeß.
- *Magnetresonanztomographie* (MRT): Die Erfahrungen sind noch zu spärlich, insbesondere, ob die Darstellung von Fisteln in Analogie zu den Analfisteln mit der MRT besser ist als die CT oder die Sonographie.
- *Röntgen*: (Einfachkontrasteinlauf mit wasserlöslichem Kontrastmittel): Engstellung des betroffenen Darmsegments, Unregelmäßigkeiten der Schleimhaut sowie Kontrastmittelaustritt aus dem Darmlumen sind die diagnostischen Kriterien der Divertikulitis. Bei akuter Divertikulitis lediglich Einfachkontrasteinlauf mit wasserlöslichem Kontrastmittel (Gastrografin). Bariumapplikation ist kontraindiziert (Bariumperitonitis)! Die Schwere der Divertikulitis wird jedoch beim Kontrasteinlauf zu 40% unterschätzt, da über das Ausmaß des peridivertikulitischen Entzündungsgrades keine zuverlässige Aussage möglich ist.
- Die *Endoskopie* (Koloskopie) ist mit einer erhöhten Perforationsgefahr verbunden und sollte daher bei der akuten Divertikulitis nicht durchgeführt werden.

■ **Labor.** Meist besteht bei der Divertikulitis eine deutliche *Leukozytose* mit Linksverschiebug, CRP-Erhöhung und eine *BSG-Beschleunigung*.

■ **Komplikationen.** Perforation, Abszedierung, Sepsis, Stenosierung des befallenen Darmabschnittes, Blutung.

Tabelle 45.3. Differentialdiagnose der Divertikulitis

Appendizitis
M. Crohn
Colitis ulcerosa
Gynäkologische Erkrankungen: Adnexitis, rupturierte Ovarialzyste, Endometriose
Kolorektales Karzinom
Colon irritabile

Die Differentialdignose der akuten Divertikulitis ist in Tabelle 45.3 aufgeführt.

45.5 Therapie

Divertikulose

Bei *asymptomatischer Divertikulose* ist zur Stuhlregulation und Verhinderung von Komplikationen eine ballastreiche Kost unter Zusatz von *Weizenkleie* (20–30 g, 3 × 2 Eßlöffel/Tag) oder Quellmitteln (Mucofalk, Agiocur) angezeigt. Bei Schmerzen sind lokale Wärme und Spasmolytika indiziert.

Divertikulitis

Die *akute Divertikulitis* wird beim ersten Schub meist entsprechend dem klinischen Schweregrad unter *Konsultation des Chirurgen* zunächst konservativ behandelt: Bettruhe, Nahrungskarenz, parenterale Flüssigkeitszufuhr, Antibiotika (s. Tabelle 45.4).

Als Antibiotika kommen oral Ciprofloxacin plus Metronidazol in Frage, parenteral wird eine Kombination eines Cepholosporins (z. B. Cefotaxim) oder eines Breitbandpenicillins (z. B. Mezlocillin, Piperacillin) mit Metronidazol eingesetzt.

Mit einem Ansprechen ist innerhalb von 48 bis 72 Stunden zu rechnen. 70–85% der Patienten können auf diese Weise konservativ behandelt werden.

Bei der Therapie der Schmerzen sollte kein Morphin gegeben werden, da es den Druck im Kolon erhöht.

Bei fehlendem Ansprechen auf diese Therapie oder häufigen Rezidiven ist die *Operation* indiziert.

Operative Therapie der Sigmadivertikulitis

Die Therapie der Sigmadivertikulitis hängt von der Schwere der Symptome, der Dauer der Erkrankung, der assoziierten Komorbidität und der zugrunde liegenden Immunkompetenz des Patienten ab. Indikationen für die operative Therapie sind in Tabelle 45.5 aufgelistet.

Es wird geschätzt, daß 20% der Patienten mit einer Divertikulitis sich einem chirurgischen Eingriff unterziehen müssen. Septische Komplikationen aufgrund von Abszeßformationen oder freier Perfora-

Tabelle 45.4. Therapie der Divertikelkrankheit

Maßnahmen	Schmerzhafte Divertikulose	Divertikulitis
Diät	Ballaststoffe	keine Ballaststoffe, Nahrungskarenz
Quellmittel	nützlich	nicht indiziert (Stenosierungsgefahr!)
Schmerzmittel	kein Morphin Meperidin gut geeignet	kein Morphin Meperidin gut geeignet
Spasmolytika	N-Butyl-Scopolaminbromid	keine Indikation
Antibiotika	nicht indiziert	*oral:* Ciprofloxacin (2 × 1000 mg/Tag), Metronidazol (3 × 400 mg/Tag), *parenteral:* Cefotaxim (4–6 g/Tag), Metronidazol (3 × 500 mg/Tag)

Tabelle 45.5. Operationsindikationen bei Divertikulitis

Komplikationen der Krankheit	Beeinflussende Faktoren
Sepsis	chronische Striktur/Stenose
Fistel	Alter < 50 Jahre
Obstruktion	Immunsuppression
rezidivierende Schübe	rechtsseitige Divertikulitis
klinische Verschlechterung unter konservativer Therapie	
Unmöglichkeit, ein Karzinom auszuschließen	

Tabelle 45.6. Lokalisation von Fisteln bei Divertikulitis

Fisteltyp	Häufigkeit [%]
kolovesikal	65
kolovaginal	25
koloenterisch	7
kolouterin	3

tion sind die häufigsten Gründe für eine akute operative Intervention. Da der Verlauf der Erkrankung in bestimmten Fällen schwerer ist, wird bei folgenden Patientengruppen *ein frühzeitigeres operatives Vorgehen* empfohlen:

- bei Patienten unter 50 Jahren,
- bei immunkompromittierten Patienten,
- bei Patienten mit rechtsseitiger Divertikulitis.

Die chirurgischen Optionen lassen sich in *ein-, zwei- und dreizeitige Verfahren* unterteilen. Beim dreizeitigen Verfahren wird im ersten Schritt ein Anus praeter angelegt und das involvierte Darmsegment drainiert. In einer zweiten Operation wird dieses dann reseziert. Nach Abheilung der Anastomose wird schließlich der Anus praeter zurückverlegt und die Darmpassage wiederhergestellt.

Das dreizeitige Verfahren ist heute zugunsten des zweizeitigen Vorgehens verlassen worden, nachdem in großen Studien gezeigt werden konnte, daß die Letalität im ersteren Falle bei 12–32% liegt, während sie bei der Resektion des betroffenen Darmanteils bei der ersten Operation 1–12% beträgt (i. e. zweizeitiges Verfahren).

Neuere Arbeiten plädieren sogar für das einzeitige Verfahren, d. h. für die primäre Resektion mit gleichzeitiger Rekonstruktion ohne Anlage eines Anus praeter. Das mehrzeitige Vorgehen im Sinne einer Hartmann-Operation wird nur noch für Hochrisikopatienten oder bei gleichzeitig vorliegender schwerer Peritonitis empfohlen.

Fisteln

Interne Fisteln entwickeln sich bei ca. 2% aller Patienten mit einer Divertikulitis, die Verteilung auf die betroffenen Organe geht aus Tabelle 45.6 hervor. Die Therapie besteht in der Resektion der betroffenen Organareale.

Stand der laparoskopischen Operationsverfahren

Im Gegensatz zum Kolonkarzinom, bei dem eine erhebliche kontroverse Diskussion zum Einsatz der laparoskopischen Operation geführt wird, ist deren Stellenwert für die elektive Chirurgie der Sigmadivertikulitis bei folgenden Indikationen etabliert:

- Rezidivierende Attacken einer unkomplizierten Divertikulitis (2 malige Divertikulitis oder einmalige Erkrankung eines Patienten <50 Jahre);
- fistelassoziierte Divertikulitis, bei der ein Karzinom ausgeschlossen werden muß;
- elektive Resektion nach interventionell drainiertem Abszeß;
- erstmalige Erkrankung bei einem Patienten mit immunsuppressiver Medikation.

Wichtig erscheint das Resektionsausmaß: Um Rezidiven vorzubeugen, sollte die distale Resektionsgrenze unterhalb der peritonealen Umschlagsfalte zu liegen kommen.

Literatur

Benn P, Wolff B, Ilstrup D (1986) Level of anastomosis and recurrent colonic diverticulitis. Am J Surg 151:122–124

Burkitt DP, Walker ARP, Painter RS (1974) Dietary fiber and disease. JAMA 229:1068–1071

Cummings JH (1996) Diverticular disease and your mother's diet. Gut 39:489–490

Decani C, Varela G (1995) Complications of diverticular disease. Curr Opin Gastroenterol 11:43–48

Eijsbonts QAL, Cuesta MA, de Brauer LM, Sietses C (1997) Elective laparoscopic-assisted sigmoid resection for diverticular disease. Surg Endosc 11:750–750

Freeman StR, McNally PR (1993) Diverticulitis. Med Clinics North America 77:1149–1167

Mendeloff AI (1986) Thoughts on the epidemiology of diverticular disease. Clin Gastroenterol 15:855–877

Morson BC (1975) Pathology of diverticular disease of the colon. Clin Gastroenterol 4:37–4

Painter NS, Burkitt DP (1975) Diverticular disease of the colon: a 20th-century problem. Clin Gastroenterol 4:3–25

Rothenberger DA, Wiltz O (1993) Surgery for complicated diverticulitis. Surg Clin N Amer 73:975–992

Siewert JR, Huber FT, Brune IB (1995) Frühelektive Chirurgie der akuten Divertikulitis des Colons. Chirurg 66:1182–1189

Stabile BE, Puccio E, van Sonnenberg E, Neff CC (1990) Preoperative percutaneous drainage of diverticular abscesses. Am J Surg 159:99–104

Vogt W, Schölmerich J (1996) Divertikelkrankheit. Dtsch Med Wochenschr 121:411–415

Wald A (1992) Colonic diverticulosis. In: Management of Gastrointestinal Diseases. Winawer SJ (Hrsg) New York, Gower Medical Publishing 34.1–34.18

Whiteway J, Morson BC (1985) Elastosis in diverticular disease of the sigmoid colon. Gut 26:158–163

Woods RJ, Lavery IC, Fazio VW, Jagelman DG, Weakley FL (1998) Internal fistulas in diverticular disease. Dis Colon Rectum 31:591–596

Yacoe ME, Jeffrey RB (1994) Sonography of appendicitis and diverticulitis. Radiol Clin N Amer 32:899–912

Appendizitis

E. Hanisch

46.1 Epidemiologie 507
46.2 Ätiologie und Pathogenese 507
46.3 Klinik 507
46.4 Diagnostik und Differentialdiagnose 507
46.5 Therapie 508
Literatur 509

Bei der akuten Appendizitis werden verschiedene Stadien unterschieden, wobei im Frühstadium lediglich eine vermehrte Gefäßzeichnung der Tunica serosa erkennbar ist. Im weiteren Verlauf kommt es zu einer Fibrinexsudation an der serösen Oberfläche. Mit dem Fortschreiten der Entzündung nimmt die Schwellung der Appendix zu. *Abszesse* und flächenhafte Fibrinbeläge auf der Appendixoberfläche sowie auf dem Mesenteriolum und dem angrenzenden Peritoneum sind zu beobachten. Schließlich können ausgedehnte *Nekrosen* zur Perforation und Ausbildung einer *kotig-eitrigen Peritonitis* führen. Ist der entzündete Appendixbereich abgekapselt und abszediert, spricht man vom *perityphlitischen Abszeß*.

46.1 Epidemiologie

Die Inzidenz der Appendizitis beträgt durchschnittlich 11 Fälle pro 10 000 Einwohner pro Jahr. Zwischen 10 und 20 Jahren nimmt die Häufigkeit zu und beträgt ungefähr 23 Fälle pro 10 000 Einwohner pro Jahr. Einer von 15 Menschen entwickelt innerhalb seines Leben eine Appendizitis.

46.2 Ätiologie und Pathogenese

In den meisten Fällen einer akuten Appendizitis steht die Obturation der Appendixlichtung am Anfang. Ursächlich kommen hierfür im wesentlichen Lageanomalien, fokale Narbenstenosen, eine lymphatische Hyperplasie, Tumoren sowie eingedickte Kotmassen, Kotsteine und Fremdkörper in Frage. Dies führt zu einer *ischämischen Wandschädigung*, die zur Eintrittspforte für eine bakterielle Infektion wird. Eine primär virale Schädigung der Schleimhaut kann jedoch ebenfalls vorliegen, wie aus Beobachtungen von Aids-Patienten mit CMV-Infektion zu beobachten ist.

46.3 Klinik

Von wesentlicher Bedeutung für die Zuordnung klinischer Symptome ist die Kenntnis der möglichen *Lagevarianten* der Appendix. Liegt die Appendix an der Seite des Colon ascendens oder in der Fossa iliaca, sind die lokalen Beschwerden am ausgeprägtesten. Liegt sie hinter dem Zäkum oder hinter dem distalen Ileum oder Mesenterium, wird die klinische Symptomatik maskiert. Eine *abgeschwächte* klinische *Symptomatik* ist aber auch im *höheren Lebensalter* sowie bei Diabetikern anzutreffen. Das gleiche gilt für immunsupprimierte Patienten. Lageveränderungen der Appendix, hervorgerufen durch eine Schwangerschaft, erschweren erheblich die Zuordnung des Schmerzgeschehens zu einem Organsystem. Die allgemeine Erfahrung lehrt, daß die Diagnose Appendizitis beim älteren Menschen beim Diabetiker, während der Schwangerschaft und beim immunkompromittierten Patienten verspätet gestellt wird.

Grundsätzlich gibt es eine *Reihenfolge der Symptome*, wie sie klassischerweise bei der Appendizitis auftreten:

1. anfänglich epigastrische oder paraumbilikale Schmerzen, dann in der Regel erst nach einigen Stunden im rechten Unterbauch;
2. Übelkeit oder Erbrechen;
3. Druckempfindlichkeit im Abdomen oder Becken;
4. Fieber.

46.4 Diagnostik und Differentialdiagnose

Appendizitis ist eine klinische Diagnose, die nur selten durch zusätzliche diagnostische Tests (Laboruntersuchungen, Sonographie, Abdomenübersicht) ergänzt werden muß.

Die *klassischen Appendizitiszeichen* sind

- Provokations- oder Druckschmerz und Loslaßschmerz im rechten Unterbauch am *McBurney-Punkt* (Mitte der Verbindungslinie zwischen Nabel und vorderer oberer Spina des Darmbeines);
- *Blumberg-Zeichen*: bei Druck und bei Loslassen der kontralateralen Seite entsteht Schmerz im Appendixbereich;
- *Rosving-Zeichen*: Verstärkung des Schmerzes bei retrogradem Ausstreichen des Kolons.

Weiterhin finden sich Zeichen einer peritonealen Abwehrspannung und bei der rektalen Untersuchung ein Druckschmerz im Douglas.

Eine axilläre-rektale Temperaturdifferenz ist nicht obligat für eine Appendizitis, dies gilt auch für die Leukozytose. Erythrozyten im Urin (DD: Ureterstein) schließen eine Appendizitis nicht aus.

Besonders im *Kindesalter* treten differentialdiagnostische Probleme auf. Folgende Richtlinien haben sich dabei bewährt.

- Im Säuglingsalter tritt eine Appendizitis sehr selten auf.
- Im Kleinkindesalter müssen *Enteritis*, *Invagination* und *Volvulus* abgegrenzt werden.
- Beim älteren Kind kann z.B. ein M. Crohn vorliegen.
- Eine Pneumonie und sog. Kinderkrankheiten verlaufen nicht selten mit einer peritonealen Reizsymptomatik.

Tabelle 46.1 gibt einen Überblick über die Differentialdiagnose der Appendizitis nach Lage der Appendix.

Ehe man in den Tropen eine Appendizitis diagnostiziert, sind auszuschließen: Amöbentyphlitis, perforierter Leberabszeß, Hepatitis und Malaria.

Eine genaue Anamnese und klinische Untersuchung sind wegweisend für die Diagnose Appendizitis.

Tabelle 46.2. Wertigkeit klinischer Zeichen bei Verdacht auf Appendizitis

	Sensitivität	Spezifität
Rechter Unterbauchschmerz	0,81	0,53
Abwehrspannung	0,27	0,83
Schmerzwanderung	0,64	0,82
Psoaszeichen	0,16	0,95
Fieber	0,67	0,79
Loslaßschmerz	0,63	0,69
Douglas-Schmerz	0,41	0,77
Anorexie	0,68	0,36
Übelkeit	0,58	0,37
Erbrechen	0,51	0,45

Tabelle 46.2 stellt die Wertigkeit der für die Appendizitis geltenden Charakteristika zusammen.

Eine Reihe von Studien hat gezeigt, daß der Einsatz der *Sonographie* die Treffsicherheit der klinischen Diagnose „akute Appendizitis" verbessert. So kann gewöhnlich mit hochauflösenden Schallköpfen die entzündete Appendix direkt dargestellt werden. Dabei wird eine Sensitivität von 80–95%, eine Spezifität von 95–100% und eine Richtigkeit von 91–95% erreicht. Die Sonographie senkt auf diese Weise die Rate der negativen Laparotomien. Besonders junge Frauen mit der Differentialdiagnose „Salpingitis" profitieren davon. Neuerdings wird sogar der routinemäßige Einsatz der Computertomographie gefordert, um Kosten zu senken, die durch nichtindizierte Laparotomien entstehen.

46.5
Therapie

Patienten, bei denen die Diagnose Appendizitis nicht sicher ist, werden stationär aufgenommen und parenteral ernährt. Eine sorgfältige und engmaschige klinische Kontrolle durch den Erstuntersucher ist in diesen Fällen obligat.

Nehmen die Beschwerden im Sinne einer typischen Appendizitis zu, wird in jedem Fall *laparoto-*

Tabelle 46.1. Differentialdiagnose der Appendizitis nach Lage der Appendix

Appendixlage	Diagnose
Retro- oder parazäkale Lage	Cholezystitis, perforierte Gallenblase, florides Ulcus duodeni, Pyelitis, Nieren- oder Ureterstein, perinephritischer Abszeß
iliakale Lage	perforiertes Ulcus duodeni, M. Crohn, Karzinom der Ileozäkalgegend, unspezifische Adenitis (Yersinia-Infektion), Psoasabszeß, Ureterstein, Meckel-Divertikel
pelvine Lage (beim Mann)	Dickdarm/Dünndarmileus (z.B. Karzinom), Divertikulitis, tiefsitzender Ureterstein, Gastroenteritis
pelvine Lage (bei der Frau)	Dysmenorrhö, drohender Abort, Stieldrehung, Entzündung oder Ruptur einer Ovarialzyste oder Torsion eines normalen oder leicht vergrößerten Ovars, Extrauteringravidität, Salpingitis oder Pyosalpinx, Endometriose

Tabelle 46.3. Komplikationen der Appendektomie

	Komplikationen [%]	Sepsis [%]	Wundinfekt [%]	Reoperation [%]	Letalität [%]
Negativ	16	6	6	0	0
Akut	4	0	3	0	0
Gangränös	11	3	10	0	0
Perforiert	23	9	13	6	1
Gesamt	11	3	7	6	0,3

miert. Alternativ steht die *laparoskopische Appendektomie* zur Verfügung, die jedoch noch kontrovers diskutiert wird.

Die laparoskopische Vorgehensweise wird zum jetzigen Zeitpunkt für folgende Situationen vorgeschlagen.

- Alle Patienten mit unsicherer Verdachtsdiagnose;
- weibliche Patienten;
- ältere Patienten;
- adipöse Patienten.

Die größte Patientengruppe, die eindeutig von der laparoskopischen Operation profitiert, sind junge Frauen mit Unterbauchbeschwerden und der Verdachtsdiagnose „akute Appendizitis". Die bis zu 45 % hohe negative Laparotomierate gerade in dieser Patientengruppe könnte mit dieser Vorgehensweise sicher deutlich gesenkt werden.

Obwohl die durchschnittliche Letalität bei entsprechender Therapie <1 % beträgt, hat der ältere Mensch ein deutlich höheres Risiko (5–15 %).

Tabelle 46.3 gibt einen Überblick über die Letalität und Morbidität der Appendizitis nach einer erst kürzlich vorgestellten Studie.

Die negative Laparotomierate (d.h. bei der Operation wird keine Appendizitis festgestellt) beträgt in den meisten Studien 15–35 %. Bisher wurde diese Tatsache akzeptiert, um rechtzeitig Perforationen zu erfassen. Neuere Studien zeigen jedoch, daß hohe negative Appendektomieraten nicht mehr länger akzeptabel sind und die Perforation nicht ein Problem der verzögerten Indikationsstellung, sondern ein Problem der verspäteten Patientenvorstellung ist. Eine negative Appendektomierate von 15 % ist als akzeptabel anzusehen.

Literatur

Becker H, Neufang H (1997) Appendektomie 1997 – Offen oder geschlossen? Chirurg 68:17–29

Colson M, Skinner KA, Dunnington G (1997) High negative appendectomy rates are no longer acceptable. Am J Surg 174:723–727

Cope Z (1989) Frühdiagnose beim akuten Abdomen. Georg Thieme Verlag Stuttgart, New York

Gerharz CD, Gabbert HE (1997) Pathomorphologische Aspekte der akuten Appendicitis. Chirurg 68:6–11

Graffeo CS, Counselman FL (1996) Appendicitis. Emergency Medicine Clinics of North America 14:653–671

McCaa JL, Sharples K, Jadallah F (1997) Systematic review of randomized controlled trials comparing laparoscopic with open appendectomy. Br J Surg 84:1045–1050

Rao PM, Rhea JT, Novelline RA, Mostafavi AA, McCabe CJ (1998) Effect of computed tomography of the appendix on treatment of patients and use of hospital resources. N Engl J Med 338:141–146

Schwerk WB, Wichtrup B, Rothmund M, Ruschoff J (1989) Ultrasonography in the diagnosis of acute appendicitis: a prospective study. Gastroenterology 97:630–639

Wagner JM, McKinney WP, Carpenter JL (1996) Does this patient have appendicitis? JAMA 276:1589–1594

Antibiotikaassoziierte Diarrhö und pseudomembranöse Kolitis

J. STEIN

47.1 Epidemiologie und Einteilung 511
47.2 Ätiologie und Pathogenese 511
47.3 Klinik 513
47.4 Diagnostik 514
47.5 Therapie 515
     Literatur 517

Es handelt sich um eine akute entzündliche Darmstörung, die bei und nach Anwendung von Antibiotika auftritt. Das klinische Spektrum der antibiotikaassoziierten Diarrhö reicht dabei von einer passageren leichten Erhöhung der Stuhlfrequenz bis hin zur pseudomembranösen Kolitis, und dem Auftreten eines toxischen Megakolons mit möglichem letalen Ausgang.

47.1
Epidemiologie und Einteilung

Grundsätzlich sind alle Antibiotika mit unterschiedlichem Risiko in der Lage, zum Auftreten einer antibiotikaassoziierten Diarrhö zu führen. Besonders hohe Inzidenzen werden nach Gabe von Amipicillin, Clindamycin und Cephalosporinen berichtet („the big three"). Ein erhöhtes Risiko belastet aber auch Antibiotikakombinationen, die Co-Trimoxazol oder Cephalosporine enthalten (Tabelle 47.1). Während v.a. Clindamycin für die schweren Verläufe in Form einer pseudomembranösen Kolitis verantwortlich ist, sind die meisten Fälle einer antibiotikaassoziierten Kolitis auf die wesentlich häufiger verschriebenen Cephalosporine oder Breitbandpenicilline zurückzuführen.

Die Tragweite des Problems wird in der Tatsache deutlich, daß in der ehemaligen Bundesrepublik Deutschland jährlich etwa 60–70 Millionen Zähleinheiten Antibiotika allein im Klinikbereich verbraucht werden. Unter der Annahme, daß 10% der ca. 4 Millionen Patienten, die jährlich eine Tetrazyklinbehandlung erhalten, eine Diarrhö bekommen, ist bei diesen Patienten in 400000 Fällen mit zumindest einer Durchfallepisode zu rechnen.

47.2
Ätiologie und Pathogenese

Aufgrund pathogenetischer Überlegungen lassen sich derzeit 3 *klinische Entitäten* zuordnen, die sich nach Schweregrad, antibiotischer Therapie und Verlauf unterscheiden. Neben der häufigen, oftmals ohne das Bild einer Kolitis verlaufenden Diarrhö und der in der Regel mit einer Superinfektion mit *Clostridium difficile* einhergehenden pseudomembranösen Kolitis, stellt die *segmentelle, hämorrhagische Kolitis* ein in jüngster Zeit zunehmend beschriebenes drittes Krankheitsbild dar.

Antibiotikaassoziierte Diarrhö ohne Kolitis

Im Fall der *antibiotikaassoziierten Diarrhö ohne Kolitis* handelt es sich um einen unproblematischen, meist selbstlimitierenden Prozeß, der inzwischen fast als therapeutische Normalität empfunden wird und somit ohne weitere differentialdiagnostische Überlegung akzeptiert wird. Der für die Entstehung der Diarrhö zugrunde liegende *pathophysiologische*

Tabelle 47.1. Häufigkeit von antibiotikaassoziierten Diarrhöen in Abhängigkeit vom verwendeten Antibiotikum

Häufig, z.T. bis 20%	Gelegentlich, < 2%	Selten
Ampicillin/Amoxicillin	Erythromycin	Aminoglycoside
Clindamycin	Penicillin	Doxycyclin
Cephalosporine	Trimethoprim/Sulfometoxazol	Bacitracin
„the big three"	Chinolone	Rifampicin
	Lincomycin	Isoniazid
		Metronidazol
		Vancomycin

Mechanismus ist bis heute noch nicht endgültig geklärt, jedoch sind Änderungen des mikrobiellen Kohlenhydratstoffwechsels im Kolon vorrangig als Ursache anzusehen.

Unter physiologischen Bedingungen werden aus unverdaulichen Nahrungsbestandteilen (Stärke, Pektine, unverdauliche Polysaccharide und andere Ballaststoffe) sowie endogenen Glykoproteinen im Kolon im Rahmen der anaeroben bakteriellen Fermentation kurzkettige Fettsäuren (SCFA) gebildet (Kap. 66). Auf diesem Wege können zwischen 60 und 75% der ursprünglichen Kohlenhydratkalorien in Form der SCFA konserviert werden, die als nutritives Substrat für die Aufrechterhaltung einer normalen Kolonozytenfunktion essentiell sind. Neben ihrer Rolle als Hauptenergieträger sind SCFA u. a. auch in Natrium- und Wasserresorption durch das Epithel involviert.

Unter physiologischen Bedingungen werden durch die bakterielle Fermentation ca. 20–50 g Kohlenhydrate pro Tag abgebaut, aus denen 200–700 mmol SCFA entstehen. Bei Patienten mit antibiotikaassoziierter Diarrhö kommt es jedoch aufgrund einer antibiotikainduzierten Veränderung in der Kolonflora zu einer Reduktion der SCFA-Produktionsrate mit konsekutiver Verminderung der luminalen SCFA-Konzentrationen um bis zu 70%.

Durch den *luminalen SCFA-Mangel* ist eine Aufrechterhaltung der normalen Kolonozytenfunktion nicht mehr gewährleistet, eine normale Konzentrierung der in das Kolon eingetretenen Sekrete kann nicht mehr aufrechterhalten werden. Klinische Folge sind sekretorische, auch unter Fastenbedingungen persistierende Durchfälle mit Volumina um 1000 g/Tag. Eine enterale Ernährung mit nährstoffdefinierten Diäten mit unverdaulichen Ballaststoffen vermag den luminalen Substratmangel auszugleichen.

Die im terminalen Stadium der Malnutrition, bei der Diversionskolitis oder bei total parenteraler Ernährung häufig zu beobachtenden Durchfälle beruhen ebenfalls auf dem Mechanismus des SCFA-Mangels. Der antibiotische Eingriff in die anaerobe Kolonflora führt zu einer Abnahme der bakteriellen Fermentation, erkennbar an einer Verminderung der H_2-Produktion. Als Folge der Störung des bakteriellen Kohlenhydratmetabolismus kommt es neben einer Verminderung der SCFA-Produktionsrate auch zu einer Zunahme unverstoffwechselter Kohlenhydrate im Stuhl, die aufgrund ihrer *osmotischen Aktivität* zu einer Bindung von Wasser im Kolonlumen mit konsekutiver Diarrhö führt. Die Durchfälle sind in der Regel geringgradig ausgeprägt mit Volumina < 500 g/Tag und sollten auf eine diätetische Reduktion der Kohlenhydratzufuhr ansprechen. Eine forcierte Restitution der anaeroben Flora durch zusätzliche Einnahme anaerober Bakterienstämme ist prinzipiell möglich, jedoch nur selten indiziert.

Clostridium difficile-assoziierte Kolitis

Clostridium difficile ist ein stäbchenförmiger, sporenbildender Keim, der bei ca. 2% der symptomfreien Erwachsenen und bei 25–50% der Kinder unter 2 Jahren im Stuhl nachzuweisen ist. Trotzdem erkranken Kinder aus bisher noch unbekannten Gründen weitaus seltener. Wichtigste Infektionsquelle im Erwachsenenalter ist nach Untersuchungen von McFarland et al. die Hospitalisation. Die Inzidenz einer *Clostridium difficile*-assoziierten Diarrhö unter antibiotischer Therapie wird mit 5–21% angegeben, jedoch scheint der Keim dabei nicht die ausschlaggebende Rolle zu spielen, da Clostridium difficile mit 7–25% auch bei Patienten ohne Diarrhö deutlich häufiger vorkommt als bei der erwachsenen Normalbevölkerung. Dennoch zeichnet Clostridium difficile für etwa ein Drittel aller antibiotikaassoziierten Diarrhöen verantwortlich und ist somit der häufigste Erreger einer nosokomialen Diarrhö.

Pathogenetisch gesichert gilt, daß der antibiotikabedingte *Verlust* der *Kolonisationsresistenz*, der zu einer noch ungeklärten Virulenzsteigerung des Keims führt, den 1. Schritt in der Pathogenese der pseudomembranösen Kolitis darstellt.

Als primäre Virulenzfaktoren von Clostridium difficile wurden 2 relativ große einsträngige *Toxine* mit einem Molekulargewicht von 308 kDa (*Toxin A*) bzw. 270 kDa (*Toxin B*) charakterisiert (Tabelle 47.2). Beide Toxine zeigen eine Sequenzhomologie von etwa 50% und eine ähnliche Primärstruktur. Trotz dieser großen Ähnlichkeit, besitzen die Toxine unterschiedliche biologische Wirkungen.

Toxin A ist ein reines *Enterotoxin*, das zu deutlichen Permeabilitätsveränderungen im Intestinaltrakt mit konsekutiven Flüssigkeitsverlusten führt. Toxin A wird rezeptorvermittelt am Enterozyten gebunden, über Interaktion mit heterotrimeren G-Proteinen kommt es zu einem intrazellulären Kalziumanstieg mit nachfolgender Chloridsekretion. Die nachfolgende Depolymerisierung des filamentären Aktins führt zum Auftreten intestinaler Permeabilitätsstörungen (Kap. 4). Neuere Daten weisen zudem auf eine Hochregulation von spezifischen Adhäsionsmolekülen (CD 11, CD 18 und ICAM-1) auf der Enterozytenoberfäche mit konsekutiv gesteigerter Leukozytenadhäsion und -immigration ins subepitheliale Gewebe, was die neutrophile Infiltration in der Lamina propria (s. unten) erklärt.

Toxin B wird als ein eher generelles *Zytotoxin* angesehen, das aber auch zu Schäden der menschlichen Schleimhaut führen kann. Seine zytotoxische Potenz ist in Zellkulturen etwa 1000mal größer als die von

Tabelle 47.2. Pseudomembranöse Kolitis: Toxine

Toxin A	Toxin B
Enterotoxin	Zytotoxin
308 kDa	270 kDa
intrazellulärer Ca^{2+}-Anstieg G-Protein vermittelt Stimulierung der Cl^--Sekretion	direkte Alteration des Zytoskeletts (Umlagerung des F-Aktins) rho-A-vermittelt (smg-Protein)
proinflammatorisch: Neutrophilenchemotaxis (CD11, CD 18, ICAM-1)	
Erhöhung der intestinalen Permeabilität (mäßig, indirekt)	Erhöhung der intestinalen Permeabilität

Toxin A. Zum Pathomechanismus wird eine Ribosylierung kleiner GTP-bindender Proteine der Rho/Rac-Familie diskutiert.

Die morphologischen Veränderungen, die durch beide Toxine hervorgerufen werden, sind charakterisiert durch Zerstörung des Zytoskeletts, Kugelung der Zellen und einer dramatischen Retraktion des Zellkörpers.

Nur 4 Jahre nach der Identifizierung von Clostridium difficile als Erreger der pseudomembranösen Kolitis wurde über ein klinisch, endoskopisch, histologisch und prognostisch hiervon klar abgrenzbares Krankheitsbild, die *akute nichtpseudomembranöse, segmentale, hämorrhagische penicillinassoziierte Kolitis* berichtet.

Die *Ätiologie* dieser durch Penicillin und seiner Derivate induzierten Kolitis ist noch weitgehend unbekannt. Der endoskopische Befund, der dem Bild einer ischämischen Kolitis, wie sie im Rahmen eines Perfusions/Reperfusions-Schadens nach kardialen Eingriffen, bei generalisierter Arteriosklerose, nach Langläufen („runners disease") oder Vaskulitiden auftreten kann, ließ zunächst an eine vaskuläre Ursache, z. B. durch auf dem Boden einer allergischen Reaktion entstandenen Mikrothromben denken. Histologische Untersuchungen schlossen jedoch durch Mikrothromben bedingte Gefäßveränderungen aus. Der Einfluß endotoxinbildender Keime wie E. coli-Serotyp O 157:H7 oder Aeromonas-Spezies, die ebenfalls eine ischämische, segmentale Kolitis verursachen (Kap. 27), ließ sich durch negative Stuhlresultate ebenfalls ausschließen. Da die meisten Patienten ursprünglich wegen eines respiratorischen Infektes antibiotisch behandelt wurden, postulierten Dickinson et al. in Analogie zu den nach Gabe von Co-Trimoxazol beobachteten bullösen Ösophagusläsionen eine Interaktion von Erregern des oberen Respirationstraktes mit Aminopenicillinen im Sinne einer „*Hypersensitivitätsreaktion*". Negative Lymphozytenstimulationstests, fehlende Schleimhautveränderungen nach rektaler Applikation sowie andere klinische Hinweise für einen allergischen Mechanismus stellen diese Hypothese jedoch in Frage.

47.3 Klinik

Antibiotika(Clostridium difficile-)assoziierte Diarrhö und Kolitis

Die Symptome beginnen meist im Verlauf einer Antibiotikatherapie, bei einem Drittel der Patienten treten sie hingegen erst am 1. bis 10. Tag nach Therapie auf. In der Tat muß die Diagnose einer antibiotikabedingten Kolitis bei jedem erwogen werden, der eine Diarrhö bis zu 6 Wochen nach Absetzen der Antibiotika entwickelt. Die klinischen Manifestationen bewegen sich in einem weiten Spektrum, vom einfachen Stuhlverlust bis zur fulminanten Kolitis mit blutigen Diarrhöen, Bauchschmerzen, Fieber, Leukozytose und einer Enteropathie mit Proteinverlust. Bei schwersten Fällen können Dehydratation, Hypotension, ein toxisches Megakolon und eine Kolonperforation hinzukommen (Tabelle 47.3). Betroffen sind v. a. schwerkranke, multimorbide oder

Tabelle 47.3. Klinisches Spektrum der antibiotikaassoziierten Diarrhö. (Aus Stein und Schröder 1997)

Krankheit	Symptome
antibiotikaassoziierte Diarrhö	leichte Diarrhö
antibiotikaassoziierte Kolitis	Diarrhö, Fieber, Abdominalschmerz
pseudomembranöse Kolitis	schwere Dysenterie, Fieber, Leukozytose, Abdominalschmerz
fulminante Kolitis	toxisches Megakolon, Perforation, Peritonitis, septischer Schock

postoperative Patienten unter Antibiotikagabe, aber auch bei gesunden Patienten mit Bagatellinfektionen kann sich eine pseudomembranöse Kolitis etablieren. In der Regel findet sich eine wäßrige Diarrhö mit z. T. blutigen Stühlen, abdominellen Krämpfen, Fieber und Leukozytose. Die mittlere Krankheitsdauer beträgt ca. 10 bis 12 Tage. In der Regel verlaufen pseudomembranöse Kolititiden nach Absetzen des auslösenden Antibiotikums selbstlimitierend, bei einem nicht unerheblichen Teil der Patienten kommt es jedoch zu einem deutlich protrahierten Verlauf, bei ca. 25 % stellen sich Rezidive ein. In einigen wenigen Fällen entwickeln sich mit Perforation, Sepsis oder toxischem Megakolon Komplikationen, die zu einem letalen Ausgang führen können. Die Faktoren, die zu den unterschiedlichen Krankheitsverläufen führen, sind unbekannt.

Penicillinassoziierte Kolitis

Die klinischen Befunde bei den bisher beschriebenen 35 Patienten mit *penicillinassoziierter Kolitis* sind in Tabelle 47.4 zusammengestellt. In allen Fällen trat eine hämorrhagische Diarrhö mit einer Frequenz von 10 bis 15 Stühlen pro Tag im Mittel 4 Tage nach oraler Penicillingabe (Ampicillin in 50 %, Amoxicillin in 40 % der Fälle) auf. Die Mehrzahl der Patienten berichtete über abdominelle Krämpfe (87 %). Nach Absetzen des Antibiotikums kam es unter einer symptomatischen Therapie im Mittel nach 3 Tagen zum Verschwinden der klinischen Beschwerden bei lediglich symptomatischer Therapie. Das Auftreten nach einer parenteralen Penicillinapplikation oder fulminante Krankheitsverläufe wie bei der pseudomembranösen Kolitis sind bisher nicht beschrieben worden.

47.4
Diagnostik

Die Sicherung der Diagnose erfordert *Stuhlkulturen* auf Clostridium difficile oder Proben zum Nachweis ihres Toxins. Der *Toxinnachweis* ist meist die Methode der Wahl, da die Technik der Stuhlkulturen auf Clostridium difficile relativ anspruchsvoll und in vielen klinischen Labors nicht verfügbar ist. Ein Toxin-Test ist positiv, wenn eine Gewebskulturprobe ein zytopathogenes Toxin nachweist, das durch spezifische Antitoxine neutralisiert wird. Die Häufigkeit eines positiven Toxinnachweises steigt mit der Schwere einer Kolitis, von einem Bereich um 20 % bei der häufigsten Form einer einfachen Diarrhö nach Antibiotikatherapie ohne sigmoidoskopisch faßbare Entzündung, bis >90 % bei Fällen einer offenen pseudomembranösen Kolitis. Im Gegensatz dazu zeigen gesunde Erwachsene nur eine 2- bis 3 %ige Trägerrate von Clostridium difficile und eigentlich kein Vorkommen des Clostridium-difficile-Toxins (Tabelle 47.5).

Der Toxinnachweis (Toxin A und B) im Stuhl ist heute mittels eines Latex-Agglutinationstests relativ rasch möglich und hat daher den direkten Keimnachweis in der klinischen Routinediagnostik weitgehend verdrängt (Tabelle 47.6)

Die endoskopische Abklärung ist ein unabdingbares Muß in der Diagnose einer pseudomembranösen Kolitis (Kap. 22). Da in der überwiegenden Zahl der Fälle ein Linksseitenbefall mit Beteiligung des Rektosigmoids vorliegt, kann die Diagnose in der Regel sigmoidoskopisch gestellt werden. Dennoch sollte stets eine totale Koloskopie angestrebt werden, da ca. 20 % der Kolitiden ausschließlich im Bereich der rechten Flexur lokalisiert sind. Die Pseudomembranen – der Schleimhaut aufgelagerte gelb-grünliche Ablagerungen aus Fibrinzelldetritus, Leukozyten und Schleim, die der Erkrankung ihren Namen gaben – sind nicht in jedem Fall nachweisbar (Abb. 22.18 a, b). In vielen Fällen werden sie durch die im Rahmen der Vorbereitung zur Koloskopie notwendige Darmspülung bereits ausgewaschen. Aus

Tabelle 47.4. Klinische Befunde bei Patienten mit penicillinassoziierter, hämorrhagischer Kolitis. (Aus Stein und Schröder 1997)

Patienten	Alter	16–86 Jahre
	m/w	18/17
Auslöser	Amoxicillin	40 %
	Amipicillin	50 %
	Penicillin	10 %
Klinik	Symptombeginn	1–7 Tage
	Blutige Diarrhö	94 %
	Bauchkrämpfe	87 %
Lokalisation	Colon ascendens	70 %
	Colon transversum	77 %
	Colon descendens	50 %
	Colon sigmoideum	25 %
	Rektum	15 %

Tabelle 47.5. Diagnostische Vorgehensweise bei Verdacht auf pseudomembranöse Kolitis

1. Dran denken: wenn in den zurückliegenden 2 Monaten Antibiotika eingenommen wurden und/oder wenn die Diarrhö innerhalb der letzten 72 h nach stationärer Aufnahme auftrat
2. Stuhlprobe auf Clostridium difficile oder Toxin A/B-Nachweis einsenden
3. Bei negativem Testresultat und persistierender Diarrhö wiederholtes Einsenden von Stuhlproben
4. Endoskopische Abklärung bei weiterer Verschlechterung bzw. weiterhin negativen Stuhlresultaten zur weiteren Differentialdiagnostik

Tabelle 47.6. Diagnostische Verfahren zum Nachweis der Clostridium-difficile-assoziierten Diarrhö

	Zytotoxinassay	Latexagglutinationstest	ELISA	Dot-Blot
Nachweis	Toxin B	nichttoxische Proteine; GLDH	Toxin A + B	Toxin A
Zeitaufwand	24 h	30 min	4 h	30 min
Bewertung	höchste Spezifität und Sensitivität	geringste Spezifität und Sensitivität	gute Spezifität und Sensitivität	noch unklar
Vorteile	Goldstandard	einfach und schnell	schnell und praktikabel	schnell
Nachteile	Gewebekultur 24 h-Latenz	fehlender Pathogenitätsfaktorbezug	etwas schlechter als Gewebekultur	geringe Erfahrungswerte

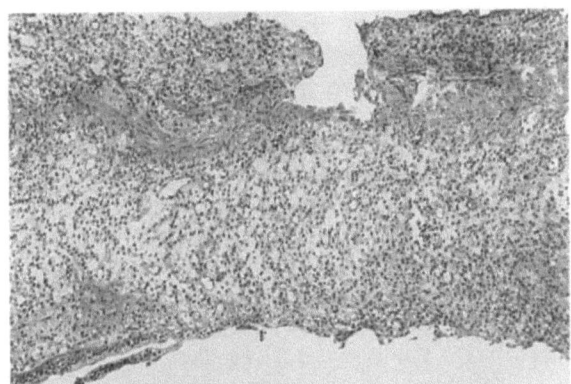

Abb. 47.1. Histologische Charakteristik einer pseudomembranösen Kolitis

diesem Grund ist stets auch eine histologische Diagnostik gewonnener Biopsate anzustreben. Histologisch (Abb. 47.1) finden sich granulozytäre Infiltrate in der Lamina propria, ein submuköses Ödem sowie Gefäßdilatationen. Abdomenübersichtsaufnahmen zeigen ein Schleimhautödem und ein abnormes Haustren-Muster. Obwohl eine Kontrastdarstellung mit Barium pathologische Veränderungen detaillierter darstellen kann, ist dieses Vorgehen bei akuten oder schweren Fällen wegen der Perforationsgefahr kontraindiziert.

Endoskopisch zeigt sich bei der *hämorrhagischen penicillinassoziierten Kolitis* ein scharf von unauffälliger Schleimhaut abgegrenzter segmentaler Befall, v. a. des Colon ascendens und transversum (Tabelle 47.4). Es finden sich ausgeprägte submuköse Hämorrhagien (87%) sowie ödematöse Schleimhautrötungen (52%), ggf. auch aphtöse Ulzerationen. Hinsichtlich des endoskopischen Bildes muß differentialdiagnostisch eine ischämische Kolitis abgegrenzt werden (Medikamentenanamnese, Grunderkrankung). Sonographisch findet sich eine ausgeprägte Wandverdickung des befallenen Kolonabschnitts mit deutlicher Inhomogenität des Mukosa-Submukosa-Musters. Der diagnostische Wert von Röntgenaufnahmen ist eher als begrenzt anzusehen, da sowohl normale als auch unspezifische Wandveränderungen beschrieben wurden. Stuhlkulturen auf Clostridium difficile sind stets negativ. Eine spezifische Laborkonstellation ist ebenfalls nicht bekannt (mäßige Leukozytose bei unauffälligem Differentialblutbild).

47.5 Therapie

Falls eine signifikante Diarrhö während einer Antibiotikatherapie auftritt, sollte die Einnahme sofort gestoppt werden, außer die Gabe ist unerläßlich. Medikamente, die die Peristaltik hemmen (z. B. Loperamid, Diphenoxylat) sollten vermieden werden, weil sie die Krankheitsdauer verlängern können, indem sie die Kontaktzeitsdauer der Kolonschleimhaut mit dem Reizstoff verlängern.

Unkomplizierte, antibiotikaassoziierte Diarrhöen ohne Nachweis einer floriden Kolitis oder Toxizität oder die beschriebene pencillinassoziierte segmentalhämorrhagische Kolitis heilen innerhalb weniger Tage nach Absetzen des Antibiotikums aus. In der Regel ist keine weitere spezielle Therapie erforderlich. In wenigen Fällen (Kinder, konsumierende Grundkrankheit, ältere Patienten) wird eine, über die ansonsten ausreichende orale Flüssigkeitsgabe hinausgehende, parenterale Flüssigkeits- und Elektrolytsubstitution erforderlich.

Schwere C. difficile-positive Diarrhöen bedürfen einer adäquaten Therapie. Hierfür eignen sich orale Gaben von Vancomycin (z. B. Vancomycin Enterocaps®), Metronidazol (Clont®), Teicoplanin (Targocid®) oder Fusidinsäure (Fucidine®) über einen Zeitraum von 7 bis 14 Tagen (Tabelle 47.7). Für die meisten Fälle der floriden, durch Antibiotika verursachten Kolitis ist *Metronidazol* 4 mal 250 mg/Tag (3 mal 400 mg/Tag) das *Therapeutikum der Wahl*. Neben den deutlich geringeren Behandlungskosten weisen neuere Studien auch auf eine bessere Wirksamkeit, insbesondere bei Ersterkrankung, gegenüber dem in der Vergangenheit empfohlenen Vanco-

Tabelle 47.7. Antibiotika zur Behandlung der C. difficile-Colitis

Antibiotikum	orale Dosis (mg)	Intervall (Std.)
Metronidazol	400	8
Vancomycin	125	6
Teicoplanin	100	12
Fusidinsäure	50	24

mycin (4mal 125 mg/Tag) hin. Darüber hinaus verfügt Metronidazol im Gegensatz zu Vancomycin über eine zumindest ebenso hohe therapeutische Effizienz nach parenteraler Gabe. Gegen den Einsatz von Vancomycin spricht die Sorge vor Resistenzentwicklungen bei Enterokokken und Staphylokokken. Vancomycin oral (4 mal 250 mg/Tag) sollte daher für schwerste oder resistente Verläufe reserviert bleiben (Tabelle 47.8).

Die früher unter der Vorstellung einer Toxinbindung zusätzlich empfohlene Gabe von Colestyramin ist zumindest bei Verabreichung von Vancomycin nicht empfehlenswert, da es zu luminaler Bindung mit konsekutivem Abfall der Vancomycinkonzentration kommt.

Bei bis zu 20% der Patienten kommt es jedoch nach Absetzen der antibiotischen Therapie wiederholt zu *Rezidiven*. Diese wurden nach Behandlung mit Teicoplanin (7%) seltener beobachtet als nach Behandlung mit Metronidazol (7–16%) oder Vancomycin (16–18%). Neuere detaillierte mikrobiologische Untersuchungen weisen darauf hin, daß es sich in mehr als der Hälfte der *Rückfälle* um *Reinfektionen*, daß heißt einem Versagen der Infektionskontrolle und nicht um ein Versagen der Therapie handelt. Intensive Reinigungsmaßnahmen der Station, Isolierung der Patienten und hygienische Maßnahmen sind als wesentliche Faktoren zur Rezidivprophylaxe nachgewiesen worden. In einer neueren Untersuchung wurde die Wirksamkeit von Saccharomyces boulardii (2 mal 500 mg/Tag) in Kombination mit Vancomcin (900 mg/Tag) oder Metronidazol (1300 mg/Tag) mit einer alleinigen antibiotischen Behandlung verglichen. Zur Erfassung der Rezidive wurde weitere 4 Wochen nachbeobachtet. Die Studie zeigte, daß im Falle von Rezidiven eine Kombinationsbehandlung von S. boulardii mit Metronidazol (oder Vancomycin) der bisher empfohlenen alleinigen Antibiotikabehandlung überlegen ist (Tabelle 47.9). Der Stellenwert einer generellen Kombinationsbehandlung oder gar einer Monotherapie mit S. boulardii bei schweren Verläufen ist jedoch derzeit noch nicht eindeutig geklärt.

Der Stellenwert einer in der Literatur gelegentlich diskutierten Kortikoidgabe ist bislang wissenschaftlich nicht hinreichend belegt. Gelegentlich ist eine subtotale Kolektomie oder eine verlagerte Ileostomie als lebenserhaltende Maßnahme bei schwersten Verläufen notwendig.

Tabelle 47.8. Therapeutisches Vorgehen bei Clostridium-difficile-Diarrhö und Kolitis

1. Allgemeine Maßnahmen (oftmals ausreichend)	Absetzen (ggf. Umsetzen) der Antibiotikatherapie, supportive Maßnahmen wie Korrektur des Flüssigkeits- und Elektrolythaushaltes, keine Antidiarrhoika
2. Spezifische Maßnahmen	Wenn die Diagnose Clostridium difficile-Diarrhö gesichert ist, orale Gabe von Metronidazol (3 × 400 mg/Tag oral oder ggf. 3 × 500 mg/Tag i.v.) als Therapie der ersten Wahl. Wenn die Diagnose Clostridium difficile-Diarrhö wahrscheinlich, der Patient ernstlich krank ist, frühzeitige Gabe von Metronidazol. Vancomycin (4 × 125 mg/Tag oral über 7 bis 14 Tage) erst, wenn der Patient nicht auf Metronidazol anspricht, es sich um einen Metronidazolresistenten Stamm handelt, eine Metronidazolunverträglichkeit vorliegt, eine Schwangerschaft vorliegt oder der Patient jünger als 10 Jahre ist, es sich um eine fulminante Verlaufsform handelt, es Hinweise gibt, daß es sich um Staphylococcus aureus als Erreger handelt
3. Rezidivtherapie	Überprüfung und Bestätigung der Diagnose, Absetzen jeglicher Therapie, die eine Diarrhö verursachen könnte (z.B. Prokinetika), Vorgehen wie unter Punkt 2, nach Behandlung eines Rezidivs über mindestens 2 Monate keine Antibiotika, bei erneutem Rezidiv oder Persistenz, Vancomycin oder Metronidazol (wie unter 2) oral über 10 bis 14 Tage, gefolgt von Cholestyramin (dreimal täglich 4 g) plus Lactobacillus (1 g viermal/Tag) über 3 bis 4 Wochen, Vancomycin plus Rifampicin für 7 bis 14 Tage, *Saccharomyces boulardii* (2 mal 250 mg/Tag) plus Metronidazol oder Vancomycin (wie unter 2), Immunglobulingabe (400 mg/kg KG i.v. alle 3 Wochen)

Tabelle 47.9. Häufigkeit von Rezidiven einer Clostridium-difficile-Kolitis nach Therapie einer Ersterkrankung oder eines Rezidivs. *A* antibiotische Behandlung (Metronidazol/Vancomycin); *P* Placebo; *Sb* Saccharomyces boulardii

	A/P	[%]	A/Sb	[%]
Kolitis	8/33	24,2	6/31	19,3
Beim Rezidiv	22/34	64,7	9/26	34,6
Gesamt	30/67	44,8	15/37	26,3

Neben der Vermeidung eines unkritischen Einsatzes von Antibiotika gilt eine Minimierung der antibiotischen Therapiedauer als erstes *prophylaktisches Ziel*. Da bei einem Sporenbildner wie Clostridium difficile eine horizontale Kontagiosität nicht auszuschließen ist, in der Vergangenheit es zum Auftreten von Clustern unter hospitalisierten Patienten gekommen ist, empfiehlt es sich, erkrankte Patienten weitgehend zu isolieren.

Ein vielversprechender neuer prophylaktischer Ansatz bei einer notwendigen Antibiotikatherapie scheint die gleichzeitige Gabe von S. boulardii (2mal 250 mg/Tag) zu sein. In einer kürzlich von McFarland et al. publizierten Arbeit ließ sich hiermit eine deutliche Prävention β-Lactamantibiotika-assoziierter Diarrhön durch S. boulardii nachweisen.

Literatur

Arrow SA, Croese L, Bowman RA, Riley TV (1994) Evaluation of three commercial enzyme immunoassay kits for detecting faecal Clostridium difficile toxins. J Clin Pathol 47: 954–956

Bartlett JG (1996) Management of clostridium difficile infection and other antibiotic-associated diarrhoeas Eur J Gastroenterol Hepatol 8:1054–1061

Biller JA, Katz AJ, Flores AF, Buie TM, Gorbach SL (1995) Treatment of recurrent Clostridium difficile colitis with Lactobacillus GG. J Pediatr Gastroenterol Nutr 21:224–226

Bowman RA, Arrow SA, Croese L, Riley TV (1994) Evaluation of an enzyme immunoassay kit for the detection of Clostridium difficile enterotoxin. Pathology 26: 480–481

Burakoff RL, Zhao AJ, Celifarco KL, Rose (1995) Effects of purified Clostridium difficile toxin A on rabbit distal colon. Gastroenterology 109:348–354

Clausen MR, Bonnen H, Tvede N, Mortensen PB (1991) Colonic fermentation of carbohydrate to short chain fatty acids is decreased in antibiotic diarrhea. Gastroenterology. 101: 1497–1504

Cleary RK (1998) Clostridium difficile-associated diarrhea and colitis: clinical manifestations, diagnosis, and treatment. Dis Colon Rectum 41:1435–1449

Dickinson RT, Meyer P, Warren RE (1982) Hemorrhagic colitis Dig Dis Sci 27:187–182

Dillon ST, Rubin EJ, Yakubovich M, Pothoulakis (1995) Involvement of Ras-related Rho proteins in the mechanisms of action of Clostridium difficile toxin A and toxin B. Infect Immun 63:1421–1426

Fekety R, Silva J, Kauffmann C, Buggy B (1989) Treatment of antibiotic associated Clostridium difficile colitis with oral vancomycin: comparison of two dosage regimens. Am J Med 86:15–19

Fekety R (1997) Guidelines for the diagnosis and management of clostridium difficile-associated diarrhea and colitis. Am J Gastroenterol 92:739–750

Fekety R, Shah AB (1993) Diagnosis and treatment of Clostridium difficile colitis. JAMA 269:71–75

Flueckinger TH, Froehli P, Baltisser I (1992) Antibiotika-assoziierte segmentale hämorrhagische Colitis. Ein Fallbericht. Z Gastroenterol 30:262–263

Gilbert RJ, Pothoulakis C, LaMont JT, Yakubovich M (1995) Clostridium difficile toxin B activates calcium influx required for actin disassembly during cytotoxicity. Am J Physiol 268:G487–495

Heer M, Sulser H, Hany A (1989) Segmentale, hämorrhagische Colitis nach Amoxicillin-Therapie. Schweiz Med Wschr 119:733–735

Hogenauer C, Hammer HF, Krejs GJ, Reisinger EC (1998) Mechanisms and management of antibiotic-associated diarrhe. Clin Infect Dis 27:702–710

Jones EM, MacGowan AP (1998) Back to basics in management of Clostridium difficile infection. Lancet 352:505–506

Just I, Selzer J, von Eichel-Streiber C, Aktories K (1995) The low molecular mass GTP-binding protein Rho is affected by toxin A from Clostridium difficile. J Clin Invest 95: 1026–1031

Just I, Wilm M, Selzer J, Aktorius, K (1995) The enterotoxin from Clostridium difficile (ToxA) monoglucosylates the Rho proteins. J Biol Chem 270:13932–13936

Kelly CP, Pothoulakis C, La Mont JT (1994) Clostridium difficile colitis. New Engl J Med 330 (4):257–262

Kurose I, Pothoulakis C, LaMont JTH (1994) Clostridium difficile toxin A-induced microvascular dysfunction. Role of histamine. J Clin Invest 94:1919–1926

Lewis SJ, Freedman AR (1998) Review article: the use of biotherapeutic agents in the prevention and treatment of gastrointestinal disease. Aliment Pharmacol Ther 12:807–822

Lyerly DM, Wilkins TD (1995) Clostridium difficile. In: *Infections of the Gastrointestinal Tract*, Blaser MJ, Smith PD, Ravdin JI et al. (Hrsg) Raven Press, Ltd, New York, S 867–891

McFarland LV, Mulligan ME, Kwok RY (1989). Nosocomial acquistion of Clostridium difficile infection. N Engl J Med 320:204–210.

McFarland LV, Suravicz, CM, Greenberg RN, Stamm WE (1994) A randomized placebo controlled trial of Saccharomyces boulardii in combination with standard antibiotics for Clostridim difficile colitis. JAMA 271:1913–1918

McFarland LV, Surawicz CM, Greenberg RN, Fekety R (1995) Prevention of β-Lactam-associated diarrhea by Saccharomyces boulardii compared with placebo. Am J Gastroenterol 90 (3):439–448

Moulis H, Vender RJ (1994) Antibiotic-associated hemorrhagic colitis. J Clin Gastroenterol 18:227–231

Mrowka CH, Münch R, Rezzonico M, Greminger P (1990) Akute segmentale hämorrhagische Penicillin-assoziierte Kolitis. Dtsch Med Wschr 115:1750–1753

Rao SSC, Edwards CA, Austen CJ, Bruce C, Read NW (1988) Impaired colonic fermentation of carbohydrate after ampicillin. Gastroenterology 928–932

Riegler M, Sedivy R, Pothoulakis C, Hamilton G (1995) Clostridium difficile toxin B is more potent than toxin A in damaging human colonic epithelium in vitro. J Clin Invest 95:2004–2011

Rolfe RD (1994) Role of volatile fatty acids in colonisation resistance to C. difficile. Infect Immun 45:185–191

Stein J, Schröder O (1997) Antibiotikaassoziierte Kolitis – eine relevante Krankheit? In: *Klinik der Gegenwart*, W Gerok W, Schölmerich J (Hrsg) Urban & Schwarzenberg, München, S 26:1–26:14

Surawicz CM, McFarland LV, Elmer G, Chinn J (1989) Treatment of recurrent Clostridium difficile colitis with vancomycin and S. boulardii. Am J Gastroenterol 84: 1285–1287

Toffler RB, Pingoud EG, Burell MI (1978) Acute colitis related to penicillin and penicillin-derivates. Lancet II:707–709

Viscidi R, Willy S, Bartellet JG (1981) Isolation rates and toxigenic potential of Clostridium difficile isolates from various patient populations. Gastroenterology 81:5–9

Wenisch C, Parschalk B, Hasenhundl M, Hirschl AM, Graninger W (1996) Comparison of vancomycin, teicoplanin, metronidazole, and fusidic acid for the treatment of Clostridium difficile-associated diarrhea. Clin Infect Dis 22:813–818

KAPITEL 48

NSAR-Enteropathie

J. STEIN

48.1 Epidemiologie 519
48.2 Pathomechanismen der NSAR-Enteropathie 519
48.3 Klinik 522
48.4 Therapie 523
Literatur 524

Unter dem Begriff *NSAR-Enteropathie* werden distal des Duodenums auftretende unerwünschte Arzneimittelwirkungen unter der *Langzeiteinnahme* nichtsteroidaler Antirheumatika (NSAR) zusammengefaßt. Sie manifestieren sich als Entzündungen, Ulzerationen, Blutungen, konzentrischen Dünndarmstrikturen bis hin zu Perforationen. In bis zu 10 % der Fälle tritt eine exsudative Enteropathie auf (Kap. 11). Der zugrunde liegende Mechanismus ist unklar. Diskutiert werden NSAR-induzierte Schleimhautschädigungen mit nachfolgender bakterieller Infektion bzw. eine direkte toxische Zellschädigung.

seit langem bekannt sind, finden sich in neuerer Zeit zunehmend Berichte, die unter Einnahme von NSAR Schleimhautschäden distal des Duodenums beschreiben. Nach neueren Schätzungen liegt die Häufigkeit der durch Einnahme von NSAR verursachten *Enteropathie* bei 10 % aller neu diagnostizierten Kolitiden. Die topische Applikation von NSAR in Form von Suppositorien führt in 10–30 % der Fälle zu Schleimhautläsionen, die von leichten Entzündungen bis zu rektalen Ulzerationen und Blutungen reichen. Als neue Entität erscheint die zunächst im Dünndarm, später auch im Zökum und Colon ascendens zunächst als segelförmige Einengung beschriebene Strikturbildung („diaphragm disease"). Ulzera und Strikturen wurden v.a. in Folge der Einnahme von Retard-Präparaten beschrieben. Nach neueren Schätzungen wird davon ausgegangen, daß bis zu 70 % der Patienten unter einer Langzeiteinnahme von NSAR eine, wenn auch in der Mehrzahl klinisch stumm verlaufende Enteropathie entwickeln.

48.1
Epidemiologie

Nichtsteroidale Antirheumatika (NSAR) zählen zu den weltweit am häufigsten verordneten Medikamenten. Vor allem in den Jahren 1970 bis 1985 kam es zu einer dramatischen Zunahme der ärztlichen Verordnungen dieser Medikamentengruppe. Während seit Mitte der 80er Jahre keine weitere wesentliche Zunahme im Verbrauch verschreibungspflichtiger NSAR zu verzeichnen ist, zeichnet sich v.a. in den USA eine drastische Zunahme bei der Einnahme sog. OTC-Präparate („*over-the counter*") ab. Nach neueren Schätzungen liegt die Einnahme derartiger OTC-NSAR-Präparate etwa 7fach höher als die von verschreibungspflichtigen NSAR. Zumindest bei Patienten mit rheumatoider Arthritis machen allein 6 der 22 bekannten NSAR (Abb. 48.1) 70 % des Verbrauchs aus: Aspirin inklusive galenischer Modifikationen (30 %), Naproxen (15 %), Ibuprofen (7 %), Piroxicam (7 %), Sulindac (6 %), Indometacin (4 %).

Während ihre multiplen, z.T. lebensbedrohlichen Nebenwirkungen am oberen Gastrointestinaltrakt

48.2
Pathomechanismen der NSAR-Enteropathie

Cyclooxygenasehemmung

Sowohl therapeutische (antiinflammatorische) als auch ein Teil der unerwünschten Wirkungen sind auf eine Hemmung der *Cyclooxygenase(n)* zurückzuführen. Cyclooxygenasen (Synonym: Prostaglandinendoperoxydasen, Prostaglandin G/H-Synthestasen) zählen neben der *5-Lipoxygenase* und *Cytochrom-P450-Epoxygenase* zu den Schlüsselenzymen im Stoffwechsel der Arachidonsäure (Abb. 48.2). Derzeit kann zumindest von 2 Isoformen (COX-1, COX-2) ausgegangen werden, die beide als bifunktionelle Enzyme zunächst über den Einbau von 2 Sauerstoffatomen (Cyclooxygenaseaktivität) zur Bildung eines instabilen Intermediärproduktes (Prostaglandin G) mit nachfolgender Reduktion zu Prostaglandin H (Peroxydaseaktivität) führen, woraus dann die einzelnen zelltypischen Prostaglandine entstehen. Die für den *Gastrointestinaltrakt* charakteristischen Prostaglandine E2, I2, und F2α weisen ausgeprägte

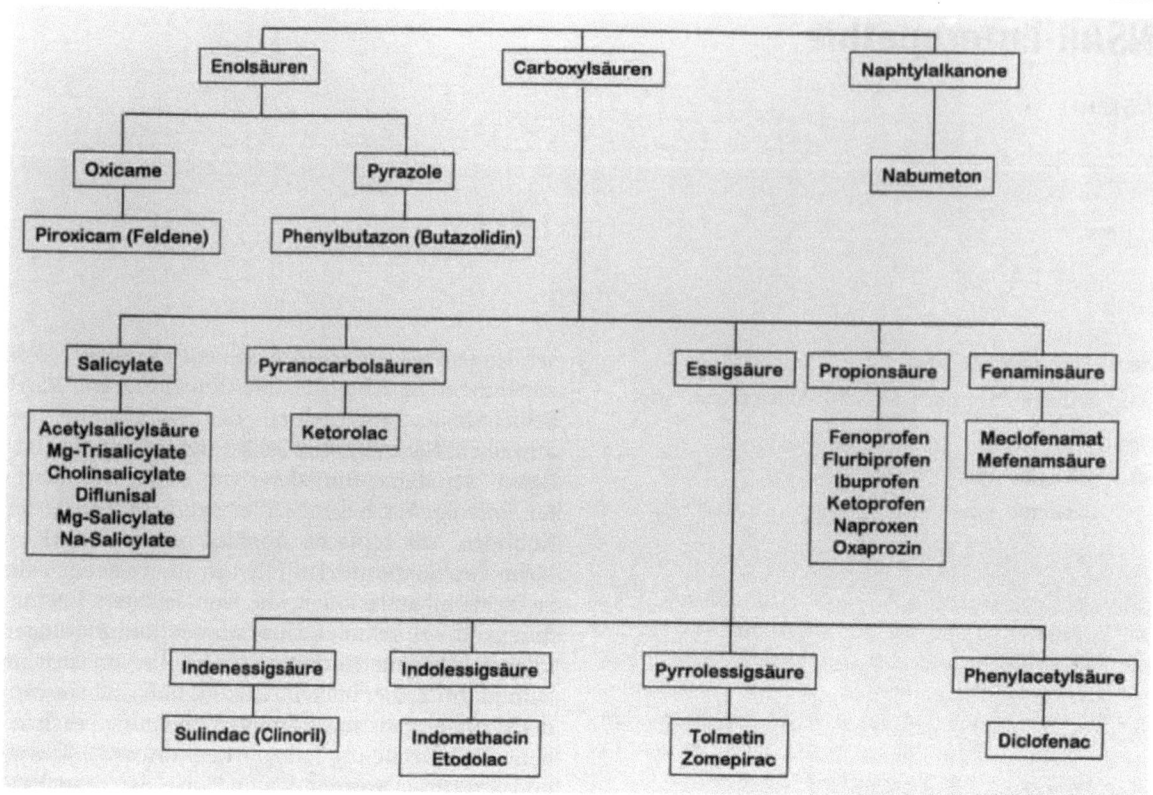

Abb. 48.1. Klassifizierung nichtsteroidaler Antirheumatika (NSAR)

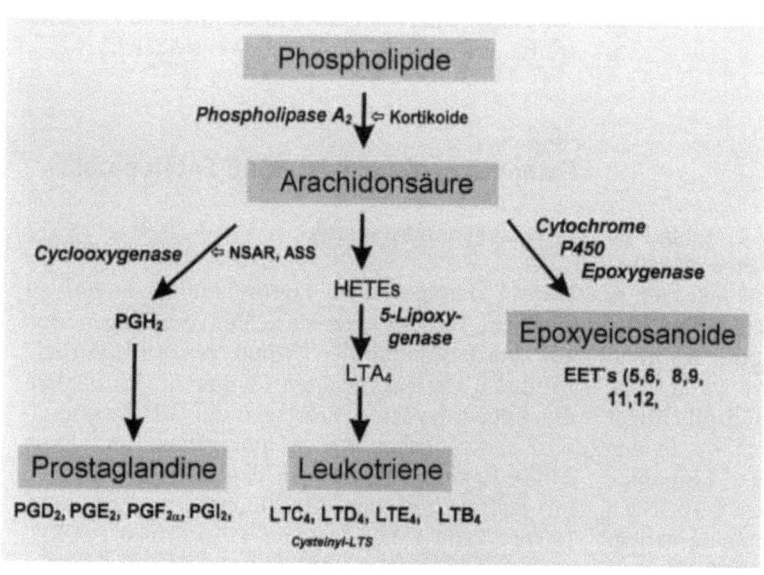

Abb. 48.2. Arachidonsäurestoffwechsel mit Schlüsselenzymen und deren Hemmstoffe: *PG* Prostaglandin; *Tx* Thromboxan; *HETE* Hydroxyeikosatetraensäure; *LT* Leukotrien; *EET* Epoxyeikosatriensäure

zytoprotektive Eigenschaften auf. Neben der Stimulation der *mukosalen Bikarbonat-* und *Schleimsekretion*, der Beschleunigung der *Zellproliferation* und Stimulierung oberflächenaktiver *Phospholipide*, wird v. a. die Aufrechterhaltung der *mukosalen Durchblutung* als Mechanismus dieser *schleimhautprotektiven Wirkung* diskutiert.

Die Regulation beider Isoformen erfolgt in unterschiedlicher Weise (Abb. 48.3). Während COX-1 konstitutiv exprimiert wird, d. h. unabhängig von extrazellulären Stimuli, erfolgt die Expression von COX-2 stets unter dem Einfluß externer Stimuli wie Endotoxine, Wachstumsfaktoren, Zytokinen. COX-1 erfüllt vorwiegend „*Housekeeping-Funktionen*" im

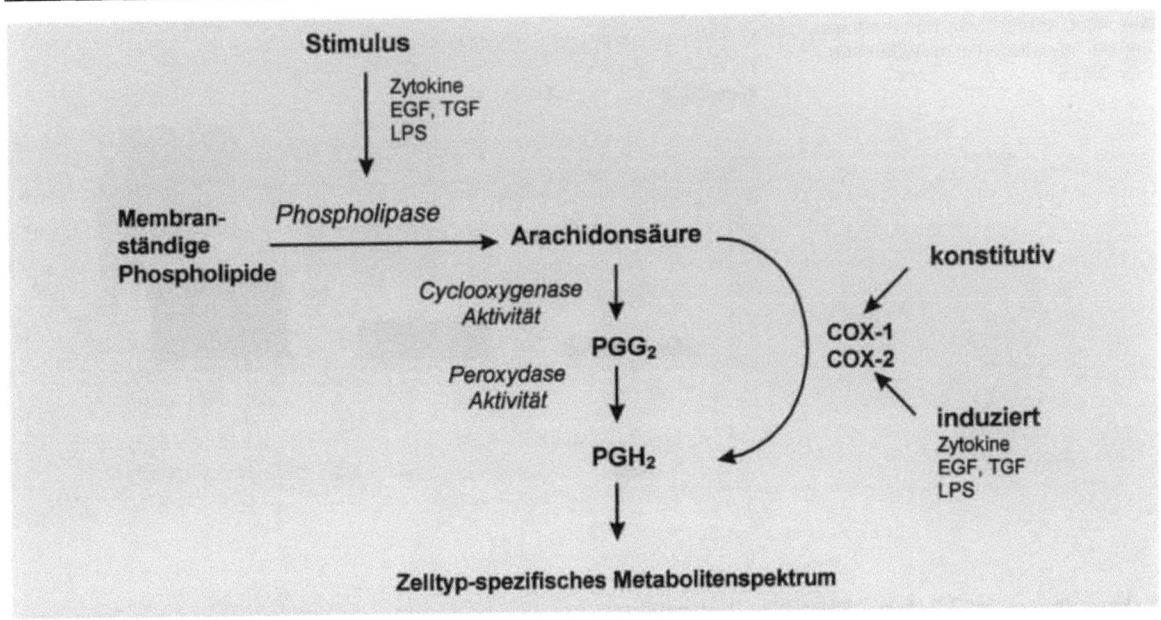

Abb. 48.3. Freisetzung und Konversion von Arachidonsäure über den Zyklooxygenaseweg

Rahmen normaler zellulärer Prozesse, COX-2 dagegen zeichnet sich in erster Linie verantwortlich für entzündliche und mitogene Effekte. Von wenigen Ausnahmen abgesehen, sind sämtliche NSAR-potente (reversible) Hemmstoffe beider Cyclooxygenasen. Allein *Aspirin* führt über eine *Acetylierungsreaktion* zu einer *irrevesiblen* Hemmung, d.h. die Normalisierung der Prostaglandinsynthese bedarf einer Neusynthese des Enzyms, was die langanhaltende Wirkung erklärt. Ob die neue Generation von COX-2 selektiven NSAR bei gleicher antiinflammatorischer Potenz auch eine deutlich geringere Nebenwirkungsrate aufweist, bleibt abzuwarten.

Störung der intestinalen Permeabilität

Während die Hemmung der Cyclooxygenase(n) in der Pathogenese unerwünschter Wirkungen *im oberen Gastrointestinaltrakt* von zentraler Bedeutung ist, kommt ihr in der Entstehung intestinaler Läsionen distal des Duodenums eher eine untergeordnete Rolle zu. So blieb eine gleichzeitige Gabe synthetischer Prostaglandine (Misoprostol) ohne nachweisbaren protektiven Effekt.

Neben der enterohepatischen Zirkulation der jeweiligen Substanzen scheinen Störungen der intestinalen Barriere von zentraler Bedeutung zu sein. Bereits 12 Stunden nach der Einnahme von NSARs kommt es zum Anstieg der intestinalen Permeabilität. Hierbei korreliert das Ausmaß der Permeabilitätsstörung direkt mit der inhibitorischen Potenz gegenüber der Cyclooxygenase. Während jedoch eine gleichzeitige Gabe von Prostaglandinen die Permeabilitätsstörung nur teilweise aufheben konnte, hebt die Gabe von Glukosezitrat den Indomethacineffekt nahezu vollständig auf. Neben PEG 400 sowie Di-/Monosaccharidgemischen wurde in der Vergangenheit in erster Linie mit ^{51}Cr-EDTA die veränderte Permeabilität – insbesondere des Dickdarms – bei Patienten, die NSAR im Rahmen ihrer rheumatischen Erkrankung einnehmen, untersucht (Kap. 15). Bjarnason wies bereits 1984 an 12 Patienten nach, daß im 24 h-Urin im Vergleich zum Kontrollkollektiv eine deutlich erhöhte Ausscheidung von ^{51}Cr-EDTA auftrat. Bereits 12 h nach der Einnahme von Ibuprofen (2 × 400 mg/Tag), Naproxen (2 × 500 mg/Tag) oder Indomethacin (25 mg/Tag) kam es im Gegensatz zur Einnahme von Aspirin zu einer Permeabilitätszunahme, die sich nach der einmaligen Einnahme innerhalb von 24 h nach einer einwöchigen Einnahme innerhalb von 4 Tagen wieder normalisierte (Abb. 48.4).

Der genaue Pathomechanismus der Permeabilitätsveränderung ist noch nicht vollständig geklärt; zumindest eine hohe lokale Konzentration der NSAR im Intestinaltrakt ist von Wichtigkeit, da die Pro-NSAR Nabumeton und Sulindac, deren aktive Metaboliten erst in der Leber gebildet werden, keine Veränderungen der intestinalen Permeabilität bei gesunden Erwachsenen hervorrufen.

Als ein zentraler Mechanismus wird derzeit eine initiale Zellschädigung mit nachfolgender Erhöhung der parazellulären Permeabilität diskutiert, die zur einer unspezifischen Abwehrreaktion als Antwort auf den Übertritt luminaler Noxen führen soll. Im ersten

Abb. 48.4. Einfluß von Indomethacin auf die intestinale Permeabiltät von ^{51}Cr-EDTA

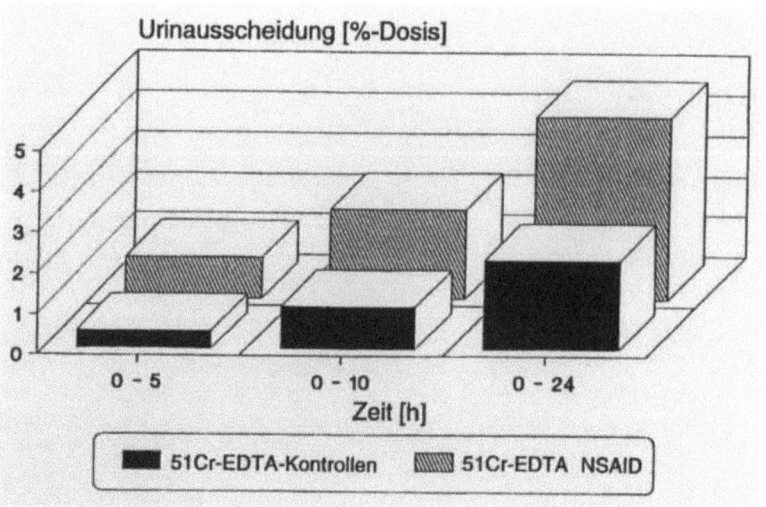

Schritt führen NSAR dabei über eine Entkopplung der oxidativen Phosphorylierung zur Energieverarmung der Mitochondrien mit nachfolgender Zellschädigung. Bereits eine Stunde nach NSAR-Gabe sind an den Mitochondrien elektronenmikroskopische Veränderungen nachweisbar. Nach weiteren 5 Stunden, noch bevor makroskopisch faßbare Schäden auftreten, kommt es zu signifikanten Veränderungen zahlreicher Leitenzyme in den verschiedenen Zellorganellen. Die Verarmung an energiereichen Phosphaten führt dann, zytoskelettvermittelt, zu einer zunehmenden Lockerung der parazellulären Schlußleisten. Die resultierende Störung der intestinalen Barrierefunktion führt zu einem vermehrten Übertritt luminaler Noxen (u. a. Gallensäuren). Die Beobachtung, daß Metronidazol (2 × 400 mg/Tag) zu einer deutlichen Abnahme der Permeabilitätsstörung führt, impliziert die Beteiligung intestinaler Bakterien (Abb. 48.5).

48.3
Klinik

Klinisch manifestiert sich die NSAR-Kolitis in wäßrigen, z. T. blutigen Durchfällen, Anämie, Abdominalschmerzen und oftmals Gewichtsverlust. Die endoskopischen Veränderungen reichen von einer leichten erythematösen Entzündung bis zu einem Colitis ulcerosa-ähnlichen Bild. In Einzelfällen wurde eine eosinophile Kolitis (Naproxen), pseudomembranöse Kolitis (Diclofenac), aber auch eine Kollagenkolitis (Indomethacin, Fenbufen) beschrieben. Die am häufigsten aufgeführten Substanzen waren Mefenamin, Indomethacin und Diclofenac. Trotz seiner Einnahmehäufigkeit spielt Aspirin (ASS) im Gegensatz zu seiner Toxizität im

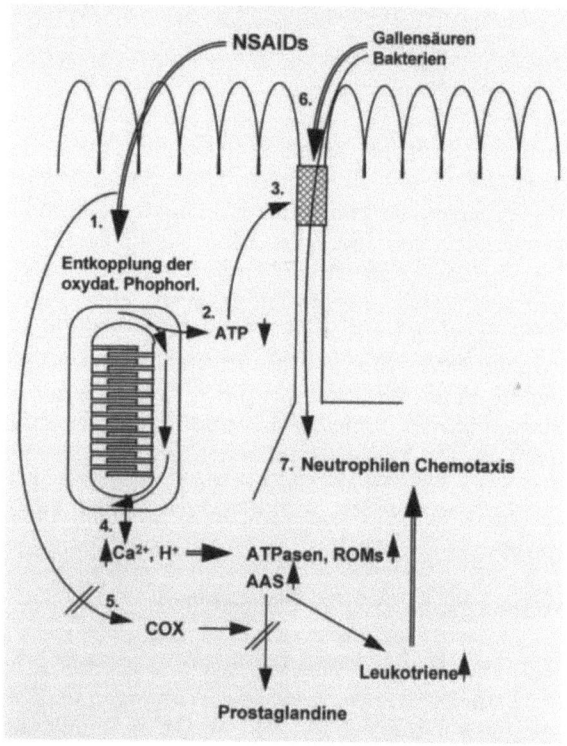

Abb. 48.5. Schematische Darstellung pathophysiologischer Abläufe bei der Entstehung NSAR-induzierter Permeabilitätsstörungen im Dickdarm. *1* Initiale Entkopplung der oxidativen Phosphorylierung in den Mitochondrien. *2* Abnahme energiereicher Phosphate (ATP) mit *3* nachfolgender Störung der Schlußleistennetze und *4* einem mitochondrialen Ausstrom von Ca^{2+}- und H^+-Ionen, die zu einer Aktivierung von ATPasen und einem Anstieg reaktiver Sauerstoffradikale führen. Dies führt durch weitere Alteration der Zellmembran zwar zu einem deutlichen Anstieg des Arachidonsäurespiegels, jedoch *5* mit ausbleibender Synthese zellprotektiver Prostaglandine zugunsten von Leukotrienen als potente Entzündungsmediatoren (selektive Hemmung der Cyclooxygenase (*COX*) durch NSAR mit *6* nachfolgender Neutrophilenaktivierung im umliegenden Gewebe. (Nach Bjarnason et al. 1993)

Tabelle 48.1. Nebenwirkungen von nichtsteroidalen Antiphlogistika auf den Dickdarm. (Aus Caspary 1994)

Normales Kolon	Kolitis	Fenemate, Ibuprofen, ASS, Naproxen, Piroxicam
	eosinophile Kolitis	Naproxen
	Pseudomembranöse Kolitis	Diclofenac
	Kollagenkolitis	Indomethacin, Fenbufen
	Kolonulzera, Perforation und Blutung	Varia
Bei vorbestehender Erkrankung	Komplikationen bei Divertikulose (Perforation, Fisteln, Blutung)	Varia
	Rezidiv von chronisch entzündlichen Darmerkrankungen	Varia

oberen Gastrointestinaltrakt im Kolon eine untergeordnete Rolle. Eine Sonderform der NSAR-Kolitis tritt unter der Einnahme von Fenemat auf (Tabelle 48.1).

Hiervon abzugrenzen sind *Exazerbationen vorbestehender Darmerkrankungen* unter der Einnahme von NSAR. Erstmals 1978 beschrieben wurde ein möglicher kausaler Zusammenhang zwischen *Indomethacineinahme* und einer *Divertikelperforation*. In daraufhin durchgeführten Studien wurde eine 3- bis 5fache Risikozunahme für Komplikationen der Divertikulose unter NSAR-Einnahme errechnet. Diclofenac war in ca. einem Drittel der Fälle involviert.

Ebenfalls beschrieben ist in zahlreichen Studien eine *Exazerbation* bei *chronisch-entzündlichen Darmerkrankungen*; insbesondere für die *Colitis ulcerosa* wurde eine *Verdopplung* des *Risikos* für ein Rezidiv unter NSAR beschrieben. Dies gilt für alle NSAR, in Einzelfällen aber auch für Sulfasalazin und 5-ASA.

Tabelle 48.1 und 48.2 fassen die am häufigsten beschriebenen Nebenwirkungen von NSAR auf Dünn- und Dickdarm zusammen. Es handelt sich dabei einerseits um eindeutig morphologisch erkennbare Komplikationen wie Perforation, massive Blutungen, Strikturen, andererseits finden sich lediglich funktionelle Veränderungen, die sich in einer gesteigerten intestinalen Permeabilität, Ileumfunktionsstörung (pathologischer SeHCAT-Test), D-Xyloseresorptionsstörung oder einer Steatorrhö dokumentieren können.

48.4 Therapie

Das therapeutische Vorgehen beinhaltet neben dem *Absetzen* des Medikamentes bzw. einer *Dosisreduktion* entweder *Präventivmaßnahmen* mit Pro-Drugs (Sulindac, Nabumeton), die gleichzeitige Gabe von Prostaglandinen oder die Verabreichung von Glukose-Zitrat-Komplexen. Auch erste Therapieversuche mit Metronidazol und Sulfasalazin sind beschrieben.

Basierend auf der Vorstellung einer Cyclooxygenasehemmung als verantwortlichem Pathomechanismus, erschien eine gleichzeitige Gabe von Prostaglandinen als eine logische präventiv-therapeutische Maßnahme. Erste Studien verliefen jedoch mehr als enttäuschend. Zum einen waren extrem hohe Dosierungen zur Verhinderung von Permeabilitätsstörungen notwendig, zum anderen stellte sich der enterohepatische Kreislauf der NSAR als unüberbrückbare Hürde heraus, der zu einer deutlichen Verlängerung der schleimhautschädigenden, gegenüber der schleimhautprotektiven Wirkung der Prostaglandine führt. Gleiches gilt für Glukose-Zitrat-Präparationen von Indomethacin. Auch führte eine enterohepatische Zirkulation des Pharmakons unter Dauermedikation zur Persistenz der Schäden. Erfolgversprechender scheint nach ersten Kurzzeitstudien eine Gabe in Form von Pro-Drugs. Weder Sulindac noch Nabumeton führten bei Gesunden im Verlauf einer einwöchigen Einnahme zu Permeabilitätsstörungen.

Da es sich bei der NSAR-Enteropathie um eine ähnliche Schleimhautschädigung wie bei chronisch-entzündlichen Darmerkrankungen handelt, wurde in neueren Studien eine mögliche therapeutische In-

Tabelle 48.2. Nebenwirkungen von nichtsteroidalen Antiphlogistika auf den Dünndarm. (Aus Caspary 1994)

Perforation
Blutung
Strikturen:
- breitbasig,
- Diaphragma

Erhöhte intestinale Permeabilität
NSAR-Enteropathie:
- Blutung,
- Proteinverlust,
- Ileumdysfunktion,
- Steatorrhö,
- Malabsorption

tervention mit Salazosulfapyridin (SASP) untersucht. Erste Ergebnisse weisen zumindest bezüglich des intestinalen Blutverlustes auf eine, wenn auch nicht signifikante, so zumindest tendenzielle Minderung dieser Nebenwirkung hin.

Basierend auf der bereits diskutierten Vorstellung luminaler Noxen (Bakterien) als nicht unwesentlichen Teil des zugrunde liegenden Pathomechanismus, untersuchten Bjarnason et al. über 12 Wochen die gleichzeitige Gabe von Metronidazol (2 × 400 mg) unter Beibehaltung einer Indomethacinbehanlung (3 × 50 mg). Zwar blieb im Vergleich zum Kontrollkollektiv die Permeabilitätsstörung unter Indomethacin erwartungsgemäß unbeeinflußt, intestinale Entzündung und intestinaler Blutverlust konnten jedoch signifikant reduziert werden.

Literatur

Aabakken L (1992) Review article: non-steroidal, anti-inflammatory drugs-the extending scope of gastrointestinal side effects. Aliment Pharmacol Ther 6:143-162

Bjarnason I, Fehilly B, Smethurst P, Menzies IS, Levi AJ (1992) Importance of local versus systemic effects of non-steroidal anti-inflammatory drugs in increasing small intestinal permeability in man. Gut 32:275-277

Bjarnason IJ, Hayllar J, MacPherson AJ, Russell AS (1993) Side effects of nonsteroidal anti-inflammatory drugs on the small and large intestine in humans. Gastroenterology 104:1832-1847

Bjarnason IJ, Hayllar J, Smethurst P, Price A, Gumpel MJ (1992) Metronidazole reduces intestinal inflammation and blood loss in non-steroidal anti-inflammatory drug induced enteropathy. Gut 33:1204-1208

Bjarnason IJ (1995) The biochemical basis of non-steroidal anti-inflammtory drug-induced damage to the gastrointestinal tract: a review and a hypothesis. Scand J Gastroenterol 30:289-299

Caspary WF (1996) Wirkungen nichtsteroidaler Antirheumatika auf die intestinale Permeabilität. In: Caspary WF, Kist M, Zeitz M (Hrsg) Ökosystem Darm VI. Springer-Verlag Heidelberg, 92-102

Cryer B (1998) Nonsteroidal anti-inflammatory drugs and gastrointestinal disease. In: Feldman M, Scharschmidt BF, Sleisenger MH (Hrsg) Sleisenger & Fordtran's Gastrointestinal and Liver Disease, 6nd ed. WB Saunders Company, Philadelphia, S 343-357

Gut A, Halter F, Ruchti Ch (1996) Nichtsteroidale Antirheumatika und Azetylsalizylsäure: Nebenwirkungen distal des Duodenums. Schweiz Med Wochenschr 126: 616-625

Lang J, Price AB, Levi AJ, Burke M, Gumpel JM, Bjarnason IJ (1988) Diaphragm disease: pathology of disease of small intestine induced by non steroidal anti-inflammatory drugs. J Clin Pathol 41:516-526, 1988

Somasundaram S, Hayllar J, Macpherson AJ, Bjarnason IJ (1992) Enterocyte mitochondrial damage due to NSAIDs in the rat. Gut 33 (Suppl):1992-1996

Stein J, Schröder O (1996) Eicosanoide: Intrazelluläre autokrine Regulatoren epithelialer Funktionen im Gastrointestinaltrakt. In: Kist M, Caspary WF, Lentze MJ (Hrsg) Ökosystem Darm VII. Springer-Verlag Heidelberg, 135-144

Tanner AR, Raghunath AS (1988) Colonic inflammation and nonsteroidal anti-inflammatory drug administration. An assessment of the frequency of the problem. Digestion 41: 116-120

Wallace JL (1997) Nonsteroidal anti-inflammatory drugs and gastroenteropathy: the second hundred years. Gastroenterology 112:1000-1016

Reizdarmsyndrom

F. Musial, P. Enck

49.1 Epidemiologie 525
49.2 Ätiologie und Pathogenese 526
49.3 Klinik 527
49.4 Diagnostik 528
49.5 Differentialdiagnose 528
49.6 Therapie 528
Literatur 530

Bei bis zu 70 % der Patienten, die eine gastroenterologische Praxis aufsuchen, wird die Diagnose „funktionelle Unterbauchbeschwerden" oder „Reizdarmsyndrom" gestellt. Damit zählt das Syndrom des irritablen Darms zu den häufigsten gastrointestinalen Diagnosen überhaupt. Es ist durch abdominelle Schmerzen gekennzeichnet, die mit Stuhlunregelmäßigkeiten (Obstipation, Diarrhö oder beides alternierend) und/oder Blähungen assoziiert sind. Organische Ursachen wie chronisch entzündliche, neoplastische oder infektiöse Veränderungen werden dabei per definitionem als Erklärung für die Symptomatik ausgeschlossen.

Synonyme für dieses Syndrom sind: Colon irritabile, irritables Darmsyndrom, spastisches Kolon oder (im englischen Sprachraum) „irritable bowel syndrome" (IBS). Allerdings ist das Beschwerdebild nicht so genau umgrenzt und auf das Kolon beschränkt, wie es der Name nahelegt. Es können auch Symptome des oberen Gastrointestinaltraktes, wie z. B. Aufstoßen, Sodbrennen oder Übelkeit, mit dem Reizdarmsyndrom assoziiert sein. Eine genaue Abgrenzung des Syndroms des irritablen Darms zu anderen intestinalen Funktionsstörungen wie z. B. der funktionellen Dyspepsie ist aufgrund des vielfältigen klinischen Bildes wichtig, aber auch schwierig.

Historisch handelt es sich bei der Diagnose des irritablen Darms um eine Ausschlußdiagnose, was sich bis heute in der Heterogenität des Krankheitsbildes widerspiegelt. Um ein gezieltes Vorgehen in Forschung und Therapie zu ermöglichen, wurde 1979 eine positive Diagnose des Reizdarmsyndroms vorgeschlagen, die sich an Leitsymptomen orientierte. Die Diagnose „Reizdarmsyndrom" wurde dann gestellt, wenn 2 oder mehr dieser sog. „Manning-Kriterien" häufiger als 6 mal in einem Jahr aufgetreten waren. Später wurden diese Kriterien in einer Konsensus-Konferenz in Rom zu den sog. „Rom-Kriterien" weiterentwickelt (Tabelle 49.1). Es ist jedoch wichtig zu betonen, daß sowohl die Manning- wie auch die Rom-Kriterien den Ausschluß möglicher organischer Ursachen vor der Diagnosestellung „Reizdarmsyndrom" voraussetzen.

49.1
Epidemiologie

In früheren Studien waren epidemiologische Angaben durch die unklare Patientenselektion häufig unpräzise. Darüber hinaus variierten die Eingangskriterien der Untersuchungen von Studie zu Studie. Um diese Situation zu überwinden, wurden in neuerer Zeit in den meisten Erhebungen die oben genannten Manning-Kriterien oder Rom-Kriterien benutzt. Entsprechend liegen erst seit neuerer Zeit zuverlässige Angaben aus Fragebogenerhebungen an großen Gruppen der Allgemeinbevölkerung für England und die USA vor. Diesen Arbeiten zufolge wird die Prävalenz des irritablen Darms auf 14–18 % geschätzt. Dabei kann der Anteil der Frauen bis zu 3,2fach höher als derjenige der Männer sein. Ferner sind Weiße 5,3fach häufiger betroffen als Schwarze. Selbst im Alter sind gastrointestinale Störungen weit verbreitet: die Diagnose Reizdarmsyndrom wurde bei bis zu 20 % der über 80jährigen gestellt.

Im Vergleich zu den initialen Schätzungen erscheinen diese Prävalenzraten niedrig. Dieser Effekt ist wahrscheinlich auf die bessere Patientenselektion und repräsentativere Stichproben zurückzuführen. Dabei ist außerdem zu berücksichtigen, daß zwar große Teile der Bevölkerung Symptomträger sind, daß aber nur etwa 20 % der Betroffenen wegen dieser Beschwerden einen Arzt aufsuchen. Außerdem muß eine einmal beobachtete Population nicht stabil sein: von den 582 beschwerdefreien Personen einer ersten Schätzung entwickelten 9 % in den nachfolgenden 2 Jahren Reizdarmsymptome, während 38 % der initialen Reizdarmpatienten zum Zeitpunkt der Nachuntersuchung die Kriterien nicht mehr erfüllten.

Tabelle 49.1. Definition des Reizdarmsyndroms nach den „Rom-Kriterien" (Thompsom et al. 1989)

Folgende Symptome müssen seit mindestens 3 Monaten, dauerhaft oder wiederkehrend vorliegen:
Unterbauchschmerzen, die bei Stuhlgang nachlassen, oder mit einer Änderung der Stuhlfrequenz oder Konsistenz verbunden sind,
und
eine gestörte Defäkation in mindestens 25% der Fälle, die mit mindestens 2 der folgenden Symptome auftritt:
- veränderte Stuhlfrequenz
- veränderte Stuhlkonsistenz (hart oder flüssig)
- veränderte Stuhlpassage (Pressen, Gefühl der Dringlichkeit, Gefühl der unvollständigen Entleerung)
- Schleimauflagerungen auf dem Stuhl häufig begleitet von Blähungen.

49.2 Ätiologie und Pathogenese

Viele verschiedene Ursachen sind mit der Entstehung des Reizdarmsyndroms in Zusammenhang gebracht worden. Schon die Begriffsbildung „spastisches Kolon" oder „irritabler Darm" legen als Hypothese Veränderungen der Motilität oder eine erhöhte „Irritierbarkeit" des Kolons nahe. Gerade die Annahme, dem Syndrom läge eine erhöhte Empfindlichkeit des Kolons zugrunde, erfährt gegenwärtig in der Hypothese der viszeralen Hypersensibilität als Ursache der Beschwerden eine Art Renaissance.

Die folgenden 4 Hypothesen als Ursache für die Entstehung des Reizdarmsyndroms werden gegenwärtig am meisten diskutiert.

-
-
-
-

Auf die ersten 3 Faktoren wird im folgenden detaillierter eingegangen. Dabei stehen diese Hypothesen keineswegs isoliert nebeneinander: im Einzelfall kann es durchaus zu Überlappung der verschiedenen Mechanismen kommen. Der 4. Faktor, intraluminale Faktoren, wird meist nicht als ursächlich zur Entstehung des Reizdarmsyndroms angenommen. Vielmehr geht es hierbei um Nahrungsmittelintoleranzen wie z.B. eine Laktosemalabsorption, die bei vorliegendem Reizdarmsyndrom die Symptomatik verschlimmern können, oder die als Diffentialdiagnose berücksichtigt werden müssen. Entsprechend wird dieser Aspekt im Abschnitt „Differentialdiagnose" behandelt.

Motilitätshypothese

Unter den ersten Autoren, die das irritable Kolon mit Veränderungen der *Kolonmotilität* in Verbindung brachten, waren in den 40er und 50er Jahren Thomas Almy und seine Mitarbeiter. In diesen Arbeiten induzierten die Autoren starke Emotionen entweder bei Patienten, die in ihrem Symptomkomplex dem Reizdarmsyndrom entsprachen, oder bei gesunden Probanden und beobachteten unter endoskopischer Kontrolle die induzierte Zunahme der Motilität im Sigmoid. Trotz erheblicher methodischer Bedenken haben solche Beobachtungen die klinische Diskussion des „spastischen Kolons" für viele Jahre dominiert.

Spätere Studien zeigten systematische Unterschiede der Motilitätsmuster von Gesunden im Vergleich zu Reizdarmpatienten. So konnten Kellow und Phillips zeigen, daß Gruppen hochamplitudiger Kontraktionen in der Ileozäkalregion bei Reizdarmpatienten mit Schmerzepisoden assoziiert waren. Auch wiesen Reizdarmpatienten im Vergleich zu gesunden Kontrollpersonen insgesamt mehr dieser Motilitätsereignisse auf, sowohl während der Nüchternphase der Dünndarmmotilität als auch postprandial. Nach anderen Autoren ist die gastrokolische Antwort, also die physiologische, postprandiale Erhöhung der Kolonmotilität, bei Reizdarmpatienten verlängert und stärker ausgeprägt als bei gesunden Probanden.

Obwohl die Motilitätshypothese eine Zeitlang vielversprechende Ansätze verfolgte, hat sie sich nicht durchsetzen können; die Befunde sind durchaus widersprüchlich. Da alle diese frühen Untersuchungen zur Motorik im vorbereiteten und weitgehend entleerten Darm stattfanden, kann nicht ausgeschlossen werden, daß die unter diesen Umständen registrierte Motilität durch die verwendeten Untersuchungsinstrumente selbst verursacht worden sind. Außerdem, so muß man heute feststellen, hat sich bislang aus der Motilitätshypothese kein überzeugendes pathophysiologisches Konzept ableiten lassen. Selbst wenn man die Unterschiede zwischen gesunden Probanden und Patienten für relevant hält, so bleibt der hinter den Motilitätsveränderungen stehende Pathomechanismus unklar; es könnte sich auch um ein Epiphänomen auf der Basis eines anderen Pathomechanismus handeln.

Hypersensibilitätshypothese

Bereits 1973 berichtete Ritchie, daß Reizdarmpatienten eine geringere intraluminale Dehnung der

Darmwand tolerierten als gesunde Probanden. Neuere Befunde stützen diese Hypothese einer *erhöhten Empfindlichkeit* auf *intestinale Dehnungsreize*: Whitehead et al. beobachteten, daß bei einem Dehnungsreiz von 180 ml Luft in einen rektalen Ballon nur 20% der Normalpersonen Unbehagen oder Schmerzen verspürten im Vergleich zu 55% der Patienten mit Reizdarmsyndrom. Die Unterschiede zeigten sich jedoch nur an der Schmerzschwelle, nicht an der Wahrnehmungsschwelle für Dehnungsreize. Viszerale Hypersensitivität als pathophysiologische Grundlage für die Entstehung funktioneller Darmerkrankungen wird in den letzten Jahren auch für nichtkardialen Thoraxschmerz oder die funktionelle Dyspepsie diskutiert.

Es bleibt jedoch, ähnlich wie bei der Motilitätshypothese, die Frage nach der Ursache für eine mögliche intestinale Hypersensibilität. Ein heute weitgehend akzeptiertes Erklärungsmodell geht von einer bereits abgeklungenen Entzündung als mögliche Ursache aus. Die durch eine lokale Läsion induzierte, temporäre Hyperalgesie im Sinne einer peripheren Sensibilisierung führt zur Aktivierung bislang schweigender („silent") Nociceptoren, die nach Abklingen der lokalen Reizung aktiviert bleiben und – auf zentraler, spinaler Ebene – anschließend auch dann erregt werden, wenn „physiologische" Reize im Darm ausgeübt werden (zentrale Sensibilisierung).

Für dieses Konzept sprechen nicht nur die vielfachen anekdotischen Berichte von Patienten, sondern inzwischen auch empirische Belege: In einer retrospektiven Fragebogenerhebung bei 386 Patienten, die 6 Monate zuvor wegen einer bakteriellen Enteritis in Behandlung waren, zeigte sich in 25% der Fälle ein Persistieren von Darmsymptomen (im Sinne eines Reizdarmsyndroms). In einer anderen „Felduntersuchung" konnte gezeigt werden, daß 12 Monate nach 2maliger Salmonelleninfektion bei 30% der Betroffenen – Einwohner eines Altersheimes – die Symptome persistierten, ohne daß noch ein Erregernachweis möglich war. Die Infektion war bei diesen Patienten schwerer. Patienten, die nach einer akuten Infektion ein Reizdarmsymdrom entwickeln, weisen dabei bereits mit Beginn der Infektion erhöhte psychopathologische Auffälligkeiten auf, was auf die Bedeutung weiterer Faktoren in der Ätiopathogenese hindeutet.

Psychosoziale Faktoren

Psychische Faktoren werden immer wieder mit der Entstehung, bzw. Aufrechterhaltung des Reizdarmsyndroms in Verbindung gebracht. Dabei trifft es durchaus zu, daß *Persönlichkeitsvariablen* wie z.B. Ängstlichkeit, Somatisierung, Feindseligkeit, phobische Angst und paranoides Denken bei Reizdarmpatienten häufig anzutreffen sind. Allerdings muß berücksichtigt werden, daß diese Persönlichkeitszüge auch bei anderen chronischen Erkrankungen auftreten und Ausdruck einer Persönlichkeitsstruktur sind, die einen Symptomträger zum Patienten werden läßt. Die subjektive Verarbeitung der Symptome oder eine möglicherweise gestörte Bewältigungsstrategie im Umgang mit den Beschwerden kann dazu führen, daß sich ein „gelerntes Krankheitsverhalten" ausbildet. Diese Patienten zeichnen sich insbesondere durch mangelndes Vertrauen in die Therapie sowie durch häufige Arztwechsel aus.

Das Reizdarmsyndrom wird auch immer wieder im Zusammenhang mit kritischen, belastenden Lebensereignissen diskutiert, nachdem experimentelle Befunde zeigen konnten, daß Streß auf die Darmfunktionen wirkt und diese Wirkungen bei Patienten anders aussehen können. So berichteten Reizdarmpatienten mehr Belastungen im Alltag im Vergleich zu Gesunden, aber auch im Vergleich zu Patienten mit chronisch Darmerkrankungen. Auch der sexuelle oder körperliche Mißbrauch ist als psychosozialer Kofaktor bei der Entstehung des Reizdarmsyndroms diskutiert worden. Bis zu 40% der befragten Patienten gaben an, Mißbrauch im Sinne der Studie erfahren zu haben. Allerdings sind diese Ergebnisse umstritten, da insbesondere die Definition von sexuellem Mißbrauch auch die unfreiwillige Darbietung von Sexualität während der Kindheit umfaßte. Entsprechende Daten aus Deutschland fehlen gegenwärtig vollständig.

Die gegenwärtig diskutierte pathophysiologischen Konzepte zum Reizdarmsyndrom (s. oben) waren Gegenstand einer Konsensus-Konferenz der Deutschen Gesellschaft für Verdauungs- und Stoffwechselkrankheiten (DGVS) im Januar 1998. Tabelle 49.2 drückt den dabei gefundenen Stellenwert der einzelnen Hypothesen im Lichte der sie stützenden oder widersprechenden wissenschaftlichen Literatur aus. Insbesondere für eine Reihe von populärwissenschaftlichen Konzepten (z.B. „Pilze") fehlt bislang jede Grundlage.

49.3
Klinik

Am besten wird das klinische Bild des Reizdarmsyndroms durch die Rom-Kriterien widergespiegelt. Das Reizdarmsyndrom tritt durch die variable Kombination von Symptomen wie Obstipation, Diarrhöen, Blähungen und abdominelle Schmerzen in Erscheinung. Zusätzlich können auch Schleimauflagerungen auf dem Stuhl sowie ein sichtbar gehlähter Unterleib auftreten. Die Symptomatik kann postprandial besonders ausgeprägt sein. In der Regel verspüren die Betroffenen eine Verbesserung der

Tabelle 49.2. Pathomechanismen und ihre wissenschaftliche Grundlage. (Nach einer Konsensuskonferenz der DGVS, Januar 1998)

Pathomechanismus	Datenlage
viszerale Hypersensibilität	gesichert
psychosomatische Störung	wahrscheinlich
Motilitätsstörung	möglich
Störung des autonomen Nervensystems	möglich
Störung des enteralen Nervensystems	möglich
psychiatrische Erkrankung	unwahrscheinlich
andere Störungen (z. B. der Darmflora)	unzureichende Daten

Symptomatik nach dem Stuhlgang. Frauen berichten mitunter eine Verschlimmerung der Beschwerden im Zusammenhang mit der Menstruationsblutung oder der Ovulation.

Neben Symptomen des unteren Intestinums können auch Symptome des oberen Gastrointestinaltraktes auftreten. Dazu gehören v.a. Übelkeit und Völlegefühl. Die Abgrenzung zur funktionellen Dyspepsie ist manchmal entsprechend schwierig.

49.4
Diagnostik

Im ersten Untersuchungsschritt sollte abgeklärt werden, ob der Patient die Rom-Kriterien für eine positive Diagnose des Reizdarmsyndroms erfüllt. Ist dies der Fall, dann sollte in einem zweiten Schritt ausgeschlossen werden, daß eine chronisch-entzündliche, neoplastische oder infektiöse Erkrankung vorliegt. Zu diesem Zweck sollten Blutbild und Blutsenkungsgeschwindigkeit überprüft und der Stuhl auf okkultes Blut und pathogene Keime (insbesondere bei Diarrhöen) untersucht werden. Bei der Erstuntersuchung ist mindestens eine *Sigmoidoskopie* zum Ausschluß tumoröser Veränderungen unabdingbar. Des weiteren sollte ein Laktosetoleranztest oder ein H_2-Atemtest zum Ausschluß einer Laktoseintoleranz durchgeführt werden. Dieser Test ist wenig aufwendig und nichtinvasiv, schließt jedoch mit hoher Sicherheit eine der wichtigsten Differentialdiagnosen, die Laktoseintoleranz, aus. Eine zusätzliche Informationsquelle ist eine genaue *Ernährungsanamnese*, die notfalls auch mit Hilfe von Tagebüchern durchgeführt werden kann. Hier können sich Hinweise auf versteckte Nahrungsmittelunverträglichkeiten ergeben.

Tabelle 49.3 faßt die unbedingt notwendigen Untersuchungen zusammen.

Insgesamt sollte die invasive Diagnostik auf ein Minimum beschränkt werden, denn häufig haben Patienten mit funktionellen Magen-Darm-Beschwerden bereits eine lange Krankengeschichte mit vielen invasiven Untersuchungen, häufigem Arztwechsel und z. T. abdominellen Operationen hinter sich. Eine Wiederholung der Untersuchungen auf Wunsch des Patienten ist dabei zu vermeiden, wenngleich diesem

Tabelle 49.3. Minimaldiagnostik zum Ausschluß organischer Ursachen für das Reizdarmsyndrom

Minimaldiagnostik beim Syndrom des irritablen Darms
Blutbild
BSG
Stuhluntersuchung auf okkultes Blut, auf pathogene Keime
Sigmoidoskopie/Koloskopie
Oberbauchsonographie
Laktosetoleranztest oder H_2-Atemtest mit Laktose

Wunsch oft zugrundeliegende Angst der Patienten, z. B. vor einem Karzinom, durch psychologische Führung und Versicherung Rechnung zu tragen ist.

49.5
Differentialdiagnose

Die wichtigsten Differentialdiagnosen sind die chronisch entzündlichen Darmerkrankungen, Infektionen und neoplastische Veränderungen. Plötzlicher Gewichtsverlust, Blutabgang beim Stuhlgang und Fieber sind immer ein *Alarmsignal*, welches auf eine der oben genannten Erkrankungen hinweist, die durchaus mit einem ähnlichen Beschwerdebild wie das Reizdarmsyndrom einher gehen. Allerdings können sie auch effektiv durch die vorgeschlagene Basisdiagnostik ausgeschlossen werden.

Darüber hinaus ist wichtigste Differentialdiagnose die Laktosemalabsorption. Sie kann effektiv durch einen H_2-Atemtest oder einen Laktosetoleranztest erkannt werden. Die Differenzierung ohne das Vorliegen dieses Testergebnisses ist schwierig, da das Beschwerdebild identisch mit dem des Reizdarmsyndroms ist. Bei Vorliegen einer Laktosemalabsorption ist jedoch ein Reizdarmsyndrom nicht ausgeschlossen, wenn trotz effektiver Vermeidung der Laktose die Symptome persistieren.

49.6
Therapie

Da der Pathomechanismus ungeklärt ist, steht auch keine ursächliche Therapie des Reizdarmsyndroms zur Verfügung. Das therapeutische Vorgehen muß

Tabelle 49.4. Randomisierte und placebokontrollierte Studien zur Behandlung des Reizdarmsyndroms mit verschiedenen Medikamentengruppen. (Nach Klein 1988; Enck und Lübke 1990)

Substanzgruppe	Studien-anzahl (n)	Patienten-zahl (n)	Effektivität[a] Verum [%]	Placebo [%]	Anzahl s.[b]	Studien n.s.[b]
Spasmolytika	12	567	59,9	44,8	6	5
Anticholinergika	3	195	58,0	47,0	2	1
Antidepressiva	5	210	75,7	47,0	1	3
Dopamin-Antagonisten	3	157	73,3	62,3	1	2
Karminativa	3	88	67,7	33,3	2	1
Opioide	3	113	82,0	45,0	2	1
Tranquilizer	4	329	69,0	47,0	3	0
Sonstige	4	139	55,5	46,5	1	2
Gesamt	37	1798	67,6	46,6	18	15

[a] Effizienz (globale Besserung) gemittelt über die Studien.
[b] Studien mit signifikantem (s.) bzw. nicht signifikantem (n.s.) Unterschied zwischen Verum und Placebo in der globalen Besserung nach Angaben der Autoren.

sich also an den Leitsymptomen orientieren. Allerdings steht jede medikamentöse Therapie vor dem Dilemma, daß fast alle Medikamentengruppen, die zur Behandlung des irritablen Darms eingesetzt werden, hohe Placebo-Response-Raten zeigen (Tabelle 49.4). Ähnliches gilt für die häufig empfohlene Ballaststofftherapie (Tabelle 49.5).

Wenn Verstopfung im Vordergrund steht, sollte ein Therapieversuch mit *Ballaststoffen* durchgeführt werden (Kap. 68). Ist dieser erfolglos oder zeigt eine Ernährungsanamnese, daß die Ballaststoffzufuhr ausreichend ist, so kann ein Kolontransitzeittest mit röntgendichten Markern zur Objektivierung der Obstipation herangezogen werden. Zeigt sich eine Passagestörung, so kann ein Therapieversuch mit einem Prokinetikum wie z.B. dem Cisaprid, unternommen werden. Handelt es sich um eine funktionelle Obstruktion des Beckenbodens, so muß endgültig die Diagnose Reizdarmsyndrom aufgegeben werden und der/die Patient/in ggf. mit einem *Biofeedbacktraining* behandelt werden.

Stehen Diarrhöen im Vordergrund, so kann ein Therapieversuch mit Opiatanaloga wie dem Loperamid erfolgversprechend sein, auch Anticholinergika und Kalziumantagonisten werden im Einzelfall mit gutem Erfolg eingesetzt. Bei Blähungen können Karminativa Erleichterung verschaffen.

Gegen die beim Reizdarmsyndrom im Vordergrund stehenden Schmerzen oder schmerzhafte abdominelle Krämpfe haben sich Spasmolytika, bei Bedarf angewendet, bewährt. Unter der Vorstellung einer viszeralen Hypersensitivität werden in letzter Zeit auch 5-HT3-Antagonisten bei Schmerzen eingesetzt, wenngleich dafür systematische Studien fehlen. Für diese Indikation befinden sich gegenwärtig eine Reihe von Medikamenten in der Entwicklung, z.B. M3-muskarinerge Antagonisten, κ-Opiatagonisten, 5-HT-1-Agonisten oder NMDA-Antagonisten.

Das wichtigste therapeutische Ziel bei der Betreuung von Reizdarmpatienten ist die Reduktion invasiver Untersuchungen und die Stabilisierung des Patienten im Hinblick auf seine Symptome. Voraussetzung dafür ist eine gute Arzt-Patienten-Beziehung, die auch Rückschläge bei der Behandlung, oder Phasen der Verschlechterung der Symptomatik auffangen kann.

Zu diesem Zweck ist das Aufstellen eines Diagnostik- und Therapieplans, möglichst in Absprache mit dem Patienten, eine wichtige Voraussetzung. Es sollte zu Beginn der Behandlung genau festgelegt werden, welche Untersuchungen durchgeführt werden müssen. An dieser einmal eingeschlagenen Untersuchungstrategie wird festgehalten, um das ständige erneute Verordnen von Untersuchungen zu vermeiden, welches zu einem Vertrauensverlust im Arzt-Patienten-Verhältnis führen und damit den häufigen Arztwechsel begünstigen kann.

Bei Vorliegen aller Untersuchungsergebnisse werden diese zunächst besprochen. Der wichtigste Punkt dabei ist, daß keine lebensbedrohliche oder gefähr-

Tabelle 49.5. Randomisierte und placebokontrollierte Studien zur Ballaststofftherapie bei Patienten mit Reizdarmsyndrom. (Nach Klein 1988; Enck und Lübke 1990)

Faserstoff	Studien	Dauer (Wochen)	Effektivität[a] Verum [%]	Placebo [%] (p)
Isphagula	80	4	73	63 n.s.
Psyllium	77	8	77	71 n.s.
Weizenkleie	44	12	79	71 n.s.
Isphagula	80	12	82	53 s.*
Weizenkleie	59	8	52	65 n.s.

[a] Globale Besserung signifikant (s.) o. nicht signifikant (n.s.).
* Obstipationssymptomatik verbessert, Schmerzen unbeeinflußt.

liche Grunderkrankung vorliegt, der Patient oder die Patientin also in dieser Hinsicht beruhigt werden kann. Anschließend wird in Absprache mit dem Patienten ein Therapieplan erstellt. Dabei ist es u. a. sinnvoll zu besprechen, wie lange z. B. ein medikamentöser Therapieversuch dauern soll und zu welchem Zeitpunkt ein Nachuntersuchungstermin stattfinden kann. Diese möglichst klare Strategie kann die subjektiv empfundene Kontrolle des Patienten über seine Behandlung verbessern und dadurch das Vertrauen in den behandelnden Arzt vergrößern.

In den letzten Jahren häufen sich Hinweise darauf, daß beim Vorliegen bestimmter psychosozialer Konstellationen, wenn sich z. B. die Symptome im Zusammenhang mit Belastungen verschlechtern oder wenn der Patient unter starken Ängsten oder Depressionen leidet, eine psychotherapeutische Intervention in Ergänzung zur konventionellen medizinischen Behandlung ein erfolgversprechender Therapieansatz ist. In Absprache mit dem behandelnden Arzt kann ein solcher Ansatz bei einigen Patienten sinnvoll sein und zu guten, auch langfristigen Erfolgen führen. In der überwiegenden Anzahl der Fälle wird jedoch eine auf Vertrauen und Offenheit basierende Arzt-Patienten-Beziehung ausreichend sein, um ggf. auch therapeutische Mißerfolge, aber auch private Belastungssituationen mit Relevanz für die Erkrankung, auffangen können.

Literatur

Almy PT, Tulin M (1947) Alterations in man under stress. Experimental production of changes simulating the „irritable colon". Gastroenterology 8: 616–626

Camilleri MD, Choi MG (1997) Review article: irritable bowel syndrome. Aliment Pharmacol Ther 11: 3–15

Creed F, Guthrie E (1989) Psychological treatments of the irritable bowel syndrome: a review. Gut 30: 1601–1609

Drossman DA, McKee DC, Sandler RS, Mitchell M, Cramer EM, Lowman BC, Burger AL (1988) Psychosocial factors in the irritable bowel syndrome. A multivariate study of patients and non-patients with irritable bowel syndrome. Gastroenterology 95: 701–708

Drossman DA, Leserman J, Nachman G, Li Z, Gluck H, Toomey TC, Mitchell CM (1990) Sexual and physical abuse in women with functional organic disorders. Ann Int Med 113: 828–833

Drossman DA et al. (1993) U. S. householder survey on functional gastrointestinal disorders. Dig Dis Sci 38: 1569–1580

Enck P, Lübke HJ (1990) Medikamente, Diät und Psychotherapie bei funktionellen Magen-Darm-Erkrankungen. Verdauungskrankheiten 8: 217–222

Enck P, Wienbeck M (1993) Epidemiology and psychological factors of the irritable bowel syndrome. Europ J Gastroenterol Hepatol 5: 979–989

Enck P, Whitehead WE, Schuster MM, Wienbeck M (1988) Psychosomatik des Reizdarms. Spezifität klinischer Symptome, psychopathologischer Merkmale und motorischer Aktivität im Rektosigmoid. Dtsch Med Wschr 113: 459–462

Enck P, Whitehead WE, Schuster MM, Wienbeck M (1989) Klinische Symptomatik, Psychopathologie und Darmmotilität bei Patienten mit „irritablem Darm". Z Gastroenterologie 27: 357–361

Enck P, Kremer A, Kuhlbusch R, Niederau C, Erckenbrecht JF, Berges W (1990) Prevalence of lactose malabsorption among patients with functional bowel disorders. Z Gastroenterologie 28: 239–241

Gwee KA, Graham JC, McKendrick MW, Collins SM, Marshall JS, Walters SJ, Read NW (1996) Psychometric scores and persistence of irritable bowel after infectious diarrhoea. 347: 150–153

Jones R, Lydeard S (1992) Irritable bowel syndrome in the general population. Br Med J 304: 87–90

Kellow JE, Phillips SF (1987) Altered small bowel motility in irritable bowel syndrome is correlated with symptoms. Gastroenterology 92: 1885–1893

Klein KB (1988) Controlled treatment trials in the irritable bowel syndrome: A Critique. Gastroenterology 95: 232–241

Lémann M, Dederding JP, Flourie B, Franchisseur C, Rambaud JC, Jian R (1991) Abnormal perception of visceral pain in response to gastric distension in chronic idiopathic dyspepsia. The irritable stomach syndrome. Dig Dis Sci 36: 1249–1254

Loew T, Enck P, Schüffel W, von Uexküll T (1995) Funktionelle Syndrome im gastrointestinalen Bereich. In: Psychosomatische Medizin, 5. Aufl, von Uexküll T et al. (Hrsg) München: Urban & Schwarzenberg, S 701–713

Manning AP, Thompson WG, Heaton KW, Morris AF (1978) Towards a positive diagnosis of the irritable bowel syndrome. Brit Med J 2: 653–654

Mayer E, Raybould HE (1990) Role of visceral afferent mechanisms in functional bowel disorders. Gastroenterology 99: 1688–1704

McKendrick MW, Read NW (1994) Irritable bowel syndrome – post salmonella infection. J Infect 29: 1–3

Musial F, Enck P (1993) Stress effects on gastrointestinal motility. In: An illustrated guide to gastrointestinal motility 2nd ed, Kumar D, Wingate DL (Hrsg) Edinburgh: Churchill Livingston, S 104–117

Musial F, Enck P (1997) Einsatz von Tagebüchern bei Stuhlproblemen (Obstipation, Inkontinenz) In: Tagebücher in Therapie und Forschung. Wilz G, Brähler E (Hrsg) Göttingen: Hogrefe Verlag, S 253–269

Neal KR, Hebden J, Spiller R (1997) Prevalence of gastrointestinal symptoms six months after bacterial gastroenteritis and risk factors for development of the irritable bowel syndrome: postal survey of patients. Brit Med J 314: 779–782

Richter JE, Barish CF, Castell DO (1986) Abnormal sensory perception in patients with esophageal chest pain. Gastroenterology 91: 845–852

Ritchie J (1973) Pain from distension of the pelvic colon by inflating a balloon in the irritable colon syndrome. Gut 14: 125–132

Talley NJ, Weaver AL, Zinsmeister AR, Melton LJ III (1992a) Onset and disappearance of gastrointestinal symptoms and functional gastrointestinal disorders. Amer J Epidemiol 136: 165–177

Talley NJ, O'Keefe EA, Zinsmeister AR, Melton LJ III (1992b) Prevalence of gastrointestinal symptoms in the elderly: a population-based study. Gastroenterology 102: 895–901

Thompson WG, Dotevall G, Drossman DA, Heaton KW, Kruis W (1989) Irritable bowel syndrome: guidelines for the diagnosis. Gastroenterol Int 2: 92–95

Whitehead WE, Winget C, Fedoravicius AS, Wooley S, Blackwell B (1982) Learned illness behavior in patients with irritable bowel syndrome and peptic ulcer. Dig Dis Sci 79: 283–288

Whitehead WE, Holtkoetter B, Enck P, Hoelzl R, Holmes KD, Anthony J et al. (1990) Tolerance for rectosigmoid distention in irritable bowel syndrome. Gastroenterology 98: 1187–1192

Whitehead WE, Crowell MD, Robinson JC, Heller BR, Schuster MM (1992) Effects of stressful life events on bowel symptoms: subjects with irritable bowel syndrome compared with subjects without bowel dysfunction. Gut 33: 825–830

Polypen und gutartige Tumoren des Dickdarms

S. W. Sahm, W. F. Caspary

50.1 Adenomatöse Polypen des Kolons 531
50.1.1 Definition 531
50.1.2 Epidemiologie 532
50.1.3 Ätiologie und Pathogenese 533
50.1.4 Klinik 534
50.1.5 Diagnostik 534
50.1.6 Differentialdiagnose 535
50.1.7 Therapie 535

50.2 Familiäre adenomatöse Polyposis (FAP) 537
50.2.1 Extrakolische Manifestationen 537
50.2.2 Epidemiologie 539
50.2.3 Ätiologie und Pathogenese 539
50.2.4 Klinik 539
50.2.5 Diagnostik 539
50.2.6 Therapie 539

50.3 Nichtneoplastische Polypen 540
50.3.1 Hyperplastische Polypen 540
50.3.2 Peutz-Jeghers-Syndrom 540
50.3.3 Juvenile Polyposis und juvenile Polypen 541
50.3.4 Cowden-Syndrom 541
50.3.5 Sehr seltene familiäre hamartomatöse Polyposissyndrome 541
50.3.6 Cronkhite-Canada-Syndrom 542

50.4 Inflammatorische Polypen 542

50.5 Submuköse Polypen 542

50.6 Benigne Tumoren des Dickdarms 542

Literatur 543

Am Dickdarm können polypoide Veränderungen auftreten, die ihren Ausgang vom Schleimhautepithel, vom Bindegewebe oder von der darunterliegenden Muskelschicht nehmen. Zusätzlich finden sich selten Neubildungen im Bereich der lymphatischen Gewebe der Schleimhaut. Außerdem treten gelegentlich gutartige Tumore wie Lipome, Leiomyome, Hämangiome, Fibrome und andere auf. Die Übergänge zu den malignen Tumoren können fließend sein, wie etwa bei den adenomatösen Polypen mit malignen Anteilen, die auch als maligne Polypen bezeichnet werden. Tabelle 50.1 gibt eine Übersicht über die Polypen und gutartigen Tumoren des Dickdarms.

Der *Begriff des Polyps* beschreibt deskriptiv lediglich die Erhebung oder Vorwölbung der Kolonschleimhaut. Traditionell werden jedoch bestimme histologische Typen als Polyp bezeichnet (z. B. die Adenome oder hyperplastischen Polypen), andere als gutartige Tumoren (etwa die Lipome).

Einige der Läsionen können als erbliche oder erworbene Formen in so großer Zahl vorkommen, daß sie als *Polyposissyndrome* bezeichnet werden. Die klinische Bedeutung der Polypen und Polyposissyndrome liegt in ihrer Neigung zur malignen Entartung. So gilt die familiäre adenomatöse Polyposis (FAP) als obligate Präkanzerose. Sporadische adenomatöse Polypen haben ein Risiko der malignen Transformation von ca. 5 %.

50.1 Adenomatöse Polypen des Kolons

50.1.1 Definition

Adenomatöse Polypen sind neoplastische Veränderung des Epithels der Kolonschleimhaut. Histologisch findet sich eine drüsige Architektur der Polypen.

Zwei Grundformen werden unterschieden: *tubuläre Adenome* und *villöse Adenome*. Als Mischform treten *tubulovillöse Adenome* auf. Die Mehrzahl der Kolonpolypen (ca. 80%) zählen zu den *tubulären Adenomen*. Polypen können in verschiedenen Wuchsformen erscheinen (Tabelle 50.2).

Adenomatöse Kolonpolypen zeigen unterschiedliche Grade der *Dysplasie*. Sie reichen von milder über mittelgradiger zu schwerer Dysplasie. Gering- und mittelgradige Dysplasie werden zusammengefaßt. Man spricht deshalb nur noch von *niedriggradiger* und *hochgradiger Dysplasie*. Die Grade der Dysplasie treten bei den verschiedenen Arten der Polypen unterschiedlich häufig auf. Bei den tubulären Adenomen liegt meist nur eine niedrigradige Dysplasie vor. Villöse Adenome enthalten in etwa 20% Areale mit hochgradiger Dysplasie.

Neben den adenomatösen Arealen können die Kolonpolypen *karzinomatöse Anteile* enthalten. Man unterscheidet hier das *Carcinoma in situ* und das *intramukosale Karzinom*, die beide unter dem Begriff des *nichtinvasiven Karzinoms* zusammengefaßt werden. Das intramukosale Karzinom reicht bis in die Lamina propria. Nach Ansicht einiger Autoren

Tabelle 50.1. Polypen und gutartige Tumoren des Dickdarms

Polypen			Muköse und Submuköse Tumoren	Submuköse Läsionen
Neoplastische Polypen		*Polypen mit malignen Anteilen*		
benigne Adenome	maligne Polypen			
tubulär	Adenom mit hochgradiger Dysplasie (nicht invasives Karzinom)	Hyperplastische Polypen	Lipome	Colitis cystica profunda
tubulovillös	Adenom mit invasivem Karzinom	Juvenile Polypen	Fibrome	Pneumatosis cystoides intestinalis
villös	Maligner Polyp	Peutz-Jeghers-Polypen	lymphoide Polypen	
		Entzündliche Polypen (Pseudopolypen)	Leiomyome	
			Hämangiome Lymphangiome Neurofibrome	

Tabelle 50.2. Wuchsformen und histologische Typen von Kolonpolypen

Wuchsform	Histologie
• gestielt • tailliert • sessil • flach mit zentraler Eindellung (flache Adenome, selten)	• tubulär • tubulovillös • villös

sollten diese Veränderungen nur noch als Adenom mit *hochgradiger Dysplasie* bezeichnet werden. Bei diesen Formen treten keine Fernmetastasen auf. Die Bezeichnung *hochgradige Dysplasie* vermeidet eine zu weitreichende Therapie.

Überschreiten neoplastischen Zellen die Lamina propria und durchsetzen die Muscularis mucosae, dann spricht man vom *invasiven* Karzinom. Diese Unterscheidung ist wichtig, da die Therapie unterschiedlich ist. Ein Adenom mit invasivem Karzinom wird als *maligner Polyp* bezeichnet.

Kolorektale Karzinome entwickeln sich wahrscheinlich ausschließlich aus adenomatösen Polypen. Hierin liegt die klinische Bedeutung der Neoplasien, die im allgemeinen nur selten Symptome verursachen. Das *Risiko* einer *malignen Entartung* steigt mit der *Größe* der *Polypen*. Außerdem hängt es vom *Grad der Dysplasie* und vom *histologischen Typ* ab. Polypen unter 1 cm enthalten in weniger als 1% ein Karzinom, Polypen einer Größe von 1–2 cm in etwa 5% und über 2 cm in etwa 10%. Das Risiko ist bei villösen Adenomen höher als bei tubulären.

50.1.2 Epidemiologie

Die Häufigkeit des Vorkommens von adenomatösen Kolonpolypen steigt mit dem Lebensalter. Sie unterscheidet sich zudem in verschiedenen Weltregionen.

Die *Prävalenz* kolorektaler Adenome in der westlichen Welt wird mit 30–40% bei asymptomatischen Personen angegeben. Sie steigt ab einem Lebensalter von 40 bis 50 Jahren deutlich. Sie liegt über der in Japan oder im Orient und korreliert mit der Inzidenz kolorektaler Karzinome in den geographischen Regionen.

Prävalenz der Polypen und Inzidenz kolorektaler Karzinome

Die geographischen Regionen unterschiedlicher Prävalenz von Adenomen verlaufen parallel mit der Inzidenz des kolorektalen Karzinoms. Der Gipfel der Inzidenz für kolorektale Adenome liegt ca. 10 Jahre früher als der Gipfel für kolorektale Karzinome. Die Inzidenz kolorektaler Karzinome konnte durch die *endoskopische Polypektomie* gesenkt werden. Diese beiden Beobachtungen und die Erkenntnisse der Molekularbiologie unterstützen die Annahme einer sequentiellen Entwicklung von Adenomen zu Karzinomen.

Erbliche Syndrome

Adenomatöse Polypen können auch im Rahmen erblicher Syndrome vorkommen. Tabelle 50.3 gibt eine Übersicht. Die *familiäre adenomatöse Polyposis* (FAP) ist durch multiple Adenome im Magen-Darm-

Tabelle 50.3. Polyposissyndrome des Dickdarms

Erbliche Polyposissyndrome	Nichterbliche Polyposissyndrome

Adenomatöse Polyposis
 familiäre adenomatöse Polyposis (FAP)
 Gardner-Syndrom
 Turcot-Syndrom
 „Attenuated-familial-Adenoma-Syndrom"
 	
 Hamartomatöse Polyposissyndrome
 Peutz-Jeghers-Syndrom
 juvenile Polyposis
 Cowden-Syndrom
 Basalzellnävussyndrom
 Sotos-Syndrom (Ruvalcaba-Myhre-Smith-Syndrom)
	Cronkhite-Canada-Syndrom
	 inflammatorische Polyposis (Pseudopolypen)
	 lymphoide Polyposis
	    benigne lymphoide Polyposis
	    maligne Lymphome
	 Andere
	    lipomatöse Polyposis
	    hyperplastische Polyposis
	 Pneumatosis cystoides intestinalis

Trakt, vorwiegend im Dickdarm gekennzeichnet. Kolorektale Karzinome entwickeln sich bei nahezu allen Patienten im mittleren Lebensalter. Das Syndrom und seine Varianten (Gardner-Syndrom, Turcot-Syndrom) wird unten ausführlich beschrieben. Bei Patienten mit *erblichem nicht-polypösem Kolonkarzinom* (HNPCC) treten Polypen nicht häufiger auf. Sie scheinen aber aggressiver zu sein. Das Syndrom wird durch Defekte in Reparaturgenen verursacht (Kap. 51).

50.1.3
Ätiologie und Pathogenese

Die Ursachen der Entstehung von adenomatösen Kolonpolypen sind nicht bekannt. Wahrscheinlich spielen genetische Faktoren, aber auch exogene Einflüsse eine Rolle. Vor allem Nahrungsbestandteile werden hier angeschuldigt. Hinweise dafür können die unterschiedliche Inzidenzen von Adenomen bei nach Hawaii emigrierten Japanern sein. In der emigrierten Population steigt die Inzidenz der Adenome im Vergleich zu der genetisch verwandten Population in Japan.

■ **Exogene Faktoren.** Exogene Faktoren, die mit einer erhöhten Inzidenz von Kolonadenomen einhergehen, sind: Faserarme Kost, Bewegungsmangel, Fettsucht, Nikotingenuß. Die regelmäßige Einnahme von *Acetylsalicylsäure* (ASS) hat einen *protektiven Effekt*. In den Kolonadenomen werden wahrscheinlich vermehrt Prostaglandine (PGE_2) gebildet. Die Hemmung der Synthese bzw. die Induktion einer Apoptose durch nichtsteroidale Antiphlogistika werden als Mechanismen vermutet, durch die das Wachstum von Kolonadenomen verhindert werden kann. In Interventionsstudien wird z. Z. die Wirksamkeit der Einnahme von Abkömmlingen der nichtsteroidalen Antiphlogistika (z. B. Mesalazin) zur sekundären Prophylaxe von Kolonadenomen geprüft.

Als weitere Faktoren, die mit der Entstehung kolorektaler Adenome assoziiert sind, wurden der Zustand nach Ureterosigmoidostomie, die Akromegalie, die Arteriosklerose und die Infektion mit Streptococcus bovis beschrieben.

■ **Genetik.** Das von Vogelstein und Mitarbeitern vorgestellte Modell der Tumorentstehung kolorektaler Karzinome geht von einer Sequenz genetischer Ereignisse aus (s. Kap. 51). Sie beginnt bei normalem Epithel und setzt sich über das Stadium des Adenoms bis hin zum Karzinom fort. Die Kumulation genetischer Ereignisse führt zur Entwicklung des Adenoms und dann zur malignen Transformation. Diese Hypothese kann die Potenz zur malignen Entartung adenomatöser Polypen erklären.

Größere Adenome (>1 cm) weisen in über der Hälfte der Fälle Mutationen am *k-ras-Gen* auf. Mutationen im Bereich des *APC-Gens* stehen am Anfang der Entwicklung der Adenome. Das APC-Gen funktioniert vermutlich als Tumorsuppressorgen. Eine Suppressorfunktion hat auch das *DCC* (*d*eleted in *c*olon *c*ancer) auf dem Chromosom 18q. Bei fortgeschrittenen Adenomen finden sich ebenfalls Deletionen dieses Gens in etwa der Hälfte der Fälle, bei Kolonkarzinomen zu fast 75%. Deletionen des p53-Gens auf Chromosom 17 kennzeichnen kolorektale Karzinome. Sie treten nur selten in Adenomen auf (Kap. 7).

Die genetischen Grundlagen der familiären adenomatösen Polyposis wurden aufgeklärt. Dem Syndrom liegen Mutationen im APC-Gen zugrunde (s. unten). Das hereditäre nicht polypöse kolorektale Karzinom (HNPCC) wird durch defekte Reparaturgene verursacht (Kap. 51).

Vieles spricht dafür, daß Patienten mit sporadischen Polypen ebenfalls eine familiäre genetische Disposition aufweisen. Erstgradige Verwandte der Indexpatienten haben selbst ein erhöhtes Risiko zur Entwicklung von Kolonadenomen oder kolorektalen

Karzinomen. Es liegt zwei- bis dreifach über dem Risiko der Normalbevölkerung. Das Risiko steigt an, wenn bei der Indexperson ein Adenom im Alter von < 60 Jahren gefunden wurde.

50.1.4
Klinik

Kolorektale Polypen finden sich überwiegend im distalen Kolon, im Rektum und im Sigma. Diese Angabe bezieht sich auf alle Polypen. Adenomatöse Polypen sind nach neueren Untersuchungen in allen Abschnitten des Dickdarms gleich verteilt. Größere Adenome (d. h. > 1 cm) kommen jedoch häufiger im distalen Kolon vor. Etwa die Hälfte aller größeren Polypen wachsen distal der linken Flexur. Symptomatische Polypen sind ebenfalls vornehmlich distal lokalisiert.

Die Mehrzahl der Polypen ist kleiner als 1 cm. Etwa 10–15% der Adenome sind größer als 1 cm. Das Risiko der malignen Transformation korreliert mit der Größe und dem histologischen Typ (Tabelle 50.4).

Kleine Polypen, deren Größe 5 mm nicht übersteigt, werden als sog. *diminutive Polypen* abgegrenzt. Sie sind sehr häufig. Das Risiko der Entartung ist minimal. Hochgradige Dysplasien finden sich in weniger als 1% der diminutiven Polypen. Aufgrund dieser Beobachtungen haben Adenome von < 5 mm Größe nur eine geringe klinische Bedeutung.

Die adenomatösen Kolonpolypen verursachen selten Symptome. Gelegentlich können große Polypen zu Invaginationen oder zu Obstruktionen führen. Häufigstes Symptom ist die *Blutung*. Die sichtbare Hämtaochezie ist selten. Meistens handelt es sich um *okkulte Blutungen*, die mit dem Gujaktest nachgewiesen werden können. Nur große Polypen sind gelegentlich Ursache von Schmerzen, Stuhlunregelmäßigkeiten, Meteorismus und Koliken. Eine *sekretorische Diarrhö* mit lebensbedrohlichem Wasser- und Elektrolytverlust – insbesondere Kaliumverlust – wurde in sehr seltenen Fällen bei Patienten mit *villösen Adenomen* beobachtet. Es handelt sich dabei meist um sehr große und breitflächige villöse Adenome.

Tabelle 50.4. Größe der Adenome und Häufigkeit maligner Polypen

Polyp (cm)	<1	1–2	>2
tubulär [%]	1	10	35
tubulovillös [%]	4	7	46
villös [%]	10	10	53

50.1.5
Diagnostik

Adenomatöse Polypen verursachen nur selten Symptome. Ihre klinische Relevanz liegt in der Gefahr einer malignen Transformation. Abgesehen von den wenigen Fällen symptomatischer Polypen muß es das Ziel der Diagnostik sein, Adenomträger zu erfassen und die Polypen abzutragen. Damit läßt sich die Inzidenz des kolorektalen Karzinoms senken. Diese Maßnahme gehört zu den anerkannten Methoden der Krebsprävention, deren Effektivität in einer ausreichenden Anzahl von Studien belegt wurde. Am Anfang steht das Screening asymptomatischer Patienten (Test auf okkultes Blut in Verbindung mit der flexiblen Rektosigmoidoskopie).

Der Test auf *okkultes Blut* im Stuhl hat selbst nur eine geringe Sensitivität zum Nachweis von Adenomen. Erst ab einer Größe von 1 cm sind 20–40% der Adenome mit diesem Test zu erfassen. Er sollte einmal/Jahr vorgenommen werden.

Erbliche Formen von Polyposissyndromen können in der Anamnese erfragt werden. Dabei muß auch den extrakolischen Manifestationen dieser Erkrankungen Beachtung geschenkt werden (s. unten).

Endoskopie mit Gewebeentnahme

Die Diagnostik von Adenomen im Bereich des Kolons ist die Domäne der Endoskopie. Die flexible Sigmoidoskopie hat die starre Rektoskopie abgelöst. Mit diesem Verfahren können mehr als die Hälfte aller kolorektalen Polypen diagnostiziert werden, wenn der Übergang vom Sigma zum Colon descendens erreicht wird. Die Methode wird daher für die Früherkennung und Prävention kolorektaler Karzinome bereits bei asymptomatischen Personen ab dem 50. (45.) Lebensjahr empfohlen. Zu den Richtlinien für das Screening und das Vorgehen beim Nachweis von Adenomen vgl. Kap. 51.

Wenn im distalen Kolon Adenome vorhanden sind, soll eine hohe Koloskopie angeschlossen werden zum Ausschluß weiterer Adenome im proximalen Anteil. Ob dies auch für diminutive Polypen gilt, wird zum Teil kontrovers diskutiert. In den 1997 publizierten Empfehlungen amerikanischer Fachgesellschaften wird angeraten, diese Entscheidung individuell mit den Patienten zu besprechen. In einer neueren Untersuchung wurden bei Patienten mit diminutiven Polypen des distalen Kolons in hohem Prozentsatz weitere Adenome im proximalen Kolon nachgewiesen. Bei 4 von 137 Patienten wurde ein proximales Karzinom nachgewiesen. Diese Daten lassen es angeraten erscheinen, auch bei Patienten mit kleinen adenomatösen Polypen im distalen Kolon eine hohe Koloskopie durchzuführen. Allgemeine Empfehlungen gibt es noch nicht.

Makroskopische können die Polypen *breitbasig* aufsitzen (sessile Polypen), *gestielt* oder *tailliert* sein. Als seltenen Form, auch als Polyposis, wurden *flache Adenome* beschrieben, die meist eine zentrale Eindellung aufweisen. Sie können leicht übersehen werden.

Alle Polypen müssen *histologisch* untersucht werden. Sie sollen *immer vollständig abgetragen* werden. Nur so kann die hochgradige Dysplasie vom invasiven Karzinom abgegrenzt werden. Außerdem können dysplastische und karzinomatöse Anteile bei der Biopsie verfehlt werden. Die alleinige Biopsie mit der Biopsiezange ist ungenügend.

Lediglich kleine Polypen der Größe von < 0,5 cm können mit der Zange abgetragen werden. Bei größeren Polypen ist die vollständige Abtragung mit der Schlinge angezeigt. Das Risiko dieser Maßnahmen ist gering: Perforationen treten nach koloskopischer Polypektomie bei 0,3 %, Blutungen bei 0,5 % auf. Das *histologische Gutachten* muß eine Stellungnahme zu folgenden Kriterien enthalten:

- Grad der Dysplasie, ggf. Malignitätsgrad,
- Eindringtiefe,
- Lymphgefäßinvasion oder Venengefäßinvasion,
- Beurteilung invasives Karzinom/nichtinvasives Karzinom,
- Art des adenomatösen Gewebes (tubulär, villös, tubulovillös).

Liegt ein *invasives Karzinom* vor, ist die Wuchsform von Bedeutung. Bei gestielten Polypen reicht die Submukosa in den Stiel. Die Submukosa sessiler Polypen dagegen steht in direkter Kontinuität mit der Darmwandmukosa. Ein invasives Karzinom „beteiligt" in diesen Fällen die Darmwandmukosa. Dies gilt als eigenständiger Risikofaktor.

Radiologische Untersuchungen

Radiologische Untersuchungstechniken sind nur in besonderen klinischen Situationen angezeigt. Wenn die Endoskopie nicht durchgeführt werden kann oder kontraindiziert ist, soll ein Kontrasteinlauf in Doppelkontrasttechnik erfolgen. Die Sensitivität der Methode hängt allerdings von der Größe der Polypen ab. Andere Verfahren können in Fällen endoskopisch nicht faßbarer gastrointestinaler Blutungsquellen hilfreich sein (Angiographie, Szintigraphie).

Endoskopischer Ultraschall

Der endoskopische Ultraschall erlaubt es, das Stadium karzinomatöser Polypen im Rektum genauer zu bestimmen. Das weitere therapeutische Vorgehen kann dann in Abhängigkeit vom Stadium erfolgen. Andere Verfahren wie etwa die Hydrokolonsonographie haben sich bisher nicht durchgesetzt.

50.1.6
Differentialdiagnose

Aufgrund des endoskopischen Erscheinungsbildes kann die Entität der polypösen Wucherung und die Dignität nicht beurteilt werden. Dies gelingt nur am vollständig abgetragenen Polypen. Biopsien von größeren Polypen sind unzureichend. Eine Aussage, ob karzinomatöse Anteile im Polypen vorliegen, ist aufgrund einer Biopsie nicht sicher möglich.

Wichtigste *Differentialdiagnose* ist natürlich das manifeste *Karzinom*. Nur die Abtragung bzw. die Biopsie aus sehr großen, nicht endoskopisch abtragbaren Prozessen sind hier diagnostisch wegweisend.

Die Unterscheidung der verschiedenen Arten der Polypen (adenomatös, hyperplastisch, juvenil etc.) ist makroskopisch im Einzelfall nicht möglich. Differentialdiagnostisch muß auch an *submuköse Tumore* gedacht werden. Dazu zählen die lymphoide Hyperplasie, Lipome, Neurofibrome und andere. Die Lipome im Bereich des proximalen Kolons, vornehmlich im Zökum, können oft aufgrund ihres gelblichen Erscheinungsbildes makroskopisch abgegrenzt werden. Bei der Berührung mit der Zange bleibt nicht selten eine kleine Delle zurück („Kissenzeichen"). Nach tiefer Biopsie erkennt man gelbliches Fettgewebe. Eine Schlingenabtragung der Lipome im Zökum geht mit einem erhöhten Risiko der Perforation einher.

50.1.7
Therapie

Adenome verursachen nur selten Symptome. Ihre Therapie zielt in erster Linie auf die Prävention kolorektaler Karzinome. Die Abtragung der Polypen senkt die Rate des kolorektalen Karzinoms.

Endoskopische Polypektomie

Adenome < 0,5 cm können mit der Zange abgetragen werden. Größere Polypen werden mittels der *Schlingenabtragung* (Polypektomie) entfernt. Die weitere Behandlung und das folgende Vorgehen hängen von der Art des nachgewiesenen Gewebes ab. Zur Behandlung der Polyposissyndrome siehe unten. Patienten mit solitären hyperplastischen Polypen bedürfen keiner weitergehenden Therapie und Überwachung.

Werden adenomatöse Polypen im Rahmen einer Rektosigmoidoskopie im distalen Kolon entdeckt, so ist die hohe Koloskopie zum Ausschluß weiterer Adenome angezeigt (vgl. oben). Bei kleinen Polypen unter 5 mm, hohem Alter der Patienten und unauffälliger Familienanamnese kann diese Entscheidung individuell in Absprache mit dem Patienten getroffen werden.

Tabelle 50.5. Überwachungsstrategie bei individueller Anamnese eines kolorektalen Adenoms

Koloskopie mit Ektomie synchroner Polypen
Erste Kontrollkoloskopie
• Individuell kurzfristig (3–12 Monate) bei Polypen mit ⇒ invasivem Karzinom oder schwerer Dysplasie, ⇒ großen sessilen Polypen, ⇒ nicht gesicherter vollständiger Ektomie aller Polypen, ⇒ nicht gesicherter vollständiger Inspektion aller kolorektalen Segmente
• Nach drei Jahren bei hohem Risiko: Initial ≥ 3 Adenome oder Adenomdiagnose im Alter ≥ 60 Jahre und Eltern mit Anamnese eines KRK
• nach 5–6 Jahren bei niedrigem Risiko: Initial < 3 Adenome im Alter > 60 Jahre oder Adenomdiagnose im Alter ≤ 60 Jahre und Eltern ohne Anamnese eines KRK
Weitere Kontrollkoloskopien
• Falls erneut Adenomnachweis bei erster Kontrollkoloskopie: Intervalle wie bisher
• Falls kein Adenomnachweis bei erster Kontrollkoloskopie: Fünfjahresintervalle
Außerdem
• Jährlich Tests auf okkultes Blut im Stuhl

Eine Wiederholungsuntersuchung (vollständige Koloskopie) ist nach Ablauf von drei Jahren angezeigt. Wenn die Kontrollen negativ sind, können die weiteren Intervalle auf fünf Jahre verlängert werden (Tabelle 50.5). Immer muß die Überwachung den Lebensumständen und dem Allgemeinzustand der Patienten angepaßt werden.

Etwa ein Drittel der Patienten, bei denen Adenome entfernt wurden, entwickeln erneut adenomatöse Polypen. Die konsequente Abtragung adenomatöser Polypen geht mit einer Senkung der Inzidenz kolorektaler Karzinome einher. Daher gilt die *Polypektomie* als anerkannte Maßnahme der *Prävention kolorektaler Karzinome*. Gelegentlich bedarf es mehrerer endoskopischer Untersuchungen, um alle Polypen zu entfernen. Kleine Polypen werden in einer Häufigkeit von 3–5% übersehen.

Polypen in einer Größe bis etwa 3 cm lassen sich meist problemlos mit der Schlinge abtragen. Für größere breitbasig aufsitzende Polypen wird die sog. Peace-meal-Technik empfohlen. Allerdings kann histologisch nicht entschieden werden, ob der Polyp vollständig entfernt wurde. Daher muß in diesen Fällen in Abständen von 3 bis 6 Monaten kontrolliert werden, ob noch Reste des Polypen verblieben sind.

Kontraindikationen der Polypektomie sind hämorrhagische Diathese, florid-entzündliche Darmerkrankungen, schwere Allgemeinerkrankungen. Auf die Notwendigkeit einer *Endokarditisprophylaxe* muß geachtet werden.

Medikamentöse Therapie

Zur Zeit werden verschiedene Substanzen in Interventionsstudien zur sekundären Prophylaxe von Polypen geprüft. Bei der familiären adenomatösen Polyposis und bei sporadischen Adenomen wurden Regressionen der Polypen mit *Sulindac* beschrieben. In mehreren Studien wird der Einsatz dieses Medikamentes zur Behandlung z. Z. geprüft (s. unten). Komplette Rückbildung zweier villöser Adenome wurden bei einem Patienten unter Piroxicam beobachtet.

Operatives Vorgehen

Sehr große Polypen, deren endoskopische Entfernung zu risikoreich erscheint, sollten operativ entfernt werden. Besonders für sehr große rektale Polypen bietet sich der *transanale mikrochirurgische Eingriff* an. Mit diesem Verfahren können auch sehr große Polypen operiert werden.

Behandlung maligner Polypen

Eine Besonderheit stellen die malignen Polypen dar, die dem Karzinom im Stadium T1 entsprechen. Eine exakte Beurteilung des Tumorstadiums und der Risikofaktoren zur Metastasierung ist notwendig, um eine adäquate Behandlung maligner Polypen vorzunehmen.

Unter einem malignen Polypen versteht man (vgl. oben) adenomatöse Polypen, die Anteile eines invasiven Karzinoms enthalten. Der Begriff des invasiven Karzinoms impliziert, daß die Neoplasie jenseits der Muscularis mucosae in die Submukosa infiltriert. Der Begriff des Adenoms mit hochgradiger Dysplasie (oder Carcinoma in situ oder des intramukosalen Karzinoms) bezeichnet u. a. Läsionen, die die Muscularis mucosae nicht überschreiten. Ihr metastatisches Potential ist sehr gering. Die Begriffe Carcinoma in situ und intramukosales Karzinom sollten daher vermieden werden. Besser spricht man in diesen Fällen zur Abgrenzung zu malignen Polypen von einem *nichtinvasiven Karzinom* oder einer *hochgradigen Dysplasie*.

Häufig liegen in den Polypen auch Mischformen vor, bei denen adenomatöse Anteile mit Dysplasien neben karzinomatösen Bereichen vorkommen.

Polypen mit den Anteilen eines nichtinvasiven Karzinoms können endoskopisch entfernt werden. Eine weitere Therapie erübrigt sich. Die Patienten sollen lediglich endoskopisch überwacht werden.

Enthalten die Polypen Anteile eines *invasiven Karzinoms*, hängt das weitere Vorgehen von der histologischen Beurteilung der Polypen ab. Bei Polypen mit niedrigem Risiko genügt die endoskopische Abtragung. Ein niedriges Risiko bedeutet, daß der

Tabelle 50.6. Risikofaktoren maligner Polypen

Günstiger Ausgang – niedriges Risiko der Metastasierung	Ungünstig – erhöhtes Risiko der Metastasierung
Differenzierungsgrad G1–G2,	Differenzierungsgrad G3–G4
keine Invasion von Venen oder Lymphgefäßen,	Invasion von Venen oder Lymphgefäßen
Polypektomierand >2 mm tumorfrei,	Polypektomierand nicht tumorfrei
keine Invasion der Submukosa der Darmwand bei breitbasigen Polypen	„Beteiligung der Submukosa der Darmwand" bei breitbasigen Polypen

Erläuterung: Die Submukosa eines gestielten Polypens reicht in den Stiel hinein. Die Submukosa eines sessilen Polypen steht in Kontinuität mit der Darmwand. Die Infiltration der Submukosa eines gestielten Polypen ist daher seltener Ursache einer Metastasierung als bei einem breitbasigen Polypen. Daher gilt die Infiltration der Submukosa bei sessilen Polypen (Infiltration der Darmwand) als gesonderter Risikofaktor.

Abtragungsrand des Polypen mindestens 2 mm frei von karzinomatösen Anteilen ist, das Gewebe gut differenziert (G1–G2) ist und keine Lymphgefäßeinbrüche oder Venengefäßeinbrüche vorliegen. Die Kriterien zur Beurteilung maligner Polypen faßt Tabelle 50.6 zusammen.

Liegt einer der genannten Risikofaktoren vor, handelt es sich um einen malignen Polypen mit hohem Risiko. In diesen Fällen ist die chirurgische radikale Operation anzuschließen. Das gilt für: schlecht differenzierte Tumore (G3/G4), Nachweis von Gefäßeinbrüchen in Lymphe oder venöse Gefäße. Gleiches gilt, wenn karzinomatöse Anteile bis an den Absetzungsrand heranreichen. Die Infiltration der Submukosa bei breitbasigen, sessilen, Polypen impliziert eine Beteiligung der Darmwand (im Gegensatz zu gestielten Polypen, vgl. oben). Damit ist das Risiko einer Metastasierung erhöht.

Immer müssen bei diesen Patienten die Risiken eines chirurgischen Eingriffes gegen das Risiko einer Metastasierung abgewogen werden. Außerdem müssen der klinische Zustand und das Alter der Betroffenen mitberücksichtigt werden.

50.2
Familiäre adenomatöse Polyposis (FAP)

Die familiäre adenomatöse Polyposis ist eine dominant-erbliche Erkrankung. Sie ist gekennzeichnet durch das Auftreten multipler Adenome im Kolon, meist mehr als Hundert bis viele Tausend. Die Entwicklung eines kolorektalen Karzinoms ist nahezu unausweichlich. Es wird im Durchschnitt im Alter von 42 Jahren diagnostiziert. Die Entwicklung von Polypen beginnt meist jenseits der Pubertät.

Genetik

Anfang der 90er Jahre wurde das verantwortliche Gen identifiziert. Es wird APC(adenomatöse Polyposis coli)-Gen genannt. Eine Vielzahl verschiedener Mutationen wurden beschrieben. Sie erzeugen meist ein „stop-codon". Es wird dann ein bruchstückhaftes Protein („truncated protein") gebildet. Mutationen treten im gesamten Bereich des Gens auf. Keimzellmutationen finden sich meist in der ersten (5′) Hälfte des Genoms. Eine eindeutige Zuordnung des Genotyps zu bestimmten Phänotypen gelingt nicht, allerdings gibt es für einzelne Manifestationen bestimmte Prädilektionen der Mutationen (etwa für die kongenitale Hypertrophie des retinalen Pigmentepithels, CHRPE, s. unten).

Das Gen ist auf dem langen Arm des Chromosoms 5 (5q) lokalisiert. Die genaue Funktion des vom APC-Gen kodierten Proteins ist nicht bekannt. Möglicherweise spielt das Protein bei der Interaktion von Zellen, der Zelladhäsion, eine Rolle. Die *Häufigkeit* der FAP wird mit 1:5000 bis 1:7500 angegeben. Das APC-Gen erfüllt alle Kriterien eines *Tumorsuppressorgens*. Wenn ein Wildtyp-APC-Gen in Zell-Linien von Kolonkarzinomzellen eingeführt wird, wird das Wachstum der Zellen unterdrückt.

Die Adenome sind meist klein, oft < 5 mm. Sie entwickeln sich langsam und nehmen mit zunehmendem Alter an Zahl zu. Karzinome können gleichzeitig an mehreren Stellen auftreten.

50.2.1
Extrakolische Manifestationen

Die familiäre adenomatöse Polyposis kann mit einer Reihe von extrakolischen Manifestationen einhergehen. Tabelle 50.7 zeigt das Spektrum der Symptome. Die Erkrankung wird dann auch als *Gardner-Syndrom* bezeichnet. Ursprünglich wurde dieses Syndrom als eine *Trias* aus *kolorektaler Polyposis*, *Knochentumoren* (Schädel, Mandibula) und *Desmoidtumoren* beschrieben. Auch bei dieser Variante der Erkrankung findet sich ein Defekt am APC-Gen. All dies kann die gleiche Mutation die klassischen FAP als auch ein Gardner-Syndrom verursachen.

Tabelle 50.7. Manifestationen der familiären adenomatösen Polyposis und der Varianten des Gardner- und Turcot-Syndroms

Kolon	Adenome, Polyposis coli, Karzinome
Ileum, Jejunum	Adenome, lymphoide Hyperplasie
Duodenum	Adenome, Karzinome, periampulläre Tumore
Magen	Adenome, Karzinome (selten), Polyposis der Fundusdrüsen, Karzinoide
Mandibula	Osteome
Schädel	Osteome
Retina	Hypertrophie des retinalen Pigmentepithels (CHRPE)
Zähne	Impaktationen, zusätzliche Zahnanlagen
Abdomen – mesenterial	Desmoidtumore (Gardner-Syndrom)
Weichteilgewebe	Lipome, Fibrome, Epidermoidzysten
Gehirn	Tumore (Medulloblastome, Turcot-Syndrom)
Leber, Gallenwege	Adenome und Karzinome
Schilddrüse	Papilläres Karzinome
Nebenniere	Adenome Karzinome

Zu den extrakolischen Manifestationen des *Gardner-Syndroms* zählen: *Osteome* der Mandibula und des knöchernen Schädels, der langen Röhrenknochen, *Tumore der Weichteilgewebe*, zusätzliche Zahnanlagen, Adenome der Nebennieren, Schilddrüsenkarzinome, Dünndarmtumore, Weichteiltumore, Fibrome, Lipome, Epidermoidzysten. Als Besonderheit des Gardner-Syndroms, die in einer Häufigkeit von 4–30 % der Patienten gefunden wird, sind Desmoidtumore. Es handelt sich dabei um eine diffuse Bindegewebsvermehrung im Mesenterium. Eine charakteristische Mutation des APC-Gens, die mit dieser Komplikation einhergeht, wurde bisher nicht identifiziert. Nach den bösartigen Tumoren sind die Desmoidtumore die zweithäufigste letale Komplikation dieser Erkrankung. Operative Eingriffe im Abdomen scheinen das Risiko der intraabdominalen Bindegewebsvermehrung zu erhöhen. Daher müssen die Indikationen zu operativen Eingriffen bei diesen Patienten zurückhaltend gestellt werden. Nichtsteroidale Antiphlogistika, Sulindac oder Tamoxifen und Progesteron, sollen die Entwicklung der Desmoidtumore günstig beeinflussen. Größere Therapiestudien gibt es jedoch nicht.

Bei der überwiegenden Mehrzahl der Patienten mit familiärer adenomatöser Polyposis und der Variante des Gardner-Syndroms finden sich ebenfalls *Tumore* und *Polypen* im *oberen Gastrointestinaltrakt*. Bei den Polypen im Magen handelt es sich meist um nichtneoplastische Fundusdrüsenpolypen. Sie zeigen keine epithelialen Dysplasien. Bisher wurde nur ein Fall dokumentiert, bei dem aus diesen Polypen der Fundusdrüsen sich ein Karzinom entwickelte (im Rahmen einer „attenuated familial adenomatous polyposis", vgl. unten). Adenome im Magen sind selten.

Im *Duodenum* entwickeln allerdings ein Teil Patienten mit FAP *Adenome*. Sie finden sich meist in der *periampullären Region* und können zur Obstruktion der Gallenwege und des Pankreasgangs führen. Das Risiko zur Ausbildung periampullärer Karzinome ist erhöht. Bei diesen Patienten scheint die Proliferation der Zellen der Duodenalschleimhaut erhöht. Nach Kolektomie von FAP-Patienten sind Adenokarzinome des oberen Gastrointestinaltraktes und der periampullären Region die häufigste maligne Erkrankung dieser Patienten. In einzelnen Familien können sehr viele Polypen im oberen Magen-Darm-Trakt und nur wenige im Kolon vorkommen.

Bei einem Teil der Patienten mit FAP findet sich eine *kongenitale Hypertrophie des retinalen Pigmentepithels* (CHRPE). Diese Veränderung wurde früher nur den Patienten mit Gardner-Syndrom zugeschrieben. Sie findet sich überwiegend beidseitig. Patienten mit Keimzellmutation des APC-Gens im proximalen Anteil (bis Exon 9) haben niemals eine CHRPE, wohingegen Patienten mit Mutationen im distalen Bereich (nur bis Kodon 1445) des Genes regelhaft die Veränderung aufweisen. Die CHRPE ist charakterisiert durch *eiförmige Läsionen mit Pigmentierungen*, die bei der routinemäßigen Funduskopie entdeckt werden können. Sie führt zu keinerlei Symptomen bei den Patienten. Sie hat jedoch *diagnostischen Wert*. Sofern sie sich bei Indexpatienten nachweisen läßt, kann sie zur Untersuchung bisher asymptomatischer Verwandter herangezogen werden. Genträger zeigen die Veränderung bereits in frühem Kindesalter.

Gelegentlich erkranken Patienten mit adenomatöser Polyposis an *Hirntumoren*. Die Kombination beider Manifestation wird traditionell als *Turcot-Syndrom* bezeichnet. Genetisch konnte das Syndrom zum einen der FAP zugeordnet werden, in einem anderen Teil der Fälle liegt eine Variante des hereditären nichtpolypösen Kolonkarzinoms (HNPCC, s. dort) vor. Die Betroffenen mit APC-Genmutationen scheinen vorwiegend *Medulloblastome* aufzuweisen. *Glioblastome* treten eher bei Patienten auf, die dem HNPCC zuzurechnen sind.

Bei einigen Varianten der FAP treten nur wenige Polypen von unter Hundert bis einigen Tausend auf.

Tabelle 50.8. Diagnostik und Früherkennung bei Patienten mit familiärer adenomatöser Polyposis

- Anamnese: familiäres Dickdarmkarzinom (?), Polyposis (?)
- Sigmoidoskopie aller erstgradigen Verwandten von Patienten mit FAP (inklusive der Varianten Gardner-Syndrom, Turcot-Syndrom)
  Beginn der Kontrollen ab dem 12. Lebensjahr, dann alle 1 bis 2 Jahre bis zum Alter von 40, danach alle 3 Jahre Im Alter von etwa 20 Jahren soll bei Betroffenen der Dickdarm entfernt werden (s. Text).
  bei Verdacht auf ein „attenuated flat adenoma syndrome" soll eine hohe Koloskopie durchgeführt werden wegen oft rechtsseitigem Befalls;
- Liegt beim Indexpatienten eine kongenitale Hypertrophie des retinalen Pigmentepithels (CHRPE) vor, können betroffene Verwandte leicht durch ophthalmologische Untersuchungen erkannt werden.
- Genetische Beratung und ggf. molekulargenetische Untersuchung erstgradiger Verwandter
- Endoskopie des oberen GI-Trakts ab ca. 20 Jahre, wenn nur wenige Polypen, Wiederholung alle 2–3 Jahre, bei ausgeprägter Beteiligung des oberen GI-Trakts Kontrolle alle 6–12 Monate. Die Untersuchungen sollten auch einen endoskopischen Ultraschall der Papillenregion umfassen.
- Bei Patienten mit anamnestischen Hinweisen auf extrakolische Beteiligung und erstgradigen Verwandten: ggf. Untersuchung von Abdomen (Desmoidtumore!) oder Gehirn (Turcot-Syndrom) mit bildgebenden Verfahren.

Dieses Syndrom wird als *„attenuated familial adenomatous polyposis"* bezeichnet. Es wurde eine Gruppe von Patienten beschrieben, bei denen eine geringe Zahl von flachen Polypen zu finden ist. Diese Patienten haben ein erhöhtes Risiko zur Entwicklung von Tumoren im oberen und unteren Gastrointestinaltrakt. Kolonkarzinome treten im Schnitt jedoch später als bei Patienten mit klassischer FAP, erst im Alter von 55 Jahren auf.

50.2.2
Epidemiologie

Die Erkrankung ist sehr selten. Weniger als 1% der kolorektalen Karzinome sind der adenomatösen Polyposis zuzurechnen.

50.2.3
Ätiologie und Pathogenese

Der Erkrankung liegt eine Veränderung im APC-Gen zugrunde (s. oben). Das Genprodukt funktioniert als Tumorsuppressor. Es spielt vermutlich eine Rolle bei der Zelladhäsion und beim Aufbau des Zytoskeletts.

50.2.4
Klinik

Die Bedeutung der Erkrankung liegt in dem erhöhten Risiko zur Entwicklung multipler Karzinome. Als Symptome können gastrointestinale Blutungen, Durchfälle und abdominale Schmerzen auftreten.

50.2.5
Diagnostik

Ziel der Diagnostik ist es, asymptomatische Genträger vor Auftreten von Karzinomen zu erfassen. Erster Schritt zur Diagnose ist die *Familienanamnese*. Falls bei den Indexpatienten eine kongenitale Hypertrophie des retinalen Pigmentepithels (CHRPE) vorliegt, können *ophthalmologische Untersuchungen* die Diagnose bei asymptomatischen Angehörigen stellen lassen. Ab dem 12. *Lebensjahr* werden regelmäßige Rektosigmoidoskopien angeraten. Die Wiederholung der Untersuchung ist alle 2 Jahre angezeigt, sofern Polypen gefunden wurden. Ist sie unauffällig, soll alle 3 Jahre bis zum Alter von etwa 40 Jahren kontrolliert werden.

Bei Patienten mit nachgewiesener Polyposis soll zusätzlich alle 1 bis 3 Jahre der *obere Gastrointestinaltrakt endoskopisch* untersucht werden. Dazu zählt auch ein *endoskopischer Ultraschall der periampullären Region* zur Früherkennung periampullärer Karzinome. Tabelle 50.8 gibt eine Übersicht über die Maßnahmen zur Diagnostik und Überwachung bei Patienten mit FAP.

Der direkte Nachweis der Mutation im APC-Gen ist sehr aufwendig. Sofern er beim Indexpatienten gefunden wurde, erleichtert dies den Nachweis der Mutation bei asymptomatischen Verwandten. Es wurde ein In-vitro-Assay entwickelt, der den Nachweis des bruchstückhaften Genproduktes erlaubt. Er scheint eine hohe Sensitivität bei der Diagnostik zu haben. Für diese Untersuchungen empfiehlt es sich, die Patienten an ein Zentrum zu überweisen.

Der Sinn der genetischen Untersuchung liegt darin, asymptomatischen Verwandten die Untersuchungen zum Screening zu ersparen. In allen Fällen müssen die jeweiligen ethischen und rechtlichen Aspekte berücksichtigt werden und mit den Personen, die sich einer genetischen Analyse unterziehen möchten, ausführlich besprochen werden.

50.2.6
Therapie

Die sichere Prophylaxe der kolorektaler Karzinome gelingt alleine durch die Entfernung des Dickdarms. Sie ist von Ausnahmen abgesehen nach Vollendung der zweiten Lebensdekade indiziert.

Mehrere operative Verfahren stehen zur Verfügung. Früher galt als Standard die totale Proktokolektomie mit konventioneller Ileostomie. Vielen Patienten scheint dies in jungen Jahren unzumutbar.

Alternativ kann ein ileoanaler Pouch angelegt werden. Als weitere Alternative bietet sich die Kolektomie mit Proktomukosektomie an. Nach alleiniger Kolektomie entwickeln bis zu $^3/_4$ der Patienten im Verlauf rektale Karzinome. Welches Verfahren gewählt wird, muß mit dem Patienten besprochen werden. Falls rektale Schleimhaut verbleibt, sollten sich die Patienten engmaschigen Kontrolluntersuchungen in Abständen von 3–6 Monaten unterziehen. Alle Adenome müssen endoskopisch abgetragen werden. Ob die Gabe von Sulindac das Auftreten von Polypen im Rektum nach alleiniger Kolektomie verhindern kann, ist z. Z. Gegenstand von Studien.

Patienten mit dieser Erkrankung sollten zur Operation in ein Zentrum überwiesen werden, das über große Erfahrungen mit diesem Krankheitsbild verfügt. Die Operation sollte nach Abschluß der Pubertät am Ende der 2. Lebensdekade durchgeführt werden. Das Auftreten von Karzinomen im Kindesalter ist sehr selten.

Auch nach Kolektomie besteht weiterhin das Risiko, daß sich Karzinome im oberen Gastrointestinaltrakt entwickeln. Daher müssen die Kontrollen im Bereich des oberen Gastrointestinaltrakts lebenslang durchgeführt werden.

Medikamentöse Therapie

Das nichtsteroidale Antiphlogistikum Sulindac kann zur Regression kolorektaler Adenome führen. Es wirkt über die Hemmung der Cyclooxygenase (Prostaglandinsyntase). Für die Adenomregression ist vermutlich die Hemmung der COX-2 verantwortlich. Ob die medikamentöse Therapie und in welchen Fällen sie bei der Behandlung der familiären adenomatösen Polyposis indiziert ist, ist z. Z. Gegenstand von Studien.

Bei Patienten mit Gardner-Syndrom sind Indikationen zu operativen Eingriffen mit besonderer Zurückhaltung zu stellen. Operationen können das Wachstum von Desmoidtumoren auslösen. Bei diesen Patienten könnte die Behandlung mit Sulindac besonders vorteilhaft sein. Wenn immer möglich, sollten die Patienten mit dieser Erkrankung in die laufenden Therapiestudien eingebracht werden und ggf. an Zentren überwiesen werden.

Da es sich bei den Polypen im Magen meist nicht um adenomatöse Polypen handelt, müssen sie nicht abgetragen werden. Eine regelmäßige Überwachung ist notwendig. Adenome im Bereich des Duodenums sollten endoskopisch entfernt werden. Besonders die Adenome in der periampullären Region. Eindeutige Therapieempfehlungen gibt es nicht. Die Patienten sollten sofern Adenome im Bereich der Ampulla Vateri nachgewiesen sind, in einem endoskopischen Zentrum vorgestellt werden.

50.3 Nichtneoplastische Polypen

50.3.1 Hyperplastische Polypen

Neben den adenomatösen Polypen kommen im Kolon an zweithäufigster Stelle hyperplastische Polypen vor. Sie können makroskopisch nicht von Adenomen unterschieden werden. Das Epithel besteht aus gut differenzierten Becherzellen und resorptiven Zellen. Dysplasien kommen nicht vor. Allerdings wurden in hyperplastischen Polypen auch Mutationen des K-ras-Gens gefunden. Eine Sequenz der Entwicklung von Karzinomen wurde in seltenen Fällen postuliert. Die klinische Bewertung dieser Befunde steht noch aus.

Im Mikroskop zeigen die Polypen eine charakteristische papilläre Textur. Sie entarten nicht. Allerdings kommen in etwa 10 % hyperplastischer Polypen auch adenomatöse Anteile vor. Sie gelten als Foci, in denen Gewebe maligne transformieren können.

Hyperplastische Polypen sind häufig. Sie werden in etwa 10 % aller Patienten im Alter von 50 Jahren angetroffen. Sie sind überwiegend im distalen Kolon lokalisiert und meist kleiner als 5 mm.

Hyperplastische Polypen verursachen fast nie Symptome. Da sie makroskopisch nicht leicht von Adenomen zu unterscheiden sind, müssen sie zum Ausschluß von adenomatösem Gewebe entfernt werden. Weitere diagnostische Maßnahmen erübrigen sich. Eine hyperplastische Polypose ist beschrieben. Die Gefahr einer malignen Transformation wird trotz neuerer Befunde als gering eingeschätzt. Weitere diagnostische Maßnahmen erübrigen sich.

50.3.2 Peutz-Jeghers-Syndrom

Eine besondere Form der *hamartomatösen Polypen* stellt der Peutz-Jeghers-Polyp dar. Er ist charakterisiert durch eine baumartige Aufzweigung glatter Muskulatur, die in Verbindung steht mit der Muscularis mucosae. Zur Oberfläche der Polypen hin verjüngen sich die Stränge der glatten Muskulatur. Diese Form der Polypen tritt fast ausschließlich in Form der Peutz-Jeghers-Polyposis auf.

Die genetischen Grundlagen des dominant vererbten Peutz-Jeghers-Syndroms wurden erst kürzlich beschrieben. Dem Syndrom liegt ein *Defekt* auf dem kurzen Arm des *Chromosoms 19p* zugrunde. Es handelt sich um ein Gen, das eine Proteinkinase codiert.

Da die Erkrankung mit einem erhöhten Risiko zur Entwicklung von Malignomen einhergeht, gilt sie als das erste Syndrom mit Disposition von Malignomen, das auf diese Art eines Gendefektes zurückzuführen ist. Die Krankheit ist charakterisiert durch das Auftreten der Polypen vom Peutz-Jeghers-Typ vorwiegend im Dünndarm, aber auch in Magen und Kolon. Zusätzlich treten schon nach der Geburt Pigmentationen im Bereich der bukkalen Schleimhaut, an Händen und Füßen, um den Mund herum und um Nase und Lippen auf.

Peutz-Jeghers-Polypen können durch ihre Größe zu *Invaginationen* führen. Gelegentlich verursachen sie *gastrointestinale Blutungen* oder chronische Blutverluste. Die erhöhte Inzidenz gastrointestinaler Tumore im Bereich des Kolons, Duodenums, Jejunums und Ileums wird auf Anteile von adenomatösem Gewebe in den Polypen zurückgeführt. Bis zu der Hälfte der Patienten, die von dem Syndrom betroffen sind, entwickeln bis zum Alter von 50 Jahren ein Karzinom. Zusätzlich zu gastrointestinalen Tumoren treten vermehrt *Ovarialkarzinome* und *Hodentumore* auf. Tumoren der Gallenwege, der Gallenblase und des Pankreas kommen vor. Es gibt keine allgemein anerkannten Richtlinien für die Früherkennung. Regelmäßige (alle 3–5 Jahre) endoskopische Untersuchungen des oberen und unteren Gastrointestinaltraktes werden angeraten. Polypen im Bereich des Dickdarmes sollten abgetragen werden zur histologischen Untersuchung. Die Vorsorge muß außer den genannten endoskopischen Untersuchungen Röntgenuntersuchungen des Dünndarms, Beckenultraschall von Mädchen und Frauen sowie die Untersuchung der Gonaden bei Jungen einschließen.

Die Pigmentveränderung entsprechen Melaninablagerungen. Abgesehen von den bukkalen Veränderungen verschwinden sie meist mit der Pubertät.

50.3.3
Juvenile Polyposis und juvenile Polypen

Juvenile Polypen sind charakterisiert durch ein überschießendes Wachstum der Lamina propria und zystische Drüsen, wobei die Textur von normalem Epithel bedeckt ist. Das Stroma der Polypen enthält viele vaskuläre Strukturen, so daß die Gefahr von Blutungen erhöht ist. Gelegentlich können die Polypen adenomatöse Anteile enthalten. Die Deletion eines neuen Tumorsuppressorgens auf Chromosom 10 wurde in Gewebe juveniler Polypen entdeckt (10q22).

Die Polypen können einzeln auftreten. Sie sind dann vorwiegend im Rektum anzutreffen und betreffen Kinder. Sie sind oft gestielt und können prolabieren. Die Abtragung juveniler Polypen wird daher angeraten. Im Rektum werden sie meist im Rahmen eines kleinen chirurgischen Eingriffs transanal entfernt. Einzelne juvenile Polypen gehen nicht mit dem erhöhten Risiko einer malignen Transformation einher.

Bei der familiären juvenilen Polyposis ist jedoch das Risiko, an Dickdarmkrebs zu erkranken, gesteigert. Die *familiäre juvenile Polyposis coli* ist auf den Dickdarm beschränkt. Es sind außerdem eine *familiäre juvenile Polyposis des Magens* und eine *generalisierte juvenile Polyposis*, bei der der ganze Gastrointestinaltrakt betroffen ist, beschrieben. Magenkarzinome treten auch bei der familiären juvenilen Polyposis des Magens nicht häufiger auf.

Die Diagnose wird anamnestisch und endoskopisch gestellt. Die regelmäßige Überwachung (Koloskopie!) der Betroffenen wird angeraten. Während die adenomatöse Polyposis coli sich erst jenseits der Pubertät zu manifestieren pflegt, führt die juvenile Polyposis schon während der Kindheit zu Symptomen. Symptome sind gastrointestinale *Blutungen, Invaginationen und Obstruktionen*. Sofern im Magen gemischte juvenile, hyperplastische und adenomatöse Polypen vorkommen, sind auch Magenkarzinome beschrieben.

Liegen sehr viele juvenile Polypen im Kolon vor, muß auch eine subtotale Kolektomie in Betracht gezogen werden. Aufgrund der Familienanamnese kann das Spektrum der beteiligten Regionen (oberer Gastrointestinaltrakt, gesamter Gastrointestinaltrakt, ausschließlich Kolon) erfragt werden. Die Überwachung und Früherkennung muß sich danach ausrichten.

50.3.4
Cowden-Syndrom

Beim Cowden-Syndrom handelt es sich um ein hamartomatöses Polyposissyndrom mit dominantem Vererbungsmodus. Es treten an vielen Organen hamartomatöse Veränderungen auf: im Bereich der Mundschleimhaut, der Hautanhangsgebilde sowie Polypen in Magen, Dünndarm und Kolon. Die Polypen im Kolon zeichnen sich durch eine Proliferation von Gewebe aus der Muscularis mucosae aus. Die Krankheit ist assoziiert mit Brustkrebs, Schilddrüsenkrebs und einem mäßig erhöhten Risiko für kolorektale Karzinome. Sie wird autosomal-dominant vererbt. Diagnostisch wegweisend sind Trichilemmome im Gesichtsbereich.

50.3.5
Sehr seltene familiäre hamartomatöse Polyposissyndrome

Eine Variante des Peutz-Jeghers-Syndrom könnte das sog. *Sotos-Syndrom* sein, das auch als *Ruvalcaba-*

Myhre-Smith-Syndrom bezeichnet wird. Hamartomatöse Polypen im Gastrointestinaltrakt sind mit Pigmentveränderungen am Penis und anderen Entwicklungsabnormalitäten assoziiert.

Kürzlich wurde eine Familie mit einer erblichen Polyposis des Kolons beschrieben, bei der als dominanter Typ atypische juvenile Polypen, aber auch Adenome und hyperplastische Polypen vorkommen. Ob es sich um eine Variante der juvenilen Polyposis oder um ein neues, als hereditäres *„mixed polyposis syndrome"* bezeichnetes Krankheitsbild handelt, bleibt abzuwarten.

50.3.6
Cronkhite-Canada-Syndrom

Das erworbene, nicht erbliche Syndrom tritt bei Patienten in höherem Lebensalter auf (ca. 60 Jahre). Als Symptome treten *chronische Diarrhö* und eine *eiweißverlierende Enteropathie* auf. In der Mehrzahl der Patienten finden sich gastrointestinale *Polypen*. Es handelt sich dabei um hamartomatöse Veränderungen, die wie die juvenilen Polypen als Retentionspolypen imponieren. Die Gefahr der malignen Transformation gilt als sehr gering. Das Syndrom tritt in Verbindung mit extrakolischen Manifestationen auf: Alopezie, Hyperpigmentationen, Glossitis, Hämatochezie, Malabsorptionssyndrom, Gewichtsverlust, Malnutrition, trophische Veränderungen der Fingernägel.

Die Malabsorption schreitet fort. Eine sichere medikamentöse Therapie gibt es bislang nicht. Kortikosteroide, Antibiotika und anabole Steroide wurden therapeutisch eingesetzt. Wichtigster Faktor bei den Patienten, bei denen die Erkrankung ausheilte, scheint eine *intensive Ernährungstherapie* (enteral und parenteral) zu sein. Elektrolytersatz und die Gabe von Vitaminen und Mineralien sind notwendig. Die Krankheit gilt als erworbenes Polyposissyndrom, sie ist nicht erblich.

50.4
Inflammatorische Polypen

Entzündungen im Kolon und die ablaufenden Heilungsprozesse können regeneratorische Epithelhyperplasien, die wie Polypen erscheinen, hervorrufen. Gelegentlich werden sie auch als *Pseudopolypen* bezeichnet. Histologisch sieht man die Entzündung und Granulationsgewebe. In der Phase der Abheilung kann der Polyp histologisch wie eine normale Mukosa imponieren. Die Schwierigkeit bei der Beurteilung besteht darin, daß diese Veränderungen im Rahmen chronisch-entzündlicher Erkrankungen auftreten können, die per se mit einem erhöhten Risiko einer malignen Transformation einhergehen, wie etwa die Colitis ulcerosa und die Schistosomiasis. Die Unterscheidung gelingt makroskopisch nicht mit Sicherheit.

50.5
Submuköse Polypen

Eine Reihe von submukösen Veränderungen können als Kolonpolypen imponieren. Die *Colitis cystica profunda* ist eine seltene Erkrankung, die sich vorwiegend im Enddarm auftritt. Submukös finden sich schleimgefüllte Drüsen. Die Erkrankung soll mit einer Colitis ulcerosa assoziiert sein. Dysplasien finden sich nicht. Die Erkrankung muß abgegrenzt werden von karzinomatösen Veränderungen. Möglicherweise spielen Heilungsprozesse nach Eingriffen oder chronische Entzündungen bei ihrer Entstehung eine Rolle. Es wurden auch Zusammenhänge mit dem solitären Rektumulkus diskutiert. Gleiche pathogenetische Entstehungsmechanismen werden diskutiert.

Bei der *Pneumatosis cystoides intestinalis* bilden sich luftgefüllte Zysten in der Submukosa. Die Zysten kollabieren nach Aspiration mit einer Sklerotherapienadel. Gelegentlich verursachen sie Symptome wie eine Kolitis. Die Erkrankung tritt u.a. mit ischämischer Darmerkrankung oder mit entzündlichen Darmerkrankungen auf. Möglicherweise spielen dabei Bakterien eine Rolle. Dieser Entstehungsmechanismus wird auch bei der nekrotisierenden Enterokolitis im Kindesalter angenommen, bei der sich Pneumatosis ebenfalls vorkommt. Im Erwachsenenalter kann sie auch asymptomatisch auftreten. Zusammenhänge mit chronisch-entzündlichen Lungenerkrankungen sind beschrieben. In diesen Fällen führt eine Sauerstofftherapie zur Auflösung der Zysten. Die Pathogenese ist nicht geklärt (Kap. 39).

Submuköse *hypertrophierte Lymphfollikel* können ebenfalls das Erscheinungsbild von Polypen haben. Ebenso die seltenen malignen Lymphome im Dickdarm. Bei der multiplen lymphomatösen Polyposis des Gastrointestinaltraktes treten polypenartige Veränderungen auf. Die Erkrankung gilt als Äquivalent des Mantelzell-Lymphoms und zählt zu den malignen Non-Hodgkin-Lymphomen. Karzinoide und andere maligne Tumore, die submukosal wachsen können, können Polypen vortäuschen.

50.6
Benigne Tumoren des Dickdarms

■ **Noduläre lymphoide Hyperplasie.** In Abschnitten des Gastrointestinaltraktes kommt es beetartig zur Ausbildung kleiner breitbasiger polypoider Knoten, die kaum größer als 5 mm messen. Es handelt sich dabei um hyperplastische Lymphfollikel. Die Krankheit kann spontan, vornehmlich im Kindesalter auftreten. Sie bleibt meist symptomlos. Sie kann auch mit einer Hypogammaglobulinämie, einem isolierten Immunglobulin A-Mangel, einer Lambliasis und einer HIV-Infektion assoziiert sein. Eine Therapie ist meist nicht notwendig. Wichtig ist die Unterscheidung zu anderen malignen Lymphomen. Gelegentlich kann ein gastrointestinaler Blutverlust durch die Erkrankung verursacht sein.

■ **Lymphoide Polypen.** Lymphoide Polypen bestehen aus dichten lymphoiden Infiltrationen der Lamina propria. Sie treten vorwiegend im Rektosigmoid als einzelne Polypen, aber gelegentlich auch zahlreich auf. Eine Assoziation mit spezifischen Infekten wurde bisher nicht beschrieben. Sie verursachen nur selten Symptome, sie können jedoch zu rektaler Blutung, Verstopfung oder Diarrhö führen. Die Abtragung ist angezeigt zur Unterscheidung von adenomatösen Polypen.

■ **Lipome.** Lipome treten vorwiegend im Ileozäkalbereich auf. Die Inzidenz wird mit 0,2 bis 0,8 % angegeben. Nur wenn sie sehr groß werden, können sie Symptome verursachen. Bei der Koloskopie erscheinen sie meist sehr glatt und gelblich durchscheinend. Es empfiehlt sich, bei der Endoskopie die Polypen mit der Zange zu berühren. Oft bleibt ein kissenartige Eindellung zurück. Multiple Biopsien sind sinnvoll, um ein Adenom auszuschließen. Sie müssen nicht abgetragen werden. Die Abtragung im Bereich des Zökums kann risikoreich sein, da es hier leichter zu Perforationen kommt.

Leiomyome des Kolons sind sehr selten. Ihre Bedeutung liegt in der Unterscheidung von malignen Veränderungen.

Seltene gutartige Tumore sind die *Lymphangiome, Hämangiome, Fibrome* und *Neurofibrome.* Zur Unterscheidung von malignen Veränderungen ist eine tiefe Biopsie oder eine komplette Exzision notwendig.

Literatur

Bala S, Wünsch PH, Ballhausen WG (1997) Childhood hepatocellular adenoma in familial adenomatous polyposis: mutations in adenomatous polyposis coli gene and p53. Gastroenterology 112:919-922

Caspari R, Friedl W, Böker T, Augustin A, Mandl M, Jaeger K et al. (1993) Prädiktive Diagnostik bei familiärer adenomatöser Polyposis: Bewertung der ophthalmologischen und molekulargenetischen Methoden. Z Gastroenterol 31:646-652

Fearon ER, Vogelstein B (1990) A genetic model for colorectal tumorigenesis. Cell 61:759-767

Frühmorgen P (1994) Richtlinien für endoskopische Untersuchungen bei kolorektalen Polypen. Z Gastroenterol 32: 371-347

Giardiello FM, Welsh SB, Hamilton SR (1987) Increased risk of cancer in Peutz-Jeghers syndrome. N Engl J Med 316: 1511-1514

Giardiello FM, Hamilton SR, Krush AJ, Piantadosi S, Hylind LM, Celano P (1993) Treatment of colonic and rectal adenomas with sulindac in familial adenomatous polyposis. N Engl J Med 328:1313-1316

Giovannucci EK, Egan KM, Hunter DJ, Stampfer MJ, Colditz CA, Willett WC et al. (1995) Aspirin and the risk of colorectal cancer in women. N Engl J Med 333:609-614

Gowen FG (1996) Complete regression of villous adenomas of the colon using piroxicam, a nonsteroidal anti-inflammatory drug. Dis Colon Rectum 39: 101-2

Groden J, Thliveris A, Samowitz W, Carlson M, Gelbert L, Albertsen H et al. (1991) Identification and characterization of the familial adenomatous polyposis coli gene. Cell 66: 589-600

Hamilton SR, Liu B, Parsons RE, Papadopoulos N, Jen J, Powell S et al. (1995) The molecular basis of Turcot's syndrome N Engl J Med 332:839-847

Hemminki A, Markie D, Tomlinson I, Avizienyte E, Roth S, Loukola A et al. (1998) A serine/threonine kinase defective in Peutz-Jeghers syndrome. Nature 391:184-187

Jacoby RF, Schlack S, Cole CE, Skarbek M, Harris C, Meisner LF (1997) A juvenile polyposis tumor suppressor locus at 10q22 is deleted from nonepithelial cells in the lamina propria. Gastroenterology 112:1398-1403

Jenne DE, Reimann H, Nezu JI, Friedel W, Loff S, Jeschke R et al. (1998) Peutz-Jeghers syndrome is caused by mutations in a novel serine threonine kinase. Nature genetics 18:38-43

Kinzler KW, Nilbert MC, Su LK et al. (1991) Identification of FAP locus genes from chromosome 5q21. Science 253:661-665

Lynch HT, Smyrk TC, Watson P, Lanspa SJ, Lynch JF, Lynch PM et al. (1993) Genetics, natural history, tumour spectrum, and pathology of hereditary nonpolyposis colorectal cancer: an updated review. Gastroenterology 104:1535-1549

Leggett BA, Young JP, Biden K, Buttenshaw RL, Knight N, Cowen AE (1997) Severe upper gastrointestinal polyposis associated with sparse colonic polyposis in a familial adenomatous polyposis family with an APC mutation at codon 1520. 41:518-21

Limberg B (1992) Diagnosis and staging of colonic tumours by conventional abdominal sonography as compared with hydrocolonic sonography. N Engl J Med 327:65

Matshuhashi N, Nakajima A, Fukushima y, Yazaki Y, Oda T (1997) Effects of sulindac on sporadic colorectal adenomatous polyps. Gut 40:344-349

Netzer P, Binek J, Hammer B, Lange J, Schmassmann (1997) Significance of histologic criteria for the management of patients with malignant colorectal polyps and polypectomy. Scand J Gastroenterol 32:910-916

Otori K, Oda Y, Sugiyama K, Hasebe T, Mukai K, Fujii T, et al. (1997) High frequency of k-ras mutations in human colorectal hyperplastic polyps. Gut 40:660-663

Perzin KH, Bridge MF (1982) Adenomatous and carcinomatous changes in hamartomatous polyps of the small intestine (Peutz-Jeghers-syndrome): report of a case and review of the literature. Cancer 49:971-983

Powell SM, Petersen GM, Krush AJ, Booker S, Jen J, Giardiello FM et al. (1993) Molecular diagnosis of familial adenomatous polyposis. N Engl J Med 329:1982-1987

Read T, Read J, Butterly L (1997) Importance of adenomas 5 mm or less in diameter that are detected by sigmoidoscopy. N Engl J Med 336:8-12

Rustgi AK (1994) Hereditary gastrointestinal polyposis and nonpolyposis syndromes. N Engl J Med 1694-1702

Santucci R, Volpe L, Zannoni U, Paganelli GM, Poggi B, Calabrese C et al. (1997) Cell proliferation of the duodenal mucosa in patients affected by familial adenomatous polyposis. Gastroenterology 113:1159–1162

Winawer SJ, Zauber AG, O`Brien MJ, Nah Ho M, Gottlieb L, Sternberg SS et al. (1993) Randomized comparison of surveillance after colonoscopic removal of newly diagnosed adenomatous polyps. N Engl J Med 328:901–903

Winawer SJ, Zauber AG, Nah Ho M, O'Brien MJ, Gottlieb L, Sternberg SS et al.(1993) Prevention of colorectal cancer by colonoscopic polypectomy. N Engl J Med 329:1977

Winawer SJ, Fletcher RH, Miller L, Godlee F, Stolar MH, Mulrow CD et al.(1997) Colorectal cancer screening: clinical guidelines and rationale. Gastroenterology 112:594–642

Whitelaw, SC, Murday VA, Tomlinson IPM, Thomas HJW, Cotrell S, Ginsberg A et al. (1997) Clinical and molecular features of the hereditary mixed polyposis syndrome. Gastroenterology 112:327–334

Zwick A, Munir M, Ryan CK, Gian J, Burt RW, Leppert M et al. (1997) Gastric adenocarcinoma and dysplasia in fundic gland polyps of a patient with attenuated adenomatous polyposis coli. Gastroenterology 113:659–663

Kolorektales Karzinom und HNPCC

W. F. CASPARY, E. HANISCH, J. RAEDLE, S. SAHM, S. ZEUZEM

51.1 Epidemiologie 545
51.2 Ätiologie 546
51.3 Früherkennung 554
51.3.1 Screening auf okkultes Blut – endoskopisches Screening 554
51.3.2 Screening bei Standardrisiko 555
51.3.3 Überwachungsstrategie bei genetischen Syndromen mit hohem Risiko 556
51.3.4 Überwachungsstrategie bei familiärer Anamnese eines kolorektalen Karzinoms ohne Hinweise auf ein genetisches Syndrom 557
51.4 Lokalisation des kolorektalen Karzinoms 558
51.5 Prognostische Indikatoren 558
51.6 Klinik 559
51.7 Diagnostik 559
51.7.1 Laboruntersuchungen 560
51.7.2 Staging 560
51.8 Therapie 561
51.8.1 Operative Therapie 561
51.8.2 Chemotherapie beim Kolonkarzinom 564
       Literatur 573

Das kolorektale Karzinom ist ein *Adenokarzinom* und für 95% aller malignen Dickdarmtumore verantwortlich. Selten sind im Dickdarm Lymphome, Sarkome oder Karzinoide.

51.1 Epidemiologie

Kolorektale Karzinome treten zu 95% nach dem 50. Lebensjahr auf. Ein 50jähriger wird mit 5%iger Wahrscheinlichkeit ein kolorektales Karzinom innerhalb seines Lebens bekommen und mit 2,5%iger Wahrscheinlichkeit daran versterben. Mit steigendem Alter nimmt die *Inzidenz* des kolorektalen Karzinoms zu (Abb. 51.1).

Sie steigt in den westlichen Industrieländern ab dem 50. Lebensjahr deutlich an und beträgt im 4. Lebensjahrzehnt 10/100 000, im 8. Lebensjahrzehnt ca. 400/100 000, im Mittel liegt sie bei 30–40/100 000 Einwohner. Männer sind gering häufiger betroffen (beim Rektumkarzinom im Verhältnis 1,5:1). Das kolorektale Karzinom ist das *zweithäufigste Karzinom der Frau* (nach dem Mammakarzinom) und *beim Mann* (nach dem Bronchialkarzinom). Etwa 15% aller Krebstodesfälle sind auf das kolorektale Karzinom zurückzuführen. In Deutschland traten 1995 bei Frauen 19 300, bei Männern 13 900 Dickdarmkarzinome auf, Rektumkarzinome kamen bei 9500 Frauen und 9000 Männern neu vor. Das kolorektale Karzinom ist das häufigste Karzinom des Gastrointestinaltrakts (Abb. 51.2). Die Häufigkeit *synchroner* kolorektaler *Zweitkarzinome* beträgt 4–8%.

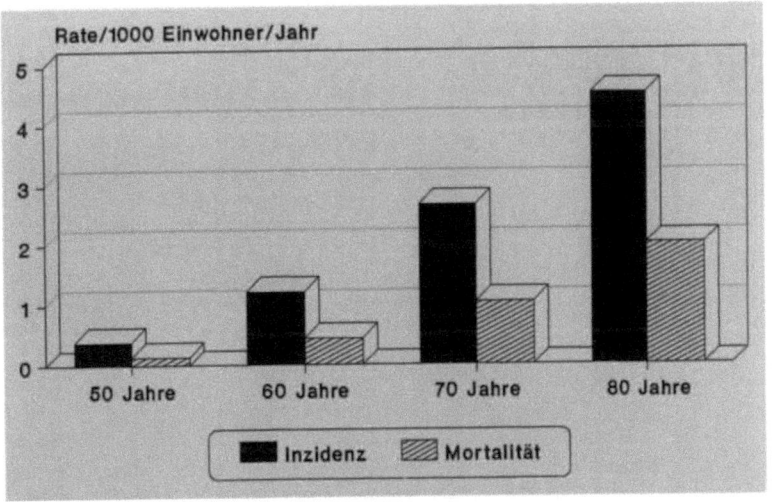

Abb. 51.1. Altersabhängiges Vorkommen kolorektaler Karzinome. (Aus: Cancer Statistics Review 1989)

546 KAPITEL 51 Kolorektales Karzinom und HNPCC

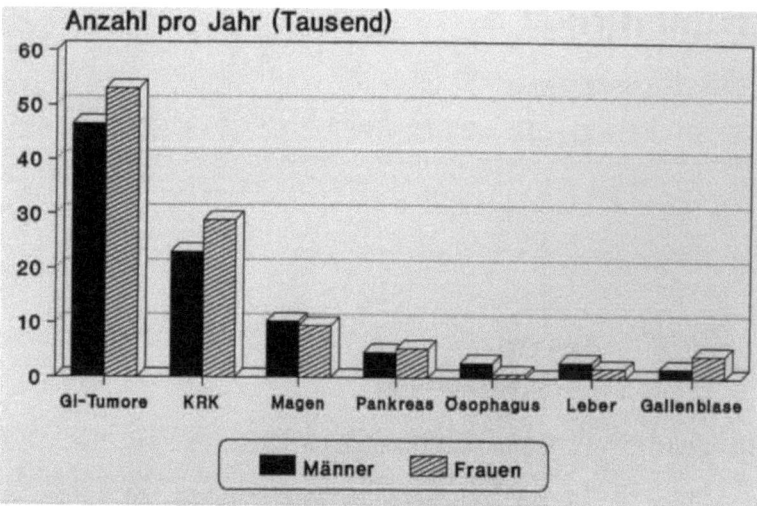

Abb. 51.2. Neuerkrankungen an gastrointestinalen malignen Tumoren in Deutschland 1995. (Aus: Robert Koch Institut 1997)

Man geht davon aus, daß 90% der kolorektalen Karzinome *sporadisch* auftreten, während 10% durch eine *Keimbahnmutation* bedingt sind (*familiäre* adenomatöse Polyposis, *FAP*, Gardner-Syndrom und hereditäres nichtpolypöses kolorektales Karzinom, *HNPCC*).

Von den kolorektalen Karzinomen entfallen 30% auf das Rektum, 70% auf das Kolon.

51.2 Ätiologie

Für das sporadisch auftretende kolorektale Karzinom scheinen *Umweltfaktoren* eine wichtige Rolle zu spielen (Tabelle 51.1). Studien über die Inzidenz des kolorektalen Karzinoms bei Einwanderern oder das Vorkommen bei benachbarten Völkern mit unterschiedlichem Lebensstandard stützen diese Hypothese.

Fett, Fleisch, Gallensäuren

Fettreiche Ernährung prädisponiert zum kolorektalen Karzinom insbesondere im Colon descendens und im Sigma. Im Durchschnitt beträgt der Fettkonsum 40–45% der Kalorienzufuhr in westlichen Industrieländern mit hohem Risiko für ein kolorektales Karzinom, während in Ländern mit einem niedrigen Risiko für ein kolorektales Karzinom der Fettanteil der Kalorienzufuhr nur 10–15% beträgt. Eine prospektive Studie bei 88 751 Frauen im Alter zwischen 34 und 59 Jahren zeigte, daß der Verzehr von tierischem Fett mit der Inzidenz des kolorektalen Karzinoms korrelierte. Zudem war das Risiko für ein kolorektales Karzinom bei den Frauen größer, die mehr „rotes" Fleisch als Hühnerfleisch oder Fisch konsumierten; dies mag aber auch an dem erhöhten Fettanteil des „roten" Fleisches liegen.

Die *Fetthypothese* wurde auch tierexperimentell bestätigt. Bei Ratten ist die durch Dimethylhydrazin

Tabelle 51.1. Umweltfaktoren mit möglichem Einfluß auf die Karzinogenese im Kolon und Rektum

Wahrscheinlicher Einfluß
- Fettreiche Ernährung und niedriger Verzehr von Pflanzenfasern („fiber")

Möglicher Einfluß
- Karzinogene und Onkogene der Umwelt:
  - fäkale Pentaene (aus Bakterien des Kolons),
  - heterozyklische Amine (aus mit Holzkohle gegrilltem Fleisch und Fisch)
- Bierkonsum (Rektumkarzinom)
- Mangelhafte Zufuhr von Selen

Wahrscheinlich protektiv
- Hoher Verzehr an Pflanzenfasern („fiber")

Möglicherweise protektiv
- Kalzium
- Karotin(Vitamin A-)reiche Ernährung
- Vitamin C und E

Protektiv
- Aspirin und NSAR

oder Azomethan induzierte Karzinogenese unter einer Diät mit ungesättigten und gesättigten Fetten erhöht im Vergleich zu einer fettarmen Diät. Fettsäuren aus ungesättigten Fischölen (Omega-3-Fettsäuren) und Olivenöl scheinen dabei keine oder eine deutlich geringere karzinogene Potenz zu besitzen. Als Mechanismus der karzinogenen Wirkung von Fetten wird die durch den Fettverzehr gesteigerte hepatische Exkretion von Gallensäuren und Cholesterin diskutiert. Sie führt zu einem erhöhten Anfall dieser „Steroide" im Kolon, die dort durch Bakterien zu *sekundären Gallensäuren*, Metaboliten des Cholesterins und anderen potentiell toxischen Metaboliten abgebaut werden. In der Tat finden sich erhöhte Konzentrationen von Metaboliten neutraler Steroide und sekundäre Gallensäuren im Stuhl bei Menschen mit hohem Verzehr von Fett, geringem Konsum von Ballaststoffen wie auch bei Patienten mit einem kolorektalen Karzinom.

Ballaststoffe („dietary fiber")

Epidemiologische Studien wie auch Tierexperimente belegten den protektiven Effekt einer ballaststoffreichen Kost („dietary fiber"). Die Vorstellung der protektiven Wirkung (z.B. Weizenkleie) von Faserstoffen beruht darauf, daß durch die Erhöhung des Stuhlgewichtes die Konzentration von Karzinogenen im Kolon reduziert wird, ihre Elimination gesteigert und die Kontaktmöglichkeit im Dickdarm durch Reduktion der Kolontransitzeit verkürzt wird. Faserstoffe reduzieren aber auch die Konzentration *sekundärer Gallensäuren* im Kolon. Nach einer neuesten Studie muß allerdings der protektive Effekt von Ballaststoffen angezweifelt werden.

Diskutiert wird, ob auch Substanzen der Bakterienflora des Kolons (fäkale Pentaene) eine Rolle bei der Karzinogenese spielen. Erhöhtes Auftreten kolorektaler Karzinome wurde bei Patienten beschrieben, die häufig Fleisch oder Fisch auf dem Holzkohlengrill zubereiten („charbroiled meat").

Antioxidanzien

Daß die als *Antioxidanzien* wirkenden Substanzen β-Carotin oder Vitamin C eine Protektion bewirken, muß als nicht eindeutig gesichert angesehen werden. Einige Daten sprechen dafür, daß bestimmte Gemüse, Selen, Folsäure oder Vitamin E eine chemoprotektive Wirkung gegen die Entstehung des kolorektalen Karzinoms besitzen.

Am überzeugendsten sind Daten über die protektive Wirkung von Vitamin E mit einer Risikoverminderung auf 35 % der Kontrollgruppe.

Kalzium

Sehr intensiv wurde die Rolle von *Kalzium* bei der Entstehung des kolorektalen Karzinoms untersucht. Die abnorme Zellproliferation neoplastischer oder präneoplastischer Läsionen im Kolon konnte durch Gabe von Kalzium reduziert werden, wenn die gesteigerte Zellproliferation durch Deoxycholsäure, Cholsäure oder Fettsäuren induziert wurde. Kalzium bindet im Gastrointestinaltrakt Fettsäuren (→ unlösliche Kalkseifen) und Gallensäuren. Gabe von Kalzium führt zu einer erhöhten fäkalen Ausscheidung von Phosphat und Gallensäuren sowie zu einer Erniedrigung des Verhältnisses von Dihydroxy-/-Trihydroxy-Gallensäuren. Zudem wurde gezeigt, daß Kalzium die gesteigerte Aktivität der *Ornithindecarboxylase* (Kap. 6) in adenomatösen Kolonpolypen reduziert.

Körperliche Bewegung – Fettsucht

Mangelnde körperliche Bewegung und Fettsucht werden ebenfalls als erhöhte Risiken angesehen.

Datenlage

Insgesamt ist die Datenlage kontrollierter Studien über den günstigen Einfluß von fettarmer, ballaststoffreicher Diät in der Primärprävention des kolorektalen Karzinoms noch zu spärlich, daß keine generelle Empfehlungen abgegeben werden können. Studien beim Menschen mit dem Einsatz von Antioxidanzien (Vitamin A, C und E) sind negativ verlaufen. Die interessantesten Kandidaten als Chemopräventiva scheinen Aspirin oder andere NSAR, Folsäure, Flavonoide, Selen und möglicherweise Vitamin D zu sein. Folsäure scheint einen protektive Effekt bei der Verhinderung des Kolitiskarzinoms zu besitzen.

Aspirin und NSAR

Die vielversprechendsten Daten über die *Primärprävention* des kolorektalen Karzinoms kommen von Studien mit *Aspirin* und *nichtsteroidalen Antirheumatika* (NSAR). Sowohl die Dauer der Einnahme von Aspirin als auch die Dosis (Anzahl der Tabletten/ Monat) korreliert mit der Reduktion des relativen Risikos, ein kolorektales Karzinom zu entwickeln (Abb. 51.3)

Diese Befunde wurden von zahlreichen Arbeitsgruppen bestätigt (Tabelle 51.2). Die Aspirineinnahme senkt das Risiko, ein kolorektales Karzinom zu entwickeln und daran zu versterben um ca. 50 %. Ähnliche protektive Wirkungen von NSAR wurden auch für das Auftreten kolorektaler Polypen (Adenome) beschrieben.

In diesem Zusammenhang ist auch der Einfluß des NSAR *Sulindac* auf die Reduktion der Anzahl und der

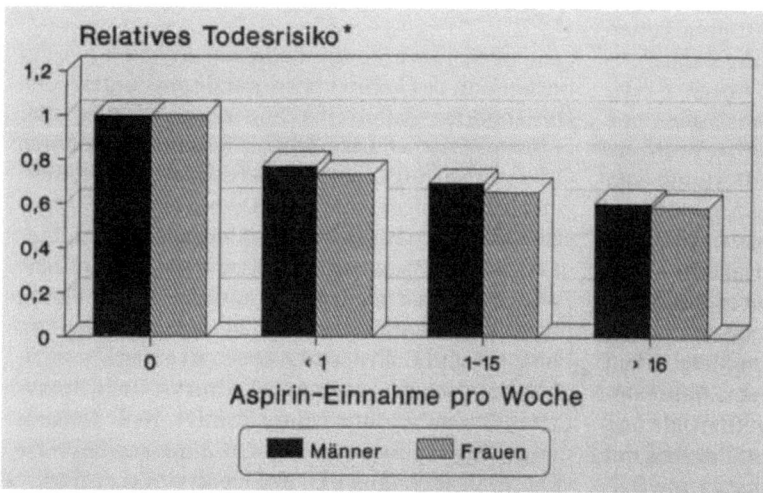

Abb. 51.3. Einfluß des Aspirinkonsums auf das Todesrisiko des kolorektalen Karzinoms bei Männern und Frauen. Ordinate: Todesrate/ 100 000 Personen; * relatives Risiko unter Einnahme von Aspirin im Vergleich zu Personen ohne Einnahme von Aspirin. (Aus: Thun et al. 1991)

Tabelle 51.2. Risikoverminderung des kolorektalen Karzinoms durch NSAR – Ergebnisse verschiedener Studien

Autoren	NSAR	Relatives Risiko
Retrospektive Fall-Kontroll-Studien		
Kune et al. 1988	Aspirin	0,53
Rosenberg et al. 1991	Aspirin, > 10 Jahre	0,3
Greenberg et al. 1993	Aspirin	0,52
Suh et al. 1993	Aspirin, > 2 Tage/Woche	0,44
Logan et al. 1993	Aspirin	0,57
	NSAR	0,50
Peleg et al. 1994	Aspirin, < 1/Woche	0,52
	Aspirin, > 3/Woche	0,08
Muscat et al. 1994	Aspirin, > 9 Jahre	0,47
Prospektive Studien		
Thun et al. 1991	Aspirin, > 16/Monat	0,60 (Männer)
	Aspirin	0,53 (Frauen)
Schreinemachers et al. 1994	Aspirin, Männer (unter 65 Jahren)	0,35
	Aspirin, Frauen (unter 65 Jahren)	0,78
Giovanucci et al. 1994	Aspirin, $\geq$ 2/Woche	0,38
Giovanucci et al. 1995	Aspirin $\geq$ 2/Woche	0,56 (Frauen)
	andere NSAR	0,56
Thun et al. 1993	Aspirin	0,58

Größe der Polypen bei der familiären adenomatösen Polyposis (FAP) zu sehen (Abb. 51.4).

Als *chemoprotektive Wirkung* von Aspirin und anderen NSAR auf die Entwicklung kolorektaler Adenome und Karzinome sind zu nennen:

- Hemmung der Entwicklung von Kolontumoren im Tiermodell,
- Regression von Polypen bei Patienten (z. B. bei FAP),
- Prävention von kolorektalen Adenomen und Karzinomen bei Patienten mit normalem Risiko für Adenome oder kolorektales Karzinom,
- Senkung des Mortaliätsrisikos durch ein kolorektales Karzinom,
- die Einnahme muß regelmäßig erfolgen, um die klinische Wirkung zu erzielen.

Als Wirkungsmechanismus für die chemopräventive Wirkung von Aspirin und NSAR auf Adenome und das kolorektale Karzinom werden diskutiert (Abb. 51.5):

- Hemmung der Cyclooxygenase(COX)-vermittelte Karzinogen Aktivierung,
- Hemmung der Zellproliferation,
- Hemmung der Karzinogenaktivierung,
- Steigerung der Apoptoserate,
- Einfluß auf das Immunsystem mit Elimination transformierter Zellen.

Abb. 51.4. Einfluß einer Therapie mit dem NSAR Sulindac auf Anzahl (*A*) und Größe (*B*) der Polypen im Rektum und Kolon bei Patienten mit familiärer adenomatöser Polyposis (*FAP*). Die Behandlung mit Sulindac führte sowohl zu einer Reduktion der Anzahl (*A*) wie auch der Größe (*B*) der Polypen. (Aus: Giardello et al. 1993)

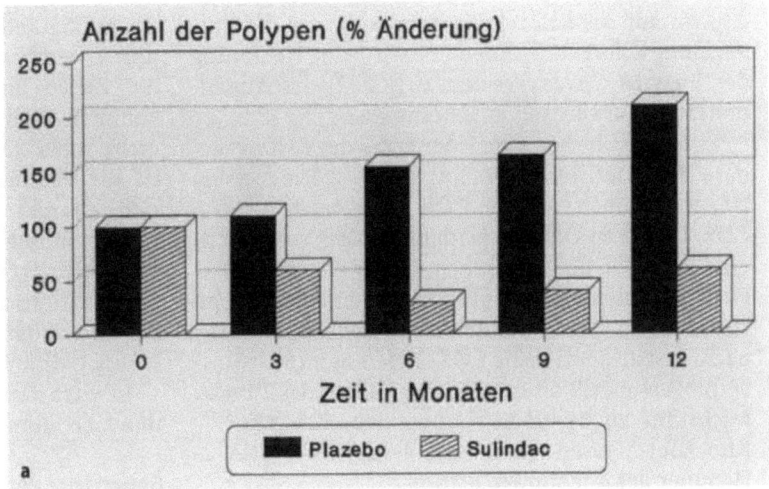

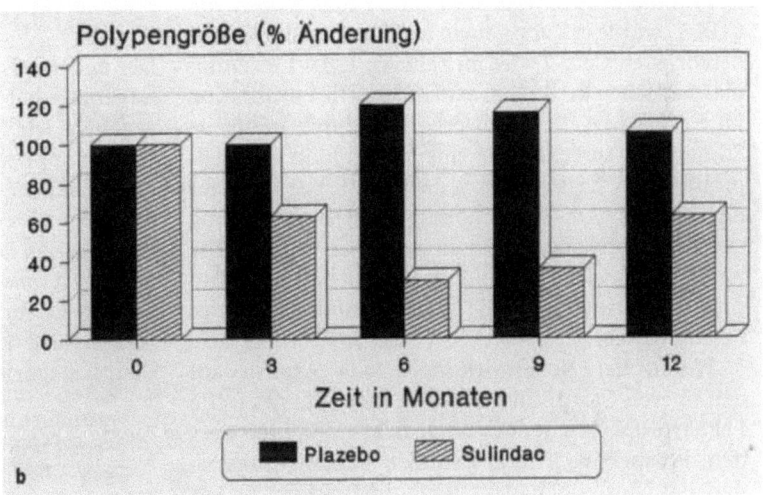

Abb. 51.5. Einfluß von NSAR auf die Karzinogenese des kolorektalen Karzinoms. 5 verschiedene Mechanismen sind möglicherweise verantwortlich für die Hemmung der Karzinogenese durch NSAR: *1.* direkte Hemmung der Zellproliferation; *2.* indirekte Hemmung der Zellproliferation durch Hemmung der COX-vermittelten Prostaglandinsynthese oder *3.* Karzinogenaktivierung; *4.* direkte Stimulation der Apoptose, indirekte Stimulation der Apoptose durch Hemmung der Karzinogenaktivierung; *5.* Aktivierung von Immunprozessen, die neoplastische Zellen eliminieren. → Stimulation, ⊥ Hemmung. (Aus Shiff und Rigas 1997)

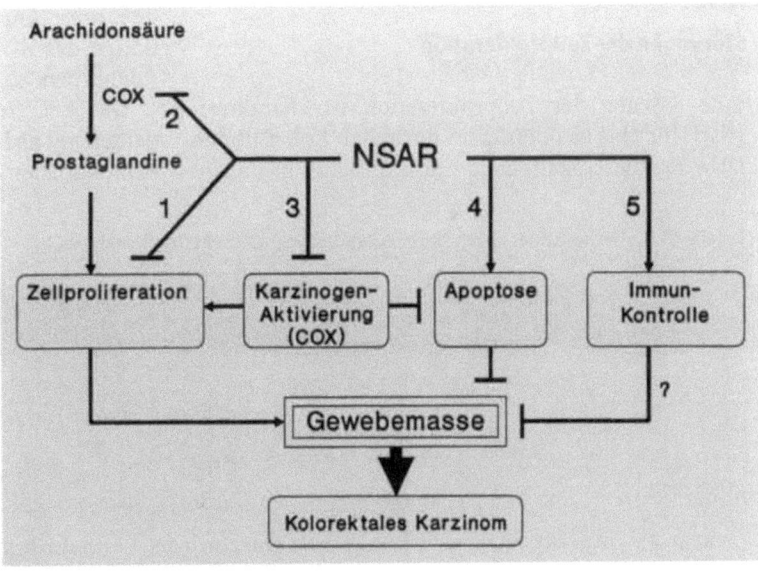

Als Ursache *für die protektive Wirkung von NSAR und Aspirin* auf das kolorektale Karzinom und die Entwicklung kolorektaler Adenome wird eine Hemmung des Enzyms *Cyclooxygenase-2 (COX-2)* des Arachidonsäurestoffwechsels angenommen.

Es wurden bisher zwei Isoenzyme der Cylooxygenase charakterisiert: COX-1 und COX-2. Die meisten NSAR hemmen sowohl COX-1 als auch COX-2. COX-1 wird im Darm exprimiert, ändert seine Aktivität jedoch in neoplastischem Gewebe nicht. COX-2 ist in normalem Gewebe praktisch nicht detektierbar, ist jedoch zu 85% in kolorektalen Adenokarzinomen nachweisbar. Spezifische COX-2-Hemmer (SC-58125) vermögen in Zellkulturen (HCA-7 Zellen) das Tumorwachstum zu 85–90% zu hemmen. Bei APC^{6716}-Knockout-Mäusen verhinderte der selektive COX-2-Hemmer das Adenomwachstum.

Erhöhte RNA-Spiegel der *COX-2* (nicht jedoch von COX-1) wurde in Karzinomen und Polypen des Kolons beschrieben. COX-2 wird im Zellkern, COX-1 im endoplasmatischen Retikulum exprimiert. Die Lokalisation im Kern sowie die Induzierbarkeit durch mitogene Stimulation sprechen für eine Verbindung zur Zellproliferation. Es ist möglich, daß spezifische Hemmer des Enzyms COX-2 eine höhere Präventionswirkung auf das kolorektale Karzinom zeigen als Aspirin. Die im Stoffwechsel der Arachidonsäure entstehenden Hydroxyfettsäuren (15-R-HETE) haben antiproliferative Eigenschaften.

Wegen der Nebenwirkungen von Aspirin auf den oberen Gastrointestinaltrakt kann die generelle Primärprophylaxe jedoch noch nicht empfohlen werden. Prospektive Therapiestudien haben insbesondere das Nutzen-Schadens-Risiko abzuwägen.

Eine mögliche protektive Wirkung gegen das kolorektale Karzinom besitzt *Fischöl* (Omega-3-Fettsäuren), das zu einer Hemmung der COX-2-Genexpression führt.

Störungen der Zellproliferation

Eine Störung der Zellproliferation ist charakteristisch für eine Neoplasie. Im normalen Kolon finden DNA-Synthese, Zellteilung und Proliferation nur im unteren und mittleren Anteil der Krypten statt. Je weiter die Zellen der Krypten nach oben wandern, um so mehr nimmt die Proliferationsrate ab. Sind die Zellen am oberen Rand der Krypten angekommen, sind sie ausdifferenziert und können sich nicht mehr teilen. Bei Risikopatienten (z. B. FAP) ist die Proliferationsaktivität gesteigert, es finden sich charakteristische Unterschiede der aktiven DNA-Synthese im Vergleich zu Personen mit normalem Risiko. Als mögliche Kofaktoren der erhöhten Proliferationsaktivität werden erhöhte Aktivitäten der *Ornithindecarboxylase* oder auch der *Proteinkinase C* diskutiert.

In vitro vermögen NSAR direkt die Zellproliferation zu hemmen sowie die Apoptose zu stimulieren.

Genetische Veränderungen mit Risiko für kolorektales Karzinom

Der enorme Fortschritt auf dem Gebiet der Molekulargenetik hat uns vielfältige Informationen darüber gegeben, wie Veränderungen von Protoonkogenen, Tumorsuppressorgenen und DNA-Reparaturgenen in Mechanismen des normalen Zellzyklus wie auch der Zellproliferation eingreifen. Zum einen kann die Proliferation durch *Keimbahnmutationen*, zum anderen durch *somatische Mutationen* beeinflußt werden. Genetische Veränderungen, die zur Entwicklung eines kolorektalen Karzinoms führen, lassen sich in drei Hauptkategorien einteilen (Tabelle 51.3):

- Veränderung von Protoonkogenen (z. B. K-ras),
- Verlust von Tumorsuppressor-Genen (APC, DCC, p53),
- Veränderung von DNA-Mismatch-Reparaturgenen (hMSH2, hMLH1).

Bei ca. 50% der sporadischen kolorektalen Karzinome bestehen *Punktmutationen des K-ras-Protoonkogens*. Am häufigsten finden sich Punktmutationen des K-ras bei größeren Adenomen (58% bei Adenomen > 2 cm, 10% bei Adenomen < 1 cm).

Das *APC-Gen* zeigt Keimbahnmutationen bei Patienten mit FAP, somatische Mutationen des APC-Gens kommen aber auch bei ca. zwei Dritteln des sporadi-

Tabelle 51.3. Genveränderungen beim sporadischen kolorektalen Karzinom

Gene	Chromosom	% der Tumore mit Veränderungen	Klassifizierung	Funktion
K-ras	12	50	Protoonkogen	Signaltransduktion
APC	5q21	60	Tumorsuppressor	? Zelladhäsion
DCC	18q	70	Tumorsuppressor	? Zelladhäsion
p53	17p	75	Tumorsuppressor	Kontrolle des Zellzyklus
hMSH2	2	*	DNA-mismatch-Reparatur	Sicherstellen der DNA-Replikation
hMLH1	3	*	DNA-mismatch-Reparatur	Sicherstellen der DNA-Replikation

* Ca. 10–15% der Fälle mit sporadischem kolorektalem Karzinom weisen den Replikationsirrtum(RER+-)phänotyp auf.

schen kolorektalen Karzinoms vor. Veränderungen des APC-Gens führen zu Störungen der Zelladhäsion.

Das *DCC* („<u>d</u>eleted in <u>c</u>olon <u>c</u>ancer") *Tumorsuppressorgen* fehlt bei 70% der kolorektalen Karzinome. Patienten mit Deletion des DCC-Gens haben eine schlechtere Prognose als Patienten mit intaktem DCC-Gen.

Mutationen des *Tumorsuppressor-Gens p53*, das normalerweise verhindert, daß Zellen mit DNA-Schädigung über die G1-S-Phase des Zellzyklus gelangen, findet man bei ca. 75% kolorektaler Karzinome. Insbesondere *Fernmetastasen* treten besonders häufig bei den entsprechenden Mutationen im p53 auf.

Die *Reparaturgene hMSH2 und hMLH1* spielen eine wichtige Rolle bei der Reparatur von Basenfehlpaarungen bei der DNA-Replikation. Veränderungen dieser Gene wie auch zweier verwandter Gene (hPMS1 und hPMS2) führen zu multiplen *Replikationsfehlern* (RER+-Phänotyp) und *gesteigerten Mutationsraten*. Diese Gene spielen die entscheidende Rolle beim hereditären nichtpolypösen kolorektalen Karzinom (*HNPCC*). Veränderungen der genannten Reparaturgene finden sich auch bei 10–15% des sporadischen kolorektalen Karzinoms.

Der Einfluß der einzelnen Protoonkogene, der Tumorsuppressorgene sowie der Reparaturgene bei der Entstehung des kolorektalen Karzinoms, läßt vermuten, daß Genveränderungen des APC sowie der Reparaturgene schon sehr früh bewirken, daß normales Epithel sich in hyperproliferierendes Epithel umwandelt. K-ras-Mutationen, DCC-Deletion und p53-Deletion scheinen erst später bei der Transformation eines Adenoms in ein Karzinom bzw. Metastasierung einzuwirken (Tabelle 51.4).

Die meisten kolorektalen Karzinome entstehen aus Adenomen (*Adenom-Karzinom-Sequenz*). Der *Adenomgipfel* tritt ca. 10 Jahre vor Ausbruch eines Karzinoms auf. Bei kolorektalen Karzinomen finden sich häufig Adenomreste. Das Risiko eines invasiven Karzinoms nimmt mit zunehmender Größe des Adenoms zu, es kann durch prophylaktische koloskopische Polypektomie gesenkt werden. De-novo-Karzinome treten möglicherweise häufiger bei *Colitis ulcerosa* auf. Die Ursache ist unbekannt.

Familiäre kolorektale Karzinome – Polyposis-Syndrome

Die genetische Disposition spielt eine wichtige bei der Entstehung eines kolorektalen Karzinoms. Obwohl es sicher noch sinnvoll ist, die Kolonkarzinome in einen familiären und sporadischen Typ einzuteilen, müssen wir uns klar darüber sein, daß alle Krebsarten genetische Komponenten besitzen, die ererbt oder erworben sein können. Wie Umweltfaktoren somatische Genveränderungen beim sporadischen kolorektalen Karzinom bewirken, ist bisher noch unklar.

Genetische Veränderungen als Ursache des kolorektalen Karzinoms imponieren eindeutig bei *hereditären Polyposis-Syndromen (FAP)*. Diese Syndrome zeichnen sich durch die Existenz von Hunderten oder Tausenden Adenomen – mit oder ohne extrakolische Tumore – aus. Die Adenome entwickeln sich ca. 10 Jahre vor dem Entstehen von Karzinomen. Fast 100% der Patienten entwickeln Karzinome, wenn das Kolon belassen wird. Hereditäre Polyposis-Syndrome sind allerdings nur für weniger als 1% aller kolorektalen Karzinome verantwortlich.

Seltener sind kolorektale Karzinome bei der *Polyposis juvenilis* und dem *Peutz-Jeghers-Syndrom*. Ein erhöhtes Karzinomrisiko besteht bei länger dauernder (>20 Jahre) *Colitis ulcerosa, Sprue sowie bei Zustand nach Mammakarzinom, Ovarial- und Endometriumkarzinom* (Tabelle 51.5, 51.9) Beim *Turcot Syndrom* kommt es zum simultanen Auftreten eines kolorektalen Karzinoms sowie von Hirntumoren (Glioblastom, Astrozytom, Medulloblastom).

Risikofaktoren für die Entstehung eines kolorektalen Karzinoms listet Tabelle 51.5 auf.

Hereditäres nichtpolypöses kolorektales Karzinom (HNPCC)

Der erbliche Dickdarmkrebs ohne Polyposis (HNPCC, hereditary nonpolyposis colorectal cancer) ist die häufigste Krankheitsform unter den erblichen kolorektalen Karzinomen. Das HNPCC ist eine autosomal-dominant vererbte Krankheit, bei der sich kolorektale

Tabelle 51.4. Genetische Schritte und phänotypische Veränderungen beim kolorektalen Karzinom

Genetische Veränderung	Phänotypische Veränderungen
	Normales Epithel
APC-(5q21)-Mutation/Verlust →	hyperproliferierendes Epithel
DNA-Hypomethylierung →	Adenom I (<1 cm, tubulär, geringgradige Dysplasie)
K-ras-(12p)-Mutationen →	Adenom II (1–2 cm, tubulovillös, mittelgradige Dysplasie)
DCC-(18q21)-Verlust →	Adenom III (>2 cm, villös, hochgradige Dysplasie)
p53-(17p)-Verlust →	Karzinom
weitere genetische Alterationen →	metastasiertes Karzinom

Tabelle 51.5. Risikofaktoren des kolorektalen Karzinoms

Normales Risiko	Alter Durchschnittsbevölkerung	50 Jahre und älter; asymptomatisch
Hohes Risiko	Eigene Vorgeschichte	Sporadische kolorektale Adenome (synchron oder metachron) Zustand nach kolorektalem Karzinom Chronisch entzündliche Darmkrankung (Colitis ulcerosa > M. Crohn) Mammakarzinom, Ovarialkarzinom, Endometriumkarzinom Strahlentherapie
Hohes Risiko	Familienanamnese: genetische Syndrome	Adenomatöse Polyposis-Syndrome: – Familiäre adenomatöse Polypose (FAP) – „Flat-adenoma-Syndrom" – Gardner-Syndrom – Turcot-Syndrom – Muir-Torre-Syndrom Hamartomatöse Polyposis-Syndrome: – Peutz-Jeghers Syndrom – familiäre juvenile Polyposis (von Adenomen, nicht jedoch Hamartomen) – Cowden-Syndrom Hereditäres nichtpolypöses Kolonkarzinom (HNPCC) Erstgradige Verwandte mit sporadischem kolorektalem Karzinom Erstgradige Verwandte mit sporadischen kolorektalen Adenomen

Tabelle 51.6. Hereditäres nichtpolypöses kolorektales Karzinom (HNPCC). Diagnostische Kriterien

Amsterdam-Kriterien (International Collaborative Group, Amsterdam 1990)	Erweiterte Kriterien (EUROFAP-Meeting, Kopenhagen, 1993)
mindestens drei Verwandte mit kolorektalem Karzinom (einer muß ein Verwandter 1. Grades der bei den anderen sein) kolorektales Karzinom kommt mindestens in zwei nachfolgenden Generationen vor ein oder mehr Patienten erkranken an einem kolorektalen Karzinom vor dem 50. Lebensjahr	zusätzlich berücksichtigte Tumoren: Endometriumkarzinom Dünndarmkarzinom Ovarialkarzinom vor dem 50. Lebensjahr Magenkarzinom vor dem 50. Lebensjahr Urothelkarzinom hepatobiliäre Karzinome

Karzinome aus Adenomen entwickeln *ohne* daß eine *Polyposis* besteht. Kinder eines Patienten mit HNPCC haben demnach ein Risiko von 50%, Anlageträger für ein HNPCC zu sein.

Es ist durch die relativ *frühe Erstmanifestation* von kolorektalen Karzinomen mit Auftreten *synchroner* oder *metachroner Karzinome* charakterisiert, von denen mehr als zwei Drittel im *proximalen Kolon* lokalisiert sind. Darüber hinaus treten in HNPCC-Familien überdurchschnittlich häufig Karzinome des Endometriums auf. Frauen habe ein kumulatives Risiko von ca. 20% (8–28%) bis zum 70. Lebensjahr ein Endometriumkarzinom zu entwickeln. Im Vergleich zur Normalbevölkerung werden darüber hinaus häufiger Karzinome des oberen Gastrointestinaltrakts (6%), des Dünndarms (1%), des hepatobiliären Systems (4%), des Urothels (2%), der Ovarien (1–3%), des Pankreas und der Haut beobachtet (Tabelle 51.9).

Die Definition wurde nach den „*Amsterdam-Kriterien*" 1990 klinisch standardisiert (Tabelle 51.6) und ist sehr eng gefaßt. Der Nachteil der Amsterdam-Kriterien liegt darin, daß extrakolische Tumoren (z. B. Endometriumkarzinom) nicht berücksichtigt werden. Die *Kopenhagen-Kriterien* von 1993 stellen eine Erweiterung der HNPCC-Kriterien unter Berücksichtigung der extrakolischen Tumoren dar (Tabelle 51.6).

Danach besteht ein HNPCC, wenn in einer Familie mindestens drei Verwandte ein kolorektales Karzinom haben; dabei muß ein Patient ein erstgradiger Verwandter der beiden anderen Patienten sein. In mindestens zwei nachfolgenden Generationen muß ein kolorektales Karzinom vorkommen, wobei mindestens ein Betroffener im Alter von <50 Jahren erkrankt sein muß.

Beim HNPCC finden sich vereinzelt Polypen, aber keine Polyposis. Typische klinische Charakteristika des HNPCC sind in Tabelle 51.7 aufgeführt. Das HNPCC-Karzinom tritt in der Regel zwischen dem *40. und 50. Lebensjahr* auf, somit ca. 20 Jahre früher als das sporadische kolorektale Karzinom. Nach einer Studie aus Finnland – die Daten von Lynch bestätigend – war das HNPCC für 4–6% aller kolorektalen Karzinome verantwortlich.

Tabelle 51.7. Klininische Manifestationen des hereditären nichtpolypösen kolorektalen Karzinoms (HNPCC)

Klinische Manifestation	HNPCC	sporadisches Kolonkarzinom
mittleres Alter bei Diagnose (Jahre)	44,6	67
multiple Kolonkarzinome [%]	34,5	4–11
synchron	18,1	3–6
metachron	24,3	1–5
proximale Lokalisation [%]	72,3	35
vermehrt extrakolische Malignome	ja	nein
muzinöse und wenig differenzierte Tumore	häufig	selten
Mikrosateliteninstabilität und (RER+-)Phänotyp [%]	79–90	15

Tabelle 51.8. Lokalisation und Funktion der Mismatch-Reparaturgene beim HNPCC

Gen	Lokalisation	Funktion
hMSH2	2p16	Erkennung von Basenfehlpaarungen, Stabilisierung des Mismatch-Reparaturkomplexes
hMLH1	3p21–23	
hPMS1	2q31–33	
hPMS2	7p22	

Tabelle 51.9. Differentialdiagnose der verschiedenen erblichen Kolontumoren. (Nach Lamberti et al. 1996)

Krankheit	Gendefekt	Kolorektale Manifestationen	Extrakolische Manifestation
HNPCC	hMSH2, hMLH1, hPMS1, hPMS2	Kolorektale Karzinome mit proximaler Häufung, synchrone oder metachrone Zweittumoren	Endometriumkarzinome, Ovarialkarzinome, Karzinome des Magens, Dünndarms, Pankreas, hepatobiliäre Karzinome, Hauttumoren, Urothelkarzinome, Hirntumore
Muir-Torre-Syndrom[a]	hMSH2, (hMLH1, hPMS1, hPMS2?)	kolorektale Karzinome	Tumore aus dem HNPCC-Spektrum und Hauttumoren, Larynx- und Ösophaguskarzinome
Turcot-Syndrom[b]	APC, hMLH1, hPMS2	variabel, bis >100 Adenome	Tumorspektrum wie FAP oder HNPCC und Hirntumoren (Glioblastome, Medulloblastome), fokale noduläre Hyperplasie der Leber, „Café-au-lait-Flecke", Basalzellnävi und -karzinome, Keratose
familiäre adenomatöse Polyposis (FAP)	APC	>100 Adenome	Duodenale Adenome und Adenokarzinome, benigne hyperplastische Polypen des Magenfundus, Adenome und Karzinome des Magens, Hepatoblastome, Schilddrüsenkarzinome, kongenitale Hyperplasie des retinalen Pigmentepithels (CHRPE), Osteome, Desmoidtumoren, Zahnanomalien
hereditäres „Flat adenoma-Syndrom" (HFAS)	APC	variabel, meist <100 Adenome, proximale Häufung	Tumorspektrum wie FAP, aber milderer Verlauf
familiäre Häufung nicht erblicher Kolonkarzinome	nicht gesichert	in der Regel distale Häufung, meist höheres Krankheitsalter	keine gehäuft auftretende extrakolische Manifestation

[a] Das Muir-Torre-Syndrom scheint (lediglich) eine seltene Verwandte des HNPCC zu sein.
[b] Das Turcot-Syndrom scheint kein eigenständiges Krankheitsbild darzustellen, sondern lediglich eine variable Ausprägung von FAP und HNPCC zu sein.

Charakteristisch für Tumoren von Patienten mit HNPCC ist das gehäufte Auftreten von Fehlern/Veränderungen in den sog. *Mikrosatellitenmarkern*. Beim HNPCC läßt sich innerhalb einer Person eine Sequenzlängendifferenz zwischen Tumor und gesundem Gewebe als Hinweis auf eine fehlerhafte DNA-Replikation in Tumor nachweisen. Man bezeichnet dieses Phänomen als *Mikrosatelliteninstabilität*, den Tumor als RER+ („replication error positive"). Das HNPCC ist durch eine Keimbahnmutation an einem von mindestens 4 Genen bedingt (hMSH2 und hMLH1 – weniger häufig hPMS1 und hPMS2). Es handelt sich dabei um Gene des DNA-Mismatch-Reparatursystems, dessen Aufgabe darin besteht, eventuelle Fehler, die bei der Replikation der DNA vor jeder Zellteilung entstehen, zu erkennen und zu korrigieren. 1993 wurde erstmals bei einem Teil der HNPCC-Familien eine Kopplung mit Markern der chromosomalen Region 2p16 nachgewiesen und das hier lokalisierte *Gen (hMSH2) identifiziert* (Tabelle 51.8).

Differentialdiagnose des HNPCC

Andere erbliche Ursachen des kolorektalen Karzinoms müssen abgegrenzt werden. Hierzu zählen die familiäre adenomatöse Polyposis und deren Variante, das „flat adenoma" Syndrom (HFAS; Tabelle 51.9).

51.3
Früherkennung

Die Effektivität der Krebsfrüherkennung wurde mittlerweile in vielen Untersuchungen geprüft und gilt als gesichert. Sie sollte angepaßt an das individuelle Risiko erfolgen. Vordringliche Aufgabe ist es, Patienten mit besonderen Risiken zu erkennen und der adaptierten Früherkennung zuzuführen. Die Zuordnung zu den einzelnen Gruppen (s. unten) geschieht zunächst aufgrund der *Anamnese*.

51.3.1
Screening auf okkultes Blut – endoskopisches Screening

Regelmäßiges Screening auf okkultes Blut reduziert die Mortalität, da hierdurch das Karzinom in früheren Stadien erfaßt werden kann, in denen eine kurative Resektion noch möglich ist (Tabelle 51.10).

Die Minnesota-Studie zeigte 1993 erstmals eindeutig, daß jährliches Screening auf okkultes Blut – wenn auch gering – die Mortalität beim kolorektalen Karzinom innerhalb von 13 Jahren senkt (Abb. 51.6).

Auch eine *endoskopische Früherkennung mittels Sigmoidoskopie* im Abstand von 3 bis 5 Jahren bei Menschen über 50 Jahren reduziert das Mortalitätsrisiko des kolorektalen Karzinoms um etwa 60 % (Tabelle 51.11). Bei normalem Befund sind Kontrollintervalle von 5 Jahren ausreichend.

In einer Modellrechnung über verschiedene Screening-Programme errechnete Lieberman 1995 unter der Annahme einer 100 %igen Compliance über den Zeitraum von 10 Jahren bei 55 bis 65 Jahre alten Patienten die Effektivität verschiedener Screeningmethoden für Inzidenz und die Mortalität vom kolorektalen Karzinom. Die Analyse zeigte, daß die *Koloskopie* am effektivsten die Anzahl der Todesfälle durch ein kolorektales Karzinom zu senken vermag (Tabelle 51.12).

Bei 1/100 aller asymptomatischen Probanden gelingt der Nachweis okkulten Bluts im Stuhl. Bei 1/1000 wird dann ein Karzinom gefunden. Die Sensitivität der Untersuchung beträgt ca. 50 %. Daher muß man mit falsch-negativen Befunden rechnen.

Ein *genetisches Screening* mit Nachweis von aktivierten Onkogenen bzw. Tumorsuppressorgenen im Stuhl ist bisher noch nicht routinemäßig etabliert.

Von der WHO und den Amerikanischen gastroenterologischen Fachgesellschaften wurden *Empfehlungen zur Früherkennung* sowie *zur Prävention* kolorektaler Karzinome publiziert, die in den Tabellen 51.13 zusammengefaßt sind. Sie unterscheiden sich in Abhängigkeit von der Zugehörigkeit zu verschiedenen Risikogruppen. Erster Schritt der Früherkennung und Prävention ist die Einordnung der Patien-

Tabelle 51.10. Ergebnisse der Testung auf okkultes Blut auf Mortalität, Überleben und Stadium des kolorektalen Karzinoms. (Aus Bond 1996)

Studien	Senkung der Mortalität [%]	Überleben	Stadium des Tumors
Kontrollierte Studien			
Minnesota	36	verbessert	früheres
New York	43	verbessert	früheres
Dänemark	19	verbessert	früheres
England	??	verbessert	früheres
Schweden	??	verbessert	früheres
Fall-Kontroll-Studien			
Kaiser Permanente	31	unklar	unklar
Deutschland	57	unklar	unklar

Abb. 51.6. Einfluß des Screening auf okkultes Blut im Stuhl auf die Mortalität beim kolorektalen Karzinom. (Aus: Mandel et al. 1993)

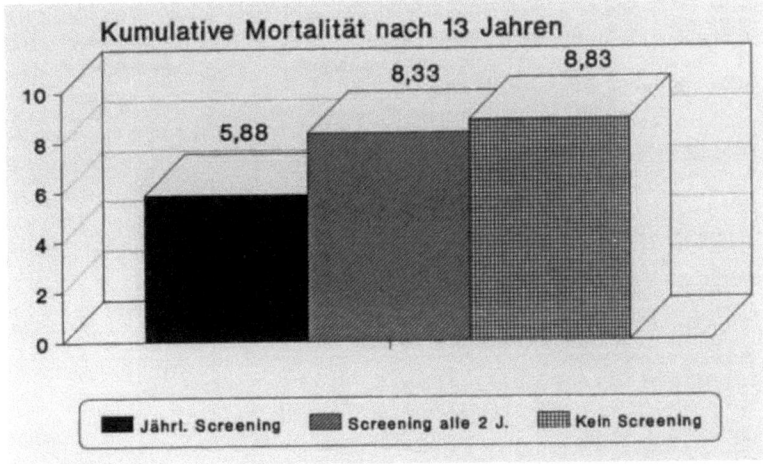

Tabelle 51.11. Reduktion der Mortalität und Inzidenz des kolorektalen Karzinoms durch Screening-Verfahren

Art des Screening	Design	Reduktion der Mortalität
Okkulter Bluttest Mandel et al.	prospektiv/randomisiert	33%
Selby et al.	Fall-Kontroll-Studie	25–30%
Okkulter Bluttest + *Sigmoidoskopie* Winawer et al.	prospektiv/randomisiert	43%
Sigmoidoskopie Selby et. al.	Fall-Kontroll-Studie	59%
Newcomb et al.	Fall-Kontroll-Studie	80%

Art des Screening	Design	Reduktion der Inzidenz
Koloskopie + *Polypektomie* Winawer SJ et al. 1993	prospektiv	76–90%
Sigmoidoskopie + *Polypektomie* Gilbertsen VA et al. 1978	prospektiv	85%

Tabelle 51.12. Effektivität verschiedener Screeningverfahren bei 100% Compliance und 10jährigem Screening. *FOB* fäkaler okkulter Bluttest. (Nach Lieberman 1995)

Screening-Test	Karzinome verhindert [%]	Todesfälle verhindert [%]
FOB allein, jährlich	22,5	47
Sigmoidoskopie allein, alle 5 Jahre	37,5	52,5
FOB und Sigmoidoskopie	50	66
Koloskopie, einmal	70	80

ten in die *Risikogruppen* aufgrund *Anamnese* und *klinischen Befunds*.

51.3.2
Screening bei Standardrisiko

Das *Screening* auf kolorektales Karzinom bei Patienten ohne besonderes Risiko sollte in der jährlichen Untersuchung auf *okkultes Blut und* einer *Sigmoidoskopie* alle 3 bis 5 Jahre ab dem 50. Lebensjahr bestehen (Tabelle 51.13). Da die Sigmoidoskopie jedoch nur Adenome bzw. Karzinome zu 50% erfaßt, erscheint eine *Koloskopie alle 10 Jahre* als die beste Methode und enthebt den Patienten von jährlichen Testungen oder mehreren Sigmoidoskopien.

Tabelle 51.13. Kolorektales Karzinom: Früherkennung bei Standardrisiko; Überwachungsstrategie bei genetischen Syndromen, bei familiärer Belastung ohne Hinweis auf genetische Syndrome und bei individueller Anamnese eines kolorektalen Adenoms

Früherkennung bei Standardrisiko

Ab dem 50. Lebensjahr:
- jährlicher fäkaler Test auf okkultes Blut (FOBT)
- Sigmoidoskopie alle 3–5 Jahre

Alternativ:
- Koloskopie alle 10 Jahre

Überwachungsstrategie bei genetischen Syndromen

Familiäre adenomatöse Polyposis

Ab dem 12. Lebensjahr:
- genetische Beratung und Tests, ophthalmologische Untersuchung,
- jährlich Sigmoidoskopie, sporadische Koloskopie bei AAPC

Ab dem 30. Lebensjahr:
- Gastroduodenoskopie alle 1 bis 2 Jahre bei Genträgern

Hamartomatöse Polyposis

Ab dem 20. Lebensjahr:
- Sigmoidoskopie alle 3 Jahre,
- Gastroduodenoskopie und Koloskopie alle 3–5 Jahre mit Ektomie großer dysplastischer Polypen,
- Sporadisch Enteroklysma (Sellink),
- Peutz-Jeghers-Syndrom: regelmäßige gynäkologische Untersuchung mit Mammographie

Hereditäres nicht-polypöses kolorektales Karzinom (HNPCC)

Ab 20. Lebensjahr:
- genetische Beratung und Tests,
- Koloskopie alle 1 bis 2 Jahre *(ab. 40. Lebensjahr jährlich)*,
- jährliche gynäkologische Untersuchung mit transvaginalem Ultraschall *ab dem 25. Lebensjahr*

Überwachungsstrategie bei familiärer Belastung ohne Hinweis auf genetische Syndrome

Kolorektales Karzinom oder Adenom bei Verwandten 1. Grades im Alter <60 Jahren oder unabhängig vom Alter:
- Koloskopie alle 5 Jahre *ab dem 40. Lebensjahr* oder 10 Jahre vor dem jüngsten Fall in der Familie (maßgeblich ist der jeweils früheste Zeitpunkt);
- individuelle frühere Überwachung Koloskopie/Gentests bei Verdacht auf HNPCC, aber nicht vollständig erfüllten Amsterdam-Kriterien. Hinweise: ≥2 Verwandte mit KRK, bei frühem Auftreten und/oder rechtsseitiger Lokalisation

Überwachungsstrategie bei individueller Anamnese eines kolorektalen Adenoms

Koloskopie mit Ektomie synchroner Polypen

Erste Kontrollkoloskopie:
- individuell kurzfristig (3–12 Monate) bei Polypen mit
  - invasivem Karzinom oder hochgradiger Dysplasie
  - großen sessilen Polypen
  - nicht gesicherter vollständiger Ektomie aller Polypen
  - nicht gesicherter vollständiger Inspektion aller kolorektalen Segmente
- Nach drei Jahren bei hohem Risiko:
  - initial ≥3 Adenome oder Adenomdiagnose im Alter ≤60 Jahre und Eltern mit Anamnese eines KRK
- Nach 5 bis 6 Jahren bei niedrigem Risiko:
  - initial <3 Adenome im Alter >60 Jahre oder Adenomdiagnose im Alter ≥60 Jahre und Eltern ohne Anamnese eines KRK

Weitere Kontrollkoloskopien:
- falls erneut Adenomnachweis bei erster Kontroll-Koloskopie: Intervalle wie bisher,
- falls kein Adenomnachweis bei erster Kontrollkoloskopie: Fünfjahresintervalle

51.3.3
Überwachungsstrategie bei genetischen Syndromen mit hohem Risiko

Personen in Familien mit genetischen Syndromen mit *hohem Risiko* für ein kolorektales Karzinom müssen engmaschiger überwacht werden. Für einige Syndrome wurden Richtlinien erstellt:

- *Familiäre adenomatöse Polyposis (FAP):* Es handelt sich um eine Präkanzerose, die im jungen Erwachsenenalter (etwa ab dem 18. bis 20. Lebensjahr) eine totale Kolektomie notwendig macht, da sonst im Alter von 37 Jahren bereits 50% der Patienten an kolorektalen Karzinomen verstorben sind. Die FAP ist mit einer Reihe von extrakolischen Manifestationen vergesellschaftet. Die häufigste extrakolische Manifestation ist die *kongenitale Hypertrophie* des *retinalen Pigmentepithels* (*CHRPE*), die bei mindestens 80 % der Genträger bereits nach der Geburt existiert und mittels indirekter *Ophthalmoskopie* erfaßt werden kann. Einige Syndrome wurden traditionell mit Eponymen bezeichnet. Molekulargenetische Analysen haben zwischenzeitlich als Varianten der FAP aufgrund eines Defektes am gleichen Gen, dem APC-Gen identifiziert:

- *Gardner-Syndrom*: mesenchymale Dysplasie mit Tumoren verschiedener Lokalisation (u. a. Tumore im oberen Gastrointestinaltrakt, Desmoidtumore) und Polyposis des Kolons.
- *Turcot-Syndrom*: Ein Teil der Patienten mit Turcot-Syndrom gehört molekulargenetisch zur FAP und dem HNPCC. Sie zeichnen sich durch eine Polypose mit Häufung von Hirntumoren (Medulloblastome) aus.
- *Muir-Torre-Syndrom*: Polyposis des Kolons (<100 Polypen) und Karzinome der Haut (ist allerding eher dem HNPCC zuzuordnen, s. Tabelle 51.9).
- *Flat-adrenoma-Syndrom*: makroskopisch und histologisch flache adenomatöse Polyposis.

Patienten mit adenomatöser Polyposis, insbesondere Mitglieder von Familien mit einer FAP sollten sich *ab dem 12. Lebensjahr* einer *genetischen Beratung* und einer *ophthalmologischen Untersuchung* (CHRPE) unterziehen sowie jährlich einer *Sigmoidoskopie*. Genträger sollten ab dem *30. Lebensjahr* eine *Gastroduodenoskopie* alle 1 bis 2 Jahre durchführen lassen, um Adenome des oberen GI-Trakts auszuschließen (Tabelle 51.13).

Die Betroffenen in den Familien können auch durch einen In-vitro-Test aus Leukozyten identifiziert werden (genetisches Screening). Ob dabei der Kreis der Personen, die zu untersuchen sind, eingeschränkt werden kann, wird z. Z. evaluiert. Die klinischen Untersuchungen müssen auch die möglichen *extrakolischen Manifestationen* berücksichtigen.

Besonders zu beachten sind die Risiken bei den *Varianten der FAP*, ein Malignom im oberen Gastrointestinaltrakt zu entwickeln, z. B. beim Gardner-Syndrom. Daher gehört die endoskopische Untersuchung des oberen Gastrointestinaltrakts zum festen Bestandteil der Überwachung. Dabei muß auch die Region der Papilla Vateri eingesehen werden.

Beim *Gardner-Syndrom* ist zudem gehäuft mit dem Auftreten von Desmoidtumoren zu rechnen. Möglicherweise wird die Entstehung dieser Tumore durch operative Eingriffe begünstigt. Daher muß die Indikation zu jedem Eingriff (auch der sonst streng indizierten Kolektomie) in jedem Fall einzeln abgewogen werden.

Bei Familien mit diesem Syndrom kann eine probatorische Behandlung mit dem nicht-steroidalen Antiphlogistikum *Sulindac* in Betracht gezogen werden (Initialdosis 2 × 150 mg, in absteigender Dosierung, möglichst als Suppositorium, zu bestellen über die Internationale Apotheke). Unter dieser Therapie sind Regressionen der Polypen (Anzahl und Größe) beschrieben (Abb. 51.4). Eine allgemeine Empfehlung kann jedoch momentan noch nicht ausgesprochen werden. Ggf. sollten diese Patienten in die z. Z. laufenden Studien eingebracht werden.

Bei der *hamartomatöser Polyposis* sollte ab dem *20. Lebensjahr alle 3 Jahre* eine *Sigmoidoskopie* erfolgen. Zudem eine *Gastroduodenoskopie* und *Koloskopie* alle 3 bis 5 Jahre mit Ektomie großer dysplastischer Polypen. Eine sporadische Dünndarmkontrastdarstellung (Enteroklysma nach Sellink) erscheint ratsam. Beim Peutz-Jeghers Syndrom ist eine regelmäßige *gynäkologische Untersuchung* mit Mammographie erforderlich bzw. Untersuchungen der Gonaden bei Männern.

Bei Verwandten von Patienten mit einem *hereditären nichtpolypösen kolorektalen Karzinom* (HNPCC) ist ab dem 20. Lebensjahr die genetische Beratung und Testung erforderlich. Eine *Koloskopie* sollte *alle 1 bis 2 Jahre*, ab dem *40. Lebensjahr jährlich* durchgeführt werden. Ab dem 25. Lebensjahr sollten sich diese Risikopatientinnen jährlich einer gynäkologischen Untersuchung mit transvaginalem Ultraschall unterziehen (Tabelle 51.13).

51.3.4
Überwachungsstrategie bei familiärer Anamnese eines kolorektalen Karzinoms ohne Hinweise auf ein genetisches Syndrom

Männer und Frauen mit an einem sporadischen kolorektalen Karzinom erkrankten *Verwandten ersten Grades* haben ein 2- bis 3fach erhöhtes Risiko im Vergleich zu Personen mit einer leeren Familienanamnese. Die Wahrscheinlichkeit der Karzinomentstehung steigt dabei bereits ab dem 40. Lebensjahr an und ist um so größer, je jünger der betroffene Verwandte bei der Entdeckung des Karzinoms war. Ein noch höheres Risiko besteht, wenn mehrere Verwandte 1. oder 2. Grades an einem kolorektalen Karzinom erkrankten. In diesem Fall sind die Kriterien des HNPCC zu überprüfen. Erhöhte Risiken gelten darüber hinaus für Personen, bei deren Eltern oder Geschwistern Adenome des Kolons in einem Alter von unter 60 Jahren auftraten. Die empfohlene Überwachungsstrategie besteht in einer *Koloskopie alle 5 Jahre* ab dem *40. Lebensjahr* (Tabelle 51.13).

Die *Überwachungsstrategie* bei individueller Anamnese eines *kolorektalen Adenoms* ist in Tabelle 51.32 aufgeführt.

51.4
Lokalisation des kolorektalen Karzinoms

Neuere Studien haben gezeigt, daß die Inzidenz des kolorektalen Karzinoms im rechten Kolon (Zökum, Colon ascendens) und im Sigmoid zugenommen hat, während das Rektumkarzinom seltener geworden ist. Insgesamt sind nur ca. 50% der kolorektalen Karzinome in dem Bereich lokalisiert, der mit der Sigmoidoskopie eingesehen werden kann. Im Einzelnen ergeben sich folgende Verteilungen: Rektum 20%, Rektosigmoid 10%, Sigmoid 25%, Colon descendens 5%, Colon transversum 15%, Colon ascendens/Zökum 25%.

51.5
Prognostische Indikatoren

Klinische und pathologische Charakteristika können die *Prognose* beim kolorektalen Karzinom beeinflussen (Tabelle 51.14). Ihre Kenntnis ist wichtig, da sie die Grundlage für die Strategie der Therapie und die Nachsorge bilden. Sie sind zugleich die Grundlage für die zahlreichen *Stadieneinteilungen* der letzten Jahrzehnte. Histologische Differenzierung des Tumors, Tumorgröße, Lokalisation des Tumors, Wachstumsart, Grad der Invasivität und Lymphknotenstatus müssen bekannt sein, wenn eine kurative Behandlung angestrebt wird.

Tiefe der transmuralen *Tumorinfiltration* und Ausmaß des regionalen *Lymphknotenbefalls* sind die wichtigsten Determinanten der Prognose. Das Ausmaß der Tumorpenetration korreliert mit der Anzahl der befallenen Lymphknoten sowie mit dem Auftreten eines Lokalrezidivs nach Resektion. Die Prognose ist günstiger wenn nur bis zu vier Lymphknoten befallen sind als mehr als 4 Lymphknoten.

Die Größe des Primärtumors scheint im Gegensatz zu anderen Karzinomen (z. B. Mammakarzinom) keine wesentliche Rolle für die Prognose zu spielen. Exophytisch oder polypös wachsende Karzinome haben eine bessere Prognose als ulzerös und infiltrierende Tumoren (Tabelle 51.14, 51.15).

Schlecht differenzierte Karzinome haben eine schlechtere Prognose als gut differenzierte Tumore. Muzinöse und szirrhöse Karzinome zeigen ein besonders aggressives Wachstum. Das gleiche gilt für Siegelringzellkarzinome, die sehr invasiv wachsen und meist schon ein fortgeschrittenes Stadium anzeigen (Tabelle 51.14, 51.15). Tumore mit Deletionen im *Chromosom 18q* (DCC-Gen) oder *17p* (p53-Gen) haben eine schlechtere Prognose, wie auch der Allelverlust des *Chromosoms 1p*. Eine erhöhte Expression des *HER-2/neu(c-erbB-2)Onkogens* scheint ebenfalls mit einer schlechten Prognose verbunden zu sein.

Tabelle 51.14. Pathologische und klinische Befunde mit Einfluß auf die Prognose bei Patienten mit kolorektalem Karzinom. (Nach Bresalier und Kim 1997)

Befunde	Einfluß auf Prognose
Pathologie	
Chirurgisch-pathologisches Stadium:	
Tiefe der Darmwandpenetration	tiefe Penetration verschlechtert die Prognose
Anzahl regionärer Lymphknoten mit Tumorinfiltration	1 bis 4 Lymphknoten besser als >4 Lymphknoten
Tumorhistologie	
Grad der Differenzierung	gut differenziert besser als schlecht differenziert
muzinöses oder Siegelringzellkarzinom	schlechtere Prognose
szirrhöses Karzinom	schlechtere Prognose
venöse Infiltration	schlechtere Prognose
lymphatische Infiltration	schlechtere Prognose
perineurale Infiltration	schlechtere Prognose
lokale Entzündung und immunologische Reaktion	bessere Prognose
Tumorgröße	kein Effekt
Tumormorphologie	polypös/exophytisch besser als ulzerös/infiltrierend
Tumor-DNA-Gehalt	erhöhter DNA-Gehalt (Aneuploidie) verschlechtert die Prognose
Klinisch	
Diagnose beim asymptomatischen Patienten	bessere Prognose
Dauer der Symptome	kein Effekt
rektale Blutung	bessere Prognose
Stenose	schlechtere Prognose
Perforation	schlechtere Prognose
Tumorlokalisation	Kolon besser als Rektum, linkes Kolon besser als rechtes Kolon
Alter <30 Jahre	schlechtere Prognose mit hohem CEA
Deletion im DCC-Gen oder p53-Gen	schlechtere Prognose
Fernmetastasen	erheblich schlechtere Prognose

Tabelle 51.15. Pathologische Befunde beim kolorektalen Karzinom (KRK)

Makroskopisches Wachstum des KRK:
- polypös (blumenkohlartig),
- schüsselförmig ulzerierend,
- ringförmig stenosierend,
- diffus infiltrierend.

Histologische Beurteilung des KRK:
- 95% sind Adenokarzinome, der Rest sind schleimbildende Adenokarzinome (Gallert-Karzinom) und Siegelringzellkarzinome,
- *4 verschiedene Differenzierungsgrade („grading") werden unterschieden:*
  1) gut differenziert, 2) mäßig differenziert, 3) schlecht differenziert, 4) entdifferenziert

Dieses Gen gehört zu einer Familie von Genen, die beim Wachstum der Zelle und ihrer Differenzierung beteiligt sind. Das HER-2/neu-Gen kodiert für ein transmembranöses Onkoprotein mit Tyrosinkinase-Aktivität, das eine 50%ige Homologie mit dem Rezeptor des epidermalen Wachstumsfaktors (EGF) aufweist.

51.6
Klinik

Adenokarzinome des Kolons und Rektums wachsen langsam und können mehr als 5 Jahre bestehen ohne Symptome zu bewirken. Andererseits kann schon frühzeitig ein intestinaler *Blutverlust* aus dem Tumor auftreten. Die Blutungsrate aus dem Tumor steigt mit der Größe des Tumors und der Ulzerationen.

Symptome hängen von der *Lokalisation* des Tumors ab. Karzinome des proximalen Kolons werden häufig größer als Karzinome des linken Kolons oder Rektums bis sie Symptome hervorrufen.

Müdigkeit, Kurzatmigkeit, Angina pectoris bedingt durch eine mikrozytäre Anämie sind typische *Symptome des rechtsseitigen Kolonkarzinoms*. Wenn der Tumor an Größe zunimmt, kann er uncharakteristische abdominelle Beschwerden bereiten und ist als Resistenz tastbar. Eine obstruierende Stenose im rechten Kolon und Zökum ist selten in Anbetracht des großen Durchmessers. Stenosen werden eher bei Karzinomen im linken Kolon (Colon descendens und Sigma) wirksam. Die Patienten geben dann oft kolikartige Schmerzen nach dem Essen an. Beschwerden beginnen oft schleichend unter dem Bild einer *Obstipation* oder dem *Wechsel zwischen Obstipation und Diarrhö*.

Besonders bei Karzinomen des linken Kolons bestehen bei bis zu 75% der Patienten *Blutbeimengungen (Hämatochezie) im Stuhl* (makroskopisch oder mikroskopisch), die häufig als Hämorrhoidalblutungen mißgedeutet werden. *Rektumkarzinome* verursachen häufig schmerzhaften Stuhldrang (Tenesmen) mit Abgang von Blut und Schleim, Stenosebeschwerden mit „Bleistiftstuhl" und unwillkürlichem Stuhl- und Windabgang („falscher Freund"). Rektumkarzinome können die Nachbarorgane infiltrieren (Harnblase, Vagina, umgebende Nerven) und bewirken im fortgeschrittenen Stadium dann Schmerzen in der Perianal- und Sakralregion.

Bei Tumoren des Zökums bestehen häufig Schmerzen im rechten Unterbauch. Größere Kolontumore können durch die Bauchwand als *walzenförmige Resistenz* tastbar und auch sonographisch erfaßbar werden.

Kolorektale Karzinome beim genetisch bedingten *HNPCC* sind im Gegensatz zum sporadischen kolorektalen Karzinom bis zu 70% im rechten Kolon lokalisiert.

Zu den *Komplikationen* zählen Obstruktion, Blutungen, Perforation mit Abszeß- und Fistelbildung sowie Ausbreitung des Karzinoms durch infiltratives Wachstum in die Nachbarorgane (Blase, weibliche Geschlechtsorgane), in Lymph- und Blutwege sowie durch Implantation von Tumorzellen in die Bauchhöhle bei Durchbruch der Serosa. Lokale Lymphknoten und die Leber, seltener Skelett und Lunge, sind die bevorzugt metastasierten Organe.

Metastasierungen in die Leber verursachen eine Hepatomegalie, die Leber erscheint oft hart, knotig und bei Palpation schmerzhaft. Peritoneale Metastasen verursachen Aszites. Gewichtsverlust, Kachexie, Blässe und Ikterus sprechen für ein fortgeschrittenes Stadium der Tumorausbreitung.

An ein kolorektales Karzinom muß gedacht werden, wenn ein Patient über 40 Jahre eine mikrozytäre Anämie entwickelt und eine Hämatochezie angibt. Zu häufig begnügt man sich mit einer Feststellung einer Anämie bei älteren Patienten, als deren Ursache sich erst viel später ein fortgeschrittenes kolorektales Karzinom herausstellt.

51.7
Diagnostik

Bei klinischem Verdacht auf ein kolorektales Karzinom oder bei einem positiven Screening-Test ist die *Koloskopie* mit bioptischer Sicherung die diagnostische Methode der Wahl. Bei ca. 50% der Patienten mit einem ersten positiven Hämoccult-Test liegt eine Neoplasie vor: in etwa 38% handelt es sich um Adenome, bei 12% liegen Karzinome vor.

Die Koloskopie ist der Röntgenuntersuchung (Bariumkontrasteinlauf) gegenüber deutlich überlegen, insbesondere bei der Erkennung kleiner Tumoren oder Polypen (Sensitivität 95% vs. 83%). Eine einfache Bariumkontrastuntersuchung entdeckt ca. 50% der Karzinome und die Mehrzahl der Adenome nicht. Der Doppelkontrasteinlauf weist allerdings eine ähnliche Sensitivität wie die Koloskopie auf, um Läsionen >2 cm zu erfassen, nicht jedoch bei der Erfassung kleinerer Polypen (<8 mm).

Liegt ein stenosierender Tumor des linken Kolons vor, der die totale Koloskopie nicht erlaubt, sollte das proximale Kolon röntgenologisch dargestellt werden. Die vollständige endoskopische Untersuchung des Kolons selbst bei klar erkanntem Sigmakarzinom ist notwendig, um *synchrone Tumore* zu erfassen. Bis zu 50% der Patienten mit nachgewiesenem Karzinom des Kolon oder Rektums weisen zusätzliche Veränderungen (z.B. Adenome) auf, bei ca. 10% ändert sich deshalb die operative Strategie aufgrund einer präoperativen Koloskopie.

Wichtig sind die *Untersuchung von Blut im Stuhl* und die *digitale Austastung des Rektums*. Ist der Tumor mit dem Finger bei der digitalen Austastung erfaßbar, erscheint die kontinenzerhaltende Operation unwahrscheinlich.

Zum *Staging* (s. unten) sind folgende bildgebenden Verfahren notwendig:

- Röntgenuntersuchung des Thorax,
- Sonographie des Oberbauchs,
- Computertomographie (insbesondere beim Rektumkarzinom).

51.7.1
Laboruntersuchungen

Blutbild mit *Eisenmangelanämie* und positiver Test auf okkultes Blut lassen ein kolorektales Karzinom vermuten. Eine *Hypalbuminämie* signalisiert Malnutrition und fortgeschrittenes Stadium. Erhöhungen von Bilirubin, γGT und alkalischer Phosphatase weisen auf Lebermetastasen hin. Die *Tumormarker* (Karzinoembryonales Antigen, CEA) spielen nur bei der Verlaufskontrolle nach Operation (Rezidivsuche) eine diagnostische Rolle, da viele asymptomatische Patienten mit frühen Tumorstadien keine CEA-Erhöhung aufweisen. Der Höhe des CEA-Spiegels (>5 ng/ml) kommt eine gewisse prognostische Bedeutung zu, da Patienten mit einem hohen präoperativen CEA-Spiegel eher Rezidive (ca. 90%) erleiden als Patienten mit einem niedrigeren CEA-Spiegel (<5 ng/ml, ca. 40%).

51.7.2
Staging

Der Londoner Pathologe *Dukes* entwickelte 1932 eine erste Stadieneinteilung des kolorektalen Karzinoms (Dukes Stadien A-D, Tabelle 51.16). Die Einteilung wurde später im C-Stadium modifiziert: C1 = Lymphknotenmetastasen ohne komplette Darmwandpenetration, C2 = Lymphknotenmetastasen und Darmwandpenetration (Astler-Coller). Die traditionelle *Einteilung nach Dukes* wurde in den vergangenen Jahren durch die Einteilung der *UICC* bzw. die *TNM-Klassifikation* abgelöst (Tabelle 51.16). Schon in niedrigen Stadien sind bei einem hohen Prozentsatz *Mikrometastasen*, etwa im Knochenmark, vorhanden. Sie lassen sich mit der Keratinfärbung zytologisch nachweisen. Ihre Bedeutung für Diagnostik, Staging und Therapie ist z.Z. noch nicht absehbar.

Tabelle 51.16. Synopsis der Stadieneinteilung des kolorektalen Karzinoms. *T* Primärtumor, *N* Lymphknoten, *M* Fernetastasen, *T0* kein Anhalt für Primärtumor, *Tis* Carcinoma in situ, *T1* Tumor infiltriert Submukosa, *T2* Tumor infiltriert Muscularis propria, *T3* komplette Darmwandinfiltration (bis zur Subserosa) oder in nichtperitonealisiertes perikolisches/perirektales Gewebe, *T4* Infiltration angrenzender Organe, bzw. Penetration des viszeralen Peritoneums, *Nx* keine Beurteilung regionärer Lymphknoten, *N0* keine regionären Lymphknotenmetastasen, *N1* maximal 1 bis 3 perikolische oder perirektale Lymphknoten befallen, *N2* >3 perikolische/perirektale Lymphknoten befallen, *Mx* keine Beurteilung der Fernmetastasen, *M0* keine Fernmetastasen vorhanden, *M1* Fernmetastasen vorhanden (häufigste Lokalisation der Fernmetastasen für das Kolonkarzinom: Leber > Lunge; Rektumkarzinom: Leber = Lunge)

Stadium	Dukes	Astler-Coller	TNM
0	-	-	Tis
I	A	A	T1 N0 M0
I	A	B1	T2 N0 M0
II	B	B2	T3 N0 M0
II	B	B3	T4 N0 M0
III	C	C1	T1-2 N1-2 M0
III	C	C2	T3 N1-2 M0
III	C	C3	T4 N1-2 M0
IV	-	D	T1-4 N0-2 M1

51.8 Therapie

Die Behandlung des Kolonkarzinoms unterscheidet sich von der des Rektumkarzinoms. Das gilt für die operative und die konservative Therapie. Allein die *vollständige Resektion* mit mikroskopisch tumorfreiem Rand (*R0-Resektion*) eröffnet eine Heilungschance. Daher steht die *Operation* an erster Stelle der therapeutischen Strategie. Auch bei der Behandlung solitärer oder auf ein Segment/Lappen begrenzter *Lebermetastasen* (syn- oder metachron) gilt die Operation als Therapie der Wahl. In 20–40 % der Fälle kann noch eine Heilung erzielt werden. Analog sind *Lungenmetastasen* zu behandeln.

51.8.1 Operative Therapie

Behandlung des karzinomatösen Polypen

Wird endoskopisch ein Polyp entfernt, der histologisch karzinomatöse Anteile enthält, so ist die Abtragung ausreichend, wenn ein Sicherheitsabstand von 2 mm vom Resektionsrand frei von karzinomatösen Anteilen ist, Lymph- und Blutgefäße nicht infiltriert sind, das Karzinom gut differenziert ist (G1–G2) un der Polyp gestielt ist. Diese Polypen gelten als Adenome mit niedrigem Risiko. Findet sich jedoch eines der Kriterien, sollte onkologischen Kriterien operiert werden.

Operative Therapie des Kolonkarzinoms

Das operative Standardverfahren ist die *radikale Resektion* mit systematischer Entfernung des Lymphabflußgebietes en bloc. Dies bedeutet im einzelnen:

- Karzinom des Colon ascendens: Hemikolektomie rechts;
- Karzinom der rechten oder linken Kolonflexur: erweiterte Hemikolektomie rechts oder links mit zentraler Absetzung der A. colica media;
- Karzinom des Colon transversum: Transversumresektion unter Mitnahme beider Flexuren;
- Karzinom des Colon descendens: Hemikolektomie links;
- Karzinom des Sigmas: Sigmaresektion.

Von wesentlicher Bedeutung ist die sog. „*No-touch-Technik*": erst nach zentraler Unterbindung der Gefäße und Isolierung des tumortragenden Darmabschnittes mittels Ligaturen erfolgen die weitere Mobilisierung und Resektion des Kolons. Bei organüberschreitendem Tumorwachstum sollte eine *R0-Resektion* in En-bloc-Technik angestrebt werden, dies jedoch unter Einbezug der klinischen Gesamtsituation des Patienten. Die Letalität der chirurgischen Eingriffe liegt insgesamt unter 4 %.

Palliative chirurgische Therapie des Kolonkarzinoms

Rezidive des kolorektalen Karzinoms können eine nicht unerhebliche lokale Problematik aufweisen: Ileus, Blutung, Kloakenbildung, Inkontinenz, Perforation, Fisteln, Schmerzen. Die *palliative Therapie* muß diese Gegebenheiten adäquat unter Einschluß chirurgischer Maßnahmen angehen, wobei in letzterem Fall das Ausmaß des chirurgischen Eingriffs (z. B. nur Anus-praeter-Anlage oder ausgedehnte Resektion) wesentlich von der Gesamtsituation (i. e. Operabilität und Lebenserwartung) des Patienten abhängt.

Palliatives operatives Vorgehen und Endoskopie

Bei obstruierenden Karzinomen ohne Möglichkeit der kompletten Resektion kann ggf. eine Umgehungsanastomose angelegt werden. Endoskopisch bietet sich die *Laserevaporisation* oder *Elektrokoagulation* zur Wiederherstellung der Passage an.

Operative Therapie des Rektumkarzinoms

Prinzipiell stehen mehrere Verfahren zur Verfügung:

- *Anteriore Resektion* unter Erhalt des Schließmuskels mit und ohne Konstruktion eines Reservoirs (Kolonpouch; ileozäkale Interposition);
- *Abdominoperineale Exstirpation* unter Entfernung des Schließmuskels (Rektumamputation);
- *Resektion mit koloanaler Anastomose*;
- *peranale lokale Therapie*.

Die früher sehr häufig vorgenommene *Rektumamputation* hat im Vergleich zur tiefen anterioren Resektion an Bedeutung verloren, da Studien zeigen konnten, daß das vermeintlich radikalere Verfahren (i. e. Rektumamputation) mit keinem Überlebensvorteil verbunden ist.

Von entscheidender Bedeutung für die *Prognose* des Rektumkarzinoms ist die *chirurgische Technik*. Es ist heute unbestritten, daß die En-bloc-Mitnahme des Mesorektums zumindest für Tumore des mittleren und unteren Rektums die Lokalrezidivrate deutlich zu senken vermag. So kann hier ein Wert von unter 4 % nach 5 Jahren erreicht werden. Darüber hinaus werden die A. mesenterica inferior am Abgang aus der Aorta (i. e. hohe Ligatur) sowie die V. mesenterica inferior am Pankreasunterrand unterbunden. Um eine spannungsfreie Anastomose herstellen zu können, muß das gesamte linke Hemikolon mobilisiert werden. Bei hoher radikulärer Ligatur der A. mesenterica inferior erfolgt die arterielle Blutversorgung an der distalen Kolondurchtrennung nur noch über die A. colica media, die über die Riolan-Arkade mit der A. marginalis am linken Hemikolon verbunden ist.

Das Rektum selbst wird scharf aus dem Becken herauspräpariert unter Schonung des Plexus hypogastricus superior et inferior. Die Anastomose wird in der Regel mit maschinellen Nahtapparaten angefertigt, bei einem *Sicherheitsabstand von mindestens 2 cm*.

Wenn die intraoperative Überprüfung der Anastomosendichtigkeit kein Leck aufweist, kann auf eine protektive Kolostomie oder Ileostomie verzichtet werden. Die Anlage einer protektiven Stuhlableitung ist jedoch keine Garantie, daß im weiteren postoperativen Verlauf keine Anastomosenundichtigkeit mehr auftritt.

Letalität, Morbidität und funktionelle Ergebnisse nach Rektumresektion

Die Letalität der anterioren Rektumresektion liegt zwischen 2 und 3% (Tabelle 51.17). Intraoperativ kann es zu *Blutungen* aus dem präsakralen Venenplexus kommen, die eine eventuelle Tamponade erforderlich machen.

Eine *Blasenfunktionsstörung* ist im postoperativen Verlauf besonders häufig bei Männern anzutreffen. Eine Verletzung des *Ureters* wird in 0,6–6% aller kolorektalen Operationen angegeben. Besonders bei Rezidiveingriffen im kleinen Becken empfiehlt es sich daher, unmittelbar präoperativ auf zystoskopischem Weg Ureterenkatheter zu legen, um intraoperativ eine sichere Identifikation zu ermöglichen.

Die Häufigkeit der *Impotenz* wird mit ungefähr 15% nach tiefer anteriorer Resektion und mit bis zu 45% nach Rektumamputation angegeben. Um diese Zahlen zu reduzieren, ist es unabdingbar, intraoperativ den Plexus hypogastricus zu schonen.

Die *Anastomoseninsuffizienzrate* nach Rektumresektion wird sehr unterschiedlich angegeben. Dabei werden klinisch und radiologisch nachweisbare Lecks unterschieden. Die entsprechenden Daten bewegen sich jeweils zwischen 0,8 und 25% sowie zwischen 3,8 und 50%.

Tabelle 51.17. Postoperative Letalität nach anteriorer Rektumresektion

	Protektives Stoma	
	ja	nein
SGKRK	0/107	15/494 (3%)
Karanja	1/125 (0,8%)	3/75 (4%)

Das Anlegen eines *protektiven Kolostomas* bzw. Ileostomas wird nicht in jedem Falle für nötig befunden, jedoch werden die möglichen klinischen Folgen einer Anastomoseninsuffizienz (Peritonitis, Sepsis, Relaparotomie) in ihrer Häufigkeit reduziert. So hat die Studiengruppe Kolorektale Karzinome (SGKRK) in Deutschland gezeigt, daß bei vorgeschaltetem Stoma keine Todesfälle nach anteriorer Rektumresektion zu beobachten waren (Tabelle 51.17).

Eine Anastomosenstenose kann in 5–20% auftreten. Die Behandlung erfolgt in der Regel mit einer endoskopisch geführten Ballondilatation, sehr selten muß eine Anastomosenstenose chirurgisch revidiert werden.

Bei mehr als 40% aller Patienten mit tiefer anteriorer Resektion ist in unterschiedlichen Graden von analer Inkontinenz, imperativem Stuhldrang und erhöhter Stuhlfrequenz zu rechnen. Dies ist u. a. auf die reduzierte Compliance des „Neorektums" zurückzuführen. Die Anlage eines *Kolon-J-Pouches* verhindert teilweise diese Störungen, es werden aber Entleerungsstörungen des Pouches in bis zu 25% angegeben. Aus diesem Grund wird neuerdings auch der *ileozäkale Interpositionspouch* favorisiert, der eine ausgezeichnete Defäkationsqualität hat.

Peranale lokale Therapie

Von entscheidender Bedeutung für dieses Verfahren ist eine *sorgfältige Selektion* hierfür geeigneter Patienten, um den Vorteil eines geringeren Operationsrisikos nicht mit dem Nachteil einer erhöhten Tumorrezidivrate zu erkaufen.

Als *Indikationen* werden angegeben: Infiltration allein in die Submukosa (pT1, „early carcinoma") und sog. Low-risk-Histologie, d. h. Malignitätsgrad G1-2, Lymphgefäßeinbrüche sind nicht nachweisbar.

Von wesentlicher Bedeutung im präoperativen Staging hat sich der Einsatz der *Endosonographie* erwiesen.

Zu beachten ist, daß zur sicheren histologischen Beurteilung eine *Vollwandexzision* notwendig ist. Zeigt die postoperative endgültige feingewebliche Untersuchung, daß ein weitergehendes Stadium des Rektumkarzinoms vorliegt, muß eine *Nachresektion* erfolgen.

Grundsätzlich stehen 2 Techniken zur Verfügung:

- die *peranale lokale Tumorexzision* für Tumoren, die digital leicht zu erreichen sind;
- die *transanale endoskopische mikrochirurgische Tumorentfernung* (TEM) für weiter proximal gelegene Karzinome.

Die Ergebnisse belegen, daß die *lokale Therapie* eine geringere Letalität aufweist als klassische Resektionsverfahren. Besonders ältere Patienten mit einer signifikanten Komorbidität können davon profitieren.

Therapie des lokalen Rezidivs des Rektumkarzinoms

Die *Lokalrezidivrate* des Rektumkarzinoms wird in der Literatur sehr unterschiedlich angegeben, sie bewegt sich zwischen unter 3 und 32%. Die komplette *mesorektale Exzision* scheint die Inzidenz des Lokalrezidivs dabei deutlich zu senken. In der Regel werden diese Rezidive nicht entdeckt bis der Patient symptomatisch wird. Dabei ist bei 30% der Patienten der Schmerz das führende Symptom.

Die therapeutischen Optionen des lokal rezidivierten Rektumkarzinoms sind limitiert. Dabei sind ungefähr 30–50% der Rezidive chirurgisch resezierbar. Das präoperative Staging dieser Patienten sollte sehr sorgfältig erfolgen und die Therapiestrategie interdisziplinär festgelegt werden. Als Kontraindikationen für größere chirurgische Eingriffe wie Exenteration und Kreuzbeinbeckenresektionen werden i. allg. folgende genannt: Ischiadikusschmerzen, Extremitätenödeme, beidseitige Nierenstauung, tiefe laterale Beckeninfiltration und Fernmetastasen. Diese Symptome bzw. Befunde sind Zeichen dafür, daß das Rezidiv nicht in sano zu resezieren ist.

Wenn der Rezidivtumor entfernbar ist, kann eine signifikante Schmerzfreiheit erreicht werden. Diese sollte in jedem Falle angestrebt werden, da Schmerzen das führende Symptom des lokalen Rezidivs sind und in unerträglicher Weise die Patienten bis zu ihrem Tode begleiten können. Der Tod selbst wird in der Regel durch Fernmetastasen verursacht.

Die *Fünfjahresüberlebensrate* bei kurativ resezierten Patienten wird mit 8–34% angegeben.

Laparoskopische kolorektale Chirurgie

Laparoskopische Operationsverfahren haben aufgrund ihrer geringen Belastung für den Patienten eine weite Verbreitung gefunden. Eine endgültige Bewertung zum Einsatz beim kolorektalen Karzinom kann zum jetzigen Zeitpunkt noch nicht vorgenommen werden. Besonders das Auftreten von *Metastasen* an *Trokareinstichstellen* (Inzidenz 0–4% vs. 0,6–1% bei konventioneller kolorektaler Karzinomoperation) hat die anfängliche Euphorie gedämpft und zur Vorsicht aufgerufen. Dieses Verfahren sollte deshalb nur unter prospektiven Studienbedingungen durchgeführt werden (Studiengruppe Laparoskopische Kolorektale Chirurgie). Das National Cancer Institute hat im August 1994 darüber hinaus eine prospektive randomisierte Studie zur Effektivität laparoskopischer Techniken beim kolorektalen Karzinom initiiert. Von 1.200 insgesamt zu rekrutierenden Patienten wurden bis Ende Januar 1998 knapp 400 randomisiert (NCI High Priority Clinical Trial-Phase III; Randomized study of laparoscopic assisted colectomy versus open colectomy for colon cancer; Protocol: NCCTG-934653, INT-0146, SWOG-9411; Principal Investigator: Dr. Heidi Nelson, Mayo-Clinic, Rochester).

Operative Therapie von Lebermetastasen

Zum Zeitpunkt der Primärtumoroperation haben 15–20% der Patienten *Lebermetastasen*. Bei Patienten, deren Erkrankung fortschreitet, ist das primäre Rezidiv in 20–30% auf die Leber begrenzt. Dieses Ereignis findet in 70–80% in den ersten 2 Jahren statt.

Die meisten retrospektiven Untersuchungen zeigen eine mittleren Überlebenszeit von 6 bis 9 Monaten, wobei hier aber auch Patienten mit potentieller möglicher kurativer Resektion eingeschlossen waren. So können Patienten mit einer nichtresezierten solitären Lebermetastase eine 20%ige Dreijahresüberlebensrate haben. Fünf Jahre überlebt jedoch kein Patient.

Es wird geschätzt, daß bei 20–30% der Patienten mit *Lebermetastasen* eine Leberresektion vorgenommen werden kann. Dieser Prozentsatz reduziert sich aber dann doch erheblich, wenn intraoperativ das tatsächliche Ausmaß der Tumorerkrankung evaluiert wird. Als *Kontraindikationen* zur Leberresektion werden angegeben:

- beidseitiger Leberbefall,
- mehr als 4 Metastasen,
- extrahepatische Manifestation.

Unterschiedliche *Ausmaße der Resektion* sind möglich:

- atypische Leberresektion,
- segmentorientierte Resektion,
- Hemihepatektomie rechts oder links,
- erweiterte Hemihepatektomie rechts und links.

Von entscheidender Bedeutung ist ein *Sicherheitsabstand* von mindestens 1 cm. Dies gelingt durch den Einsatz des Ultraschalldissektors in der Regel sehr gut.

Die *Operationsletalität* liegt bei unter 5%, die *Morbidität* des Eingriffs bei 10–28%.

Im Mittel überleben 30% der Patienten 5 Jahre, nach 10 Jahren sind noch 20% der Patienten am Leben.

Operative Therapie von Lungenmetastasen

In den meisten Studien sind die Lungen der zweithäufigste Metastasierungsort des kolorektalen Karzinoms. Ungefähr 1% der Patienten mit kolorektalem Karzinom dürften resezierbare Lungenmetastasen haben. Die operative Letalität beträgt 0–7%, die Fünfjahresüberlebensrate liegt im Mittel bei 20–30%.

51.8.2
Chemotherapie beim Kolonkarzinom

Bei der Chemotherapie der kolorektalen Karzinome wurden in der vergangenen Zeit Fortschritte erzielt. Die Anfang der 90er Jahre publizierten Ergebnisse großer multizentrischer Studien haben die Therapieempfehlungen revolutioniert. Daher gehört die *adjuvante und die palliative Chemotherapie* in definierten Stadien der Erkrankung zum festen Bestandteil der Behandlung kolorektaler Karzinome.

Die wichtigste Substanz der Chemotherapie kolorektaler Karzinome ist *Fluorouracil (FU)*. Sie stellt die Basis aller bisher gültigen Therapieempfehlungen dar. Heute finden sich eine Reihe neuer Substanzen in klinischer Prüfung, deren Zulassung in naher Zukunft zu erwarten ist oder breits erfolgt ist. Das therapeutische Spektrum wird so erweitert werden. Dabei geht es u. a. um besser verträgliche oder weniger aufwendige Behandlungsstrategien (orale Therapie mit Tegafur) und um Wirkungsverstärkung bei progredienter Erkrankung (z. B. Oxaliplatin). Bisher können jedoch keine allgemeingültigen Empfehlungen gegeben werden. Ggf. sollten Patienten in entsprechende Therapiestudien eingebracht werden.

Neue Substanzen für die Chemotherapie kolorektaler Karzinome sind:

- Raltitrexed,
- Tegafur (orale Medikation),
- Capecitabin,
- Irinotecan,
- Topotecan,
- Oxaliplatin.

Die Wirkung von Fluorouracil (FU) beruht auf der Hemmung der Thymidilatsynthase in den Tumorzellen. Dazu wird Fluorouracil in der Zelle zu toxischen Metaboliten umgewandelt. Auf zweifache Weise kann diese Wirkung moduliert werden.

- Durch die zusätzliche Gabe von selbst nicht zytostatisch *wirksamen „Verstärkern"* (meist *Folinsäure*) oder
- durch Veränderung der *Infusionsgeschwindigkeit* und *Dosisintensität* (Bolustherapie vs. Hochdosis mit prolongierter Einlaufzeit).

Beide Wege erscheinen berechtigt. Daher kommt es bei der Chemotherapie auf die *Art der Applikation* an. Dabei spielt auch die *Infusionsgeschwindigkeit* eine wichtige Rolle. Dies muß bei der Behandlung dringend beachtet werden.

Zur Zeit werden die verschiedenen Konzepte in Studien verglichen. Bis zum Vorliegen der endgültigen Ergebnisse sollten die Standardtherapie immer nach den Empfehlungen der Fachgesellschaften erfolgen.

In seltenen Fällen kann es unter *Fluorouracil* zu einer schweren *Diarrhö* und *Knochenmarksdepression* kommen. Ursache ist ein *Enzymmangel* bei 1 % aller Patienten (Dihydropyrimidindehydrogenasemangel). Wenn diese Nebenwirkungen auftreten, sollte eine Therapie zur Rehydratation und die Gabe von Antibiotika zur Darmdekontamination erfolgen.

Adjuvante Chemotherapie

Eine postoperative (adjuvante) Chemotherapie verbessert die Prognose des Kolonkarzinoms. Dies ist in zahlreichen Studien belegt. Sie gehört zum Standard der Behandlung. Als Indikation gilt: Stadium T1-4 N1 M0 (entspricht Stadium III).

Es wird allerdings von einigen Arbeitsgruppen auch eine adjuvante Chemotherapie im Stadium II empfohlen. Sie gilt heute noch nicht als Standard. Es spricht jedoch vieles für die Wirksamkeit der Behandlung auch in diesem Stadium.

Der günstige Einfluß einer adjuvanten Behandlung wurde Anfang der neunziger Jahre von *Moertel* mit der Kombination *Fluorouracil/Levamisal* belegt. Die Ergebnisse neuerer Studien belegen tendenzielle Überlegenheit und bessere Verträglichkeit von *Fluorouracil/Folinsäure*. In Deutschland wird diese Therapie derzeit bevorzugt und empfohlen (Tabelle 51.18).

Die notwendige *Dosis der Folinsäure* ist z. Z. noch umstritten. Da der Nutzen einer höheren Dosis der Folinsäure nicht belegt ist, wird aus Gründen der Wirtschaftlichkeit und Verträglichkeit meist die niedrige Dosis eingesetzt.

Aufgrund empirischer Untersuchungen und experimenteller Daten wird z. Z. die hochdosierte Therapie mit Fluorouracil in Kombination oder als Monotherapie getestet.

In einer Studie der Arbeitsgemeinschaft für Gastroenterologische Onkologie haben sich die in Tabelle 51.18 angegebenen Dosen von Fluorouracil/Folinsäure bewährt.

Immuntherapie

Eine weitere Alternative, die allerdings noch nicht an sehr vielen Patienten belegt ist, besteht in der Gabe des spezifischen *monoklonalen Antikörpers 17-1A* (Panorex). Es handelt sich um einen Antikörper, der gegen ein membran-gebundenes Glykoprotein gerichtet ist. Im Stadium III erwies er sich als wirksam zur Verminderung des Auftretens von Fernmetastasen, aber nicht zur Reduktion lokoregionaler Rezidive. Zur Zeit werden die günstigen initialen Resultate in Nachfolgestudien überprüft. Dabei werden auch Kombinationen des Antikörpers mit der Standardtherapie (s. oben) getestet.

Tabelle 51.18. Adjuvante Chemotherapie des Kolonkarzinoms – Therapieschema und praktische Durchführung: Calciumfolinat und Fluorouracil sowie Fluorouracil und Folinsäure. (Protokoll der Arbeitsgemeinschaft für Gastroenterologische Onkologie; nach O'Connell et al. 1993; Moertel 1994)

	Dosis	Applikationsform	
Beginn 3–5 Wochen nach Operation			
Fluorouracil (FU)	425 mg/m² KOF	i.v.-Bolus	Tag 1 bis 5
Calciumfolinat	20 (bis 200 ?) mg/m² KOF	i.v.-Bolus	Tag 1 bis 5
Wiederholung alle 28 Tage, 6 Zyklen			
Fluorouracil (FU)	450 mg/m² KOF	i.v.-Bolus	Tag 1 bis 5
Folinsäure (FA)	100 mg/m² KOF	i.v.-Bolus	Tag 1 bis 5
Wiederholung alle 28 Tage, 6 Zyklen			
Wichtige Nebenwirkungen: Knochenmarksdepression, Übelkeit, Stomatitis, Diarrhö, ZNS-Symptomatik, selten kardiovaskuläre Ereignisse (Angina pectoris-Anfälle)			
Praktische Durchführung: • fakultativ *Antiemetikum* (Metoclopramid) oral oder i.v., dann • Injektion von FA, anschließend • Infusion von FU in 50 ml NaCl 0,9% (oder Glukose 5%) als Bolus. Keine lange Einlaufzeit (<5 Min) • *Prophylaxe der Stomatitis*: Lutschen von Eiswürfeln während der Infusion von FU. • *Bei Diarrhö*: zunächst Loperamid, bei massiver Diarrhö Octreotide (Sandostatin) 2 × 50 µg s.c., ggf. Steigerung der Dosis)			

Tabelle 51.19. Adjuvante Chemotherapie des Kolonkarzinoms. Therapie mit dem monoklonalen Antikörper 17–1A. (Nach Riethmüller et al. 1994)

Dosierung	Applikationsform		
500 mg 17–1A	i.v.	2 Wochen nach Operation (ggf. bis 6 Wochen)	
dann			
100 mg 17–1A	i.v.	4mal im Abstand von je 4 Wochen	
Wichtige Nebenwirkungen: anaphylaktische Reaktionen, Fieber, Ausschläge, Übelkeit, Diarrhö			
Praktische Durchführung: • Antikörper 17–1A (Panorex) wird in 250 ml NaCl 0,9% (Glasflaschen verwenden!) aufgelöst. • Infusion über 2 h. • Bei Auftreten anaphylaktischer Reaktionen (meist mild) werden Steroide und Antihistaminika verabreicht.			

Die Therapie wird für Patienten empfohlen, bei denen die Standardtherapie nicht durchführbar ist oder die sie ablehnen Tabelle 51.19.

Lokalisierte Fernmetastasen sollten operativ entfernt werden.

Palliative Chemotherapie

Bei der palliativen Behandlung diffuser Metastasierung (Stadium T1-4 N1-3 M1, d.h. Stadium IV) hat sich die Kombination von Fluorouracil und Folinsäure bewährt. In mehreren Studien konnte ein lebensverlängernder Effekt und eine Verbesserung der Lebensqualität gezeigt werden. Bei einer Dosis von Fluorouracil zwischen 400 und 500 mg/m² ist eine niedrige Dosis Folinsäure zur Modulation – dies wurde empirisch gesichert – ausreichend.

Aufgrund neuerer Untersuchungen spricht vieles für eine Steigerung der Dosis des Fluorouracils. Mit dem *Schema nach Ardalan* (Hochdosis) wurden mediane Überlebenszeiten von 15 Monaten erzielt. Der Vergleich der niedrigdosierten zur hochdosierten Therapie wird z.Z. in Studien überprüft. Momentan wird als Standard die niedrige Dosis empfohlen. Bei Progression der Krankheit können noch einmal bei jedem 4. Patienten Remissionen erreicht werden, wenn man die Therapie auf die höhere Dosis umstellt. Wir raten daher momentan zu dieser sequentiellen Behandlung: Beginn mit der *Niedrigdosis nach Poon* (Tabelle 51.20), bei Progression Behandlung nach dem *Ardalan-Schema (Hochdosis*; Tabelle 51.21).

Ein besserer Erfolg gilt bei frühem Beginn der Behandlung als gesichert. Daher wird die Therapie bereits beim Nachweis einer diffusen Metastasierung empfohlen. Da die Behandlung gut verträglich ist, bevorzugen wir den frühen Einsatz der Chemotherapie. Dies kommt nicht selten den Wünschen der Patienten entgegen und ist aufgrund der Datenlage gerechtfertigt. Allgemein akzeptiert ist die Indikation zur Chemotherapie, wenn die Progression des Tumors dokumentiert ist oder Symptome vorhanden sind. Immer muß die Entscheidung in Absprache mit dem Patienten gefällt werden.

Tabelle 51.20. Palliative Chemotherapie des Kolonkarzinoms. Therapieschema und praktische Durchführung: Calciumfolinat und Fluorouracil (Niedrigdosis). (Nach Poon et al. 1991; Moertel 1994)

	Dosis	Applikationsform	
Fluorouracil (FU)	425 mg/m^2	i.v. Bolus	Tag 1–5
Folinsäure (FA)	20 mg/m^2	i.v. Bolus	Tag 1–5
Wiederholung alle 28 Tage (bis zur Tumorprogression)			

Wichtige Nebenwirkungen: Knochenmarksdepression, Übelkeit, Stomatitis, Diarrhö, ZNS-Symptomatik, selten kardiovaskuläre Ereignisse (Angina pectoris-Anfälle)

Praktische Durchführung:
- fakultativ *Antiemetikum* (Metoclopramid) oral oder i.v., dann
- Injektion von FA, anschließend
- Infusion von FU in 50 ml NaCl 0,9% (oder Glukose 5%) als Bolus.
- Keine lange Einlaufzeit!
- *Prophylaxe der Stomatitis*: Lutschen von Eiswürfeln während der Infusion von FU.
- *Bei Diarrhö*: zunächst Loperamid, bei massiver Diarrhö Octreotide (Sandostatin) 2 × 50 µg s.c., ggf. Steigerung der Dosis)

Tabelle 51.21. Palliative Chemotherapie des Kolonkarzinoms. Therapieschema und praktische Durchführung: Calciumfolinat und Fluorouracil (Hochdosis). (Nach Ardalan et al.1991)

	Dosis	Applikationsform	
Fluorouracil (FU)	2400 mg/m^2	i.v.	Tag 1 über 24 h
Folinsäure (FA)	500 mg/m^2	i.v.	Tag 1 über 2 h
Wiederholung alle 7 Tage (bis zur Tumorprogression)			

Wichtige Nebenwirkungen: Das Spektrum der Nebenwirkungen verschiebt sich. Hämatologische und gastrointestinale Nebenwirkungen treten seltener auf. Es kommt aber häufiger zum Hand-Fuß-Syndrom, einer schmerzhaften Schwellung der Plantarseiten von Händen und Füßen.

Praktische Durchführung:
- *Antiemetikum* (Metoclopramid) oral oder i.v., danach
- Infusion von FA (in 500 ml NaCl 0,9%) über 2 h, dann
- Infusion von FU in 500 ml NaCl 0,9% (oder Glukose 5%) über 24 h!
- Für die Behandlung ist die Implantation von intravenösen Portsystemen ratsam
- Mittels tragbarer Einmalpumpen kann FU dann z.B. in einem Volumen von 130 ml NaCl kontinuierlich zu Hause oder am Arbeitsplatz appliziert werden.
- Bei Gabe über eine periphere Vene besteht ambulant die Gefahr der Parainjektion.
- *Prophylaxe der Stomatitis*: Lutschen von Eiswürfeln während der Infusion von FU.
- *Bei Diarrhö*: zunächst Loperamid, bei massiver Diarrhö Octreotide (Sandostatin) 2 × 50 µg s.c., ggf. Steigerung der Dosis)

Second-line Therapie

Bei Progression der Erkrankung unter der Hochdosisbehandlung stehen zur Zeit *zwei Alternativen* zur Verfügung. Mit neuen Medikamenten können noch einmal Remissionen, Verlängerungen der Lebenszeit und eine Verbesserung der Lebensqualität erreicht werden. *Irinotecan* wurde bereits zugelassen, die Zulassung von *Oxaliplatin* steht unmittelbar bevor. Welche Option gewählt wird, hängt von der Erfahrung des Behandelnden und der jeweiligen klinischen Situation ab (Tabelle 51.22 und 51.23).

Regionale Chemotherapie

Lebermetastasen werden überwiegend arteriell versorgt. Daher bietet sich eine *lokoregionäre Chemotherapie* über implantierte Ports in der A. gastroduodenalis an, die dann primär das Stromgebiet der A. hepatica propria erreicht. Heute werden dabei Dosen eingesetzt, bei denen auch eine systemische Wirkung erzielt wird. Das spiegelt sich im Spektrum der Nebenwirkungen wider (Tabelle 51.24).

Hinsichtlich der Remissionsraten hat sich die lokoregionäre Behandlung anderen Alternativen als überlegen erwiesen. Allerdings konnte bisher eine Verlängerung der Überlebenszeit im Vergleich zur systemischen Behandlung nicht belegt werden. Daher müssen die Belastungen der Patienten durch die Implantation und lokale Komplikationen bei der Auswahl der Therapie berücksichtigt werden. Je nach Erfahrung des Therapeuten sollte die Entscheidung, auch unter Berücksichtigung der lokalen Möglichkeiten, gefällt werden.

Tabelle 51.22. Salvage-Therapie des kolorektalen Karzinoms mit Irinotecan

Irinotecan	300–350 mg/m² KOF i.v.	30-min-Infusion	Tag 1
Wiederholung Tag 22 (–29) bis Progression			

Cave: Bei Diarrhö aggressive Intervention mit Loperamid p.o., bei Persistenz der Diarrhö → Ciprofloxacin p.o., evtl. Vancomycin p.o., Gy-CSF etc.

Tabelle 51.23. Therapieschema Oxaliplatin/Calciumfolinat/Fluorouracil zur Salvage-Therapie des kolorektalen Karzinoms

Oxaliplatin	100 mg/m² KOF	über 2–6 Stunden	Tag 1
Calciumfolinat	500 mg/m² KOF	über 2 Stunden	Tage 1 und 2
Fluorouracil	1500 mg/m² KOF (Dosis steigern auf 2000 mg/m² KOF, wenn keine Toxizität)	über 24 Stunden	Tage 1 und 2
Wiederholung Tag 15 (De Gramont et al., 1997)			

Nebenwirkungen: Periphere Neuropathie, Knochenmarksdepression, Übelkeit, Diarrhö, Mukositis.
Zubereitung von Oxaliplatin nach Angaben des Herstellers (in 5%iger Glukoselösung! Nicht mit Fluorouracil mischen!)

Tabelle 51.24. Lokoregionäre Chemotherapie von Lebermetastasen kolorektaler Karzinome. (Aus Staib-Sebler et al. 1995)

	Dosis	Applikationsform	
Fluorouracil (FU)	1000 mg/m² KOF	i.a.	über Tag 1–5 je 24 h
Folinsäure (FA)	200 mg/m² KOF	i.a.	Tag 1–5 über 10 min täglich vor der Gabe von Fluorouracil

Wiederholung alle 28 Tage
Wichtige Nebenwirkungen: Übelkeit, Stomatitis, Diarrhö, Hautreaktionen, lokale Komplikationen
Praktische Durchführung:
- Voraussetzung ist die Implantation einer intraarteriellen Pumpe in die A. hepatica.
- Zur Prophylaxe einer Cholezystitis wird die Gallenblase entfernt.
- Die kontinuierliche Infusion von Fluorouracil erfolgt über eine externe Pumpe.
- Die Pflege der implantierten Ports, die Prophylaxe von Thrombosen und Infektionen muß sorgfältig erfolgen. Erfahrungen des Therapeuten mit dem jeweilig implantierten System sind notwendig, um Komplikationen zu vermeiden.
- Nach Gabe der FA wird FU in einem kleinen Volumen kontinuierlich appliziert.

Therapieplan für Kolonkarzinome

- Stadium T1–4 N0 M0 (Stadium I und II): Operation;
- eine adjuvante Chemotherapie ist wahrscheinlich auch im Stadium T4 (und evtl. T3) N0 M0 (Stadium II) sinnvoll, sie kann z.Z. nicht als Standard empfohlen werden, im Einzelfall kann sie gerechtfertigt sein;
- Stadium T1–4 N1–3 M0 (Stadium III): Operation und adjuvante Chemotherapie;
- Stadium T1–4 N1–3 M1: Ist der *Primärtumor resektabel* und liegen (meta- oder synchron) eine solitäre *Metastase* oder auf einen Leberlappen beschränkte multiple (1 bis 3) Filiae vor, sollte eine *kurative Resektion* angestrebt werden. Gleiches gilt für ein operables lokoregionäres Rezidiv und das Rezidiv einer Lebermetastase und einer Lungenmetastase. Im Anschluß ist eine adjuvante Chemotherapie wahrscheinlich sinnvoll, ihre Bedeutung in Studien ist bisher nicht hinreichend belegt.
- Bei *fortgeschrittenen Tumoren* sollte die *palliative Chemotherapie* evtl. palliative *Operation* oder endoskopische Therapie entsprechend klinischer Situation durchgeführt werden.
- Therapie der malignen Polypen (s. oben).

■ **Verlauf und Prognose.** Die *Prognose* des Kolonkarzinoms ist weitgehend davon abhängig, in welchem *Stadium der Erkrankung* der Tumor erkannt und entfernt wird.

Die Fünfjahresüberlebensraten nach kurativer Operation betragen im Stadium I (T1-2 N0 M0) > 90 %, im Stadium II (T3 N0 M0) 90 %, im Stadium II (T4 N0 M0) 60-80 %, im Stadium III (jedes T N1 M0) ca. 60 %, im Stadium III (jedes T N2-3, M0) 30-45 %.

Durch die *adjuvante Chemotherapie* kann im Stadium III die tumorbezogene Mortalität um etwa ein Drittel gesenkt werden, das Risiko des Rezidivs (lokoregionär oder Fernmetastase) um 40 %.

Die *adjuvante Chemotherapie* erbringt ab dem Stadium III einen statistisch gesicherten Vorteil für das Überleben und die Rezidivrate. Wahrscheinlich gilt dies auch für das Stadium II. Die Wirksamkeit der adjuvanten Chemotherapie auch im Stadium II wird z. Z. in Studien geprüft. In neueren Untersuchungen wurde die Bedeutung der Operationstechnik und der Erfahrung des Chirurgen für die Prognose belegt. Bestehen Fernmetastasen, sinkt die Fünfjahresüberlebensrate ohne Behandlung auf 0-5 %. Eine *Frühdiagnose ist deshalb dringend notwendig*!

Chemotherapie und Strahlentherapie des Rektumkarzinoms

Allein die vollständige Resektion (R0) eröffnet eine Heilungschance. Daher stehen die chirurgischen Verfahren an erster Stelle des Behandlungskonzeptes. Wegen der besonderen anatomischen Verhältnisse im kleinen Becken muß mit einer erhöhten Rate an lokalen Rezidiven gerechnet werden. Daher ist schon ab dem Stadium II eine postoperative Behandlung (Radio-/Chemotherapie) indiziert.

Bei *T3-T4-Tumoren*, die tief sitzen und bei denen eine kontinenzerhaltende Operation nicht möglich scheint, sollte eine *Radiochemotherapie* als präoperative (neoadjuvante) Behandlung erfolgen. Nach der Verkleinerung des Tumors sind die Chancen für eine R0-Resektion mit Erhaltung der Sphinkterfunktion gegeben (s. unten).

Lokalrezidive und metachrone Metastasen sollten – sofern möglich – operiert werden. Wurde primär keine adjuvante Radiochemotherapie durchgeführt, ist dann eine Strahlentherapie, evtl. kombiniert mit einer Chemotherapie einzuleiten.

Gegebenenfalls können Tumorstenosen auch endoskopisch (Laserevaporisation, Argonbeamer) bei nichtoperablen Patienten behandelt werden.

Primäre Strahlentherapie

45-50 Gy nur bei inoperablen Patienten. Ggf. in Kombination mit einer Chemotherapie (s. unter post-/präoperativer Strahlentherapie mit Chemotherapie). Radiatio: Woche 1-5/45 Gy; 1,8 Gy Tag 1-5; ggf. mit Boosterung.

Adjuvante kombinierte Radio-/Chemotherapie

Wegen der hohen Rate an *Lokalrezidiven* (19 % im Stadium T4 N0 M0) ist sie bereits in den Stadien T3/4 N0 M0 und T1-4 N1 M0 (d.h. Stadium II und III) indiziert (Tabelle 51.25). Die Überlebensrate nach 5 Jahren wird um etwa 10-15 % durch eine postoperative adjuvante Behandlung in den genannten Stadien verbessert. Bestehen Kontraindikationen, sollte nach Möglichkeit mindestens die Chemotherapie durchgeführt werden.

Tabelle 51.25. Adjuvante Radio-/Chemotherapie des Rektumkarzinoms. Therapieschema und praktische Durchführung: Fluorouracil und Strahlentherapie. Beginn 4 bis 8 Wochen nach der Operation. (Nach NCI 1991)

Woche 1 und 5	Fluorouracil 500 mg/m² KOF i.v.-Bolus für 5 Tage
Woche 9	Strahlentherapie: mit 45 Gy Tumorregion und regionale Lymphknoten, 5,4 Gy Boost Tumorbett, Einzelfraktion 1,8 Gy, Dauer 5 bis 6 Wochen
Woche 9 und 13	Fluorouracil 500 mg/m2 i.v.-Bolus für 3 Tage in der ersten und letzten Woche (Wochen 9 und 13) der Radiatio
Woche 4 und 8 nach Strahlentherapie	Fluorouracil 450 mg/m2 KOF i.v.-Bolus für 5 Tage

Wichtige Nebenwirkungen: Knochenmarksdepression, Übelkeit, Stomatitis, Diarrhö, ZNS-Symptomatik, selten kardiovaskuläre Ereignisse (Angina pectoris-Anfälle)

Praktische Durchführung:
- fakultativ *Antiemetikum* (Metoclopramid) oral oder i.v., danach
- Infusion von *Fluorouracil* in 50 ml NaCl 0,9 % (oder Glukose 5 %) als Bolus. Keine lange Einlaufzeit (< 5 Min)
- *Prophylaxe der Stomatitis*: Lutschen von Eiswürfeln während der Infusion von Fluorouracil.
- *Bei Diarrhö*: zunächst Loperamid, bei massiver Diarrhö Octreotide (Sandostatin) 2-3 mal 50 μg s.c., ggf. Steigerung der Dosis).

Tabelle 51.26. Präoperative Radio-/Chemotherapie des Rektumkarzinoms. Therapieschema und praktische Durchführung: Fluorouracil- und Strahlentherapie. (Aus Konsensus zur adjuvanten Therapie bei Kolon und Rektumkarzinom 1994)

Strahlentherapie	50 Gy Tumorregion, Einzelfraktionen 1,8 Gy 5mal/Woche (ggf. 56 Gy bei geplanter Rektumexstirpation)
Fluorouracil (FU)	1000 mg/m² KOF i.v. über 24 h, an den Tagen 1, 2, 3, 4, 5 der 1. und 5. Woche der Strahlentherapie

Operation 4–6 Wochen nach der Strahlentherapie

Wichtige Nebenwirkungen: Knochenmarksdepression, Übelkeit, Stomatitis, Diarrhö, ZNS-Symptomatik, selten kardiovaskuläre Ereignisse (Angina pectoris-Anfälle); lokale Komplikationen: Strahlenkolitis, Fistelbildungen

Praktische Durchführung der Chemotherapie:
- fakultativ *Antiemetikum* (Metoclopramid) oral oder i.v., danach
- Infusion von *FU* in 500 ml NaCl 0,9% (oder Glukose 5%) als Dauerinfusion über 24 h.
- *Prophylaxe der Stomatitis:* Lutschen von Eiswürfeln während der Infusion von FU.
- *Bei Diarrhö:* zunächst Loperamid, bei massiver Diarrhö Octreotide (Sandostatin) 2–3 mal 50 µg s.c., ggf. Steigerung der Dosis).

Präoperative (neoadjuvante) kombinierte Radio-/Chemotherapie

Erscheint der Tumor nicht resektabel, oder wird keine Möglichkeit einer kontinenzerhaltenden Operation gesehen, sollte die *neoadjuvante kombinierte Behandlung zur Tumorverkleinerung* vorgeschlagen werden (Tabelle 51.26). Außerhalb von Studien ist dieses Vorgehen nur in diesen Fällen indiziert. Die klinische präoperative Einschätzung muß mit bildgebenden Verfahren überprüft werden: Computertomographie, rektale Endosonographie, ggf. Magnetresonanztomographie zur Diagnostik des T-Stadiums.

Nachsorge

Umfang und Schemata der Nachsorge sind trotz seit Jahren propagierter fixer Nachsorgeschemata sehr umstritten. Eine neueste Studie zeigte 1998, daß weder jährliche regelmäßige Koloskopien, noch CT und Thoraxröntgenaufnahmen einen Nutzen für den Pa-

---

Therapieplan für Rektumkarzinome

- Stadium T1–2 N0 M0 (Stadium I): Operation.
- Stadium T3–4 N0 M0 (Stadium II) und T3–4 N1–2 M0 (Stadium III): Operation und adjuvante Radio-/Chemotherapie. Falls die Standardtherapie nicht durchführbar oder abgelehnt wird, sollte die Immuntherapie eingesetzt werden.
  Bei Tumoren (T3, T4), die lokal inoperabel erscheinen oder nicht kontinenzerhaltend operiert werden können, besteht die Indikation zur präoperativen Radio-/Chemotherapie. Nach Verkleinerung des Tumors ist oft ein weniger eingreifendes Vorgehen mit R0-Resektion möglich.
- Stadium jedes T jedes N M1 (Stadium IV): Versuch einer kurativen Operation, andernfalls palliative Operation (Prävention des Ileus), systemische Chemotherapie und palliative Strahlentherapie nach klinischem Erwägen. Ist der Primärtumor resektabel, dann sind auch eine solitäre oder auf einen Leberlappen beschränkte Metastasen prinzipiell noch kurativ zu operieren. Im Fall einer R0-Resektion ist eine anschließende adjuvante Behandlung wahrscheinlich sinnvoll, in Studien aber nicht überprüft.

  Bei *fortgeschrittenen Tumoren* sollten die palliative Chemotherapie, evtl. palliative Operation oder Endoskopie nach klinischer Situation eingesetzt werden.
- Bei der Behandlung von karzinomatösen Polypen gilt in Analogie zu den Kolonpolypen: Wird endoskopisch ein Polyp entfernt, der karzinomatöse Anteile enthält, ist die Ektomie als kurativ anzusehen, wenn das Karzinom einen Abstand von 2 mm vom Resektionsrand nicht infiltriert, Lymph- und Blutgefäße tumorfrei sind und das Tumorgewebe gut differenziert ist (G1–2). Das Risiko einer Fernmetastasierung ist geringer als das Risiko einer operativen Entfernung des Darmabschnitts und seiner regionären Lymphknoten.
  Allerdings handelt es sich im Rektum oft um sessile Polypen, deren Ektomie nicht vollständig oder nur mit der Piece-meal-Technik erfolgen kann. Überschreitet das Karzinom den Sicherheitsabstand von 2 mm, infiltriert die Lymph- oder Blutgefäße, ist schlecht differenziert (G3–4) oder ist der Polyp breitbasig, sollte unter onkologischen Gesichtspunkten „nachoperiert" werden.

tienten hatten. Bisher gelten in Deutschland jedoch noch veraltete und sicher übertriebene Nachsorgeschemata, die überdacht werden sollten.

Wenngleich sie wahrscheinlich den Patienten und das Gesundheitssystem nur unnötig belasten, sind sie erwähnt, jedoch ohne den ganzen Zeitraum über 5 Jahre. Bestimmungen des CEA erscheinen sinnvoll. Ein Argument für die intensive Nachsorge ist, daß wegen der hohen lokalen *Rezidivrate* und der Möglichkeit von Zweittumoren (3%) eine regelmäßige *Nachsorge* notwendig sei.

Im 1. Jahr sollten erfolgen: vierteljährlich körperliche Untersuchung, Labor (BSG, Blutbild, Leberwerte, CEA), halbjährlich Sonographien, Rektoskopie (bei Anastomose mit Rektum), Koloskopie, Computertomographie des kleinen Beckens nur bei Verdacht auf Rezidiv bei Rektumkarzinom. Ab dem 2. Jahr werden die Untersuchungsabstände größer. Eine *sinnvolle Früherkennung ist wichtiger als* eine übertriebene, teure und den Patienten belastende *Nachsorge*.

Analkarzinom

Bei den Analkarzinomen handelt es sich in der Regel um ein *Plattenepithelkarzinom*. Am *Analkanal* finden sich auch *basaloide Karzinome*. Die Analkarzinome entstehen im Analkanal an oder oberhalb der Linea dentata, oder bis 5 cm vom Anus entfernt (Analrand, s. unten).

Das Risiko, an einem dieser Tumore zu erkranken, ist bei immunsupprimierten Patienten (z.B. HIV, Zustand nach Transplantation) erhöht. Möglicherweise besteht ein Zusammenhang mit Infektionen von Papilloma- oder Herpesviren. Darüber hinaus werden folgende weitere Faktoren mit der Entstehung des Analkarzinoms in Verbindung gebracht: Gonorrhö, Chlamydieninfektionen, Zervixkarzinom, Rauchen.

Analkarzinome breiten sich überwiegend regional (lymphogen) aus. Fernmetastasen sind selten und mit einer ungünstigen Prognose behaftet.

■ **Epidemiologie.** Analkarzinome machen 1% der gastrointestinalen Malignome aus. Die *Inzidenz* beträgt 0,4–1,5/100 000 Einwohner. Die *Prävalenz* beträgt 3,9% aller Rektum- und Rektosigmoidalen Karzinome. Frauen sind häufiger betroffen (2:1). Die Erkrankung tritt in der Regel früher auf als das Rektumkarzinom (58 vs. 63 Jahre).

■ **Symptome, Diagnostik und Staging.** Symptome eines Analkarzinoms sind: Blutung, Schmerzen, Sekretabsonderung und eine Änderung des Stuhlverhaltens sowie häufig eine tastbare Resistenz.

Bei *Beschwerden* in der Analregion wie Fremdkörpergefühl, Obstipation, Pruritus sollte eine sorgfältige Inspektion und Palpation mit Proktoskopie erfolgen. Ggf. muß dabei eine Gewebsprobe exzidiert werden. Ein häufiges Symptom ist die *anorektale Blutung*; die Patienten suchen meist erst spät einen Arzt auf (Schamgefühl). Daher sollte Patienten mit chronischen Analerkrankungen (Ekzem, Hämorrhoiden, Fissuren) immer besondere Aufmerksamkeit geschenkt werden. In der Regel muß gezielt nach Beschwerden gefragt werden. Die *Lymphknotenmetastasierung* unterscheidet sich von der des Rektumkarzinoms: inguinale Lymphknoten, Lymphknoten der Obturatoriusregion, hypogastrische und mesenteriale Lymphknoten werden befallen.

- *Untersuchungen bei klinischem Verdacht*: Inspektion, digitale Austastung, Proktoskopie, Biopsie;
- zum *Staging* gehören folgende Untersuchungen:
  - Computertomographie des Abdomens (Lymphknoten entlang der iliakalen Gefäße, Lebermetastasen),
  - Thoraxröntgen in 2 Ebenen,
  - Endosonographie der Analregion zur Ermittlung der Tiefenausdehnung,
  - Labor: Blutbild, Gerinnung, klinische Chemie, Tumormarker CEA und SCC,
  - je nach klinischer Situation urologische oder gynäkologische Untersuchungen.
  - Sonographie: Abdomen mit Leisten

■ **Klassifikation.** Von der WHO wurde eine histopathologische Klassifikation erstellt. Dabei werden die Malignome nach dem Sitz im *Analkanal* oder am *Analrand* und nach dem histologischen Typ unterschieden.

Wichtig ist das Grading, das mit der Prognose korreliert, und die TNM-Klassifikation, die für die Therapie entscheidend ist. Wegen des unterschiedlichen Verhaltens differenziert auch das TNM-System zwischen Tumoren im Analkanal (Tabelle 51.27) oder am Analrand (Tabelle 51.28). Der Analkanal beginnt 2 cm oberhalb der Linea dentata bis zum perinealen Übergang zur behaarten Haut. Der Analrand reicht von diesem Übergang bis zu einer Grenze von 5 cm vom Anus.

■ **Therapie.** Kleine Tumore (T1) können lokal exzidiert werden. Dabei kann im allgemeinen der Sphinkter erhalten werden. Die *Rezidivrate* ist hoch. Eine primäre radikale Operation kann heute nicht empfohlen werden. Vielmehr sollte eine *Radio-/Chemotherapie* erfolgen. Nach anderen Empfehlungen wird für Tumore im Stadium T1 N0 M0 die Resektion mit Sicherheitsabstand angeraten. Dann muß jedoch die Indikation zur postoperativen Radiochemotherapie geprüft werden. Sie ist in der Regel sinnvoll.

Die *kombinierte Radio-/Chemotherapie* ist sehr gut wirksam bei dieser Erkrankung (Tabelle 51.29).

Tabelle 51.27. TNM-Klassifikation der Analkanalkarzinome

TX	Keine Beurteilung des Primärtumors		
T0	Kein Anhalt für Primärtumor		
Tis	Carcinoma in situ		
T1	Tumor <2 cm		
T2	Tumor >2 und <5 cm		
T3	Tumor >5 cm		
T4	Tumor infiltriert Nachbarorgane (Vagina, Harnblase, Prostata; Sphinkterinfiltration gilt nicht als T4!)		
NX	Regionäre Lymphknoten nicht beurteilt		
N0	Keine regionären Lymphknoten		
N1	Perirektale Lymphknoten befallen		
N2	inguinale und/oder iliakale Lymphknoten einer Seite befallen		
N3	Beidseitige und/oder perirektale und inguinale Lymphknoten befallen		
Mx	Fernmetastasen nicht beurteilt		
M0	Keine Fernmetastasen		
M1	Fernmetastasen		

Stadieneinteilung der Tumore des Analkanals (nach UICC)

Stadium			
0	Tis	N0	M0
I	T1	N0	M0
II	T2/3	N0	M0
III A	T4	N0	M0
	T1–3	N1	M0
III B	T4	N1	M0
	jedes T	N2–3	M0
IV	jedes T	jedes N	M1

Tabelle 51.28. TNM-Klassifikation der Karzinome des Analrandes

TX	Keine Beurteilung des Analrandes		
T0	Kein Anhalt für Primärtumor		
Tis	Carcinoma in situ		
T1	Tumor <2 cm		
T2	Tumor >2 und <5 cm		
T3	Tumor >5 cm		
T4	Tumor infiltriert extradermale Strukturen (Knorpel, Muskel)		
NX	Regionäre Lymphknoten nicht beurteilt		
N0	Keine regionären Lymphknoten		
N1	Regionäre Lymphknoten befallen		
MX	Fernmetastasen nicht beurteilt		
M0	Keine Fernmetastasen		
M1	Fernmetastasen		

Stadieneinteilung der Tumore des Analrandes (nach UICC)

Stadium			
0	Tis	N0	M0
I	T1	N0	M0
II	T2/3	N0	M0
III	T4	N0	M0
	jedes T	N1	M0
IV	jedes T	jedes N	M1

Bei Tumoren ab T2 gilt sie als Standard. Sie führt in 7% zur Heilung und reduziert die Rate der Rezidive. Sie ist der operativen Therapie überlegen und erlaubt es, den Sphinkter zu erhalten. Die Anlage eines Kolostomas kann so bei >70% der Patienten vermieden werden.

Die Therapiekontrolle nach kombinierter Radio-/Chemotherapie ist schwierig. Es bleiben oft Resttumore, bei denen man Residualzustände nicht von malignem Gewebe unterscheiden kann. Es sollte nach Ende der Behandlung immer eine Nachuntersuchung in Narkose (wegen der Schmerzhaftigkeit) erfolgen. Dabei sollten Resttumore biopsiert werden. Zeigt die Probe kein Tumorgewebe, kann abgewartet werden. Ist sie positiv, ist in der Regel eine abdominoperineale Rektumamputation notwendig. Allerdings wurde auch für diese Fälle eine erneute Strahlentherapie und Chemotherapie empfohlen. Dazu sollte der Patient in ein Zentrum überwiesen werden.

Kann die Chemotherapie nicht durchgeführt werden, ist auch die alleinige Strahlentherapie wirksam. Allerdings wird dann eine höhere Dosis empfohlen.

Bei lokoregionären Rezidiven muß operiert werden (Rektumexstirpation). Falls die Primärtherapie nur suboptimal durchgeführt wurde (z. B. nur Strahlentherapie), kann bei zeitlich verzögertem Rezidiv eine erneute Bestrahlung mit reduzierter Dosis in Verbindung mit einer Chemotherapie sinnvoll sein.

Für *fortgeschrittene Erkrankungen mit Metastasen* wird eine Behandlung mit *Cisplatin/Fluorouracil* (Tabelle 51.30) oder *Fluorouracil/Mitomycin* (Schema wie bei kombinierter Radiochemotherapie, Tabelle 51.29) empfohlen. Immer muß die Entscheidung zur Therapie vom Zustand und dem Behandlungswunsch des Patienten abhängig gemacht werden. Ebenso muß in diesen Fällen die Indikation zu lokalen Behandlungsmaßnahmen (Strahlentherapie, Operation) im Rahmen des gesamten klinischen Bildes geprüft werden. Eine Strahlentherapie in niedrigerer Dosis kann bereits klinisch relevante Remissionen ermöglichen. Auch palliative chirurgische Eingriffe können die Lebensqualität verbessern.

Karzinome des Analrandes

Kleine Tumore sollten lokal exzidiert werden (T1–2 N0 M0). Die Prognose ist dann günstig. Bei lokalen Exzisionen muß die Indikation zur postoperativen Radio-/Chemotherapie geprüft werden. Studien liegen bisher nicht vor. Vieles spricht für die Durchführung einer Radiochemotherapie. Sie ist angezeigt nach inkompletten Resektionen (R1/2).

Für große Tumore und/oder Befall von Lymphknoten ist das Verfahren der Wahl die *kombinierte Radiochemotherapie*. Sie wird in Analogie zu den Analkarzinomen durchgeführt (s. oben)

Gleiches gilt für die Rezidive und die Behandlung von fortgeschrittenen Stadien.

Tabelle 51.29. Radio-/Chemotherapie beim Analkarzinom. Therapieschema und praktische Durchführung: Fluorouracil, Mitomycin und Strahlentherapie. (Nach Cummings et al. 1991; Flam et al. 1995)

Fluorouracil (FU)	1000 mg/m² KOF, Dauerinfusion über 24 h	Tag 1–4
Mitomycin C	10 mg/m² KOF, i. v. Bolus	Tag 1
einmalige Wiederholung am Tag 29		
Simultane Strahlentherapie:	45–50 Gy (als obere Begrenzung der Einzeldosis werden 1,8 Gy empfohlen)	

Wichtige Nebenwirkungen: Knochenmarksdepression (!), Leber-, Nieren-, Lungenschäden, urologische und enteritische Beschwerden, Hautausschläge. Lokal sind Blutungen, Strikturen, Stenosen in 17% zu nennen.

Praktische Durchführung der Chemotherapie:
- *Zeitpunkt 0*: 4–8 mg Odansetron oder 5 mg Tropisetron oral oder i. v (nur am Tag 1 vor Mitomycin, sonst Metoclopramid)
- *nach ca. 60 min*: Beginn der Dauerinfusion von FU in 500 ml NaCl 0,9% (oder Glukose 5%) und am Tag 1 Injektion von Mitomycin C.
- *Prophylaxe der Stomatitis*: Lutschen von Eiswürfeln während der Infusion von FU.
- Regelmäßige Kontrolle von Blutbild, Elektrolyten, Leberenzymen, Kreatinin und Harnstoff.

Tabelle 51.30. Chemotherapie metastasierter Analkarzinome. Therapieschema und praktische Durchführung. (Mahjoubi et al. 1990)

Fluorouracil (FU)	1000 mg/m² KOF kontinuierliche Infusion 24 h	Tag 1–5
Cisplatin	100 mg/m² KOF i. v. (60 min)	Tag 1
Wiederholung alle 22–29 Tage		

Wichtige Nebenwirkungen:
- *Cisplatin*: Knochenmarksdepression, gastrointestinale Beschwerden, Elektrolytstörungen (Hypomagnesiämie, Hypokalziämie, Hypokaliämie), Sehstörungen, Hörschäden, Leberschäden.
- *Fluorouracil*: Das Spektrum der Nebenwirkungen verschiebt sich im Vergleich zur Bolusgabe. Hämatologische und gastrointestinale Nebenwirkungen treten seltener auf. Es kommt aber häufiger zum Hand-Fuß-Syndrom, einer schmerzhaften Schwellung der Plantarseite von Händen und Füßen; Stomatitis.

Praktische Durchführung der Chemotherapie:

Die Kreatinin-Clearance und Eiweiß im Urin sind wegen der Nephrotoxizität des Cisplatin vor jedem Zyklus zu bestimmen!
- *Tag 1*: Vor Beginn der Therapie antiemetische Therapie mit 4–8 mg Ondansetron bzw. 1 Amp./1 Tbl. Dolasetron bzw. 1 Amp. Tropisetron i. v. und 20 mg Dexamethason bzw. 100 mg Prednison.
- *In der Nacht vor der Cisplatingabe*: 1500 ml Flüssigkeit (NaCl 0.9% und Glukose 5% im Verhältnis 1 : 1,5) mit Elektrolytzusatz: 10 mval KCl/500 ml, Mg⁺⁺ 3 mmol/500 ml, 6 mmol Calciumglukonat/500 ml); alternativ orale Flüssigkeitszufuhr.
- *Am Tag der Therapie vor Cisplatingabe*: 2000 ml Flüssigkeit (750 ml 0,9% NaCl-Lösung, 250 ml 3%ige NaCl-Lösung, 1000 ml 5%ige Glukoselösung jeweils mit Elektrolytzusatz: 10 mval KCl/500 ml, Mg⁺⁺ 3 mmol/500 ml, 6 mmol Calciumglukonat/500 ml i. v. zu verabreichen.
- *20 mg Furosemid i. v. vor Cisplatin verabreichen.*
- *Nach 30 min*: Cisplatin über 60 min.
- *Nach der Gabe von Cisplatin (hohe Dosierung)*: Forcierte Diurese, daher pro Tag 2500 ml/m2 KOF Flüssigkeit i. v.: 2 × 500 ml Glukose 5% alternierend mit 3 × 500 ml NaCl 0,9% im Wechsel. Jeweils mit Elektrolytzusatz pro 500 ml: 10 mval KCl, Mg⁺⁺ 3 mmol, 10 ml Natriumbikarbonat 8,4%.
- *Nach der Gabe von Cisplatin*: im Nebenschluß FU in einem kleinen Volumen als kontinuierliche Infusion.
- Bei Abfall der Urinproduktion < 150 ml/h bzw. Gewichtszunahme > 1 kg Furosemid oder Mannit (40 ml/m² einer 20%igen Lösung). Der Patient sollte während der Behandlung täglich gewogen werden.
- *Tägliche Kontrolle* von K, Ca, Mg und Kreatinin!
- *Während der gesamten Therapiedauer*: Mg⁺⁺ oral 160 mg/m² KOF (z. B. Magnesium Verla)
- An den Tagen 2–5 Gabe von FU in kleinem Volumen als kontinuierliche Infusion. Ggf. Prämedikation mit Metoclopramid.
- Für die ambulante Behandlung ist die Implantation von intravenösen Portsystemen ratsam. Mittels tragbarer Einmalpumpen kann FU dann z. B. in einem Volumen von 130 ml NaCl kontinuierlich zu Hause oder am Arbeitsplatz appliziert werden. Bei Gabe über eine periphere Vene besteht ambulant die Gefahr der Parainjektion.
- *Prophylaxe der Stomatitis*: Lutschen von Eiswürfeln während der Infusion von FU.

Therapieplan für Tumore des Analkanals und des Analrands

- Tumore im Stadium T1 N0 M0:
  Analrand: Exzision (Indikation zur postoperativen Radiochemotherapie prüfen);
  Analkanal: Radiochemotherapie (evtl. Operation mit postoperativer Radiochemotherapie?).
- Tumore im Stadium T2 N0 M0:
  Analrand: Exzision;
  Analkanal: Radiochemotherapie.
- Tumore im Stadium T3 N0 M0 und III: Radiochemotherapie.
- Stadien IV, Palliation in Abhängigkeit von der klinischen Situation:
  Operationsfähigkeit prüfen (palliative Eingriffe bei drohendem Verschluß?), systemische Chemotherapie, Strahlentherapie lokal.
- Lokale Rezidive: Rektumexstirpation, falls initial keine Radiochemotherapie durchgeführt wurde (etwa nur alleinige Strahlentherapie), evtl. Radiochemotherapie mit reduzierter Dosis.

■ **Prognose.** Die Kombination von Radio- und Chemotherapie senkt die Rate der Lokalrezidive auf 20 %. Die Fünfjahresüberlebensraten werden wie bei der alleinigen Strahlentherapie angegeben. In Abhängigkeit vom T-Stadium belaufen sie sich für T1–4-Tumore auf 84, 85, 65 und 51 %.

■ **Nachsorge.** Klinische Untersuchungen und Prokto-/Rektoskopien sollten in den ersten 2 Jahren vierteljährlich, danach halbjährlich erfolgen. Die Rolle der Endosonographie und der Tumormarker in der Nachsorge ist nicht gesichert. Der endoskopische Ultraschall kann jedoch je nach Erfahrung der Untersucher zur Verlaufskontrolle herangezogen werden.

Literatur

Allison JE, Tekawa IS, Ransom LJ, Adrain AL (1996) A comparison of fecal occult blood tests for colorectal-cancer screening. New Engl J Med 334:155–159

Ardalan B, Chua L, Tian EM, Reddy R. Srindar K, Benedetto P et al. (1991) A phase II study of weekly 24-hour infusion with high-dose fluorouracil with leucovorin in colorectal carcinoma. J Clin Oncol 625–630

Bazzoli F, Fossi S, Sottili S, Pozzato P, Zagari RM, Morelli MC et al. (1995) The risk of adenomatous polyps in asymptomatic first-degree relatives of persons with colon cancer. Gastroenterology 109:783–788

Beck NE, Tomlinson IPM, Homfray TFR, Frayling IM, Hodgson SV, Bodmer WF (1997) Frequency of germline hereditary non-polyposis colorectal cancer gene mutations in patients with multiple or early onset colorectal adenomas. Gut 41:235–238

Bokey EL, Chapuis PH, Fung C et al. (1995) Postoperative morbidity and mortality following resection of the colon and rectum for cancer. Dis Colon Rectum 38:480–487

Boutron M, Faivre J, Quipourt V, Senesse P, Michiels C (1995) Family history of colorectal tumours and implication for the adenoma-carcinoma sequence: a case control study. Gut 37:830–834

Bresalier RS, Kim YS (1997) Malignant neoplasms of the large intestine. In: Feldman M, Scharschmidt BF, Sleisenger MH (Hrsg) Gastrointestinal and Liver Disease. Philadelphia, W.B. Saunders Company, S 1906–1942

Bronner CE, Baker SM, Morrison PT, Guarren G, Smith l, Lescoe MK et al. (1994) Mutation in the DNA mismatch repair gene homologue hMLH1 is associated with hereditary nonpolyposis colon cancer. Nature 368:258–261

Choi S-W, Mason JB (1998) Chemoprevention of colon cancer. Curr Opin Gastroenterol 14:173–178

Cooper HS, Deppisch LM, Gourley WK, Kahn EI, Lev R, Manley PN et al. (1995) Endoscopically removed malignant colorectal polyps: clinicopathologic correlations. Gastroenterology 108:1657–1665

Cummings BJ, Keane TJ, O'Sullivan B, Wong CS, Catton CN (1991) Epidermoid anal cancer: Treatment by radiation alone or by radiation and 5-fluorouracil with and without mitomycin C. Int J Radiol Oncol Biol Phys 21:115–125

Cunningham D, Pyrhönen S, James RD, Punt CJA, Hickish TF, Heikkila R et al. (1998) Randomised trial of irinotecan plus supportive care versus supportive care alone after fluorouracil failure for patients with colorectal cancer. Lancet 352: 1413–1418

De Gramont A, Vignoud J, Tounigand C, Lovet C, Andre T, Varette C et al. (1997) Oxaliplatin with high-dose leucovorin and 5-fluorouracil 48-hour continuous infusion in pretreated metastatic colorectal cancer. Eur J Cancer 33:214–219

Dubois RN, Awad J, Morrow J, Roberts LJI, Bishop PR (1994) Regulation of eicosanoid production and mitogenesis in rat intestinal epithelial cells by transforming growth factor-β and phorbol ester. J Clin Invest 9:483–488

Duris I, Hruby D, Pekarkova B, Huorka M, Cernakoca E, Bezayova T et al. (1996) Calcium chemoprevention in colorectal cancer. Hepato-gastroenterol 43:152–154

Eberhart CE, Dubois RN (1995) Eicosanoids and the gastrointestinal tract. Gastroenterology 109:285–301

Eckardt VF, Kanzler G (1995) Prävention und Früherkennung kolorektaler Karzinome. Dtsch med Wochenschr. 120: 417–422

Ekbom AM (1995) Cancer risk in inflammatory bowel disease. Can J Gastroenterol 9:23–26

Eckhauser FE, Krol JA (1997) Surgery for primary and metastatic colorectal cancer. Gastroenterology Clin N Amer 26: 103–128

Evans RW (1996) Potential costs of flexible sigmoidoscopy-based colorectal cancer screening. Gastroenterology 111: 1758–1760

Flam MS John M, Pajak T, Petrelli N, Myerson R, Doget S (1995) Radiation (RT) and 5-fluorouracil (5-FU) versus radiation, 5-FU, mitomycin C (MMC) in the treatment of anal carcinoma. Results of a phase-III RTOG/ECOG Intergroup Trial.

Flüe von MO, Degen LP, Berlingen Ch, Hellwig Ach, Rothenbühler JM, Harder FH (1996) Ileorectal reservoir reconstruction with physiologic function after total mesorectal cancer excision. Ann Surg 224:204–212

Frisch M, Glimelius B, van den Brule AJC, Wohlfahrt J, Meijer CJLM, Walboomers JMM et al. (1997) Sexually transmitted infection as a cause of anal cancer. N Engl J Med 337:1350–1358

Fuchs CS, Giovannucci EL, Colditz GA, Hunter DJ, Speizer FE, Willett WC (1994) A prospective study of family history and the risk of colorectal cancer. New Engl J Med 331: 1669–1674

Gaglia P, Atkin WS, Whitelaw S, Talbot IC, Williams CB, Northover JMA, et al.(1995) Variables associated with the risk of colorectal adenomas in asymptomatic patients with a family history of colorectal cancer. Gut 36:385–390

Giardello FM, Hamilton SR, Krush AJ, Piantadosi S, Hylind ML, Celano P et al. (1993) Treatment of colonic and rectal adenomas with sulindac in famial adenomatous polyposis. New Engl J Med 328:1313–1316

Giovannucci EL, Rimm EB, Stampfer MJ, Colditz G, Ascherino A, Willett WC (1994) Aspirin and risk for colorectal cancer and adenoma in male health professionals. Ann Intern Med 121:241–246

Giovanucci EL, Egan KM, Hunter DJ, Stampfer MJ, Colditz GA, Willett WC et al. (1995) Aspirin and the risk of colorectal cancer in women. New Engl J Med 333:609–614

Graham RA, Garnsey L, Jessup JM (1990) Local excision of rectal carcinoma. Ann J Surg 160:306–312

Greenberg ER, Baron JA, Freeman DH, Mandel JS, Halle R (1993) Reduced risk of large-bowel adenoma among aspirin users. J Nat Cancer Instit 85:912–915

Gustafson-Svärd C, Lilja I, Hallböök O, Sjödahl R (1996) Cyclooxygenase-1 and cyclooxygenase-2 gene expression in human colorectal adenocarcinomas and in azomethane induced colonic tumours in rats. Gut 38:79–84

Hamilton SR, Liu B, Parsons RE, Papadopoulos N, Jen J, Powell SM et al. (1995) The molecular basis of Turcot's syndrome. New Engl J Med 332:839–847

Hardcastle JD, Chamberlain JO, Robinson MHE, Moss SM, Amar SS, Balfour TW, et al.(1996) Randomized controlled trial of faecal-occult-blood screening for colorectal cancer. Lancet 348:1472–1477

Hope RL, Chu G, Hope AH, Newcombe RG, Gillespie PE, Williams SJ (1996) Comparison of three faecal occult blood tests in the detection of colorectal neoplasia. Gut 39:722–725

Karanja ND, Corder AP, Holdworth PJ, Heald RJ (1991) Risk of peritonitis and fatal septicaemia and the need to defunction the low anastomosis. Br J Surg 78:196–200

Köhne CH (1996) Fortschritte in der Entwicklung der Chemotherapie des kolorektalen Karzinoms. Med Klin 91:33–37

Kronborg O, Fenger C, Olsen J, Jorgensen OD, Sondergaard O (1996) Randomized study of screening for colorectal cancer with faecal-occult-blood test. Lancet 348:1467–1471

Kuwada SK, Burt RW (1996) The genetics of colorectal cancer. Current Opin Gastroenterol 12:8–11

Labayle D, Fischer D, Vielh P, Drouhin F, Pariente A, Bories C et al. (1991) Sulindac causes regression of rectal polyps in familial adenomatous polyposis. Gastroenterology 101:635–639

Ladenheim J, Garcia G, Titzer H, Herzenberg H, Lavori P, Edson R et al. (1995) Effect of sulindac on sporadic colonic polyps. Gastroenterology 108:1083–1087

Lamberti C, Caspari R, Friedl W, Sauerbruch, T, Propping P (1996) Erbliches Kolonkarzinom: Symptomatik, Diagnostik und Krebsvorsorge. Dtsch Ärztebl 93:A-1398–1403

Leach FS, Nicolaides NC, Papadopulos N, Liu B, Jen J, Parsons R et al. (1993) Mutations of a mutS homolog in hereditary nonpolyposis colorectal cancer. Cell 75:1215–1225

Levin B, Bond JH (1996). Colorectal cancer screening: recommendations for the U.S. Preventive Services Task Force. Gastroenterology 111:1381–1384

Lieberman DA (1995) Cost-effectiveness model for colon cancer screening. Gastroenterology 109:1781–1790

Liu B, Nicolaides NC, Markowitz S, Willson JKV, Parsons RE, Jen J et al. (1995) Mismatch repair gene defects in sporadic colorectal cancer with microsatellite instability. Nature Genet 9:48–55

Lorenz M und die Arbeitsgruppe Lebermetastasen (1998) Intraarterielle (5-FU/FA bzw. FUDR) versus systemische Chemotherapie (5-FU/FA) von Lebermetastasen kolorektaler Tumoren. Langenbecks Archiv Klin Chir (im Druck)

Lüftner D, Possinger K (1997) Neue Hormone und Zytostatika in der Tumortherapie. Internist 38:1037–1044

Lynch HT, Smyrk T (1996) Colorectal cancer, survival advantage, and hereditary nonpolyposis colorectal carcinoma. Gastroenterology 110:943–947

Lynch HT, Smyrk T, Lynch J (1997) A update of HNPCC (Lynch Syndrome). Cancer Genet Cytogenet 93:84–99

Mandel JS, Bond JH, Church TR, Snovec DC, Bradley GM, Schuman ML et al. (1993) Reducing mortality from colorectal cancer by screening for fecal occult blood. New Engl J Med 328:1365–1371

Majoubi M, Sadek H, Francois E et al. (1990) Epidermoid anal carcinoma (EACC). Activity of cisplatin (P) and continuous 5-fluorouracil (5-FU) in metastatic (M) and/or local recurrent (LR) disease. Proc Am Soc Clin Oncol 19: 114–120

Marcus AJ (1995) Aspirin as prophylaxis against colorectal cancer. New Engl J Med 333:656–658

Marshall JR, Fay D, Lance P (1996) Potential costs of flexible sigmoidoscopy-based colorectal cancer screening. Gastroenterology 111:1411–1417

Martinez ME, Giovanucci EL, Colditz GA, Stampfer MJ, Hunter DJ, Speizer FE, et al. (1996) Calcium, vitamin D, and the occurrence of colorectal cancer among women. J Nat Cancer Instit 88:1375–1382

Matsuhashi N, Nakajima A, Fukushima Y, Yazaki Y, Oka T (1997) Effect of sulindac on sporadic colorectal adenomatous polyps. Gut 40:344–349

McMurrick PJ, Nelson H (1998) Managing the patient with hereditary nonpolyposis colon cancer. Curr Opin Gastroenterol 14:21–26

Meta-Analysis Group In Cancer (1996) Reappraisal of hepatic arterial infusion in the treatment of nonresectable liver metastases from colorectal cancer. J Natl Cancer Institute 88:252–258

Minsky BD (1997) Adjuvant therapy for rectal cancer – a good first step. New Engl J Med 336:1016–1017

Moertel CG (1994) Chemotherapy for colorectal cancer. New Engl J Med 330:1136–1142

Muscat JE, Stellman SD, Wynder EL (1994) Nonsteroidal antiinflammatory drugs and colorectal cancer. Cancer 74: 1847–1854

Nelson H, Dozois RR (1994) Anal neoplasms. Perspect Colon Rect Surg 61:16

Nelson H, North Central Treatment Group: NCI High Priority Clinical Trial – Phase III Randomized Study of Laparoscopic-Assisted Colectomy vs Open Colectomy for Colon Cancer, NCCFG-934653, clinical trial, active, 08/15/94

Neuhaus H (1998) Vorsorge zur Prävention oder Früherkennung des kolorektalen Karzinoms. Dt Ärtebl 95:A-530–537

Nugent KP, Farmer KCR Spigelman AD, Williams CB, Phillips RKS (1993) Randomized controlled trial of the effect of sulindac on duodenal and rectal polyposis and cell proliferation in patients with familial adenomatous polyposis. Brit J Surg 80:1618–1619

O'Brien M, Winawer SJ, Waye JD (1992) Colorectal polyps. In: Winawer SJ (Hrsg) Management of Gastrointestinal Diseases. New York, London: Gower Medical Publishing, S 26.1–26.45

O'Connell MJ, Maillard JA, MacDonald J, Haller D, Mayer R, Wieand HS (1993) An intergroup trial of intensive course of 5-FU and low dose leucovorin as surgical adjuvant therapy for high risk colon cancer. Proc Am Soc Clin Oncol 12: 190–197

Oshima M, Dinshuk JE, Kargman SL, Oshima H, Hancock B, Kwong E et al. (1996) Suppression of intestinal polyposis in APC^{6716} knockout mice by inhibition of cyclooxygenase 2 (COX-2). Cell 87:803–809

Papadopoulos N, Nicolaides NC, Wei YF, Ruben SM, Carter KC Rosen CA et al. (1994) Mutation of a mutL homolog in hereditary colon cancer. Science 263:1625–1628

Pasricha PJ, Bedi A, O'Connor K, Rashid A, Akhtar AJ, Zahurak ML, et al. (1995) The effect of sulindac on colorectal proliferation and apoptosis in familial adenomatous polyposis. Gastroenterology 109:994–998

Peltomäki P (1995) Microsatellite instability as an indicator of hereditary susceptibility to colon cancer. Gastroenterology 109:2031–2033

Peltomäki P, Vasen HFA and The International Collaborative Group On Hereditary Nonpolyposis Colorectal Cancer (1997) Mutations predisposing to hereditary nonpolyposis colorectal cancer: database and results of a collaborative study. Gastroenterology 113:1146–1158

Pinczowski D, Ekbom A, Baron J, Yuen J, Adami H (1994) Risk factor for colorectal cancer in patients with ulcerative colitis: a case-control study. Gastroenterology 107:117–120

Poon MA, O'Connel MJ, Wieand HS, Krook JE, Gerstner JB, Tschetter LK et al. (1991) Biochemical modulation of fluorouracil with leucovorin: Confirmatory evidence of improved therapeutic efficacy in advanced colorectal cancer. J Clin Oncol 9:1967–1972

Porschen R, Bermann A (1994) Chemotherapie und Radiochemotherapie kolorektaler Karzinome: adjuvante und palliative Therapieverfahren. Leber Magen Darm 24:164–169

Rex DK, Cutler CS, Lemmel GT, Rahmani EY, Clark DW, Helper DJ et al. (1997) Colonoscopic miss rates of adenomas determined by back-to-back colonoscopies. Gastroenterology 112:24–28

Riethmüller G, Schneider-Gädicke E, Schlimok G, Schmiegel W, Raab R, Höffken K et al. (1994) Randomized trial of monoclonal antibody for adjuvant therapy of Dukes C colorectal carcinoma. Lancet 343:1177–1183

Rougier P, van Cutsem E, Bajetta E, Niederle N, Possinger K, Labianca R et al. (1998) Randomised trial of irinoctecan versus fluorouracil by continuous infusion after fluorouracil failure in patients with metastatic colorectal cancer. Lancet 352:1407–1412

Rustgi AK (1995) Biochemical and genetic screening of colorectal cancer. Gastroenterology 109:1003–1005

Sahm SW, Zeuzem S, Caspary WF (1995) Das hereditäre nichtpolypöse Kolonkarzinom. Syndrom der Krebsfamilie - eine vernachlässigte Erkrankung. Dtsch med Wochenschr 120:1631–1635

Sahm SW, Caspary WF (1998) Gastroenterologische Onkologie - Klinischer Leitfaden für Diagnostik und Therapie, Stuttgart, F. K. Schattauer

Samowitz WS, Slattery ML (1997) Microsattelite instability in colorectal adenomas. Gastroenterology 112:1515–1519

Sankila R, Aaltonen LA, Järvinen HJ, Mecklin J (1996) Better survival rates in patients with MLH1-associated hereditary colorectal cancer. Gastroenterology 110:682–687

Sauer R, Dunst J (1995) Adjuvante und neoadjuvante Radiochemotherapie des Rektumkarzinoms. Onkologe 1:36–42

Scheele J, Stange R, Altendorf J, Hofmann A (1990) Hepatic metastases from colorectal carcinoma: impact of surgical resection on the natural history. Brit J Surg 77:1241–1246

Schepp W (1996) Primärprävention kolorektaler Polypen und Karzinome? Dt Ärztebl 93:A-2864–2867

Schlag PM, Hünerbein A (1995) Anal cancer. World J Surg 19:282–286

Schölmerich J (1996) Sinn und Unsinn der Nachsorge bei kolorektalem Karzinom. Medizin Klinik 91:420–427

Schwenk W, Hucke H-P, Graupe F, Stock (1995) Ist der Chirurg ein prognostisch relevanter Faktor nach R0-Resektion? Chirurg 66:334–343

Shibata D (1996) Loss of DNA mismatch repair: Life in the fast lane? Gastroenterology 111:519–521

Schoemaker D, Black R, Giles L, Touli J (1998) Yearly colonoscopy, liver CT, and chest radiography do not influence 5-year survival of colorectal cancer patients. Gastroenterology 114:7–14

Shiff SJ, Rigas B (1997) Nonsteroidal antiinflammatory drugs and colorectal cancer: Evolving concepts of their chemopreventive actions. Gastroenterology 113:1992–1998

Sinicrope FA, Sugarman SM (1995) Role of adjuvant therapy in surgically resected colorectal carcinoma. Gastroenterology 109:984–993

Smith TJ, Bear HD (1998) Standard follow-up of colorectal cancer patients: Finally, we can make practice guidelines based on evidence. Gastroenterology 114:211–213

Spagnesi MT, Tonelli F, Dolara P, Caderini G, Valanzano R, Anasatasi A et al. (1994) Rectal proliferation and polyp occurrence in patients with familial adenomatous polyposis after sulindac treatment. Gastroenterology 106:362–366

Staib-Sebler E, Lorenz M, Goy C, Encke A (1995) Continuous arterial 5-fluorouracil and folinic acid chemotherapy for colorectal liver metastases. Onkologie 18:240–244

Suh OS, Mettlin C, Petrelli J (1993) Aspirin use, cancer, and polyps of the large bowel. Cancer 72:1171–1177

Swedish Rectal Cancer Trial (1997) Improved survival with preoperative radiotherapy in resectable rectal cancer. New Engl J Med 336:980–987

Thun MJ (1996) NSAID use and decreased risk of gastrointestinal cancers. Gastroenterol Clin North Am 25:333–348

Thun MJ, Namboodini MM, Heath CMJ et al. (1991) Aspirin use and reduced risk of fatal colon cancer. New Engl J Med 325:1593–1596

Toribara NW, Sleisenger MH (1995) Screening for colorectal cancer. New Engl J Med 332:861–867

Volk EE, Goldblum JR, Petras RE, Carey WD, Fazio VW (1995) Management and outcome of patients with invasive carcinoma arising in colorectal polyps. Gastroenterology 109:1801–1807

Waddel RW, Gansar GF, Cerise EJ, Loughry RW (1989) Sulindac for polyposis of the colon. Am J Surg 157:175–179

Weisgerber UM, Boeing H, Owen RW, Waldherr R, Raedsch R, Wahrendorf J (1996) Effect of longterm placebo controlled calcium supplementation on sigmoidal cell proliferation in patients with sporadic adenomatous polyps. Gut 38:396–402

Winawer SJ, Fletcher RH, Miller L, Godlee F, Stolar MH, Mulrow CD et al. (1997) Colorectal cancer screening: Clinical guidelines and rationale. Gastroenterology 112:594–642

Winawer SJ, St. John DJ, Bond JH (1995) Prevention of colorectal cancer: Guidelines based on new data. Bull WHO 73:7–10

Winawer SJ, Zauber AG, Gerdes H, O'Brien MJ, Gottlieb LS, Sternberg SS et al.(1996) Risk of colorectal cancer in the families of patients with adenomatous polyps. New Engl J Med 334:82–87

Wolmark N, Fisher B (1986) An analysis of survival and treatment failure following abdominoperineal and sphincter-saving resection in Dukes' B and C rectal carcinoma: a report of the NSABP clinical trials. Ann Surg 204:480–489

Kolorektale Endometriose

J. Stein

52.1 Ätiologie und Pathogenese 577
52.2 Klinik 577
52.3 Diagnostik und Differentialdiagnose 577
52.4 Prognose und Therapie 578
Literatur 578

Eine Endometriose liegt immer dann vor, wenn *Uterusschleimhaut* mit menstrueller und dezidualer Reaktionsfähigkeit außerhalb der Mukosaschicht der Uterusschleimhaut auftritt.

Neueren Untersuchungen zufolge weisen 25% aller Frauen mit einer Endometriose im Beckenbereich gleichzeitig eine Endometriose des *Sigmas* und *Rektums* auf. In Anbetracht der Tatsache, daß 10–20% aller Frauen im gebärfähigen Alter eine Endometriose aufweisen und daß in 95% der Fälle eine Beckenendometriose vorliegt, handelt es sich bei der rektosigmoidalen Endometriose um ein relativ *häufiges* Krankheitsbild.

52.1 Ätiologie und Pathogenese

Ätiologie und Pathogenese der kolorektalen Endometriose sind bislang nicht eindeutig geklärt. Ursächlich in Frage kommt *ein direktes Einwachsen* von – während der (retrograden) Menstruation in die freie Bauchhöhle (Ovar → Ruptur → Implantation auf der Serosa) – *verschlepptem Endometriumgewebe* (*Verschleppungs-* oder *Implantationstheorie*). Daneben wird auch eine *Metaplasie des Zölomepithels* diskutiert. Eine genetische Disposition wird vermutet. *Histologisch* sind die Herde v. a. in der *Subserosa* und *Muscularis propria* lokalisiert. Neben Ulzerationen findet man *pseudopolypöse* Schleimhautauffaltungen und *entzündliche Infiltrate* mit Kryptenabszessen.

52.2 Klinik

Klinisch manifestiert sich die Erkrankung meist zwischen dem 20. und 45. Lebensjahr. Zwei Drittel der Patientinnen sind Nullipari. Etwa 10% werden bei Frauen vor dem 20. Lebensjahr beschrieben, in 1–2% der Fälle finden sich relevante Krankheitsbilder nach der Menopause. Die klinischen Symptome werden bestimmt durch Ausdehnung und Lokalisation der Herde, wobei die Schwere der intestinalen Symptomatik oftmals nicht mit dem Ausmaß der Lokalisation korreliert. *Dünndarmendometriosen* (2–7%) sind in der Regel asymptomatisch oder verursachen lediglich zyklusabhängige Bauchschmerzen. Etwa 2–10% der Patientinnen mit rektosigmoidaler Lokalisation (70–85% der Fälle) zeigen Symptome. Die Beschwerden reichen von chronischer Obstipation, Metereoismus, perimenstruellen intestinalen Blutungen, bis hin zu zyklusabhängigen kolikartigen Unterbauchbeschwerden und – bei Vorliegen größerer lumeneinengender Herde – Ausbildung eines Ileus.

52.3 Diagnostik und Differentialdiagnose

Laborchemisch finden sich keine endometriosespezifischen Parameter. Gelegentlich wurden im Serum von betroffenen Patientinnen erhörte CA125-Spiegel gefunden. Die *Sensitivität* der *Sonographie* ist mit weniger als 11% unzureichend. Die *Magnetresonanztechnik* ist in bezug auf eine Darstellung von Herden im kleinen Becken der Sonographie, aber auch der Computertomographie deutlich überlegen. *Endoskopisch* stellt sich eine Endometriose des Dickdarms als umschriebene, bläulich livide, polypoide, gelegentlich auch exulzerierte Vorwölbung dar. In der differentialdiagnostischen Abgrenzung eines stenosierenden Sigmaprozesses erweist sich in der seitlichen *Röntgenaufnahme* (Kolon-KE) die Lage an der ventralen Kontur des rektosigmoidalen Übergangs als hilfreich. Die definitive Diagnose erfolgt durch histologische Untersuchung einer (kurz nach der Menstruation) endoskopisch oder laparoskopisch entnommenen Probeexzision bzw. durch einen Schnellschnitt intra operationem. Neben dem kolorektalen Karzinom (Alter, zyklusabhängige Blutungen, meist intakte Schleimhaut), stellen chronisch-

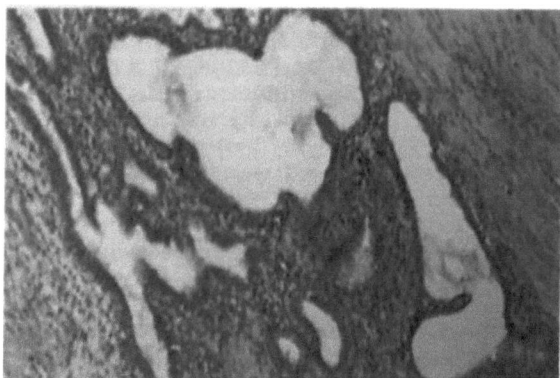

Abb. 52.1. Endometriose des Sigmas. Drüsenkomplexe einer Endometriose mit zytogener Stromareaktion innerhalb der Muscularis propria (HE-Färbung). (Aus Stein 1997)

entzündliche Darmerkrankungen (M. Crohn, Colitis ulcerosa) sowie in seltenen Fällen das Mukosaprolapssyndrom und die ischämische Enteropathie differentialdiagnostisch abzugrenzende Erkrankungen dar.

52.4
Prognose und Therapie

In leichteren Fällen kann in Zusammenarbeit mit dem Gynäkologen eine Therapie mit herkömmlichen Kontrazeptiva (Low-dose-Östrogen-Progesteron-Präparaten) versucht werden. Zwar vermindern sie die Dysmenorrhö, eine sichere Beeinflussung der Krankheitsprogression wird allerdings bezweifelt. Effektiver erwiesen sich dagegen das Androgenanalogon Danazol (3 mal 200 mg/Tag über 6 Monate) und die Östrogensuppression mittels Gonadotropin-releasing-Hormon(GnRH)-Analoga (z.B. Buserelin). Eine Heilung kann letztlich nur durch eine radikale Ovarektomie erreicht werden. Bei obstruktiver Endometriose ist die chirurgische Darmresektion das therapeutische Mittel der Wahl.

Obwohl es sich zunächst um ein gutartiges Krankheitsbild handelt, wurde in seltenen Fällen das Auftreten eines malignen Keimzelltumors (Sarkom) beschrieben.

Literatur

Bozech JM (1992) Endoscopic diagnosis of colonic endometriosis. Gastrointest Endosc 38:568–570
Colin GR, Russel JC (1990) Endometriosis of the colon. Its diagnosis and mangement. Am J Surg 54:275–279
Darbois Y (1987) Etiological factors of endometriosis. Contr Gynecol Obstet 16: 1–6
Davila AD, Willenbucher RF (1998) Other diseases of the colon and rectum. In: Feldman M, Scharschmidt BF, Sleisenger MH (Hrsg) Sleisenger & Fordtran's Gastrointestinal and Liver Disease, 6nd ed. WB Saunders Company, Philadelphia, S 1977–1979
Gomez-Rubio M, Fernandez R, de Cuenca B, Serantes A, Martin A, Gutierrez ML (1997) Intestinal endometriosis as a cause of chronic abdominal pain leading to intestinal obstruction. Am J Gastroenterol 92:525–526
Janglois NEI, Park KGM, Keenan RA (1994) Mucosal changes in the large bowel with endometriosis: A possible cause of misdiagnosis of colitis. Human Pathol 25:1030–1034
Korber J, Grammel S, Lobeck H, Weidemann H (1997) Stenose des terminalen Ileums. Endometriose als Differentialdiagnose des Morbus Crohn. Dtsch Med Wochenschr 122: 926–929
Otto HF, Remmele W (1996) Kolon und Rektum. In: Remmele W (Hrsg) Pathologie, Band 2 (Verdauungstrakt). Springer-Verlag Berlin Heidelberg, S 533–676
Stein E (1997) Endometriose. In: Stein E (Hrsg) Proktologie (3. Auflage) Springer-Verlag Berlin Heidelberg, S 297–300

Chronisch intestinale Pseudoobstruktion

T. WEHRMANN

53.1 Epidemiologie 579
53.2 Ätiologie und Pathogenese 579
53.3 Klinik 579
53.4 Diagnostik 580
53.4.1 Anamnese 581
53.4.2 Körperlicher Untersuchungsbefund 581
53.4.3 Labor 581
53.4.4 Bildgebende Verfahren
 (Sonographie, Radiologie, Endoskopie) 581
53.4.5 Histopathologie 583
53.4.6 Manometrische Verfahren 583
53.5 Therapie 584
53.5.1 Ernährungstherapie 584
53.5.2 Medikamentöse Therapie 585
53.5.3 Interventionelle Therapiemethoden
 (Endoskopie, Chirurgie) 585
 Literatur 585

Wenn sich bei Patienten mit rezidivierenden Symptomen eines mechanischen Dünn- bzw. Dickdarmileus durch Ausschöpfen umfangreicher diagnostischer Maßnahmen (bis hin zur Probelaparotomie) das Vorliegen einer mechanischen Obstruktion ausschließen läßt, wird von einer chronisch-intestinalen Pseudoobstruktion (CIPO) gesprochen. Man unterscheidet eine sekundäre CIPO, die auf dem Boden einer definierten Grunderkrankung auftritt (s. unten), von einer primären Form, wo die Genese der CIPO unklar bleibt („chronisch-idiopathische intestinale Pseudoobstruktion"). Die Erkrankung betrifft meist den gesamten Gastrointestinaltrakt (einschließlich Ösophagus, Oddi-Sphinkter und Anorektum), in einigen Fällen kann jedoch der Befall eines isolierten Darmabschnitts klinisch ganz im Vordergrund stehen (z.B. „Megaduodenum" oder „Megakolon").

53.1
Epidemiologie

Das Krankheitsbild ist selten, exakte Angaben zur Prävalenz und Inzidenz können nicht gemacht werden. In der eigenen Klinik wurden innerhalb von 10 Jahren 13 Fälle dokumentiert. Hiervon konnte nur bei 5 Patienten eine sekundäre Ursache der CIPO eruiert werden. In der Weltliteratur sind einige Fälle (ca. 100 Patienten) mit familiärer Häufung einer CIPO auf dem Boden einer generalisierten viszeralen Myo- oder Neuropathie beschrieben.

53.2
Ätiologie und Pathogenese

Die normale Dünn- und Dickdarmmotilität resultiert aus einer komplexen Interaktion von glatter Darmmuskulatur, dem enteralen und autonomen Nervensystem, sowie zahlreichen gastrointestinalen Hormonen. Dem enteralen Nervensystem (lokalisiert vorwiegend im Plexus myentericus) kommt hierbei die zentrale Rolle zu. Dauerhafte Störungen eines dieser Systeme führen zu tiefgreifenden Veränderungen der gastrointestinalen Motilität und Propulsion. Hierdurch wird nicht nur der Transport des Chymus durch den Darm, sondern auch wesentlich die Digestion und Absorption von Nahrungsbestandteilen beeinträchtigt. Prinzipiell kann eine CIPO durch eine Störung der glattmuskulären Funktion („Myopathietyp") oder der muskulären Innervation („Neuropathietyp") bedingt sein. Zahlreiche Systemerkrankungen können sekundär zu einer CIPO führen (Tabelle 53.1). So kann es bei Kollagenosen oder einer Amyloidose zu einer gastrointestinalen Myopathie kommen, während der Diabetes mellitus oder bestimmte Arzneimittel (z.B. Vincristin oder trizyklische Antidepressiva) eine Schädigung des Plexus myentericus („Neuropathietyp") verursachen können. Bei Fortschreiten dieser Grunderkrankungen kommt es jedoch meist sowohl zu einer myopathischen als auch neuropathischen Schädigungskomponente.

53.3
Klinik

Eine Vielzahl von Symptomen kann durch eine CIPO verursacht werden, häufig dominiert hier der Befall eines bestimmten Abschnitts des GI-Trakts

Tabelle 53.1. Potentielle sekundäre Ursachen einer chronisch intestinalen Pseudoobstruktion

Viszerale Myopathie	Viszerale Neuropathie	Metabolische Störungen
Kollagenosen Amyloidose progressive Muskeldystrophie	Diabetische Polyneuropathie M. Parkinson Infektiöse Neuropathie (z. B. CMV/VZV/HIV) Achalasie Chagas-Erkrankung Medikamentös-induzierte Neuropathie (Vincristin, trizyklische Antidepressiva, Phenothiazin, Opiate, Parkinson- Medikamentation) Paraneoplastisch (kleinzelliges Bronchialkarzinom, Lymphome etc.)	Hypothyreose Hypoparathyreoidismus Phäochromozytom Urämie Porphyrie

Tabelle 53.2. Symptome bei chronisch intestinaler Pseudoobstruktion

Ösophagus	Magen	Dünndarm	Dickdarm
Dysphagie Regurgitation Brustschmerzen (Reflux)	Übelkeit Erbrechen Völlegefühl Epigastrischer Schmerz	Meteorismus Abdominale Distension Gewichtsverlust (Malassimilation) Diarrhö (bakterielle Fehlbesiedlung) Erbrechen	Obstipation Abdominale Distension

(Tabelle 53.2). Die Patienten können als (sub-)akutes Krankheitsbild mit fortgeschrittenem paralytischen Ileus oder primär unter dem Bild der chronischen Malnutrition zur stationären Aufnahme kommen (Abb. 53.1). Gelegentlich werden aber auch nur geringfügige Beschwerden mit mehr oder weniger langen symptomfreien Intervallen angeführt, so daß klinisch ein „irritables Darmsyndrom" differentialdiagnostisch in Frage kommt.

Seltene extraintestinale Symptome einer CIPO sind die Überlaufblase bzw. eine Nierenbeckendilatation (mit rezidivierenden Infekten) bei Mitbeteiligung der glatten Muskulatur von Harnblase und Ureteren („Myopathietyp"). Beim „Neuropathietyp" können abnormes Schwitzen oder ein lageabhängiger Schwindel auf eine systemische autonome Neuropathie hindeuten.

53.4
Diagnostik

Ziel der Diagnostik ist es zunächst eine mechanische Darmobstruktion oder einen akuten-paralytischen Ileus (z. B. bei Darmischämie, Elektrolytentgleisung) auszuschließen.

Anschließend gilt es, drohende Akutkomplikationen der CIPO (Perforation, Elektrolytentgleisung bei Diarrhö, Alkalose bei Erbrechen) zu detektieren um einen evtl. deletären Verlauf durch gezielte therapeutische Maßnahmen zu verhindern.

Erscheint die (Ausschluß)diagnose CIPO sicher, muß nach sekundären Ursachen (Tabelle 53.1) gefahndet werden, da dieses im positiven Fall evtl. kausaltherapeutische Implikationen bedingt (Hypothyreose, Sprue, medikamenteninduzierte CIPO).

Prognostisch und im Hinblick auf die Differentialtherapie ist die Klärung der Frage, ob es sich um einen „Neuropathie-" oder „Myopathietyp" einer CIPO handelt, von gewisser Relevanz. So weist der „Myopathietyp" generell eine ungünstigere Prognose

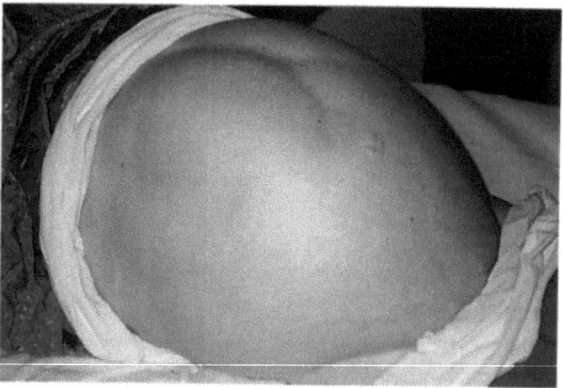

Abb. 53.1. Deutlich distendiertes Abdomen, mit besonders betonter Dilatation des Magens, bei einer Patientin mit chronisch-idiopathisch intestinaler Pseudoobstruktion

auf (s. unten). Diagnostisch aufschlußreich sind diesbezüglich die histopathologischen wie auch die manometrischen Befunde.

Vor geplanten operativen Maßnahmen ist es erforderlich das Ausmaß der Beteiligung der verschiedenen Darmabschnitte abzuschätzen. Hierfür sind insbesondere Transitmessungen sowie manometrische Verfahren sinnvoll (s. unten).

53.4.1
Anamnese

Die anamnestische Angabe einer oder gar mehrfacher Probelaparotomien – ohne wegweisenden Befund – wegen rezidivierender Ileuszustände ist äußerst charakteristisch und spezifisch für eine CIPO. Die reine Symptomatologie (Tabelle 53.2) ist unspezifisch und läßt großen differentialdiagnostischen Spielraum.

Die anamnestische Exploration sollte eine ausführliche Medikamentenanamnese (sekundäre CIPO-Induktion), sowie die Frage nach extraintestinalen Begleitsymptomen (Urogenitaltrakt, vegetatives Nervensystem) umfassen. Auch auf eine positive Familienanamnese sollte geachtet werden („familiäre viszerale Myopathie oder Neuropathie").

53.4.2
Körperlicher Untersuchungsbefund

In der Akutsituation ist die differentialdiagnostische Abgrenzung eines mechanischen Ileus schwierig. Es imponiert fast immer eine erhebliche abdominelle Distension (Abb. 53.1) mit hypersonorem Klopfschall. Die Darmgeräusche können fehlen oder sehr lebhaft sein. Bei drohender Perforation („Durchwanderungsperitonitis"), zumeist im Kolonbereich, kann ein bretthartes Abdomen vorliegen. Kontrastierend hierzu kann sich im freien Intervall ein fast blander Abdominalbefund ergeben. Meist imponieren zusätzlich die Zeichen der chronischen Malnutrition (Abb. 53.1).

Die (fach)neurologische Untersuchung sollte auf einen lageabhängigen Schwindel und mögliche Störungen der Pupillomotorik und Schweißsekretion achten (als Hinweise für eine Polyneuropathie).

53.4.3
Labor

Zur Detektion einer sekundären Genese sollten die in Tabelle 53.3 aufgeführten Parameter bestimmt werden.

Als Folge der chronischen Malassimilation können zahlreiche pathologische Laborparameter resultieren: Eisen-, Zink-, Kalzium-, Kalium-, Magnesium-, Folsäure- und Vitamin B12-Mangel; Mangel der fettlöslichen Vitamine (A, D, E, K) mit evtl. Erniedrigung der Thromboplastinzeit; Hypalbuminämie und meist auch Erniedrigung sämtlicher Immunglobuline; Erniedrigung des Serum(β-Carotin)-spiegels bei chronischer Steatorrhö.

Eine unter Nüchternbedingungen deutlich über 20 ppm erhöhte basale H_2-Exhalation weist bei CIPO-Patienten auf die Komplikation einer sekundären bakteriellen Fehlbesiedlung hin (im eigenen Krankengut bei 10/13 Fällen nachweisbar). Der Glukose-(H_2-)Atemtest ist (als Folge der sekundären Fehlbesiedlung und der Dünndarmstase) nahezu immer pathologisch.

53.4.4
Bildgebende Verfahren
(Sonographie, Radiologie, Endoskopie)

Abdominalsonographisch lassen sich häufig die extrem dilatierten und meist flüssigkeitsgefüllten Dünn- und Dickdarmschlingen aufzeigen (Abb. 53.2). Unter Real-time-Bedingungen findet sich entweder eine spärliche oder eine gesteigerte Dünndarmperistaltik. Die übrigen Untersuchungsbedingungen (z. B. Ausschluß paraaortaler Lymphome) sind meist durch die intestinale Gasbildung erschwert. Als Folge einer Hypalbuminämie oder aber auch einer beginnenden Durchwanderungsperitonitis (bei extremer Dickdarmdilatation) kann freie Flüssigkeit nachweisbar sein. Gelegentlich findet sich eine Überlaufblase und/oder ein dilatiertes Nierenbeckenkelchsystem (extraintestinale CIPO-Komplikation). Als

Tabelle 53.3. Spezielle Labordiagnostik zum Ausschluß einer sekundären Ursache bei Patienten mit chronisch intestinaler Pseudoobstruktion

Erkrankung	Laborparameter
Kollagenosen	ANA, Ro-70, Anti-Scl, Rheumafaktor
Hypothyreose	TSH (basal), FT3, FT4
Diabetes mellitus	HbA1c, oraler Glukosetoleranztest (OGTT)
Paraneoplastisch	LDH, CEA, CA 19-9, NSE, AFP
Porphyrie	Ges.-Porphyrine i. Urin, Watson-Schwarz
Hypoparathyreoidismus	Parathormon (intakt)
Infektionskrankheit	CMV-Ak, VZV-Ak, HSV-Ak, HIV-Ak
Phäochromozytom	Noradrenalin, VMS i. Urin

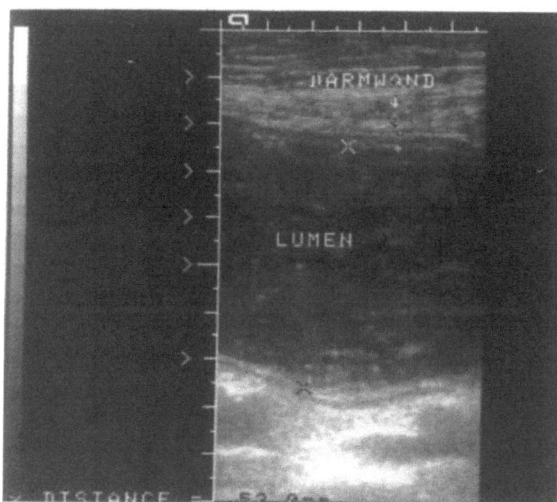

Abb. 53.2. Sonographischer Nachweis extrem dilatierter Dickdarmschlingen bei einem Patienten mit chronisch intestinaler Pseudoobstruktion

Hinweis auf die systemische Manifestation der CIPO kann eine Verminderung des Ausmaßes der maximalen postprandialen Gallenblasenkontraktion (weniger als 60% des Nüchternvolumens) sonographisch nachgewiesen werden. Dieser Befund besitzt jedoch (soweit bisher bekannt) keine klinische Relevanz.

Wesentliche Hinweise für die Diagnose CIPO liefert die konventionelle *Abdomenröntgenleeraufnahme* (Abb. 53.3). In der Akutsituation findet sich ein mehr oder weniger ausgeprägtes (Sub)ileusbild. Durch die ggf. unterschiedliche Ausprägung der Dilatation der verschiedenen Darmabschnitte wird häufig das Bild eines mechanischen Ileus suggeriert. Eine Dilatation der Kolonflexuren > 6 cm weist auf die Gefahr einer drohenden Perforation hin und sollte Anlaß zu Dekompressionsmaßnahmen sein (s. unten).

Im peroralen *Breischluck* kann sich (selten) ein Megaösophagus darstellen, häufiger findet sich unter Durchleuchtung eine Hypomotilität der tubulären Speiseröhre insbesondere im distalen Anteil.

Das *Röntgenbild der Magen-Darm-Passage* zeigt in nahezu der Hälfte der Fälle eine mehr oder weniger ausgeprägte funktionelle Magenentleerungsstörung u. U. mit grotesker Magenektasie.

Der *Dünndarmröntgendoppelkontrast nach Sellink* zeigt eine Passageverzögerung und schließt (als wichtigster Befund) eine mechanische Dünndarmobstruktion aus. Durch eine ggf. extreme Dünndarmdilatation und Stase kann die Obstruktion jedoch in Einzelfällen radiologisch nicht zweifelsfrei ausgeschlossen werden.

Der *Kolondoppelkontrasteinlauf* dient gleichfalls primär dem Ausschluß einer mechanischen Obstruktion. Häufig findet sich ein Megakolon. Die Differentialdiagnose zum M. Hirschsprung mit ultrakurzem Segment (beim Erwachsenen) ist radiologisch oft nur durch den gleichzeitigen Nachweis einer Dilatation anderer Abschnitte des GI-Trakts oder mittels der technisch aufwendigen *Defäkographie* möglich (die Fragestellung läßt sich jedoch manometrisch sehr einfach klären).

Die *Kolontransitzeitbestimmung* (Kap. 15) erlaubt eine gewisse Quantifizierung des Ausmaßes der Dünn- und Dickdarmbeteiligung. Hierzu ist in der Regel eine Verlängerung der Meßperiode über die standardmäßigen 7 Tage hinaus erforderlich. Bei extremen Fällen einer Dünndarmatonie ist am Tag 7 noch kein Übertritt der Marker in das Kolon zu detektieren. Die Kolonpassagezeitverzögerung ist bei der CIPO ubiquitär und nicht auf das Rekto-/Sigmoid beschränkt (in diesem Fall bestünde der Verdacht auf einen M. Hirschsprung oder Anismus). Der besondere Stellenwert der Kolontransitzeit-bestimmung besteht darin, daß diese technisch einfache Methode es erlaubt ein individuelles Ansprechen auf verschiedene Therapieregime zu objektivieren.

Die *Schichtbildverfahren (axiale Computertomographie und Kernspintomographie)* liefern – im Vergleich zur konventionellen Radiologie – in der Regel keine weiterführenden Informationen zum GI-Trakt, sondern werden meist im Rahmen des Ausschlußes einer sekundären CIPO-Genese durchgeführt. So sollten Hirntumore, das Vorliegen eines interstitiellen Lungenparenchymschadens als Hinweis für eine

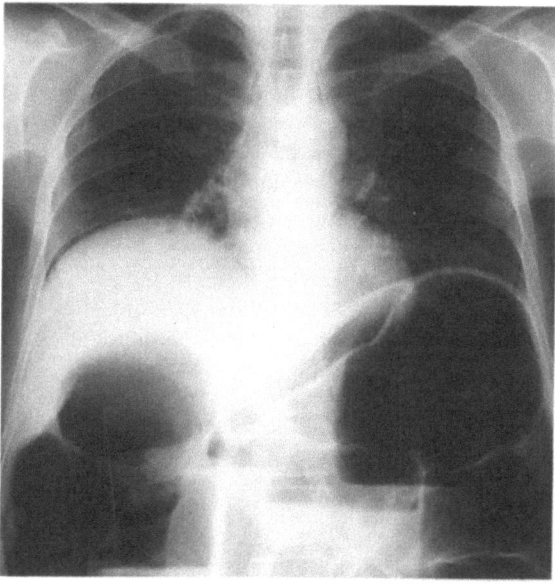

Abb. 53.3. Abdomenröntgenleeraufnahme im Stehen bei einem Patienten mit chronisch intestinaler Pseudoobstruktion. Es kommen massiv dilatierte Kolonflexuren (Perforationsgefahr) sowie ein ausgeprägter Dünn- und Dickdarmileus zur Darstellung

Kollagenose, ein Bronchialkarzinom, sowie ein malignes Lymphom (paraneoplastische CIPO-Induktion) durch geeignete CT- und NMR-Untersuchungen unwahrscheinlich gemacht werden.

Im Rahmen der *Ösophagogastroduodenoskopie* kann eine Ösophagusdilatation auffallen, ggf. mit Ösophagitis. Ursache der Ösophagitis ist jedoch häufiger die funktionelle Magenentleerungsstörung, die endoskopisch durch Speiseretention und Ektasie bei gleichzeitigem Ausschluß einer organischen Magenausgangsstenose imponiert. Eine Dilatation des Duodenums – bzw. des Jejunums im Rahmen einer *Enteroskopie* – unter Ausschluß einer organischen Stenose läßt sich ebenfalls endoskopisch belegen. Durch sterile Gewinnung von Duodenalsekret im Rahmen der ÖGD ist ein zuverlässiger Nachweis einer bakteriellen Fehlbesiedlung des Dünndarms möglich.

Die *Koloileoskopie* erlaubt den Nachweis der Kolonektasie sowie den Ausschluß einer klinisch relevanten Stenosierung. Das koloskopische Vorgehen kann bei CIPO-Patienten insbesondere durch die häufige (Rest)stuhlverschmutzung und die z.T. bizarre Dilatation erschwert sein. Mittels starrer *Rektoskopie* entnommene *Makropartikelbiopsien* erlauben ggf. die histologische Differenzierung zwischen Myopathie- und Neuropathietyp (s. unten). Die Methode weist jedoch – insbesondere bei Vorliegen eines Megarektums – eine erhöhte Perforationsgefahr auf.

53.4.5
Histopathologie

Zur histologischen Differenzierung zwischen einer CIPO vom „Neuropathie- bzw. Myopathietyp" benötigt der Pathologe ein Vollwandresektat des Dünn- oder Dickdarms. Dieses kann nur operativ im Rahmen einer (Probe)laparotomie gewonnen werden. Die im Rahmen der flexiblen Endoskopie gewonnenen Schleimhautbioptate enthalten meistens nicht ausreichende Anteile des Plexus myentericus. Alternativ können rektoskopisch Makropartikelbiopsien begutachtet werden, wobei berücksichtigt werden muß, daß das enterale Nervensystem auch beim Gesunden am Rektum gering ausgeprägt ist. Bei der histologischen Untersuchung werden Spezialfärbungen zur Begutachtung der Neurone des Plexus myentericus benötigt. Der „Neuropathietyp" einer CIPO ist durch eine ganglionäre Rarefizierung mit Veränderung der neuronalen Zellfortsätze gekennzeichnet. Es finden sich eosinophile Zellkerneinschlüsse und mononukleäre Infiltrate im Stroma.

Die myogenen Formen der CIPO lassen eine fleckförmige Degeneration und Fibrosierung der glatten Darmmuskulatur erkennen. In Einzelfällen finden sich Mischformen aus neuro- und myopathischer Schädigung (z.B. bei fortgeschrittener progressiv systemischer Sklerodermie mit sekundärer CIPO).

Duodenoskopisch gewonnene Schleimhautbiopsate lassen häufig eine (sub)totale Zottenatrophie erkennen. Hier muß klinisch zwischen dem tatsächlichen Vorliegen einer einheimischen Sprue (positiver Gliadin- und Endomysiumantikörpernachweis) und einer sekundär durch bakterielle Überwucherung bedingten Schleimhautatrophie differenziert werden.

53.4.6
Manometrische Verfahren

Die manometrischen Untersuchungen des GI-Trakts (Einzelheiten s. Kap. 16) erlauben eine exakte Quantifizierung des Ausmaßes und der Beteiligung einzelner Abschnitte des GI-Trakts bei Patienten mit CIPO. Ferner kann häufig die Differenzierung zwischen Myopathie- und Neuropathietyp getroffen werden (ohne operative Darmresektion). Zur Diagnosestellung einer CIPO sind jedoch die manometrischen Methoden nicht obligat erforderlich.

Die *Ösophagusmanometrie* erlaubt häufig den Nachweis verminderter Kontraktionsamplituden im distalen Ösophagus mit verzögerter Propagationsgeschwindigkeit und einem erniedrigten unteren Ösophagussphinkterruhedruck (Nachweis zumindest eines Kriteriums bei 11/13 Fällen im eigenen Krankengut). Bei neuropathischen CIPO-Formen finden sich gehäuft nichtpropagative Kontraktionen (sog. „tertiäre Kontraktionen").

Die *Antroduodenalmanometrie* bzw. *Dünndarmmanometrie* (entweder als stationäre Perfusionsmanometrie oder als ambulante Langzeitmanometrie mit piezoelektrischen Druckwandlern) läßt entweder eine Reduktion von Zahl und Amplitude der Kontraktionen sowohl im Nüchtern- wie auch im postprandialen Zustand erkennen (Myopathietyp), oder aber es finden sich – insbesondere interdigestiv – pathologische Kontraktionsformen (Neuropathietyp). Einzelheiten und Befundbeispiele sind in Kap. 16 aufgeführt. Bei einer extremen Magen- und Dünndarmdilatation ist jedoch manometrisch – wegen eines u.U. fehlenden Kontakts der Druckaufnehmer mit der Darmwand – eine exakte Differenzierung zwischen Myopathie - und Neuropathie - Form der CIPO nicht sicher möglich.

Bei laborchemisch bestehender enzymatischer Cholestase konnten wir in Einzelfällen mittels *ERCP und endoskopischer Oddi-Sphinktermanometrie* eine Sphinkterhypotension nachweisen (als Hinweis für eine systemische CIPO-Manifestation – klinische Befundrelevanz unklar).

Befunde der Kolonmanometrie bei CIPO liegen derzeit nicht vor. Die *anorektale Manometrie* kann

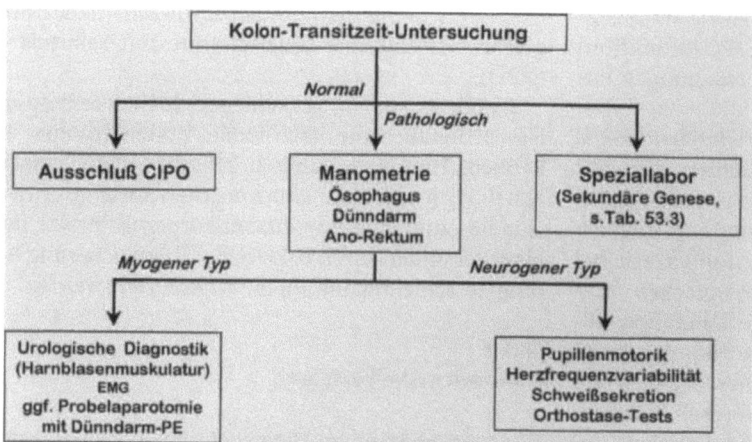

Abb. 53.4. Flußdiagramm zur rationellen Diagnostik bei Verdacht auf chronisch intestinale Pseudoobstruktion

durch den Nachweis des rektoanalen inhibitorischen Reflexes (s. Kap. 16) das Vorliegen eines M. Hirschsprung sicher ausschließen. Gelegentlich findet sich eine Erniedrigung des analen Ruhedrucks (Schädigung des glattmuskulären internen Analsphinkters).

Eine Übersicht über ein rationelles diagnostisches Vorgehen bei Patienten mit Verdacht auf CIPO zeigt die Abb. 53.4.

53.5
Therapie

Prinzipielles Ziel der therapeutischen Bemühungen bei CIPO ist die Wiederherstellung eines normalen gastrointestinalen Motilitätsablaufs. Dieses Ziel kann jedoch in aller Regel nicht vollständig erreicht werden. Die Prognose der Erkrankung ist ernst, die Patienten versterben zumeist an (z. B. infektiösen) Komplikationen der chronischen Unterernährung bzw. der notwendigen langzeitparenteralen Ernährung. Seltener sind Akutkomplikationen (z. B. Perforation, kardiale Rythmusstörung bei Elektrolytentgleisung) die Todesursache. Genaue Angaben zur Prognose der Erkrankung sind wegen der Seltenheit des Krankheitsbildes nicht verfügbar. Im eigenen Krankengut der letzten 10 Jahre sind immerhin 5/13 Patienten verstorben.

Folgende Maßnahmen sind bei Patienten mit CIPO grundsätzlich sinnvoll:

- Substitution des Volumenverlusts, der Elektrolyte und des kalorischen Bedarfs,
- Stimulation der gastrointestinalen Motilität,
- evtl. spezifische Behandlung einer sekundären CIPO-Ursache,
- Supprimierung einer bakteriellen Fehlbesiedlung,
- Dekompression kritisch dilatierter Darmabschnitte.

53.5.1
Ernährungstherapie

Im Langzeitverlauf einer CIPO ist es in aller Regel erforderlich die orale Nahrungszufuhr zu beenden bzw. deutlich einzuschränken. Da eine CIPO vom Neuropathietyp zumeist wesentlich besser auf eine prokinetische Therapie (s. unten) anspricht, ist hier die komplikationsärmere enterale Sondenernährung (im Vergleich zu parenteralen Ernährung) vorzuziehen. Die langsame Applikation von Sondenkost (z. B. mit 80 ml/h) ermöglicht meist, trotz der eingeschränkten GI-Motilität, eine vollständige Resorption der Nahrungsbestandteile. Prinzipiell ist die Applikation über eine nasoduodenale Sonde möglich, praktikabler ist die Einlage einer PEG mit duodenalem Schenkel. Bei manometrischem Nachweis einer nur gering eingeschränkten Antroduodenalfunktion ist auch die gastrale PEG-Applikation sinnvoll. Bei erheblicher Gastroparese sollte die Ernährung über eine operativ (ggf. laparoskopisch) angelegte Feinnadelkatheterjejunostomie (FKJ) erfolgen. Sie ist bei CIPO-Patienten der perkutan endoskopischen Jejunostomie aufgrund der niedrigeren Langzeitkomplikationsrate klar vorzuziehen.

Auch im Falle einer Myopathieform einer CIPO lohnt u. U. der Versuch der enteralen Ernährung. Da jedoch eine Verbesserung der gestörten GI-Motilität durch Prokinetika fast nie möglich ist (und häufig eine erhebliche bakterielle Fehlbesiedlung hinzukommt), läßt sich eine dauerhafte parenterale Ernährung meistens nicht umgehen. In diesem Fall ist die operative Anlage eines Port-Systems zur Langzeitheimparenteralen Ernährung und die entsprechende Schulung des Patienten und seiner Angehörigen erforderlich (Details s. Kap. 69).

53.5.2
Medikamentöse Therapie

Bei nachgewiesener bakterieller Fehlbesiedlung (s. auch Kap. 30) *und* entsprechender klinischer Symptomatik (Diarrhö, Steatorrhö) ist eine kursatorische Antibiotikatherapie sinnvoll (z.B. einmal im Monat je 1 Woche Doxycyclin, Metronidazol oder Ciprofloxacin im Wechsel). Bei vorherrschender Obstipation ist jedoch ein Behandlungsversuch nicht sinnvoll.

Die aktuell zur Verfügung stehenden klassischen Prokinetika (Metoclopramid, Domperidon, Cisaprid) wirken über eine vermehrte Acetylcholinausschüttung an der neuromuskulären Endplatte. Daher ist ein wesentlicher Effekt beim Myopathietyp der CIPO nicht zu erwarten. Der Einsatz von Metoclopramid und Domperidon bei CIPO-Patienten beschränkt sich auf die antiemetischen Wirkkomponente der Substanzen – eine relevante Steigerung der Motilität ist nicht zu erwarten. Cisaprid bewirkt im Vergleich zu diesen Substanzen eine ausgeprägtere Steigerung der antroduodenalen Motilität. Unter einer oralen Gabe von 4 mal 10–20 mg Cisaprid pro Tag konnte in der Mehrzahl der Patienten mit CIPO eine Besserung der Symptomatik (allerdings vorwiegend der dem oberen GI-Trakt zuzuordnenden Beschwerden) sowie eine objektive Beschleunigung der Magenentleerung dokumentiert werden. Die klinische Erfahrung zeigt, daß ein wesentlicher Effekt auf die Obstipation nur sehr selten zu beobachten ist. Kommt es im Laufe der Zeit zu einem Nachlassen des symptomatischen Ansprechens auf Cisaprid („Tachyphylaxie") so ist eine 2- bis 3wöchige Therapiepause empfehlenswert. Insgesamt ist der Einsatz von Prokinetika bei der CIPO jedoch leider meistens nicht von entscheidendem symptomatischen Erfolg gekrönt.

Das Makrolidantibiotikum Erythromycin wirkt am GI-Trakt als Motilinanalogon und führt daher beim Gesunden zu einer ausgeprägten Steigerung der antroduodenalen und der Dünndarmmotilität. Es konnte gezeigt werden, daß die kontinuierliche i.v.-Infusion von 3 mg/kg KG Erythromycin bei Patienten mit erheblicher Gastroparese bei CIPO zu einer deutlichen Verbesserung der Magenentleerung führt und hierdurch die Symptomatik relevant beeinflusst wird. Leider führt eine sehr rasche Toleranzentwicklung zu einem nahezu vollständigen Wirkungsverlust nach 1 bis 2 Wochen Therapiedauer. Auch wird die Kolonmotilität von CIPO-Patienten nur geringfügig stimuliert. Somit ist bei einer Akutexazerbation einer CIPO (insbesondere bei klinisch dominanter Gastroparese) eine 7- bis 10tägige i.v.-Erythromycingabe zu empfehlen. Anschließend sollte die Medikation auf Cisaprid umgestellt werden. Bei Patienten die (eben) noch in der Lage sind orale Nahrung zu sich zu nehmen, kann auch eine 14-tägige orale Gabe von Erythromycin 3 × 200 mg/Tag versucht werden.

In einer Studie wurde über günstige Effekte einer Octreotidemedikation (3 × 50 µg s.c./Tag) auf die Symptomatik bei sekundärer CIPO im Rahmen einer progressiv systemischen Sklerodermie berichtet. Nachfolgende Fallberichte konnten diesen Effekt nicht nachvollziehen, auch in unserem eigenen Krankengut konnte in keinem von 5 Fällen ein positiver Effekt beobachtet werden. Beim Gesunden führt Octreotide zu einer deutlichen Hemmung des gastrointestinalen Transports. So mußten wir bei einer Patientin nach fünfjähriger Octreotidemedikation (wegen Dumping-Syndrom) die Entwicklung einer CIPO beobachten, wobei die Symptomatik auch 6 Monate nach Absetzen der Medikation nur geringfügig gebessert war.

53.5.3
Interventionelle Therapiemethoden (Endoskopie, Chirurgie)

Ein interventionelles Vorgehen bei CIPO ist indiziert um entweder eine akute, perforationsgefährdete - Dilatation eines Darmsegments zu entlasten oder einen sehr dominant befallenen Darmabschnitt zu entfernen.

So kann bei perforationsgefährdeter Dickdarmdilatation die notfallmäßige koloskopische Dekompression, ggf. mit Plazierung einer Kolondekompressionssonde für 24 Stunden, erforderlich sein. Bei akuter, massiver Dünndarmdilatation ist ggf. die mehrtägige Einlage einer Miller-Abbott-Sonde hilfreich. Meistens profitieren diese Patienten jedoch definitiv nur von der operativen Anlage einer doppelläufigen Enterostomie („venting enterotomy"). Bei nach rein klinischen Aspekten „isoliertem" Befall nur eines Darmabschnitts (z.B. Magenektasie, Megaduodenum oder Megakolon) kann eine operative Resektion des betroffenen Segmentes symptomatische Erleichterung bringen (zumindest für einen mehrjährigen Zeitraum). In diesen Fällen muß jedoch manometrisch oder mittels Transitmessung eine noch ausreichende Motilitätsfunktion der nachgeschalteten Darmanteile gesichert werden, denn andernfalls kann eine längerfristige Besserung nicht erwartet werden.

Literatur

Anuras S, Hodges D (1995) Dysmotility of the small intestine. In: Yamada T, Alpers DH, Owyang C, Powell DE, Silverstein FE (eds) Textbook of Gastroenterology, vol II. Lippincott, Philadelphia, pp 1577–1605

Camillieri M, Balm RK, Zinsmeister AR (1994) Determinants of response to a prokinetic agent in neuropathic intestinal motility disorder. Gastroenterology 106:916–23

Camillieri M, Malagelada JR, Abell TL, Brown ML, Hench V, Zinsmeister AR (1989) Effect of six weeks of treatment with cisapride in gastroparesis and intestinal pseudoobstruction. Gastroenterology 96:704-12

Colemont LJ, Camillieri M (1989) Chronic intestinal pseudoobstruction: diagnosis and treatment. Mayo Clin Proc 64: 60-70

Dudley HAF, Sinclair ISR, McClaren IF, McNair TJ, Newsam JE (1958) Intestinal pseudoobstruction. J Roy Coll Surg 3: 206-17

Krishnamurty S, Schuffler MD (1987) Pathology of neuromuscular disorders of the small intestine and colon. Gastroenterology 93:610-39

Pitt HA, Mann LL, Berquist WE, Ament ME, Fonalskrud WE, den Besten L (1985) Chronic intestinal pseudoobstruction: management with total parenteral nutrition and venting enterostomy. Arch Surg 120:614-8

Richards RD, Davenport K, McCallum RW (1993) The treatment of idiopathic and diabetic gastroparesis with acute intravenous and chronic oral erythromycin. Am J Gastroenterol 88:203-7

Soudah HC, Hasler WL, Owyang C (1991) Effect of octreotide on intestinal motility and bacterial overgrowth in scleroderma. N Engl J Med 325:1461-7

Stanghellini V, Camillieri M, Malagelada JR (1987) Chronic idiopathic pseudo-obstruction: clinical and manometric findings. Gut 28:5-12

Warner E, Jeejeebhoy KN (1985) Successful management of chronic intestinal pseudo-obstruction with home parenteral nutrition. J Parenter Enter Nutr 9:173-8

Wehrmann T, Lembcke B, Caspary WF (1991) Influence of cisapride on antroduodenal motor function in healthy subjects and diabetics with autonomic neuropathy. Aliment Pharmacol Therap 5:599-608

Wehrmann T, Rudolph U, Lembcke B, Caspary WF (1993) Roxithromycin and erythromycin exert different effects on postprandial antroduodenal motor function and gastrointestinal symptoms in healthy subjects. Eur J Gastroenterol Hepatol 5:829-34

Wehrmann T, Seifert H, Hagenmüller F, Jung M, Lembcke B (1996) Endoscopic sphincter of Oddi manometry – does scepticism vanish? Z Gastroenterol (Suppl 2) 34:17-25

Anale Inkontinenz

T. Wehrmann, E. Hanisch

54.1 Epidemiologie 587
54.2 Ätiologie und Pathogenese 587
54.2.1 Reduzierte Funktion der analen Sphinkteren (motorische Inkontinenz) 588
54.3 Klinik 589
54.4 Diagnostik 590
54.4.1 Anale Inspektion und Palpation 590
54.4.2 Proktorektoskopie 590
54.4.3 Anorektale Manometrie 590
54.4.4 Anale Endosonographie 590
54.4.5 Elektrophysiologische Diagnostik 591
54.4.6 Kontinenztests 591
54.4.7 Defäkographie 592
54.5 Therapie 592
54.5.1 Konserative Therapie 592
54.5.2 Operative Therapie 592
Literatur 594

Der unfreiwillige Abgang rektalen Inhalts über zumindest einen Monat innerhalb eines Zeitraums von 3 Jahren wird als anale Inkontinenz definiert. Es wird hierbei zwischen einer Inkontinenz für Winde (Flatus), für flüssigen Darminhalt sowie für festen Stuhl differenziert (Schweregradeinteilung). Der analen Inkontinenz können sehr unterschiedliche Pathomechanismen zu Grunde liegen (s. unten).

Von der funktionellen analen Inkontinenz sind jedoch zweifelsfrei abzugrenzen (Differentialdiagnosen):

- freiwilliges Einkoten (Enkopresis) im Rahmen eines psychosomatischen Krankheitsbildes (antisoziales Verhalten, Erregung von Aufmerksamkeit),
- fehlende Stuhlregulation bei dementiellen Zuständen,
- Benetzung der Unterwäsche mit Schleim bei Rektumprolaps,
- Destruktion des Sphinkters durch Rektum- oder Analkarzinom,
- Überschreiten der normalen Sphinkter- und Rektumkompetenz bei massiver wäßriger Diarrhö (z. B. Cholera).

54.1 Epidemiologie

Die anale Inkontinenz ist ein soziales „Tabuthema", weswegen epidemiologische Untersuchungen rar sind. Nur ein kleiner Teil der Patienten sucht speziell wegen Inkontinenz einen Arzt auf und in etwa der Hälfte der Fälle wird die Diagnose anale Inkontinenz erst durch gezieltes Nachfragen des Arztes gestellt.

In der Allgemeinbevölkerung wird die *Prävalenz* auf ca. 0,5–1% geschätzt. Die Prävalenz ist bei über 65jährigen nahezu doppelt so hoch. Bei Pflege- und Heimpatienten liegt die Prävalenz der analen Inkontinenz gar bei 20–40%, so daß dem Krankheitsbild eine relevante sozioökonomische Bedeutung zukommt. In den Vereinigten Staaten wurden die Kosten zur Behandlung der Inkontinenz auf ca. 400 Millionen US-Dollar per annum geschätzt. Inzwischen wurde auch eine signifikante Reduktion der Lebensqualität von Patienten mit Inkontinenz, v. a. im Berufs- und Sexualleben, dokumentiert.

54.2 Ätiologie und Pathogenese

Die anale Kontinenz wird durch ein komplexes Zusammenspiel funktioneller und morphologischer Komponenten bewahrt. Eine Schädigung eines oder mehrerer dieser Faktoren führt zur Inkontinenz. So können zahlreiche funktionelle, infektiöse, traumatische oder neoplastische Erkrankungen eine anale Inkontinenz verursachen (Tabelle 54.1).

Pathophysiologisch resultiert die anale Inkontinenz entweder aus einer *gestörten Funktion der Sphinkteren*, einer *gestörten rektalen Sensorik*, einer *verminderten Resevoirfunktion des Rektums* oder einer *Schädigung der Innervation*. Nicht selten liegen kombinierte Veränderungen vor.

Tabelle 54.1. Ursachen (Erkrankungen) der analen Inkontinenz

Funktionelle Störungen	Idiopathische Inkontinenz, Rektumprolaps, chronische Obstipation (Überlaufinkontinenz)
Neurologische Veränderungen	Multiple Sklerose, Querschnittslähmung, Tabes dorsalis, Kaudasyndrome, Diabetes mellitus, degenerative ZNS-Erkrankungen
Entzündliche Prozesse	Chronisch-entzündliche Darmerkrankung, venerische Infektion, Abzedierung
Traumatische Läsionen	Pfählung, Dammriß, Beckenringfraktur, operative Läsionen
Radiogene Schädigung	Strahlenproktitis
Systemische Muskelerkrankungen	Muskeldystrophie, Dermatomyositis
Kongenitale Veränderungen	Atresie, Menigomyelozele

54.2.1
Reduzierte Funktion der analen Sphinkteren (motorische Inkontinenz)

Nervaler Genese

Die sog. „idiopathische Inkontinenz" stellt die häufigste Inkontinenzform im internistischen Krankengut dar. Diese Inkontinenzform wird (vermutlich) durch einen Dehnungsschaden des N. puborectalis entweder im Rahmen vaginaler Entbindungen oder bei langjähriger Notwendigkeit von erheblichem „Pressen" während der Defäkation (z. B. bei chronischer Obstipation) bedingt. Es resultiert eine Druckminderung des internen Analsphinkters sowie eine Schwächung des externen Analsphinkters und des M. puborectalis (s. auch Tabelle 54.2), der für die Aufrechterhaltung des anorektalen Winkels erforderlich ist. Zusätzlich besteht oftmals auch eine Einschränkung der sensorischen Funktionen: So läßt sich bei solchen Patienten der rektoanale Inhibitionsreflex (s. Kap. 16) bei geringeren rektalen Dehnvolumina auslösen wie bei Gesunden. Diagnostisch wegweisend bei der idiopathischen Inkontinenz ist der Nachweis einer verminderten Nervenleitgeschwindigkeit im N. pudendus (s. unten).

Muskulärer Genese

Systemische Muskelerkrankungen können mit einer Schädigung des quergestreiften externen Analsphinkters (Dermatomyositis) sowie auch gleichzeitig des glattmuskulären, internen Sphinkters (myotone Dystrophie) einhergehen.

Wesentlich häufiger sind jedoch *traumatische Läsionen* des Sphinkterapparates. Ursächlich liegen hier Geburtstraumata, entzündliche Veränderungen, ein chronisches Fistelleiden, chirurgische Eingriffe im kleinen Becken (v. a. Fistelchirurgie, laterale Sphinkterotomie, Rektumresektionen) sowie Pfählungsverletzungen (häufig bei Motorradunfällen mit simultanen Beckenringfrakturen) zu Grunde. Lokalisierte Sphinkterdefekte sind endosonografisch nachweisbar (s. unten).

Tabelle 54.2. Differentialdiagnostische Befunde der anorektalen Manometrie, der Endosonographie und der Elektrophysiologie bei analer Inkontinenz. *RAIR* rektoanaler Inhibitionsreflex; *PDL* Pudenduslatenzzeit; + pathologischer Befund; (+) fakultativ pathologischer Befund

	Manometrie					Endosonographie	Elektrophysiologie	
	Ruhedruck	Kneifdruck	RAIR	Perzeption	Compliance	Muskulärer Defekt	Aktionspotential	PDL
Idiopathische Form	+	+	(+)					+
Traumatischer Schaden	+	(+)				+		
Systemische Muskelkrankheit		+				+		
Sensorisch (Diabetes)			+	+				
Reservoirfunktion			(+)	+				
Neurogen	+	+	(+)					+

Reduzierte rektoanale Sensorik (sensorische Inkontinenz)

Am eindrucksvollsten ist dieser Pathomechanismus bei *Diabetikern mit Inkontinenz* zu demonstrieren: Hier lassen sich deutlich erhöhte Empfindungsschwellen für die Rektumdehnung, bei jedoch regelrecht auslösbarem rektoanalen Inhibitionsreflex, nahezu immer nachweisen. Dies führt zur Inkontinenz, weil das Eintreten auch größerer Stuhlmassen in das Rektum vom diabetischen Patienten nicht bemerkt und – obwohl sein interner Schließmuskel erschlafft – somit keine kontinenzerhaltenden Gegenmaßnahmen ergriffen werden (bewußte reflektorische Kontraktion des externen Sphinkters und der Beckenbodenmuskulatur). Im Unterschied zur idiopathischen Inkontinenz (s. oben) ist die Nervenleitgeschwindigkeit des N. pudendus nicht beeinträchtigt. Hinzu kommt meist auch eine neurogene Schädigung v. a. des internen Analsphinkters.

Heutzutage nur noch selten anzutreffen ist die sensorische Inkontinenz als Folge der operativen Entfernung des sensiblen Anoderms im Rahmen der *Hämorrhoidektomie nach Whitehead*. Die vollständige Entfernung der sensiblen Analschleimhaut führt hier fast immer zur mehr oder weniger ausgeprägten Inkontinenz, da der Stuhl- und Windabgang nicht mehr verspürt werden kann. Bei der heute fast ausschließlich durchgeführten *Hämorrhoidenoperation nach Milligan und Morgan* sind derartige Probleme nur selten zu befürchten (dann meist als Folge übermäßiger Narbenbildung).

Im Rahmen einer *chronischen Obstipation*, insbesondere bei alten Menschen, kann durch eine Impaktation harter Kotballen im Rektum eine Dauererschlaffung des internen Analsphinkters und eine Desensibilisierung des Anoderms ausgelöst werden, so daß flüssige Stuhlmassen an den Kotballen vorbei ungehindert aus dem Rektum austreten können (als sog. „Überlaufinkontinenz" bezeichnet).

Reduzierte Reservoirfunktion des Rektums

Aufgrund der spiralig angeordneten Längsmuskelschicht besitzt das Rektum eine hohe Wandelastizität (z. B. im Vergleich zum Sigma). Bei einer Verminderung der Wandelastizität bewirken aufgrund der geänderten Volumen-Druck-Relation schon kleinere Füllungsvolumina eine Auslösung des rektoanalen Inhibitionsreflexes (Kap. 8). Diese Patienten weisen bei der Ballondehnung im Rektum signifikant geringere Perzeptionsschwellen auf. Ursächlich wird eine Verminderung der Reservoirkapazität des Rektums durch *operative Eingriffe* (v. a. anteriore Rektumresektion), *entzündliche Erkrankungen* (Proktitis jedweder Genese, insbesondere bei Colitis ulcerosa) oder eine *Strahlentherapie* des kleinen Beckens bedingt.

Reduzierte Sphinkterfunktion spinaler oder zerebraler Genese (neurogene Inkontinenz)

Schädigungen des Sakralmarks oder der Cauda equina führen zu einem sog. „autonomen Kolon": Das Sigma ist dilatiert und aton, ebenso ist der externe Analsphinkter und die Rektumsensibilität fast vollständig ausgeschaltet. Einzig die segmentalen Kontraktionen des Kolons führen zur (unbemerkten) Stuhlentleerung. Bei einer *Rückenmarksläsion oberhalb des Sakralmarks* resultiert ein sog. „Reflexkolon": Aufgrund der vorhandenen Sensorik und der regelrechten Kontraktionskraft der Sphinktere kann der Defäkationsvorgang durch Fingerdehnung des Analkanals ausgelöst werden. Die Patienten sind meist nicht inkontinent.

Bei *Erkrankungen des frontalen Kortex oder subkortikaler Strukturen* kommt es zum sog. „ungehemmten Kolon". Hier führt der „gastrokolische Reflex" zur unmittelbaren postprandialen Stuhlentleerung, die von den Patienten zwar wahrgenommen, jedoch nicht verhindert werden kann.

54.3 Klinik

Da eine Inkontinenzproblematik meist nicht spontan vom Patienten angegeben wird ist eine gezielte Exploration erforderlich. Es sollte hierbei das Ausmaß der Inkontinenz getrennt für festen und flüssigen Stuhl sowie für Winde ermittelt werden. Ferner sollten mögliche *pathophysiologisch-relevante Vorerkrankungen* (einschließlich Medikation) erfragt und die *soziale Relevanz* (z. B. Partnerschafts- oder Sexualprobleme) der Inkontinenzproblematik für den Patienten evaluiert werden. Auch das gelegentlich gleichzeitige Vorliegen einer *Harninkontinenz* muß berücksichtigt werden.

Das Ausmaß einer analen Inkontinenz wird subjektiv zumeist von den einzelnen Patienten sehr different angegeben. Um zu einer objektiven Einschätzung zu gelangen empfiehlt sich daher der Einsatz eines *Kontinenzscores*, am besten unter Zuhilfenahme eines standardisierten Fragebogens. In der Literatur werden zahlreiche Kontinenzscores aufgeführt (Tabelle 54.3), man sollte sich für ein Scoresystem entscheiden. Der Score dient auch zur Verlaufsbeurteilung unter Therapie.

Tabelle 54.3. Kontinenzscore nach Jostarndt. Anzahl der Fragen: 10. „Score" (Punktzahl): >3,0: normale Kontinenzfunktion, 2,4–3,0: gering eingeschränkte Kontinenzfunktion (Feininkontinenz), 1,2–2,3: mittelgradige Inkontinenz (Grobverschmutzung), <1,2: Totalinkontinenz

Kriterium	Befund	Punktzahl
Stuhlfrequenz	1–2/Tag	2
	3–5/Tag	1
	>5/Tag	0
Stuhlkonsistenz	geformt	2
	breiig	1
	flüssig	0
Stuhlschmieren	nicht	6
	bei Diarrhö	3
	immer	0
Stuhldrang	normal	2
	unsicher	1
	fehlend	0
Warnungsperiode	Minuten	2
	Sekunden	1
	fehlend	0
Diskrimination	normal	2
	mangelhaft	1
	fehlend	0
Pflegebedarf	keiner	2
	gelegentlich	1
	ständig	0
Inkontinenz – Winde	nicht	6
	gelegentlich	3
	ständig	0
Inkontinenz – flüssig	nicht	6
	gelegentlich	3
	ständig	0
Inkontinenz – fest	nicht	6
	gelegentlich	3
	ständig	0

54.4 Diagnostik

Der Nachweis der sehr heterogenen Pathomechanismen der analen Inkontinenz erfordert eine sehr differenzierte Diagnostik. Es hat sich gezeigt, das eine effektive konserative oder operative Therapie der analen Inkontinenz nur bei Kenntnis des exakten pathophysiologischen Hintergrunds möglich ist. Sind aufwendige therapeutische Methoden aufgrund der Komorbidität des Patienten von vorne herein nicht indiziert, ist eine apparative Diagnostik entbehrlich. Andernfalls umfaßt die Basisdiagnostik neben Anamnese und rektaler Untersuchung, die funktionelle Proktoskopie, die anorektale Manometrie sowie die anale Endosonographie.

54.4.1 Anale Inspektion und Palpation

Hierbei wird zunächst das Perineum unter Beleuchtung betrachtet: Bei Inkontinenten bestehen häufig *Hautmazerationen, Fissuren, Vernarbungen* nach vorangegangenen Operationen oder ein *Mukosaprolaps*. Es sollte gezielt nach *Fistelöffnungen* gefahndet werden. Eine *Funktionsbeurteilung des Beckenbodens* durch Betätigung der Bauchpresse bzw. Kontraktion der Beckenbodenmuskulatur schließt sich an. Bei der digitalen Palpation kann grob der *anale Ruhe- und Kneifdruck*, die *funktionelle Sphinkterlänge*, das Vorliegen eines *lokalisierten Sphinkterdefekts* (Vernarbung) oder einer *Rektozele* erfaßt werden.

54.4.2 Proktorektoskopie

Die Methode dient zunächst dem *Ausschluß entzündlicher und neoplastischer Veränderungen* des Rektums sowie des Analkanals. Die *funktionelle Proktoskopie* (endoskopische Diagnostik unter Betätigung der Bauchpresse) kann eine *Intussuszeption*, eine *Rektozele* oder einen *Mukosaprolaps* nachweisen. Die Luftinsufflation erlaubt das Studium der *Wandelastizität des Rektums* („Compliance").

54.4.3 Anorektale Manometrie

Hiermit wird die Funktion des *internen (Ruhedruck) und externen (Kneifdruck) Analsphinkters*, die *sensorische Innervation* (Perzeptionsschwellen, rektoanaler Inhibitionsreflex, kutaneoanaler Reflex) und die *Wandelastizität des Rektums* (Compliance) quantitativ ermittelt. Durch Einsatz der computergestützten Vektorvolumenmanometrie können lokalisierte Sphinkterdefekte detektiert werden. Auch wenn der Nachweis einer Inkontinenz durch die Manometrie nicht möglich ist (bedingt durch den großen Überlappungsbereich von Meßwerten Gesunder und Inkontinenter; bei ca. 5% aller Inkontinenten ist die Manometrie gar unauffällig) so kann die anorektale Manometrie zahlreiche pathophysiologische Ursachen der analen Inkontinenz aufzeigen (Tabelle 54.2).

54.4.4 Anale Endosonographie

Hierbei wird eine hochfrequente (5–10 MHz) Ultraschallsonde nach Bestreichen mit Kontaktgel in den Analkanal eingeführt. Die Methode erlaubt die *Visualisierung des internen und externen Analsphinkters*, des *M. puborectalis* sowie *struktureller Defekte der Perianalregion* (z. B. Fistel, Abzeß). Der

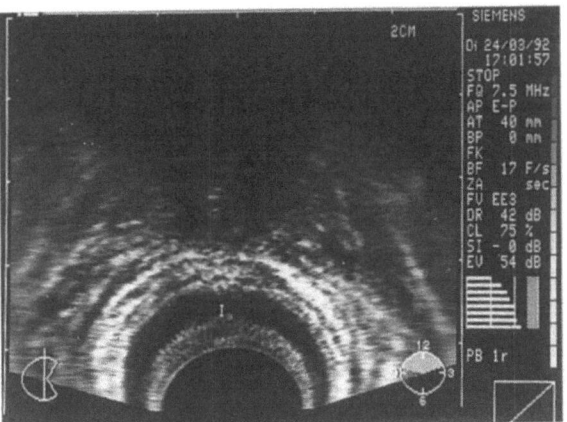

Abb. 54.1. Anale Endosonographie. Darstellung des echoarmen internen Analsphinkters sowie des echoreichen externen Analsphinkters. (Die Abbildung wurde freundlicherweise von Herrn Prof. Dr. V. Paolucci, Klinik f. Abdominalchirurgie, zur Verfügung gestellt)

interne Analsphinkter kommt beim Gesunden als echoarmes Band mit einer Dicke von 1–3 mm zur Darstellung, wobei Asymmetrien der Sphinkterdicke häufig nachweisbar sind (Abb. 54.1). Er wird umgeben vom echoreichen externen Sphinkter, der eine Muskeldicke von 5–12 mm aufweist. Der Nachweis lokalisierter Defekte der Sphinkteren gelingt endosonographisch zuverlässig, so daß ein (schmerzhaftes) elektromyografisches Mapping (s. unten) heutzutage kaum noch erforderlich ist. Eine Korrelation zwischen der *sonographisch bestimmten Sphinkterdicke* sowie manometrischen Druckprofilen ist aufgrund der beschriebenen Asymmetrien zumindest fragwürdig. Dennoch scheint das Verfahren Hinweise auf eine generalisierte *Sphinkteratrophie* (z. B. bei generalisierter Muskeldystrophie) oder -*Hypertrophie* (hereditäre Proctalgia fugax) geben zu können.

54.4.5
Elektrophysiologische Diagnostik

Ziel dieser Verfahren ist die sichere *Differenzierung zwischen muskulärer und nervaler Schädigung* des Kontinenzapparates. Früher wurde die Elektromyographie (EMG) auch zur *Lokalisationsdiagnostik von Sphinkterdefekten* eingesetzt. Leider können diese Untersuchungen nur von wenigen, erfahrenen Neurophysiologen angeboten werden und stehen daher vielerorts nicht zur Verfügung.

■ **Pudenduslatenz.** Hier wird mit einer Elektrode (z. B. am Fingerling aufgeklebt) ein elektrischer Stimulus im Rektum appliziert und anschließend die Reizantwort (die über den N. pudendus vermittelt wird) detektiert. Gewertet wird die *Zeitspanne zwischen Reizapplikation und -Antwort (Pudenduslatenzzeit)*. Sie liegt bei Gesunden im Bereich von 2 ms. Werte über 2,5 ms gelten als pathologisch im Sinne einer „Pudendopathie".

■ **Elektromyographie.** Hierzu wird eine ca. 3–4 cm lange konzentrische Nadelelektrode tangential zum Analkanal in den externen Sphinkter eingestochen (schmerzhaft, kontraindiziert bei floriden entzündlichen Veränderungen). Bei repetitiver Willkürkontraktion werden 15 bis 20 Aktionspotentiale abgeleitet. Beurteilt werden Dauer und Höhe der Amplituden sowie eine möglicherweise vorhandene Spontanaktivität. Anhand dieser Parameter kann vom Erfahrenen zwischen einer *zentralen und einer akuten oder chronischen peripheren neurogenen Schädigung* differenziert werden. Multiple Ableitungen (z. B. Einstechen im Uhrzeigersinn um den Anus) erlauben den *Nachweis umschriebener Defekte* („Sphinktermapping").

Die möglichen differentialdiagnostischen Aussagen Anhand der oben genannten Untersuchungsmethoden sind in Tabelle 54.2 zusammenfassend aufgeführt.

54.4.6
Kontinenztests

Diese Methoden entstanden aus dem Wunsch heraus, eine *(semi)quantitative Abschätzung des Schweregrads* einer Inkontinenz geben zu können. Da sie hierzu jedoch nur eingeschränkt fähig sind, haben sie sich in der klinischen Routine nicht durchgesetzt. Am bekanntesten sind der *Flüssigkeitsretentionstest* und der *Metallkugeltest*.

Beim *Flüssigkeitsretentionstest* werden mittels des abgeschnittenen Endes eines Infusionssystems einem auf einem Toilettenstuhl sitzenden Patienten 1,5 l körperwarme, physiologische Kochsalzlösung transrektal infundiert. Das retinierte Volumen bis zum ersten Abtropfen von Flüssigkeit in den metallenen Toilettenbehälter wird als *maximales Retentionsvolumen* bezeichnet. Es liegt bei Gesunden stets über 0,8–1,0 l.

Beim *Metallkugeltest* wird eine 2 cm große Kugel ins Rektum appliziert und das maximale an die Kugel angehängte Gewicht bestimmt, bei der die Kugel vom sitzenden Patienten gerade eben noch gehalten werden kann. Bei Gesunden sind dies meist über 600–800 g.

Bei beiden Verfahren sind die Übergänge zur Inkontinenz jedoch unscharf und die interindividuelle Reproduzierbarkeit ist nicht besonders gut.

54.4.7
Defäkographie

Das Verfahren trägt zur Differentialdiagnostik der Inkontinenz (im Gegensatz zur Situation bei der Obstipation) wenig bei. Die Unfähigkeit, die instillierte Bariumpaste wenige Minuten halten zu können, weist auf eine Inkontinenz hin. Der Nachweis einer *Rektozele* ist zuverlässig möglich, ob dieser Befund hinsichtlich einer Inkontinenz von klinischer Relevanz ist, wird jedoch sehr kontrovers diskutiert.

54.5
Therapie

Am Effektivsten sind jene therapeutische Maßnahmen, die gezielt den identifizierten Pathomechanismus der Inkontinenz zu korrigieren trachten. Daher hat die neurogene Inkontinenz im Allgemeinen eine ungünstigere Prognose wie die muskuläre Form. Stellt sich aufgrund der Allgemeinsituation des Patienten nicht die Indikation zu gezielten differentialtherapeutischen Maßnahmen oder Versagen diese, bleibt die palliative Versorgung mittels geeigneter *Windelsysteme* oder durch Anlage eines *Anus praeter sigmoidalis*.

54.5.1
Konserative Therapie

Hier ist zu unterscheiden zwischen *Allgemein- und pflegerischen Maßnahmen* sowie einer gezielten *medikamentösen Therapie* und *kontrollierten Trainingsmethoden*.

Als *Allgemeinmaßnahme* ist in nahezu allen Fällen eine Stuhlregulierung sinnvoll. Gelingt es z.B. *zwei Stuhlentleerungen täglich zu definierten Zeitpunkten* durch die Anwendung von Entleerungshilfen (z.B. Lecicarbonsuppositorien) zu erzielen, ist das Rektum im restlichen Zeitraum meist leer und größerer, unfreiwilliger Stuhlabgang kann so vermieden werden. *Pflegerisch* gilt es, die Perianalschleimhaut möglichst reizlos zu halten, z.B. durch Verwendung geeigneter Windelsysteme und hautfreundlicher Puder.

Ziel der *medikamentösen Therapie* sollte zum einen die Unterbindung einer evtl. bestehenden Diarrhö sowie einer zu weichen Stuhlkonsistenz sein. Dies kann im ersten Fall durch geeignete *Antidiarrhoika* (z.B. Clonidin oder Depot-Somatostatin) erreicht werden, im zweiten Fall v.a. durch die Gabe von *Loperamid* (3 × 2 mg/Tag). Zusätzlich wirkt die Loperamid-Medikation Kontinenzfördernd durch eine Erhöhung des internen Analsphinktertonus, einer Steigerung der Rektumcompliance sowie einer Unterdrückung des rektoanalen inhibitorischen Reflexes. Diese Effekte sind jedoch nur schwach ausgeprägt.

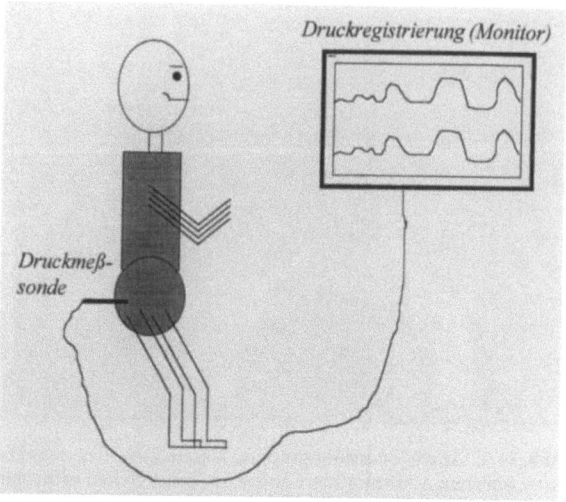

Abb. 54.2. Schematische Darstellung des analen Biofeedback-Trainings

Beim kontrollierten *Biofeedback-Training* kann der Patient unter optischer Kontrolle des Effekts entweder die Willkürkontraktion des externen Analsphinkters kräftigen oder die Schwelle der Rektumperzeption für (Ballon)Dehnungsreize vermindern (Abb. 54.2). Erstere Trainingsform ist v.a. bei der *idiopathischen Inkontinenz* indiziert, die zweite Form ist für Patienten mit *sensorischer Inkontinenz* (z.B. Diabetiker) empfehlenswert. Das nachher ambulant vom Patienten selbst durchgeführte Training (daher sind ausreichende mentale Fähigkeiten und Patientenmotivation erforderlich) sollte initial unter Anweisung eines Fachmanns erlernt werden. Ein 6- bis 12monatiges Training ist empfehlenswert. In zahlreichen prospektiven Studien konnte bei geeigneter Selektion der Patienten in ca. 60–70% der Fälle eine klinisch-relevante Besserung der Kontinenzfunktion objektiviert werden. Eine *neurogene Inkontinenz* stellt keine Indikation für ein Biofeedback-Training dar.

Unkontrollierte, aktive und passive Trainingsmethoden („Beckenbodengymnastik", Elektrostimulation) sind dem Biofeedback-Verfahren unterlegen und sollten daher zumindest primär nicht zum Einsatz kommen.

54.5.2
Operative Therapie

Verletzungen (traumatisch, operativ, gynäkologisch) des Sphinkterapparates

Bei *frischen Läsionen* sollte stets eine Rekonstruktion mit End-zu-End-Naht des Sphinkters versucht werden. Die durch die Muskulatur geführten U-Nähte sollten dabei locker geknotet werden, um ein Durchschneiden zu verhindern. Dies wäre unweigerlich mit einem Fehlschlag der Rekonstruktion verbunden.

Bei schon *länger bestehenden Verletzungen* muß der Sphinkter großzügig freigelegt werden. Dies geschieht unter Abpräparation von Anoderm und Analschleimhaut. Da die Identifizierung der korrekten Gewebeschicht im Bereich der Narbe schwierig ist, wird die Präparation an der normalen Muskulatur begonnen. Die elektrische Stimulation kann dabei als Identifikationshilfe herangezogen werden. Die fibrotischen Enden des Sphinkters werden nicht reseziert, sondern auf einer Länge von 2 cm mobilisiert und überlappend vernäht. Eine exzessive Mobilisierung ist zu vermeiden, da sie eine Ischämie und Denervierung der Muskulatur verursacht. Auf eine protektive Kolostomie wird in der Regel verzichtet.

Die Erfolgsrate der *überlappenden Sphinkterplastik* liegt bei fast 90%. Als Faktoren, die sich auf dieses Ergebnis ungünstig auswirken, sind zu nennen: Alter > 65 Jahre, vorausgegangene fehlgeschlagene Rekonstruktion, Zeitintervall > 10 Jahre zwischen Verletzung und Rekonstruktion.

Idiopathische neurogene Inkontinenz und persistierende Inkontinenz nach Korrektur eines Rektumprolaps

Die *posteriore Raffung (postanal repair) nach Parks* wurde bisher weitgehend als optimaler Eingriff bei der idiopathischen Inkontinenz angesehen. Die Langzeitergebnisse werden für diese Methode wie folgt angegeben (Mittelwerte und Bereich; %):

- vollkontinent: 32/6 – 72;
- Inkontinenz für Flatus: 33/14 – 62;
- Inkontinenz für dünnen Stuhl: 24/12 – 62;
- Inkontinenz für festen Stuhl: 20/2,5 – 31.

Aufgrund dieser eher schlechen Ergebnisse haben viele Gruppen dieses Verfahren verlassen und propagieren die *anteriore Levator- und Externusplastik* („preanal repair"). In ca. 70% der operierten Patienten kann eine gute Kontinenzleistung sowohl für festen wie auch für dünnen Stuhl erreicht werden.

Ob die Kombination beider genannten Verfahren („total pelvic repair") die Ergebnisse verbessern kann, muß abgewartet werden. Erste Berichte sprechen bei einem Follow up von 2 Jahren mit einer Wiederherstellung der Kontinenz für flüssigen und festen Stuhl in über 89% der Fälle dafür.

Bei Patienten, bei denen die vorherigen Standardoperationen (Sphinkterrekonstruktion, postanal, preanal, „total pelvic repair") die Kontinenzleistung nicht wesentlich verbessern konnten, ist die dynamische (d. h. über einen implantierten Neurostimulator permanent ausgelöste Muskelkontraktionen) *Grazilistransposition* indiziert. Die bisher vorliegenden Ergebnisse sind ermutigend: bis zu 75% der Patienten geben eine zufriedenstellende Kontinenzleistung an. Dabei ist zu berücksichtigen, daß es sich um ein sehr selektiertes Patientenkollektiv handelt, bei dem in der Regel eine Vielzahl fehlgeschlagener operativer Eingriffe vorausgegangen ist.

Die *Implantation einer Neuroprothese oder eines künstlichen Analsphinkters* befindet sich z. Z. noch in der klinischen Evaluierung.

Rektumprolaps

Bei 80–88% der Patienten mit einem Rektumprolaps werden unterschiedliche Grade von Inkontinenz angetroffen. Die Wahl des operativen Verfahrens wird vom Ausmaß des Prolapses und seinen Begleitsymptomen wie Zystozele, Rektozele, Enterozele, Inkontinenz und Obstipation sowie der Komorbidität des Patienten bestimmt.

Die chirurgischen Ziele sind:

- Resektion von überschüssigem Kolon;
- Fixierung des Rektums an das Sakrum;
- Beseitigung von Inkontinenz und Obstipation.

Grundsätzlich werden *perineale und transabdominelle Verfahren* unterschieden.

Da viele Patienten alt sind (mit einem entsprechend erhöhten Operationsrisiko), wird für dieses Kollektiv *ein perineales Operationsverfahren (nach Delorme)* empfohlen, das der gleichzeitig bestehenden Inkontinenz durch die Plikation der Rektumwand entgegenwirkt. Dieses Verfahren zeichnet sich dadurch aus, daß es in regionaler Anästhesie ausgeführt werden kann und die postoperative Rekonvaleszenz sehr schnell erfolgt. Die Rezidivrate des Rektumprolapses beträgt allerdings bis zu 25%, die Chance, die Inkontinenz günstig zu beeinflussen, liegt für perineale Verfahren bei 45–60%.

Abdominelle Verfahren (Ripstein, Wells) fixieren das Rektum präsakral unter Verwendung von Fremdmaterial (Ivalon sponge, Marlex) in Kombination mit Resektionen redundanter Kolonanteile und können laparoskopisch durchgeführt werden. Die Rezidivrate des Prolaps beträgt hier 0–13%, während die Kontinenzleistung in 60–90% zunimmt.

Literatur

Athanasiadis S (1996) Chirurgie der primären Sphinkterinkontinenz. Chirurg 67:483–490

Baeten C, Geerdes B, Adang E, Heinemann E, Konsten J, Engel G et al. (1995) Anal dynamic gracioplasty in the treatment of intractable fecal incontinence. N Engl J Med 332:1600–1605

Christiansen J, Rasmussen O, Lindorff-Larsen K (1998) Dynamic gracioplasty for severe anal incontinence. Brit J Surg 85:88–91

Christiansen J, Sparsø B (1992) Treatment of anal incontinence by an implantable prosthetic anal sphincter. Ann Surg 215:383–386

Enck P, Gabor S, Ferber L, Rathmann W, Erckenbrecht JF (1991) Häufigkeit der Stuhlinkontinenz und Informationsgrad von Hausärzten und Krankenkassen. Z Gastroenterol 29:588–540

Enck P, Weber T (1991) Lebensqualität bei Stuhlinkontinenz Erwachsener. Kontinenz 1:58–61

Eu K-W, Seon-Choen F (1997) Functional problems in adult rectal prolapse and controversies in surgical treatment. Brit J Surg 84:904–911

Felt-Bersma RJF, Cuesta MA (1994) Faecal incontinence 1994: which test and which treatment. Neth J Med 44:182–188

Ho YH, Goh HS (1995) Haemorrhoidectomy and disordered rectal and anal physiology in patients with prolapsed haemorrhoids. Br J Surg 82:596–598

Jorge JMN, Wexner SD (1993) Etiology and management of fecal incontinence. Dis Colon Rectum 36:77–97

Köckerling F, Schneider C, Hohenberger W (1996) Rektumprolaps – Verfahrenswahl und minimal-invasive Möglichkeiten. Chirurg 67:471–482

Matzel KE, Stadelmaier U, Hohenfellner M, Gall FP (1995) Electrical stimulation of sacral spinal nerves for treatment of faecal incontinence. Lancet 346:1124–1127

Vernava AM, Longo WE, Daniel GL (1993) Pudendal neuropathy and the importance of EMG evaluation of fecal incontinence. Dis Colon Rectum 36:23–27

Wehrmann T, Althoff PH, Lembcke B, Caspary WF (1992) Anale Inkontinenz bei Patienten mit M. Addison: Eine gluko- und mineralokortikoid-unabhängige Sphinkterstörung? Z Gastroenterol 30:171–175

Anorektale Krankheiten

T. Wehrmann, E. Hanisch

55.1 Erkrankungen des äußeren Analbereichs 595
55.2 Erkrankungen des Analkanals 595
55.3 Erkrankungen des Rektums 598
Literatur 599

Anorektale Erkrankungen stellen heutzutage immer noch eine gewisse Tabuzone dar und sind daher häufig Gegenstand einer Patientenselbstbehandlung auf dem Boden laienmedizinischer Kenntnisse. Hierdurch kommen die Patienten oftmals sehr spät zum Arzt. Obwohl anorektale Erkrankungen meist einfach und ohne großen technischen Aufwand zu diagnostizieren und befriedigend zu behandeln sind, ist jedoch auch ärztlicherseits gelegentlich ein bemerkenswertes Wissensdefizit zu beobachten.

55.1 Erkrankungen des äußeren Analbereichs

Analekzem

Hierbei handelt es sich um *entzündliche Hautveränderungen einschließlich Erosionen und Rhagaden* des verhornten Epithels der Perianalregion. Die *Genese* ist *meist sekundär* auf dem Boden verschiedenartigster Krankheiten (Tabelle 55.1). Selten entsteht das Analekzem primär, insbesondere bei starker Behaarung im Analbereich und/oder starkem Schwitzen.

Klinisch imponiert ein *quälender Juckreiz und Nässen am After* sowie *Schmerzen bei der Defäkation*.

Therapeutisch steht die *Behandlung der Grunderkrankung* im Vordergrund, symptomatisch können initial *antiphlogistische Salben*, später *Zinkpasten* oder *Sitzbäder mit Kaluiumpermanganat- oder Kamillelösungen* verwendet werden.

Perianale Thrombose

Hierbei handelt es sich um *akute Spontanthrombosierungen der subkutanen Vv. rectales inferiores*. Die livide verfärbten, akut meist prallelastisch gespannten, Knoten können Taubeneigröße erreichen. Die *exakte Pathogenese* der Perianalthrombosen ist *nicht bekannt*, häufig sind Patienten mit Hämorrhoidalleiden betroffen (wobei die Thrombose jedoch *nicht* die Hämorrhoiden selbst betrifft!).

Klinisch besteht ein akut einsetzender *erheblicher Schmerz am After,* der Stuhlgang und Sitzen fast unmöglich macht. Erfolgt keine spezifische Therapie bilden sich die Knoten innerhalb von 1 bis 2 Wochen zurück und es verbleiben weiche perianale Hautfalten, die sog. Mariesken.

Bei akuter Thrombose führt eine *ovaläre Inzision* mit anschließendem manuellem Ausdrücken der Thromben zur spontanen Erleichterung. Allerdings ist mit einer hohen Rezidivrate zu rechnen. Die *Therapie der Wahl* (v. a. beim Rezidiv) besteht daher in der *chirurgischen Exzision* des gesamten Thrombusmaterials in Lokalanästhesie.

55.2 Erkrankungen des Analkanals

Analfissur

Hierunter werden zumeist *längsgestellte Ulzera* vorwiegend im Bereich der hinteren Kommisur (90%) verstanden. Die Läsionen sind im Akutzustand oft blu-

Tabelle 55.1. Sekundäre Ursachen eines Analekzems

Morphologische Ursachen	Funktionelle Ursachen	Externe Ursachen	Sonstige Ursachen
Analfissur	Inkontinenz	allergisches Kontaktekzem	Wurmerkrankung
Analfistel	Analprolaps	luftundurchlässige Wäsche	Radiatio
Kondylome	Hämorrhoiden	übertriebene Hygiene	
hypertrophe Analpapillen	massive Diarrhö		

tig tingiert. Die chronische Fissur weist narbig unterminierte Ränder und eine sog. Vorpostenfalte auf.

Pathophysiologisch besteht ein *Circulus vitiosus aus Entzündung, Schmerz, reaktiven Sphinkterspasmus und hierdurch verursachter Minderdurchblutung,* die wiederum die Abheilung des Ulkus behindert. Eine Chronifizierung ist daher häufig zu beobachten.

Die Patienten berichten *anamnestisch* über einen *Sofortschmerz bei der Defäkation,* der die eigentliche Stuhlentleerung stundenlang überdauern kann. Die Stuhlentleerung selbst ist durch den Sphinkterspasmus gelegentlich behindert, es kommt zum „*bleistiftdünnen Stuhl*" und *chronischer Obstipation.*

Bei akuter Fissur ist die *Umspritzung mit einem Lokalanästhetikum* hilfreich. Weiter sollte der Stuhlgang weich gehalten werden (z. B. Laktulosepräparate) und der Analsphinkter mittels *lokal applizierten Nitratsalben* (1%ige Nitroglycerinsalbe) relaxiert werden.

Die *operative Standardmethode* bei chronischer Fissur ist die *laterale Sphinkterotomie* in geschlossener oder offener Technik. Die zusätzliche Exzision der Fissur wird nicht in jedem Fall empfohlen, in der Praxis geschieht dies jedoch weitgehend. Die Erfolgsrate liegt bei 93–100 %, die Rezidivrate bei 0–25 %, die Inkontinenzrate bei 0–35 %. Alternativ hat sich die lokale *Injektion von Botulinustoxin* (z. B. 2 × 5 M. E. Botox, Pharma Merck, Frankfurt, oder 2 × 15 M. E. Dysport, Ipsen Pharma, Weiterstadt, in den äußeren Analsphinkter) bewährt. Auch hier ist mit einer ca. 80–90 %igen Abheilungsrate zu rechnen.

Periproktaler Abszeß und perianale Fistel

Eiteransammlungen in nichtvorgebildeten, allseits abgeschlossenen Höhlen werden als *periproktaler Abzeß* bezeichnet.

Perianale Fisteln entstehen als *Folge nichtabheilender Abszesse* in Form eines *spalt- oder röhrenförmigen Eiterdurchbruchs.* Häufig sind Fisteln auch bei Patienten mit M. Crohn, als Ausdruck einer analen Manifestation, zu beobachten. Die Fistelgänge sind oftmals sehr verzweigt („Fuchsbau"). Man differenziert zwischen *extra- und transsphinkteren* sowie rein *subkutanen Fistelgangverläufen* (Abb. 55.1).

Klinisch imponieren progrediente *perianale Schmerzen* insbesondere beim Sitzen (Abzeß) sowie gelegentlich eine *eitrige oder seröse Sekretion* (Fistel). Diagnostisch wegweisend ist die *Sondierung mit der Knopflochsonde* mit *Injektion von Methylenblau* oder *Kontrastmittelinstillation* (unter Röntgendurchleuchtung).

Die *Therapie von Abszessen* erfolgt durch *chirurgische Drainage.* Dies geschieht durch eine *T-förmige Inzision* oder eine *Entdachung.* Die sorgfältige Austastung der Abszeßhöhle muß Aufschluß darüber geben, ob ein Ischiorektalabszeß besteht, der sanduhrförmig mit der Oberfläche verbunden sein kann. Dieser wird dann separat drainiert. Eine *primäre Fistelfreilegung* während einer Abszeßoperation sollte angestrebt, jedoch nicht erzwungen werden, da eine hohe Inkontinenzrate die Folge wäre. Insgesamt muß von einer hohen Inzidenz von Fisteln nach Abszeßspaltung ausgegangen werden.

Zur operativen *Therapie von Fisteln* kommen im wesentlichen drei Verfahren zur Anwendung: 1. Freilegung; 2. Exzision; 3. Fadenbehandlung.

Die *Freilegung der Fistel* bedeutet klassisch die komplette Spaltung der Fistel in ihrem gesamten Verlauf und kann mit einer mehr oder minder großen Durchtrennung des Schließmuskels im Falle von transsphinktären Fisteln verbunden sein. Dies ist bis zu ca. einem Drittel des Schließmuskelapparates möglich, ohne daß die Kontinenz leidet. Besonders bei Frauen sollte jedoch die Spaltung der Fistel mit Durchtrennung von Muskulatur nur sehr restriktiv eingesetzt werden.

Bei hohem Verlauf der Fistel empfiehlt sich die *Exzision mit intersphinktärer Ausräumung* unter kompletter Schonung der Muskulatur.

Fisteln aufgrund entzündlicher Darmerkrankungen sind mit den erwähnten Methoden schwer heilbar und Rezidive sind häufig. Eine *Langzeitfadenbehandlung* kann die Aktivität des Fistelleidens in der Regel aber sehr günstig beeinflussen. Im Extremfall muß eine Kolostomie oder eine Ileostomie angelegt werden.

Bei *rektovaginalen Fisteln* stehen eine Reihe von Operationsverfahren zur Verfügung, die je nachdem, ob es sich um eine einfache (d. h. in der Regel tiefe Fistel) oder komplexe (d. h. hohe Fistel in Verbindung mit entzündlichen Darmerkrankungen, Bestrahlung,

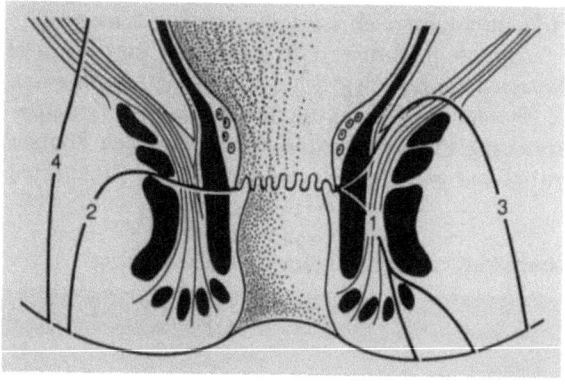

Abb. 55.1. Schematische Darstellung der verschiedenen Analfisteltypen. *1* intersphinktäre, *2* transsphinktäre, *3* suprasphinktäre und *4* extrasphinktäre. (Nach Stein 1997)

Tumoren, multiplen Voroperationen) Fistel handelt, eingesetzt werden.

Das am häufigsten angewendete Verfahren zur Behandlung einfacher Fisteln ist die *endorektale Verschiebelappenplastik*. Die Erfolgsrate liegt zwischen 75 und 100%.

Die Reparation komplexer Fisteln gestatet sich aufwendig: Es kann notwendig werden, den fisteltragenden Gewebeanteil mittels einer tiefen anterioren Resektion zu entfernen. Als gut durchblutetes Gewebepolster zwischen Rektum und Vagina wird neuerdings ein gestielter TRAM(„*t*ransverse *r*ectus *a*bdominus *m*uscle")-Lappen verwendet, der in fast allen Fällen von Crohn-induzierten Fisteln eine Heilung herbeiführte. Ähnlich gute Ergebnisse hat die Levatorinterposition über einen transperinalen Zugang.

Die Rezidivrate nach Fistelchirurgie wird mit 0–17%, die Inkontinenzrate mit 3–13% angegeben.

Hämorrhoiden

Hier handelt es sich um *arteriovenöse Gefäßkonvolute*, die als weiche Kissen unter der Linea dentata angelegt sind. Sie tragen partiell zur Kontinenzfunktion bei. Als *Hämorrhoidalleiden* wird eine *Vergrößerung der physiologischen Hämorrhoidenknoten* angesehen, die zumindest bei der Defäkation in den Analkanal gepreßt und dann *Beschwerden* verursachen. Gänzlich asymptomatische Hämorrhoiden haben, obwohl proktoskopisch sichtbar, keinen Krankheitswert.

Klinisch werden *Schmerzen bei der Defäkation*, ein *Fremdkörpergefühl*, *Nässen* oder *Stuhlschmieren*, das *Gefühl einer unvollständigen Endarmentleerung* sowie *hellrote Blutauflagerungen* auf dem Stuhl angegeben.

Die *Diagnose* wird primär *proktoskopisch* gestellt. Nur prolabierende Hämorrhoiden sind der Inspektion und digitalen Untersuchung zugänglich. Größere Hämorhoidenkonvolute können auch zuverlässig im Rahmen der *Koloskopie* bei Inversion des Gerätes im Rektum detektiert werden.

Endoskopisch werden *vier verschiedene Krankheitsstadien* differenziert:

- Stadium I: proktoskopisch Nachweis von bläulich-lividen Knoten (bevorzugt bei 15, 17 und 23 Uhr in Steinschnittlage) ohne jede Prolapsneigung beim Pressen.
- Stadium II: proktoskopisch findet sich während des Preßversuchs eine geringe Prolapsneigung der Hämorrhoidalknoten. Nach Beendigung des Preßvorgangs findet eine selbständige und vollständige Reponierung der Knoten statt.
- Stadium III: nach dem Preßversuch müssen die Hämorrhoiden manuell wieder reponiert werden.
- Stadium IV: die Hämorrhoiden sind schon spontan prolabierend und lassen sich manuell auch nicht mehr vollständig in den Analkanal reponieren. Differentialdiagnostisch muß hier ein Anal-(Anoderm) oder Rektum-(feuchte Rektummukosa)Prolaps abgegrenzt werden.

Therapeutisch läßt sich *im Akutstadium* (bei fehlender Blutungsneigung) eine rein symptomatische Linderung durch die Verwendung von *antiphlogistischen Salben* und *Analtampons* (Suppositorien mit Mullstreifen) erzielen. Eine dauerhafte Beschwerdefreiheit kann so jedoch nicht erreicht werden.

Daher wird im symptomatischen Stadium I eine *Sklerosierung der Hämorrhoiden* vorgenommen. Hierzu wird unter proktoskopischer Sicht mittels einer schrägen Injektionsnadel ein Sklerosierungsmittel (z. B. Polidocanol) in die Hämorrhoidenbasis injiziert. Die Behandlung sollte unter Verwendung kleinerer Injektionsvolumina fraktioniert in mehreren Sitzungen erfolgen, die fehlerhafte intramuskuläre Injektion eines Sklerosans kann partielle oder vollständige Rektumnekrosen nach sich ziehen.

Als Alternative im Stadium I (vs. Sklerosierung) und III (vs. Operation) bzw. Therapie der Wahl im Stadium II steht die *Gummibandligatur nach Barron* zur Verfügung. Hierbei wird unter endoskopischer Sicht die Hämorrhoide in eine Stahlkammer eingesaugt und dann die Hämorrhoidenbasis mit einen Gummiband ligiert. Dies führt meist binnen 2 bis 3 Tagen zu einer vollständigen Thrombosierung der Hämorrhoide. Auch hier sind bis zur vollständigen Hämorrhoideneradikation mehrere Sitzungen erforderlich. Insgesamt erscheint diese Methode etwas komplikationsärmer als die Sklerosierungsbehandlung zu sein. In ca. 0,5% der Fälle ist jedoch mit massiven Nachblutungen bei der Abstoßung der nekrotischen Hämorrhoiden einige Tage nach der Gummibandapplikation zu rechnen.

Solche Nachblutungen wie auch massive primäre Hämorrhoidenblutungen lassen sich am besten mit der *Infrarotkoagulation* beherrschen.

Selbst nach erfolgreicher Eradikation der Hämorrhoiden durch die genannten Techniken ist binnen 5 Jahren in bis zu 30–50% der Fälle mit einem Rezidiv zu rechnen. Zur *Reduktion der Rezidivneigung* ist eine *Vermeidung harten Stuhlgangs* (der intensives Pressen erforderlich macht) durch z. B. Laktulosepräparate sinnvoll.

Eine *operative Hämorrhoidektomie* ist indiziert, wenn es sich um große prolabierende Hämorrhoiden (Stadium III und IV) handelt, ein erheblich äußerer Anteil vorliegt oder nach fehlgeschlagenen konservativen Maßnahmen.

Die offene *Hämorrhoidektomie nach Milligan-Morgan* ist die am meisten verbreitete Methode. Zur

Tabelle 55.2. Komplikationshäufigkeiten nach operativen Maßnahmen wegen analer Inkontinenz

	Inzidenz [%]
Akut	
Blutung (innerhalb der ersten 48 h)	2–4
Blutung, Reoperation notwendig	0,8–1,3
Harnverhalt	10–45
Früh	
Stuhlimpaktion (erste Woche)	<1
Wundinfektion	<1
Spät	
Marisken	6
Stenose	1
Fissur	1–2,6
Inkontinenz	<0,4
Rezidiv	<1

Darstellung des Operationsgebietes wird mit Gefäßklemmen, die an den äußeren Hämorrhoidenanteilen an der Haut-Schleimhaut-Grenze befestigt werden, ein Dreieck gebildet. Jede Inzision beginnt an der perianalen Haut, exzidiert die Hämorrhoide unter leichtem Zug und verjüngt sich konisch, um ausreichende Hautbrücken zu schaffen und so eine Spätstenose zu vermeiden.

Postoperative Komplikationen sind der Tabelle 55.2 zu entnehmen.

Bei vorliegender entzündlicher Darmkrankung, portaler Hypertension, Schwangerschaft, Immunsuppression und AIDS sollten alle konservativen Maßnahmen zuerst ausgeschöpft werden, bevor eine Hämorrhoidektomie vorgenommen wird.

Analkarzinom

Es handelt sich hierbei *histologisch* vorwiegend um *Plattenepithelkarzinome*, wesentlich seltener sind *Basaloidkarzinome* oder von den Proktodealdrüsen ausgehende *Adenokarzinome* nachweisbar. Analkarzinome finden sich meist im höheren Lebensalter (>60 Jahre) und doppelt so häufig bei Frauen wie bei Männern. Als *Risikofaktoren* konnten neben dem Nikotinabusus u.a. häufiger Analverkehr, anale Papillomavirusinfektionen sowie andere Geschlechtskrankheiten (Gonorrhö, Herpes genitalis, Chlamydia trachomatis) identifiziert werden.

Klinisch bestehen uncharakteristische Beschwerden wie *Fremdkörper- und Druckgefühl, frustrane Defäkationsversuche, Blutungen, Juckreiz* und *Stuhlschmieren*.

Inspektorisch und palpatorisch findet sich eine derbe Infiltration am Analrand oder im Analkanal. Die *Diagnose* muß endoskopisch-bioptisch gesichert werden. Das *Staging* erfolgt *endosonographisch* sowie mittels *Beckenboden-NMR*. Größere Tumoren (>2 cm) und solche mit Einbruch in die Muskulatur oder begleitender Lymphknotenmetastasierung (inguinal oder kleines Becken) weisen eine ungünstigere Prognose auf.

Die *Therapie* besteht initial in einer kombinierten *Radio-/Chemotherapie*. Hierbei werden perkutan fraktioniert über 5 Wochen 45–50 Gy am 15 MeV-Linearbeschleuniger appliziert (4-Felder Boxertechnik: Primärtumor inkl. pararektale, präsakrale und illiakale Lymphknoten) und begleitend während Tag 1–4 bzw. Tag 29–32 je 10 mg Mitomycin C/m² KOF sowie 1000 mg 5-Fluorouracil/m² KOF infundiert. In etwa 80–90% der Fälle ist eine (bioptisch gesicherte) Vollremission erzielbar, das 5-Jahresüberleben liegt bei ca. 70%. Bei nachweisbaren Tumorresten nach Radiochemotherapie oder einem Spätrezidiv kommt kurativ nur die operative *abdominoperineale Exstirpation* mit endständigem Kolostoma in Betracht (Kap. 51).

55.3 Erkrankungen des Rektums

Ulcus simplex

Meist scharf abgegrenztes, *rundes oder ovales Ulkus* überwiegend an der *Rektumvorderwand* gelegen. Die exakte Pathogenese ist nicht bekannt, es scheint bei Patienten mit chronischer Obstipation und der Notwendigkeit von starkem Pressen bei der Defäkation gehäuft aufzutreten.

Klinisch handelt es sich gelegentlich um einen *Zufallsbefund*, als Symptome werden das *Gefühl der unvollständigen Entleerung* sowie ein *Fremdkörpergefühl* angegeben.

Die *Diagnose* wird *endoskopisch-bioptisch* gestellt: Histologisch findet sich neben der Mukosaerosion charakteristischerweise eine fibromuskuläre Obliteration der Lamina propria sowie eine Hypertrophie der Muscularis mucosae.

Zur *Behandlung* eignen sich *5-ASA-Suppositorien* (z.B. 2 × 1 Supp. Salofalk, Falk, Freiburg, pro Tag für 2 Wochen) sowie eine *Stuhlgangregulierung* mit z.B. Laktulosepräparaten. Nach fehlgeschlagener konservativer Therapie sind die beim Rektumprolaps gängigen *operativen Verfahren* indiziert, die den bei Ulcus simplex häufig begleitend vorliegenden inneren Prolaps korrigieren. Eine Exzision selbst führt allein nicht zur Heilung, sie kann aber notwendig sein, um differentialdiagnostisch ein Karzinom auszuschließen.

Proktalgia fugax

Hier bestehen *kolikartige rektale Schmerzen* (meist nur über 1–3 min anhaltend), deren spezifische Genese bis heute weitestgehend unklar geblieben sind. Während der Schmerzattacken besteht ein ausgeprägter Sphinkterhypertonus. *Therapie der Wahl* sind daher *lokale Nitratapplikationen* (Nitroglycerin als 1%ige Salbenzubereitung) zur Relaxation des Analsphinkters.

Literatur

Athanasiadis S, Oladeinde J, Kuprian A, Keller B (1995) Endorektale Verschiebelappenplastik vs transperinealer Verschluß bei der chirurgischen Behandlung der rektovaginalen Fisteln. Chirurg 66:490–502

Barnett JL, Raper SE (1995) Anorectal diseases. In: Yamada T (ed) Textbook of Gastroenterology. Lippincott, Philadelphia (S 2027–2050)

Brühl W, Schmauz R (1991) Zur Verödung der Hämorrhoiden nach Blond. Colo-Proktol 8:314–372

Doci R, Zucali R, Bombelli L et al. (1992) Combined chemoradiation therapy for anal cancer. A report of 56 cases. Ann Surg 215:150–155

Girona J, Denkers D (1996) Fistel, Fissur, Abszeß. Chirurg 67: 222–228

Matos D, Umnies PJ, Phillips RKS (1993) Total sphincter conservation in high fistula in ano: results of a new approach. Br J Surg 80:802–804

Senatore PJ (1994) Ano vaginal fistulae. Surgical Clinics North America 74:1361–1375

Stein E (1997) Proktologie. Lehrbuch und Atlas. Springer, Berlin

Watson SJ, Phillips RKS (1996) Hämorrhoidektomie: Gegenwärtiger Stand. Chirurg 67:213–221

Stomaversorgung – Ileostoma, Kolostoma

E. Hanisch

56.1 Indikationen 601
56.1.1 Definitive Stomata des Dickdarms 601
56.1.2 Definitive Stomata des Dünndarms 601
56.1.3 Temporäre Stomata des Dickdarms 601
56.1.4 Temporäre Stomata des Dünndarms 602
56.2 Technik 602
56.2.1 Endständiger Anus praeter sigmoidalis 602
56.2.2 Doppelläufiger Anus praeter transversalis rechts 602
56.2.3 Endständiges und doppelläufiges Ileostoma 602
56.3 Komplikationen 603
56.4 Versorgungssysteme für Stomaträger 604
56.4.1 Sonderfall Irrigation 604
Literatur 605

Die Anlage eines intestinalen Stomas gehört zu den ältesten chirurgischen Eingriffen überhaupt. Praxagoras von Cos (340 vor unserer Zeitrechnung geboren) führte die erste Laparotomie bei inkarzerierten Leistenhernien mit Eröffnung des Darmes zur Dekompression durch, wobei als Endzustand ein Anus praeter im Bereich der Bruchlücke resultierte. 1710 schlug A. Littre die Anlage eines Anus praeter bei angeborenem Fehlen der Analöffnung vor, Renault setzte dies 1772 in die Tat um.

56.1
Indikationen

56.1.1
Definitive Stomata des Dickdarms

Das häufigste Dickdarmstoma ist der endständige *Anus praeter sigmoidalis* nach Rektumexstirpation (-amputation; d.h. der Schließmuskel des Afters wird aus Radikalitätsgründen mitentfernt) aufgrund eines tiefsitzenden Rektumkarzinoms.

Ein *definitives Stoma* des Dickdarmes kann auch unter palliativen Gesichtspunkten angelegt werden, wenn aufgrund der Gesamtsituation (fortgeschrittenes Krebsleiden, schlechtes Allgemeinbefinden des Patienten, kurze Lebenserwartung, hohes operatives Risiko) z.B. bei einem Rektumkarzinom ein doppelläufiger Anus praeter sigmoidalis angelegt wird,

um den drohenden bzw. schon eingetretenen Darmverschluß (Ileus) des Patienten zu beseitigen.

56.1.2
Definitive Stomata des Dünndarms

Ein *endständiges Ileostoma* im Bereich des terminalen Ileums kommt nach Proktokolektomien zur Anwendung. Dabei wird der gesamte Dickdarm einschließlich des Schließmuskelapparates entfernt. Dies kann u.a. bei entzündlichen Darmerkrankungen wie M. Crohn und der Colitis ulcerosa notwendig sein. Dasselbe gilt für die familiäre Polyposis coli. Bei der Colitis ulcerosa bzw. der familiären Polyposis coli wird heute jedoch in der Regel unter Erhalt des Schließmuskels eine ileoanale Pouch-Operation durchgeführt.

Selten wird ein Ileostoma (doppelläufig) unter palliativen Gesichtspunkten eingesetzt. Dies geschieht dann, wenn eine ausgedehnte Tumorerkrankung des Abdomens besteht (Peritonealkarzinose, Tumore des kleinen Beckens). Dabei muß durch vorherige intraoperative Abklärung des gesamten Dünndarmes gesichert werden, daß vor dem angelegten Ileostoma keine zusätzliche Stenose wirksam wird.

56.1.3
Temporäre Stomata des Dickdarms

Temporäre Stomata werden im Bereich des Kolorektums klassisch zum *Schutz* von *Anastomosen* angelegt. Dies gilt z.B. für die anteriore Rektumresektion, wobei der Schutz der tiefen Anastomose durch einen Anus praeter transversalis rechts bewerkstelligt wird. Studien legen nahe, daß durch diese Maßnahme die Morbidität und Letalität der Insuffizienz der tiefen Rektumanastomose signifikant gesenkt werden kann. In der Notfallsituation, wie z.B. der perforierten Sigmadivertikulitis, werden ebenfalls Dickdarmstomata angelegt, wobei der betroffene Anteil des Sigmas in der Regel reseziert wird, der proximale Kolonanteil wird dabei als endständiger Anus praeter naturalis ausgeleitet, der distale Darmteil wird möglichst als Schleimfistel unmittelbar daneben in die Bauchdecke implantiert. Dieses Vorgehen erleichtert die Wiederherstellung der Darmpassage durch Reanastomosierung erheblich. Ist die Anlage einer Schleimhautfistel wegen der Kürze des distalen Kolonanteils nicht möglich, wird er blind verschlossen (Hartmann-Stumpf), wobei er in dieser Weise intraabdominell bis zur Reanastomosierung verbleibt. Diese gestaltet sich aufwendiger, da eine erneute Relaparotomie notwendig ist, darüber hinaus muß der Hartmann-Stumpf in einem voroperierten Gebiet identifiziert werden. Mit Hilfe eines peranal eingeführten mechanischen Nahtapparates ist dies jedoch meistens gut möglich.

Wird notfallmäßig wegen eines Darmverschlusses operiert und findet sich dabei intraoperativ als Ursache für die Behinderung der Darmwegsamkeit eine Stenose im Bereich des Dickdarms (z. B. ein Tumor), kann aufgrund der Akutsituation vor dem Hindernis ebenfalls ein doppelläufiger Dickdarmafter angelegt werden. In einem zweiten Abschnitt, nach Abklingen der Akutsituation (z. B. nach einer Woche), kann dann die Resektion des tumortragenden Darmabschnittes nach klassischen onkologischen Regeln durchgeführt werden.

Kolorektale Anastomosen müssen nicht notwendigerweise immer durch ein vorgeschaltetes Kolostoma geschützt werden. Tritt im postoperativen Verlauf ein Nahtbruch der Anastomose auf, wird erst dann ein Stoma angelegt.

56.1.4
Temporäre Stomata des Dünndarms

Ein temporäres doppelläufiges Ileostoma kommt u. a. zur Anwendung, um anale Fistelsysteme aufgrund eines M. Crohn zur Ausheilung zu bringen.

Dickdarmstomata werden meistens nach einer dreimonatigen Periode zurückverlegt. Bei Dünndarmstomata wird die Zeitspanne deutlich kürzer sein, da größere Flüssigkeitsverluste drohen, die der Patient häufig nicht kompensieren kann. Vor jeder Rückverlagerung eines Stomas muß die Passage des distalen Schenkels überprüft werden, dies geschieht entweder auf endoskopischem oder röntgenologischem Weg.

56.2
Technik

56.2.1
Endständiger Anus praeter sigmoidalis

Es ist unbedingt erforderlich, die Position eines permanenten Stomas präoperativ beim sitzenden, stehenden und liegenden Patienten zu planen. Dabei wird im linken Unterbauch die optimale Position unter Be-

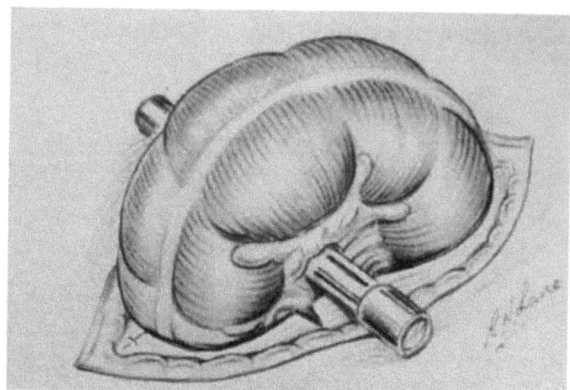

Abb. 56.1. Anlage eines doppelläufigen Dickdarmstomas. Der Plastikstab dient als Retentionshilfe, der Darm muß noch eröffnet und in die Haut eingenäht werden

rücksichtigung von Kleidungsstücken und anatomischen Besonderheiten (Fettschürze, Hautfalten) markiert. Intraoperativ wird dann nach kreisrunder Exzision der Haut, Durchtrennung des Subkutangewebes, kreuzförmiger Inzision der Faszie und Auseinanderdrängung des Rektusmuskulatur und Inzision des Peritoneums eine Durchtrittsöffnung für den Darm geschaffen. Diese Durchtrittsöffnung sollte leicht für zwei Querfinger durchgängig sein. Als objektives Maß für die Weite gelten maximal 4 cm. Das Darmende wird mit seinem Mesenterium (Durchblutung!) durch die Bauchwand gezogen und dort vor der Bauchdecke mit einer weichen Darmklemme fixiert. Nach Verschluß der Laparotomiewunde wird der Darm in die Haut eingenäht.

56.2.2
Doppelläufiger Anus praeter transversalis rechts

Die Durchtrittsöffnung für den Darm wird wie in oben beschriebener Weise geschaffen, das Colon transversum wird an der vorzulagernden Stelle vom großen Netz befreit und die Kolonschlinge vor die Bauchdecke gezogen. Damit diese nicht in den Bauchraum zurückfällt, wird als Retentionshilfe ein Plastikstab untergeschoben. Danach wird der Darm eröffnet und in die Haut eingenäht (Abb. 56.1).

56.2.3
Endständiges und doppelläufiges Ileostoma

Dünndarmstomata produzieren sehr viel flüssigen Stuhl. Um Hautschäden vorzubeugen, ist es notwendig, Dünndarmafter prominent zu gestalten. Dies bedeutet, daß nach Vorverlagerung der Dünndarmschlinge und deren Eröffnung der Darm ausgestülpt wird, so daß ein ca. 5–10 cm langes Dünndarmstoma (Ileostoma prominens, Abb. 56.2) entsteht, das in die

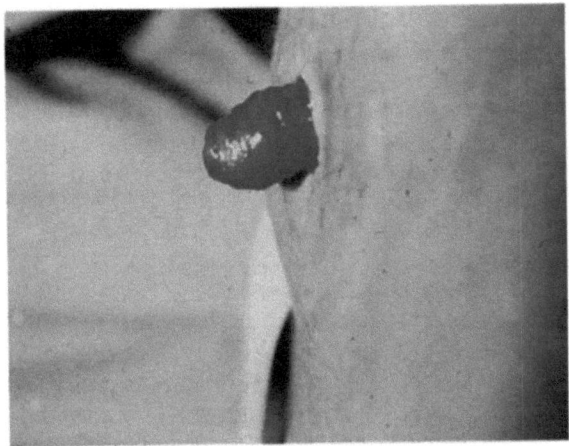

Abb. 56.2. Ileostoma prominens

Bauchhaut fixiert werden kann. Durch diese Gestaltung des Stomas kann Stuhl sicher in Beutelsysteme abgeführt werden. Bei doppelläufigen Ileostomata ist zudem zu beachten, daß die zuführende Schlinge nach unten zu liegen kommt. Kommt sie oben zu liegen, fließt Stuhl über das Stoma des abführenden Schenkels und kann hier weiter transportiert werden.

56.3 Komplikationen

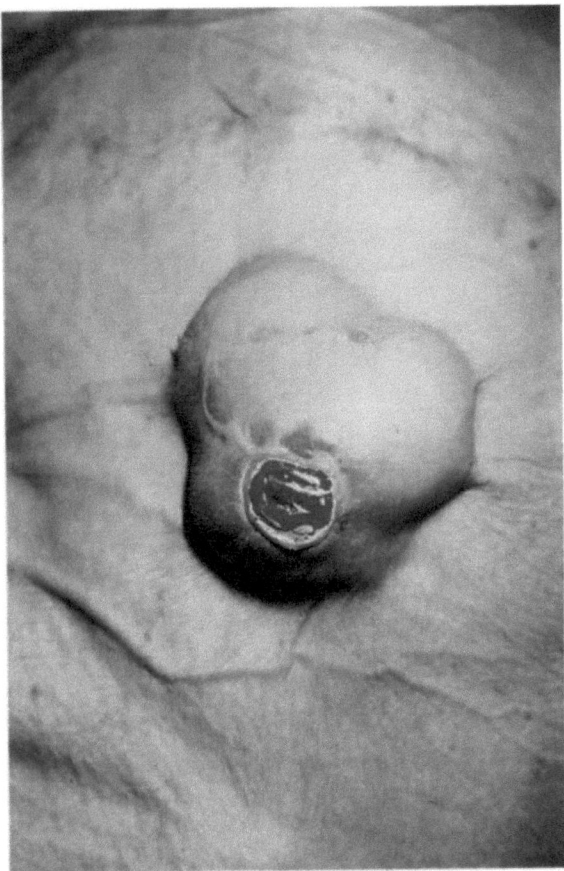

Abb. 56.3. Komplikationen – Parakolostomiehernie

Die ungünstige Lage eines Stomas kann für den Patienten postoperativ schwerwiegende psychosoziale Folgen haben. Eine Korrektur der Stomaanlage wird in gravierenden Fällen unumgänglich sein.

Die Anlage eines Stomas, so klein der operative Eingriff auch angesehen werden mag, ist mit einer beträchtlichen Morbidität assoziiert: Die *Stomahernie* (Häufigkeit 20–70%, Abb. 56.3) und der *Stomaprolaps* (Häufigkeit 8–15%, Abb. 56.4) gehören zu den häufigsten Komplikationen. Bei entsprechend großen Befunden mit Versorgungsproblemen bleibt die operative Korrektur die einzige Option.

Die *Nekrose* des *Stomas* ist eine Komplikation des unmittelbar postoperativen Zeitraums. Sie tritt dann auf, wenn der Darm unter Spannung steht bzw. wenn die Durchblutung des Darmes unterbunden wurde. Gering ausgeprägte Nekrosen, die lediglich die Schleimhaut betreffen, können problemlos ausheilen, es besteht jedoch das Risiko einer späteren *Stenose* (Abb. 56.5) oder *Retraktion* (Abb. 56.6). Ausgeprägte Nekrosen bedingen eine sofortige operative Revision.

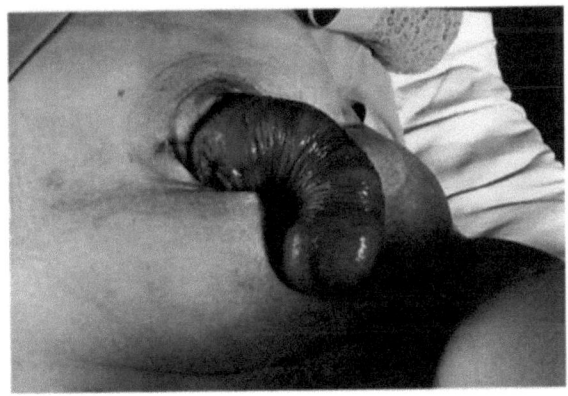

Abb. 56.4. Komplikationen – Prolaps

Ist ein Stoma mit dem Kleinfinger nicht mehr passierbar, besteht ebenfalls eine erneute Operationsindikation, wobei als Ursachen zu eng gewählte Bauchdeckenöffnungen, vorausgegangene Stomanekrosen bzw. Abszesse oder erhebliche postoperative Gewichtszunahme in Frage kommen. Darüber hinaus muß auch das Auftreten der Grunderkrankung im Bereich des Stomas (z. B. entzündliche Darmerkrankungen, Tumor) in Betracht gezogen werden.

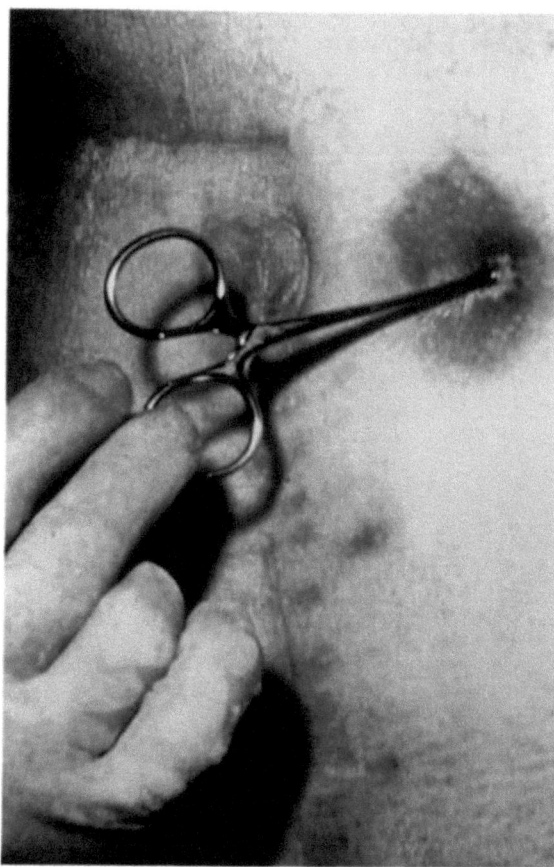

Abb. 56.5. Komplikationen – Stenose

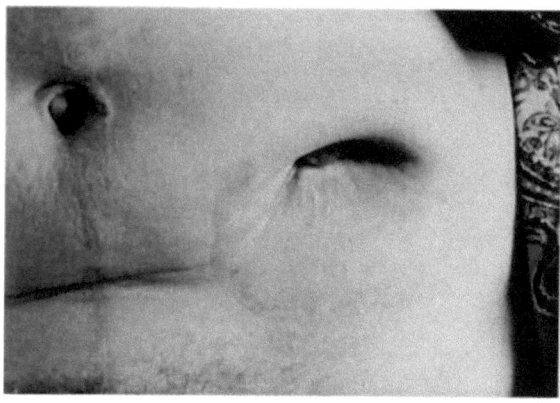

Abb. 56.6. Komplikationen – Retraktion

56.4
Versorgungssysteme für Stomaträger

Folgende Versorgungssysteme stehen zur Verfügung:

- *Einteilige Versorgungssysteme* bestehen aus einer Basisplatte und angeschweißtem Beutel und werden in der Regel täglich gewechselt.
- *Zweiteilige Versorgungssysteme* bestehen aus einer Basisplatte und einem separaten Beutel. Die Basisplatte kann einige Tage auf der Haut belassen werden, während der Beutel bei Bedarf gewechselt werden kann.
- *Geschlossene Beutel* mit *Filter* kommen vorwiegend bei breiigem oder festem Stuhl zum Einsatz und werden bei Beutelfüllung komplett gewechselt.
- *Ausstreifbeutel* haben einen offenen Bodenauslaß und werden vorwiegend bei Patienten mit flüssigem bis breiigem Stuhlgang verwendet.
- *Stomakappen* und *Minibeutel* werden von Betroffenen als Kurzzeitversorgung verwendet oder kommen nach der Irrigation (Darmspülung bei endständiger Kolostomie) in Betracht.
- *Zubehörartikel:* Hautschutzpaste dient zum Abdichten von Hautunebenheiten, Gürtel kommen bei Problemversorgungen in tiefen Falten oder retrahierten Stomata zum Einsatz. Beutelüberzüge bestehen aus Baumwolle und können als Sichtschutz oder Allergieschutz auf dem Plastikbeutel verwendet werden.

Die Anleitung des Stomaträgers beginnt bereits in der unmittelbaren postoperativen Phase. Die Angehörigen sollten hierbei mit integriert werden.

Bei der Entlassung des Stomapatienten sollte gewährleistet sein, daß der Patient und/oder Angehörige die Stomaversorgung beherrschen. Andernfalls muß dies ein ambulanter Pflegedienst übernehmen. Darüber hinaus sollte der Patient eine Grundausstattung seiner Stomaversorgung und Zubehör erhalten haben und seine Bezugsquelle kennen sowie Informationen über *Selbsthilfegruppen* (z.B. Ilco) zur Verfügung gestellt bekommen (Kap. 72).

Die Nachsorge der Patienten (häufig Karzinompatienten) gilt natürlich auch der klinischen Inspektion des Stomas, um oben genannte Komplikationsmöglichkeiten zu erfassen.

56.4.1
Sonderfall Irrigation

Für Betroffene mit einem endständigen Kolostoma besteht die Möglichkeit zur *Irrigation*. Durch die Irrigation (Darmspülung) kommt es zu einer Überdehnung des Kolons, wodurch eine Massenperistaltik im Dickdarm ausgelöst wird. Für die Betroffenen bedeutet dies eine kontrollierte Darmausscheidung, mindestens 24 keinen Stuhlgang, weniger unkontrollierte Windabgänge und die Versorgung mit einer Stomakappe. Diese Methode sollte von einer Stomatherapeutin oder erfahrenen Pflegekraft durchgeführt werden.

Literatur

Desai TK, Kinzie JL, Silvermann AL, Calzada R, Luk GD (1988) Life after colectomy. Gastroenterol Clin North Amer 17:905–915

Kelly KA (1995) Approach to the patient with ileostomy and ileal pouch. In: Yamada T (Hrsg) Textbook of Gastroenterology. Philadelphia, Lippincott, S 880–893

Myrvold HE (1987) The continent ileostomy. World J Surg 11:735–740

Pemberton JH, Phillips SF (1997) Ileostomy and ist alternatives. In: Feldmann M, Schaarschmidt BF, Sleisenger MH (Hrsg) Gastrointestinal and Liver Disease. Philadelphia, WB Saunders, S 1762–1770

Rothbüchler J-M, Sidler G, Harder F (1990) Colostomie. In: Siewert JR et al. (Hrsg) Chirurgische Gastroenterologie. Berlin, Springer 1254–1267

Säuberli H, Hefti ML, Landolt R (1985) Intestinale Stomata – Indikationen, Vorbereitung, operative Technik, Rehabilitation und Nachsorge. Bern Stuttgart Toronto: Huber

Trede M, Barth HO (1990) Reservoirbildung nach Colektomie und Proktomucosektomie. In: Siewert JR et al. (Hrsg) Chirurgische Gastroenterologie. Berlin, Springer 1268–1276

Williams NS, Johnston D (1985) The current status of mucosal proctectomy and ileoanal anastomosis in the surgical treatment of ulcerative colitis and adenomatous polyposis. Brit J Surg 72:159–168

Winkler R (1986) Stomatherapie – Atlas und Leitfaden für intestinale Stomata. Stuttgart, Thieme Verlag

Malakoplakie, Melanosis coli

D. FAUST, J. STEIN

57.1 Malakoplakie 607
57.1.1 Morphologie 607
57.1.2 Vorkommen 607
57.1.3 Diagnostik 607
57.1.4 Pathogenese 608
57.1.5 Klinik 608
57.1.6 Therapie und Prognose 608
57.2 Melanosis coli 608
57.2.1 Ätiologie, Pathogenese 608
57.2.2 Morphologie 609
57.2.3 Diagnostik 609
57.2.4 Beschwerdebild und Verlauf 609

Literatur 610

Die Malakoplakie ist eine seltene *histiozytäre* Entzündung, die überwiegend den Urogenitaltrakt betrifft. Das aus dem Griechischen stammende Wort *Malakoplakie* beschreibt die *weichen Plaques* dieser Erkrankung, die tumorähnlich imponieren und aus Ansammlungen großer Makrophagen mit körnigem Zytoplasma (*von Hansemann-Zellen*) bestehen, die charakteristische intra- und extrazellulären, eisen- und kalkhaltigen Einschlüsse (*Michaelis-Gutmann-Körper*) aufweisen. Pathophysiologisch liegt vermutlich ein *Funktionsdefekt* der *Lysosomen* zugrunde. Neben dem Urogenitaltrakt finden sich Organmanifestationen im Bereich von Haut, Knochen, Gehirn, Lunge und dem Intestinaltrakt. Die Erstbeschreibung erfolgte 1902 durch Michaelis und Gutmann, von Hansemann prägte 1903 den Begriff der Malakoplakie.

Unter der *Melanosis coli* versteht man eine *gutartige braune* oder *schwarze Pigmentation* der Kolonschleimhaut. Häufigste Ursache für diese Veränderung ist meist ein längerer Mißbrauch von Laxanzien aus der Gruppe der Anthraglykoside und derer Derivate (z. B. Aloe, Faulbaumrinde, Kreuzdornbeeren, Sennesblätter, Rhabarber). Bereits 4 Monate nach ständiger Einnahme dieser Laxanzien können Verfärbungen der Kolonschleimhaut beobachtet werden. Die Erstbeschreibung dieser typischen Pigmentablagerungen erfolgte 1829 durch Curveilhier, 1857 prägte Virchow den Begriff der Melanosis coli, wenn man auch heute davon ausgeht, daß es sich wohl vorwiegend um *Lipofuszinablagerungen* handelt.

Exakte Prävalenzdaten fehlen. In Rektoskopiestatistiken wird die Häufigkeit mit 0,85–25% angegeben. Die meisten Fälle finden sich zwischen dem 30. und 70. Lebensjahr. Betroffen sind vorwiegend Frauen (3- bis 8 mal häufiger).

57.1 Malakoplakie

57.1.1 Morphologie

Makroskopisch findet man *gelb-braune* Areale unterschiedlicher Größe. Diese meist weichen Plaques weisen einen *hyperämischen Randsaum* auf, sind scharf vom umgebenden Gewebe abgetrennt und können zentral eingedellt oder auch ulzeriert sein. Sie treten sowohl *singulär* als auch *multipel* auf und bilden häufig *polypoide* oder *tumorartige* Schleimhautfaltungen, die dann zu Stenosierungen des Darmlumens führen können.

Mikroskopisch setzen sich die Malakoplakieherde aus *von Hansemann-Zellen, Lymphozyten, Plasmazellen* und *Michaelis-Gutmann-Körperchen* zusammen.

57.1.2 Vorkommen

Die Malakoplakie des Gastrointestinaltraktes kommt sehr selten vor. Sie manifestiert sich gehäuft im Kolon, Sigma und Rektum (1965 Erstbeschreibung im Kolon; bis 1982 wurden 27 kolorektale Manifestationen beschrieben). Geschlechts- und altersspezifische Unterschiede sind nicht bekannt. Die Erkrankung kann vom Säuglingsalter bis ins hohe Lebensalter auftreten.

57.1.3 Diagnostik

Die Diagnose wird *primär histologisch* gestellt. Sie ist gekennzeichnet durch das Vorhandensein der *von Hansemann-Zellen*, die intrazellulär die sog. *Michaelis-Gutmann-Körperchen* einschließen. Hinsichtlich der apparativen Diagnostik im Kolon ist eine *Endoskopie* an erster Stelle indiziert. Die Kolonkontrastdarstellung trägt meist nicht zur weiteren Differenzierung der Erkrankung bei.

57.1.4
Pathogenese

Die Pathogenese der Malakoplakie ist noch *nicht eindeutig* geklärt. Es handelt sich wahrscheinlich um einen *erworbenen lysosomalen Funktionsdefekt* von Makrophagen, der im Rahmen einer gleichzeitig bestehenden Erkrankung und/oder durch eine immunologische Dysregulation hervorgerufen wird.

Möglicherweise scheint eine veränderte Immunantwort der Makrophagen auf phagozytierte Bakterien von pathogenetischer Bedeutung zu sein, indem kein ausreichender Abbau intrazellulärer Bakterien stattfindet, was auf einer inadäquaten Freisetzung von lysosomalen Enzyme beruhen könnte. In fast allen Malakoplakieherden kann man daher auch Bakterien nachweisen (79% E. coli, ferner Staphylokokkus aureus, Klebsiellen und atypische Mykobakterien). In den *von Hansemann-Zellen* befinden sich 0,16–0,5 µm große Phagolysosomen, die intakte Bakterien, Bakterienfragmente sowie granulären und amorphoren „Zelldentritus" (Bakterienreste?) und teilweise auch phagozytierte Granulozyten beinhalten. Ob dem defekten lysosomalen Abbau ursächlich ein medikamenteninduzierter (Azetazolamid, Sulfonamide) intraluärer pH-Anstieg zugrunde liegt, bleibt weiteren Untersuchungen vorbehalten.

Daneben finden sich in späteren Stadien 5–10 µm große *Michaelis-Gutmann-Körperchen*, die einen kristalldichten Kern aus Eisen, Kalzium, Phosphor, Schwefel und Chlor, sowie einen nichtkristallinen äußeren Rand besitzen. Auch die Michaelis-Gutmann-Körperchen sind letztlich als inkomplete Abbauvesikel zu verstehen.

57.1.5
Klinik

Klinisch imponiert das Krankheitsbild durch *Darmblutungen, Diarrhö, Unterleibschmerzen, Gewichtsverlust* und *Fieber*, die *einzeln* oder *zusammen* auftreten können, jedoch *keineswegs spezifisch* sind. Das klinische Beschwerdebild wird durch die Größe der Läsionen geprägt, die insbesondere im Intestianalrakt zu Stenosierungen des Darmlumens führen können. Bei der körperlichen Untersuchung können u. U. *abdominale* sowie *rektale Resistenzen* palpiert werden. Das Auftreten der Malakoplakie ist überproportional häufig mit Mangelernährung, Störungen des Immunsystems (z. B. AIDS; Zustand nach Organtransplantation; Autoimmunerkrankun-

gen), chronisch-entzündlichen Erkrankungen, Drogenmißbrauch und Neoplasien assoziiert.

57.1.6
Therapie und Prognose

Die *Therapie* der Malakoplakie besteht v. a. in der Gabe von intrazellulär wirksamen Antibiotika (z. B. Ciprofloxacin, Rifampicin, Trimethoprim). Ferner soll durch die Einnahme von *Cholinergika* und/oder *Ascorbinsäure* die Synthese von Cycloguanylmonophosphat (cGMP) stimuliert werden, was wiederum zu einer Erhöhung der Freisetzung von lysosomalen Enzymen in Monozyten und Makrophagen führt. Bei *stenosierenden* Prozessen im Kolonbereich ist eine *operative Therapie* erforderlich. Da die Malakoplakie häufig mit Tumorleiden, insbesondere mit dem kolorektalen Karzinom assoziiert ist, müssen entsprechende Abklärungen erfolgen. Ebenso sollten chronisch-entzündliche Erkrankungen sowie Störungen des Immunsystems ausgeschlossen werden.

Die *Prognose* der *gastrointestinalen* Malakoplakie muß eher als *ungünstig* eingestuft werden. Sie verläuft deutlich aggressiver als diejenige des Urogenitaltraktes. Die Letalität der Erkrankung beträgt über 50%. Untersuchungen von Joyeuse et al. zeigten, daß 11 von 17 Patienten mit kolorektaler Malakoplakie an der Erkrankung selbst, an operativen Komplikationen oder an Begleiterkrankungen verstarben. Bei zwei weiteren Patienten kam es im weiteren Verlauf zu therapierefraktären Rezidiven der Malakoplakie.

57.2
Melanosis coli

57.2.1
Ätiologie, Pathogenese

Zweifelsfrei besteht eine ursächliche Verbindung zur Einnahme *anthracen-* und *hydrochinonhaltiger* Laxanzien (z. B. Cascara sagrada, Aloe, Senna, Cortex Frangulae). Man geht neuerdings davon aus, daß es durch Anthraglykoside zu einer Induktion der Apoptose im Darmepithel kommt. Anthrachinone kommen darüber hinaus aber auch in zahlreichen Cholagoga und Schlankheitsmitteln vor. Die charakteristische, fleckige Pigmentierung der Mukosa (s. unten) tritt frühestens nach 4 Monaten, meist jedoch erst viele Monate nach Beginn des Laxantienabusus auf. Die fast ausschließliche Beschränkung auf Kolon und Rektum beruht auf der durch bakterielle Zuckerabspaltung bzw. Reduktion notwendigen Überführung der Anthrochinonderivate in die eigentlich wirksamen *Anthranole*.

Darüber hinaus scheint neben der *exogenen Noxe*, noch ein *individueller (endogener)* Faktor ätiopathogenetisch eine Rolle zu spielen, da zum einen ein Teil der Patienten mit chronischem Laxanzienabusus melanosefrei bleibt, zum anderen nur bei 90% der Melanosefälle ein Laxanzienabusus nachweisbar ist.

57.2.2
Morphologie

Makroskopisch finden sich braune bis tiefschwarze, unregelmäßige („leopardfellartige") Pigmentablagerungen, die grundsätzlich in allen Abschnitten des Kolons nachgewiesen werden können. *Prädilektionsstellen* sind *Rektum, distales Kolon* und *Zökum*. Gelegentlich lassen sich derartige Veränderungen auch im terminalen Ileum, der Appendix, im Ösophagus oder gar in extraintestinalen Organe finden. Die Farbabstufung im Kolon reicht von hellen über dunkelbraune bis hin zu schwarzen Pigmentablagerungen (Abb. 57.1).

Mikroskopisch sieht man v.a. im Bereich der Lamina propria und Lamina muscularis vermehrt Makrophagen, die Pigmentvesikel beinhalten. Üblicherweise ist das normale Epithel ansonsten nicht pathologisch verändert. Es kann aber auch zu ödematösen Verdickungen der Submukosa oder zu elektronenmikroskopisch feststellbaren Veränderungen an der resorptiven Epitheloberfläche (z. B. Abnahme von Mikrovilli) kommen.

Die Entstehung der pigmentbeladenen Makrophagen beruht auf Abbauvorgängen und der Phagozytose von apoptotischen Kolonozyten. Entsprechende Zellfragmente werden von den Makrophagen aufgenommen und dann intrazellulär in der Gegenwart von Lysozymen zur Lipofuszin verstoffwechselt.

57.2.3
Diagnostik

Die Diagnose wird meist zufällig im Rahmen endoskopischer Untersuchungen des Dickdames gestellt. Sie ist aufgrund des typischen makroskopischen Bildes einfach.

Differentialdiagnostisch kommt mit Einschränkungen das Brown-Bowel-Syndrom (ursächlich unklare bräunliche Verfärbung der Muscularis propria, die stets auch den Dünndarm mit einbezieht und häufig mit einer intestinalen Pseudoobstruktion einhergeht), sowie – selten – eine diffuse Schleimhautmetastasierung beim malignen Lymphom in Betracht. Der Melanosis coli vergleichbare, pharmakoinduzierte (reversible) Verfärbungen sind nach der Einnahme von Chlorpromazin (Megaphen) und Persantin beschrieben worden.

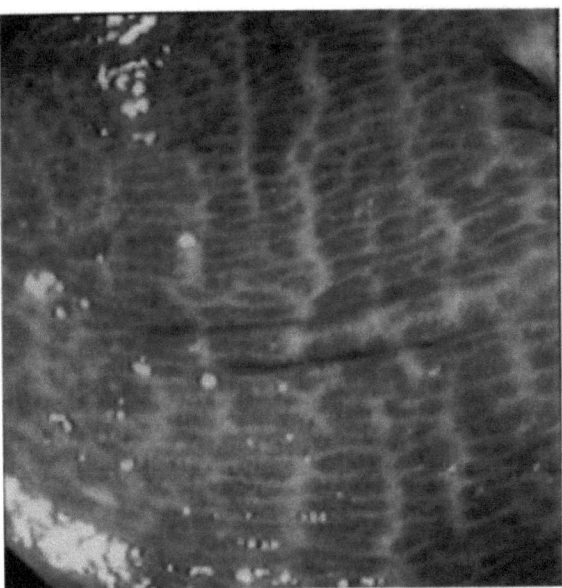

Abb. 57.1. Melanosis coli nach langjährigem Laxantienabusus (60jährige Patientin). Typische schwarz-bräunliche „leopardfellartige" Pigmentierung

57.2.4
Beschwerdebild und Verlauf

Ein klinisch führendes Symptom gibt es nicht. Die Melanosis coli verläuft völlig symptomlos, hat *keinerlei Krankheitswert* und ist voll *reversibel*. Die Pigmentierung verschwindet nach Absetzen der Noxe meist innerhalb von 4 bis 12 Monaten. In 4–5% der Melanosisfälle lassen sich kolorektale Karzinome nachweisen. Umgekehrt werden etwa 50% der kolorektalen Karzinome von einer Melanosis begleitet. Ein ursächlicher Zusammenhang mit dem Auftreten von kolorektalen Karzinomen liegt nicht vor. *Die Melanosis coli disponiert weder zur Tumorentstehung noch zur Entwicklung einer Colitis ulcerosa*. Dennoch sollte aufgrund neuerer Untersuchungen die potentielle karzinogenetische Wirkung von Laxantien aus der Gruppe der Anthraglykoside nicht unterschätzt werden. Da die Pigmentablagerungen fast ausschließlich nur im Zusammenhang mit der längeren Einnahme von Laxantien aus der Gruppe der Anthraglykoside auftreten, sollte jedoch eine Abklärung des diesbezüglichen Abusus erfolgen bzw. nach einer organischen Ursache für eventuelle Darmmotilitätsstörungen gesucht werden.

Literatur

Bates AW, Dev S, Baithun SI (1997) Malakoplakia and colorectal adenocarcinoma. Postgrad Med J 1997 73 (857) : 171 – 3

Benavides SH, Morgante PE, Monserrat AJ, Zarate J, Porta EA (1997) The pigment of melanosis coli: a lectin histochemical study. Gastrointest Endosc 1997 46 (2) : 131 – 8

Byers RJ, Marsh P, Parkinson D, Habôubi NY (1997) Melanosis coli is associated with an increase in colonic epithelial apaptosis and not with laxative use. Histopathology 1997 30 (2) : 160 – 4

Joyeuse R, Lott JV, Michaelis M, Gumucio CC (1977) Malakoplakia of the colon and rectum: Report of a case and review of the literature. Surgery 81 : 189 – 192

Nusko G, Schneider B, Ernst H, Wittekind C, Hahn EG (1997) Melanosis coli – a harmless pigmentation or a precancerous condition? Z Gastroenterol 1997 35 (5) : 313 – 8

Otto HF, Remmele W (1996) Pseudomelanosis coli. In: Remmele W (Hrsg) Pathologie, Band 2 (Verdauungstrakt), 2. Aufl. Springer-Verlag Berlin Heidelberg. S 623 – 624

Otto HF, Remmele W (1996) Malakoplakie. In: Remmele W (Hrsg) Pathologie, Band 2 (Verdauungstrakt), 2. Aufl. Springer-Verlag Berlin Heidelberg. S 625 – 627

Pardi DS, Tremaine WJ, Rothenberg HJ, Batts KP (1998) Melanosis coli in inflammatory bowel disease. J Clin Gastroenterol 1998 26 (3) : 167 – 70

Sandmeier D, Guillou L (1993) Malakoplakia and adenocarcinoma of the caecum: a rare association. J Clin Pathol 1993 46 (10) : 959 – 60

Stanton MJ, Maxted (1981) Malakoplakia: a study of the literature and current concepts of pathogenesis, diagnosis and treatment. J Urol 125 : 139 – 146

Stein E (1997) Malakoplakie, Melanosis coli. In: Stein E (Hrsg) Proktologie. Lehrbuch und Atlas. Springer-Verlag Berlin Heidelberg. 305 – 311

Van Gorkom BAP, De Vries EGE, Karrenbeld A, Kleibeuker JH (1999) Review article: anthrakoid laxatives and their potential carcinogenic effects. Aliment Pharmacol Ther 13 : 443 – 452

Teil VII
Beziehung zwischen Darm und anderen Organsystemen

Intestinaltrakt und Pankreas

K. H. Herzig, J. M. Otte, U. R. Fölsch

58.1 Die enteroazinäre (exokrine) Achse 613
58.1.1 Definition und geschichtlicher Hintergrund 613
58.1.2 Steuerung der Pankreassekretion 613
58.1.3 Feedback-Regulation der exokrinen Pankreassekretion 613
58.1.4 CCK-freisetzende Peptide aus der Darmschleimhaut 615
58.1.5 Wechselwirkungen zwischen distalem Dünndarm/Kolon und exokrinem Pankreas 616
58.1.6 Wechselwirkungen zwischen der Peristaltik und dem exokrinen Pankreas 616
58.1.7 Die enteroazinäre Achse bei der Zöliakie 616
58.1.8 Das exokrine Pankreas bei chronisch entzündlichen Darmerkrankungen 617
58.2 Die enteroinsuläre Achse 617
58.2.1 Definition und geschichtlicher Hintergrund 617
58.2.2 Gastric inhibitory polypeptide (GIP) 618
58.2.3 Glukagonähnliche Peptide (GLP-1/GLP-2) 619
58.2.4 Die enteroinsuläre Achse bei verschiedenen Erkrankungen 620
58.2.5 Inkretine und Diabetes mellitus 620
Literatur 620

Die exokrine und endokrine Funktion des Pankreas wird über Peptide der Darmschleimhaut sowie über nervale Mechanismen reguliert. Der nach Nahrungsaufnahme jeweils unterschiedliche Darminhalt reguliert dabei die spezifischen Antworten der Organe. Es soll in diesem Kapitel die funktionelle Verknüpfung der *exokrinen* (enteroazinäre bzw. exokrine Achse) sowie der *endokrinen* Funktion (enteroinsuläre bzw. endokrine Achse) des Pankreas mit dem Darm beschrieben werden.

58.1
Die enteroazinäre (exokrine) Achse

58.1.1
Definition und geschichtlicher Hintergrund

1902 postulierten die beiden englischen Physiologen Bayliss und Starling die Existenz eines im Dünndarm vorhandenen chemischen Faktors – des *Sekretin-Faktors*. Dieser wird nach Instillation von Säure in das Duodenum von der Mukosa in den Blutkreislauf freigesetzt und stimuliert die Volumen- und Bikarbonatsekretion des Pankreas. Mit Sekretin wurde zum ersten Male eine funktionelle Verbindung zwischen Intestinaltrakt und Pankreas beschrieben. Bei Versuchen mit Präparationen aus intestinaler Mukosa konnten Ivy und Oldberg 1928 eine Kontraktion der Gallenblase hervorrufen und nannten die isolierte Substanz *Cholecystokinin*. In den letzten beiden Jahrzehnten wurde eine Vielzahl von Peptiden aus der Darmmukosa isoliert, von denen bis heute jedoch nur bei einigen eine funktionelle Bedeutung bekannt ist.

Am Beispiel von Cholecystokinin soll exemplarisch das vielfältige Zusammenspiel zwischen Intestinaltrakt und Pankreas dargestellt werden.

58.1.2
Steuerung der Pankreassekretion

Die intestinale Phase der Verdauung beginnt mit der Entleerung des Chymus in das Duodenum. Die Magensäure ist dabei ein wirksamer Stimulator der sekretinvermittelten Wasser- und Bikarbonatsekretion, während die Verdauungsprodukte von Fetten und Proteinen die Enzymsekretion stimulieren. Durch Amino- und Fettsäuren kommt es zu einer direkten *CCK- und Sekretinfreisetzung*. Freie Aminosäuren als physiologischer Stimulator sind jedoch aufgrund der geringen Konzentration wahrscheinlich von untergeordneter Bedeutung im Vergleich zu kleinen Peptidfragmenten als Folge der gastralen Verdauung. Kohlenhydrate stimulieren die exokrine Pankreassekretion allenfalls durch eine geringe CCK-Freisetzung. Weitere die menschliche Pankreassekretion beeinflussende Faktoren sind *Gallensäuren* sowie das *intraduodenale Volumen* und der *Salzgehalt*. Alle Faktoren scheinen jedoch der Kontrolle durch das cholinerge Nervensystem zu unterliegen.

58.1.3
Feedback-Regulation der exokrinen Pankreassekretion

Es besteht beim Menschen und bei Tieren in einem unterschiedlichen Ausmaß eine enge Verknüpfung zwischen der *intraduodenalen Proteasenkonzentration* und der Pankreassekretion: Sinkt die Proteasenkonzentration im Duodenum, kommt es über eine Freisetzung von CCK zu einer Steigerung der Enzymsekretion. Dieser Regelmechanismus wird Rückkopplungsmechanismus oder Feedback-Mechanismus genannt. Ursprünglich bei Ratten beschrieben, konnte dieser Regelkreis bei verschiedenen Tierspezies und beim Menschen nachgewiesen werden.

Bei einem Patienten mit komplettem Verschluß der Papilla Vateri durch einen Tumor und palliativer Ableitung des Gallen- und Pankreassaftes über einen Cholangiographiekatheter nach außen beschrieben Ihse et al. erstmalig beim Menschen die Hemmung der Pankreassekretion durch eine intraduodenale Gabe von *Trypsin* sowie eine Stimulation durch Gabe eines *Trypsininhibitors* (Abb. 58.1).

Ähnliche Befunde beobachteten Yasui et al. bei Patienten nach einer Whipple-Operation mit liegender Drainage im Gang des Restpankreas. Die Besonderheit bei beiden Untersuchungen ist die vollkommene Ableitung des Pankreassekretes nach außen, wobei minimale Gaben von Trypsin die Pankreassekretion hemmen, während der *Proteaseninhibitor* Trasylol (Aprotinin) die Sekretion stimuliert. Die Hemmung der phenylalaninstimulierten, CCK-vermittelten Pankreassekretion erforderte bei gesunden Probanden sehr viel höhere Dosen an Trypsin, die nur eine 37 %ige Hemmung der Enzymfreisetzung bei vollkommener Suppression der CCK-Spiegel ergaben. Diese Teilhemmung der Enzymsekretion wurde von Owyang et al. als Hinweis gewertet, daß noch andere Mediatoren bei der Regulation der exokrinen Pankreassekretion involviert sind.

Der Einsatz von *Rezeptorantagonisten* ermöglicht einen weiteren Ansatz, die Mediatoren der Pankreassekretion zu untersuchen. Schmidt et al. fanden durch die intravenöse Gabe des hochpotenten CCK_A-Rezeptorantagonisten *Loxiglumid* eine signifikante Hemmung der basalen Trypsin-, Lipase- und Hydrogenkarbonat-Sekretion. In den verschiedenen Untersuchungen beim Menschen bewirkte Loxiglumid eine 40–60 %ige Hemmung der postprandialen Enzymsekretion, während *Atropin* die Sekretion vollständig blockte (Abb. 58.2). Das cholinerge Nervensystem spielt somit die zentrale Rolle bei der Regulation der exokrinen Pankreassekretion des Menschen.

Unklar bleibt jedoch weiterhin, wie die proteolytische Aktivität im Dünndarm die Pankreassekretion stimuliert. Verschiedene Arbeitsgruppen konnten eindeutig bei der Ratte *CCK* und *Sekretin* als Mediator der Feedback-Regulation identifizieren. Die Er-

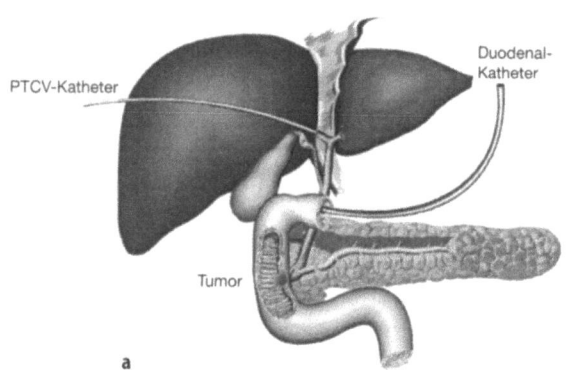

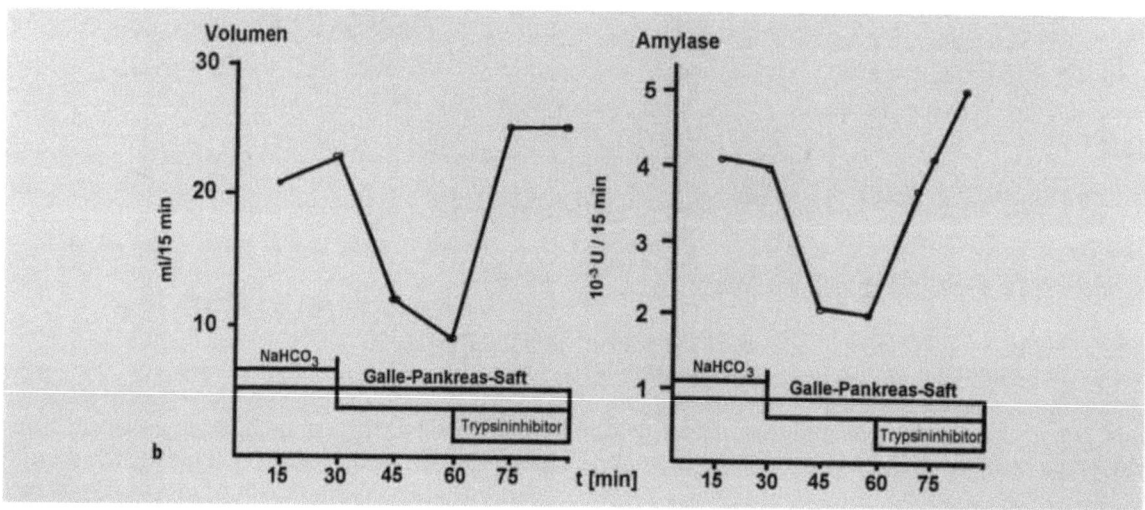

Abb. 58.1. a Organsitus des 70jährigen Patienten. Der Papillentumor verlegte komplett den gemeinsamen Ausführungsgang von Galle- und Pankreasgang. Über einen PTC-Katheter war die Drainage der beiden Gänge möglich. b Volumen- und Amylasesekretion dieses Patienten über 90 min. Perfusion mit 0,5 M Natriumbikarbonatlösung; Rückgabe des eigenen Galle-Pankreas-Sekretes; Perfusion mit 25.000 KIU/ml Trypsin-Inhibitor (1 ml/min). (Nach Ihse et al. 1977)

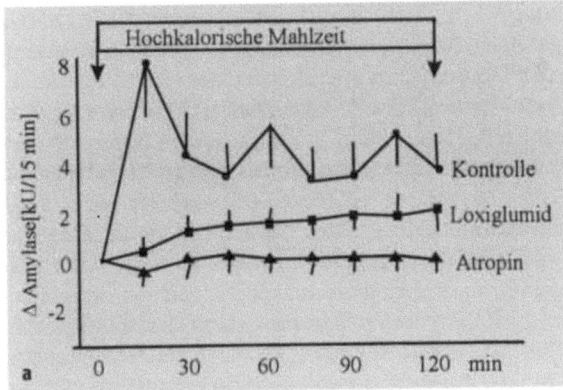

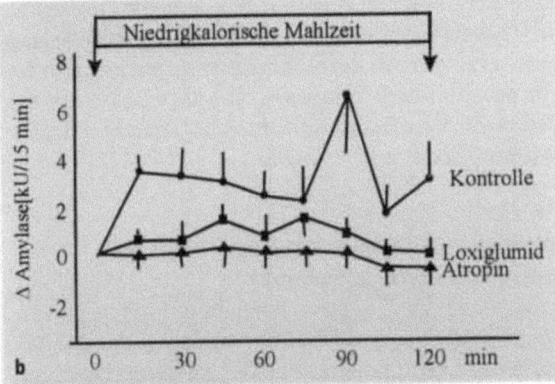

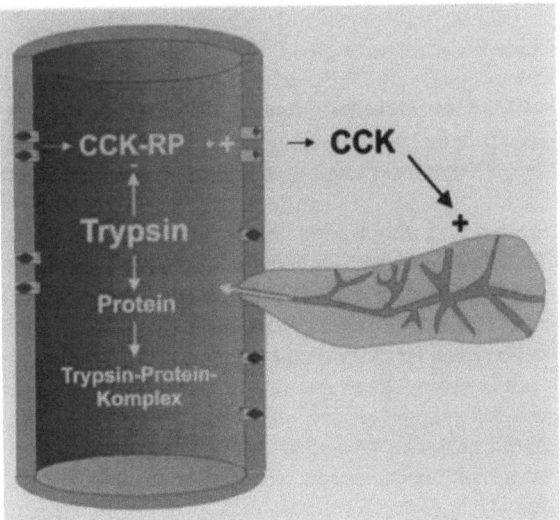

Abb. 58.2. a Wirkung einer hochkalorischen Mahlzeit (31,9 g Kohlenhydrate, 12 g Protein, 14,4 g Fett (525 kcal)) auf die Amylasesekretion von gesunden Probanden. 60 min vor und während der enteralen Stimulation wurde intravenös physiologische Kochsalzlösung (Kontrolle), Atropin (5 µg × kg^{-1} pro h^{-1}) oder Loxiglumid (10 mg × kg^{-1} pro h^{-1}) gegeben. b Niedrigkalorische Mahlzeit zum Vergleich (Nach Adler et al. 1991)

Abb. 58.3. Modell der CCK-vermittelten exokrinen Pankreasregulation: Ein CCK-freisetzendes Peptid (CCK-RP) wird von der Duodenalmukosa luminal sezerniert und stimuliert die CCK-Sekretion. Dadurch kommt es zu einem Anstieg der intraduodenalen proteolytischen Aktivität (Sekretion von Trypsin) und Inaktivierung des CCK-RP durch proteolytische Spaltung. In der postprandialen Phase wird die intraduodenale proteolytische Aktivität durch Nahrungsproteine gebunden, wodurch vermindert CCK-RP durch Spaltung abgebaut und dadurch vermehrt CCK freigesetzt wird. Dies führt zu erhöhter Enzymausschüttung des Pankreas. In der postprandialen Phase kommt es dann zu einem Überwiegen der proteolytischen Aktivität und vermehrten Spaltung des CCK-RP

gebnisse verschiedener tierexperimenteller Untersuchungen gaben die Grundlage für die Hypothese, daß ein trypsinsensitiver, hitzestabiler Faktor in das Duodenum sezerniert wird, der bei verminderter proteolytischer Aktivität CCK freisetzt (Abb. 58.3).

Iwai et al. isolierten und sequenzierten ein trypsinsensitives CCK-freisetzendes Peptid aus dem Pankreassaft von Ratten, welches sie „Monitor-Peptid" nannten in der Vorstellung, daß dieses Peptid die CCK-Sekretion regelt. Das 61 Aminosäuren lange Peptid mit einem Molekulargewicht von 6500 ist ausschließlich in den Zymogengranula der Azinuszellen lokalisiert und besitzt eine große Homologie zur Gruppe der *Kazal-Trypsin-Inhibitoren*. Das Monitor-Peptid im Pankreassaft erklärt aber nicht den bei Ratten beschriebenen Feedback-Mechanismus, bei dem es durch Ableitung des Galle-Pankreas-Saftes zu einer Stimulation der Pankreassekretion kommt.

58.1.4
CCK-freisetzende Peptide aus der Darmschleimhaut

CCK-freisetzende Peptide müssen aufgrund der vorliegenden tierexperimentellen Daten aus der Duodenalmukosa stammen, ins Lumen sezerniert werden und so ihre biologische Wirkung entfalten. Nach Isolation sämtlicher Peptide aus der Dünndarmschleimhaut von Schweinen wurden die einzelnen Fraktionen in einem Bioassay auf CCK-Freisetzung untersucht. Dabei wurde ein 86 Aminosäuren großes Peptid sequenziert, das erstmalig aus dem Rattenhirn isoliert worden war und aufgrund seiner kompetitiven Hemmung von Diazepam am GABA$_A$-Rezeptor „*diazepam binding inhibitor*" (*DBI*) genannt wurde. Das synthetisierte *Peptid$_{1-86}$* und ein *Peptid-Fragment DBI$_{33-52}$* stimulierten nach intraduodenaler Gabe in anästhesierten Ratten signifikant die CCK-vermittelte Amylasesekretion. Tryptische Fragmente von *DBI* sind ebenfalls biologisch aktiv, jedoch ist ihre biologische Wirkung derart herabgesetzt, daß es bei niedrigen Konzentrationen zu keiner Stimulation der CCK-Freisetzung mehr kommt – eine Voraussetzung bei dem proteasenvermittelten Feedback-Mechanismus. Zusätzlich wird die Wirkung von DBI auf die CCK-Zellen durch Somatostatin reguliert.

DBI ist im Körper weit verbreitet und hat unterschiedliche biologische Effekte. Die höchsten Konzentrationen an DBI_{33-50}-Immunreaktivität (DBI-LI) wurden im zerebralen Kortex, im Hypothalamus, der Leber, dem Duodenum, den Hoden, der Niere und der Nebennierenrinde gefunden. Im Gastrointestinaltrakt war DBI_{33-50}-Immunreaktivität in den sekretorischen Epithelzellen nachweisbar. Die höchste Konzentration fand sich im Antrum, Duodenum und Kolon, während in den endokrinen Zellen des APUD-Systems, den Brunner-Drüsen oder den neuronalen Zellen des Plexus myentericus keine DBI-Immunreaktivität nachgewiesen wurde. Mit Hilfe von in-situ-Hybridisierungsstudien konnte DBI in den Bürstensäumen der Epithelzellen des Rattenduodenums lokalisiert werden. Mit einem Antikörper gegen DBI_{1-86} wiesen Johansson et al. DBI-Immunreaktivität in den Glukagon enthaltenden Inselzellen des Rattenpankreas sowie im Plexus myentericus und submucosus des Dünndarms nach. Im Duodenalperfusat von anästhesierten Ratten konnte eine DBI-Immunreaktivität von ca. $7,5 \times 10^{-11}$ M gemessen werden. DBI scheint somit als luminales Peptid ins Darmlumen sezerniert zu werden und dort nach Interaktion mit den I-Zellen CCK freizusetzen.

Vor kurzem wurde ein weiteres CCK-freisetzendes Peptid aus dem Jejunal-Perfusat von wachen Ratten isoliert – *„luminal CCK releasing factor" (LCRF)* genannt. Das Peptid hat ein Molekulargewicht von 8136 und besteht aus ca. 70–75 Aminosäuren. *LCRF hat eine vollkommen andere Aminosäurenzusammensetzung und keine Sequenzhomologie zu DBI*. Mit Hilfe der Mikrosequenzanalyse konnte bisher ein 41 Aminosäuren großer Teil der Gesamtsequenz entschlüsselt werden. Die intraduodenale Infusion dieses Peptides stimulierte dosisabhängig die Wasser-/Bikarbonat- und die Proteinsekretion des Pankreas sowie die CCK-Plasma-Spiegel. Mit einem Antikörper gegen Peptidfragmente von LCRF zeigte sich Immunreaktivität in den duodenalen Zotten, den Brunner-Drüsen, im myenterischen Plexus sowie eine Anfärbung im Magen und Pankreas.

Beide CCK-freisetzende Peptide stammen im Gegensatz zum Monitor-Peptid aus der intestinalen Mukosa. In zukünftigen Studien muß gezeigt werden, welche physiologische Bedeutung diesen Peptiden zukommt.

58.1.5
Wechselwirkungen zwischen distalem Dünndarm/ Kolon und exokrinem Pankreas

In einem unterschiedlichen Ausmaß, abhängig von der Art und Zubereitung der Nahrung, können Nahrungsstoffe in den distalen Dünndarm gelangen. Diese *„physiologische Malabsorption"* kann beispielsweise bis zu 20% der eingenommenen Stärke betragen. Der Kontakt der Nahrungsreste mit der Ileum- oder Kolonschleimhaut hatte unterschiedliche Effekte auf die exokrine Pankreassekretion: Owyang et al. fanden bei gesunden Probanden eine *Hemmung der Pankreassekretion durch Infusion von Fettsäuren ins Colon ascendens*, während Aminosäuren oder Kohlenhydrate keinen Effekt hatten. Die ileale Infusion von Kohlenhydraten hemmte ebenfalls die Pankreassekretion. Diese Hemmung ist jedoch in einem hohem Maße von der Konzentration der infundierten Nahrungsstoffe abhängig. In einer neueren Untersuchung fanden Jain et al. bei einer intrailealen Infusion mit einer geringeren Kohlenhydratmenge als in früheren Untersuchungen anderer Arbeitsgruppen eine verminderte Magenentleerung und eine Stimulation der Pankreasenzymsekretion (Amylase). Dieser Mechanismus würde somit zu einer verbesserten Verdauung beitragen.

58.1.6
Wechselwirkungen zwischen der Peristaltik und dem exokrinen Pankreas

Im Nüchternzustand besteht zwischen der Motilität des oberen Dünndarms und der exokrinen Pankreassekretion eine enge funktionelle Verbindung. Dabei werden *drei Phasen* der *interdigestiven Motilität* unterschieden (Abb. 58.4): *Phase I* besteht aus einer motorischen und sekretorischen Inaktivität. In *Phase II* beginnt die motorische und sekretorische Aktivität und erreicht in der *Phase III* ihr Maximum. Die Länge eines solchen Zyklus dauert ca. 90–150 min (Kap. 8). Hormonelle und nervale Mechanismen scheinen die Steuerung der einzelnen Phasen zu kontrollieren. Dabei ist die Koordination von Motilität und Pankreassekretion wahrscheinlich für die intestinale Säuberung von entscheidender Bedeutung.

58.1.7
Die enteroazinäre Achse bei der Zöliakie

Eine *verminderte Pankreassekretion* ist bei Patienten mit *unbehandelter Zöliakie/Sprue* (Kap. 24) häufig beschrieben. Die *direkte Funktionstestung* des Organs mit Hilfe des Sekretin-Caerulein(CCK)-Tests fällt jedoch *normal* aus. Untersuchungen an diesen Patienten zeigten, daß bei intraduodenaler Gabe von Fetten die *CCK-Freisetzung* vermindert war, wodurch es zu einer geringeren Sekretionsantwort des Pankreas kam. Wurden dagegen die Fette durch Inkubation mit Gallensäuren und Lipase vorverdaut, kam es zu einem signifikanten Anstieg der CCK-Plasma-Spiegel.

Der Wirkungsmechanismus der CCK-Freisetzung ist noch unbekannt. Die verminderte CCK-Freisetzung nach oraler Gabe unverdauter Fette könnte

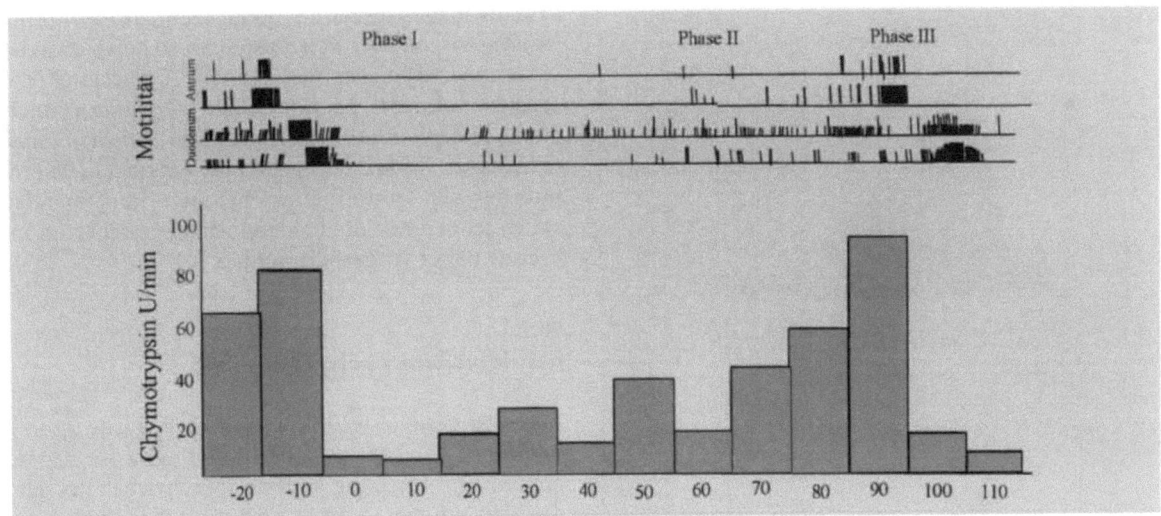

Abb. 58.4. Interdigestive antroduodenale Motilität und Chymotrypsinausscheidung bei einem gesunden Probanden. Phase I: motorische Inaktivität und minimale Sekretion. Phase II: stärkere Motilität und Sekretion. Phase III: maximale, regelmäßige Kontraktionen mit maximaler Sekretion. (Nach Layer 1995)

dabei durch eine verminderte Konzentration von CCK-freisetzenden Peptiden (DBI, LCRF) bedingt sein. Nach Vorverdauung der Fette hingegen kommt es zu einer direkten Interaktion der Fettsäuren mit den CCK-Zellen. Weitere Untersuchungen müssen einen solchen Zusammenhang noch bestätigen.

58.1.8
Das exokrine Pankreas bei chronisch entzündlichen Darmerkrankungen

Pankreasgangveränderungen, erhöhte Konzentrationen von Amylase und Lipase im Serum und Pankreatitiden sind nicht nur die direkten Folgen eines segmentalen M. Crohn-Befalls des Duodenums, der primär sklerosierenden Cholangitis oder der Einnahme von entsprechenden Medikamenten (Salazosulfapyridin, Azathioprin, 5-Mercaptopurin, 5-ASA). In einer Untersuchung der exokrinen Pankreasfunktion bei 27 Patienten mit chronisch-entzündlichen Darmerkrankungen wurde bei 18 Patienten eine *verminderte Lipasesekretion* gefunden. In einer neueren Studie mit 237 Patienten mit chronisch entzündlichen Darmerkrankungen wiesen 4% eine *verminderte Bikarbonatsekretion* und 8% Pankreasgangveränderungen auf. Ob es sich bei den Veränderungen um „extraintestinale" Manifestationen der chronisch entzündlichen Darmerkrankungen in Form einer chronischen „Autoimmun"-Pankreatitis handelt, läßt sich aufgrund der vorliegenden Daten noch nicht beurteilen. Eine Untersuchung der Bauchspeicheldrüse sollte daher bei entsprechender Klinik erfolgen.

58.2
Die enteroinsuläre Achse

58.2.1
Definition und geschichtlicher Hintergrund

Unter dem Begriff „*enteroinsuläre Achse*" werden die funktionellen Verbindungen zwischen dem Darm und den Langerhans-Inseln des Pankreas zusammengefaßt. Resorbierte Nahrungsbestandteile stimulieren die Freisetzung von Insulin, Glukagon, Somatostatin und pankreatischem Polypeptid. Diese Stimulation wird über die Substrate selbst, oder aber über nervale oder hormonale Wege vermittelt. Die Beobachtung, daß nach isoglykämischer enteraler Gabe von Glukose höhere Insulinplasmaspiegel gemessen werden als nach parenteraler Applikation, wird als *Inkretineffekt* bezeichnet (Abb. 58.5). Inkretine sind in diesem Zusammenhang humorale Faktoren, die durch die Glukoseresorption aus den endokrinen Zellen des Darms in die Blutbahn freigesetzt werden und ihre Wirkung bei physiologischen Konzentrationen entfalten. Nach oraler Aufnahme von Glukose werden bei gesunden Probanden etwa 20–60% des ausgeschütteten Insulins durch Inkretine freigesetzt.

Im Jahr 1906 – lange vor der Entdeckung des Insulins im Jahre 1927 – vermuteten die britischen Biochemiker Moore, Edie und Abram die Existenz eines Stoffes im Dünndarm, der den Blutzuckerspiegel beeinflussen könnte. Durch Verabreichen von Duodenalextrakten versuchten sie, die funktionellen Störungen bei Diabetikern zu verbessern. 1929 wies der belgische Physiologe LaBarre einen humoralen Faktor des Intestinaltraktes mit insulinfreisetzender Potenz nach. Der Beweis einer funktionellen Verbindung zwischen Dünndarm und endokrinem Pankreas gelang jedoch erst 30 Jahre später durch

618　KAPITEL 58　Intestinaltrakt und Pankreas

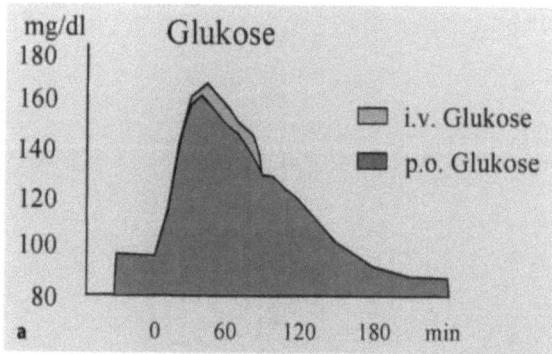

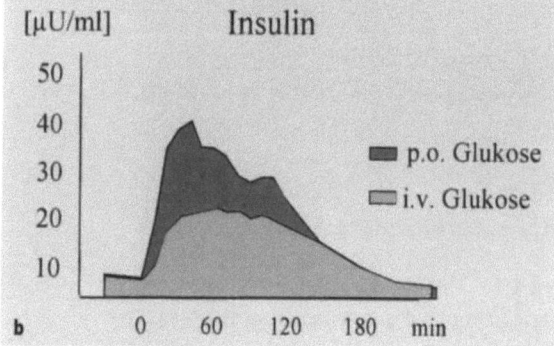

Abb. 58.5. a Blutglukose und b Blutinsulinspiegel von gesunden Probanden nach isoglykämischer Gabe von oraler oder parenteraler Glukose. (Nach Schuster 1988)

radioimmunologische Bestimmungen von Insulin im Plasma.

Von den Darmhormonen mit bekannter insulinotroper Aktivität wirken die meisten nur in supraphysiologischen Konzentrationen insulinotrop, ihr postprandialer Konzentrationsanstieg im Plasma korreliert nicht mit der nahrungsabhängigen Insulinsekretion und spezifische Antagonisten führen nicht zu einer Änderungen der Insulinsekretion. Peptide können jedoch auch neurokrin oder parakrin die Insulinsekretion modulieren. Als *Peptide mit insulinfreisetzender Potenz* können so beispielsweise „islet amyloid polypeptide" (Amylin), Cholecystokinin, „gastrin releasing peptide" (GRP), Opioide (Endorphine, Enkephaline), Peptide Histidin-Isoleucinamide (PHI) und *Vasoaktiv-Intestinales Peptid (VIP)* Einfluß auf den Inkretineffekt nehmen. Im folgenden sollen jedoch nur die beiden bislang gesicherten Inkretine näher vorgestellt werden.

58.2.2
Gastric inhibitory polypeptide (GIP)

Als erstes gesichertes Inkretinhormon wurde „*gastric inhibitory polypeptide*" (GIP) oder „glucose dependent insulin releasing peptide" beschrieben. Es handelt sich um ein 42 Aminosäuren großes Peptid, das von den K-Zellen des Duodenums und Jejunums sezerniert wird (Tabelle 58.1). Glukose, Aminosäuren und emulgierte Fette stimulieren die GIP-Freisetzung. Die Plasmaspiegel steigen dabei auf ein Vielfaches der Basalwerte an und sind, besonders nach Stimulation mit Fetten, noch nach Stunden erhöht. Seine Wirkung entfaltet GIP durch Bindung an einen spezifischen 7-transmembranären Rezeptor auf den β-Zellen des Pankreas. Es kommt über die Aktivierung von Adenylatzyklase und Anstieg des cAMP-Spiegels zu einer Phosphorylierung intrazellulärer Proteine mit anschließender Sekretion von Insulin.

In verschiedenen Untersuchungen konnte gezeigt werden, daß GIP ca. 20–50 % des Inkretin-Effektes bewirkt. Nach Dünndarmresektionen wurde darüber hinaus bei Patienten mit verbleibenden Ileumanteilen ein stärkerer Inkretineffekt beobachtet als bei solchen, die nur noch jejunale Darmabschnitte aufwiesen. Aufgrund dieser und anderer Beobachtungen wurde die Existenz weiterer Inkretinfaktoren im distalen Dünndarmkonvolut vermutet.

Tabelle 58.1. Übersicht über die wesentlichen Merkmale von GIP und GLP-1

Merkmal	GIP	GLP-1
Herkunft	K-Zellen des Duodenums und Ileums	L-Zellen des Ileums, Kolons, Rektums; gebildet aus Proglukagon
Freisetzung	Nahrungsreize im oberen Dünndarm	Nahrungsreiz im unteren Dünndarm; intestinale neuronale Reflexe
Molekulare Wirkung	cAMP	cAMP
Rezeptoren	β-Zellen des Pankreas	β-Zellen und D-Zellen des Pankreas
Biologische Effekte	Insulinbiosynthese ⇑ Insulinsekretion ⇑	Insulinbiosynthese ⇑ Insulinsekretion ⇑ Magenentleerung und Säuresekretion ⇓
Möglicher therapeutischer Einsatz	Diabetes mellitus Typ II	Diabetes mellitus Typ II

58.2.3
Glukagonähnliche Peptide (GLP-1/GLP-2)

„*Glukagon like peptide-1*" *und* „*-2*" konnten als weitere Inkretine identifiziert werden. Die Sequenz beider Peptide ist im *Proglukagon* kodiert, das in den *A-Zellen des Pankreas*, in einzelnen *Neuronen* des Hirnstammes sowie in intestinalen *L-Zellen* exprimiert wird. Aus Proglukagon entstehen in den genannten Organen durch gewebespezifischen posttranslationalen Umbau unterschiedliche Endprodukte (Abb. 58.6). Hauptbildungsort des als Inkretin wirksamen GLP-1$_{(7-37)}$ sind das *Ileum* sowie das *Kolon* und *Rektum* (Abb. 58.7). Dort wird GLP-1 nach oraler Nahrungsaufnahme freigesetzt. Ein erster Anstieg des Plasmaspiegels ist bereits nach 20 min zu beobachten. Da Nahrungsbestandteile in dieser Zeit den Ort der Freisetzung nicht erreichen, werden *intestinale Reflexe* oder noch unbekannte andere hormonale Substanzen als Mediatoren dieser Sekretion diskutiert. Rezeptoren für das GLP-1 finden sich auf den β- und D-Zellen des endokrinen Pankreas, aber auch im Gehirn oder am Magen. Ähnlich wie beim GIP führt die Bindung von GLP-1 an spezifische G-Protein-gekoppelte Rezeptoren zur Aktivierung der Adenylatzyklase, Anstieg des intrazellulären cAMP und Phosphorylierung intrazellulärer Peptide, was letztlich zur Freisetzung von Insulin führt (Tabelle 58.1). Neuere (tierexperimentelle) Untersuchungen weisen auf eine Verstärkung der insulinotropen Wirkung von Glibenclamid hin.

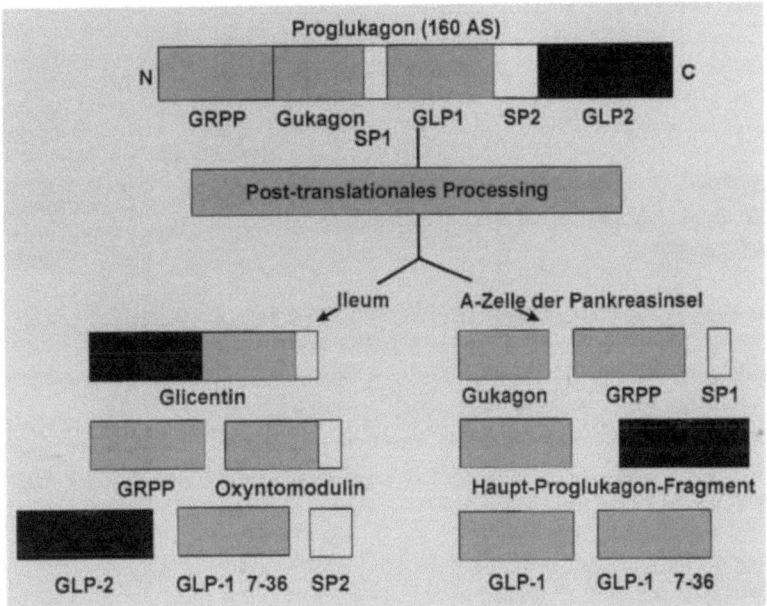

Abb. 58.6. Gewebespezifischer posttranslationeller Umbau von Proglukagon. Hauptprodukt sind in den A-Zellen der Pankreasinseln das Glukagon und im Darm Glicentin, Oxyntomodulin und GLP-1$_{(7-36)}$. (Mod. nach Holst 1994)

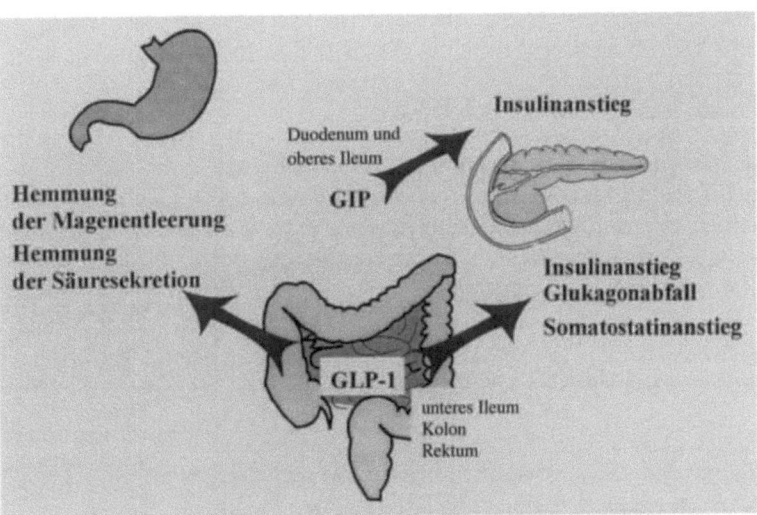

Abb. 58.7. Herkunft und Wirkung der Inkretine GIP und GLP-1 beim Menschen. (Mod. nach Nauck 1997)

Neben einer Stimulation der Insulinbiosynthese und -sekretion zählen auch die *Hemmung* der *Glukagonsekretion,* eine *Hemmung der Entleerung und Säuresekretion* des Magens sowie *zentralnervöse Beeinflussung der Nahrungsaufnahme* zu den biologischen Effekten des GLP-1.

GLP-2 ist ein 33 Aminosäuren langes Peptid mit einer hoch konservierten Sequenzhomologie im Proglukagon von Säugetieren (Ratte und Mensch unterscheiden sich in nur einer Aminosäure). Bei GLP-2 handelt es sich wahrscheinlich um das derzeit *am stärksten intestinotrophisch* wirkende Peptid. Nach Resektionen von Dünn- und Dickdarm kommt es im Rahmen der einsetzenden Adaptationsphase (Kap. 37) sehr rasch zum Anstieg der Synthese und Freisetzung von GLP-2. Über eine direkte endoplasmatische Freisetzung des basolateral gelegenen Glukosetransportes (GLUT-2) scheint es die intestinale Glukoseresorption zu regulieren. GLP-2 unterliegt ebenfalls einer am NH_2-terminalen Ende stattfindenden, *Dipeptidyl-Peptidase-IV(DPP-IV)*-katalysierten, Inaktivierung zu GLP-$2_{(3-33)}$.

58.2.4
Die enteroinsuläre Achse bei verschiedenen Erkrankungen

Aufgrund der Abhängigkeit der Inkretinfreisetzung von der Nahrungsaufnahme kann es bei einer Vielzahl gastrointestinaler Erkrankungen durch Veränderungen der Motilität oder Resorptionsrate zur Variation der Inkretinsekretion kommen.

■ **GIP.** *Erhöhte Plasmaspiegel* konnten bei Patienten mit Duodenalulkus, Fettsucht, nach Gastrektomie oder trunkulärer Vagotomie gemessen werden. Verminderte Werte finden sich bei Patienten mit Zöliakie, Pankreasinsuffizienz oder nach Operationen, die die proximalen Dünndarmanteile funktionell ausschalten. Während beim Typ-I-Diabetes die GIP-Basalwerte erhöht sind, sind bei Typ-II-Diabetikern sowohl Patienten mit Hyper- als auch mit Hyposekretion von GIP beschrieben worden.

■ **GLP-1/2.** Bei *jejunoilealen Bypässen, Zöliakie, tropischer Sprue* oder Patienten mit *Billroth-II-Gastrektomien* gelangen vermehrt Nahrungsbestandteile in distale Darmabschnitte. Als Folge wurden erhöhte GLP-1-Plasmaspiegel gemessen.

58.2.5
Inkretine und Diabetes mellitus

Aufgrund ihrer *insulinotropen Eigenschaften* wurden die Inkretine GIP und GLP-1 auf ihre Verwendbarkeit in der Therapie des Diabetes mellitus getestet. Die insulinfreisetzende Wirkung des GIP ist beim Typ-II-Diabetes aufgrund einer verminderten Ansprechbarkeit der Rezeptoren auf β-Zellen herabgesetzt. Dies gilt nicht für das GLP-1. Bei Typ-II-Diabetikern ist GLP-1 weiterhin ein potenter Stimulus der Insulinsekretion und hemmt darüber hinaus die Glukagonfreisetzung. Möglicherweise läßt sich bei Typ-II-Diabetikern mit dieser Substanz ein unter Sulfonylharnstofftherapie beobachtetes Sekundärversagen hinauszögern. Ein Absenken der Glukagonspiegel könnte bei Typ-I-Diabetikern mit Hyperglukagonämie die Blutzuckereinstellung erleichtern.

Literatur

Angelini G, Cavallinin G, Bovo G, Castagnini A, Lavarini E, Merigo F et al. (1988) Pancreatic function in chronic inflammatory bowel disease. Int J Pancreatol 3: 185–193

Adler G, Nelson DK, Katschinski M, Beglinger C (1995) Neurohormonal control of human pancreatic exocrine secretion. Pancreas 10:1–13

Bayliss WM, Starling EH (1902) The mechanism of pancreatic secretion. J Physiol (Lond) 28:325–353

Bell GI, Sauterre RF, Mullenbach GT (1983) Hamster preproglucagon contains the sequence of glucagon and two related peptides. Nature 302:716–718

Brown JC, Dryburgh JR (1971) A gastric inhibitory polypeptide II. The complete amino acid sequence. Can J Biochem 49: 867–872

Costa E, Guidotti A (1991) Diazepam binding inhibitor (DBI) A peptide with multiple biological actions. Life Sci 49: 325–344

Creutzfeldt W (1979) The incretin concept today. Diabetologia 16:75–85

Creutzfeldt W, Ebert R (1985) New developments in the incretin concept. Diabetologia 28:565–573

DiMagno EP, Summerskill WH (1972) Impaired cholecystokinin-pancreozymin secretion, intraluminal dilution, and maldigestion of fat in sprue. Gastroenterology 63:25–32

Drucker DJ (1998) Glucagon-like peptides. Diabetes 47:159–169

Fehmann HC, Göke R, Göke B (1995) Cell and molecular biology of the incretin hormones glucagon-like peptide-I and glucose dependent insulin-releasing polypeptide. Endocr Rev 16:390–410

Go VLW, Hoffman AF, Summerskill WHJ (1970) Pancreozymin bioassay in man based on pancreatic enzyme secretion: Potency of specific amino acids and other digestive products. J Clin Invest 49:1558–1564

Göke B, Fehmann HC, Schirra J, Hareter A, Göke R (1997) Das Darmhormon Glucagon-like peptide-1 (GLP-1): aus dem Experiment in die Klinik. Z Gastroenterol 35:285–294

Gutniak M, Orskov C, Holst JJ (1992) Antidiabetogenic effect of glucagon-like peptide 1(7–37) amide in normal subjects and patients with diabetes mellitus. New Engl J Med 326:1316–1322

Heikus B, Niemelä S, Lehtola J, Karttunen T, Lähde S (1996) Pancreatic duct abnormalities and pancreatic function in patients with chronic inflammatory bowel disease. Scand J Gastroenterol 31:517–523

Herzig KH (1998) CCK-releasing peptides. Regul Peptides 73: 89–94

Herzig KH, Fölsch UR (1995) Feedback-Regulation. In: Erkrankungen des exkretorischen Pankreas. In: Mössner J, Adler G, Fölsch UR, Singer MV (Hrsg) Gustav Fischer, Jena, S 83–91

Herzig KH, Schön I, Tatemoto K, Ohe Y, Fölsch UR, Owyang C (1996) Diazepam binding inhibitor is a potent cholecystokinin releasing peptide in the intestine. Proc Natl Acad Sci, USA 93:7927–7932

Herzig KH, Wilgus C, Schön I, Tatemoto K, Fölsch UR (1998) Regulation of the action of the novel CCK releasing peptide diazepam binding inhibitor by inhibitory hormones and taurocholate. Regul Peptides 74:193–198

Hopman WPM, Rosenbusch G, Hectors MPC, Jansen JBMJ (1995) Effect of predigested fat on intestinal stimulation of plasma cholecystokinin and gall bladder motility in coeliac disease. Gut 36:17–21

Hussain MA (1998) A biological function for glucagon-like peptide-2. Eur J Endocrinol 139:265–267

Ihse I, Lilja P, Lundquist I (1977) Feedback regulation of pancreatic enzyme secretion by intestinal trypsin in man. Digestion 15:303–308

Ivy AC, Oldberg E (1928) A hormone mechanism for gallbladder contraction and evacuation. Am J Physiol 86:599–613

Iwai K, Fukuoka S, Fushiki T, Tsujikawa M, Hirose M, Tsunasawa S et al. (1987) Purification and sequencing of a trypsin-sensitive cholecystokinin-releasing peptide from rat pancreatic juice. J Biol Chem 262:8956–8959

Jain NK, Boivin M, Zinsmeister AR, DiMagno EP (1991) The ileum and carbohydrate-mediated feedback regulation of postprandial pancreaticobiliary secretion in normal humans. Pancreas 6:495–505

Johansson O, Hilliges M, Östenson CG, Sandberg E, Efendic S, Mutt V (1991) Immunohistochemical localization of porcine diazepam-binding inhibitor (DBI) to rat endocrine pancreas. Cell Tissue Res 263:395–398

LaBarre J, Still EU (1930) Studies on the physiology of secretin: III Further studies in the effects on secretin on the blood sugar. Am J Physiol 91:649–653

Lauritsen KB, Moody AJ, Christensen KC, Jensen SL (1981) Gastric inhibitory polypeptide (GIP) and insulin release after small-bowel resection in man. Scand J Gastroenterol 16:417–423

Layer P, Peschel S, Schlesinger T, Goebell H (1990) Human pancreatic secretion and intestinal motility: effects of ileal nutrient perfusion. Am J Physiol 258:G196–G201

Moore B, Edie ES, Abram JH (1906) On the treatment of diabetes mellitus by acid extract of duodenal mucous membrane. Biochem J 1:28–38

Owyang C, Green L, Rader D (1983) Colonic inhibition of pancreatic and biliary secretion. Gastroenterology 84:470–475

Owyang C, Louie DS, Tatum D (1986) Feedback regulation of pancreatic enzyme secretion. Suppression of cholecystokinin release by trypsin. J Clin Invest 77:2042–2047

Owyang C, May D, Louie DS (1986) Trypsin suppression of pancreatic enzyme suppression. Differential effect on cholecystokinin release and the enteropancreatic reflex. Gastroenterology 91:637–643

Sarson DL, Wood SM, Holder D, Bloom SR (1982) The effect of glucose-dependent insulinotropic polypeptide infused at physiological concentrations on the release of insulin in man. Diabetologica 22:33–36

Schmidt WE, Creutzfeldt W, Schleser A, Roy Choudhury A, Nustede R, Höcker M et al. (1991) Role of CCK in regulation of pancreaticobiliary functions and GI motility in humans: effects of loxiglumide. Am J Physiol 260:G197–G206

Spannagel AW, Green GM, Guan D, Liddle RA, Faull K, Reeve Jr, JR (1996) Purification and characterization of a luminal cholecystokinin-releasing factor from rat intestinal secretion. Proc Natl Acad Sci USA 93:4415–4420

Tarasova N, Spannagel AW, Green GM, Gomez G, Reed JT, Thompson JC et al. (1997) Distribution and localization of a novel cholecystokinin-releasing factor in the rat intestinal tract. Endocrinology 138:5550–5554

Tromm A, Höltmann B, Hüppe D, Kuntz HD, Schwengler U, May B (1991) Hyperamylasämie, Hyperlipasämie und akute Pankreatitiden bei chronisch entzündlichen Darmerkrankungen. Leber Magen Darm 1:15–22

Yasui A, Nimura Y, Hayakawa S, Shionoya S (1988) Feedback regulation of basal pancreatic secretion in humans. Pancreas 3:681–687

Intestinaltrakt und Leber

U. Leuschner

59.1	Einfluß von Krankheiten des Intestinaltrakts auf die Leber	623
59.1.1	Fettleber, Amyloidose	624
59.1.2	Chronische Hepatitis bei gluteninduzierter Enteropathie (Sprue)	624
59.1.3	Lebergranulome	625
59.1.4	Parasiten, Leberabszesse	625
59.1.5	Cholezystolithiasis	626
59.2	Einfluß von Leberkrankheiten auf den Intestinaltrakt	627
59.2.1	Einfluß auf die Symptomatik	627
59.2.2	Einfluß von Leberkrankheiten auf den oberen Verdauungstrakt	627
59.2.3	Einfluß von Leberkrankheiten auf den unteren Verdauungstrakt	629
59.3	Ungeklärte Wechselwirkungen zwischen Leber und Intestinaltrakt	629
59.3.1	Pericholangitis	630
59.3.2	Primär sklerosierende Cholangitis	630
59.3.3	Chronische Autoimmunhepatitis, chronisch persistierende Hepatitis und Leberzirrhose unklarer Ätiologie	631
59.3.4	Noduläre regenerative Hyperplasie (NRH)	632
59.3.5	Wechselnde Diagnosen, Overlap-Syndrom und chronisch entzündliche Darmkrankheiten	632
59.4	Einfluß von Operationen auf Intestinaltrakt und Leber	633
59.4.1	Cholezystektomie	633
59.4.2	Dünndarmresektion	633
59.4.3	Blind-Loop-Syndrom	634
59.5	Zusammenfassung	634
	Literatur	634

Die Leber ist eine Darmanhangsdrüse. Daraus ergibt sich, daß zwischen Leber und Intestinaltrakt nicht nur topographische, sondern auch enge funktionelle Beziehungen bestehen. Während Krankheiten der Leber und des Magen-Darm-Kanals immer besser erkannt und behandelt werden können, liegen die zahlreichen wechselseitigen Beziehungen zwischen Leber- und Darmkrankheiten überraschenderweise oft noch im Dunkeln und bleiben bei der Therapie unberücksichtigt.

Tabelle 59.1 gibt eine Übersicht über Beziehungen zwischen Leberkrankheiten und Krankheiten des Intestinaltrakts wieder, die ahnen lassen, wie groß die Zahl möglicher Wechselwirkungen sein kann. So können Krankheiten des Intestinaltrakts die Leber beeinflussen und Leberkrankheiten den Magen-Darm-Kanal. Operationen, wie z. B. die Anlage blinder Schlingen oder auch die einfache Cholezystektomie, können das Bild komplizieren. Eine interessante Krankheitsgruppe stellen autoimmune Leberkrankheiten dar, die von chronisch entzündlichen Darmkrankheiten begleitet werden und bei denen nicht bekannt ist, ob der Leber- und Darmkrankheit nicht sogar ein gemeinsamer pathogenetischer Mechanismus zugrunde liegt oder ob die eine Krankheit nicht nur einfach die Folge der anderen ist.

59.1
Einfluß von Krankheiten des Intestinaltrakts auf die Leber

Obwohl Leberkrankheiten bei Patienten mit akuter oder chronischer Darmkrankheit nur selten vermutet werden, finden sich Leberschäden, wenn auch oft nur geringgradig ausgeprägt, bei fast allen Patienten. Bei etwa $^2/_3$ der Patienten mit den chronisch entzündlichen Darmkrankheiten M. Crohn oder Colitis ulcerosa handelt es sich zwar nur um zu vernachlässigende Begleiterscheinungen, bei etwa $^1/_3$ liegen aber gravierende Krankheiten vor, die einer Beachtung und eventuell sogar einer eigenen Behandlung bedürfen.

Prävalenz und Inzidenz Darmkrankheiten begleitender Leberveränderungen sind nicht bekannt, da sich die meisten Untersucher nur auf die im Vordergrund stehende Darmkrankheit konzentrieren. Darüber hinaus weisen von den Laborwerten nur die alkalische Phosphatase (AP) und die Gammaglutamyltranspeptidase (γGT) auf einen begleitenden Leberschaden hin, während Transaminasen, Gammaglobuline, die antimitochondrialen Antikörper (AMA), antinukleäre Antikörper (ANA) und Antikörper gegen glatte Muskulatur (SMA) oder antineutrophile zytoplasmatische Antikörper (p-ANCA) uncharakteristisch sind, da sie sowohl bei Patienten mit Leber- als auch Darmkrankheiten beobachtet werden (Tabelle 59.2). Die Leberbiopsie, die zur Klärung der Diagnose beitragen könnte, wird von den auf ihre Darmkrankheit konzentrierten Patienten häufig ab-

Tabelle 59.1. Übersicht über Beziehungen zwischen Krankheiten des Intestinaltrakts und der Leber

Darm	Leber
Infektionen, Parasiten, chronisch entzündliche Darmkrankheiten	Leberverfettung, Fettleber (über 50% der Zellen verfettet), Amyloidose
Tbc, Sarkoidose, Typhus, Paratyphus u a.	Lebergranulome
Gluteninduzierte Enteropathie (Sprue)	Primär sklerosierende Cholangitis, chronische Hepatitis
M. Crohn, Parasiten	Leberabszesse, Cholangitis, thromboembolischer Pfortaderverschluß
M. Crohn, Ileumresektion	Cholezystolithiasis
Ösophagusvarizen, portalhypertensive Enteropathie, Ulcus ventriculi et duodeni, anorektale Varizen	Leberzirrhose
Chronisch entzündliche Darmkrankheiten	Primär sklerosierende Cholangitis, Pericholangitis, Autoimmunhepatitis, nodulär regenerative Hyperplasie, Zirrhose unklarer Ätiologie
Blinde Schlinge	Kompensiertes und dekompensiertes Gallensäurenverlustsyndrom

Tabelle 59.2. Antikörper im Serum von Patienten mit chronisch entzündlichen Darmkrankheiten und Krankheiten der Leber

Antikörper	Vorkommenshäufigkeit
ANA	Bei PSC in 50% Bei Autoimmunhepatitis in 30–50% Bei Pericholangitis? Bei M. Crohn, Colitis ulcerosa häufig
SMA	Bei Autoimmunhepatitis häufig Bei chronisch entzündlichen Darmkrankheiten möglich
AMA	Bei M. Crohn, Colitis ulcerosa mit PSC: nicht nachweisbar (Bei PBC in über 90%)
p-ANCA	Bei PSC in 84% Bei M. Crohn, Colitis ulcerosa in 86%
c-ANCA	Bei PSC in 82% Bei M. Crohn, Colitis ulcerosa in 70% Bei PSC und chronisch entzündlichen Darmkrankheiten in 79%

gelehnt, oder sie ist aus ethischen Gründen nicht indiziert.

59.1.1
Fettleber, Amyloidose

Die *Steatosis hepatis* stellt mit einer Prävalenz von 40–60% einen häufigen Befund bei verschiedenen Krankheiten des Magen-Darm-Kanals dar. Die *Verfettung* kann *fokal* oder *diffus* auftreten und findet sich in Autopsiestudien häufiger als im Biopsiematerial. Eine eher *fokale Verfettung* wird bei etwa 60% der Patienten mit chronisch entzündlichen Darmkrankheiten beobachtet, die mit *Glukokortikoiden* behandelt werden, oder bei solchen mit eher mildem aber langem Krankheitsverlauf. Eine diffuse Verfettung findet sich häufiger bei Patienten, die an einem schweren Verlauf der Colitis ulcerosa oder des M. Crohn leiden, oder die sich einer Notfallkolektomie unterziehen müssen.

Die Ätiologie der Leberverfettung bei chronisch entzündlichen Darmkrankheiten ist ungeklärt. Mangelernährung, Körpergewichtsverlust, fäkale Proteinverluste, eine Anämie und direkt toxische Einflüsse durch unbekannte enterogene Toxine kommen in Frage, für die massive und diffuse Fettleber werden hauptsächlich toxische Ursachen diskutiert. Leberverfettung und Fettleber bei chronisch entzündlichen Darmkrankheiten sind nicht behandelbar und auch nicht behandlungsbedürftig, die Therapie besteht in der Therapie der Darmkrankheit. Eine Leberverfettung kann sich außer beim M. Crohn und bei der Colitis ulcerosa auch bei vielen anderen Darmkrankheiten entwickeln, nach Ausheilung bildet sie sich zurück.

Einen seltenen Befund stellt die *Leberamyloidose* dar. Nur in einer Studie wurde sie extrem häufig gefunden, nämlich bei 29% der Patienten mit M. Crohn. Besonders gefährdet sind Patienten mit langem Krankheitsverlauf, intraabdominellen Konglomerattumoren und Abszessen. Der Leberbefall ist ungefährlich und nicht behandlungsbedürftig. Nach Darmresektion soll sich die Leberamyloidose zurückbilden. Ein lebensbedrohlicher Zustand kann sich aber bei Nierenbeteiligung entwickeln.

59.1.2
Chronische Hepatitis bei gluteninduzierter Enteropathie (Sprue)

Die einheimische *Sprue* geht in etwa 10% mit einer *chronischen Hepatitis* einher, wie nicht nur laborchemisch sondern auch bioptisch bestätigt wurde. Gelegentlich entwickelt sich das Bild einer kompletten Leberzirrhose mit irreversiblen Folgeschäden. Da die Behandlung der gluteninduzierten Enteropathie gleichzeitig zu einem Abfall der Transaminasen führt, und da sowohl die Darm- als auch die Leberkrankheit mit den Histokompatibilitätsantigenen (MHC-Antigene) HLA-B8 und HLA-DR3 assoziiert ist, vermutet man eine gleichlautende *genetische Disposition*. Eine einfache Hypertransaminaseämie wurde bei 40 % der Spruepatienten beobachtet, unter glutenfreier Kost ging sie auf 5 % zurück. Die gluteninduzierte Enteropathie wurde auch bei Patienten mit primär sklerosierender Cholangitis (PSC) beobachtet (s. 59.3.2).

59.1.3
Lebergranulome

Lebergranulome sind Folge verschiedenster Noxen. An erster Stelle stehen Infektionen (Tabelle 59.3), wobei in diesem Beitrag über Intestinaltrakt und Leber besonders auf die Darmtuberkulose, den Typhus und Paratyphus sowie Infektionen mit Amöben, Würmern und Lamblien hingewiesen werden soll. *Granulome* sind gegenüber dem Lebergewebe abgegrenzte Ansammlungen von Lymphozyten und Makrophagen, wobei die Makrophagen in Epitheloidzellen und Riesenzellen übergehen können.

Granulome stellen häufig nur einen Zufallsbefund im Leberbiopsat dar. Die Leber ist meist nicht vergrößert, Ikterus, Splenomegalie oder portale Hypertension fehlen, die die Leberfunktion betreffenden Laborwerte sind in den meisten Fällen normal. Auch Symptome fehlen, sie können natürlich durch die Symptome der Magen-Darm-Krankheit überlagert werden. Bei länger dauerndem unklarem Fieber und nur grenzwertig erhöhten Transaminasen kann eine Leberbiopsie für die Diagnose richtungsweisend sein, da die Lebergranulome auf eine außerhalb der Leber liegende Noxe hindeuten.

Eine spezifische Therapie der Lebergranulome gibt es nicht, sie besteht vielmehr in der Behandlung der Grundkrankheit. Da die Tuberkulose und Sarkoidose mit 80 % noch immer die häufigste Ursache von Lebergranulomen darstellen, muß vor einer ungezielten Therapie eine gründliche Diagnostik der Ileozäkalregion, oder sogar des ganzen Magen-Darm-Traktes, vorgenommen werden.

Von den Lebergranulomen abzugrenzen sind die sog. *granulomatöse Hepatitis* und auch die *noduläre, regenerative Hyperplasie* der Leber („nodular regenerative hyperplasia" = *NRH*). Bei beiden Krankheiten bestehen im Gegensatz zu Patienten mit Lebergranulomen eine klinische Symptomatik und ein körperlicher Befund, wie z. B. Fieber, Hepatomegalie und Transaminasenanstieg, ohne daß sich eine Vorkrankheit oder eine akute Infektion des Magen-Darm-Traktes oder anderer Organe nachweisen läßt. Da die granulomatöse Hepatitis, bei der es sich streng genommen nicht um eine entzündliche Veränderung, also nicht um eine Hepatitis handelt, offenbar nichts mit Krankheiten des Intestinaltraktes zu tun hat, wird sie hier nicht weiter besprochen, auf die NRH wird nochmals in 59.3.4 eingegangen.

59.1.4
Parasiten, Leberabszesse

Leberabszesse sind im Zeitalter der verbesserten Diagnostik und Therapie selten geworden. Bei Druckgefühl im Oberbauch, unklarem Fieber und vorangegangenen Tropenaufenthalten muß an erster Stelle an eine Amöbiasis mit Leberbefall gedacht werden. Rezidivierende *eitrige Cholangitiden* können durch *Ascaris lumbricoides* (Nematoden) oder deren Eier, durch *Clonorchis sinensis* und ihre Eier (Trematoden), *Opisthorchis felineus* und *viverrini* und *Fasciola hepatica* (Trematoden) hervorgerufen werden. Fasciola hepatica wird seltener in den Gallengangsepithelien als vielmehr im Leberparenchym beobachtet.

Beim ausgeprägten *Askaridenbefall* ist die Leber meist vergrößert. Ausgehend von den kleinen Gallengängen können sich Leberabszesse bilden, die konfluieren und in seltenen Fällen sogar in die Bauchhöhle perforieren. In den Periportalfeldern finden sich entzündliche Infiltrate und Narbengewebe. Die Ascariasis kann zur Leberzirrhose führen. Bei Clonorchis sinensis ist das Lebergewebe meist nicht beteiligt, dafür kann es zur Hyperplasie von Gallengangsepithelzellen und zur Entwicklung eines Cholangiokarzinoms kommen. Alle Parasiten führen zur Dilatation großer und kleinerer Gallengänge (Kap. 28).

Die wichtigsten *Symptome* sind Ikterus (fast 80 % der Patienten), Fieber, Schüttelfrost, Oberbauchbeschwerden, Nachtschweiße und Gewichtsverlust. Die Behandlung besteht in der endoskopischen Entfernung der die Gallenwege obturierenden Parasiten oder des infolge des Parasitenbefalls neu gebildeten Galleschlamms, in der Gabe von *Pyrantel* (Helmex)

Tabelle 59.3. Ursachen von Lebergranulomen

Bakterien
  Tuberkulose
  Typhus
  Paratyphus
  Brucellose
  Listeriose
Viren
Parasiten: Amöben, Würmer, Lamblien
Eosinophile Gastroenteritis, Pilze, Sarkoidose, Neoplasmen

Tabelle 59.4. Therapie bei Parasiteninfektion der Gallenwege

Parasit	Therapie
Ascaris lumbricoides	Helmex® 10 mg/kg, einmalig, Vermox® 2 mal 100 mg/Tag, 3 Tage
Clonorchis, Opisthorchis	Biltricide® 3 mal 25 mg/kg, 1–3 Tage
Fasciola hepatica	Bithional® 3 mal 1 g, 2 Wochen
Bei bakterieller Superinfektion	Rocephin® 1 mal 1–2 g tgl., Baypen® 6–15 g/Tag i.v., z.B. Pipril® 6–12 g/Tag i.v.
Evtl. mit	Gentamycin® 2–5 mg/kg i.v., Clont® 3 mal 500 mg i.v.

oder *Mebendazol* (Vermox) bei Askaridenbefall und von *Praziquantel* (Biltricide) bei Clonorchis sinensis. Da in den meisten Fällen eine bakterielle Superinfektion besteht, ist die Gabe von Cephalosporinen, eventuell in Kombination mit Ampicillin oder Aminoglykosiden angezeigt (Tabelle 59.4).

Bei *M. Crohn* sind Leberabszesse selten, dafür aber meist multipel. Sie können bei langdauernder Krankheit mit intraabdominellen Konglomerattumoren, Abszessen und Fistelgängen entstehen. Meistens handelt es sich um Streptokokkeninfektionen mit sehr ungünstiger Prognose. Eine seltene Komplikation stellt auch der thromboembolische Pfortaderverschluß, hervorgerufen durch große Konglomerattumoren oder akut entzündliche Schübe der Darmkrankheit, dar (s. Kap. 42).

59.1.5
Cholezystolithiasis

Die Prävalenz des Gallensteinleidens beträgt in den Industriestaaten 10–15%. Bei Patienten mit M. Crohn finden sich Gallensteine in etwa 30%, womit sie fast 3 mal häufiger vorkommen. Die Prävalenz scheint mit der entzündlichen Aktivität der Darmkrankheit zu korrelieren, nicht aber mit den Befunden der bildgebenden Verfahren. Wieviel Prozent der Gallensteinpatienten nur asymptomatische Gallensteinträger und wieviele echte Gallensteinpatienten mit Beschwerden sind, ist unbekannt, genauso wie die Antwort auf die Frage, ob sich die Klinik des Gallensteinleidens bei Darmpatienten von der der Darmgesunden unterscheidet. Wie bei der Normalpopulation scheint es bei etwa 20% der Gallensteinträger zu Koliken zu kommen, dem einzigen Symptom, das als echter Galleschmerz anerkannt ist.

Ätiologie und Pathogenese des Gallensteinleidens bei Patienten mit M. Crohn sind auf einen chronischen *enteralen Gallensäurenverlust* zurückzuführen. Die in der Leber synthetisierten Gallensäuren werden wegen der entzündlichen Veränderung im terminalen Ileum, wegen der chronischen Diarrhö mit beschleunigter Darmpassage oder wegen langstreckiger Ileumresektion nicht mehr ausreichend rückresorbiert und gehen im Stuhl verloren. Die Leber versucht den enteralen Gallensäurenverlust von etwa 1,5 g täglich (normal 0,25–0,5 g täglich) zunächst durch Neusynthese zu kompensieren. Bei Fortdauer der Krankheit wird der Verlust weniger gut kompensiert, und es werden weniger Gallensäuren in die Galle und den Darm ausgeschieden. Gerade die mehrfach hydroxylierte *Cholsäure* und *Chenodeoxycholsäure* halten aber das wasserunlösliche Cholesterin im wäßrigen Milieu der Galle durch Bildung gemischter Mizellen in Lösung. Sind sie nicht mehr in ausreichender Menge vorhanden, so fällt *Cholesterin* in der Galle aus (übersättigte Galle), und es entwickeln sich Mikrokristalle, aus denen dann Cholesteringallensteine entstehen. Neuste Untersuchungen haben weiterhin gezeigt, daß auch die Kolontransitzeit, der pH-Wert im Darmlumen und die Konzentration an Deoxycholsäure eine Rolle bei der Steinentstehung spielen. Beim Darmgesunden spielen auch die Gallenblasenmotilität und die Mukusproduktion der Gallenblasenschleimhaut bei der Steinentstehung eine große Rolle, inwieweit das auch für Patienten mit chronisch entzündlichen Darmkrankheiten gilt, ist nicht untersucht.

Die *Therapie* des Gallensteinleidens entspricht der beim Darmgesunden. Behandelt werden nur symptomatische Steinträger, also Gallensteinpatienten. Sind die Steine aus Cholesterin und unverkalkt, nicht größer als 1,5 cm und ist die Gallenblase funktionsfähig, dann kann die orale *Litholyse* mit Chenodeoxycholsäure und Ursodeoxycholsäure angezeigt sein (Tabelle 59.5). Bei Patienten mit Darmkrankheiten hängt der Erfolg der oralen Litholyse aber maßgeblich von der resorbierten Menge der verabreichten Gallensäuren ab. Gleiches gilt für die *extrakorporale Stoßwellenlithotripsie* (ESWL), da die nach erfolgreicher Steinzertrümmerung in der Gallenblase liegengebliebenen Steinreste mit Gallensäuren aufgelöst werden müssen. Nur bei Steinfragmenten unter

Tabelle 59.5. Therapie zur Auflösung von Cholesteringallenblasensteinen. (Die Einnahme erfolgt in einer einzigen Abenddosis)

Substanz	Dosis	Präparat
Ursodeoxycholsäure	7–8 mg/kg	Lithofalk®
Chenodeoxycholsäure	7–8 mg/kg	

3 mm Durchmesser kann auf die Litholyse verzichtet werden. Ist die Resorption der Medikamente nicht gewährleistet (ausgeprägte Entzündung, Diarrhö, beschleunigte Darmpassage, langstreckige Ileumresektion, > 1 m), so kann die Kontaktlitholyse mit methyltertiärem Butyläther (MTBE) über einen Gallenblasenkatheter eingesetzt werden. Da bei den konservativen Verfahren die Gallenblase nach Steinauflösung aber in situ verbleibt und der chronische Gallensäurenverlust über den Darm fortbesteht, könnte es rasch zur Bildung von Rezidivsteinen kommen. Daher stellt die *Cholezystektomie* bei Patienten mit chronisch entzündlichen Darmkrankheiten heute die Methode der Wahl dar, und die beiden konservativen Verfahren kommen nur bei Inoperabilität in Frage oder wenn der Patient die Operation ausdrücklich ablehnt. Bei akuter Cholezystitis behandelt man mit Analgetika und Antibiotika (Tabelle 59.4), dann erfolgt innerhalb von 24–72 h die frühelektive Cholezystektomie.

59.2
Einfluß von Leberkrankheiten auf den Intestinaltrakt

59.2.1
Einfluß auf die Symptomatik

Leberkrankheiten können am gesamten Intestinaltrakt funktionelle und morphologische Veränderungen hervorrufen. Die Zusammenhänge zwischen Leberkrankheiten und den uncharakteristischen Symptomen Meteorismus, Flatulenz, Obstipation und Diarrhöen sowie Nausea und Erbrechen sind nur wenig untersucht, besonders wenn die Leberkrankheit noch nicht fortgeschritten ist, also noch keine massive Funktionseinschränkung oder portale Hypertension besteht.

Meteorismus und *Flatulenz* (Kap. 12) werden meist auf eine *Hypokaliämie* mit nachfolgender Motilitätsstörung, auf bakterielle Fehlbesiedlung des Darmes und eine Beeinflussung des enteralen Nervensystems zurückgeführt. Eine *bakterielle Fehlbesiedlung* findet sich bei Patienten mit Leberzirrhose in etwa 50 %. Ursache sind Hypochlorhydrie des Magensafts, verlangsamte Darmpassage und die portalhypertensive Enteropathie (s. 59.2.2). Toxische Substanzen, wie z. B. Ammoniak und biogene Amine, werden resorbiert und in die systemische Zirkulation transportiert, von wo aus sie Einfluß auf das Zentralnervensystem und damit die Darmfunktion haben.

Schwer zu erklären sind auch *Obstipation* und *Diarrhö*. Vielleicht spielt bei der Obstipation die verminderte Gallensäurensekretion (Synthesestörung in der Leber) eine Rolle, da Gallensäuren die Darmmotilität stimulieren und den Flüssigkeitseinstrom in das Lumen steigern. Die bei Patienten mit fortgeschrittener Leberkrankheit seltenen Diarrhön sind meist nicht auf eine Steatorrhö bei Gallensäurenmangel zurückzuführen (s. 59.4). Eine Steatorrhö tritt nämlich erst bei massiver Cholestase auf (Fettausscheidung von 20–30 g/Tag), wobei wir aber sogar bei Patienten mit einem Serumbilirubin von 20 mg% eine Obstipation statt Steatorrhö beobachtet haben. Die Steatorrhö beruht auf einem intraluminalen Mangel an mizellenbildenden Gallensäuren, die für den Fetttransport im Dünndarm und die Fettresorption verantwortlich sind, und auf einer durch Gallensäurenmangel beruhenden verminderten Aktivierung der Pankreaslipase. Da auch die fettlöslichen Vitamine A, D, E und K in gemischten Gallensäurenmizellen transportiert werden, gehen sie ebenfalls verloren. Eine geringgradige Steatorrhö von 10–15 g/Tag wird bei Leberkrankheiten sehr häufig beobachtet, sie ist aber asymptomatisch und funktionell bedeutungslos.

Bei chronischem *Alkoholabusus* werden Erklärungsversuche wegen des direkten Einflusses von Alkohol auf den Ösophagus, den Magen, das Duodenum und das ZNS weiter erschwert. Alkohol kann nämlich zur Ösophagitis, chronischen Gastritis mit Atrophie der Magenschleimhaut und zu einer Beeinträchtigung der enteralen Resorption führen. Auch der Aminosäuren- und Flüssigkeitstransport werden gestört, was seinerseits die Entwicklung uncharakteristischer Darmsymptome begünstigt.

Nimmt man also an, daß die Motilitätsstörung einen der wichtigsten Aspekte bei der Entwicklung der bei Leberkrankheiten häufig beobachteten uncharakteristischen intraabdominellen Beschwerden darstellt, so sind nach heutigem Kenntnisstand hauptsächlich Elektrolytverschiebungen, bakterielle Fehlbesiedlung, Resorptionsstörungen bei cholestasebedingtem Gallensäurenmangel und die Überlagerung durch den toxischen Alkohol als Ursache zu nennen.

59.2.2
Einfluß von Leberkrankheiten auf den oberen Verdauungstrakt

Ösophagusvarizen

Unter portaler Hypertension versteht man einen Pfortaderdruck über 12 mmHg. Er entsteht entweder durch eine erhöhte Flußrate im Pfortaderstromgebiet, oder durch eine Widerstandserhöhung, die bei der Leberzirrhose im Vordergrund steht. Als Folge hiervon kommt es zum Druckanstieg in allen vorgeschalteten Gefäßabschnitten, also des Intestinaltrakts, des Pankreas und der Milz mit der Bildung

Tabelle 59.6. Therapiemöglichkeiten bei Ösophagusvarizen

Indikation	Therapie
Primäre Prophylaxe	β-Rezeptorenblocker, Nitrate
	Ligatur, Sklerotherapie (in besonderen Fällen)
	Shunt-Operation
Therapie der akuten Blutung	Histoacryblobliteration, Gummibandligatur, Sklerotherapie
	Octreotid 50 µg Bolus, 25–50 µg/h i.v.
	Nitroglycerin: 40 µg/min. i.v. oder 0,4–0,6 mg sublingual
	Volumensubstitution (Erythrozytenkonzentrat, Elektrolytlösungen)
	Darmsterilisation: Einläufe, Laktulose, Neomycin
	Eventuell: TIPS, Shunt-Operation
Rezidivprophylaxe	Endoskopisch wie oben
	Medikamentös: β-Rezeptorenblocker, Nitrate
	Chirurgisch: TIPS, Shunt-, Sperroperation

von Umgehungskreisläufen. Vom Magen in den Ösophagus aufsteigend lassen sich vier Zonen unterschiedlicher Gefäßversorgung unterscheiden, die zu Ösophagusvarizen unterschiedlichen Kalibers führen.

Ösophagusvarizen und Varizen des Magenfundus sind klinisch am bedeutungsvollsten. Etwa 80% aller Zirrhotiker entwickeln Varizen, davon 90% im Ösophagus und 10% im Magenfundus. Bei 20–40% der Patienten kommt es zur Blutung, wobei die Letalität der unbehandelten Blutung 50–70% beträgt.

Die *Therapie* der Ösophagusvarizenblutung kann prophylaktisch sein (β-Rezeptorenblocker, Nitrate), die akute Blutung betreffen (Ballonsonden nur für den Notfall; endoskopisch: Histoacryblobliteration, Ligatur, Sklerotherapie; adjuvant medikamentös; operativ: TIPS – *transjugulärer intrahepatischer portovenöser Stentshunt*, Shuntoperationen) oder Rezidiven vorbeugen (endoskopisch, medikamentös, chirurgisch). Zu weiteren Einzelheiten sei auf die umfangreiche Literatur verwiesen (Tabelle 59.6).

Stauungsgastropathie

Unter Stauungsgastropathie (auch portalhypertensive Gastropathie) versteht man endoskopisch auffällige, nichtulzerierende Schleimhautveränderungen. Bedingt durch den Pfortaderhochdruck kommt es zu einer Störung der Kapillararchitektur in der Magenmukosa und -submukosa, begleitet von Permeabilitätsstörungen, die auch zum Austritt von Erythrozyten führen können. Es handelt sich bei der Stauungsgastropathie aber nicht um eine echte Gastritis, wie der früher verwendete Name Stauungsgastritis vermuten läßt, da entzündliche Veränderungen in der Schleimhaut fehlen.

Makroskopisch sind die Schleimhautfalten fleckig gerötet, ödematös geschwollen und verdickt. Die plumpen Falten lassen deutlich die Areae gastricae erkennen, was zu einer auffälligen Mosaikzeichnung führt. Die Veränderungen können einmal im distalen Magen liegen und werden dann Syndrom der antralen Gefäßektasie genannt („gastric antral vascular ectasia" = *GAVE*), oder mehr im Corpus und Fundus ventriculi, wo sie als hypertensive Gastropathie im engeren Sinne bezeichnet werden. Patienten mit *GAVE-Syndrom* finden sich häufiger bei hohen Child-Pugh-Stadien der Leberzirrhose und haben ein erhöhtes Blutungsrisiko.

Während die Therapie der Stauungsgastropathie in der Senkung des Pfortaderdrucks besteht und seltener eine thermische Behandlung erfordert, sind beim GAVE-Syndrom (stärkere Blutung) der lokale Einsatz der Argonplasmakoagulation, die Lasertherapie oder die Verwendung von Fibrinkleber effektiv. Die prophylaktische Intervalltherapie entspricht im Ergebnis der medikamentösen Prophylaxe bei Ösophagusvarizen. H_2-Rezeptorenblocker sind wenig wirksam, da keine Hyperchlorhydrie besteht, dagegen kann die zytoprotektive Wirkung des Prostaglandin-E-Derivates Misoprostol hilfreich sein. Blutungen bei Stauungsgastropathie, besonders beim GAVE-Syndrom, sind mit 40–60% sehr häufig, sie sind hartnäckig und neigen dazu, trotz effektiver Therapie bei etwa 60% der Patienten innerhalb eines Jahres zu rezidivieren.

Ulcus ventriculi und duodeni

Das Ulcus ventriculi und duodeni scheint bei Patienten mit Leberzirrhose häufiger als in der Normalbevölkerung vorzukommen. Die Zahlenangaben hierzu sind allerdings widersprüchlich. Da Alkohol bei der Ulkusentwicklung eine wichtige ätiopathogenetische Rolle spielt, und dieser bei der Anamneseerhebung häufig verheimlicht wird, und da Ulzera bei Leberzirrhotikern oft asymptomatisch sind, werden viele Patienten nicht endoskopiert, was die Dunkelziffer erhöht.

Eine Hyperchlorhydrie sowie Helicobacter pylori spielen bei der Pathogenese des Ulcus ventriculi keine Rolle. Meist findet sich bei Zirrhotikern eine Hypo- oder Achlorhydrie des Magensaftes mit leicht erhöhten Serumgastrinwerten. Vielleicht erklärt aber eine Störung der Mikrozirkulation bei beginnender portaler Hypertension in Verbindung mit Alkoholkonsum, dem Einfluß von nichtsteroidalen Antirheumatika, Analgetika oder einem Gallereflux das häufigere Auftreten von Ulzera, da diese Noxen alle zu einer erhöhten Vulnerabilität der Magenmukosa beitragen. Für die portale Hypertension (Störung der Mikrozirkulation) als Mitursache der Ulcera ventriculi und duodeni würde auch die Beobachtung sprechen, daß Ulzera bei Leberzirrhotikern häufiger bluten und perforieren, was mit einer hohen Mortalität von 35–50 % einhergeht. Ulkusblutungen machen bei Zirrhotikern immerhin 15 % aller gastrointestinalen Blutungen aus. Die Ulzera weisen also ähnliche Eigenschaften wie das GAVE-Syndrom auf. Beim Ulcus duodeni sind die Säurewerte gelegentlich erhöht, aber immer noch niedriger als bei Patienten mit Ulcus duodeni ohne Leberzirrhose.

Die Therapie mit H_2-Rezeptorenblockern ist wenig sinnvoll, da sie nur wenig Einfluß auf den Säureausstoß im Magen haben. *Omeprazol* dagegen hemmt den Säureausstoß und ist damit das Mittel der Wahl. Es stellt aber wegen der verminderten Säuresekretion keine wirklich kausale Therapie dar. Ob die Kombination von Protonenpumpenblockern mit den zytoprotektiv wirkenden Prostaglandin-E-Derivaten zu besseren Ergebnissen führt, bleibt abzuwarten.

Stauungsenteropathie

Ähnlich wie im Magen gibt es auch im Duodenum eine portalhypertensive Enteropathie (Operationsbefunde), allerdings wohl seltener, oder sie wird wegen der schlechten Zugänglichkeit nur seltener diagnostiziert.

59.2.3
Einfluß von Leberkrankheiten auf den unteren Verdauungstrakt

Portalhypertensive Enteropathie des Kolons

Unabhängig von, häufig aber gemeinsam mit der portalhypertensiven Gastropathie entwickelt sich eine portalhypertensive Enteropathie des Kolons. Sie ist endoskopisch leicht zu diagnostizieren und wird bei etwa 70 % der Patienten mit portaler Hypertension beobachtet. Makroskopisch ähnelt sie dem Bild im Magen, histologisch kann sie aber mit entzündlichen Veränderungen einhergehen, so daß eine Verwechslung mit einer Colitis ulcerosa möglich ist. Okkulte Blutungen sind häufig, sichtbare Blutungen seltener, die hypertensive Kolopathie kann auch zu chronischen Durchfällen führen.

Anorektale Varizen

Zur hypertensiven Kolopathie gehört die Entwicklung anorektaler Varizen, die fälschlicherweise oft als Hämorrhoiden bezeichnet werden. Die Leberzirrhose begünstigt weder die Entwicklung von Hämorrhoiden, noch führt sie zur Hämorrhoidalblutung. Echte Hämorrhoiden haben einen arteriellen Zufluß und einen venösen Abfluß in die V. cava inferior und nicht in die Pfortader. Pfortaderhochdruck kann also nicht zu Hämorrhoiden führen, selbst nicht bei Ausbildung von Anastomosen.

Anorektale Varizen treten zeitlich verzögert zur Entwicklung von Ösophagusvarizen auf. Bei ihnen handelt es sich um eine echte Folge des Pfortaderhochdrucks. Da sie Kollateralen zwischen den Gebieten der V. rectales superiores und inferiores darstellen und diese über die V. mesenterica inferior eine Verbindung zur Pfortader (bzw. über die V. iliaca zur V. cava inferior) haben, macht sich eine Druckerhöhung im Pfortadergebiet auf den Gefäßdurchmesser der Kollateralen in Form von anorektalen Varizen bemerkbar. Die anorektalen Varizen haben, im Gegensatz zu den echten Hämorrhoiden, einen venösen Zu- und einen venösen Abfluß. Zirrhoseunabhängige Blutungen können bei Zirrhotikern daher aus echten Hämorrhoiden erfolgen, zirrhoseabhängige aus echten Varizen. Die roten Hämorrhoiden sind endoskopisch nicht oberhalb des Analkanals zu sehen, die graublauen Varizen finden sich im Bereich des Anus, im Analkanal und im Rektum. Bluten echte Hämorrhoiden rezidivierend, so werden sie wie üblich sklerosiert, ligiert oder operiert, Blutungen aus anorektalen Varizen werden bei Senkung des Pfortaderdrucks mit Propranolol oder bei Anlage eines transjugulären intrahepatischen portosystemischen Stentshunts (TIPS) mitbehandelt. Auch die Sklerotherapie ist zu erwägen.

59.3
Ungeklärte Wechselwirkungen zwischen Leber und Intestinaltrakt

Bei einer kleineren Gruppe von Leberkrankheiten ist zur Zeit ungeklärt, ob sie bei der Entstehung chronisch entzündlicher Darmkrankheiten, also bei der Colitis ulcerosa oder beim M. Crohn, eine pathogenetische Rolle spielen, ob sie die Darmkrankheiten positiv oder negativ beeinflussen oder ob es genau umgekehrt ist, nämlich daß die Darmkrankheiten an der Entstehung und am Verlauf der Leberkrankheiten beteiligt sind. Zu diesen Leberkrankheiten gehören die Pericholangitis (PC) der kleinen Gallengänge („small duct primary sclerosing cholangitis"), die primär sklerosierende Cholangitis (PSC), die chronisch aktive Autoimmunhepatitis, die chronisch persistierende Hepatitis, die noduläre regenerative Hyperplasie (NRH) und die Leberzirrhose ungeklärter Ätiologie. Kompliziert wird dieses Bild noch durch die Beobachtung, daß eine Leberkrankheit offenbar in die andere übergehen kann und daß zwei Krankheiten bei einem Patienten gleichzeitig bestehen können (Overlap-Syndrom).

59.3.1
Pericholangitis

Bei Patienten mit *Colitis ulcerosa* wurde am häufigsten die Pericholangitis (PC) beschrieben, die erst dann auftritt, wenn die Colitis chronisch geworden ist. Das Auftreten der Pericholangitis korreliert weder mit der Dauer noch mit dem Schweregrad der Darmkrankheit. Ein charakteristisches Spektrum von Immunparametern ist nicht bekannt. Bei 50% der Patienten bildet sie sich nach Kolektomie zurück, neigt aber zu Rezidiven. Ihre Prävalenz beträgt etwa 6,5% und liegt damit über der der primär sklerosierenden Cholangitis mit 2–4%. Wieviel Patienten mit PC eine Colitis ulcerosa haben, ist unbekannt. Ob es sich bei der PC, die die extra- und intrahepatischen Gallengänge erster und zweiter Ordnung nicht befällt und nur die feinsten interlobulären Gänge und die Gänge in den Periportalfeldern erfaßt, um eine selbständige Krankheit oder nur um einen Subtyp der PSC handelt, ist ungeklärt. Ein Übergang einer PC in eine PSC und umgekehrt wurde bisher noch nicht beschrieben, andererseits sind die klinischen Zeichen, die biochemischen, serologischen und auch die histologischen Befunde (zwiebelschalenförmige Fibrosierung der kleinsten Gallengänge, aber nur bei 20% Infiltrate im Leberparenchym, sehr selten Brückennekrosen) bei PC und PSC gleich. Die wichtigsten Unterschiede zwischen Periocholangitis und primär sklerosierender Cholangitis sind folgende: Die PC läßt sich mit Hilfe der endoskopisch retrograden Cholangiographie nicht diagnostizieren, sie geht offenbar nicht in eine Leberzirrhose über und entwickelt kein cholangiozelluläres Karzinom. Diese Unterschiede schließen aber keinesfalls aus, daß es sich nicht doch nur um einen Subtyp der primär sklerosierenden Cholangitis, quasi eine abortiv verlaufende Variante der PSC handelt.

59.3.2
Primär sklerosierende Cholangitis

Die bekannteste Leberkrankheit bei Patienten mit chronisch entzündlichen Darmkrankheiten ist die primär sklerosierende Cholangitis (PSC), die als primäre *Autoimmunkrankheit* angesehen wird. 2–4% aller Patienten mit chronisch entzündlichen Darmkrankheiten leiden gleichzeitig an einer PSC, und etwa 60–80% der Patienten mit PSC haben eine chronisch entzündliche Darmkrankheit, in 80% eine Colitis ulcerosa, in 20% einen M. Crohn. Sind bei einem Patienten mit *Colitis ulcerosa* die Cholestaseenzyme (AP, γGT, 5-Nucleotidase) deutlich und dauerhaft erhöht, dann ist statt in 2–4% in 80% mit dem gleichzeitigen Vorkommen einer PSC zu rechnen. Neben einer gluteninduzierten Enteropathie wurden als Begleitkrankheiten auch die Pankreatitis, Thyreoiditis und Arthritis beschrieben.

10–25% der Patienten mit PSC sind sowohl seitens der Leber als auch des Darmes bei der Erstuntersuchung asymptomatisch. Männer erkranken doppelt so häufig an einer PSC wie Frauen, während sich die Colitis ulcerosa etwas häufiger bei weiblichen Patienten findet. Vereinzelt wurde die Diagnose einer PSC auch bei 14jährigen Kindern und bei 70jährigen Erwachsenen gestellt, am häufigsten aber zwischen dem 25. und 40. Lebensjahr.

Häufige *Symptome* sind Gewichtsverlust, Pruritus und Oberbauchbeschwerden. Wird die Krankheit durch eine aszendierende, bakterielle Cholangitis oder die Entwicklung von Gallensteinen kompliziert, so kommen Fieber und Koliken dazu, beim Auftreten einer Colitis ulcerosa die in Kap. 43 abgehandelten Beschwerden. Bei Patienten, bei denen die Leberkrankheit im Vordergrund steht, sind die Symptome der begleitenden Darmkrankheit aber oft nur auf gezieltes Befragen zu ermitteln, umgekehrt gilt das gleiche für Patienten mit einer dominierenden Darmkrankheit.

Charakteristische *Laborveränderungen* bei primär sklerosierender Cholangitis sind eine Beschleunigung der BSG, ein deutlicher Anstieg der Cholestaseenzyme AP und γGT (und 5-Nukleotidase), geringer auch der Transaminasen und des Bilirubins. Antimitochondriale Antikörper sind nicht nachweisbar, ihr Auftreten spricht eher gegen eine PSC und für eine primär biliäre Zirrhose. Dafür lassen sich häufig antinukleäre Antikörper (ANA) und in 86% antineutrophile zytoplasmatische Antikörper (p-ANCA) nachweisen. Von den Immunglobulinen kann IgG vermehrt sein, nicht aber IgM, wie bei der PBC.

Die *Diagnose* wird mit Hilfe der endoskopisch retrograden Cholangiopankreatikographie (*ERCP*) gestellt, die die klassischen Veränderungen der extra- und/oder intrahepatischen Gallengänge erkennen läßt. Es finden sich *Kalibersprünge, Sacculationen, Stenosen* und *Strikturen*. Kranial der Stenosen können sich Galleschlamm und auch Gallensteine entwickeln. Die Gallenblase ist meist unauffällig, selten finden sich Kaliberunregelmäßigkeiten im Ductus Wirsungianus als Ausdruck der Mitbeteiligung des Pankreas. Der ERCP-Befund ist selbst bei nur geringer Ausprägung der Gallengangsveränderungen

Tabelle 59.7. Cholangiozelluläres Karzinom, primär sklerosierende Cholangitis und Colitis ulcerosa

Vorkommen	Häufigkeit
Gallengangskarzinom bei PSC	Prävalenz 6–10% (mit Colitis ulcerosa: 20%?) Zufallsbefund nach Lebertransplantation: 6/11 Rezidiv im Transplantat: zweimal beschrieben
Gallengangskarzinom bei Colitis ulcerosa ohne PSC	Eine Autopsiestudie: 1,6% Prävalenz in der Literatur: 0,4–1,4% Von 720 Patienten entwickelten in 14,7 Jahren 7 eine PSC und 8 ein Gallengangskarzinom
Kolonkarzinom bei Colitis ulcerosa und PSC	Häufiger Dysplasien in der Darmmukosa als ohne PSC Kolonkarzinom nach Lebertransplantation wegen PSC: 2/36

Tabelle 59.8. Differentialdiagnosen der primär sklerosierenden Cholangitis

Diagnose	Befunde, Beobachtungen
Primär biliäre Zirrhose	AMA, IgM, AP, f > m, Gallengangsrarifizierung
Autoimmunhepatitis (cholestatischer Verlauf)	ANA, SMA, LKM, (AMA), f > m, Gallengänge unauffällig
AIDS-Cholangitis	Cryptosporidiose, CMV-Infektion
Ischämische Cholangitis	Zustand nach Lebertransplantation, Infusionen mit Zytostatika (Fluorouracil, Floxuridin)
Gallengangskarzinom	Histologie, CA 19-9, Zytologie

so charakteristisch, daß den erwähnten Laborveränderungen nur eine adjuvante Bedeutung zukommt.

Differentialdiagnostisch muß besonders an ein *cholangiozelluläres Karzinom* gedacht werden, das lokal auftreten kann, gelegentlich aber entlang der Gallenwegsaufzweigungen die ganze Leber durchsetzt. Es entwickelt sich meist 10–15 Jahre nach der Erstdiagnose. Die Prävalenz des cholangiozellulären Karzinoms liegt bei 2–5% und damit etwas höher als bei Patienten mit Gallengangssteinen, bei denen ein kausaler Zusammenhang zwischen Steinleiden und Karzinom allerdings nicht bewiesen ist. Neuere Studien haben gezeigt, daß die Prävalenz bei länger dauernder PSC auf 10% oder sogar 30% steigen kann. Eine Bestätigung ist abzuwarten. Besteht neben der PSC gleichzeitig eine Colitis ulcerosa, so beträgt die Prävalenz 20%. Daß das kolorektale Karzinom bei Patienten mit PSC häufiger vorkommt als ohne Leberkrankheit, ist noch nicht gesichert. In einer kleineren Studie fand sich allerdings, daß Patienten mit PSC und Colitis ulcerosa häufiger Epitheldysplasien in der Kolonschleimhaut aufwiesen als Patienten mit Colitis ulcerosa aber ohne PSC (Tabelle 59.7).

Da das endoskopische Bild des cholangiozellulären Karzinoms häufig dem der PSC entspricht und sich nur selten als klassische tumoröse Veränderung darstellt, ist die Diagnose nur bioptisch zu sichern. Das tumorassoziierte Antigen CA19-9 ist bei Patienten mit Gallengangskarzinom und PSC in 80–90% erhöht, bei PSC-Patienten ohne Karzinom nur in 14%. Da in dieser Studie ein Teil der Patienten mit Karzinom aber bereits Fernmetastasen hatte, ist die Bestimmung von CA19-9 für die Frühdiagnose wenig hilfreich. Weitere wichtige Differentialdiagnosen sind Tabelle 59.8 zu entnehmen.

Die *Therapie* der PSC besteht in der Gabe von 10–15 mg *Ursodeoxycholsäure*/kg KG täglich. Sie erfolgt lebenslang oder bis zum Zeitpunkt der Lebertransplantation. Ursodeoxycholsäure kann in Verbindung mit der *endoskopischen Ballondilatation* von Gallengangsstenosen zu einer Lebensverlängerung führen. Die medikamentöse Therapie der Colitis ulcerosa und die Kolektomie beeinflussen den Verlauf der PSC nicht.

59.3.3
Chronische Autoimmunhepatitis, chronisch persistierende Hepatitis und Leberzirrhose unklarer Ätiologie

Die Prävalenz der chronischen Autoimmunhepatitis bei Patienten mit chronisch entzündlichen Darmkrankheiten ist unbekannt, doch soll die Autoimmunhepatitis immerhin für 10% der Todesfälle bei Colitis ulcerosa verantwortlich sein. Es handelt sich um eine HCV-negative Typ-II(LKM_1)-Hepatitis, die bei etwa 3% der Patienten in eine Zirrhose mit den üblichen Komplikationen übergeht. Die Abgrenzung gegenüber der PSC kann Probleme bereiten,

Tabelle 59.9. Therapie der chronischen Autoimmunhepatitis

Zeitpunkt	Dosis
Behandlungsbeginn	1 mg Prednison/-solon pro kg/Tag
Nach 5–10 Tagen	In Schritten abbauen 10-mg-weise bis 30 mg/Tag 5-mg-weise bis 10–15 mg/Tag
Erhaltungsdosis	8–15 mg/Tag
Wenn komplette Remission	Langsam 1–2-mg-weise weiter reduzieren und dann absetzen
Rezidiv	Erneute Initialtherapie
Partielle Remission	Dauertherapie mit 8–20 mg/Tag und 1–2 mg Azathioprin/kg/Tag
Primäre Therapieversager	Höhere Glukokortikoiddosis und Azathioprin (Cyclosporin, Tacrolimus, Mycophenolat u. a. in Erprobung)

zumal es Übergänge zwischen den beiden Krankheitsbildern zu geben scheint. Die Autoimmunhepatitis kann möglicherweise auch mit einer Pericholangitis koexistieren, wobei der Übergang in die Leberzirrhose wohl auf die Autoimmunhepatitis und nicht auf die Pericholangitis zurückzuführen ist.

Klinisch kann sich die Autoimmunhepatitis durch Hepatomegalie, später durch Splenomegalie und Ikterus erkennbar machen.

Die *Symptome* sind uncharakteristisch: Müdigkeit, Meteorismus, Flatulenz, Obstipation und Durchfälle, im fortgeschrittenen Stadium die der Zirrhose.

Laborchemisch finden sich erhöhte Transaminasen, erhöhte Gammaglobuline und in wechselnder Kombination AMA, SMA, LKM_{1-3}-Antikörper (Liver-kidney-microsomes-Antikörper) und Antikörper gegen lösliches Leberprotein. Bei Patienten mit chronisch entzündlichen Darmkrankheiten verläuft die chronische Autoimmunhepatitis oft blande.

Sollte eine *Therapie* erforderlich sein, so besteht sie in der Gabe von Glukokortikoiden allein oder in Kombination mit Azathioprin, wobei die Behandlung auf die chronisch entzündliche Darmkrankheit abgestimmt wird (Tabelle 59.9).

Der Begriff chronisch persistierende Hepatitis ist heute umstritten, da die erneute Aufarbeitung der Leberzylinder oft doch noch das Bild einer aktiven Autoimmunhepatitis ergeben hat. Bei Patienten mit chronischen Darmkrankheiten ist eine solche Nachuntersuchung aber nicht erfolgt. Histologisch findet man Rundzelleninfiltrate im Periportalfeld, die Entzündung greift nicht auf das Leberläppchen über. Eine Therapie ist nicht erforderlich, die Prognose ist sehr gut.

Über die Leberzirrhose unklarer Ätiologie läßt sich nichts sagen, außer daß sie am ehesten wohl doch auf dem Boden einer Autoimmunhepatitis oder einer primär sklerosierenden Cholangitis entstanden ist.

59.3.4
Nodulär regenerative Hyperplasie (NRH)

Wie in Abschn. 59.1.3 bereits erwähnt, ist die nodulär regenerative Hyperplasie von einfachen Lebergranulomen abzugrenzen. Bei der NRH handelt es sich um einen sehr seltenen Befund, der beim M. Crohn vorkommt, aber auch bei Infektionskrankheiten, Malignomen, Gammopathien und auch unter dem Einfluß verschiedener Toxine aufgetreten ist. Im Gegensatz zur Granulomatose der Leber kommt es bei der NRH zu unspezifischen Symptomen, zur Hepatosplenomegalie und zum Anstieg der alkalischen Phosphatase und der Gammaglutamyltranspeptidase. Die Krankheit soll immer mit einer portalen Hypertension vergesellschaftet sein, in 60% führt sie zur Entwicklung von Ösophagusvarizen und bei 30% zum Aszites.

59.3.5
Wechselnde Diagnosen, Overlap-Syndrom und chronisch entzündliche Darmkrankheiten

Eine Beurteilung der in Abschn. 59.3 besprochenen Leberkrankheiten bezüglich ihrer nosologischen Selbständigkeit und ihrer Beziehungen zu den beiden wichtigsten chronisch entzündlichen Darmkrankheiten ist derzeit nicht möglich. So ist nämlich nicht gesichert, ob es sich bei der Pericholangitis nicht doch nur um einen blanden Verlauf der primär sklerosierenden Cholangitis handelt, die nur deswegen nicht in eine Leberzirrhose übergeht und auch kein cholangiozelluläres Karzinom entwickelt. Solange größere Fallzahlen fehlen, läßt sich auch nicht sagen, ob die Leberzirrhose unklarer Ätiologie nicht doch auf eine schleichend verlaufende PSC oder Autoimmunhepatitis zurückzuführen ist, und ob es sich bei der Autoimmunhepatitis nicht nur um eine Verwechslung mit der PSC handelt, bei der im Leberbiopsat zufälligerweise keine Gallengangsveränderungen, sondern nur die für die Autoimmunhepatitis typischen Piece-Meal-Nekrosen angetroffen worden sind. Da es zugegebenermaßen auch Argumente gibt, die für eine selbständige Entität der erwähnten Krankheitsbilder sprechen, muß die Frage offen bleiben. Nicht einzuordnen ist derzeit die nodulär regenerative Hyperplasie.

Eine interessante Beobachtung wurde 1995 gemacht, als gezeigt wurde, daß 9 Kinder mit einer klassischen chronischen Autoimmunhepatitis später eine typische primär sklerosierende Cholangitis mit den charakteristischen Gallengangsveränderungen in der ERCP entwickelten, und etwa die Hälfte an einer chronischen entzündlichen Darmkrankheit litt. 1994 wurde über eine Frau berichtet, bei der eine klassische primär biliäre Zirrhose (PBC) bekannt war, und bei der nach einer dramatischen Verschlechterung des Krankheitsbildes die Zeichen einer Autoimmunhepatitis bestanden. Histologisch fanden sich jetzt Kriterien der Autoimmunhepatitis neben denen der primär biliären Zirrhose. Da die Autoimmunhepatitis und die PSC bei chronisch entzündlichen Darmkrankheiten auftreten, stellt sich die Frage nach gemeinsamen Entstehungsmechanismen von PBC, PSC, Autoimmunhepatitis und chronisch entzündlichen Darmkrankheiten. Findet man Patienten, bei denen der Übergang von PBC in eine Autoimmunhepatitis zwar nicht direkt beobachtet worden ist, sondern bei denen die serologischen und histologischen Zeichen von PBC und Autoimmunhepatitis gleichzeitig vorliegen, dann spricht man heute von einem *Overlap-Syndrom*.

Sollten derartige Übergänge von einer in die andere Krankheit und die Existenz des Overlap-Syndroms künftig bestätigt werden, so stellt sich die Frage, ob die Einteilung der autoimmunen Leberkrankheiten in PSC, Autoimmunhepatitis und PBC (neuerdings wurde auch eine Autoimmuncholangitis beschrieben) wie bisher aufrechterhalten werden kann und ob die chronisch entzündlichen Darmkrankheiten bei einer künftigen Nomenklatur nicht stärker zu berücksichtigen sind.

59.4
Einfluß von Operationen auf Intestinaltrakt und Leber

59.4.1
Cholezystektomie

Normalerweise werden von der Leber 0,25 – 0,5 g Gallensäuren täglich synthetisiert. Diese gelangen mit der Galle in die Gallenblase und in den Darm. Im terminalen Ileum werden sie zu 90 – 95 % rückresorbiert und gelangen über die Pfortader wieder in die Leber (enterohepatischer Kreislauf). In der Nüchternphase befindet sich der größte Teil der 4 g Gesamtgallensäuren des Menschen in der Gallenblase.

Etwa 18 – 20 % der Gallensäuren treten vom terminalen Ileum in das Kolon über, werden z. T. auch hier rückresorbiert und nur 0,25 – 0,5 g gehen im Stuhl verloren, was durch die Neusynthese in der Leber kompensiert wird.

Nach *Cholezystektomie* fehlt dem Organismus die Speicherfunktion der Gallenblase, weswegen Gallensäuren kontinuierlich in den Darm abfließen und ständig, wenn auch nur in geringen Mengen, in das Kolon gelangen. Bei einigen Patienten kann es dabei zur chologenen Diarrhö kommen, da die Gallensäuren die Natrium- und Wassersekretion durch die „tight junctions" und die Interzellularspalten der Darmmukosa stimulieren. Auch sog. dyspeptische Beschwerden nach Cholezystektomie könnten so erklärt werden.

In mehreren Studien wurde gezeigt, daß es nach Cholezystektomie, besonders bei älteren Frauen zwischen dem 60. und 80. Lebensjahr, vermehrt zur Entwicklung von rechtsseitigen Kolonkarzinomen kommt. Gegen einen Zusammenhang zwischen Cholezystektomie und Karzinomentwicklung wurde eingewandt, daß dem Gallensteinleiden und dem kolorektalen Karzinom vielleicht derselbe pathogenetische Mechanismus zugrunde liegen könnte. Hiergegen spricht aber, daß in 2 Studien an mehr als 120 000 Personen ein gemeinsamer pathogenetischer Faktor für das Steinleiden und das Karzinom ausgeschlossen und das erhöhte Krebsrisiko bestätigt wurde. Da das Risiko, nach einer Cholezystektomie an einem Kolonkarzinom zu erkranken, aber sehr gering ist, darf einem Patienten eine notwendige Cholezystektomie keinesfalls vorenthalten werden.

59.4.2
Dünndarmresektion

Entzündliche Veränderungen des terminalen Ileums bei M. Crohn und die einfache Cholezystektomie sind nur selten Ursache der sog. chologenen Diarrhö. Nach Resektion von 80 – 100 cm des terminalen Ileums fehlt der Ort der Gallensäurenresorption und ein verstärkter Übertritt von Gallensäuren in das Kolon mit anschließender bakterieller Dekonjugation und Dehydroxylierung setzt ein. Dekonjugierte, dehydroxylierte Gallensäuren wirken laxierend, es kommt zu Durchfällen. Da die Fettresorption und -verdauung nicht beeinflußt sind und die Leber den Gallensäurenverlust noch ausgleicht, spricht man von einem *kompensierten Gallensäurenverlustsyndrom*.

Wurden mehr als 100 cm Dünndarm reseziert, so kann die Leber den Gallensäurenverlust nicht mehr ausgleichen, die Gallensäurenkonzentration im Darm sinkt unter die für die Fettverdauung und -resorption notwendige Konzentration ab und es kommt zur Steatorrhö (*dekompensiertes Gallensäurenverlustsyndrom*) mit Verlust der fettlöslichen Vitamine A, D, E und K. Da Kalziumionen durch Fettsäuren gebunden werden und mit den Durchfällen verloren gehen, stehen sie nicht mehr für die physiologischerweise stattfindende Bindung von Oxalat zur Verfügung. Oxalat wird vermehrt resorbiert und es können sich *Oxalatnierensteine* entwickeln.

Die Durchfälle beim kompensierten Gallensäurenverlustsyndrom treten vor allem morgens auf, sie können mit Tenesmen einhergehen, sind aber meist nicht sehr belästigend. Die Gabe des Gallensäurenbindners Colestyramin führt zur Besserung und sichert gleichzeitig die Diagnose. Die Steatorrhö des dekompensierten Gallensäurenverlustsyndroms wird mit *mittelkettigen Triglyzeriden* (MCT-Fetten) behandelt.

59.4.3
Blind-Loop-Syndrom

Wird bei einer Choledochojejunostomie oder bei einer Magenresektion nach Billroth II eine große blinde Schlinge angelegt, so kann es in der Schlinge zur *bakteriellen Fehlbesiedlung* kommen. Wie oben beschrieben werden die in die Schlinge sezernierten Gallensäuren dekonjugiert, sie treten in das Kolon über und es entwickelt sich Diarrhö und ein Gallensäurenverlustsyndrom. Behandelt wird mit Breitbandantibiotika (Kap. 30).

59.5
Zusammenfassung

Krankheiten des Intestinaltrakts können zu Leberveränderungen, Leberkrankheiten können zu Veränderungen am Magen-Darm-Trakt führen. Daneben gibt es eine Gruppe von Leberkrankheiten, die von Krankheiten des Intestinaltrakts begleitet werden, bei denen die gegenseitigen Beziehungen nur schwer zu charakterisieren sind und bei denen diskutiert wird, ob ihnen nicht gemeinsame pathogenetische Mechanismen zugrunde liegen.

Bei Krankheiten des Intestinaltrakts kann es zur Entwicklung einer Fettleber kommen, selten zur Amyloidose und nach chronischem Gallensäurenverlust im terminalen Ileum zum Gallensteinleiden. Chronische Leberkrankheiten können zu schweren Veränderungen am Intestinaltrakt führen, wobei die klinisch relevantesten Ösophagus- und Fundusvarizen sind sowie die portale hypertensive Enteropathie.

Die primär sklerosierende Cholangitis und die Autoimmunhepatitis finden sich bei Patienten mit Colitis ulcerosa und M. Crohn. Übergänge zwischen primär sklerosierender Cholangitis und Autoimmunhepatitis einerseits sowie Autoimmunhepatitis und primär biliärer Zirrhose andererseits scheinen vorzukommen, was zu einer neuen Definition der Beziehungen zwischen autoimmunen Leberkrankheiten und chronisch entzündlichen Darmkrankheiten führen könnte. Auch Operationen, wie die Cholezystektomie, eine langstreckige Ileumresektion oder die Anlage von blinden Schlingen, können die Leber- und Darmfunktion beeinflussen.

Literatur

Belamaric J (1973) Intrahepatic bile duct carcinoma and clonorchis sinensis infection in Hong Kong. Cancer 31: 468–473
Chesta J (1991) Small intestine bacterial overgrowth in patients with hepatic cirrhosis. Rev med Chile 119: 626–632
Chesta J, Defilippi C (1993) Abnormalities in proximal small bowel motility in patients with liver cirrhosis. Hepatology 17: 828–832
Colombato LA, Alvarez F, Coté J, Huet PM (1994) Autoimmune cholangiopathy: The result of consecutive primary biliary cirrhosis and autoimmune hepatitis? Gastroenterology 107: 1839–1843
Fraser AG, Pounder RE, Burroughs AK (1993) Gastric secretion and peptic ulceration in cirrhosis. J Hepatol 19: 171–182
Greenstein AJ, Janowitz HD, Sachar DB (1976) The extraintestinal manifestations of Crohn's disease and ulcerative colitis: A study of 700 patients. Medicine 55: 401–406
Heaton KW, Read AE (1969) Gallstones in patients with disorders of the terminal ileum and disturbed bile salt metabolism. Br Med J 3: 494–496
Hosking SW, Smart HL, Johnson AG, Triger DR (1989) Anorectal varices, hemorrhoids and portal hypertension. Lancet II: 349–352
Klatskin G (1976) Hepatic granulomata: problems in interpretation. Ann NY Acad Sci 278: 427–432
Kozarek RA, Botoman VA, Bredfeldt JE, Roach JM, Patterson DJ, Bolw TJ (1991) Portal colopathy in patients with portal hypertension. Gastroenterology 101: 1192–1197
Leuschner U, Seifert E, Winkeltau G, Schumpelick V (Hrsg) (1995) Gallenwegserkrankungen. Stuttgart: Wissenschaftliche Verlagsgesellschaft mbH
Leuschner U (Hrsg) (1999) Praxisratgeber Gallenwegserkrankungen. Bremen, UNI-MED Verlag AG
Novacek G, Miehsler W, Wrba F, Ferenci P, Penner E, Vogelsang H (1999) Prevalence and clinical importance of hypertransaminasaemia in coeliac disease. Eur J Gastroenterol Hepatol 11: 283–288
Paumgartner G, Sauerbruch T (1991) Gallstone pathogenesis. Lancet 338: 1117–1121
Schoenfield LJ, Carulli N, Dowling RH (1989) Asymptomatic gallstones: definition and treatment. Gastroenterol Int 2: 25–29
Seifert H, Leuschner U (1997) Leberzirrhose und portale Hypertension. In: Caspary et al. (Hrsg) Therapie von Leber- und Gallekrankheiten. Springer, Berlin Heidelberg New York Tokyo, S 240–261
Simon C, Stille W (Hrsg) (1989) Antibiotika-Therapie in Klinik und Praxis. Schattauer, Stuttgart
Vigneri S, Termini R, Piraino A (1991) The stomach and liver: appearance of the gastric mucosa in patients with portal hypertension. Gastroenterology 101: 472–478
Wee A, Ludwig J (1985) Pericholangitis in chronic ulcerative colitis: Primary sclerosing cholangitis of the small bile ducts. Ann intern Med 102: 581–587
Werther JL, Schapira A, Rubinstein O, Janowitz HD (1960) Amyloidosis in regional enteritis. Amer J Med 49: 416–419
Wilschanski M, Chait P, Wade JA, Davis L, Corey M, St Louis P et al. (1995) Primary sclerosing cholangitis in 32 children: clinical, laboratory and radiographic features, with survival analysis. Hepatology 22: 1414–1420

Intestinaltrakt und Niere

H. Geiger

60.1 Beeinträchtigung der Nierenfunktion durch Darm-Erkrankungen 635
60.1.1 Tumore des Gastrointestinaltraktes 635
60.1.2 M. Crohn und Colitis ulcerosa 636
60.1.3 Infektiöse Darmerkrankungen 636
60.1.4 Intestinale Elektrolytverluste 636
60.1.5 Erhöhte Oxalsäureresorption 637

60.2 Beeinträchtigung der Darmfunktion durch Nierenerkrankungen 637
60.2.1 Polyzystische Nierendegeneration (Zystennieren) und Fabry-Krankheit 637
60.2.2 Urämische Enteropathie 637
60.2.3 Purpura Schönlein-Henoch 638
60.2.4 Systemische Vaskulitis 638
60.2.5 Nierenersatztherapie bei chronischem Nierenversagen 638

60.3 Der Darm als Nierenersatz bei Nierenversagen 639

Literatur 639

Intestinaltrakt und Niere sind zentrale Organe der Aufnahme bzw. Ausscheidung von Mineralstoffen und Flüssigkeit; ihnen kommt eine zentrale Rolle in der Regulation des Wasser- und Elektrolythaushaltes zu. Zwar sind die physiologischen Regelmechanismen einer *intestinorenalen Kommunikation* und Interaktion bisher nur in Einzelpunkten verstanden, dennoch wird ihre Existenz einsichtig, wenn bei Krankheiten von Niere und Darm Rückwirkungen auf das jeweils andere Organ auftreten. Dies gilt insbesondere für chronische Krankheitsbilder beider Organsysteme (z.B. *urämische Enteropathie*). So führen einerseits Nierenkrankheiten zu Veränderungen verschiedener intestinaler Funktionen, und erseits können im Rahmen intestinaler Krankheiten direkt oder indirekt strukturelle Nierenveränderungen auftreten, die sich dann als glomeruläre oder tubuläre Krankheiten manifestieren. Beide Formen können sich überlagern und so zu komplexen Störungen der Nierenfunktion Anlaß geben.

60.1 Beeinträchtigung der Nierenfunktion durch Darm-Erkrankungen

60.1.1 Tumore des Gastrointestinaltraktes

Tumore des Gastrointestinaltraktes können mit einer Glomerulonephritis assoziiert sein. Am häufigsten findet man eine membranöse Glomerulonephritis, die durch eine unselektive (klein- und großmolekulare Proteine), große (täglicher Eiweißverlust über 3,5 g) Proteinurie charakterisiert ist. Der renale Eiweißverlust führt zu einer *Hypoproteinämie* und zu Ödemen. Von praktischer Bedeutung ist die Entwicklung von Darmwandödemen, die die Resorption von Medikamenten signifikant beeinflussen und in vielen Fällen zu einer Diuretikaresistenz führen, wenn diese Substanzen nicht parenteral verabreicht werden. Durch eine zusätzliche Störung des Fettstoffwechsels entsteht das *nephrotische Syndrom*. In selteneren Fällen läßt sich eine membranoproliferative Glomerulonephritis nachweisen. Pathogenetisch scheinen zirkulierende Immunkomplexe und tumorassoziierte Antigene eine wichtige Rolle zu spielen. In Einzelfällen konnte CEA in der Nierenbiopsie nachgewiesen werden.

Interessanterweise kann es zur Ausheilung der Nierenerkrankung kommen, wenn der Darmtumor operativ entfernt wird. Bei ausgeprägter Proteinurie mit schwerwiegenden Sekundärkomplikationen (Anasarka, Thromboseneigung, Infektanfälligkeit, Eisenmangelanämie) sollte ein Behandlungsversuch mit ACE-Hemmern oder AT_1-Rezeptor-Antagonisten gemacht werden, die vor allem durch Senkung des intraglomerulären Druckes den Eiweißverlust reduzieren können.

Bei *Lymphomen* des Gastrointestinaltraktes wurde wiederholt über das gleichzeitige Auftreten einer Minimal-Change-Glomerulopathie berichtet, die sich durch eine selektive (nur kleinmolekulare Proteine) Proteinurie mit Eiweißverlusten von über 5 g/Tag auszeichnet. Im Gegensatz zur membranösen Glomerulonephritis bleibt die Nierenfunktion stabil und die Erkrankung spricht sehr häufig auf Glukokortikoid-Therapie an. Möglicherweise wird diese Form der glomerulären Schädigung, die sich nur mit Hilfe der Elektronenmikroskopie beweisen läßt (Verschmelzung der Fußfortsätze der Podozyten) durch die veränderte T-Zell-Funktion bei malignen Lymphomen induziert.

60.1.2
M. Crohn und Colitis ulcerosa

Entzündliche Darmerkrankungen können durch entsprechende intestinale Volumenverluste zu einem *prärenalen Nierenversagen* führen. Typischerweise findet sich im Urin eine niedrige fraktionelle Natriumexkretion (Natriumclearance dividiert durch Kreatininclearance < 1). Dies entspricht in der Praxis einer *Urin-Natriumkonzentration* von unter 10 mmol/l. Da das Nierenversagen eine funktionelle Nierenfunktionsstörung ist, kann sich die Niere in der Regel nach ausreichender Volumensubstitution wieder vollständig erholen.

In der Literatur wurde wiederholt das Auftreten einer *Proteinurie* oder einer *Glomerulonephritis* bei chronisch-entzündlichen Darmerkrankungen beschrieben. Von einigen Autoren wird sogar der Nachweis einer Mikroalbuminurie als Aktivitätsparameter der entzündlichen Darmerkrankung diskutiert. Diese Befunde sind nicht unumstritten. Da nichtsteroidale Antirheumatika und 5-Aminosalizylsäure (5-ASA) zur Nierenschädigung führen können, ist häufig ungeklärt, ob die Nierenbeteiligung (insbesondere die interstitielle Nephritis) bei chronisch entzündlichen Darmerkrankungen extraintestinale Manifestationen oder therapiebedingte Nebenwirkungen darstellt. Die Inzidenz einer klinisch signifikanten *interstitiellen Nephritis* nach *5-Aminosalizylsäuretherapie* liegt unter 1:500 Patienten.

Chronische Verläufe der Darmerkrankung können eine systemische *Amyloidose* (mit ausgeprägter Malabsorption) induzieren und schließlich zum terminalen Nierenversagen führen. In seltenen Fällen kann es zur Infiltration der Harnleiter durch die entzündliche Darmerkrankung oder durch eine Darm-Blasen-Fistel zur bakteriellen Infektion des Harntraktes kommen.

60.1.3
Infektiöse Darmerkrankungen

Gastrointestinale *Volumenverluste* (Erbrechen oder Durchfall) im Rahmen von infektiösen Darmerkrankungen sind eine häufige Ursache des *akuten Nierenversagens*. Da bis zu 10 l Flüssigkeit im Magen-Darm-Trakt täglich sezerniert und rückresorbiert werden und neben dieser Flüssigkeitsmenge außerdem ein Großteil des oral aufgenommenen Volumens verloren gehen kann, führen intestinale Verluste häufig zu einer dramatischen Störung der Volumen-Homöostase. Besonders ältere Menschen, die weniger trinken und nicht selten mit Diuretika (Hypertonie, Herzinsuffizienz) behandelt werden, sind gefährdet. Da bei Darminfektionen zudem sehr häufig nichtsteroidale Antiphlogistika zur Fiebersenkung oder Schmerzbehandlung eingenommen werden, potenziert sich das Risiko eines akuten Nierenversagens, da neben der verminderten renalen Perfusion (Volumenverlust) die Regulation der Nierendurchblutung (Hemmung der Prostaglandinsynthese) gestört ist.

Das *hämolytisch-urämische* Syndrom (HUS) ist eine Erkrankung, die durch die Leitsymptome *akute hämolytische Anämie*, *Thrombozytopenie* und rasch progrediente *Niereninsuffizienz* gekennzeichnet ist. Als Ursache der häufigsten Form des HUS wurden enterohämorrhagische (Verotoxin bildende) Escherichia-coli-Bakterien (EHEC oder VTEC) der Serogruppe 0157 identifiziert. Besonders im Kindesalter geht dem HUS oft eine Gastroenteritis oder (blutige) Kolitis voraus (sogenanntes enteropathisches oder epidemisches HUS). Die Gabe von Antibiotika bei VTEC-Infektionen ist umstritten, da sogar die Möglichkeit einer antibiotikagetriggerten Toxinfreisetzung in vivo und damit eine ungünstige Beeinflussung des Krankheitsverlaufs diskutiert wird. Außer einer raschen *Volumensubstitution* zur Behebung der prärenalen Komponente ist bei schwerem Krankheitsbild die rasche Durchführung einer *Plasmapherese-Therapie* mit Transfusion von Frischplasma und – bei komplettem Ausfall der Nierenfunktion – der temporäre Einsatz der *Hämodialyse* unverzichtbar.

60.1.4
Intestinale Elektrolytverluste

Intestinal bedingter Volumenmangel im Rahmen von entzündlichen oder infektiösen Darmerkrankungen wird häufig begleitet von Verlusten an Kalium und Chlorid, was zu gefährlichen Elektrolytdefiziten führen kann. Der Verlust von Bikarbonat oder Wasserstoffionen führt zu azidotischen oder alkalotischen Stoffwechselveränderungen. Der intestinale Volumenverlust bedingt eine Steigerung der renalen Wasserrückresorption und versursacht dadurch eine Konzentrationserhöhung der Elektrolyte im Tubulus-Lumen. Insbesondere eine *erhöhte tubuläre Kalziumkonzentration* bildet häufig die Grundlage für die Bildung von *Harnsteinen*, besonders dann, wenn dies mit einer erhöhten intestinalen Kalziumresorption einhergeht. Die bei gastrointestinalen Erkrankungen beobachtete erhöhte Neigung zur Harnsteinbildung wird auch dadurch begünstigt, daß zum einen der Verlust an Kalium zur Weitstellung der ableitenden Harnwege und dadurch zu einem erhöhten Risiko für eine aszendierende Infektion führt, zum anderen intestinale Bikarbonatverluste für eine erhöhte renale Bikarbonatbildung und damit vermehrte Protonenelimination und die Entstehung einer renal-tubulären Azidose verantwortlich sind.

Nach *Ileostomien* werden gehäuft Harnsäuresteine gefunden, insbesondere wenn der pH-Wert des Urins unter 5 liegt. Die tägliche Harnmenge reicht dann nicht mehr aus, die endogen gebildete Harnsäure renal zu eliminieren. Eine Dauertherapie mit Allopurinol zur Hemmung der endogenen Harnsäuresynthese ist häufig unumgänglich.

60.1.5
Erhöhte Oxalsäureresorption

Bei Steatorrhö unterschiedlicher Ätiologie (Kurzdarmsyndrom, Dünndarm-Divertikulose, Malabsorption, Morbus Crohn) sowie nach Ileumresektion mit enteralem Gallensäureverlust kommt es durch die verminderte Fettresorption zur Kalziumseifenbildung. Damit fehlt ausreichend Kalzium zur Bildung von unlöslichem Kalzium-Oxalat. Als Folge wird Oxalsäure vermehrt im Kolon resorbiert. Die *Diagnose* einer *enteralen Hyperoxalurie* läßt sich durch Bestimmung der renalen Oxalsäureausscheidung (über 45 mg/Tag) stellen. Zur Prophylaxe der Oxalsäuresteinbildung sollten oxalsäurehaltige Nahrungsmittel sowie der Fettanteil der zugeführten Nahrung beschränkt werden. Bei gleichzeitigen Bikarbonatverlusten sollte durch orale Alkalisierungstherapie (Kaliumcitrat) der Urin-pH auf Werte über 6,5 angehoben werden. Außerdem wird neben einer erhöhten Flüssigkeitszufuhr die orale Gabe von Kalziumkarbonat (1 bis 4 g/Tag) zur Bindung des Oxalats im Darmlumen empfohlen. In Einzelfällen ist Cholestyramin erfolgreich angewendet worden, wobei diese Behandlung allerdings den intestinalen Verlust von Wasser und Elektrolyten noch verstärken kann.

60.2
Beeinträchtigung der Darmfunktion durch Nierenerkrankungen

60.2.1
Polyzystische Nierendegeneration (Zystennieren) und Fabry-Krankheit

Patienten mit polyzystischer Nierendegeneration haben häufiger *Kolondivertikel* als die Normalbevölkerung. Die Prävalenz wird mit bis zu 80 % beschrieben. Wahrscheinlich liegt eine angeborene gestörte

Tabelle 60.1. Abdominelle Schmerzen bei Nierenerkrankungen oder Nierenersatztherapie

Ursachen
Urämische Gastroenteritis
Purpura Schönlein-Henoch
Polyarteriitis
Fabry-Krankheit
Divertikulitis bei Zystennieren
Peritonitis bei Peritonealdialye
Darmischämie bei Hämodialyse

Regulation der Bindegewebssynthese zugrunde, worauf auch andere häufiger beobachtete Anomalitäten wie Gefäßaneurysmen und Herzklappenfehler hinweisen. Gar nicht so selten kommt es zu *Divertikulitisschüben* mit möglicher Kolonperforation, die differentialdiagnostisch von infizierten Nierenzysten abgegrenzt werden müssen (Tabelle 60.1). In seltenen Fällen können monströs vergrößerte *Zystennieren* zu einer mechanischen Obstruktion des Darmlumens führen und Ursache für einen mechanischen Ileus sein.

Die *Fabry-Krankheit* ist eine X-chromosomal rezessiv vererbte Störung des Lipidstoffwechsels. Zugrunde liegt ein *α-Galaktosidase-A-Mangel*. Renal manifestiert sich die Erkrankung in der Regel mit einer Proteinurie, Hämaturie und Hypertonie. Mit der Entwicklung einer Niereninsuffizienz ist nach dem 20. Lebensjahr zu rechnen. Extrarenal finden sich Hautläsionen (Angiokeratoma corporis diffusum), ein Befall des Nervensystems und der Kornea. Ischämische Organveränderungen lassen sich vor allem am Herzen und im ZNS nachweisen. Bei intestinaler Beteiligung kommt es zum Auftreten von Bauchschmerzen (Tabelle 60.1).

60.2.2
Urämische Enteropathie

Mit zunehmendem Nierenversagen kommt es zu gastrointestinalen Symptomen wie Übelkeit, Brechreiz und Erbrechen. Untersuchungen des Dünndarms zeigten keine signifikante Abnahme des Zucker- oder Proteinabbaus oder der Resorption; allerdings konnten Veränderungen der Disaccharidase- und Dipeptidaseaktivität nachgewiesen werden.

Im Prädialysestadium können sich *Ulzera* und *nekrotisierende Veränderungen* im Bereich des *Kolons* entwickeln, die zu blutigen Diarrhön und kolikartigen Bauchschmerzen führen. Die Inzidenz der *pseudomembranösen Kolitis* ist bei urämischen Patienten erhöht. Nach Einleitung einer chronischen Hämodialysebehandlung werden gehäuft *Angiodysplasien* der Kolon-Mukosa beobachtet, die Ursache von unteren gastrointestinalen Blutungen sein können.

Im Dickdarm kann es im Spätstadium des chronischen Nierenversagens (ab einem Serumkreatinin von 6 mg/dl) zu einem Überwuchern und zu einer Veränderung der bakteriellen Darmflora kommen, die die immunologische Barrierefunktion des Darmes beeinflußt. Von einigen Autoren wurde deshalb eine frühzeitige und aggressive Therapie mit nichtresorbierbaren Antibiotika propagiert, um die urämische extrarenale Symptomatik zu bessern. Dieses Konzept hat bisher keinen Eingang in die Schulmedizin gefunden und wird wegen seiner möglichen Nebenwirkungen heute abgelehnt.

60.2.3
Purpura Schönlein-Henoch

Die Purpura Schönlein-Henoch ist eine allergische (leukozytoklastische) Vaskulitis mit Symptomen an der Haut (Purpura) und an den Gelenken (Gelenkschwellungen besonders der Knie- und Sprunggelenke). *Beteiligung* des *Gastrointestinaltraktes* manifestiert sich als kolikartige Schmerzen, Erbrechen oder gastrointestinale Blutungen. In der Nierenbiopsie findet man eine mesangial-proliferative Glomerulonephritis mit mesangialen IgA-Ablagerungen. Klinisch kann sich die Nierenbeteiligung durch eine schmerzlose Hämaturie mit nephritischem Sediment (dysmorphe Erythrozyten und Erythrozytenzylinder) zeigen. Die Erkrankung tritt vorzugsweise im Kindesalter auf, doch wird sie im fortgeschrittenen Lebensalter immer häufiger beobachtet. Auffallend ist dabei die altersbezogene Organbevorzugung: Im Kindesalter ist häufiger die Haut, im Erwachsenenalter häufiger die Niere betroffen. Bei mildem Verlauf der Erkrankung sollte zunächst auf eine medikamentöse Therapie verzichtet werden, da die Spontanheilungstendenz selbst bei akutem Nierenversagen sehr hoch ist. Hochdosierte Glukokortikoid-Therapie scheint die Arthralgien und den entzündlichen Prozeß günstig zu beeinflussen. Bei dramatischem Verlauf sollte eine Behandlung mit immunsuppressiven Substanzen wie Cyclophosphamid, eine intravenöse Gabe von hochdosierten Immunglobulinen oder die Plasmapherese erwogen werden, obwohl keine überzeugenden prospektiven Studien mit diesen Therapieregimen vorliegen. Generell sprechen Kinder besser auf eine medikamentöse Therapie an als Erwachsene. Interessanterweise findet man bei Patienten mit Schönlein-Henoch-Purpura, die wegen eines irreversiblen Nierenversagens nierentransplantiert werden, eine höhere Rezidivrate in Nieren, die von verwandten Lebendspendern stammen (ähnlich wie bei IgA-Nephritis), was auf eine genetische Komponente dieser Erkrankung hinweist.

60.2.4
Systemische Vaskulitis

Die Polyarteriitis (Panarteriitis) nodosa ist eine systemische nekrotisierende Vaskulitis, die vorwiegend die mittelgroßen Arterien befällt. In der Pathogenese der Erkrankung spielen möglicherweise vorausgegangene Infekte und das Hepatitis-B-Oberflächenantigen (HB_S-Antigen in ca. 30% der Fälle) eine wichtige Rolle (Immunkomplexbildung). Durch die Manifestation der Erkrankung an *Darmgefäßen* kann sich eine ausgeprägte abdominelle Schmerzsymptomatik entwickeln, die auf dem Boden einer Darmwandischämie oder eines Mesenterialinfarktes entsteht. Neben den kolikartigen Bauchschmerzen, einer B-Symptomatik (Fieber, Gewichtsverlust, Nachtschweiß) und einer Polyneuropathie finden sich in der Regel eine Hypertonie und eine Nierenfunktionseinschränkung als Ausdruck einer renalen Beteiligung der Systemerkrankung. Die Hypertonie wird häufig durch eine ischämiebedingte Aktivierung des Renin-Angiotensin-Systems induziert. Deshalb sollten ACE-Hemmer oder AT_1-Rezeptorantagonisten als Antihypertensiva bevorzugt eingesetzt werden. Allerdings besteht die Gefahr einer akuten Nierenfunktionsverschlechterung nach Therapiebeginn mit diesen Pharmaka, da sie den Effekt des Angiotensin II auf die glomeruläre Autoregulation und die Aufrechterhaltung der glomerulären Filtrationsrate blockieren. Deshalb muß nach Behandlungsbeginn die Nierenfunktion engmaschig überwacht und gegebenfalls auf andere Antihypertensiva umgestellt werden. Die Polyarteriitis nodosa hat unbehandelt eine schlechte Prognose. Mit Glukokortikoiden und Cyclophosphamid ist es in den meisten Fällen möglich, die Erkrankung in die Remission zu bringen.

60.2.5
Nierenersatztherapie bei chronischem Nierenversagen

Während der Hämodialyse können – häufig koinzident mit einer hypotensiven Phase – Bauchschmerzen auftreten. Diese sind bei schwerer Atherosklerose der Bauchgefäße Ausdruck einer *Angina abdominalis*. Die Symptome der *Mesenterialischämie* bessern sich in Regel nach Volumengabe und Anhebung des systolischen Blutdruckes. Bei häufig auftretenden abdominellen Schmerzen sollten das Dialyseendgewicht und das Volumenentzugsregime an der Hämodialyse überprüft werden. Persistieren die Bauchschmerzen auch nach Korrektur des Volumens und des Blutdruckes, muß ein *Mesenterialinfarkt* ausgeschlossen werden. Eine rasch durchgeführte Mesenterikographie oder im Zweifelsfall eine Probelaparotomie können lebensrettend sein. Während sich die *Darmischämie* bei urämischen (wie bei nichturämischen) Patienten vorwiegend im *Colon descendens* findet, wurde in den letzten Jahren auch über segmentale Nekrosen im *Colon ascendens* bei Hämodialysepatienten berichtet. Nekrosen der Darmmukosa mit dieser nicht typischen Lokalisation ohne weitere Hinweise für eine mesenteriale Ischämie deuten auf bisher unbekannte Faktoren in der Pathogenese dieser segmentalen Darmischämie hin.

Gastrointestinale Blutungen sind bei Langzeitdialyse keine Seltenheit. Sowohl die urämiebedingte Blutungsneigung als auch die während der Dialysebehandlung durchgeführte Antikoagulation begünstigen das Auftreten von Blutungen im Darm. Ein akuter Blutdruckabfall während der Hämodialyse sollte differentialdiagnostisch immer auch an eine akute Blutung im Magen-Darm-Trakt denken lassen. Bei persistierender Anämie trotz Erythropoietin-Gabe und Eisensupplementierung sollte überprüft werden, ob nicht ein chronischer Blutverlust aus Erosionen oder Ulzera im Gastrointestinaltrakt dafür verantwortlich ist.

Während einer chronischen *Peritonealdialysebehandlung* kann es zum Auftreten einer *infektiösen Peritonitis* mit entsprechender Symptomatik kommen. Zu Beginn der CAPD-Behandlung vor 20 Jahren war die Peritonitisrate mit einer Erkrankung alle 3 Monate sehr hoch. In den letzten Jahren ist die Peritonitis-Häufigkeit durch intensivere Patientenschulung und Entwicklung neuer Behandlungssysteme (Y-System) signifikant reduziert worden. Sie liegt jetzt bei etwa einer Bauchfellentzündung pro 24 Monate. Eine Sonderform der Peritonitis ist die *sklerosierende Bauchfellentzündung* mit Neubildung von Bindegewebe und Abnahme der peritonealen Clearance durch den Fibrosierungsprozeß. Wenn sich in der Folge dieser Erkrankung ein Ileus oder eine Darmnekrose entwickelt, muß eine chirurgische Sanierung durchgeführt werden.

Patienten mit immunsuppressiver Therapie nach Nierentransplantation haben ein erhöhtes Karzinom- und Infektionsrisiko. Wegen der erhöhten Prävalenz an gastrointestinalen Tumoren (insbesondere kolorektale Karzinome) und Darminfektionen (insbesondere Divertikulitis) sollten ein spezifisches präoperatives Screening dieser Patienten und eine engmaschige Kontrolle nach Transplantation durchgeführt werden.

60.3
Der Darm als Nierenersatz bei Nierenversagen

Durch die chronische Peritoneal- und Hämodialyse können Patienten mit terminalem Nierenversagen überleben. Etwa 250 000 nierenkranke Patienten werden zur Zeit in den Industrieländern mit diesen Nierenersatzverfahren behandelt. Wegen der beträchtlichen Kosten können diese technischen Verfahren nur einer limitierten Anzahl von urämischen Patienten in den Entwicklungsländern zur Verfügung gestellt werden. Der *Gastrointestinaltrakt* bietet eine – wenn auch nicht optimale – Möglichkeit, stickstoffhaltige Endprodukte des Eiweißstoffwechsels aus dem Körper zu entfernen. Viele Versuche wurden unternommen und differenzierte Konzepte ausgetestet: Dazu zählen die Anlage einer externen Darm-Fistel, die Darmlavage und die induzierte Diarrhö. Durch diese Verfahren ist es möglich, Wasser und Harnstoff zu entfernen, aber nur kleine Mengen größerer Moleküle wie Kreatinin. Deshalb hat man versucht, durch orale Aufnahme von inerten Adsorbenzien wie Kohle urämische Toxine zu binden oder durch Zufuhr von Enzymen stickstoffhaltige Verbindungen zu spalten. Neue erfolgversprechende Ansätze bietet die Möglichkeit, durch von bestimmten Bakterienstämmen synthetisierte Enzyme Harnstoff und andere Nitroverbindungen wieder dem Organismus zuzuführen. Trotz aller Fortschritte ist der Gastrointestinaltrakt auch auf absehbare Zeit nur ein „insuffizienter Nierenersatz" und kann nur unter ungünstigen sozioökonomischen Verhältnissen als lebenserhaltende chronische Entgiftungsmöglichkeit in Betracht gezogen werden.

Literatur

Bitzan M, Müller-Wiefel DE, Karch H, Heesemann J (1992) Hämolytisch-urämisches Syndrom (HUS). Enterohämorrhagische Escherichia coli 0157 als häufigste Erreger. Dt Ärztebl 89: A,-2204–2212

Caspary WF (1979) Oxalaturolithiasis bei gastroenterologischen Erkrankungen: Pathogenese, Klinik, Therapie. Therapiewoche 29: 2158–2165

Charra B, Cuche J, Ruffet M, Terrat JC, Beurlet J, Labrosse H et al. (1995) Segmental necrosis of ascending colon in haemodialysis patients. Nephrol Dial Transplant 10: 2281–2285

De Broe ME, Stolear JC, Nouwen EJ, Elseviers MM (1997) 5-Aminosalicylic acid (5-ASA) and chronic tubulointerstitial nephritis in patients with chronic inflammatory bowel disease: is there a link? Nephrol Dial Transplant 12: 1839–1841

Friedman EA (1997) Bowel as a kidney substitute in renal failure. Am J Kidn Dis 28: 943–950

Gelzayd EA, Breuer RI, Kisner JB (1968) Nephrolitiasis in inflammatory bowel disease. Am J Dig Dis 13: 843–853

Gitkind MJ, Wright SC (1990) Amyloidosis complicating inflammatory bowel disease. A case report and review of the literature. Dig Dis Sci 35: 906–908

Kamm M, John S, Rieß R, Geiger H (1997) Erstmanifestation einer Schönlein-Henoch-Purpura bei einer 74jährigen Patientin mit Hyperthyreose. Dtsch med Wschr 122: 54–58

Lahita RG (1997) Influence of age on Henoch Schönlein purpura. Lancet 350: 1116–1117

Mahmut N, McDonald GSA, Kelleher D, Weir DG (1996) Microalbuminuria correlates with intestinal histopathological grading in patients with inflammatory bowel disease. Gut 35: 99–103

Moayyedi P, Fletcher S, Harnder P, Axon ATR, Brownjohn A (1995) Mesangiocapillary glomerulonephritis associated with ulcerative colitis: case report of two patients. Nephrol Dial Transplant 10:1923–1924

Ruf-Ballauf W, Hofstädter F, Krentz K (1989) Akute interstitielle Nephritis durch 5-Aminosalicylsäure? Internist 30:262–264

Scheff RT, Zuckerman G, Harter H, Delmez J, Koehler R (1980) Diverticular disease in patients with chronic renal failure due to polycystic kidney disease. Ann Int Med 92:202–204

Smith LH, Hofmann AF (1974) Acquired hyperoxaluria, urolithiasis, and intestinal disease: a new digestive disorder? Gastroenterology 66:1257–1261

Stokke KT, Teisberg PA, Myhre E, Hovig T, Flatmark A, Gjone E (1976) Nephrotic syndrome in ulcerative colitis. Scand J Gastroenterol 11:571–576

Wilcox GM, Aretz HAT, Roy MA, Roche JK (1990) Glomerulonephritis associated with inflammatory bowel disease. Gastroenterol 98:786–791

KAPITEL 61

Intestinaltrakt und Haut

F. OCHSENDORF

61.1 Hautveränderungen bei Malabsorption 641
61.2 Hautveränderungen bei vaskulären Fehlbildungen 644
61.3 Hautveränderungen bei Polyposis-Syndromen 646
61.4 Hautveränderungen bei chronisch entzündlichen Darmerkrankungen 647
61.5 Hautveränderungen bei intestinaler Malignität 649
Literatur 651

Haut und Darm sind Grenzorgane zur Umwelt. Beide sind mit Epithel bedeckt, kommunizieren an den Körperöffnungen und erkranken überzufällig häufig gemeinsam. Dabei kann ein pathologischer Zustand entweder primär den Darm und sekundär die Haut betreffen, dieser Zusammenhang kann auch umgekehrt sein, Darm- und Hauterkrankung können eine gemeinsame Ursache haben oder es besteht zwischen ihnen eine indirekte Beziehung. Da die Haut im Rahmen der körperlichen Untersuchung einfach zugänglich ist, können Hautveränderungen bei der Diagnostik von Darmerkrankungen hilfreich sein. Ausgehend von den intestinalen Erkrankungen werden im folgenden dabei möglicherweise auftretende Hautveränderungen dargestellt. Für weitergehende Informationen muß auf die dermatologische Fachliteratur verwiesen werden.

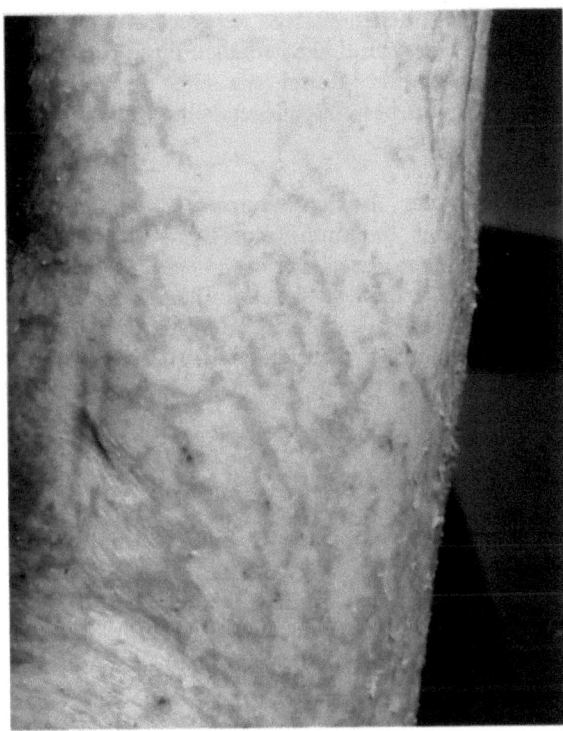

Abb. 61.1. Exsikkationsekzem: Einrisse des Stratum corneum mit der Folge streifenförmiger Erytheme

61.1 Hautveränderungen bei Malabsorption

Unspezifische Veränderungen

Bei einer Malabsorption im Rahmen von Allgemeinerkrankungen, z. B. Tumorleiden, treten regelhaft eine oder mehrere der folgenden Hautveränderungen auf. Diese sind jedoch nicht spezifisch und zudem meist erst sichtbar, wenn der Patient auch klinisch offensichtlich krank ist.

■ **Erworbene Ichthyose.** Häufig trocknet die Haut aus, die Patienten klagen über Juckreiz. Man erkennt, meist an den Unterschenkeln, Einrisse im Stratum corneum und Rötungen (*„eczema craquelé"*; Abb. 61.1); in stärkeren Fällen können Hyperkeratosen bis zum Bild einer leichten Form angeborener Ichthyosen auftreten.

■ **Haar- und Nagelanomalien.** Als Folge des Fehlens zahlreicher Nährstoffe kann ein telogenes Effluvium einsetzen. Bei Proteinmangel wurden verminderte Wachstumsraten sowie Schaftdurchmesser mit erhöhter Neigung zum Abbrechen der Haare beobachtet. Die Nägel sind spröde und zeigen Querrillen als Folge verlangsamten Wachstums. Bei Hypalbuminämie können weiße Querstreifen auftreten.

■ **Hyperpigmentierungen, Hauttextur und -elastizität.** Bei *Malabsorption* und malignen Erkrankungen kann eine melaninbedingte Hyperpigmentierung so ausgeprägt sein, daß ein M. Addison mit Braunfärbung der Handfalten und Mundschleimhäute imitiert wird. Aufgrund des Verlustes von Kollagen und elastischen Fasern in der Dermis sowie von subkutanem Fett wird die Haut bei Malabsorption dünner und ist weniger elastisch.

■ **Ekzematöse und psoriasiforme Ausschläge.** Uncharaktistische, ekzemähnliche oder psoriasiforme Ausschläge können unabhängig von der Ursache einer Malabsorption auftreten. In der Regel sind sie mit weiteren Veränderungen, wie Hyperpigmentierung oder trockener Haut, vergesellschaftet. Nach Therapie des Grundleidens heilen diese Hautveränderungen ab. Bei klinisch typischen Ekzemformen oder Psoriasis besteht dagegen keine Indikation zur Darmdiagnostik.

■ **Intestinales Bypass-Syndrom.** Bei Jejunum-Ileum- oder Jejunum-Kolon-Bypass-Operationen können neben trockener Haut und Haarverlust schubweise gruppierte Vesikulo-Pusteln in Verbindung mit Fieber, Leukozytose und Arthralgien auftreten. Ätiologisch werden durch bakterielle Peptidoglykane induzierte Immunkomplexe vermutet („Serumkrankheit").

Spezifische Veränderungen

Mangelzustände folgender spezifischer Substanzen können zu teils charakteristischen Hautveränderungen führen. In der Praxis sind derartige Mangelerscheinungen jedoch in der Regel kombiniert, so daß die Hautveränderungen gemeinsam auftreten können.

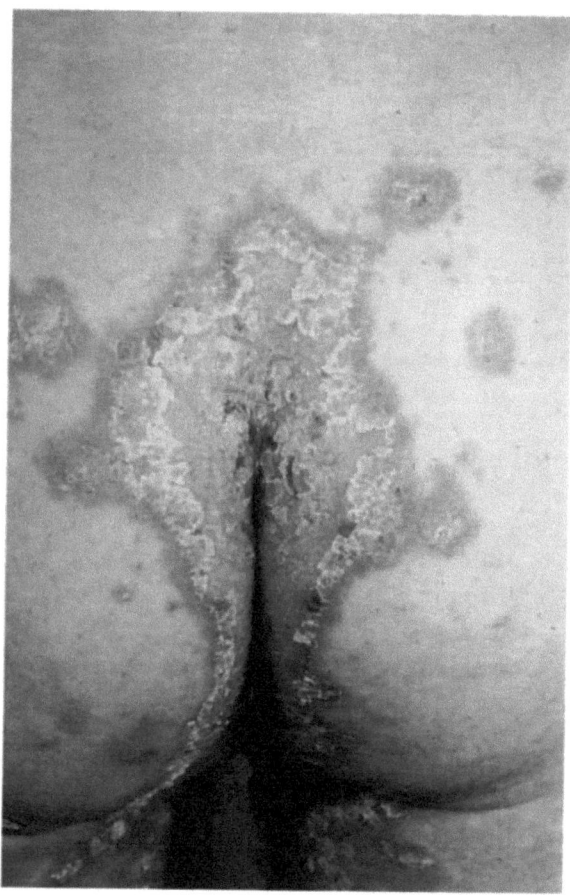

Abb. 61.2. Acrodermatitis enteropathica: schuppende Erytheme um die Körperöffnungen

■ **Zinkmangel.** Zinkmangel im Rahmen einer Malabsorption, z. B. bei entzündlichen Darmerkrankungen, kann zum Bild einer *Acrodermatitis enteropathica* führen. Bei der primären Form besteht ein kongenitaler Zinkabsorptionsdefekt, was zu schuppenden, psoriasiformen Erythemen an Händen und Füßen sowie um die Körperöffnungen führt (Abb. 61.2). Nach Zinksubstitution heilen die Hautveränderungen ab.

■ **Essentieller Mangel an Fettsäuren.** Nach Dünndarmresektionen wurde die sich entwickelnde Klinik einer trockenen schuppenden Haut mit Einrissen der Hornschicht auf erniedrigte Linolensäurespiegel zurückgeführt. Eine topische Therapie mit Linolensäure besserte den Hautbefund.

■ **Vitaminmangelzustände.** Mangelzustände dieser Vitamine kommen meist kombiniert vor. *Vitamin A*-Mangel führt, neben Nachtblindheit, zur *Xerosis* von Konjunktiven und Kornea sowie zu follikulären Keratosen, v.a. an den unteren Extremitäten. *Vitamin-B$_2$(Riboflavin)*-Mangel kann zu Einrissen der Mundwinkel (Angulus infectiosus = Perlèche), trockenen Lippen, atropher Zungenoberfläche, schuppenden Erythemen vulvär und skrotal sowie einer Paronychie führen. *Vitamin-B$_6$(Pyridoxin)*-Mangelzustände ähneln einem seborrhoischen Ekzem, *B$_{12}$(Zyanokobolamin)*-Mangel bedingt eine Glossitis (Moeller-Hunter; Abb. 61.3) und symmetrische Hyperpigmentierungen, v.a. an den distalen Extremitäten. Auch Zungenbrennen wurde bei Vitamin-B-Mangel beobachtet. *Vitamin-C(Ascorbinsäure)*-Mangel führt zu Skorbut, d.h. im Kindesalter u.a. zu hämorrhagischer Gingivitis und Purpura an Hals und Schultern, im Erwachsenenalter zu follikulären, später hämorrhagischen Keratosen (Oberarme, Oberschenkel, Glutäen), Wundheilungsstörungen und Gingivitis. *Vitamin-K*-Mangel führt zu allgemeiner Blutungsneigung, die sich an der Haut mit Petechien, Ekchymosen und Hämatomen präsentieren kann. *Nikotinsäureamid(Vitamin-PP)*-Mangel bedingt eine *Pellagra*. Hier findet man an licht-

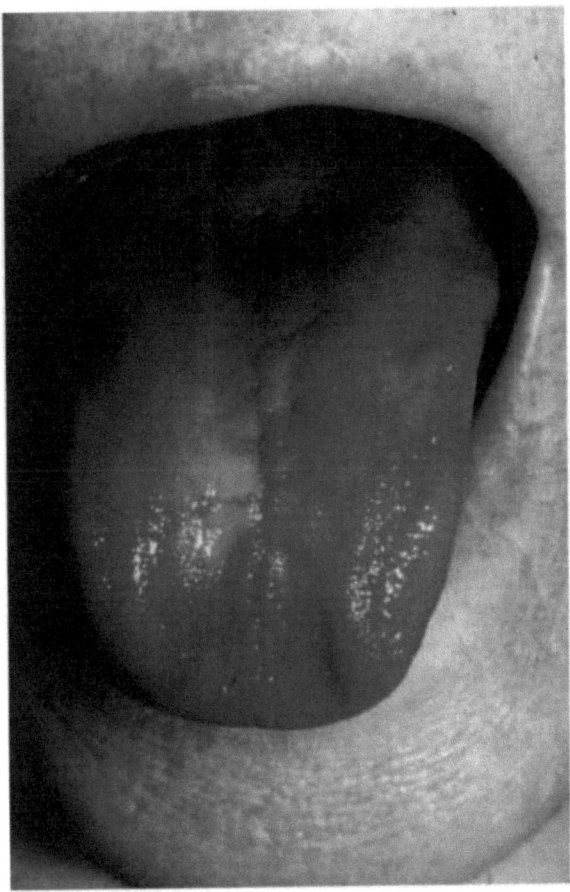

Abb. 61.3. Müller-Hunter-Glossitis bei Vitamin-B$_{12}$-Mangel: lackartig geglättete Zunge mit Verlust der normalen Oberflächenstruktur

exponierten Arealen braun- oder blaurote scharf begrenzte Erytheme mit leichter Schuppung. Nach Lichtexposition tritt, nach einer initialen sonnenbrandähnlichen Rötung, eine Bräunung auf. Daneben finden sich Entzündungen der Schleimhäute (Stomatitis, Glossitis, Vulvitis, atrophe Zunge) sowie Magen/Darm- und zentralnervöse Symptome. Bei Folsäuremangel sind keine Hautveränderungen bekannt.

■ **Eisenmangel.** Bei Eisenmangel können Veränderungen, die einer *seborrhoischen Dermatitis* ähneln, im Gesicht, Hyperkeratosen, Nageldystrophien, Mundwinkelrhagaden, Glossitis und atrophische Schleimhäute an Mund und Rachen auftreten.

■ **Proteinmangel.** Bei Eiweißmangel sind folgende Hautveränderungen möglich (*Kwashiorkor*): Ödeme, entzündliche, squamös-krustöse, blaurote oder rotbraune Erytheme, v. a. im Windel- und Druckstellenbereich unter Aussparung lichtexponierter Areale; Hypopigmentierungen um den Mund und an den Beinen; trockene, leicht brechende Haare mit Wechsel von normaler und krankhafter rotbrauner Farbe.

Malabsorption als Folge einer Dermatose

■ **Dermatogene Enteropathie.** Im Rahmen ausgedehnter Hautveränderungen, z. B. Erythrodermie, wurde eine Malabsorption von Fett nachgewiesen, die bei erfolgreicher Behandlung der Dermatose verschwand.

■ **Kollagenosen.** Bei Sklerodermie (pathologischer Peristaltik) oder Vaskulitiden (durchblutungsbedingte Funktionsstörungen) können Diarrhö oder Steatorrhö Folge einer atypischen bakteriellen Kolonisation des Dünndarms sein.

■ **Dermatitis herpetiformis Duhring.** Nur etwa 1 % der Patienten mit Zöliakie erkranken an einem M. Duhring. Umgekehrt liegt bei den meisten Fällen des M. Duhring eine, in der Regel subklinische oder latente, glutensensitive Enteropathie vor. Beim M. Duhring finden sich umschriebene, teils urtikarielle Erytheme mit gruppierten Bläschen und Krusten. Betroffen sind v. a. Streckseiten der Unterarme, Ellbogen, Knie, Kopfhaut und Lumbosakralregion. Das Bild ist insgesamt polymorph, die Patienten klagen über brennenden Juckreiz. Histologisch finden sich Mikroabszesse in den Papillenspitzen, immunhistologisch dort granuläre subepidermale IgA-Ablagerungen. Diagnostisch hilfreich können IgA-Anti-Endomysium-Antikörper im Serum sein, die bei annähernd 100 % der Patienten mit klinisch aktiver Zöliakie reaktiv sein sollen. Das prompte Ansprechen der Hautveränderungen auf Dapson kann als diagnostisches Kriterum verwendet werden. Eine glutenfreie Kost kann Einsparungen des Dapson-Verbrauches bewirken.

■ **Urticaria pigmentosa.** Bei dieser systemischen Mastozytose, die primär die Haut befällt, können auch Organe, wie der Dünndarm, betroffen sein. Hieraus kann eine Malabsorption resultieren. Durch eine Mastzellinfiltration des Darms oder massive Freisetzung vasoaktiver Mediatoren aus kutanen Mastzellen können Bauchschmerzen oder Durchfälle hervorgerufen werden. Typische Hautveränderungen sind disseminierte, kleinfleckige, unscharf begrenzte braunrote Erytheme oder flache Papeln, die nach mechanischen Reizen anschwellen und dann meist jucken.

61.2 Hautveränderungen bei vaskulären Fehlbildungen (Tabelle 61.1)

M. Osler

Bei dieser autosomal-dominant vererbten Erkrankung sind *Teleangiektasien, arteriovenöse Malformationen* und *Aneurysmen* an Haut, zahlreichen inneren Organen sowie im ZNS möglich. Klinische Leitsymptome sind wiederholtes Nasenbluten ab dem Kindesalter und intestinale Blutungen ab dem 50. Lebensjahr. An der Haut finden sich zahlreiche stecknadelkopfgroße, dunkelrote Hämangiome, umgeben von Teleangiektasien, besonders im Gesicht, Schleimhaut, Händen und Füßen (Abb. 61.4).

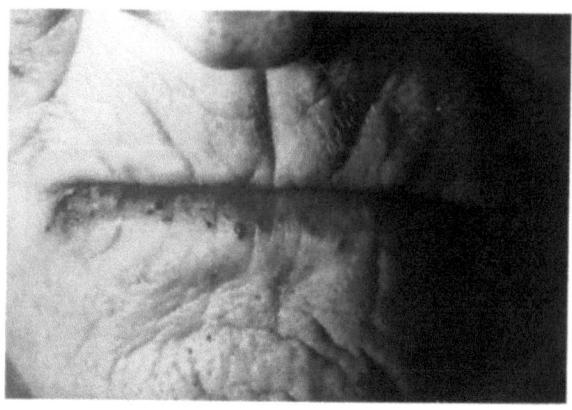

Abb. 61.4. M. Osler: multiple Angiome an der Lippenschleimhaut

Blue-Rubber-Bleb-Nävus-Syndrom

Meist schon im Kindesalter treten *Hämangiome* an der Haut sowie, neben anderen inneren Organen und ZNS, im Dick- und Dünndarm auf. Diese bluten oft. Man erkennt weiche, ausdrückbare Angiome von gummiartiger Konsistenz, teils schmerzhafte blauschwarze Flecken an Extremitäten und Stamm oder große entstellende Hämangiome. Spontane Regressionen kommen nicht vor.

Kaposi-Sarkom

Bei 50–80 % der Patienten mit kutanem Kaposi-Sarkom (KS) und bei nahezu 100 % derjenigen mit einem Mundhöhlen-Kaposi-Sarkom ist auch ein Kaposi-Sarkom im Intestinaltrakt nachweisbar. An der Haut finden sich hellrote, rotbraune oder blaurote Flecken oder Knoten, die oft in Richtung der Hautspaltlinien ausgerichtet sind.

Vasculitis allergica

Krampfartige Bauchschmerzen können die Erstmanifestation dieser Erkrankung sein und den Hautveränderungen vorausgehen. Klinisches Leitsymptom ist eine tastbare Purpura an den Unterschenkeln, teils auch am Gesäß (Abb. 61.5). Je nach Schwere können sich hierauf Bläschen/Blasen, Nekrosen oder Ulzera ausbilden. Histologisch findet sich eine leukozytoklastische Vaskulitis. Neben Darmbeschwerden sind Nierenbeteiligung (Erythrozyturie) oder Gelenkbeschwerden möglich. Die *Purpura Schönlein-Henoch* wird definitonsgemäß als Sonderform dieser Erkrankung besonders bezeichnet (Kriterien: palpable Purpura, Muskelschmerzen, Bauchschmerzen, Nierenerkrankung bei Kindern bzw. palpable Purpura, Granulozyten in der Gefäßwand, Alter < 20 Jahre, Zeichen intestinaler Mangeldurchblutung).

Tabelle 61.1. Intestinale Blutungen: Hautveränderungen als möglicher Hinweis auf zugrundeliegende Erkrankungen

Hauterkrankung	Befund
Vaskuläre Erkrankungen	
Hereditäre hämorrhagische Teleangiektasie	Gefäßerweiterungen an Haut, Mund-, Nasen- und intestinaler Schleimhaut
Blue-Rubber-Bleb-Nävus-Syndrom	Blaue derbe Knoten (kavernöse Hämangiome) in Haut und v. a. Dünndarm
Kaposi-Sarkom	Livide Knoten und Tumoren, oft in Richtung der Hautspaltlinien
Angeborene Bindegewebserkrankungen	
Ehlers-Danlos-Syndrom	Defekt kollagener Fasern (8 Typen), hyperelastische Haut
Pseudoxanthoma elasticum	Defekt elastischer Fasern
Karzinome des Darms	s. 61.3
Polyposis	s. 61.4
Vaskulitis	z. B. palpable Purpura an den Beinen als Zeichen einer Vasculitis allergica
Colitis ulcerosa, M. Crohn	s. 61.5

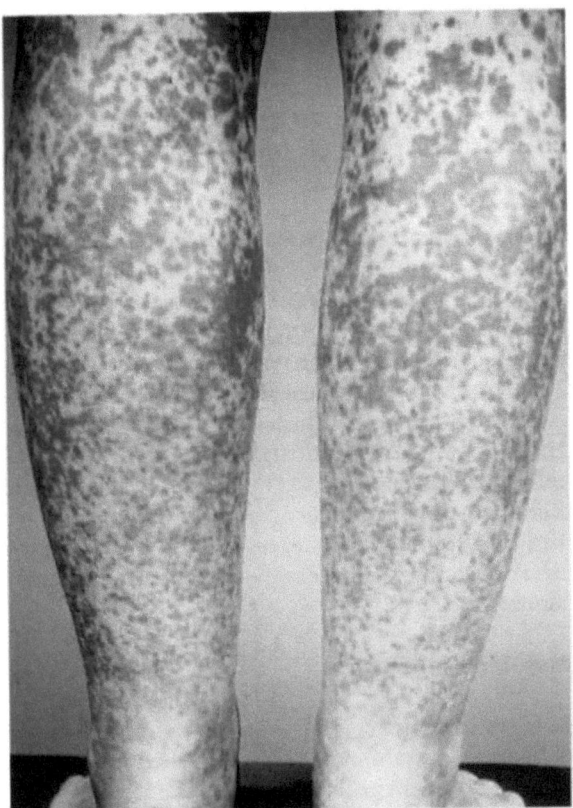

Abb. 61.5. Vasculitis allergica: palpable Purpura an den Unterschenkeln

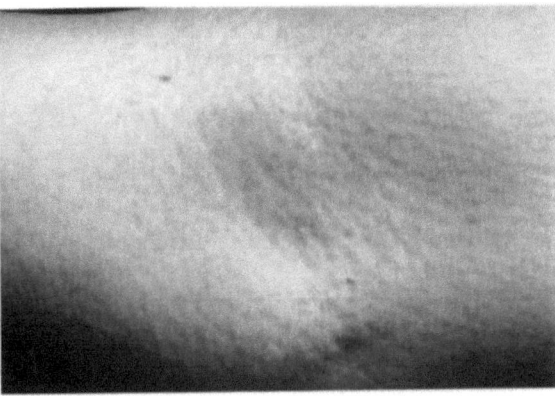

Abb. 61.6. Pseudoxanthoma elasticum: Plattfüße: hautfarbene Papeln mit einem reibeisenartigen Aspekt

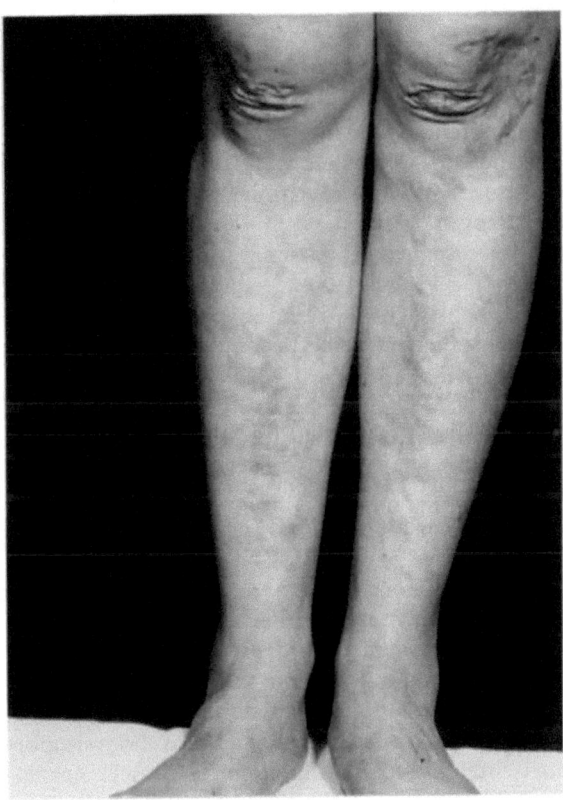

Abb. 61.7. Ehlers-Danlos-Syndrom: „gestrickt" wirkende Narben über der Kniescheibe, sichtbare Venenzeichnung

Maligne atrophische Papulose Degos

Dermatologische Leitmorphe dieser seltenen Erkrankung sind eine feste, rote Papel oder Fleck (< 6 mm) mit einem porzellanweißen Zentrum. Typischerweise sind die Herde gruppiert und bevorzugen den Stamm und die proximalen Extremitäten. Ursache ist ein durch eine Vaskulitis hervorgerufener Gefäßverschluß. Gleichartige Herde finden sich im Intestinum, meist Dünndarm, und im ZNS. Die Hälfte der Patienten verstirbt innerhalb von 3 Jahren nach Diagnosestellung.

Pseudoxanthoma elasticum

Eine vererbte Degeneration (4 Typen) elastischer Fasern mit diffuser Kalzifikation führt an der *Retina* zu peripapillären, gefäßähnlichen radialen Streifen („angioid streaks"), Arterienverkalkung mit Bluthochdruck und *gastrointestinalen Blutungen*. An der Haut finden sich kleine gelbe aggregierte Papeln am Hals und in den Gelenkbeugen, teils auch in der Mundschleimhaut (Abb. 61.6). Gleichartige Veränderungen erkennt man bei der endoskopischen Untersuchung an der Darmschleimhaut.

Ehlers-Danlos-Syndrom

Bei dieser Gruppe angeborener Erkrankungen des Kollagens, die nach biochemischen, genetischen und klinischen Eigenschaften klassifiziert werden, sind klinisch eine erhöhte Verletzlichkeit der Haut und Blutgefäße sowie Hyperelastizität von Haut und Gelenken typisch (Abb. 61.7). Der Typ IV ist mit geringen Hautveränderungen, aber einem hohen Risiko intestinaler Blutungen assoziiert.

61.3
Hautveränderungen bei Polyposis-Syndromen

Mehrere durch das Auftreten zahlreicher intestinaler Polypen gekennzeichnete Entitäten sind mit mehr oder weniger charakteristischen Hautveränderungen, oft Adnextumoren der Haut, assoziiert, die ihre klinische Diagnose erleichtern können. Obwohl die im folgenden genannten Erkrankungen selten sind, erfordern ihre eventuellen ernsten Komplikationen eine möglichst frühzeitige Diagnose.

Familiäre adenomatöse Polyposis (FAP), Gardner-Syndrom

Hier treten Hunderte adenomatöser Polypen mit maligner Transformation im Dickdarm auf. Epidermoidzysten (histologisch Pilomatrixome) sollen bei 50–100% der Patienten mit familiärer adematöser Polypose auftreten, sie beginnen in der Kindheit und bevorzugen Beine, Gesicht, Kopfhaut und Arme. Auch Fibrome und Lipome wurden beschrieben. Seltenere Veränderungen sind *Desmoidtumoren* (9%), Zahnanomalien und Hyperpigmentierungen des Augenhintergrunds. Bei etwa 75% der Patienten finden sich *Osteome* an den Kieferknochen, die wegen der Seltenheit in der Allgemeinbevölkerung als wichtiger Hinweis auf intestinale Polypen angesehen werden müssen.

Cronkhite-Canada Syndrom

Bei diesen Patienten liegt eine generalisierte gastrointestinale Polypose vor. Bei fast allen betroffenen Patienten finden sich *Hyperpigmentierungen* (braune Flecken v. a. an Händen und Armen), eine diffuse *Alopezie* sowie eine proximal beginnende *Onycholyse*, die bis zur Onychomadese und Onychodystrophie fortschreitet (typisch: umgekehrtes Dreieck normalen Nagels, das von einer dystrophen Nagelplatte umgeben ist). Die genannten Veränderungen verändern sich unabhängig von der intestinalen Erkrankung.

Peutz-Jeghers Syndrom

Bei dieser intestinalen Polypose (v. a. Dünndarm) mit einem erhöhten Risiko für intestinale Karzinome finden sich *mukokutane Hyperpigmentierungen*. Die Hyperpigmentierungen beginnen in der Kindheit mit 1–12 mm großen dunkel- oder blaubraunen Flecken an den Lippen und der Wangenschleimhaut, seltener auch an anderen Körperstellen (Hände, Füße, Augenlider und Nase). Es besteht keine Korrelation zwischen der Ausprägung der Pigmentierungen und dem intestinalen Befund. Während die Lippenpigmentierungen im Laufe des Lebens abblassen, persistieren die Schleimhautpigmentierungen.

Multiples Hamartom-Syndrom (Cowden-Syndrom)

Bei dieser Genodermatose finden sich intestinale Polypen ohne erhöhte Entartungsneigung. Die Diagnose wird gestellt, wenn zwei Hauptkriterien (Trichilemmome der Gesichtshaut, orale Schleimhautpapillomatose, weiße Fibrome mit charakteristischer Histologie), ein Hauptkriterium bei positiver Familienanamnese oder zwei Nebenkriterien (akrale Keratosen, palmoplantare Keratosen) bei positiver Familienanamnese vorliegen. Erhöht ist das Risiko der Entwicklung von Brust- und Schilddrüsenkarzinomen.

Muir-Torre-Syndrom

Hier treten zahlreiche Talgdrüsenadenome (Adenoma sebaceum) zusammen mit viszeralen Malignomen auf. Man erkennt größere, gelbliche Knötchen (histologische Diagnosesicherung). Daneben findet man oft multiple Keratoakanthome im Gesicht oder Hals.

Hornstein-Knickenberg-Syndrom

Hier finden sich zahlreiche hautfarbene Papeln, die histologisch als Perifollikulome klassifiziert werden können. Eine Assoziation mit Kolonpolypen soll vorliegen.

Neurofibromatose

Bei Patienten mit Neurofibromatose fanden sich in bis zu 25% der Patienten Neurofibrome in der Submukosa des Intestinums. Diese können bluten, entarten oder zur Obstruktion führen.

Ruvalcaba-Myhre-Smith-Syndrom

Neben Kolonpolypen, die nicht entarten, findet man Pigmentflecken am Penis.

Weiche Fibrome und Kolonpolypen

Das gleichzeitige Auftreten weicher Hautfibrome (Acrochordone, „skin-tags") mit Darmpolypen wurde in mehreren Studien belegt. Diese Assoziation konnte aber durch eine gleichzeitige altersabhängige Zunahme beider Veränderungen erklärt werden, so daß weiche Fibrome nicht als klinische Marker für intestinale Polypen bei asymptomatischen Patienten herangezogen werden können.

61.4 Hautveränderungen bei chronisch entzündlichen Darmerkrankungen

M. Crohn und Colitis ulcerosa

Bei diesen beiden chronisch entzündlichen Darmerkrankungen wurden Dermatosen, je nach Art der Untersuchung, bei 4–80% der Patienten beschrieben. Zu einem gegebenen Zeitpunkt findet man bei 1–3% der betroffenen Patienten einen faßbaren Hautbefund, nach 20 Jahren liegt die kumulative Rate bei etwa 30%. Die Hautläsionen lassen sich klassifizieren in: spezifische Hautveränderungen, die histologisch die für die Erkrankung typischen Befunde zeigen, in reaktive Veränderungen, in Manifestationen als Folge der intestinalen Entzündung oder deren Therapie sowie in Veränderungen, die überzufällig häufig bei den Erkrankungen beobachtet wurden (Tabelle 61.2). Die meisten Befunde an der Haut sind nicht spezifisch und können neben einer Darmentzündung auch andere Ursachen haben. Im allgemeinen besteht keine absolute Korrelation zwischen der Entzündungsaktivität des Darms und den Hautveränderungen, wenn dies auch im Einzelfall vorkommt und sich der Hautbefund nach erfolgreicher Therapie der Darmerkrankung oft bessert. Mit Ausnahme der spezifischen Veränderungen erlaubt die Dermatose keinen Rückschluß darauf, ob eine Colitis ulcerosa oder ein M. Crohn vorliegt. Bei letzterem sind Veränderungen an der Haut bei Beteiligung des Dickdarms allerdings häufiger. Bei klinisch nicht eindeutigem Befund oder zweifelhafter Differentialdiagnose sollte stets eine Hautbiopsie angestrebt werden.

Tabelle 61.2. Hautveränderungen bei chronisch entzündlichen Darmerkrankungen. (*MC*, M. Crohn; *CU*, Colitis ulcerosa)

Veränderungen	Ausprägung	MC	CU
Spezifische Hautveränderungen	Fissuren und Fisteln	+++	+
	Orale granulomatöse Manifestationen	+++	
	Metastatischer M. Crohn	+++	
	Cheilitis granulomatosa	+++	
Reaktive Veränderungen	Erythema nodosum	++	++
	Pyoderma gangraenosum	+	++
	Pyostomatitis vegetans	+	+
	Orale Aphthen	+	++
	Vesikulopustulöse Eruptionen		+++
	Nekrotisierende Vaskulitis	+	++
	Benigne kutane Polyarteriitis nodosa	+++	
	Sweet-Syndrom	+	+
Hautveränderungen als Folge von Komplikationen der Grunderkrankung	Acrodermatitis enteropathica (Zinkmangel)		
	Pellagra (Nicotinamidmangel); selten	+++	
	Purpura (Vitamine C und K)		
	Stomatitis (Vitamin B)		
	Glossitis		
	Cheilitis angularis		
	Xerodermie (essentielle Fettsäuren)		
	Abnormales Haar- und Nagelwachstum (Proteine, Biotin)		
	Glossitis (Vitamine, Eisen)		
	Candidiasis (Immundefekt)		
Hautveränderungen als Therapiefolge	Allergisches Exanthem		
	Steroidakne		
	Candidiasis (Kortikosteroide)		
	Stoma-Dermatitis		
Sonstige Hautveränderungen	Epidermolysis bullosa acquisita	++	+
	Psoriasis	+	+
	Vitiligo und andere Autoimmunerkrankungen	+	+
	Lineare IgA-Dermatose		+
	Trommelschlegelfinger		
	Dermatitis-Arthritis Syndrom		
	Erythema multiforme		
	Urtikaria		
	Palmarerythem		
	Sekundäre Amyloidose		

Spezifische Hautveränderungen

Perianale Veränderungen finden sich am häufigsten, meist bei M. Crohn. Sie zeigen sich als einfache Rötung, als Ödem, das so ausgeprägt sein kann, daß klinisch eine Mariske imitiert wird, als Ulzera, Abszesse, Fistelöffnungen oder Narben. Insbesondere bei multiplen Herden, Rezidivneigung, ödematösem erysipelähnlichem Aspekt und Schmerzlosigkeit muß ein M. Crohn differentialdiagnostisch bedacht und der Herd biopsiert werden.

Orale Veränderungen sind relativ selten und zeigen sich als Ödem, hypertrophe Mukosa und Fissuren, die zu einem pflastersteinähnlichen Aspekt, ähnlich wie an der Darmschleimhaut führen. Ein teils übersehenes Frühsymptom ist eine geschwollene Lippe mit histologisch nachweisbaren Granulomen bei Fehlen weiterer Hinweise auf das Vorliegen eines Melkersson-Rosenthal-Syndroms (d. h. Facialisparese oder andere nervale Störungen, Lingua plicata) (Abb. 61.8). Ein „metastatischer" M. Crohn der Haut, d. h. spezifische Crohn-Granulome ohne direkte Verbindung zum Darm, ist selten und kann nur histologisch gesichert werden.

Reaktive Veränderungen

Bei *Erythema nodosum*, stark druckschmerzhaften, meist prätibial, aber auch atypisch lokalisierten Knoten, *Pyoderma gangrenosum,* einem Ulkus mit irregulärem, unterminiertem Rand, das aus einer zerfallenden hämorrhagischen Pustel entsteht, sowie einem *Sweet-Syndrom* (= akute febrile neutrophile Dermatose), mit Fieber assoziierten, multiplen infiltrierten, pseudovesikulösen Plaques, hoher BSG und Neutrophilie sowohl im Herd als auch im peripheren Blut, sollte, neben zahlreichen anderen Erkrankungen, auch an entzündliche Darmerkrankungen als mögliche Ursache gedacht werden (Abb. 61.9).

Pyostomatitis vegetans (30 Fälle weltweit) bezeichnet das Auftreten zahlreicher Pusteln in der Mundschleimhaut, die platzen und zu zusammenfließenden Erosionen führen. Bei Colitis ulcerosa wurde auch das Auftreten von sterilen Pusteln auf Erythemen an der Körperhaut („*vesiculopustular eruption*") beobachtet.

Hautveränderungen als Folge von Krankheitskomplikationen

Mangelzustände infolge einer Malabsorption wurden unter 61.1 dargestellt.

Hautveränderungen als Therapiefolge

Allergische Exantheme, ausgelöst insbesondere durch Salazosulfapyridin, sowie Steroidakne sind bei den chronischen Erkrankungen nicht selten (bis zu 33 % der Patienten).

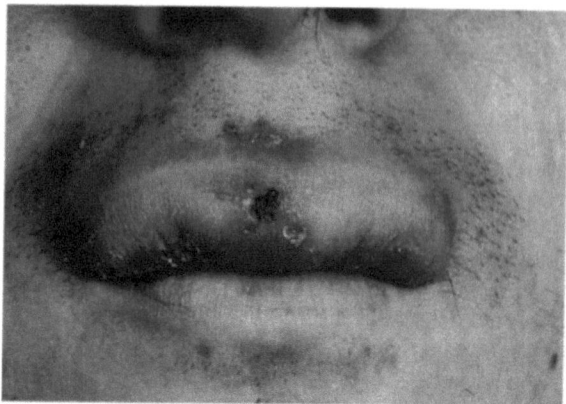

Abb. 61.8. Schleimhautveränderungen bei M. Crohn: Cheilitis granulomatosa

Sonstige Veränderungen

Es gibt eine Reihe von Dermatosen, die überzufällig häufig mit chronisch entzündlichen Darmerkrankungen gemeinsam auftreten. Der pathophysiologische Hintergrund dieser Assoziation ist meist unbekannt. Fallberichte über das gleichzeitige Auftreten von häufigen bzw. seltenen Dermatosen mit den selteneren entzündlichen Darmerkrankungen bedürfen der künftigen Bestätigung.

Bei der seltenen *Epidermolysis bullosa acquisita* treten nach Minimaltraumen an mechanisch belasteten Stellen, v. a. den Händen, Bläschen und Erosionen

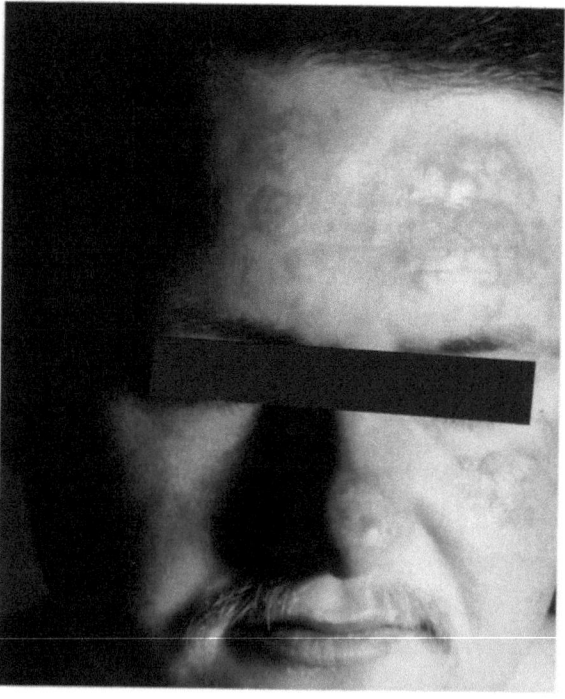

Abb. 61.9. Sweet-Syndrom: sukkulente Erytheme mit pseudovesikulösem Aspekt auf Stirn und Wangen

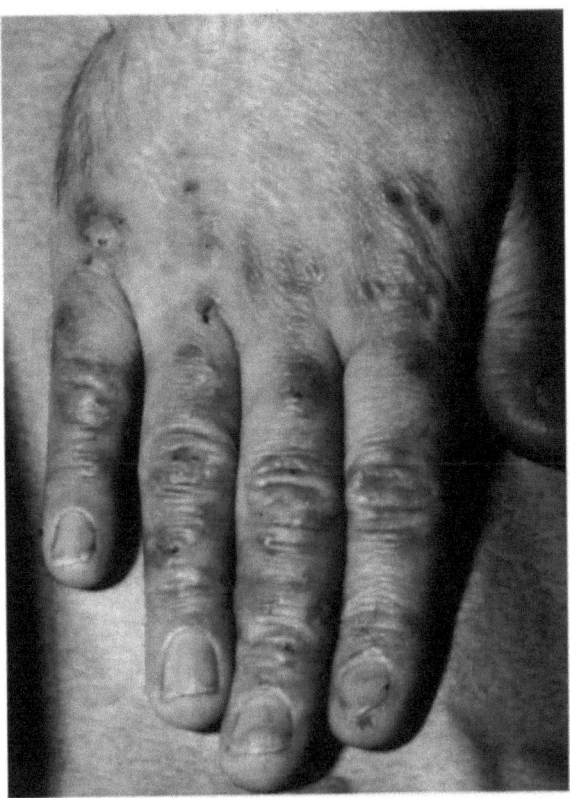

Abb. 61.10. Epidermolysis bullosa acquisita: verkrustete Erytheme bei erhöhter Verletzlichkeit der Haut auf dem Handrücken

auf, die mit Narben und Milien abheilen (Abb. 61.10). Spezielle Immunfluoreszenzuntersuchungen sind zur Diagnosestellung erforderlich.

Die Inzidenz einer *Psoriasis* ist bei Patienten mit M. Crohn (5–11%) bzw. Colitits ulcerosa (5,7–7,5%) im Vergleich zur Normalbevölkerung (1–2%) erhöht.

Divertikulitis

Einzelne Patienten mit Divertikulitis erkrankten an einem therapieresistenten Pyoderma gangrenosum sowie an Arthritis, die erst nach Darmresektion abheilten.

Hermansky-Pudlak-Syndrom

Dieses Syndrom besteht aus der Trias tyrosinasepositiver Albinismus, thrombozytärer Blutungsdiathese und Ansammlung ceroidähnlichen Materials in den Makrophagen. Bei einem Drittel der Patienten findet sich eine entzündliche *Kolitis*, die klinisch einer Colitis ulcerosa und histologisch einem M. Crohn entsprechen soll. Im Gegensatz zu diesen chronisch entzündlichen Darmerkrankungen findet man an der Haut nicht die eben dargestellten Veränderungen, sondern lediglich Hypopigmentierung von Haut, Haar und Iris, eine erhöhte Zahl von Pigmentflecken, Zeichen aktinischer Schädigung, Lichtscheu und Hinweise auf eine erhöhte Blutungsneigung.

61.5 Hautveränderungen bei intestinaler Malignität

Bei Patienten mit einer malignen intestinalen Neoplasie können Hautveränderungen paraneoplastisch oder durch direkte Tumorinfiltration der Haut entstehen (Tabelle 60.3). Während die im folgenden aufgeführten paraneoplastischen Syndrome relativ spezifisch für intestinale Malignome sind, besteht bei anderen Paraneoplasien, wie Erythema gyratum repens, Hypertrichosis lanuginosa acquisita oder Dermatomyositis, keine derartig enge Korrelation zum Darmtrakt. Da die dargestellten Polyposis-Syndrome, Colitis ulcerosa (Karzinom) und Dermatitis herpetiformis Duhring (Lymphom) ebenfalls mit einem erhöhten intestinalen Malignomrisiko vergesellschaftet sind, können die dabei auftretenden Hautveränderungen als indirekte Hinweiszeichen angesehen werden.

Maligne Acanthosis nigricans

Diese Veränderungen bezeichnen hyperkeratotische Hyperpigmentierungen in intertriginösen Bereichen. Vor allem axillär, zervikal, in den Gelenkbeugen sowie perioral finden sich schmutziggraue bis braunschwarze Hyperpigmentierungen mit einer keratotischen Oberfläche (Abb. 61.11 u. 12). Diese Veränderungen finden sich als benigne Varianten: angeboren, im Rahmen hereditärer Syndrome (Bloom-, Rud-Syndrom), durch Medikamente (u. a. Immunsuppressiva nach Organtransplantation), bei Adipositas

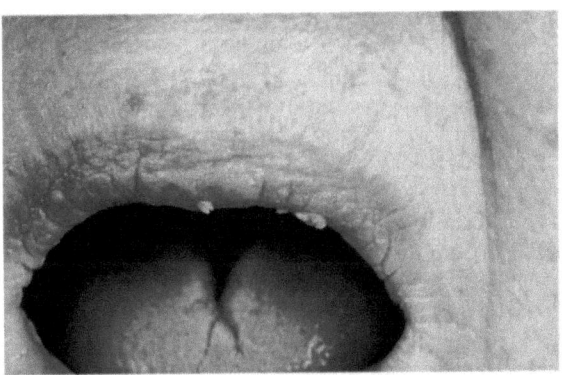

Abb. 61.11. Acanthosis nigricans maligna: hyperplastische Haut und Papeln an der Oberlippe bei malignem Tumor

Tabelle 61.3. Hautveränderungen als Hinweis auf intestinale maligne Neoplasien

Hauterkrankung	Assoziierter Tumor in	Hautveränderung
Zeichen der Tumorerkrankung („wasting")	Malignome entsprechend ihrer allgemeinen Häufigkeit	S. Malabsorption: Hyperpigmentierung, Xerosis, Pruritus
Paraneoplasien		
Maligne Acanthosis nigricans	Magen, Kolon	Keratotische braune Plaques intertriginös
Leser-Trélat-Zeichen	Malignome entsprechend ihrer allgemeinen Häufigkeit	Multiple seborrhoische Warzen
Perianale extramammäre Paget-Dermatose	Rektum	Schuppende infiltrierte Ekzeme
Karzinoid-Syndrom	Ileum, Appendix	Flush
Glukagonom-Syndrom	Meist Pankreas, aber auch Darm	Zirzinäre wandernde Erytheme mit Pusteln und Krusten
Dermatomyositis	Malignome entsprechend ihrer allgemeinen Häufigkeit	Livide Erytheme, Muskelschwäche
Hypertrichosis lanuginosa acquisita		Verstärkte Lanugobehaarung
Hautmetastasen bei intestinalem Tumor		Symptomlose Knoten
Erkrankungen mit erhöhtem Risiko für eine gastrointestinale Malignität		
Polyposis-Syndrom	Kolon	S. Text
Colitis ulcerosa	Kolon	S. Text
Dermatitis herpetiformis	Dünndarm (Lymphom)	Brennender Pruritus, polymorphe Erytheme mit Bläschen/Krusten bei Lymphom: generalisierter Pruritus ohne Hautveränderungen

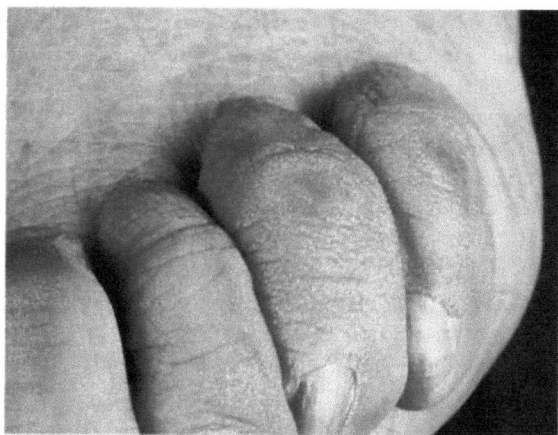

Abb. 61.12. Acanthosis nigricans maligna: hyperplastisch verdickte Haut der Fußzehen bei intestinalem Tumor

bzw. Insulinresistenz. Die maligne Form beginnt plötzlich, juckt, ist progredient und atypisch lokalisiert (z. B. Lippen). Teils tritt sie vergesellschaftet mit zahlreichen Verrucae seborrhoicae auf. Nach Tumorentfernung bildet sie sich zurück. Leider ist beim Auftreten der Hautveränderungen der Tumor in den meisten Fällen bereits etabliert.

Leser-Trélat-Zeichen

Hierunter versteht man das plötzliche Auftreten und die schnelle Zunahme von Zahl und Größe seborrhoischer Keratosen im Rahmen eines Malignoms innerer Organe. Meist handelt es sich hierbei um ein Adenokarzinom des Gastrointestinaltrakts. Dieses Syndrom ist eher Zeichen einer fortgeschrittenen Erkrankung. Es wurde diskutiert, ob dieses Syndrom überhaupt existiert, insbesondere da Malignome und seborrhoische Keratosen bei älteren Menschen zunehmen. Da es in 20% gemeinsam mit einer malignen Acanthosis nigricans auftritt, wird es gegenwärtig als Entität anerkannt.

Perianale extramammäre Paget-Dermatose

Die extramammäre Paget-Dermatose imponiert als scharf abgegrenzter, schuppender roter, ekzemähnlicher Plaque. Die Diagnose wird histologisch gesichert. Bei perianaler Lokalisation muß ein Rektumkarzinom ausgeschlossen werden.

Karzinoid-Syndrom

Karzinoidtumore, zu 80–95% primär im Appendix oder terminalen Ileum lokalisiert, werden erst nach stattgehabter Metastasierung symptomatisch, nachdem die freigesetzten Substanzen (u.a. Serotonin, Kallikrein, Bradykinin) ohne Abbau in der Leber in den Kreislauf gelangen. Leitsymptom ist eine im Verlauf der Erkrankung zunehmend häufiger auftretende, erst kurze, später ständig bestehende flushartige Gesichtsrötung mit wechselnder Farbe (hellrot bis livid wechselnd). Diese verstärkt sich unter dem Einfluß gefäßweitstellender Faktoren (z.B. Emotion, Anstrengung, Alkohol). Später treten vermehrt Teleangiektasien im Gesicht, teils auch periorbitale Ödeme auf. In einigen Fällen wurden pellagraähnliche Hyperpigmentierungen in den lichtexponierten Arealen beschrieben (Niacinmangel).

Erythema necrolyticum migrans

Dieses tritt bei Glukagonomen auf. Man sieht flächenhafte, bizarr konfigurierte, zentrifugal wachsende zirzinäre Erytheme mit Blasen, Erosionen und Krusten an unterem Abdomen und Leisten, am Oberschenkel und in der Mitte des Gesichts. Diese Herde verlaufen in 7–14tägigen Zyklen von Abheilung und Rezidiv. Histologisch finden sich am Rand relativ typische Veränderungen. Obwohl das Glukagonom in der Regel im Pankreas lokalisiert ist, wurde es auch bei Adenokarzinomen des Intestinaltrakts beschrieben. Diese Hautherde können anderen tumorassoziierten Veränderungen um Jahre vorausgehen.

Dermatomyositis

Bei Erwachsenen finden sich in bis zu 50% interne Malignome, die sich entsprechend der allgemeinen Tumorinzidenz verteilen. Typische Hautsymptome sind periorbitale lividrote, ödematöse Erytheme und ein weinerlicher Gesichtsausdruck, lineare lividrote Erytheme über den Streckseiten der Finger sowie Hämorrhagien im Nagelfalz. Die Patienten klagen über zunehmende Muskelschwäche. Die Dermatomyositis kann ein Frühsymptom des Tumorleidens sein und erfordert bei Erwachsenen auf jeden Fall eine Tumorsuche.

Hypertrichosis lanuginosa acquisita

Hier kommt es, v.a. bei Frauen, zu einem generalisierten Auftreten weißer Lanugohaare. Diese Behaarung tritt eher in einem frühen Tumorstadium auf.

Hautmetastasen

Bei den Primärtumoren von Hautmetastasen handelt es sich bei Frauen zu ca. 9% um Adenokarzinome des Gastrointestinaltrakts (meist Kolonkarzinome), bei Männern zu 19%. Typische Lokalisationen der Metastasen sind die Bauchhaut, jede andere Lokalisation, wie die Kopfhaut, kann aber ebenfalls vorkommen. Klinisch findet man intradermale oder subkutane, feste, schmerzlose hautfarbene oder livide Knoten. Sie sind meist Spät-, selten initiales Symptom. Besonders herausgestellt wurden die prognostisch ungünstigen Mestastasen am Nabel, die „Sister Mary Joseph's nodules". Hier sieht man rote oder blaurote Knoten oder Plaques. Patienten mit diesen Veränderungen sind in der Regel inoperabel und versterben in den nächsten 10 Monaten.

Literatur

Actis GC, Lagget M, Ciancio A, Rocca G, Tomasini C, Puiatti P (1995) Recurrent Sweet's syndrome in reactivated Crohn's disease. J Clin Gastroenterol 21:317–9

Chen W, Blume-Peytavi U, Goerdt S, Orfanos CE (1996) Metastatic Crohn's disease of the face. J Amer Acad Dermatol 35:986–8

Esche C, Kruse R, Lamberti C, Friedl W, Propping P, Lehmann P (1997) Muir-Torre syndrome: clinical features and molecular genetic analysis. Br J Dermatol 136:913–917

Finan MC, Ray MK (1989) Gastrointestinal polyposis syndromes. Dermatol Clin 7:419–434

Fry L (1995) Dermatitis herpetiformis. Baillieres Clin Gastroenterol 9:371–393

Gregory B, Ho VC (1992) Cutaneous manifestations of gastrointestinal disorders. Part I. J Am Acad Dermatol 26:153–166

Gregory B, Ho VC (1992) Cutaneous manifestations of gastrointestinal disorders. Part II. J Am Acad Dermatol 26:371–383

Jori R, Koella C, Wegmann W, Huber A (1993) Perforated small intestine diverticulum as a cause of acute abdomen in Ehlers-Danlos syndrome. Helvetica Chirur Acta 60:57–60

Jorizzo JL, Schmalstieg FC, Dinehart SM, Daniels JC, Cavallo T, Apisarnthanarax P, Rudloff HB, Gonzalez EB (1983) Bowel-associated dermatosis-arthritis syndrome. Immune complex-mediate vessel damage and increased neutrophil migration. Arch Intern Med 144:738–740

Kirsch B, Gerhardt H, Gladisch R, Heine M, Rohr G, Weiss J (1992) Dermatosen bei chronisch entzündlichen Darmerkrankungen. Akt Dermatol 18:17–22

Klein S, Mayer L, Present D Youner KD, Cerulli MA, Sachar DB (1988) Extra-intestinal manifestations in patients with diverticulitis. Ann Intern Med 108:700–702

Krasovec M, Frenk E (1996) Acrodermatitis enteropathica secondary to Crohn's disease. Dermatology. 193:361–363

Kurzrock R, Cohen PR (1995) Cutaneous paraneoplastic syndromes in solid tumors. Am J Med 99:662–671

Leopolder-Ochsendorf A, Ochsendorf FR, Tews KH, Milbradt R, Herzog P, Holtermüller KH (1990) Kolonneoplasien und Hautfibrome: Gemeinsame Einflußgrößen und deren Bedeutung. Klin Wschrift 68:83–88

Marks J, Shuster S (1987) The skin and disorders of the alimentary tract. In: Fitzpatrick TB, Eisen A, Wolff K, Freedberg IM, Austen KF (eds) Dermatology in general medicine. 3rd ed. New York: McGraw-Hill, S 1965–1976

Ochsendorf FR (1998) Cutaneous manifestations of IBD and IBD-associated inflammatory lesions. In: Lembcke, Kruis, Sartor (eds): Systemic manifestations of inflammatory bowel diseases. Kluwer, Lancaster, S 67–93

Piette AM, Meduri B, Fritsch J Fermanian J, Piette JC, Chapman A (1988) Do skin tags constitute a marker for colonic polyps? A prospective study of 100 asymptomatic patients and metaanalysis of the literature. Gastroenterology 95:1127–1129

Schachtschabel AA, Kuster W, Happle R (1996) Perifollicular fibroma of the skin and colonic polyps: Hornstein-Knickenberg syndrome. Hautarzt. 47: 304–306

Schwartz RA (1996) Sign of Leser-Trelat. J Am Acad Dermatol 35:88–95

Sherman A, Genuth L, Hazzi CG, Balthazar EJ, Schinella RA (1989) Perirectal abscess in the Hermansky-Pudlak Syndrome. Am J Gastroenterol 84:552–556

Snow JL, Muller SA (1995) Degos syndrome: malignant atrophic papulosis. Semin Dermatol 14:99–105

Storwick GS, Prihoda MB, Fulton RJ, Wood WS (1994) Pyodermatitis-pyostomatitis vegetans: a specific marker for inflammatory bowel disease. J Am Acad Dermatol 31: 336–341

Thorisdottir K, Camisa C, Tomecki KJ, Bergfeld WF (1994) Necrolytic migratory erythema: a report of three cases. J Am Acad Dermatol 30:324–329

Veloso FT, Carvalho J, Magro F (1996) Immune-related systemic manifestations of inflammatory bowel disease. A prospective study of 792 patients. J Clin Gastroenterol 23:29–34

Intestinaltrakt und Krankheiten des rheumatischen Formenkreises

R. WIGAND

62.1 Entzündlich rheumatische Systemerkrankungen 653
62.2 Chronisch entzündliche Systemerkrankungen 654
62.2.1 Primäre systemische Vaskulitiden und Kollagenosen 654
62.2.2 Sekundäre Vaskulitiden (Kollagenosen) 658
62.3 Rheumatische Manifestationen primär intestinaler Erkrankungen 669
62.3.1 Enteropathische Arthropathien 669

Literatur 672

Krankheiten des rheumatologischen Formenkreises setzen sich aus einer Vielzahl unterschiedlicher klinischer Entitäten zusammen, die sich entweder primär am *Bewegungsapparat* abspielen oder die, bei Vorliegen einer Grunderkrankung, diesen gewissermaßen als Projektionsfeld betreffen. Die *Leitsymptome* dieser rheumatischen Erkrankungen – in aller Regel Schmerz und Funktionsstörung des Bewegungsapparates – können ihre Ursachen in der Beteiligung so unterschiedlicher Strukturen wie Gelenke, Knorpel, Knochen, Bändern, Sehnen, Muskeln, Nerven und Gefäßen haben. Andererseits können die Beschwerden jedoch auch einen Hinweis auf eine anderweitige Systemerkrankung oder Stoffwechselstörung geben. Eine zweckmäßige klinische Einteilung der Krankheitsbilder erfolgt zunächst grob in:

- entzündlich rheumatische Krankheiten, wie chronische Arthritiden, Spondarthritiden, Kollagenosen und mikrobiell bedingte Arthritiden,
- degenerative Gelenkerkrankungen,
- extraartikuläre rheumatische Krankheiten mit Affektionen des Binde- und Fettgewebes, der Muskulatur, der Nerven, Sehnen und periartikulären Gewebes,
- sogenannte pararheumatische Erkrankungen.

Letztere bilden einen Sammeltopf für heterogene Krankheiten, bei denen häufig entzündliche oder degenerative Gelenkerkrankungen, Muskelerkrankungen oder auch Vaskulitiden auftreten können. Eine prozentuale Abschätzung der Verteilung zeigt in aller Regel einen Anteil von etwa 10% entzündlichen, 10% pararheumatischen, 40% degenerativen und 40% extraartikulären Rheumatismen.

Während degenerative und extraartikuläre Krankheiten des rheumatischen Formenkreises keine oder nur extrem selten Assoziationen zu intestinalen Beschwerdebildern zeigen, sind bei den chronisch entzündlichen Systemprozessen einige geradezu klassisch mit dem Darm assoziierte Krankheiten beschrieben. Auf *pararheumatische* Krankheiten soll im Rahmen dieses Kapitels nicht näher eingegangen werden, da die dann primär zugrundeliegenden intestinalen Erkrankungen bereits an anderer Stelle ausführlich beschrieben wurden.

62.1 Entzündlich rheumatische Systemerkrankungen

Die entzündlich rheumatischen Systemerkrankungen gliedern sich (Tabelle 62.1) in chronische *Arthritiden* und *Spondarthritiden*, *Konnektivitiden* mit fakultativen Synovitiden und Vaskulitiden sowie mikrobiell bedingten Arthritiden.

Im folgenden soll zwischen den klinisch relevanten Störungen des Gastrointestinaltraktes bei chronisch entzündlichen Systemerkrankungen einerseits und den rheumatischen Manifestationen primär intestinaler Erkrankungen unterschieden werden. Sämtlichen chronisch entzündlichen Prozessen ist gemein, daß sie prinzipiell in der Lage sind, eine *sekundäre Amyloidose* zu induzieren. Die Amyloidose zählt aus Sicht der Rheumatologie zu den *pararheumatischen* Erkrankungen, weshalb sie im Rahmen dieses Kapitels mangels spezifischer klinischer Relevanz nicht dargestellt wird. Zwecks weiterführender Information wird auf das eigenständige Kapitel *Amyloidose* verwiesen (Kap. 41).

Tabelle 62.1. Einteilung entzündlich rheumatischer Systemerkrankungen

Kategorie	Krankheitsbild
Chronische Arthritiden und Spondarthritiden	Rheumatoide Arthritis (Synonym: Chronische Polyarthritis) Juvenile chronische Arthritiden Still-Syndrom Spondylitis ankylosans Arthritis psoriatica Reitersyndrom und chronische reaktive Arthritiden Arthritiden und Spondarthritiden bei entzündlichen Darmerkrankungen Pallindromer Rheumatismus Hydrops intermittens
Kollagenosen	Systemischer Lupus erythematodes Progressive systemische Sklerose (Synonym: Sklerodermie) Polymyositis und Dermatomyositis „Mixed connective tissue disease" (Synonym: Mischkollagenose) Sjögren-Syndrom Toxisch und medikamentös induzierte Kollagenosen
Primäre Vaskulitiden	Polymyalgia rheumatica Takayasu-Syndrom Panarteriitis nodosa Kawasaki-Syndrom Wegenersche Granulomatose Churg-Strauss-Syndrom Mikroskopische Polyangiitis Kutane leukozytoklastische Angiitis Vaskulitis bei Kryoglobulinämie Urtikarielle Vaskulitis Behçet-Syndrom Cogan-Syndrom
Mikrobiell bedingte akute Arthritiden	Para- und postinfektiöse (reaktive) Arthritiden Infektiöse (septische) Arthritiden

62.2 Chronisch entzündliche Systemerkrankungen

62.2.1 Primäre systemische Vaskulitiden und Kollagenosen

Einführung

Vaskulitiden sind histopathologisch durch Entzündung und Nekrose der Blutgefäße charakterisiert. Das gesamte Spektrum der Vaskulitiden kann prinzipiell jeden Gefäßtypus und -durchmesser sowie jedes Organ betreffen. Die Schwierigkeit der klinischen Klassifikation der Vaskulitiden beruht auf der großen Variabilität des Gefäß- und Organbefalls durch das Fehlen von spezifischen klinischen, laborchemischen und pathologischen Befunden sowie der ungenügenden Erkenntnis der zugrundeliegenden pathogenetischen Vorgänge. Pathophysiologische Überlegungen verweisen auf einen direkten oder indirekten Zusammenhang mit immunpathologischen Mechanismen wie z.B. der Ablagerung zirkulierender Immun-(Antigen-Antikörper-)Komplexe an der lumenseitigen Wand der Gefäße, die je nach Erkrankung aufgrund ihres Durchmessers, einer veränderten Gefäßpermeabilität oder anderer lokaler Faktoren (z.B. Turbulenzen im Bereich von Bifurkationen), für diese *Immunkomplexanlagerungen* prädestiniert sind. Daneben wird auch die pathogenetische Bedeutung zellulärer Immunmechanismen für bestimmte Vaskulitiden wie z.B. das *Churg-Strauss-Syndrom* diskutiert. Während flüchtige und klinisch milde verlaufende Vaskulitiden nicht selten als Begleitphänomen verschiedener infektiöser und allergischer Krankheiten häufiger vorkommen und hierbei überwiegend die Haut betreffen, ist die *primäre systemische Vaskulitis* als eigenständiger Prozeß oder auch als Teilaspekt anderer schwerer Erkrankungen (z.B. systemischer Lupus erythematodes – SLE – oder rheumatoide Arthritis) als sogenannte *sekundäre Vaskulitiden* oder auch Kollagenosen bezeichnet, eher selten.

Gastrointestinale Manifestationen primärer systemischer Vaskulitiden treten praktisch nie ohne eine assoziierte klinische Symptomatik der zugrundeliegenden Vaskulitis an anderen Organsystemen auf. Da sich die spezifischen Symptome der gastrointestinalen Manifestationen primärer Vaskulitiden zunächst nach dem betroffenen Gefäßdurchmesser und nach der Gefäßlokalisation richten, erscheint die von Fauci

Tabelle 62.2. Klassifikation der Vaskulitiden

Klassifikation	Vaskulitis
Systemische nekrotisierende Vaskulitiden	Panarteriitis nodosa Allergische (granulomatöse) Angiitis (Churg-Strauss) Polyangiitis-overlap-Syndrom
Hypersensitivitätsvaskulitiden (leukozytoklastische Vaskulitis)	*Exogene Induktion gesichert oder vermutet:* Purpura Schönlein-Henoch, Arzneimittelinduzierte Vaskulitiden, Vaskulitiden infolge infektiöser Erkrankungen *Endogene Antigeninduktion wahrscheinlich:* Vaskulitiden bei Kollagenosen, Vaskulitiden bei malignen Erkrankungen, Vaskulitiden bei anderen Grunderkrankungen, Vaskulitiden bei kongenitalen oder erworbenen Störungen des Komplementsystems
Wegenersche Granulomatose	-
Riesenzellarteriitiden	Arteriitis temporalis/Polymyalgia rheumatica Takayasu-Arteriitis
Andere Vaskulitiden	Kawasaki-Syndrom Isolierte Vaskulitis des Zentralnervensystems Thrombangitis obliterans

et al. vorgenommene Klassifikation der Vaskulitiden (Tabelle 62.2) aufgrund histomorphologischer bzw. pathogenetischer Gesichtspunkte für den klinischen Gebrauch vorteilhaft.

Panarteriitis nodosa

■ **Definition.** Die Panarteriitis nodosa (Synonym: Polyarteriitis nodosa) ist eine vaskuläre Systemerkrankung mit nach Lokalisation der zugrundeliegenden Arteriitis unterschiedlicher Symptomatik an verschiedenen inneren Organen. Die nekrotisierenden Entzündungen der Arterien sind gekennzeichnet durch Immunkomplexe und erfassen die ganze Wand der Gefäße.

■ **Vorkommen.** Die Krankheit ist ausgesprochen selten. Es wird mit einer Inzidenz mit 5-8/1 Mio. Einwohner und Jahr gerechnet. Bevorzugt erkranken Männer des mittleren bis höheren Lebensalters. Männer sind 2 mal häufiger betroffen als Frauen.

■ **Ätiologie und Pathogenese.** Serum-Antikörper gegen Hepatitis-B Viren werden bei etwa 40% der Patienten nachgewiesen. Demzufolge wurde der Hepatits-B-Infektion eine pathogenetische Rolle in der Entstehung der Panarteriitis nodosa (PAN) zugewiesen, zumal das HBsAg in zirkulierenden Immunkomplexen, Kryoglobulinen und auch direkt in der entzündlich veränderten Gefäßwand zusammen mit IgG, IgM und Komplement nachgewiesen wurde. Die Immunkomplexe aus HBsAg und anti-HBs könnten als primum movens über eine Aktivierung des Komplementsystems und Invasion zellulärer Elemente die Entstehung einer Vaskulitis einleiten. Der Nachweis von Immunkomplexen in betroffenen Gefäßen bei fehlenden serologischen Hepatitismarkern läßt allerdings vermuten, daß analoge Immunkomplexmechanismen mit anderen Antigenen ebenfalls eine pathogenetische Rolle spielen könnten.

■ **Pathologie.** Histologisch werden in den befallenen kleinen und mittelgroßen muskulären Arterien *fibrinoide Nekrosen* und *polymorphkernige Infiltrate* gefunden, die sämtliche Gewebsschichten durchsetzen. Später zeigen die Gewebsläsionen eher mononukleäre Zellen und Fibrosierungen. Teilweise treten vollständige Gefäßobturationen auf. Häufig weisen knotige, perlschnurartige Verdickungen entlang der Arterien auf abgelaufene Entzündungen hin.

■ **Klinik.** Die meist schwer verlaufende Krankheit äußert sich anfangs mit Allgemeinsymptomen wie Fieber, Krankheitsgefühl, Appetitlosigkeit und Gewichtsverlust. In den meisten Fällen tritt bald eine der vielen möglichen Organmanifestationen in den Vordergrund des Krankheitsbildes. Eine *gastrointestinale Beteiligung* bei systemischen Vaskulitiden wie der Panarteriitis nodosa finden sich bei 50-80% der Patienten (Tabelle 62.3). Neben dem Gastrointestinaltrakt sind die folgenden Organsysteme mit abnehmender Häufigkeit beteiligt: Nieren (70%), Muskel-Skelett-System (60%), periphere Nerven (50%), Haut (50%), Herz (35%) und Zentralnervensystem (20%).

Unter den gastrointestinalen Symptomen steht der Bauchschmerz bei etwa 30% der Patienten an erster Stelle, gefolgt von Diarrhö, Übelkeit und Erbre-

Tabelle 62.3. Gastrointestinale Manifestationen der Panarteriitis nodosa (PAN)

Klinik	Manifestation
Symptome	Abdominelle Schmerzen Diarrhö Nausea Vomitus Gewichtsverlust Gastrointestinale Blutung Erosionen und Ulzerationen Nekrosen mit Perforationen Strikturen
Organmanifestationen	Pankreatitis, Cholezystitis, Appendizitis
Häufigkeit des GI-Befalls	50–80%
Pathogenese	Immunkomplexablagerungen, Antigen-Antikörper-Reaktionen (Hepatitis B, Streptokokken, Staphylokokken, Mykobakterien)
Diagnose	Tiefe Biopsien aus dem Gastrointestinaltrakt Angiographie
Pathohistologie	Nekrotisierende Vaskulitis kleiner bis mittlerer Arterien

chen. Die Symptomatik ist gelegentlich schwer von chronisch entzündlichen Darmerkrankungen zu trennen. Die abdominellen Schmerzen sind überwiegend im rechten oberen Quadranten oder im Epigastrium lokalisiert, können prinzipiell aber überall auftreten. Die Schmerzen beginnen, ähnlich der Angina abdominalis, in der Regel $1/2$–1 h postprandial. Diese Symptome – oftmals auch assoziiert mit einer Diar-rhö und Steatorrhö mit Gewichtsverlust – beruhen vermutlich auf einer Affektion der kleinen und mittleren Mesenterialgefäße. Als weitere Leitsymptome einer gastrointestinalen Beteiligung bei PAN sind Blutungen mit *Hämatemesis*, *Meläna* und *Hämatochezie* zu nennen. Ein chronischer Blutverlust über den Gastrointestinaltrakt wird bei 50% der Patienten beobachtet. *Atypische Blutungslokalisationen* bei Infarkten der Mesenterialarterien können zu Hämatomen im Mesokolon und retroperitonealen Blutungen führen. Transitorische intestinale Ischämien bei PAN-Patienten gehen typischerweise mit akuten abdominellen Schmerzen einher, die spontan nach einigen Tagen sistieren. Bei Persistenz dieser Ischämien können sich segmentale oder ausgedehnte intestinale Nekrosen, Perforationen oder ischämische Strikturen ausbilden. Seltenere Komplikationen der gastrointestinalen Beteiligung bei PAN sind oberflächliche Ulzerationen des Magens, vaskulitische Beteiligung der Gallenblase, der Appendix und des Peritoneums mit konsekutiver akuter Cholezystitis, Appendizitis oder Peritonitis.

Mukosale Veränderungen wie Schleimhauthyperämie, Erosionen und Ulzerationen fallen endoskopisch auf, der histologische Nachweis der PAN – auch aus makroskopisch auffälligen Bezirken – ist eher selten, wofür vor allem die inhomogene, segmentale Verteilung der Gefäßveränderungen verantwortlich sein dürfte.

■ **Diagnostik.** Unter den *radiologischen* Methoden kommt der viszeralen *Angiographie* entscheidende Bedeutung zu, da diese bei 50–60% der PAN-Patienten Gefäßkaliberschwankungen und multiple, zirkulär imponierende Aneurysmata der kleinen bis mittelgroßen Nieren-, Leber- und Mesenterialarterien mit einem Durchmesser von 1–5 mm aufzeigen kann. Allerdings sind diese Aneurysmata nicht pathognomonisch für die PAN; sie kommen auch bei anderen Vaskulitisformen zur Darstellung.

Laborbefunde sind im allgemeinen uncharakteristisch. Meist finden sich Anämie, Leukozytose und gering ausgeprägte Eosinophilie. Zudem treten deutliche Erhöhungen der Akute-Phase-Proteine und der Blutsenkungsgeschwindigkeit auf. Häufiger werden unspezifische antinukleäre Antikörper und Rheumafaktoren nachgewiesen.

■ **Therapie.** Kortikosteroide in einer Dosis von anfangs 2 mg/kg KG/Tag, später 0,5–1 mg/kg KG/Tag bewirken meist eine wesentliche Besserung der Erkrankung. Zytostatika wie z. B. Cyclophosphamid werden bei nicht ausreichendem Effekt der Kortikoidtherapie zusätzlich angewandt. Komplikationen wie Perforation und Nekrosen sind *absolute Operationsindikationen*. Eine elektive Operationsindikation ist auch bei gastrointestinalen Manifestationen selten gegeben.

Unter Einsatz aller zur Verfügung stehender Mittel hat sich die 5-Jahres-Überlebensrate der früher stets letal verlaufenden Erkrankung entscheidend verbessert und wird derzeit mit 80–90 % angegeben.

Behçet-Syndrom

■ **Definition.** Es liegt eine systemische Vaskulitis unbekannter Genese vor. Die Krankheitssymptome manifestieren sich überwiegend an Haut und Schleimhäuten, häufigen Augenveränderungen und Gelenkentzündungen. Zudem können zerebral-nervöse Symptome, Thrombosen und gastrointestinaler Befall auftreten.

Die *diagnostischen* Kriterien für das Behçet-Syndrom umfassen rezidivierende *orale Ulzerationen* (aphtös oder herpetiform) *mindestens 3 mal* in einem Jahr, fakultativ verbunden mit rezidivierenden *genitalen Ulzerationen*. Das gleichzeitige Auftreten von Ulzerationen an beiden vorgenannten Lokalisationen wird als „bipolare Aphtose" bezeichnet und ist ein ausgesprochen spezifischer Hinweis für das Vorliegen eines Behçet-Syndroms. Die ebenfalls krankheitsdefinierenden Augenläsionen manifestieren sich in Form einer vorderen oder hinteren *Uveitis*, entzündlichen zellulären Exsudaten im Glaskörper oder einer Vaskulitis der Retina. Die Hautveränderungen stellen sich klinisch als Erythema nodosum, Pseudofollikulitis, papulopustulöse Veränderungen oder akneiforme Knoten dar.

■ **Vorkommen.** Epidemiologische Daten lassen eine Abhängigkeit der Behçet-Prävalenz von geographischen Regionen und ethnischen Populationen erkennen. Niedrigen Prävalenzen in den USA und Nordwesteuropa steht eine hohe Prävalenz im Mittelmeerraum und Japan gegenüber. Die Erkrankungsrate beträgt dabei in Japan ca. 10–15/100 000 Einwohner, in der türkischen Bevölkerung immerhin 80–300/ 100 000 Einwohner. Das Hauptmanifestationsalter liegt zwischen dem 20. und 35. Lebensjahr, Männer und Frauen erkranken etwa gleich häufig.

Eine genetische Disposition zum Behçet-Syndrom besteht bei Trägern des HLA-Merkmals B5 (insbesondere beim Subtyp HLA-B51), wobei das relative Erkrankungsrisiko etwa 4–6 mal höher ist als bei Nicht-HLA-B5-Trägern. Die HLA-Assoziationen einzelner Subsets der Erkrankung – so ist eine arthritische Variante mit dem HLA-B27, eine mukokutane mit dem HLA-B12 und die okuläre Variante mit dem HLA-B5 assoziiert – deutet einerseits auf die genetische Determinanz der Organmanifestation hin, könnte andererseits jedoch auch für die unterschiedliche Häufigkeit des Behçet-Syndroms und seiner Subsets in verschiedenen Populationen mit entsprechenden HLA-Frequenzen verantwortlich sein.

Auch über eine familiäre Häufung des Syndroms wurde mehrfach berichtet.

■ **Pathologie.** Grundlegender pathologischer Prozeß des Behçet-Syndroms ist eine *Vaskulitis* der kleinen Gefäße mit peripapillärer lymphomonozytärer und polymorphkerniger Zellinfiltration, endothelialer Zellschwellung, fibrinoider Gefäßwandnekrose, Intimaproliferationen und Thrombosen.

■ **Klinik.** Gastrointestinale Komplikationen, die in der japanischen Bevölkerung häufiger auftreten als in der Population der Mittelmeer-Anrainerstaaten, manifestieren sich durch *kolikartige Schmerzen* und fakultativ *blutigen Diarrhön* als Folge von Schleimhautulzera in Ileum und Kolon (Tabelle 62.4). Häufigkeitsangaben über eine Beteiligung des Gastrointestinaltrakts schwanken in verschiedenen Studien und Populationen beträchtlich und reichen von 3 % bis 50 %, wobei allerdings die gastrointestinalen Symptome nicht eindeutig von den tatsächlich vorhandenen gastrointestinalen Läsionen differenziert werden. Orale *Aphten* treten in einer Häufigkeit von bis zu 99 % an Lippen, Gingiva, Zunge und der Mundschleimhaut multipel oder singulär auf und sind initiales und konstantestes Symptom des M. Behçet. Sie imponieren zunächst als leicht erhabene, rötliche Areale, aus denen sich *ausgestanzte schmerzhafte Ulzerationen* von bis zu 1 cm Durchmesser entwickeln, die häufig nach wenigen Wochen spontan abheilen. Als Charakteristika des Entero-Behçet-Syndroms gelten Erosionen und Ulzerationen des gesamten Gastrointestinaltrakts, insbesondere des Ileums und Kolons, aber auch des oberen Gastrointestinaltrakts. Die mitunter großen ösophagealen Ulzerationen neigen zur Perforation oder Penetration. Die Ulzerationen im unteren Gastrointestinaltrakt weisen eine enge Beziehung zur Ileozäkalklappe auf, wobei die Läsionen im terminalen Ileum aphtös und oberflächlich, die Ulzerationen im Kolon dagegen tief und rundlich imponieren. Die Kolonulzera können über eine Zerstörung des submukösen Bindegewebes bis zur Serosa reichen, was ihre Blutungs- und Perforationneigung bedingt. Aufgrund einer vermehrten marginalen Vaskularisierung können diese Ulzerationen endoskopisch mit einem roten Randsaum imponieren. Ulzerative Kolitis und Ulzerationen im Ileozäkalbereich erschweren oftmals eine differentialdiagnostische Abgrenzung zu chronisch-entzündlichen Darmerkrankungen, insbesondere zum M. Crohn. Das Behçet-Syndrom unterscheidet sich von der Ileitis terminalis nicht nur aufgrund der extraintestinalen Manifestationen, die für den M. Crohn untypisch sind. Spezifische gastrointestinale Kriterien helfen bei der Differenzierung der beiden Entitäten: So fin-

Tabelle 62.4. Gastrointestinale Manifestationen des Behçet-Syndroms

Klinik	Manifestationen
Symptome	Abdominelle Schmerzen
	Nausea
	Vomitus
	Diarrhö
	Steatorrhö
	Obstipation
	Gastrointestinale Blutung
Organmanifestationen	Akutes Abdomen (Perforation)
	Orale Aphten und Ulzerationen
	Erosionen und Ulzerationen im gesamten GI-Trakt
	Budd-Chiari-Syndrom
Häufigkeit des GI-Befalls	Bis 50 %
Pathogenese	Hypersensitivitätsvaskulitis
	Spezifische Immunkomplexablagerungen nicht gesichert
Diagnose	Diagnostische Kriterien
	Tiefe Biopsien aus dem betroffenen Gebiet
Pathohistologie	Vaskulitis kleiner Gefäße mit fibrinoiden Nekrosen

den sich beim Behçet-Syndrom meist tiefere, ausgestanzte, zur Perforation neigende Ulzerationen mit in der Regel unauffälliger umgebender Mukosa, wohingegen beim M. Crohn ausgeprägte entzündliche Reaktionen, die weiteren Komplikationen wie Strikturen, Stenosen und Fisteln Vorschub leisten, nachweisbar sind. Auch das diskrepante pathologisch-anatomische Substrat der Läsionen – fibrinoide Degeneration der kleinen Venen und Arterien beim Behçet-Syndrom – und granulomatöse Entzündungsreaktion beim M. Crohn ist bei der nosologischen Trennung dieser beiden Krankheitsentitäten hilfreich.

Andere gastrointestinale Manifestationen *des Entero-Behçet* äußern sich klinisch als gastrointestinale Blutungen oder eine gestörte Fettresorption. Auch ein Budd-Chiari-Syndrom im Rahmen der für das Behçet-Syndrom typischen venösen und arteriellen Thrombosen ist beschrieben worden.

■ **Diagnostik.** *Laboruntersuchungen* zeigen meist nur eine geringe Erhöhung der Entzündungsparameter, eine Anämie und selten eine Leukozytose. Immunologische Untersuchungen ergeben unspezifische Befunde. Der Nachweis von antinukleären Faktoren, Antineutrophilen-zytoplasmatischen-Antikörpern (ANCA) und Antiphospholipid-Antikörpern ist untypisch.

■ **Therapie.** Die medikamentöse Therapie versucht, die entzündlichen Vorgänge mit der Gabe von Kortikosteroiden und Immunsuppressiva zu limitieren. Immunsuppressiva kommen besonders bei der floriden Augenmanifestation zur Anwendung. Besonders erfolgreich erweist sich *Cyclosporin A* (Sandimmun®), dessen Einsatz jedoch häufiger durch die Nephrotoxizität begrenzt wird. Bei der systemischen Vaskulitis – auch mit Einschluß des Gastrointestinaltrakts – und/oder einer schweren Hautmanifestation kommt *Cyclophosphamid* (Endoxan®) in der täglichen Dosierung von 2,0–2,5 mg/kg KG als orale Gabe oder alternativ als i.v.-Bolustherapie in der Dosierung 15–20 mg/kg KG oder 500–1500 mg absolut in 2–4wöchigen Abständen zur Anwendung. Erst nach 2jähriger Remission einer schweren Organmanifestation sollten die Therapiemaßnahmen, im allgemeinen nach allmählicher Dosisreduktion, versuchsweise unterbrochen werden.

Andere systemische Vaskulitiden

Andere, in diesem Kapitel mangels gastrointestinaler Spezifität nicht erwähnte systemische Vaskulitiden, wie z. B. die sog. Hypersensitivitätsvaskulitiden (Purpura Schönlein-Henoch, allergische Vaskulitiden wie Churg-Strauss-Syndrom) können prinzipiell mit gastrointestinalen Manifestationen vergesellschaftet sein, die sich im wesentlichen mit den 3 pathologischen Substraten Ischämie, Ulzeration und Blutung beschreiben lassen. Die nicht zuletzt aus Gründen der Übersichtlichkeit getroffene Auswahl vorbeschriebener Krankheitsbilder versucht der Häufigkeit und klinischen Bedeutung der vaskulitisassoziierten gastrointestinalen Manifestationen gerecht zu werden.

62.2.2
Sekundäre Vaskulitiden (Kollagenosen)

Im Jahre 1895 beschrieb der amerikanische Kliniker William Osler die viszeralen Komplikationen des

Erythema exsudativum multiforme und publizierte erstmalig in dieser Abhandlung mehrere Fälle des systemischen Lupus erythematodes. Klemperer faßte 1942 diese Krankheitserscheinungen, die mit dem pathologisch-anatomischen Substrat der fibrinoiden Verquellung und Nekrose kollagener Fibrillen einhergehen, als eine Krankheitsentität zusammen. Er bezeichnete sie zunächst als *diffuse Kollagenkrankheiten*, später als „*Kollagenosen*". Diese Gruppe autoimmungeprägter entzündlich rheumatischer Erkrankungen umfaßte den *systemischen Lupus erythematodes, die Dermatomyositis, die Sklerodermie* und die *Panarteriitis* nodosa.

Die Bezeichnung „Kollagenose" war insofern unglücklich gewählt, als das Suffix „-ose" in Analogie zur „Arthrose" und im Gegensatz zur „Arthritis" eine eher degenerative Genese der Grunderkrankung suggerierte und dem doch in aller Regel hochentzündlichen Verlauf der Erkrankung auch heute noch in keiner Weise gerecht wird. Überdies gibt es nach wie vor keinen Hinweis darauf, daß sich ein wesentlicher Teil der Pathogenese am Kollagen selber abspielt – von der Sklerodermie abgesehen. Neuere Erkenntnisse über die Immunpathogenese entzündlich rheumatischer Erkrankungen haben gezeigt, daß fibrinoide Nekrosen auf ätiologisch völlig unterschiedlichen Bindegewebsschädigungen beruhen. Hat es zwischenzeitlich eine große Variabilität in der Familie der Kollagenosen gegeben, so faßt man derzeit unter Ausklammerung der rheumatoiden Arthritis und der reaktiven Arthritisformen sowie der autoimmunen Endokrinopathien unter *Kollagenosen* im engeren Sinne die folgenden *systemischen Autoimmunerkrankungen* zusammen:

- systemischer Lupus erythematodes (SLE),
- Mischkollagenose (Mixed connective tissue disease, MCTD),
- progressive Systemsklerose (Sklerodermie, PSS),
- Dermato-/Polymyositis (DPM) und
- Sjögren-Syndrom (SS).

Im klinischen Alltag muß der Begriff der „undifferenzierten Kollagenose" (UDC) dieser Gruppe sicherlich noch hinzugefügt werden. Dieser Begriff wird zur Beschreibung von Krankheitsbildern verwendet, bei denen der Patient zwar kollagenosetypische Symptome aufweist, diese jedoch nicht ausreichen, den Patienten mittels der vom *American College of Rheumatology* (ACR) etablierten Kriterienkataloge einer der obengenannten Diagnosen zuzuweisen. Dessen ungeachtet hat der Patient selbstverständlich eine kollagenoseähnliche Erkrankung autoimmuner Prägung, die auf alle Fälle zu beobachten und in der Regel auch zu therapieren ist. Zahlreiche Patienten entwickeln im weiteren Verlauf zusätzliche Symptome, die schließlich die Diagnose einer differenzierten Kollagenose (häufig eines SLE oder einer MCTD) erlauben.

Da der Ausdruck Kollagenose sich nunmehr seit Jahrzehnten im Schrifttum etabliert hat und es auch keinen Sinn machen würde, den klinisch zwar richtigeren, jedoch pathoätiologisch ebenfalls inkorrekten Ausdruck „Konnektivitis" zu verwenden, soll der Begriff „Kollagenose" auch in diesem Abschnitt weiter Verwendung finden.

Es besteht jedoch ein gewisser Bedarf, diesen Begriff aufgrund des heutigen Wissensstandes neu zu definieren. Unterschiedliche Krankheitsbilder sollten gemeinhin nur dann in einer Gruppe zusammengefaßt werden, wenn sie gemeinsame typische Eigenschaften besitzen. Dies kann eine ähnliche Pathogenese sein, jedoch auch ähnliche histologische Veränderungen, gemeinsame serologische Befunde oder klinische Eigenarten könnten die Zugehörigkeit zu dieser Gruppe dann definieren. Somit ergeben sich einige typische Merkmale, die die verwandtschaftlichen Beziehungen der unterschiedlichen Krankheitsbilder innerhalb der Gruppe der Kollagenosen dokumentieren:

- Patienten mit einer Kollagenose können aus dem einen in das andere Krankheitsbild „wandern".
- Patienten können zwischen zwei Krankheiten stehen und dort auch bleiben. Diese Entität weist dann charakteristische Merkmale beider Krankheiten auf und wird als sog. Overlap-Syndrom (Überlappungssyndrom) bezeichnet.
- Bei allen Kollagenosen treten unterschiedlich spezifische, jedoch prinzipiell gleichartige Autoantikörper auf.

Aus diesen Gründen schied die Panarteriitis nodosa, die u.a. keinen für sie typischen Autoantikörper zeigt, aus der ursprünglich von Klemperer definierten Gruppe der Kollagenosen aus und wurde in die große Gruppe der primären Immunvaskulitiden eingeordnet. Sie hat mit den übrigen Kollagenosen außer der Tatsache, daß sie als Immunvaskulitis eine systemische Ausbreitung zeigt, nichts gemein.

Streng formal könnte und sollte man hingegen die rheumatoide Arthritis zu den Kollagenosen zählen; ihr ist der systemische Charakter nicht in allen Fällen eigen, sie erfüllt jedoch annähernd die obengenannten Kriterien und stellt gar nicht so selten mit einigen der unstrittig zu der Gruppe der Kollagenosen gehörenden Krankheitsbildern wie z.B. dem SLE oder dem Sjögren-Syndrom Overlap-Syndrome dar und ist Teil des klinischen Bildes der MCTD.

Wenngleich gastroenterologische Manifestationen bei obengenannten Erkrankungen nicht im Vordergrund stehen, ist der Gastrointestinaltrakt bei vielen Kollagenosen mitbetroffen. Charakteristisch ist die segmentale *Ablagerung azellulären kollagenösen* (fibrösen) *Materials* überwiegend in den submukösen und muskulären, seltener auch in den serösen Schichten des Magen-Darm-Trakts. Die perivaskuläre Entzündungsreaktion und die Intimaproliferation der kleinen Intestinalgefäße im Sinne einer Arteriitis können zu Erosionen, Ulzerationen und Infarzierungen mit nachfolgender gastrointestinaler Blutung, Perforation oder Gangrän führen. Als Folge der Störung des regulären intestinalen Wandaufbaus kommt es zu einer Ausdünnung und Atrophie der submukösen und muskulären Schichten des Gastrointestinaltrakts. Gastrointestinale Symptome bei Kollagenosen müssen nicht unbedingt Ausdruck der immunpathologischen Grunderkrankung sein, sondern können auch auf Arzneimittelnebenwirkungen beruhen oder Folge generalisierter oder lokalisierter Infektionen sein. Diagnostisch bereitet die Differenzierung der makroskopisch sichtbaren Mukosaläsionen Schwierigkeiten, da eine Vaskulitis in der Mukosa durch endoskopische Biopsien nur selten objektiviert werden kann, während sich submuköse oder muskuläre Kollagenablagerungen der endoskopisch-bioptischen Diagnostik meist entziehen, wobei allenfalls das Rektum ggf. eine Ausnahme darstellen kann. Nachfolgend werden die gastrointestinalen Manifestationen der klinisch häufigsten Krankheitsbilder näher erläutert.

Systemischer Lupus erythematodes

■ **Definition.** Der systemische Lupus erythematodes (SLE) ist eine immungenetisch prädisponierte, entzündliche systemische Bindegewebserkrankung mit zahlreichen zellulären und humoralen Autoimmunphänomenen. Die Krankheit ist klinisch durch *vaskulitischen Multiorganbefall* und chronischen Verlauf mit serologischem Nachweis von hochtitrigen antinukleären Antikörpern gekennzeichnet und nimmt eine zentrale Stellung unter den Krankheiten des Formenkreises der Kollagenosen ein. Von allen vor- und nachgenannten Erkrankungen wird der systemische Charakter der Kollagenosen im klinischen Bild des SLE am deutlichsten apparent.

■ **Vorkommen.** Die Erkrankung ist die häufigste aus der Gruppe der Kollagenosen. Die Morbiditätsrate ist regional unterschiedlich: In den USA wird mit bis zu 50/100 000 Einwohnern gerechnet, was auch durch die rassischen Unterschiede erklärt ist, während in Zentraleuropa mit ca. 12/100 000 Einwohnern und in Skandinavien mit bis zu 39/100 000 Einwohnern gerechnet wird. Die jährliche Zahl von Neuerkrankungen beträgt in den USA ca. 6–7/100 000 Einwohner und in Skandinavien ca. 5/100 000 Einwohner. Hinsichtlich Rasse und Geschlecht bestehen erhebliche Unterschiede: So ist die schwarze Bevölkerung etwa 3–5 mal häufiger betroffen als die weiße, Frauen erkranken ca. 10 mal häufiger als Männer. Das Hauptmanifestationsalter ist das 25.–35. Lebensjahr; prinzipiell können jedoch alle Altersgruppen – auch Kinder – erkranken.

■ **Ätiologie und Pathogenese.** Die eigentliche auslösende Ursache für die Erkrankung ist nicht bekannt. Die immunpathologischen Vorgänge münden beim SLE in eine Immunvaskulitis mit Ablagerung von Immunkomplexen und Komplement in kleinen Arterien, Arteriolen und Venolen.

■ **Klinik.** Der Spontanverlauf der Erkrankung ist im allgemeinen durch *Schübe* und anschließende – unter Umständen länger andauernde – *Remissionen* gekennzeichnet. In aktiven Phasen finden sich subfebrile Temperaturen oder Fieberschübe, Abgeschlagenheit, Krankheitsgefühl, Appetitlosigkeit und Gewichtsverlust. Geradezu typisch für aktive Phasen des SLE ist eine sonst nicht anderweitig erklärbare Müdigkeit. Zusätzlich können Hautveränderungen, Synovitiden und verschiedene viszerale Symptome die Erkrankung im Anfangsstadium oder auch im weiteren Verlauf begleiten (Tabelle 62.5).

Gastrointestinale Manifestationen des SLE, deren klinische Symptomatik sich nach Größe und der Lokalisation der betroffenen Gefäße richtet, werden bei etwa 50 % der SLE-Patienten beobachtet. Wie bei anderen systemischen Vaskulitiden können prinzipiell alle Organe des Gastrointestinaltrakts betroffen sein. Als *orale Manifestationen* treten meist schmerzlose *ulzeröse Läsionen* des *harten Gaumens* auf, die mit der Aktivität der Grunderkrankung korrelieren. *Parotitiden* mit nachfolgenden Parotisatrophien oder Parotisgangstrikturen werden ebenfalls relativ häufig angetroffen. Das Auftreten einer *ösophagealen Dysfunktion*, die überwiegend den distalen Ösophagus betrifft und wie bei der progressiven systemischen Sklerose häufig mit einer Raynaud-Symptomatik einhergeht, einer *Gastritis* oder einer Magenausgangsstenose ist nicht sicher mit einem SLE assoziiert und läßt eher an das Vorliegen einer Mischkollagenose oder einer arzneimittelbedingten Schädigung denken. Unspezifische Symptome wie abdominelle Schmerzen, Übelkeit und Erbrechen begleiten die intestinalen Manifestationen des SLE. Diarrhön und Blutungen des Gastrointestinaltrakts weisen auf eine Malabsorption, intestinale Ischämie oder Ulzerationen hin. Insbesondere der nicht lokalisierbare abdominelle Schmerz bereitet mitunter erhebliche differentialdiagnostische Schwierigkeiten in der Abgrenzung zu arzneimittelbedingten Schädigungen des Gastrointestinaltrakts bei den im Rahmen der Grunderkrankung häufig längerfristig mit Kortikoiden und nichtsteroidalen Antirheumatika

Tabelle 62.5. Gastrointestinale Manifestationen des systemischen Lupus erythematodes (SLE)

Klinik	Manifestationen
Symptome	Abdominelle Schmerzen Diarrhö Nausea Vomitus Aszites (bei Serositis) Gastrointestinale Blutung Erosionen und Ulzerationen Ischämische GI-Trakt-Läsionen Nekrosen mit Perforationen
Organmanifestationen	Peritonitis Pankreatitis Kolitis Dysfunktion des distalen Ösophagus Pathologische Leberfunktionstests (Hepatitis)
Häufigkeit des GI-Befalls	Ca. 50%
Pathogenese	Immunkomplexvaskulitis
Diagnose	Diagnostische Kriterien Tiefe Biopsien aus dem betroffenen Gebiet
Pathohistologie	Leukozyklastische Vaskulitis kleiner Arterien und Venen

behandelten Patienten. Heftige und akut aufgetretene *Bauchschmerzen* beruhen bei bis zu 30% der Patienten auf einer *akuten Pankreatitis*, welche wiederum als primäres Symptom des SLE aber auch als Arzneimittelnebenwirkung auftreten kann. Eine *bakterielle Peritonitis* oder die sogenannte Lupus-Peritonitis im Rahmen der sterilen, autoimmunbedingten Serositis sind weitere Ursachen diffuser abdominaler Schmerzen des SLE-Patienten, wobei die klinische Peritonitissymptomatik durchaus durch die Kortikoidtherapie maskiert werden kann. Ein mit abdominalen Schmerzen einhergehender *Aszites* findet sich bei SLE-Patienten häufiger im Zusammenhang mit einer bakteriellen Peritonitis, vaskulitischen Komplikationen, wie Darminfarkten und -ulzerationen sowie einer Pankreatitis. Dagegen tritt der schmerzlose Aszites auch ohne weitere viszerale Komplikationen bei SLE-Patienten häufig auf dem Boden einer chronischen peritonealen Serositis auf.

Das Spektrum der *Malabsorption* beim SLE reicht von einem pathologischen Ausfall des D-Xylose-Tests bis zur Steatorrhö und exsudativen Enteropathie und wird häufig in Zusammenhang mit einer intestinalen Lymphangiektasie oder intestinalen Vaskulitis beobachtet. Als Ursache der exsudativen Eiweißverlust-Enteropathie (Kap. 11), die ein promptes Ansprechen auf Kortikosteroide zeigt, wird eine immunkomplexvermittelte Dünndarmpermeabilitätsstörung angenommen. Die SLE-bedingte intestinale Ischämie beruht auf einer nekrotisierenden Entzündung der kleinen Gefäße im Gastrointestinaltrakt und geht mit einer Vielzahl verschiedener schwerer, mitunter auch letal verlaufender Komplikationen wie Infarzierung, Gangrän, Ileus, Ulzerationen und Blutung, Appendizitis, diffuser Kolitis, totaler Kolonnekrose und Perforation einher. Diese Komplikationen sind in der Regel mit einer hohen Aktivität des SLE verknüpft und können bei Reduktion der Immunsuppression auftreten. Leichtere gastrointestinale Blutungen, die sowohl im Rahmen einer medikamentösen Therapie als auch durch eine intestinale Ischämie, eine Autoimmun Thrombopenie oder bei terminaler Niereninsuffizienz auftreten können, werden bei ca. 10–40% der SLE-Patienten beobachtet.

■ **Diagnostik.** Die *Blutsenkungsgeschwindigkeit (BSG)* ist beim SLE besonders während der Schübe deutlich erhöht. C-reaktives Protein (CRP) bleibt dagegen auch bei Schüben des SLE in der Regel normal, was in der differentialdiagnostischen Abgrenzung abdomineller Beschwerden des SLE bedeutsam ist: Bei sterilen, autoimmunbedingten Serositiden des Abdomens steigt das CRP in der Regel nicht an. Bei Komplikationen (Perforationen mit nachfolgenden bakteriellen Peritonitiden) ist das CRP schnell und beträchtlich erhöht. *Pathognomonisch für den SLE ist der Nachweis von antinukleären Antikörpern in Verbindung mit Antikörpern gegen native DNA.* Darüber hinaus finden sich noch weitere Autoantikörper gegen unterschiedliche autologe Antigene, die jedoch – abgesehen vom Sm-Antigen – keine SLE-Spezifität besitzen.

Die Bestimmung der *Komplementkomponenten C3 und C4* stellt das wohl wichtigste Kriterium für die Aktivitätsdiagnostik der Erkrankung dar. Sie sind bei Aktivität der Krankheit meist deutlich vermindert;

ein besonders starker Abfall der Komplementfaktoren wird bei Nieren- und Hautbeteiligung festgestellt. Autoantikörperbedingte *Thrombopenien* mit Werten unter 100 000/μl sind relativ häufig, oft aber nur passager und selten Ursache einer thrombopenen Blutungsneigung. *Koagulopathien* durch Antikörper gegen einzelne Gerinnungsfaktoren (insbesondere Faktoren VIII, IX und XII) treten relativ selten auf. Die Verlängerung der PTT kann jedoch ein Hinweis auf das Vorliegen von Anti-Phospholipid-Antikörpern sein, welche dann als sogenanntes „Lupus-Antikoagulans" durchaus Ursache von venösen – und fakultativ auch intestinalen – thrombotischen Komplikationen sein können.

Das Spektrum der radiologischen Diagnostik der SLE-Patienten umfaßt die Dokumentation von Pseudoobstruktionen, Strikturen und der Pneumatosis intestinalis (Kap. 39). Letztere kann als eine in der Regel gutartige und passagere Komplikation oder auch in Verbindung mit einer irreversiblen Enterokolitis auftreten. Charakteristische endokopische Befunde sind selten zu erheben. Koloskopische Ulzera bei SLE-Patienten müssen differentialdiagnostisch von einer chronisch-entzündlichen Darmerkrankung abgegrenzt werden, deren Assoziation mit dem SLE sowohl für die Colitis ulcerosa als auch für den M. Crohn beschrieben wurde.

■ **Therapie.** In akuten Fällen sind *Kortikosteroide* in hoher Dosierung (2 mg/kg KG/Tag) das Mittel der Wahl. Bei besonders schweren Verläufen wird häufiger auch eine *parenterale Stoßtherapie* mit 1000 mg Prednisolon/Tag über 3 Tage durchgeführt. Diese Steroidtherapie setzt jedoch stets den Ausschluß von Infektionen voraus.

Nach Beherrschung kritischer Situationen durch eine hochdosierte Kortikosteroidgabe sollte eine rasche Dosisreduktion auf eine dauerhaft vertretbare Erhaltungsdosis erfolgen. Milde Gelenksymptome sind meist allein durch nichtsteroidale Antirheumatika beherrschbar, zur Langzeittherapie der Symptomatik eignen sich besonders bei leichten Verlaufsformen ohne weitere Organbeteiligung Chloroquinderivate, die den arthritischen Verlauf des SLE beeinflussen können. Niedrig-aktive Verlaufsformen des SLE benötigen keine dauerhafte Gabe von Steroiden, hochaktiv-progrediente Verlaufsformen mit zunehmender Organmanifestation sollten indes durch den additiven Einsatz von Immunsuppressiva bzw. Zytostatika wie Azathioprin (2–3 mg/kg KG/Tag) oder Cyclophosphamid (2–3 mg/kg KG/Tag oral oder 15–20 mg/kg KG i. v. alle 3–4 Wochen) therapiert werden. Der Einsatz der *Plasmapherese* bei hochaktiven Verläufen des SLE konnte im Rahmen großer kontrollierter Studien keinen Nutzen im Vergleich zur Steroid-Stoßtherapie mit additiver Gabe von Cyclophosphamid erzielen, ist jedoch mit einer höheren Rate unerwünschter Nebenwirkungen belastet.

Mischkollagenose (Sharp-Syndrom)

■ **Einleitung.** Konnektivitiden, die mit mehr als einem Hauptkriterium zweier oder mehrerer anderer Kollagenoseentitäten verlaufen, werden als *Mischkollagenosen* bezeichnet. Diese Erkrankungsfälle werden meist über spezielle Autoantikörper definiert, die Teil des jeweiligen Kriterienkatalogs zur Etablierung einer entitätsspezifischen Diagnose sind. Typisches Beispiel für eine Mischkollagenose ist die *Mixed Connective Tissue Disease (MCTD)*, welche nach dem Erstbeschreiber auch als *Sharp-Syndrom* bezeichnet wird. Für Mischkollagenosen wird häufig auch der Ausdruck „Überlappungssyndrom" benutzt.

■ **Definition.** Beim Sharp-Syndrom handelt es sich um eine entzündlich-rheumatische Bindegewebserkrankung, die aufgrund der klinischen Erscheinungen von den übrigen entzündlichen Bindegewebserkrankungen mehr oder weniger deutlich abgrenzbar ist. Als typisch gilt die übergreifende Symptomatik zu anderen Erkrankungen des autoimmunen Formenkreises wie rheumatoide Arthritis, Sklerodermie und Polymyositis. Serologisches Kriterium des Sharp-Syndroms sind definitionsgemäß hochtitrige *Antikörper* gegen das extrahierbare nukleäre Antigen U_1-*Ribonukleoprotein* (U_1-RNP, nRNP).

■ **Vorkommen.** Das Sharp-Syndrom wird nach nunmehr routinemäßiger Verfügbarkeit des definierten immunologischen Charakteristikums mit Nachweis von nRNP-Antikörpern häufiger diagnostiziert. Die Krankheit kommt prinzipiell in jedem Lebensalter (auch bei Kindern) vor; das Hauptmanifestationsalter liegt zwischen dem 40. und 50. Lebensjahr. Frauen sind etwa 9 mal häufiger betroffen als Männer. In Westeuropa wird mit etwa 10 Erkrankungsfällen/100 000 Einwohnern gerechnet.

■ **Pathologie.** Die gastrointestinalen Manifestationen des Sharp-Syndroms basieren ebenfalls auf diffusen oder lokalisierten Kollagenablagerungen im Gastrointestinaltrakt im Sinne einer „gastrointestinalen systemischen Sklerose" und sind daher überwiegend identisch mit denen der progressiven systemischen Sklerose.

■ **Klinik.** In der Regel besteht bei Erstvorstellung der Patienten bereits die Verdachtsdiagnose einer rheumatoiden Arthritis bzw. eines systemischen Lupus erythematodes. Der Verlauf einer Mischkollagenose ist jedoch in aller Regel milder als bei vorgenannten Entitäten. Es können jedoch auch *Erosionen* an den

Gelenken auftreten, diese erosiven Arthritisverläufe sind meist mit HLA-DR4 assoziiert. Bei zahlreichen Patienten besteht ein *Sjögren-Syndrom*. Die Haut im Bereich von Fingern und Händen ist bei der Mehrzahl der Patienten derb und geschwollen und zeigt bei kompletter forcierter Streckung der Finger die weißliche Verfärbung analog einer regional begrenzten Minderdurchblutung, die jedoch durch die erhöhte Gewebsspannung verursacht wird. Bei 70% der Patienten besteht analog zu progressiv systemischer Sklerose eine *Ösophagusmotilitätsstörung*.

Kasuistisch wurde über die Manifestation eines *Megakolons* bzw. einer *Dünndarmdilatation* mit therapeutisch nicht beherrschbarer sekretorischer Diarrhö berichtet. Darüber hinaus können vaskulitische Läsionen der mukösen und submukösen Arteriolen im Dünn- und Dickdarm gastrointestinale Blutungen induzieren. Die Koinzidenz einer chronisch aktiven HBsAg-negativen Hepatitis mit einem Sharp-Syndrom ist ebenfalls beschrieben worden.

■ **Diagnostik.** In aktiven Phasen findet sich eine unspezifische Erhöhung der humoralen Entzündungsparameter. Rheumafaktoren werden etwa bei 60% der Patienten ermittelt. Ein Hinweis auf das Vorliegen der typischen und das Sharp-Syndrom praktisch definierenden Antikörper gegen U1-RNP ist der Nachweis von sehr hochtitrigen antinukleären Faktoren (>1:1280) mit fleckförmigem Fluoreszenzmuster.

■ **Therapie.** Bei überwiegender Gelenksymptomatik kommen fast ausschließlich nichtsteroidale Antirheumatika zum Einsatz, lediglich bei unbefriedigendem Ansprechen ist die systemische Gabe von Glukokortikoiden erforderlich. Die systemische Manifestation der Erkrankung läßt sich in aller Regel mit Kortikosteroiden ausreichend beherrschen. Immunsuppressiva sind lediglich bei schweren Verlaufsformen indiziert, in aller Regel verlaufen die Mischkollagenosen jedoch eher klinisch milde. Schwere Verlaufsformen mit durchaus auch letalem Ausgang werden selten beobachtet.

Rheumatoide Arthritis

■ **Definition.** Die rheumatoide Arthritis (Synonym: chronische Polyarthritis) ist eine meist chronische und in aller Regel progredient verlaufende Systemerkrankung des Bindegewebes, die sich in destruierenden Veränderungen an den Gelenken manifestiert und fakultativ Sehnen, Sehnenscheiden, Schleimbeutel, jedoch fakultativ auch Augen und innere Organe befällt.

■ **Vorkommen.** Die Morbiditätsrate wird in Mitteleuropa mit ca. 1% angegeben. Dies bedeutet, daß allein in Deutschland ca. 800 000 Menschen an dieser Krankheit leiden. Die Inzidenz beträgt ca. 50 Neuerkrankungen/100 000 Einwohner und Jahr. Etwa 4–7% der Erkrankten sind Kinder bis zum 16. Lebensjahr. Frauen erkranken etwa 3 mal häufiger als Männer, der Erkrankungsgipfel liegt zwischen dem 25. und 50. Lebensjahr.

■ **Ätiologie und Pathogenese.** Die Ursache dieser Erkrankung ist unbekannt. Es wird von einer fehlgesteuerten bzw. unzureichenden Immunantwort auf einen Kontakt mit bisher nicht definierten Antigenen ausgegangen. Eine genetische Disposition ist hochwahrscheinlich, was durch Familienuntersuchungen bestätigt wird und in der Tatsache weitere Unterstützung findet, daß ca. 70% der Erkrankten Träger des HLA-Merkmals DR4 sind (Normalpopulation ca. 30%).

■ **Klinik.** Die klinisch manifeste Beteiligung des Gastrointestinaltraktes bei der rheumatoiden Arthritis ist ausgesprochen selten (Tabelle 62.6). *Ösophageale Motilitätsstörungen*, insbesondere des unteren und

Tabelle 62.6. Gastrointestinale Manifestationen der Rheumatoiden Arthritis (RA)

Klinik	Manifestationen
Symptome	Gewichtsverlust Abdominelle Schmerzen Gastrointestinale Blutung Erosionen und Ulzerationen Nekrosen mit Perforationen
Organmanifestationen	Serositis Ischämische Kolitis Pankreatitis Cholezystitis
Häufigkeit des GI-Befalls	Selten
Pathogenese	Immunkomplexablagerungen (?)
Diagnose	Endoskopie Ggf. tiefe Biopsien aus dem Gastrointestinaltrakt
Pathohistologie	Nekrotisierende Arteriitis aller Gefäßkaliber

mittleren Ösophagusabschnitts, jedoch meist ohne klinische Refluxsymptomatik, sind gelegentlich zu beobachten. Nach langem Krankheitsverlauf mit serologisch hohen Rheumafaktortitern und subkutaner Knötchenbildung als Hinweis auf eine extraartikuläre Manifestation der Erkrankung sind gelegentlich nekrotisierende Arteriitiden im Sinne einer rheumatischen Vaskulitis objektivierbar; diese sind wiederum häufig mit einer Beteiligung des Gastrointestinaltrakts vergesellschaftet. Zunächst unspezifisch erscheinende gastrointestinale Symptome der rheumatischen Vaskulitis (z. B. Gewichtsverlust) werden nur bei einer Minorität der Patienten beobachtet. Mitteilungen über ernsthafte vaskulitisassoziierte Komplikationen des Gastrointestinaltrakts bei rheumatoider Arthritis beschränken sich auf Kasuistiken. Prinzipiell betrifft das Spektrum der Gefäßbeteiligung alle Gefäßkaliber und reicht von der Intimaproliferation und Thrombose der kleinen Arterien bis zur nekrotisierenden Arteriitis mit gleichem histologischem Phänomen wie bei der Panarteriitis nodosa. Insofern entspricht das klinische Bild der gastrointestinalen Manifestationen jenem, wie es bereits bei der Panarteriitis nodosa beschrieben wurde. Über eine rheumatische Serositis, welche sich überwiegend als Pleuritis oder Perikarditis, extrem selten jedoch als Peritonitis manifestiert, wird gelegentlich im Rahmen von Kasuistiken berichtet. Die mit der rheumatoiden Arthritis assoziierte Amyloidose mitsamt ihren Auswirkungen auf den Gastrointestinaltrakt ist in einem eigenen Kapitel ausführlich dargestellt. Wie dort bereits erwähnt, müssen jedoch die intestinalen Amyloidablagerungen beträchtliche Ausmaße annehmen, bevor gastrointestinale Symptome zu erwarten sind (Kap. 41).

■ **Diagnostik.** Die Diagnostik der gastrointestinalen Manifestationen im Rahmen der rheumatoiden Arthritis weicht nicht von der üblichen Vorgehensweise der gastroenterologischen Diagnostik ab, wird jedoch erfahrungsgemäß nur selten erforderlich sein.

■ **Therapie.** Über die Behandlung der gastrointestinalen Komplikationen im Rahmen der rheumatoiden Arthritis liegen bislang keine durch kontrollierte Studien gesicherten Daten vor. Es ist jedoch davon auszugehen, daß die ausreichende antientzündliche und immunsuppressive Therapie der Grunderkrankung ebenfalls dem Auftreten von gastrointestinalen Komplikationen Einhalt gebieten dürfte. Jedoch wirft die Gabe von nichtsteroidalen Antirheumatika, die als primäre Maßnahme zur symptomatischen Therapie anzusehen ist, eine Reihe spezifischer gastroenterologischer Probleme auf, wie sie bereits an anderer Stelle dieses Buches ausführlich beschrieben wurden.

Sjögren-Syndrom

■ **Definition.** Die dominierenden Erscheinungen des Sjögren-Syndroms sind Mundtrockenheit (Xerostomie) und Augentrockenheit (Xerophthalmie). Diese wurden im Jahre 1933 von dem schwedischen Augenarzt Sjögren in seiner Dissertationsarbeit beschrieben und histomorphologisch definiert.

■ **Vorkommen.** Bei 30–55% der Patienten mit manifestem Sjögren-Syndrom liegt bereits eine rheumatoide Arthritis vor, bei Patienten mit vorbestehender rheumatoider Arthritis läßt sich in ca. 25% der Fälle ein – möglicherweise klinisch nicht vordergründiges – Sjögren-Syndrom diagnostizieren. Etwa 2–9% der SLE-Patienten und 2–4% der Patienten mit progressiv systemischer Sklerose leiden an einem Sjögren-Syndrom. Überwiegend betroffen sind Frauen um das 50. Lebensjahr, Frauen sind insgesamt 9 mal häufiger betroffen als Männer.

■ **Ätiologie und Pathogenese.** Die Ursache der Erkrankung ist nicht bekannt. Histopathologisch liegen entzündliche, lymphoidzellige, infiltrative Veränderungen der Tränen- und Speicheldrüsen vor. Diese führen zu einer Verminderung und bei Progredienz zu einem Versiegen der Drüsensekretion mit nachfolgender Schleimhauttrockenheit. Charakteristisch für diese Erkrankung ist das Auftreten von begleitenden Immunphänomenen wie z.B. *Antikörper gegen SS-A (Ro) und SS-B (La) -Antigen* sowie Rheumafaktoren und anderen Autoimmunphänomenen.

■ **Klinik.** Die gastrointestinalen Komplikationen des Sjögren-Syndroms beschränken sich überwiegend auf den oberen Gastrointestinaltrakt (Tabelle 62.7). So kommt es auf dem Boden der *Sklerostomie* zu Ulzerationen und Fissuren der Lippen sowie der oropharyngealen Mukosa. *Dysphagie* ist eines der häufigsten Symptome der gastrointestinalen Beteiligung. Diese beruht in aller Regel nicht auf einer ösophagealen Dysfunktion, sondern eher auf einer erschwerten ösophagealen Passage aufgrund der verminderten Speichelsekretion. Regelmäßig beobachtet wird eine lymphozytäre Infiltration der Magenmukosa mit Drüsenatrophie im Sinne einer chronisch atrophischen Gastritis. Hierbei korreliert der Grad der Gastritis in der Regel mit den serologischen Parametern der Grunderkrankung, ohne daß bislang eindeutige Belege für eine eigenständige Pathogenese der chronisch atrophischen Gastritis im Rahmen des Sjögren-Syndroms etabliert werden konnten.

■ **Diagnose.** Die Diagnostik im Bereich der Augen und der Speicheldrüsen ist eine klassische Domäne der Augenheilkunde bzw. der Hals-Nasen-Ohrenheil-

Tabelle 62.7. Gastrointestinale Manifestationen des Sjögren-Syndroms

Klinik	Manifestationen
Symptome	Dysphagie Verminderte Speichelsekretion
Organmanifestationen	Ösophageale Dysfunktion? Chronisch atrophische Corpusgastritis Exokrine Pankreasdysfunktion
Pathogenese	Systemische Autoimmunerkrankung unklarer Genese
Diagnose	Biopsien aus Lippen und/oder Parotis
Pathohistologie	Destruierende entzündliche Infiltration der Speicheldrüsen

kunde. Mit dem *Schirmer-Test* läßt sich eine mangelnde Tränenproduktion nach Einlage eines saugfähigen Papierstreifens demonstrieren. Mit dem *Saxon-Test* kann durch Einlage eines Mullstreifens in die Mundhöhle und Messung der Flüssigkeitsaufnahme die Speicheldrüsensekretion abgeschätzt werden. Überdies können mit *Sialographie* und *Speicheldrüsenszintigraphie* anatomische und funktionelle Veränderungen der Parotis und ihrer Ausführungsgänge objektiviert werden. Die Speicheldrüsenhistologie mittels einer Lippen- oder Parotisbiopsie kann durch den histologischen Nachweis von infiltrativen Drüsenveränderungen die Diagnose bestätigen.

Die Laboruntersuchungen zeigen zunächst häufig eine unspezifische Entzündungskonstellation mit Erhöhung von BSG und CRP. Bei ca. 80% der Patienten werden Antikernfaktoren mit in der Regel fleckförmigem Fluoreszenzmuster festgestellt. In ca. 70% der Fälle finden sich *Antikörper gegen SS-A*, in ca. 50% können Antikörper gegen *SS-B-Antigen* nachgewiesen werden.

■ **Therapie.** Eine kausale Therapie des Sjögren-Syndroms ist nicht bekannt. Im Vordergrund steht die symptomatische Therapie der Xerophthalmie und Xerostomie, ferner sollten Speisen immer mit reichlich Flüssigkeit eingenommen werden. Ein positiver Effekt auf den Krankheitsverlauf durch die Gabe von Kortikosteroiden oder Zytostatika ist bislang nicht erwiesen.

Progressive systemische Sklerose

■ **Definition.** Die progressive systemische Sklerose (PSS), häufig auch als *Sklerodermie* bezeichnet, wird als entzündliche Systemerkrankung des Bindegewebes angesehen, die histologisch durch obliterative mikrovaskuläre Läsionen und Proliferationen bindegewebiger Strukturen charakterisiert ist.

■ **Vorkommen.** Die Erkrankung ist weltweit verbreitet und betrifft gleichermaßen alle Rassen. Es wird mit etwa 2 Neuerkrankungen/100 000 Einwohner/Jahr gerechnet, Frauen erkranken hierbei ca. 3 mal häufiger als Männer. Das Hauptmanifestationsalter liegt zwischen dem 35. und 55. Lebensjahr, eine Erkrankung im Kindesalter ist ausgesprochen ungewöhnlich.

■ **Ätiologie und Pathogenese.** Die Ursache der Erkrankung ist bislang nicht geklärt. (Auto-)Immunphänomene und klinische Überlappungen zu anderen Kollagenosen sprechen für die Verwandtschaft zu diesen Entitäten. Eine genetische Disposition ist bislang nicht gesichert, es bestehen lediglich Hinweise auf das koinzidente Auftreten von immunologischen Subsets der Erkrankung mit definierten HLA-Merkmalen (z. B.: -DR3 und -DR5 mit diffuser Hautbeteiligung; -DRw6 und -DRw52 mit pulmonaler Hypertonie; -DR3 mit Auftreten von Antikörpern gegen den PM-Scl-Proteinkomplex).

Neuere Untersuchungen weisen zudem auf eine toxische Endothelschädigung kleinerer Arterien durch verschiedene Noxen hin, wodurch komplexe serologische und immunologische Reaktionen ausgelöst werden. Der übermäßigen Stimulation von Fibroblasten ungeklärter Genese folgt eine ungezügelte Bindegewebsfibrose. Histopathologisch findet sich neben entzündlichen Gefäßprozessen eine unkontrollierte und diffuse Kollagenvermehrung im Gewebe.

■ **Klinik.** Ein isoliertes *Raynaud-Syndrom* geht der klinischen Entwicklung des Vollbilds einer PSS unter Umständen um Jahre voraus. Im weiteren Krankheitsverlauf entwickeln sich zusätzliche viszerale Symptome (Tabelle 62.8). Klinisch zeigen sich anfangs charakteristische ödematöse Schwellungen mit später zunehmender Fibrose, Induration und Atrophie der Haut. Entweder fakultativ oder obligat betroffen sind bei hochaktivem, diffusem Verlauf viele andere Organsysteme wie Gastrointestinaltrakt, Lunge, Niere und Herz. Die Häufigkeit ernster *Komplikationen des Gastrointestinaltrakts* betrifft 50% der Patienten. Das von der PSS abzugrenzende *CREST-Syndrom* (Calcinosis cutis, Raynaud-Syndrom,

Tabelle 62.8. Gastrointestinale Manifestationen der progressiven systemischen Sklerose (PSS)

Klinik/Organe	Manifestationen
Symptome	Dysphagie
	Refluxbeschwerden
	Abdominelle Schmerzen und Distension
	Nausea
	Vomitus
	Steatorrhö und Diarrhö (bei Malabsorption)
	Obstipation (bei Kolonbeteiligung)
Ösophagus	Funktionsstörung des unteren Ösaphagussphinkters und des distalen Ösophagus mit Refluxkrankheit
Magen	Magenentleerungsstörungen
Dünndarm	Intestinale Dilatation und Stase
	Chronische intestinale Pseudoobstruktion
	Pneumatosis cystoides intestinalis
	Pneumoperitoneum
	Malabsorption (bei bakterieller Übersiedlung)
Dickdarm	Wide-mouth-Divertikel
	Chronische Pseudoobstruktion
	Pneumatosis coli

Ösophagusbeteiligung, Sklerodaktylie und Teleangiektasien) – auch als benigne Sklerodermie bezeichnet – geht regelmäßig mit gastrointestinalen Symptomen einher. Die *Atrophie* der *periorialen Haut* mit *Mikrostomie* kann zu Behinderungen bei der Nahrungsaufnahme führen, eine Atrophie der oralen Schleimhaut, der Gingiva und der Zungenpapillen führt zu einer verminderten Berührungs- und Geschmackswahrnehmung. Bei etwa 5 % der PSS-Kranken kann eine Organmanifestation an einzelnen oder diversen Organsystemen festgestellt werden, ohne daß wesentliche Hautveränderungen vorliegen („Sclerodermia sine Sclerodermia"). Diese Patienten lassen sich nur aufgrund entsprechender klinischer, serologischer und histologischer Veränderungen der PSS zuordnen. Hinweise darauf sind in aller Regel das Vorliegen eines Raynaud-Phänomens und eine Ösophagusmotilitätsstörung.

Da die gastrointestinale Beteiligung der PSS je nach befallenem Organ klinisch höchst different imponieren kann, soll im weiteren Verlauf und abweichend von den vorbeschriebenen Erkrankungen eine organspezifische Darstellung des gastrointestinalen Befalls erfolgen.

■ **Klinik.** Die häufigste und gravierendste Manifestation der PSS am Gastrointestinaltrakt ist die *Ösophagusmotilitätsstörung*, welche bei bis zu 90% der Patienten auftritt. Die charakteristischen manometrischen Befunde beinhalten einerseits eine Funktions- und Koordinationsstörung des unteren Ösophagussphinkters, andererseits eine deutlich verminderte Kontraktionskraft der mit glatter Muskulatur ausgestatteten unteren zwei Drittel des Ösophagus, die sich nach längerem Krankheitsverlauf bei einigen Patienten auf die quergestreifte Ösophagusmuskulatur des oberen Drittels ausdehnen kann. Das pathologische Korrelat besteht in einer partiellen oder vollständigen Atrophie und fibrösen Umwandlung der glatten Muskulatur in den unteren zwei Dritteln des Ösophagus. Der weitgestellte, funktionslose Ösophagus erlaubt bei gleichzeitig gestörter ösophagealer Clearance einen abnorm gesteigerten gastroösophagealen Reflux mit konsekutiver *Refluxösophagitis* und distalen *Ösophagusstrikturen*. *Dysphagie* und *Refluxbeschwerden* sind deshalb die am häufigsten beklagten Symptome. Einige Befunde sprechen dafür, daß bei PSS-Patienten anfangs die Ösophagusfunktion durch eine neuronale Läsion beeinträchtigt sein kann. Für diese neuronale Störung spricht, daß sie durch eine direkte Cholinrezeptor-Stimulation mit Metacholin beeinflußbar ist. Erst die Manifestation einer Muskelatrophie führt zu einer pharmakologisch nicht mehr beeinflußbaren ösophagealen Funktionsstörung.

Radiologisch imponiert ein atonischer, dilatierter Ösophagus mit weitgestelltem unteren Ösophagussphinkter, was als wichtiges Unterscheidungskriterium zur Abgrenzung von der Achalasie dient. Im Gegensatz zur *Dermatomyositis*, die zusätzlich zu einer Dysfunktion der quergestreiften Pharynxmuskulatur und des zervikalen Ösophagus führt, bleiben die Motilitätsstörungen der PSS bei den meisten Patienten auf die glatte Muskulatur der unteren zwei Drittel des Ösophagus beschränkt.

■ **Magen, Dünn- und Dickdarm.** Hinsichtlich der klinischen Relevanz erscheint der Magen bei PSS-Patienten deutlich seltener betroffen. Mit differenzierten Untersuchungsmethoden lassen sich jedoch auch bei fast 75% aller PSS Patienten Magenentleerungsstörungen mit Abnahme der antralen motorischen Aktivität nachweisen. Diese Gastroparese stellt sicherlich einen wichtigen Kofaktor des schweren gastroösophagealen Refluxes und auch der hohen Rezidivrate nach refluxverhütenden Operationen dar.

Etwa 40% der Patienten mit PSS haben eine Dysfunktion der Dünndarmotilität. Es bestehen Atrophie der glatten Muskulatur und eine unregelmäßige Kollageneinlagerung in den submukösen, muskulären und serösen Wandschichten. Wichtigstes radiologisches Kriterium der Dünndarmbeteiligung ist die *intestinale Dilatation*, die insbesondere das Duodenum und das proximale Jejunum betrifft. Auch im Dünndarm scheint neben der direkten muskulären Atrophie eine Störung der cholinergen Innervation als Ursache der Motilitätsstörungen vorzuliegen. Bekannte Komplikationen der intestinalen Stase sind chronische intestinale Pseudoobstruktion (Kap. 53), Pneumoperitoneum und Pneumatosis cystoides intestinalis (Kap. 39), die auf eine rasche Progression der PSS mit letalem Ausgang hinweisen.

Die *Symptomatik* der intestinalen PSS beinhaltet diffuse abdominelle Schmerzen mit Distension, Übelkeit und Erbrechen. Weitere, vorwiegend in der Spätphase der Erkrankung auftretende Symptome wie Diarrhö, Steatorrhö und Gewichtsverlust weisen auf die bei mehr als 50% der PSS-Kranken auftretende Malabsorption hin. Eine Ursache der Resorptionsstörung ist die intestinale Stase mit konsekutiver bakterieller Überbesiedlung (Kap. 30). Eine *Kolonbeteiligung* ist bei ca. 10–50% der Patienten mit PSS objektivierbar. Als Folge der progredienten Abnahme der Kolonmotilität treten eine schwere Obstipation und chronische Pseudoobstruktionen auf. Auch hier liegt initial eine neuronale Störung der cholinergen Innervation vor. Anorektale Funktionsstörungen als weitere Ursache der Obstipation treten in ähnlicher Häufigkeit auf wie Motilitätsstörungen des unteren Ösophagussphinkters. Schwere Komplikationen der PSS wie Divertikulitis, Pneumatosis coli, Perforationen, Ulzerationen, Blutungen, Entwicklung eines Megakolons oder eines Volvulus sind ausgesprochen selten. Teleangiektasien im Kolon werden insbesondere bei PSS-Patienten mit einer CREST-Symptomatik beobachtet und können mit einem chronischen okkulten gastrointestinalen Blutverlust einhergehen.

■ **Diagnostik.** *Entzündungsparameter* sind je nach Ausmaß der systemischen Manifestation mäßig bis deutlich erhöht. Unspezifische Befunde wie polyklonale Immunglobulinerhöhung sowie die Entwicklung einer Anämie sind ebenfalls abhängig von der Aktivität der Erkrankung. Als immunologische Besonderheiten fallen in ca. 30% meist mittelhohe Titer für Rheumafaktoren auf, antinukleäre Faktoren werden in über 90% der Fälle bei generalisierter Sklerodermie festgestellt. Typisch für die PSS sind hochtitrige *nukleoläre Antikörper* sowie der Nachweis von Antikörpern gegen extrahierbare nukleäre Antigene, hier insbesondere gegen das *Scl70-Antigen*, welches dem 70 kDa-Abbauprodukt eines nativ 100 Molekulargewicht großen Proteins, der DNA-Topoisomerase I, entspricht. Der immunfluoreszenzmikroskopische Nachweis von Anti-Centromer-Antikörpern spricht eher für das Vorliegen eines CREST-Syndroms. Es finden sich ferner eine Reihe weiterer Autoantikörper unterschiedlicher Spezifität, die jedoch nicht spezifisch mit der PSS assoziiert sind und somit in der Primärdiagnostik wenig hilfreich erscheinen.

■ **Therapie.** Kortikosteroide können im Anfangsstadium der PSS die ödematösen Hautveränderungen positiv beeinflussen. Unter Annahme eines regulierenden Effektes auf den gestörten Kollagenstoffwechsel und die begleitende Fibrose wird *D-Penicillamin* in langsam steigender Dosierung bis maximal 900 mg/Tag mit individuell wechselndem Erfolg eingesetzt. Zumindest konnte in einer offenen Studie eine leichte Erhöhung der 5-Jahresüberlebensrate unter D-Penicillamin nachgewiesen werden. Untersuchungen bezüglich der Wirksamkeit von Zytostatika bei größeren PSS-Kollektiven mit ermutigendem Ergebnis liegen bisher nicht vor. *Methotrexat* (MTX) und *Cyclosporin* A (CSA) scheinen jedoch einen günstigen Einfluß auf den Verlauf der Erkrankung zu haben, wobei die Nephrotoxizität von CSA ein nicht zu unterschätzendes Risiko darstellt. Die Anwendung der Plasmapherese scheint keine nachhaltige Wirkung auf die PSS-Symptome zu haben. Vasodilatatorische Medikamente wie Nifedipin und Prostacyclin bzw. Prostaglandin E2 können die periphere Durchblutung und bei pulmonaler Hypertonie auch die Lungenfunktion wesentlich bessern. Renale Funktionsstörungen sowie die häufig sich entwickelnde arterielle Hypertonie sollten vorzugsweise mit ACE-Hemmern therapiert werden.

Die medikamentöse Therapie der *ösophagealen Beteiligung* besteht vorrangig in der konsequenten Applikation von H_2-Rezeptorantagonisten bzw. Protonenpumpenblockern, zusätzlich kann ein Therapieversuch mit Prokinetika (Cisaprid) im Einzelfall eine Linderung der Symptomatik bewirken. Nifedipin, dem ein positiver Effekt auf die Raynaud-Symptomatik bei PSS-Patienten zugeschrieben wird, kann über eine weitere Reduktion des unteren Ösophagussphinkterdruckes zu einem vermehrten gastroösophagealen Reflux führen und sollte daher bei PSS-Patienten mit Zurückhaltung eingesetzt werden. Refluxverhütende Operationsverfahren führen aufgrund der chirurgisch nicht angehbaren Motilitätsstörung in der Regel zu einer Zunahme der Dysphagie und erscheinen insgesamt wenig effizient. Peptische Ösophagusstenosen sollten dilatiert werden.

Ein Teil der Patienten mit *Malabsorption* auf dem Boden einer bakteriellen Überbesiedlung, Diarrhö und Steatorrhö spricht auf eine antibiotische Therapie an, die intermittierend oder auch kontinuierlich mit Tetracyclinen (Doxycyclin) oder Metronidazol durchgeführt wird. Nach erfolgloser antibiotischer Behandlung stellen Elementardiäten oder auch die totale parenterale Ernährung die therapeutische Ultima ratio dar.

Eine medikamentöse Therapie der vorbeschriebenen *Kolonmotilitätsstörungen* ist bislang nicht bekannt. Bei leichteren Passagestörungen kommen vor allem osmotisch wirksame Laxanzien in Betracht. Schwere Komplikationen können in einzelnen Fällen eine segmentale oder totale Kolektomie mit Ileorektostomie erforderlich machen.

Dermatomyositis und Polymyositis

■ **Definition.** Dermatomyositis (DM) und Polymyositis (PM) stellen eine heterogene Gruppe von systemischen Bindegewebserkrankungen dar, die durch eine entzündliche Infiltration der quergestreiften Muskulatur mit Muskelschwäche als Hauptsymptom gekennzeichnet sind. Bei der Dermatomyositis liegt zusätzlich eine entzündliche Hautbeteiligung vor. Da davon auszugehen ist, daß es sich bei dieser Erkrankung um unterschiedliche Subsets der gleichen Erkrankung handelt, wird im allgemeinen auch von einer *Dermatopolymyositis* (DPM) gesprochen.

■ **Vorkommen.** Die DPM ist eine seltene Erkrankung. In Westeuropa ist mit 1 Neuerkrankung/ 100 000 Einwohnern/Jahr zu rechnen. Das Hauptmanifestationsalter der DPM zeigt 2 Gipfel: einmal in der Adoleszenz sowie zwischen dem 40. und 70. Lebensjahr. Frauen erkranken 2- bis 3 mal häufiger an DPM als Männer.

■ **Ätiologie und Pathogenese.** Die Ursache der Erkrankung ist unbekannt. Für den Krankheitsprozeß scheinen Autoimmunvorgänge entscheidend zu sein; diverse Untersuchungen sprechen für eine möglicherweise virale Induktion. Bei älteren Erkrankten findet sich häufiger als in vergleichbaren Altersgruppen eine Assoziation mit malignen Erkrankungen.

■ **Klinik.** Eine gastrointestinale Beteiligung tritt relativ selten auf. Im Rahmen der allgemeinen Muskelschwäche ist jedoch die Dysfunktion pharyngealer Skelettmuskeln sowie der Muskulatur des oberen Ösophagus nicht selten. Hierbei kommt es als charakteristisches gastrointestinales Symptom bei Dermatopolymyositis zu einer *Dysphagie*, die bedingt durch Schwäche der pharyngealen Muskulatur mit einem sonst klinisch eher seltenen nasopharyngealen Reflux assoziiert ist (Tabelle 62.9).

■ **Diagnostik.** *Laborbefunde* zeigen im akuten Stadium der Erkrankung eine BSG-Beschleunigung sowie erhöhte Akute-Phase-Proteine. Wegweisend ist eine Erhöhung der Muskelenzymkonzentration (CPK, LDH, SGOT) im Serum, die auch in weniger aktiven Krankheitsphasen stets objektiviert werden kann. Es kann zu Myoglobinämie und Kreatinurie kommen. Eine Muskelbiopsie sollte bei Verdacht auf eine DPM zur Diagnosesicherung und zum

Tabelle 62.9. Gastrointestinale Manifestationen der Dermato-/Polymyositis (DPM)

Klinik	Manifestationen
Symptome	Abdominelle Schmerzen Dysphagie Retrosternale Schmerzen Völlegefühl
Organmanifestationen	Funktionsstörung des Ösophagus Magenentleerungsstörung Intestinale Dilatation und Stase Chronisches Pneumoperitoneum Pneumatosis cystoides intestinalis Perforation
Häufigkeit des GI-Befalls	Selten
Pathogenese	Hypersensitivitätsvaskulitis Muskelatrophie mit Fibrose
Diagnose	Diagnostische Kriterien Tiefe Biopsien aus dem Gastrointestinaltrakt
Pathohistologie	Muskelfasernekrosen mit Faserregeneration und mononukleären Infiltraten

Ausschluß anderer neuromuskulärer Erkrankungen stets durchgeführt werden. Über 80% der Patienten haben spezifische oder unspezifische Autoantikörper gegen nukleäre und/oder zytoplasmatische Antigene, die allerdings auch bei anderen entzündlichen Bindegewebserkrankungen vorkommen können. Antikörper gegen Jo-1-Antigen sind zwar relativ spezifisch, finden sich jedoch nur bei max. 15–40%.

Bestehen *Dysphagie* und *Sodbrennen* als dominierendes Symptom der Muskelschwäche in Pharynx und oberem Ösophagus, läßt sich radiologisch ein dilatierter unterer Ösophagus und szintigraphisch eine verzögerte Ösophaguspassage nachweisen.

Da die Inzidenz maligner Tumoren bei der DPM ca. 6 mal höher als in der übrigen Bevölkerung liegt, muß ein möglicherweise zugrundeliegendes Tumorleiden stets abgeklärt werden. Es überwiegen Magenkarzinome, gefolgt von kolorektalen Karzinomen.

■ **Therapie.** Die Therapie beschränkt sich auf die Gabe von Glukokortikoiden und Immunsuppressiva und unterscheidet sich nicht von der Therapie des SLE. Methotrexat in wöchentlicher Gabe von 7,5–25 mg scheint zumindest einen deutlichen Steroidspareffekt zu erzielen und auch längerdauernde Remissionen zu unterhalten. Plasmapherese und hochdosierte Gabe von Immunglobulinen haben in einigen Fällen einen positiven Einfluß auf den Verlauf der DPM gezeigt. Die *gastroenterologischen Komplikationen* bedürfen keiner gesonderten Vorgehensweise und beschränken sich auf die üblichen Maßnahmen.

62.3 Rheumatische Manifestationen primär intestinaler Erkrankungen

62.3.1 Enteropathische Arthropathien

Einleitung

Im Jahr 1929 erkannte Bargen, daß eine bestimmte Form der Arthritis eine Komplikation der Colitis ulcerosa darstellt. Bereits 1920 hatte der amerikanische Chirurg Smith eine Beziehung zwischen Krankheiten des Gastrointestinaltrakts und dem Auftreten arthritischer Krankheitsbilder postuliert und segmentale Kolektomien zur Behandlung von Patienten mit rheumatoider Arthritis durchgeführt. 1935 beschrieb Hench eine periphere Arthritis bei Patienten mit entzündlicher Darmerkrankung und beobachtete, daß die Arthritiden stets im Rahmen der Exazerbation der Kolitis in schubartigen Verläufen auftraten. Erst in den späten 70er Jahren dieses Jahrhunderts etablierte sich das Konzept der *enteritisassoziierten Spondylarthropathien* im Rahmen von chronisch entzündlichen Darmerkrankungen. Es postuliert, daß die arthritischen Manifestationen mit jenen bei Patienten mit primären Spondylarthropathien übereinstimmten. Die Gelenkbeteiligungen bei chronisch entzündlichen Darmerkrankungen können prinzipiell in zwei unterschiedlichen Formen auftreten:

- Arthritis der peripheren Gelenke, deren Ausprägung mit der Aktivität der entzündlichen Darmerkrankungen korreliert („enteropathische *Synovitis*");
- Stammskelettarthritis (Sakroileitis mit/ohne ankylosierende Spondylitis), auch als „kolitische *Spondylitis*" bezeichnet.

■ **Vorkommen.** Arthritiden gelten als die häufigsten extraintestinalen Manifestationen chronisch entzündlicher Darmerkrankungen und treten bei ca. 2–20% aller Patienten mit Colitis ulcerosa oder M. Crohn auf. Sakroiliitiden und ankylosierende Spondylitiden treten bei Colitis ulcerosa zwischen 1% und 25% aller Patienten auf, Patienten mit #M. Crohn erleiden in 2–7% eine klinisch auffällige Stammskelettarthritis. Bei bis zu 16% aller Patienten mit M. Crohn finden sich radiologisch Zeichen einer bestehenden oder abgelaufenen Sakroiliitis. Eine *subklinische Achsenskelettbeteiligung* tritt bei M. Crohn überproportional häufiger auf. Bei primär bestehender ankylosierender Spondylitis liegt die Inzidenz einer chronisch entzündlichen Darmerkrankung unter 4%; wird jedoch nach einer – möglicherweise subklinisch verlaufenden – chronisch entzündlichen Darmerkrankung gesucht, können bei bis zu 60% entzündliche Korrelate einer chronischen Darmerkrankung verifiziert werden.

Periphere Arthritis

■ **Klinik.** Die periphere Arthritis betrifft beide Geschlechter gleich häufig mit einem Altersgipfel zwischen dem 25. und 45. Lebensjahr. Die charakteristischen klinischen Merkmale der peripheren Arthritis bei chronisch entzündlichen Darmerkrankungen lassen sich in 4 wesentliche Punkte zusammenfassen (Tabelle 62.10):

- Die Gelenkmanifestation *folgt dem Beginn* der chronisch entzündlichen Darmerkrankung. Darüber hinaus korreliert die *Aktivität der peripheren Arthritis* mit der *Aktivität der zugrundeliegenden Darmerkrankung*. Arthritiden exazerbieren häufig bei einem Schub der Grunderkrankung,

Tabelle 62.10. Enteropathische periphere Arthropathie bei CED. (Klassifikation nach Orchard et al. 1998)

Typ	Symptome
Typ 1 (pauciartikulär)	Weniger als 5 Gelenke Akute, selbstlimitierende Attacken (<10 Wochen) Oft mit Schüben der CED verbunden Starke Assoziation mit extraintestinalen Manifestationen
Typ 2 (polyartikulär)	5 oder mehr Gelenke Symptome persistieren über Monate/Jahre Verlauf unabhängig vom Verlauf der CED Assoziiert mit Uveitis, aber mit keinen anderen extraintestinalen Manifestationen

während Remissionen in der Regel von einer klinischen Besserung der arthritischen Direktzeichen gefolgt sind.
- Die Arthritis betrifft überwiegend die großen Gelenke (Kniegelenke, Ellenbogengelenke und Sprunggelenke). Sie tritt in aller Regel asymmetrisch im Bereich der unteren Extremitäten auf, betrifft selten mehr als 5 Gelenke und zeigt einen ausgeprägt springenden Charakter.
- Die arthritischen Schübe dauern in der Regel einige Wochen, verlaufen jedoch sehr selten chronisch. Unter Therapie der Grunderkrankung treten spontane Remissionen der Synovialitis auf. Es kommt praktisch nie zu bleibenden Gelenkschäden wie Ankylosen oder Gelenkdeformitäten.
- Es handelt sich um seronegative Oligoarthritiden, d.h. der Rheumafaktor ist nicht nachweisbar. Es finden sich fast nie weitere extraartikuläre Manifestationen der chronischen rheumatischen Systemerkrankungen, wie z. B. Rheumaknoten.

■ **Diagnostik.** In aktiven Phasen besteht eine ausgeprägte Beschleunigung der BSG und fakultativ eine Leukozytose, die jedoch der entzündlichen Aktivität der Darmerkrankung angelastet werden muß. *Gelenkpunktate* fördern meist eine leicht getrübte sterile Gelenkflüssigkeit mit einer ausgeprägten *Leukozytose* von etwa 40 000–60 000/μm l, es finden sich ferner erhöhte Eiweißkonzentrationen. Die Komplementaktivität der Synovialflüssigkeit ist abhängig von der jeweiligen Entzündungsaktivität des betroffenen Gelenkes zum Zeitpunkt der Punktion und entspricht der seronegativen Spondarthritiden, im Gegensatz zu erniedrigten Komplementaktivitäten bei rheumatoider Arthritis oder systemischem Lupus erythematodes.

Die radiologische Diagnostik der befallenen Gelenke ist unergiebig, auch bei längerem Verlauf läßt sich nur in seltenen Fällen eine diskrete gelenknahe Kalksalzminderung feststellen. Gelenkspaltverschmälerungen oder Usuren bzw. Erosionen der gelenknahen Skelettabschnitte als Folge der peripheren Arthritis gelten als Rarität.

■ **Therapie.** Die Therapie der peripheren Arthritis per se bestünde in der Applikation nichtsteroidaler Antirheumatika. Da diese vor dem Hintergrund einer chronisch entzündlichen Darmerkrankung eine Kontraindikation darstellen, kommt es in aller Regel zur Verabreichung von niedrigdosierten oralen Kortikosteroiden, die regelmäßig eine dramatische Remission der Arthritis einleiten. Sollte in seltenen Fällen die systemische Steroidapplikation kontraindizierend erscheinen, können Steroide auch mit gutem Erfolg intraartikulär verabreicht werden.

Salazosulfapyridin (Azulfidine®, Colo-Pleon®) wurden primär zur Behandlung von Arthritiden eingesetzt und besitzen somit einen wichtigen Stellenwert bei der Behandlung peripherer Arthritiden bei chronisch entzündlichen Darmerkrankungen.

Entscheidend bleibt somit die Therapie der Grundkrankheit. Sie stellt gleichzeitig eine höchst effiziente Therapie der peripheren Arthritis dar, regelhaft folgt der Besserung der Symptome der Grunderkrankung eine Remission der Gelenksymptome. Die Kolektomie führt bei Colitis ulcerosa üblicherweise zu einer raschen und endgültigen Remission der peripheren Arthritis. Darmresektionen bei M. Crohn führen jedoch in der Regel nicht zu einer definitiven Besserung der Gelenksymptome.

Stammskelettarthritiden (Sakroileitis/ankylosierende Spondylitis)

■ **Klinik.** Die Beteiligung des Achsenskeletts bei chronisch entzündlichen Darmerkrankungen tritt in zwei prinzipiell unterschiedlichen Formen auf. Die *Sakroiliitis* findet sich bei etwa 15–30 % der Patienten mit chronisch-entzündlicher Darmerkrankung, verläuft in aller Regel klinisch mild oder stumm und imponiert lediglich radiologisch. Die *ankylosierende Spondylitis* mit dem bekannten klinischen Bild des *Morbus Bechterew* tritt bei ca. 2–7 % der Patienten mit chronisch entzündlichen Darmerkrankungen auf. Andererseits entwickeln ca. 4–5 % der Patienten mit einer primären Spondylitis ankylosans eine Colitis ulcerosa, wobei klinisch milde oder sogar stumme Verläufe einer chronisch entzündlichen Darmerkrankung bei diesen Patienten nicht ungewöhnlich sind und bei geeigneter Diagnostik wesentlich höhere Raten von entzündlichen Darmerkrankungen bei diesen Patienten erhoben werden können. In einer Verlaufsbeobachtung fanden sich bei 49/123 Patienten mit primärer Spondylarthropathie im Rahmen einer Ileokoloskopie akute entzündliche Veränderungen. In dieser Beobachtungsreihe besserten sich die Gelenkbeschwerden meist dann, wenn die entzündlichen Veränderungen im Gastrointestinaltrakt endoskopisch und histomorphologisch abgeklungen waren, was u. U. auch mit einer Spontanremission des primären pathologischen Geschehens zu erklären sein könnte. Persistierten die entzündlichen Darmveränderungen, blieben auch die Gelenkbeschwerden bestehen. Etwa 7 % der Patienten entwickelten im weiteren Verlauf eine definierte *chronisch-entzündliche Darmerkrankung* (Colitis ulcerosa oder M. Crohn). Im Rahmen dieser Beobachtung verhinderte auch ein frühzeitiger Einsatz von Sulfasalazin die Entwicklung einer *chronisch entzündlichen Darmerkrankung* nicht, auch wenn unter dieser Therapie die Gelenkbeschwerden zurückgingen.

Die Geschlechtsverteilung Frauen/Männer beträgt für die enteritisassoziierte Achsenskelett-Arthropathie 1:3 und unterscheidet sich somit deutlich von der Geschlechtsrelation der Spondylitis ankylosans im Rahmen eines primären M. Bechterew, wo sie zwischen 1:8 und 1:10 angegeben wird.

■ **Klinik.** Im Gegensatz zur peripheren Arthritis geht die ankylosierende Spondylitis bei chronisch entzündlichen Darmerkrankungen der Erstmanifestation der Darmsymptomatik häufig voraus und zeigt einen autarken, langsam progredienten und von der Aktivität und Therapie der Darmerkrankung unabhängigen Verlauf. Die klinische Progredienz kann jederzeit zwischen der klinischen Stufe einer asymptomatischen Sakroiliitis und einer kompletten Ankylosierung der gesamten Wirbelsäule zum Stillstand kommen. Eine Remission der chronisch entzündlichen Darmerkrankung durch medikamentöse oder chirurgische Maßnahmen führt nicht zu einer Remission oder Rückbildung der Stammskelettarthritis. Das klinische Erscheinungsbild unterscheidet sich somit im wesentlichen nicht von dem des genuinen M. Bechterew (Tabelle 62.11).

Leitsymptom des Initialstadiums der Achsenskelettbeteiligung bei chronisch entzündlichen Darmerkrankungen ist der nächtlich auftretende, tiefsitzende *Kreuzschmerz* in Ruhe. Hiervon werden die Patienten in der Nacht oder den frühen Morgenstunden aus dem Schlaf geweckt. Da die Schmerzen teilweise auch ischialgieform mit Ausstrahlung bis zur Wade auftreten, sind Fehldiagnosen nicht selten. Häufig fällt auch ein Steifigkeitsgefühl in der Lendenwirbelsäule nach dem Aufstehen sowie in den Vormittagsstunden auf. Die Einschränkung der inspiratorischen Thoraxexkursion als Ausdruck einer Beteiligung der Kostovertebralgelenke ist als ein weiteres initiales Symptom zu werten. Eine Motilitätseinschränkung der Wirbelsäule imponiert meist zuerst in einer Einschränkung der Anteflexion und Rotation der Halswirbelsäule und mündet schließlich in die typische Kyphosierung der abgeschlossenen Ankylose der kleinen Wirbelsäulengelenke. Dieses Vollbild wird jedoch nur von wenigen Patienten der Stammskelettbeteiligung bei chronisch entzündlichen Darmerkrankungen erreicht. Verwirrenderweise kann eine ankylosierende Spondylitis bei chronisch entzündlichen Darmerkrankungen durchaus im Sinne eines Overlap-Syndroms mit

Tabelle 62.11. Achsenskelett-Arthropathie bei CED

Klinik	Sakroiliitis/Ankylosierende Spondilitis
Gelenkbefallsmuster	Sakroiliitis (häufig subklinischer Verlauf) Ankylosierende Spondylitis
Häufigkeit	Sakroiliitis (radiologisch) 15–20%, Ankylosierende Spondylitis 2–6%
Pathogenese	Hereditäre Disposition
Diagnostik	Sakroiliitis: Radiologisch Ankylosierende Spondylitis: Klinisch und Radiologisch
Radiologie	Sakroiliitis: typisches „buntes Bild" der Ileosakralfugen Ankylosierende Spondylitis: Randleistenerosionen und Ausbildung von Syndesmophyten der Wirbelkörper
Prognose	Sakroiliitis: häufig klinisch irrelevant, Ausheilung in jedem Stadium möglich Ankylosierende Spondylitis: chronisch progredient und deformierend
Spezifische Therapie	Sakroiliitis und ankylosierende Spondylitis: in der Regel keine therapeutische Beeinflussung möglich

einer peripheren Arthritis auf dem Boden der Grunderkrankung assoziiert sein. Die klinische Symptomatik entspricht dann jedoch eher der des M. Bechterew mit peripherem Befallsmuster, das besonders häufig bei jüngeren Patienten auftritt und auch das Initialstadium dieser Krankheit darstellt.

- **Diagnostik.** Laborchemisch findet sich eine Erhöhung der BSG und Leukozytose, was wiederum eher auf dem Boden der intestinalen Grunderkrankung gewertet werden muß und somit „arthritisdiagnostisch" nicht verwertbar ist. Rheumafaktoren sind nicht nachweisbar. Das Histokompatibilitätsantigen *HLA-B27* findet sich bei Patienten mit ankylosierender Spondylitis im Rahmen einer chronisch-entzündlichen Darmerkrankung in etwa 50–80%, dagegen jedoch nur bei 8% der Normalbevölkerung, indes bei über 90% der Patienten mit konventioneller Spondylitis ankylosans.

Die Diagnose der Sakroiliitis und ankylosierenden Spondylitis beruht zunächst auf den klassischen klinischen Kriterien wie anamnestisch eruierbaren tiefsitzenden lumbalen Schmerzen sowie der Motilitätseinschränkung der Wirbelsäule. Ferner sind die typischen radiologischen Veränderungen differentialdiagnostisch von großer Bedeutung. Diese sind initial von der primären Sakroiliitis oder auch Spondylitis des M. Bechterew nicht differenzierbar. Einseitige entzündliche Ileosakralgelenksveränderungen müssen differentialdiagnostisch gegen mikrobielle, z.B. tuberkulöse oder bruzellöse Arthritiden abgegrenzt werden. Ein weiteres röntgenmorphologisches Kriterium ist die Ausbildung von „*Kastenwirbeln*", hierbei nehmen die Wirbelkörper vor allem bei lateraler Ansicht der Wirbelsäule durch oberflächliche Erosionen der oberen und unteren Randleiste eine quadratische Form an. Des weiteren sind radiologisch häufig Syndesmophyten anzutreffen, die primär fast immer im thorakolumbalen Übergangsbereich auftreten. Hierbei handelt es sich um vom ossifizierenden Anulus fibrosus der Disci intervertebrales ausgehende, in vertikaler Richtung von Wirbelkante zu Wirbelkante strebende Ossifikationen. Die Summation dieser Ossifikationen führen zum klassischen *Bambusstabbild* der Wirbelsäule und münden klinisch in eine komplette *Ankylose* des *Stammskeletts*. Der Befall der kleinen Wirbelkörpergelenke geht ebenfalls rasch mit einem fortschreitenden Bewegungsverlust der Wirbelsäule einher, ohne daß hier ein frühes radiologisches Korrelat zu fassen wäre. Erst sehr spät sind die Veränderungen in den kleinen Gelenken insbesondere in lateraler Projektion der Halswirbelsäule nachweisbar.

- **Therapie.** Im Unterschied zur peripheren Arthritis ist eine therapeutische Beeinflussung dieser chronisch progredienten Skelettmanifestation chronisch entzündlicher Darmerkrankungen kaum möglich. Die rein symptomatische Behandlung mit nichtsteroidalen Antirheumatika erscheint vor dem Hintergrund einer chronisch entzündlichen Darmerkrankung kontraindiziert. Der Einsatz von Kortikoiden zeigt vor allem im Bereich der peripheren Gelenke und bei hochaktiven Krankheitsverläufen eine gute Wirksamkeit, aufgrund des nicht erwiesenen Benefits für die Langzeitprognose ist deren dauerhafter Einsatz jedoch in der Regel ebenfalls nicht indiziert. Auch die Gabe von Sulfasalazin, was gelegentlich bei hochaktiven Verlaufsformen eingesetzt wird, ist umstritten, da der therapeutische Effekt dieser Substanz auf den Wirbelsäulenbefall bislang nicht gesichert ist.

Dominierendes und für die Prognose der skelettalen Erkrankung entscheidendes Behandlungsprinzip ist die *Krankengymnastik* in Kombination mit physikalisch-therapeutischen Maßnahmen. Rückengymnastik, die Verwendung harter Matratzen oder Bettunterlagen, Atemübungen und die Vermeidung länger dauernder, gebeugter Körperhaltungen erscheinen allein geeignet, der Kyphosierung bei zunehmender Ankylosierung entgegenzuwirken. Immunsuppressive, strahlentherapeutische oder operative Maßnahmen können die Progredienz der Wirbelsäulenarthritis nicht aufhalten und erscheinen somit nicht geeignet, die Prognose in jeglicher Hinsicht zu verbessern.

Literatur

Bargen JA (1929) Complications and sequelae of chronic ulcerative colitis. Ann Intern Med 3:335

Camilleri M, Pusey CD, Chadwick VS, Rees AJ (1983) Gastrointestinal manifestation of systemic vasculitis. Q J Med 52:141–9

Cohen S, Laufer I, Snape WJ, Shiau YF, Levine GM, Jiminez S (1980) The gastrointestinal manifestations of scleroderma: pathogenesis and management. Gastroenterology 79:611–3

Cupps TR, Fauci AS (1981) Systemic necrotizing vasculitis of the polyarteriitis nodosa group. In: Cupps TR, Fauci AS (eds) The vasculitides. WB Saunders, Philadelphia, S 26–49

Cupps TR, Fauci AS (1981) Behçet's disease. In: Cupps TR, Fauci AS (eds) The vasculitides. WB Saunders, Philadelphia, S 142–6

De Vos M, Mielant H, Cuvelier C, Elewaut A, Veys E (1996) Long-term evolution of gut inflammation in patients with spondylarthropathy. Gastroenterology 110:1696–703

Dreiling DA, Soto JM (1976) The pancreatic involvement in disseminated 'collagen' disorders. Studies of pancreatic secretion in patients with scleroderma and Sjögren's disease. Am J Gastroenterol 66:546–53

Fallingborg J, Lausten J (1984) Colitis of Behçet's syndrome. Acta Med Scand 215:397–9

Fauci AS (1988) The vasculitis syndromes. In: Braunfeld E, Isselbacher KJ, Petersdorf RG, Wilson JD, Martin JB, Fauci AS (eds) Harrison's Principles of Internal Medicine. McGraw-Hill Book Company, New York, S 1438–45

Ferrari BT, Ray JE, Robertson HD, Bonau RA, Gathbright JB (1980) Colonic manifestations of collagen vascular diseases. Dis Colon Rectum 23:473–7

Gladman DD, Urowitz MB (1994) Systemic lupus erythematosus: Clinical features. In: Klippel JH, Dieppe PA (Hrsg) Rheumatology. Mosby, St. Louis, S 6:2.1–20

Good AE (1981) Enteropathic arthritis. In: Kelley WN, Harris ED, Ruddy S, Sledge B (eds) Textbook of rheumatology. WB Saunders, Philadelphia, S 106–75

Greif JM, Wolff WI (1979) Idiopathic calcific pancreatitis, CREST sybdrome and progressive systemic sclerosis. Am J Gastroenterol 71:177–82

Hamel-Roy J, Devroede G, Arhan P, Tetreault L, Duranceau A, Menard HA (1985) Comparative esophageal and anorectal motility in scleroderma. Gastroenterology 88:1–7

Hench PS (1935) Acute and chronic arthritis. In: Whipple GH (ed) Nelsons looseleaf of surgery, vol I. Thomas Nelson Sons, New York, S 104

Hettenkofer HJ (1998) Entzündliche rheumatische Erkrankungen. In: Hettenkofer HJ (ed) Rheumatologie, 3. Aufl. Georg Thieme Verlag, Stuttgart New York, S 51–146

Johnson DA, Diehl AM, Finkelman FD, Cattan E (1985) Crohn's disease and systemic lupus erythematosus. Am J Gastroenterol 80:869–70

Kathoh K, Matsunaga K, Ishigatsubo Y, Chiba J, Tani K, Kitamura H et al. (1985) Pathologically defined neuro-, vasculo-, entero-Behçet's disease. J Rheumatol 12:1186–90

Münch H, Purrmann J, Reis HE, Bertrams J, Zeidler H, Stolze T et al. (1986) Clinical features of inflammatory joint and spine manifestations in Crohn's disease. Hepato-Gastroenterol 33:123–7

Orchard TR, Wordsworth BP, Jewell DP (1998) Peripheral arthropathies in inflammatory bowel disease: their articular distribution and natural history. Gut 42:387–91

Osler W (1895) On the visceral complications of erythema exudativum multiforme. Am J Med Sci 110:629–34

Pongratz D (1996) Polymyositis, Dermatomyositis, Einschlußkörpermyositis. In: Peter HH, Pichler WJ (Hrsg) Immunologie. Urban & Schwarzenberg, München, S 391–6

Ritchie M, Caravelli J, Shike M (1986) Benign persistent pneumoperitoneum in scleroderma. Dig Dis Sci 31:552–5

Rolny P, Goodbar J, Zettergren L (1984) HBsAg-negative chronic active hepatitis and mixed connective tissue disease syndrome. Acta Med Scand 215:391–5

Savage COS, Ng YC (1986) The aetiology and pathogenesis of major systemic vasculitides. Postgrad Med J 62:627–36

Sharp GC, Singsen BH (1985) Mixed connective tissue disease. In: McCarthy DJ (Hrsg) Arthritis and allied conditions. Lea & Febiger, Philadelphia, S 962–70

Shimizu T, Ehrlich G, Inba G, Hayashi K (1979) Behçet's disease (Behçet syndrome). Semin Arthritis Rheum 8:223–60

Veys EM, Mielants H (1994) Spondyloarthropathies: Enteropathic Arthropathies. In: Klippel JH, Dieppe PA (Hrsg) Rheumatology. Mosby, St. Louis, S 3:35.1–8

Wegener M (1988) Der Gastrointestinaltrakt bei immunpathologischen Systemerkrankungen. In: Mathies H, Wagenhäuser FJ (eds) Compendia Rheumatologica 11: Rheumatische Erkrankungen und Gastrointestinaltrakt. Eular Publishers, Basel, S 9–32

Wegener M (1988) Rheumatische Manifestationen primär intestinaler Erkrankungen. In: Mathies H, Wagenhäuser FJ (eds) Compendia Rheumatologica 11: Rheumatische Erkrankungen und Gastrointestinaltrakt. Eular Publishers, Basel, S 41–48

Yazici H (1994) Behçet's syndrome. In: Klippel JH, Dieppe PA (eds) Rheumatology. Mosby, St. Louis, pp 6:20.1–6

Kapitel 63

Darm und Lunge (einschließlich Mukoviszidose)

J. Bargon, T. O. F. Wagner

63.1 Mukoviszidose 675
63.1.1 Molekulare Grundlagen der zystischen Fibrose 676
63.1.2 Mekonium-Ileus 677
63.1.3 DIOS
(Distal intestinales Obstruktionssyndrom) 677
63.1.4 Invagination 678
63.1.5 Obstipation 678
63.1.6 Fibrosierende Kolonopathie 678
63.1.7 Zöliakie/Sprue 678
63.2 Chronisch entzündliche Darmerkrankungen 679
63.3 Systemische Erkrankungen mit Lungen-
und Darmbeteiligungen 679
63.3.1 Churg-Strauss-Syndrom 679
63.3.2 Purpura Schönlein-Henoch 680
63.3.3 Sarkoidose 680
63.3.4 Sklerodermie 680

Literatur 681

Embryogenetisch haben Lunge und Darm eine gemeinsame Herkunft. In der frühen embryonalen Phase entwickelt sich die Lunge aus einer Ausstülpung der ventralen Wand des primitiven Ösophagus. So ist es nicht verwunderlich, daß es bei einigen Erkrankungen zu einer gemeinsamen Manifestation an Lunge und Gastrointestinaltrakt kommt. Dies ist bei verschiedenen systemischen Erkrankungen der Fall wie Vaskulitiden, Kollagenosen, bei Infektionskrankheiten wie Tuberkulose, CMV oder Aids und bei Stoffwechselerkrankungen wie der Mukoviszidose. Obwohl diese Tatsache lange bekannt ist, gibt es wenige gute Studien, die den Zusammenhang zwischen beiden Organen bei den verschiedenen Erkrankungen systematisch untersucht haben.

63.1
Mukoviszidose

Die Mukoviszidose (die pathologisch-anatomischen Veränderungen des Pankreas führten im angloamerikanischen Sprachraum zur Bezeichnung *Cystic Fibrosis = CF*) ist die häufigste *autosomal rezessive* Erbkrankheit der kaukasischen Rasse. Zugrunde liegt eine *Mutation des CFTR-Gens* ("cystic fibrosis transmembrane conductance regulator"), das auf Chromosom 7 lokalisiert und dessen Produkt ein Protein mit Molekulargewicht 170 in der apikalen Zellmembran von Epithelzellen ist. Seine physiologische Funktion ist die eines Chloridkanals, der in Abhängigkeit von cAMP reguliert wird (s. unten).

Die Mukoviszidose tritt mit einer Häufigkeit von 1:2000 bei Neugeborenen auf, etwa jeder 20. Weiße (5 %) ist heterozygoter Merkmalsträger. Während bis vor wenigen Jahrzehnten noch ein Großteil der Kinder im ersten Lebensjahr starb, liegt die Lebenserwartung inzwischen bei ca. 30 Jahren und wird bei heute Geborenen auf 40 Jahre hochgerechnet. Das Älterwerden der Patienten konfrontiert die Internisten mehr und mehr mit dieser Erkrankung. Hauptgrund für die höhere Lebenserwartung sind Therapieformen, die vor 20 Jahren noch nicht zur Verfügung standen, und die ohne Zweifel zu einer Verbesserung der Lebensqualität und zu einer Lebensverlängerung geführt haben. Hierzu zählen die neueren Pankreasenzympräparate, neue Antibiotika und bessere Inhalationsmöglichkeiten mit wirksamen Medikamenten sowie eine konsequente Physiotherapie. Die Betreuung in einer Spezialambulanz und das Diagnostizieren auch milderer Formen der Erkrankung sind weitere Faktoren, die auf das höhere Durchschnittlebensalter Einfluß haben.

Obwohl es sich bei der Mukoviszidose um eine Multiorganerkrankung handelt, ist die chronische pulmonale Erkrankung quoad vitam entscheidend. Darüber hinaus spielen Erkrankungen durch Ausfall der Pankreasfunktion mit Mangelernährung, insbesondere Vitaminmangel, Osteoarthropathie, Diabetes mellitus, Leberzirrhose, Infertilität und Störungen des Magen-Darm-Traktes eine Rolle. *Gastrointestinale* Beschwerden sind ein häufig beklagtes Symptom von CF-Patienten und bedürfen oft einer ausgiebigen Diagnostik, da prinzipiell neben CF-typischen Komplikationen und Beschwerden alle anderen Ursachen genauso häufig sind wie in der Normalbevölkerung (Tabelle 63.1).

Tabelle 63.1. Sinnvolle klinische und Laboruntersuchungen bei rezidivierenden gastrointestinalen Symptomen bei CF-Patienten

Anamnese und klinische Untersuchung

- Diätberatung (evtl. mit Protokoll)
- Stuhluntersuchung auf Keime
- Fettausscheidung im 3-Tage Stuhl
- Urinstatus, -sediment und -kultur
- Blutbild, BSG, CRP
- Vitamine A, D, E,
- TPZ
- Harnstoff, Kreatinin, Elektrolyse im Serum, Bilirubin, Transaminasen, Amylase, Lipase
- IgE, Immunglobuline, Antigliadin AK, Endomysium-AK RAST Nahrungsmittel (Anamnese)
- Laktose-Toleranztest
- Abdomen-Sonographie
- Magenentleerungszeit (nuklearmedizinisch/radiologisch)
- Untersuchungen auf gastroösophagealen Reflux
- Endoskopie (Gastroduodenoskopie/Koloskopie)
- Psychologische Untersuchung

63.1.1
Molekulare Grundlagen der zystischen Fibrose

Die Aufklärung des genetischen Defektes gelang 1989. Der basale Defekt der häufigsten Mutation ΔF508 liegt in der Deletion einer Aminosäure im CFTR. Die Deletion eines Basentriplets CTT im Exon 10 des auf dem Chromosom 7 gelegenen und 250 Kilobasen großen Gens führt zum Verlust von Phenylalanin in Position 508 eines 1480 Aminosäuren langen Proteins. Über 700 verschiedene Mutationen des Gens sind inzwischen beschrieben (Frameshift-Deletionen, Insertionen, Nonsense-, Missense- und Slice-site-Mutationen). So führen Frame-shift-Mutationen zur Erzeugung eines vorzeitigen Stop-Kodons und einem daraus resultierenden trunkierten Protein oder Mutationen in den ATP-bindenden Regionen des Proteins. Nicht-ΔΔF508-Mutationen liegen oft in der transmembranären Domäne des CFTR-Proteins und führen zu milden klinischen Verlaufsformen.

Das intakte CFTR-Protein (Abb. 63.1) besteht aus 2 jeweils aus 6 Helizes bestehenden *Transmembranregionen*, zwei *nukleotidbindenden Domänen* und einer *regulatorischen Domäne (R-Domäne)*, die als *Chloridkanal* fungieren. Der Chloridkanal kann offen oder geschlossen sein, was durch eine cAMP-abhängige Proteinkinase A vermittelt wird, die die 4 Serylreste der R-Domäne phosphoryliert. In intestinalen Epithelzellen wird dagegen eine cyclo-GMP-abhängige Proteinkinase beschrieben. ATP ist als Phosphatdonor dabei an eine nukleotidbindende Domäne (N-Domäne), das entstehende ADP an die andere gebunden.

Das *defekte CFTR* wird bei der ΔF508-Mutation nach seiner initialen Synthese im endoplasmatischen Retikulum und im Golgi-Apparat abgebaut und gelangt nicht in die apikale Zellmembran. Interessanterweise läßt sich dieser Abbau-Prozeß durch Senkung der Temperatur und verschiedene proteinstabilisierende Substanzen (chemische Chaperone), wie Glyzerol, beeinflussen. Hieraus ergeben sich mögliche therapeutische Ansätze.

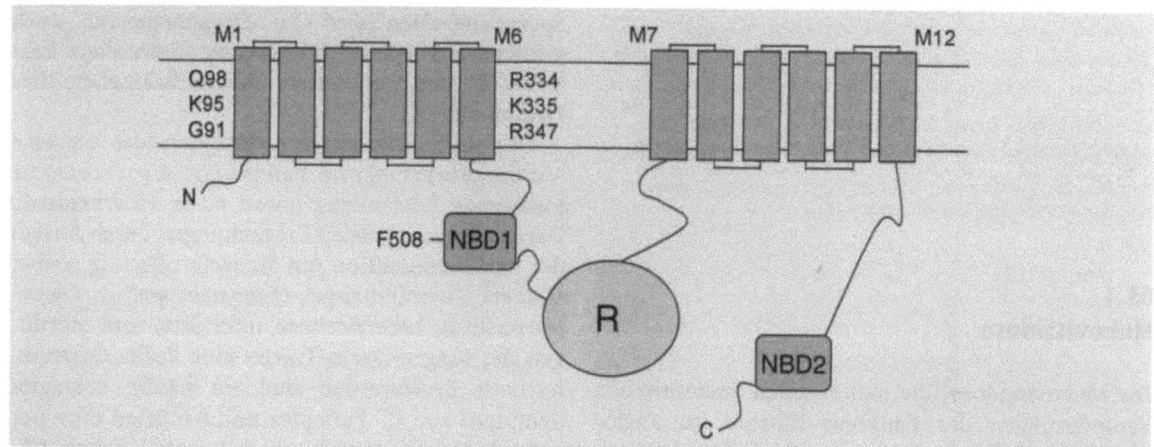

Abb. 63.1. Vereinfachtes topographisches Modell des CFTR-Proteins. Das Protein besteht aus transmembranären Regionen mit jeweils 6 Helizes (M1-M12), 2 nukleotidbindenden Domänen (NBD) und einer regulatorischen Domäne ®. Öffnen und Schließen des Chloridkanals wird durch eine cAMP-abhängige Proteinkinase vermittelt, die Serylreste der R-Domäne phosphoryliert. ATP als Phosphatdonor ist an die eine N-Domäne, das freiwerdende ADP an die andere N-Domäne gebunden. Die ΔΔF508-Mutation (Q98 bis R347 sind weitere Mutationen) führt zum Verlust von Phenylalanin in der zweiten N-Domäne und somit zum Verlust der Regulierbarkeit des Kanals

Damit führen Mutationen des CFTR zu einer Dysfunktion der epithelialen Chloridsekretion, die das Stellglied exkretorischer Zellen (z.B. Intestinaltrakt, Pankreas, Lunge, Gallenepithelien) darstellt. In der *Schweißdrüse* führt der Defekt zur Unfähigkeit der Rückresorption von Chlorid aus dem primären Schweiß, was den erhöhten NaCl-Gehalt bei CF-Patienten erklärt (Schweißtest). Im Pankreas führt die Störung der Chloridsekretion zur Abnahme der Wassersekretion mit nachfolgender Eindickung des Pankreassaftes. Weitere Funktionen von CFTR sind beschrieben: CFTR beeinflußt (indirekt) weitere Ionenkanäle, insbesondere den Natriumkanal, spielt eine Rolle bei der Sulfatierung von Glykoproteinen, der Mukussekretion und der intrazellulären pH-Änderung. Mit einer wenn auch im Vergleich zu Cl^- deutlich niedrigeren Affinität ($HCO_3^- : Cl^- = 1:4$) scheint auch der CFTR-Kanal zur *elektrogenen HCO_3^--Sekretion* beizutragen.

Die genaue Rolle von CFTR und die über die eines Chloridkanals hinausgehenden Funktionen dieses Proteins sind noch weitgehend ungeklärt, ebenso die genaue Pathogenese dieser Erkrankung, durch welche die bei der Geburt relativ normale Lunge zu einem chronisch bakteriell infizierten Organ wird.

Die verschiedenen Mutationen werden in 4 Gruppen eingeteilt, deren molekularer Mechanismus unterschiedlich ist. Zum einen gibt es die Mutationen, die einen Produktionsdefekt von CFTR verursachen (z.B. *Stopmutationen*), zum zweiten, und dazu zählt die häufigste Mutation ΔF508, gibt es die *Processing-Mutanten*. Bei diesen wird zwar CFTR gebildet, es erreicht aufgrund der Mutation aber nicht bzw. nicht genügend die apikale Zellmembran, sondern wird intrazellulär abgebaut. Ursache für diesen Abbau ist wahrscheinlich, daß das mutierte CFTR-Protein nicht korrekt gefaltet ist und von der Qualitätskontrolle intrazellulär abgebaut wird und den Golgi-Apparat nicht verläßt. Klasse III- und IV-Mutationen sind Veränderungen im CFTR-Protein, die zu einer defekten Regulation des Proteins oder veränderten Chloridspannung führen.

CFTR wird im *Dünndarm* relativ stark exprimiert, wobei die Intensität am stärksten im Duodenum ist und zum Kolon hin abnimmt, obwohl die klinischen Manifestationen bei Defekten eher das Kolon betreffen. Die stärkste CFTR-Expression wurde in den Krypten nachgewiesen, sie nimmt zu den Spitzen der Villi ab, im oberen Drittel der Villi kann nur noch sehr wenig CFTR-mRNA nachgewiesen werden.

Die Suche nach *Genotyp-Phänotypkorrelationen* gestaltet sich schwierig. Während ΔΔF508-Homozygote immer pankreasinsuffizient sind, gibt es andere Mutanten, die es nie sind. Eine Genotyp-Phänotyp-Korrelation konnte bisher nur für dieses Organ gezeigt werden. Etwa 15 % aller Patienten haben eine ausreichende exokrine Pankreasfunktion (PS), die jedoch in 10–15 % dieser PS-Patienten später in eine Pankreasinsuffizienz übergehen kann. Patienten mit PS haben eine bessere Prognose, da sie weniger gastrointestinale Komplikationen und einen deutlich besseren Ernährungsstatus aufweisen sowie seltener Pseudomonas-besiedelt sind. Andere gastrointestinale oder pulmonale Manifestationen zeigen keine Genotyp-Phänotyp-Korrelation, eine prognostische Aussage ist bisher nicht möglich.

63.1.2
Mekonium-Ileus

Der Mekonium-Ileus ist häufig die *erste klinische Manifestation* einer Mukoviszidose und wird bei 10–15 % der Patienten beobachtet. Meist treten die Symptome der Darmobstruktion innerhalb der ersten 48 Stunden nach der Geburt auf.

Obwohl eine abnorme Darmmotilität als Ursache diskutiert wird, tritt der *Mekonium-Ileus* fast immer mit einer exokrinen Pankreasinsuffizienz auf und korreliert mit der Mutation ΔF508. Ursache ist ein dickes, visköses Mekonium, das das Lumen des Dünndarms verlegt und zu einem Darmverschluß führt, der kompliziert werden kann durch Perforation mit Peritonitis. Die Neugeborenen fallen durch fehlendes Absetzen von Mekonium, Erbrechen und ein gebläntes Abdomen auf. Die rektale Untersuchung zeigt meist eine geringe Menge klebriges Mekonium oder fast trockene Schleimbrocken.

Die Therapie des Mekonium-Ileus besteht aus Dekompression und Lösen der Obstruktion, was in den meisten unkomplizierten Fällen durch einen Gastrografin-Einlauf gelingt. Eine chirurgische Intervention wird nötig, wenn eine Perforation oder Gangrän entstanden ist. Bei frühzeitiger Diagnose und adäquater Therapie ist die Mortalität heute sehr gering, die Überlebensrate der Kinder unterscheidet sich nicht von anderen CF-Patienten ohne Mekonium-Ileus.

63.1.3
DIOS (Distal intestinales Obtruktionssyndrom)

Ein häufiges Problem im Erwachsenenalter ist das früher *Mekoniumileusäquivalent* genannte *distale intestinale Obstruktionssyndrom* (DIOS), eine Ansammlung von Stuhl und zähem Schleim im distalen Ileum und Colon ascendens. Dies ist häufig als „Walze" im rechten Unterbauch zu tasten. Die Pathophysiologie dieses Syndroms ist noch nicht völlig klar. Es wurde vermutet, daß mit Einführung neuer Pankreasenzympräparate die Inzidenz des DIOS abnimmt, da dieses Problem bei Patienten mit Steatorrhö häufiger zu beobachten ist. Die Inzidenz scheint jedoch relativ gleichbleibend zu sein, wobei die Definition sehr unterschiedlich ist und häufig nicht zwischen partiellem und komplettem DIOS unterschieden wird. So schwanken die Angaben in der Literatur beträchtlich und gehen bis 41% der CF-Patienten, wenn man leichte Verläufe mit einbezieht. Das DIOS kann bei einigen, auch erwachsenen Patienten, das zur Diagnose führende Symptom sein, insbesondere bei leichter verlaufenden Fällen einer Mukoviszidose mit geringer pulmonaler Beteiligung. Aus diesem Grund sollte bei allen Patienten, bei denen dieses Symptom auftritt, eine Diagnostik mit Schweißtest und DNA-Analyse durchgeführt werden.

Insbesondere *Dehydratation* im Rahmen von konsumierenden Erkrankungen, eine zu geringe Flüssigkeitsaufnahme an heißen Tagen oder Exsikkose im Rahmen der Entwicklung eines Diabetes mellitus scheinen zu einem DIOS zu prädisponieren. Da auch pankreassuffiziente CF-Patienten ein DIOS entwickeln können, müssen mehrere Faktoren eine Rolle spielen wie z.B. visköse Intestinalsekrete, gestörter Elektrolyt-Transport im Darm und/oder eine abnorme intestinale Motilität.

Hauptsymptom ist der *Bauchschmerz*, häufig im rechten unteren Quadranten lokalisiert, wo meist auch eine Resistenz zu tasten ist. Differentialdiagnostisch kommen alle Erkrankungen in Betracht, die zu einem akuten Abdomen führen können wie Pankreatitis, Appendizitis, Divertikulitis, Invagination. Nach Ausschluß der Differentialdiagnosen sollte baldmöglichst mit der *Therapie* begonnen werden, wobei konservative Maßnahmen im Vordergrund stehen. Bei leichten Formen genügt die Gabe von Ballaststoffen mit ausreichend Flüssigkeit und adäquater Pankreasenzymsubstitution. Die Gabe von oralem N-Acetylcystein in einer hohen Dosierung (2000 mg NAC in 250 ml Wasser oder Cola) ist manchmal hilfreich und schmerzlindernd. Die orale Gabe von 3–4 l *Golytely* über wenige Stunden, meistens getrunken oder, wenn dies nicht toleriert wird, über eine Magensonde, sowie die Gabe von *Cisaprid* hochdosiert führen in den allermeisten Fällen zum Erfolg. Auch das Massieren des Darmes in aborale Richtung kann hilfreich sein. Mit dieser Behandlung läßt sich meistens eine chirurgische Intervention vermeiden.

63.1.4
Invagination

Die Invagination ist eine weitere Komplikation bei CF, die akut oder chronisch auftreten kann und differentialdiagnostisch schwierig von einem DIOS oder einer Appendizitis zu unterscheiden ist. Die Diagnose sollte stets in Erwägung gezogen werden, wenn Patienten kolikartige abdominelle Beschwerden angeben, eine Abwehrspannung mit evtl. tastbarer Resistenz und Erbrechen auftreten. Die Invagination kann ileozäkal, ileoileal oder kolozäkal sein. Ein Kontrastmitteleinlauf kann diagnostisch und therapeutisch sein, auch eine Ultraschalluntersuchung des Darms kann diagnoseweisend sein. Ist die Gabe von Gastrografin nicht therapeutisch wirksam, ist die Indikation zur Laparatomie gegeben.

63.1.5
Obstipation

CF-Patienten können eine Obstipation entwickeln, die zum einen Zeichen für ein DIOS sein kann, zum anderen ein banales Problem darstellen kann. Nicht selten geht die Obstipation mit abdominellen Krämpfen einher. Leider neigen viele Patienten mit Obstipation dazu, die Pankreasenzyme zu reduzieren oder wegzulassen, was die Symptome zwar zeitweise bessern kann, aber natürlich zu Verlust von Nährstoffen führt und, im Falle eines DIOS, zu einer Verschlechterung der Symptomatik. Therapeutisch kann man versuchen, zum einen Ballaststoffe zu verordnen, um den Stuhlgang weicher zu machen, und andererseits zu mehr Bewegung zu motivieren anstatt Enzyme zu reduzieren bzw. abzusetzen.

63.1.6
Fibrosierende Kolonopathie

1994 wurden erstmals in England bei CF-Kindern hochgradige Kolonstrikturen beobachtet, die in zeitlichem Zusammenhang mit der Einführung der hochdosierten Pankreasenzympräparate zu stehen schienen. Bei allen wurde eine deutlich verdickte Kolonwand festgestellt (> 3 mm). Histologisch zeigte sich eine ausgeprägte Fibrose der Submukosa des Kolons, eine dünnes und ödematöses Epithel mit leichter Entzündung und vielen Eosinophilen und Mukus. Einige Patienten mußten operiert werden. Die Patienten hatten extrem hohe Dosen (bis zu 200 000 IE Lipase pro kg KG) eingenommen. In Deutschland sind solche Fälle nicht beobachtet worden. Ultraschalluntersuchungen des Darms bei einem großen Patientenklientel konnte zeigten, daß Kolonwandverdickungen bei fast allen CF-Patienten, unabhängig von der Enzymsubstitution, zu beobachten sind (Kap. 18).

63.1.7
Zöliakie/Sprue

Bei CF-Patienten mit unerklärlichen gastrointestinalen Beschwerden und Ernährungsproblemen muß auch an eine Zöliakie/Sprue gedacht werden, zumal beschrieben wurde, daß die Inzidenz dieser Erkrankung unter CF-Patienten höher als in der Normalbevölkerung zu sein scheint. Die Diagnose wird wie üblich gestellt und an anderer Stelle in diesem Buch beschrieben (Kap. 24). Wichtig ist, daß die Patienten trotz glutenfreier Diät eine ausreichende Kalorienzufuhr erhalten.

63.2
Chronisch entzündliche Darmerkrankungen

Chronisch entzündliche Darmerkrankungen (CED) wie Colitis ulcerosa und M. Crohn gehen häufig mit extraintestinalen Manifestationen an Gelenken, der Haut, den Augen einher (Kap. 42, 43). *Klinisch manifeste bronchopulmonale* Veränderungen hingegen sind bei chronisch entzündlichen Darmerkrankungen eher selten. Allerdings weisen neuere Untersuchungen daraufhin, daß sich eine *subklinische* Beteiligung der Lunge bei Colitis ulcerosa und M. Crohn in 30–50% der Untersuchten nachweisen läßt. Die pulmonal beschwerdefreien Patienten wiesen zwar kein radiologisches Korrelat auf, jedoch war in bis zu 50% lungenfunktionsanalytisch zumindest eine Verminderung der DLCO nachweisbar. Eine Studie von Wallaert et al., die Patienten mit M. Crohn bronchoskopierten und eine *bronchoalveoläre Lavage (BAL)* durchführten, zeigte, daß sich bei 11 von 18 Patienten eine lymphozytäre Alveolitis nachweisen ließ, eine ähnliche Studie von Bonniere zeigte eine Lymphozytenvermehrung in der BAL bei 54% der untersuchten Patienten.

Die Ursache dieser bei CED beobachteten pulmonalen Veränderungen sind noch nicht gänzlich geklärt, diskutiert werden *zirkulierende Immunkomplexe*, *vaskulitische* Veränderungen, eine *veränderte pulmonale Permeabilität*, eine *gemeinsame Immunreaktion der Bronchial- und Darmschleimhaut* und *Therapieeffekte*. Untersuchungen der BAL bei diesen Patienten deuten darauf hin, daß es sich bei Lunge und Darm nicht nur entwicklungsgeschichtlich um ein Organ gemeinsamen Ursprungs handelt, sondern daß es sich um eine systemische, möglicherweise lymphozytäre Reaktion dieser Organe handelt und diese systemische Erkrankung klinisch dort in unterschiedlichem Ausmaß manifest wird.

Ob und inwieweit im Rahmen der Therapie der Grunderkrankung eingesetzte Medikamente wie *Sulfasalazin* und *Mesalazin* selbst zu pulmonalen Veränderungen (Alveolitiden, Asthma und eosinophile Pneumonie) führen, ist meist schwerlich abgrenzbar. Lediglich im Falle einer Vermehrung der Eosinophilen kann relativ sicher von einer *medikamenteninduzierten Alveolitis* durch Sulfasalazin ausgegangen werden.

Obwohl klinisch manifeste pulmonale Veränderungen bei CED insgesamt selten sind, bedürfen sie bei Auftreten einer raschen diagnostischen Abklärung. Zum einen kann die Grunderkrankung diese Symptome verursachen, zum anderen können die Medikamente Auslöser sein und nicht zuletzt kann eine primär pulmonale Erkrankung vorliegen, die völlig unabhängig von der Darmerkrankung ist. Da die Therapie unterschiedlich ist, sollte eine gezielte Diagnostik zur Klärung einschließlich Bronchoskopie mit BAL erfolgen. Aus den genannten Gründen wird von einigen Autoren gefordert, daß eine Lungenfunktionsprüfung mit DLCO vor dem Einsatz einer Sulfasalazintherapie bei chronisch entzündlichen Darmerkrankungen prinzipiell durchgeführt werden sollte.

Die Therapie bei medikamenteninduzierter Lungenerkrankung besteht im Absetzen des Medikaments und evtl. Gabe von Kortikosteroiden. Die im Rahmen der CED aufgetretene Lungenerkrankung spricht auf die Gabe von Kortikosteroiden gut an.

63.3
Systemische Erkrankungen mit Lungen- und Darmbeteiligungen

Systemische Erkrankungen betreffen meist mehrere Organe verschiedenen Ausmasses. So beziehen einige dieser Krankheiten die beiden Organe Lunge und Darm in das Geschehen ein, wobei sowohl die Lunge als auch der Gastrointestinaltrakt das Hauptorgan sein kann oder auch ein drittes Organ. Zu diesen Erkrankungen, auf die hier nicht alle im einzelnen eingegangen werden kann, zählen die in Tabelle 63.2 aufgeführten.

63.3.1
Churg-Strauss-Syndrom

Das von Churg und Strauss erstmals 1951 beschriebene und nach ihnen benannte Syndrom ist ge-

Tabelle 63.2. Systemische Erkrankungen, die mit pulmonaler und gastrointestinaler Beteiligung einhergehen können

- Amyloidose
- Sarkoidose
- Sklerodermie
- Vaskulitiden, insbesondere die „small vessel diseases": Schönlein-Henoch Purpura, Wegenersche Granulomatose, Churg-Strauss-Syndrom, Kryoglobulin-Vaskulitis, mikroskopische Panarteriitis
- Morbus Osler
- Infektionskrankheiten (Tuberkulose, CMV-Infektion)

kennzeichnet durch ein *Asthma mit Eosinophilie, eosinophile Alveolitis, eosinophile Arteriitis* und *Granulome* in multiplen Organen. Die eosinophile Vaskulitis betrifft am stärksten die kleinen und mittleren Arterien und das Churg-Strauss-Syndrom gehört nach der neuen Klassifikation zur Gruppe der *„small vessel vasculitis"*.

Klinisch im Vordergrund steht meist die pulmonale Problematik, wobei das Asthma den anderen Manifestationen oft Jahre vorausgehen kann. Die weitere systemische Manifestation ist dann charakterisiert durch Gewichtsverlust, Fieber, Müdigkeit und Symptome, die durch die *eosinophile Infiltration* anderer Organe verursacht wird (Herz, Nieren, Milz, Nerven, Haut). Nicht selten ist auch der *Gastrointestinaltrakt* beteiligt in Form von Ulzeration, Perforation und Obstruktion.

Die Diagnosesicherung erfolgt durch eine Gewebebiopsie, die die typische Vaskulitis und Granulome zeigt. Die Therapie besteht aus der Gabe von Kortikosteroiden, in Fällen, die nicht ansprechen, Azathioprim oder Cyclophophamid.

63.3.2
Purpura Schönlein-Henoch

Diese ebenfalls zu den "small vessel diseases" gehörende Systemerkankung geht mit einer Beteiligung von Gelenken, Nieren, Haut und auch Lunge und Gastrointestinaltrakt einher. Während gastrointestinale Symptome häufig sind, ist eine pulmonale Beteiligung eher selten (< 10 %) und macht sich durch interstitielle Infiltrate und Pleuraergüsse bemerkbar.

63.3.3
Sarkoidose

Die Sarkoidose ist eine Systemerkrankung, deren Genese nach wie vor ungeklärt ist. Histologisch imponieren epitheloidzellige, nicht verkäsende Granulome, die in allen Organen nachweisbar sein können, fast immer in der Lunge, häufig in Leber, Milz, Lymphknoten, Herz, Haut, Knochen, Augen und ZNS. Da die Lunge fast immer beteiligt ist, liegen hier die meisten Studien zur Pathogenese, insbesondere durch Untersuchungen der bronchoalveolären Lavage, vor. Im akuten Stadium kommt es zu einer CD4-positiven lymphozytären Alveolitis, was eine immunologische Pathogenese nahelegt. Die Lymphozyten sind aktiviert, wie die vermehrte IL-2 Produktion und die erhöhte Proliferationsrate zeigen.

Eine gastrointestinale Beteiligung bei Sarkoidose ist selten, aber beschrieben. Dysphagie ist meist sekundär bedingt durch mechanische Kompression durch Lymphknoten oder Infiltration des Ösophagus durch Granulome. Jejunale Atrophie und nichtnekrotisierende Granulome des Magens, Dünndarms und Kolons, die eine Malabsorption verursachen können, sind beschrieben.

63.3.4
Sklerodermie

Die progressive systemische Sklerodermie ist eine Erkrankung des Bindegewebes, die zu charakteristischer Gefäßobliteration und Fibrose in nahezu allen Organen führt. Die Diagnose basiert auf Biopsiebefunden und den typischen klinischen Symptomen mit Verhärtung der Haut, Teleangiektasen und viszeralen Manifestationen. Hierzu zählt ein Befall des Ösophagus in 80–90%, des Darms, der Lunge, der Gelenke, des Herzens, der Nieren und der Augen. Die fibrosierende Alveolitis steht nach Gefäß-(Raynaud-Symptomatik) und Ösophagusbeteiligung an dritter Stelle der Organmanifestationen bei der systemischen Sklerodermie (Kap. 61).

Hauptmanifestation an der Lunge ist die interstitielle Lungenerkrankung im Sinne einer fibrosierenden Alveolitis. Diese beginnt mit Belastungsdyspnoe und eingeschränkter DLCO und endet mit dem Vollbild einer besonders basal ausgeprägten Lungenfibrose. Als Aktivitätsparameter der Alveolitis findet sich eine Vermehrung der Neutrophilen in der BAL, bei manchen Patienten auch der Lymphozyten, wobei Patienten mit lymphozytärer Alveolitis klinisch und funktionsanalytisch oft keine Einschränkungen haben.

Bei 60% der Sklerodermie-Patienten findet sich ein pathologischer Röntgenbefund des Dünndarms. Duodenum und Jejunum sind häufig dilatiert, die Kerckringfalten verdickt und gelegentlich beobachtet man eine *Pneumatosis cystoides intestinalis* (Kap. 39). Nicht selten sind auch charakteristische sackartige Ausstülpungen mit weitem Ostium (Pseudodivertikel) vorhanden. Diese Veränderungen führen zu einem *Motilitätsverlust* des Dünndarms mit bakterieller Überwucherung, der sekundär zu einem Malabsorptionssyndrom und Steatorrhö führt. Im Kolon findet man ebenfalls Pseudodivertikel, teilweise eine Wandstarre und einen Verlust der typischen Haustrierung. Bei der endoskopischen Untersuchung zeigen sich *Angiodysplasien* und eine Atrophie der Schleimhaut. Die postprandiale Dickdarmperistaltik ist vermindert, was sich klinisch als Obstipation manifestiert.

Literatur

Aalbers R, Limond RV, Blamey WE., Martel W (1970) Allergic granulomatosis with massive gastric involvement. N Engl J Med 282(12):665–668

Anderson DH (1938) Cystic fibrosis of the pancreas and its relation to celiac disease. A clinical and pathological study. Am J Dis Child 56:344–399

Barasch J, Kiss B, Prince A, Saiman L, Gruenert D, Al-Awqati Q (1991) Defective acidification of intracellular organelles in cystic fibrosis. Nature 352:70–73

Bargon J, Rust M, Kardos P, Schneider M, Meyer-Sydow J (1990) Salazosulfapyridine-induced eosinophilic pneumonia with pulmonary and cutaneous epithelioid cell granulomatosis in Sjögren syndrome. Pneumologie 44:744–750

Basilico G, Barera R, Vanoli M, and Bianchi P (1993) Anorectal dysfunction and delayed colonic transit in patients with progressive systemic sclerosis. Dig Dis Sci 3:1525–1529

Boat TF, Welsh MJ, Beaudet AL (1989) Cystic fibrosis. In: Scriver CR, Beaudet AL, Sly WS, Valle D (Hrsg) The metabolic basis of inherited diseases. 6th ed McGraw Hill Book Co, New York, Cystic Fibrosis: 2649–2680

Bonniere P, Wallaert B, Cortot A, Marchandise X, Riou Y, Tonnel AB, Colombel JF, Voisin C, Paris JC (1986) Latent pulmonary involvement in Crohn's disease: biological, functional, bronchoalveolar lavage and scintigraphic studies. Gut 27:919–925

Boyd O, Gibbs AR, Amith AP (1990) Fibrosing alveolitis due to sulphasalazine in a patient with rheumatoid arthritis. Brit J Rheumatol 29:222–224

Bradbury NA, Jilling T, Berta G, Sorscher EJ, Bridges RJ, Kirk KL (1992) Regulation of plasma membrane recycling by CFTR. Science 256:530–532

Buret A, Cripps AW (1993) The immunoevasive activities of pseudomonas aeruginosa. Am Rev Resp Dis 148:793–805

Büntzel JLG (1994) Alveolitis und Lungenfibrose bei chronischer Divertikulitis und Colitis ulcerosa. Pneumologie 48:16–19

Cheng PW, Boat TF, Cranfill K, Yankaskas JR, Boucher RC (1989) Sulfation of glycoconjugates by cultured nasal epithelial cells from patients with cystic fibrosis. J Clin Invest 84:68–72

Danzi JT (1988) Extraintestinal manifestations of idiopathic inflammatory bowel disease. Arch Intern Med 148:297–302

Denning GM, Anderson KP, Amara JF, Marschall J, Smith AE, Welsh MJ (1998) Processing of mutant cystic fibrosis transmembrane conductance regulator is temperature-sensitive. Nature 358:761–764.

Germann PP, Schoelmerich P, Costabel J, Guzman U, Pausch J, Gerok J (1988) Coincidence of ulcerative colitis and lung fibrosis: a rare extra-intestinal manifestation of chronic inflammatory intestinal diseases? Med Klin 83:13–14

Goconi, M, Muccinelli M, Panicali P, La Corte R, Nuccio Scutellari P, Orzincolo C, Pazzi P, and Tsai, YS (1996) Colon involvement in systemic sclerosis: clinical-radiological correlations. Clin Rheumatol 15:271–276

Godet PG, Cowie R, Woodman RC, Sutherland IR (1997) Pulmonary function abnormalities in patients with ulcerative colitis. Am J Gastroenterol 92:1154–1156

Holmes M, Murphy V, Taylor M, Denhan B (1991) Intussusception in cystic fibrosis. Arch Dis Child 66:726–727

Jeffery PK (1997) Airway mucosa: secretory cells, mucus and mucin genes. Eur Respir J 10:1655–1662

Jennette JC, Falk, RJ (1997) Small-Vessel Vasculitis. N Engl J Med 337:1512–1523

Johnson LG, Boyles SE, Wilson J, Boucher RC (1995) Normalization of raised sodium absorption and raised calcium-mediated chloride secretion by adenovirus-mediated expression of cystic fibrosis transmembrane conductance regulator in primary human cystic fibrosis airway epithelial cells. J Clin Invest 95:1377–1382

Kerem BS, Rommens JM, Buchanan JA, Markiewicz D, Cox TK, Chakravarti A et al. (1989) Identification of the cystic fibrosis gene Genetic analysis. Science 245:1073–1080

Kraft SC, Earle RH, Roesler M, Esterly JR (1976) Unexplained bronchopulmonary disease with inflammatory bowel disease. Arch Intern Med 136:454–459

Mills CL, Pereira MM, Dormer RL, McPherson MA (1992) Antibody against a CFTR-derived synthetic peptide, incorporated into living submandibular cells inhibits beta-adrenergic stimulation of mucin secretion. Biochem Biophys Res Commun 188:1146–1152

Pohl M, Krackhardt B, Posselt HG, Lembcke B (1997) Ultrasound studies of the intestinal wall in patients with cystic fibrosis. J Pediatr Gastr Nutr 25:317–320

Reid CJ, Gould S, Harris A (1997) Developmental expression of mucin genes in the human respiratory tract. Am J Resp Cell Mol 17:592–598

Riordan JR, Rommens JM, Kerem BS, Alon N, Rozmahel R, Grzelczak Z et al. (1989) Identification of the cystic fibrosis gene: cloning and characterization of complementary DNA. Science 245:1066–1072

Rogers BH, Clark LM, Kirsner JB (1971) The epidemiologic and demographic characteristics of inflammatory bowel disease: an analysis of a computerized file of 1400 patients. J Chron Dis 24:743–773

Rommens JM, Iannuzzi MC, Kerem BS, Drumm ML, Melmer G, Dean M et al. (1989) Identification of the cystic fibrosis gene: chromosome walking and jumping. Science 245:1059–1065

Silver RM (1992) Lung involvement in systemic sclerosis. Bull Rheum Dis 41:3–5

Smyth RL, Van Velzen D, Smyth AR, Lloyd DA, Heaf DP (1994) Strictures of ascending colon in cystic fibrosis and high-strength pancreatic enzymes. Lancet 343:85–86

Sommer H, Schmidt M, Gruber KD (1986) Pulmonary functional disorders in ulcerative colitis and Crohn's disease. Deut Med Wochenschr 111:812–815

Strong TV, Boehm K, Collins FS (1994) Localization of cystic fibrosis transmembrane conductance regulator mRNA in the human gastrointestinal tract by in situ hybridization. J Clin Invest 93:347–354

Valleta EAMG (1989) Incidence of celiac disease in a cystic fibrosis population. Acta Paediatr Scand 78:784–785

Welsh MJ, Smith AE (1993) Molecular mechanisms of CFTR chloride channel dysfunction in cystic fibrosis. Cell 73:1251–1254

Kapitel 64

Darm und Knochenstoffwechsel

J. STEIN, F. MENGE

64.1 Häufigkeit und Risikofaktoren 683
64.2 Strukturelemente und Stoffwechsel des Knochens 684
64.3 Regulation des Knochenstoffwechsels 685
64.3.1 Cholecalciferole 685
64.3.2 Parathormon 686
64.3.3 Kalzitonin 686
64.4 Pathogenese intestinal bedingter Osteopathien 687
64.4.1 Störung des Vitamin-D-Stoffwechsels 687
64.4.2 Kalzium, Phosphat, Parathormon und Kalzitonin 688
64.4.3 Zytokine 688
64.4.4 Kortikosteroidosteoporose 688
64.5 Klinik und Diagnostik der Knochenstoffwechselstörungen 689
64.6 Prävention und Therapie 690
64.6.1 Allgemeine Kriterien zur Prävention und Therapie 690
64.6.2 Inhibitoren der Knochenresorption 690
64.6.3 Stimulatoren der Knochenneubildung 691
64.6.4 Mineralisierende Substanzen 691
Literatur 692

Chronische intestinale Erkrankungen führen unabhängig von ihrer Ätiologie häufig zu tiefgreifenden Störungen des Knochenstoffwechsels, die sich entweder als *Osteomalazie* oder im Erwachsenenalter als *Osteoporose*, in sehr seltenen Fällen als Mischform manifestieren. Es handelt sich dabei in der Regel um *generalisierte metabolische Knochenerkrankungen*, die sowohl *kortikale* als auch *trabekuläre* Knochenanteile betreffen.

Osteoporose ist definiert als ein gleichmäßiger Schwund sowohl der *Knochengrundsubstanz*, als auch des *Mineralanteils*; Osteomalazie dagegen betrifft ausschließlich den *Mineralanteil* des Knochens. Pathophysiologisch besteht bei der *Osteoporose* ein *Ungleichgewicht* zwischen *Knochenaufbau und -abbau*, so daß es in der Bilanz sowohl zu einer Abnahme der organischen Knochenmatrix als auch des Mineralanteil kommt.

Osteomalazie dagegen beschreibt eine *Mineralisationsstörung des Knochens* bei quantitativ und qualitativ normaler organischer Knochengrundsubstanz (Knochenmatrix). Sie stellt das *Erwachsenen-Äquivalent* zu der im Kindesalter auftretenden *Rachitis* dar und geht klinisch häufig mit einem diffusen Knochenschmerz sowie Muskelschwäche einher.

Eine *klinisch manifeste Osteoporose* (früher Osteofraktose) ist charakterisiert durch typische *osteoporose-assoziierte Knochenbrüche* (Wirbelsäule, Schenkelhals, Unterarm). Nach Definition der WHO liegt eine *Osteoporose* nicht erst nach der ersten Fraktur vor, sondern bereits bei einer um mindestens 2,5 Standardabweichungen gegenüber jungen gesunden Erwachsenen verminderten Knochendichte (T-score Hüfte und/oder Wirbelsäule < −2,5). Ein T-Wert von −1 bis −2,5 (T-score Hüfte und/oder Wirbelsäule) wird in Anlehnung an die WHO als *Osteopenie* (präklinische Osteoporose) bezeichnet. Da kein absoluter Schwellenwert für das Auftreten osteoporosebedingter Knochenfrakturen existiert, kann das Frakturrisiko nur geschätzt werden (z. B. verdreifacht sich das Frakturrisiko für Oberschenkelhalsfrakturen bei einer Abnahme der Knochendichte in diesem um 10% gegenüber gleichaltrigen Kontrollen).

64.1 Häufigkeit und Risikofaktoren

Über die Prävalenz und die Risikofaktoren des Auftretens von Knochenstoffwechselstörungen bei Erkrankungen des Dünn- und Dickdarmes liegen unterschiedliche, den einzelnen Erkrankungen zugeordnete Beobachtungen vor. Eine zusammenfassende Beurteilung ist in der Literatur noch nicht erfolgt. So variieren die Literaturangaben über die Häufigkeit des Auftretens von Knochenstoffwechselstörungen bei *chronisch entzündlichen Darmerkrankungen* zwischen 30–60%, wobei Patienten mit *M. Crohn* häufiger von einer Verminderung der Knochendichte betroffen sind als Patienten mit *Colitis ulcerosa*. Auch zur *glutensensitiven Enteropathie* liegen Untersuchungen vor, die eine Verminderung der Knochendichte in 40–70% der unbehandelten Spruepatienten beschreiben. Zur Inzidenz des Auftretens von Knochenstoffwechselstörungen bei weniger häufigen Erkrankungen wie dem *Kurzdarmsyndrom*, *chronischem Fistelleiden* oder der *bakte-*

riellen Fehlbesiedlung liegen derzeit noch keine kontrollierten Studien vor.

Auch im Hinblick auf zusätzliche Risikofaktoren der Osteoporoseentwicklung bei Patienten mit *chronischen Erkrankungen* des *Intestinaltraktes* existieren keine wegweisenden Untersuchungen. Neben den allgemein geltenden Risikofaktoren wie genetische Disposition, Geschlechts- und Rassenzugehörigkeit sowie ernährungsabhängige Faktoren und Hypogonadismus scheinen eine langzeitige Glukokortikoideinnahme (v. a. bei Patienten mit CED), ein niedriger „body „mass index" (BMI) sowie eine (sekundäre) Amenorrhö von Bedeutung.

64.2
Strukturelemente und Stoffwechsel des Knochens

Als Grundkomponenten sowohl *kortikaler* als auch *trabekulärer* Knochenanteile fungieren neben zellulären Elementen (Osteoblasten, Osteoklasten und „lining cells"), die organische Grundsubstanz (Knochenmatrix) und die dem *Hydroxylapatit* ähnelnde anorganische Mineralsubstanz (Abb. 64.1).

Osteoblasten sind in die Knochenmatrix eingelagerte, *osteogene Zellen* mesenchymalen Ursprungs, deren Hauptaufgabe in der Synthese von Kollagen, Proteoglykanen sowie Glykoproteinen und somit der Synthese der organischen Knochenmatrix liegt. Durch die Sekretion der alkalischen Phosphatase sind sie an der Mineralisation der Knochen beteiligt.

Osteoklasten sind *multinukleäre Zellen*, die durch Fusion von Vorläuferzellen entstehen, deren Ursprung in den Knochenmarkstammzellen liegt. Sie sind vor allem für die Knochenresorption verantwortlich. Über eine dem Knochen zugewandte „*ruffled border*", die unterschiedliche Proteine, unter anderem eine spezielle Protonenpumpen ATP-ase, eine Carboanhydrase, Kollagenasen, saure Phosphatase und lysosomale Proteasen enthält, wird ein einzigartiges saures Milieu produziert, das die Auflösung der Knochenmatrix und der Mineralsubstanz bewirkt. Flache Zellen, die sogenannten „*lining cells*", die sich an der Oberfläche der Knochen befinden, dienen wohl der Abgrenzung des Knochens gegenüber anderen Geweben, eine Aufgabe in der Knochenbildung und/oder der -resorption scheint ihnen nicht zuzukommen.

Die *Knochenmatrix (Osteoid)* besteht zu 90% aus *Kollagen Typ I*. Die verbleibenden 10% *nichtkollagener* Proteine werden dominiert von *Osteokalzin*, *Osteonectin* und *Sialoproteinen* (engl.: „bone sialoproteins", BSP). Kleinere Proteoglykane, wie *Biglykan*

Abb. 64.1. Osteoblasten- und Osteoklastenaktivität beim Knochenumbau (Nach Petrides 1998)

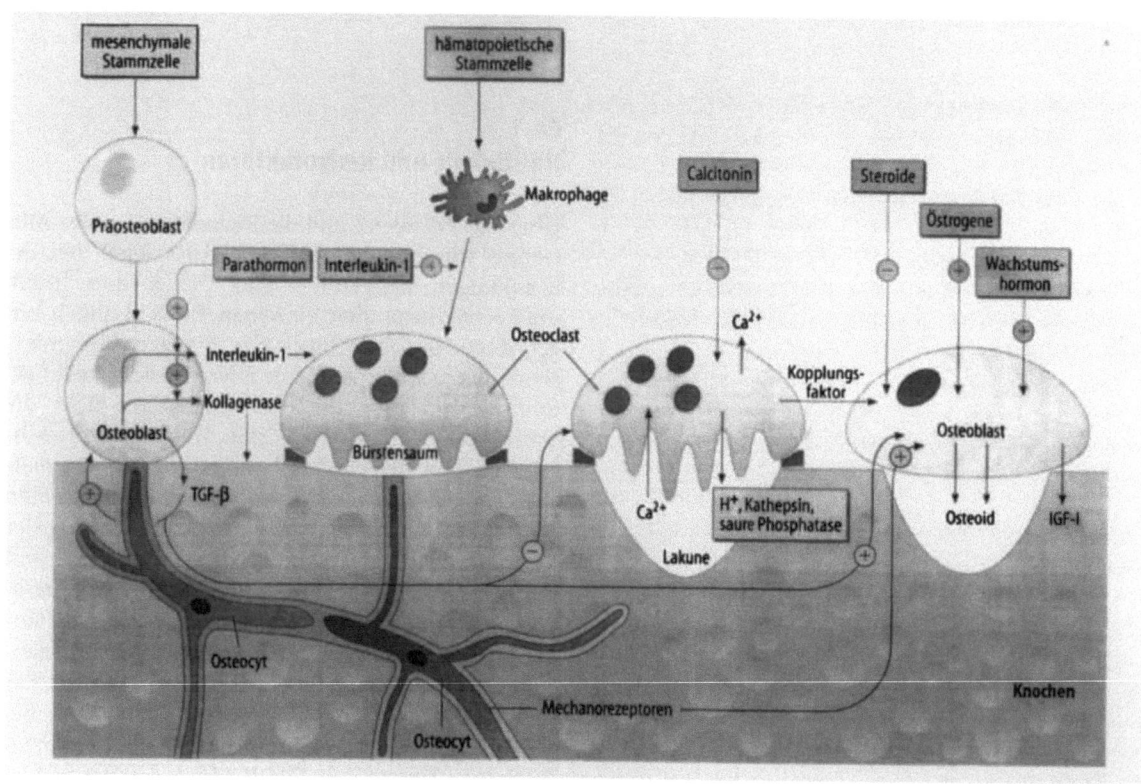

und *Decorin*, sowie eine Vielzahl anderer Matrixkomponenten komplettieren das Osteoid.

Bei *Osteokalzin* handelt es sich um ein durch die Vitamin-K-abhängige γ-Karboxylierung von Glutamin aktiviertes Protein (GLA-Protein), dessen Synthese ausschließlich in den *Osteoblasten* stattfindet. Gefördert wird sie durch aktive Metaboliten des *Vitamin D*, während *Glukokortikoide* die Expression des Osteokalzingenes hemmen. Die Aufgabe des Osteokalzins im Knochenstoffwechsel ist noch nicht hinreichend geklärt, es gilt jedoch, bedingt durch seine ausschließliche Produktion während der Phase der Matrixmineralisation als spezifischer Marker der Osteoblastenstimulation.

Osteonektin ist ein saures phosphoryliertes Glykoprotein mit hoher Affinität zum Hydroxylapatit, Kalziumionen sowie Kollagen. Seine Rolle scheint vor allem in der Quervernetzung der einzelnen Matrixkomponenten zu liegen.

Sialoproteine sind ebenfalls phosphorylierte Glykoproteine, die sich durch eine hohe Affinität zu Hydroxylapatit auszeichnen. Sie fungieren gewissermaßen als eine Art „*Klebstoff*" zwischen zellulärer und nichtzellulärer Knochensubstanz. Über eine für sie charakteristische Aminosäurensequenz (Arg, Gly, Asp) vermitteln sie die *Adhäsion* zwischen zellulärer Oberfläche und Komponenten der extrazellulären Matrix. *Synthetisiert* durch Osteoblasten im Zuge des Knochenabbaus, erfolgt in Phasen der Knochenresorption durch *Osteoklasten* die Freisetzung einer *dephosphorylierten* Form.

Die *anorganische Mineralsubstanz* besteht vor allem aus *Hydroxylapatit*, einem komplexen Salz, bestehend aus Kalzium und Phosphat. In kristalliner Form ist es in die organische Grundsubstanz eingelagert und vor allem für die Festigkeit des Knochens verantwortlich. Die Ablagerung der Kristalle erfolgt parallel zu den Kollagenfasern und in erster Linie dann, wenn durch die in den Osteoblasten gebildete alkalische Phosphatase die Phosphatkonzentration in ihrer Umgebung zunimmt und so das Löslichkeitsprodukt aus Kalzium und Phosphat überschritten wird.

64.3
Regulation des Knochenstoffwechsels

64.3.1
Cholecalciferole

Die von ihrer Grundstruktur zu den Steroiden zählenden *Cholecalciferole* (Vitamin D_2, Vitamin D_3) dienen in Form ihrer *Hydroxylderivate* zur Synthese von *1,25-Dihydroxy-cholecalciferolen,* den letztlich wirksamen Metaboliten beider D-Vitamere. Beide entstehen aus ihren *Provitaminen* Ergosterol bzw. 7-Dehydrocholesterin durch eine durch UV-Strahlung des Sonnenlichts katalysierte Spaltung ihres Steranskeletts.

Vitamin D_2 und D_3 werden zunächst in der Leber durch mitochondriale und/oder mikrosomale Enzyme zu einer auch weiterhin inaktiven Form *25-OH-Vitamin-D* hydroxyliert. Erst durch eine erneute in der Niere stattfindende *Cytochrom-P_{450}-gekoppelte Hydroxylierung* in Position 25 entsteht die letztlich aktive Form *1,25-Dihydroxycholecalciferol*. Neben der *Niere* ist in geringerem Maße nur die *Plazenta* zur Bildung des zweifach hydroxylierten aktiven Hormones in der Lage, dessen Halbwertszeit, im Blut an ein spezifisches Transportprotein gebunden, ca. 5 h beträgt.

Während die hepatische Bildung des 25-Hydroxyderivates lediglich durch einfache Produkthemmung gesteuert wird, unterliegt die Hydroxylierung zur $1,25(OH)_2$-Form des Vitamin D einem durch die Konzentrationen von Kalzium, Phosphat und Parathormon (PTH) fein regulierten Feedback-Mechanismus. So bewirkt eine Verminderung der Phosphatkonzentration eine Induktion der 1-Hydroxylase und folgende Steigerung der Bildung von $1,25(OH)_2$ Vitamin D, während eine Erhöhung der Phosphatkonzentration im Blut gegenteiligen Effekt hat. Kalziumkonzentrationen im Plasma unterhalb der Normwerte steigern die Parathormonsekretion (PTH) aus der Nebenschilddrüse, was konsekutiv zu einer Steigerung der $1,25(OH)_2$D-Synthese führt. Eine erhöhte $1,25(OH)_2$D-Konzentration im Serum wiederum scheint ein negativer Feedbackmechanismus zur PTH-Ausscheidung zu sein. Als zusätzliche Stimulatoren der $1,25(OH)_2$D-Synthese gelten *Östrogene, Prolaktin* und verschiedene *Wachstumshormone* (s. unten). Die vorrangige *Aufgabe* der aktiven Calciferole liegt in der Aufrechterhaltung des Serumkalziumspiegels.

Für die *intestinale Kalziumresorption* ist ein aktives Transportsystem notwendig, das einen Transport gegen einen Konzentrationsgradienten gewährleistet (Kap. 2). In die Mukosazelle aufgenommen, bindet $1,25(OH)_2$D analog den Glukokortikoiden an ein spezifisches nukleäres Rezeptorprotein. Nach seiner Phosphorylierung steigert es u. a. die Transkriptionsrate des kalziumbindenden Proteins *Calbindin*, was eine vermehrte Kalziumresorption aus dem Duodenum und der Phosphatresorption im Jejunum und Ileum bewirkt.

Darüber hinaus sind Calciferole über eine Induktion der Ornithindecarboxylase (Kap. 6) für die Erhaltung der Integrität und Funktionsfähigkeit intestinaler Villuszellen notwendig. (Vitamin-D-Mangel führt innerhalb von Stunden zu einer Verkürzung der Villuszellen).

Am *Knochen* bewirkt $1,25(OH)_2$D durch eine *Osteoblastenstimulation* die Synthese der nichtkollagenen Proteine z. B. des Osteokalzins und der Sialoproteine sowie der alkalischen Phosphatase; die Kollagensynthese dagegen scheint gehemmt zu werden.

Die Wirkung von 1,25(OH)$_2$D auf die Osteoklasten liegt in der *Stimulation unreifer Osteoklastenvorläuferzellen* und der Beschleunigung ihrer Ausreifung (reife Osteoklasten exprimieren keine 1,25(OH)$_2$D- oder PTH-Rezeptoren mehr). Inwieweit die Ausreifung der Osteoklasten auch durch eine gesteigerte Zytokinsynthese durch 1,25(OH)$_2$D-stimulierte Osteoblasten bzw. Stromazellen beeinflußt wird, bedarf noch weiterer Untersuchungen.

Analog bewirkt 1,25(OH)$_2$D in der Niere eine Erhöhung der Kalzium- und Phosphatrückresorption. Der wichtigste Effekt des *Calcitriols* in der Niere scheint in der Hemmung seiner eigenen Synthese zu liegen, im Sinne einer negativen Feedbackregulation.

64.3.2
Parathormon

Parathormon (PTH), ein Polypeptid aus 84 Aminosäuren, wird in den 4 meist linsengroßen Epithelkörperchen (syn. Nebenschilddrüsen) aus Prä-Pro-PTH als Vorläufermolekül synthetisiert. Seine Sekretion wird im Sinne eines *negativen Feedbackmechanismus* durch den Serumspiegel an *ionisiertem Kalzium* reguliert (Abb. 64.2). Ein G-Protein-gekoppelter *Kalzium-Rezeptor* führt dabei unter Einbeziehung des *Adenylatzyklase*-und des *Inositolweges* zur Öffnung kalziumsensitiver Kaliumkanäle, was zu einer Hemmung der PTH-Sekretion in den Epithelkörperchen führt.

Sowohl innerhalb der Epithelkörperchen selbst, als auch in der Leber und möglicherweise auch in den Nieren, erfolgt ein *proteolytischer* Abbau des PTH.

PTH ist zusammen mit *1,25-Dihydroxycholecalciferol* und *Kalzitonin* für die Konstanthaltung des ionisierten Serumkalziumspiegels verantwortlich. Am distalen Tubulus der Nieren führt PTH zu einer Hemmung der Phosphatrückresorption und zu einer Verminderung der Kalziumausscheidung. Ein weiterer wichtiger Effekt ist die Stimulierung der renalen Hydroxylierung von *25-Hydroxycholecalciferol* zu *1,25-Dihydroxycholecalciferol*.

Die Effekte des Parathormons am *Knochen* sind komplex, divergent und noch nicht hinreichend geklärt. Abhängig von Dosis und Einwirkungsdauer bewirkt Parathormon entweder eine Zu- oder Abnahme der Knochenmasse. Niedrige Dosen, intermittierend über eine längeren Zeitraum appliziert, führen einer Zunahme der Knochenmasse, höhere Dosen bewirken einen gesteigerten Knochenabbau und somit eine negative Knochenbilanz. Eine PTH-bedingte Aktivierung der Osteoblasten ist in vitro und in vivo nachgewiesen worden. (Osteoklasten exprimieren im Gegensatz zu den Osteoblasten keine PTH-Rezeptoren). Da eine PTH-abhängige Stimulation der Osteoklasten nur in Gegenwart von Osteoblasten beobachtet wurde, ist am ehesten von einer indirekten Osteoklastenstimulation durch interzelluläre, von den Osteoblasten produzierten Messengersubstanzen, auszugehen. Am ehesten kommen hier das IL-6, IGF-1, und GM-CSF in Betracht. An der *Dünndarmmukosa* stimuliert PTH, insbesondere bei kalziumarmer Kost, die Resorption von Kalzium und Magnesium.

64.3.3
Kalzitonin

Kalzitonin ist ein 136 Aminosäuren großes Peptid-Hormon, das als direkter *Antagonist* des PTH anzusehen ist, d. h. es hemmt die Kalziumresorption. Es wird von den C-Zellen der Schilddrüse sezerniert, die, von der Neuralleiste stammend, zu den APUD- („amine precursor uptake and decarboxylation")-Zellen gehörend. Durch einen steigenden Kalziumspiegel im Serum kommt es zu einer vermehrten Freisetzung des Hormons, Hypokalzämie bewirkt eine Abnahme der Kalzitoninsekretion. Der Effekt des Kalzitonins auf den Serumkalziumspiegel ist in erster Linie ein Ergebnis der Fähigkeit, die *osteoklastenbedingte* Knochenresorption zu hemmen und zwar

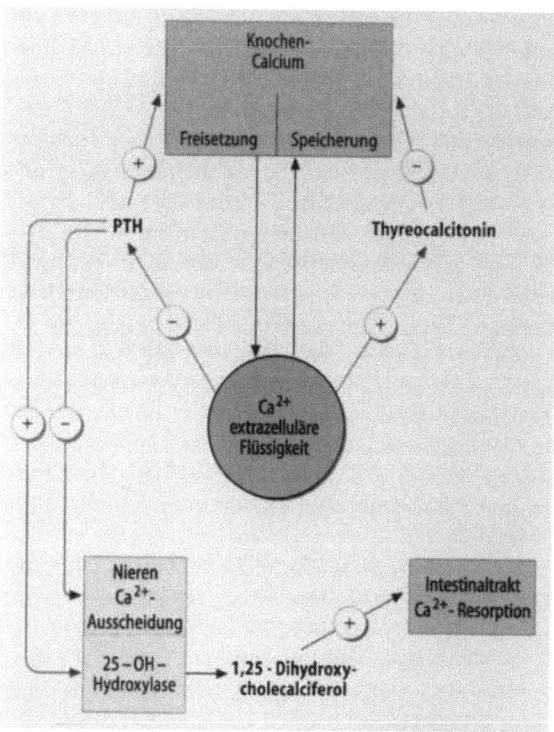

Abb. 64.2. Regulation des Kalziumstoffwechsels durch PTH, Thyreokalzitonin und 1,25-Dihydroxycholecalciferol (Nach Petrides 1998)

Tabelle 64.1. Faktoren, die den Knochenstoffwechsel beeinflussen

Substanz	Knochenbildung	Knochenresorption
Ca^{2+}-regulierende Hormone		
PTH	+	+
Calcitriole	+	+
Kalzitonin	−	−
Andere Hormone		
Wachstumshormon	+	−
Glukokortikoide	−	+
Schilddrüsenhormone	+	+
Insulin	+	−
Östrogene	−	−
Lokale Faktoren		
Prostaglandin E_2	+	+
TGFα	+	+
TNFβ	+	+
Interleukin-1	+	+
Interleukin-4	−	−
Interleukin-6	+	+
Interleukin-11	+	?
M-CSF	+	
γ-Interferon	−	−

durch eine Down-Regulation der Expression der Kalzitonin-Rezeptoren der Osteoklasten. Weiterhin bewirkt Kalzitonin eine Stimulation der Adenylatzyklase-Aktivität und somit einer cAMP-Akkumulation, was wiederum zu einer *Immobilisation* der *Osteoklasten* führt. Im *Intestinaltrakt* hemmt Kalzitonin die Sekretion von Pankreasenzymen und Pepsin.

Lokale Faktoren

Eine Reihe lokal gebildeter Substanzen gewährleistet eine auf *parakrinem* und *autokrinem* Wege ablaufende Interaktion von Osteoklasten und Osteoblasten.

Prostaglandine der E-Serie stimulieren sowohl die Knochenresorption (am ehesten indirekt, vermittelt durch den „insulin like growth factor"), als auch die Knochenneubildung durch eine Stimulation der Kollagensynthese und der Synthese nichtkollagener Matrixproteine. Die Prostaglandinproduktion durch die Knochenzellen wiederum wird von unterschiedlichen lokal produzierten Faktoren unterstützt. (z. B. IL-1, TNFα usw.).

Dagegen liegen zur Wirkung der *Leukotriene* keine eindeutigen Daten vor. Da Leukotriene als Arachidonsäuremetaboliten vor allem bei chronischen Entzündungen gebildet werden, scheint ihnen, ebenso wie Prostaglandin E, eine nicht zu vernachlässigende Rolle in der entzündungsbedingten gesteigerten Knochenresorption zuzukommen.

Als lokale Stimulatoren der *Knochenresorption* gelten Interleukin 1 und 6, der Tumor-Nekrosefaktor α sowie GM-CSF und M-CSF; während IFN und Interleukin 4 die Knochenresorption vermindern (Tabelle 64.1). Lokale Faktoren der *Knochenformation* stellen das TGFβ, IGFs und BMPs dar.

64.4
Pathogenese intestinal bedingter Osteopathien

Eine Störung des Knochenstoffwechsels wird vor allem im Rahmen *chronischer* Erkrankungen des Intestinaltraktes beobachtet. Neben *chronisch entzündlichen Darmerkrankungen* (Kap. 42, 43) und der *glutensensitiven Sprue* (Kap. 24) sind hier das *Kurzdarmsyndrom* (Kap. 37), *chronisches Fistelleiden* und die *bakterielle Fehlbesiedlung* (Kap. 30) zu nennen.

Im Gegensatz zu renal bedingten Knochenstoffwechselstörungen, die auf der verminderten und/oder gestörten Synthese der aktiven Form des Vitamin D (*1,25-Dihydroxy-cholcalciferol*) beruhen, liegt den genannten Krankheitsbildern in der Regel ein multikausales Geschehen zugrunde. Dieses umfaßt, abhängig von der Grunderkrankung, Störungen der *Resorption* von Mineralien und Vitaminen aus dem Darmlumen, das Auftreten sekundär bedingter *Amenorrhöen*, *therapiebedingte* Störungen des Knochenstoffwechsels (Glukokortikoide) sowie die *direkte Beeinflussung des Knochenstoffwechsels* durch die zugrundeliegende Erkrankung selbst.

64.4.1
Störung des Vitamin-D-Stoffwechsels

Die Auswirkungen von Darmerkrankungen auf den Vitamin-D-Stoffwechsel können sowohl auf einer *verminderten Resorption* des fettlöslichen Vitamins, als auch auf *einer verminderten UV-Lichtexposition* (im Rahmen der krankheitsbedingten Immobilisation) und/oder auch auf verringertes Ansprechen der Darmmukosazellen auf 1,25(OH)$_2$Vitamin D beruhen.

Während bei mit *Malabsorptionssyndromen* einhergehenden Erkrankungen (Sprue, chronisch infektiöse Diarrhöen, chronische intestinale Fehlbesiedlungen, oder Fistelleiden) eine mangelnde Resorption des Vitamins und/oder Kalziums im Vordergrund steht, scheint bei Patienten mit CED der Veränderung der Vitamin-D-Resorption, bzw. des Vitamin-D-Stoffwechsels nur eine untergeordnete Rolle zuzukommen. Trotz des Auftretens von Knochenstoffwechselstörungen bei ca. 30–50 % der Patienten mit CED, findet sich eine Verminderung des Vitamin-D- Serumspiegels nur bei Patienten, die zusätzlich noch weitere Risikofaktoren zur Reduktion des Vitamin-D-Serumspiegels aufweisen (nach ausgedehnten Dünndarmresektionen, ausgeprägten entzündlichen Schleimhautschädigungen im terminalen Ileum und dadurch entstehendem enteralem Gallensäureverlustsyndrom, oder durch eine im Rahmen der Grunderkrankung auftretende sklerosierende Cholangitis).

Bei der *glutensensitiven Enteropathie* (vor allem in nicht, oder aber inadäquat therapiertem Stadium) kommt einer *Verminderung des Vitamin-D-Serumspiegels* eine tragende Rolle in der Pathogenese der Knochenstoffwechselstörungen zu. Neuere Untersuchungen belegen, daß bei diesen Patienten der Vitamin-D-Metabolismus auf verschiedenen Ebenen gravierend gestört ist. Es liegt zum einen eine *verminderte Resorption*, zum anderen eine diätetisch bedingte *geringere orale Aufnahme* des Vitamins vor. Auch eine verkürzte Halbwertszeit des aktiven Vitamin-D-Metaboliten $1,25(OH)_2$Vitamin D wurde kürzlich bei Patienten mit glutensensitiver Sprue nachgewiesen.

Enterozyten von Patienten mit glutensensitiver Sprue exprimieren zwar eine normale Anzahl an Vitamin-D-Rezeptoren, sie beinhalten jedoch nur eine vernachlässigbare Konzentration des Vitamin-D-abhängigen kalziumbindenden Proteins (Calbindin), so daß es zu einer Desensitivierung des Zielorgans gegenüber Vitamin D kommt.

64.4.2
Kalzium, Phosphat, Parathormon und Kalzitonin

Neuere Studien zeigten, daß bei Patienten mit Sprue durch eine strikte Diäteinhaltung durchaus eine Normalisierung des Serumkalziums und des sekundären Hyperparathyreoidismus erreicht werden kann. Bei Patienten mit CED hingegen liegt nur in den seltensten Fällen ein Kalzium- und/oder ein Phosphatdefizit, und somit ein *sekundärer Hyperparathyreoidismus* vor, so daß für die Entstehung der Knochenstoffwechselstörungen andere, noch nicht hinreichend erforschte Stoffwechselstörungen verantwortlich gemacht werden.

Im Rahmen eines intestinalen Elektrolytverlustes kommt es zu einem *sekundären Hyperparathyreoidismus*. Dieser bewirkt neben einer Kalziummobilisation aus der Knochenmatrix und einer gesteigerten Kalzium- und Phosphatresorption aus der Niere, weiterhin über eine Zunahme der α-Hydroxylase-Aktivität in der Leber die Steigerung der Vitamin-D-Produktion und somit eine Erhöhung der intestinalen Kalziumresorption.

Die Rolle des Kalzitonins in Zusammenhang mit intestinal bedingten Knochenstoffwechselstörungen ist noch vollständig ungeklärt. Es liegen keine Untersuchungen zu chronischen Malabsorptionsvorgängen und Kalzitoninstoffwechsel, bzw. zum Verhalten des Kalzitoninmetabolismus bei Patienten mit CED oder mit glutensensitiver Sprue vor.

64.4.3
Zytokine

Zytokinen wird insbesondere bei *chronisch-entzündlichen Darmerkrankungen* zunehmend eine Schlüsselrolle in der Entstehung von Knochenstoffwechselstörungen beigemessen.

Interleukin 1, unter anderem von mononukleären Zellen gebildet, bewirkt *in vitro* sowohl direkt als auch indirekt über eine gesteigerte Prostaglandinsynthese eine Zunahme der *osteoklastenabhängigen Knochenresorption*. Intermittierende Gabe von *Interleukin 1* führt dagegen zu einer Stimulation der Knochenbildung. Zum Einfluß von *Interleukin 6* auf den Knochenstoffwechsel liegen ähnliche, wenn auch z. T. divergente Daten vor. Zum Teil synthetisiert von der zellulären Knochenmatrix, gilt es unter den Zytokinen als potentester Stimulus der *Osteoklasten*. Zudem beeinflußt es die *Kollagensynthese* und die Synthese *nicht-kollagener Matrixproteine*.

64.4.4
Kortikosteroidosteoporose

Die Pathogenese der glukokortikoidinduzierten Osteoporose ist komplex und in ihren Einzelheiten z. T. immer noch nicht völlig erklärt. Wahrscheinlich über eine Abnahme der Kalziumresorption und einer gesteigerten Urinausscheidung führen Glukokortikoide zur Ausbildung eines *sekundären Hyperparathyreodismus*. Eine Abnahme der ACTH-Sekretion führt zudem zum Abfall der Androgen- und Östrogenspiegel (knochenanabol). Im weiteren Verlauf hemmen Glukokortikoide direkt den *osteoblastären* Knochenanbau (Abb. 64.3).

Wirkungen auf die intestinale Kalziumresorption

Der molekulare Mechanismus der glukokortikoidinduzierten Hemmung der intestinalen Kalziumresorption ist in seinen Einzelheiten nur unzureichend erklärt.

Während Glukokortikoide in physiologischen Konzentrationen zu einer erhöhten intestinalen *Kalziumaufnahme* führen, kommt es bei pharmakologischen Konzentrationen dosisabhängig zu einer Nettosekretion von Kalzium. Ursächlich verantwortlich sind eine verminderte Synthese des kalziumbindenden Proteins und eine Zunahme parazellulärer Verluste ins Darmlumen. Eine Stimulierung der Na^+/K^+-ATPase führt dabei zu einer Zunahme der zellulären Na^+-Aufnahme, was dann in Folge zu einer

Abb. 64.3. Pathophysiologie der glukokortikoidinduzierten Osteopenie

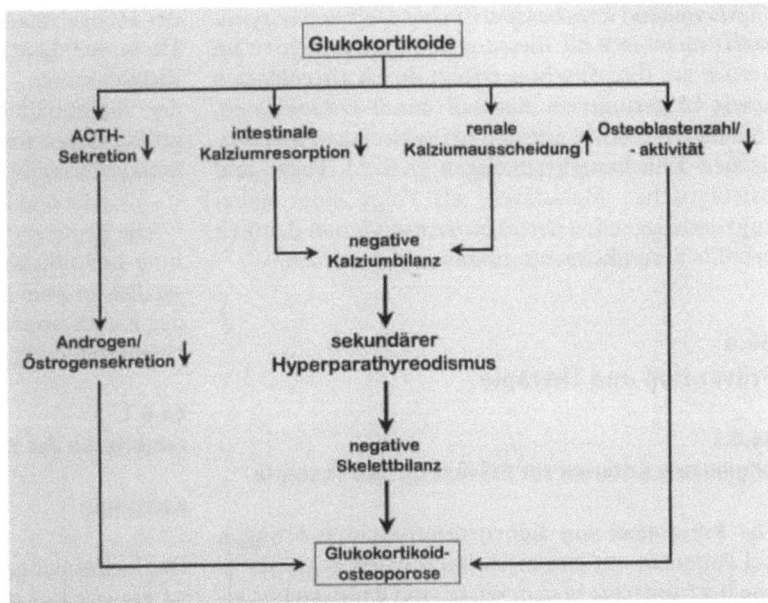

vermehrten Wasseraufnahme in den parazellulären Raum führt (Kap. 3). Dies wiederum bewirkt einen erhöhten (gegenläufigen) Ca^{2+}-Flux. Untersuchungen an isolierten Membranvesikeln schließen einen direkten Einfluß auf den transmembranären Transport dagegen aus. Nach neueren Untersuchungen scheinen Störungen des Vitamin-D-Stoffwechsels eine eher untergeordnete Rolle zu spielen.

64.5 Klinik und Diagnostik der Knochenstoffwechselstörungen

Die fortschreitende Minderung der Knochensubstanz ist in aller Regel schleichend und wird daher erst in den weit fortgeschrittenen Stadien erkannt. Erste Hinweise sind anhaltende *Knochenschmerzen*, die zunächst in den überwiegend trabekulären Knochen mit starker täglicher Belastung wie den Wirbelkörpern auftreten. Häufig jedoch wird eine *fortschreitende Osteopenie* erst nach Auftreten pathologischer Frakturen, Wirbelkörpersinterungen (einhergehend mit Schmerzen, zunehmender Kyphose und Größenabnahme) und in schweren Fällen auch neurologischen Ausfällen diagnostiziert.

Radiologische Diagnostik

In frühen Stadien ist die Diagnose der Knochenstoffwechselstörungen, die sich, wie oben erwähnt, in der Regel als Osteoporose, seltener als Osteomalazie manifestieren, zunächst nur durch radiologische Techniken möglich, wie die *duale Photonenabsorptionmessung*, die *duale Röntgenstrahl-Energie-Absorption* („dual energy x-ray absorption") und die *computertomographische Knochendichtemessung*. Erst seit kurzem ist auch eine ultraschallgesteuerte Bestimmung der Knochendichte des Calcaneus und damit die Bestimmung des Osteoporosegrades möglich.

Am geeignetsten ist momentan die *duale Energie-Röntgen-Absorptionsmetrie*, mit der die Knochendichte peripher und axial mit guter Präzision und geringer Strahlenbelastung gemessen werden kann. Entsprechend der WHO-Kriterien spricht man von einer Osteoporose bei einem Knochen-T-Score < -2,5; sowie von einer Osteopenie bei einem Knochen-T-Score von -1 bis -2,5. Die Hautdickenmessung korreliert mit einer Spezifität von 95% mit der Osteoporose bei CED, ist aber nicht sehr sensitiv (29%).

Labordiagnostik

Biochemische Marker des Knochenstoffwechsels sind zunächst Kalzium, Phosphat, Vitamin D und Parathormon im Serum. Weiterhin als Parameter der *Knochenformation* dienen das osteoblastenspezifische Osteokalzin, die alkalische Phosphatase und das Prokollagen des Kollagen Typ I. Zur Bestimmung der *Knochenresorption* dienen die im Urin nachweisbaren Crosslinks Pyridinolin und Deoxypyridinolin und die amino- bzw. carboxyterminalen Crosslink-Telopeptide (INTP, ICTP) als Abbauparameter des Kollagens. Die *tartratresistente saure Phosphatase (TRAP)*, ein Isoenzym der ubiquitär vorkommenden sauren Phosphatase, ist ein *osteoklastenspezifisches* Enzym und somit ein direkter Parameter resorptiver Knochenprozesse.

Als weiterer *knochenspezifischer Stoffwechselparameter* bietet sich die Messung von Sialoproteinen im Serum an. Ihre *Synthese* erfolgt durch *Osteoblasten* sowie in geringerem Ausmaß durch Osteoklasten. In neueren Studien wurden bei zahlreichen metabolischen Knochenerkrankungen (z. B. M. Paget und osteolytischen Metastasen) als Folge einer dabei zugrundeliegenden *Osteoklastenstimulation* deutlich erhöhte Serumkonzentrationen nachgewiesen.

64.6
Prävention und Therapie

64.6.1
Allgemeine Kriterien zur Prävention und Therapie

Die Prävention von Knochenstoffwechselstörungen bei Patienten mit chronisch intestinalen Erkrankungen liegt zunächst in dem Wissen um das Bestehen einer Beziehung zwischen der Grunderkrankung und Knochenstoffwechselstörungen. Von weiterer Bedeutung ist die Abschätzung zusätzlicher Risikofaktoren (Tabelle 64.2) sowie die Behebung bereits bestehender Mangelzustände (Kalzium und Vitamin D). Eine Therapieindikation ergibt sich aus den ermittelten Risikofaktoren, wobei der Glukokortikoidtherapie, der Malnutrition und dem Hypogonadismus die größte Bedeutung zukommt. Eine *absolute Therapieindikation* ergibt sich bei einem Knochen-T-Score von < –2,5, eine relative bei einem T-Score von –1 bis –2,5.

Die heute verfügbaren bzw. in der klinischen Prüfung befindlichen Therapeutika lassen sich grundsätzlich in zwei Hauptgruppen einteilen, Inhibitoren der Knochenresorption und Stimulatoren der Knochenneubildung (Tabelle 64.3).

64.6.2
Inhibitoren der Knochenresorption

Kalzitonin

Das lachsanaloge, synthetisch hergestellte *Kalzitonin* ist ein aus 32 Aminosäuren bestehendes Polypeptid, dessen Aminosäurensequenz dem humanen Kalzitonin entspricht. Kalzitonin hemmt spezifisch die *Osteoklastenaktivität*. Als Neuropeptid hat es additive *zentral analgetische* Wirkung. Für die Osteoporoseprophylaxe bei Risikopatienten werden Dosen von 3 mal 100 IE s.c. pro Woche bei einer Therapiedauer von bis zu einem Jahr empfohlen. Die *Dauer der Anwendung* wird allerdings durch eine zunehmende *Antikörperbildung* und einen *Reboundeffekt* der Rezeptoren limitiert. Die oftmals nicht unerheblichen Nebenwirkungen wie Flush, Übelkeit, Erbrechen, lokale inflammatorische Reaktionen an der Injektionsstelle und Überempfindlichkeitsreaktionen lassen diese kostenintensive Therapie in der Langzeittherapie zukünftig mehr als fraglich erscheinen.

Biphosphonate

Biphosphonate sind Pyrophosphatanaloga, die bereits in geringer Konzentration zu einer deutlichen Reduktion der Knochenresorption (*Osteoklastenhemmung*) führen. Insbesondere neuere Präparate weisen kaum noch eine Wirkung auf die Knochenneubildung (*Osteoblasten*) auf. Die Verträglichkeit dieser Substanzgruppe ist im allgemeinen gut. Kontraindikationen sind Niereninsuffizienz und Schwangerschaft.

Zulassungen bestehen derzeit für die orale Behandlung des M. Paget, (Etidronsäure/Diphos®), für

---

Genetische Faktoren
- Weibliches Geschlecht
- Positive Familienanamnese
- Graziler Habitus

Hormonelle Faktoren
- Östrogenmangel
- Amenorrhö
- Frühe Menopause
- Ovarektomie
- Hypogonadismus

Resorptionsstörungen
- Vitamin-D-Mangel
- Kalzium-/Phosphatmangel

Malnutrition

Exogene Faktoren
- Bewegungsmangel
- Geringe UV-Exposition (Vitamin-D-Mangel)
- Graziler Habitus
- Nikotinabusus
- Medikamente, z. B. Kortikoide, Colestyramin, Heparin, Laxanzien

---

Tabelle 64.3. Medikamentöse Prophylaxe und Therapie der Osteoporose

Hemmung der Knochenresorption	Stimulation der Knochenformation	Mineralisierende Substanzen
Östrogene	Fluoride	Kalzium
Biphosphonate	Parathormonpeptide	Thiazide
Kalzitonin	Anabole Steroide	Vitamin D und Metabolite

die tumorinduzierte Hyperkalzämie (Clodronsäure/Ostac®, Pamidronsäure/Aredia®) sowie zur Langzeitbehandlung der postmenopausalen Osteoporose (Etidronat/Didronel®, Alendronat/Fosamax®). Während bei der Einnahme von Etidronat die sequentielle orale Einnahme von Kalzium standardmäßig erfolgt, sollte auch bei einer Therapie mit Alendronat auf eine ausreichende Kalziumzufuhr geachtet werden und im Zweifel eine Supplementation mit 500 mg Kalzium/Tag erfolgen. Zur Anwendung in der Behandlung kortikosteroidinduzierter Knochenstoffwechselstörungen oder bei chronisch entzündlichen Darmerkrankungen liegen ebenfalls erste vielversprechende Daten vor. Die zyklische intermittierende Etidronat/Kalzium-Therapie ist für die Behandlung der glukokortikoidinduzierten Osteoporose in mehreren Ländern zugelassen, als sicher ebenso wirksam ist die Kombination von Alendronat (eventuell in Kombination mit Kalzium) anzusehen. Fragen der optimalen Dosis, Anwendungsdauer, Applikationsart und Langzeitwirkung sind derzeit noch Gegenstand weiterer Forschung.

Östrogene

In der Prävention des *postmenopausalen* Knochenabbaus stellt die gezielte Substitution von Östrogenen bei Risikopatientinnen das *Mittel der Wahl* dar. Östrogene verhindern den durch das Ungleichgewicht zwischen Knochenneubildung und -resorption vor allem initial raschen Knochenverlust. Sie führen als einzige, rechtzeitig eingesetzt, zu einer Abnahme der Frakturrate. Der zugrundeliegende Wirkmechanismus ist nicht genauer bekannt. Diskutiert wird u.a. eine Hemmung der IL-1-Bildung, die die Aktivität der Osteoklasten steigert.

Eine *Östrogensubstitution* bei peri- bzw. postmenopausalen Frauen mit chronisch entzündlichen Darmerkrankungen zeigte in einer prospektiven Studie ebenfalls eine deutliche Reduktion der Knochenverluste sowohl der Wirbelsäule als auch im Radius, ohne daß es zu einer negativen Beeinflussung der Grunderkrankung kam. Eine Hormonsubstitution sollte bei Männern mit Hypogonadismus und Frauen mit prämenopausaler Amenorrhö erfolgen.

64.6.3
Stimulatoren der Knochenneubildung

Fluoride

Während Kalzitonin und Östrogene durch ihre antiresorptive Wirkung einen weiteren Knochenverlust verhindern, sind Fluoridsalze die einzigen zugelassenen Substanzen, die durch *Stimulation der Osteoblasten* die Knochendichte erhöhen sollen. Gegenwärtig werden vor allem Natriumfluorid (NaF) und Natriumfluorophosphat (MEP) eingesetzt. Auf zellulärer Ebene führen Fluorionen durch *Hemmung der Phosphotyrosyl-Protein-Phosphatase* zu einer Aktivierung der Osteoblasten und zu einer Erhöhung der Anzahl knochenbildender Zellen. Daneben wird Fluor im Knochengewebe durch Substitution der Hydroxylgruppen in die Hydroxylapatitkristalle eingebaut und führt damit zur Bildung der schwerer resorbierbaren Fluorapatitkristalle. Durch die Inkorporation von Fluorionen in Hydroxylapatit werden Größe und Form der Kristalle allerdings so verändert, daß die mechanische Widerstandskraft des Knochens abnimmt. Der entstehende Knochen erinnert mehr an einen unreifen als einen für den Erwachsenen typischen lamellären Knochen.

Durch gleichzeitige Verabreichung von Kalzium sollen weitere Störungen wie die verzögerte Mineralisierung des neugebildeten Osteoids, die unter Monotherapie mit Fluor beobachtet wurden, verhindert werden.

In einer kürzlich mit 75 mg täglich über 4 Jahre an postmenopausalen Frauen durchgeführten Studie fand sich zwar eine Zunahme der Knochendichte um 35 %, die Frakturrate blieb jedoch unverändert.

Neuere Erkenntnisse sowie retrospektive Re-Analysen bisher durchgeführter Studien lassen auf eine äußerst *enge therapeutische Breite* der Fluoridwirkung mit der Notwendigkeit einer individuellen Dosierung schließen. Die tägliche Dosis sollte unter regelmäßiger radiologischer Kontrolle nicht mehr als 15–20 mg betragen, die Therapiedauer 3 Jahre nicht überschreiten. Wegen der ungesicherten Wirkung und des Nebenwirkungsspektrums sehen wir keine Indikation für Fluoride bei intestinaler Osteoporose oder Osteopenie, auch nicht bei der Glukokortikoid-Osteoporose.

64.6.4
Mineralisierende Substanzen

Mineralisierende Substanzen werden primär mit dem Ziel einer Verbesserung der Kalziumbilanz und Unterstützung der Mineralisation neugebildeten Osteoids eingesetzt.

Insbesondere beim Vorliegen einer Laktosemalabsorption kann der Einsatz von *Kalziumpräparaten* sinnvoll sein. Die tägliche Kalziumzufuhr sollte bei etwa 1000 mg liegen, bei Frauen in der Menopause bei 1,5 g.

Bei manifester Osteoporose gilt Kalzium – eventuell in Kombination mit Vitamin D – heute als Basistherapie bzw. Adjuvans. Im Falle von Kontraindikationen (Hyperkalzämie, ausgeprägte Hyperkalzurie, rezidivierende Nierensteine, Nephrokalzinose) oder bei Patienten mit Hypertonie sollten Hydrochlorothiazide gegeben werden.

Basierend auf den z.T. sehr diskrepanten Ergebnissen in der Literatur sollten *Vitamin D* und seine Metaboliten nur als Basistherapie bei therapiebedürftiger Osteopenie und manifester Osteoporose empfohlen werden (500-1000 IE/Tag).

Grundsätzlich sollten vor einer Therapie mit Vitamin D und Kalzium Kontraindikationen (s. oben) ausgeschlossen werden. Kontrollen der Elektrolytausscheidung im 24-h-Urin, insbesondere des Kalziums, sind 3-monatlich anzuraten.

Abschließend bleibt festzuhalten, daß die Therapie einer Osteopenie/Osteoporose in Assoziation mit (chronischen) Erkrankungen des Intestinaltraktes und der Risikofaktoren derzeit mit Kalziumsubstitution bei zugrundeliegender Malabsorption, bei Frauen jenseits der Menopause mit Östrogenen und bei Nachweis eines Vitamin-D-Mangels mit Vitamin D und seinen Derivaten durchgeführt werden sollte. Der Einsatz von Biphosphonaten, insbesondere bei chronisch entzündlichen Verläufen und/oder Prävention kortikosteroidbedingter Knochenstoffwechselkrankheiten scheint vielversprechend, bedarf jedoch weiterer Studien. Medikamente der zweiten Wahl sind Kalzitonin und Fluoride (Tabelle 64.4).

Tabelle 64.4. Prophylaxe, Therapie und Monitoring von Knochenstoffwechselstörungen

- **Allgemeinmaßnahmen**
  - Ermittlung des Knochenstatus: Knochendichte (XA, CT), Oseoklastenmarker (Crosslinks/Kalzium im 24-h Urin, BSP im Serum)
  - Bestimmung des 25-OH Vitamin-D_3-Spiegels bei allen Patienten mit erniedrigten Knochendichtewerten (Osteopenie, Osteoporose) sowie bei Patienten mit aktiver Dünndarmerkrankung (M. Crohn, Zöliakie) oder Dünndarmresektionen, und solchen mit V.a. alimentären Mangel
  - Kalziumsubstitution (1500 mg/Tag)
  - Hinweis auf regelmäßiges körperliches Training
  - Reduktion/Verzicht von Alkohol und Nikotin
  - Östrogentherapie bei Patienten mit Amenorrhö oder in der Menopause
- **Patienten unter Kortikoidtherapie**
  - Auf Einhaltung der genannten Allgemeinmaßnahmen achten
  - Zu Beginn der Kortikoidtherapie Gabe von Kalzium (1000 mg/Tag) und 25-OH Vitamin D_3 (500-1000 IE/Tag)
  - Möglichst rasche Reduktion der Steroiddosierung
  - Erneute Kontrolle von Crosslinks/Kalzium im 24-h Urin nach 4-6 Wochen
  - Bei nicht ansprechen nach 4-6 Wochen zusätzlich Thiazid-Diuretika oder Biphosphonate (z.B. 10 mg Alendronat)
  - Kontrolle der Knochendichte nach etwa 1 Jahr
- **Patienten mit manifester Osteoporose, fortschreitender Osteopenie**
  - Biphosphonate (z.B. 10 mg Alendronat) oder ggf. Calcitonin

Literatur

Abitbol V, Roux C, Chaussade S, Guillemant S, Kolta S, Dougados M et al. (1995) Metabolic bone assessment in patients with inflammatory bowel disease. Gastroenterology 108:417-422

Andreassen H, Rix M, Brot C, Eskildsen P (1998) Regulators of calcium homeostasis and bone mineral density in patients with Crohn's disease. Scand J Gastroenterol 33:1087-1093

Bjarnason I, Mac Pheerson A, Mackintosh C, Buxton-Thomas M, Forgacs I, Moniz C (1997) Reduced bone density in patients with inflammatory bowel disease. Gut 40:228-233

Clements D, Compston JE, Evans WD, Rhodes J (1993) Hormone replacement therapy prevents bone loss in patients with inflammatory bowel disease. Gut 34:1543-1546

Compston JE (1995) Osteoporose, glucocorticoids and inflammatory bowel disease. Aliment Pharmacol Ther 9:237-250

Compston JE (1997) Detection of osteoporosis in patients with inflammatory bowel disease. Europ J Gastroent and Hepatol 9:931-933

Corazza GR, Sario AD, Ceccetti L, Tarozzi C, Corrao G, Bernardi M et al. (1995) Bone mass and metabolism in patients with celiac disease Gastroenterology 109:122-128

Dinca M, Fries W, Luisetto G, Peccolo F, Bottega F, Leone L et al. (1999) Evolution of osteopenia in inflammatory bowel disease. Am J Gastroenterol 94:1292-1297

Gosh S, Cowen S, Hannan WJ, Ferguson A (1994) Low bone mineral density in Crohn's disease, but not in ulcerative colitis and diagnosis. Gastroenterology 107:1031-1039

Hyams J et al. (1997) Alterations in bone metabolism in children with inflammatory bowel disease: an invitro study. J Pediatr Gastroenterol Nutr 24:289-295

Issenman RM (1997) Bones in Crohn's: Zytokines, a missing link? J Pediatr Gastroenterol Nutr 24:361-362

Jahnsen J, Falch JA, Aadland E, Mowinckel P (1997) Bone mineral density is reduced in patients with Crohn's disease but not in patients with ulcerative colitis: a population based study. Gut 40:313-319

Karmatschek M, Maier I, Seibel MJ, Woitge HW, Ziegler R, Armbruster FP (1997) improved purification of human bone sialoprotein and development of a homologous radioimmunoassay. Clin Chem 43:2076-2082

Krall EA, Dawson-Hughes B (1999) Smoking increases bone loss and decreases intestinal calcium absorption. J Bone Miner Res 14.215-230

Kubin S, Rietbrock N (1996) Prophylaxe und Therapie der Osteoporose. In: Rietbrock N, Staib H, Loew D (Hrsg) Klinische Pharmakologie, 3. Aufl, Steinkopff Verlag, Darmstadt, S 806-818

Lorenzo JA (1991) The role of Zytokines in the regulation of local bone resorption. Crit. Reviews in Immunology 11:195-213

Mazure R, Vasquez H, Gonzalez D et al. (1994) Bone mineral affection in asymptomatic adult patients with celiac disease. Gastroenterology 89:2130-2134

Mc Farlaine XA, Bhalla AK, Reeves DE, Morgan LM, Robertson DAF (1995) Osteoporosis in treatet adult coeliac disease. Gut 36:710-714

Mc Farlaine XA, Bhalla AK, Robertson DAF (1996) Effect of a gluten free diet on osteopenia in adults with newly diagnosed coeliac disease. Gut 39:180-184

Mundy GR (1993) Zytokines and growth factors in the regulation of bone remodeling. J Bone and Min Res 8, Suppl 2: 505-510

Petrides PE (1998) Binde- und Stützgewebe. In: Löffler G, Petrides PE (Hrsg) Biochemie und Pathobiochemie. 6. Aufl, Springer, Berlin Heidelberg New York, S 733-760

Raisz LG (1988) Local and systemic factors in the pathogenesis of osteoporosis. N Engl J Med 318:818-828

Robinson RJ, Iqbal SJ, Abrams K, AL-Azzai F, Mayberry JF (1998) Increased bone resorption in patients with crohn's disease. Aliment Pharmacol Ther 12:699–705

Roodman D (1996) Advances in bone biology: the osteoclast. Endocrine Rev 17:308–331

Staun M, Tjellesen L, Thale M, Schaadt O, Jarnum S (1997) Bone mineral content in patients with Crohn's disease. A longitudinal study in patients with bowel resection. Scand J Gastroenterol 32:226–232

Valentine JF, Sninsky CA (1999) Pevention and treatment of osteoporosis in patients with inflammatory bowel disease. Am J Gastroenterol 94:878–883

World Health Organisation (1994) Assessment of fracture risk and its applikation to screening for postmenopausal osteoporosis. World Health Organ Tech Rep Ser No 843

Intestinale Funktion beim kritisch kranken Patienten

U. BOLDER, J. STEIN

65.1 Intestinale Barrierefunktion 695
65.2 Kriterien zur Beurteilung kritisch kranker Patienten 696
65.3 Schädigung der intestinalen Barriere – Pathophysiologische Mechanismen 696
65.3.1 Ischämie und oxidative Radikale 697
65.3.2 Stickstoffoxid 698
65.3.3 Intrazellulärer ATP-Mangel 698
65.3.4 Zytokine 698
65.4 Immundysfunktion 698
65.5 Intestinaler Substratmangel 699
65.6 Transzellulärer Transport – Malabsorption 699
65.7 Bakterielle Translokation 699
65.7.1 Bakterielle Translokation – Klinische Relevanz und Verbindung zum MODS 700
65.8 Selektive Darmdekontamination 700
65.9 Portale Endotoxinämie und Leberfunktion 701
65.10 Therapieansätze 701
Literatur 702

Trotz wesentlicher Fortschritte in der antibiotischen Therapie nosokomialer Infektionen liegt die Mortalitätsrate kritisch kranker Patienten bei gram-negativen Bakteriämien nach wie vor zwischen 20 und 50%. An erster Stelle sind hier zu nennen *Escherichia coli*, gefolgt von *Klebsiella pneumoniae* und anderen *Enterobacteriaceae* sowie *Pseudomonas aeruginosa*.

1986 tauchte in der Literatur die Aussage auf, daß dem Gastrointestinaltrakt eine Schlüsselrolle in der Genese und Unterhaltung eines Multiorganversagens zukommt. Als wesentlicher Mechanismus hierfür wurde die *Translokation von Bakterien* und ihren Toxinen über die Darmwand diskutiert.

Verursachen Störungen der intestinalen Barriere eine gesteigerten Aufnahme von Bakterien und/oder Toxinen, spricht man von einer *bakteriellen Translokation*. Sie ist definiert als der Übertritt lebender intestinaler Bakterien in normalerweise sterile extraintestinale Gewebe.

Bereits 1891 beschrieb Fraenkel mit dem Begriff „Durchwanderungsperitonits", daß lebende Bakterien in vivo in der Lage sind die intakte Darmwand zu passieren. Flexner wies 1895 erstmals nach, daß gram-negative Kokken die Darmwand unbeschadet passieren können. Es war zunächst Hornemann, der in seinem 1911 erschienen „*Beitrag zur Frage über die Bakteriendurchlässigkeit der Schleimhaut des Magendarmkanals*" eine geschädigte Darmwand als Voraussetzung für eine Bakterientranslokation postulierte. Mandel gelang jedoch 1923 der Nachweis, daß auch bei einem intakten Intestinaltrakt eine Passage von Bakterien möglich ist. 1928 beobachtete Arnold die Translokation von Bakterien in den Ductus thoracicus und bemerkte – als Hinweis auf die bakterizide Wirkung des Magens –, daß diese Translokation durch Alkalisierung gesteigert werden kann. Arnold postulierte 1930, daß körperliche Streßsituationen, Traumata und Verbrennungen eine intestinale Bakterientranslokation fördern. Fine und Mitarbeitern gelang 1950 bei einem chemischen Peritonitismodell an Katzen der experimentelle Nachweis einer Translokation von E. Coli. 1954 wurde von Fine erstmals die Behauptung aufgestellt, daß durch die Translokation von Bakterien und deren Endotoxinen ein hämorrhagischer Schock irreversibel werden würde.

65.1
Intestinale Barrierefunktion

Das Darmepithel mit seinen einreihigen hochprismatischen Zellen ist der elementarste Bestandteil der intestinalen Barriere. Es vermindert die Adhäsion von Bakterien durch eine kontinuierliche Sekretion eines *IgA- und IgM-haltigen* Mukus. Zusätzlich lösen eingedrungene Mikroorganismen eine Immunantwort im Bereich der in der Darmwand lokalisierten lymphatischen Zellen aus, die eine weitere Ausbreitung behindert. Funktionell und morphologisch sind die Epithelzellen im Bereich der apikalen sowie im Bereich der basolateralen Zellmembran hochgradig polarisiert. Zwischen benachbarten Zellen befindet sich der mit Wasser gefüllte parazelluläre Raum. Flachschnitte im Spitzenbereich der Epithelzellen zeigen ein vier- bis achteckiges Netz aus *Schlußleisten*, sogenannten *„tight junctions"* oder *„Zonula occludens"*, die den Parazellulärraum semipermeabel gegenüber dem Darmlumen abdichten. Die Porengröße von 11.5 Å ermöglicht die freie Passage von Wasser und Elektrolyten, verhindert jedoch das Eindringen von Molekülen mit einem größeren Radius. Die Porengröße verändert sich dynamisch und wird durch eine große Zahl von Faktoren wie der intrazellulären ATP-Konzentration, der intraluminären Osmolarität, Insulin, Azidose, Stickstoffmonoxid, oxidativen Radikalen, Zytokinen usw. moduliert (Kap. 4).

Größere Moleküle überwinden das Darmepithel *transzellulär*. Sie werden entweder durch Endozytose aufgenommen oder durch Membranproteine mit hoher Substratspezifität transportiert. Während der parazelluläre Transport passiv, also entlang eines Diffusionsgradienten erfolgt, verlaufen transzelluläre Transportprozesse meist unter Energieverbrauch und sind somit als aktiv oder sekundär aktiv einzustufen.

65.2
Kriterien zur Beurteilung kritisch kranker Patienten

Der kritisch kranke Patient erfährt eine Beeinträchtigung seiner Homöostase, die eine Gegenreaktion kardiovaskulärer, pulmonaler und immunologischer Abwehrmechanismen hervorruft. Sowohl das primär schädigende Agens, als auch der aktivierte Abwehrmechanismus, können eine *Organschädigung* hervorrufen, so daß das klinische Erscheinungsbild aus der Summe beider Einflüsse resultiert.

Außerhalb von nichtkardiologischen Intensivstationen stellt die *Sepsis* die häufigste Komplikation und Todesursache dar. Ein der Sepsis vergleichbares klinisches Syndrom kann auch ohne Infektion beobachtet werden und wird als *systemisches Inflammationssyndrom (SIRS)* bezeichnet (Tabelle 65.1). Die Auslöser für ein SIRS sind vielfältig und umfassen primär nichtinfektiöse Ursachen wie Verbrennung, Trauma und Pankreatitis. Das SIRS ist demnach gegenüber der Sepsis der übergeordnete Begriff, da er das klinische Syndrom des kritisch kranken Patienten, unabhängig von der Ursache beschreibt. Wenn das SIRS durch eine nachgewiesene Infektion verursacht wird, wird es als Sepsis bezeichnet. Der Begriff *Multiorganversagen* (Multiple Organ Dysfunction Syndrome = *MODS*) beschreibt die Unfähigkeit der Organsysteme zur Aufrechterhaltung der Homöostase, so daß eine Intervention unbedingt notwendig ist.

65.3
Schädigung der intestinalen Barriere – Pathophysiologische Mechanismen

Substanzdefekte, sowie ein Homöostaseverlust der verschiedenen Komponenten der intestinalen Barriere, führen zu einer Steigerung der Permeabilität des Darmepithels. Das Epithel des Ileums weist meist eine schwerere Schädigung auf als das Jejunumepithel.

Die *Schädigungsmechanismen* der intestinalen Barrierefunktion sind vielfältig und greifen bei den komplexen Geschehen von Sepsis und SIRS kombiniert an. Dabei kann die parazelluläre Permeabilität, aber auch die transzelluläre Passage gesteigert sein. *Endotoxine*, die bei der baktriellen Proliferation entstehen, überwinden das Epithel leichter, als intakte Bakterien. Daneben können auch *Entzündungsmediatoren*, wie Prostaglandine und Leukotriene das Darmepithel sowohl trans-, als auch parazellulär überwinden und zu einer Leukozytenmigration in die Submukosa führen. Es häufen sich Befunde, nach

Tabelle 65.1. Leitlinien und Definitionen zur Beurteilung kritisch kranker Patienten mit Sepsis, SIRS und MODS. (Nach Bone et al. 1992)

- Systemisches Inflammationssyndrom [„systemic inflammatory response syndrome" (SIRS)]:
  Systemisch entzündliche Reaktion des Organismus auf eine oder mehrere schwerwiegende Noxen. Manifestation durch zwei oder mehrere der folgenden Symptome

  Temperatur   >38 °C oder <36 °C
  Herzfrequenz >90/min
  Atemfrequenz >20/min oder $PaCO_2$ >32 mmHg
  Leukozytose   >12 000/ml oder <4000 oder >10% unreife Formen

- Sepsis:
  Systemische Reaktion des Organismus als Antwort auf eine Infektion. Manifestation durch mindestens zwei der folgenden Symptome als Folge einer Infektion:

  Temperatur   >38 °C oder <36 °C
  Herzfrequenz >90/min
  Atemfrequenz >20/min oder p_aCO_2 >32 mmHg
  Leukozytose   >12 000/ml oder <4000 oder >10% unreife Formen

- Multiorganversagen [„multiple organ dysfunction syndrome" (MODS)]:
  Beeinträchtigung vitaler Organversagen, so daß die Homöostase ohne Intervention von außen nicht mehr aufrecht erhalten werden kann

denen es sich bei der bakteriellen Translokation um einen transzellulären Prozeß handelt, während die Passage kleinerer ungeladener, hydrophiler Moleküle parazellulär verläuft. Beweise für die Translokation von Mikroorganismen bei Schädigungen des Darmepithels resultieren vor allem aus dem Nachweis lebender Bakterien aus Mesenteriallymphknoten. Der Nachweis einer gesteigerten parazellulären Permeabilität basiert dagegen auf intestinalen Resorptionstests mit stoffwechselinerten Markern, die über die Niere frei ausgeschieden werden. Hierzu werden zwei Moleküle unterschiedlichen Molekulargewichts enteral appliziert. Das kleinere Molekül weist auch bei intakter Epithelfunktion eine gute parazelluläre Passage auf, während das größere Molekül nur langsam und dann meist transzellulär das Epithel überwindet. Die Messung des Quotienten beider Moleküle zeigt dann die Veränderung der parazellulären Membranpermeabilität an. Eine Übersicht der klinisch relevanten Resorptionstests findet sich in Kap. 15.

65.3.1
Ischämie und oxidative Radikale

Die experimentelle Unterbrechung des Blutflusses führt zu Läsionen im Bereich der Mikrovilli, die bereits nach 20 min lichtmikroskopisch nachweisbar sind. Vergleichbare Schäden treten auch nach hämorrhagischem Schock und bei Sepsis auf und werden nach 1–2 h erkannt. Erstes Zeichen der Epithelschädigung ist ein *Ödem* im Bereich von Mukosa und Submukosa. Die Epithelschicht erscheint von der brüchigen Lamina propria abgehoben zu sein. Durch die Luxusperfusion des Intestinums können Einschränkungen der Perfusion bis zu 50% ohne Folgen toleriert werden. Hierbei wird eine verminderte Perfusion durch eine gesteigerte O_2-Extraktion des Intestinums kompensiert. Für die Entstehung von *Epithelschäden* bei Überschreitung der Toleranzgrenzen von Perfusion und Oxigenisation wurden drei Mechanismen angeschuldigt. Beim ersten Mechanismus trägt die Gefäßversorgung des Darmvillus wesentlich zur Hypoperfusion im Bereich des Epithels der Villusspitze bei. Die zuführende Arterie zweigt sich erst unmittelbar im Bereich der Villusspitze auf. Das Blut fließt dann in subepithelialen Venolen zurück und führt im Bereich der Villusbasis in entgegengesetzter Flußrichtung an der zuführenden Arterie vorbei. Der Abstand beträgt dabei weniger als 20 µm und ist gering genug, um bei langsamer Flußgeschwindigkeit ein O_2-Diffusionsgleichgewicht zwischen arteriellem und venösem Blut zu ermöglichen. Bei einer Zunahme der normalen Transitzeit des Blutes durch den Villus von 4–8 s auf 20–30 s z. B. im hypovolämischen Schock sinkt deshalb die Menge verfügbaren O_2 unter den Bedarf des Epithels. Die *Hypoxie* durch diesen „Counter Current Exchange" kann unter den Bedingungen der Sepsis auch durch die gesteigerte O_2-Extraktion nicht ausgeglichen werden, da hier der O_2-Bedarf erheblich ansteigt. Als zweiter Mechanismus kann die direkte Wirkung luminaler Enzyme, Gallensäuren und pankreatischer Proteasen eine Schädigung des Darmepithels bewirken. Die dritte Hypothese basiert auf der Beobach

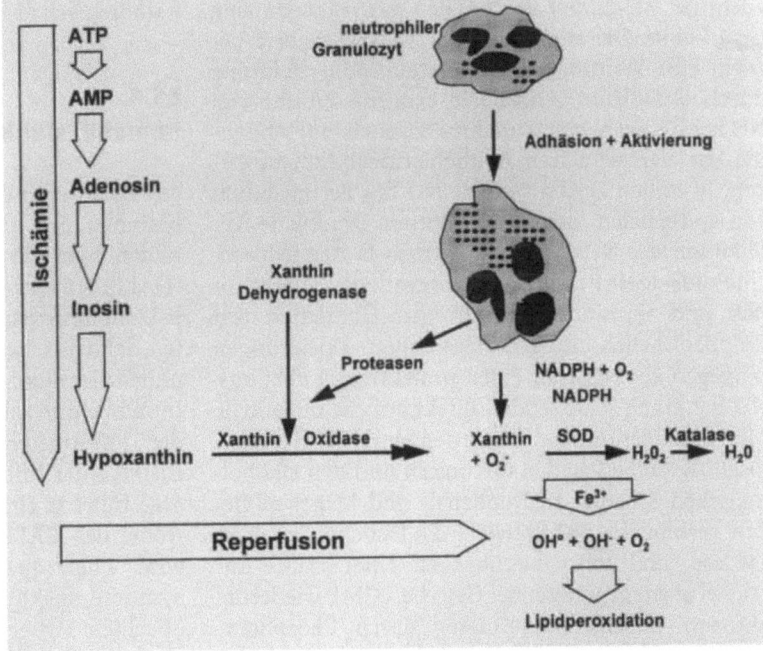

Abb. 65.1. Mechanismus der Entstehung des Superoxidradikals und der Lipidperoxidierung mit nachfolgendem Epithelschaden. (Nach Granger 1988)

tung, daß bei einer Ischämie ATP zu AMP und über weitere Zwischenstufen zu Hypoxanthin abgebaut wird. Das Enzym Xanthindehydrogenase wird bei Ischämie durch Proteolyse zu Xanthinoxidase umgewandelt, die Hypoxanthin zu Xanthin und zu Harnstoff oxidiert. Dieses Enzym benötigt freies O_2 für die Oxidation von Hypoxanthin, wodurch das Superoxidradikal (O_2^-) entsteht (Abb. 65.1). Bei einem erhöhten O_2-Angebot, wie z. B. nach Ischämie und Reperfusion, werden große Mengen epithelschädigender Superoxidradikale gebildet. Eine weitere Quelle reaktiver Sauerstoffradikale ist deren Freisetzung aus neutrophilen Granulozyten durch die NADPH-Oxidase. Die Sauerstoffradikale führen zu einer Schädigung des Zytosklets mit Verlust der tight junctions. Daneben wurde eine verminderte ATP-Synthese durch Hemmung der Glykolyse (Glyceraldehyd-3-Phosphatase) und der mitochondrialen ADP-Phosphorylierung bei Hypoxie beschrieben. Als Beweis der schädigenden Wirkung des Superoxidradikals wird die Aufhebung dieser Effekte durch reduzierende Substanzen angesehen.

65.3.2
Stickstoffoxid

Im Intestinaltrakt wird Stickstoffoxid (NO) von Epithelzellen, neutrophilen Granulozyten, Makrophagen, Mastzellen und verschiedenen Mikroorganismen freigesetzt. Im Enterozyten findet sich neben der konstitutiven, Ca^{++}- und calmodulinabhängigen NO-Synthetase (cNOS) auch die Ca^{++}-unabhängige, induzierbare NO-Synthetase (iNOS). Diese wird durch LPS, IL-1, TNFα und IFNγ aktiviert. NO ist ein wichtiger *Modulator* des basalen gastrointestinalen *Gefäßtonus*. Die Hemmung der NO-Synthetase bewirkt eine Verminderung der Mukosadurchblutung durch *Gefäßkonstriktion*. Die exogene Zufuhr von NO kann sowohl eine Zunahme als auch eine Abnahme der parazellulären Epithelpermeabilität bewirken. In hohen Dosen steigert NO die Permeabilität von epithelialen Monolayerkulturen. Die lokale Applikation des NO-Donors S-Nitroso-N-Acetylpenicillamine (SNAP) verursacht intestinale Ulzerationen und vermindert das In-vitro-Überleben von Kolonepithelien. In physiologischen Dosierungen hingegen übt NO eher einen protektiven Effekt aus. NO hat einen schützenden Effekt auf die intestinale Mikrozirkulation und kann den durch LPS ausgelösten Endothelschaden verringern und den alkoholtoxischen Schaden an Duodenal- und Magenepithelien verhindern. NO aktiviert die lösliche Guanylat-Zyklase, und führt hierüber zu einer cGMP-Anreicherung regenerierender Gewebe. cGMP wiederum aktiviert verschiedene Kinasen durch Phosphorylierung, und führt so zu einer Relaxation der glatten Gefäßmuskulatur, sowie zu einer gesteigerten Proteinsynthese. Daneben vermindert NO die Leukozytenadhäsion und reagiert mit dem Superoxidradikal (O_2^-), so daß es auch als Antioxidans wirken kann.

65.3.3
Intrazellulärer ATP-Mangel

Experimentelle Daten belegen, daß bei einer Verminderung des epithelialen ATP-Gehalts von 30 % mit einem Anstieg der Permeabilität zu rechnen ist. Die Mediatorsituation der Sepsis und des SIRS führen zu einer Zentralisation des Blutstroms in lebenswichtige Organe. Im Splanchnikusgebiet kommt es dagegen zu Hypoperfusion und Hypoxämie. Hierdurch kommt es zu einer epithelialen *Azidose*, die die mitochondriale ADP-Phosphorylierung über eine Hemmmung der Phosphofruktokinase, die das geschwindigkeitsbestimmende Enzym der Glykolyse ist, vermindert.

65.3.4
Zytokine

Verschiedene proinflamatorische Zytokine, wie IL-4 und IFNγ, erhöhen die parazelluläre Permeabilität kultivierter Modellepithelien. In Makrophagen der Kolonschleinhaut von Patienten mit Colitis ulcerosa wird eine Koinzidenz gesteigerter intestinaler Permeabilität und erhöhter mRNA-Spiegel der proinflammatorischen Zytokine IL-1β, IL-6, und IL-8 beobachtet. Bei Patienten mit M. Crohn finden sich erhöhte IL-1β- und TGF-β-Spiegel sowohl in der Ileum- als auch in der Kolonschleimhaut sowie eine pathologisch gesteigerte Permeabilität.

65.4
Immundysfunktion

70 – 80 % der immunkompetenten Zellen des Körpers befinden sich im Bereich des Intestinaltraktes und bilden hier das „gut *a*ssociated *l*ymphoid *t*issue" (*GALT*). Im einzelnen setzt sich das GALT aus T- und B-Lymphozyten, Makrophagen, Mastzellen, NK-Zellen, dendritischen Zellen, Neutrophilen- und Eosinophilen-Granulozyten zusammen. Eine systemische Immunsuppression verursacht eine Herabsetzung der intestinalen Immunabwehr und erhöht das Risiko einer Infektion. Die *Katabolie bei Sepsis* und *SIRS* führt zu einer Abnahme der intestinalen Masse, wobei das GALT besonders betroffen ist. Daneben wird über qualitative Veränderungen der IgA-Synthese spekuliert. Die bei Septikern häufig beobachtete Hyperglykämie kann über die Glykosylierung von IgG die Komplementfixierung und Opso-

nierung von Mikroorganismen verhindern und die Infektabwehr herabsetzen.

65.5
Intestinaler Substratmangel

Durch die 2- bis 3tägige Replikation des intestinalen Epithels ist ein ausreichendes Substratangebot zum Erhalt von Funktion und Morphologie erforderlich. Kommt es zu einem *Substratmangel*, so verläuft die Atrophie der Darmmukosa schneller und umfassender als bei anderen Organen. Auch verliert der Darm trotz unveränderter Ruhemotilität die Fähigkeit, auf Nahrungszufuhr mit einer gerichteten Peristaltik zu reagieren, was zu einer Überwucherung mit Mikroorganismen führt.

Ein *Mangel* an *Substrat* führt im Enterozyten zu einer verminderten DNA- und Proteinsynthese und schließlich zu einer verlangsamten Zellreifung. Eine Proteinrestriktion führt nach kurzer Zeit zur verminderten luminalen Resorption für Aminosäuren und Kohlenhydrate. Experimentelle Untersuchungen zeigen eine Verringerung der *Ornithindecarboxylase* (ODC) in Jejunalepithelien nach Nahrungskarenz und eine Normalisierung nach oraler Substratzufuhr. ODC ist das Schlüsselenzym der Polyaminsynthese, und gilt als Indikator für Zellproliferation und Zellwachstum (Kap. 6).

Glutamin ist bei kritisch Kranken die Hauptenergiequelle des Darmes. Proinflammatorische Mediatoren vermindern dabei nicht nur die Glutaminaufnahme des Enterozyten, sondern führen über eine Hemmung der Glutaminase auch zu einer verminderten intrazellulären Glutaminutilisation. Ein Mangel dieser Aminosäure führt zu einer erhöhten Translokation enteropathogener Bakterien sowie zu einer reduzierten Immunglobulinsynthese und Lymphozytenzahl. Daneben führt eine Unterbrechung der enteralen Substratzufuhr zur Herabregulierung wichtiger anaboler Hormone, wie Insulin oder der Wachstumsfaktoren IGF-I und EGF.

65.6
Transzellulärer Transport – Malabsorption

Kritisch kranke Patienten haben durch einen Substanzverlust oft eine verminderte Resorptionsfläche für Nahrungsstoffe. Häufig sind die gerichtete Peristaltik und die intestinale Durchblutung gestört, was zu *Maldigestion* und *Malabsorption* führt.

Transportversuche mit evertierten Jejunalsegmenten der Ratte konnten zeigen, daß es nach Sepsisinduktion durch Zäkalpolpunktion zu einer geringeren Resorption verschiedener Aminosäuren, u. a. Glutamin, Alanin, Leuzin und Prolin, kommt. Experimente mit der Darmepithelzellinie Caco-2 ergaben, daß auch Entzündungsmediatoren wie IFNδ oder Glukokortikoide den Transport von Glutamin herabsetzen.

Dem Angebot intestinaler Substrate kommt bei der Erhaltung der aktiven gastrointestinalen Resorption eine wichtige modulierende Funktion zu. So führt eine präoperative enterale Ernährung zu einer Verbesserung der Transportfunktion für Glutamin, Alanin und andere Aminosäuren. Analysen kinetischer Transportparameter zeigen, daß die enterale Substratzufuhr durch Substratinduktion eine Zunahme kompetenter Transportproteine für diese Aminosäuren bewirkt. Ein Erhalt durch enterale Nahrungszufuhr wurde auch für den intestinalen Na^+-abhängigen Glukosetransporter SGLT1 sowie für den Fruktose Transporter Glut5 gezeigt. Die Instillation von Glukose führt zu einer gesteigerten Transkription des SGLT1-Gens und zu einer höheren Membranexpression.

65.7
Bakterielle Translokation

Die Überwindung des Darmepithels durch lebende Mikroorganismen und Endotoxine wird als *bakterielle Translokation (BT)* bezeichnet. Sie wird vorwiegend bei einer Schädigung der intestinalen Barrierefunktion beobachtet, setzt jedoch ein morphologisches Korrelat nicht vorraus. Der direkteste Beweis der bakteriellen Translokation ist die Anzüchtbarkeit lebender, der Darmflora zugehöriger, Mikroorganismen aus mesenterialen Lymphknoten. Der Passageweg, auf dem das Epithel und die Lamina propria überwunden werden, ist unklar. Neben parazellulärer Passage wurde auch ein transzellulärer Transport oder das Eindringen in den Enterozyten vom Parazellularraum aus, mit anschließender Passage der basolateralen Membran, diskutiert. Beim Eindringen in kleinere Gefäße kann es zur systemischen Ausbreitung und zur Bakteriämie kommen, wenngleich das lymphatische Gewebe der Leber meist die Ausbreitung verhindert. Ein hepatischer Umgehungskreislauf, die Ausschaltung der Makrophagen durch Gadolinium oder eine Suppression der Makrophagenfunktion, die im Rahmen einer Cholestase beobachtet wird, vermindern jedoch die Abwehrfunktion und erlauben die Passage von Mikroorganismen in die systemische Zirkulation. Faktoren, die unter klinischen Bedingungen die BT fördern, sind in Tabelle 65.2 zusammengefaßt.

Mikroorganismen werden in dem vom Magensaft aufrecht erhaltenen sauren Milieu zum größten Teil abgetötet. Deshalb ist der proximale Intestinaltrakt nur gering- und zudem mit avirulenten Keimen

Tabelle 65.2. Klinisch relevante Faktoren, die eine bakterielle Translokation fördern

Entzündliche Darmerkrankung
- Morbus Crohn
- Colitis ulcerosa
- Trauma, Schock
- Gastrointestinale Obstruktion
- Cholestase, Ikterus
- Endotoxinämie
- Zirrhose
- Mangelernährung, Katabolie
- Immunmangel
- Chemotherapie
- Verbrennung
- Strahlentherapie

besiedelt, die keine Infektionszeichen hervorrufen. Typische Keime des oberen Gastrointestinaltraktes sind Candida, Streptococcus faecalis, Pseudomonaden und koagulasenegative Staphylokokken. Gegen diese Keime liegt von Seiten des Darmes eine „Infektionsimmunität" vor. Die Herabsetzung der Magensäureproduktion bei kritisch kranken Patienten mit Ulkusprophylaxe kann eine Überwucherung mit gramnegativen Aerobiern zur Folge haben. Da diese jedoch bei kritisch Kranken auch mit säureresistenten Keimen beobachtet wird, kann der Verlust eines sauren Milieus nicht der einzige ätiologische Faktor sein.

Nahrungskarenz und die hieraus resultierende *Mukosaatrophie* ist ein potenter Promotor der BT. Auch die parenterale Zufuhr von Substraten verhindert den Barriereverlust nur unzureichend. Geringe enterale Substratmengen vermindern jedoch dosisabhängig die Zahl der besiedelten Mesenteriallymphknoten. Im Tierversuch vermindert die postoperative enterale Applikation von 20 % der benötigten täglichen Kalorienmenge die Zahl der besiedelten Mesenteriallymphknoten von 65 % auf < 10 %. Auch die *intestinale Stase* führt zu einem positiven Keimnachweis der mesenterialen Lymphknoten. Unter diesen Bedingungen kann die Verabreichung von Faserstoffen in Form von Pektin, Kaolin, Chitosan oder Zellulose die Zahl der besiedelten Lymphknoten senken.

65.7.1
Bakterielle Translokation – Klinische Relevanz und Verbindung zum MODS

Während im Tierexperiment eine klare Korrelation zwischen BT und Morbidität bzw. Mortalität besteht, ist beim Menschen ein solcher Zusammenhang bisher nicht gesichert. Befunde, die einen solchen Zusammenhang stützen, sind eine erhöhte intestinale Permeabilität bei Endotoxinämie und Trauma. Tatsächlich findet sich eine Bakteriämie mit Darmkeimen regelmäßig beim MODS, und mit hoher Frequenz bei Verbrennungen und beim Polytrauma, wenngleich auch ein direkter Zusammenhang zwischen der Schwere des Traumas, Anzahl oder Art der infektiösen Komplikationen nicht existiert. In einzelnen Untersuchungen fanden sich bei Patienten mit Sepsis mehr als 50 % der Mesenteriallymphknoten bakteriell besiedelt. Bei bis zu 15 % der Patienten kommt es zusätzlich zur bakteriellen Besiedlung der Portalregion der Leber. Der Nachweis von E.-coli-β-Galaktosidase in 100 % der mesenterialen Lymphknoten bei einer Anzüchtungsrate von E. coli von nur 5 % zeigt jedoch in einer Studie, daß die Inzidenz der BT unterschätzt wird. Daher erhebt sich die Frage, ob die Translokation von intestinalen Mikroorganismen die Ursache oder die Folge des MODS ist. Zudem ist die pathophysiologische Rolle translozierter Mikroorganismen nicht sicher geklärt. So könnte die BT eine Rolle bei der Präsentation von Antigenen und beim Priming des Immunsystems spielen. Auch muß erwogen werden, ob nicht auch die Freisetzung von Entzündungsmediatoren aus dem GALT, die als Reaktion auf den Kontakt mit Mikroorganismen erfolgt, zur Entstehung eines MODS beitragen kann.

65.8
Selektive Darmdekontamination

Postmortem-Analysen von Patienten mit MODS und Sepsis ergaben, daß in 30 % der Fälle keine gesicherte Infektionsquelle gefunden werden kann. Der Intestinaltrakt verbleibt hier als einziges Keimreservoir und wurde bereits als „undrainierter Abszeß" des Multiorganversagens bezeichnet. Gleichzeitig besteht eine Koinzidenz zwischen der Rate infektiöser Komplikationen durch gramnegative Aerobier und der Proliferation und Aszension dieser Keime im Intestinaltrakt. Das Konzept der *selektiven Darmdekontamination* (SDD) beinhaltet die Ausschaltung gramnegativer Aerobier aus dem Keimspektrum des Darmes unter Erhaltung der vorwiegend grampositiven anaeroben Flora. Hierbei werden nichtresorbierbare, bakterizide bzw. fungizide Antibiotika intraluminal und im Bereich des Oropharynx verabreicht. Dieses Schema wird meist durch eine systemische Antibiotikagabe ergänzt, wobei bevorzugt Cephalosporine der dritten Generation zum Einsatz kommen. Die systemische Antibiotikagabe soll systemische, infektiöse Komplikationen verhindern, ist jedoch in ihrer Effizienz umstritten. Aus vier Metaanalysen mit zusammen über 9000 Fällen kann als gesichert gelten, daß die SDD die Kolonisation des Oropharynx auf 0 – 5 % der Fälle reduziert, die rektale Kolonisation jedoch nicht unter 20 % senkt. Klinisch spiegelt sich die reduzierte Kolonisation hauptsächlich in einer geringeren Rate an Atemwegsinfektionen wieder. Es wird jedoch auch eine Reduktion von Abdominal-, Wund- und Harnwegsinfekten beobachtet.

Bisher konnte jedoch in keiner Studie nachgewiesen werden, daß die SDD die MODS-Rate im unselektionierten Patientengut reduziert. Jedoch kann die Rate an infektionsbedingter Sterblichkeit gesenkt werden, was als wichtiger Hinweis für zukünftige Studiendesigns und Patientenselektion verstanden werden muß. Daneben wird die SDD von der Sorge um die Entwicklung multiresistenter Keime, sowie der Infektion mit grampositiven Bakterien begleitet. Trotz Hinweisen auf eine kürzere Krankenhausverweilzeit, eine kürzere Intensivzeit und der daraus resultierenden Kostenersparnis kann zum derzeitigen Zeitpunkt die SDD nicht als generelle Behandlungsempfehlung für kritisch Kranke gegeben werden. Besonders infektionsgefärdete Subpopulationen können jedoch von der SDD profitieren.

65.9
Portale Endotoxinämie und Leberfunktion

Bakterien und Endotoxine, die das Epithel überwinden, gelangen über die Pfortader zur Leber. Neben den chronisch und akut entzündlichen Darmerkrankungen kann auch eine portale Hypertension Ursache einer *portalen Endotoxinämie* sein. Die Ursache hierfür ist eine Epithelschädigung durch die portalvenöse Stauung. Patienten mit einer Endotoxinämie leiden oft an Ikterus und Cholestase. Experimentelle Untersuchungen zeigen bei Endotoxinämie einen verminderten Transport von verschiedenen Markersubstraten des hepatozellulären Transports und erklären so den verminderten Gallefluß und den Ikterus. Weitergehende Analysen haben eine transkriptionelle Herabregulierung der geklonten Membrantransportproteine für Gallensäuren und organische Anionen gezeigt. Die Wirkung eingeschwemmter *Endotoxine* wird hierbei in erster Linie über *TNFα* vermittelt, während z. B. IL-6 nur geringe Wirkung über eine Herabsetzung des Membranpotentials durch eine Verminderung der Na^+/K^+-ATPase Aktivität zeigt.

Dagegen nimmt die Aufnahme von Aminosäuren in den Hepatozyten bei einer Endotoxinämie zu. Auch hierbei ist TNFα der Hauptmediator. Hierdurch wird bei einer systemischen Infektion dem erhöhten Bedarf der Leber an Aminosäuren zur Synthese der Akut-Phase-Proteine Rechnung getragen. Da die Resorption von Aminosäuren aus dem Darm, selbst bei luminalem Angebot, beim kritisch Kranken vermindert ist, werden diese Aminosäuren aus Funktions- und Strukturproteinen, wie der quergestreiften Muskulatur, freigesetzt und führen zu einer katabolen Stoffwechselsituation des Gesamtorganismus.

65.10
Therapieansätze

Die beste Therapie ist die Beherschung des entzündlichen Geschehens durch *Herdsanierung*, *exakte Diagnose* und frühzeitig eingeleitete *medikamentöse* oder *chirurgische Therapie*. Hierzu gehört auch eine rationale systemische *Antibiotikatherapie*. Daneben muß eine stabile intestinale Zirkulation zur Vermeidung ischämischer Episoden aufrecht erhalten werden. Der *enteralen Ernährung* ist, wenn möglich, der Vorzug gegenüber der parenteralen Ernährung zu geben. Diese hat sich durch geringere Komplikationsraten, günstigere Kosten, sowie einer verbesserten Immunsituation des Patienten ausgezeichnet. Ein Element hierbei ist die gesteigerte Darmdurchblutung sowie die bessere Motorik bei enteraler Ernährung. Wenn eine verlängerte Nahrungskarenz, etwa nach chirurgischen Eingriffen am oberen Gastrointestinaltrakt, abzusehen ist, sollte bereits beim Primäreingriff eine Jejunalsonde zur Ernährung plaziert werden. Ist die parenterale Substratzufuhr wegen intestinaler Dysfunktion zwingend notwendig, wird in den ersten zwei Wochen eine umsatzorientierte Ernährung, und erst im Anschluß hieran eine *bedarfsorientierte Substratzufuhr* durchgeführt. Hierzu sollten Kohlehydrat- und Fettkalorien im Verhältnis 1:1 appliziert werden. Der Aminosäurenbedarf beträgt dabei 1,2–1,5 g/kg KG. Glutamin fehlt wegen seiner Instabilität in normalen Aminosäurelösungen, kann jedoch als Dipeptid parenteral appliziert werden und kann in einer Tagesdosis von 20 g trophische Effekte auf das GALT und die Barrierefunktion haben.

Der Austausch von Omega-6-Fettsäuren gegen *Omega-3-Fettsäuren* vermindert die Synthese von Prostaglandinen und Leukotrienen, die aus Arachidonsäure, einem Abbauprodukt der mehrfach ungesättigten Omega-6-Fettsäuren, entstehen zugunsten der biologisch weniger aktiven Omega-3-Fettsäuren. Hierdurch können Entzündungsreaktionen im Bereich des Intestinaltraktes moduliert werden.

Für verschiedene *Wachtumsfaktoren*, wie humanes Wachstumshormon, IGF-1 oder EGF, wurden anabole Effekte und eine Erhalt der Gewebsmasse mit Verbesserung der intestinalen Barriere- und Immunfunktion gezeigt.

Ein hypodynames Herz-Kreislauf-Versagen führt durch Konstriktion der präkapillären Sphinkter zur Minderperfusion des Splanchnikusgebietes. Eine differenzierte Katecholamintherapie kann hierbei eine Verbesserung der Zirkulation und der O_2-Versorgung bewirken. Ob eine β_2-Stimulation durch das synthetische Katecholamin Dopexamindihydrochlorid zur Erweiterung der Splanchnikusstrombahn führt, wird diskutiert.

Gallesekretion und Pankreassekretion wirken der Aszension und Translokation intestinaler Bakterien entgegen. Eine Verminderung dieser biliären Sekretion durch Somatostatin, oder eine Gallenwegsobstruktion, führen zu einer Endotoxinämie des Pfortaderbluts. Antazida, H_2-Rezeptorantagonisten und Protonenpumpenhemmer erlauben ebenfalls die bakterielle Besiedlung des oberen Intestinums, und weisen in verschiedenen Studien eine erhöhte Rate systemischer Infektionen auf. Hingegen haben Antioxidanzien, wie der Eisenchelator Deferoxamin, sowie die reduzierenden Vitamine C und E, protektive Wirkung gegenüber der epithelschädigenden Wirkung oxidierender Radikale.

Zusammenfassend kann festgehalten werden, daß der Darm ein bedeutendes Reservoir für Endotoxine und Bakterien darstellt. Beim Gesunden verhindert eine Vielzahl von Abwehrmechanismen das Eindringen und die systemische Ausbreitung. Beim kritisch Kranken hingegen ist diese Abwehr geschwächt. Sepsis, SIRS und MODS können die Folgen, aber auch die Ursachen des Barriereverlustes sein. Therapeutische Maßnahmen können niemals alle Teilaspekte erfassen, sollten jedoch stets die Wiederherstellung der Homöostase anstreben.

Literatur

Aranow JS, Fink MP (1996) Determinants of intestinal barrier failure in critical illness. Br J Anasth 77:71–81

ASPEN Board of directors (1993) Nutrition support for adults with specific diseases and conditions. JPEN 17:12SA–26SA

Austgen TR, Chen MK, Dudrick PS, Copeland EM, Souba WW (1992) Cytokine regulation of intestinal glutamine utilization Am J Surg 163:174–180

Bolder U, Ton-Nu HT, Schteingart CD, Frick E, Hofmann AF (1997) Hepatocyte transport of bile acids and organic anions in endotoxemic rats: impaired uptake and secretion. Gastroenterology 112:214–225

Bone RC, Balk RA, Cerra FB, Dellinger RP, Fein AM, Knaus WA et al. (1992) Definitions for sepsis and organ failure and guidelines for the use of innovative therapies in sepsis. The ACCP/SCCM Consensus Conference Committee. American College of Chest Physicians/Society of Critical Care Medicine. Chest 101:1644–1655

Brathwaite CE, Ross SE, Nagele R, Mure AJ, O'Malley KF, Garcia-Perez FA (1993) Bacterial translocation occurs in humans after traumatic injury: evidence using immunifluorescence. J Trauma 34:586–590

Bulkley GB, Kvietys PR, Parks DA (1985) Relationship of blood flow and oxygen consumption to ischemic injury in the canine small intestine. Gastroenterology 89:852–857

Dyer J, Hosie KB, Shirazi-Beechey SP (1997) Nutrient regulation of human intestinal sugar transporters. Gut 41:56–59

Granger DN (1988) Role of xanthine oxidase and granulocytes in ischenia-reperfusion injury. Am J Physiol 255: H1269–1275

Green RM, Whiting JF, Rosenbuth AB, Beier D, Gollan JL (1994) Interleukin-6 inhibits hepatocyte taurocholate uptake and the sodium-potassium-adenosinetriphosphate activity. Am J Physiol 30:G1094–1100

Hodin RA, Chamberlain SM, Meng S (1995) Pattern of intestinal brush border enzyme gene expression changes with epithelial growth state. Am J Physiol 269:G385–391

Hyslop PA, Hinshaw DP, Halsey WA (1988) Mechanism of oxidant-mediated cell injury: the glycolytic and mitochondrial pathways of ADP phosphorylation are majorintracellular targets inactivated by hydrogen peroxide. J Biol Chem 253:1665–1675

Hutcheson IR, Whittle BJ, Boughton-Smith NK (1990) Role of nitric oxide in maintaining vascular integrity in endotoxin-induced intestinal damage in the rat. Br J Pharmacol 101:815–820

Inoue Y, Espat J, Frohapple DJ, Epstein H, Copeland W, Souba W (1993) Effect of parenteral nutrition on amino acid and glucose transport in the human small intestine. Ann Surg 217:604–614

Kerver AJH, Rommes JH, Mevissen-Verhage EAE, Hulstaert PF, Vos A, Verhoef J, Wittebol P (1992) Prevention of critically ill patients: a prospective randomized study. Crit Care Med 16:1087–1093

Kudsk KA, Croce MA, Fabian TC, Minard G, Tolley EA, Poret HA et al. (1992) Enteral versus parenteral feeding – effects on septic morbidity after blunt and penetrating abdominal trauma. Ann Surg 1992; 215:503–603

Lundgreen O, Haglund U (1978) The pathophysiology of the intestinal countercurrent exchanger. Life Sci 23:1411–1422

Madara J (1989) Loosening the tight junctions: lessons from the intestine. J Clin Invest 83:1089–1094

Mao Y, Kasravi B, Nobaek S, Wang LQ, Adawi D, Roos G et al. (1996) Pectin-supplemented enteral diet reduces the severity of methotrexate induced enterocolitis in rats. Scand J Gastroenterol 31:558–567

Marshall JC, Christou NV, Meakins JL (1993) The gastrointestinal tract – the undrained abscess of multiple organ failure. Ann Surg 218:111–119.

Moseley RH, Wang W, Takeda H, Lown K, Shick L, Ananthanarayanan M et al. (1996) Effect of endotoxin on bile acid transport in rat liver: a potential for sepsis associated cholestasis. Am J Physiol 271:G137–146

Nieuwenhuijzen GAP, Deitch EA, Goris RJA (1996) Infection, the gut and the development of the multiple organ dysfunction syndrome. Eur J Surg 162:259–273

O'Dwyer ST, Michie HR, Ziegler TR, Revhaug A, Smith RJ, Wilmore DW (1988) A single dose of endotoxin increases intestinal permeability in healthy humans. Arch Surg 123: 1459–1464

O'Riordain MG, Fearon KC, Ross JA, Rogers P, Falconer JS, Bartolo DC et al. (1994) Glutamine-supplemented total parenteral nutrition enhances T-lymphocyte response in surgical patients undergoing colorectal resection. Ann Surg 220:212–221

Pacitti AJ, Inoue Y, Souba WW (1993) Tumor necrosis factor stimulates amino acid transport in plasma membrane vesicles from rat liver. J Clin Invest 91:474–483

Park PO, Haglund U, Bulkley GV (1990) The sequence of development of intestinal tissue injury following strangulation ischemia and reperfusion. Surgery 107:574–580

Parks RW, Clements WDB, Smye MG, Pope C, Rowlands BJ, Diamond T (1996) Intestinal barrier dysfunction in clinical and experimental obstructive jaundice and ist reversal by internal biliary drainage. Br J Surg 83:1345–1349

Prod'hom G, Leuenberger P, Koerfer J, Blum A, Chiolero R, Schaller MD et al. (1994) Nosocomial pneumonia in mechanically ventilated patients receiving antacid, ranitidine, or sucralfate as prophylaxis for stress ulcer. A randomized controlled trial. Ann Intern Med 120:653–662

Riehl TE, Stenson WF (1994) Mechanisms of transit of lipid mediators of inflammation and bacterial peptides across intestinal epithelia. Am J Physiol 267:G687–695

Roumen RM, Hendriks T, Wevers RA, Goris JA (1993) Intestinal permeability after severe trauma and hemorrhagic shock is increased without relation to septic complications. Arch Surg 128:453–457

Salzman AL, Menconi MJ, Unno N, Ezzell RM, Casey DM, Gonzalez PK, et al. (1995) Nitric oxide dilates tight junctions and depletes ATP in cultured Caco-2_{BBe} intestinal epithelial monolayers. Am J Physiol 268:G361–373

Sax HC, Illig KA, Ryan CK, Hardy DJ (1996) Low-dose enteral feeding is beneficial during total parenteral nutrition. Am J Surg 17:587–590

Scheppach W, Dusel G, Kuhn T, Loges C, Karch H, Bartram HP et al. (1996) Effect of L-glutamine and n-butyrate on the restitution of rat colonic mucosa after acid induced injury. Gut 38:878–885

Skou JC (1988) The Na,K-pump. Methods Enzymol 156:1–25

Souba WW, Copeand EM (1992) Cytokine Modulation of Na^+-dependent Glutamine transport across the brush border membrane of monolayers of human intestinal Caco-2 Cells. Ann Surg 215:536–545

Stein J, Bolder U (1999) Pathophysiologie intestinaler Funktionen beim kritisch Kranken. Chir Gastroenterol, in press

Stein J, Ries J (1996) Bakterielle Translokation. Fakten und Phantasie. In: Caspary WF, Kist P, Lentze MJ (Hrsg) Ökosystem Darm VII. Springer, Berlin Heidelberg New York Tokyo, S 213–224

Teppermann BL, Brown JF, Korolkiewicz R, Whittle BJ (1994) Nitric oxide synthetase activity, viability and cyclic GMPlevels in rat colonic epithelial cells: effects of endotoxin challange. J Pharmacol Exp Ther 271:1477–1482

Tremel H, Kienle B, Weilermann LS, Stehle P, Fürst P (1994) Glutamine dipeptide -supplemented parenteral nutrition maintains intestinal function in the critically ill. Gastroenterology 107:1595–1601

Unno N, Menconi MJ, Salzman AL, Smith M, Hagen S, Ge Y et al. (1996) Hyperpermeability and ATP depletion induced by chronic hypoxia or glycolytic inhibition in Caco-2_{BBe} monolayers. Am J Physiol 270:G1010–1021

Unno N, Menconi MJ, Smith M, Fink MP (1995) Nitric oxide mediates interferon-γ-induced hyperpermeability in cultured human intestinal epithelial monolayers. Crit Care Med 23:1170–1176

Van Staden AM, van Rensburg CE, Anderson R (1993) Vitamin E protects mononuclear leucocyte DNA against damage mediated by phagocyte-derived oxidants. Mutat Res 288:257–262

Teil VIII
Ernährung

Wirkung von Ballaststoffen, kurzkettigen Fettsäuren und Glutamin auf die Funktion des Dünn- und Dickdarms

W. SCHEPPACH

66.1 Ballaststoffe 707
66.2 Kurzkettige Fettsäuren 708
66.3 Glutamin 709
Literatur 710

Traditionell wird der nutritive Aspekt der enteralen Substratzufuhr in den Vordergrund der Betrachtung gestellt. Diese Sichtweise vernachlässigt, daß Inhaltsstoffe der Nahrung Struktur und Funktion des Intestinaltrakts nachhaltig beeinflussen. Beispielhaft sei der trophische Effekt einer enteralen Ernährung auf die Zottenhöhe des Jejunums genannt; die orale Nahrungskarenz führt binnen weniger Tage zur Epithelatrophie. Unter den luminalen „Schlüsselsubstanzen" scheinen die beim Ballaststoffabbau entstehenden kurzkettigen Fettsäuren für das Kolon und die Aminosäure L-Glutamin für den Dünndarm von besonderer Bedeutung zu sein.

66.1
Ballaststoffe

Seit Beginn des 20. Jahrhunderts hat der Verzehr von *Ballaststoffen* kontinuierlich abgenommen (von etwa 40–60 g/Tag auf heute 12–20 g/Tag). Ursachen hierfür sind effiziente mühlentechnische Verfahren zur Abtrennung der Kleie vom Weißmehl und ein verändertes Lebensmittelangebot (Verdrängung von Vollkornerzeugnissen, Gemüse und Kartoffeln durch ballaststoffarme, zuckerreiche und fettreiche Lebensmittel). Mit dieser Entwicklung werden verschiedene in den hochentwickelten Industriestaaten häufig auftretende Erkrankungen in Zusammenhang gebracht (u. a. Divertikulose, kolorektales Karzinom).

Ballaststoffe bestehen chemisch aus *Nichtstärke-Polysacchariden*; zusätzlich ist *Lignin* (Polymer von Phenylpropan, also ein Nichtpolysaccharid) in die Definition eingeschlossen. Ballaststoffe sind pflanzlicher Herkunft und bestehen aus vielen Substanzen, die sich in ihren physikochemischen Eigenschaften unterscheiden. Nach ihrer Funktion für Pflanzen kann man sie einteilen in Fasern zur Aufrechterhaltung der Pflanzenstruktur, Pflanzengummis und -schleimstoffe, sowie Speicherpolysaccharide. Neben den Ballaststoffen treten andere komplexe Kohlenhydrate in das Kolon über und verhalten sich dort ähnlich den Nichtstärke-Polysacchariden. Während man früher glaubte, daß Stärke im Dünndarm vollständig hydrolysiert wird, weiß man heute, daß durchschnittlich 10% der oral aufgenommenen Stärke malabsorbiert wird („*physiologische Stärkemalabsorption*"). Es gibt Gründe für die Annahme, daß Stärke als fermentierbares Substrat quantitativ wichtiger ist als Ballaststoffe. Da Stärke in bestimmten Konformationen resistent gegen der enzymatischen Abbau im Dünndarm ist, spricht man von „*resistenter Stärke*". Daneben gelangen Fruktooligosaccharide, Proteine und Lipopolysaccharide aus Mukus und abgeschilferten Zellen in das Kolon (Tabelle 66.1).

Tabelle 66.1. Substrate des bakteriellen Fermentationsprozesses im Kolon

Stoffgruppe	Vertreter
Kohlenhydrate und Zucker	Nichtstärke-Polysaccharide (z. B. Zellulose, Pektine, Hemizellulose, Ispaghula, Guar) Resistente Stärke Fruktooligosaccharide Zucker und Zuckeralkohole (z. B. Fruktose, Sorbit, Mannit, Laktose, Laktulose)
Proteine und deren Derivate	Nahrungsproteine Enzyme des Pankreassekrets und anderer Sekrete Harnstoff, Nitrate
Andere Substrate	Lipopolysaccharide aus Mukus Abgeschilferte Epithelien

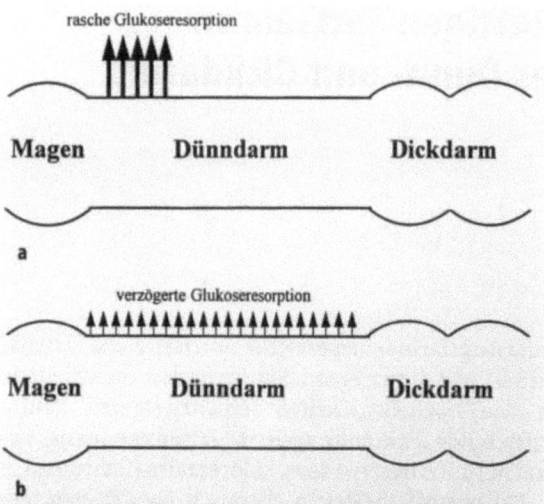

Abb. 66.1. a Verzögerung der enzymatischen Kohlenhydratdigestion und der Glukoseresorption durch Ballaststoffe. Rasche Glukoseresorption aus dem proximalen Dünndarm bei Verzehr raffinierter Kohlenhydrate, **b** Retardierung der intestinalen Glukoseresorption bei Verzehr komplexer Kohlenhydrate

Ein wesentlicher Effekt *visköser Ballaststoffe* (z. B. Guar) am Dünndarm besteht in der Resorptionsverzögerung von Glukose und der daraus resultierenden Abflachung des postprandialen Blutzuckeranstiegs (Abb. 66.1). Als Mechanismus liegt am ehesten eine verminderte Diffusion von Glukose aus dem Chymus zur Darmwand zugrunde, diskutiert wird auch die Zunahme der epithelialen „unstirred water layer". Zur unterstützenden diätetischen Therapie des Diabetes mellitus kann dieses Phänomen klinisch genutzt werden. Jenkins teilt die Kohlenhydratträger nach dem Grad der verzögerten Glukoseresorption in solche mit hohem oder niedrigem „*glykämischen Index*" ein.

Die Wirkungen der Ballaststoffe am Kolon beruhen wesentlich auf der Stimulation der bakteriellen *Fermentation*. So geht die Zunahme der Stuhlmasse unter ballaststoffreicher Kost nur zum Teil auf ihr Wasserbindungsvermögen zurück. Eine vermehrte Stuhlmasse wird auch beim Verzehr von Ballaststoffen aus Mischkost (bakterieller Abbau im Kolon: 70%) und – experimentell – von komplett degradierten Ballaststoffen (z. B. Pektin) oder resistenter Stärke beobachtet. Die Erklärung für dieses Phänomen liegt darin, daß durch Erhöhung der Substratzufuhr bakterielles Wachstum stimuliert wird, was zu einer Zunahme der Bakterienmasse im Stuhl führt (Anteil der Bakterienmasse an der Stuhlmasse: etwa 40%). Die klinische Bedeutung des „*bulking effect*" liegt in der Prävention von chronischer Obstipation und Divertikulose. Haben sich bereits Kolondivertikel ausgebildet, so führt eine ballaststoffreiche Kost nicht zu deren Rückbildung, jedoch zur Linderung von assoziierten abdominellen Beschwerden.

Bei Stimulation des Bakterienwachstums kommt es auch zu einer Inkorporation von Stickstoff in bakterielle Zellwände, was mit einer Abnahme von luminalem *Ammoniak* einhergeht. Eine verminderte Rückdiffusion von Ammoniak ist für Patienten mit hepatischer Enzephalopathie klinisch bedeutsam. Analog zu den komplexen Kohlenhydraten wirkt das synthetische Disaccharid *Laktulose*. Bei niedriger bis mittelhoher Dosierung steht der Substrateffekt auf den bakteriellen Fermentationsprozeß im Vordergrund; erst bei hoher Dosis überwiegt die durch Laktulose ausgelöste osmotische Diarrhö.

66.2 Kurzkettige Fettsäuren

Gelangen Saccharide in den Dickdarm, so werden sie von der residenten bakteriellen Kolonflora fermentiert, d. h. unter anaeroben Bedingungen abgebaut (Abb. 66.2). Die Mehrzahl der saccharolytischen Bakterien benutzt den Embden-Meyerhoff-Stoffwechselweg, wobei als quantitativ wichtigste Abbauprodukte *kurzkettige Fettsäuren* (Azetat, Propionat, n-Butyrat), Laktat, Kohlendioxid und Wasserstoffgas entstehen. Die anaeroben Bakterien (v. a. Bacteroides, Bifidobakterien, Eubakterien) erhalten aus diesem Prozeß *Energie* für ihren Erhaltungs- und Teilungsstoffwechsel. Da sich die über 400 verschiedenen

Tabelle 66.2. Konsequenzen der bakteriellen Fermentation für das Kolonmilieu

Teilaspekt des Fermentationsprozesses	Konsequenz
Zunahme der Stuhlmasse	Prävention der Divertikulose und der chronischen Obstipation
Zunahme der Bakterienmasse, Fixierung von Ammoniak	Prävention und Therapie der hepatischen Enzephalopathie bei Leberzirrhose
Entstehung kurzkettiger Fettsäuren	Stimulation der Natrium-, Wasserresorption Prävention einer Epithelatrophie Stabilisierung der Schrankenfunktion (?) Therapie bei Diversionskolitis und Colitis ulcerosa (?) Prävention der kolorektalen Tumorentstehung (?)

Abb. 66.2. Schema des bakteriellen Fermentationsprozesses im Kolon: Übertritt von Substraten aus dem Ileum, hohe bakterielle Fermentationsaktivität im proximalen Kolon mit Produktion kurzkettiger Fettsäuren, verminderte Fermentationsaktivität im distalen Kolon bei Substratmangel

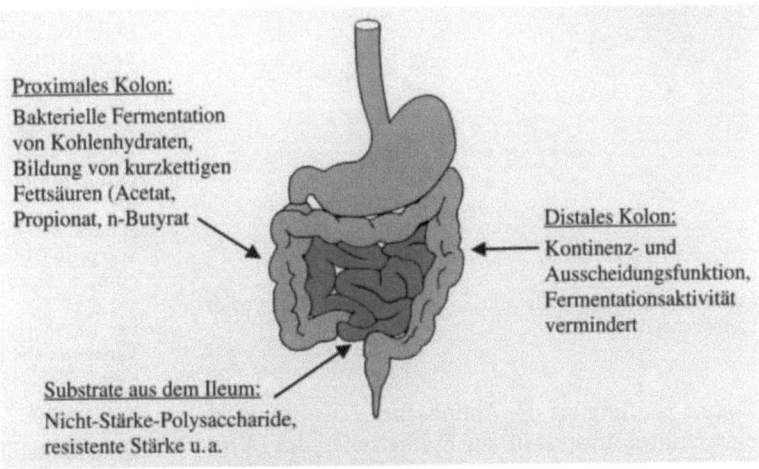

Arten mit ihren spezialisierten Stoffwechselleistungen gegenseitig aushelfen („cross-feeding"), können verschiedenartige Kohlenhydrate von der Mischpopulation fermentiert werden. Die entstehenden kurzkettigen Fettsäuren werden zu über 95 % von der Kolonschleimhaut resorbiert, wobei eine Koppelung zur Natrium- und Wasserresorption nachgewiesen wurde. Der Fermentationsprozeß hat also einen antidiarrhoischen Effekt; seine Hemmung im Rahmen einer Antibiotikatherapie erklärt die Entstehung der antibiotikaassoziierten Diarrhö (Kap. 47).

Am Kolon beeinflußt die Verfügbarkeit der luminalen Energieträger in hohem Maße die DNA-Synthese in den Krypten. Unter oraler Nahrungskarenz kommt es nach wenigen Tagen zur *Schleimhautatrophie* mit verminderter Zellteilungsrate und Abflachung der Mukosa. Umgekehrt wird bei aktiver Fermentation von Kohlenhydraten durch die Kolonbakterien die *Proliferationsrate stimuliert*. Mediatoren dieses Prozesses sind die kurzkettigen Fettsäuren, die in vitro und in vivo die DNA-Synthese in den Kolonkrypten steigern. Die klinische Bedeutung dieses Befundes könnte darin liegen, daß bei frühenteraler Ernährung von Intensivpatienten mit ballaststoffhaltigen Formuladiäten die Mukosaatrophie vermeidbar wäre, die wahrscheinlich mit einer gestörten Barrierenfunktion einhergeht.

Nach der Hypothese von Roediger führt ein Ausfall der luminalen Nutrition nicht nur zu funktionellen, sondern auch zu morphologischen Veränderungen (Atrophie, Kolitis). Bei Ausschaltung des Rektums aus der Darmpassage (Operation nach Hartmann) kommt es regelhaft zur *Diversionskolitis*, die bei Reanastomosierung prompt verschwindet. Die Behandlung mit kurzkettigen Fettsäuren (Rektalklysmen) führte in einer klinischen Studie zur Regression der Entzündung. Bei der Colitis ulcerosa wird eine verminderte Oxidation von n-Butyrat durch die Kolonozyten („Mukosablock") diskutiert. Auch hier wurden Einläufe mit einer Mischung kurzkettiger Fettsäuren oder Natriumbutyrat durchgeführt; während Pilotstudien teilweise erfolgreich verliefen, stehen große konfirmatorische Untersuchungen noch aus.

Epidemiologische Untersuchungen sprechen ganz überwiegend dafür, daß komplexe Kohlenhydrate hinsichtlich der Karzinogenese protektiv wirken. Hierbei ist die Fettsäure *n-Butyrat* wahrscheinlich ein wichtiger Mediator. In-vitro-Studien an Kolonmukosazellen, die sich in unterschiedlichen Stadien der Adenom-Karzinom-Sequenz befinden, zeigen multiple protektive Effekte von n-Butyrat:

- Butyrat hemmt die mit einer Expansion der Proliferationszone einhergehende Hyperproliferation der normalen Schleimhaut (präneoplastischer Biomarker).
- Butyrat induziert Apoptosen („programmierter Zelltod") bei Adenom- und Karzinomzellen und trägt somit zur Homöostase von Proliferation und Zelluntergang bei.
- Butyrat hemmt die Expression bestimmter Onkogene (mit der Tumorentstehung assoziierter Gene).
- Butyrat hemmt die Zellteilung und fördert die Differenzierung von zahlreichen Kolonkarzinom-Zellinien.

Diese Befunde stehen nicht im Widerspruch zur Vogelstein-Hypothese, die den genetischen Aspekt der kolorektalen Karzinogenese betont. Wahrscheinlich verläuft die Adenom-Karzinom-Sequenz nach den Gesetzen der Molekulargenetik und wird durch Ernährungsfaktoren beschleunigt oder gehemmt.

66.3 Glutamin

Während die Fettsäure n-Butyrat ein wichtiger Energieträger für die Mukosa insbesondere des distalen

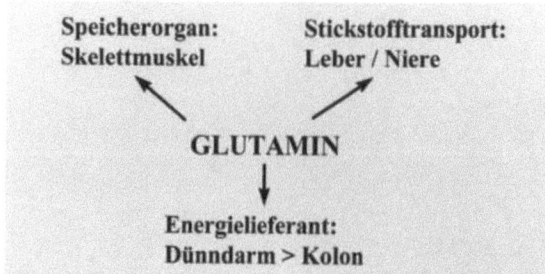

Abb. 66.3. Zentrale Rolle von L-Glutamin im Intermediärstoffwechsel

Kolons ist, fungiert die Aminosäure *L-Glutamin* als bevorzugtes Substrat für die Epithelzellen des Dünndarms und des proximalen Kolons. Die Bereitstellung von Glutamin erfolgt durch Freisetzung aus dem „Speicherorgan" Skelettmuskel, wo die Konzentration dieser Aminosäure um den Faktor 30 höher ist als im Blutplasma. Glutamin nimmt im Intermediärstoffwechsel eine Sonderstellung ein, indem es als Transportmolekül der Umverteilung von Stickstoff zwischen Leber, Niere und Darm dient (Abb. 66.3). Während Glutamin unter physiologischen Bedingungen eine nichtessentielle Aminosäure ist, wird sie bei schweren Erkrankungen und Malnutrition als bedingt essentiell angesehen. Nach chirurgischen Eingriffen, Trauma oder Sepsis entleert sich der muskuläre *Glutaminpool* rasch, was am Dünndarm aufgrund von Substratmangel zur *Epithelatrophie* beiträgt. Diese ist in verschiedenen Tiermodellen (strahlen- bzw. zytostatikainduzierte Enterokolitis) mit einer Kompromittierung der Schrankenfunktion und Bahnung der bakteriellen Translokation assoziiert. Aufgrund der physikalischen Instabilität von freiem Glutamin während Hitzesterilisation und prolongierter Lagerung sind alle kommerziell erhältlichen Aminosäurelösungen glutaminfrei. Durch parenterale Zufuhr von *stabilen Dipeptiden*, wie L-Alanyl-L-Glutamin oder L-Glycyl-L-Glutamin, kann ein *Glutaminmangel* partiell ausgeglichen werden. In einigen klinischen Studien wurde gezeigt, daß schwerkranke Patienten nach *Glutaminsubstitution* eine geringere Häufigkeit septischer Komplikationen und eine weniger negative Stickstoffbilanz aufwiesen. Jedoch bedarf es noch großangelegter konfirmatorischer Untersuchungen, bevor Indikationen für eine Glutaminsubstitution bei Intensivpatienten benannt werden können.

Literatur

Aghdassi E, Plapler H, Kurian R, Raina N, Royall D, Jeejeebhoy KN et al. (1994) Colonic fermentation and nutritional recovery in rats with massive small bowel resection. Gastroenterology 107:637–642

Bartram HP, Scheppach W, Heid C, Fabian C, Kasper H (1991) Effect of starch malabsorption on fecal bile acids and neutral sterols in humans: Possible implications for colonic carcinogenesis. Cancer Res 51:4238–4242

Bartram HP, Scheppach W, Schmid H, Hofmann A, Dusel G, Richter F et al. (1993) Proliferation of human colonic mucosa as an intermediate biomarker of carcinogenesis: effects of butyrate, deoxycholate, calcium, ammonia, and pH. Cancer Res 53:3283–3288

Blackburn NA, Redfern JS, Jarjis H, Holgate AM, Hanning I, Scarpello JHB et al. (1984) The mechanism of action of guar gum in improving glucose tolerance in man. Clin Sci 66:329–336

Breuer RI, Soergel KH, Lashner BA, Christ ML, Hanauer SB, Vanagunas A et al. (1997) Short chain fatty acid rectal irrigation for left-sided ulcerative colitis: a randomised, placebo controlled trial. Gut 40:485–491

Cummings JH, Englyst HN (1991) Measurement of starch fermentation in the human large intestine. Can J Physiol Pharmacol 69:121–129

Deng G, Liu G, Hu L, Gum JR, Kim YS (1992) Transcriptional regulation of the human placental-like alkaline phosphatase gene and mechanisms involved in its induction by sodium butyrate. Cancer Res 52:3378–3383

Frankel WL, Zhang W, Singh A, Klurfeld DM, Don S, Sakata T et al. (1994) Mediation of the trophic effects of short-chain fatty acids on the rat jejunum and colon. Gastroenterology 106:375–380

Gamet L, Daviaud D, Denis-Pouxviel C, Remesy C, Murat J-C (1992) Effects of short-chain fatty acids on growth and differentiation of the human colon cancer cell line HT29. Int J Cancer 52:286–289

Hague A, Manning AM, Hanlon KA, Hutschtscha LI, Hart D, Paraskeva C (1993) Sodium butyrate induces apoptosis in human colonic tumour cell lines in a p53-independent pathway: implications for the possible role of dietary fibre in the prevention of large-bowel cancer. Int J Cancer 55:498–505

Harig JM, Soergel KH, Komorowski RA, Wood CM (1989) Treatment of diversion colitis with short-chain-fatty acid irrigation. N Engl J Med 320:23–28

Howe GR, Benito E, Castelleto R, Cornée J, Estève J, Gallagher RP et al. (1992) Dietary intake of fiber and decreased risk of cancers of the colon and rectum: evidence from the combined analysis of 13 case-control studies. J Natl Cancer Inst 84:1887–1896

Jenkins DJA, Wolever TMS, Taylor RH, Barker H, Fielden H, Baldwin JM et al. (1981) Glycemic index of foods: a physiological basis for carbohydrate exchange. Am J Clin Nutr 34:362–366

Kruh J, Tichonicky L, Defer N (1994) Effect of butyrate on gene expression. In: Binder HJ, Cummings JH, Soergel KH (Hrsg) Short Chain Fatty Acids. Dordrecht, Kluwer Academic Publishers, pp 135–147

Macfarlane GT, Cummings JH (1991) The colonic flora, fermentation, and large bowel digestive function. In: The Large Intestine: Physiology, Pathophysiology, and Disease. Phillips SF, Pemberton JH, Shorter RG (Hrsg) New York, Raven Press, pp 51–91

McIntyre A, Gibson PR, Young GP (1993) Butyrate production from dietary fibre and protection against large bowel cancer in a rat model. Gut 34:386–391

Potter JD (1992) Reconciling the epidemiology, physiology, and molecular biology of colon cancer. J Am Med Assoc 268:1573–1577

Roediger WEW (1980) Role of anaerobic bacteria in the metabolic welfare of the colonic mucosa in man. Gut 21:793–798

Roediger WEW (1990) The starved colon – diminished mucosal nutrition, diminished absorption, and colitis. Dis Colon Rect 33:858–862

Saini K, Steele G, Thomas P (1990) Induction of carcinoembryonic antigen-gene expression in human colorectal carcinoma by sodium butyrate. Biochem J 272:541–544

Scheppach W, Fabian C, Ahrens F, Spengler M, Kasper H (1988) Effect of starch malabsorption on colonic function and metabolism in humans. Gastroenterology 95:1549–1555

Scheppach W, Bartram P, Richter A, Richter F, Liepold H, Dusel G et al. (1992) Effect of short-chain fatty acids on the human colonic mucosa in vitro. J Parenter Enteral Nutr 16:43–48

Scheppach W, Sommer H, Kirchner T, Paganelli G-M, Bartram P, Christl S et al. (1992) Effect of butyrate enemas on the colonic mucosa in distal ulcerative colitis. Gastroenterology 103:51–56

Scheppach W, Loges C, Bartram P, Christl SU, Richter F, Dusel G et al. (1994) Effect of free glutamine and alanyl-glutamine dipeptide on mucosal proliferation of the human ileum and colon. Gastroenterology 107:429–434

Scheppach W, Bartram HP, Richter F (1995) Role of short-chain fatty acids in the prevention of colorectal cancer. Eur J Cancer 31A:1077–1080

Scheppach W, and the German-Austrian SCFA study group (1996) Treatment of distal ulcerative colitis with short-chain fatty acid enemas: A placebo-controlled trial. Dig Dis Sci 41:2254–2259

Tremel H, Kienle B, Weilemann LS, Stehle P, Fürst P (1994) Glutamine dipeptide-supplemented parenteral nutrition maintains intestinal function in the critically ill. Gastroenterology 107:1595–1601

Van der Hulst RRWJ, van Kreel BK, von Meyenfeldt MF, Brummer RJM, Arends JW, Deutz NEP et al. (1993) Glutamine and the preservation of gut integrity. Lancet 341:1363–1366

Vogelstein B, Fearon ER, Hamilton SR, Kern SE, Preisinger AC, Leppert M, et al. (1988) Genetic alterations during colorectal tumor development. N Engl J Med 319:525–532

Weber FL (1979) The effect of lactulose on urea metabolism and nitrogen excretion in cirrhotic patients. Gastroenterology 77:518–523

Ernährungsstörungen bei Krankheiten des Dünn- und Dickdarms

G. Teuber, A. Friedel, A. Jordan

67.1 Erfassung des Ernährungsstatus 713
67.1.1 Biochemische Methoden 713
67.1.2 Körperzusammensetzung 716
67.2 Makronährstoffe 717
67.2.1 Protein-Energie-Malnutrition 717
67.2.2 Kohlenhydrate 718
67.2.3 Fette 718
67.3 Mikronährstoffe 719
67.3.1 Elektrolyte 719
67.3.2 Spurenelemente 720
67.3.3 Vitamine 722

Literatur 727

Extraintestinale Komplikationen, hervorgerufen durch Nährstoffmangelzustände, sind häufige Begleitphänomene von Krankheiten des Dünn- und Dickdarms. Die Ursachen für Nährstoffmangelzustände sind dabei vielschichtig. Neben einer *unzureichenden Digestion bzw. Resorption von Makro- und Mikronährstoffen* spielen eine *verminderte Nahrungsaufnahme*, ein *gesteigerter enteraler Verlust* von Nährstoffen sowie ein *erhöhter Bedarf* eine wichtige Rolle. Nicht selten führen *Wechselwirkungen zwischen Medikamenten und Nährstoffen* zu Mangelzuständen.

Der Begriff Maldigestion bezeichnet die gestörte luminale Hydrolyse von Nahrungsbestandteilen. Ursächlich kann ein Mangel an intraluminalen Enzymen (z. B. bei Pankreasinsuffizienz) oder ein Mangel an digestiven Dünndarmmukosaenzymen (z. B. bei Laktasemangel) vorliegen. *Malabsorption* ist als eine Störung der Membrantransportvorgänge durch den Enterozyten und/oder eine Störung des Abtransports im Enterozyten definiert. In Abhängigkeit von Ausmaß und Dauer der Grunderkrankung kann das Spektrum der beobachteten Ernährungsstörungen isolierte Mangelzustände (z. B. bei partieller Malabsorption im Rahmen angeborener Enzymdefekte) bis hin zur Mangelernährung bei globaler Malassimilation umfassen (Kap. 10).

Eine *verminderte Nahrungsaufnahme* ist bedingt durch Appetitlosigkeit und Schmerzen bei der Nahrungsaufnahme (z. B. bei intestinalen Stenosen, Entzündung), oftmals aber auch durch falsch verstandene Diätvorstellungen. Beschleunigte Passagezeiten, Steatorrhö und Fistelkurzschlüsse haben erhöhte Verluste von Nährstoffen zur Folge. Weiterhin besteht bei Entzündungen, bakteriellen Infektionen und gesteigertem intestinalem Zellumsatz ein erhöhter Bedarf an Nahrungsbestandteilen.

Klinische Anzeichen von Nährstoffmangelzuständen sind zunächst häufig unspezifischer Art (Tabelle 67.1). Mit fortschreitender Dauer des Mangels treten dann meist für jeden Makro- bzw. Mikronährstoff charakteristische Mangelsymptome auf. Für den Patienten stellen die Mangelerscheinungen eine zusätzliche Belastung dar. Neben einer Verminderung der Lebensqualität haben sie einen nicht unwesentlichen Einfluß auf den Verlauf der Grunderkrankung.

67.1 Erfassung des Ernährungsstatus

Zur Bestimmung des Ernährungszustandes stehen verschiedene anamnestische, biochemische und physikalische Methoden (Tabelle 67.2) zur Verfügung. Bisher gibt es keine Methode, die den Ernährungsstatus eines Patienten alleine zufriedenstellend beschreiben kann. Daher werden üblicherweise mehrere Verfahren gleichzeitig eingesetzt. Im Rahmen klinischer Studien sind eine Vielzahl von Ernährungsindikatoren gebräuchlich, deren Erhebung und Interpretation in der klinischen Routine jedoch z. T. mit erheblichen Problemen verbunden ist. Für die klinische Routine müssen Ernährungsparameter bestimmten Ansprüchen genügen. Die Parameter sollten kostengünstig, leicht zu erheben sowie nichtinvasiv sein und verläßliche, reproduzierbare Resultate liefern.

67.1.1 Biochemische Methoden

Plasmaproteine

Veränderungen der Konzentrationen verschiedener Plasmaproteine werden häufig zur Beurteilung des Ernährungsstatus herangezogen. Vorrangig werden

Tabelle 67.1. Symptome von Nährstoffmangelzuständen

Lokalisation	Symptome	Möglicher Nährstoffmangel
Allgemein	Schwäche, Gewichtsverlust, Muskelschwund	Protein und Energie
Haut	Pallor	Eisen; Folsäure, Vitamin B_{12}
	Follikuläre Hyperkeratose	Vitamine A und C
	Perifollikuläre Petechien	Vitamin C
	Dermatitis	Protein; Energie; Zink; Vitamine A, B_2, Niacin; essentielle Fettsäuren
	Hämatome, Purpura	Vitamine C und K
Haare	Haarausfall	Protein; Zink; Pantothensäure
	Ringelhaare	Vitamine C und A
Augen	Nachtblindheit, Keratomalazie, Photophobie	Vitamin A
	Konjunktivitis	Vitamine A und B_2
Mund	Glossitis	Vitamine B_2, B_{12}, Niacin, Folsäure; Protein
	Zahnfleischbluten, Ulzera	Vitamine A, C, K, Folsäure
	Gestörtes Geschmacksempfinden	Zink; Vitamin A
	Brennender Mund/Zunge	Niacin, Folsäure, Vitamine B_{12}, C; Eisen
	Mundwinkelrhagaden	Vitamine B_2, B_6, Niacin; Eisen
Nervensystem	Tetanie	Kalzium, Magnesium
	Parästhesien	Vitamine B_1 und B_6
	Reflexverluste, Sensibilitätsstörungen	Vitamin B_{12} und E
	Demenz, Desorientierung	Niacin, Vitamin B_{12}
	Ophthalmoplegie	Vitamine B_1 und E

Albumin, Transferrin, Präalbumin und *retinolbindendes Protein* verwendet, zum einen wegen der weit verbreiteten Verfügbarkeit der beiden erstgenannten Parameter als Bestandteil der Routinediagnostik, zum anderen wegen der Korrelation zu kurzfristigen Veränderungen des Ernährungszustandes. Es hat sich jedoch gezeigt, daß die Plasmaspiegel dieser Kenngrößen von verschiedenen ernährungsunabhängigen Faktoren beeinflußt werden. Da die Leber der Syntheseort für die meisten Plasmaproteine ist, können niedrige Konzentrationen von Albumin, Transferrin und retinolbindendem Protein eine gestörte Leberfunktion reflektieren. Zusätzlich modifizieren akute, insbesondere entzündliche Erkrankungen die Konzentrationen der verschiedenen Plasmaproteine unabhängig von der hepatischen Synthese. Die Konzentration der kurzlebigen Plasmaproteine ist eine Resultante aus hepatischer Synthese, Hydratationszustand, peripherem Katabolismus und abnormen extravaskulären Verlusten. Bei Patienten

Tabelle 67.2. Diagnostische Parameter zur Erhebung des Ernährungszustandes

Parameter	Probleme
Plasmaproteine	
Albumin	Routine, Beeinflussung durch ernährungsunabhängige Effekte
Präalbumin	Apparativ aufwendig, Beeinflussung durch ernährungsunabhängige Effekte
Transferrin	Beeinflussung durch ernährungsunabhängige Effekte
Retinolbindendes Protein	Beeinflussung durch ernährungsunabhängige Effekte
Bilanzen	
Stickstoffbilanz	Großer apparativer und personeller Aufwand, Sammelfehler
Kreatinin	Sammelfehler
3-Methylhistidin	Beeinflussung durch ernährungsunabhängige Effekte, großer apparativer und personeller Aufwand, Sammelfehler
Anthropometrie	
Größe/Gewicht	Routine
Trizepshautfaltendicke	Erfahrung/Reproduzierbarkeit
Oberarmmuskelumfang	Erfahrung/Reproduzierbarkeit
BIA	Probleme bei veränderten Flüssigkeitsräumen (z. B. Aszites), Berechnungsformeln
DEXA	Apparativ aufwendig, Strahlenbelastung

BIA = Bioelektrische Impedanzanalyse; *DEXA* = „dual energy x-ray absorptiometry".

überwiegen häufig krankheits- gegenüber ernährungsabhängigen Faktoren in der Regulation der hepatischen Proteinsynthese. Der ernährungsmedizinische Wert dieser Kenngrößen ist somit stark eingeschränkt.

■ **Albumin.** Eine Protein-Energie-Mangelernährung führt zu einer Abnahme der Albuminsyntheserate, da eine adäquate Nährstoffbereitstellung obligat ist für eine regelrechte polysomale Aggregation und die Erhaltung der zellulären RNA-Spiegel als Voraussetzung für den normalen Ablauf der Proteinsynthese. Nach einer Fastenperiode von 24 h kann eine deutliche Abnahme der Albuminsyntheserate verzeichnet werden. Jedoch hat eine kurzfristige Abnahme der Albuminsynthese wenig Einfluß auf die Serumalbuminkonzentration, da Albumin mit 18–20 Tagen eine relativ lange Halbwertszeit hat. Tatsächlich kann es während kurzfristiger Fastenperioden aufgrund der Reduktion der intravaskulären Flüssigkeit zu einer Erhöhung der Serumalbuminkonzentration kommen. Albumin ist somit zwar ein Indikator für *chronische Mangelernährung*, aber zur Überwachung kurzfristiger Substratveränderungen ungeeignet. Die Serumalbuminkonzentration unterliegt zahlreichen Einflüssen (Albuminsynthese- und abbau, Albuminverluste, Austausch zwischen extra- und intravaskulären Albuminkompartimenten, etc.).

■ **Präalbumin.** Präalbumin reagiert aufgrund seiner kurzen Halbwertszeit (48 h) schneller auf Änderungen der Nährstoffverfügbarkeit als Albumin. Es wird als die sensitivste Kenngröße unter den kurzlebigen Plasmaproteinen angesehen. Die Untersuchung ist dennoch nur zusammen mit anderen Serumeiweißen sinnvoll. Eine erniedrigte Präalbuminkonzentration gilt insbesondere in Verbindung mit niedrigen *Transferrinspiegeln* als Hinweis auf eine Eiweißmangelernährung. Die Konzentrationen von Präalbumin sind verändert nach Leberzellschädigung und während einer Akutphasereaktion. Erhöhte Werte finden sich bei Steroidtherapie, Einnahme oraler Kontrazeptiva und chronisch persistierender Hepatitis.

■ **Transferrin.** Transferrin hat eine Halbwertszeit von 8 Tagen. Die Bestimmung des Transferrins erfaßt mögliche Störungen des Eisentransports (s. unten) und des Ernährungszustands. Verminderte Transferrinspiegel findet man bei chronischen Infektionen, akuten katabolen Situationen, Nieren- und Lebererkrankungen sowie bei erhöhten Eisenkonzentrationen im Blut. Demgegenüber sind erhöhte Konzentrationen zu messen bei Schwangerschaft, Hepatitis, chronischem Blutverlust und Eisenmangelanämie.

Stickstoffbilanz

Die Stickstoffbilanz ist ein Indikator für eine adäquate Proteinzufuhr. Sie wird aus der Differenz zwischen Stickstoffaufnahme und den Verlusten über Urin, Stuhl und Schweiß berechnet. Zusätzlich wird ein Zuschlag für unbekannte Verluste angenommen (z. B. über die Haut). Für die Berechnung von Nährstoffbilanzen gesunder Personen können obligatorische Verlustzahlen angewendet werden. Der obligatorische Stickstoffverlust über die Niere liegt bei Gesunden mit weitgehend ausgeglichener kalorischer Versorgung bei 2 mg Stickstoff/kcal Ruheenergieverbrauch. Bei einer unzureichenden energetischen Versorgung ist von höheren Werten auszugehen. Bei zahlreichen pathologischen Zuständen ist die Anwendung obligatorischer Verlustzahlen nicht möglich, da vielfach ein unkalkulierbar erhöhter Proteinabbau infolge von katabolen Umstellungen des Intermediärstoffwechsels auftritt. Beim kritisch Kranken müssen demnach Substratverluste quantitativ erfaßt werden, um den Ernährungsstatus korrekt einschätzen zu können. Voraussetzung ist die Messung der Stickstoffausscheidung im Urin, im Stuhl und möglicher Verluste über Fisteln, Stomata, etc. Erschwerend für die klinische Routine kommt hinzu, daß die Proteinzufuhr quantifiziert werden muß (Erfassung der Stickstoffzufuhr nach dem Ernährungsprotokoll, quantitative Bestimmung des Nahrungsstickstoffs nach Kjeldahl-Aufschluß). Die Interpretation der Stickstoffbilanz ist problematisch bei fehlernährten Patienten und bei einer stark von dem Bedarf abweichenden Eiweißzufuhr. Grenzen und Fehler von Bilanzstudien ergeben sich aus den Kosten, dem Personalbedarf, Sammelfehlern und Ungenauigkeiten bei der Bestimmung der Stickstoffzufuhr.

Kreatinin

Kreatinin ist ein Endprodukt des Stickstoffstoffwechsels. Kreatinin entsteht im Muskel durch die nichtenzymatische Dehydrierung aus Kreatinphosphat und wird beim Gesunden ausschließlich über die Niere ausgeschieden. Kreatin liegt im Körper zu etwa 98 % im Muskel als Kreatinphosphat vor. Somit ist unter standardisierten Bedingungen die Ausscheidung von Kreatinin im Urin der *Muskelmasse* proportional. Die Ausscheidung von Kreatinin ist abhängig von der Nieren- und Leberfunktion und von der Diät. Deshalb sollte die Untersuchung unter einer definierten Kost (Mischkost) und unter Berücksichtigung der Leber- und Nierenfunktion durchgeführt werden. Der Kreatiningehalt im Urin weist eine hohe intraindividuelle Variabilität (ca. 25 %) auf. Deshalb wird eine mindestens dreimalige Messung der 24-h-Kreatininausscheidung empfohlen. Die Normalwerte der

Kreatininkonzentration im Urin werden mit einem relativ großen Bereich angegeben (Männer: 8,8–17,6; Frauen: 7,0–15,8 mmol/Tag).

Zur Beurteilung der gemessenen Kreatininkonzentration wird die Urinkreatininausscheidung in Relation zur Körpergröße gesetzt. Abweichungen von < 80 % der Referenzwerte sind pathologisch. Bei Werten < 50 % liegt ein ausgeprägter Verlust an Muskelmasse vor. Der früher gebräuchliche „Kreatinin-Höhen-Index", der zusätzlich das ideale Körpergewicht miteinbezieht, findet heute keine Anwendung mehr.

3-Methyl-Histidin

Während die Urinkreatininausscheidung eine Schätzung der Muskelmasse erlaubt, ist die 3-Methylhistidinausscheidung ein Maß für den *Muskelkatabolismus*. 3-Methylhistidin wird im Skelettmuskel und Darm durch posttranslationale Methylierung des im Aktin und Myosin enthaltenen Histidin gebildet. Beim Abbau myofibrillärer Proteine wird die Aminosäure unverändert und quantitativ in den Urin abgegeben. Da aus keiner weiteren Quelle 3-Methylhistidin freigesetzt wird, dient die 3-Methylhistidinausscheidung nicht nur der Charakterisierung anaboler und kataboler Zustände, sondern kann auch zur Beschreibung der Körperzusammensetzung herangezogen werden. Die Ausscheidung von 3-Methylhistidin wird von verschiedenen Faktoren wie der alimentären Proteinzufuhr, Alter, Geschlecht und Streß beeinflußt. Bei Erkrankungen, die mit einer negativen Stickstoffbilanz als Ausdruck gesteigerter Muskelproteinabbaurate einhergehen (fieberhafte Erkrankungen, Polytrauma, Sepsis, Verbrennungen), ist die 3-Methylhistidinausscheidung erhöht.

67.1.2
Körperzusammensetzung

Eine differenzierte Erfassung des Ernährungszustands ist durch die *Messung der Körperzusammensetzung* möglich. Die Erfassung einzelner Kenngrößen der Körperzusammensetzung ist heute mit verschiedenen Methoden möglich und dient der frühzeitigen Diagnostik einer möglichen *Fehlernährung*. Da es keine direkte Methode gibt, um die Körperzusammensetzung im lebenden Organismus zu bestimmen, sind indirekte Methoden entwickelt worden, mit denen Teilkompartimente des Körpers gemessen werden, die dann zur Berechnung der Körperzusammensetzung dienen. Die derzeit zur Verfügung stehenden Methoden zur Bestimmung der Körperzusammensetzung basieren auf verschiedenen Annahmen einer Normalverteilung von Wasser und Elektrolyten im Körper, die zwar ernährungsphysiologisch begründet, aber für pathophysiologische Zustände nicht sicher validiert sind.

Es gibt verschiedene Modelle der Körperzusammensetzung. Das *2-Kompartiment-Modell* unterscheidet die Teilkompartimente Körperfett und Magermasse bzw. fettfreie Masse (FFM). Klassische Beispiele sind anthropometrische Meßmethoden, hydrostatisches Wiegen (Densitometrie) und die Bestimmung des Gesamtkörperwassers. Das *3-Kompartiment-Modell* unterteilt zusätzlich die Magermasse in Extrazellulärmasse (ECM) und die Körperzellmasse (BCM). Die *Körperzellmasse* ist die Summe der kaliumreichen, sauerstoffverbrauchenden Zellen des Körpers. Sie ist eine entscheidende Determinante des Energieverbrauchs, des Stoffwechsels energiereicher Substrate und des Eiweißumsatzes. Aufgrund ihrer zentralen Bedeutung hat die Körperzellmasse bei Schwerkranken eine eigenständige prognostische Bedeutung und sollte obligater Bestandteil von Stoffwechseluntersuchungen sein. Methoden zur Bestimmung der Körperzellmasse sind die bioelektrische Impedanzanalyse (BIA), Isotopendilutionsmethode, Messung des Gesamtkörperkaliums, die In-vivo-Neutronenaktivierung (IVNAA) und die multiple Isotopendilution.

Multikompartmentanalysen erlauben die Erfassung zusätzlicher Körperkompartimente. Eine zunehmend häufiger verbreitete Methode, die neben der Fettmasse und der fettfreien Masse die Bestimmung der Knochenmasse ermöglicht, ist die DEXA („dual-energy x-ray absorptiometry"). Mit Hilfe der IVNAA-Technik lassen sich Messungen des Gesamtkörperkalziums, -kaliums, -chlorids, -stickstoffs und -kohlenstoffs durchführen. Die multiple Isotopenverdünnungsmethode mißt den Verteilungsraum von Natrium und Kalium oder auch Wasserstoff mit Hilfe von radioaktivem Natrium und Kalium.

In der Beurteilung pathophysiologischer Zustände ist das 2-Kompartiment-Modell nicht ausreichend, da es z.B. klinisch relevante Verschiebungen zwischen der Körperzellmasse und der Extrazellulärmasse bei gleichzeitig konstanter Magermasse nicht erfaßt. Multikompartmentanalysen wie z.B. die Neutronenaktivierung ermöglichen zwar die Bestimmung zusätzlicher Kompartimente, sind aber aufgrund der aufwendigen Methoden und hohen Kosten nur in wenigen und spezialisierten Zentren verfügbar und finden überwiegend im Rahmen wissenschaftlicher Untersuchungen Anwendung.

Ein wichtiger Faktor für die Anwendbarkeit einer Methode ist neben den zu bestimmenden Zielgrößen die Praktikabilität im klinischen Alltag. Weite Verbreitung in der ernährungsmedizinischen Routine klinischer und epidemiologischer Untersuchungen finden heute die Anthropometrie, die bioelektrische Impedanzanalyse und zunehmend häufiger die DEXA ("dual-energy x-ray absorptiometry"). Auf diese Methoden soll im folgenden genauer eingegangen werden.

Anthropometrie

Anthropometrische Messungen umfasssen Größe, Gewicht, „body mass index" (BMI), Hautfaltenmessungen (Trizeps) und Messungen des Oberarmumfangs. Das *Körpergewicht* ist eine wichtige Kenngröße in der Verlaufsbeobachtung des Patienten, spiegelt jedoch nicht die Veränderung der Körperkompartimente während der Erkrankung wieder. Insbesondere bei Patienten mit Störungen der Flüssigkeitsbilanz ist das Körpergewicht kein valider Parameter zur Bestimmung des Ernährungsstatus. Mittels *Hautfaltendickenmessung* ist die Bestimmung des subkutanen Fettgewebes an einer oder mehreren Stellen möglich. Sie dient der Ermittlung des Fettgewebsanteils am Körpergewicht. Zur Bewertung der Skelettmuskulatur werden *Messungen des Oberarmumfangs* herangezogen.

Limitierende Faktoren der anthropometrischen Meßmethoden sind die hohe Interobserver-Variabilität und Schwankungen der Fettverteilung in Abhängigkeit von Alter, Rasse und Hydrierungsgrad.

Bioelektrische Impedanzanalyse

Mit der bioelektrischen Impedanzanalyse können das Gesamtkörperwasser (TBW) bestimmt und die Magermasse, Körperzellmasse und Extrazellulärmasse berechnet werden. Die Fettmasse kann nur indirekt durch Berechnung der Differenz zwischen Körpergewicht und Magermasse erfaßt werden. Die bioelektrische Impedanzanalyse basiert auf der Leitfähigkeit einer angelegten elektrischen Wechselspannung innerhalb des Organismus. Hoch leitfähige, fettfreie Gewebe, die große Mengen an Wasser und Elektrolyten enthalten, ergeben im Gegensatz zum Fettgewebe eine niedrige Impedanz, während Zellmembranen sich wie elektrische Kondensatoren verhalten und damit einen kapazitiven Widerstand aufbauen. Die Meßwerte sind „resistance" (R), „reactance" (Xc), Impedanz und der Phasenwinkel α. „Resistance" und „reactance" gehen in Formeln zur Berechnung der Körperzusammensetzung ein, die auf verschiedenen Annahmen beruhen (z.B. die Annahme eines mittleren Wassergehalts der fettfreien Masse von 73%) und die weitere Parameter wie Größe, Gewicht, Alter und Geschlecht einbeziehen. Die Zuverlässigkeit der Ergebnisse hängt von der Genauigkeit der eingesetzten Vorhersageformeln ab.

Probleme bei der Erfassung der Körperzusammensetzung mittels BIA bestehen bei veränderter Hydratation der Magermasse und bei Expansion des Extrazellulärraumes (z.B. bei Ödemen/Aszites und parenteraler Ernährung). Impedanzmessungen bei unterschiedlichen Frequenzen, die mit sogenannten Multifrequenzanalysegeräten möglich sind, erlauben eine zusätzliche Erfassung der intra (ICW)- und extrazellulären (ECW) Wasserkonzentration. Bei einer Frequenz von 1 kHz fließt der Strom hauptsächlich durch die extrazellulären Flüssigkeitsräume, während er bei Frequenzen über 50 kHz sämtliche Wasserkompartimente (TBW) durchdringt. Die intrazelluläre Wasserkonzentration ergibt sich aus der Differenz von TBW und ECW.

Insgesamt handelt es sich bei der bioelektrischen Impedanzanalyse um eine einfache, valide, nichtinvasive und preisgünstige Methode, die bei nahezu allen Personengruppen Anwendung finden kann. Die Interobserver-Variabilität ist gering. Jedoch ist eine weitere Validierung der Methode bei kranken Individuen mit gestörter Hydratation notwendig.

DEXA („dual-energy x-ray absorptiometry")

Die DEXA ist eine Röntgenabsorptionsmessung, bei der Photonenstrahlen zweier verschiedener Energien das Körpergewebe durchdringen. Je nach Gewebeart verliert die Röntgenstrahlung unterschiedlich viel an Energie. Die Reststrahlung wird mittels eines Detektorsystems erfaßt. Die Strahlenbelastung ist mit 5–7 μm Sv sehr gering. Die DEXA-Methode ermöglicht neben der Erfassung der Fett- und der Magermasse die Bestimmung der Knochenmasse, die einen wesentlichen Faktor in der Beurteilung der Körperzusammensetzung darstellt. Limitierend an dieser Methode ist, daß das Gesamtkörperwasser nicht gemessen wird. Die Berechnung beruht auf der Annahme, daß Flüssigkeit zu 73% Bestandteil der fettfreien Masse ist. Dies kann zu einer Überschätzung der Proteinmasse bei Dehydrierung, und zu einer Unterschätzung bei Hyperhydratation führen.

Die DEXA ist eine einfache, sichere und präzise Methode. Die Präzision beträgt für die Fett- und Magermasse 1,2%, für die Knochenmasse 0,5%. Bisher kann diese Methode jedoch nicht als Goldstandard für die Bestimmung der Körperzusammensetzung betrachtet werden.

67.2 Makronährstoffe

67.2.1 Protein-Energie-Malnutrition

Eine Protein-Energie-Malnutrition beruht auf einer inadäquaten Bereitstellung von Makronährstoffen in Folge einer verminderten Nahrungsaufnahme

Tabelle 67.3. Stoffwechselveränderungen bei Hunger

Glukosestoffwechsel	
• Glukoseumsatz	Vermindert
• Glukoseoxidation	Vermindert
• Glykogensynthese	Vermindert
• Glykogenolyse	Gesteigert
• Laktatproduktion	Gesteigert
• Glukoneogenese	Gesteigert
• Cori-Zyklus	Gesteigert
Fettstoffwechsel	
• Lipolyse	Gesteigert
• TG/FFS-Zyklus	Gesteigert
• Lipidoxidation	Gesteigert
• Ketogenese	Gesteigert
• Lipogenese	Vermindert
• Lipoproteinlipase	Vermindert
Proteinstoffwechsel	
• Stickstoffbilanz	Negativ
• Proteinsynthese	Vermindert
Muskel	Vermindert
Leber	Unverändert/vermindert
• Proteolyse	Vermindert
Muskel	Vermindert
Leber	Vermindert
• Proteinoxidation	Vermindert

TG Triglyzeride, *FFS* freie Fettsäuren.

bzw. unzureichender Nährstoffverwertung. Charakteristisch für die PEM ist eine *katabole Stoffwechsellage* mit *negativer Energiebilanz*, die zu einer *Verminderung des Grundumsatzes* durch eine *Reduktion der Stoffwechselaktivität* mit Senkung des Energiebedarfs führt. Das primäre Ziel ist die Aufrechterhaltung der Glukosehomöostase. Ein Anstieg von Epinephrin und Glukokortikoiden sowie ein Abfall des Seruminsulins in Verbindung mit einem Anstieg des Glukagons führt zu einer Induktion von Enzymen der Glukoneogenese mit gesteigerter Glykogenolyse, Proteolyse und Lipolyse zur Bereitstellung energieliefernder Substrate (Tabelle 67.3). Als Folge setzt eine *Mobilisierung der Körperfettreserven* und ein *Abbau von Muskeleiweiß* ein. Die aus dieser Stoffwechsellage resultierende negative Stickstoffbilanz wird häufig noch verstärkt durch entzündungsbedingte enterale Eiweißverluste und katabol wirkende Medikamente wie Antibiotika und Steroide. Des weiteren kann ein erhöhter Bedarf an Nährstoffen wie z. B. bei Fieber, Infektionen und erhöhtem mukosalem Zellumsatz eine Rolle in der Genese der Protein-Energie-Malnutrition spielen.

In den Industriestaaten wird eine PEM bei ausgeprägtem, globalem Malassimilationssyndrom beobachtet (z. B. bei Sprue, exsudativer Enteropathie, M. Crohn, Colitis ulcerosa). Klinische Symptome eines PEM sind Gewichtsverlust, verminderte Leistungsfähigkeit, verringerte körperliche Aktivität, Reduktion des subkutanen Fettgewebes und der Muskelmasse (Marasmus), Ödeme, bei Kindern ein Wachstumsrückstand.

67.2.2
Kohlenhydrate

Die Ursache einer Kohlenhydratmalabsorption (Kap. 10) ist auf isolierte Enzymdefekte (z. B. Laktoseintoleranz) oder auf ein globales Malassimilationssyndrom zurückzuführen und ist häufig verbunden mit wässrigen Durchfällen und einem erhöhten Stuhlgewicht. Indikator für eine Malabsorption von Kohlenhydraten ist ein erniedrigter pH-Wert im Stuhl (< 5,5) aufgrund der bakteriellen Fermentation der Kohlenhydrate zu kurzkettigen Fettsäuren im Dickdarm.

Neben dem primären Laktasemangel kann eine Laktoseintoleranz als Folge verschiedener Darmerkrankungen (Sprue, M. Crohn, Kurzdarmsyndrom) auftreten. Da das Enzym Laktase überwiegend im Jejunum exprimiert wird, ist eine Laktosemalabsorption meist nur bei Befall bzw. Resektion des Jejunum zu beobachten.

Die vormals angenommene erhöhte Prävalenz einer Laktosemalabsorption bei Patienten mit chronisch entzündlichen Darmerkrankungen konnte neueren Studien zufolge nicht bestätigt werden.

67.2.3
Fette

Wesentlich häufiger als eine gestörte Kohlenhydratresorption ist eine Fettmalabsorption (Kap. 10) Ursache für eine energetische Minderversorgung von Patienten mit Darmkrankheiten. Neben einer Verminderung der Energiezufuhr bedingt eine Fettmalabsorption eine Störung der intestinalen Aufnahme divalenter Kationen (Kalzium, Magnesium, Zink) und von fettlöslichen Vitaminen (A, D, E, K) und führt zu einem Mangel an essentiellen Fettsäuren. Einer Fettausscheidung im Stuhl können verschiedene Ursachen zugrunde liegen. Häufigste Ursache ist eine inadäquate Fettresorption als Folge ausgedehnter Darmresektionen und entzündlicher Veränderungen der Darmschleimhaut sowie gestörter Mizellenbildung bei Gallensäureverlustsyndrom. Reduzierte intestinale Gallensalzkonzentrationen treten bei bakterieller Überbesiedlung oder bei Unterbrechung des enterohepatischen Kreislaufs der Gallensalze nach Resektion bzw. entzündlichen Prozessen des terminalen Ileum auf.

67.3 Mikronährstoffe

67.3.1 Elektrolyte

Kalium

Mit Diarrhöen einhergehende Erkrankungen können mitunter zu massiven Verlusten an Wasser und Elektrolyten führen. Insbesondere bei dünndarmresezierten Patienten mit Jejuno- oder Ileostomie können exzessive Verluste an Wasser, Natrium und Kalium auftreten. Weniger betroffen sind Patienten mit erhaltenem Kolon, da dieses eine hohe Kapazität für Wasser- und Elektrolytresorption aufweist. Auch der M. Crohn geht häufig einer mit reduzierten Serumkaliumkonzentrationen. Eine Studie an 57 Patienten mit M. Crohn zeigte signifikant *niedrigere Gesamtkörperkaliumkonzentrationen* gegenüber einem Kontrollkollektiv. Weiterhin konnte eine inverse Korrelation zwischen dem Gesamtkörperkalium und dem CDAI nachgewiesen werden. Bei einem CDAI über 225 wurde eine Gesamtkörperkaliumkonzentration von weniger als 70 % des Normalwertes gemessen.

Die Bestimmung von Kalium erfolgt üblicherweise im Serum. Kalium ist das wichtigste intrazelluläre Kation. Weniger als 2 % des Gesamtkörperkaliums befinden sich extrazellulär. Diese Relation wird zusätzlich durch einen Magnesiummangel beeinflußt, da hierdurch die Aktivität der Na^+/K^+-ATPase, die Sekretion von Aldosteron und die Integrität der Zellmembranen verändert wird. *Klinische Symptome* eines Kaliummangels sind Muskelschwäche, Herzrhythmusstörungen, Adynamie, Herz- und Blasenlähmung.

Magnesium

Vor allem bei Patienten mit wässrigen Diarrhöen tritt mit dem Verlust an einwertigen Kationen ein Mangel an Magnesium auf. Für Patienten mit chronisch entzündlichen Darmerkrankungen wird die Häufigkeit eines Magnesiummangels mit 14–33 % angegeben. Insbesondere bei Patienten mit ausgedehnten Resektionen des Dünndarms verbunden mit chronischer Diarrhö sind klinische Zeichen eines Magnesiummangels wie Krämpfe, Hyperreflexie und Tachykardie häufig zu beobachten. Bei Patienten nach Resektionen des Dünndarms scheint die Magnesiumversorgung mit der Länge des resezierten Darmabschnitts zu korrelieren. Hessov et al. (1983) konnten zeigen, daß die Magnesiumausscheidung im Urin bei Patienten mit Resektionen von mehr als 50 cm des Ileum unterhalb der Normwerte liegt. Hierbei ist jedoch zu beachten, daß eine niedrige Magnesiumausscheidung im Urin bei Patienten mit reduzierten Magnesiumspeichern auch als Folge einer *kompensatorischen Konservierung* von Magnesium durch die Nieren auftreten kann. Eine bessere Beurteilung der Versorgung des Organismus mit Magnesium ist durch die Bestimmung der Magnesiumausscheidung im Urin nach einem i. v.-Belastungstest mit einer definierten Menge Magnesium (30 mmol $MgSO_4$) möglich. Eine normale Retention liegt bei ca. 40 % der infundierten Menge an Magnesium. Bei Patienten mit Magnesiummangel steigt die Retention auf über 70 %. Weitere Untersuchungen der Arbeitsgruppe um Hessov (1983) zeigten durch Bestimmung des Magnesiumgehalts in Muskelbiopsien einen Magnesiummangel bei $^2/_3$ der Patienten mit Resektionen des Ileums von mehr als 75 cm.

Kalzium

Unterschiedlichste Faktoren bedingen das Risiko einer Kalziumverarmung. Die häufig reduzierte Aufnahme von Milchprodukten aufgrund einer *Laktoseintoleranz* kann zu einer verminderten oralen Zufuhr führen. Eine *Fettmalabsorption* ist verbunden mit einer vermehrten intestinalen Kalziumbindung durch nicht resorbierte Fettsäuren und somit einer erhöhten Ausscheidung, und einer verminderten Aufnahme von fettlöslichem Vitamin D, was zusätzlich zu einer reduzierten intestinalen Kalziumresorption führt. Bei intestinaler Entzündung mit hohen endogenen Eiweißverlusten kann ein Kalziummangel infolge der hohen Eiweißbindung (Kalzium liegt zu 40 % an Eiweiß gebunden vor) auftreten. Zusätzlich kann die Kalziumresorption erniedrigt sein durch Behandlung mit Kortikoiden.

Bei Patienten mit Erkrankungen des Dünn- und Dickdarms besteht eine hohe Prävalenz erniedrigter Serumkalziumspiegel. So haben 10–20 % der Patienten mit M. Crohn einen manifesten Kalziummangel. Untersuchungen an 118 Patienten mit Resektionen im Bereich des Dünn- bzw. Dickdarms zeigten eine Kalziummalabsorption bei 53 %. 99 der 118 untersuchten Patienten hatten eine vorbestehende Fettmalabsorption (> 7 g Stuhlfett pro Tag). Besonders niedrige Kalziumresorptionsraten wurden bei Patienten mit Jejunostomie gefunden. Höhere Kalziumresorptionsraten sind zu erwarten bei Patienten mit erhaltenem Kolon. Die Studie der schwedischen Arbeitsgruppe um Sandström (1984) zeigte eine Kalziumresorptionsrate von 14 % im Kolon nach direkter Verabreichung von ^{47}Ca in den Dickdarm im Rahmen einer Koloskopie. Ein verminderter Mineralgehalt der Knochen als klinisches Zeichen eines Kalziummangels wurde von Hylander und Mitarbeitern (1981) mittels Photonenabsorptiometrie bei 11 % von 64 untersuchten Patienten mit Dünndarmresektionen nachgewiesen.

Phosphat

Eine Hypophosphatämie kann grundsätzlich durch eine verminderte Aufnahme bzw. Zufuhr, eine gesteigerte renale Ausscheidung, transzelluläre Ionenshifts (z. B. bei i.v.-Glukosegabe im Rahmen einer TPE, s. Kap. 68) oder aber eine Kombination dieser Prozesse entstehen. Zusammen mit Magnesium und Kalium ist das Phosphat essentieller Faktor für eine positive Stickstoffbilanz. Im anabolen Stoffwechsel steigt der Bedarf dieser Elektrolyte an.

Die Bestimmung von Phosphat erfolgt im Serum (Normwert 1,0–1,5 mmol/l). Bei der Interpretation der gemessenen Serumkonzentration ist zu beachten, daß Phosphat einer zirkadianen Rhythmik mit Minimalwerten am Vormittag unterliegt.

Mangelsymptome (< 0,5 mmol/l) umfassen allgemeine Schwäche und Unwohlsein, Appetitlosigkeit, Parästhesien, Adynamie, Fehlen der tiefen Sehnenreflexe und Somnolenz bis zum Koma. Wiederholt wurde auch in der Literatur auf die möglichen Zusammenhänge zwischen einer Hypophosphatämie und einer gleichzeitig auftretenden respiratorischen Insuffizienz hingewiesen.

67.3.2
Spurenelemente

Die Verstoffwechselung, Resorption, Verteilung im Blut und Gewebe und die Ausscheidung der Spurenelemente ist bisher nur unzureichend untersucht. Der Bedarf an einzelnen Spurenelementen ist stark abhängig von der aktuellen Stoffwechsellage (Krankheit, Streß). Bestimmungen des Versorgungsstatus mit den einzelnen Spurenelementen sind äußerst schwierig. Serum- bzw. Plasmawerte spiegeln vielfach nicht den tatsächlichen Versorgungsstatus wieder, da sie keine Aussage über die Gewebespiegel ermöglichen. Aufwendige Bilanzstudien und die Bestimmung von Gewebekonzentrationen (Haare, Haut, Muskel usw.) sind heute die Basis der Erfassung des Spurenelementbedarfs bzw. -bestandes.

Eisen

Eisen ist neben anderen Mineralien und Vitaminen (Kupfer, Kobalt, Vitamine A, B_{12}, B_6, B_2, C, E, Niacin) essentiell für die Erythropoese. Ein Defizit einer dieser Substanzen ist verbunden mit einer gestörten Erythropoese, Anämie und daraus resultierend einer erhöhten Morbidität. Ein *Eisenmangel* kann durch eine *unzureichende Eisenzufuhr* mit der Nahrung, bei *Resorptionsstörungen* (z. B. bei Säuremangel oder beschleunigter Darmpassage), oder durch *gastrointestinale Blutverluste* z. B. bei benignen Tumoren, Karzinomen oder Ulzera (Tabelle 67.4) bedingt sein. Eine medikamentöse Behandlung mit nichtsteroidalen Antiphlogistika (NSAIDs) kann ebenfalls zu einer Abnahme der Eisenspeicher beitragen. Des weiteren liegt häufig bei Patienten mit chronisch entzündlichen Darmerkrankungen ein Eisenmangel vor. Bei Patienten mit M. Crohn und Colitis ulcerosa scheint zusätzlich zu einer verminderten Eisenresorption und einem erhöhten Verlust eine durch proinflammatorische Zytokine (Tumor-Nekrose-Faktor, Interleukin-1) bedingte Eisenverwertungsstörung zu bestehen. Die Eisenverwertungsstörung umfaßt sowohl den verminderten Abbau von Speichereisen aus dem retikuloendothelialen System als auch eine Beeinträchtigung der Erythropoese durch eine verminderte Inkorporation von Eisen in die Erythrozyten. Symptome eines manifesten Eisenmangels sind eine verminderte Leistungsfähigkeit, eine mikrozytäre, hypochrome Anämie, Plummer-Vinson-Syndrom (Glossitis, Ösophagitis), brüchige Fingernägel und Haare, Koilonychie sowie Parästhesien in Händen und Füßen.

Die *Meßparameter der Eisenversorgung* (Serumeisen, Transferrin, Ferritin und totale Eisenbindungs-

Tabelle 67.4. Gastrointestinale Blutverluste als Ursache für einen Eisenmangel

Lokalisation	Ursache
Dünndarm	Chronisch entzündliche Darmerkrankungen
	Parasitäre Infektionen (z. B. Hakenwurm)
	Medikamentenbedingte Ulzerationen (NSAIDs, Kaliumchlorid)
	Lymphome
	Meckel-Divertikel
	M. Whipple
	Strahlenenteritis
Dickdarm/Rektum	Karzinome
	Chronisch entzündliche Darmerkrankungen
	Divertikulitis
	Hämorrhoiden
	Angiodysplasie
	Hämangiome
	Strahlenkolitis

kapazität) können durch verschiedene Faktoren beeinflußt werden. Die Serumeisenkonzentration unterliegt starken zirkadianen Schwankungen. Erhöhte Serumeisenspiegel sind unter anderem zu beobachten bei Einnahme oraler Kontrazeptiva, Östrogenen und bei Kortikoidtherapie. Außerdem bei entzündlichen Prozessen und Lebererkrankungen. Erniedrigte Werte werden während der Menstruation gemessen. *Serumferritin* ist ein Indikator für den Speichereisengehalt des retikulohistiozytären Systems. Die Ferritinbestimmung dient der Erfassung von Störungen der zellulären Eisenreserven. Erniedrigte Konzentrationen sind ein Zeichen für einen Eisenmangel. Ferritin, wie auch Transferrin, gehört zu den sogenannten Akutphaseproteinen, d.h. im Rahmen von entzündlichen Prozessen, Lebererkrankungen und Abgabe von Ferritin aus zerstörtem Gewebe kann es zu einer Erhöhung der Serumferritinspiegel kommen und somit vorübergehend das Bild einer Normalversorgung bei Patienten, die tatsächlich einen Eisenmangel haben, hervorrufen. Durch die Bestimmung des *Transferrins* ist die Erfassung von Störungen des Eisentransports möglich. Ein Eisenmangel ist mit einer verminderten Transferrinsättigung assoziiert. Diese läßt sich bestimmen aus der totalen Eisenbindungskapazität (TEBK), die aus der Transferrinkonzentration errechnet wird, und der Serumeisenkonzentration. Der Transferrinspiegel fällt im Rahmen einer Akutphasereaktion ab.

Aufgrund der oben genannten Faktoren ist die Diagnose eines Eisenmangels insbesondere bei Patienten mit vorbestehenden (chronischen) inflammatorischen und/oder Lebererkrankungen schwierig, da die Anämie in diesem Falle einerseits auf einen Eisenmangel zurückgeführt werden kann, andererseits Folge der chronischen Erkrankung sein kann. Zur Differentialdiagnose sollten deshalb fortlaufende Messungen der Entzündungsparameter, die unabhängig vom Eisenstoffwechsel sind (BSG, CRP), Messungen der relevanten Parameter des Eisenstoffwechsels unter kurzzeitigen therapeutischen Versuchen mit oraler Eisensupplementation, und Messungen des erythrozytenfreien Protoporphyrins, erfolgen.

Zu den neueren Techniken zählen die Bestimmung des *„hypochromic red cell index"* und des *löslichen Transferrinrezeptors im Serum (sTfR)*.

Ein Anteil von mehr als 11% hypochromer Zellen ist relativ spezifisch für einen Eisenmangel. Es handelt sich jedoch hierbei um eine Methode mit nicht ausreichender Sensitivität.

Alle Zellen des Organismus sind mit Transferrinrezeptoren ausgestattet, der Großteil (80%) befindet sich jedoch im Knochenmark. Die Anzahl der Transferrinrezeptoren an der Zelloberfläche sind ein Indikator für den Eisenbedarf. Eine Eisenmangelversorgung geht mit einer raschen Induktion der Transferrinrezeptorsynthese einher. Die im Serum vorhandenen löslichen Transferrinrezeptoren sind deformierte Abkömmlinge der Gewebetransferrinrezeptoren und scheinen den Gesamtkörperbestand wiederzuspiegeln. Erhöhte Konzentrationen wurden bei Patienten mit erythrozytärer Hyperplasie und Eisenmangel gemessen. Bisher konnte jedoch nicht einheitlich bestätigt werden, daß ein erhöhter Serum-Transferrinrezeptor-Spiegel der Faktor ist, der eine Unterscheidung zwischen einer Anämie aufgrund chronischer Erkrankung und einer Eisenmangelanämie erlaubt. Die Messung des Serumtransferrinrezeptors ist mittels ELISA möglich. Nachteilig ist der derzeit noch sehr hohe Kostenaufwand. Außerdem ist eine Evaluierung der Methode anhand größerer Patientenzahlen notwendig.

Zink

Zeichen eines *Zinkmangels* sind unter anderem Acrodermatitis enteropatica, Minderwuchs, Hypogonadismus, Impotenz, Hepatosplenomegalie sowie eine erhöhte Infektanfälligkeit durch Beeinträchtigung der humoralen und zellulären Immunität (Tabelle 67.5). Neueren Erkenntnissen zufolge ist ein Zinkmangel wesentlich beteiligt an der Entstehung von extraintestinalen Komplikationen bei chronisch entzündlichen Darmerkrankungen wie Wachstumsretardierung, Hypogonadismus, schlechter Wundheilung und reduzierter Immunfunktion. Ein Zinkmangel kann bei Darmerkrankungen durch eine *verminderte Resorption*, *einen gesteigerten Umsatz* sowie einen *erhöhten Verlust durch Diarrhöen* ent-

Tabelle 67.5. Klinische Manifestationen eines Zinkmangels

Alopezie
Blepharitis
Dermatitis
Verzögerte Wundheilung
Wachstumsretardierung
Intentionstremor
Nachtblindheit
Pica
Anorexie
Trübungen der Kornea
Depressionen
Fieber
Hypogonadismus
Konzentrationsschwäche
Nervosität
Stomatitis
Oberbauchschmerzen
Dysarthrie
Diarrhö
Glossitis
Hypoguesie
Nystagmus
Paronychie

stehen. Der Zinkgehalt im Plasma ist häufig bei entzündlichen Darmerkrankungen und Karzinomen erniedrigt. Für Patienten mit chronisch entzündlichen Darmerkrankungen wird die Häufigkeit eines Zinkmangels mit 40–50% angegeben. Es scheint eine Korrelation mit der entzündlichen Aktivität und dem Ausmaß der Erkrankung zu bestehen. Resektionen des Dünndarms gehen ebenfalls häufig mit einem Zinkmangel einher. Hessov et al. (1983) fanden eine erniedrigte Zinkausscheidung im Urin bei 44% der Patienten, bei denen mehr als 100 cm Dünndarm reseziert wurden, gegenüber 13% mit Resektionen geringeren Umfangs. Die Bestimmung der intrazellulären Zinkkonzentration anhand von Muskelbiopsien bei 55 darmresezierten Patienten zeigte Konzentrationen unterhalb der Referenzwerte bei 33% der Patienten mit Resektionen über 100 cm.

Die Bestimmung der Zinkkonzentration im Serum ist kein ausreichender Indikator für den Gesamtkörperbestand, da Zink überwiegend intrazellulär vorliegt. Im Serum liegt Zink zu $^2/_3$ an Albumin und zu $^1/_3$ an Makroglobulin gebunden vor. So können erniedrigte Plasmaalbuminspiegel mit einer verminderten Serumkonzentration einhergehen, und eine gesteigerte Proteinsynthese z. B. als Folge einer Interleukin-1-Ausschüttung erhöht die Zinkaufnahme in die Leber. Zur Beurteilung der Zinkversorgung sollten zusätzlich Parameter zur Bestimmung der Immunfunktion, zinkabhängige Proteine (z. B. retinolbindendes Protein) und zinkabhängige Enzyme (z. B. alkalische Phosphatase) erhoben werden.

Selen
Als Bestandteil der Glutathionperoxidase kommt Selen eine wichtige Funktion bei der Reduktion freier Sauerstoffradikale zu. Ein Selenmangel kann hinsichtlich seiner antioxidativen Funktionen zumindest partiell durch eine erhöhte Vitamin-E-Zufuhr kompensiert werden. Dem Selen wird eine stark protektive Wirkung hinsichtlich der Entstehung kolorektaler Adenome und Adenokarzinomen des Dünndarms zugesprochen. Als möglicher Mechanismus dieses Effektes wird ein Schutz der zellulären Membranen gegenüber oxidativer Schädigung durch Reduzierung der Mutagenität karzinogener Substanzen bzw. eine Veränderung des Metabolismus potentieller Karzinogene diskutiert. Eine erniedrigte Selenkonzentration im Plasma und in Erythrozyten wird bei bis zu 40% aller Patienten mit M. Crohn gefunden. Ebenso geht eine Resektion von mehr als 200 cm des Dünndarms häufig mit einem Selenmangel einher. Zusätzlich ist das Auftreten eines manifesten Selenmangels bei *langfristiger parenteraler Ernährung* beschrieben (Kap. 69). Kardiomyopathie, Skelettmuskelmyopathie, Hypothyreose, Pseudoalbinismus und Wachstumsverzögerungen können als klinische Manifestationen eines Selenmangels auftreten.

Die Erfassung des Selenstatus erfolgt mittels Messung der Serumkonzentration. Zusätzlich sollte die Glutathionperoxidaseaktivität bestimmt werden.

Kupfer
Kupfer ist essentieller Bestandteil von *Oxidoreduktasen* (Zytochromoxidase, Ferroxidase I und II, Monoaminooxidase, Lysyloxidase und Tyrosinase). Im Plasma ist Kupfer zu über 90% an Coeruloplasmin gebunden. Kupfer spielt eine bedeutende Rolle bei der Oxigenierung, der Resorption und dem Transport von Eisen. Klinisches Zeichen eines Kupfermangels ist eine mikrozytäre, hypochrome Anämie, die nur durch Substitution von Eisen behandelt werden kann. Weiterhin werden als klinische Symptome eines Kupfermangels Appetitlosigkeit, Leukopenie, Neutropenie, Pigmentstörungen und Hypercholesterinämie beschrieben.

67.3.3
Vitamine

Hypovitaminosen können bei Erkrankungen des Dünn- und Dickdarms als Folge gestörter intestinaler Resorption auftreten. Viele Vitamine (besonders die des B-Komplexes) haben Koenzymfunktionen innerhalb der Hauptstoffwechselwege. Aus diesem Grund ist die Symptomatik von Hypovitaminosen häufig unspezifisch, da meist der gesamte Intermediärstoffwechsel gestört ist. Insbesondere betroffen sind Gewebe mit hoher Zellteilungsrate (z. B. epitheliale Gewebe, blutbildende Gewebe des Knochenmarks) und Stoffwechselleistung (z. B. Gastrointestinaltrakt, Myokard). Den im Frühstadium auftretenden eher unspezifischen Störungen des Zellstoffwechsels folgen klinische Symptome und anatomische bzw. morphologische Veränderungen (Tabelle 67.6). Die Bestimmung der Plasma- bzw. Urinkonzentrationen der verschiedenen Vitamine erlaubt nicht immer Rückschlüsse auf die jeweilige Versorgungssituation. Besonders im präklinischen Stadium kann der Versorgungsstatus durch indirekte Methoden wie die Bestimmung der biochemischen Funktion des jeweiligen Vitamins erfaßt werden (Tabelle 67.7). Bei einem latenten Vitaminmangel kommt es zu einer verminderten Aktivität vitaminabhängiger Enzyme mit konsekutiver Akkumulation der Stoffwechselprodukte, die in erhöhten Konzentrationen im Blut bzw. Urin nachweisbar sind. Weiterhin ist die Aktivitätsminderung bestimmter Enzyme des Erythrozyten nachweisbar, wenn Störungen im Stoffwechsel der entsprechenden Vitamine vorliegen.

Tabelle 67.6. Vitaminmangelkrankheiten

Vitamin	Mangelerscheinungen
Vitamin A	Nachtblindheit, Bitot-Flecken, Keratomalazie, follikuläre Hyperkeratose
Vitamin D	Rachitis, Osteomalazie, Osteoporose
Vitamin E	Hämolyse, Retinopathie, Neuropathie
Vitamin K	Abnorme Blutgerinnung
Vitamin B_1	Beri-Beri, Wernicke-Enzephalopathie, periphere Neuropathie, Ophthalmoplegie
Vitamin B_2	Rhagaden, seborrhoische Dermatitis
Niacin	Pellagra (Dermatitis, Diarrhö, Demenz)
Pantothensäure	„burning feet syndrome"
Vitamin B_6	Seborrhoische Dermatitis, Rhagaden, periphere Neuritis, Glossitis
Biotin	Seborrhoische Dermatitis, Alopezie
Folsäure	Megaloblastäre Anämie, Glossitis, Diarrhö
Vitamin B_{12}	Megaloblastäre Anämie, Ataxie, Parästhesien, Sensibilitätsstörungen
Vitamin C	Skorbut

Tabelle 67.7. Biochemische Tests zur Erfassung von Vitaminmangelzuständen

Vitamin	Beobachtung bei Mangelzuständen
Tocopherol	Vermehrte Ausscheidung von Kreatin und 1-Methylhistidin im Urin (tierexperimentell)
Phyllochinone	Verlängerung der Gerinnungszeit
L-Ascorbinsäure	Ausscheidung von p-Hydroxyphenylpyruvat im Urin nach Belastung mit Tyrosin
Thiamin	Verminderung der Aktivität der Transketolase in den Erythrozyten
Riboflavin	Vermehrte Ausscheidung von Kynurenin und 3-Hydroxykynurenin im Urin nach Belastung mit Tryptophan
Pyridoxin	Verringerte Aktivität von Transaminasen in den Erythrozyten. Vermehrte Ausscheidung von Xanthurensäure, Hydroxykynurenin und Kynurensäure im Urin nach Belastung mit Tryptophan
Folsäure	Vermehrte Ausscheidung von N-Forminiminoglutamat (FIGLU) im Urin nach Belastung mit Histidin
Cobalamin	Ausscheidung von Methylmalonsäure im Urin

Fettlösliche Vitamine

Vitamin A (Retinol)

Vitamin A wird in Form von Fettsäureestern oder als Provitamine, den Carotinoiden, im Dünndarm in gemischten Mizellen gelöst resorbiert (Kap. 2). Wichtigstes Provitamin für den menschlichen Organismus stellt β-Carotin dar. Intrazellulär wird Retinal zu Retinol reduziert oder zu Retinoat oxidiert. Vitamin A in Form von 11-cis bzw. all-trans-Retinal ist als Bestandteil des Rhodopsins für die Photorezeption von entscheidender Bedeutung. Zusätzlich beeinflussen Vitamin-A-Derivate die Expression spezifischer Gene u. a. durch eine Steigerung der Transkriptionsrate. Vitamin A begünstigt die Proliferation und Differenzierung schnell proliferierender Gewebe (Haut und Schleimhäute). Des weiteren hat Vitamin A membranstabilisierende Eigenschaften, die zur Aufrechterhaltung der Integrität und Funktion der Zellen und Zellorganellen (insbesondere der Mitochondrien) erforderlich sind. β-Carotin hat darüber hinaus eine ausgeprägte antioxidative Wirkung. Ein Vitamin-A-Mangel kann, ebenso wie ein Mangel an anderen fettlöslichen Vitaminen, u. a. bei Malassimilationssyndromen, einem Mangel an konjugierten Gallensäuren im proximalen Dünndarm, exokriner Pankreasinsuffizienz, M. Crohn und parasitären Darmerkrankungen auftreten.

Eine kürzlich veröffentlichte Studie zum Vitamin-A-Metabolismus bei Patienten mit chronisch entzündlichen Darmerkrankungen untersuchte neben den Serumspiegeln an Vitamin A die Konzentration an retinolbindendem Protein (RBP). Bei 15 von 90 Patienten mit Colitis ulcerosa und 14 von 41 Patienten mit M. Crohn im aktiven Stadium wurden sowohl niedrige Retinolplasmaspiegel als auch erniedrigte Konzentrationen an RBP gemessen. Die Konzentrationen an Vitamin A zeigten keine Abhängigkeit von der Lokalisation und Dauer der Erkrankung, von vorbestehenden Operationen im Bereich des Ileum, und

Alter oder Geschlecht der Patienten. Nach erfolgreicher Behandlung des aktiven entzündlichen Prozesses normalisierten sich die Serumretinolspiegel ohne Vitamin-A-Supplementation. Die Autoren zogen aus diesen Ergebnissen den Schluß, daß eine Abnahme der Retinolspiegel im Serum bei Patienten mit chronisch entzündlichen Darmerkrankungen als Folge verminderter Konzentrationen an RBP auftritt, und somit möglicherweise auf den erhöhten Proteinkatabolismus bei diesen Patienten zurückzuführen ist.

Frühestes Symptom eines Vitamin-A-Mangels ist die *Nachtblindheit*. Ist der Retinolmangel so weit fortgeschritten, daß es zu einer Abnahme der Serumkonzentration kommt, ist die Symptomatik durch die fehlende Wirkung von Retinol auf die Epithelien gekennzeichnet. Normales sekretorisches Epithel wird durch ein trockenes verhorntes Epithel ersetzt. Klinische Symptome sind Xerophthalmie, Keratomalazie, Hyper- und Parakeratosen.

Die Bestimmung von Retinol erfolgt im Plasma. Vitamin A wird in beträchtlichen Mengen in der Leber gespeichert. Ein Abfall des Plasma-Vitamin-A-Spiegels erfolgt erst nach Entleerung der Leberspeicher. So ist die Bestimmung der Vitamin A-Konzentration im Plasma hinsichtlich der Gesamt-Vitamin A-Versorgung nur begrenzt aussagekräftig. Ergänzend kann der Relative-dose-response-Test Anwendung finden. Nach Ermittlung des Ausgangswertes werden 50000 IE Vitamin A verabreicht. Der Plasma-Vitamin-A-Spiegel sollte innerhalb von 5 h um mindestens 15 % des Ausgangswertes ansteigen.

Vitamin D (Kalziferol)

Der Vitamin-D-Status ist abhängig von einer adäquaten Sonnenexposition und einer ausreichenden oralen Zufuhr. Die physiologisch wichtigsten Vertreter der Vitamin-D-Gruppe sind Vitamin D_3 (Cholecalciferol) und Vitamin D_2 (Ergokalciferol). Diese Vitamine entstehen nach intestinaler Resorption der Provitamine durch Photoisomerisierung in der Haut und durch anschließende Hydroxylierung in Leber und Niere. Vitamin D reguliert zusammen mit Parathormon und Kalzitonin im menschlichen Organismus den Kalzium- und Phosphathaushalt sowie den Knochenstoffwechsel (Kap. 63). Ein Vitamin-D-Mangel führt zu einer Demineralisation des Knochens, die bei Kindern als Rachitis und im Erwachsenenalter als Osteomalazie bezeichnet wird. Klinische Symptome einer Osteomalazie sind eine muskuläre Schwäche, Knochenschmerzen und bei ausgeprägtem Vitamin-D-Mangel Spontanfrakturen. Neben dem Auftreten der oben angegebenen Zeichen eines Vitamin-D-Mangels besteht eine Indikation zur Bestimmung des Vitamin-D-Status bei Hypokalzämie, Hypokalziurie, Hypophosphatämie und einer erhöhten Aktivität der alkalischen Phosphatase als Marker der Osteoblastenaktivität (Kap. 65).

Vitamin E (Tocopherol)

Vitamin E liegt im menschlichen Organismus zu etwa 90 % als α-Tocopherol vor. Von den verschiedenen in der Nahrung vorkommenden Formen des Vitamin E, dem α-, β-, γ- und δ-Tocopherol, weist α-Tocopherol die höchste biologische Aktivät auf. Hauptfunktion des lipidlöslichen Vitamin E ist die antioxidative Wirkung durch Verhinderung einer Lipidperoxidation ungesättigter Fettsäuren und von Membranlipiden. Wasserlösliche Antioxidantien, insbesondere Glutathion und Ascorbinsäure, wirken durch Reduktion der entstehenden α-Tocopherol-Radikale synergistisch.

In einer kürzlich veröffentlichten Studie fanden sich bei 24 Patienten mit M. Crohn im Vergleich zur Kontrolle signifikant niedrigere Konzentrationen an Vitamin E im Serum. Es war keine Abhängigkeit der Tocopherolkonzentration von der Lokalisation der Erkrankung, vorbestehenden Ileumresektionen und Dauer oder Aktivität der Erkrankung erkennbar. Eine starke Korrelation besteht jedoch zwischen der Serum-Tocopherol-Konzentration und den Lipidspiegeln im Serum. Bei Patienten mit Hypolipidämie können somit niedrige Vitamin-E-Konzentrationen gemessen werden, ohne daß ein Vitamin-E-Mangel besteht.

Ein Vitamin-E-Mangel ist klinisch durch eine herabgesetzte hämolytische Resistenz der Erythrozyten mit verkürzter Lebensdauer und im Kindesalter durch das Auftreten von neuromuskulären Störungen mit Areflexie und Gangstörungen gekennzeichnet.

Die Vitamin-E-Bestimmung erfolgt im Serum/Plasma oder in den Erythrozyten.

Vitamin K (Mena- und Phyllochinon)

Die in der Nahrung vorkommenden Formen des Vitamin K, Mena- und Phyllochinon, gehören zur Substanzgruppe der Naphtachinone und werden nach gallensäureabhängiger Mizellbildung im oberen Dünndarm resorbiert. Zusätzlich werden Metachinone in geringen Mengen im terminalen Ileum und im Kolon von grampositiven Bakterien der natürlichen Darmflora synthetisiert und im Kolon resorbiert. Ein Vitamin-K-Mangel kann als Folge einer langdauernden oralen Therapie mit Antibiotika entstehen, die zur Sterilisierung des Darms und damit zur Abtötung der Vitamin-K-produzierenden Bakterien führt. Dies tritt allerdings nur dann ein, wenn gleichzeitig eine Vitamin-K-Mangelernährung besteht. Wie bei den anderen fettlöslichen Vitaminen kommt es bei einer intestinalen Fettresorptionsstörung ebenfalls zu einer verminderten Resorption von Vitamin K. Die Entstehung eines Phyllochinonmangels auf dem Boden einer Fehl- oder Mangelernährung hingegen ist beim Erwachsenen praktisch nicht möglich, da der tägliche Bedarf sehr niedrig ist und das Vitamin in ausreichender Konzentration in Nahrungsmitteln vorkommt. Ein manifester Vitamin K-Mangel äußert sich klinisch in einer hämorrhagischen Diathese mit Haut-, Schleimhaut- und Organblutungen.

Eine Absenkung der Vitamin K-abhängigen Gerinnungsfaktoren bzw. der Prothrombinzeit ist ein Indikator für einen Vitamin-K-Mangel.

Wasserlösliche Vitamine

Folsäure
Folsäurekoenzyme sind essentieller Faktor bei der Biosynthese von Purinen und Pyrimidinen und haben somit eine fundamentale Bedeutung beim Wachstum und bei der Zellteilung. Da die blutbildenden Zellen des Knochenmarks eine besonders hohe Teilungsrate haben, sind Störungen des Blutbilds ein frühes Zeichen des Folsäuremangels. Die biochemischen Grundlagen des Entstehungsmechanismus einer megaloblastären Anämie als Folge eines Folsäure- (und/oder Vitamin-B_{12}-)Mangels sind in Abb. 67.8 dargestellt.

Häufige Ursache für einen Folsäuremangel ist die Sprue/Zöliakie, bei der das proximale Intestinum als Hauptresorptionsort der Folsäure (Kap. 2) häufig am stärksten betroffen ist. Die Häufigkeit eines Defizits an Folsäure bei Zöliakie wird mit 10–40% angegeben. Aber auch tropische Sprue, Giardiasis und Infiltrationen bei Amyloidose, Sklerodermie oder Lymphomen können klinisch relevante Folsäuredefizite hervorrufen. Bei chronisch entzündlichen Darmerkrankungen kann ein Mangel an Folsäure außer bei jejunalem Befall nicht durch die intestinale Entzündung erklärt werden. Eine Beeinträchtigung der Folsäureresorption wird durch *Medikamente wie Sulfasalazin, Colestyramin* und *Immunsuppressiva* hervorgerufen. Sulfasalazin interferiert nicht nur mit dem intestinalen Transportsystem, sondern darüber hinaus mit den folsäureabhängigen Enzymen. Ein erhöhter Bedarf an Folsäure besteht bei pathologi-

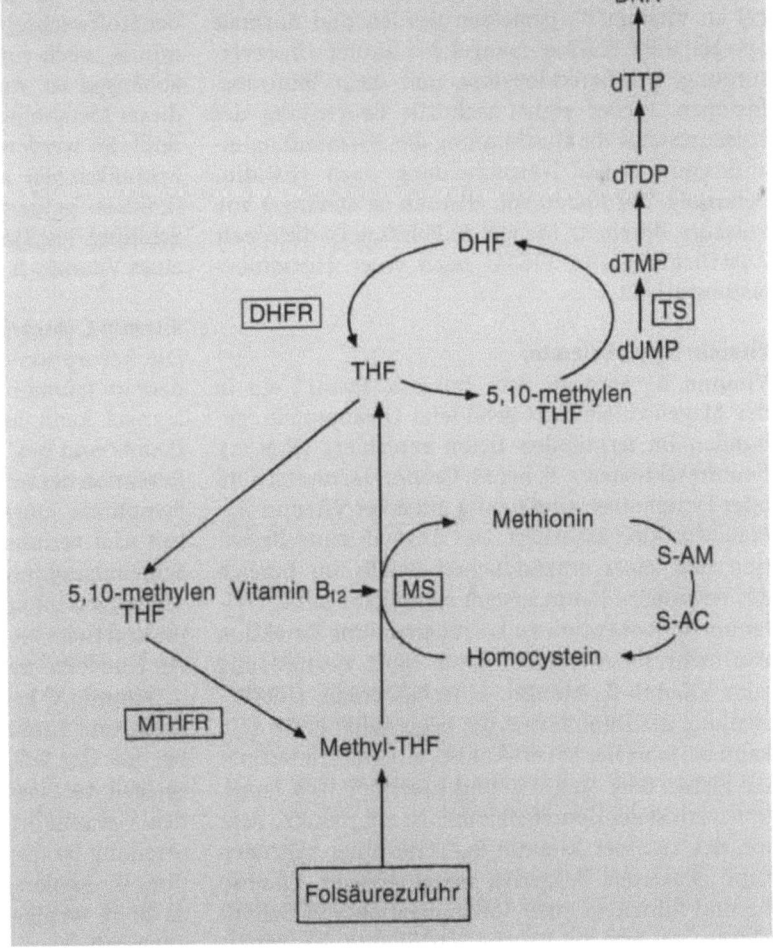

Abb. 67.8. Biochemische Grundlagen des Entstehungsmechanismus einer megaloblastären Anämie als Folge eines Folsäure- (und/oder Vitamin-B_{12}-)Mangels. Folsäure wird im Darm zu Methyl-Tetrahydrofolat (*THF*) umgewandelt und resorbiert. In einem Vitamin-B_{12}-abhängigen Schritt erfolgt die Umwandlung des zellulären Methyl-THF zu THF, woraus 5,10 Methylen-THF synthetisiert wird. Das daraus gebildete Dihydrofolat (*DHF*) ist Kofaktor bei der Synthese von Deoxythymidinmonophosphat (*dTMP*) aus Deoxyuridinmonophosphat (*dUMP*) durch das Enzym Thymidilatsynthase (TS) und somit für die DNA-Synthese. *MS* Methionin-Synthetase, *S-AM* S-Adenosylmethionin, *S-AC* S-Adenosylcystein, *DHFR* Dihydrofolatreduktase

schen Zuständen verbunden mit hohen Zellumsatzraten z. B. bei inflammatorischen Prozessen wie M. Crohn und bei malignen Erkrankungen wie Karzinomen und Lymphomen.

Die Angaben zur Inzidenz niedriger Serumfolsäurekonzentrationen bei chronisch entzündlichen Darmerkrankungen schwanken in der Literatur. Für Patienten mit M. Crohn werden Häufigkeiten von 28–65%, für Patienten mit Colitis ulcerosa von 30–40% angegeben. Das klinische Zeichen einer Makrozytose ist bei ungefähr 10% der Patienten mit chronisch entzündlichen Darmerkrankungen sichtbar.

Zur Bestimmung des Folsäurestatus stehen verschiedene Methoden zur Verfügung. Für Routineuntersuchungen reicht die Messung der Folsäurekonzentration im Serum oder Plasma aus. Ein besserer Indikator für die Folsäurespeicher ist die Bestimmung der *Folsäurekonzentration in Erythrozyten*. Assays zur Messung der Folsäure in Erythrozyten weisen jedoch hohe methodisch bedingte Schwankungen auf. Außerdem kann die erythrozytäre Folsäurekonzentration durch eine Reihe von Faktoren falsch positiv oder falsch negativ beeinflußt werden. So kann eine zu niedrige erythrozytäre Folsäurekonzentration unter Normalversorgung bei einem Mangel an Vitamin B_{12} gemessen werden und normale Spiegel trotz Folsäuremangel bei akuter Unterversorgung, bei Retikulozytose und nach Bluttransfusionen. Ferner eignet sich zur Beurteilung des Folsäurestatus die Bestimmung der Formiminoglutaminsäure (FIGLU)-Ausscheidung nach Histidinbelastung. Der Abbau von Histidin ist abhängig von Folsäure. Bei einem Mangel an Folsäure ist die renale Ausscheidung von FIGLU nach einer Histidinbelastung erhöht.

Vitamin B_{12} (Cobalamin)

Vitamin B_{12} wird an den „intrinsic factor", ein in der Magenschleimhaut gebildetes Glykoprotein, gebunden im terminalen Ileum resorbiert (Kap. 2). Ileumresektionen z. B. bei M. Crohn, Darmverschluß oder Lymphomen sind häufig mit einer Vitamin-B_{12}-Malabsorption assoziiert. Das Ausmaß einer Resektion bzw. eines entzündlichen Befalls im Bereich des terminalen Ileum scheint signifikant mit der Vitamin-B_{12}-Resorption zu korrelieren. Eine Resektion von mehr als 90 cm des Ileum führt zwangsläufig zum Vitamin-B_{12}-Mangel. Eine bakterielle Überbesiedlung des Dünndarms, die Begleitphänomen sein kann bei jejunaler Divertikulose, M. Crohn, intestinalen Fisteln oder Stenosen und Resektion bzw. Funktionsverlust der Ileozäkalklappe, ist ein weiterer Faktor, der zu einer Vitamin-B_{12}-Verarmung beitragen kann. Anaerobe Bakterien metabolisieren Vitamin B_{12} und führen zu einer Dekonjugation von Gallensäuren, was eine zusätzliche Schädigung der intestinalen Mukosa und eine Unterbrechung des enterohepatischen Kreislaufs des Vitamin B_{12} zur Folge hat. Aufgrund des hohen Körperbestands an Vitamin B_{12} treten klinische Symptome erst bei über mehrere Jahre persistierendem Vitamin-B_{12}-Mangel auf. Die Inzidenz eines Vitamin-B_{12}-Mangels bei Patienten mit M. Crohn wird mit 35–60% gegenüber nur 5% bei Patienten mit Colitis ulcerosa angegeben. Ein Mangel an Vitamin B_{12} bei Patienten mit Zöliakie und tropischer Sprue wird nur selten diagnostiziert.

Indikationen zur Bestimmung des Vitamin-B_{12}-Status dienen der Abklärung von Störungen der Erythropoese bei Verdacht auf eine perniziöse Anämie, dem klinischen Bild eines Vitamin-B_{12}-Mangels. Die Bestimmung der Vitamin-B_{12}-Spiegel im Serum hat nur eine begrenzte Aussagekraft, da Vitamin B_{12} überwiegend gebunden an verschiedene Transportproteine, sogenannte Transcobalamine, vorliegt. Eine weitere Möglichkeit zur Beurteilung des Vitamin-B_{12}-Status besteht in der Bestimmung von Substraten im Serum bzw. Urin, die Vitamin-B_{12}-abhängig verstoffwechselt werden (Methylmalonsäure, Homozystein). Bei einem Mangel an Vitamin B_{12} kommt es zu einer Akkumulation dieser Substrate. Diese Methoden werden jedoch derzeit noch kontrovers diskutiert, da der Stoffwechsel der genannten Substrate neben Vitamin B_{12} auch von der Folsäure und dem Vitamin B_6 abhängig ist. Außerdem werden die Serumspiegel dieser Metabolite auch durch andere Faktoren beeinflußt. So werden erhöhte Spiegel bei verschiedenen Erkrankungen sowie bei eingeschränkter Nierenfunktion gefunden. Zusätzliche Methoden wie der Schilling-Test sind für die weiterführende Diagnostik eines Vitamin-B_{12}-Mangels erforderlich (Kap. 10, 21).

Vitamin C (Ascorbinsäure)

Die Resorption der Ascorbinsäure erfolgt insbesondere im Jejunum und Ileum (Kap. 2). Ein Vitamin-C-Mangel kann im Rahmen von Erkrankungen des Ileums und des Jejunums (z. B. Ileitis, Fistelbildung, Resektion des terminalen Ileums) auftreten. Klinische Symptome eines Vitamin-C-Mangels sind Müdigkeit und verminderte Leistungsfähigkeit, Haut- und Schleimhautblutungen sowie Glieder- und Gelenkschmerzen infolge von Einblutungen in die Muskulatur und Gelenke, Hyperkeratosen und Veränderungen der Knochen- und Zahnsubstanz sowie Zahnausfall.

Vitamin C kann im Vollblut, Plasma, in Erythrozyten und Leukozyten bestimmt werden. Vergleichbar mit der Folsäure und einigen Spurenelementen spiegelt die Plasmakonzentration an Vitamin C nicht den Gesamtkörpergehalt wider. Eine genauere Beurteilung ist durch die Bestimmung der Konzentration in Leukozyten möglich, insbesondere auch, da diese weniger kurzfristigen Nahrungseinflüssen unterstehen.

Literatur

Ahluwalia N (1998) Diagnostic utility of serum transferrin receptors measurement in assessing iron status. Nutr Rev 56:133–141

Baumann Kurer S, Seifert B, Michel B, Ruegg R, Fehr J (1995) Prediction of iron deficiency in chronic inflammatory rheumatic disease anaemia. Br J Haematol 91:820–826

Hébert P, Mehta N, Wang J, Hindmarsh T, Jones G, Cardinal P (1997) Functional magnesium deficiency in critically ill patients identified using a magnesium-loading test. Crit Care Med 25:749–755

Heizer WD, Holcombe BJ (1995) Approach to the patient requiring nutritional supplementation. In: Yamada T (Hrsg) Textbook of Gastroenterology. 2nd ed. JB Lippincott Company, Philadelphia, S 1044–1065

Hessov I, Hasselblad C, Fasth S, Hültén L (1983) Magnesium deficiency after ileal resections for Crohn's disease. Scand J Gastroenterol 18:643–649

Hessov I, Hasselblad C, Fasth S, Hültén L (1983) Zinc depletion after small bowel resections for Crohn's disease. Hum Nutr Clin Nutr 37 C:353–359

Jeejeebhoy KN (1993) Nutrient requirements and nutrient deficiencies in gastrointestinal diseases. In: Feldman M, Scharschmidt BF, Sleisenger MH (Hrsg) Sleisenger and Fordtran's Gastrointestinal and Liver Disease: 5th ed. Vol 2. WB Saunders Company, Philadelphia London Toronto Montreal Sydney Tokyo, S 2017–2047

Klein S, Jeejeebhoy KN (1993) The malnourished patient: Nutritional assessment and management. In: Feldman M, Scharschmidt BF, Sleisenger MH (Hrsg) Sleisenger and Fordtran's Gastrointestinal and Liver Disease: 5th ed. Vol 1. WB Saunders Company, Philadelphia London Toronto Montreal Sydney Tokyo, S 235–253

Ladefoged K, Hessov I, Jarnum S (1996) Nutrition in short bowel syndrome. Scand J Gastroenterol 31; Suppl 216:122–131

Löffler G (1997) Vitamine. In: Löffler G, Petrides PE (Hrsg) Biochemie und Pathobiochemie. 5. Aufl, Springer, Berlin Heidelberg New York Tokyo, S 648–676

Marsh MN, Riley SA (1998) Digestion and absorption of nutrients and vitamins. In: Feldman M, Scharschmidt BF, Sleisenger MH (Hrsg) Sleisenger and Fordtran's Gastrointestinal and Liver Disease: 6th ed. Vol 2. WB Saunders Company, Philadelphia London Toronto Montreal Sydney Tokyo, S 1471–1500

Nakamura T, Higashi A, Takano S, Akagi M, Matsuda I (1988) Zinc clearance correlates with clinical severity of Crohn's disease. Dig Dis Sci 33:1520–1524

Pawson R, Mehta A (1998) The diagnosis and treatment of haematinic deficiency in gastrointestinal disease. Aliment Pharmacol Ther 12:687–698

Petrides PE (1997) Spurenelemente. In: Löffler G, Petrides PE (Hrsg) Biochemie und Pathobiochemie. 5. Aufl, Springer, Berlin Heidelberg New York Tokyo, S 624–645

Pichard C, Kyle UG (1998) Body composition measurements during wasting diseases. Curr Opin Clin Nutr Metab Care 1:357–361

Punnonen K, Irjala K, Rajamäki (1997) Serum transferrin receptor and its ratio to serum ferritin in the diagnosis of iron deficiency. Blood 89:1052–1057

Sandström B, Cederblad A, Kiviströ B, Stenquist B, Andersson H (1984) Retention of zinc and calcium from the human colon. Am J Clin Nutr 44:501–504

Selberg O, Müller MJ (1998) Ernährungsmedizinische Untersuchungen. In: Müller MJ (Hrsg) Ernährungsmedizinische Praxis. Springer Berlin Heidelberg New York Tokyo, S 29–201

Stein J, Menge F (1997) Malabsorption of nutrients and malnutrition in IBD. In: Lembcke B, Kruis W, Sartor RB (Hrsg) The Pending Challenge for Subtle Diagnosis and Treatment. Kluwer Academic Press, Dordrecht Boston London, Falk Symposium 98, S 215–231

Stein J (1994) Diagnostik des Ernährungszustandes. In: Wolfram G, Husemeyer I (Hrsg) Infektiöse Darmerkrankungen, Kinderernährung. Junge & Sohn, S 74–99

Ernährung bei Krankheiten des Dünn- und Dickdarms

A. JORDAN, J. STEIN

68.1 M. Crohn/Colitis ulcerosa 729
68.2 Kurzdarmsyndrom 733
68.3 Glutensensitive Enteropathie (Zöliakie, einheimische Sprue) 737
68.4 Laktosemalabsorption (Milchzuckerunverträglichkeit) 739
68.5 Enterales Eiweißverlustsyndrom 740
68.6 Obstipation 740
68.7 Divertikulose 741
68.8 Irritables Kolon 741
68.9 Intestinale Candidiasis 741
68.10 Nahrungsmittelallergien 742
Literatur 743

68.1 M. Crohn/Colitis ulcerosa

Ernährung in der Äthiopathogenese chronisch entzündlicher Darmerkrankungen

Der Verdacht eines Zusammenhangs zwischen den Ernährungsgewohnheiten und dem Auftreten chronisch entzündlicher Darmererkrankungen konnte bisher nicht bestätigt werden. Untersuchungen hinsichtlich des Konsums an raffinierten Kohlenhydraten, chemisch aufbereiteten Fetten und Ballaststoffen sowie der Ernährung im Säuglingsalter und der Reaktionen auf Bäckerhefe erbrachten keinen Beweis für einen Einfluß der Ernährung auf die Ätiopathogenese chronisch entzündlicher Darmerkrankungen. Lediglich in Bezug auf den Verzehr von raffiniertem Zucker konnte eine Tendenz festgestellt werden, daß Patienten mit M. Crohn einen höheren Konsum vor der Erstdiagnose aufzeigen als Patienten mit Colitis ulcerosa und darmgesunde Kontrollpersonen. So zeigte auch eine kürzlich veröffentlichte Studie von Reif et al. (1997) zu dem Einfluß von Ernährungsfaktoren auf die Entstehung chronisch entzündlicher Darmerkrankungen eine positive Korrelation zwischen dem Saccharoseverbrauch und dem Risiko für einen M. Crohn. Für Colitis ulcerosa bestand eine positive Assoziation mit einem erhöhten Fettkonsum, insbesondere tierischen Fetten und Cholesterin.

Ernährungszustand bei Patienten mit chronisch entzündlichen Darmerkrankungen

Der Verlauf und das klinische Bild chronisch entzündlicher Darmerkrankungen ist durch Ernährungsstörungen und Mangelzustände geprägt, die von der Lokalisation, der Aktivität, der Therapie der Erkrankung und von bereits vorgenommenen chirurgischen Eingriffen abhängig sind. Mangelzustände werden häufiger beobachtet bei Patienten mit M. Crohn als bei solchen mit Colitis ulcerosa. Neben Vitamin- und Mineralstoffmangel sind Gewichtsverlust, Hypoalbuminämie sowie intestinaler Proteinverlust mit negativer Stickstoffbilanz vorherrschende Mangelerscheinungen.

Genese von Ernährungsmangelzuständen

Verschiedene Faktoren sind an der Genese einer Malnutrition bei Patienten mit chronisch entzündlichen Darmerkrankungen beteiligt (Tabelle 68.1). Häufig ist eine verminderte orale Nahrungszufuhr aufgrund

Tabelle 68.1. Ursachen einer Mangelernährung bei chronisch entzündlichen Darmerkrankungen

Verminderte Nahrungsaufnahme
- Krankheitsbedingt (Anorexie, Nausea, Vomitus, abdominelle Schmerzen, Diarrhön)
- Diätbedingt (iatrogen)

Malabsorption
- Verminderte Resorptionsfläche (Krankheit, Resektion)
- Gallensäuremangel
- Vermehrtes Bakterienwachstum
- Medikamente

Erhöhte intestinale Verluste
- Enterales Eiweißverlustsyndrom
- Gastrointestinale Blutungen
- Verlust von Elektrolyten, Mineralstoffen, Spurenelementen

Erhöhter Bedarf und Verbrauch
- Entzündung, Infektionen, Sepsis, Fieber, Fisteln
- Erhöhter Umsatz intestinaler Zellen

Medikamente
- Kortikosteroide (Kalzium, Proteine)
- Sulfasalazine (Folate)
- Cholestyramin (Fett, Vitamine)

Chirurgische Eingriffe

abdomineller Schmerzen, Diarrhön und Übelkeit zu beobachten. M. Crohn kann bei ausgeprägtem Befall und Resektionen des Dünndarms eine Maldigestion und Malabsorption von Nährstoffen zur Folge haben. Entzündliche Veränderungen der Ileummukosa und Resektionen im Bereich des Ileums können eine verminderte Gallensäurerückresorption bedingen. Die Folge ist ein intraluminaler Gallensäuremangel, verbunden mit einer Malabsorption von Fetten, fettlöslichen Vitaminen und Mineralstoffen. Zusätzlich bewirken Gallensäuren eine Störung der epithelialen Barrierefunktion im Kolon und können somit ihrerseits Diarrhön bedingen. Eine Steatorrhö wird in schätzungsweise 30 % der Patienten mit CED gesehen. Bei Befall bzw. Resektion des terminalen Ileum tritt ein Defizit an Vitamin B_{12} auf, das im Gegensatz zu den übrigen Nahrungsbestandteilen im unteren Ileum resorbiert wird. Eine bakterielle Überbesiedlung ist ein weiterer Faktor für eine verminderte Nährstoffresorption. Übermäßiges intestinales Bakterienwachstum tritt bei Patienten mit M. Crohn insbesondere auf, wenn Stenosen vorliegen oder enteroenterale Fisteln eine Stase des Darminhaltes verursachen.

Einige in der Therapie der chronisch entzündlichen Darmerkrankungen gebräuchliche Medikamente können ebenfalls zur Malnutrition beitragen. So vermindern Kortikosteroide die intestinale Resorption von Kalzium und können eine steroidbedingte Osteoporose induzieren. In hohen Dosen können Kortikosteroide einen katabolen Effekt durch Veränderung des Proteinstoffwechsels hervorrufen. Der Vitamin-K-Status kann durch Antibiotikagabe beeinflußt werden. Sulfasalazin vermindert die Folatresorption und Cholestyramin bindet unspezifisch verschiedene Nährstoffe und Vitamine, insbesondere fettlösliche Vitamine.

Ein weiterer Faktor, der zur Genese der Malnutrition bei CED beiträgt, ist ein erhöhter Nährstoffbedarf als Folge von Infektionen, Fieberschüben und einer erhöhten Zellerneuerungsrate der intestinalen Mukosa.

Prävalenz von Ernährungsmangelzuständen

Die bei chronisch entzündlichen Darmerkrankungen beobachteten Nährstoffdefizite sind mannigfaltig (Tabelle 68.2). Bei etwa 65–80 % der Patienten mit M. Crohn besteht ein Proteinmangel, bedingt durch eine verminderte Nahrungsaufnahme, einen funktionellen Ausfall befallener Darmabschnitte, Resektionen oder ein enterales Eiweißverlustsyndrom. Hypoalbuminämie und eine Abnahme der Serumspiegel an Gammaglobulinen (IgM, IgG und IgA; in der Regel jedoch nicht IgE), Transferrin, Coeruloplasmin, Fibrinogen und anderer Blutgerinnungsfaktoren treten auf, wenn der Organismus nicht mehr in der Lage ist, den Proteinverlust durch Zurückgreifen auf körpereigene Reserven zu kompensieren.

Tabelle 68.2. Prävalenz von Ernährungsmangelzuständen bei chronisch entzündlichen Darmerkrankungen (nach Rosenberg et al. 1985)

Prävalenz	(%)
Gewichtsverlust	65–75
Wachtumsretardierung	40
Hypoalbuminämie	25–80
Anämie	60–80
Eisen	40
Folsäure	54–64
Vitamin B_{12}	48
Kalzium	13
Magnesium	14–33
Kalium	5–20
Zink	40–50
Kupfer	unbekannt
Selen	35–41
Vitamin A	21
Vitamin D	25–65
Vitamin C	12
Vitamin K	unbekannt
Vitamin E	unbekannt

Eisenmangelzustände sind häufig Begleiterscheinung einer chronisch entzündlichen Darmerkrankung, die Pathogenese ist jedoch bisher unklar. Niedrige Serumeisen- und Hämoglobinkonzentrationen wurden bei annähernd 80 % der Patienten mit überwiegender Kolonbeteiligung, und in 30–60 % der Patienten mit überwiegendem Ileumbefall gemessen. Diarrhön können enorme Verluste an Mineralstoffen und Spurenelementen verursachen. Hypokaliämie, Hypomagnesiämie und Zinkmangel sind übliche klinische Probleme. Einem Zinkmangel wurde in den letzten Jahren vermehrt eine Beteiligung an verschiedenen Faktoren, die eine CED begleiten, wie Wachstumsretardierung, Hypogonadismus, verzögerte Wundheilung und eingeschränkte Immunfunktion zugesprochen. Bei Patienten mit Steatorrhö tritt ein übermäßiger Verlust an fettlöslichen Vitaminen und zweiwertigen Kationen wie Kalzium, Magnesium, Zink und Kupfer auf. Rannem et al. (1992) fanden in bis zu 40 % der Patienten mit M. Crohn, nicht aber Colitis ulcerosa, erniedrigte Konzentrationen an Selen in Plasma und Erythrozyten. Selen ist als wichtiger Bestandteil der Gluthathionperoxidase an antioxidativen Schutzmechanismen beteiligt.

Folgen dieses globalen Mangels an Makro- und Mikronährstoffen sind Veränderungen der zellulären Immunität, die zu einem erhöhten Infektionsrisiko, verzögerter Wundheilung, verlangsamter Zellerneuerung im entzündlichen Gebiet und verminderter Skelettmuskelfunktion führen. Bei einem Drittel der Kinder mit chronisch entzündlichen Darmerkrankungen ist eine Wachstumsretardierung zu beobachten.

Diätetische Behandlung

Diätetische Empfehlungen sollten sich am individuellen Krankheitsbild des Patienten orientieren. Der Energiebedarf liegt bei 30–40 kcal/kg KG/Tag, die Proteinzufuhr sollte 1–1,5 g/kg KG und Tag betragen. Die Nahrung sollte in Form mehrerer kleiner Mahlzeiten aufgenommen werden. Zur Kompensation der Verluste an Vitaminen durch Diarrhöen und Fistelgänge reichen die Empfehlungen zur Vitaminzufuhr bis zum 2–5fachen der Empfehlungen für Normalpersonen.

Ernährung in der Remission

In der *Remission* sollte sich die Ernährung an den Regeln für eine gesunde vollwertige Mischkost der Deutschen Gesellschaft für Ernährung (DGE) unter Berücksichtigung individueller Lebensmittelunverträglichkeiten orientieren.

■ **Nahrungsmittelunverträglichkeiten.** Trotz verschiedener Annahmen konnte bisher nicht überzeugend nachgewiesen werden, daß Nahrungsmittelunverträglichkeiten eine pathogenetische Bedeutung für die Entwicklung chronisch entzündlicher Darmerkrankungen haben. Trotzdem können bei manchen Patienten die Symptome auf bestimmte Nahrungsmittel zurückgeführt werden. Eine kürzlich veröffentlichte Studie von Ballegaard et al. (1997) zeigt eine Prävalenz von Nahrungsmittelintoleranzen bei 65% der Patienten, erhoben anhand von Fragebögen. Die Häufigkeit und das Muster der Nahrungsmittelintoleranzen wiesen keine Unterschiede auf zwischen Patienten mit M. Crohn und Colitis ulcerosa. Als häufigste Symptome wurden Diarrhö, Bauchschmerzen und Meteorismus genannt. Die Identifikation von Nahrungsmittelintoleranzen kann anhand einer Eliminationsdiät erfolgen. Patienten in Remission testen nach einer Phase der Nahrungszufuhr durch Elementar- oder Oligopeptiddiät täglich ein neues Nahrungsmittel. Beobachtungen an Patienten zeigten längere Remissionsphasen nach Durchführung einer Eliminationsdiät. Je nach Umfang der auszutestenden Nahrungsmittel kann es sich hierbei um ein sehr langwieriges Verfahren handeln, was eine enge Zusammenarbeit mit einer Ernährungsfachkraft erforderlich macht, um detaillierte Pläne entsprechend des Reaktionsmusters zu erstellen und Nährstoffdefizite zu vermeiden.

Ernährung in der Akutphase

Die Ernährungstherapie im *akuten Entzündungsschub* gestaltet sich in Abhängigkeit vom Schweregrad der Entzündung und von den Begleiterscheinungen, wie beispielsweise Stenosen und Maldigestion von Nährstoffen. Wenn keine besonderen Komplikationen vorliegen, wird mit einer leichten Vollkost ernährt.

■ **Stenosen.** Bei Vorhandensein von Passagebehinderungen aufgrund von Stenosen ist eine ballaststoffarme Kost indiziert. Insbesondere faserreiche Gemüse wie Spargel, Fenchel, grüne Bohnen und Blattspinat, hartschaliges Obst und Ballaststoffpräparate sollten gemieden werden. Gegebenenfalls muß eine passierte Kost und/oder Nährstoffsupplemente in Form von Trink- oder Sondennahrung gegeben werden.

■ **Laktosemalabsorption.** Aussagen zur Prävalenz einer Laktosemalabsorption bei Patienten mit chronisch entzündlichen Darmerkrankungen sind widersprüchlich. Es scheint jedoch, als läge die Prävalenz nicht höher als in der Normalbevölkerung. Möglicherweise tritt bei einigen Patienten im akuten Entzündungsschub eine vorübergehend verminderte Laktaseaktivität auf. Die Toleranzgrenze für Laktose sollte jeweils vom Patienten eigenständig ermittelt werden. Ein generelles Meiden von Milchprodukten ist aufgrund der Problematik einer bedarfsdeckenden Kalziumversorgung nicht zu empfehlen.

■ **Fettmalabsorption.** Besteht bei ausgedehntem M. Crohn eine Steatorrhö, so kann durch eine fettarme und eiweißreiche Kost eine Besserung der Symptomatik erzielt werden. Als Ersatz für die sonst überwiegend in der Ernährung vorkommenden langkettigen Triglyzeride (LCT) dienen die leichter verdaulichen mittelkettigen Triglyzeride (MCT-Fette). MCT-Fette werden ohne Gallensalze und Chylomikronenbildung durch die Darmwand aufgenommen und von der Mukosazelle direkt in das Portalvenenblut abgegeben, und können somit einen Beitrag zu der bei CED-Patienten meist zu geringen Energieversorgung leisten.

Enterale Ernährung (s. auch Kap. 69)

Im akuten Schub stehen neben der medikamentösen Therapie die totale parenterale Ernährung (TPE) und die enterale Ernährung im Vordergrund. Obwohl der Beweis für eine vergleichbare Wirksamkeit einer enteralen Ernährung mit einer medikamentösen Standardtherapie noch aussteht, stellt die Ernährungstherapie mit Formeldiäten zweifelsohne eine wichtige adjunktive Maßnahme hinsichtlich einer Behebung bzw. Prävention von Nährstoffdefiziten zur standardisierten medikamentösen Therapie chronisch entzündlicher Darmerkrankungen dar.

M. Crohn

Die Effektivität einer enteralen Ernährung bei *Morbus Crohn* im Vergleich zur medikamentösen Therapie war Gegenstand zahlreicher Untersuchungen der letzten zwei Jahrzehnte. Eine Anzahl von Studien zeigten vergleichbare Ergebnisse hinsichtlich einer ausschließlichen Behandlung mit Formeldiäten und einer Standardtherapie. 4 prospektive, randomisierte Studien an 111 Patienten untersuchten Elementardiät vs. Steroidtherapie mit vergleichbaren Ergebnissen hinsichtlich der Erzielung einer Remission, wobei bis zu 41% der Patienten in der enteral ernährten Gruppe die Therapie vorzeitig abbrachen. Ein Vergleich von Oligopeptiddiät und Steroiden wurde in 3 randomisierten Studien vorgenommen. Insgesamt waren 270 Patienten eingeschlossen. In 2 Studien war die Oligopeptiddiät der Steroidtherapie unterlegen. Eine Multicenterstudie von Lochs et al. (1991) umfaßte 107 Patienten, die entweder Methylprednisolon und Sulfasalazin oder eine Oligopeptiddiät per nasogastraler Sonde erhielten. Remissionen wurden bei 79% der Patienten unter medikamentöser Therapie und bei 53% der Patienten mit enteraler Ernährung erzielt. Eine Studie an jugendlichen M.-Crohn-Patienten zeigte keinen signifikanten Unterschied zwischen Steroidbehandlung und Ernährungstherapie. In einer Studie zum Vergleich einer hochmolekularen, nährstoffdefinierten Diät mit herkömmlicher Steroidtherapie zeigten die Resultate beider Gruppen keine signifikanten Unterschiede bezüglich Remissionsquote und -dauer.

Hingegen kamen Griffith et al. (1995), die kürzlich eine Metaanalyse zur Effektivität einer enteralen Ernährung im Vergleich zu einer konventionellen Therapie mit Kortikosteroiden veröffentlichten, zu dem Schluß, daß eine enterale Ernährung in der Behandlung eines aktiven M. Crohn einer Steroidtherapie unterlegen ist. Zu dem gleichen Ergebnis kamen Fernandez-Banares et al. (1995). In der Gesamtbetrachtung lagen die Remissionsraten für enteral ernährte Patienten bei 58% und für steroidbehandelte Patienten bei 80%. Die Therapiestudien zur enteralen Ernährung zeigen zwar überwiegend positive Ergebnisse, sind jedoch zum Teil schwer vergleichbar mit Ergebnissen zu medikamentöser Standardbehandlung unter anderem aufgrund kleiner Fallzahlen, unterschiedlicher Kriterien zur Bewertung des Therapieerfolgs und sehr heterogener Patientengruppen. Außerdem sind in den enteral ernährten Patientengruppen hohe Raten an vorzeitigen Therapieabbrüchen wegen Unverträglichkeit der Formeldiäten und mangelnder Compliance zu verzeichnen.

Colitis ulcerosa

Zur Wirkung einer enteralen Ernährung auf *Colitis ulcerosa* liegen derzeit nur 2 Studien vor. Die Wirksamkeit scheint geringer als bei M. Crohn. Die Remissionsraten lagen bei 33 bzw. 35%.

Wirkungsweise enteraler Formeldiäten

Dem Einfluß von Formeldiäten auf den Verlauf des akuten Schubes chronisch entzündlicher Darmerkrankungen ist in den letzten Jahren viel Aufmerksamkeit gewidmet worden. Noch ungeklärt sind die Gründe für die therapeutische Wirkung enteraler Formula. Ursprünglich wurde angenommen, daß die auf Aminosäuren basierenden Elementardiäten aufgrund einer geringeren Konzentration antigener Substanzen wirksam sind. Dem widerspricht die vergleichbare Wirksamkeit polymerer, polypeptidhaltiger Nährstofflösungen. Von 6 entsprechenden Untersuchungen zeigten 4 keinen Vorteil einer Elementardiät gegenüber Oligopeptiddiäten bzw. polymeren Diäten. Die Remissionsraten unter monomerer und polymerer Diät waren 65% bzw. 61%.

Die Annahme, daß die Wirkung einer Formeldiät überwiegend durch die stickstoffhaltige Komponente bestimmt wird, ist somit nicht haltbar.

Gassull et al. (1995) untersuchten den Einfluß von Formeldiäten mit unterschiedlichem prozentualem Fettanteil und stellten eine Überlegenheit enteraler Formula mit geringem Fettgehalt gegenüber solchen mit hohem Fettgehalt fest. Der Wirkmechanismus wird in einer reduzierten Verfügbarkeit von Omega-6-Fettsäuren (Arachidonsäure, Linolensäure) vermutet. Arachidonsäure ist das Ausgangssubstrat für die Synthese proinflammatorischer Eikosanoide (Leukotrien B_4, Thromboxan A_2, Prostaglandin E_2), die wesentlich am Entzündungsprozeß chronisch entzündlicher Darmerkrankungen beteiligt sind.

Positive Ergebnisse hinsichtlich der Entzündungsaktivität zeigte dagegen der Einsatz von Omega-3-Fettsäuren wie Eikosapentaensäure (EPA) und Dokosahexaensäure (DHA). Omega-3-Fettsäuren haben neben dem Einfluß auf die zelluläre Abwehrreaktion eine dämpfende Wirkung auf entzündliche Reaktionen. Omega-3-Fettsäuren beeinflussen die Synthese von Eikosanoiden in der Weise, daß die Bildung des in der entzündeten Schleimhaut vermehrt synthetisierten Entzündungsmediators Leukotrien B_4 reduziert wird. Aslan und Triadafilopoulus (1992) sahen bei Patienten mit aktiver Colitis ulcerosa eine Senkung der Steroiddosis und eine Verringerung der klinischen Aktivität durch eine zusätzliche Therapie mit 3–5 g/Tag Omega-3-Fettsäuren. Unter Gabe von 4,5 g EPA/Tag über 1 Jahr konnten Hawthorne et al. (1992) zwar keinen Vorteil für die Erhaltungstherapie bei Patienten mit Colitis ulcerosa beobachten, wohl aber einen kortisonsparenden Effekt.

Eine enterale Nährstoffzufuhr verhindert die Atrophie intestinaler Mukosazellen, wie sie unter totaler parenteraler Ernährung (TPE) beobachtet wird. Der Entzug intraluminaler Nährstoffe und das Fehlen von Glutamin in den TPE-Nährlösungen zählen zu den wichtigen Faktoren, die für die Abnahme der intestinalen Mukosazellen verantwortlich gemacht werden. Die Gabe von Glutamin bei Patienten mit Erkrankungen des Gastrointestinaltraktes führte zu einer Verringerung der unter standard-parenteraler Ernährung beobachteten Abnahme der duodenalen Zottenhöhe und zu einer Zunahme der intestinalen Permeabilität. Im Gegensatz zur TPE werden durch enteral applizierte Nährstoffe gastrointestinale Hormone sezerniert, die möglicherweise trophische Effekte auf den Darm haben.

Darüber hinaus wird durch eine enterale Ernährung die mikrobielle Flora der Kolonschleimhaut beeinflußt. Nach 3–5 Tagen einer Behandlung mit Formeldiäten ist eine Verminderung der bakteriellen Besiedlung des Kolonlumens zu beobachten, was zu einer Abnahme antigener Stimulanzien im Kolon beiträgt. Beweis für diese Hypothese ist die mögliche Besserung eines akuten M. Crohn durch Einsatz eines Breitbandantibiotikums.

Totale parenterale Ernährung (Kap. 69)

Eine Analyse der Untersuchungen zum Einsatz von TPE bei M. Crohn wurde 1993 von Greenberg veröffentlicht. Danach kam es bei ausschließlichem Einsatz von TPE bei 64% der Patienten 2–3 Wochen nach Behandlungsbeginn zu einer Remission. Diese Ergebnisse entsprechen denen unter chemisch definierten Diäten. Die Remissionsraten bei akuter Colitis ulcerosa liegen bei 47%. Hierbei ist zu beachten, daß in allen Studien an Colitis-ulcerosa-Patienten neben der TPE Steroide oder andere Immunsuppressiva zugelassen waren. Untersuchungen zur Effektivität einer reinen TPE im Vergleich zur medikamentösen Therapie bei Colitis ulcerosa liegen derzeit nicht vor. Durch den Einsatz von TPE als *präoperative Maßnahme* kann eine Verbesserung des Ernährungszustands und somit eine Verminderung postoperativer Komplikationen erzielt werden. Aussagen zur Effektivität von TPE hinsichtlich des *Verschlusses enterokutaner Fisteln* sind widersprüchlich. Langzeitverläufe sind kaum dokumentiert. Ein permanenter Fistelschluß wird in ungefähr 40% der Fälle gesehen.

Wegen der höheren Komplikationsrate und des negativen Effekts auf die intestinale Mukosa sollte sich die Indikation zur parenteralen Ernährung auf Patienten beschränken, bei denen eine enterale Ernährung wegen intestinaler Komplikationen nicht gerechtfertigt ist.

68.2 Kurzdarmsyndrom

Die diätetische Behandlung nach Dünndarmresektion hängt sowohl vom Ausmaß und vom Ort der Resektion als auch vom zeitlichen Abstand zur Operation ab (Tabelle 68.3). Bis zu einer Resektion von 50% des Dünndarms kann in der Regel der Verlust an Resorptionskapazität durch Adaptation des Restdarms ausgeglichen werden, wenn ausschließlich das Jejunum betroffen ist. Die Digestion und Absorption der meisten Nährstoffe findet im Duodenum und Jejunum statt. Das Ileum ist jedoch in der Lage, nach Jejunumresektion die überwiegenden absorptiven Funktionen zu übernehmen. Dahingegen können schwere, anhaltende Diarrhöen bereits bei der Resektion von 1 m Ileum gegeben sein, insbesondere wenn das terminale Ileum und die Ileozökalregion mitinbegriffen sind. Das terminale Ileum ist Ort der aktiven Resorption von Vitamin B_{12} und Reabsorption von Gallensäuren (Kap. 7.2). Resektionen von mehr als 25 cm des terminalen Ileum können bereits zu einem *Verlust von Gallensäuren* in das Kolon führen. Eine Konzentration von Gallensalzen über 3 mmol/l führen im Kolon zu einer Erhöhung der Permeabilität der „tight junctions" verbunden mit einer gesteigerten Sekretion von Wasser und Elektrolyten. Die Folge sind wässrige Diarrhöen (chologene Diarrhö). Bei über 50 cm Resektion des terminalen Ileum kann es infolge gesteigerter Gallensalzverluste zu einer Unterschreitung der kritischen mizellären Konzentration und somit zur *Steatorrhö*

Tabelle 68.3. Langzeitfolgen nach ausgedehnten Darmresektionen

Jejunum	Laktosemalabsorption Vitaminmangelerscheinungen (A, D, E) Spurenelementverluste (Zink, Selen etc.)
Ileum > 25 cm	Gallensäuremalabsorption; Chologene Diarrhö
Ileum > 50 cm	Vitamin B_{12}-Malabsorption
Ileum > 100 cm	Gallensäuremangel; Steatorrhö
Ileozäkalklappe	Verkürzte Transitzeit Retrograde Bakterienbesiedlung Dekonjugation von Gallensäuren; Steatorrhö
Kolon	Salz- und Wasserverlust Verkürzte Transitzeit; Diarrhö

kommen. Werden mehr als 100 cm des terminalen Ileum reseziert, steigt der Verlust an Gallensäuren auf mehr als 90 %. Eine *Vitamin-B$_{12}$-Malabsorption* ist häufig bereits nach Resektionen von mehr als 50 cm des terminalen Ileums zu verzeichnen. Die Resektion der Ileozökalklappe führt zu einer weiteren Verkürzung der intestinalen Transitzeit und birgt das Risiko einer bakteriellen Besiedlung des Dünndarms mit der Gefahr einer zusätzlichen Dekonjugation von Gallensäuren und Abbau des Vitamin-B$_{12}$-Intrinsic-Faktor-Komplexes. Die Hauptfunktion des Kolon ist die Resorption von Wasser. Ebenso werden Natrium und Kalium resorbiert. Die Resorptionskapazität kann bei pathologischen Verhältnissen bis 6 l Wasser und 800 mmol Natrium pro Tag gesteigert werden. Bei erhaltenem Kolon ist die Tendenz zur Diarrhö gering. Eine totale Kolektomie verbunden mit ausgedehnter Dünndarmresektion führt zu exzessiven Verlusten an Wasser und Natrium. Für die weitere Prognose mitentscheidend ist darüber hinaus, ob der verbleibende Darmanteil gesund ist oder der Restdarm, wie bei weiter bestehenden entzündlichen Phasen eines M. Crohn, erkrankt ist (Kap. 42)

Postoperative Ernährungstherapie

Postoperativ finden im gesunden Restdarm sowohl strukturelle als auch funktionelle Adaptationsvorgänge statt (Kap. 37):

- Steigerung der Proliferationsrate der epithelialen Krypten,
- Zunahme von Kryptentiefe und Zottenhöhe,
- Dilatation und Elongation der verbleibenden Darmabschnitte.

Aus den morphologischen Änderungen resultieren eine Verlängerung der intestinalen Transitzeit, eine Zunahme der resorbierenden Oberfläche und des Enzymbesatzes pro Längeneinheit, verbunden mit einer Verbesserung der Nährstoffresorption. Verschiedene Faktoren sind an dem Mechanismus der Adaptation beteiligt. Von essentieller Bedeutung ist das intraluminale Angebot von Nährstoffen und die Sekretion biliärer und pankreatischer Enzyme. Primäre Energiequelle für die Enterozyten ist Glutamin. Experimentelle und klinische Untersuchungen haben gezeigt, daß Glutamin eine trophische Wirkung auf die Darmmukosa ausübt.

Die intestinale Adaptation verläuft in der Regel in 3 Phasen. Die postoperative Phase ist geprägt von enormen Flüssigkeits- und Elektrolytverlusten. Je nach Ausmaß der Resektion sind Flüssigkeitsverluste bis 5 l/Tag, bei Jejunostomie-Patienten sogar 6-8 l/Tag zu beobachten. Diese Phase der Hypersekretion kann bis zu zwei Monate, in Einzelfällen auch länger, andauern und ist durch die unzureichende Nähr-

stoffresorption geprägt von Elektrolytentgleisungen, Vitaminmangelzuständen und Gewichtsabnahme. Die Phase der intestinalen Adaptation tritt ab dem 3. postoperativen Monat ein und dauert in der Regel bis zu einem Jahr. In dieser Phase sollten die Flüssigkeitsverluste auf weniger als 2,5 l zurückgehen. Die Dauer bis zur maximalen Adaptation kann mehrere Jahre betragen. In der Regel werden in einem Zeitraum von zwei Jahren 90–95 % des Adaptationspotentials der Restdarmabschnitte erreicht. In der Phase der Stabilisation gehen Diarrhöen und Steatorrhö infolge zunehmender Adaptation zurück.

In der *frühen postoperativen* Phase werden Flüssigkeit, Elektrolyte und Nährstoffe ausschließlich *parenteral* zugeführt bei regelmäßiger Bestimmung der Flüssigkeitsverluste durch Stuhl und Urin, und Elektrolytstatus zur Optimierung der Elektrolyt- und Flüssigkeitsbilanz. Postoperativ sollte so früh wie möglich parallel zur parenteralen Ernährung mit einer *enteralen* Nährstoffzufuhr begonnen werden. Ziel dieser Maßnahme ist neben der Ernährung des Patienten die Stimulation adaptativer Mechanismen. Die Verträglichkeit einer enteralen Nährstoffzufuhr in der postoperativen Phase hängt in besonderem Maße von der verbleibenden Restdarmlänge und vom Vorhandensein eines Jejunostomas ab. Der Kostaufbau erfolgt oral oder per Sonde mit einer niedermolekularen chemisch definierten Diät (CDD) oder einer hochmolekularen nährstoffdefinierten Diät (NDD). Welcher der drei Möglichkeiten der Vorzug zu geben ist, ist bisher noch ungklärt. Untersuchungen bei Ileostomie-Patienten, denen alternativ CDD, NDD oder Mischkost gegeben wurde, zeigten keine signifikanten Unterschiede hinsichtlich des Stuhlvolumens und der Absorptionsrate zugeführter Nährstoffe. Ein Vorteil scheint jedoch in der kontinuierlichen Zufuhr einer enteralen Nährstofflösung zu liegen. Eine Untersuchung an Patienten mit ausgedehnter Ileumresektion zeigte eine Abnahme des Stuhlvolumens und der Stuhlfettmenge unter kontinuierlicher Verabreichung einer nährstoffdefinierten Diät im Vergleich zu einer intermittierenden oralen Nahrungszufuhr. Bei Patienten, die einen oralen Kostaufbau nicht tolerieren und Patienten mit kurzen Restdarmlängen empfiehlt sich ein Kostaufbau mit CDD über eine nasogastrale Sonde beginnend mit einer Geschwindigkeit von 25 ml/h. Die Zufuhrrate wird kontinuierlich auf 100–125 ml/h gesteigert bis zu einer Energiezufuhr von 2000–3000 kcal/Tag. Die Notwendigkeit einer enteralen Ernährungstherapie besteht häufig bis zu mehreren Wochen bzw. Monaten nach Resektion. Ein Ausschleichen der enteralen Nährstoffzufuhr kann in Betracht gezogen werden, wenn der Patient in einem stabilen Zustand bei akzeptablem Ernährungsstatus ist, und eine positive Natriumbilanz ohne intravenöse Flüssigkeitszufuhr aufweist.

Bei *Jejunostomiepatienten* mit kurzem Restdarm kann eine enterale Nährstoffzufuhr durch Auslösung eines Sekretionsreizes zu einem vermehrten endogenen Wasser- und Elektrolytverlust führen. Diese Patienten erhalten zunächst oral oder kontinuierlich über eine nasogastrale Sonde eine isotonische Glucose-Elektrolytlösung (z. B. 120 mmol NaCl, 44 mmol Glukose), um die jejunale Elektrolyt- und Wasserresorption zu stimulieren. Perfusionsexperimente konnten zeigen, daß eine Resorption des Perfusates im Jejunum nur dann stattfindet, wenn die Natriumkonzentration mindestens 90 mmol/l beträgt. Eine Natriumkonzentration von weniger als 90 mmol/l führt zur Elektrolyt- und Flüssigkeitssekretion ins Lumen. Eine maximale jejunale Resorption von Natrium ist bei einer Konzentration von 120 mmol/l zu verzeichnen. Bei Rückgang der meist sehr ausgeprägten Flüssigkeitsverluste (6–8 l/d), kann einschleichend mit der Zufuhr einer definierten Formeldiät (CDD bzw. NDD) über nasogastrale Sonde begonnen werden. Kommerziell erhältliche definierte Formeldiäten haben einen sehr niedrigen Natriumgehalt und sind nicht geeignet zum Ausgleich von erhöhten Elektrolytverlusten. Gegebenenfalls können Patienten durch die Zugabe von Kochsalz zur Formeldiät profitieren. Bei einer Resorptionsrate von weniger als 35% der enteral zugeführten Nährstoffe ist langfristig eine supplementäre parenterale Ernährung indiziert. Bei diesen Patienten besteht eine anhaltende Gewichtsreduktion und eine negative Flüssigkeits- und Elektrolytbilanz. In der Regel ist dies zu beobachten bei Patienten mit einer verbleibenden Länge des Jejunums unter 75 cm. Trotz der eingeschränkten adaptativen Kapazität des Jejunums können bis zu 50% der Patienten mit heimparenteraler Ernährung in einem Zeitraum von 1–2 Jahren auf eine ausschließlich orale Ernährung umgestellt werden.

Orale Ernährungstherapie

Der Übergang von enteraler zu oraler Ernährung erfolgt überlappend. Der orale Kostaufbau wird sukzessive gesteigert beginnend mit 600 kcal einer leicht verträglichen Kost. Die optimale Zusammensetzung einer Diät bei Kurzdarmsyndrom wird kontrovers diskutiert. Eine Untersuchung an 8 Patienten zeigte eine Zunahme der Resorptionsrate von 49% bei fettreicher und kohlenhydratarmer Kost auf 69% bei fettarmer, kohlenhydratreicher Diät. Bilanzstudien von Messing et al. (1991) ergaben eine durchschnittliche Resorptionsrate von 67% bei Verabreichung einer Diät mit 50% Kohlenhydraten, 31% Fett und 23% Proteinen. Der Energiebedarf orientiert sich an der mutmaßlichen Nährstoffausnutzung und dem Ernährungszustand des Patienten. In der Regel ist eine Energiezufuhr von 30–35 kcal/kg Idealgewicht ausreichend. Bei einer Resektion von mehr als 50% des Dünndarms kann der Bedarf auf das 1,5–2fache der errechneten Energiemenge steigen. Die Proteinzufuhr sollte bei 1–1,5 g/kg KG liegen. Eine Mahlzeitenfrequenz von bis zu 8 kleinen Mahlzeiten über den Tag verteilt wird empfohlen. Der Flüssigkeitsbedarf sollte eine Stunde nach jeder Mahlzeit durch isotone Getränke gedeckt werden.

Mögliche *diätetische Restriktionen* ergeben sich durch Ausmaß und Ort der resezierten Darmabschnitte (Tabelle 68.4).

■ **Jejunostomie.** Bei Jejunostomiepatienten bedarf die orale Diät keiner speziellen Zusammensetzung. Die prozentuale Resorption an Nährstoffen zeigte keinen Unterschied bei variierender Zusammen-

Tabelle 68.4. Ernährungstherapie bei Kurzdarmsyndrom

Patienten mit *Jejunostomie*
- Salzreiche Diät
- Oxalsäurearme, fettarme Diät; ggf. Ersatz des Fettes bis zu 50–75% durch MCT
- Vitamin-B_{12}-Supplementation
- Supplementation von fettlöslichen Vitaminen, Kalzium, Magnesium, Zink

Restjejunumlänge 100–150 cm
- Dauerhaft Flüssigkeits- und Elektrolytsubstitution i. v.
- Evtl. supplementäre enterale Ernährung

Restjejunumlänge < 100 cm
- Dauerhaft supplementäre parenterale Ernährung und/oder enterale Ernährung

Patienten mit *Jejuno-Kolon-Anastomose*
- Oxalsäurearme, fettarme Diät; ggf. Ersatz des Fettes bis zu 50–75% durch MCT
- Vitamin-B_{12}-Supplementation
- Supplementation von fettlöslichen Vitaminen, Kalzium, Magnesium, Zink

Patienten mit *Ileostomie*
- Resektat > 50 cm: Vitamin-B_{12}-Supplementation
- Resektat > 100 cm: Vitamin B_{12}-Supplementation; oxalsäurearme, fettarme Diät; ggf. Ersatz des Fettes bis zu 50–75% durch MCT

setzung der Kost hinsichtlich Fetten und Kohlenhydraten. Ausgedehnte Jejunumresektionen können eine *Laktosemalabsorption* bedingen, die zu einer Verschlechterung der Diarrhö beiträgt (s. Kap. 8.4). Eine laktosearme bzw. -freie Kost kann zu einer Reduzierung der Stuhlfrequenz und des Stuhlvolumens beitragen.

■ **Ileostomie.** Patienten mit mehr als 100 cm Ileumresektion weisen häufig eine *Fettmalabsorption* aufgrund erhöhter Gallensäureverluste auf. Durchschnittlich wurde eine Fettresorptionsrate von 52% unter oraler Nährstoffzufuhr festgestellt. Bei höherer Fettzufuhr nimmt zwar die Stuhlfettmenge zu, die prozentual resorbierte Fettmenge bleibt jedoch gleich. Ein teilweiser Ersatz der Fette durch mittelkettige Triglyzeride (50–75%) ist in Erwägung zu ziehen. MCT-Fette sind ohne Beisein von Gallensalzen resorbierbar und tragen zu einer Verbesserung des Ernährungszustands bei. Defizite an fettlöslichen Vitaminen und Mineralstoffen können als Folge einer Steatorrhö auftreten und sollten entsprechend supplementiert werden.

■ **Jejuno-Kolon-Anastomose.** Eine Fettmalabsorption bei Patienten mit ausgedehnter Ileumresektion unter Erhalt des Kolons ist mit einem erhöhten Risiko für eine *Kalziumoxalat-Lithiasis* verbunden. Unter normalen Bedingungen werden nur etwa 5% der zugeführten Oxalsäure resorbiert, da Kalzium und Oxalsäure einen unlöslichen Komplex bilden und als solcher ausgeschieden werden. Bei erhöhter Konzentration nicht resorbierter langkettiger Fettsäuren werden diese bevorzugt an Kalzium gebunden. In freier Form ist Oxalsäure löslich und wird zu einem höheren Anteil im Kolon resorbiert. Darüber hinaus führen nicht resorbierte Gallensäuren im Kolon zu einer erhöhten Permeabilität für Oxalate. Als Folge tritt eine renale Hyperoxalurie auf. Nightingale et al. (1992) beobachteten ein symptomatisches Nierensteinleiden bei 9 von 38 Patienten (24%) mit Kurzdarmsyndrom bei Erhalt des Kolons in einem Zeitraum von 2 Jahren. Präventiv sollten neben einer fettreduzierten Diät oxalsäurereiche Lebensmittel (Rhabarber, Spinat, Sauerampfer, Kakao, Schokolade, Colagetränke) gemieden werden.

Eine seltene Komplikation eines Kurzdarmsyndroms ist *die D-Laktat-Azidose*. Diese wird jedoch nur an Patienten mit erhaltenem Kolon beobachtet. Ursache ist eine erhöhte Zufuhr raffinierter Kohlenhydrate, die bei Übertritt in den Dickdarm durch Bakterien zu kurzkettigen Fettsäuren und Laktat abgebaut werden. Die damit verbundene Senkung des Kolon-pH begünstigt ein Wachstum grampositiver Anaerobier, die ebenfalls D-Laktat produzieren. Da D-Laktat vom menschlichen Organismus nicht metabolisiert werden kann, stellt sich eine D-Laktatazidose ein, verbunden mit neurologischen Symptomen wie Sehstörungen, Verwirrtheit und Gangunsicherheit. Diätetisch kann eine Einschränkung der Zufuhr raffinierter Kohlenhydrate eine Besserung bringen.

Neue Therapieansätze

In Anbetracht der schweren Resorptionsstörungen bei Patienten mit ausgedehnten Dünndarmresektionen stellt sich die Frage nach Möglichkeiten zur Steigerung des mukosalen Wachstums und Verkürzung des Adaptationsprozesses. Ein Großteil dieser Patienten ist langfristig auf eine totale oder supplementäre parenterale Ernährung angewiesen. Insbesondere hinsichtlich der Komplikationsrate einer langzeitparenteralen Ernährung, der eingeschränkten Lebensumstände der Patienten und der immensen Kosten einer TPE besteht der Bedarf an neuen therapeutischen Verfahren zur Behandlung von Patienten mit ausgeprägtem Kurzdarmsyndrom.

Neuere Untersuchungen beschäftigen sich mit dem Effekt einer Behandlung mit Wachstumshormon kombiniert mit speziellen Nährstoffen. Byrne et al. (1995) untersuchten die Wirkung einer Kombination aus Wachstumshormon, Glutamin und ballaststoffreicher Kost auf Nährstoffresorptionsrate und Stuhlvolumen bei 47 Patienten mit Kurzdarmsyndrom, die durchschnittlich 6 ± 1 Jahre auf eine parenterale Nährstoffzufuhr angewiesen waren. Bilanzstudien zeigten eine Zunahme der Proteinresorption um 39% und eine Abnahme des Stuhlvolumens um 33%. 40% der Patienten waren im weiteren Verlauf nicht mehr auf eine parenterale Ernährung angewiesen und weitere 40% konnten die parenterale Nährstoffzufuhr reduzieren.

■ **Glutamin.** Bei Glutamin handelt es sich um die Aminosäure mit der höchsten Konzentration im Plasma und in der Muskulatur. Unter anderem ist Glutamin das wesentliche energieliefernde Substrat der intestinalen Mukosa. Unter katabolen Zuständen wird eine ausgeprägte Glutaminverarmung beobachtet, verbunden mit einer Beeinträchtigung der Mukosaintegrität. Bei Verabreichung einer glutaminhaltigen parenteralen Nährlösung zeigte sich eine Zunahme des mukosalen Wachstums und eine Verbesserung der Darmfunktion, gemessen an der absorptiven Kapazität. Neuerdings verfügbare glutaminhaltige Dipeptide ermöglichen den Zusatz der in freier Form schwer löslichen Aminosäure zu parenteralen Nährlösungen. Ebenso stehen glutaminangereicherte Formula zur Verfügung, die eine enterale Glutaminsupplementation ermöglichen.

■ **Wachstumshormone.** Neben verschiedensten Funktionen im Stoffwechsel stimulieren Wachstumshormone die intestinale Zellproliferation und verbessern den Transport von Nährstoffen durch die Darmwand. In ersten klinischen Studien konnten Mjaaland et al. (1995) den Nachweis erbringen, daß eine Wachstumshormongabe zu einer Zunahme der mukosalen Glutaminaufnahme führt.

68.3
Glutensensitive Enteropathie (Zöliakie, einheimische Sprue)

Bei der glutensensitiven Enteropathie löst α-Gliadin, eine Fraktion des Klebereiweißes (Gluten) einheimischer Getreidearten, eine Atrophie der intestinalen Mukosazotten aus (Kap. 24). Die morphologischen Veränderungen resultieren in einer Reduktion der resorbierenden Oberfläche verbunden mit einem unterschiedlich ausgeprägten, meist aber generalisierten Malabsorptionssyndrom. Die Elimination des α-Gliadin als auslösende Substanz führt zu einer Normalisierung der Schleimhautveränderungen wie auch der Dünndarmfunktion.

Glutenfreie Ernährung

Die diätetische Therapie der glutensensitiven Enteropathie besteht in der Elimination aller Getreidearten, die toxisches Gluten enthalten (Weizen, Roggen, Gerste, Hafer, Grünkern, Dinkel) und daraus hergestellter Produkte (Tabelle 68.5). Reine Stärke (Primastärke) aus den entsprechenden Getreidearten hat einen minimalen Resteiweißgehalt von 0,3 % und ist somit in der glutenfreien Diät erlaubt und zur Herstellung glutenfreier Lebensmittel zugelassen. In der Praxis ist es meist unproblematisch, aus den betreffenden Getreidearten hergestellte Nahrungsmittel wie Brot, Brötchen, Nudeln, Kuchen, Grieß, Graupen usw. zu meiden. Die Lebensmittelindustrie bietet eine große Auswahl glutenfreier Mehle und Fertigprodukte (Backwaren, Nährmittel, Milchnahrungen und Breikost für Säuglinge und Kleinkinder usw.) an, die meist aus reiner Stärke bestehen und bei denen Backfähigkeit durch Zusatz von glutenfreiem Klebereiweiß, z. B. aus Johannisbrotkernmehl, erreicht wird. Problematisch ist das praktisch ubiquitäre Vorkommen von Gluten, insbesondere in Form von Weizenmehl, in verarbeiteten Lebensmitteln (Tabelle 68.6). Es handelt sich dabei besonders um von der Lebensmittelindustrie hergestellte *Fertigprodukte* wie Soßen, Suppen, Gemüse- und Fleischkonserven, Gewürzmischungen, verschiedene Wurst- und Käsesorten und Süßigkeiten. Die Zutatenliste der entsprechenden Produkte gibt meist keine ausreichenden Hinweise, um beurteilen zu können, ob es sich um ein glutenfreies Produkt handelt. Zu beachten ist ferner, daß auch manche Produkte der pharmazeutischen Industrie Gluten enthalten. Wichtige Auskunftquelle für alle Fragen, die eine glutenfreie Kost betreffen, ist die Deutsche Zöliakiegesellschaft e.V. Sie ist Herausgeber der jährlich neu überarbeiteten „Aufstellung glutenfreier Lebensmittel und Arzneimittel" und des „Zöliakiehandbuchs", die eine unentbehrliche Hilfestellung bei der Umsetzung einer strikt glutenfreien Kost in die Praxis darstellen.

Tabelle 68.5. Glutenhaltige Lebensmittel

Lebensmittel, die aus Weizen, Roggen, Hafer, Gerste, Dinkel oder Grünkern hergestellt werden
- Mehl, Grieß, Graupen, Grütze
- Getreideflocken, Müsli
- Getreidestärke, Kleie, Paniermehl
- Teigwaren, z. B. Nudeln
- Brot, Brötchen, Knäckebrot, Zwieback usw.
- Kuchen, Kekse, Torten
- Malzkaffee (Getreidekaffee)
- Bier, Malzbier, Spirituosen aus Getreide

Tabelle 68.6. Vorkommen von Gluten in versteckter Form in Fertiglebensmitteln

Lebensmittelgruppe	
Gemüse/Kartoffeln	Konserven, Tiefkühlgemüse mit Mehlzusatz, Kartoffelfertigprodukte, Gemüsebrühe
Obst	Fruchtzubereitungen, eingedickte Früchte
Milchprodukte	Mit Fruchtzubereitungen oder Müslizusatz, Frischkäsezubereitungen, fettreduzierte Milchprodukte, Schmelzkäse, Schlagschaum, Speiseeispulver, Kräuterbutter
Fleischwaren/ Fischerzeugnisse	Grütz-, Semmel-, Mehlwürste, fettreduzierte Wurstwaren Fleischfüllungen, Frikadellen, panierte Produkte, Erzeugnisse mit Sauce, Brathering, Bratrollmops, Fisch in Sauce
Getränke	Malzkaffee, Bier, Spirituosen aus Getreide, Instanttees
Süßigkeiten	Pralinen, Malzbonbons, Desserts, Marzipan, Kartoffelchips, Knabbergebäck
Sonstiges	Fertigsuppen, Fertigsaucen, Salatdressings, Ketchup, Senf, Fertiggerichte, Backzutaten (Backpulver, Tortenguß usw.)

Die Glutenelimination führt meist innerhalb weniger Wochen zur Besserung der Krankheitssymptome. Bei Kindern und Jugendlichen ist häufig ein schnelleres Ansprechen auf eine glutenfreie Ernährung zu beobachten als bei älteren Menschen. Die Toleranzgrenze für Gluten variiert von Patient zu Patient. Es sollte deshalb berücksichtigt werden, daß bei ausgeprägter Intoleranz bereits Spuren von Gluten, wie z.B. in Weizenstärke (Primastärke), die Darmschädigung unterhalten können.

Als Folge der morphologischen Veränderungen der Dünndarmschleimhaut bei Sprue kann es zu einer Beeinträchtigung der Fett- und Laktoseresorption kommen. In der Anfangsphase bis zur Normalisierung der intestinalen Funktion ist es deshalb häufig erforderlich, die kausale Diättherapie durch eine Elimination von Laktose und eine Reduktion der Fettzufuhr zu ergänzen. Diese Maßnahmen tragen zwar nicht zu einer Begünstigung des Heilungsprozesses bei, jedoch kommt es zu einer Verminderung der Beschwerden. Bei einer Reduktion der Fettzufuhr können ersatzweise zur Deckung des Energiebedarfs mittelkettige Triglyzeride (MCT) eingesetzt werden. Zu Beginn der Behandlung können aufgrund der eingeschränkten resorptiven Kapazität ausgeprägte Mangelzustände an wasser- und fettlöslichen Vitaminen, Elektrolyten und Mineralien bestehen, die eine orale oder parenterale Substitution erforderlich machen.

Kontroverse: Hafer in der Ernährung von Spruepatienten

Übereinstimmung herrscht darüber, daß die toxische Gliadinfraktion im Klebereiweiß (Gluten) des Weizens, Roggens und der Gerste enthalten ist, nicht aber in Mais, Reis, Buchweizen und Hirse. Die *Toxizität von Hafer* für Spruepatienten hingegen wird seit 3 Jahrzehnten kontrovers diskutiert. Frühere Untersuchungen zeigten widersprüchliche Ergebnisse hinsichtlich des Effektes von Hafer auf die Dünndarmmukosa. In einer kürzlich veröffentlichten Studie fanden Janatuinen et al. (1995) *keinen Hinweis* für eine toxische Wirkung von Hafer für Patienten mit Sprue. In einer randomisierten Studie verglichen sie die Wirkung einer glutenfreien Kost mit und ohne Hafer an 52 Patienten mit einer Sprue in Remission und 50 neu diagnostizierten Spruepatienten über einen Zeitraum von 6–12 Monaten. Patienten der Hafergruppe erhielten zusätzlich zur glutenfreien Kost 50–70 g Hafer pro Tag. Die Ergebnisse zeigten, daß Hafer als Bestandteil einer glutenfreien Diät keinen negativen Effekt auf die Morphologie der Dünndarmschleimhaut und den Ernährungszustand bei Spruepatienten in Remission hat. Bei den Patienten mit neu diagnostizierter Sprue wurde sowohl in der Kontrollgruppe als auch in der Verumgruppe eine Remission innerhalb eines Jahres erzielt. Ein Ausschlußkriterium dieser Studie waren Patienten mit schwerem Krankheitsverlauf. In einer nachfolgenden Studie von Srinivasan et al. (1996) wurden 10 Patienten unter Gabe von 50 g Hafer zusätzlich zur glutenfreien Kost über einen Zeitraum von 12 Wochen beobachtet, wovon 2 Patienten eine ausgeprägte Sensitivität gegenüber kleinsten Mengen Gluten aufwiesen. Diese Patienten zeigten eine Stimulation immunologischer Mechanismen gemessen an der Produktion von α-Gliadin- und Endomysium-Antikörpern bei Verabreichung kleinster Mengen Gluten. Hafer bewirkte keine Veränderung der immunologischen Parameter. Eine Untersuchung von Hardman et al. (1997) zur Wirkung von Hafer bei Dermatitis herpetiformis konnte diese Ergebnisse bestätigen. Unter glutenfreier Kost mit Zusatz von 62,5 ± 10,8 g Hafer pro Tag über einen Zeitraum von 12 Wochen ereigneten sich weder morphologische Rezidive des Darmes noch der Haut.

Die Abstammung der verschiedenen Getreidearten läßt sich auf Wildformen bestimmter Gräser (*Poaceae*) zurückführen (Abb. 68.1). Die zöliakieaus-

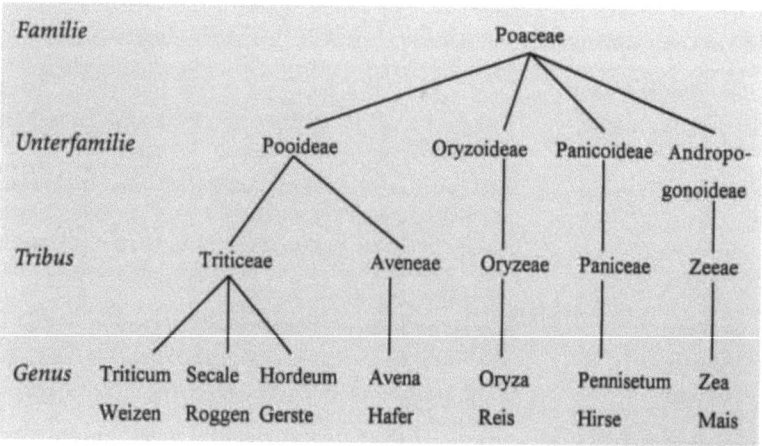

Abb. 68.1. Phylogenie der Getreidearten

Tabelle 68.7. Bezeichnungen und Proteinverteilung (%) der Osborne-Fraktion[a] einheimischer Getreidearten

Fraktion	Weizen	Roggen	Gerste	Hafer	Mais	Reis	Hirse
Albumin	14,7%	44,4%	12,1%	20,2%	4,0%	10,8%	18,2%
	Leukosin	-	-	-	-	-	-
Globulin	7,0%	10,2%	8,4%	11,9%	2,8%	9,7%	6,1%
	Edestin	-	-	Avenalin	-	-	-
Prolamin	32,6%	20,9%	25,0%	14,0%	47,9%	2,2%	33,9%
	Gliadin	Secalin	Hordein	Avenin	Zein	Oryzin	Kafirin
Glutelin	45,7%	24,5%	54,5%	53,9%	45,3%	77,3%	41,8%
	Glutenin	Secalinin	Hordenin	-	Zeanin	Oryzenin	-

[a] Fraktionierung der Getreideproteine in Abhängigkeit von der Löslichkeit nach T.B. Osborne (1907).

lösenden Getreidearten Weizen, Roggen und Gerste gehören innerhalb der Familie der Poaceae der Gattungsgruppe Triticeae an. Hafer befindet sich zwar über die gemeinsame Unterfamilie Pooideae dazu in verwandtschaftlicher Nähe, gehört aber zu der Gattungsgruppe der Aveneae. Die nichttoxischen Getreidearten Reis, Mais und Hirse gehören jeweils entfernt verwandten Unterfamilien der Poaceae an.

Die für Spruepatienten toxische Komponente α-Gliadin findet sich in der alkohollöslichen Proteinfraktion Prolamin. Prolamine sind bis zu 40% Bestandteil des Gesamtproteins in Weizen, Roggen und Gerste, wohingegen im Hafer die Prolaminfraktion nur 5–15% ausmacht (Tabelle 68.7). Die Aminosäurezusammensetzung der Prolamine ist sehr ähnlich bei Weizen, Roggen und Gerste. Typisch ist ein hoher Gehalt der Aminosäuren *Glutamin und Prolin*, denen vermutlich eine große Bedeutung für die toxische Wirkung zukommt. Hafer weicht von der Prolaminzusammensetzung der Triticeae ab. Hafer hat zwar einen ähnlich hohen Glutamingehalt, der Prolamingehalt ist jedoch deutlich niedriger. Es konnten bisher 2 Aminosäure-Sequenzen der Getreideprolamine isoliert werden, die möglicherweise einen toxischen Effekt auf die Dünndarmmukosa ausüben: *Prolin-Serin-Glutamin-Glutamin* und *Glutamin-Glutamin-Glutamin-Prolin*. Ein Molekül Weizenprolamin (α-Gliadin) enthält 5 Einheiten dieser Tetrapeptidstruktur, ein Molekül Gerste (β-1-Hordein) und Hafer (Avenin) jeweils 2. Bei einem Prolamingehalt von 5–15% im Hafer ist der Gehalt solcher Sequenzen wesentlich geringer als in Weizen oder Gerste.

Obwohl Langzeituntersuchungen zum Einsatz von Hafer bei Patienten mit glutensensitiver Enteropathie noch ausstehen, ist eine Änderung der Diätrichtlinien bei Sprue zu diskutieren. Ein häufig unbekannter Faktor in der Behandlung der Sprue ist die Compliance der Patienten hinsichtlich der Einhaltung der diätetischen Vorgaben. Kumar et al. (1988) fanden eine strikte Einhaltung der glutenfreien Kost nur bei 44% von 102 untersuchten jugendlichen Patienten. 45% der Patienten nahmen bei überwiegend glutenfreier Kost 2,5–10 g Gluten/Tag auf und 11% der Patienten hielten keine Diät ein (>10 g Gluten/Tag). Eine weitere Untersuchung an 123 ebenfalls jugendlichen Patienten zeigte eine strikt glutenfreie Diät bei 65%, eine glutenfreie Diät mit gelegentlicher Glutenaufnahme bei 11,4% und eine glutenhaltige Kost (>2 g Gluten/Tag) bei 23,6% der Patienten. Eine Lockerung der Diät durch Zugabe von 50–100 g Hafer pro Tag könnte zu einer Verbesserung der Patientencompliance beitragen.

68.4
Laktosemalabsorption (Milchzuckerunverträglichkeit)

Eine Laktosemalabsorption (Kap. 23) tritt infolge eines Mangels der im Bürstensaum der Enterozyten lokalisierten Disaccharidase Laktase auf. Das unterschiedliche Ausmaß der Verminderung der Laktaseaktivität äußert sich in großen individuellen Unterschieden der durch Verzehr von Milch und Milchprodukten ausgelösten Beschwerden, die von Flatulenz bis hin zu akuter Schmerz- und Durchfallsymptomatik reichen. Man unterscheidet den primären (angeborenen) Laktasemangel, den erworbenen Laktasemangel des Erwachsenen und den sekundären Laktasemangel, der als Folge einer Darmschleimhautschädigung z.B. bei glutensensitiver Enteropathie, M. Crohn oder Colitis ulcerosa auftritt. Beschwerdefreiheit wird durch Anpassung der oralen Laktoseaufnahme an die individuelle intestinale Toleranz erzielt. Die Toleranzgrenze für Laktose sollte jeweils vom Patienten eigenständig ermittelt werden, indem zunächst über einen Zeitraum von 4–6 Wochen eine völlig laktosefreie Kost eingehalten wird. Neben Milch und Milchprodukten sind auch mit Milch bzw. Milchpulver zubereitete Lebensmittel (Backwaren, Schokolade, Fertigmenüs, verschiedene Wurstsorten usw.) zu meiden. Zu beachten ist, daß auch viele Medikamente in Tabletten- oder Drageeform Laktose als Grundsubstanz oder zur Geschmackskorrektur enthalten. Bei Beschwerdefreiheit kann mit der Austestung der verschiedenen Milchprodukte zunächst in kleinen Mengen zwischen den Mahlzeiten begonnen werden.

Bei vielen Patienten reicht bereits eine *Reduzierung der Milchzufuhr* aus. Fermentierte Milchprodukte (Joghurt, Kefir, Sauermilch usw.) werden häufig trotz des relativ hohen Milchzuckergehalts gut toleriert. Untersuchungen belegen, daß die zur Joghurtherstellung eingesetzten Milchsäurebakterien (Laktobazillus bulgaricus, Streptokokkus thermophilus) den Magen passieren und im Duodenum noch in erheblichem Umfang Laktose abbauen. Bei ausgeprägtem Laktasemangelsyndrom ist eine dauerhafte laktosefreie Diät erforderlich. Da Milch und Milchprodukte eine wichtige Kalziumquelle darstellen, muß bei milchfreier Kost zur Osteoporoseprophylaxe auf entsprechenden Ersatz durch andere kalziumreiche Nahrungsmittel (z. B. Grünkohl, Spinat, Brokkoli, Mandeln, Sesam, Sojabohnen, Mineralwasser, Obstsäfte mit Kalziumzusatz) geachtet werden. Ist eine bedarfsdeckende Zufuhr nicht möglich, muß Kalzium medikamentös substituiert werden. Als Ersatz für Milchprodukte sind im Handel neben Reis- und Mandelmilch auch Sojamilch und daraus hergestellte Zubereitungen wie Sojajoghurt, Sahneersatz auf Sojabasis und Tofu erhältlich.

68.5
Enterales Eiweißverlustsyndrom

Verschiedene Erkrankungen wie Lymphfisteln und -stauungen und die intestinale Lymphangiektasie gehen mit einem gesteigerten enteralen Eiweißverlust einher. Bei der intestinalen Lymphangiektasie (Kap. 11) führt eine Abflußstörung zu erhöhtem Druck in intestinalen Lymphgefäßen mit daraus resultierender vermehrter Exsudation eiweißreicher Lymphflüssigkeit in das Darmlumen. Als Folge tritt eine Hypoproteinämie verbunden mit Ödembildung auf. Fette langkettiger Fettsäuren steigern den Lymphfluß, folglich kann durch eine extrem fettarme Kost der Lymphdruck gesenkt und somit der Proteinverlust reduziert werden. Alternativ zu den gewöhnlichen Nahrungsfetten können mittelkettige Triglyzeride (MCT), die nach Resorption über die Pfortader abtransportiert werden und die intestinalen Lymphwege nicht belasten, eingesetzt werden. Zu beachten ist eine ausreichende Zufuhr essentieller Fettsäuren. Eine Indikation für eine gleichzeitig eiweißreiche Kost (1–1,5 g pro kg KG) besteht, wenn das exsudierte körpereigene Eiweiß nicht mehr verdaut und resorbiert werden kann, weil der Verlust der Eiweiße in den distalen Dünndarm erfolgt.

68.6
Obstipation

Ein geringer Ballaststoffgehalt führt zu vermindertem Stuhlvolumen verbunden mit einer intraluminalen Drucksteigerung (Kap. 13). Durch hohe intrakolische Druckwerte wird eine Verlängerung der Kolontransitzeit hervorgerufen. Neben der intestinalen Passagezeit wird auch die Auslösung des Defäkationsreizes wesentlich vom Stuhlvolumen beeinflußt. Eine *Steigerung des Ballaststoffanteils* in der Kost führt durch das hohe Wasserbindungsvermögen zu einer Erhöhung des Stuhlvolumens und somit zu einer Minderung des intraluminären Drucks und der intestinalen Transitzeit. Darüberhinaus wirken beim Abbau von Ballaststoffen im Kolon entstehende Substanzen wie kurzkettige Fettäuren beschleunigend auf die Intestinalpassage (Kap. 65).

Die wichtigsten Ballaststofflieferanten sind Getreide und Getreideprodukte. Gemüse und insbesondere Obst haben wegen ihres hohen Wassergehalts einen niedrigeren Ballaststoffgehalt als Getreideerzeugnisse. Die empfohlene tägliche Zufuhr an Ballaststoffen sollte mindestens 30 g in Form von Vollkorngetreideprodukten (Kleie, Vollkornbrot, Müsli), Obst, Gemüse, Kartoffeln, Hülsenfrüchten, Nüssen und Samen betragen. Ballaststoffarme Lebensmittel (Feinmehlbackwaren und -teigwaren, Zucker, Süßigkeiten, etc.) sollten eingeschränkt werden. Eine Umstellung von einer ballaststoffarmen auf eine ballaststoffreiche Ernährung sollte schrittweise erfolgen. Die Toleranz gegenüber Ballaststoffen ist von Patient zu Patient unterschiedlich und muß individuell ausgetestet werden. In der Initialphase können abdominelle Beschwerden in Form von Flatulenz und krampfartigen Schmerzen auftreten. Hilfreich kann der Einsatz spezieller Produkte zur Ballaststoffanreicherung der Kost sein wie Hafer- oder Weizenkleie, Leinsamenschrot, etc. Weiterhin können eingeweichtes Backobst, Sorbit, Milchzucker und Lactulose insbesondere zu Beginn der Behandlung zur Stuhlregulation mitbeitragen. Bei ballaststoffreicher Ernährung, insbesondere bei Zufuhr spezieller Ballaststoffpräparate wie trockner Weizenkleie, ist auf eine *adäquate Flüssigkeitszufuhr* zu achten (Trinkmenge >1,5 l/Tag).

Ziel der Behandlung ist ein voluminöser, geschmeidiger Stuhlgang ohne Defäkationsprobleme (mind. 3 mal pro Woche). Die Umstellungsphase kann individuell hinsichtlich Dauer und Ablauf stark variieren und bedarf sowohl bei Patient als auch bei Arzt bzw. Diätassistent(in) behutsames Vorgehen und viel Geduld.

68.7
Divertikulose

Divertikel des Kolons sind sackförmige Ausstülpungen der Mukosa durch die Muskularis (Kap. 45). Die Lokalisation ist vorwiegend im Bereich des Sigmas und des Colon descendens. Präformierte Stellen für die Entwicklung von Divertikeln im Kolon sind Lücken in der Muskularis im Bereich der versorgenden Gefäße. Begünstigt wird die Entstehung von Divertikeln durch veränderte Druckverhältnisse im Dickdarm. Geringe Stuhlmengen führen zu einer Erhöhung der intraluminären Druckwerte, da eine erhöhte motorische Leistung zur Weiterbeförderung erforderlich ist. Bei Patienten mit Divertikulose werden relativ *hohe intrakolische Druckwerte* im Kolon gemessen. Eine Normalisierung des intrakolischen Drucks ist durch *regelmäßigen Verzehr von ballaststoffreicher Kost* (Vollkornprodukte, Obst, Gemüse, etc.) zu erzielen (siehe Kapitel 68.6). Eine ballaststoffreiche Kost ist sowohl Präventivmaßnahme als auch Begleittherapie bei nachgewiesener Divertikulose. Es sollte eine langsame Umstellung von ballaststoffarmer auf ballaststoffreiche Kost versucht werden bis zu einer Menge von 30–60 g Ballaststoffen pro Tag. Hilfreich kann der Einsatz von Weizenkleie als schrittweise Zulage zur Kost bis zu 30–40 g pro Tage und mehr sein.

Bei bereits ausgebildeten Divertikeln ist Vorsicht geboten bei schwer verdaulichen grobkörnigen Lebensmitteln wie Nüssen, Samen (Sonnenblumenkerne, Leinsamen, Sesam, etc.) grobkörnigem Getreide und Obstkernen (z. B. aus Weintrauben).

Eine Komplikation der Divertikulose ist das Festsetzen von Nahrungsresten bzw. Stuhl und/oder Bakterien in den Divertikeln. Bei einer *akuten Divertikulitis* ist eine parenterale Ernährung oder eine enterale Ernährung mit chemisch definierten Diäten indiziert. Nach Abklingen der akuten Phase kann ein Kostaufbau bis hin zur leichten Vollkost erfolgen. Als Dauerkost ist eine ballaststoffreiche Kost anzustreben.

68.8
Irritables Kolon

Das irritable Kolon, auch Reizdarm-Syndrom genannt, bezeichnet eine Funktionsstörung des Dickdarms mit nicht spezifischer Symptomatik (Kap. 49). Häufig treten krampfartige abdominelle Schmerzen auf. Hinsichtlich des Stuhlverhaltens kann entweder eine Obstipation oder Diarrhöe vorliegen, aber auch ein Wechsel zwischen Obstipation und Diarrhöe wird beschrieben. Zusammenhänge zwischen dem Reizdarm-Syndrom und der Ernährung sind nicht eindeutig zu erheben. Im Vordergrund der Ernährungstherapie stehen symptombezogene Maßnahmen. Ist Obstipation die Leitsymptomatik sollte eine ballaststoffreiche Kost durch schrittweises Anheben des Ballaststoffgehaltes der Kost (Kap. 68.6) bei ausreichender Flüssigkeitszufuhr (Trinkmenge > 2 l/Tag) angestrebt werden. Bei Durchfällen kann eine Normalisierung des Stuhlverhaltens ebenfalls durch Zulage von Ballaststoffen erzielt werden. Einen positiven Effekt haben insbesondere Lebensmittel mit hohem Anteil wasserlöslicher Ballaststoffe (z. B. pektinreiche Obstsorten und Haferkleie).

Von Patienten werden häufig Intoleranzen gegenüber einem oder mehreren Lebensmitteln angegeben, die zu einer Verstärkung der Symptomatik führen. Unspezifische Nahrungsmittelintoleranzen erfordern eine sorgfältige Austestung der verschiedenen Lebensmittel zur Identifizierung der Auslöser. Die unverträglichen Lebensmittel sollten in der täglichen Kost konsequent gemieden werden.

68.9
Intestinale Candidiasis

In den letzten fünf Jahren wurden eine Fülle populärwissenschaftlicher Schriften zum Thema der intestinalen Candidiasis veröffentlicht. Die in diesen Schriften mit einer Candidose des Intestinaltraktes in Verbindung gebrachten Symptome wie chronische Müdigkeit, Depressionen, Übergewicht, Kopfschmerzen, häufige Infekte, gastrointestinale Beschwerden, etc. sind so unspezifisch, daß sich viele Patienten im Kreise der „candidiasisgefährdeten" Personen wiederfinden. Hefen lassen sich in einem individuell unterschiedlichen Ausmaß im Verdauungstrakt nachweisen, wo sie als kommensale Sproßpilzflora existieren und nur unter bestimmten Voraussetzungen wie z. B. durch langfristigen Einsatz von Breitbandantibiotika ein pathogenes Potential entwickeln. In der Regel ist jedoch die Darmflora eines intakten Wirtsorganismus durchaus in der Lage auch nach Störungen wie einer kurzfristigen Antibiotikatherapie wieder ihr ursprüngliches Gleichgewicht zu erlangen. Dies gilt auch im Falle einer kurzzeitigen Überbesiedlung mit Candida-Hefen (Kap. 27).

Therapeutisch wird die Behandlung mit einem Antimykotikum empfohlen. Häufig wird unterstützend eine „Anti-Pilz-Diät" verordnet. Grundlage der von verschiedenen AutorInnen postulierten Anti-Pilz-Diät ist das Meiden von Mono- und Disacchariden in Speisen und Getränken sowie der Verzicht auf Weißmehlprodukte, Teigwaren, verschiedene Obstsorten und verschiedener Hefearten (Bäckerhefe, Kefirhefen) mit dem Ziel des „Aushungerns" der Candida-Hefen. Desweiteren wird eine hohe Ballaststoffzufuhr empfohlen. Bisher steht der Beweis einer tatsächlichen therapeutischen Wirkung dieser Diäten noch aus.

68.10 Nahrungsmittelallergien

Krankhafte Reaktionen auf den Gastrointestinaltrakt nach Nahrungsaufnahme können prinzipiell durch das Nahrungsmittel selbst, durch andere Allergene in Nahrungsmitteln, z. B. Lebensmittelzusatzstoffe, Pilzsporen oder durch Rückstände (Antibiotika, Insektizide usw.) bedingt sein. Dementsprechend bereitet die Identifikation von Allergenen bei *Nahrungsmittelallergien* oft große Schwierigkeiten (Kap. 31).

Zur Abklärung eines Verdachts auf eine Nahrungsmittelallergie ist im Vorfeld der diagnostischen Verfahren eine detaillierte *Anamnese* zu erheben, um eine mögliche Beziehung zwischen der Nahrungsaufnahme und den Symptomen herstellen zu können. Wichtiger Bestandteil ist ein vom Patienten über mehrere Tage geführtes Ernährungs- und Beschwerdeprotokoll. Der Patient erhält hierzu die Anweisung, ein genaues Tagebuch zu führen über sämtliche zugeführten Nahrungsmittel und Getränke. Zusätzlich werden Beschwerden in genauer zeitlicher Abfolge zur Nahrungszufuhr protokolliert.

Nach Abschluß der klinischen, labormäßigen und funktionellen Allergiediagnostik einschließlich der verschiedenen Hauttestverfahren und serologischen Methoden zum Nachweis spezifischer IgE (Kap. 31), können *kontrollierte orale Nahrungsmittelexpositionsteste* den entscheidenden Nachweis der aktuellen Pathogenität eines Nahrungsmittels erbringen (Abb. 68.2).

Tabelle 68.8. Allergiesuchdiät. (Nach Wüthrich und Schmid-Grendelmeier 1995)

Grundkost:	Kartoffel-Reis-Diät
Stufe 1 =	Milchprodukte und Ei (Quark, Joghurt, Käse, Milch, Butter, Eierspeisen)
Stufe 2 =	Getreide (verschiedene Brotsorten, Gebäck, Mais, Teigwaren)
Stufe 3 =	Fleisch (Rindfleisch, Schweinefleisch, Kalbfleisch, Geflügel)
Stufe 4 =	Fische und Meerestiere
Stufe 5 =	Salate und Gemüse
Stufe 6 =	Supermahlzeit reich an Konservierungsmitteln

Zur Bestätigung eines gezielten Verdachts auf ein oder wenige Nahrungsmittel dienen *orale Provokationstests* in niedriger Dosierung. Die verdächtigen Nahrungsmittel werden für 1–4 Wochen eliminiert. Ist der Proband erscheinungsfrei oder zumindest symptomarm, werden die Expositionsversuche durchgeführt. Zunächst werden offene Provokationen mit Nahrungsmitteln oder Nahrungsmittelzusätzen empfohlen. Fallen diese negativ aus, sind keine weiteren Untersuchungen notwendig. Positive Ergebnisse offener Expositionen sollten gegebenfalls durch *placebokontrollierte, doppelblinde Nahrungsmittelprovokationen* (DBPC) verifiziert werden, die als „Goldstandard" in der Diagnostik einer Nahrungsmittelallergie gelten. Die doppelblind und placebokontrolliert provozierenden Nahrungsmittel werden in Form von Kapseln oder als Pulver gelöst in Flüssigkeit verabreicht. Da die für die Provokation erforderliche Menge und die Art der Provokation (flüssig oder in Kapseln) noch nicht allgemein feststehen, sollten doppelblinde Expositionstests derzeit noch in spezialisierten Zentren durchgeführt werden.

Eine wichtige Stufe in der Abklärung einer vermuteten Nahrungsmittelallergie ohne gezielten Verdacht stellt die Allergiesuchdiät dar. Nach einer Grundkost z. B. in Form von einer Kartoffel-Reis-Wasser-Diät über ca. 7 Tage, erfolgt ein stufenweiser und kontrollierter Kostaufbau durch gezielte Zugabe potentieller Allergene (Tabelle 68.8).

Da unter peroraler Belastung mit Hauttest- und/oder IgE-Test-positiven Nahrungsmitteln prinzipiell anaphylaktische Reaktionen auftreten können, sind entsprechende Vorsichtsmaßnahmen zu treffen.

Nach Auffindung des bzw. der auslösenden Allergens/Allergene ist eine Elimination auf Dauer erforderlich. Das Ziel ist Beschwerdefreiheit und Behandlung der Nahrungsmittelallergie durch Ausschaltung der allergen wirksamen Nahrungsbestandteile. Unproblematisch ist die Elimination von selten genossenen Nahrungsmitteln wie z. B. Fisch,

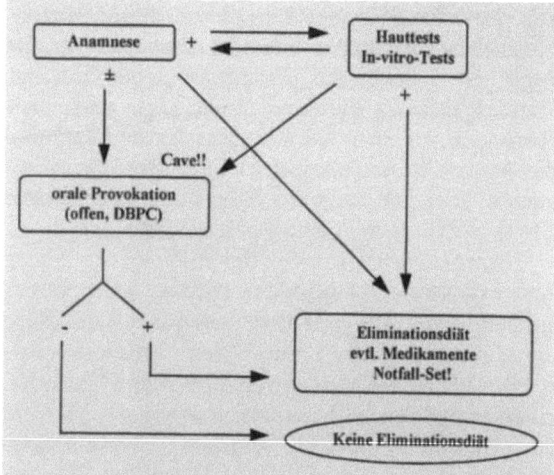

Abb. 68.2. Prinzipien der allergologischen Diagnostik bei Verdacht auf Nahrungsmittelallergie. (Nach Wüthrich 1998)

Hummer, Avocado oder Erdbeeren. Schwieriger gestaltet sich eine *Eliminationsdiät* bei nachgewiesener Allergie gegen häufig verzehrte Produkte wie Milch und Milchprodukte, Ei, Getreide, Gewürze und Nüsse. Bei diesen Nahrungsmitteln ist darauf zu achten, daß sie als Bestandteil in einer Vielzahl verarbeiteter Produkte enthalten sind. So findet sich Milch u. a. als Zutat in Brot, Wurstwaren, Fertigsoßen und Fertigsuppen. Ei wird häufig verwendet als Bindemittel und ist somit Bestandteil vieler Fertigprodukte. Eine wichtige Hilfestellung in der Auswahl geeigneter verarbeiteter Lebensmittel ist die Zutatenliste.

Die Durchführung von Eliminationsdiäten sollte in Zusammenarbeit mit Ernährungsfachkräften stattfinden. Die Beratung des Patienten umfaßt neben den Diätanweisungen zur Allergenelimination eine ausführliche Information über Alternativen zur Anreicherung des Speiseplans, um eine adäquate Nährstoffzufuhr zu gewährleisten.

Literatur

Morbus Crohn/Colitis ulcerosa

Aslan A, Tridafilopoulos G (1992) Fish oil fatty acid supplementation in active ulcerative colitis: a double-blind, placebo-controlled, crossover study. Am J Gastroenterol 87:432–437

Axelsson C, Jarnum S (1977) Assessment of the therapeutic value of an elemental diet in chronic inflammatory bowel disease. Scand J Gastroenterol 12:89–95

Ballegaard M, Bjergstrom, Brondum S, Hylander E, Jensen L, Ladefoged K (1997) Self-reported food intolerance in chronic inflammatory bowel disease. Scand J Gastroenterol 32:569–571

Fernández-Bañares F, Cabre E, Esteve-Comas M, Gassull MA (1995) How effective is enteral nutrition in inducing clinical remission in active Crohn's disease? A meta-analysis of the randomized clinical trials. JPEN 19:356

Gassull MA, Fernández-Bañares F, Esteve-Comas M (1995) Nutrition in inflammatory bowel disease. Payne-James JJ, Grimble G, Silk D (Hrsg). In: Artificial nutrition support in clinical practice. London: Edward Arnold, S 403–416

González-Huix F, De Léon R, Fernández-Bañares F, Estéve M, Cabré E, Acero D et al. (1993) Polymeric enteral diets as primary treatment of active Crohn's disease: A prospective steroid controlled trial. Gut 34:778–782

Gorard DA, Hunt GB, Payne-James JJ, Palmer KR, Rees RGP, Clark ML et al. (1993) Initial response and subsequent course of Crohn's disease treated with elemental diet or prednisolone. Gut 34:1198–1202

Greenberg GR (1993) Nutritional management of inflammatory bowel disease. Semin Gastrointest Dis 4:69–86

Griffiths AM, Ohlsson A, Sherman PM, Sutherland LR (1995) Meta-analysis of enteral nutrition as a primary treatment of active Crohn's disease. Gastroenterology 108:1056–1067

Hunt JB, Payne-James JJ, Palmer KR, Kumar PK, Clark ML, Farthing MJG et al. (1989) A randomized controlled trial of elemental diet and prednisolone as primary therapy in acute exacerbations of Crohn's disease. Gastroenterology 96:A224 (Abstract)

King TS, Woolner JT, Hunter JO (1997) Review article: the dietary management of Crohn's disease. Aliment Pharmacol Ther 11:17–31

Lochs H, Steinhardt HJ, Klaus-Wentz B, Zeitz M, Vogelsang H, Sommer H et al. (1991) Comparison of enteral nutrition and drug treatment in active Crohn's disease. Results of the European Cooperative Crohn's Disease Study IV. Gastroenterology 101:881–888

Malchow H, Steinhardt HJ, Lorenz-Meyer H, Strohm WD, Rasmussen S, Sommer H (1990) European Cooperative Crohn's Disease Study III. Scand J Gastroenterol 25:235–244

O'Morain C, Segal AW, Levi AJ (1984) Elemental diet as primary treatment of acute Crohn's disease: A controlled trial. Br Med J 28:1859–1862

Rannem T, Ladefoged K, Hylander E, Hegnhoj J, Jarnum S (1992) Selenium status in patients with Crohn's disease. Am J Clin Nutr 56:933–937

Reif S, Klein I, Lubin F, Farbstein M, Hallak A, Gilat T (1997) Pre-illness dietary factors in inflammatory bowel disease. Gut 40:754–760

Rocchio MA, Cha CJ, Haas KF, Randall HT (1974) Use of chemically defined diets in the management of patients with acute inflammatory bowel disease. Am J Surg 127:469–475

Rosenberg IH, Bengoa JM, Sitrin MD (1985) Nutritional aspects of inflammatory bowel disease. Annu Rev Nutr 5:463–484

Seidman EG, Griffiths A, Jones A, Issenman R (1992) Semi-elemental diet versus prednisone in paediatric Crohn's disease. Gastroenterology 104:A778 (Abstract)

Seidman EG, Lohoues MJ, Turgeon J, Bouthillier L, Morin CL (1991) Elemental diet versus prednisolone as initial therapy in Crohn's disease: early and long term results. Gastroenterology 100:A250 (Abstract)

Stein J, Menge F (1998) Malabsorption of nutrients and malnutrition in the adult patients. In: Lembcke B, Kruis W, Sartor RB, eds. Systemic Manifestations of IBD: The pending Challenge for subtle Diagnosis and Treatment. Kluwer, 1997, 1–18

Weinand I, Jordan A, Caspary WF, Stein J (1997) Ernährung in der Äthiopathogenese chronisch entzündlicher Darmerkrankungen. Z Gastroenterol 35:637–649

Zurita VA, Rawls DE, Dyck WP (1995) Nutritional Support in inflammatory bowel disease. Dig Dis 13:92–107

Kurzdarmsyndrom

Byrne TA, Persinger RL, Young LS, Ziegler TR, Wilmore DW (1995) A new treatment for patients with short-bowel syndrome – growth hormone, glutamine and a modified diet. Ann Surg 222:243–255

Cosnes J, Carbonnel F (1995) Oral and enteral nutrition management and drug treatment of short bowel syndrome. Clin Nutr 14 (Suppl. I):16–20

Dudrick SJ, Latifi R, Fosnocht DE (1991) Management of the short bowel syndrome. Surg Clin North Am 71:625–643

Ladefoged K, Hessov I, Jarnum S (1996) Nutrition in short-bowel syndrome. Scand J Gastroenterol 31 (Suppl 216):122–131

Lennard-Jones JE (1990) Oral rehydration solutions in short-bowel syndrome. Clin Ther 12:129

McIntire PB, Fitchey M, Lennard-Jones JE (1986) Patients with a high jejunostomie do not need a special diet. Gastroenterol 91:25

Messing B, Pigot F, Rongier M, Morin C, Ndeindoum U, Rambaud JC (1991) Intestinal absorption of free oral hyperalimentation in the very short bowel syndrome. Gastroenteroly 100:1502

Mjaaland M, Unneberg K, Jenssen TG, Revhaug A (1995) Experimental study to show that growth hormone treatment before trauma increases glutamine uptake in the intestinal tract. Br J Surg 82:1076–1079

Nightingale JMD (1995) The short-bowel syndrome. Eur J Gastroenterol Hepatol 7:514–520

Nightingale JMD, Lennard-Jones JE, Gertner DJ, Wood SR, Bartram CI (1992) Colonic preservation reduces need for parenteral therapy, increases incidence of renal stones, but does not change high prevalence of gall stones in patients with a short bowel. Gut 33:1493–1497

Nordgaard I, Stenback Hansen B, Broßbech Mortensen P (1994) Colon as a digestive organ in patients with short bowel. Lancet 343:373–376

Ovesen L, Chu R, Howard L (1983) The influence of dietary fat on jejunostomy output in patients with severe short bowel syndrome. Am J Clin Nutr 38:270–277

Westergaard H (1998) Short bowel syndrome. In: Feldman M, Scharschmidt BF, Sleisenger MH, eds. Sleisenger & Fordtran's Gastrointestinal and Liver Disease, 6nd ed. WB Saunders Company, Philadelphia, S 1548–1556

Sprue

Ciclitira J, Ellis HJ, Evans DJ, Lennox ES (1985) Relation of antigenic structure of cereal proteins to their toxicity in coeliac patients. Br J Nutr 53:39–45

Belitz HD, Grosch W (Hrsg) Lehrbuch der Lebensmittelchemie. Springer (1992) S 609–668

Hardman CM, Garioch JJ, Leonard JN, Thomas HJ, Walker MM, Lortan JE et al. (1997) Absence of toxicity of oats in patients with dermatitis herpetiformis. N Engl J Med 337:1884–1887

Janatuinen EK, Pikkarainen PH, Kemppainen TA, Kosma VM, Järvinen RM, Uusitupa MI et al. (1995) A Comparison of diets with and without oats in adults with celiac disease. N Engl J Med 333:1033–1037

Kumar PJ, Walker-Smith J, Milla P, Harris G, Colyer J, Halliday R (1988) The teenage coeliac: follow up study of 102 patients. Arch Dis Child 63:916–920

Mayer M, Greco L, Troncone R, Auricchio S, Marsh MN (1991) Compliance of adolescents with coeliac disease with a gluten free diet. Gut 32:881–885

Shewry PR, Tatham AS, Kasandra DD (1992) Cereal proteins and coeliac disease. In: Marsh MN (Hrsg) Celiac disease. Oxford, England: Blackwell Scientific S 305–348

Srinivasan U, Leonard N, Jones E, Kasarda DD, Weir DG, O'Farrelly et al. (1996) Absence of oats toxicity in adult coeliac disease. BMJ 313:1300–1301

Laktoseintoleranz

Kolars C, Levitt MD, Aouji M, Savaiano DA (1984) Yoghurt – an autodigesting source of lactose. New Engl J Med 310:1

Nahrungsmittelallergie

Bruijnzeel-Koomen C, Ortolani C, Aas K, Bindslev-Jensen C, Björksten B, Wüthrich B (1995) Adverse reactions to food: Position paper of the European Academy of Allergy and Clinical Immunology. Allergy 50:623–635

Jäger L, Wüthrich B (Hrsg) Nahrungsmittelallergien und -intoleranzen. Gustav Fischer Verlag, Ulm 1998

Reimann HJ, Ring J, Ultsch B, Wendt P (1985). Intragastral provocation under endoscopic control (IPEC) in food allergy: mast cell and histamine changes in gastric mucosa. Clin Allergy 15:195–202

Wüthrich B, Schmid-Grendelmeier P (1995) Nahrungsmittelallergien. Internist 36:1052–1062

Kapitel 69
Enterale und parenterale Ernährung

J. Stein, A. Jordan

69.1 Enterale Ernährung 745
69.1.1 Nährlösungen 746
69.1.2 Applikationstechniken 748
69.1.3 Applikationsformen 749
69.1.4 Überwachung der enteralen Ernährung 750
69.1.5 Komplikationen der enteralen Ernährung 750
69.1.6 Indikationen 753

69.2 Parenterale Ernährung 754
69.2.1 Definition 754
69.2.2 Indikationen und Kontraindikationen einer total parenteralen Ernährung 754
69.2.3 Energie- und Nährstoffbedarf 755
69.2.4 Substrate 755
69.2.5 Techniken 759
69.2.6 Überwachung 759
69.2.7 Komplikationen 759

69.3 Enterale und parenterale Heimernährung 762

Literatur 763

Patienten mit Krankheiten des Gastrointestinaltraktes (GIT) sind häufig von Ernährungsmangelzuständen betroffen. Mögliche Ursachen hierfür sind eine Beeinträchtigung der Nährstoffdigestion und/oder -resorption, erhöhte intestinale Verluste und Anorexie. Verbesserungen der Applikationstechniken und Nährstofflösungen zur enteralen und parenteralen Ernährung in den letzten drei Jahrzehnten ermöglichen eine adäquate Versorgung auch von Patienten mit eingeschränkter Nährstoffaufnahme bzw. -ausnutzung. Die Entscheidung, welche Ernährungsart (enteral oder parenteral) gewählt werden soll, hängt von Faktoren wie dem Funktionszustand des Magen-Darm-Trakts, der zugrundeliegenden Krankheit, der Dauer der notwendigen Ernährung und dem Wunsch des Patienten ab.

69.1
Enterale Ernährung

Vor Beginn der Therapie ist als Grundlage für die Strategieplanung eine *Ernährungsanamnese* (Tabelle 69.1) mit Erfassung des Ernährungszustandes zu erheben (Kap. 67). Wenn immer möglich, sollte die Nährstoffzufuhr über den Gastrointestinaltrakt erfolgen, da die *enterale Ernährung* gegenüber der *parenteralen* eine Reihe von *Vorteilen* hat:

- Die enterale Ernährung ist mit *weniger* schwerwiegenden *Komplikationen* verbunden.
- Die enterale Ernährung ist die *physiologischere Form* der Nährstoffzufuhr, d.h. der Nährstoffbedarf ist einfacher zu bestimmen als bei parenteraler Verabreichung.

Tabelle 69.1. Inhalte einer Ernährungsanamnese bei Patienten mit Indikation zur enteralen Ernährung

1. *Krankheit*
   - Art und Dauer der Krankheit
   - Therapeutische Maßnahmen (Medikamente, Strahlen-/Chemotherapie, Operation)
   - Indikation zur enteralen Ernährung (Kau-/Schluckbeschwerden, Digestions-/Resorptionsstörungen, Anorexie, etc.)
   - Zusätzliche Stoffwechselkrankheiten (z. B. Diabetes mellitus, Fettstoffwechselstörungen)
2. *Ernährungszustand*
   - Aktuelles Gewicht
   - Gewichtsverlauf während Krankheit
   - Bioelektrische Impedanzanalyse (BIA)
   - Laborparameter (Albumin, Cholinesterase, Transferrin, retinolbindendes Protein, etc.)
3. *Ernährungssituation vor enteraler Ernährung*
   - Orale Nährstoffzufuhr (Normalkost, Diät, passierte Kost, Flüssigkost)
   - Parenterale Nährstoffzufuhr (ausschließlich, supplementär)
4. *Gastrointestinale Beschwerden*
   - Übelkeit, Erbrechen
   - Diarrhö, Obstipation, Blähungen
   - Nahrungsmittelintoleranzen

- Eine enterale Nährstoffzufuhr erhält die strukturelle und funktionelle *Integrität des GIT* durch Versorgung mit Nährstoffen (insbesondere der von Mukosazellen bevorzugten Nährsubstrate Glutamin und kurzkettige Fettsäuren).
- Eine enterale Applikation von Nährstoffen verhindert eine *Atrophie* der Mukosazellen und des Pankreas, erhält die Aktivität der pankreatischen und intestinalen Verdauungsenzyme und kann eine unter parenteraler Ernährung häufig beobachtete Cholelithiasis durch Stimulation der Gallenblasenmotilität verhindern.
- Eine frühzeitige enterale Nährstoffzufuhr bei kritisch Kranken kann zu einer *Prävention* einer *bakteriellen Translokation* beitragen.
- Die enterale Ernährung ist *einfacher* zu handhaben, was insbesondere für Patienten in ambulanter Versorgung von großer Bedeutung ist.
- Die enterale Ernährung ist *kostengünstiger*.

69.1.1
Nährlösungen

Für die Ernährung über enterale Zufuhrwege stehen industriell gefertigte *bilanzierte Diäten* zur Verfügung, die in ihrer Zusammensetzung weitestgehend dem als RDA („recommended daily allowances") definierten Tagesbedarf entsprechen. Modifizierte Diäten mit abweichender Nährstoffzusammensetzung orientieren sich an den Anfordernissen bei speziellen Erkrankungen. Die *Trink-* und *Sondennahrungen* werden unterschieden in hochmolekulare, nährstoffdefinierte (NDD) und niedermolekulare, chemisch definierte Diäten (CDD).

Inhaltsstoffe

Proteine
Proteine liegen in enteralen Nährlösungen als intakte *Proteine* oder als *Proteinhydrolysate* in Form von *Oligopeptiden* oder kristallinen *Aminosäuren* vor. Aufgrund der Erkenntnis, daß Stickstoff aus Di-und Tripeptiden im oberen Dünndarm besser resorbiert wird als aus einer Lösung freier Aminosäuren, finden sog. aminosäurehaltige Elementardiäten kaum noch Anwendung. Die wichtigsten Proteinquellen sind *Milch-* und *Sojaeiweiß*. Die überwiegende Zahl der auf dem Markt befindlichen Formeldiäten ist glutenfrei. Nährlösungen mit modifizierter Eiweißkomponente finden Anwendung bei Besonderheiten des Proteinstoffwechsels.

■ **Glutamin** (s. auch Kap. 67). Glutamin ist die am häufigsten vorkommende freie Aminosäure des Körpers und erfüllt grundlegende Funktionen im Stoffwechsel als Stickstoff-Transporteur, Regulator der Aminosäurehomöostase und Vorstufe für verschiedene Biosyntheseprozesse. Die Zellen des Gastrointestinaltraktes sowie des Immunsystems sind spezifisch auf die Zufuhr von Glutamin als Energiesowie als Stickstoffquelle angewiesen. Unter hyperkatabolen Zuständen wird eine ausgeprägte *Glutaminverarmung* beobachtet. Ein Mangel an Glutamin führt zu einer Beeinträchtigung der Struktur und Funktion des Darmes, zu Muskelabbau und Immunsuppression. Verschiedene Studien zeigten eine Verbesserung der Stickstoffbilanz, eine Erhöhung der Proteinsyntheserate, eine verbesserte Immunfunktion und Erhaltung der Mukosaintegrität bei Supplementierung mit Glutamin. Der Glutamingehalt in Formeldiäten wird auf 5–15% der Gesamtaminosäuren geschätzt und ist somit *als eher gering* einzustufen. Neuerdings stehen *glutaminangereicherte niedermolekulare* Formeldiäten zur Verfügung.

■ **Arginin.** Arginin ist eine basische Aminosäure, die biosynthetisch über den Harnstoffzyklus entsteht. Während der Wachstumsphase und bei Krankheitszuständen ist jedoch die körpereigene Synthese nicht ausreichend. Eine Supplementation mit Arginin führt zu einer verbesserten Wundheilung und einer verminderten Infektionsrate bei chirurgischen Patienten mit Neoplasien.

■ **Verzweigtkettige Aminosäuren.** Formeldiäten mit erhöhtem Gehalt an verzweigtkettigen Aminosäuren und reduziertem Anteil an aromatischen Aminosäuren sind geeignet zum Einsatz bei *portosystemischer Enzephalopathie* (PSE). Die erhöhte Zufuhr verzweigtkettiger Aminosäuren führte bei Zirrhose-Patienten zu einer Korrektur der Aminosäuren-Imbalance, einer Verbesserung des Ernährungszustandes und einer positiven Stickstoffbilanz.

Fette
Der Fettanteil von Formeldiäten kann von 10–35% schwanken. Sie sind enthalten als *langkettige Triglyzeride* (LCT), die aus Fettsäuren mit einer Kettenlänge ab 12 C-Atomen bestehen, und/oder als mittelkettige Triglyzeride (MCT) mit einer Kettenlänge von 6–12 C-Atomen. LCT werden aus Maiskeim- oder Sojaöl gewonnen. Die *Quelle* für *MCT-Fette* ist Kokosöl. MCT-Fette finden Einsatz bei Patienten mit Störungen der Fettverdauung (z.B. Fettmaldigestion oder -malabsorption bei Pankreasinsuffizienz, Sprue, chronisch entzündlichen Darmerkrankungen, intestinaler Lymphangiektasie) (Kap. 10). MCT-Fette sind wasserlöslich und werden unabhängig von Gallensalzen und ohne Chylomikronenbildung durch die Darmwand aufgenommen. Von der Mukosazelle werden sie direkt in das Portalvenenblut abgegeben (Kap. 2). Eine ausschließliche Gabe von MCT-Fetten

ist nicht empfehlenswert, da es hierunter zu einem *Mangel an essentiellen Fettsäuren* kommen kann. Bei zu schneller Applikation und in größeren Mengen können MCT-Fette Symptome wie Übelkeit, Erbrechen und Diarrhö hervorrufen. Bilanzierte Diäten mit einem hohen Anteil an MCT-Fetten werden besser toleriert, wenn eine *Adaptationsphase* mit einschleichender Dosierung erfolgt.

■ **Omega-3-Fettsäuren.** Zu den Fettsäuren der Omega-3-Reihe zählen Eikosapentaensäure (EPA) und Dokosahexaensäure (DHA) aus Fischölen und die α-Linolensäure aus pflanzlichen Ölen. Omega-3-Fettsäuren werden eine Reihe therapeutischer Wirkungen zugesprochen. Neuere Publikationen beschäftigen sich mit dem Effekt von Omega-3-Fettsäuren auf das *Immunsystem, entzündliche Krankheiten* (Kap. 42/43 und 68) und *Tumorerkrankungen* (Kap. 69.4). Eine wichtige Rolle kommt in diesem Zusammenhang den Eikosanoiden zu. Die direkten Vorläufer der Eikosanoide sind die Fettsäuren Arachidonsäure (AA) und Eikosapentaensäure (EPA), die um die gleichen Enzymsysteme konkurrieren und sich durch ein größeres Angebot gegenseitig verdrängen. Omega-3-Fettsäuren beeinflussen die zelluläre Abwehrfunktion durch den Einbau in die Zellmembran anstelle der Arachidonsäure verbunden mit einer vermehrten Synthese von Eikosanoiden mit begrenzter immunologischer Wirksamkeit wie Prostaglandin E_3 und Leukotrien B_5 und geringerer Bildung von Zytokinen.

Kohlenhydrate

Der Anteil von Kohlenhydraten in Formeldiäten beträgt 50–60%. Kohlenhydrate liegen vor in Form von intakten Polysacchariden (Maltodextrin) oder als Oligo- bzw. Monosaccharide. Sie werden überwiegend aus *Maisstärke* gewonnen. Je geringer die Molekülgröße ist, desto höher ist die Osmolarität der Lösung und desto süßer deren Geschmack. Die industriell gefertigten Formeldiäten sind *laktosearm* bzw. *laktosefrei*. Für Patienten mit Diabetes mellitus gibt es kohlenhydratmodifizierte bilanzierte Diäten mit 70% Stärke und 30% Fruktose im Kohlenhydratanteil. Diese Diäten sind zusätzlich angereichert mit Ballaststoffen, da diese eine Reduktion der Insulinausschüttung und des postprandialen Glukoseanstiegs im Blut bewirken.

Ballaststoffe (Kap. 66)

Einige nährstoffdefinierte Diäten (NDD) enthalten Ballaststoffe in einer Menge von ca. 10 g/1000 kcal. Die Ballaststoffe werden aus Sojabohnen, seltener aus Gemüse- oder Getreidepflanzen gewonnen. Ballaststoffe haben eine große Wasserbindungskapazität und erhöhen das Stuhlvolumen und -gewicht. Die damit verbundene Verminderung des intraluminalen Drucks und die quantitative und qualitative Änderung der Darmflora können klinisch von Nutzen sein. Im Dickdarm findet eine *bakterielle Fermentation* der Ballaststoffe zu kurzkettigen Fettsäuren wie Butyrat, Propionat und Azetat statt. *Butyrat* ist der Hauptenergielieferant der Kolonschleimhaut. Ein unzureichendes Angebot von Butyrat reduziert die Natrium- und Wasserresorption und hat negative Effekte auf die Zellproliferation der Dickdarmschleimhaut. Bei Patienten mit Durchfällen können ballaststoffhaltige Diäten einen positiven Effekt haben, da die erhöhte Verfügbarkeit kurzkettiger Fettsäuren zu einer Regeneration der Kolonschleimhaut führt. Gleichfalls können ballaststoffreiche Formula zu einer Stuhlregulation bei Obstipation beitragen. Der Einsatz einer ballaststoffreichen NDD ist sinnvoll, wenn ein Patient mit intakter Digestions- und Resorptionsleistung enteral ernährt werden muß. Ballaststoffhaltige Formeldiäten sind kontraindiziert bei Stenosen, entzündlichem Schub eines M. Crohn und bei postoperativem Kostaufbau nach großen abdominellen Eingriffen.

Chemisch definierte, niedermolekulare Diäten (CDD)

Die Hauptnährstoffe der chemisch definierten Diäten (Tabelle 69.2) sind durch enzymatische Vorverdauung so weit aufgeschlossen, daß eine unmittelbare Resorption möglich ist. Die Eiweißkomponente besteht aus Proteinhydrolysaten (Oligopeptide), Kohlenhydrate liegen in Form von Oligosacchariden vor und die Fettkomponente enthält einen hohen Anteil an MCT-Fetten. Bei den CDD ist der Fettanteil mit 10–20% zugunsten des Kohlenhydratanteils (60–70%) etwas reduziert. Die Energiedichte beträgt 1 kcal/ml. *CDD* sind generell *frei von Ballaststoffen*. Bedingt durch die vorverdaute Form der Proteine und Kohlenhydrate weisen CDD eine *erhöhte Osmolarität* von 350–400 mosmol/l auf, was eine einschleichende Dosierung mit Hilfe einer Ernährungspumpe erforderlich macht. Die Resorption erfolgt nahezu vollständig in oberen Dünndarmabschnitten, was zu einer Reduzierung von Stuhlvolumen und Stuhlfrequenz führt. Eine langfristige orale Ernährung mit Oligopeptiddiäten erweist sich wegen des meist schlechten Geschmacks als sehr problematisch. Eine bessere Akzeptanz wird durch die Applikation von CDD über intestinal plazierte, dünnlumige Ernährungssonden erzielt.

Die chemisch definierten Diäten finden Einsatz bei:
- Patienten mit eingeschränkter Digestions- und Resorptionsleistung (z. B. akuter Schub bei chronisch entzündlichen Darmerkrankungen, Kurzdarmsyndrom, Strahlenenteritis),

Tabelle 69.2. Einteilung definierter bilanzierter Diäten zur enteralen Ernährung

> **Nährstoffdefinierte Diäten (NDD)**
> **Hochmolekulare Substrate**
>
> 1. *Standarddiät:* intaktes Protein, Poly-, Oligosaccharide, LCT
>   - 1 kcal/ml
>   - Ballaststoff-frei
> 2. *Modifizierte NDD:*
>   - ballaststoff-haltig
>   - Energiedichte > 1,5 kcal/ml
>   - Proteingehalt > 20% der Gesamtenergie
>   - MCT-haltig
>   - Erhöhter Gehalt verzweigtkettiger Aminosäuren
>   - Erhöhter Fettgehalt (> 45% der Gesamtenergie)
>   - Fettsäuremodifiziert (Omega-3-Fettsäuren)
>   - Glutaminhaltig
>
> **Chemisch definierte Diäten (CDD)**
> **Niedermolekulare Substrate**
>
> 1. *Oligopeptiddiät:* Oligopeptide, Oligo-, Monosaccharide, MCT
>   - 1 kcal/ml
>   - ballaststoff-frei
> 2. *Modifizierte CDD:* krankheitsadaptiert durch Modifikation der Kohlenhydrat-, Fett- oder Proteinkomponente
>   - (z. B. nierenadaptiert: eiweißarm, elektrolytarm)

- Kostaufbau nach längerfristiger parenteraler Ernährung (> 7–10 Tage), da eine totale parenterale Ernährung eine Atrophie der Dünndarmzotten verbunden mit Störungen der Nährstoffassimilation zur Folge haben kann,
- Zustand nach großen abdominellen Eingriffen,
- Intestinaler Positionierung der Sondenspitze.

Nach erfolgreicher Aufbauphase mit CDD kann häufig problemlos schrittweise auf eine nährstoffdefinierte Diät (NDD) umgestellt werden.

Nährstoffdefinierte, hochmolekulare Diäten (NDD)

Die Standardpräparate der NDD (Tabelle 69.2) entsprechen weitgehend den Nährstoffrelationen von 15–20% Protein, 25–35% Fett und 45–55% Kohlenhydrate. Die Hauptnährstoffe liegen vor als hochwertiges natives Protein (überwiegend Milch- und Sojaprotein), Oligo- und Polysaccharide (Maltodextrin) und pflanzliche Öle in Form von Triglyzeriden mit langkettigen Fettsäuren (Sonnenblumen-, Soja- und Saflöröl). Der Einsatz von NDD setzt dementsprechend eine weitgehend intakte Verdauungs- und Resorptionsleistung voraus. Die Diäten sind bilanziert, d. h. sie entsprechen den RDA („recommended daily allowances") hinsichtlich des Gehaltes an Protein, Kohlenhydraten, Fett, Vitaminen und Mineralstoffen. Modifikationen der NDD (Tabelle 69.2) bestehen hinsichtlich der Energiedichte, des Ballaststoffgehalts und veränderter Eiweiß-, Kohlenhydrat- und Fettkomponente. NDD werden angeboten mit einer Kaloriendichte von 1–1,5 kcal/ml. Die Osmolarität liegt mit 250–300 mosmol/l im physiologischen Bereich.

Die Verabreichung erfolgt oral als *Trinknahrung* oder über *enterale Ernährungssonden*. NDD finden bei supplementärer oraler Verabreichung aufgrund der geschmacklichen Vielfalt gute Akzeptanz. Bei einer längerfristigen, ausschließlichen enteralen Nährstoffzufuhr ist jedoch in der Regel eine Applikationshilfe erforderlich.

69.1.2
Applikationstechniken

Zur enteralen Ernährungstherapie stehen unterschiedliche Methoden zur Verfügung, die je nach Indikation, voraussichtlicher Liegedauer und den organspezifischen Besonderheiten Anwendung finden. Zu den Techniken, die keinen invasiven Eingriff für den Patienten darstellen, gehören die *nasalen Sonden* und die *perkutane endoskopisch kontrollierte Gastrostomie* (PEG). Beide Methoden können zur intragastralen bzw. -intestinalen Applikation angewendet werden. Eine weitere Technik, die nur im Rahmen eines abdominellen chirurgischen Eingriffs durchgeführt wird, ist die *Feinnadel-Katheter-Jejunostomie* (FKJ). Diese stellt eine Möglichkeit zur intrajejunalen Applikation dar.

Transnasale Sonden

Den einfachsten Zugangsweg zum Gastrointestinaltrakt stellen transnasale Kathetersysteme dar. Die Anlage erfolgt mittels Vorschubmethode transnasal in Magen, Duodenum oder Jejunum. Zum Ausschluß einer Sondenfehllage ist eine radiologische Kontrolle erforderlich. Die Plazierung in distale Duodenalabschnitte oder in das Jejunum erfogt unter Zuhilfenahme radiologischer oder endoskopischer Techniken. Nasale Sonden sind für eine längerfristige Ernährung nur eingeschränkt geeignet, da diese ein Fremdkörpergefühl im Rachen erzeugen, eine Refluxösophagitis und Druckulzera auslösen und zur Dislokation führen können. Für den Patienten kann die nasale Sonde als psychische Belastung empfunden werden, da das offensichtliche Tragen der Sonde im sozialen Umfeld auf das Kranksein des Patienten schließen läßt, was insbesondere bei ambulanten Patienten ein Problem darstellen kann. Dementsprechend finden nasale Sonden primär Anwendung bei kurzfristiger enteraler Ernährungsdauer und bei Bestehen von Kontraindikationen gegen andere Techniken der enteralen Nährstoffzufuhr. Ist die Ernährung über einen transnasalen Ernährungskatheter indiziert, sollten dünnlumige (Charrière 8), gewebefreundliche Polyurethan- bzw. Silikonkautschuksonden Anwendung finden, die mit entsprechenden Pflastersets fixiert werden, um einer Dislokation bzw. einem Herausrutschen vorzubeugen. Bei längerfristig geplanter Ernährung mit nasaler Sonde sollte die Anfertigung einer Nasenolive, durch die die Sondenspitze während Ernährungspausen im Nasenvorhof verschwinden kann, in Erwägung gezogen werden.

Perkutane Sonden

Perkutane endoskopisch kontrollierte Gastrostomie (PEG)
Eine Applikationstechnik unter Umgehung des oberen Aero-Digestivtraktes stellt die perkutane endoskopisch kontrollierte Gastrostomie (PEG) dar. Die Implantation erfolgt unter Lokalanästhesie im Rahmen eines kurzen endoskopischen Eingriffs (s. Kap. 22). Die *Lage der Sonde* ist in der Regel *gastral*. Bei Verwendung entsprechender doppellumiger Katheter kann eine *intestinale Plazierung* erfolgen. Für sehr mobile Ernährungspatienten bieten sich derzeit auf dem Markt befindliche Button-Sets an, die über ein bereits ausgebildetes Magenstoma plaziert werden. Sie zeichnen sich durch eine sehr flache externe Halteplatte aus und werden zur Ernährung mittels Sicherheitsverbinder mit dem Applikationssystem verbunden. Sie ermöglichen dem Patienten weitestgehende Beibehaltung aller Aktivitäten und somit eine verbesserte Lebensqualität. Die PEG hat sich als sichere, nebenwirkungsarme, praktikable und für den Patienten wenig belastende Methode erwiesen. Schwerwiegende methodenbedingte Komplikationen wie Fehlpunktion, Blutungen und Peritonitis sind selten. Die häufigste Komplikation bei PEG stellen peristomale *Wundinfektionen* dar. Die Angaben zur Häufigkeit in der Literatur schwanken von 3-30%. Zur Prophylaxe einer Lokalinfektion ist die regelmäßige Haut- und Stomapflege wichtig. Von Bedeutung ist darüber hinaus die Verbandstechnik. In einer vergleichenden Studie konnte Chung (1990) zeigen, daß ein zu festes Anziehen der Fixationsplatte mit einer signifikant höheren Komplikationsrate an Lokalinfekten einhergeht. Eine generelle Durchführung einer *Antibiotikaprophylaxe* vor PEG-Anlage wird kontrovers diskutiert. Empfohlen wird sie für Patienten mit eingeschränkter Immunfunktion z. B. bei onkologischen Erkrankungen.

Feinnadel-Katheter-Jejunostomie (FKJ)
Eine weitere Möglichkeit zur enteralen Ernährung besteht in der Feinnadel-Katheter-Jejunostomie (FKJ). In der Regel wird die Anlage einer FKJ nur im Rahmen eines abdominellen chirurgischen Eingriffs vorgenommen. Die FKJ stellt eine technisch leicht durchführbare Methode dar, die für den Patienten dieselben Vorteile in Bezug auf Bequemlichkeit und geringe Komplikationsraten bietet wie die PEG. Die Komplikationsrate bei Anlage einer FKJ wird in der Literatur mit unter 1% angegeben. Die häufigste schwerwiegende Komplikation stellt die Dislokation des Katheters dar. Insbesondere Patienten nach Total- bzw. Teilresektion des Magens bei Magen- bzw. Pankreaskarzinomen können von der intraoperativen Anlage einer FKJ profitieren. Bei diesen Patienten kommt es postoperativ häufig zu Ernährungsstörungen, die eine bedarfsdeckende orale Nahrungszufuhr unmöglich machen.

69.1.3
Applikationsformen

Die Applikationsform richtet sich nach der Lage der Sondenspitze, der zugrundeliegenden Erkrankung und der zu applizierenden Sondenkost. Besteht keine Beeinträchtigung der Funktionen des Magens kann die Ernährungstherapie über eine *gastrale Sonde* erfolgen. Hierbei ist von Vorteil, daß die Reservoirfunktion des Magens erhalten bleibt und die Passage des Mageninhalts in den Dünndarm portionsweise erfolgt, was eine intermittierende Applikation der Sondennahrung mit Hilfe der Schwerkraft möglich macht. Sie ist die physiologischere Form der Sondenernährung. Die intermittierende Ernährung kann Nebenwirkungen wie Regurgitation, Aspiration und Dumpingsymptome haben, vor allem bei zu rascher Gabe und bei zu kühler Sondennahrung. Die Plazierung des Ernährungskatheters im oberen Dünndarm ist indiziert bei Bestehen von stenosierenden Prozessen im Magenausgangsbereich bzw. Intestinum, bei Patienten mit Bewußtseinsstörungen oder Bewußtlosigkeit wegen erhöhter Aspirationsgefahr und bei Patienten mit Magenentleerungsstörungen z. B. bei diabetischer Gastroparese. Bei intestinaler Sondenlage ist eine *kontinuierliche Zufuhr* erforderlich. Dabei ist die *Ernährungspumpe* eine wesentliche Voraussetzung für eine erfolgreiche Langzeiternährung, die insbesondere auch zur Vermeidung einer Immobilisierung des Patienten beiträgt, da durch tragbare netzunabhängige Pumpen mit entsprechender Tragehilfe (Umhänge- bzw. Gürteltasche) der Patient seine Bewegungsfreiheit voll erhalten kann.

Nahrungsaufbau

Insbesondere bei Patienten mit Krankheiten des Dünn- und Dickdarms bestehen besondere Anforderungen an die Durchführung einer enteralen Ernährungstherapie. Die Art der zu wählenden Sondenkost hängt von der Möglichkeit der Verdauung und Resorption ab. Der Aufbau der Sondenernährung erfolgt stufenweise und muß der individuellen Verträglichkeit angepaßt werden. Die *Adaptationsphase* ist bei der gastralen Applikation kürzer als bei intestinaler Verabreichung. Eine Steigerung der Zufuhrrate erfolgt jeweils erst nach 24stündiger komplikationsloser Applikation. Treten nach Steigerung der Applikationsgeschwindigkeit Beschwerden auf, wird die Zufuhrrate reduziert.

Sondenkostaufbau bei kontinuierlicher Applikation

Nach längerfristiger parenteraler Ernährung (>7-10 Tage), bei postoperativer Ernährung mittels Jejunostomie und bei Funktionseinschränkungen des Darmes (wie Kurzdarmsyndrom, chronisch entzündliche Darmerkrankungen im akuten Schub, Sprue), empfiehlt sich ein *schrittweiser Aufbau* beginnend mit 25 ml/h einer chemisch definierten Diät. Die Zufuhr wird täglich um 25 ml/h gesteigert bis zum errechneten Bedarf. Es wird über maximal 20 h pro Tag ernährt. Bei guter Verträglichkeit kann schrittweise auf eine nährstoffdefinierte Diät umgestellt werden. Während der ersten 4-5 Tage des enteralen Kostaufbaus wird parallel die parenterale Ernährung fortgeführt. Bei komplikationslosem enteralem Aufbau wird die parenterale Nährstoffzufuhr ab dem 4. Tag sukzessive reduziert.

Sondenkostaufbau bei intermittierender Gabe

Bei der portionenweisen Verabreichung per Schwerkraft werden am 1. Tag 500-1000 ml der Sondenkost verabreicht. Maximal werden pro Gabe 300 ml in 60 min appliziert. Die Zufuhrmenge wird täglich um 500 ml erhöht bis zum errechneten Bedarf. Die Tagesmenge wird je nach Verlauf auf 4-8 Portionen verteilt. Pro Gabe werden max. 500 ml in 30-60 min verabreicht. Gastrointestinale *Intoleranzen* treten häufig durch eine zu schnelle Applikation auf.

69.1.4
Überwachung der enteralen Ernährung

Während der enteralen Ernährungstherapie ist ein angemessenes *Monitoring des Therapieverlaufs* erforderlich. Regelmäßig müssen Parameter zu Organfunktionen und Stoffwechselstabilität überprüft werden (Tabelle 69.3). Zu Therapiebeginn sind diese wöchentlich zu erfassen. Im weiteren Verlauf können die Untersuchungsintervalle bei Stoffwechselstabilität verlängert werden.

69.1.5
Komplikationen der enteralen Ernährung

Ernährungsspezifische Komplikationen (Tabelle 69.4)
Die Häufigkeit von Komplikationen kann bei der enteralen Ernährung erheblich schwanken in Ab-

Tabelle 69.3. Kontrollparameter während enteraler Ernährung

1. *Klinische Parameter*	
Körpergewicht	2 mal pro Woche
Durstgefühl	Täglich
Stuhlfrequenz, -konsistenz	Täglich
Flüssigkeitsbilanz	Bei Bedarf
Bioelektrische Impedanzanalyse (BIA)	1 mal pro Monat
2. *Laborparameter*	
Hämoglobin, Hämatokrit	Wöchentlich bis monatlich
Serumharnstoff und -kreatinin	Wöchentlich bis monatlich
Serumnatrium, -kalium, -phosphat	Wöchentlich bis monatlich
Blutzucker	Monatlich, bei Diabetes täglich bis wöchentlich
Cholesterin, Triglyzeride	Monatlich
Leberenzyme (GOT, GPT, AP)	Monatlich
Gesamteiweiß, Albumin	Monatlich
Transferrin	Nach Bedarf
Retinolbindendes Protein	Nach Bedarf
Serumzink, -magnesium, -selen	Nach Bedarf
Vitamine A, D, E, K	Nach Bedarf

Tabelle 69.4. Gastrointestinale Komplikationen bei enteraler Ernährung: Ursachen, Prävention, Therapie

Komplikation	Ursache	Prävention/Therapie
Diarrhö	Steigerung der Sondenmenge/Tag zu rasch	Einschleichphase berücksichtigen
	Verabreichung der Sondennahrung zu rasch	Applikationsrate reduzieren/kontrollieren
	Sondenkost zu kalt	Zimmertemperatur
	Osmolarität zu hoch (> 300 mosm)	Isotone Nährlösung verwenden, initial hyperosmolare Nährlösungen verdünnen
	Laktoseintoleranz	Laktosearme bzw. -freie Sondenkost
	Fettmalabsorption	Sondenkost mit geringem Fettgehalt oder MCT-haltige Sondenkost einsetzen
	Hypoalbuminämie	Chemisch definierte Diät verabreichen und/oder parenteral ernähren, bis die Resorptionsfähigkeit des Dünndarms wiederhergestellt ist
	Langfristige Antibiotikatherapie Chemo-/Strahlentherapie	Medikamentenplan überprüfen/Darmflora aufbauen Antidiarrhoika, Darmflora aufbauen
Übelkeit/Erbrechen	Verabreichung der Sondennahrung zu rasch	Applikationsrate reduzieren/kontrollieren
	Kontamination der Nahrung bzw. Überleitungsgeräte	Überleitungsgeräte alle 24 h wechseln, hygienische Handhabung der Applikationssysteme, angebrochene Flaschen mit Sondenkost maximal 24 h im Kühlschrank aufbewahren
Krämpfe/Blähungen	Verabreichung der Sondennahrung zu rasch	Applikationsrate reduzieren/kontrollieren
	Laktoseintoleranz	Laktosearme bzw. -freie Sondenkost
	Fettmalabsorption	Sondenkost mit geringem Fettgehalt oder MCT-haltige Sondenkost einsetzen
Regurgitation/Aspiration	Gastrische Retention	Applikationsrate reduzieren, duodenale Sondenlage bevorzugen, Hochlagerung des Patienten während der Nahrungszufuhr
Obstipation	Inadequate Flüssigkeitsaufnahme	Steigerung der Flüssigkeitszufuhr, Flüssigkeitsbilanz
	Ballaststoffzufuhr zu gering	Nährpräparat mit Ballaststoffen einsetzen

hängigkeit von Applikationsart und -ort, der Zusammensetzung der verwendeten Formeldiät und der Schwere der Grunderkrankung. Weiterhin ist der prozentuale Anteil an Komplikationen abhängig von der Erfahrung des Therapeuten. Die Komplikationsrate läßt sich verringern, indem die Richtlinien zur Sondenernährung, wie Sondenkostaufbauplan, Zufuhrgeschwindigkeit, Portionsgröße, Nahrungstemperatur und Überwachung der Patienten beachtet werden. Die *häufigsten Komplikationen* einer enteralen Ernährung sind gastrointestinalen Ursprungs. Beschwerden wie *Diarrhö, Übelkeit, Erbrechen* und *abdominelle Krämpfe* treten insbesondere in der Anfangsphase der Ernährungstherapie auf. Bei Auftreten von Komplikationen muß zunächst nach der Ursache geforscht werden. Neben der enteralen Ernährung als solcher können auch therapeutische Maßnahmen wie Antibiotika, Chemo- und Strahlentherapie oder die Grunderkrankung Auslöser von Beschwerden im gastroenterologischen Bereich sein. Ernährungsbedingte Ursachen für Symptome wie Diarrhö, Übelkeit, Erbrechen und abdominelle Krämpfe sind eine zu schnelle Steigerung der Zufuhrrate, eine zu rasche Verabreichung, zu große und zu häufige Bolusportionen, eine zu hohe Osmolarität der Sondenkost oder Nährstoffintoleranzen (z.B. Laktoseintoleranz, Milcheiweißallergie, Fettmalabsorption). Präventiv sollte ein *langsamer Kostaufbau* über mehrere Tage durchgeführt werden. Eine Verringerung der Zufuhrrate und ein Wechsel bzw. Verdünnen der Sondenkost können Abhilfe bei den oben genannten Beschwerden schaffen. Bei einer begleitenden Antibiotikatherapie sollte zunächst überlegt werden, ob ein Wechsel des Präparates vorgenommen werden kann (z.B. von Breitband- zu speziellem Antibiotikum) oder ob eine Absetzung möglich ist. Ist dies nicht möglich, sollte medikamentös Abhilfe geschaffen werden (z.B. Antidiarrhoika, Antiemetika, mikroorganismenhaltige Medikamente zur Regeneration der Darmflora). Gleiches gilt für Nebenwirkungen der Chemo- oder

Strahlentherapie. Bei Auftreten von Völlegefühl und Neigung zu Regurgitation und Aspiration sollte eine *Hochlagerung* des Patienten (um 30°) bei und nach der Nahrungsapplikation erfolgen und eine *Verringerung* der *Zufuhrgeschwindigkeit* vorgenommen werden. Bei besonders ausgeprägter Symptomatik sollte eine *Änderung der Sondenlage* von gastral nach duodenal in Betracht gezogen werden. Risikopatienten für Reflux sind Patienten mit Chemotherapie, Hiatushernie, neurologischen Erkrankungen, Schädel-Hirn-Trauma und septische Patienten.

Metabolische Komplikationen (Tabelle 69.5)
Metabolische Störungen, sowie Störungen im Flüssigkeits- und Elektrolythaushalt können durch die Grunderkrankung, Medikamente, aber auch durch die Sondenernährung bedingt sein. Auftreten können u.a. Komplikationen wie Wasserretention mit Ödembildung, hypertone Dehydratation („tube feeding syndrome"), Elektrolytstörungen (z.B. Hypo-/Hypernatriämie, Hypo-/Hyperkaliämie, Hypo-/Hyperphosphatämie) und Anstieg der harnpflichtigen Substanzen. Ein Ausgleich der Stoffwechselentgleisungen kann durch Änderung des Applikationsschemas (Steigerung/Reduzierung der Flüssigkeitszufuhr, Verringerung der Zufuhrgeschwindigkeit, Wechsel der Sondenkost) oder durch medikamentöse Therapie erfolgen. Eine regelmäßige Kontrolle der Laborwerte (Serum- und Urinelektrolyte, Gesamteiweiß, Albumin, Blutglukose, etc.) ermöglicht ein frühzeitiges Erkennen von Stoffwechselentgleisungen.

■ **Hypertone Dehydratation.** Die Verabreichung einer Formeldiät mit hoher Osmolarität und hohem Proteingehalt bei gleichzeitig zu niedriger Flüssigkeitszufuhr kann zu einer *osmotischen Diarrhö* und/oder *Diurese* führen. Durch die *Dehydratation* steigen die Natriumkonzentration, die Osmolarität und die Harnstoffkonzentration im Serum an, was eine Niereninsuffizienz und Einschränkung der Vigilanz bis hin zum Koma bedingen kann („*tube feeding syndrome*"). Das Risiko ist erhöht bei älteren Patienten mit eingeschränktem Durstgefühl, intensivmedizinischen Patienten (Trauma, Sepsis) und Patienten mit Gehirntumoren. Präventiv sollte initial eine genaue Berechnung des Flüssigkeitsbedarfs statt-

Tabelle 69.5. Metabolische Komplikationen bei enteraler Ernährung: Ursachen, Prävention, Therapie

Komplikation	Ursache	Prävention/Therapie
Hypertone Dehydratation	Inadäquate Flüssigkeitsaufnahme, Exzessiver Flüssigkeitverlust	Steigerung der Flüssigkeitszufuhr, Flüssigkeitsbilanz
Hyperhydratation	Aggressive, wiederholte Ernährung	Einschleichphase berücksichtigen, Zufuhrrate reduzieren
	Eingeschränkte Nieren- oder Herzfunktion stark mangelernährter Patienten	Flüssigkeitsrestriktion, Einsatz von Diuretika
Hyperglykämie	Insulinmangel, Streß	Sondenkost mit überwiegend komplexen Kohlenhydraten einsetzen, kontinuierliche Applikation, orale Antidiabetika bzw. Insulingabe
Dumping-Syndrom	Verabreichung zu rasch, Osmolalität zu hoch (>300 mosm)	Reduktion der Zufuhrrate, kontinuierliche Applikation, isotone Nährlösung einsetzen
Hypernatriämie	Inadäquate Flüssigkeitszufuhr oder exzessive Verluste, Niereninsuffizienz	Steigerung der Flüssigkeitszufuhr, Flüssigkeitsbilanz, natriumarme Sondenkost
Hyponatriämie	Natriumzufuhr zu gering, Flüssigkeitsüberlastung	Natriumsubstitution (enteral/parenteral), Flüssigkeitszufuhr einschränken
Hyperkaliämie	Niereninsuffizienz	Kaliumarme Sondenkost, Monitoring der Nierenfunktion
Hypokaliämie	Aggressive Ernährungstherapie bei mangelernährten Patienten, Insulintherapie, Diarrhö	Einschleichphase berücksichtigen, Zufuhrrate reduzieren, Kaliumsubstitution
Hyperphosphatämie	Niereninsuffizienz	Phosphatarme Sondenkost, Monitoring der Nierenfunktion
Hypophosphatämie	Aggressive Ernährungstherapie bei mangelernährten Patienten, Insulintherapie	Einschleichphase berücksichtigen, Zufuhrrate reduzieren, Phosphatsubstitution (enteral/parenteral)

finden und während der Ernährungstherapie ein Monitoring der Ein- und Ausfuhr und der Serumelektrolyte stattfinden.

■ **Hypoosmolares Syndrom.** Eine hypoosmolare Stoffwechselstörung wird selten bei enteral ernährten Patienten beobachtet. Sie tritt u. a. auf bei Beatmungspatienten mit erhöhter ADH-Sekretion. Der Großteil der verfügbaren Sondennahrungen ist natriumarm (um 40 mmol/l), was zu einer *Hyponatriämie* verbunden mit Adynamie und Blutdruckabfall beitragen kann. Die Therapie besteht in einer Reduzierung der Flüssigkeitszufuhr und einer Natriumsubstitution.

■ **Hyperglykämie.** Bei diabetischer Stoffwechsellage können unter Verabreichung einer Sondennahrung mit hohem Anteil leicht resorbierbarer Kohlenhydrate *Hyperglykämie* und *Glukosurie* auftreten. Eine Umstellung auf eine geeignete Sondenkost mit hohem Anteil komplexer Kohlenhydrate und eine kontinuierliche pumpengestützte Applikation können Abhilfe schaffen. Gegebenenfalls ist eine Anpassung der Insulindosierung erforderlich.

69.1.6
Indikationen

- ■ **M. Crohn/Colitis ulcerosa** (Kap. 68.1).
- ■ **Kurzdarmsyndrom** (Kap. 68.2).
- ■ **Tumorerkrankungen.** Eine manifeste *Kachexie* ist häufig begleitendes Phänomen fortgeschrittener Tumorerkrankungen und mitbestimmender Faktor für die Lebensqualität und die Überlebenszeit von Tumorpatienten. Insbesondere Patienten mit Tumoren des Gastrointestinaltraktes sind häufig betroffen von ausgeprägtem Gewichtsverlust. In Abhängigkeit von der Art des Tumors und der Progression der Erkrankung werden gastrointestinale Störungen (Malabsorption, Maldigestion), ausgeprägte Anorexiephasen und Zeichen hypermetaboler Stoffwechselprozesse beobachtet. Die Folge des täglichen Nährstoffdefizits ist eine katabole Stoffwechsellage einhergehend mit progredientem Abbau körpereigener Reserven. Eine Indikation zu einer enteralen Ernährungstherapie besteht, wenn eine orale Ernährung nicht bzw. nicht bedarfsdeckend möglich ist und die Patienten trotz Ausschöpfung aller diätetischen Maßnahmen in einen Zustand der Malnutrition geraten. Speziell zur Ernährung von Tumorpatienten werden von der Industrie Nahrungen angeboten, die sich an den metabolischen Möglichkeiten und Limitierungen von Karzinompatienten orientieren. Hinweise auf eine Verbesserung der Immunfunktion geben neuere Studien, die sich mit dem Einfluß immunstimulierender Substanzen (Arginin, Nukleotide, Omega-3-Fettsäuren, Antioxidanzien) auf den Verlauf verschiedener Erkrankungen beschäftigen. Eine *postoperative enterale Ernährung* bei Patienten mit malignen Tumoren des oberen Gastrointestinaltraktes mit Formuladiäten in entsprechender Zusammensetzung zeigte eine bessere Stickstoffbilanz, weniger Infektionen und eine kürzere Krankenhausaufenthaltsdauer.

Den *Omega-3-Fettsäuren* wird darüber hinaus eine antikachektische und tumorwachstumshemmende Wirkung zugesprochen. Zahlreiche Studien geben Hinweise darauf, daß Omega-3-Fettsäuren, insbesondere Eikosapentaensäure, einen Einfluß auf das Wachstum von Tumoren und die tumorbedingte Kachexie haben. In vitro konnte ein zytotoxischer Effekt der Omega-3-Fettsäuren auf verschiedene humane Tumorzellinien nachgewiesen werden. In tierexperimentellen Studien wurde ein wachstumshemmender Effekt durch Omega-3-Fettsäuren insbesondere an Karzinomen des Kolons, Mamma und Prostata festgestellt. Es wurde eine signifikante Abnahme der Zellproliferation bei Kolonadenompatienten unter Fischölsupplementierung. In der Genese der Tumorkachexie spielen die von Immunzellen ausgeschütteten *Zytokine* eine besondere Rolle. Bei Tumorerkrankungen vermehrt ausgeschüttete *Zytokine* haben eine ausgesprochen *katabole Wirkung* auf den Intermediärstoffwechsel, was zu chronischer Entzündung, Kachexie und Schocksymptomatik führen kann. Eine Reihe von Untersuchungen in vivo und in vitro konnten den Nachweis erbringen, daß eine Supplementierung von *Omega-3-Fettsäuren* zu einer signifikanten *Senkung der Zytokinproduktion* führt. Weiterhin zeigten tierexperimentelle Studien, daß EPA eine effektive Hemmung des Gewichtsverlustes bewirkt.

Intensivmedizin. Die Ernährung ist ein wichtiger Bestandteil im Gesamtkonzept der Therapie von Intensivpatienten. Sie dient der Prävention und Behandlung der Malnutrition und trägt zu einer Verbesserung der Prognose des Patienten bei. Die Ernährungstherapie des intensivmedizinischen Patienten erfordert in Abhängigkeit von der Grunderkrankung und der Stoffwechsellage (Postaggressionsstoffwechsel) ein differenziertes Vorgehen (Kap. 69.2). Häufig bestehen Limitierungen hinsichtlich einer enteralen Nährstoffzufuhr wie bei hochkatecholaminpflichtigen Patienten. Wann immer möglich, sollte jedoch eine *künstliche Ernährung auf enteralem Weg* erfolgen. Hervorzuheben ist insbesondere die Auswirkung einer enteralen Nährstoffzufuhr auf die Integrität der Darmmukosa. Eine totale *parenterale Ernährung* über einen Zeitraum von 10 Tagen führt zu einer *Degeneration der Darmmukosa* auf 50% des Ausgangsvolumens. Hierdurch wird eine *Bakterien-* und *Toxintranslokation* aus dem Darmlumen begünstigt. Kudsk et al. (1992) fanden eine signifikant niedrigere Inzidenz septisch bedingter Todesfälle bei Patienten nach Verbrennung und Trauma unter enteraler Ernährung im Vergleich zur parenteralen Ernährung. Dementsprechend sollte eine enterale Ernährung zumindest ergänzend in Form eines „minimal enteral feeding" in einer Dosierung von 10–30 ml/h bei jejunaler Sondenlage versucht werden. Vielversprechend ist der Einsatz nährstoffdefinierter Diäten, die angereichert sind mit immunmodulierenden Substanzen wie Arginin, Glutamin, RNA-Nukleotiden und Omega-3-Fettsäuren, bekannt als *„Immunonutrition"*. Klinische Untersuchungen zur Wirksamkeit entsprechender Produkte zeigten geringere Infektionsraten und kürzere Krankenhausaufenthaltszeiten.

69.2 Parenterale Ernährung

69.2.1 Definition

Bei der parenteralen Ernährung werden Nährstoffe entweder *periphervenös, zentralvenös* (TPE) oder *subkutan* verabreicht. Die *subkutane* Infusion von Nährlösungen ist auf geringe Mengen isotonischer Infusionslösungen beschränkt – sie dient somit vor allem der Hydrierung. Eine *periphervenöse* Ernährung erlaubt keine optimale und daher nur eine unvollständige kurzfristige Ernährungsform (bis zu 3 Tagen) und sollte nur supportiv zum Beispiel in der unmittelbaren postoperativen Ernährung eingesetzt werden. Lediglich die *zentralvenöse* Infusion erlaubt eine vollständige, bedarfsdeckende und im Einzelfall bedarfsüberschreitende parenterale Ernährung (TPE).

69.2.2 Indikationen und Kontraindikationen einer total parenteralen Ernährung

Die *Indikation* zur parenteralen Ernährung ist immer dann gegeben, wenn keine bedarfsdeckende enterale Ernährung möglich ist (Kap. 69.1). Der ASPEN Board of Directors der American Society of Parenteral and Enteral Nutrition hat 1986 folgende Richtlinien für Indikationen zur parenteralen Ernährung Erwachsener erarbeitet:

- Die Unfähigkeit, Nährstoffe in *ausreichender Menge* über den Verdauungstrakt aufzunehmen, z. B. nach ausgedehnten Dünndarmresektionen (Kurzdarmsyndrom). Krankheiten des Dünndarmes, die im einzelnen genannt werden, sind *Sklerodermie, Sprue, M. Crohn, intestinale Ischämie, Strahlenenteritis, multiple enterokutane Fisteln* sowie *Erbrechen oder virale und bakterielle Enteritis.*
- Bei hochdosierter *Chemotherapie, Strahlentherapie* oder *Knochenmarkstransplantation* wird eine orale und/oder Sondenernährung in der Regel schlecht vertragen. Übelkeit, Erbrechen und Diarrhöen führen dann meist zu einer nicht unerheblichen Anorexie.
- Die schwere Pankreatitis bedarf in der Regel ebenfalls einer kompletten parenteralen Ernährung.
- Schwere Malnutrition infolge bleibender oder vorübergehender Funktionsstörungen des Verdauungstraktes, wie sie bei *Ileus, frischen Anastomosen, Verbrennungen* von mehr als 50 % der Körperoberfläche, Polytrauma, ausgedehnten chirurgischen Eingriffen, *Sepsis* und schweren *Entzündungen* des Verdauungstraktes vorkommen.

Indikationen einer *ambulanten langzeitparenteralen* Ernährung (APE) waren anfänglich neben dem Kurzdarmsyndrom (Kap. 37) vor allem schwerwiegende Motilitätsstörungen (z. B. chronisch intestinale Pseudo-Obstruktion; CIPO). Heute wird die APE mit zunehmender Häufigkeit auch bei Patienten mit malignen Tumorerkrankungen und AIDS im fortgeschrittenen Stadium eingesetzt. Vor allem AIDS-Patienten befinden sich sehr häufig, im fortgeschrittenen Stadium praktisch immer, in einem *Zustand der Mangelernährung.* Hinzu kommt, daß Patienten mit AIDS im fortgeschrittenen Stadium wegen der häufig bestehenden Durchfälle (viral, bakteriell, parasitär oder AIDS-Enteropathie) nicht mehr enteral ernährt werden können.

In einer 1994 in 13 europäischen Ländern durchgeführten retrospektiven Studie lag bei 42 % der 496 parenteral ernährten Patienten eine maligne Grunderkrankung vor, 15 % waren Patienten mit M. Crohn, 8 % hatten eine Strahlenenteritis, 4 % AIDS. Kurzdarmsyndrom und intestinale Obstruktion waren weiterhin mit 31 % bzw. 22 % Hauptindikation für eine APE. Zu einer nahezu gleichen Häufigkeitsverteilung kamen Howard et al. bei der Auswertung von Versicherungsdaten von 5357 Patienten in den USA in den Jahren 1986 bis 1992. In 73 % der an der europäischen Studie beteiligten Kliniken wurden die Patienten von einem speziell geschulten Ernährungsteam betreut (Tabelle 69.6).

Kontraindikationen einer parenteralen Ernährung sind:
- Funktionstüchtiger Gastrointestinaltrakt,
- deutliche Substratverwertungsstörungen,
- ausgeprägte Überwässerung (Hyperhydratation),
- instabile Kreislaufverhältnisse.

Tabelle 69.6. Indikationen für eine *ambulante* parenterale Ernährung (APE) in Europa (nach van Gossum et al. 1996) und den USA (nach Howard et al. 1995)

Tumorkrankheiten (42%) 42%*
Chronisch entzündliche Darmerkrankungen (15%) 12%*
- M. Crohn
- Colitis ulcerosa

Ischämische Darmkrankheiten (13%) 6%*
Motilitätsstörungen (nicht erfaßt) 8%*
- Chronisch intestinale Pseudoobstruktion (CIPO)

HIV im Stadium AIDS (4%) 6%*
Strahlenenteritis (8%) 3%*
Sonstige (18%) 20%*

() Daten nach van Gossum, * Daten nach Howard.

69.2.3
Energie- und Nährstoffbedarf

Eine parenterale Ernährung wird individuell entsprechend dem Energie- und Nährstoffbedarf unter Berücksichtigung weiterer klinischer Einschränkungen und Bedürfnisse berechnet. In ihrer konventionellen Form entspricht sie in ihrer Nährstoffzusammensetzung den für die Ernährung des Erwachsenen geltenden Empfehlungen.

Der *Energiebedarf* Erwachsener wird üblicherweise nach den Formeln von *Harris* und *Benedict* berechnet, bei Kindern und Jugendlichen sind Formeln nach *Schofield* zu verwenden. Bei konventioneller parenteraler Ernährung werden 50–55% des Energiebedarfs in Form von *Glukose*-, 30–35% als *Fett*- und 10–15% als *Aminosäurenlösung* gegeben. Entsprechend der individuellen metabolischen Situation können die Nährstoffrelationen verändert werden. Elektrolyte, Vitamine und Spurenelemente werden entsprechend den Empfehlungen bzw. anhand klinisch-chemischer Verlaufsparameter substituiert. Der *Flüssigkeitsbedarf* ist individuell zu berechnen und beträgt

- bei Erwachsenen: 30–40 ml/kg KG/Tag,
- bei Neugeborenen: 100–140 ml/kg KG/Tag (1. Lebensjahr),
- bei Kindern:
  - 80–120 ml/kg KG/Tag (2. Lebensjahr),
  - 60–80 ml/kg KG/Tag (2.–10. Lebensjahr),
  - 50–70 ml/kg KG/Tag (10.–14. Lebensjahr).

Die *Flüssigkeitszufuhr* wird dabei der Flüssigkeitsbilanz, hämodynamischen Meßgrößen und der klinischen Gesamtsituation des Patienten angepaßt. So ist bei beatmeten Patienten ein zusätzlicher Flüssigkeitsbedarf von 12 ml/kg KG (minus 300 ml) zu berücksichtigen.

Praktische Vorgehensweise

- Berechnung des *Ruheenergiebedarfs* (REB) nach Harris und Benedict.
- Schätzung des aktuellen Energiebedarfs:
  - REB mal 1,2 bzw. 1,5 bis 1,7 bei katabolen Patienten.
- Berechnung des Eiweiß- bzw. Aminosäurenbedarfs:
  - 1,2 g bzw. 1,5–1,7 g bei katabolen Patienten Aminosäuren pro kg KG/Tag.
- Berechnung der „Nicht-Eiweiß-Kalorien":
  - Gesamtenergie minus „Eiweißkalorien" (Aminosäurenmenge in g mal 4,1).
- Aufteilung der „Nicht-Eiweißkalorien":
  - 70% Glukose, 30% Fett bzw. 50% Glukose, 50% Fett bei Katabolie.
- Substitution von Elektrolyten, Spurenelementen und Vitaminen nach Empfehlungen (Tabellen 69.7-9).
- Deckung des Flüssigkeitsbedarfs:
  - 30–40 ml/kg KG/Tag.

69.2.4
Substrate

Kohlenhydrate

Glukose gilt als wichtigster Energieträger der parenteralen Ernährung. Sie liegt in Infusionslösungen als Monohydrat vor, weshalb der Kaloriengehalt im Vergleich zur Nahrungsglukose 3,4 kcal/g statt 4 kcal/g beträgt. Isotone Glukoselösungen haben einen relativ niedrigen Kaloriengehalt (z.B. 5% = 170 kcal/l); weshalb für die vollständige parenterale Ernährung benutzte Glukoselösungen in konzentrierter und somit in hypertoner Form verabreicht werden, was eine zentralvenöse Applikation notwendig macht. In der Regel werden meist 20–40%ige Glukoselösungen (Osmolarität 1010 bzw. 2020 mosmol/l) verwendet. Bei Notwendigkeit einer Flüssigkeitsrestriktion (Herz- oder Niereninsuffizienz) werden neuerdings auch 60–70%ige Lösungen eingesetzt.

Zu beachten ist, daß die *hochdosierte Zufuhr* von *Glukose* zusammen mit *Insulin* („Hyperalimentation") sowohl zu *Hypokaliämien* als auch zu ausgeprägten *Hypophosphatämien* führt (Übertritt von Kalium und Phosphat aus dem Extrazellulärraum in das zelluläre Kompartiment), was mit z.T. beträchtlichen neurologischen und metabolischen Störungen verbunden ist (Tabelle 69.7). Therapeutisch und prophylaktisch empfiehlt sich hier die rechtzeitige Gabe (phospholipidhaltiger) *Fettemulsionen*.

Die maximale Dosierung von Glukose beträgt 6 g/kg KG und Tag. Vom menschlichen Organismus

Tabelle 69.7. Folgen der Hypophosphatämie

- Neurologische Ausfälle
  (Verwirrung, Parästhesien, Koma)
- Abnahme der 2,3-DPG der Erythrozyten
  mit Zunahme der Sauerstoffaffinität und schlechterer
  Sauerstoffabgabe an das Gewebe
- Verminderung der Granulozytenphagozytose
- Hämolytische Anämie
- Abnahme der myokardialen Kontraktilität
- Verlängerte Ateminsuffizienz
- Rhabdomyolyse

können maximal 500 g Glukose/Tag oder 0,275 g/kg KG/h oxidiert werden. Darüber hinaus bestehen nur geringe Möglichkeiten, überschüssige Energiemengen akut zu speichern. Bei einer längerdauernden reinen oder überwiegenden Kohlenhydraternährung können vermehrte Fettablagerungen in den Leberzellen beobachtet werden. Dies kann in einer fettigen Degeneration der Leber (*Fettleber*) resultieren.

Zuckeraustauschstoffe

Bei den in der TPE eingesetzten Zuckeraustauschstoffen handelt es sich um die *Nichtglukosekohlenhydrate* Fruktose und Invertose und die *Zuckeralkohole* Sorbit und Xylit. Als *vorteilhaft* erweisen sich eine geringere Beeinflussung und somit bessere Steuerbarkeit des Blutzuckerspiegels (insulinunabhängig), insbesondere in Phasen des Postaggressionsstoffwechsels sowie eine bessere Sterilisierbarkeit (fehlende Maillard-Reaktion).

Im Gegensatz zu i.v. verabreichter Glukose, die zu etwa 80% insulinabhängig in der Muskulatur verstoffwechselt wird, wird *Xylit* abhängig von der Polyoldehydrogenase nahezu ausschließlich hepatisch verwertet. Dies erklärt, warum Xylit die hepatische Harnstoffproduktionsrate wesentlich besser senkt als äquimolare Mengen Glukose. Seine Verstoffwechselung ist im Gegensatz zu Glukose auch im Postaggressionsstoffwechsel gut. Eine eigentliche Intoleranzreaktion gegen Xylit ist nicht bekannt. Die fehlende Rückresorption in der Niere führt bei höherer Dosierung zu einer *osmotischen Diurese* und somit zu nicht unerheblichen renalen Verlusten. Als weiterer Nachteil erweist sich das Auftreten von *Oxalatkristallen* sowohl in der Niere, aber auch in weiteren Organen. Die Xylitgabe sollte daher auf maximal 3 g/kg KG/Tag beschränkt bleiben (ca. 200 g/Tag).

Fruktose und *Sorbit* sollten aus der parenteralen Ernährung eliminiert werden, da für beide Zucker tödliche Zwischenfälle bei hereditärer *Fruktoseintoleranz* beschrieben wurden. Zugrunde liegt eine auf <10% der Norm verminderte Aktivität der hepatischen Fruktose-1-Phosphat-Aldolase (Untereinheit der Aldolase B). Die Akkumulation von Fruktose-1-Phosphat in der Leber hemmt dann die Glykolyse und Glukoneogenese mit nachfolgender Hypoglykämie. *Sorbit* ist ein sechswertiger Alkohol, der nach Oxidation zu Fruktose ebenfalls in der Leber verstoffwechselt wird. Zwar handelt es sich mit einer Inzidenz von 1:20000–1:60000 um eine seltene Stoffwechselstörung, es sind jedoch allein in Deutschland 10 Zwischenfälle mit tödlichem Ausgang bei meist postoperativer Fruktose- oder Sorbitgabe beobachtet worden.

Fettemulsionen

Lipidemulsionen dienen als *Energiequelle* mit besonders hoher Energiedichte (9 kcal/g bei LCT-Fetten), aber auch als Lieferanten für essentielle Fettsäuren und Phospholipide. Sie bestimmen die Phospholipidzusammensetzung der Zellmembranen, und beeinflussen damit eine Vielzahl rezeptorvermittelter Funktionen. *Lipidemulsionen* werden aus Sojabohnenöl, Distelöl oder Kokosöl (MCT-Fette) hergestellt und in Konzentrationen von 10, 20 und 30% als reine LCT-Fette oder MCT/LCT-Gemische (s. unten) angeboten. Da der Eilecithingehalt bei 10%-Emulsionen hoch ist, werden heute nur noch 20%ige Emulsionen empfohlen. Die derzeit auf dem Markt verfügbaren Lipidemulsionen unterscheiden sich in ihrem Gehalt an mehrfach ungesättigten Fettsäuren (Linolsäure, α-Linolensäure, Omega-3-Fettsäuren) erheblich.

Um den Bedarf an essentiellen Fettsäuren zu decken, müssen täglich *5–10% der Gesamtkalorien* in Form von *Fettemulsionen* gegeben werden. Dies entspräche einer Gabe von 250 ml einer 10%igen Fettemulsion 2–3 mal pro Woche. Ernährungsphysiologisch sinnvoller und allgemein empfohlen ist es, Fettemulsionen zu einem festen Bestandteil der täglichen parenteralen Ernährung zu machen, d.h. 30–35% der täglichen Energiemenge sollten als Fett gegeben werden. Dieser Anteil kann bei bestimmten Krankheitsbildern (Leberzirrhose, pulmonale Erkrankungen) auf 50% erhöht werden. Fettemulsionen verringern die endogene Glykogen- und Fettspeicherung und verbessern die Metabolisierung von endogenem Fett. Insbesondere unter Zufuhr LCT-haltiger Emulsionen wird die Proteinsynthese der Leber gefördert.

MCT-haltige Emulsionen enthalten dagegen Fettsäuren mit Kettenlängen von C_8–C_{10}. Sie werden aus Palmkern- und Kokosnußöl hergestellt und stets als physikalische Mischung (50% LCT und 50% MCT) mit LCT-Fetten angeboten. Ihr Energiegehalt ist mit 8,3 kcal/g etwas geringer als der von

LCT-Emulsionen. MCT-Fette werden vor allem in der Leber metabolisiert, indem sie entweder oxidiert oder zu Ketonkörpern abgebaut werden. Ein Vorteil von MCT/LCT-Gemischen gegenüber reinen LCT-Emulsionen ist klinisch nicht eindeutig belegt. MCT-haltige Fette werden bei Akutkranken nicht besser als reine LCT-Emulsionen verstoffwechselt. Bei chronisch Kranken kann die Hydrolyse der MCT-Fette im Vergleich zu LCT-Fetten gesteigert sein.

Der Einsatz von sogenannten „strukturierten Lipiden" anstelle der bisher angebotenen physikalischen MCT/LCT-Gemische ist im Rahmen der parenteralen Ernährung derzeit noch experimentell. Es handelt sich dabei um synthetisierte Triglyzeride mit einem variierbaren Gehalt an lang-, mittel- und kurzkettigen Fettsäuren. Der klinische Wert Omega-3-Fettsäurehaltiger Fettemulsionen (z.B. in Form 10%iger Fischölpräparate; z.B. Omegaven®) wird z.Z. in ersten klinischen Studien untersucht.

Kontraindikationen gegen die Gabe von Lipidemulsionen sind:

- Hypertriglyzeridämien (Nüchterntriglyzeridspiegel > 4 mmol/l oder 350 mg/dL, bzw. unter Infusion ein Anstieg gegenüber dem Ausgangswert um mehr als das 3fache),
- anamnestische Unverträglichkeit gegen Fettemulsionen,
- „respiratory distress syndrome"; hier sind unter Fettinfusion verstärkte O_2-Diffusionsstörungen beobachtet worden.

Intravenös verabreichte Lipide haben keine stimulierende Wirkung auf die exokrine Pankreasfunktion und sind deshalb bei akuter Pankreatitis nicht kontraindiziert. Einzige Ausnahme stellt die Hypertriglyzeridämie bei Pankreatitis dar. Ebenfalls nicht mehr aufrecht erhalten werden kann die These, daß Störungen der Leberfunktion eine Kontraindikation für eine parenterale Gabe von Fettemulsionen darstellt. Sie beruht ebenso wie die in früheren Arbeiten aufgezeigten Auswirkungen auf das Immun- und Gerinnungssystem auf Beobachtungen bei deutlich erhöhten Lipidinfusionsraten (> 0,1 g/kg KG/h).

■ **Nebenwirkungen.** Selten beobachtete, meist unmittelbar nach Beginn der Infusion auftretende Nebenwirkungen sind Urtikaria, makulopapulöse Hautrötungen, Tachykardien, Flush, Dyspnoe und Übelkeit. Sie sind im allgemeinen harmlos und enden nach Unterbrechung der Infusion. Ursächlich verantwortlich gemacht werden allergische Reaktionen auf Proteinverunreinigungen im Rahmen des Herstellungsprozesses. Davon abzugrenzen ist das sog. Overloading-Syndrom. Es handelt sich dabei um eine bei zu hoher Fettzufuhr (normale Fetteliminationskapazität: 3,8 ± 1,6 g Fett/kg KG/Tag) auftretende vorübergehende Blockade des retikuloendothelialen Systems.

Aminosäuren

Neben der Deckung des Energiebedarfs gilt als weiteres wichtiges Ziel einer parenteralen Ernährung die strukturelle und funktionelle Aufrechterhaltung lebenswichtiger Organe. Einerseits soll der Proteinkatabolismus vermindert werden (die Stickstoffverluste von Schwerkranken können bis zu 35 g/Tag betragen), andererseits sollen die Voraussetzungen für anabole Stoffwechselprozesse geschaffen werden. Das Ausmaß einer Katabolie kann semiquantitativ anhand der Stickstoffbilanz ermittelt werden: Die Harnstoff-/Stickstoffausscheidung im 24-h-Urin entspricht etwa der gesamten Stickstoffausscheidung; Stickstoffverluste im Stuhl betragen ca. 2 g/Tag. In der parenteralen Ernährung werden derzeit kristalline Aminosäurelösungen in Konzentrationen von 3,5–15% (Osmolarität 450–1450 mosmol/l) verwendet. Keine der derzeit erhältlichen Lösungen ist bezüglich ihrem Gehalt an essentiellen und nichtessentiellen Aminosäuren optimal konzipiert, was auf der schlechten Löslichkeit einzelner Aminosäuren (Tyrosin, Cystein) oder fehlender Stabilität in wässrigen Lösungen beruht (z.B. Glutamin, das zu Pyroglutamat und Ammoniak zerfällt). Erst die seit kurzem verfügbaren Dipeptidlösungen ermöglichen entweder in Form von Komplettlösungen (z.B. Glamin®; enthält die Dipeptide Glycyl-L-Glutamin und Glycyl-L-Tyrosin) oder als Additiva (z.B. Dipeptamin®; enthält Alanyl-L-Glutamin) die intravenöse Gabe größerer Mengen der genannten Aminosäuren.

■ **„Adaptierte" Aminosäurelösungen.** Da der Aminosäurebedarf von Kindern quantitativ (z.B. liegt die täglich notwendige Zufuhrrate im 1. Lebensjahr bei 1,5–2,5 g/kg KG/Tag) und qualitativ vorliegt (bei Neugeborenen und Säuglingen sind auch die Aminosäuren Taurin, Histidin, Cystein, Tyrosin, Prolin und Arginin als essentiell oder zumindest semiessentiell anzusehen), aber auch eine Reihe von Krankheitszuständen mit Störungen des Aminosäurestoffwechsels einhergehen, werden für Kinder, Patienten mit Leberzirrhose, Niereninsuffizienz und bei Sepsis und Trauma spezielle Aminosäurelösungen angeboten (s. Lehrbücher der Ernährungsmedizin).

■ **Dosierung und Kontraindikationen.** Die Obergrenze einer Aminosäurenapplikation beim Erwachsenen liegt bei 2 g/kg KG/Tag. Zur Gewährleistung einer optimalen Verstoffwechselung sollten ausreichend Energieträger zugegeben werden. Das optimale Verhältnis zwischen Energie- und Stickstoffzufuhr liegt bei 25–35 kcal/g Aminosäuren. Kontra-

Tabelle 69.8. Empfehlungen für die tägliche parenterale Elektrolytzufuhr

Substanz	mmol/kg KG
Natrium	1,0–1,5
Kalium	0,5–1,0
Phosphat	0,2–0,3
Kalzium	0,1–0,3
Magnesium	0,1–0,2
Chlorid	1,0–2,0

indikationen gegen die Infusion von Aminosäuren sind angeborene Aminosäurestoffwechselstörungen (z.B. Phenylketonurie, Ahornsirupkrankheit) sowie Aminosäureverwertungsstörungen (z.B. schwere Leberfunktionsstörungen).

Elektrolyte

Der Elektrolytbedarf (Tabelle 69.8) variiert individuell in Abhängigkeit von der Grunderkrankung, wird aber auch durch die Art der TPE mitbestimmt. So nehmen Kalium- und Phosphatbedarf zu Beginn einer Infusion von Glukose infolge eines Glukose-/Insulin-vermittelten Kalium/- und Phosphateinstroms in die Zellen zu. Bei eingeschränkter Nierenfunktion müssen Kalium- und Phosphatzufuhr reduziert werden. Bei der gleichzeitigen Gabe von Phosphat und Kalzium oder Magnesium kann es zu Ausfällungen kommen. Elektrolytzugaben sollten deshalb unter Kontrolle der Serumelektrolytkonzentrationen verordnet werden. Elektrolytlösungen werden als Konzentrate oder als Halb- oder Vollelektrolytlösungen substituiert. Elektrolytlösungen (z.B. Natriumchlorid, Kaliumchlorid) sind so konzentriert, daß bei einwertigen Ionen 1 ml gleich 1 mmol Substanz entspricht. Vollelektrolytlösungen (z.B. Ringer Laktat) haben eine dem Plasma entsprechende ionale Zusammensetzung und dienen auch als Ersatz von Extrazellulärflüssigkeit.

Mikronährstoffe (Vitamine und Spurenelemente)

Bei längerdauernder parenteraler Ernährung (> 3 Tage) muß eine tägliche Substitution wasser- und fettlöslicher Vitamine sowie von Spurenelementen in Form von Multivitamin- bzw. Spurenelementpräparaten erfolgen. Daneben werden auch Einzelkomponenten angeboten (z.B. Zinkaspartat, Selenase). Aus Stabilitätsgründen stehen derzeit keine Vitamin-K-haltigen Multivitaminpräparate zur Verfügung. Neuere Untersuchungen zeigen jedoch, daß die kommerziell angebotenen intravenös zu verabreichenden *Lipidemulsionen Vitamin K* in Konzentrationen bis zum Doppelten des Tagesbedarfs (in 500 ml einer 10%igen Emulsion) enthalten. Zudem sprechen die derzeit vorliegenden Studien zur biologischen Aktivität für eine Bioverfügbarkeit des mit Lipidemulsionen verabreichten Vitamin K (Tabelle 69.9).

Es sollte berücksichtigt werden, daß der Bedarf an Mikronährstoffen im Rahmen einer (langzeit) parenteralen Ernährung z.T. erheblich von den für enterale Ernährung geltenden Empfehlungen abweicht und darüber hinaus für einige Spurenelemente schwerlich zu ermitteln ist. Zusätzlich ist ein durch die Grunderkrankung oftmals ausgeprägter Mangel einzelner Mikronährstoffe zu beachten. So benötigen *katabole Patienten* täglich schätzungsweise zusätzlich *5–10 mg Zink*. Zu berücksichtigen sind auch erhöhte Verluste bei Gastro- oder Enterostomien, Diarrhöen oder Fisteln. Für jeden Liter verlorengegangener Intestinalflüssigkeit sind zusätzlich ca. 12 mg Zink zu substituieren. Umgekehrt können bei der Mikronährstoffversorgung aber auch Probleme durch eine bei bestimmten Erkrankungen (z.B. Leber- und Niereninsuffizienz) auftretende Akkumulation einzelner Vitamine und Spurenelemente entstehen. In diesen Fällen sind spezielle Empfehlungen zu beachten (Tabelle 69.10).

Tabelle 69.9. Empfehlungen für die tägliche parenterale Zufuhr von Spurenelementen

Substanz	Nach Bässler[a]	Nach AMA[b]		
	Für Erwachsene	Für Erwachsene	Für Kinder (pro kg)	Für Neugeborene (pro kg)
Eisen (µmol)	10–75			
Zink (µmol)	21–75	38–60	1,5	4,5
Mangan (µmol)	3–14	3–14	0,14–0,20	0,04–0,20
Kupfer (µmol)	7–23	7–23	0,28	0,28
Molybdän (µmol)	0,2			
Chrom (µmol)	0,2–0,3	0,2–0,3	0,003–0,004	0,003–0,004
Selen (µmol)	0,25–0,80	0,50–1,00	0,025–0,028	0,025–0,028
Jod (µmol)	0,8–1,2			
Fluor (µmol)	49			

[a] Bässler 1990, [b] American Medical Association.

Tabelle 69.10. Empfehlungen verschiedener Fachgesellschaften für die parenterale Vitaminzufuhr

Substanz	Nach DAKE[a]	Nach AMA[b] und ASCN[c]	
	Für Erwachsene	Für Kinder (< 11 J.)	Für Erwachsene
Wasserlösliche Vitamine			
Vitamin B_1 (mg)	3–4	1,2	3,0
Vitamin B_2 (mg)	3–5	1,4	3,6
Vitamin B_6 (mg)	4–6	1,0	4,0
Niacin (mg)	40–50	17	40
Pantothensäure (mg)	10–20	5,0	15
Biotin (µg)	60–120	20	60
Folsäure (µg)	160–400	140	400
Vitamin C (mg)	100–300	80	100
Vitamin B_{12} (µg)	1000/3 Monate	1,0	5,0
Fettlösliche Vitamine			
Vitamin A (Retinolpalmitat) (µg)	1800	690	990
Vitamin E (α-Tocopheroläquivalent) (mg)	20–40	4,7	6,7
Vitamin D (µg)	5	10	5
Vitamin K (µg)	100–150	200	–

[a] Deutsche Arbeitsgemeinschaft für klinische Ernährung; [b] American Medical Association; [c] American Society for Clinical Nutrition.

69.2.5 Techniken

Der venöse Zugang bei parenteraler Ernährung richtet sich nach dem geplanten Ernährungsregime und der Dauer der parenteralen Ernährung. Wird lediglich eine kurzzeitige (< 5 Tage) begleitende parenterale Ernährung angestrebt und ist die Osmolarität der Lösungen < 700 mosmol/l, kann die Infusion über (wechselnde) *periphere Venen* versucht werden. Bei *total* parenteraler Ernährung ist aufgrund der hohen Osmolarität der Nährstofflösungen ein *zentralvenöser Zugang* (ZVK) zwingend erforderlich. Als zentralvenöse Zugänge bieten sich die *Vena jugularis interna, Vena subclavia* und *Vena basilica* an. Ein ZVK sollte je nach Pflege und Lokalbefund der Punktionsstelle sowie allgemeinen Entzündungszeichen spätestens nach 7–8 Tagen gewechselt werden. Anlage und Pflege müssen unter strengsten sterilen Kautelen erfolgen.

Bei längerfristiger parenteraler Ernährung (> 1 Monat), vor allem im Rahmen einer heimparenteralen Ernährung sollten implantierbare Verweilkatheter (Port-, Hickman-Broviac-Katheter, Groshong-Katheter) Verwendung finden. Bei einem *Hickman-Broviac-Katheter* wird durch subkutane Tunnelung des Katheters ein möglichst großer Abstand zwischen Gefäßeintrittsstelle und Hauteinstichstelle geschaffen. Vorteile sind die geringere Gefahr einer Katheterdislokation und eine leichtere Pflege der Eintrittsstelle. Ein *Port-Katheter* besteht aus einem kleinen subkutanen Vorratsgefäß mit einer Silikondurchtrittsmembran und einem davon abgehenden Venenkatheter. Er kann wiederholt transkutan punktiert werden.

69.2.6 Überwachung

Die Häufigkeit ärztlicher Untersuchungen und Kontrollen (Puls, Blutdruck, Atemfrequenz, Körpertemperatur) sowie die Erfassung von Laborparametern richten sich nach dem Erkrankungsstadium und dem Zustand des Patienten. Die *tägliche Gewichtskontrolle* gibt Auskunft über eine eventuelle Flüssigkeitseinlagerung. Bei aufbauender parenteraler Ernährung bei Patienten mit Malnutrition sollte eine wöchentliche Gewichtszunahme von 1–1,5 kg angestrebt werden. Aussagen zum Gesamtkörperwassergehalt, Magermasse und Gesamtkörperfett sind mittels bioelektrischer Impedanzanalyse (BIA) möglich (Kap. 67). Bei langfristig (heimparenteral) ernährten Patienten sollte einmal monatlich eine *BIA-Messung* erfolgen. Eine Synopsis der wichtigsten Laborparameter ist in Tabelle 69.11 zusammengestellt.

69.2.7 Komplikationen

Die Komplikationshäufigkeit der TPE hat seit ihren Anfängen in den 60er Jahren durch verbesserte Kenntnis von Nährstoffbedarf und möglichen Stoffwechselkomplikationen einerseits sowie durch weitgehende Standardisierung der technischen Durchführung und Überwachung andererseits stark abgenommen. Dennoch zählen *Katheterprobleme* und *Stoffwechselstörungen* weiterhin zu den Hauptkomplikationen einer parenteralen Ernährung.

Insbesondere bei *langfristiger* parenteraler Ernährung rücken Stoffwechselentgleisungen meist in

Tabelle 69.11. Laborkontrollen nach Beginn einer TPE

Parameter	Häufigkeit
Blutzucker	Initial während der ersten 48 h: alle 4–6 h; wenn stabil: 2 mal täglich
Natrium, Kalium, Harnstoff, Kreatinin	Täglich
Phosphat, Kalzium, Albumin, Transaminasen, Triglyzeride	3 mal wöchentlich
Magnesium^a, TPZ	1 mal wöchentlich
Zink*	Bei gastrointestinalen Sekretverlusten (Fisteln, Diarrhö) einmal wöchentlich
Vitamin A, D, E, Selen	Bei langfristiger TPE alle 6–8 Wochen
Blutbild	1 mal wöchentlich

^a Eine Serumbestimmung ist hier allerdings wenig aussagekräftig.

Verbindung mit Mangelzuständen mit zunehmender Dauer der künstlichen Ernährung in den Mittelpunkt. In einer 1989 in Europa von Messing et al. durchgeführten Multicenteranalyse fanden sich bei 194 Patienten, die länger als 12 Monate parenteral ernährt wurden, in 30% der Fälle metabolische Komplikationen, 20% zeigten Knochenveränderungen, 29% Leberfunktionsstörungen und 12% Gallensteine.

Katheterkomplikationen

Katheterprobleme stellen nach wie vor die Hauptkomplikation der parenteralen Ernährung dar. In einer retrospektiven Untersuchung zum Vergleich verschiedener zentralvenöser Zugangssysteme (Tabelle 69.12) fanden sich jedoch bezüglich des kumulativen Risikos für Komplikationen bei den verschiedenen Zugangswegen recht unterschiedliche Komplikationsraten (Tabelle 69.13), die den venösen Port für eine längerfristige parenterale Ernährung favorisieren. Vor Anlage und auch während der APE sollten *Phlebographien* stattfinden, um den Gefäßstatus zu beurteilen und bei möglichen Komplikationen Ausweichmöglichkeiten zu kennen.

Blockierungen des Katheters durch Koagel oder Fett können durch akkurates Spülen mit heparinisierter Kochsalzlösung nach der Infusion verhindert werden. Sollte der Katheter durch ein Koagel verstopft sein, kann er durch Instillation von Urokinase eröffnet werden.

Thrombosen der V. subclavia werden in der Regel durch eine fehlerhafte Lokalisation der Katheterspitze hervorgerufen. Sie sollte idealerweise in der *V. cava superior* oder besser *im rechten Vorhof* liegen. Vorhofthromben treten häufiger auf als bisher vermutet, regelmäßige echokardiographische Untersuchungen lassen diese klar erkennen. Bei 50% der Patienten mit APE lassen sich venöse Thrombosen erkennen, wovon nur ca. 5% klinisch als relevant erscheinen.

Kathetersepsis ist fast immer bedingt durch eine Mißachtung der aseptischen Technik. Neben einem Katheterwechsel reicht oftmals auch eine gezielte Antibiotikatherapie nach Austestung sowie eine Installation von Antibiotika mit Urokinase zur Beherrschung der Kathetersepsis aus.

Tabelle 69.12. Vergleich verschiedener zentralvenöser Zugänge. (Nach Krupski et al. 1995)

	Venöser Port-A-Katheter	ZVK	Broviac-/Quinton-Katheter
Prinzip	Subkutane Injektionskammer	Transkutaner Zugang	Subkutan getunnelter, transkutaner Zugang
Implantationsort	Ambulant, aseptischer OP/ „bedside", Röntgen-BV	Ambulant/stationär, „bedside"	Stationär, aseptischer OP, Röntgen-BV
Anästhesie	Lokale Infiltration	Lokale Infiltration	Vollnarkose
Positionierung	V. subclavia, V. jugularis, V. basilica	V. subclavia, V. jugularis, V. basilica	V. subclavia, V. jugularis
Lumina	1	1–3	1–3
Legedauer	30 min	15–20 min	30 min
Lagekontrolle	Thorax-Röntgen	Thorax-Röntgen	Thorax-Röntgen
Verweildauer	2000–3000 Punktionen	Bis zu 14 Tage	Monate

Tabelle 69.13. Häufige Katheterkomplikationen und deren Ursachen. (Krupski et al. 1995 [a])

Komplikation	Venöser Port-A-Katheter (n = 4220, 40 Artikel)	ZVK (n = 7296; 36 Artikel)	Broviac-/Quinton-Katheter (n = 2298; 39 Artikel)
Infektion	111 (47,1%)	173 (37,4%)	209 (60,4%)
Pneumothorax	3 (1,3%)	33 (7,1%)	6 (1,7%)
Thrombose	63 (27,2%)	73 (15,8%)	90 (26,1%)
Mechanische Probleme	57 (24,4%)	184 (39,7%)	41 (11,8%)
Summe Therapieabbruch durch Komplikationen	234 (100%)	463 (100%)	346 (100%)
Kumulatives Risiko für Komplikationen vor Therapieende	5,5%	6,4%	18,9%

[a] Ergebnisse einer Literaturrecherche von 1989–1994.

Leberfunktionsstörungen

Unter einer TPE können eine Reihe klinisch-chemischer und histologischer Veränderungen der Leber beobachtet werden. Die Häufigkeit liegt je nach Literatur zwischen 15% und 47% und umfaßt in ihrem Spektrum alle Formen vom passageren Enzymanstieg bis zum fortschreitenden Leberzelluntergang. Kennzeichnend sind intrahepatische Cholestase, portale Fibrose, Gallengangsproliferationen, oftmals assoziiert mit morphologischen Veränderungen wie fettige Degenerationen und Rundzellinfiltrationen. Klinische Veränderungen können einen cholestatischen Ikterus, Hepatomegalie oder gar ein Leberversagen umfassen. Klinisch bedeutsam ist die Unterscheidung zwischen *frühzeitig* (2–4 Wochen) auftretenden und meist *reversiblen* Befunden sowie den erst im *späteren* Verlauf zu beobachtenden (> 2 Monaten) und dann oftmals *nicht voll reversiblen* Veränderungen. Letztere sind insbesondere bei Patienten mit Erkrankungen des Ileums oder ausgedehnten Dünndarmresektionen (Kurzdarmsyndrom) zu finden. Dominieren bei parenteral ernährten *Kindern* die *cholestatischen Syndrome*, wird beim *Erwachsenen* in erster Linie die *Steatosis hepatis* beobachtet.

Ursächlich verantwortlich gemacht wird, neben einem Überangebot von Kalorien in Form von Glukose, ein Ungleichgewicht zwischen zugeführten Aminosäuren und Glukose, was zur gesteigerten Synthese von langkettigen Fettsäuren mit einer vermehrten *Ablagerung von Triglyzeriden in den Hepatozyten* führt. Darüber hinaus wird der Mangel an essentiellen Fettsäuren für eine verminderte Synthese von Lipoproteinen verantwortlich gemacht, was einen gestörten transmitochondrialen Transport langkettiger Fettsäuren zur Folge hat. Der ebenfalls diskutierte Carnitinmangel bedingt eine nicht ausreichende Oxidation von Fettsäuren, die auf eine Verminderung des transmitochondrialen Transportes zurückgeführt wird. Ein relativer Mangel einzelner Aminosäuren (Glutamin) mit verminderter Lipoproteinsynthese wird ebenfalls diskutiert. Die mangelnde Stimulation des kürzlich beschriebenen *hepato-enteralen Reflexes* als Folge einer fehlenden enteralen Nahrungsaufnahme stellt einen neuen pathophysiologischen Erklärungsansatz dar.

Mögliche *therapeutisch-präventive* Ansätze bieten der Zusatz von Glutamin bzw. eine Optimierung der relativen Aminosäuren-Verhältnisse zugunsten SH-haltiger Aminosäuren (Methionin, Cystein). Als gesichert gilt, daß *mindestens 30% der Nicht-Proteinkalorien in Form von Fett* zugeführt werden sollten. Zur Vermeidung der Cholestase schlagen Beau et al. in einer kürzlich publizierten Studie die Dauergabe von *Ursochendesoxycholsäure* vor. In neueren Studien führte die Gabe von S-Adenosyl-L-Methionin (SAM) zu einem deutlichen Rückgang der Cholestaseparameter bei langzeitparenteral ernährten Patienten. SAM kommt bei Sulfonierungsprozessen von Aminosäuren in der Leber eine Schlüsselrolle zu und könnte bei parenteraler Ernährung zu einem essentiellen Nährstoff werden.

Knochenstoffwechselstörungen

Eine weitere nahezu charakteristische Komplikation der langzeitparenteralen Ernährung stellen *osteoporotische Knochenveränderungen* dar. Beim Erwachsenen dokumentiert sich dies in zunehmenden Rückenschmerzen, periartikulären Knochenschmerzen und einer erhöhten Frakturhäufigkeit oft schon nach Bagatelltraumen. Hurley und McMahon schätzen, daß 40–100% der Patienten mit langzeitparenteraler Ernährung zumindest histopathologische Veränderungen ihrer Knochenmatrix oder eine Abnahme ihrer Knochendichte aufweisen. Als *prädisponierende* Faktoren gelten eine vorbestehende Malabsorption, Lebererkrankungen und eine oftmals gleichzeitige Kortikoidgabe.

Als *pathophysiologische* Korrelate werden ein Mangel an Kalzium und Phosphat, eine direkte Toxizität von Vitamin D, Aluminium und Heparin dis-

Tabelle 69.14. Mögliche Ursachen von Knochenstoffwechselstörungen bei langzeitparenteral ernährten Patienten. (Nach Hurley und McMahon 1990)

Prädisponierende Faktoren	Toxizität
• Malabsorptionssyndrom	• Aluminium
• Bestehende Lebererkrankungen	• Vitamin-D-Überdosierung
• Kortikoid-Therapie	
Hyperkalzurie	Mangelzustände
• Proteinüberladung	• Kalzium
• Hyperglykämie	• Magnesium
• Natriumüberladung	• Kupfer

kutiert (Tabelle 69.14). Für die sehr rasch einsetzende Hyperkalzurie werden neben zu hohen Kohlenhydratgaben eine Natriumüberladung und zu hohe Proteingaben diskutiert. Ursächlich wird hierfür der Verbrauch von *Kalziumkarbonat* verantwortlich gemacht, das zur Pufferung von Säureäquivalenten benutzt wird, die im Rahmen der Metabolisierung S-haltiger Aminosäuren entstehen. Entsprechende Korrekturen im Ernährungsregime oder das Absetzen von Heparin blieben in der Behandlung der Osteoporose unter HPE jedoch erfolglos, was weitere, bis dato noch nicht bekannte Faktoren in ihrer Entstehung impliziert. Einen möglichen neuen therapeutischen Ansatz könnte die regelmäßige (intravenöse) Gabe von *Biphosphonaten* zur Hemmung der gesteigerten Osteoklastentätigkeiten bei diesen Patienten darstellen.

Vitamin- und Spurenelementmangel

Bei langfristiger parenteraler Ernährung kann ein Vitaminmangel trotz vollständiger Substitution auftreten. Innerhalb von 30 Tagen zeigen z. B. bis zu 80 % der Patienten niedrige Plasmaspiegel für die Vitamine C und B_6. Etwa 40 % der langzeitparenteral ernährten Patienten weisen erniedrigte Vitamin-A- und -E-Konzentrationen auf. Bei 10 % findet sich ein Thiaminmangel. Bei Auftreten einer unklaren Laktatazidose (pH < 7,2, Plasmalaktatspiegel > 8 mmol/l) sollte an das Vorliegen eines Thiaminmangels gedacht werden.

Weltweit wurden inzwischen 5 Fälle eines *Biotinmangels* unter TPE beobachtet. Die Mangelzustände (Haarverlust, ekzematöse Dermatitis, Lethargie) traten im Mittel nach einem Jahr biotinfreier TPE auf.

Die Problematik einer adäquaten Spurenelementsupplementierung besteht zum einen darin, daß die gemessenen Blutspiegel nur eine unzureichende Aussagekraft besitzen, da erst ein extremer Mangel zu klinisch manifesten Symptomen führt. So sind *Selenmangelzustände* beschrieben, die sich über einen Zeitraum von 3 Jahren entwickelten und mit einer nicht reversiblen Enzephalopathie, Kardiomyopathie oder Myositiden einhergingen. Ähnlich langsam entwickeln sich *Zinkmangelzustände*, bis charakteristische Haut-, Haar- und Nagelveränderungen sichtbar werden.

69.3
Enterale und parenterale Heimernährung

Bis vor kurzem war die enterale und parenterale Ernährungstherapie den Kliniken vorbehalten. Heute kann es den betroffenen Patienten ermöglicht werden, nach erfolgreicher stationärer Behandlung und entsprechender Schulung die in der Klinik begonnene Ernährungstherapie zu Hause selbständig fortzuführen. Die Rückkehr in die häusliche Umgebung stellt eine bedeutende Verbesserung der Lebensqualität dar, was sich im allgemeinen auch positiv auf die gesundheitliche Verfassung auswirkt.

Entscheidend für die erfolgreiche Durchführung der ambulanten Ernährungstherapie sind sorgfältige *Schulung der Patienten* und deren ambulante Weiterbetreuung durch ein gut funktionierendes *Ernährungsteam* sowie die *Compliance* der Patienten bzw. deren Angehörigen. Die Betreuung der Patienten durch das *Ernährungsteam* beginnt in der Regel bei Indikationsstellung einer enteralen oder parenteralen Ernährung und erfolgt über den gesamten Zeitraum der Ernährungstherapie. Vor Beginn der Schulung erfolgen eine detaillierte *Patientenanamnese* und ein ausführliches Gespräch mit Patient und Angehörigen. In dem Erstgespräch mit dem Patienten findet eine Aufklärung über die Applikationstechnik der Nährlösungen und deren Notwendigkeit statt. Jede Form der ambulanten künstlichen Ernährung erfordert die Bereitschaft des Patienten zur persönlichen Aktivität und zu verantwortungsvoller Handlungsweise. Diese Voraussetzungen liegen in der Persönlichkeit der Betroffenen. Im einzelnen müssen manuelle und geistige Fähigkeiten des Patienten sowie der betreuenden Angehörigen eingeschätzt werden, da diese für eine eigenverantwortliche, zuverlässige Durchführung die Grundbedingung bilden. Zur weiteren Planung muß geklärt werden, ob der Patient selbst bzw. ein Angehöriger oder ein externer Pflegedienst die Versorgung übernimmt.

Das Ziel der enteralen und parenteralen Heimernährung ist es, den Patienten möglichst zur Unabhängigkeit vom Arzt und dem Ernährungsteam zu schulen und trotz der schwerwiegenden Erkrankung ein möglichst hohes Maß an Lebensqualität zu erhalten.

Voraussetzungen für den Erfolg einer ambulanten Ernährungstherapie sind:

- die Bereitschaft des Patienten und der Angehörigen zur Erlernung und Durchführung,
- die manuelle Geschicklichkeit des Patienten oder seiner Bezugsperson,
- Vorhandensein eines effektiven ambulanten Betreuungssystems (Krankenschwester, Arzt, Krankenkasse, Apotheke, Hersteller),
- sichere Infusionslösungen,
- stabiler klinischer Zustand und Stoffwechsellage des Patienten,
- klare therapeutische Strategie für die unmittelbare Zukunft.

Patientenschulung. Zur Vorbereitung des Patienten auf den eigenständigen Umgang mit der Sondenernährung bzw. den Infusionslösungen nach Entlassung aus der Klinik wird ein Schulungstermin vereinbart. Die Schulung erfolgt abgestimmt auf die mentale Situation des Patienten oder der Angehörigen schrittweise und hält sich dabei an ein festes Konzept. Je nach Zustand und Mitarbeit des Patienten dauert die Schulung bei enteraler Ernährung 2–4 Tage. Für die Einführung in die Technik der parenteralen Ernährung wird eine Schulungsdauer von 5–7 Tagen veranschlagt. Inhalte eines *enteralen und parenteralen Schulungsprogramms* sind in Tabelle 69.15 aufgeführt.

Tabelle 69.15. Inhalte für ein Schulungsprogramm zur Vorbereitung einer ambulanten enteralen bzw. parenteralen Ernährung

Individuelle Beratung zum patientenspezifischen Ernährungsregime
- Zusammensetzung der Ernährungslösungen
- Applikationsart (per Schwerkraft/ Ernährungspumpe)
- Applikationsgeschwindigkeit

Beratung und Information zu den Verweilkathetersystemen (Gastrostomie bzw. Port/Hickman)

Applikationstechnik und Handhabung des Ernährungssystems
- Technik der Katheter- und Überleitsysteme
- Pumpentechnik

Katheterpflege
- Verbandwechsel
- Spülen der Katheter – Zeitpunkt und Durchführung
- Reinigung und Pflege der Applikationssysteme
- Verabreichung von Medikamenten

Verhaltensmaßregeln bei Komplikationen

Organisation. Mit der Vorbereitung der Entlassung sind parallel zur Schulungsphase verschiedene organisatorische Tätigkeiten verbunden, die den reibungslosen Übergang des Patienten vom stationären in den häuslichen Bereich ermöglichen sollen:

- Erstellung eines individuellen Infusionsplanes durch Arzt/Ernährungsteam der Klinik,
- Beantragung der Kostenübernahme durch die Krankenkasse,
- Kontaktaufnahme mit Apotheke/Herstellerfirma zur Bestellung der notwendigen Materialien zur Ernährungstherapie (Sondennahrung bzw. Infusionslösungen, -ständer, -pumpe, Verbandmaterialien, etc.),
- Veranlassung der Erstbelieferung des Patienten durch die Apotheke,
- Information des Hausarztes über die geplante Therapie.

Die Organisation der ambulanten enteralen und parenteralen Ernährungstherapie erfordert eine enge Zusammenarbeit zwischen Ernährungsteam, Hausarzt bzw. ambulantem Pflegedienst, Krankenkasse und Apotheke.

Monitoring. Trotz intensiver Schulung sowie Training des Patienten ist nach der Entlassung eine regelmäßige Weiterbetreuung erforderlich. Hierzu sollten Termine zur ambulanten Wiedervorstellung, in der Regel alle 4 Wochen, vereinbart werden, die der Kontrolle des Therapieverlaufs dienen. In den ersten drei Monaten wird der Patient engmaschig überwacht, d.h. es erfolgen Kontrolluntersuchungen im Abstand von 1–2 Wochen. Bei immobilen Patienten finden in regelmäßigen Abständen bzw. bei Bedarf Hausbesuche statt. Maßnahmen zur Überwachung der enteralen und parenteralen Ernährungstherapie sind in Tabelle 69.3 bzw. Tabelle 69.11 aufgeführt. Der Patient wird darüber hinaus zu einer Selbstüberwachung angeleitet (Flüssigkeitsein- und -ausfuhr, Gewicht, Inspektion der Kathetereintrittsstelle). Zusätzlich sollte jederzeit, auch außerhalb der Dienstzeiten des Ernährungsteams, ein kompetenter Ansprechpartner für den Patienten erreichbar sein.

Literatur

Beck SA, Smith KL, Tisdale MJ (1991) Anticachectic and antitumor effect of eicosapentaenoic acid and its effect on protein turnover. Cancer Res 51: 6089–6093

Belli DC, Fournier LA, Lepage G, Yousef I, Roy CC (1994) S-adenosylmethionine prevents total parenteral nutrition-induced cholestasis in the rat. J Hepatol 21: 18–23

Board of Directors: Guidelines for the use of parenteral and enteral nutrition (1994) JEPN 17 (Suppl): 1–52

Broviac JW, Cole JJ, Scribner BH (1973) A silicone rubber right arterial catheter for prolonged parenteral alimentation. Surg Gynecol Obst 136: 602–606

Camilo ME, Jatoi A, O'Brien M, Davidson K, Sokoll L, Sadowski JA, Mason JB (1998) Bioavailability of phylloquinone from an intravenous lipid emulsion. Am J Clin Nutr 67: 716-721

Chung RS, Schertzer M (1990). Pathogenesis of complications of percutaneous endoscopic gastrostomy. A lesson in surgical principles. Am Surg 56:134-137

Daly JM, Liebermann MD, Goldfine J, Shou J, Weintraub F, Rosato EF et al. (1992) Enteral nutrition with supplemental arginine, RNA, and omega-3-fatty acids in patients after operation: Immunologic, metabolic and clinical outcome. Surgery 112:56-67

Dudrick PS, Souba WW (1991) The role of glutamine in nutrition. Curr Opin Gastroenterol 7:299-305

Duerksen DR, Aerde van JE, Gramlich L, Meddings JB, Chan G, Thomson ABR et al. (1996) Intravenous ursodeoxycholic acid reduces cholestasis in parenterally fed newborn piglets. Gastroenterology 111:1111-1117

Endres S, De Caterina R, Schmidt EB, Kristensen, SD (1995) N-3 Polyunsaturated fatty acids: Update 1995. Eur J Clin Invest 25:629-638

Hickmann RO, Buckner CD, Clift RA, Sanders JE, Stewart P, Thomas ED (1979) A modified right arterial catheter for access of the venous system in marrow transplant recipients. Surg Gynecol Obst 148:871-875

Hofmann AF (1995) Defective biliary secretion during total parenteral nutrition: probable mechanisms and possible solutions. J Pediatr Gastr Nutr 20:376-390

Hull MA, Rawlings J, Murray FE, Field J, McIntyre AS, Mahida YR et al. (1993) Audit of outcome of long-term enteral nutrition by percutaneous endoscopic gastrostomy. Lancet 341:869-872

Huth K, Schmitz JE (1995) Parenterale Ernährung und Sondenkost. In: Huth K, Kluthe R (Hrsg) Lehrbuch der Ernährungstherapie. Thieme, Stuttgart, S 278-303

Jain NK, Larson DE, Schroeder KW, Burton DD, Cannon KP, Thompson RL, DiMagno EP (1987) Antibiotic prophylaxis for percutaneous endoscopic gastrostomy. Ann Int Med 107:824-828

Jonas SK, Neimark S, Panwalker AP (1985) Effect of antibiotic prophylaxis in percutaneous endoscopic gastrostomy. Am J Gastroenterol 80:438-441

Keller U, Meier R, Bertoli S (Hrsg) (1992) Klinische Ernährung. VCH, Weinheim

Kemen M, Homann HH, Senkal M, Zumtobel V (1994) Die Bedeutung der postoperativen enteralen Ernährung. Chirurg Gastroenterol 10:198-201

Keymling M (1989) Perkutane endoskopisch kontrollierte Gastrostomie. Z Gastroenterol 27 (Suppl 2):65-68

Klein S, Fleming CR (1997) Enteral and parenteral nutrition. In: Feldman M, Scharschmidt BF, Sleisenger MH (Hrsg) Sleisenger & Fordtran's Gastrointestinal and Liver Disease, 6th ed. WB Saunders, Philadelphia, S 254-276

Kleinberger G (1991) Komplikationen der Ernährungstherapie. In: Schauder P (Hrsg) Ernährung und Tumorerkrankungen, Karger, Basel, S 660-693

Kudsk KA, Croce MA, Fabian TC, Minard G, Tolley EA, Poret A et al. (1992) Enteral versus parenteral feeding. Effects on septic morbidity after blunt and penetrating abdominal trauma. Ann Surg 215:503-513

Krupski G, Fröschle GW, Weh FJ, Schlosser GA (1995) Zentralvenöse Zugangssysteme in der Behandlung von Malignompatienten: Venöser Port, ZVK und Hickman-Katheter. Kosten-Nutzen-Analyse anhand einer kritischen Literaturübersicht, eigener Erfahrungen aus 135 Port-Implantationen und aus Patientenübersicht. Chirurg 66: 202-207

Larson DE, Burton DD, Schröder KW, DiMagno EP (1987) Percutaneous endoscopic gastrostomy. Indications, success, complications, and mortality in 314 consecutive patients. Gastroenterology 93:46-52

Lennon C, Davidson KW, Sadowski JA, Mason JB (1993) The vitamin K content of intravenous lipid emulsions. JPEN 17:142-144

Li J, Stahlgren LH (1995) Glutamine prevents the biliary lithogenic effect of total parenteral nutrition in rats. J Surg Res 58:491-495

Messing B, Landais P, Goldfarb B, Irving M (1989) Homeparenteral nutrition in adults; a multicentre survey in Europe. Clin Nutr 8:3-9

Müller MJ, Przyrembel H (1998) Parenterale Ernährung. In: Müller MJ (Hrsg) Ernährungsmedizin. Springer, Berlin, S 382-406

Nordenström J (1995) Metabolic complications of parenteral nutrition. In: Payne-James J, Grimble G, Silk D (Hrsg) Artificial nutrition support in clinical practice. Edward Arnold, London, S 333-342

Purasiri P, Murray A, Richardson S, Heys SD, Horrobin D, Eremin O (1994) Modulation of cytokine production in vivo by dietary essential fatty acids in patients with colorectal cancer. Clin Sci Col 87:711-717

Rich AJ (1995) Venous access for parenteral nutrition. In: Payne-James J, Grimble G, Silk D (Hrsg) Artificial nutrition support in clinical practice. Edward Arnold, London, S 279-300

Sacks GS (1999) Glutamine supplementation in catabolic patients. Ann Pharmacother 33:348-354

Shike M (1996) Nutrition therapy for the cancer patient. Hem Onc Clin North Am 10:221-234

Silberman H (1989) Nutrition therapy: Comparison of methods. In: Silberman H (Hrsg) Parenteral and Enteral Nutrition. Appleton & Lange, Norwalk, San Mateo

Sinnhuber S, Lindner A (1996). Ernährung des Intensivpatienten. Intensivmed 33:501-510

Stehle P, Fürst P (1995). Glutamin - ein unentbehrliches Substrat in der enteralen und parenteralen Ernährungstherapie. Akt Ernähr-Med 20:59-68 (Sonderheft)

Stein J, Jordan A, Caspary WF (1999) Ambulante parenterale und enterale Ernährung. In: Hartwig W (Hrsg) Moderne Infusionstherapie. Künstliche Ernährung, 8. Aufl. Zuckschwerdt, (im Druck)

Tappia PS, Grimble RF (1995) Complex modulation of cytokine induction by endotoxin and tumour necrosis factor from peritoneal macrophages of rats by diets containing fats of different saturated, monosaturated or polyunsaturated fatty acid composition. Clin Sci 87:173-178

Teitelbaum DH (1997) Parenteral nutrition-associated cholestasis. Curr Opin Ped 9:270-275

Tisdale MJ, Dhesi, JK (1990): Inhibition of weight loss by omega-3-fatty acids in an experimental cachexia model. Cancer Res 50:5022-5026

Quigley EMM, Marsh MN, Shaffer JL, Markin RS (1993) Hepatobiliary complications of total parenteral nutrition. Gastroenterology 104:286-301

Vestweber KH, Eypasch E, Paul A, Bode C, Troidl H (1989) Feinnadel-Katheter-Jejunostomie. Z Gastroenterol 27 (Suppl 2):69-72

Volk DM, Cutcliff SA (1986) Selenium deficiency and cardiomyopathy in a patient with cystic fibrosis. J Ky Med Assoc 84:222-224

Anorexia nervosa und Bulimia nervosa

W. Häuser

70.1 Epidemiologie 765
70.2 Ätiologie und Pathogenese 766
70.3 Klinik 766
70.4 Diagnose 767
70.5 Differentialdiagnose 768
70.6 Therapie 768
Literatur 770

In der ICD-10-Klassifikation werden die Eßstörungen *Anorexia nervosa* und *Bulimia nervosa* in das Kapitel F.50 bis F.59 – Verhaltensauffälligkeiten mit körperlichen Störungen und Faktoren – eingeordnet. Die Diagnosekriterien werden wie folgt angegeben.

F. 50.0 Anorexia nervosa

- Körpergewicht mindestens 15% unter dem Normalgewicht oder BMI <17,5 kg/m^2.
- Der Gewichtsverlust ist selbst herbeigeführt durch das Vermeiden hochkalorischer Speisen und eine oder mehrere der folgenden Möglichkeiten:
  - selbst induziertes Erbrechen,
  - selbst induziertes Abführen,
  - übertriebene körperliche Aktivitäten,
  - Gebrauch von Appetitzüglern und/oder Diuretika.
- Körperschemastörung:
  - die Angst, zu dick zu werden, besteht als tiefverwurzelte überwertige Idee.
- Eine endokrine Störung auf der Hypothalamus-Hypophysen-Gonaden-Achse:
  - Bei Frauen Amenorrhö und bei Männern Libido- und Potenzverlust.
- Bei Beginn der Erkrankung vor der Pubertät ist die Abfolge der pubertären Entwicklungsschritte verzögert oder gehemmt.

F. 50.1 Atypische Anorexia nervosa

F. 50.2 Bulimia nervosa

- Eine andauernde Beschäftigung mit dem Essen und
- Heißhungerattacken, bei denen große Mengen Nahrung in sehr kurzer Zeit konsumiert werden.
- Versuche, dem dickmachenden Effekt der Nahrung durch verschiedene Verhaltensweisen entgegenzusteuern:
  - selbst induziertes Erbrechen,
  - Mißbrauch von Abführmitteln,
  - Gebrauch von Appetitzüglern, Schilddrüsenpräparaten oder Diuretika und im Falle von Diabetikerinnen
  - Vernachlässigung der Insulinbehandlung.
- Krankhafte Furcht davor, dick zu werden.
- Häufig Anorexia nervosa in der Vorgeschichte.

F. 50.3 Atypische Bulimia nervosa

Diese Diagnosen werden bei typischem klinischem Bild gestellt, wenn eines oder mehr der oben genannten Kriterien fehlen (z.B. atypische Anorexia nervosa: kein Untergewicht gemäß der Kriterien).

70.1 Epidemiologie

Die *Hauptrisikogruppe* für Anorexia und Bulimia nervosa sind weibliche Personen zwischen 13 und 30 Jahren aus der Mittel- und Oberschicht der westlichen Industrienationen. In den letzten beiden Jahrzehnten ist eine erhebliche Häufigkeitszunahme beider Störungen in den westlichen Industrieländern zu verzeichnen. Soweit sie in den Ländern der Dritten Welt oder der ehemaligen Ostblockstaaten vorkommen, sind fast ausschließlich weibliche Personen aus wohlhabenden Kreisen betroffen. Die *Prävalenz* wird, bezogen auf die Hauptrisikogruppe der 13- bis 30jährigen Frauen, mit 0,5–0,8% für die Anorexia nervosa und 2–4% für die Bulimia nervosa angegeben. Das Verhältnis erkrankter Frauen zu erkrankten Männern beträgt 10–20:1. Aufgrund dieser Geschlechtsverteilung wird im folgenden von Patientinnen (männliche Patienten einschließend) gesprochen. Die Anorexia nervosa hat 2 *Erkrankungsgipfel* bei 14 und 18 Jahren, die Bulimia nervosa einen Erkrankungsgipfel bei 18 Jahren.

70.2
Ätiologie und Pathogenese

In den psychosomatischen Ätiologiemodellen besteht international weitgehend Konsens, daß beide Krankheitsbilder als gemeinsame Endstrecke eines Zusammenspiels unterschiedlicher biologischer, kultureller, intrapsychischer und familiärer Faktoren anzusehen sind (*multifaktorielle Genese*) (Abb. 70.1).

Die Gewichtung der genannten Variablen und ihre Bedeutung als prädisponierender, auslösender oder chronifizierender Faktor ist bei jeder Patientin individuell vorzunehmen. An prädisponierenden Faktoren sind vor allem genetische, lebensgeschichtliche und soziokulturelle Faktoren zu nennen. Bei der Anorexia nervosa beträgt die Konkordanzrate bei eineiigen Zwillingen 50%, während sie bei zweieiigen Zwillingen unter 10% liegt. Auch bei der Bulimia nervosa ist die Konkordanzrate für eineiige Zwillinge erhöht. Emotionale Traumata (körperlicher und sexueller Mißbrauch sowie emotionale Vernachlässigung) in Kindheit und Jugend werden als Risikofaktoren für die Entstehung einer Eßstörung angesehen. Die Häufigkeit sexueller Traumata ist bei Patientinnen mit Eßstörungen, insbesondere mit Bulimia nervosa, im Vergleich zur Normalbevölkerung deutlich erhöht. Der gesellschaftliche und familiäre Druck auf Frauen, „schlank und erfolgreich zu sein", ist in Mittel- und Oberschichtsfamilien der Industrienationen oft ausgeprägt. Als auslösende Faktoren werden Kränkungen (bezüglich des Aussehens), Verlusterlebnisse, familiäre oder Sexualkonflikte angesehen. Die *Symptomatik* kann durch unbewältigte intrapsychische oder familiäre bzw. partnerschaftliche Konflikte sowie sekundäre somatische Veränderungen und die sozialmedizinischen Folgen der Erkrankung (fehlende berufliche Perspektive, Rentenverfahren und sozialer Abstieg) chronifiziert werden. *Psychodynamisch* können beide Krankheitsbilder als der mißglückte Lösungsversuch angesehen werden, sich über die genannten Rollen- als auch intrapsychischen und zwischenmenschlichen Konflikte hinwegzusetzen, und dabei stellvertretend den Körper im Kampf um ein niedriges Gewicht bzw. die Idealfigur unter Kontrolle zu halten.

70.3
Klinik

Das klinische Bild der Anorexia und Bulimia nervosa weist eine große Varianz auf bezüglich der Dauer und Schwere der Symptomatik als auch der Offenheit der Patientinnen, über ihre Eßprobleme zu sprechen. Das Spektrum reicht bei der *Anorexia nervosa* von Jugendlichen, die wegen seit einigen Monaten bestehender Gewichtsabnahme, Amenorrhö, Kälteintoleranz, depressiven Verstimmungen und familiären Konflikten wegen des Essens auf Drängen der Eltern beim Hausarzt vorgestellt werden bis zu jahrzehntelangen Verläufen mit massivem Untergewicht (bis 25 kg) und notfallmäßiger stationärer Einweisung wegen akuter lebensbedrohlicher Komplikationen. Kommen die Patientinnen in medizinische Behandlung – wie bei der Bulimia nervosa entziehen sich manche Patientinnen jeglicher medizinischen Betreuung – sind Untergewicht, das oft unter weiter Kleidung zu verbergen versucht wird, und Amenorrhö die klinischen Leitsymptome.

Im klinischen Alltag ist die *Bulimia nervosa* ohne entsprechend offene Angaben der Betroffenen kaum diagnostizierbar. Aufgrund des zunehmenden öffent-

Abb. 70.1. Biopsychosoziales Modell der Anorexia nervosa. (Nach Csef 1997)

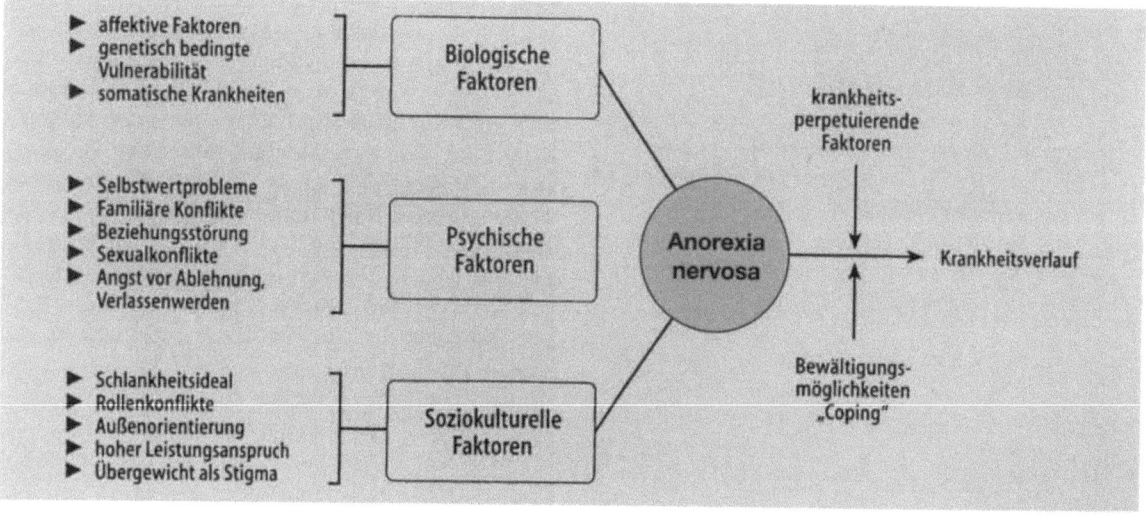

lichen Problembewußtseins sprechen manche Patientinnen mit Bulimia nervosa ihren Arzt direkt auf ihre Probleme an und wünschen die Vermittlung in Fachpsychotherapie. Viele Patientinnen mit Bulimia nervosa verschweigen jedoch jahrelang aus Scham, selbst vor Angehörigen, ihre Symptomatik und stellen sich in medizinischer Behandlung überwiegend aufgrund der somatischen Folgen ihrer Erkrankung vor. Bei erwachsenen Patientinnen sind oft dyspeptische Beschwerden und Obstipation sowie Abgeschlagenheit und Muskelschwäche die somatischen Präsentiersymptome. *Typ-I-Diabetikerinnen mit Bulimia nervosa* kompensieren die gefürchtete Gewichtszunahme nach Freßanfällen nicht nur durch Erbrechen, sondern auch durch Erhöhung der Insulindosis (mit der Gefahr der Hypoglykämie) oder durch Verringerung der Insulindosis, um die renale Ausscheidung von Glukose zu steigern („Erbrechen durch die Niere"). Daher sollte bei jedem schlecht einstellbarem Typ-I-Diabetes an das Vorliegen einer Bulimia nervosa gedacht werden. Bei der Bulimia nervosa können eine *leichtgradige* Symptomatik (Freß-Brech-Anfälle 2–3 pro Woche, keine weitergehenden psychischen Veränderungen, gute Therapiemotivation), eine *mittelgradige* (tägliche Freß-Brech-Anfälle, phasenhaft starke Depressivität mit Suizidgedanken, bisher ungenügende Therapieerfolge) und eine *schwergradige* (täglich mehrere Freß-Brech-Anfälle, Abusus von Medikamenten und/oder Alkohol, erhebliche Depressivität mit Suizidgefahr) unterschieden werden.

70.4
Diagnose

Es gibt keinen einzelnen physiologischen oder psychologischen Befund, um Patientinnen mit Eßstörungen sicher zu identifizieren. *Komorbiditäten* mit anderen psychischen Störungen wie Abhängigkeitssyndromen (Alkohol, Medikamente, Drogen), depressiven Störungen, Angststörungen und Persönlichkeitsstörungen oder mit körperlichen Erkrankungen (Diabetes mellitus Typ I) komplizieren das Gesamtbeschwerdebild erheblich. Da die Patientinnen ihre Eßprobleme oft verleugnen, ist das „Darandenken" bei entsprechenden körperlichen oder seelischen Symptomen (Tabelle 70.1) der wichtigste Schritt zur Diagnose. Die körperlichen Zeichen und Symptome sind im wesentlichen auf die verminderte und einseitige (fett- und kohlenhydratarme) Ernährung bzw. die Folgen des Erbrechens sowie des Diuretika- und Laxanzienabusus zurückzuführen. Bei der körperlichen Untersuchung können die in Tabelle 70.1 aufgelisteten Zeichen auf eine (verschwiegene) Eßstörung hinweisen.

Die Diagnose wird aufgrund der Anamnese und des klinischen Befundes anhand der ICD-10-Kriterien gestellt. Als Kernsymptom beider Eßstörungen wird die *Körperschemastörung* angesehen, d.h. die konzeptuelle und perzeptuelle Störung des eigenen Körperbildes: Die Patientinnen überschätzen ihren Körperumfang und halten sich, trotz Untergewicht bei Anorexia nervosa, für zu dick.

Tabelle 70.1. Befunde und Folgeerkrankungen bei Anorexia und Bulimia nervosa. (Nach Fichter u. Goebel 1991; Herzog et al. 1992)

Elektrolyt- und Säure-Basen-Haushalt	Hypokaliämie, Hypochlorämie, Hypokalzämie, Hypomagnesiämie, metabolische Alkalose
Herz-Kreislauf-System	Sinusbradykardie, Sinusarrhythmie, wechselnder Vorhofrhythmus, (supra-)ventrikuläre Extrasystolen, unspezifische Myokardschädigungszeichen (EKG), reduzierte linksventrikuläre Masse (2-D-Echokardiographie), sympathikotone Hypotonie, Hypothermie
Lunge	Aspirationspneumonie
Stoffwechsel	Infantiles Sekretionsmuster von LH und FSH mit Östradiolerniedrigung, Hyperkortisolismus, TSH-Erniedrigung, Low-T_3-Syndrom, Hypercholesterinämie, pathologischer Glukosetoleranztest, sekundärer Hyperaldosteronismus (Pseudo-Bartter-Syndrom)
Magen-Darm-Trakt	Zahnschäden, Sialoadenose, Refluxösophagitis, Boerhaave-Syndrom, Mallory-Weiss-Syndrom, Kardiainsuffizienz, Magenentleerungsstörung, funktionelle Dyspepsie, irritables Darmsyndrom, Obstipation, akute Pankreatitis, Darmulzera, Ileus durch Ballaststoffbezoare, Hämorrhoiden, Rektumprolaps
Knochen	Osteoporose, Osteomalazie, hypertrophe Osteoarthropathie
Nieren	Kaliopenische Nephropathie, terminale Niereninsuffizienz
Blut	Anämie, Leukopenie, Thrombopenie
Zentrales Nervensystem	Pseudoatrophia cerebri
Haut	Trockene Haut, Lanugobehaarung, Petechien, Ödeme, Akrozyanose
Sonstiges	Erniedrigung von Eisen, Ferritin, Vitamin A, B_{12}, D, Folsäure, Albumin und Gesamteiweiß

Bei anamnestischen und klinischen Hinweisen für das Vorliegen einer Eßstörung ist es im medizinischen Kontext empfehlenswert, zuerst offene Fragen zu stellen („Hat sich Ihr Gewicht in der letzten Zeit verändert? Sind Sie zufrieden mit Ihrem Aussehen und Gewicht? Wie war Ihre Stimmung in den letzten Wochen?"), bevor gezielte Fragen gestellt werden („Haben Sie Angst davor, zu dick zu sein oder zu werden? Machen Sie sich große Sorgen um Ihre Figur oder Gewicht? Haben Sie schon einmal Heißhungerphasen gehabt, d. h. sehr viel in kurzer Zeit gegessen? Versuchen Sie, Ihr Gewicht durch Erbrechen oder Abführmittel zu regulieren?").

Laboruntersuchungen bei Eßstörungen

Blutsenkungsgeschwindigkeit, kleines Blutbild, Serumelektrolyte (Kalium, Chlorid, Kalzium, Phosphat), Harnstoff, Kreatinin, Transaminasen, Amylase, Albumin, Urinstatus, TSH, fT_3 (Tabelle 70.2).

70.5 Differentialdiagnose

Die Abgrenzung zu anderen körperlichen und psychischen Erkrankungen mit den Leitsymptomen Gewichtsabnahme/Amenorrhö bzw. Erbrechen ist fast immer durch die Anamnese und den klinischen Befund möglich. Laboruntersuchungen dienen der weiteren Differentialdiagnose und dem Erfassen von Komplikationen.

Im Gegensatz zu Patienten mit Gewichtsabnahme bei körperlichen Erkrankungen erleben die Patientinnen mit Anorexia nervosa ihren Zustand nicht als krankhaft, sie verteidigen ihn vielmehr hartnäckig als „normal" oder „ästhetisch". Weiterhin führen *endokrinologische Erkrankungen* wie Hyperthyreose, primäre Nebennierenrindeninsuffizienz, Hypophysenvorderlappeninsuffizienz in der Regel nicht zu einer so ausgeprägten Kachexie wie die Anorexia nervosa. *Gastrointestinale Erkrankungen* wie Zöliakie, chronische Pankreatitis und chronisch entzündliche Darmerkrankungen weisen neben dem Krankheitsbewußtsein der Patienten zusätzliche klinische Symptome auf. Ein *Hirntumor* als Ursache einer anorektischen Symptomatik ist sehr selten. Eine über sorgfältige Anamnese und klinische Untersuchung sowie Basislabor hinausgehende apparative Diagnostik ist daher nur angezeigt, wenn Hinweise für eine körperliche Erkrankung vorliegen: CCT bei Angabe von Kopfschmerzen oder Sehstörungen, Ileokoloskopie bei Bauchschmerzen/Entzündungsparametern im Basislabor, Kortisoltagesprofil bei Hyperpigmentation der Handinnenflächen und Lippen. Im Einzelfall ist an die Komorbidität einer Eßstörung mit einer körperlichen Erkrankung, insbesondere mit Diabetes mellitus Typ I und M. Crohn zu denken. Bei gastrointestinalen Erkrankungen, welche mit essensassoziierten Schmerzepisoden einhergehen (schwere Formen der funktionellen Dyspepsie bzw. des irritablem Darmsyndroms oder stenosierende Verlaufsformen des M. Crohn) ist eine *pseudoanorektische Symptomatik* häufiger als eine Anorexia nervosa. Bei pseudoanorektischen Verlaufsformen gastrointestinaler Erkrankungen besteht eine Gewichtsabnahme und eine Essensphobie, jedoch keine Körperschemastörung. Die wichtigste Differentialdiagnose der *Anorexia nervosa* zu *psychischen Störungen* ist die depressive Episode mit somatischen Symptomen.

Die *Bulimia nervosa* ist zu anderen Formen des Erbrechens bei psychischen Störungen (somatoforme autonome Funktionsstörungen des oberen Gastrointestinaltraktes, dissoziative Störungen) durch das Vorliegen von Freß-Brech-Anfällen abzugrenzen. Patientinnen mit Bulimia nervosa sind normal bis leicht übergewichtig, während bei psychogener Adipositas Freßanfälle vorkommen, jedoch kein anschließendes Erbrechen. Passagestörungen des Magen-Darm-Traktes mit Erbrechen gehen mit abdominellen Schmerzen und Gewichtsabnahme einher.

70.6 Therapie

Entsprechend der Heterogenität ätiologischer Faktoren und der Komorbidität psychischer und körperlicher Erkrankungen kommen bei der Behandlung von Eßstörungen, je nach klinischer Situation und Krankheitsverlauf, die folgenden Verfahren kombiniert zur Anwendung:

Somatische Therapie

Somatische Therapieansätze stehen bei folgender Situation im *Vordergrund*:

Tabelle 70.2. Häufigkeit des Vorkommens pathologischer Laborbefunde bei 103 Patientinnen mit Anorexia nervosa. (Nach Herzog et al. 1992)

Hyperamylasämie
Hypokaliämie
Erhöhte GPT
Hypochloridämie
Erhöhte BSG
Erhöhte GOT
Hb-Erniedrigung
Erhöhtes Serum-Kreatinin
Hyponatriämie
Erhöhtes Bilirubin
Hypoalbuminämie
Leukozytopenie

■ **Lebensbedrohliches Untergewicht.** Auch bei extremem Untergewicht ist es durch psychotherapeutische Maßnahmen oft möglich, die Patientin zu einer stündlichen Zufuhr kleinster Nahrungsmengen zu bewegen und eine Sonden- oder parenterale Ernährung zu vermeiden. Eine Ergänzung durch *Trinknahrungen* (hoch- oder niedermolekulare Flüssignahrungen bzw. Zusatznahrungen) ist möglich. Die Kalorienmenge sollte schrittweise über 14 Tage bis auf 2500–3000 kcal/Tag gesteigert werden. Eine kontinuierliche langsame Gewichtszunahme (0,5–1 kg pro Woche) ist anzustreben, da steile Anstiege aufgrund einer schwierigeren Verarbeitung der Veränderung des Körperbildes prognostisch ungünstig sind. Nur bei unzureichender Krankheitseinsicht und Mitarbeit ist bei lebensbedrohlichen Situationen der Einsatz einer nasogastrischen bzw. -duodenalen *Sonde* unumgänglich. Die *therapeutische Trias* von Bettruhe, nasogastrischer Sonde und *hochdosierter neuroleptischer Medikation* ist für Anorektikerinnen hoch aversiv, psychotherapeutisch kontraproduktiv und in Anbetracht der psychotherapeutischen Möglichkeiten unverhältnismäßig.

Somatische Therapieansätze sind *begleitend* zur Psychotherapie durchzuführen:

■ **Ernährungsberatung und -therapie.** Obwohl sich Patientinnen mit Eßstörungen mit Nahrung exzessiv geistig beschäftigen, sind ihnen die Grundlagen einer gesunden Ernährung oft unbekannt. Insbesondere werden kohlenhydrathaltige Nahrungsmittel als „Dickmacher" angesehen. Im Rahmen einer Ernährungsberatung sollten die Patientinnen langsam an ein regelmäßiges und ausgewogenes Eßverhalten herangeführt werden. Als Ziel sind 2200–2500 kcal/ Tag (55–60% Kohlenhydrate, 20% Eiweiß und 20% Fett), verteilt auf 6–8 Mahlzeiten, anzustreben. Der Konsum komplexer Kohlenhydrate und ein ausgewogenes Proteinangebot in Form tierischer und pflanzlicher Lebensmittel sind zu empfehlen. Das Führen eines *Ernährungsprotokolls* gibt die Möglichkeit, die Selbstbestimmung bei der Umsetzung der Empfehlungen zu berücksichtigen, auf Fehler in der Ernährung hinzuweisen und zu zeigen, daß mit seiner Hilfe die Gewichtszunahme kontrollierbar bleibt. Erweiterte Ernährungsprotokolle (Protokollierung von Gedanken und Gefühlen in Zusammenhang mit Essen) sind wichtige Bestandteile symptomorientierter psychotherapeutischer Maßnahmen.

■ **Therapie von Folgeerkrankungen.** Internistische Therapie akuter Komplikationen; medikamentöse Therapie bei funktionellen gastrointestinalen Störungen (z. B. Prokinetika) und/oder Laxanzienabusus (Laxanzienentzugsbehandlung).

■ **Langfristige Substitutionstherapie zur Kompensation der Mangelernährung.** Zum Beispiel Kalzium und Vitamin-D-Substitution und ggf. niedrig dosierte Behandlung mit einem Östradiol-Gestagen-Kombinationspräparat zur Osteoporoseprophylaxe bzw. -therapie; orale Eisensubstitution bei Eisenmangel; orale Kaliumchloridsubstitution bei chronischer Hypokaliämie und -chloridämie. Aufgrund der Quotientenverschiebung von intra- zu extrazellulärer Kaliumkonzentration bei chronischer Hypokaliämie weisen Patientinnen mit Anorexia nervosa bei Kaliumspiegeln bis 2,3 mmol/l oft keine neuromuskulären Symptome auf. Hypotonie und Low-T_3-Syndrom bedürfen keiner Therapie.

Psychotherapie als Mittel der Wahl im Langzeitverlauf

Aufgrund der Seltenheit der *Anorexia nervosa* liegen nur wenige kontrollierte Psychotherapiestudien, jedoch umfangreiche Katamnesen vor. Eine multizentrische Studie zur psychodynamischen Therapie von Eßstörungen in 60 Behandlungszentren ist zur Zeit in Durchführung. Im Langzeitverlauf hat sich – in großer internationaler Übereinstimmung – ergeben, daß die Qualität der psychotherapeutischen Behandlung für den weiteren Verlauf entscheidend ist. Katamneseergebnisse (teilweise über 20 Jahre) nach psychotherapeutischen Behandlungen zeigen, daß durch Psychotherapie 60–80% der Fälle von Anorexia nervosa geheilt oder gebessert werden können bezüglich somatischer Zielvariablen Körpergewicht, Menstruationsstatus und Verhaltensmerkmalen wie Erbrechen oder Medikamentenabusus. Da für die Bulimia nervosa erst 1980 international vereinbarte Diagnosekriterien erstellt wurden, fehlen vergleichbare Langzeitstudien über die Effektivität von Psychotherapie.

Bei der Anorexia nervosa werden in der Regel ambulante und stationäre „Behandlungspakete" angeboten, welche Einzel- und Gruppenpsychotherapie (tiefenpsychologisch oder kognitiv-verhaltenstherapeutisch orientiert), Familiengespräche sowie Ernährungsberatung, Entspannungs-, Körper- und kreative Therapie beinhalten. Eine stationäre Behandlung in psychosomatischen Abteilungen von Akutkrankenhäusern bzw. psychosomatischen Fachkliniken ist in folgenden Fällen indiziert:

● Medizinische Kriterien:
  – Gewichtverlust unter 75% des Normalgewichts;
  – >30% Gewichtsverlust in letzten 3 Monaten;
  – potentiell lebensbedrohliche medizinische Komplikationen;
  – körperliche Begleiterkrankungen wie Diabetes mellitus oder M. Crohn.

- Psychiatrische Kriterien:
  - Depressivität mit Suizidgefahr;
  - Zwangsstörungen;
  - Substanzmißbrauch bzw. -abhängigkeit.
- Psychotherapeutische Kriterien:
  - Trennung von pathogenen psychosozialen Faktoren (massiv gestörte Familienbeziehungen, aktueller sexueller Mißbrauch) notwendig;
  - ausgeprägte soziale Isolation; Scheitern bzw. Abbruch ambulanter Psychotherapien.

Positive Effekte einer medikamentösen Therapie der Anorexia nervosa (Antidepressiva, Neuroleptika, Anxiolytika, Lithium, Clonidin, Naloxon) ließen sich in kontrollierten Studien nicht nachweisen.

Bei der *Bulimia nervosa* gibt es eine große Zahl von kontrollierten Studien zur Effektivität von Psychotherapie, auch im Vergleich zu Psychopharmaka, sowie Metaanalysen. Anhand dieser Studien und klinischer Erfahrungen wird von Eßstörungsspezialisten und -spezialistinnen folgendes stufenweises therapeutisches Vorgehen vorgeschlagen:

- reine Selbsthilfe (Selbsthilfebücher und -gruppen),
- therapeutenunterstützte Selbsthilfe,
- ambulante kognitive Verhaltenstherapie,
- ambulante interpersonelle Therapie,
- Antidepressiva (Serotonin-Reuptake-Hemmer) alleine (vor allem wenn Psychotherapie aus Motivationsmangel nicht durchführbar, nicht ausreichend erfolgreich ist oder schwere Störungen der Impulskontrolle oder ausgeprägte depressive Verstimmungen vorliegen), oder in Kombination mit
- Psychotherapie
- stationäre Therapie in psychosomatischen Abteilungen (schwerwiegende medizinische oder psychiatrische Komplikationen, ambulante Therapien ohne Erfolg; Eßverhalten völlig außer Kontrolle).

Bezüglich der psychotherapeutischen Behandlung von Anorexia und Bulimia nervosa liegen Therapiemanuale als auch Therapieführer mit ausführlichen Klinikbeschreibungen vor. Die Aufnahme von Patientinnen mit Anorexia oder Bulimia nervosa auf allgemeininternistische oder allgemeinpsychiatrische Abteilungen wird mit Ausnahme der Behandlung von internistischen bzw. psychiatrischen Akutkomplikationen als unzureichend erachtet.

Der derzeitige Forschungsstand erlaubt es noch nicht, bei beiden Eßstörungen Patientinnenuntergruppen zu definieren, die von einzelnen Therapieverfahren(-kombinationen) im Sinne einer differentiellen Indikation besonders profitieren. Nach klinischen Erfahrungen scheinen Hypnotherapie mit kognitiver Verhaltenstherapie bei sexuell traumatisierten Patienten und Patientinnen, systemische Familientherapie bei Patienten mit Familienkonflikten und eine Kombination konflikt- und symptomorientierter Kurzzeitpsychotherapie für ambulante Therapiesettings bei Bulimia nervosa sinnvoll. Ein Vorgehen, welches auch Behandlungserwartungen von Patientinnen und Behandlungskapazitäten im Sinne einer adaptiven Indikation berücksichtigt, wurde von Seidel et al. vorgestellt.

Aufgabe des Internisten in der Therapie von Eßstörungen

Hausärzten und Internisten kommen folgende wichtige Aufgaben im Rahmen eines biopsychosozialen Therapiekonzeptes von Eßstörungen zu:

- Diagnose „verborgener" Eßstörungen,
- Ernährungsberatung und -therapie,
- Diagnose und Therapie somatischer Komplikationen,
- Motivation und Vermittlung in Fachpsychotherapie,
- Patientenführung bei chronischen Verläufen (psychosomatische Grundversorgung) einschließlich differenzierter Verlaufsdiagnostik (Erkennen von Komorbiditäten und Fehldiagnosen).

Probleme in der Therapie von Anorexia und Bulimia nervosa

Die Schattenseite des (psycho-)therapeutischen Optimismus bei der Behandlung der Anorexia nervosa liegt in der mit Krankheitsdauer zunehmenden Letalität, die bei 5jähriger Dauer 5%, bei 10jähriger Dauer 10% und bei 20jähriger Dauer 20% beträgt. Zu den negativen prognostischen Faktoren gehören das Vorliegen körperlicher Begleit- (Diabetes mellitus Typ I, M. Crohn) und Folgeerkrankungen (Pankreatitis). In einer retrospektiven Langzeitkatamnese bei der Bulimia nervosa betrug nach 5 Jahren die Letalität 5% und die Rate der Verschlechterungen 6%. Übergänge in eine affektive Störung oder Abhängigkeitssyndrome (Alkohol, Drogen) sollen in bis zu 30% der Fälle von Bulimia nervosa vorkommen.

Literatur

Csef H (1997) Magersucht und Bulimia nervosa. Internist 38: 721–731

Dilling H, Mombour W, Schmidt MH (Hrsg) (1993) Internationale Klassifikation psychischer Störungen. ICD-10, Kapitel V (F). Klinisch-diagnostische Leitlinien. Huber, Bern Stuttgart Wien

Fairburn CG, Peveler RC, Davies B, Mann J, Mayou A (1991) Eating disorders in young adults with insulin dependent diabetes mellitus. A controlled study. Br med J 303:17–19

Feiereis H (1998) Bulimia nervosa. In: Adler RH et al (Hrsg) Psychosomatische Medizin, Urban & Schwarzenberg, München Wien Baltimore, S 616–636

Fichter MM, Goebel G (1991) Anorexia und Bulimia nervosa: Symptomatik, medizinische Komplikationen, Ätiologie und Behandlung. Internist 32:38–49

Herpetz-Dahlmann B, Remschmidt H (1994) Anorexia und Bulimia nervosa im Jugendalter. Dtsch Ärztebl 91:B 906–B 911

Herzog W, Deter HC, Vandereycken W (1992) The Course of Eating Disorders. Longterm Follow-up Studies of Anorexia and Bulimia nervosa. Springer, Berlin Heidelberg New York Tokyo

Herzog W, Munz D, Kächele H (1996) Analytische Therapie bei Eßstörungen. Therapieführer. Schattauer, Stuttgart New York

Herzog W, Sandholz A (1997) Störungsspezifische konflikt- und symptomorientierte Kurzpsychotherapie der Bulimia nervosa. Ein Leitfaden für Therapeuten. Psychotherapeut 42:106–115

Mallet P, Murch S (1990) Anorexia nervosa complicating inflammatory bowel disease. Arch Dis Child 65:298–300

Meadows G, Treasure J (1989) Bulimia nervosa and Crohn's disease: two case reports. Acta Psychiatr Scand 79:413–414

Seide L, Ernst G, Reich G, Cierpka M (1995) Psychotherapeutische Behandlungsformen bei Patientinnen mit Bulimia nervosa. Psychotherapeut 40:111–119

Vanderlinden J, Vandereycken W (1995) Hypnose bei der Behandlung von Anorexie und Bulimie. Quintessenz, München

Weber G, Stierlin H (1989) In Liebe entzweit. Die Heidelberger Familientherapie der Magersucht. Rowohlt, Reinbek bei Hamburg

Zwaan de M, Karwautz A, Strnad A (1996) Therapie von Eßstörungen. Überblick über Befunde kontrollierter Psycho- und Pharmakotherapiestudien. Psychotherapeut 41:275–287

Teil IX
Psychosomatische und sozialmedizinische Aspekte

Konzepte einer psychosomatischen Gastroenterologie

W. Häuser

71.1 Das biomedizinische Modell 775
71.2 Das biopsychosoziale Modell 775
71.3 Psychophysiologie des Gastrointestinaltraktes 776
71.3.1 Streß und gastrointestinale Funktionen 776
71.3.2 Die Gehirn-Darm-Achse 776
71.4 Psychosoziale Faktoren als Modulatoren gastrointestinaler Krankheiten 778
71.4.1 (Früh-)kindliches Lernen: psychodynamische und lerntheoretische Konzepte 778
71.4.2 Krankheitsverhalten: familiäre und soziokulturelle Faktoren 778
71.4.3 Psychische Komorbidität 778
71.4.4 Kritische Lebensereignisse und psychosozialer Streß 779
71.4.5 Krankheitsbewältigung 779
71.4.6 Psychosoziale Belastungen durch gastrointestinale Krankheiten und Lebensqualität 779
71.4.7 Seelische Traumata 780
71.4.8 Psychosoziale Faktoren und klinisches Ergebnis 780
71.5 Psychosomatische Diagnostik 780
71.5.1 Psychosomatische Diagnostik in der medizinischen Routineversorgung 780
71.5.2 Fachpsychotherapeutische Diagnostik 781
71.6 Psychotherapie 781
71.6.1 Psychosomatische Grundversorgung 781
71.6.2 Psychotherapeutische Verfahren: selektive und differentielle Indikationen 782
71.6.3 Psychopharmaka 783
Literatur 783

Insbesondere bei manchen Patienten mit chronisch entzündlichen Darmerkrankungen (CEDE) ist die Diskrepanz zwischen *Befund und Befinden*, d. h. zwischen *Krankheit ("disease")* als objektiv von der Norm abweichende Befunde und *Kranksein ("illness")* im Sinne Empfindung von Krankheit im klinischen Alltag augenfällig. Es gibt den Patienten mit hoher Krankheitsaktivität nach klinischen oder endoskopischen Aktivitätsindizes, der weiter berufstätig ist und Sport treibt und den Patienten in klinischer und endoskopischer Remission, der über starke Bauchschmerzen und Durchfälle klagt und seit Wochen wegen dieser Symptomatik arbeitsunfähig ist.

71.1
Das biomedizinische Modell

Innerhalb des biomedizinischen Modells, das die medizinische Forschung und Ausbildung in der westlichen Welt dominiert, ist diese mangelnde Korrelation zwischen Befund und Befinden schlecht zu erklären.

Das *biomedizinische Modell* stützt sich auf die folgenden 2 Annahmen.

■ **Reduktionismus.** Alle Krankheiten lassen sich linear auf eine einzelne Ätiologie zurückführen. Die Identifizierung der zugrundeliegenden ätiologischen Faktoren erklärt das Ausmaß der Krankheit und ihre Behandlung führt zur Heilung. Das klinische Bild kann vollständig durch die objektiven Befunde erklärt werden. Allenfalls sekundäre psychische Überlagerungen sind möglich.

■ **Dualismus.** Krankheit und Kranksein werden voneinander getrennt als entweder organische Krankheiten mit objektiver Ätiologie im Sinne einer biochemischen und/oder morphologischen Abweichung oder als funktionelle Störung ohne spezifische Ätiologie/Pathophysiologie.

Dieses Modell widerspricht der klinischen Erfahrung und dem Stand der Forschung.

Die häufigsten Symptome im allgemeinärztlichen Bereich wie Brustschmerzen, Müdigkeit, Schwindel, Kopfschmerzen oder Bauchschmerzen lassen sich nur in 10 % eindeutig einer organischen und in 10 % einer psychischen Störung zuordnen.

Die Definition funktioneller Störungen durch das Fehlen struktureller oder biochemischer Veränderungen wird anhand der Forschungen über veränderte intestinale Motilität und viszerale Sensibilität bei dem als funktionelle Störung angesehenen irritablen Darmsyndrom (IBS) in Frage gestellt.

71.2
Das biopsychosoziale Modell

Das biopsychosoziale Modell sieht Krankheit und Kranksein als das Resultat simultan interagierender

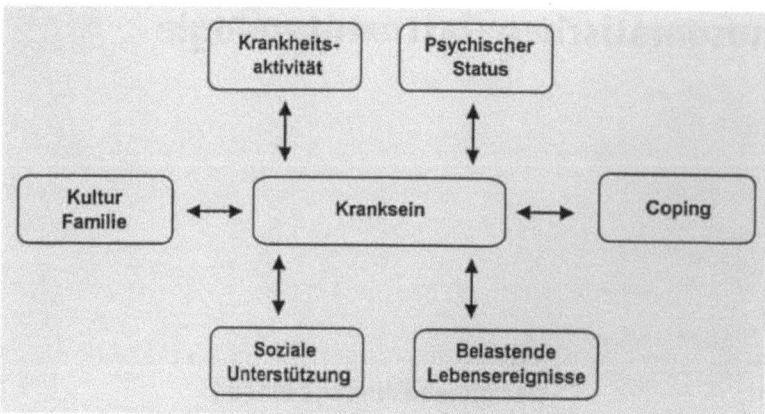

Abb. 71.1. Systemisches (biopsychosoziales) Modell von Kranksein. (Mod. nach Drossman et al. 1995a)

Systeme auf zellulärer, organischer, zwischenmenschlicher und Umweltebene an. Sowohl biologische als auch psychosoziale Faktoren tragen in ihrer Interaktion zu Prädisposition, Beginn und Verlauf einer Krankheit und ihrer subjektiven Empfindung bei. So kann die Aktivierung einer chronisch entzündlichen Darmerkrankung sowohl zu einer Veränderung der Organstrukturen (z. B. rektovaginale Fistel) als auch der zwischenmenschlichen Beziehungen des Patienten (z. B. sexuelle Probleme in der Partnerschaft) führen. Umgekehrt können psychosoziale Stressoren wie Tod des Ehepartners den psychologischen Status und das Immunsystem des Patienten beeinflussen und sowohl das Ausmaß der Entzündung als auch ihrer Wahrnehmung modulieren. Psychosoziale Modifikatoren wie Komorbidität psychischer Störungen, psychosozialer Stress, soziale Unterstützung und Bewältigungsverhalten beeinflussen sowohl das Krankheitsverhalten (z. B. Medikamentencompliance) als auch die Lebensqualität.

Das *Kranksein (Leiden, Befindlichkeit, Lebensqualität, Gesundheitsstatus)* ist demnach nur aus der wechselseitigen Beeinflussung von biologischen und psychosozialen Faktoren erklärbar (Abb. 71.1).

Die Bedeutung psychosozialer Faktoren innerhalb eines biopsychosozialen Modells gastrointestinaler Krankheiten wird im folgenden am Beispiel von CEDE und dem IBS („irritable bowel syndrome") verdeutlicht.

71.3
Psychophysiologie des Gastrointestinaltraktes

71.3.1
Streß und gastrointestinale Funktionen

Die Alltagserfahrung von Streß und seiner Auswirkung auf die gastrointestinalen Funktionen („auf den Magen schlagen") wird durch zahlreiche klinische Fallberichte und psychophysiologische Experimente bei Tieren und Menschen bestätigt. Der 6. Juni 1822 kann als Geburtstag einer psychosomatisch orientierten Gastroenterologie angesehen werden. Der Militärarzt William Beaumont rettete einem Soldaten mit Bauchschuß das Leben, ohne die Entwicklung einer *Magenfistel* verhindern zu können. Die Beobachtungen der Veränderungen von Durchblutung, Sekretion und Motilität in Zusammenhang mit Nahrungsaufnahme und psychischen Einflüssen des täglichen Lebens faßte er 1833 in einem Buch zusammen. Die Untersuchungen Iwan Pawlows verknüpften Emotion und Magensäuresekretion (konditionierter Reflex) in der Form des kontrollierten naturwissenschaftlichen Experiments. An Magenfisteln konnten Engel et al. bei Menschen den Einfluß unterschiedlicher Affekte auf die Magenfunktion (Motilität, Säuresekretion und Durchblutung) zeigen. *Angst* führt zu einer beschleunigten, *Depression* zu einer verlangsamten orozäkalen Transitzeit. Bei Patienten mit florider Colitis ulcerosa ist ein Zusammenhang zwischen subjektiv empfundener Streßbelastung und entzündlich veränderter Darmschleimhaut nachweisbar.

71.3.2
Die Gehirn-Darm-Achse

Das theoretische Konzept einer „*Gehirn-Darm-Achse*" steht im angloamerikanischen Sprachraum im Mittelpunkt psychosomatischer Modelle, um den „geheimnisvollen Sprung von der Seele in den Körper" zu erklären. Dieses Modell beschreibt bidirektionale neuronale Systeme, welche die kognitiven und emotionalen Zentren des Gehirns mit neuroendokrinen Zentren, dem enterischen Nervensystem (ENS) und dem Immunsystem verbinden. Über neuronale Systeme können Sinneseindrücke (Schmecken, Riechen) und Gedanken/Gefühle die gastrointestinale Motilität und Sekretion beeinflussen. Umgekehrt können afferente Prozesse aus dem ENS (z. B. chemische oder mechanische Reize) Stimmung und Verhalten beeinflussen.

Das ENS ist die größte Ansammlung von Ganglienzellen und Nervenfasern außerhalb des zentralen Nervensystems (ZNS). Anatomisches Korrelat des ENS sind der *Plexus myentericus* (Auerbach) und der *Plexus submucosus* (Meissner), die in den muskulären Anteilen des Darmes eingebettet sind. Von den sensorischen enterischen Neuronen (Chemo-, Thermo-, und Mechanorezeptoren) werden Stimuli in Form von kodierten Signalen sowohl an das ZNS als auch an die enterischen Interneurone weitergeleitet. Diese miteinander vernetzten Interneurone des ENS werden wiederum von kodierten Signalen des ZNS reguliert. Über die motorischen Neurone des ENS werden dann die exzitatorischen oder inhibitorischen Signale an die glatte Muskulatur des Gastrointestinaltraktes weitergeleitet. Diese motorischen Neurone wirken über neuromuskuläre Synapsen direkt auf die Muskelzellen ein, wobei Neurotransmitter in die synaptischen Spalten freigesetzt werden. *Neurotransmitter* wie Enkephaline, Substanz P, „calcitonine gene related polypeptide" (CGRP), 5-Hydroxytryptamin (5-HT) und Cholezystokinin (CKK) sind sowohl im Darm als auch im Gehirn nachweisbar. Sie werden als biochemische Basis der Gehirn-Darm-Interaktion angesehen und haben unterschiedliche Wirkungen auf den Gastrointestinaltrakt, das endokrine und das Immunsystem als auch auf das menschliche Verhalten.

- *Enkephaline* haben variable Effekte auf Schmerzschwelle, gastrointestinale Motilität, Emotionen und Immunsystem beim Menschen.
- *CKK* stimuliert die postprandiale Sättigung bei Tieren als auch die Kolonmotilität und Opiatrezeptoren im mesolimbischen System beim Menschen.
- *5-HT-Rezeptoren* sind sowohl im Darm als auch im Gehirn nachweisbar. 5-HT-Rezeptoren des Darmes vermitteln die gastrointestinalen Nebenwirkungen von Serotoninwiederaufnahmehemmern wie Fluoxetin.
- Lymphozyten, Mastzellen und Makrophagen enthalten Rezeptoren, welche auf Neuropeptide wie Enkephaline und VIP reagieren und so die Grundlage für streß- und emotionsvermittelten Einfluß auf gastrointestinale Entzündungsprozesse und Immunfunktion darstellen.
- *Nitritoxid* (*NO*) kann die Expression von Proto-Onkogenen (z. B. c-fos), welche an der Transkriptionskontrolle von Genen zur Produktion von Neuropeptiden beteiligt sind, vermehren und so zu Veränderungen der Gehirn-Darm-Funktion wie der viszeralen Hyperalgesie führen.
- Innerhalb des *Hypothalamus-Hypophysen-Nebennierenrinden-Systems* stimulieren die bei Entzündungsprozessen freigesetzten *Zytokine* wie Tumor-Nekrosefaktor, Interleukin-1 und Interleukin-6 den Nucleus paraventricularis des Hypothalamus zur CRH-Sekretion. CRH führt über die Ausschüttung von ACTH und Glukokortikoiden zu einer verminderten Zytokininproduktion. Veränderungen innerhalb des Hypothalamus-Hyophysen-Nebennierenrindensystems bei psychischen Störungen wie Depression oder posttraumatische Belastungsstörung können über diesen Weg entzündliche gastrointestinale Prozesse bei CEDE modulieren (Abb. 71.2).

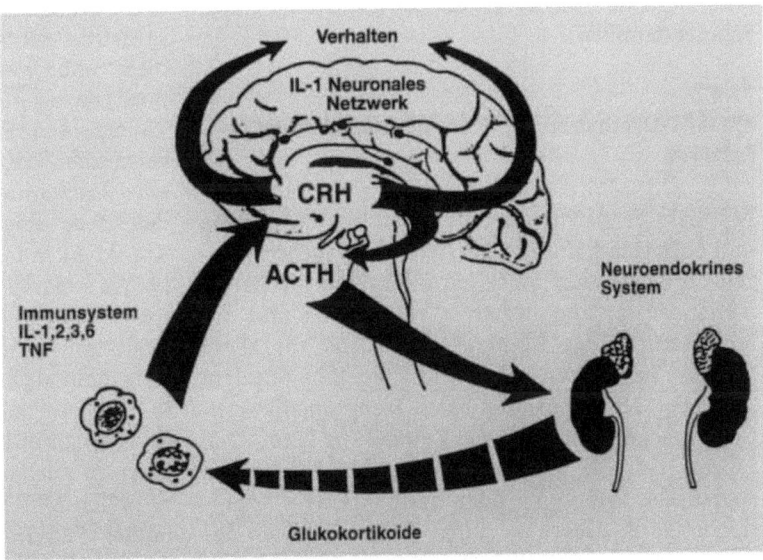

Abb. 71.2. Interaktion zwischen zentralem Nervensystem, neuroendokrinem System und Immunsystem. (Mod. nach Drossman et al. 1995b)

71.4
Psychosoziale Faktoren als Modulatoren gastrointestinaler Krankheiten

71.4.1
(Früh-)kindliches Lernen: psychodynamische und lerntheoretische Konzepte

Die psychoanalytisch orientierte Psychosomatik erklärt funktionelle und entzündliche gastrointestinale Krankheiten aus (früh-)kindlichen Lernerfahrungen der Oralität und Analität, insbesondere den unbewußten Anteilen des Aufnehmens, Zurückhaltens und Ausstoßens. Es finden sich Einzelfallberichte über funktionelle gastrointestinale Störungen (Obstipation, Erbrechen, Rumination, Enkopresis) in Zusammenhang mit Störungen der oralen bzw. analen Phase der frühkindlichen Entwicklung.

Verhaltensmedizinische Studien zeigen, daß viszerale Funktionen wie Sekretion und Motilität klassisch und operant konditioniert werden können. Erwachsene mit IBS berichten über vermehrte elterliche Aufmerksamkeit und Schulfehlzeiten in Zusammenhang mit der Angabe von Bauchschmerzen (positive bzw. negative Verstärkung). Modellernen bestimmt bei Kindern mit rekurrierenden Bauchschmerzen („recurrent abdominal pain" = RAP) sowohl den Erwerb von Schmerzverhalten als auch die Entwicklung von Bewältigungsfähigkeiten. Das elterliche Modellverhalten kann sich dabei auf die Schmerzwahrnehmung (Schmerzschwelle, Aufmerksamkeit für Schmerzereignisse und zugewiesene Wertigkeit) als auch auf die verbalen bzw. verhaltensmäßigen Schmerzäußerungen auswirken. Für die Bedeutung von Modelleinflüssen der Eltern auf die Schmerzsymptome bei ihren Kindern sprechen zahlreiche Studien, welche familiäre Häufungen für rekurrierende Schmerzsyndrome nachweisen (sog. Schmerzfamilien).

71.4.2
Krankheitsverhalten: familiäre und soziokulturelle Faktoren

Familiäre Verstärkungseinflüsse bei der Entstehung und Aufrechterhaltung rekurrierender Bauchschmerzen im Kindesalter umfassen neben den Mechanismen positiver und negativer Verstärkung und des Modellernens des Krankheitsverhaltens vor allem Prozesse *interozeptiver Sensitivierung*: Eine mit dem Auftreten der gastrointestinalen Symptomatik kontingent erfolgende elterliche Zuwendung kann dazu führen, daß die Aufmerksamkeit des Kindes auf somatische Symptome oder dysfunktionale Kognitionen (z.B. Überbewertung, Katastrophisierung) fokussiert wird. Das Verhalten der Eltern wird wiederum durch eigene *psychische Störungen* (erhöhte Ängstlichkeit und Depressivität bei Müttern von RAP-Kindern im Vergleich zu organisch kranken Kindern) als auch *familiäre Interaktionsmuster* (Überfürsorglichkeit, hohe Familienkohäsion) bestimmt.

Die Bedeutung kultureller Faktoren des Krankheitsverhaltens unterstreichen folgende Untersuchungen:

- Die Bereitschaft, paramedizinische Behandlungsformen in Anspruch zu nehmen, wird wesentlich von der Zugehörigkeit zu ethnischen Gruppen bestimmt.
- In der Rangfolge der Sorgen bezüglich ihrer CEDE unterscheiden sich Patienten in den USA, Skandinavien und Italien.
- Während das IBS in den westlichen Industrienationen bei Frauen häufiger ist, ist die Geschlechtsverteilung in Indien umgekehrt, was durch das höhere Maß an Aufmerksamkeit erklärt wird, das Söhnen in Indien im Vergleich zu Töchtern zukommt.

71.4.3
Psychische Komorbidität

Das Postulat von Psychosomatikern aus den 50er und 60er Jahren, daß spezifische *prämorbide Persönlichkeits-* oder *Paar-* bzw. *Familienstrukturen* bzw. intrapsychische Konflikte oder psychosozialer Streß eine relevante Rolle in der Ätiologie von CEDE spielen, ließ sich nicht empirisch bestätigen. Die methodischen Schwächen von Untersuchungen zu diesem Thema (retrospektiver Ansatz, Untersucher-Bias, kleine Stichproben, Mangel an Kontrollgruppen, Überweisungs-Bias, unzureichende Erfassung medizinischer Daten wie Krankheitsaktivität, unzureichende diagnostische Instrumente) sind hinreichend kritisiert worden. In der klinischen Praxis haben diese unbewiesenen Annahmen (teilweise immer noch) dazu geführt, daß psychosomatisch orientierte Therapeuten Patienten mit CEDE den Eindruck vermitteln, daß die Diagnose einer CEDE an sich eine Indikation für Psychotherapie darstellt und daß über eine Änderung der Persönlichkeit die Krankheit in ihrem Verlauf wesentlich beeinflußbar ist. An einer psychodynamisch begründbaren Vulnerabilität von Patienten mit CEDE wird von psychoanalytisch orientierten Psychosomatikern weiter festgehalten: „Es finden sich (bei M. Crohn) gehäufte Hinweise auf *frühe Traumatisierungen*, die zu einer strukturellen Ich-Störung führen. In Folge einer problematischen psychobiologischen Einheit zwischen Mutter und Kind ist die Regulation autonomer Funktionen des Gastrointestinaltrakts verstärkt vulnerabel".

Studien bei psychosomatisch nicht selektierten Patienten haben ergeben, daß Menschen mit CEDE im Vergleich zu gesunden Kontrollpersonen eine gering erhöhte Häufigkeit von psychischen Störungen und psychosozialem Streß haben. Die Häufigkeit psychischer Störungen und psychosozialem Streß ist vergleichbar mit der von Menschen mit anderen chronisch körperlichen Krankheiten und geringer als der von Patienten mit IBS. Das Ausmaß der psychischen Störungen korreliert mit dem Schweregrad der Krankheit, was die größere Häufigkeit von psychischen Störungen bei M.-Crohn-Patienten im Vergleich zu Colitis-ulcerosa-Patienten erklärt. Daher sind psychische Störungen als *eine* Komponente innerhalb des biopsychosozialen Modells und nicht als ätiologischer oder spezifischer Faktor von CEDE anzusehen.

Aufgrund der Häufigkeit von psychischen Störungen in der Allgemeinbevölkerung ist eine Assoziation von chronisch entzündlicher Darmerkrankung und psychischer Störung häufig (*psychische Komorbidität*). Untersuchungen weisen darauf hin, daß die Assoziation mit einer psychischen Störung Einfluß auf den Krankheitsverlauf hat: In der Studie von Andrews et al. zeigte sich ein Zusammenhang zwischen psychischer Auffälligkeit (Angst bzw. Depression) und Dauer bis zur Remission bei M. Crohn, nicht aber Colitis ulcerosa. Patienten mit CEDE und psychischer Störung (depressive Episode, dysthyme Störung, Panikstörung, Agoraphobie, generalisierte Angststörung) wiesen im Vergleich zu Patienten mit CEDE ohne psychische Störung eine höhere Rate medizinisch nicht erklärbarer Symptome, sozialer Einschränkungen und Inanspruchnahme medizinischer Leistungen auf. Als mögliche Mediatoren zwischen psychischer Störung und „Kranksein" („illness") sind dysfunktionelle Bewältigungsstrategien bzw. Krankheitsverhalten sowie neurophysiologische Effekte auf der Gehirn-Darm-Achse anzusehen.

71.4.4
Kritische Lebensereignisse und psychosozialer Streß

Bei chronisch entzündlichen Darmerkrankungen sind die Befunde zur Assoziation von Streß und Krankheits- bzw. Rezidivauslösung uneinheitlich: Prospektive Untersuchungen, in denen das Eintreten kritischer Lebensereignisse bzw. Art und Intensität von Stressoren des Alltagserlebens über eine definierte Zeitspanne kontinuierlich erhoben wurden und mit objektiven Krankheitszeichen korreliert wurden, erbrachten vorwiegend negative Ergebnisse oder lediglich Zusammenhänge zwischen subjektiven Parametern (Symptomwahrnehmung), welche keine eindeutige kausale Korrelation erlauben. Alltagsbelastungen („daily hassles") führten in Zeitreihenanalysen bei 55 % der Patienten mit M. Crohn und bei 80 % der Patienten mit Colitis ulcerosa zu einer Verstärkung von Bauchschmerzen und Durchfällen (Streßsensitivität).

Beim IBS spielen belastende Lebensereignisse eine gesicherte Rolle bei der Exazerberation der Beschwerden und dem Krankheitsverhalten.

71.4.5
Krankheitsbewältigung

In den letzten Jahren hat sich der Schwerpunkt psychosomatischer Forschung von der Frage der Bedeutung seelischer Faktoren in der Entstehung von körperlichen Krankheiten verlagert zu der Frage, wie Menschen eine körperliche Krankheit seelisch verarbeiten. Das Konstrukt „*Krankheitsbewältigung*" umfaßt alle kognitiven, emotionalen und Verhaltensaktivitäten von Menschen, um bestehende oder erwartete Belastungen in Zusammenhang mit einer Krankheit zu meistern, zu reduzieren oder zu ertragen. In prospektiven Untersuchungen bei M.-Crohn-Patienten ließ sich nachweisen, daß eine *aktive Krankheitsbewältigung* (Informationssuche, aktive Problemlösung, sich selbst Mut machen) Prädiktor eines günstigen Krankheitsverlaufes (Schubdauer) war. Ungünstige Auswirkungen auf den Krankheitsverlauf hatten Copingformen wie Bagatellisierung und Wunschdenken sowie Persönlichkeitsmerkmale wie Leistungsorientierung und Trennungsangst. Anhand der psychologischen Variablen ließ sich deutlicher zwischen günstigen und ungünstigen Krankheitsverläufen differenzieren als anhand somatischer Variablen (CDAI, Chronizität, Lokalisation).

Neben den individuellen Coping-Ressourcen spielt die *soziale Unterstützung* und *Integration* eine wichtige Rolle. Deter et al. stellten fest, daß M.-Crohn-Patienten mit einem unterstützenden Partner ein günstigeres emotionales Befinden, angemessenere Copingstrategien und einen tendenziell niedrigeren Aktivitätsindex der Krankheit aufwiesen.

Ein weiterer wichtiger Aspekt der Krankheitsbewältigung ist die *subjektive Krankheitstheorie* des Patienten (Vorstellung von der Verursachung, Wesen und Behandlung der Krankheit). Eine psychosomatische Krankheitstheorie bei M.-Crohn-Patienten ist mit einer ängstlich-depressiven Krankheitsverarbeitung assoziiert.

71.4.6
Psychosoziale Belastungen durch gastrointestinale Krankheiten und Lebensqualität

Die mit gastrointestinalen Krankheiten einhergehenden körperlichen, seelischen und sozialen Veränderungen sind Belastungen, die wiederum als Stressor auf die Krankheit selbst zurückwirken können. Die Patienten messen die Auswirkungen einer Krankheit daran, wie diese ihre gesundheitsbezogene Lebensqualität („health related quality of life"; Synonyme: Gesundheitsstatus, funktioneller Status, Wohlbefinden) beeinträchtigen. In den letzten Jahren wurden Fragebögen zur Erfassung der Lebensqualität bei gastrointestinalen Krankheiten allgemein und bei chronisch entzündlichen Darmkrankheiten speziell entwickelt. Die mit diesen Instrumenten durchgeführten Studien ergaben, daß CEDE-Patienten eine von der Krankheitsaktivität abhängige Beeinträchtigung der Lebensqualität erfahren, wobei Patienten mit M. Crohn stärker beeinträchtigt sind als Patienten mit Colitis ulcerosa. Neben krankheitsaktivitätsabhängigen körperlichen Beschwerden werden auch Belastungen im emotionalen und zwischenmenschlichen Bereich angegeben. Das Ausmaß der wahrgenommenen Auswirkungen der Krankheit ist bei Patienten mit CEDE selbst größer als bei ihren Ärzten, Ehepartnern und nahen Verwandten. Auch bei Patienten mit IBS sind im Vergleich zur Durchschnittsbevölkerung eine höhere Rate an extragastrointestinalen Beschwerden und mehr Arbeitsunfähigkeitstage im Sinne einer eingeschränkten Lebensqualität nachweisbar.

71.4.7
Seelische Traumata

Bei funktionellen gastrointestinalen Störungen wurde in den letzten Jahren vermehrt die Bedeutung seelischer Traumatisierungen durch *sexuellen Mißbrauch* diskutiert. Bei sexuellem Mißbrauch werden verschiedene Schweregrade (Exposition, Berührung, erzwungener Geschlechtsverkehr) unterschieden. Seelische Traumatisierungen können weiterhin durch *emotionale Vernachlässigung* und *körperliche Gewalt* (Schlagen) erfolgen. In Studien in mehreren Ländern konnte gezeigt werden, daß die Häufigkeit von sexuellem Mißbrauch bei Patienten mit funktionellen gastrointestinalen Störungen sowohl bei nichtklinischen Populationen als auch bei Patienten in Primär-und Tertiärzentren im Vergleich zur Normalbevölkerung als auch zu Patienten mit organischen gastrointestinalen Krankheiten erhöht ist. Sexueller Mißbrauch ist weder eine notwendige noch hinreichende Bedingung für die Entstehung einer funktionellen gastrointestinalen Störung. Psychische Traumatisierungen können jedoch Entstehung und Verlauf von gastrointestinalen Krankheiten über folgende Mechanismen modulieren:

- Psychophysiologische Effekte: Konditionierte gastrointestinale Motilität bzw. viszerale Hyperalgesie (erniedrigte Schmerztoleranz) durch veränderte zentralnervöse Verarbeitung (Aktivierung von Vigilanznetzwerken und Versagen zentraler Schmerzhemmung).
- Komorbidität psychischer Störungen: Die Häufigkeit psychischer Störungen (affektive Störungen, Eßstörungen, Abhängigkeitssyndrome) ist bei Menschen mit Mißbrauchserfahrungen erhöht im Vergleich zur Durchschnittsbevölkerung.
- Psychosozialer Streß/unzureichende soziale Unterstützung: bei Fortbestehen ungünstiger sozialer Lebensbedingungen.
- Ineffektive Krankheitsbewältigung: Generalisierung von mißbrauchsinduzierten Gefühlen der Hilf-und Hoffnungslosigkeit auf die Krankheit.
- Dysfunktionelles Krankheitsverhalten: Übergroße Wachsamkeit in bezug auf körperliche Beschwerden und vermehrte Inanspruchnahme medizinischer Leistungen.
- Psychodynamische Mechanismen: Schmerz als Selbstbestrafung, Erbrechen als symbolische Handlung.

Insbesondere bei Patientinnen mit *therapierefraktären* funktionellen gastrointestinalen Störungen oder bei CEDE-Patientinnen mit ausgeprägter Symptompersistenz trotz klinischer und endoskopischer Remission bei gleichzeitig *auffälligem Krankheitsverhalten* (z. B. extreme Scham bei endoskopischen Untersuchungen, selbstdestruktives Verhalten) sollte an einen stattgefundenen sexuellen Mißbrauch gedacht und in angemessener Weise nachgefragt werden.

71.4.8
Psychosoziale Faktoren und klinisches Ergebnis

Abbildung 71.3 gibt eine Zusammenfassung der dargestellten Faktoren des biopsychosozialen Modells gastrointestinaler Krankheiten. Sie zeigt, daß die Parameter des klinischen Ergebnisses wie Lebensqualität, soziale Handlungsfähigkeit, Inanspruchnahme medizinischer Leistungen und Complianceverhalten (Diagnostik, Therapie) durch ein Wechselspiel miteinander interagierender psychosozialer und psychophysiologischer (über die Gehirn-Darm-Achse) Prozesse entstehen.

71.5
Psychosomatische Diagnostik

71.5.1
Psychosomatische Diagnostik in der medizinischen Routineversorgung

Eine biopsychosoziale Simultandiagnostik muß von den behandelnden Internisten bzw. Chirurgen selbst geleistet werden. Sie ist nicht an ärztliche oder psy-

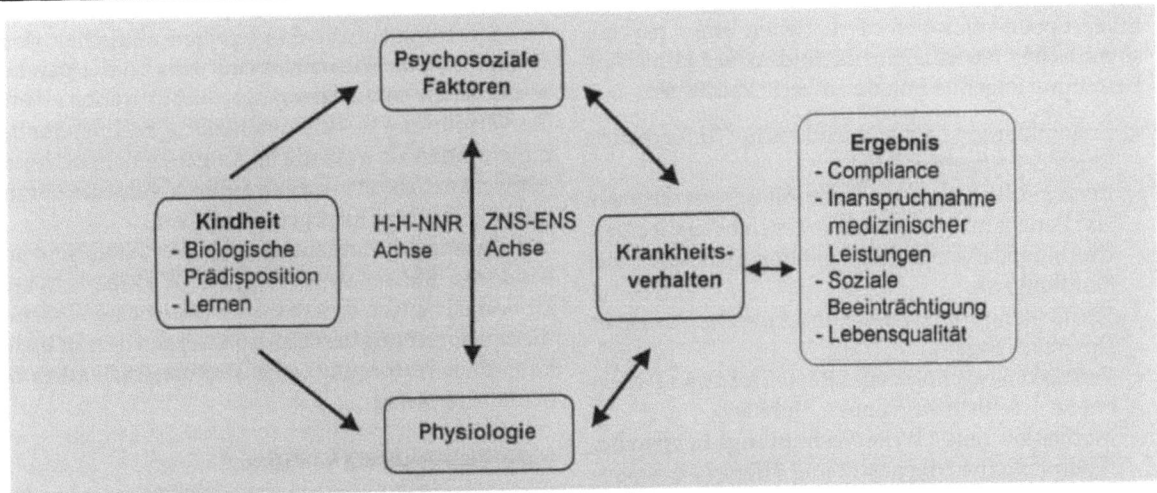

Abb. 71.3. Beziehung zwischen Lernerfahrung, psychosozialen und physiologischen Faktoren, Krankheitsverhalten und klinischem Ergebnis. *H-H-NNR* Hypothalamus-Hypophysen-Nebennierenrindenachse, *ZNS* zentrales Nervensystem, *ENS* enterisches Nervensystem. (Mod. nach Drossman et al. 1995 a)

chologische Psychotherapeuten delegierbar. Neben medizinischen Parametern sind in einem vertrauensvollen Gespräch insbesondere auf

- krankheitsbedingte psychosoziale Belastungen und Lebensqualität,
- relevante psychosoziale Probleme und psychische Symptome

zu achten. Das patientenzentrierte Gespräch ergänzende standardisierte Fragebögen (Symptomchecklisten, psychometrische Tests) sind ein wichtiger Bestandteil der Dokumentation und damit Qualitätssicherung. In der medizinischen Routineversorgung sind besonders die *Erfassung der Lebensqualität* und das *Screening auf psychische Störungen* von Bedeutung. Für den deutschsprachigen Raum steht zur Erfassung der Lebensqualität in der gastroenterologischen Chirurgie der Gastrointestinale Lebensqualitätsindex (GLQI) zur Verfügung sowie für CEDE die deutsche Version des Fragebogens zur Erfassung von Sorgen von Patienten mit chronisch entzündlichen Darmerkrankungen. Zur Selbsteinschätzung der Behinderung in verschiedenen Lebensbereichen bei chronischen (abdominellen) Schmerzen eignet sich die deutsche Version des Pain Disability Index. Zum Screening auf Angst und Depression eignet sich die Deutsche Version des Krankenhaus-Angst- und Depressions-Fragebogens (HADS-S), der speziell für Patienten mit körperlichen Krankheiten entwickelt wurde.

71.5.2
Fachpsychotherapeutische Diagnostik

Grundlage einer fachpsychotherapeutischen Diagnostik ist die *biographische Anamnese* zur Erfassung der Lebensgeschichte sowie das familienmedizinische Interview zur Erfassung von familiären Krankheitstheorien, krankheitsrelevanten Interaktionsmustern und familiären Ressourcen. Die Diagnose einer psychischen Störung nach ICD-10 oder DSM-IV kann durch ein standardisiertes (SKID) bzw. strukturiertes klinisches Interview (DIPS) gestellt werden. Zur psychometrischen Beurteilung der Persönlichkeitsstruktur, des multidimensionalen und spezifischen psychischen Status, des Krankheitsverhaltens, der sozialen Unterstützung, der krankheitsassoziierten Kognitionen und der Bewältigungsstrategien stehen reliable und valide Instrumente aus dem internationalen und deutschsprachigen Raum zur Verfügung.

71.6
Psychotherapie

71.6.1
Psychosomatische Grundversorgung

Die Basis für eine biopsychosoziale Betreuung stellt eine tragfähige Arzt-Patient-Beziehung dar, in der neben dem kompetenten Umgang mit den medizinischen Aspekten der gastrointestinalen Krankheit (Aufklärung, Diagnostik, medikamentöse und Ernährungstherapie) der betreuende Arzt bzw. die Ärztin ein einfühlsames Verständnis für die jeweilige Lebenssituation und die Auswirkungen der gastrointestinalen Krankheit zeigt. Diese „Basisatmosphäre von Ruhe, Verständnis, Vertrauen und Mitsprache" wird inzwischen von Vertretern von Patientenselbsthilfegruppen offen gefordert. Neben einer psychosomatischen Basisdiagnostik sind in der klinischen Betreuung folgende Punkte zu berücksichtigen:

- Erstaufklärung und ausführliche Information (auch der Angehörigen),
- Berücksichtigung der Behandlungserwartungen von Patient und Angehörigen (auch bezüglich psychotherapeutischer und paramedizinischer Behandlungen),
- Vermeidung von Schmerz und Angst bei invasiven Untersuchungen,
- Verstärken psychosozialer Ressourcen von Patienten (z. B. Selbsthilfegruppen, Hobbies),
- Motivation und Weitervermittlung in psychotherapeutische Diagnostik und Therapie bei gegebener Indikation,
- basispsychotherapeutische Verfahren wie Entspannungs-und Streßbewältigungstraining sind bei leichtgradigen psychischen Störungen und begrenzten psychosozialen Konflikten bei gastrointestinalen Krankheiten auch innerhalb der psychosomatischen Grundversorgung anwendbar.

71.6.2
Psychotherapeutische Verfahren: selektive und differentielle Indikationen

Die Wirksamkeit von Psychotherapie bei CEDE bezüglich objektiver medizinischer und psychologischer Variablen ist bisher nicht erwiesen. In einer rigorosen Methodenanalyse der Wirksamkeit psychotherapeutischer Verfahren in der Therapie des IBS genügte nur eine von 14 englischsprachigen Studien – eine Studie mit Hypnotherapie – einem annähernd guten wissenschaftlichen Standard. Es ist zu hoffen, daß zukünftige psychotherapeutische Studien die Empfehlungen zur Methodologie aufgrund der Kritik an den CEDE- und IBS-Psychotherapiestudien berücksichtigen, um auf ihrer Basis zu differentiellen und adaptiven Indikationen der verschiedenen psychotherapeutischen Verfahren bei gastrointestinalen Krankheiten zu kommen. Ausgehend von Experten-Konsensus wird bei funktionellen und chronisch entzündlichen Magen-Darm-Krankheiten die Indikation für eine Fachpsychotherapie bei folgenden klinischen Konstellationen gesehen:

- Die gastrointestinale Beschwerdesymptomatik akzentuierende psychosoziale Konfliktsituation,
- psychische Co-morbidität,
- anhaltende negative psychosoziale Auswirkungen der Krankheit, die zu bedeutsamen Einschränkungen (Familie, Beruf, Sexualität, Freizeit, Schlaf) führen,
- bei primär vorhandener oder herstellbarer Psychotherapiemotivation.

Das Screening auf die dargestellten klinischen Konstellationen, die Einsichtsvermittlung in die psychosomatischen Zusammenhänge, die Motivation zu und die Vermittlung in eine qualifizierte Fachpsychotherapie werden als wesentliche Aufgaben der psychosomatischen Grundversorgung durch Allgemeinärzte, Internisten und Chirurgen angesehen.

Folgende psychotherapeutische Verfahren sind anhand von Metaanalysen in ihrer Wirksamkeit und klinischen Nutzen innerhalb der allgemeinen Psychotherapieforschung bestätigt und werden derzeit in der klinischen Versorgung bei gastrointestinalen Krankheiten eingesetzt:

Symptomorientierte Verfahren

■ **Entspannungsverfahren.** (Progressive Muskelentspannung, autogenes Training, Meditation) verringern die sympathische Aktivität des vegetativen Nervensystems und den Spannungszustand der Skelettmuskulatur. So können streß- und angstvermittelte Einflüsse auf den Gastrointestinaltrakt reduziert werden. Durch die Konzentration auf eine körperliche Empfindung, ein inneres oder äußeres Bild oder einen Satz lernen Menschen, sich vegetativ, muskulär und geistig zu entspannen.

■ **Biofeedback.** Elektrische Aktivitäten (z. B. EMG, EKG, EEG) werden abgeleitet und dem Patienten audiovisuell sichtbar gemacht. Er verwendet diese Information, um sich zu entspannen oder um Kontrolle über Organfunktionen zu erzielen, welche normalerweise unbewußt ablaufen. Insbesondere bei *Anismus* und bestimmten Formen der *Stuhlinkontinenz* ist EMG-Biofeedback die Methode der Wahl (Kap. 54).

Symptom- und problemorientierte Verfahren

■ **Kognitive Verhaltenstherapie.** Kognitionen und Verhalten werden durch Information, Korrektur und Übung modifiziert. Im Falle des IBS werden mithilfe eines Symptomtagebuches körperliche Symptome und die sie begleitenden Kognitionen/Affekte bzw. Verhaltensweisen protokolliert. Damit wird eine Einsichtsvermittlung in die psychophysiologischen Zusammenhänge erreicht. Durch kognitive (z. B. kognitive Umstrukturierung), Entspannungsübungen und Aktivitätsprogramme werden neue psychophysiologische Verhaltensmuster aufgebaut.

■ **Hypnotherapie.** In einer durch verschiedene Techniken induzierbaren Trance (Zustand fokussierter, nach innen gerichteter Aufmerksamkeit mit erhöhter Plastizität kognitiver, emotionaler und physiologischer Prozesse) erhält der Patient unter Nutzung seiner Imaginationsfähigkeit direkte und indirekte Suggestionen. Diese Suggestionen können symptomorientiert auf eine Veränderung physiologischer Abläufe („gut-directed hypnotherapy") oder auch problemorientiert zu einer Modifikation kognitiv-affektiver Schemata bzw. zur Bearbeitung psychischer Traumata eingesetzt werden.

Problemorientierte Verfahren

■ **Tiefenpsychologisch fundierte und interpersonelle Psychotherapie.** Ausgehend von der Annahme, daß physischer und psychischer Streß durch intrapsychische bzw. interpersonelle Konflikte verursacht oder verschlimmert wird, erhält der Patient durch die Aktualisierung dieser Konflikte in der therapeutischen Beziehung über den Weg der Einsicht Gelegenheit zur Änderung seiner kognitiv-affektiven Schemata.

■ **Systemische Therapie.** Mit Hilfe verschiedener Techniken wie Fragen und Gedanken- bzw. Verhaltensexperimenten werden entsprechend den zuvor mit dem Patienten festgelegten Therapiezielen individuelle und interaktionelle (z.B. in Paar oder Familie) kognitiv-affektive Schemata und Verhaltensmuster sowie deren Verknüpfung zu selbstbestimmter Neuorganisation angeregt. Eine bewußte Einsicht in die Veränderungsprozesse wird nicht als zwingend notwendig erachtet.

■ **Gesprächstherapie.** Ausgehend von den therapeutischen Prinzipien des bedingungsfreien Akzeptierens, einfühlenden Verstehens und der Echtheit wird mit Hilfe verschiedener Gesprächstechniken die Selbstentfaltung des Patienten gefördert.

Bei der Auswahl der psychotherapeutischen Verfahren sind folgende Faktoren zu berücksichtigen:

- Nachgewiesene Wirksamkeit bei definierten psychischen Störungen (z.B. Panikstörungen). Aufgrund von Metaanalysen zeichnet sich eine Überlegenheit kognitiv-behavioraler Therapien gegenüber tiefenpsychologisch fundierten Therapien in der Therapie von Angststörungen ab.
- Persönlichkeitsstruktur und Behandlungswünsche des Patienten: Eine mehrjährige einsichtsorientierte Psychotherapie (50–100 Sitzungen) kommt sicherlich nur für solche Patienten in Frage, die über eine entsprechende Introspektionsfähigkeit und Bereitschaft zur langfristigen Zusammenarbeit verfügen.
- Kostenaspekte: Entspannungsverfahren, Hypnotherapie, kognitive Verhaltenstherapie und systemische Therapie arbeiten nach den Prinzipien der Übung bzw. des Anstoßens (statt des Durcharbeitens). Sie arbeiten in der Regel kurzzeittherapeutisch (10–25 Sitzungen) und setzen die Bereitschaft zum Üben bzw. Erproben neuer Denk- und Verhaltensmuster voraus.

71.6.3
Psychopharmaka

Antidepressiva

Tri- und tetrazyklische (TCA) Antidepressiva (AD), selektive Serotonin- Wiederaufnahme-Hemmer (SSRI) und Monoaminoxidase-Hemmer (MAOI) können neben der Behandlung von Angststörungen und Depressionen zur Schmerztherapie (insbesondere niedrigdosierte TCA) bei chronischen gastrointestinalen Krankheiten (z.B. chronisch funktionellem Bauchschmerz) eingesetzt werden. Beim Einsatz von Antidepressiva ist auf eine *korrekte Indikationsstellung* (z.B. Vorliegen vegetativer bzw. somatischer Symptome bei depressiven Störungen), eine *korrekte Dosierung* (Dosis über 2–3 Wochen langsam erhöhen, 6–9 Monate Therapiedauer bei klinischer Wirkung) und eine *Monitorisierung der Nebenwirkungen* zu achten. TCA können Obstipation, SSRI Dyspepsie und Durchfälle verstärken.

Tranquilizer: *Benzodiazepine* sind allenfalls befristet (14 Tage) in der Therapie von Angststörungen (z.B. in Assoziation mit IBS) innerhalb eines kombinierten Behandlungskonzeptes mit Antidepressiva und Psychotherapie indiziert.

Neuroleptika: *Phenothiazine, Butyrophenone* und neuere Substanzklassen wie *Risperidon* haben in der Gastroenterologie allenfalls eine Bedeutung zur Sedierung (Phenothiazine) und zur Behandlung akuter Agitation und psychotischer Symptome im Rahmen des Alkoholentzugssyndroms.

Literatur

Adler G, Schüffel W (1991) Funktionelle Syndrome im gastrointestinalen Bereich. Internist 32:19–25

Andrews H, Barczak P, Allan RN (1987) Psychiatric illness in patients with inflammatory bowel disease. Gut 22:1600–1604

Barnert J, Wienbeck M (1996) Motilitätsstörungen im Verdauungstrakt. Deutsches Ärztebl 93: A-176–185

Beaumont W (1833) Experiments and observations on the gastric juice and the physiology of digestion. FP Allen, Plattsburg

Deter HC, Manz R, Becker M, Gladisch R (1991) Soziale Unterstützung in ihrer Beziehung zu körperlichen und seelischen Befunden bei Morbus Crohn Patienten. Z für Psychosomat Med 37:45–59

Drossman DA, Leserman J, Li Z, Mitchell ZM, Zagami EA, Patrick DL (1991) The rating form of IBD patient concerns: A new measure of health status. Psychosom Med 53:701–712

Drossman DA (1995a) Psychosocial factors in the care of patients with gastrointestinal disorders. In Textbook of Gastroenterology, Yamada T (ed) JB Lippincott Company, Philadelphia, S 620–684

Drossman DA, Creed FH, Fava GH, Olden KW, Patrick DL, Toner BB et al. (1995b) Psychosocial aspects of the functional gastrointestinal disorders. Gastroenterol Intern 8: 47–90

Drossman DA, Talley NJ, Leserman J, Olden KW, Barreiro MA (1995c) Sexual and physical abuse and gastrointestinal illness. Ann Intern Med 123:782–794

Dillmann H, Nilges P, Saile H, Gerbershagen HU (1994) Behinderungseinschätzung bei chronischen Schmerzpatienten. Schmerz 8:100–104

Eckhardt VK, Lesshafft C, Kanzler G, Bernhard G (1994) Disability and health care use in patients with Crohn's disease: A spouse controlled study. Am J Gastroenterol 89:2157–2162

Engel GL, Reichsman F, Segal HL (1956) A study of an infant with gastric fistula. Psychosom Med 18:374–376

Eypasch E, Wood-Dauphinee S, Williams JJ, Ure B, Neugebauer E, Troidl H (1993) Der Gastrointestinale Lebensqualitätsindex (GLQI). Ein klinimetrischer Index zur Befindlichkeitsmessung in der gastroenterologischen Chirurgie. Chirurg 64:264–274

Faller H, Kraus MR (1997) Der Einfluß somatischer und psychosozialer Faktoren auf Entstehung und Verlauf chronisch entzündlicher Darmkrankheiten. Psychotherapeut 41: 339–354

Gorard DA, Gomborone JE, Libby GW, Farthing MJ (1996) Intestinal transit in anxiety and depression. Gut 39:551–556

Grawe K, Donati R, Bernauer F (1994) Psychotherapie im Wandel. Von der Konfession zur Profession. Hogrefe, Göttingen

Herrmann C, Bussmann U, Snaith RP (1995) HADS-D: Hospital Anxiety and Depression Scale – Deutsche Version. Ein Fragebogen zur Erfassung von Angst und Depression in der somatischen Medizin. Hans Huber, Bern

Hoeck R (1997) Der Beitrag von Selbsthilfgegruppen zur Krankheitsbewältigung und ihre Bedeutung für die Arzt-Patient-Interaktion. Verdauungskrankheiten 15:26–29

Irvine EJ (1993) Quality of life – Rationale and methods for developing a disease-specific instrument for inflammatory bowel disease. Scand J Gastroenterol Supplement 199: 22–27

Jantschek G, Zeitz M, Pritsch M, Wirsching M, Klör HU, Studt HH et al. (1998) Effect of psychotherapy on the course of Crohn's disease. Results of the German prospective multicenter psychotherapy treatment study on Crohn's disease. Scand J Gastroenterol 33:1289–1296

Krebs H, Kachel F, Faller H (1998) Der Fragebogen zur Erfassung der Sorgen von Patienten mit chronisch-entzündlichen Darmkrankheiten (IBD Patient Concerns): Ergebnisse zur Reliabilität und Validität einer deutschen Version. Praxis Klin Verhaltensmed Rehabilitation 41:50–55

Kroenke K, Mangelsdorff AD (1989) Common symptoms in ambulatory care: Incidence, evaluation, therapy and outcome. Am J Med 86:262–268

Küchenhoff J (1995) Biopsychosoziale Wechselwirkungen im Verlauf des Morbus Crohn. Z Psychosomat Med 43:306–328

Levenstein S, Prantear C, Varvo V (1994) Psychological stress and disease activity in ulcerative colitis: A multidimensional cross-sectional study. Am J Gastroenterol 89:1219–1225

Moser G (1997) Darmsprechstunde: Die klinische Betreuung von Patienten mit chronisch entzündlichen Darmkrankheiten. Verdauungskrankheiten 15:15–19

Margraf J, Schneider S, Ehlers A (1994) DIPS – Diagnostisches Interview bei psychischen Störungen. Springer, Berlin

Mühlig S, Petermann F (1997) Idiopathischer Bauchschmerz im Kindesalter. Ergebnisse, Defizite und Perspektiven empirischer Forschung. Schmerz 11:148–157

Paar GH (1988) Psychosomatische Aspekte bei Patienten mit Morbus Crohn – Versuch einer Standortbestimmung. Psychotherapie med Psychologie 38:376–389

Pavlov I (1910) The Work of the Digestive Glands. Griffen and Co, London

Stange EF, Schreiber S, Raedler A, Stallmach A, Schölmerich P, Loeschke K et al. (1997) Therapie des Morbus Crohn – Ergebnisse einer Konsensuskonferenz der Deutschen Gesellschaft für Verdauungs- und Stoffwechselkrankheiten. Z Gastroenterol 35:544–554

Talley NJ, Brownen KO, Boyce P, Franz CP, Paterson K (1996) Psychological treatments for irritable bowel syndrome: A critique of controlled treatment trials. Am J Gastroenterol 91:277–286

Walker EA, Gelfard MD, Gelfard AN, Creed F, Katon WJ (1996) The relationship of current psychiatric disorder to functional disability and distress in patients with inflammatory bowel disease. Gen Hosp Psychiat 18:220–229

Whorwell PJ, Prior A, Farragher EB (1984) Controlled trial of hypnotherapy in the treatment of severe refractory irritable bowel syndrome. Lancet 2:1232–1234

Wittchen H, Wunderlich U, Gruschwitz S, Zaudig M (1996) Strukturiertes klinisches Interview für DSM-IV (SKID). Hogrefe, Göttingen

KAPITEL 72

Sozialmedizinische Aspekte (einschließlich Selbsthilfegruppen)

E. ZILLESSEN

72.1	Sozioökonomische und sozialmedizinische Bedeutung von Darmkrankheiten 786	
72.2	Sozialmedizinisches Repetitorium 786	
72.2.1	Leistungsfähigkeit und Leistungsvermögen 786	
72.2.2	Arbeitsfähigkeit 787	
72.2.3	Berufsfähigkeit 787	
72.2.4	Erwerbsfähigkeit 787	
72.2.5	Behinderung (gemäß Schwerbehindertengesetz) 788	
72.2.6	Die Arbeitsbelastung („Schwere" der Arbeit) 788	
72.2.7	Meldepflicht 789	
72.3	Problemstellungen in der sozialmedizinischen Beurteilung bei Dünn- und Dickdarmerkrankungen 789	
72.3.1	Durchfall 789	
72.3.2	Bauchschmerz 789	
72.3.3	Schwäche und Gewichtsabnahme 790	
72.3.4	Körperliche Schonung und Belastbarkeit 790	
72.3.5	Stuhlinkontinenz 791	
72.3.6	Das Ileo-/Kolostoma 791	
72.3.7	Die Infektiosität 792	
72.4	Sozialmedizinische Aspekte bei einzelnen Krankheiten 792	
72.4.1	Folgekrankheiten des Dünn- und Dickdarms nach Operationen am Magen 792	
72.4.2	Zustand nach Gastrektomie 793	
72.4.3	Malassimilationssyndrome 794	
72.4.4	Zustände nach Darmresektionen 794	
72.4.5	Chronisch entzündliche Darmerkrankungen 795	
72.4.6	Chronische Obstipation 797	
72.4.7	Reizdarmsyndrom 797	
72.4.8	Divertikelkrankheit 798	
72.4.9	Hernien des Bauchraums 798	
72.4.10	Neoplasien des Darms 798	
72.5	Rehabilitation bei Darmkrankheiten 799	
72.5.1	Medizinische Rehabilitation 799	
72.5.2	Berufliche Rehabilitation 799	
72.6	Prävention bei Darmkrankheiten 799	
72.7	Selbsthilfegruppen und -vereinigungen 799	
	Literatur 800	

Der medizinische Edukationsprozeß vermittelt uns das Hinterfragen vom Befinden zum Befund, von Befunden zur Diagnose, von Diagnosen zur Therapie. Stiefmütterlich behandelt werden hierbei differenzierende Fragen nach den *Therapiezielen* wie Heilung, Beschwerdelinderung, Prognoseverbesserung, Komplikationsverhinderung, Krankheitsbewältigung, Erhalt von Lebensqualität, von Restfunktionen. Es unterbleibt – vom Hausarzt abgesehen – in unserer fachspezifisch geordneten Arztwelt bei den chronischen Krankheiten, bei denen das Therapieziel *Heilung* nicht erreichbar ist, die Frage, die zum Ausgangspunkt zurückführt: die Frage nach dem Befinden bei, nach oder manchmal trotz Therapie. Nicht über *Befunde*, sondern über das *Befinden* erfassen wir die Person des Patienten mit allen sozialen Bezügen und den Fähigkeiten zu lernen, zu arbeiten, zu reisen, sich, seinen Haushalt, seine Familienangehörigen zu versorgen, zu fühlen, sich fortzubewegen, zu genießen, zu kommunizieren, zu leiden.

Die uns vermittelte Denkweise schafft verallgemeinernd Distanz zum Individuum. Sozialmedizin soll mit dem notwendig ihr immanenten *biopsychosozialen Krankheitsverständnis* von der medizinischen Bilanz zum Individuum zurückführen, sei es, daß sie Defizite des Leistungsvermögens beschreibt, eine soziale Position absichern hilft, Rehabilitation anregt, vermittelt oder durchführt, Gefahren in Umwelt und Arbeitswelt abwendet oder vorbeugt.

Sie tut dies zwangsläufig in einer konkreten gesellschaftlichen Situation und ist demzufolge – mehr als die klinische Medizin – den jeweiligen gesellschaftlichen Wertvorstellungen, Normen und Regelungen unterworfen (manifest in Gesetzen, Verordnungen, Gerichtsentscheidungen) und deren raschem Wandel. Internationale Vergleiche können Anregungen geben, sind aber – anders als in der klinischen Medizin – selten übertragbar.

Der sozialmedizinische Gutachter hat zudem Schiedsrichterfunktion bei der Zuerkennung sozialstaatlicher Leistungen. Die hierfür notwendige Rechtskunde sollte aber niemals den oben ausgeführten karitativen Ansatz und die dem Individuum und seiner sozialen Integration verpflichtete Grundhaltung von Sozialmedizin verdecken. Auch dürfen sozialmedizinische Bewertungen nicht zu Versagens- und Verbotskatalogen bei Behinderung oder chronischer Krankheit verkommen. Sozialmedizin ist der ärztlichen Behandlung verpflichtet und darf sich nicht auf eine unverbindliche Variante als *Medizinsoziologie* oder *Gesundheitswissenschaft* reduzieren lassen.

72.1
Sozioökonomische und sozialmedizinische Bedeutung von Darmkrankheiten

International im Vordergrund stehen *Durchfallkrankheiten* ganz überwiegend bei Kindern. Durchfall ist ein sozialmedizinisches Problem erster Priorität in der Dritten Welt. In den industrialisierten Ländern dominieren quantitativ ebenfalls die *akuten Durchfallkrankheiten:* In einer schottischen Stadtbevölkerung hatten binnen 3 Monaten 16% der Kinder und 10% der Erwachsenen unter Durchfall gelitten ohne Unterschied bezüglich des sozialen Status. Die Kinder versäumten pro Durchfallperiode durchschnittlich 2,71 Schulstunden (11,6 Std/Jahr), die Erwachsenen durchschnittlich 2,6 Arbeitsstunden (10,4 Std/Jahr).

Die sozialmedizinischen Problemfälle sind allerdings trotz niedriger Inzidenz seit Jahrzehnten unverändert die *chronischen Durchfallkrankheiten.*

In der gesetzlichen Rentenversicherung Deutschlands wurden 1995 insgesamt 5415 Renten wegen verminderter Erwerbsfähigkeit bei Darmkrankheiten (ICD-9: 001–003, 014, 152–154, 158, 540–543, 550–553, 555–558, 560–569) bewilligt. Das sind immerhin 31% der im selben Zeitraum bewilligten Berentungen wegen ischämischer Herzkrankheiten (VDR 1996). Quantitativ führend waren die Frühberentungen wegen bösartiger Neoplasien (n = 3505). Beachtenswert ist das Berentungsalter einiger Gruppen: Während es bei den ischämischen Herzkrankheiten durchschnittlich 55 Jahre betrug, lag es bei den Darmmalignomen bei 53 und bei den chronisch entzündlichen Darmerkrankungen (n = 847) bei nur 43 Jahren. Diese bilden unverändert eine wichtige sozialmedizinische Problemgruppe.

72.2
Sozialmedizinisches Repetitorium

Auch wenn andernorts bereits publiziert, soll ein kurzes sozialmedizinisches Repetitorium mit den häufig notwendigen Begriffen vertraut machen.

72.2.1
Leistungsfähigkeit und Leistungsvermögen

Leistungsfähigkeit ist ein zentraler Begriff in der Sozialmedizin und ihre möglichst exakte und nachvollziehbare Beschreibung dient als Grundlage zur Beurteilung weitergehender sozialmedizinischer Aspekte (Arbeitsfähigkeit, Erwerbsfähigkeit etc). Leistungsfähigkeit ergibt sich aus der Leistungsbereitschaft (Wollen) und dem Leistungsvermögen (Können), entsprechend der psychischen, mentalen und körperlichen Fähigkeiten.

Das *Leistungsvermögen* kann in 3 wesentliche Bereiche untergliedert werden:

- den psychomentalen Bereich, mit ggf. differenzierter psychologischer Prüfung,
- den muskuloskelettalen Bereich, der mehr die Peripherie der tatsächlich arbeitsausführenden Organe betrifft und
- den zentralen kardiopulmonalen Bereich, der die Begrenzung bildet, um die für eine Arbeit notwendige Sauerstoffmenge aufzunehmen und der Körperperipherie bereitzustellen.

Im WHO-Modell der *Behinderung* bedingt eine Erkrankung („disease") eine bestimmte Organschädigung oder auch funktionale Einschränkung („impairment"). Diese bestimmt eine personale Fähigkeitsstörung („disability") und diese wiederum ist die Ursache zu einer sozialen Beeinträchtigung („handicap") (WHO 1980). In der Gastroenterologie besteht die besondere Problematik, daß eine Beziehung zwischen Organschädigung und Fähigkeitsstörung nicht so offensichtlich ist wie beispielsweise in der Kardiologie oder Orthopädie, sondern nur indirekte Beziehungen bestehen.

Nur bei wenigen gastroenterologischen Diagnosen gibt es direkte Auswirkungen der Organschädigungen auf das kardiopulmonale System. Doch auch wenn eine Korrelation zwischen *Organschaden* und personaler Fähigkeitsstörung nur locker oder selten ist, erscheint es unabdingbar, daß der jeweils vorliegende Organschaden möglichst exakt abgegrenzt wird. Dies betrifft einmal morphologische Änderungen und andererseits solche der Organfunktion und zwar sowohl hinsichtlich *Ausmaß* oder *Aktivität* einer Schädigung oder Entzündung als auch hinsichtlich eines schon eingetretenen *Funktionsverlustes.* Zusätzlich sind *Komplikationen* oder auch *Therapiefolgen* zu bedenken. Zur Einschätzung ist es zudem wichtig, den *bisherigen Verlauf* des Organschadens und das Auftreten von *Begleiterkrankungen* zu berücksichtigen.

Die *Leistungsbeurteilung* in der Gastroenterologie stützt sich im wesentlichen auf indirekte Parameter wie Schmerz und Diarrhö, Gewicht und/oder Schwäche sowie eine veränderte Belastbarkeit der Bauchdecke. Hinzu kommen Fragen nach Kontinenz, Infektiosität und evtl. Stoma (s. 72.4). Beurteilt werden möglichst bleibende Einschränkungen („steady state") nach Ausschöpfung der Möglichkeiten einer adäquaten Therapie. Auf Therapiedefizite ist hinzuweisen. Zugleich muß der wechselnde Verlauf einer Erkrankung mit Schüben und Remissionen bedacht werden.

Beurteilt wird sowohl die *Zumutbarkeit* einer Belastung für den Patienten, als auch eine evtl. *Ver-*

schlimmerungsgefahr, die eine Belastung bei der Erwerbstätigkeit für eine Erkrankung haben könnte. Damit läßt sich ein ausreichendes, exakt definiertes positives und negatives Leistungsbild beschreiben. Es wird bezogen auf die letzte Tätigkeit und gestattet damit die Beurteilung von Arbeitsfähigkeit oder Arbeitsunfähigkeit, ggf. Berufsunfähigkeit (s. unten). Außerdem wird es bezogen auf den allgemeinen Arbeitsmarkt und erlaubt die Beurteilung einer evtl. allgemeinen Erwerbsfähigkeit. Der zeitliche Umfang der Belastbarkeit ist zu beschreiben.

Nimmt der sozialmedizinische Gutachter zur Leistungsfähigkeit bzw. dem Leistungsvermögen Stellung, liefert er die Basis für sozialrechtliche Entscheidungen. Lediglich bei der Feststellung der *Arbeitsunfähigkeit* hat die ärztliche Beurteilung unmittelbare Rechtsfolge. Bei den längerfristigen Beeinträchtigungen des Leistungsvermögens sind die medizinische Begutachtung und die sozialrechtliche Entscheidung voneinander getrennt. Die Sozialversicherung ist ebensowenig wie ein Gericht an die gutachterliche Bewertung gebunden. Der ärztliche Gutachter sollte sich deshalb von den juristischen Ausdrücken wie „erwerbs(un)fähig", „berufs(un)fähig", „(schwer)behindert" möglichst fernhalten.

72.2.2
Arbeitsfähigkeit

Arbeitsfähigkeit ist die Beurteilung der aktuellen Leistungsfähigkeit im Hinblick auf die konkrete letzte Erwerbstätigkeit eines Beschäftigten. Die Frage ist somit, ob jemand *seine* Tätigkeit ausüben kann.

Diese setzt *Wegefähigkeit* voraus, d. h. die Erreichbarkeit des Arbeitsplatzes in zumutbarer Zeit mit „verhältnismäßigem" Aufwand. Letzteres könnte beispielsweise bei erträglichen Beschwerden oder unerwünschten Therapiewirkungen den Wechsel vom Fahrrad oder eigenen Kraftfahrzeug auf ein öffentliches Verkehrsmittel bedeuten.

Ein weiterer – nicht gesetzlich geregelter, aber in der Rechtsprechung entwickelter – Gesichtspunkt ist, ob mit der Aufnahme der Arbeit eine *Gefahr* verbunden ist, den krankheitsbedingten Zustand zu *verschlimmern*.

Besteht ein Arbeitsverhältnis, ist die Arbeitsfähigkeit zu bewerten mit allen typischen Anforderungen dieser Tätigkeit (einschließlich Schichtarbeit, Akkord, Nähe einer Toilette, Reizstoffen, körperlicher oder mentaler Belastung usw.). *Ist das Arbeitsverhältnis aufgelöst*, müssen vergleichbare, aber gleichartige Tätigkeiten bei einem anderen Arbeitgeber zugrundegelegt werden. Ist der Versicherte *arbeitslos* und bezieht Leistungen vom Arbeitsamt, ist die Leistungsfähigkeit (somit auch die Arbeitsfähigkeit) an Tätigkeiten zu messen, die bei der Vermittlung als Arbeitsloser zugrundezulegen sind. Hierbei gelten die Regeln der im Arbeitsförderungsrecht abgesteckten *Zumutbarkeits-Anordnungen*.

Schließlich ist zu prüfen, ob von dem Erkrankten eine *Fremdgefährdung* ausgeht. Besteht der Verdacht auf eine übertragbare Infektion, ist in jedem Fall ein Erregernachweis anzustreben und der Erkrankte möglichst „abzusondern", d. h. aufzufordern, zu Hause zu bleiben und, wo möglich, eine separate Toilette zu benutzen. Er ist in Maßnahmen der besonderen persönlichen Hygiene zu unterweisen (s. auch Meldepflicht 72.2.7). Der Besuch von öffentlichen Einrichtungen ist untersagt, solange Ansteckungsmöglichkeit besteht. Diesem Gesichtspunkt ist besondere Beachtung zu widmen bei allen Beschäftigten, die mit der Herstellung, Zubereitung und Verteilung von Lebensmitteln befaßt sind, bei allen Beschäftigten im Gesundheitswesen, beim Besuch von Kindergärten, -tagesstätten, Schulen und Altenheimen. Wurde ein übertragbarer Erreger nachgewiesen, der eine Absonderung des Erkrankten erforderlich macht, besteht Arbeitsunfähigkeit, bis die Infektiosität unwahrscheinlich ist.

Bei chronischen Krankheiten ist zu berücksichtigen, daß Arbeitsfähigkeit keinesfalls gleichzusetzen ist mit Symptomfreiheit. Das gilt für klinische Symptome (z. B. Durchfall) wie für technische Befunde (BSG, Anämie, endoskopische Befunde) gleichermaßen.

72.2.3
Berufsfähigkeit

Berufsfähigkeit und Berufsschutz sind allein im Rentenrecht relevant bei Vorliegen einer beruflichen Qualifikation, die durch Ausbildung, Qualifikationsbestätigung und tarifliche Bezahlung ausgewiesen ist. Kann ein Versicherter krankheitsbedingt seinen bisherigen Beruf nicht mehr ausüben, derartig, daß er damit mindestens die Hälfte des berufstypischen Durchschnittslohnes erwirbt, kann *Berufsunfähigkeit* gegeben sein. Die *Berufsunfähigkeitsrente* beträgt nur einen Teil (in der Regel $^2/_3$) der Rente wegen Erwerbsunfähigkeit. (Da das Rentenreformgesetz hier weitreichende Änderungen vorsieht, sollen diese Hinweise derzeit genügen.)

72.2.4
Erwerbsfähigkeit

Erwerbsfähigkeit beinhaltet – im Gegensatz zur Arbeitsfähigkeit – das längerfristige Leistungsvermögen. Der Begriff beinhaltet wesentliche rechtliche Kategorien, so daß der Sozialmediziner das *erwerbsbezogene Leistungsvermögen* beschreiben sollte, d. h. das Fähigkeitsprofil des Versicherten für den Arbeitsmarkt.

Die Beurteilung der Erwerbs*fähigkeit* ist auch unabhängig davon, ob jemand in der letzten Zeit erwerbs*tätig* war (z. B. Hausfrau).

Erheblich gefährdet ist die Erwerbsfähigkeit, wenn nach ärztlicher Prognose die Gefahr besteht, daß durch krankheits- oder behinderungsbedingte Funktionsstörungen in „absehbarer Zeit" (das sind je nach Rechtsbereich 6 Monate bis 3 Jahre) das erwerbsbezogene Leistungsvermögen beeinträchtigt werden könnte.

Eine *verminderte Erwerbsfähigkeit* ergibt sich aus der *Dauerhaftigkeit* der Einschränkung, der *Wesentlichkeit* der Einschränkung (im Gegensatz zu geringfügigen oder nur temporär bestehenden Einschränkungen) und/oder dem Erfordernis *besonderer Hilfen* (z. B. technische Hilfen, medizinische oder berufliche Rehabilitation, psychologische Begleitung).

Erwerbsunfähigkeit bedeutet, daß der Betroffene nicht mehr über die Kräfte und Fähigkeiten verfügt, *regelmäßig* einer erwerbsmäßigen Tätigkeit auf dem allgemeinen Arbeitsmarkt nachzugehen und mehr als geringfügige Erwerbseinkünfte zu erzielen.

Da nach der Rechtsprechung des Bundessozialgerichts für die Bewertung im Rentenrecht der Teilzeitarbeitsmarkt derzeit als verschlossen gilt (= nicht verweisungsfähig), ist eine vollschichtige Tätigkeit zugrunde zu legen. Wegefähigkeit ist vorausgesetzt (s. 72.2.2). (Auch hier sind durch die Gesetzgebung in Kürze Änderungen zu erwarten.)

72.2.5
Behinderung (gemäß Schwerbehindertengesetz)

Während für die Feststellung der Arbeits-, Berufs- und Erwerbsfähigkeit stets die *konkrete Betrachtungsweise* gefordert ist (Ist ein der Leistungsfähigkeit des jeweiligen Versicherten entsprechendes Arbeitsfeld vorhanden?), gilt für die Unfallversicherung, im sozialen Entschädigungsrecht und im Schwerbehindertenrecht der Grundsatz der *abstrakten Schadensbemessung*. Beispielsweise stellt der Zustand nach Kolektomie eine Schädigung dar unabhängig davon, ob jemand voll und qualifiziert erwerbstätig ist, und nur zum Teil modifiziert durch den Grad der subjektiven Beeinträchtigungen.

Um nicht Widersprüche zwischen der konkreten Beurteilung der Erwerbsfähigkeit und der abstrakten Schadensbemessung einer Behinderung zu formulieren, wurde für die Beurteilung nach dem Schwerbehindertengesetz der Begriff *Minderung der Erwerbsfähigkeit* (MdE) durch den *Grad der Behinderung* (GdB) ersetzt.

Für die abstrakte Schadensbemessung ist der Gutachter an die geltenden Bemessungsvorgaben gebunden, einschließlich der dort vorgeschlagenen Kausalitätsbeurteilung.

Bei einigen schwerwiegenden Krankheiten ist die Prognose nach operativer Therapie ungewiß, vor allem bei Malignomen. Der *Grad der Behinderung* wird befristet hoch bemessen mit dem Ziel einer Neubewertung nach einem vorgegebenen zeitlichen Intervall von 2 oder 5 Jahren (*„Heilungsbewährung"*).

Die Behinderung durch verschiedene chronische Darmkrankheiten unterschiedlicher Ätiologie und Lokalisation wurde zusammengefaßt. Diese Bewertung ist heranzuziehen, wenn nicht ausdrücklich andere Behinderungsgrade vorgegeben sind.

Chronische Darmstörungen

- Ohne wesentliche Beschwerden und Auswirkungen 0–10 v. H.,
- mit stärkeren und häufig rezidivierenden oder anhaltenden Symptomen (z. B. Durchfälle, Spasmen) 20–30 v. H.,
- mit erheblicher Minderung des Kräfte- und Ernährungszustandes 40–50 v. H.

72.2.6
Die Arbeitsbelastung („Schwere" der Arbeit)

Dem Gutachter wird häufig die Frage gestellt, wie schwere körperliche Arbeit einem Erkrankten noch zumutbar sei. Vordergründig besteht dabei der Wunsch, die *Arbeitsbelastung* (englisch „*stress*") einem einfachen Meßwert zuzuordnen, beispielsweise der Belastbarkeit bei der Fahrradergometrie in W. Abgesehen davon, daß die subjektive Belastbarkeit („*strain*") ebenfalls zu berücksichtigen ist, gehen in diese Frage viele Einzelfaktoren ein:

- die Arbeitsbedingungen (z. B. Gehen, Geschwindigkeit und Untergrund beim Gehen, Gehen mit Last, Steigen, Art und Gewicht von Hilfsmitteln, Wurfhöhe und -weite beim Schaufeln usw.),
- das eigene Körpergewicht, dabei die Verteilung der Fett- und der Muskelmasse,
- der Trainingszustand,
- das Alter und das Geschlecht des Arbeitnehmers,
- die Dauer und Frequenz eines Arbeitsvorgangs,
- die Frage statischer oder dynamischer Muskelarbeit,
- die Frage der beteiligten Muskelgruppen, der Monotonie der Arbeit,
- die Expositionsdauer, z. B. die Frage, ob passager ein kataboler Zustand erreicht wird (z. B. Saisonarbeit bei Ernte- bzw. Waldarbeiten),
- die klimatischen Bedingungen.

Es wird auf die entsprechenden Lehrbücher und Tabellen der Arbeitsmedizin verwiesen. Im Einzelfall ist der gastroenterologische Gutachter aufgefordert, sich bezüglich konkreter Anforderungen bzw. Belastungen bei einem Arbeitsmediziner kundig zu machen (z.B. Betriebsarzt, ärztlicher Dienst des Arbeitsamtes). Der Versuchung, einem an Reizdarm, M. Crohn oder Colitis ulcerosa Erkrankten nur noch „leichte Arbeit" zuzumuten, sollte der Gutachter nicht vorschnell erliegen, da er damit einem Versicherten große Teile des Arbeitsmarktes definitiv verschließt, was für Arbeitnehmer, die bisher als Handwerker, sonst körperlich oder im Freien gearbeitet haben, fatal sein kann.

72.2.7
Meldepflicht

Nach § 3 des Bundesseuchengesetzes sind zur Vermeidung übertragbarer Infektionen eine Reihe von Erkrankungen meldepflichtig (an das Gesundheitsamt). Bei Verdacht auf eine Salmonellen- oder Shigelleninfektion und bei Nachweis einer Yersinien-, Tuberkulose-, Brucella-, Leptospiren-, Virus-, Hepatitis-, Zytomegalie-Virus-Infektion besteht Meldepflicht.

72.3
Problemstellungen in der sozialmedizinischen Beurteilung bei Dünn- und Dickdarmerkrankungen

72.3.1
Durchfall

Es mag trivial klingen, aber die anamnestische Angabe „Durchfall" muß in jedem Fall hinterfragt werden. Viele Patienten verstehen hierunter etwas anderes als das definierte Krankheitssymptom Diarrhö. Diese ist definiert als das Vorhandensein von 2 der folgenden 3 Parameter: Mehr als 3fach tägliche Stuhlabsetzungen, Gewicht über 200 g und ungeformt wäßrige Konsistenz.

Diese Parameter lassen sich objektivieren in Form einer *Stuhlvisite*, nach der erforderlichenfalls die Messung von Stuhlgewicht und -fettgehalt als Malabsorptionshinweis veranlaßt werden kann. Defizite von Spurenelementen, Vitaminen oder Elektrolyten kennzeichnen Malabsorptionszeichen bzw. den Verlust körperlicher Belastbarkeit durch Diarrhö. Entzündungszeichen (Fieber, Blut- oder Schleimbeimengung, BSG, Blutbild-, Serumeisenveränderungen, Akutphase-Proteine etc.) beschreiben die Aktivität einer eventuell entzündlichen Diarrhö.

Für die sozialmedizinische Beurteilung ist eine funktionsbezogene Anamnese-Erhebung erforderlich. Die Bezifferung von Stuhlfrequenz und -gewicht allein beschreibt keine Funktionsstörung.

Tabelle 72.1. Funktionsbezogene Anamnese beim Symptom Durchfall

Wann treten Durchfälle auf?   • Mit oder ohne vorhersehbar defäkationsfreie Tageszeiten?   • Mit Störung der Nachtruhe?
Wie imperativ ist der Stuhldrang?
Wie lange und wie sicher kann die Defäkation unterdrückt werden?
Besteht Stuhlinkontinenz?
Treten Bauchschmerzen oder Analschmerzen auf?
Besteht zusätzlich eine vermehrte Flatulenz?
Mit oder ohne störende Darmgeräusche?
Wie häufig erlebt der Patient Schwächezustände, Schwindel?
Wie lange kann er eine Konzentration, eine körperliche Belastung durchhalten?
Gibt es streßbedingte oder angstbesetzte Situationen, die imperativen Stuhldrang auslösen?
Welche Nahrungsmittel lösen regelhaft Stuhldrang oder Durchfall aus?
Belasten die Durchfälle den Betroffenen nur während eines Krankheitsschubes oder auch im Intervall?

Tabelle 72.2. Mögliche Beeinträchtigungen infolge durchfallbedingter Funktionseinschränkungen

Durch die Notwendigkeit, jederzeit schnell eine freie Toilette erreichen zu können
Durch einen eingeschränkten Aktionsradius (zu Fuß, im Auto oder Bus) – oft gleichzusetzen mit einer Gehbehinderung
Durch die Einschränkung einer kontinuierlichen Präsenz (am Fließband oder als Kontroll- oder Aufsichtsperson)
Durch die Einschränkung der Konzentrationsfähigkeit
Durch die Einschränkung der psychischen oder physischen Belastbarkeit
Durch eine evtl. eingeschränkte Eignung für Publikumsverkehr
Durch eine Überlastung bei unregelmäßigen oder bei langen Arbeitszeiten

Das Symptom Durchfall ist im Hinblick auf Funktionen im täglichen Leben und die Beeinträchtigung zu hinterfragen (Tabelle 72.1; 72.2).

72.3.2
Bauchschmerz

Der Schmerz gehört zu den besonders schlecht zu objektivierenden Parametern. Erforderlich sind eine exakte Schmerzanamnese und Schmerzbeschreibung und der Versuch, die Schilderung mit den geklagten Beschwerden und Auswirkungen übereinzubringen und empathisch nachzuvollziehen (Tabelle 72.3; 72.4).

Tabelle 72.3. Funktionsbezogene Anamnese beim Symptom Bauchschmerz

Wie oft, wie intensiv treten Bauchschmerzen auf?
Wie ist der Schmerzcharakter, krampfartig, Dauerschmerz, bewegungsabhängig (Narben)?
Besteht ein zeitlicher Zusammenhang mit der Nahrungsaufnahme, mit der Defäkation?
Wird die Nachtruhe durch die Schmerzen beeinträchtigt?
Muß wegen Schmerzen eine Tätigkeit, eine Körperhaltung, eine Bewegung unterbrochen oder abgebrochen werden?
Werden regelmäßig, häufig, gelegentlich Schmerzmittel genommen (Dosis)?
Treten Schmerzen unberechenbar und unvorhersehbar auf?
Treten Schmerzen nur während bestimmter Tageszeiten auf?
Treten Schmerzen nur während eines Krankheitsschubes auf?
Gibt es schmerzauslösende Ereignisse (z. B. Streß-Situationen), Nahrungsmittel?
Sind die Schmerzen mit Übelkeit, Erbrechen, Kollaps verbunden?
Gehen die Schmerzen mit Stuhlverhalt einher (Stenose? Subileus? Ileus?)?

Tabelle 72.4. Mögliche Beeinträchtigungen infolge bauchschmerzbedingter Funktionseinschränkungen

Für die Belastbarkeit für schwere/mittelschwere Arbeiten
Für längeres Gehen, Stehen, Sitzen
Für lange tägliche Arbeitszeiten
Für häufiges Bücken, Heben und Tragen von Lasten
Für Überkopfarbeiten
Für Streßbelastung
Für Anforderungen an Reaktionsvermögen oder Fahrtüchtigkeit (Schmerz-, Betäubungsmittel)
Für Akkord, Wechsel- oder Nachtschicht

72.3.3
Schwäche und Gewichtsabnahme

Von besonderem Interesse ist die Beurteilung des Körpergewichtes. Es wird gemessen in kg bzw. ausgedrückt in „body mass index" (kg/m²) oder hilfsweise als Broca-Index (kg/Körperlänge). Von Bedeutung ist jedoch weniger das aktuelle Gewicht, sondern insbesondere sein Bezug zu dem früheren Normalgewicht oder Maximalgewicht des Patienten oder der (objektivierte) Gewichtsverlust pro Zeit. Auch hierbei ist somit eine *funktionsbezogene Anamnese* zu erheben (Tabelle 72.5; 72.6).

Tabelle 72.5. Funktionsbezogene Anamnese beim Symptom Schwäche/Gewichtsabnahme

Wie war das individuelle Normalgewicht vor Erkrankungsbeginn?
Wieviel Gewichtsverlust/Untergewicht besteht infolge der Krankheit?
Wie ist die Tendenz der Gewichtsentwicklung?
Besteht Malassimilation? Wurde Darm reseziert? (Was? Wieviel?)
Sind enterointestinale Fisteln ausgeschlossen? Wie ist der Gewichtsverlauf unter adäquater konservativer Therapie (Medikation, Ernährung, Kalorienbilanz)?
Bestand längerfristig Fehlalimentation, Bettlägerigkeit, Immobilisierung?
Liegt eine Anämie vor?
Bestehen Defizite in der Eiweiß-, Elektrolyt-, Flüssigkeits- oder Fettbilanz?
Treten Schwindel- oder Kollapszustände auf?
Wie ist der allgemeine körperliche Trainingszustand?

Tabelle 72.6. Mögliche Beeinträchtigungen infolge schwächebedingter Funktionseinschränkungen

In der Belastbarkeit für schwere/mittelschwere Arbeiten
Für lange tägliche Arbeitszeiten
Für eine geforderte Ausdauer
Für längeres Stehen oder Gehen
Für häufiges Bücken, Heben und Tragen von Lasten
Für Arbeiten im Freien, in Hitze oder Kälte
Für Arbeiten mit Absturzgefahr

72.3.4
Körperliche Schonung und Belastbarkeit

Bei niedrigem Körpergewicht ist zu klären, ob eine mangelnde Kalorienzufuhr oder eine Fehlverarbeitung der zugeführten Kalorien vorliegen. Die Größe der Kalorienzufuhr ist den subjektiven Angaben des Patienten nicht ausreichend sicher zu entnehmen und bedarf der subtilen Erhebung der Kalorienbilanz. Das Gewicht bzw. die in Verbindung mit Untergewicht geklagte Schwäche sind ein wesentlicher Parameter, auf den eine Minderung der Leistungsfähigkeit zu beziehen ist.

Dies gelingt einmal durch Beachtung der *Borg-Skala*, die die subjektive Anstrengung zum Pulsschlag in Beziehung setzt sowie die *PWC* („*pulse working capacity*"; Puls-Watt-Kapazität), eine schon seit dem 2. Weltkrieg eingeführte physikalische Größe, die eine Relation zwischen Wattleistung und kg KG herstellt.

Bei der körperlichen Leistungsfähigkeit (Watt) verhält sich der Sauerstoffverbrauch im Bereich zwischen 20 und 80% der kardiopulmonalen Beanspruchung parallel zur Herzfrequenz. Mit der Wattleistung, die zum Erreichen einer bestimmten Herzfrequenz notwendig ist, ist es somit möglich, die kardiopulmonale Leistungsfähigkeit zu beschreiben. Die maximale Herzfrequenz errechnet sich aus *220 minus Lebensalter*. Entsprechend dem Alter wird für jüngere Patienten (bis etwa 40 Jahre) eine Herzfrequenz von 170 als Zielfrequenz angesehen, für ältere Patienten ab etwa 60 Jahren eine Frequenz von 130 und für die zumeist dazwischenliegenden Patienten (40–60 Jahre) eine Herzfrequenz von 150. Die normalerweise erreichten Wattzahlen betragen für Männer etwa 2,1 W/kg bei PWC 150. Abweichungen von ± 20% können noch toleriert werden, weniger als 20% zeigen eine pathologisch erniedrigte Belastbarkeit. Damit gelingt es, eine vergleichbare objektivierbare Leistungsgröße zu beschreiben. Sie gilt auch bei gastroenterologischen Erkrankungen und sollte insbesondere, wenn die körperliche Arbeitsschwere ein wesentliches Entscheidungskriterium ist, in Form eines einfachen Belastungs-EKGs regelmäßig durchgeführt werden.

72.3.5
Stuhlinkontinenz

Stuhlinkontinenz ist auch in der Sprechstunde des Gastroenterologen das heimliche Symptom. Nach Stuhlschmieren oder unwillkürlichen Stuhlabgängen muß man fragen! Die zu erwartende Häufigkeit von >1% bereits bei unselektionierten Stichproben im mittleren Lebensalter macht das routinemäßige Nachfragen sinnvoll. Untersuchungsziele sind die Einordnung der Schwere des Symptoms, die Klärung behandelbarer ursächlicher Krankheiten und die Aufklärung der Pathophysiologie, um mögliche symptomatische Behandlungsansätze zu finden (Kap. 54). Hilfreich ist das Erheben einer strukturierten Inkontinenzanamnese. Mögliche Einschränkungen listet Tabelle 72.7 auf.

Tabelle 72.7. Mögliche Einschränkungen infolge Stuhlinkontinenz bei Nichterreichbarkeit einer freien Toilette

Durch einen eingeschränkten Aktionsradius (manchmal ähnlich einer Gehbehinderung)
Für häufiges Bücken, für das Heben und Tragen von Lasten
Für schwere Arbeiten
Für Publikumsverkehr
Für eine kontinuierliche Präsenz (z. B. als Kontroll- oder Aufsichtsperson)
Für längeres Gehen und Stehen
Durch einen erhöhten Pflegebedarf (häusliche Pflege, Altenpflege)

Der Grad der Behinderung beträgt bei Afterschließmuskelschwäche

- mit seltenem, nur unter besonderen Belastungen auftretendem unwillkürlichem Stuhlabgang 10 v. H.,
- sonst 20–30 v. H.,
- Verlust des Afterschließmuskels wenigstens 50 v. H.

Mastdarmvorfall:
- klein, reponierbar 10 v. H.,
- sonst 20–40 v. H.

Hämorrhoiden, Bauchfellverwachsungen und Fisteln in der Umgebung des Afters erfahren gesonderte Bewertungen (s. bei Anhaltspunkte).

72.3.6
Das Ileo-/Kolostoma

Jede Anlage eines Enterostomas beinhaltet auch eine psychische, berufliche, soziale und rehabilitative Dimension! Umgekehrt werden die sozialmedizinischen Einschränkungen infolge eines Stoma in der Regel überschätzt. Von einem gut plazierten und gepflegten Ileo- oder Kolostoma merken Umstehende nichts. Es ist auch kein hygienisches Problem, da ein Stoma in der Regel sorgfältiger gereinigt und gepflegt wird als ein natürlicher Anus.

Im Vordergrund steht die *subjektive Belastung*. Diese besteht vor allem in Akzeptanzproblemen, diese können bestehen in pflegerischen Problemen oder bei Komplikationen (Kap. 56). Für die Akzeptanz eines Stoma spielt die Grundkrankheit eine wichtige Rolle: Während ein Patient nach kompliziertem Verlauf einer chronisch entzündlichen Darmerkrankung sich befreit fühlen kann, ist das Stoma eines Karzinompatienten oft Ausdruck der weiterhin empfundenen Lebensbedrohung. Der psychischen Belastung und der subjektiv erlebten Einschränkung der Kommunikationsfähigkeit kommt deshalb bei der Begutachtung große Bedeutung zu. Die medizinische Rehabilitation bietet zugleich kompetente Stomatherapie und Hilfe zur Krankheitsbewältigung an.

In einer Follow-Up-Studie von 344 Patienten der Mayo-Klinik mit einer Ileostomie wurde nur 1 Patient (0,3%) erwerbsunfähig. 83,4% berichteten keinerlei Einschränkungen, die übrigen hatten Schwierigkeiten beim Heben, Bücken, Tragen von Lasten oder durch einen allgemeinen Energieverlust, beispielsweise durch Gelenkbeschwerden. 50% waren sportlich aktiv. 15,7% hatten Probleme bei der Versorgung des Ileostoma (hoher Zeitaufwand, häufiger Beutelwechsel oder Pflegebedarf, Hautirritationen), 12,7% gaben Beeinträchtigungen ihres Sexuallebens an. Die körperliche Belastbarkeit von Ileostomaträgern, die wegen eines M. Crohn proktokolektomiert worden waren, hing im wesentlichen davon ab, ob und in welchem Ausmaß gleichzeitig Ileum reseziert worden war.

In der Beurteilung des Leistungsvermögens scheidet wegen der Prolapsgefahr Schwerarbeit aus, weiterhin Arbeiten in überwiegend gebückter Haltung, mit Wechselschicht, wenn dadurch Irrigationsabstände variiert werden müssen, Arbeitsplätze mit großer Hitzeentwicklung (z. B. Hochofen), wenn Schwitzen die Klebehaftung beeinträchtigt, Tätigkeiten, die die Benutzung einer Toilette über längere Zeit unmöglich machen, evtl. auch Akkord- oder Bandarbeit.

Der Grad der Behinderung ist bei künstlichem After und benignem Grundleiden

- mit guter Verschlußmöglichkeit 50 v. H,
- sonst (z. B. bei Bauchwandhernie, Stenosen, Retraktion, Prolaps, Narben, ungünstiger Position) 60 – 80 v. H.

Bei Mastdarmvorfall, stark sezernierenden Kotfisteln oder außergewöhnlichen seelischen Begleiterscheinungen ist der GdB entsprechend höher zu bewerten.

Nach Entfernung eines malignen Darmtumors ist in den ersten fünf Jahren eine Heilungsbewährung abzuwarten. GdB während dieser Zeit bei Entfernung von lokalisierten Darmkarzinoiden, Kolon- oder Rektumtumoren im Frühstadium (T1N0M0 – DUKES A)

- mit Kunstafter (nicht nur vorübergehend angelegt) 70 – 80 v. H.,
- sonst (ab T2 oder ab N1, M1 – ab DUKES B) mit künstlichem After (nicht nur vorübergehend angelegt) 100 v. H.

72.3.7
Die Infektiosität

Die Infektiosität spielt hauptsächlich bei akuten Darmerkrankungen eine Rolle. Auf die Meldepflicht bei Verdacht oder Erkrankung infolge übertragbarer Erreger wurde bereits hingewiesen (s. oben). Salmonellen-Dauerausscheider sind nach den Vorgaben des Gesundheitsamtes zu behandeln. Zur Behandlung und ggf. Isolierung anderer Infizierter sei auf die entsprechenden Kap. 27 bis 30 verwiesen.

72.4
Sozialmedizinische Aspekte bei einzelnen Krankheiten

72.4.1
Folgekrankheiten des Dünn- und Dickdarms nach Operationen am Magen

Vagotomie

Die Vagotomie hat die Verminderung der Magensekretion zum Ziel. Gleichzeitig wird die Motilität einer Reihe von Oberbauchorganen beeinflußt. Zu unterscheiden sind die trunkuläre (TV), die selektiv-gastrische (SV) und die selektiv-proximale Vagotomie (SPV). Die *trunkuläre Vagotomie* betrifft die Innervation von Darm, Leber, Gallenwegen und Pankreas mit. Da die Antrummotilität aufgehoben ist, wird eine Drainageoperation (Pyloroplastik) erforderlich. Auch die (seltene) selektiv-gastrische Vagotomie benötigt eine Drainageoperation. Bei der selektiv-proximalen Vagotomie werden die antralen Vagusäste geschont; eine Drainageoperation ist somit überflüssig. Die vagale Denervation des proximalen Magens führt zu einer beschleunigten Entleerung von Flüssigkeiten („Mageninkontinenz"). Die Denervation des distalen Magens verzögert die Entleerung fester Nahrung. Die zusätzlich bei trunkulärer oder selektiv-gastrischer Vagotomie notwendigen Drainageoperationen verschlimmern die „Mageninkontinenz". Diese trägt zum *Dumping-Syndrom* (s. unten) bei und ist ein Faktor in der Pathogenese der Postvagotomie-Diarrhö. Unter *Durchfall* (s. oben) leiden 1 – 8 % der Patienten nach SPV ohne Drainage, 4 – 20 % nach SV und 20 – 30 % nach TV mit Drainageoperation. Während der ersten Monate postoperativ besteht Besserungstendenz. Therapieversuche mit Colestyramin und Loperamid sind angezeigt.

Dumping-Syndrom

Funktionsstörungen nach (partieller) Magenresektion sind so geläufig, daß ihnen ein eigener Begriff „Postresektionssyndrom" (englisch „*Postgastrektomiesyndrom*") zugeordnet wurde, wobei der Begriff *Gastrektomie* weiter gefaßt ist als im deutschen Sprachgebrauch. Das *Frühdumpingsyndrom* ist die Folge von raschem Einströmen von Ingesta aus dem Magen in den Dünndarm mit osmotischen und Dehnungseffekten, die Kreislauf- und hormonelle Dysregulationen auslösen. Die Symptome treten 5 – 30 min postprandial auf: Übelkeit, Hitzegefühl mit Schwitzen, Blutdruckabfall und Tachykardie, Aufstoßen, Völlegefühl, Erbrechen und Diarrhö. Das *Spätdumpingsyndrom* tritt 60 – 180 min postprandial auf und wird durch eine *Hypoglykämie* verursacht. Es ist seltener und verläuft zumeist weniger schwer. Es wird durch eine kohlenhydratinduzierte überschießende Insulinsekretion verursacht. Symptome sind Schwächegefühl, Kaltschweißigkeit, Müdigkeit, Hungergefühl bis hin zur Somnolenz und Bewußtlosigkeit.

Die Häufigkeit des Dumpingsyndroms beträgt nach Magenresektionen (Billroth-I und -II) 15–47%, nach Vagotomie mit Pyloroplastik 11–29%, nach SPV 5%. Sie nimmt in den der Operation folgenden Monaten und Jahren ab. Hierfür spielen sowohl physiologische Anpassungen als auch Lerneffekte und Verhaltensänderungen der Patienten eine Rolle.

Wichtigste Behandlungsform ist die *Diät*. Reicht eine eingehende Beratung des Patienten nicht aus, können notwendige Verhaltensänderungen in der *medizinischen Rehabilitation* ermittelt, vermittelt und trainiert werden. Medikamentös können Resorptionsverzögerer eingesetzt werden (Acarbose, Guar). Als chirurgische Behandlung kommen Umwandlungsoperationen in Frage.

Beim unzureichend therapierten *Dumping-Syndrom* treten Tachykardien und Kollapszustände auf. Tätigkeiten mit der Möglichkeit der Eigen- und/oder Fremdgefährdung (Berufskraftfahrer), auf Leitern und Gerüsten, mit Absturzgefahr, an schnell laufenden und ungeschützten Maschinen, mit besonderen Anforderungen an Konzentration, Reaktionsvermögen und Ausdauer sind dann nicht mehr durchführbar.

Blind-Loop-Syndrom

Jeder Eingriff am Magen, der den interdigestiven myoelektrischen Komplex schwächt und die Säureproduktion vermindert, führt zu einer *bakteriellen Überwucherung* des Dünndarms. Dennoch kommt es im Normalfall nicht zu einem permanenten Befund mit klinischer Relevanz. Sowohl die Vagotomie, die zu rasche Magenentleerung als auch die ausgeschaltete Schlinge beim Billroth-II-Magen können in der Entstehung einer bakteriellen Überwucherung eine Rolle spielen. Ein *IgA-Mangel* ist prädisponierend.

Symptome sind anhaltende Durchfälle verbunden mit Oberbauchschmerzen (s. oben unter 72.3.1, 72.3.2). Der H_2-Atem-Test kann Hinweise geben. Ein Therapieversuch ist mit Metronidazol oder Doxycyclin zu empfehlen.

Syndrom der zuführenden Schlinge

Beim Billroth-II-Magen kann es durch eine starke Einengung der zuführenden Schlinge zu krampfartigen Oberbauchschmerzen und schwallartigem Galleerbrechen eine halbe bis mehrere Stunden nach dem Essen kommen, wobei kaum Nahrungsreste enthalten sind. Ursache ist ein Aufstau von Galle- und Pankreassekret in der zuführenden Schlinge infolge einer Stenose an der Anastomose. Bei einer anderen Form gelangt infolge einer Fehlanlage der Anastomose oder einer Stenose der abführenden Schlinge der Mageninhalt bevorzugt in die zuführende Schlinge und verursacht Völlegefühl, das sich nach Erbrechen von mit Galle vermischter Ingesta bessert. Das Syndrom der zuführenden Schlinge ist selten und wurde früher überbewertet, da der Versuch einer intraoperativen Prävention mittels der Braun-Fußpunktanastomose diese Symptomatik nicht hat ausschließen können. Vielmehr wird dem *duodenogastralen Reflux* inzwischen eine größere Bedeutung für das Symptom des – vorwiegend morgendlichen – Galleerbrechens beigemessen. Dieses ist begleitet von epigastrischen Schmerzen, die nach dem Erbrechen verschwinden. Die Häufigkeit beträgt 9–18% bei allen Magenresektionen, bei denen das Antrum entfernt oder die Pylorusfunktion beseitigt worden ist. Eine Umwandlungsoperation (Y-Roux) sollte wegen der spontanen Besserungstendenz nicht vor einem Jahr erfolgen.

Grad der Behinderung nach Magenresektion

Die alleinige Vagotomie/Gastrotomie rechtfertigt keine Anerkennung einer Behinderung, lediglich im Fall ensprechender Darmstörungen (Durchfall, s. oben). Eine Teilentfernung des Magens oder eine Gastroenterostomie mit guter Funktion begründen einen *GdB bis 10 v. H. Bei anhaltenden Beschwerden (z. B. Dumping-Syndrom, rezidivierendes Ulcus jejuni pepticum)* wird nach Magen(teil)resektion ein *GdB von 20–40 v. H.* anerkannt.

72.4.2
Zustand nach Gastrektomie

Häufigster Grund für eine *Gastrektomie* (= „totale Magenresektion") ist ein Malignom des Magens. Ein Teil der Beschwerden ist gleichzeitig Folge der hierbei angestrebten Operationsradikalität mit Lymphadenektomie und der Entfernung benachbarter Organe.

Beschwerden sind häufig: Appetitlosigkeit (30–50%), Völlegefühl, epigastrisches Druckgefühl (27–83%), gehäuftes Luftaufstoßen (54%), epigastrische, z. T. von der Nahrungsaufnahme abhängige Schmerzen (12–37%), Sodbrennen (12–50%), Schluckbeschwerden/Dysphagie (8–40%), Übelkeit (12–29%), Erbrechen (9–25%), Durchfall (6–24%), Früh- und Spät-Dumping-Syndrom (8–66%), Untergewicht bis 90%. Lediglich die Häufigkeit des Dumping-Syndroms und die der galligen Ösophagitis haben sich als abhängig vom gewählten Operationsverfahren erwiesen.

Andererseits werden diese Beschwerden von denselben Patienten nicht in konstanter Häufigkeit geklagt.

Die *metabolischen Folgen* nach der *Gastrektomie* münden in Malnutrition (20–50%), Osteomalazie (15–30%) und Anämie (30–60%). Zugrunde liegen eine wahrscheinliche Pankreasdysfunktion, eine Störung des enterohormonalen Zusammenspiels, eine gelegentlich stark beschleunigte Dünndarmpassage, eine bakterielle Kolonisierung des oberen Intestinaltraktes, infolgedessen eine unzureichende Resorption fettlöslicher Vitamine sowie Resorptionsstörungen für Eisen und Vitamin B_{12}.

Sorgfältiges Sammeln und Dokumentieren aller Befunde ist in jedem Einzelfall erforderlich, angefangen mit dem intraoperativen Befund. Die obere Endoskopie ergab bei der Anschlußrehabilitation bei der Hälfte der Patienten behandlungsbedürftige pathologische Befunde, wobei nur 54% hiervon über entsprechende Beschwerden geklagt hatten. Die Beeinflußbarkeit vieler gastrektomiebedingter Beschwerden durch die *medizinische Rehabilitation* ist mehrfach belegt und hervorzuheben.

Die sozialmedizinischen Einschränkungen sind ähnlich denen nach Magenteilresektion und betreffen vorwiegend die körperliche und zeitliche Belastbarkeit. Die Möglichkeit für die Einnahme von Zwischenmahlzeiten muß bestehen. Bezüglich eines unzureichend therapierbaren Dumpingsyndroms sei auf den Absatz im vorangehenden Abschnitt verwiesen.

Je nach Ernährungs-, Kräfte und Allgemeinzustand werden *Grade der Behinderung* bis 30, oder 50 v.H., nach Entfernung eines *malignen Magentumors* 50 v.H. (Frühkarzinom) oder 80–100 v.H. anerkannt. Beim Magenfrühkarzinom gilt eine *Heilungsbewährung* von 2, sonst von 5 Jahren.

72.4.3
Malassimilationssyndrome

Zöliakie/Sprue

Leitsymptome sind Untergewicht und Durchfall (manchmal nur 1–2 voluminöse Stuhlentleerungen pro Tag), bei Kindern Wachstumsverzögerung. Die Leitsymptome müssen nicht obligat vorhanden sein, erwachsene Patienten fallen oft erst durch den Nachweis einer Osteoporose auf (Kap. 24).

Mit der Diagnosenstellung ergibt sich eine therapeutische Empfehlung der konsequent *glutenfreien Kost*, die die Symptome (Durchfall, Gewichtsabnahme, Folgen von Ernährungsdefiziten) beseitigen kann. Bis dahin kann Arbeitsunfähigkeit bestehen. In der Regel resultiert keine langfristige Einschränkung des Leistungsvermögens. Für mehlverarbeitende Berufe (z.B. Bäcker) kann Berufsunfähigkeit resultieren.

Der Aufwand für die besondere Lebensmittelzubereitung und -beschaffung sollte nicht unterschätzt werden. Die Anerkennung einer Behinderung soll die (rechtlich korrekte) Weigerung der Krankenversicherung ausgleichen, sich nicht an den besonderen Ernährungskosten zu beteiligen.

Nach dem *Schwerbehindertenrecht* werden *Grade* von 20 v.H. bei guter diätetischer Therapierbarkeit anerkannt, *bei andauerndem, ungenügenden Ansprechen auf glutenfreie Kost (selten) sind – je nach Beeinträchtigung des Kräfte- und Ernährungszustandes – höhere Werte angemessen.*

Nahrungsmittelintoleranzen

Während das auslösende Agens bei der Zöliakie/Sprue gut definiert ist und Diagnostik und Therapie vorgezeichnet sind, kann eine Reihe anderer Nahrungsunverträglichkeiten weniger sicher nachgewiesen und behandelt werden. Im wesentlichen handelt es sich um Disaccharidasen-Mangelerkrankungen oder Nahrungsmittelallergien. Am häufigsten ist die Laktoseintoleranz, die allerdings unterschiedlich stark ausgeprägt sein kann. Die häufigsten Symptome sind zumeist phasen- oder anfallsweise auftretende Durchfälle, z.T. verbunden mit krampfartigen Bauchschmerzen (Kap. 23). Selten bilden sich Gewichtsabnahme und Schwäche aus. Bei Kohlenhydratintoleranzen können Belastungsteste (H_2-Atem-Test) die Diagnose sichern helfen. Als schwieriger gestaltet sich das Herausfinden von Allergenen. Nicht selten bestehen Überschneidungen mit funktionellen Darmstörungen (72.4.7), bei denen die Nahrungsmittelintoleranz als Alibi fungieren kann. Nach zutreffender Diagnostik ist es in der Regel möglich, das auslösende Agens zu meiden. Bisweilen besteht ein besonderer Schulungs- und Compliancebedarf (medizinische Rehabilitation angezeigt?). Sozialmedizinisch werden diese Krankheiten selten relevant.

Nach dem Behindertenrecht sind sie einzuordnen unter *chronische Darmstörungen* (72.4.5).

72.4.4
Zustände nach Darmresektionen

Kurzdarmsyndrom

Das Kurzdarmsyndrom ist an zwei Bedingungen geknüpft: Es müssen große Teile des Dünndarms – etwa (50–)70–80% – entfernt worden sein, so daß die verbliebene Resorptionskapazität nicht ausreicht, und es müssen zweitens hochspezialisierte Darmabschnitte entfernt worden sein, deren Leistungen nicht von anderen Darmabschnitten übernommen werden können. Zu Symptomatik, Diagnostik und Therapie wird auf die entsprechenden Kapitel verwiesen (37 und 68).

Die Beeinträchtigung ist ausgeprägt abhängig von Art und Ausmaß der Resektion, vom Zeitintervall seit der Operation und zusätzlich beeinflußt durch die Grundkrankheit. Für einen Zeitraum von ca. 2 Jahren sind noch Besserungen der resorptiven Funktionen zu erwarten. Die *Rehabilitation* beginnt bereits postoperativ durch eine möglichst frühzeitige enterale Alimentation mittels isotoner Sondenkost parallel zur totalen parenteralen Ernährung. Es folgt ein systematischer Kostaufbau, der während einer AHB geleistet werden kann.

Wegen der Besserungstendenz sollte die Aufhebung des Leistungsvermögens zunächst befristet angenommen werden. Während einer Zeitrente können Wiederholungs-Rehabilitationsmaßnahmen die medikamentöse und Ernährungstherapie optimieren und den körperlichen Trainingszustand verbessern. Auch bei den wenigen Patienten, die dauerhaft auf eine parenterale Alimentation angewiesen bleiben, kann während der Rehabilitation die nächtliche Infusionsselbstbehandlung erlernt werden.

Die Leistungsfähigkeit kann dauerhaft eingeschränkt sein, wenn nicht eine Toilette in der Nähe erreichbar ist, sie wird es sein für körperlich (mittel-?) schwere Arbeiten. Durchfall und Gewichtsabnahme (72.3) stehen im Vordergrund.

> Die Grade der Behinderung entsprechen den *chronischen Darmstörungen* (72.2.5). Der GdB im *Kindesalter* beträgt bei einem Kurzdarmsyndrom
> - *mit mittelschwerer Gedeih- und Entwicklungsstörung 50–60 v. H.*,
> - *mit schwerer Gedeih- und Entwicklungsstörung (z.B. Notwendigkeit künstlicher Ernährung) 70–100 v. H.*

Zustand nach Kolonresektionen

Resektionen selbst großer Anteile des Dickdarms (rechts- oder linksseitige Hemikolektomie) werden meist ohne funktionelle Einschränkungen toleriert, wenn der verbliebene Dickdarm eine regelrechte resorptive Kapazität aufweist. War ein Malignom der Operationsgrund, können Folgen der Operationsradikalität, einer adjuvanten Chemo- und/oder Radiotherapie oder einer Metastasierung auftreten. Anastomoseninsuffizienz mit Fisteln oder Abszessen, Anastomosenstenosen sind Komplikationen, die der endoskopischen oder erneuten chirurgischen Therapie zugänglich sind. Bei einer Resektion der Valvula Bauhini kann es zur bakteriellen Dünndarmbesiedlung und zum Gallensäurenverlustsyndrom kommen. Gelegentlich führen Verwachsungen zu Beschwerden oder auch einmal zu einem Ileus. Andererseits sind Verwachsungen sehr häufig, eindeutig ihnen zuzuordnende Beschwerden aber selten.

Die Grade der Behinderung entsprechen – sofern kein Malignom vorlag (72.4.10) – den *chronischen Darmstörungen* (72.2.5).

Zustand nach (kontinenzerhaltender) Kolektomie

Kontinenzerhaltende Kolektomien können als subtotale Kolektomie mit ileorektaler Anastomose, als totale Proktokolektomie mit ileoanaler Anastomose oder mit Ileumpouch durchgeführt werden. Das Operationsverfahren richtet sich nach der Grundkrankheit und den jeweils gegebenen operationstechnischen Möglichkeiten.

Bei der *ileorektalen Anastomose* verbleibt Rektumschleimhaut als Matrix für die Neubildung von Adenomen bzw. als Manifestationsort für erneute Kolitisschübe. Eine entsprechende Nachsorge ist erforderlich. Andererseits wird der Kontinenzapparat operativ nicht tangiert und das Risiko von Blasen- oder sexuellen Störungen ist gering. Die ileoanale Anastomose ohne Pouch führt oft zu Inkontinenz und perianalen Hautproblemen. Alternative ist die *ileoanale Pouch-Anastomose*, mit der die Mehrzahl der Patienten kontinent ist. Probleme sind die hohe operative Komplikationsrate (ca. 30 %), die anfängliche, vorwiegend nächtliche Inkontinenz, lokale Komplikationen im kleinen Becken in Form von Störungen der Sexualfunktion und der Blasenentleerung und am Dünndarm sowie vor allem das Risiko der unspezifischen Entzündung („Pouchitis"). Sowohl bei der Ileorektostomie als auch beim ileoanalen Pouch ist langfristig mit 4–7 Stuhlentleerungen pro 24 h zu rechnen.

Zur sozialmedizinischen Relevanz derartiger Durchfälle und des Kräftezustandes wird auf 72.3.1–3.5 verwiesen. Ein Grad der Behinderung wurde 1996 für kontinenzerhaltende Proktokolektomien noch nicht ausgewiesen, müßte aber in Analogie zum künstlichen After mit nicht guter Versorgungsmöglichkeit („sonst ..."), d. h. mit 60–80 v. H. begutachtet werden.

72.4.5
Chronisch entzündliche Darmerkrankungen

Die Prävalenz von Colitis ulcerosa und M. Crohn ist zwar nicht hoch, die sozialmedizinische Bedeutung jedoch wegen des frühen Manifestationsalters, der oft erheblichen Beeinträchtigungen und des schubweisen Verlaufs gravierend.

Patienten mit M. Crohn und Colitis ulcerosa waren nach einer eigenen und anderen Studien eindeutig häufiger und länger arbeitsunfähig und arbeitslos als Patienten/Rehabilitanden mit anderen gastroenterologischen und Stoffwechselkrankheiten oder andere Kontrollgruppen. Beim M. Crohn wurden Verzögerungen der Schul- und Berufsausbildung (10–23%), krankheitsbedingte Arbeitsplatz- oder Berufswechsel (8–13%), Reduktion der Arbeitszeit (8–23,5%) und Berentungen wegen Erwerbsunfähigkeit (bis 16%) berichtet. Bei den Colitis-ulcerosa-Patienten ist die soziale Beeinträchtigung geringer und die erfragte Lebensqualität besser als bei M.-Crohn-Patienten. Die *medizinische Rehabilitation* kann über die Vermittlung einer besseren Krankheitsbewältigung hierauf einen günstigen Einfluß nehmen.

Zur Erfassung des *Leistungsvermögens* und der *Rehabilitationsbedürftigkeit* hat Seger eine Tabelle mit fließenden Übergängen angegeben, in welche die Arbeitsunfähigkeitszeiten, Symptome, psychische, berufliche und soziale Beeinträchtigungen, Krankheitsbewältigung, Belastungen durch Diagnostik, Befunde, Entzündungsaktivität, systemischen Begleiterscheinungen, Verlauf, Operationsfolgen (einschließlich Stoma) eingehen.

Aktivitätsindizes haben demgegenüber für die sozialmedizinische Beurteilung enttäuscht. Sie wurden als Entscheidungshilfe und zur Effektivitätskontrolle für die medikamentöse Therapie entwickelt. Am verbreitetsten ist beim M. Crohn der Crohn's Disease Activity Index (*CDAI*) nach Best. Aktivitätsindizes beschreiben vorrangig die Symptomatik und sind direkt oder indirekt abgeleitet mehr vom subjektiven ärztlichen Eindruck, weniger vom Erleben des Patienten, von Outcome-Messungen oder vom funktionellen Status. In der eigenen Studie korrelieren der CDAI und der Colitis-Index nach Rachmilewitz nicht gut mit der sozialmedizinischen Beurteilung und mit den erfragten sozialmedizinischen Daten. Dasselbe gilt für einzelne Laborbefunde (BSG, Anämie) und das Körpergewicht. Möglicherweise ist ein differenziertes Fragebogeninstrumentarium dem herkömmlichen Aktivitätsindex überlegen. Seine sozialmedizinische Aussagefähigkeit ist noch zu testen.

Therapienebenwirkungen, vor allem infolge einer langfristigen Behandlung mit Glukokortikoiden, können relevante Symptome verursachen, die in der Begutachtung mit zu berücksichtigen sind. Das gilt ebenso für *Operationsfolgen* und – seltener – für andere medikamentöse Behandlungen.

Psychosoziale Faktoren haben einen großen Einfluß auf die Lebensqualität, wahrscheinlich auch auf den Krankheitsverlauf und werden von den Betroffenen als nahezu gleichermaßen belastend erlebt wie die somatischen Symptome. Dennoch erscheint es heute nicht mehr berechtigt, die Krankheiten als psychogen („Psychosomatosen") einzuordnen. Tabu- und Schamzonen sind häufig in die Symptomatik und in das subjektive Erleben der Patienten einbezogen. Fisteln, ein Ileo- oder Kolostoma, Stuhlinkontinenz oder Ängste (vor einem schweren Verlauf, vor Kontrolldiagnostik, Abhängigkeiten oder einem Karzinom) können soziale Isolierung verursachen.

„Kannversorgung" bei äußeren Faktoren

Wenn es darum geht, auslösende („Kausal"-) oder die Krankheit unterhaltende oder verschlimmernde Faktoren zu begutachten, können bei der bis heute bestehenden Unsicherheit bzgl. der Krankheitsätiologie durchaus im Einzelfall begründet „*körperliche Belastungen oder Witterungseinflüsse, die nach Art, Dauer und Schwere geeignet sind, die Resistenz herabzusetzen,*

- *Krankheiten, bei denen eine erhebliche Herabsetzung der Resistenz in Frage kommt*
  oder
- *langdauernde, schwere, tief in das Persönlichkeitsgefüge eingreifende psychische Belastungen"* zum Vorteil des zu Begutachtenden berücksichtigt werden (im Sinne der *Kannversorgung* nach § 1 Abs. 3,2 des Bundesversorgungsgesetzes).

Grade der Behinderung sind bei Colitis ulcerosa und M. Crohn („Enteritis regionalis")

- mit geringer Auswirkung (geringe Beschwerden, keine oder geringe Beeinträchtigung des Kräfte- und Ernährungszustandes, selten Durchfälle) 10–20 v. H.,
- mit mittelschwerer Auswirkung (häufig rezidivierende oder länger anhaltende Beschwerden, geringe bis mittelschwere Beeinträchtigung des Kräfte- und Ernährungszustandes, häufige Durchfälle) 30–40 v. H.,
- mit schwerer Auswirkung (anhaltende oder häufig rezidivierende erhebliche Beschwerden, erhebliche Beeinträchtigung des Kräfte- und Ernährungszustandes, häufige, tägliche, auch nächtliche Durchfälle) 50–60 v. H.,
- mit schwerster Auswirkung (anhaltende oder häufig rezidivierende schwere Beschwerden, schwere Beeinträchtigung des Kräfte- und Ernährungszustandes, ausgeprägte Anämie) 70–80 v. H.,

Fisteln, Stenosen, postoperative Folgezustände (z. B. Kurzdarmsyndrom, Stomakomplikationen), extraintestinale Manifestationen (z. B. Arthritiden), bei Kindern auch Wachstums- und Entwicklungsstörungen, sind zusätzlich zu bewerten.

Bei den Ähnlichkeiten in Symptomatik, Diagnostik und Therapie und bei den vergleichbaren psychosozialen Auswirkungen ist es gerechtfertigt, Colitis ulcerosa und M. Crohn gemeinsam zu betrachten. Aber es gibt auf allen Ebenen Unterschiede, auf die in den folgenden beiden Abschnitten abgehoben wird.

M. Crohn

Beim M. Crohn liegt ein spitzer Manifestationsgipfel zwischen dem 15. und 30. Lebensjahr. Von daher sind die Krankheitseinflüsse auf eine wichtige Sozialisationsphase der Verselbständigung, der beruflichen und familiären Entwicklung oft ausgeprägter als bei der Colitis ulcerosa. Für neue Schübe gibt es keine prädiktiven Faktoren. Initial und im Verlauf beherrschen zumeist die abdominellen Schmerzen das Krankheitsbild. Durchfall ist nicht obligat. Gewichtsabnahme, Fieber, Anämie und Arthritiden sind häufiger als bei der Colitis ulcerosa. Die Tendenz zu Stenosen und Fistelbildung macht für bis zu 80 % der Patienten Operationen erforderlich. Infolge von Resorptionsstörungen treten gehäuft Gallen- und Nierensteine auf.

Die mögliche Beteiligung *aller* Abschnitte des Verdauungstraktes macht es notwendig, daß jedenfalls initial ein vollständiger diagnostischer Status erhoben wird (Endoskopie des oberen Verdauungstraktes, Dünndarm-Röntgenaufnahme, Ileokoloskopie, evtl. Kolon-Röntgenaufnahme). Der physikalische abdominelle Befund (Stenosegeräusche, Abwehrspannung, Resistenzen) ist richtungweisend. Die gezielte Sonographie kann befallene Darmabschnitte, entzündliche Infiltrate und Abszesse aufzeigen.

In der Kopenhagen-Studie waren im Jahr der Diagnose nur 37 % voll arbeitsfähig, nach 10 Jahren Krankheitsverlauf aber 75 % vollschichtig erwerbsfähig. Nach den ersten zwei Krankheitsjahren besteht eine Tendenz zum milderen Krankheitsverlauf mit weniger Hospitalisationen, seltenerer Operationsfrequenz und weniger Arbeitsausfällen.

Colitis ulcerosa

Das Manifestationsalter liegt bei der Colitis ulcerosa durchschnittlich später als beim M. Crohn. Ganz im Vordergrund stehen die Durchfälle, die im Schub blutig werden. Anfangs sind infektiöse Proktokolitiden eine wichtige Differentialdiagnose. Fieberschübe, Arthritiden (oder Arthralgien), Gewichtsabnahme, Bauchschmerzen können hinzutreten. Serologische Entzündungszeichen (BSG, Blutbild) folgen oft erst spät. An weitere extraintestinale Symptome (Augen, Gallengänge, Haut) ist zu denken. Eine Stuhlinkontinenz wird oft nur während der Durchfallperioden manifest.

In der Kopenhagen-Studie hatten 90 % der Betroffenen – bei einem Beobachtungszeitraum von 25 Jahren – einen intermittierenden Verlauf. Für Schübe und Remissionen gab es keine prädiktiven Faktoren. Nach 10 Jahren war die Kolektomierate mit 24 % vergleichsweise hoch.

Nach 10 Jahren Krankheitsverlauf waren 92,8 % erwerbsfähig.

72.4.6
Chronische Obstipation

Der Übergang von einer lästigen Befindensstörung zur behindernden Krankheit ist fließend. Viele Betroffene werden vielfältig beraten, aber nie untersucht. Wird Obstipation zum Gegenstand der Begutachtung, ist zunächst *anamnestisch* zu klären, ob eine Entleerungsstörung vorliegt, da viele Menschen tägliche Stuhlentleerungen oder unrealistische Stuhlmengen erwarten. „Normal" sind 3 Stuhlentleerungen pro Tag bis zu 3 Stuhlentleerungen pro Woche. Die Stuhltätigkeit von 99 % aller Untersuchten liegt innerhalb dieser Grenzen. Dennoch klagt jeder 3.–4. Erwachsene über Obstipation, mehrheitlich Frauen. Die *Symptome* sind durchaus unterschiedlich: Sie reichen von nicht erfüllten Erwartungen, verbunden mit Ängstlichkeit, über Völlegefühl, Klagen über Blähungen und Flatulenz, quälende Defäkation mit Pressen bis zu Bauchschmerzen mit Tenesmen und analem Defäkationsschmerz.

Zur *Diagnostik* und *Therapie* wird auf Kap. 13 verwiesen. Obstipation ist oft Teilaspekt des Reizdarmsyndroms (72.4.7) oder eines noch nicht diagnostizierten kolorektalen Karzinoms (s. unten). Auch nach Ausschluß dieser Krankheiten ist beim Verdacht auf Defäkationsstörungen weiterführende Diagnostik sinnvoll, da eine adäquate Therapie analer und rektaler Erkrankungen oder einer mangelnden Analsphinkterrelaxation (Outlet-Obstruction) die alltägliche Behinderung vermindern kann. Medizinische Rehabilitation kann hier angezeigt sein.

Der *Grad der Behinderung* entspricht der unter chronische Darmstörungen zusammengefaßten Bewertung (s. 72.2.5).

72.4.7
Reizdarmsyndrom

Obwohl das Reizdarm-Syndrom als eine der häufigsten gastroenterologischen Krankheiten gilt, gibt es keine zuverlässigen epidemiologischen Zahlen. Es besteht zudem eine Diskrepanz zwischen der Häufigkeit in Praxis und Klinik und der vergleichsweise geringen sozialmedizinischen Relevanz. Unklar ist, wieweit diese Beschwerden in andere Diagnosen eingehen (Fibromyalgie-, Erschöpfungssyndrom, Divertikelkrankheit).

Notwendig ist eine psychologische Exploration, um Auslösemomente für die Beschwerden herauszufinden. Hierauf kann eine psychotherapeutische und eine sozialmedizinische Empfehlung basieren mit dem Ziel der individuell notwendigen Entlastung („Entängstigung"). Die *medizinische Rehabilitation* kann einen solchen Ansatz einleiten.

72.4.8
Divertikelkrankheit

Divertikel des Dünndarms

Divertikel des Dünndarms sind selten, alterskorreliert und werden vor allem dann symptomatisch, wenn sie in der Nähe der Papilla Vateri liegen oder zu Komplikationen führen (Perforation, Blutung). Am häufigsten ist das Meckel-Divertikel. Von den sich aus der Behandlung von Komplikationen ergebenden Folgen abgesehen, kommt ihnen keine sozialmedizinische Bedeutung zu.

Divertikel des Dickdarms

Kolondivertikel sind heute die häufigste Dickdarmerkrankung. Während in den ersten 40 Lebensjahren nur 1% der Bevölkerung Divertikelträger sind, werden es im folgenden Jahrzehnt 5% und im Alter 30–60%. Nur etwa 5% der Divertikelträger werden symptomatisch, so daß man von einer Divertikel*krankheit* sprechen darf (Kap. 45). Die Abgrenzbarkeit zu funktionellen Störungen (72.4.7) ist angesichts der Häufigkeit des Divertikelbefundes schwierig. Akute Behandlungsbedürftigkeit ergibt sich in der Regel bei Komplikationen.

Chronische Einschränkungen des Leistungsvermögens sind selten und meistens Folge von Komplikationen.

72.4.9
Hernien des Bauchraums

Zu unterscheiden sind Leisten- und Bauchwandbrüche sowie Nabel- und Narbenbrüche. Therapie der Wahl ist die Operation, die in der Regel einen Heilungszustand herstellt, der sozialmedizinisch nicht mehr relevant ist. Die niedrigen Zahlen für Rehabilitations- und Rentenbewilligungen der Deutschen Rentenversicherungsträger belegen dies.

Von Bedeutung sind gelegentlich sehr kleine, nicht tastbare (Rezidiv-)Leistenhernien, die oft übersehen werden, Schmerzen verursachen und gut mittels der Peritoneographie nachgewiesen werden können, zweitens große postoperative Narben-(Rezidiv-)Hernien, die eine Instabilität der Bauchwand verursachen. In diesen Fällen ist die körperliche Belastbarkeit für schwere, manchmal bereits für mittelschwere Arbeiten eingeschränkt; Einschränkungen bestehen auch beim Bücken, Heben und Tragen von Lasten.

Manchmal ist das Tragen einer Leibbinde nach Maß zu empfehlen.

Je nach Beeinträchtigung und Komplikationen betragen die *Grade der Behinderung* –10, –20, –30 oder –50 v. H.

72.4.10
Neoplasien des Darms

Neoplasien des Dünndarms

Neoplasien des Dünndarms sind selten (Kap. 34) und fallen zum Teil durch spezifische hormonelle Aktivitäten auf. Die sozialmedizinische Bedeutung kann sich hieraus ergeben (Durchfall, Hypoglykämieneigung) oder infolge postoperativer Beschwerden.

Benigne Neoplasien des Dickdarms

Singuläre Adenome des Kolorektums werden in der Regel endoskopisch abgetragen, in wenigen Fällen wird eine Laparotomie mit Resektion erforderlich (Kap. 50). Die Prognose ist gut, sozialmedizinisch ergeben sich hieraus nur sehr selten Folgen. Die familiären Adenomatosen gelten als obligate Präkanzerosen. Mit der Diagnosestellung ist die Indikation zur Kolektomie gegeben mit den entsprechenden sozialmedizinischen Konsequenzen (s. oben).

Kolorektales Karzinom

Beim kolorektalen Malignom handelt es sich in der Regel um ein Adenokarzinom (Kap. 51). Die Heilungsaussichten sind bei der operativen Therapie gut. Die Folgen einer *Kolonresektion* wurden bereits ausgeführt, ebenso die sozialmedizinische Bewertung eines Enterostoma (s. 72.3.6).

Folgestörungen sind häufiger nach tiefen anterioren Anastomosen oder nach posteriorer Rektotomie bei Rektumtumoren. Die häufigsten Spätfolgen sind Störungen der Blasenentleerung und der Sexualfunktion. Bei ca. 50 % der tiefsitzenden Koloneingriffe finden sich urologische Komplikationen. Für 10 % der Patienten sind sie ein Langzeitproblem. Schließlich kann eine Stuhlinkontinenz Komplikation der tiefen Rektumresektion sein (s. 72.3.5).

> Der Grad der Behinderung ist in den ersten 5 Jahren (Heilungsbewährung!)
> - bei Entfernung von lokalisierten Darmkarzinoiden, Kolon- der Rektumtumoren im Frühstadium (T1N0M0 – DUKES A) 50 v.H.,
> - sonst (ab T2 oder ab N1,M1 – ab DUKES B) wenigstens 80 v.H.,
> - mit Kunstafter (nicht nur vorübergehend angelegt) (s. 72.3.6).

72.5
Rehabilitation bei Darmkrankheiten

72.5.1
Medizinische Rehabilitation

Die Rehabilitation bei gastroenterologischen Krankheiten hat eine konzeptionelle Neuorientierung erfahren. Ortsgebundene Heilmittel spielen hierin keine Rolle mehr. *Rehabilitation ist nicht „Kur".* Rehabilitationskliniken sind heute Schulungs- und Trainingszentren für chronisch Kranke mit multiprofessionellen Teams für ein „Gesundheitstraining". Sie verfügen zudem über die medizinischen Einrichtungen und Behandlungsmöglichkeiten zur Therapie von Krankheitsschüben. Der Begriff „kurfähig" ist obsolet. *Rehabilitationsbedürftigkeit* leitet sich allerdings weder allein aus der Diagnose, noch aus einer zeitlichen Fixierung ab („frisch entdeckt", „langjährig", „rezidivierend"), vielmehr aus der *Schwere der Symptomatik* und/oder einem *psychosozialen Problem.* Die Rangfolge, in der ein Patient die verschiedenen Angebote der medizinischen Rehabilitation benötigt, ist individuell unterschiedlich und bedarf der Definition des *Rehabilitationszieles.*

Mittel der medizinischen Rehabilitation sind auf dem Boden einer funktional orientierten Diagnostik der Einsatz multidisziplinärer Therapieverfahren, die Einbeziehung der modernen Methoden der klassischen Medizin und der Verhaltenstherapie, der Brückenschlag zur sozialen und beruflichen Situation. Dem Rehabilitanden wird aktive Mitarbeit abverlangt. Die Besserung von Funktionszuständen, die Adaptation an bleibende Einschränkungen, ein Training krankheitsentsprechenden Verhaltens, die Stärkung der sozialen Kompetenz werden angestrebt. Die Rehabilitation stellt sich den Anforderungen der Qualitätssicherung. Krankenhaus- und Hausärzte sollten rechtzeitig medizinische Rehabilitation veranlassen, nicht erst wenn lange Arbeitsunfähigkeitszeiten, Arbeitslosigkeit, ein Rentenbegehren oder Pflegebedürftigkeit eingetreten sind.

72.5.2
Berufliche Rehabilitation

Maßnahmen der beruflichen Rehabilitation beinhalten nicht nur eine Umschulung, sondern können auch andere Formen der Weiterqualifikation (z.B. EDV-Kurse, Führerscheinerwerb) oder eine behindertengerechte Anpassung des Arbeitsplatzes (z.B. Aufstellen einer nahen Toilette) oder finanzielle Eingliederungshilfen umfassen. Berufliche Rehabilitation darf jedoch nicht Alibi sein für ein passageres Erschließen von Lohnersatzleistungen.

Bevor eine berufliche Rehabilitation eingeleitet werden kann, benötigt der Berufs- bzw. Reha-Fachberater eine ärztliche Beurteilung der Krankheitsprognose und der Prognose der Entwicklung der Erwerbsfähigkeit. Zumeist besteht krankheitsbedingt Arbeitsunfähigkeit oder Arbeitslosigkeit. Die Ursachen hierfür sind ebenso zu klären wie die gesundheitlichen und versicherungsrechtlichen Voraussetzungen für eine Berufsförderung. Es gilt, Eignung und Neigungen des Rehabilitanden zu erkunden sowie seine Motivation und die Erfolgsaussichten. Arbeitspsychologische Testung, Arbeitsfindungs- und -erprobungsmaßnahmen gehen der eigentlichen Qualifizierung voran. Im Falle der Umschulung in einem Berufsförderungswerk bedeutet diese Qualifizierung ein auf 2 Jahre komprimiertes Lernpensum, für das Jugendliche sonst 3 Jahre Zeit haben. Der Leistungsdruck ist hierbei erheblich. Grundsätzlich ist auch eine betriebliche Rehabilitation in Form einer dreijährigen Lehre möglich.

Auch bei Wiederaufnahme der bisherigen Tätigkeit ist eine Berufsförderung möglich: Die stufenweise Wiedereingliederung erleichtert die Wiederaufnahme der Arbeit in der letzten Rekonvaleszenzphase. Hierfür müssen der Versicherte, der Arbeitgeber und die Krankenkasse einverstanden sein.

72.6
Prävention bei Darmkrankheiten

Prävention ist bei Darmkrankheiten bisher nur in geringem Umfang möglich. *Akuten Infektionen* kann durch entsprechende Hygienemaßnahmen vorgebeugt werden. Zu den zahlreichen hypothetischen ätiologischen Faktoren des *M. Crohn* gehört das Zigarettenrauchen. Es ist der einzige bisher bekannte, der durch eine Verhaltensänderung beeinflußbar ist. Beim *kolorektalen Karzinom* haben wahrscheinlich exogene Faktoren einen wesentlichen Einfluß. Die Hypothese, daß faserreiche Kost einen protektiven Einfluß habe, war bisher nicht eindeutig zu belegen. Andererseits sind Screeninguntersuchungen effektiv, wobei derzeit unterschiedliche Strategien verglichen werden: Suche nach okkultem Blut, nach spezifischen Tumormarkern im Stuhl, Vorsorgeendoskopien. Bei der Indikationsstellung sollte auch das genetisch bedingte Risiko eine Rolle spielen.

72.7
Selbsthilfegruppen und -vereinigungen

Bei chronischen Krankheiten ist die Annahme der Lebensveränderung durch den Betroffenen notwendig, die Entwicklung von Bewältigungsstrategien, oft verbunden mit Verhaltensänderungen in Alltag und Beruf, die Auseinandersetzung mit einer geänderten Lebensprognose, mit zum Teil als bedrohlich erlebten technischen Untersuchungen und Befunden und eine Auseinandersetzung mit der als Abhängigkeit erlebten Beziehung zu Ärzten, anderen Therapeuten im Gesundheitsdienst und zu Repräsentanten der Sozialversicherungen. Von den behandelnden Ärzten ist hierfür Verständnis und Einfühlungsvermögen zu fordern, Hilfe ist eher von anderen Betroffenen zu erwarten. Bei Kindern übernehmen die Eltern eine Vermittlerrolle.

Selbsthilfegruppen und -vereinigungen leisten eine notwendige Unterstützung, wie sie professionelle Helfer nicht leisten können: Betroffene können sich nie auf ein achselzuckendes Beiseitestehen zurückziehen. Kundige Betroffene werden sich aber auch nie mit Mitleid begnügen. Selbsthilfe kann und muß Hilfe im Verstehen und Nahestehen sein. Selbsthilfe will und muß zugleich professionelles Handeln kritisch begleiten. Umgekehrt sollte Selbsthilfe aber nicht mit Aufgaben überhäuft und überlastet werden, für die gesetzliche und Versicherungsleistungen professioneller Art vorgesehen sind.

Die im folgenden erwähnten Selbsthilfevereinigungen haben ähnlich Betroffene mit zum Teil unterschiedlichen Krankheiten zusammengeführt, haben bundesweite überregionale Organisationen geschaffen, haben in ihren Reihen ein hohes Niveau an medizinischer und sozialer Kompetenz, sind publizistisch aktiv und gut, sind aufgeschlossen gegenüber der Notwendigkeit von medizinischer und beruflicher Rehabilitation, sind forschungsoffen und -fördernd.

- Deutsche Morbus Crohn/Colitis ulcerosa Vereinigung DCCV e.V.
  Geschäftsstelle: Paracelsusstr. 15; 51375 Leverkusen; Tel. 0214/876 08/0, Fax 0214/876 08-88,
- CED-Hilfe e.V. Hamburg
  Geschäftsstelle: Fuhlsbüttler Str. 401; 22309 Hamburg; Tel. 040/632 37 40,
- Deutsche Zöliakie-Gesellschaft e.V.
  Geschäftsstelle: Filderhauptstr. 61; 70599 Stuttgart; Tel. 07 11/45 45 14, Fax 07 11/45 67 81 7,
- Deutsche Ileostomie-Colostomie-Urostomie-Vereinigung e.V. (ILCO)
  Geschäftsstelle: Landshuterstr. 50; 85356 Freising; Tel. 0 81 61/93 43 01 und 93 43 02, Fax 0 81 61/93 43 04,
- Deutsche Reizdarmselbsthilfe e.V.
  Geschäftsstelle: Mörikeweg 2; 31303 Burgdorf; Tel. 0 51 36/89 61 06, Fax 0 51 36/87 36 62,
- Familienhilfe Polyposis coli e.V.
  Geschäftsstelle: Am Rain 3a; 36277 Schenklengsfeld; Tel. 0 66 29/18 21.

Literatur

Anhaltspunkte für die ärztliche Gutachtertätigkeit im sozialen Entschädigungsrecht und nach dem Schwerbehindertengesetz. Der Bundesminister für Arbeit und Sozialordnung, Köllen-Verlag, Bonn, 1996

Brevinge H, Berglund B, Bosaeus I, Tölli J, Nordgren S, Lundhom K (1995) Exercise capacity in patients undergoing proctocolectomy and small bowel resection for Crohn's disease. Brit J Surg 82:1040–1045

Cunnick WR, Eide KA, Smith NJ (1968) Digestive disease as a national problem. IV. Disability claim study of digestive diseases. Gastroenterology 54:246–252

Drossman DA, Patrick DL, Mitchell CM, Zagami EA, Appelbaum MI (1989) Health-related quality of life in inflammatory bowel disease. Functional status and patient worries and concerns. Dig Dis Sci 34:1379–1386

Eckardt VF, Lesshafft C, Kanzler G, Berhard G (1994) Quality and health care use in patients with Crohn's disease: A spouse control study. Am J Gastroenterol 89:2157–2162

Enck P (1994) Verhaltensmedizin in der Gastroenterologie am Beispiel der chronischen Obstipation. Z Gastroenterol 32 (Suppl 1):41–45

Guyatt G, Mitchell A, Irvine EJ, Singer J, Williams N, Goodacre R, Tompkins C (1989) A new measure of health status for clinical trials in inflammatory bowel disease. Gastroenterology 96:804–810

Hennies G (1995) Sozialmedizinisch relevante Begriffe. In: Verband Deutscher Rentenversicherungsträger (Hrsg) Sozialmedizinische Begutachtung in der gesetzlichen Rentenversicherung. 5. Aufl. Gustav Fischer Verlag, Stuttgart Jena, New York, S 29–32

Herz R, Schaube J (1996) Gastroenterologische Anschlußheilbehandlung an der Mittelrhein-Klinik Bad Salzig: Zehnjahresüberblick. Z Gastroenterol 34 (Suppl 2):15–19

Kirchner R (1996) Folgezustände nach Magenresektion und Gastrektomie und ihre Konsequenzen. Z Gastroenterol 34 (Suppl 2):20–23

Langholz E, Munkholm P, Davidsen M, Binder V (1994) Course of ulcerative colitis: analysis of changes in disease activity over years. Gastroenterology 107:3–11

Munkholm P, Langholz E, Davidsen M, Binder V (1995) Disease activity courses in a regional cohort of Crohn's disease patients. Scand J Gastroenterol 30:699–706

Rosemeyer D (1997) Leistungsfähigkeit bei gastroenterologischen Erkrankungen und ihre Beurteilung. In: Zillessen E (Hrsg) Begutachtung gastroenterologischer und hepatologischer Krankheiten. G. Thieme Verlag, Stuttgart New York, S 9–12

Roy PH, Sauer WG, Beahrs OH, Farrow GM (1970) Experience with Ileostomies, Evaluation of long-term rehabilitation in 497 patients. Am J Surg 119:77–86

Schiller LR (1993) Fecal incontinence. In: Sleisenger MH, Fordtran JS (Hrsg) Gastrointestinal Disease. 5. Edition, WB Saunders Company, Philadelphia, S 934–953

Seger W (1995) Chronische Krankheiten des Dickdarmes, Morbus Crohn und sozialmedizinische Bedeutung spezieller Symptomkomplexe. In: Verband Deutscher Rentenversicherungsträger (Hrsg) Sozialmedizinische Begutachtung in der gesetzlichen Rentenversicherung. 5. Aufl. Gustav Fischer Verlag, Stuttgart Jena New York, S 286–300

Spitzer H, Hettinger T, Kaminsky G (1982) Tafeln für den Energieumsatz bei körperlicher Arbeit. 6. Aufl. Beuth Verlag, Berlin Köln

Stone DH, Mitchell S, Packham B, Williams J (1994) Prevalence and first-line treatment of diarrhoeal symptoma in the community. Public Health 108:61–68

VDR Statistik Rentenzugang des Jahres 1995, Band 117, Verband Deutscher Rentenversicherungsträger, Frankfurt, 1996, S 36–63

Wienbeck M (1984) Pathophysiologie und diagnostische Probleme bei Reizmagen, Colon irritabile und chronischer Obstipation. In: Goebell H, Hotz J, Farthmann EH (Hrsg) Der chronisch Kranke in der Gastroenterologie. Springer-Verlag, Berlin Heidelberg New York, 460–473

World Health Organisation (WHO) (1980) International classification of impairments, disabilities, and handicaps. WHO, Genf

Wyke RJ, Edwards FC, Allan RN (1988) Employment problems and prospects for patients with inflammatory bowel disease. Gut 29:1229–1235

Zillessen E, Welt J (1994) Die sozialmedizinische Bewertung des Leistungsvermögens bei Patienten mit chronisch-entzündlichen Darmerkrankungen. Med Welt 45:308–313

Zillessen E (1997) Begutachtung gastroenterologischer und hepatologischer Krankheiten. G. Thieme Verlag, Stuttgart New York

Zilly W (1996) Rehabilitation bei gastroenterologischen Krankheiten. In: Delbrück H, Haupt E (Hrsg) Rehabilitationsmedizin. Verlag Urban und Schwarzenberg, München Wien Baltimore, S 319–346

Sachverzeichnis

Halbfett gedruckte Seitenzahlen verweisen auf die Seiten, auf denen die Begriffe im Text schwerpunktmäßig erläutert sind

Abetalipoproteinämie 280
Acanthosis nigricans 649
Achalasie 83
- Botulinumtoxin 83
Acrodermatitis enteropathica (AE) 280, 642
Adenokarzinom 222
- Röntgendiagnostik 211
Adenome 531 ff
- Carcinoma in situ 531
- Diagnostik 534
- Differentialdiagnose 535
- Dysplasie 531
- Endoskopie 534
- Epidemiologie 532
- familiäre adenomatöse Polyposis (FAP) 532
- histologisches Gutachten 535
- Klinik 534
- Pathogenese 533
- - Genetik 533
- Polypektomie 535
- Prävalenz 532
- Risikofaktoren 536
- Therapie 535
- Überwachungsstrategie 536
Adenom-Karzinom-Sequenz 73, 551
3'-5' Adenosinmonophosphat (cAMP) 41
Adenosylcobalamin 29
Adenoviren 319
AIDS (siehe bei HIV-Enteropathie) 337 ff
Amine precursor uptake and decarboxylation (APUD) 377
Aminosäuren 21
- Resorption 21
- - basische Aminosäuren 22
- - Iminosäuren 22
- - L-System 22
- - neutrale Aminosäuren 21
- - Pept-1-Transporter 23
- - saure Aminosäuren 22
Aminosäurenmalabsorption 279 ff
- Blue-Diaper-Syndrom 280
- Hartnup-Krankheit 279, 280
- Joseph-Syndrom (Iminoglyzinurie) 280
- Lowe-Syndrom 280
- Oasthouse-Syndrom 280
- Zystinurie 279, 280
Amöbenkolitis 267
- endoskopischer Befund im Kolon 267
- Amylase 278

Amyloidose 431 ff
- Amyloid 432
- - Amyloidfibrillen 432
- - Kappa-Leichtkettenamyloid 432
- - Lambda-Leichtkettenamyloid 432
- - Typ AL 432
- Amyloidtypen 431
- Diagnostik 433
- Duodenalbiopsie 433
- Eiweißverlustsyndrom 433
- Histopathologie 433
- intestinale Pseudoobstruktion 432
- Klinik 432
- Langzeitdialysepatienten 433
- Mittelmeerfieber 433
- Pathologie 431
- perikollagene Ablagerungen 433
- Plexus myentericus 432
- primäre Formen 432
- Radiologie 434
- Rektumbiopsie 433
- sekundäre Formen 432
- Therapie 434
- - Colchicin 434
- - Melphalan 434
- Vorkommen 431
Amylopectin 18
Amylose 18
Anämie
- bakterielle Fehlbesiedlung 353
- Eisenmangel 720 ff
- Hakenwürmer 334
- Morbus Whipple 301
- Sprue, einheimische 287
- Vitamin B_{12} 720
Analabszeß 596
- Therapie 596
Anale Inkontinenz 190
Analekzem 595
- Ursachen 595
Analfissur 595
- Pathophysiologie 596
- Therapie 596
Analfistel 596
- Therapie 596
- Typen 596
- Verlauf 596
Analkanal 10
- Analsphinkter 11
- interstitielle Zellen von Cajal (ICC) 11
- Linea dentata 10
- Muscularis propria 10
- Taenia libera 11
- Taenia mesocolica 11

- Taenia omentalis 11
Analkarzinom 570 ff, 598
- Analrand 571, 572
- Diagnose 598
- Epidemiologie 570
- Klassifikation 570
- Symptome 570
- Therapie 571, 598
- - Radio-/Chemotherapie 571
- TMM-Klassifikation 571
Ancylostoma duodenale (siehe auch Hakenwürmer) 333
Angina abdominalis 402 ff
Angiodysplasie 403 ff
- Angiographie 403
- Ätiopathogenese 403
- Definition 403
- Diagnostik 403
- Eisenmangelanämie 403
- Ektasien 403
- Klinik 403
- M. Osler 404
- Therapie 404
- - Argonbeamer 404
- - Elektrokoagulation 404
- - Hormontherapie 404
- - Laser 404
- - Sklerosierungsmethoden 404
- Vorkommen 403
Angiographie 225 ff
- Arteriographie 225
- - Befunde 226
- - Indikationen 225
- - mesenteriale Durchblutungsstörungen 225
- Dündarmblutungen 227
- - Befunde 227
- - Intervention 228
- Notfallangiographie 225
Anisakiasis (sog. Heringswurm) 268
- endoskopischer Befund 268
Anisakis marina (siehe auch Heringswurm) 334
- Diagnostik 335
- Erreger 334
- Infektionsweg 334
- Klinik 335
Annexine 40
Anorektale Manometrie (siehe auch Motilitätsdiagnostik) 186
Anorexia nervosa 765 ff
- Biopsyhosoziales Modell 766
- Diagnose 767
- Epidemiologie 765

- Folgeerkrankungen 767
- Hauptrisikogruppe 765
- Klinik 766
- Laborbefunde 768
- Letalität 770
- Pathogenese 766
- Therapie 768
- - Psychotherapie 769
- - somatische 768
Antidepressiva 783
Antithrombin 399
α_1-Antitrypsin 129, 169
Anus praeter 602
- sigmoidalis 602
- transversalis 602
Aortenaneurysma 407
- Diagnostik 407
- Definition 407
- Klinik 407
- Apo B 24
Apolipoproteinsynthese 24
- Abetalipoproteinämie 24
Appendix vermiformis 4
Appendizitis 207, 507 ff
- Appendektomie 509
- - Komplikationen 509
- - laparoskopische Appendektomie 509
- Blumberg-Zeichen 508
- Diagnostik 507
- Differentialdiagnose 508
- Epidemiologie 507
- Lagevarianten 507
- McBurney-Punkt 508
- Pathogenese 507
- Rosving-Zeichen 508
- Sonographie 199
- Symptomatik 507
- Therapie 508
Arbeitsbelastung 788
Arbeitsfähigkeit 787
Argonplasmakoagulation (APC) 251
Argonschutzgaskoagulation 252
Arterien 11
- A. gastroduodenalis 11
- A. mesenterica superior 11
- A. mesenterica inferior 11
- A. pancreaticoduodenalis 11
- A. rectalis superior 11
- A. rectalis media 11
- A. rectalis inferior 11
- Truncus coeliacus 11
Arthritis, periphere 669
- Diagnostik 670
- Klinik 669
Arthropathien 669 ff
Ascorbinsäure (siehe auch Vitamin C) 30
Atemtests 163
Auerbach-Nervenplexus 79
Autoimmunenteropathie 120
Autoimmunhepatitis 631
- Therapie 632
Autonomes Nervensystem 79

Bacillus-cereus Enteritis (siehe auch Lebensmittelintoxikationen) 318
- Klinik 319
- Pathophysiologie 319

Backwash-Ileitis 468
Bakterien
- Toxine 42, 45
- - Campylobacter-jejuni-Toxin 46
- - Escherichia-coli-Toxin 46
Balantidiasis 267
- endoskopischer Befund 267
Ballaststoffe 20, 707
- Definition 707
- Guar 20
- Hemizellulose 20
- Lignin 20
- Pektin 20
- Zellulose 20
Bandwürmer (Cestoden) (siehe auch Rinder- u. Schweinebandwurm) 328
Barrierenfunktion 49 ff
- intraepithiale Barriere 49
- molekularer Aufbau 50
- präepitheliale Barriere 49
- Regulationsmechanismen 52
- - Proteinkinase 53
- - Zytoskelett 53
- Schlußleisten 50
- - Cingulin 51
- - Occludin 52
- - Phospholipasen 53
- - Proteinkinasen 53
- - Uvomorulin 52
- - Zonula occludens-1(ZO-1/220-kDa) 51
- - Zonula occludens-2 (ZO-2/160-kDa) 51
- - Zytoskeletts 53
Basalmembran 10
- Fibronektin 10
- Glykosaminoglykanen (Heparinsulfat, Entactin) 10
- Kollagen Typ IV 10
- Kollagen Typ V u. VII 10
- Laminin 10
- Tenascin 10
B-Bildsonographie 199 ff
Bechterew Krankheit 670
Behçet-Syndrom 655 ff
- Diagnostik 658
- Gastrointestinale Manifestationen 658
- Klinik 657
- Pathogenese 657
- Therapie 658
- Vorkommen 657
Behinderung 788
Berufsfähigkeit 787
Bilanzuntersuchungen 163
Bioelektrische Impedanzanalyse (BIA) 717
Biofeedback 782
Biopsychosoziales Modell 766, 775
Biotin 30
Blind-Loop-Syndrom 347, 350 ff
- sozialmedizinische Aspekte 793
Blue-Diaper-Syndrom 280
Blue-Rubber-Bleb-Nävus 644
Blutpool-Szintigraphie 240
- Meckel-Divertikel 241

Blutung 155 ff
- Angiographie 158
- Endoskopie 157
- - Enteroskopie 158
- Hämorrhoidalblutung 156
- Labordiagnostik 156
- - Guajakmethode 157
- - Fehlermöglichkeiten 157
- Leitsymptome 156
- - Hämatemesis 156
- - Melanä 156
- - Hämatochezie 156
- - Hautblässe 156
- Nuklearmedizin 158
- okkulte GI-Blutung 156
- Risikofaktor 155
- Röntgendiagnostik 158
- Therapie 159
- - medikamentöse Therapie 159
- - Endoskopie 159
- - Embolisation 160
- - Angiodysplasieblutung 160
- - Operationsindikation 160
Branched (b) DNA-Technologie 195
Bulimia nervosa (siehe auch Anorexia nervosa) 765 ff
- Biopsychosoziales Modell 766
- Diabetes 767
- Diagnose 767
- Epidemiologie 765
- Folgeerkrankungen 767
- Hauptrisikogruppe 765
- Klinik 766
- Laborbefunde 768
- Letalität 770
- Pathogenese 766
- Therapie 768
- - somatische 768
- - Psychotherapie 769
Button 258
Butyrat (siehe auch kurzkettige Fettsäuren) 20, 708
B-Zelldifferenzierung 60

Calcium (s. Kalzium)
Campylobacter-Enteritis 310 ff
- Diagnose 310
- Epidemiologie 310
- Klinik 310
- Pathophysiologie 310
- - Enterotoxin 310
- Therapie 310
- - Erythromycin 310
- - Chinolone 310
Candidiasis, intestinale 305
- Ernährungstherapie 741
Capillaria philippiniensis (siehe auch Haarwürmer) 335
- Diagnostik 335
- Erreger 335
- Infektionsweg 335
- Klinik 335
- Therapie 335
- Carrier 37 ff
- primär aktiver Transport 37
- sekundär aktiver Transport 37
- tertiär aktiver Transport 37
- Carotin 26
- Resorption 26

CFTR-Kanal (cystic fibrosis transmembrane regulator) 40
Cheilitis granulomatosa 648
Chemisch definierte Diäten (CDD) 747
Chemoembosilation 380
Chemotherapie 383
- Diarrhö 383
- Glutamin 385
- Diagnostik 384
- Klinik 384
- Pathogenese 383
- Prognose 384
- Therapie 384
- - Octreotid 385
Chlorid 37
- Sekretion 47
Chloriddiarrhö 280
Cholecystokinin (CCK) 613
- freisetzende Peptide 615
- luminal CCK releasing factor (LCRF) 616
Cholera 314 ff
- Diagnose 315
- Erreger 314
- Klinik 315
- Pathogenese 314
- Prophylaxe 315
- Therapie 315
Choleratoxin 42, 45
- Pathophysiologie 45
- - ADP-Ribosylierung 46
- - Peptid-A 45
- - Peptid-B 45
- - Rezeptor 45
Cholesterin 25
- Digestion 25
- Resorption 25
Cholezystektomie 633
Cholezystolithiasis 626
- M. Crohn 626
- Therapie 626
- - ESWL 626
- - MTBE 627
Chromaffine Zellen 44
CHRPE kongenitale Hypertrophie des retinalen Pigmentepithels 538
Churg-Strauss-Syndrom 407, 654
- Lunge 679
Clostridium perfringens-Enteritis (siehe auch Lebensmittelintoxikationen) 317 ff
- Enterotoxin 318
- Entritis necroticans 318
- Klinik 318
- Pathophysiologie 318
CMV-Infektionen 216
- Röntgendiagnostik 211
$^{14}CO_2$-Glykocholatatemtest 178
Cogan-Syndrom 407
COLAP-Test 360
Colitis (siehe bei Kolitis) 465, 491
Colitis cystica profunda 542
Colitis ulcerosa (siehe bei Kolitis, ulcerosa) 203
Colon irritabile, irritables Darmsyndrom 525
Computertomographie 225, 229 ff
- Befunde 229

- Kontrastierung 229
Conkhite-Canada-Syndrom 542
- Hautveränderungen 646
Cowden-Syndrom 541
- Hautveränderungen 646
Cox-1/2 520
CREST-Syndrom 665
^{51}Cr-Albumintest 169
Crohn-Krankheit 439 ff
- Abszesse 450, 461
- Aktivität 447
- Aktivitätsindex 448, 449
- - Crohns disease activity index (CDAI) 448
- akute Appendizitis 450
- Aminosalicylate 451
- Antibiotika 451
- Arthropathien 669
- Azathioprin 452
- Ballondilatation 460
- Blutung 460
- Cyclosporin (CsA) 453
- Diagnostik 447
- - Sonographie 199
- - Röntgen 211
- Ernährungstherpie 729, 453
- Enterale Ernährung 731
- Mangelernährung 729
- Fertilitätsstörungen 447
- Fisteln 450, 459, 461
- Fistulotomie 461
- Geschichte 439
- Hautveränderungen 646 ff
- Histologie 444
- - Pflastersteinrelief 445
- - epitheloidzellige Granulome 445
- Niere 636 ff
- Leber 623
- Verlauf 445
- Initialsymptome 446
- intraabdominelle Abszesse 459
- Inzidenz 440
- Komplikationen 446
- - extraintestinale 446
- - intestinale 446
- Kortikosteroide 450
- Labordiagnostik 448
- - α_1-Antitrypsin 448
- - CRP 448
- - PMN-Elastase 448
- Lokalisation 444
- Lungenbeteiligung 689
- Manifestation, extraintestinale 445
- Methotrexat 452
- Operationsindikationen 458
- Osteopathien (siehe auch Osteoporose) 687
- Pankreasfunktion 617
- Pathogenese 440
- - Umweltfaktoren 440
- - Ernährung 441
- - Rauchen 441
- - Kontrazeptiva 441
- - Vererbung 441
- - infektiöse Genese 441
- - M. tuberculosis 442
- - Cytomegaliviren 442

- - Immunogenese 442
- - B-Zellen 442
- - Plasmazellen 442
- - GALT 442
- - intestinale Barriere 443
- - psychosoziale Faktoren 443
- Pathologie 443
- Perforationen 460
- Prävalenz 440
- Prognose 462
- - nach Operation 462
- Psychotherapie 456
- Rezidivoperation 457
- Röntgenbefunde 448
- Sakroileitis 670
- Schwangerschaft 447
- sozialmedizinische Aspekte 795
- Stillzeit 447
- Strikturplastik 460
- Therapie 450
- - medikamentöse 450
- - aktive Erkrankung 453
- - DGVS-Leitlinien 454
- - chronisch aktive Erkrankung 454
- - steroidrefraktäre Erkrankung 454
- - Remissionserhaltung 454
- - Rezidivprophylaxe 454
- - Fisteln 455
- - Abszesse 455
- - chologene Diarrhö 455
- - symptomatische Therapie 455
- - extraintestinale Manifestation 455
- - chirurgische Therapie 456
- - Rezidivoperation 457
- Yersinienenterokolitis 449
Cryptosporidium parvum 327
Cyclooxygenasen 519, 520
Cyclospora cayetensis 341

Darmbilharziose 331
Darmdekontamination 700
Darmegel (Fasciolopsis buski) 331
- Diagnostik 331
- Erreger 331
- Infektionsweg 331
- Klinik 331
- Therapie 331
Darmgasbildung 136
- Nahrungsmittel 136
- Pneumatosis cystoides intestinalis 137
Darmkokzidien 326
Darmtuberkulose 315 ff
- Diagnose
- - Sonographie 199
- Erreger 315
- Klinik 316
- Pathologie 315
- Therapie 316
Darmwandperforation 209
- Sonographie 199
Dermatitis herpetiformis Duhring (DHD) 288
- Haut 643
Dermatomyositis 668 ff
- Definition 668

Sachverzeichnis

- Diagnostik 668
- – endoskopischer Befund 268
- Gastrointestinale Manifestationen 668
- Klinik 668
- – Hautveränderungen 651
- Pathogenese 668
- Therapie 669
- Vorkommen 668

Diacylglycerol (DAG) 40
Diaminoxidase (DAO) 69
Diarrhö
- akute **87ff**
- – Ätiologie 88
- – Diagnostik 96
- – Therapie 97
- – bakterielle Einflüsse 94
- – – enteropathogene Bakterien 95
- – epitheliale Barrieren 94
- – extrinsische Barrieren 94
- – intrinsische Barrieren 94
- antibiotikaassoziierte (siehe auch Kolitis, pseudomembranöse) 511
- – Antibiotika 513
- – Klinik 513
- – Therapie 515
- chronische 103, 105
- – diagnostische Abklärung 105
- – Ursachen 98
- – bei Alkoholabusus 100
- – bei endokrinen Krankheiten 101
- – – Diabetes mellitus 101
- – – Schilddrüse 101
- – – Nebenschilddrüse 101
- – bei Langläufern 103
- – bei neuroendokrinen Tumoren 101
- – bei Patienten auf Intensivstationen 103
- – chologene 455
- – infektiöse **305ff**
- – – Ätiologie 305
- – – Epidemiologie 305
- – – Pathogenese 305
- – – Salmonellose 306
- – Definition 87
- – Epidemologie 88
- – factitia 102
- – Hormone oder Neuropeptide 102
- – Hypokaliämie 102
- – Inkontinenz 88
- – kollagene Kolitis 101, 491ff
- – Laxanzienabusus 102
- – lymphozytäre Kolitis 101, 491ff
- – nach Cholezystektomie 101
- – nach Operationen 100
- – nach Vagotomie (siehe auch Postvagotomiediarrhö) 101
- – von Dünn- und Dickdarm 99
- osmotische Diarrhö 89
- – exogen 89
- – endogen 89
- – osmotische Lücke (osmotic gap) 89
- Pathogenese 88
- – sekretorische Diarrhö 88
- – propulsive Muskelkontraktion 88
- – Permeabilität 88

- Pseudodiarrhö 88
- Schädigung der Epithelzellen 95
- – Infektionen 95
- – Zytostatika 95
- – Hypersensitivität 95
- – Infektionen 95
- sekretorische 91, 92
- – angeborene Krankheiten 92
- – Bakterientoxine 91
- – Darmresektion 92
- – endogen 91
- – exogen 91
- – Gallensäurenmalabsorption 92
- – Hormone 91
- – Infektionen 92
- – Laxanzien 91, 92
- – Medikamente 92
- – Neurotransmitter 91
- – Tumore 92
- – zyklische Nukleotide 91
- sozialmedizinische Aspekte 789
- Ursachen 88

Diathermie 251
Diättherapie (siehe bei Ernährungstherapie) **729**
Dickdarm (Kolon) **4ff**, 7
- Anatomie 4
- Arterien 11
- Entwicklung d. Intestinaltraktes 12
- Colon ascendens 5
- Colon descendens 5
- Colon sigmoideum 5
- Colon transversum 5
- Omentum majus 5
- Haustren 7
- Ligamentum hepatoduodenale 4
- resorptives Kompartiment 8
- sekretorisches Zellkompartiment 8
- UICC-Definition 5

Digestion **20ff**
Disaccharidasemangel 166, 119
- Laktasemangel 167
Disaccharidbelastungstest 167
Disaccharide 18
Distal intestinales Obstruktionssyndrom (DIOS) 677
Divertikel 428
- erworbene (siehe auch Pseudodivertikel) 428
- – Pathogenese 428
- – Prävalenz 428
- – Pulsionspseudodivertikel 428
- – Vorkommen 428
- – Therapie 429
- sozialmedizinische Aspekte 798
- Traktionsdivertikel 429
- Ulkusdivertikel 429
- – Blutungen 429
- – Komplikationen 429
- – Über-/Fehlbesiedlung 429
- – Verlauf 429
Divertikulitis 219, **499ff**
- Antibiotika 504
- Computertomographie 503
- Differentialdiagnose 504
- Fisteln 505
- Komplikationen 503
- Leukozytose 503
- Magnetresonanztomographie 503

- Operationsverfahren 505
- Röntgendiagnostik 211, 503
- Sonographie 503
- Symptome 502
- Therapie 504
Divertikulose 204, 219, **499ff**
- Ätiologie 499
- Diagnostik 501
- – Sonographie 199
- – Röntgendiagnostik 211
- Divertikelblutung 501
- Divertikulitis 500
- Ernährung 741
- Häufigkeit 499
- Pathogenese 499
- Pathologie 499
- Perforationen 500
- Peridivertikulitis 500
- Symptome 501
- Verlauf 500
Doppelkontrast 211
Dual-energy x-ray absorptiometrie (DEXA) 717
Dukes-Klassifikation 560
Dünndarm **3ff**
- Anatomie 3
- Arterien 11
- Becherzellen 8
- Brunner-Drüsenepithelien 8
- Bürstensaum 8
- endokrines Kompartiment 8
- Entwicklung 12
- epidermaler Wachstumsfaktor (EGF, s. Kap. 6) 8
- funktionelle Zellkompartimente 8
- Glandulae intestinales 7
- Intermediärfilamente 8
- Kerckring-Faltenrelief 7
- Krypten 7
- Lamina epithelialis mucosae 6
- Lamina muscularis mucosae 6
- Lamina propria mucosae 6
- Länge 3
- Maculae adhaerentes 8
- neuroendokrines System 9
- Paneth-Zellen 8
- proliferatives Kompartiment 9
- resorptive Kompartimente 8
- TNM-Tumorklassifikation (UICC) 3
- Villi intestinales 7
- Zell-Zell-Verbindungen 8
- Zonulae adhaerentes 8
- Zonulae occludentes 8
- Zytoplasma 8
Dünndarmdivertkel **427ff**
- angeborene Dünndarmdivertikel
- Diagnostik 427
- – Duodenaldivertikel 427
- – Jejunaldivertikel 427
- – Meckel-Divertikel 428
- – Ätiologie 428
- – Definition 428
- – Komplikationen 428
- – Pathogenese 428
- – Verlauf 428
- – Morbidität 428
- – Prognose 428
- – Therapie 428

Dünndarmkarzinoide 378 ff
- bildgebende Verfahren 379
- Chemoembosilation 380
- Chemotherapie 380
- Chromogranin 379
- Epidemiologie 378
- Häufigkeit 378
- 5-HIES 380
- Interferon 381
- Karzinoid 381
- Karzinoidkrise 379
- Karzinoid-Syndrom 379
- klinisches Bild 379
- Morphologie 378
- Serotonin 380
- Somatostatinanaloga 380
- Therapie 379
Dünndarmkarzinome 375 ff
- Chemotherapieschema 376
- Häufigkeit 376
- Inzidenz 375
- TMM-Klassifikation 375
Dünndarmtransplantation 419 ff
- CMV-Prophylaxe 421
- Empfängervorbereitung 419
- graft versus host disease (GVHD) 421
- Indikation 419
- Infektion 421
- postoperatives Management 420
- Spendervorbereitung 420
Dünndarmtumoren 371 ff
- Adenokarzinomen 374
- Adenome 373
- Ätiologie 371
- Benigene Tumoren 373
- Diagnostik 372
- - Bloodpool-Szintigraphie 373
- - Computertomographie 372
- - Endosonographie 372
- - Enteroklysma 372
- - Enteroskopie 372
- - Mesenterikographie 373
- - Dünndarmkarzinoide 378
- - Dünndarmmendometriose 374
- Häufigkeit 374
- Kaposi-Sarkom 376
- Karzinoide 374
- Leiomyom 373
- Lipome 373
- Maligene Tumoren 374
- - Prognose 374
- Prädisposition 371
- Pseudotumoren 374
- Sarkome 376
- Symptomatik 372
Duodenum 3 ff
- Bulbus duodeni 4
- Ductus Santorini 4
- Flexura superior duodeni 4
- Papilla maior Vateri 4
- Treitz-Ligament 4
Duplexsonographie 199 ff

Ehlers-Danlos-Syndrom 645
Eisen 31
- Eisenmangel 720
- - Ursachen 720
- - Serumferritin 721

- - Transferrin 721
- - Transferrinrezeptor 721
- Eisenmangelanämie 334
- Hakenwürmer 333
- Resorption 32
- - divalent cation transporter 1 (DCT1) 32
Eiweiß (siehe bei Protein) 20
Eiweißverlustsyndrom (enterales) (siehe auch exsudative Enteropathie) 125 ff
- Ätiologie 125
- Diagnostik 128
- - GORDON-Test 128
- - ^{51}Cr-Albumin 129
- - szintigraphische Methoden (Kap. 21) 129
- - $α_1$-Antitrypsin 129
- foveoläre Hyperplasie 127
- Herzerkrankungen 127
- intestinale Lymphangiektasie 126
- Kaposi-Sarkom 127
- Karzionoid 127
- Klassifikation 126
- Pericarditis constrictiva 126
- Klinik 125
- - Fettmalabsorption 125
- - Steatorrhö 125
- - Störungen des Lymphabflusses 125
- - Tetanien 125
- Lymphome 127
- Lymphopenie 126
- M. Waldenström 127
- Pathogenese 125
- Therapie 129
- - Cromoglycinsäure 129
- - H$_2$-Blocker 129
- - MCT-Fette 129
- - NSAR-Enteropathie 129
- - Octreotide 129
- - Prednison 129
- - Tramexamsäure 129
Elektrolyte 37, 39
- Resorption 37 ff
- - Chlorid 37
- - Natrium 37
- Sekretion 39
- cAMP 41
- cGMP 41
- Cl-Sekretion 39
- - enterales Nervensystem (ENS) 42
- - enteroendokrines System (EES) 43
- - extrazelluläre Regulation 42
- - HCO$_3$-Sekretion 40
- - intrazelluläre Regulation 40
- - Nukleotide 41
Embolie 393, 397
- arterielle 393
- arterielle mesenteriale (AME) 397
- - Ätiopathogenese 397
- - Lokalisation 397
- - Klinik 398
- - Therapie 398
Endometriose, kolorektale 577 ff
- Diagnostik 577
- Klinik 577

- Pathogenese 577
- Prognose 578
- Therapie 578
Endomysum-AK 179
Endoskopie (siehe auch Endosonographie) 245 ff
- Befunddokumentation 249
- - Münchener Arbeitsgruppe Gastroenterologie (MAG) 249
- Begleitmedikation (siehe auch Sedierung) 247
- - Propofol 247
- - Midazolam 247
- - Pulsoximetrie 249
- - Blutdrucküberwachung 249
- - Benzodiazepingabe 249
- - Enteroskopie 246
- - Gewebsentnahmen 250
- - Zangenbiopsie 250
- - Indikationen 251
- - Polypektomie 251
- - Mukosektomie 251
- - Schlingenresektion 251
- - Stromarten 251
- - Diathermie 251
- - Argonplasmakoagulation (APC) 251
- Hochrisikopatienten 256
- Intestinoskopie 246
- intraoperative Endoskopie 246
- Komplikationen 254
- - Hämoclips 254
- - Adrenalininstallation 254
- - Krankheitsbilder 258
- - Kolonpolypen 258
- - Sedativa 250
- - Propofol 250
- - Midazolam 250
- - Diazepam 250
- - Untersuchungstechnik 245
- - oberer Gastrointestinaltrakt 225
- - unterer Gastrointestinaltrakt 247
- endoskopisches Bild 265, 266
Endosonographie 258
Endotoxinämie 671
- Leberfunktion 671
Entamoeba coli 324
Entamoeba histolytica (siehe auch Amoebeninfektion) 324
- Diagnostik 325
- Infektionsweg 324
- Klinik 325
- Leberabszesse 325
- Magna-Formen 324
- Minuta-Formen 324
- Stuhlantigentest 325
- Therapie 325
- - Tetracyclin 326
- Vorkommen 324
- Zysten 325
Entamoeba polecki 324
Enterales Nervensystem (ENS) 11, 79 ff
- Auerbach-Nervenplexus 79
- Bedeutung 79
- ENS-ZNS-Interaktionen 83
- Erbrechen 82
- Funktion 80
- Ileus 82

- integrative Schaltkreise 80
- Interneurone 80
- intrinsische Reflexe 80, 81
- myenterische Nervenplexus 79
- - physiologischer Ileus 82
- - paralytischer Ileus 82
- Regulation 80
- sensorische Nervenzellen 80
- Struktur 80

Enteritis 319, 363
- eosinophile (siehe auch Gastroenteritis) 363
- virusbedingt 319

Enteritissalmonellose 307 ff
- Diagnostik 307
- Klinik 307
- Prophylaxse 307
- Therapie 307

Enterohämorrhagische E. coli (EHEC) 312 ff
- endoskopischer Befund 268
- Epidemiologie 313
- Krankheitsbild 313
- - hämolytisch-urämisches Syndrom (HUS) 313
- - Anämie 313
- - Thrombozytopenie 313
- - Fragmentozyten 313
- - Nephropathie 313
- Pathophysiologie 313

Enteroinvasive E. coli (EIEC) 313 ff
- Diagnose 314
- Klinik 314
- Pathophysiologie 314
- Therapie 314

Enterokinasemangel 279
Enteroklysma 218
- Röntgendiagnostik 211

Enteropathie 295
- exsudative 125
- tropische 295
- urämische 637

Enteropathogene E.coli (EPEC) 311 ff
- Diagnose 312
- Pathophysiologie 311
- Therapie 312

Enteroskopie 158, 246

Enterotoxine
- hitzestabile 46
- hitzeinstabile 46

Enterotoxische E. coli (ETEC) 312 ff
- Diagnose 312
- Pathophysiologie 312
- Therapie 312

Entolimax nana 324
Epidermolysis bullosa acquista 649

Ernährung, enterale 745 ff
- Applikationstechniken 748
- - Sonden, transnasal 748
- - PEG 749
- - FKJ 749
- - Nahrungsaufbau 750
- Colitis ulcerosa 732
- Heimernährung 762
- Indikationen 745
- Intensivmedizin 753
- Komplikationen 750 ff
- Kurzdarmsyndrom 733
- M. Crohn 731

- Nährlösungen 746
- - Omega-3-Fettsäuren 747
- - Ballaststoffe 747
- - chemisch definierte Diäten (CDD) 747
- - Nährstoffdefinierte Diäten (NDD) 748
- Tumorerkrankungen 753
- Überwachung 750

Ernährung, parenterale 754 ff
- Heimernährung 762
- Indikationen 754
- Komplikationen 759
- - Katheterkomplikationen 760
- - Leberfunktionsstörungen 761
- - Knochenstoffwechselstörungen 761
- Kontraindikationen 754
- Substrate 755
- - Kohlenhydrate 755
- - Zuckeraustauschstoffe 756
- - Fettemulsionen 756
- - Aminosäuren 757
- - Elektrolyte 758
- - Vitamine 758
- - Spurenelemente 758
- Techniken 759
- Überwachung 759

Ernährungssonden 256, 748
- Button 258
- FKJ 749
- Jejunostomie (PE) 258
- PEG 749
- Technik 256
- - Fadendurchzugsmethode 258
- transnasal 748

Ernährungsstörungen 713
- Elektrolyte 719
- Fette 718
- Kohlenhydrate 718
- Protein-Energie-Malnutrition (PEN) 717
- Spurenelemente (siehe auch Eisenmangel, Zinkmangel) 720
- Symptome 714
- Vitamine (siehe auch Vitamine) 722

Ernährungsstatus 713
- Biochemische Methoden 713
- - Kreatinin 715
- - Methyl-Histidin 716
- - Stickstoffbilanz 715
- - Transferrin 715
- - Körperzusammensetzung 716

Ernährungstherapie 729
- Candidiasis, intestinale 741
- Colitis ulcerosa 729
- Divertikulose 741
- Enterales Eiweißverlustsyndrom 740
- Glutamin 736
- Ileostomie 736
- Jejunostomie 735
- Kurzdarmsyndrom 733
- - postoperativ 734
- Laktoseintoleranz 739
- M. Crohn 729
- Nahrungsmittelallergie 742
- Obstipation 740

- Reizdarm 741
- Sprue 737
- Wachstumshormone 737

Erwerbsfähigkeit 787
Erythema necrolyticum migrans 651
Erythema nodosum (siehe auch Yerisiniose) 311, 648

Escherichia coli (E. coli) 311 ff
- enterohämorrhagische (EHEC) 312
- enteroinvasive (EIEC) 313
- enteropathogene (EPEC) 311
- enterotoxische (ETEC) 312

Escherichia coli-Enteritis (siehe auch Enteritis durch enteropathogene Coli) 311

Fabry-Krankheit 637
Fadenwürmer (Nematoden) (siehe bei Spulwurm u. Trichinella spiralis) 332

Familiäre adenomatöse Polyposis (FAP) 197, 532 ff
- APC-Gen 537
- Defekt 540
- Hautveränderungen 646
- Diagnostik 197, 539
- Epidemiologie 539
- Genetik 537
- Manifestationen, extrakolische 537
- - Gardner-Syndrom 538
- - kongenitale Hypertrophie des retinalen -Pigmentepithels (CHRPE) 538
- - Medulloblastome 538
- - Glioblastome 538
- Pathogenese 539
- Therapie 539
- - medikamentöse 540
- - COX-2 540
- Peutz-Jeghers-Syndrom 540
- Tumorsuppressorgen 537

FDG-PET 236
Fehl-/Überbesiedlung, bakterielle 177 ff
- Diagnostik 177
- - $^{14}CO_2$-Glykocholatatemtest 178
- - Glukose-H_2-Atemtest 178

Fette (siehe auch Triglyzeride) 23
- Digestion 23
- Resorption 23

Fettmalabsorption 164
- Diagnostik 164
- - Carotinoide 165
- - Stuhlfettanalyse 164
- - Infrarotabsorptionsspektrometrie 164

Fettsäuren 24
- kurzkettige 708
- Resorption 24
- - fatty acid binding protein FABP 24
- - 2-Monoglyzeride 24

Fischbandwurm (Diphyllobothrium latum) 330
- Erreger 330
- Infektionsweg 330
- Klinik 330

Fistel, perianale 596

Flatulenz 131 ff (*siehe auch* Meteorismus 131)
– Darmgasvolumen 131
– H_2-Atemtest 133
– Kohlendioxyd (CO_2) 132
– Methan (CH_4) 133
– Ursachen 131
– – Aerophagie 132
– – intraluminale Gasbildung 132
– – Wasserstoff (H_2) 132
Flavinooxygenase 32
Flexura duodenojejunalis 4
Folsäure 28
– Mangel 725
Folsäurekonjugase 28
Fruktose 18, 19, 20
– GLUT5-Transporter 19
Fruktoseintoleranz 278

Gallensäuremalabsorption 172 ff, 281
– ^{75}SeHCAT-Test 172
– – Durchführung 172
– – Fehlerquellen 173
– – Interpretation 173
Gallensäuren 26
– Digestion 26
– Resorption 26
Gardner-Syndrom 538
– Hautveränderungen 646
Gastric inhibitory polypeptide (GIP) 618
– Merkmale 618
Gastrinome 378
Gastroenteritis, eosinophile 363 ff
– allergische Mechanismen 363
– Ätiologie 363
– Bluteosinophilie 365
– Churg-Strauss-Syndrom 366
– Cromoglycinsäure 366
– Diagnostik 365
– Eiweißverlustsyndrom 365
– Eliminationsdiät 366
– endoskopischer Befund 270
– Epidemiologie 363
– Hauptsymptom 365
– Histologie 365
– Hypoalbuminämie 365
– Klassifikation 364
– Klinik 365
– Kortikosteroidtherapie 366
– Malabsorptionssyndrom 365
– mikrozytäre Anämie 365
– Organmanifestation 365
– parasitäre Infektionen 363
– Pathogenese 363
– Pathologie 364
– Prognose 366
– Verlauf 366
– virale Infektionen 363
GAVE-Syndrom 628
Gerinnungsfaktoren (*siehe auch* Vitamin K) 28
Giardia lamblia (Lamblia intestinalis) 323
– Diagnostik 324
– Erreger 323
– Infektionsweg 323
– Klinik 324

– Therapie 324
– – Metronidazol 324
Gingivitis 642
Gliadinantikörper 179
Glioblastome 538
Glukagenome 378
Glukogonähnliche Peptide (GLP-1/GlP-2) 619
Glukose 19
– GLUT2-Transporter 19
– Na-Pumpe 19
Glukose-Galaktose-Malabsorption 278
Glukose-H_2-Atemtest 178
– Glukosidasenhemmer 278
Glutamin 709
Granulozyten 44
3'-5' Guanosinmonophosphat (cGMP) 41

H_2-Atemtest 133
Haarwürmer (*siehe auch* Capillaria philippiniensis) 335
– Diagnostik 335
– Erreger 335
– Infektionsweg 335
– Klinik 335
– Therapie 335
Hämangiomatose 406
Hämangiome 406
– Ätiopathogenese 406
– Definition 406
– Diagnostik 406
– Klinik 406
– Therapie 406
Hämolytisch-urämisches Syndrom (HUS) 313
Hämorragische Kolitis 313
Hämorrhoiden 597
– Diagnose 597
– Gummibandligatur 597
– Hämorrhoidektomie 597
– Infrarotkoagulation 597
– Komplikationen 598
– Sklerosierung 597
– Stadien 597
Hämorrhoidalblutung 156
Hakenwürmer (Ancylostoma duodenale u. Necator americanus) 333
– Anämie 334
– Eisenmangelanämie 334
– Erreger 333
– Infektionsweg 333
– Klinik 333
– Malabsorption 334
Haptocorrin 29
Hartnup-Krankheit 279, 280
Haut 641
– Blue-Rubber-Bleb-Nävus 644
– Ehlers-Danlos-Syndrom 645
– Eisenmangel 643
– Hautmetastasen 651
– Hornstein-Knickenberg-Syndrom 646
– Hyperpigmentierungen 641
– Ichtiose (*eczema craquele*) 641
– Intestinaltrakt 641
– Kaposi-Sarkom 644

– Karzinoid-Syndrom 650
– M. Osler 644
Hepatocyte growth factor (HGF) 66
Heptaglutamate 28
Hereditary nonpolyposis colorectal cancer (HNPCC) 372
Heringswurm (*siehe auch* Anisakis marina) 334
– Diagnostik 335
– Erreger 335
– Infektionsweg 334
– Klinik 335
Hermansky-Pudlak-Syndrom 649
5-HIES 380
HIV-Enteropathie 337 ff
– bakterielle Infektionen 342
– Barrierenfunktion 338
– CMV-Cholangitis 343
– CMV-Pankreatis 343
– Cyclospora cayetensis 341
– Diarrhö 344
– Funktionsstörungen 338
– HIV-Enteropathie 337
– Isospora belli 340
– Kaposi-Sarkom 343
– – klinische Symptome 344
– – Therapie 344
– Kryptosporidien 339
– – Kryptosporidiennachweis 340
– – Therapie 340
– Lambliasis 341
– Leishmaniose 341
– Mikrosporidien 340
– – Enterozytozoon bieneusi 340
– – Septata intestinalis 340
– Mykobakterien 342
– – Mycobacterium avium intracellulare (MAI) 342
– – Mycobacterium tuberculosis 342
– Non-Hodgkin Lymphome 344
– opportunistische Manifestation 339
– Protozoenerkrankungen 339, 341
– – Therapie 343
– virale Infektionen 343
– Sonographie 199
– Zytomegalievirus (CMV) 343
HNPCC 196, 551
– Diagnostik 196, 552
– Manifestationen 553
– Risikofaktoren 552
Homing 55
Hornstein-Knickenberg-Syndrom 646
Humorale Immunität 57
Hungerstoffwechsel 718
Hunter-Glossitis 643
Hybridisierung 193
Hydroxykobalamin 28
Hyperoxalurie 174
– Diagnostik 174
– Nephrolithiasis 636 ff
Hypertrichosis lanuginosa acquista 651
Hypomagnesieämie 280, 412

IgA Ablagerung 289
Ileostoma (*siehe auch* Stomata) 601

Ileozäkalklappe 3
Ileum 4ff
Ileus 208
- Sonographie 199
Imerslund-Grasbeck-Syndrom 281
Iminoglyzinurie (Joseph-Syndrom) 280
Immunglobuline 55, 60
- IgA-Plasmazellen 60
- Poly-Ig-Rezeptor 60
- sekretorisches IgA (sIgA) 60
Immunoproliferative small intestine disease (IPSID) 372, 377
Immunsystem 55ff
- efferenter Schenkel 57
- Mukosa-assoziiert 55
Immunszintigraphie 238
- Abszesse 239
- Fisteln 239
- Indikationen 239
Infektionen 204
- Sonographie 199
Inkontinenz, anale 587ff
- Diagnostik 590
- - Manometrie 590
- - Endosonographie 590
- - Pudenduslatenz 591
- - Elektromyographie 591
- - Kontinenztest 591
- - Defäkographie 592
- Enkopresis 587
- Klinik 589
- - Kontinenzscore 590
- operative 591
- - posteriore Raffung 593
- - Levatorplastik 593
- - Externusplastik 593
- - Rektumprolaps 593
- Pathogenese 587
- - nervaler Genese 588
- - muskulärer Genese 588
- - sensorische Inkontinenz 589
- - Überlaufinkontinenz 589
- - operative Eingriffe 589
- - neurogene Inkontinenz 589
- Prävalenz 587
- sozialmedizinische Aspekte 791
- Therapie, konservative 592
- - Antidiarrhoika 592
- - Biofeedback-Training 591
- Ursachen 588
Inkretine 620
Inositoltriphosphat (IP$_3$) 40
Insulinome 378
Integrin 32
Intestinale Permeabilität 241
Intestinale Pseudoobstruktion 83
Intestinaltrakt 12
- Darmrohr 12
- - Schlunddarm 12
- - Vorderdarm 12
- - Mitteldarm 12
- - Dottergang (Ductus omphaloentericus) 12
- - Hinterdarm 12
- - Kloake und Anus (Sinus urogenitalis) 12
- - Schwanzdarm 12
- Entwicklung 12

- Entwicklung der Mukosa 13
- - Zelladhäsionsmoleküle 13
- - Muskelschicht 13
- - Keimblätter 13
- - Entoderm 13
- - ektodermale Zellen 13
- - Mesoderm 13
- Rotation 13
Intraepitheliale Lymphozyten (IEL) 58, 59
Intrinsic-Faktor (IF) 29
Invagination (Mukoviszidose) 678
Iodamoeba buetscheli 324
IPSID, immunproliferative small intestinal disease 367, 377
Ischämie 391ff, 398, 400 (siehe auch Angina abdominalis) 402
- Angiographie 395
- Ätiologie 392
- chronisch mesenteriale 402
- - Klinik 402
- - Steel-Effekt 402
- - Diagnostik 402
- - Therapie 402
- Definition 391
- fokale, segmentale (FSI) 399
- Klinik 399
- Kolon 400
- - Definition 400
- - Ätiopathogenese 400
- - Diagnostik 394, 401
- - Klinik 401
- - Therapie 401
- nichtokklusive, mesenteriale (NOMI) 393, 398
- Operation 397
- Pathogenese 392
- Prädisposition 394
- Therapie 395, 399, 401
- Ursachen 392
- Vorkommen 393
Isospora belli 326, 340
- Diagnostik 326
- Erreger 326
- Infektionsweg 326
- Klinik 326
- Therapie 326

Jejunostomie (siehe auch Ernährungssonden) 258
Jejunum 4ff
Joseph-Syndrom (Iminoglyzinurie) 280

Kalium 39
- Resorption 39
Kalzium (siehe auch Knochenstoffwechsel) 30
Kaposi-Syndrom 127, 223, 376
- Röntgendiagnostik 211
Karzinoid (siehe auch Dünndarmkarzinoide) 22, 127, 378ff
- Sonographie 199
Karzinom (siehe auch Rektumkarzinom, Kolonkarzinom) 545ff
Kaugummidiarrhö 119
Kawasaki-Krankheit 407
Klippel-Trenaunay-Weber-Syndrom 406

Knochenstoffwechsel 683ff
- Kalzitonin 686
- Kalziumresorption 685
- Leukotriene 687
- Parathormon 686
- Prostaglandine 687
- Regulation 685
- Risikofaktoren 683
- Strukturelemente 684
- - Osteoblasten 684
- - Osteoklasten 684
- - Knochenmatrix 684
- - Sialoproteine 685
- - Hydroxylapatit 685
- Vitamin D 685
Kohlendioxyd (CO$_2$) 132
Kohlenhydratassimilation 166
- Diagnostik 166
- Disaccharidasemangel 166
Kohlenhydrate 18
- Azetat 20
- Butyrat 20
- Fermentation v. Kohlenhydraten 20
- Fettsäuren 20
- Laktat 20
- Propionat 20
Kohlenhydratintoleranzen 275ff
Kohlenhydratmalabsorption 277ff
- Glukose-Galaktose-Malabsorption 278
- Saccharose-Isomaltose-Intoleranz 277
- Trehaloseintoleranz 277
Köhlmeier-Degos-Krankheit 407
Kolitis
- Antibiotika-assoziierte 514
- - Diagnostik 514
- - Therapie 515
- Sonographie 199
- pseudomembranöse 511ff
- - Ätiologie 513
- - Clostridium difficile 511
- - hämorrhagische Kolitis 511, 513
- - Häufigkeit 511
- - kurzkettige Fettsäuren 512
- - Pathogenese 511
- - Clostridium difficile 512
- - Kolonisationsresistenz 512
- - Toxin A 512
- - Toxin B 512
- kollagene 491ff
- lymphozytäre 491ff
- mikroskopische 491ff
- - Chirurgie 494
- - Diagnostik 493
- - Diarrhö 492
- - Epidemiologie 491
- - Klinik 492
- - Pathogenese 491
- - Pathologie 492
- - Pathophysiologie 492
- - Prognose 493
- - Therapie 493
- - Therapieoptionen 494
- - Verlaufsform 493
- neutropene 205
- - Sonographie 199
- penicillinassoziierte 514

Kolitis
- ulcerosa **465 ff**
- – Aktivitätsindex 471
- – Arthropathien 669
- – Bakterien 466
- – Befunde 475
- – Boswelliasäuren 481
- – chronisch aktive Erkrankung 479
- – Cholangiozelluläres Karzinom 631
- – Diagnose 474
- – Differentialdiagnose 474
- – Diversionskolitis 475
- – Dysplasien 473
- – endoskopisches Bild 264
- – Eicosanoide 467
- – Episkleritis 472
- – Ernährungtherapie 729
- – Erythema nodosum 472
- – Faktor-XIII-Konzentrat 483
- – Fertilität 472
- – Fettsäuren, kurzkettige 483
- – genetische Faktoren 466
- – Hautveränderungen 647
- – Inzidenz 465, 466
- – Karzinome 472
- – Klinik 469
- – kolorektale Karzinome 473
- – Komplikationen 471
- – Komplikationen, intestinale 480
- – Komplikationen, postoperativ 485
- – Konjunktivitis 472
- – Krebsrisiko 472
- – Kryptenabzesse 469
- – Leber 623
- – Leukotrienantagonisten 481
- – Lungenbeteiligung **679**
- – Mangelernährung 729
- – Manifestationen 472
- – Manifestationen, extraintestinale 480
- – Medikamente 476
- – Megakolon 471, 480
- – mikroskopische Befunde 468
- – Niere **636**
- – Nikotin 483
- – Operationsindikationen 484
- – Operationsverfahren 484
- – Osteomalzie 472
- – Osteoporose 472, 687
- – PAF-Antagonisten 482
- – Pankreas **613**
- – Pathogenese 467
- – Pathologie 467
- – Perforation 470, 471
- – Pouch 487
- – Pouchverlust 487
- – Prävalenz 465
- – Primärsklerosierende Cholangitis 630
- – Psychotherpie 781
- – Pyoderma gangraenosum 472
- – Remissionserhaltung 479
- – Risikofaktoren 466
- – Röntgendiagnostik 211
- – Rundzellen 469
- – Sakroileits 670
- – Schleimhautödem 468
- – Schwangerschaft 472, 481
- – sklerosierende Cholangitis (PSC) 472
- – sozialmedizinische Aspekte **795 ff**
- – Spiculae 474
- – Stenosen 471
- – steroidrefraktäre Erkrankung 479
- – Sulfasalazin 478
- – Superinfektion 470
- – Therapie, chirurgisch 483
- – Therapie, medikamentös 476
- – Thromboxan-Antagonisten 482
- – Sonographie 199
- – TNF-Rezeptorblockade 477
- – Tumornekrosefaktor 482
- – Uveitis 472
- – Verlaufsformen 470
- – Weihrauchharz 482
- – Zytokine 467
- Kollagenosen **658 ff**
- Kolonkarzinom **545 ff**
- – Adenom-Karzinom-Sequenz 551
- – Antioxidanz 547
- – Aspirin 547
- – Ätiologie 546
- – Ballaststoffe 547
- – Chemotherapie 564
- – – adjuvante 564
- – – Immuntherapie 564
- – – palliative 565
- – – second-line Therapie 567
- – – regionale 567
- – Cylooxygenase 550
- – Diagnostik 559
- – Epidemiologie 545
- – Ernährung 546
- – Flat-adenoma-Syndrom 557
- – Früherkennung 554
- – Gardner-Syndrom 557
- – HNPCC 551
- – Inzidenz 545
- – Keimbahnmutationen 550
- – Klinik 559
- – Komplikationen 559
- – Laboruntersuchungen 560
- – Lokalisation 558
- – Muir-Torre-Syndrom 557
- – NSAR 547
- – okkultes Blut 554
- – operative Therapie 561
- – – Kolonkarzinom 561
- – – Rektumkarzinom 561
- – – Rektumresektion 562
- – – lokale Therapie 562
- – – Lokalrezidivrate 563
- – – laparoskopische Operationsverfahren 563
- – – Lebermetastasen 563
- – – Lungenmetastasen 563
- – Polyposis-Syndrome 551
- – Prognose 567, 558
- – – Indikatoren 558
- – Protoonkogene 550
- – Risiko
- – Screening 554, 555
- – sozialmedizinische Aspekte 798 ff
- – Staging 560
- – – Dukes-Klassifikation 560
- – – UICC-Klassifikation 560
- – – TNM-Klassifikation 560
- – Strahlentherapie 568
- – – Rektumkarzinom 568
- – – kombinierte Radio-/Chemtherapie 568
- – Turcot-Syndrom 557
- – Überwachungsstrategie 556
- – Umweltfaktoren 546
- – Verlauf 567
- – Zellproliferation 550
- Kolonopathie, fibrosierende 678
- Kolontransitzeitbestimmung (siehe auch Motilitätsdiagnostik) 184, 582
- Koloskopie (siehe auch Endoskopie) 247
- Kolostoma (siehe auch Stomata) **601**
- Kongenitale Hypertrophie des retinalen Pigmentepithels (CHRPE) 538
- Konnatale Fehlbildungen 13
- – Atresien 15
- – – des Anorektums 15
- – – des Dickdarms 15
- – – des Duodenum 15
- – – des Jejunum 15
- – – des Ileum 15
- – – des Lumens (Typ 2) 15
- – – membranöse (Typ 1) 15
- – Darmrotation 15
- – – Malrotationen 15
- – – Fixationsanomalien 15
- – Duplikaturen 14
- – Gewebsheterotopien 14
- – – Heterotopie 14
- – – heterotope Magenschleimhaut 14
- – – heterotopes Pankreas 14
- – – myoepitheliales Hamartom 14
- – Klassifikation anorektaler Fehlbildungen 16
- – Meckel-Divertikel 14
- – Nabelfistel (D. omphaloentericus) 14
- – – sphärische Duplikaturen 15
- – – enterogene Zysten 15
- – – kongenitale Divertikel 15
- – – tubuläre Duplikaturen 15
- – Stenosen 15
- – Tailgut-Zysten (retrorektale zystische Hamartome) 14
- Körperzusammensetzung 716
- – Anthropometrie 717
- – Bioelektrische Impedanzanalyse (BIA) 717
- – Dual-energy x-ray absorptiometrie (DEXA) 717
- – 2-Kompartimenten-Modell 716
- – Multikompartimentanalysen 716
- Krankheitsbewältigung 779
- Kryptosporidien (siehe auch Cryptosporidium parvum) 216, 267, 327 ff, 339
- – Diagnostik 327
- – – endoskopischer Befund 267
- – – Röntgendiagnostik 211
- – Klinik 327
- – Therapie 327

Kupfer 33
Kurzdarmsyndrom **409 ff**
- Adaptionsmechanismen 411
- chologene Diarrhö 411
- Diagnostik 413
- Diarrhöformen 410
- D-Laktatazidose 412
- Ernährungstherapie 414, 733
- - Cholylsarcosin 415
- - Gallensäureverlustsyndrom 415
- - Glutamin 736
- - Ileostomie 736
- - Jejunostomie 735
- - MCT-Fette 415
- - postoperativ 734
- - Wachstumshormone 737
- Gallensäuren 412
- Hyperazidität 410
- Ileozökalklappe 411
- Knochenstoffwechselstörungen 412
- Magnesiummangel 412
- Malabsorption 410
- operative Verfahren 415
- - Ileozökalklappenersatz 416
- - antiperistaltische Dünndarmsegmente 416
- - rezirkulierende Darmschleifen 416
- - Koloninterposition 416
- - intestinales Pacing 416
- - Neomukosabildung 416
- - Längsspaltung 416
- Pathophysiologie 409
- Phasen 411
- Polyneuropathie 412
- Symptomatik 411
- sozialmedizinische Aspekte 794
- Ursachen 409
- Verlauf 412

Lactitol 279
Laktasemangel (*siehe auch* Laktoseintoleranz) 275, 276
- Arten 276
- Diagnostik 276
- - Laktosetoleranztest 276
- Klinik 276
- - Diarrhö 276
Laktose 18
Laktoseintoleranz 119, **275 ff**
- Ätiologie 275
- Definition 275
- Ernährungstherapie 739
- Pathogenese 275
- Vorkommen 275
Laktosetoleranztest 276
Laktulose 279
Laktulose-H$_2$-Atemtest 178
Lambliasis 341
- endoskopischer Befund 267
Lamina propria Lymphozyten 58
Laxanzienabusus (*siehe auch* Melanosis coli) 102, 150
Lebensmittelintoxikationen **316 ff**
- Bacillus-cereus Enteritis 318
- Clostridium botulinum 316
- Clostridium perfringens 316

- Clostridium perfringens-Enteritis 317
- Proteus 316
- Pseudomonas 316
- Salmonella 316
- Staphylococcus aureus 316
- Staphylokokkenenteritis 316
Leber 623
- Abszesse 625
- Amyloidose 624
- Antiköper 623
- Autoimmunhepatitis 631
- Blind-Loop-Syndrom 634
- Colitis ulcerosa 620
- - Granulome 625
- Intestinaltrakt 623
- Morbus Crohn 620
- Nodulär regenerative Hyperplasie (NRH) 632
- Pericholangitis 630
- Primärsklerosierende Cholangitis 630
- Stauungsenteropathie 629
- Ulcera 628
- Varizen
- - anorektale 629
- - Ösophagus 627
- - Therapie 628
Leiomyom 222
- Röntgendiagnostik 211
Leishmaniose 341
Leser-Trelat-Zeichen 650
Leukozytenszintigraphie 239
Lipome 543
Lipoproteinsynthese 24
Lowe-Syndrom 280
Lunge 675
- Colitis ulcerosa 679
- M.Crohn 679
- Sklerodermie 680
Lymphangiektasie, intestinale 126
Lymphgefäße 11
- Ductus thoracicus 11
Lymphome (*siehe auch* Non-Hodgkin-Lymphome) 127, 223, **367 ff**
- intestinale 367
- - Ätiologie 368
- - Chemotherapie 368
- - Diagnostik 368
- - Epidemiologie 367
- - Klassifikation 367
- - Klinik 368
- - Pathogenese 368
- - Prognose 369
- - Risikoerkrankungen 368
- - Therapie 369
- - Röntgendiagnostik 211
Lymphopenie 126

Magen-/Dünndarmmanometrie (*siehe auch* Motilitätsdiagnostik) 181
Magnesium 31
Magnesiummangel 412
Magnetresonanztomographie 225, **231 ff**
- Abdscan 231
- Gadolinium 231
- Indikationen 232

- Kontrastierung 231
- Limitationen 234
- Lumirem 231
- MIP-Technik 232
Makrophagen 44
Malabsorption (*siehe auch* Malabsorptionssyndrom) **107 ff**
- Ätiologie 108
- - Malabsorption von Nahrungsfetten 108
- - Störungen des Gallensäurekreislaufs 108
- - Störungen der luminalen Verdauungsphase 108
- - Störungen der Mukosaphase 108
- Aszites
- - Dermatitis herpetiformis Duhring 112
- - Erythema nodosum 112
- Diagnostik 113
- - Dünndarmbiopsie 114, 116
- - Laborparameter 113
- - Röntgendiagnostik 115
- - Schilling-Test 114, 116
- - Sonographie 115
- Häufigkeit 107
- Hautveränderungen **641**
- Klinik 111
- - Anämie 112
- - Cheilosis 112
- - Dermatitis 112
- - Ekchymosen 112
- - Glossitis 112
- - Hämatome 112
- - Hämaturie 112
- - Hyperkeratose 112
- - Knochenschmerzen 112
- - Leitsymptome 111
- - Mangelsymptome 112
- - Ödeme 112
- - Parästhesien 112
- - Tetanie 112
- - Kohlenhydrate 109
- - kurzkettige Fettsäuren 110
- - primäre Malabsorption 110
- - sekundäre globale Malabsorption 110
- Kurzdarmsyndrom 122
- pankreatogene Ursache 113
- primäre Malabsorption 119
- - Disaccharidasenmangel 119
- - Laktoseintoleranz 119
- Proteine 111
- sekundäre Malabsorption 119
- - AIDS-Patienten 120
- - Autoimmunenteropathie 120
- - diätetische Ursachen 119
- - Immunmangelsyndrome 121
- - Kaugummidiarrhö 119
- - Malabsorption beim alten Menschen 120
- - Malabsorption nach Magenoperationen 121
- - Pharmaka und Strahlentherapie 121
- - Systemkrankheiten 120
- - Therapie 123
- - Diät 123
- - Kalziumresorption 123

Malabsorption
– – laktosearme Kost 123
– – Triglyzeride, mittelkettig 123
– – Zink-Mangel 123
Malabsorptionsyndrom
– Hakenwürmer 333
– Malabsorption 641
– – Zinkmangel 642
– Muir-Torre-Syndom 646
– Neurofibrimatose 646
– Papulose Degos 645
– Polyposis-Syndrome 646
– Proteinmangel 643
– Pseudoxanthoma elasticum 645
– Purpura Schönlein-Henoch 644
– Ruvalccalba-Myhre-Smith-Syndrom 646
– sozialmedizinische Aspekte 794
– Vasculitis allergica 644
– Vitaminmagel 642
Malakoplakie 607 ff
– Diagnostik 607
– Hansemann-Zellen 607
– Klinik 608
– Michaelis-Gutmann-Körperchen 607
– Morphologie 607
– Pathogenese 608
– Prognose 608
– Therapie 608
– Vorkommen 607
Maldigestion (siehe auch exokrine Pankreasinsuffizienz) 107 ff
– Ätiologie 108
– Diagnostik 113
– – Schilling-Test 114
– Häufigkeit 107
– Störungen der biliären Verdauungsphase 117
– – bakterielle Überwucherung des Dünndarms 119
– – chologene Diarrhö 117
– – enteraler Gallensäurenverlust 117
– – enterale Hyperoxalurie 119
– Störungen des Gallensäurekreislaufs 108
– Störungen der Mukosaphase 108
– Störungen der luminalen Verdauungsphase 108
– Störungen der pankreatischen Verdauung (siehe auch exokrine Pankreasinsuffizienz) 117
– – Mukoviszidose 117
– – Gastrinom (Zollinger-Ellison-Syndrom) 117
– – postoperative Zustände 117
MALT-Lymphome 377
Mastzellen 44, 358
Meckel-Divertikel (siehe bei Dünndarmdivertikel) 216, 428
– Röntgendiagnostik 211
Medulloblastome 538
Megakolon 15
– Innervationsstörungen 15
– – Aganglionose 15
– – Megacolon congenitum 16
– – neuronale intestinale Dysplasie 16

Megakolon, akutes 264
Megakolon, toxisches 204
– Sonographie 199
Mekonium-Ileus 677
Melanä 156
Melanosis coli 103, 148, **608 ff**
– Ätiologie 608
– Diagnostik 609
– Laxanzien 609
– Morphologie 609
– Pathogenese 608
– Pigmentierung 609
– Prädilektionsstellen 609
– Verlauf 609
Menadion (siehe auch Vitamin K) 28
Metastasen 223
– Röntgendiagnostik 211
– Metazerkarienzysten 330
Meteorismus (siehe auch Flatulenz) **131 ff**
– Darmgasvolumen 131
– Diagnostik 137
– – Basisdiagnostik 137
– Symptomatik 135
– Therapie 138
– Ursachen 131
– – Aerophagie 132
– – intraluminale Gasbildung 132
– Häufigkeit 135
– Ursachen 135
Methan (CH_4) 133
Methylmalonyl-CoA 29
MHC-Klasse -I-Molekühle 55
Michaelis-Gutmann-Körperchen 607
Microvillous inclusion disease 108, 281
Midazolam 247
Mikroskopische Kolitis (siehe bei Kolitis)
– endoskopisches Bild 266, 267
Mikrosporidien (siehe auch Enterocytozoon bieneusi u. Encephaltozoon intestinali, Cyclospora cayatensis) 327
– Diagnostik 327
– – endoskopischer Befund 267
– Klinik 327
– Therapie 328
Mineralstoffe 30
– Resorption 30
Mismatch-Reparaturgene 196
Mixed Connective Tissue Disease (MCTD) 662
Mobilferritin 32
MODS 700
Morbus Hirschsprung 83, 190
Morbus Waldenström 127
– Röntgendiagnostik 211
Morbus Whipple (siehe bei Whipple Krankheit)
– endoskopischer Befund 270
Mobus Crohn (siehe bei Crohn-Krankheit) **439 ff**
Morbus Osler-Weber-Rendu (siehe auch Teleangiektasie) **405**
– Epistaxis 405
– hereditäre hämorrhagische Teleangiektasie 405
– Klinik 405

– Therapie 406
Motilität 79 ff
– Erbrechen 82
– Ileus 82
– – physiologischer 82
– – paralytischer 82
– intrinsische Motorprogramme 81
– migrierender Motorkomplex (MMC) 82
– postprandiales Aktivitätsmuster 82
– Segmentation und Retropulsion 81
– Sphinkterfunktionen 81
Motilitätsdiagnostik **181 ff**
– anorektale Manometrie 186
– – Befunde 190
– – Durchführung 187
– – Indikationen 187
– Kolontransitzeitbestimmung 184
– – Befunde 186
– – Durchführung 185
– – Meßparameter 186
– Magen-/Dünndarmmanometrie 181
– – apparative Voraussetzungen 181
– – Durchführung 182
– – Indikationen 182
– – Meßparameter 182
– – Motilitätsindex (AMI) 183
– – Pathologie 183
Motilitätsindex (AMI) 183
Motorkomplex, migrierender (MMC) 82
Mucosa-associated lymphoid tissue (MALT) 10
– M Zellen (M cells) 10
Mukosales Immunsystem (MIS) 44
Mukosektomie 251
Mukoviszidose 207, 675
– CFTR 676
– Distal intestinales Obstruktionssyndrom (DIOS) 677
– Invagination 678
– Kolonopathie, fibrosierende 678
– Laboruntersuchungen 676
– Mekonium-Ileus 677
– Mutationen 677
– Obstipation 678
– Sonographie 199
– Sprue 678
– Vorkommen 675
Multiple primary malignant neoplasia (MPMN) 372
Mutationen 195
– Punktmutationen 195
– RNase-mismatch-cleavage-Technik 195
Myelose, funikuläre 29
Myenterischer oder Auerbach-Nervenplexus 42
Mykobakterien 342
M-Zellen 55, 57

Nährstoffdefinierte Diäten (NDD) 748
Nahrungsmittelallergie 136, **357 ff**
– Ätiologie 357
– COLAP-Test 360
– Diagnostik 359
– Differentialdiagnose 361

- ECP, eosinophiles kationisches Protein 360
- EPX, eosinophiles Protein X 360
- Ernährungstherapie 742
- Hauttest 360
- in-vivo Provokation 360
- Klinik 358
- Kuhmilch 358
- Laborbestimmungen 360
- Mastzellen 358
- - IgG-Immunkomplexe 358
- - T-Zellreaktionen 358
- Pathogenese 357
- - T-Lymphozyten 357
- Prävalenz 357
- RAST 360
- sozialmedizinische Aspekte 794
- Symptome 359
- Therapie 360
Nahrungsmittelintoleranz (siehe bei Nahrungsmittelallergie) 357
NASBA („nucleic acid sequenced-based amplification") 194
Natrium 37
- Resorption 39
Necator americanus (siehe auch Hakenwürmer) 333
Neoplasien 71ff
Nephrotisches Syndrom 635
Neurofibrimatose 646
Neurofibrome 543
Neurotensinome 378
Neurotransmitter 80
- plurichemische Transmission 80
- neurochemische Kodierung 80
Neutropene Kolitis 205
- Sonographie 199
Niere 635
- Intestinaltrakt 635
- Lymphome 635
- Morbus Crohn 636
- Nephrotisches Syndrom 635
- Colitis ulcerosa 636
Nierenersatztherapie 638
- Darm 639
- Peritonealdialyse 639
Non-Hodgkin-Lymphome 367
Norwalk-Viren 318
NSAR-Enteropathie 519ff
- Arachidonsäure 520
- Cyclooxygenasen 519
- Klinik 522
- Leukotriene 520
- nichtsteroidale Antirheumatika 519, 520,
- - Klassifizierung 520
- - Nebenwirkungen 523
- Pathomechanismen 519
- Phospholipide 520
- Präventivmaßnahmen 523
- Salazosulfapyridin (SASP) 524
- Therapie 523

Oasthouse-Syndrom 280
Obstipation 141ff
- Ätiologie 141
- Ausgangsobstruktion (outlet obstruction) 144
- chronische Obstipation 143

- Diagnostik 142
- - Kolontransitzeitbestimmung 143
- - Sitzmark-Kapseln 144
- - Defäkographie 145
- Epidemiologie 141
- Klinik 142
- langsamer Transit 144
- Laxanzienabusus 150
- Melanosis coli 148
- Pathogenese 141
- Polychemotherapie 151, 152
- - Opiate 152
- - Serotoninantagonisten 152
- Querschnittslähmung 151
- Rom-Kriterien 141
- Schwangerschaft 150
- slow transit 144
- Stevens-Johnson-Syndrom 148
- sozialmedizinische Aspekte 797
- Therapie 146
- - Ernährung 740
- - Ballaststoffe 143, 146
- - Biofeedbacktherapie 145
- - osmotische Laxanzien 147
- - Antrachinone 148
- - Neostigminbromid 149
- - Cisaprid 149
- - Naloxonhydrochlorid 149
- - Prostagladine 149
- - Misoprostol 149
- - Erythromycin 149
- - Suppositorien 149
- - Einläufe 149
- - Psychotherapie 149
- Ursachen 142
Ogilvie-Syndrom 264
Oligosaccharide 19
- - Grenzdextrine 19
- Glukoamylase 19
- Isomaltase 19
- Maltose 19
- Maltotriose 19
- Saccharase 19
Omega-3-Fettsäuren 747
Onkogene 75ff
- Mismatch-Reparaturgene 74
- modifizierende Gene 74
- Ras-Onkogene 75
- Proto-Onkogene 74
- - c-myc 74
- - K-ras 74
- - src 74
- Tumorsuppressorgene 74
- - APC 74
- - DCC 74
- - DPC4 74
- - MCC 74
- - p53 74
- - hMSH2, hMLH1 74
- - hPMS1, hPMS2 74
- - hMSH6/GTBP 74
- - hMSH3 74
Onkogenese 71ff
- Mutationen 72
- - Auswirkungen 73
- - kumulierende Genalterationen 73
- - Rekombinations- und Punktmutationen 72
Osmotische Lücke 91

Ösophagusvarizen 627
- Therapie 628
Osteomalazie 683
Osteopathien (siehe auch Osteoporose) 687ff
- Diagnostik 689
- Gluten 688
- Kortikoidosteoporose 688
- Pathophysiologie 687
- Prävention 690
Osteoporose 683
- Biphosphonate 690
- Fluoride 691
- Kalzium 691
- Monitoring 692
- Östrogene 691
- Prophylaxe 690
- Risikofaktoren 690
- Therapie 690
- Vitamin D 691
Overlap-Syndrom 632
- Rheumatoide Arthritis 671

Paget-Dermatose 650
Panarteriitis nodosa 655ff
- Diagnostik 656
- Gastrointestinale Manifestationen 656
- Klinik 655
- Pathogenese 655
- Therapie 656
- Vorkommen 655
Pankreas 613
- enteroazinäre Achse 616
- enteroinsulinäre Achse 617
- Gastric inhibitory polypeptide (GIP) 618
- Glukogonähnliche Peptide (GLP-1/GLP-2) 619
- Inkretineffekt 617
- Intestinaltrakt 613
- Zöliakie 613
Paneth-Zellen 8
Pankreasinsuffizienz, exokrine (siehe auch Maldigestion) 117
- Störungen der pankreatischen Verdauung 117
- - Gastrinom (Zollinger-Ellison-Syndrom) 117
- - Mukoviszidose 117
- - postoperative Zustände 117
Pankreassekretion 613
- CCK 615
- Feedbackregulation 613
- Peristaltik 616
- Sekretin 614
- Trypsin 614
Pantothensäure 30
Papulose Degos 645
Parasiteninfektion 323ff
Pärchenegel (Schistosoma japonicum u. mansoni) 331
- Diagnostik 332
- Erreger 331
- Infektionsweg 331
- Klinik 332
- Therapie 332
PEG (siehe auch Ernährungssonden) 256

Pericholangitis 630
Peridivertikulitis 204
- Sonographie 199
Permeabilität 521
- Metronidazol 522
Permeabilitätstest 174
- ^{51}Cr-EDTA 176
- Durchführung 174
- Interpretation 175
- Isotopentest 176
- Mehrfachzuckertest 176
- Polyethylenglykole 176
- Tc-DTPA 176
Peutz-Jeghers-Syndrom 372 ff
- Harmatome 373
- Hautveränderungen 646
- LKB$_1$/STK$_{11}$-Gen 373
Peyer-Plaques 55, 57
Phospholipase C 40, 520
Phospholipide 26
- Digestion 26
- Resorption 26
Phylloquinone (siehe auch Vitamin K) 28
Platelet derived growth factor (PDGF) (siehe auch Wachstumsfaktor) 65
Pneumatosis Cystoides intestinalis (PCI) 137, 423 ff, 542
- Ätiopathogenese 423
- Diagnose 424
- Histologie 423
- Metronidazol 424
- Pathologie 423
- Prädilektionsstelle 423
- Prognose 424
- Sauerstofftherapie 424
- Therapie 423
Polyamine 67 ff
- Diaminoxidase (DAO) 69
- Difluoromethylornithin (DFMO) 69
- Funktionen 68
- L-Ornithin 68
- Polyaminaufnahme 68
- Putrescin 67
- S-Adenosylmethioninedecarboxylase (SAMDC) 68
- Spermidin 67
- Spermin 67
- Spermin/Spermindinacetyltransferase (SSAT) 68
- Wachstumsregulation 69
Polyarrthritis (siehe auch Yerisiniose) 311
Polyarteriitis nodosa 407
Polychemotherapie 151
Polymerasekettenreaktion 193
Polymyositis (siehe auch Dermatomyositis) 668
Polypektomie 251, 535
Polypen (siehe auch Dickdarm/Dünndarmpolypen) 221, 531 ff
- erblichem nicht-polypösen Kolonkarzinom (HNPCC) 533
- lymphoide 543
- Polyposissyndrom 533
- Risikofaktoren 536
- Röntgendiagnostik 211
- submuskulöse 542

Polyposis 541
- Dickdarm 541
- generalisiert 541
- juvenile 541
- Magen 541
Polyposis-Syndrome 551, 553
Positronenemissionstomographie (PET) 237
Postvagotomiediarrhö 101
Pouch 485
- endoskopischer Befund 263
- Komplikationen 485
- - Pouchitis 486
- Lebensqualität 487
- Pouchverlust 487
PPome 378
Primärsklerosierende Cholangitis 630 ff
- Cholangiozelluläres Karzinom 631
- Diagnose 630
- Labor 630
Progressive systemische Sklerose 221, 665 ff
- Definition 655
- Dermatomyositis 666
- Diagnostik 667
- - Röntgendiagnostik 211
- Gastrointestinale Manifestationen 666
- Klinik 655
- - CREST-Syndrom 665
- - Raynaud-Syndrom 665
- Pathogenese 655
Progressive systemische Sklerose
- Therapie 667
- Vorkommen 655
Proktalgia fugax 599
Proktitis 387
Propofol 247
Protein (siehe auch Eiweiß) 20
- Digestion 20, 21
- essentielle Aminosäuren 20
- Magenverdauung 21
- - Pepsine 21
- - Pepsin A 21
- - Pepsin C 21
- - Gastrin 21
- - Cholezystokinin 21
- pankreatische Proteasen 21
- - Elastase 21
- - Carboxypeptidase 21
- - Peptidasen 21
- - Endopeptidasen 21
- - Trypsin 21
- - Chymotrypsin 21
- - Exopeptidasen (Carboxypeptidase A und B) 21
- Oligopeptide 21
- Proteinzufuhr 20
- Resorption 20
Protein S-/C-Mangel 399
Protein-Energie-Malnutrition (PEN) 717
Proteinmalassimilation 169
- Diagnostik 169
- - α$_1$-Antitrypsin 169
- - ^{51}Cr-Albumintest 169
Protoonkogene 196

Pseudoappendizitis (siehe auch Yerisiniose) 311
Pseudo-Colitis ulcerosa (siehe auch Yersiniose) 311
Pseudo-Crohn (siehe auch Yerisiniose) 311
Pseudodiarrhö 88
Pseudodivertikel 428
Pseudoobstruktion, akute (siehe auch akutes Megakolon, Ogilvie-Syndrom) 264
Pseudoobstruktion, chronisch intestinale 579 ff
- Epidemiologie 579
- Diagnostik 580
- - Anamnese 581
- - Labor 581
- - bildgebende Verfahren 581
- - Abdomenröntgen 582
- - Kolonkontrastdoppeleinlauf 582
- - Kolontransitzeitbestimmung 582
- - Computertomographie 582
- - Kernspintomographie 582
- - Histopathologie 583
- - Manometrie 583
- - Therapie 584
- - Ernährung 584
- - medikamentöse 585
- - Endoskopie 585
- - Chirurgie 585
- Klinik 579
- Pathogenese 579
- - Myopathietyp 579
- - Neuropathietyp 579
- Symptome 580
- Ursachen 580
Pseudoxanthoma elasticum 645
Psychopharmaka 783
Psychophysiologie 776 ff
Psychsomatik 775 ff
- Antidepressiva 783
- Biomedizinisches Modell 775
- Biopsychosoziales Modell 775
- Diagnostik 780
- Dualismus 775
- Komorbität 778
- Krankheitsbewältigung 779
- Krankheitsverhalten 778
- Lebensqualität 779
- Lerntheoretische Konzepte 778
- Psychopharmaka 783
- Psychophysiologie 776
- - Gehirn-Darm-Achse 776
- - Enkephaline 777
- Psychotherapie 781
- - Entspannungsverfahren 782
- - Biofeedback 782
- - Verhaltenstherapie 782
- - Hypnotherapie 782
- - Gesprächstherapie 783
- Reduktionismus 775
- Seelische Traumata 780
- Streß 779
Purpura Schönlein-Hennoch 407
- Haut 644
- Niere 638
Pylorus 3
Pyridoxamin 30

Pyridoxin 30
Pyridoxal 30

Radiopharmazeutika 235
Raffinose 279
Raynaud-Syndrom 665
Rehabilitation 799
Reizdarmsyndrom **525ff**
- Definition 526
- Diagnostik 528
- Epidemiologie 525
- - Hypersensibilitätshypothese 526
- - Motilitätshypothese 526
- Klinik 527
- Pathogenese 526
- Prävalenz 525
- psychosoziale Faktoren 527
- sozialmedizinische Aspekte 797
- Therapie 528
- - HT$_3$-Antagonisten 529
- - Ballaststoffe 529
- - Biofeedbacktraining 529
- - Cisaprid 529
- - Ernährung 741
Rektum **5ff**
- Analkanal 5
- - Columnae anales 6
- - Linea dentata 6
- - Valvulae anales 6
- UICC-Definition 5
Rektumkarzinom **568ff**
- Nachsorge 570
- sozialmedizinische Aspekte **798ff**
- Therapie 569
Resorption 17ff, 35ff
- Wasser- und Elektrolyteresorption 17
Resorptions(toleranz)untersuchungen 163
Rheuma 653ff
- Einteilung 654
- Kollagenosen 654
Rheumatoide Arthritis (RA) 407, **663ff**
- Definition 663
- Diagnostik 664
- Gastrointestinale Manifestationen 663
- Klinik 663
- Pathogenese 663
- Therapie 664
- Vorkommen 663
Riboflavin 30
Rinderbandwurm (Taenia saginata) **328**
- Diagnostik 328
- Erreger 328
- Infektionsweg 328
- Klinik 328
- Therapie 329
Röntgendiagnostik 211ff
- Adenokarzinom 222
- CMV-Infektionen 216
- Colitis ulcerosa 219
- Divertikulitis 219
- Divertikulose 219
- entzündliche Befunde 213
- Kaposi-Sarkom 223
- Karzinoid 222

- Kryptosporidiose 216
- Leiomyom 222
- Lymphome 223
- Meckel-Divertikel 216
- Metastasen 223
- Morbus Crohn 217
- Morbus Whipple 220
- Polypen 221
- progressive systemische Sklerose 221
- Sprue/Zöliakie 220
- Strahlenenteritis 216
- Systematik 213
- tumoröse Befunde 213
- Ulcus pepticum duodeni 215
- Untersuchungstechnik 211
- Yersiniose 219
Rotaviren 319
Ruvalcalba-Myhre-Smith-Syndrom 646

Saccharose 18
Saccharose-Isomaltose-Intoleranz 277
S-Adenosylmethionindecarboxylase (SAMDC) 68
Sakroileitis **670**
- Diagnostik 672
- Klinik 671
- HLA-B27 672
- Therapie 672
- Vorkommen 670
Salmonellose **306ff**
- endoskopischer Befund 268
Sarcocystis bovihominis 327
Sarcocystis suihominis 327
Sarkoidose 680
Sarkome 376
Saugwürmer (Trematoden) **331ff**
- Sporozysten 331
Schistosoma japonicum 331
Schistosoma mansoni 331
Schistosomiasis 268
- endoskopischer Befund 268
Schweinebandwurm (Taenia solium) **329ff**
- Diagnostik 330
- Klinik 329
- Therapie 330
Sekretion 35ff
Selbsthilfegruppen **799ff**
Selen 33
Serotonin 42, 380
Sharp-Syndrom **662ff**
- Diagnostik 663
- Gastrointestinale Manifestationen 663
- Klinik 662
- Pathogenese 662
- Therapie 663
- Vorkommen 662
Shigellenenteritis **309ff**
- Diagnose 309
- - Transportmedium 309
- Epidemiologie 309
- Klinik 309
- - Inkubationszeit 309
- Pathophysiologie 309
Short chain fatty acids (siehe auch

Fettsäuren, kurzkettige) 38
- Resorption 38
Sjögren-Syndrom **664ff**
- Definition 664
- Diagnostik 664
- - Schirmer-Test 665
- Gastrointestinale Manifestationen 665
- Klinik 664
- Pathogenese 664
- Therapie 665
- Vorkommen 664
Somatostatinanaloga 380
Somatostatinome 378
Somatostatinrezeptorszintigraphie 236
Sonographie **199ff**
- AIDS 206
- Antibiotika-assoziierte Kolitis 205
- Appendizitis 207
- Beurteilbarkeit 199
- Colitis ulcerosa 203
- - toxisches Megakolon 204
- Darmtuberkulose 205
- Darmwand 200
- Darmwandperforation 209
- Darmwandschichten 201
- Divertikulose 204
- (Peri)divertikulitis 204
- Ileus 208
- Indikationen 200
- Infektionen 204
- Kriterien 200
- Morbus Crohn 202
- - Komplikationen 203
- Mukoviszidose 207
- neutropene Kolitis 205
- Sprue 206
- Tumore 208
- Untersuchungsgang 199
Sorbitintoleranz 278
Sozialmedizin **785ff**
- Arbeitsbelastung 788
- Arbeitsfähigkeit 787
- Bauchschmerz 789
- Behinderung 788
- Belastbarkeit, körperliche 790
- Berufsfähigkeit 787
- Blind-Loop-Syndrom 793
- Colitis ulcerosa 795ff
- Divertikelkrankheit 798
- Dumping-Syndrom 792
- Durchfall 789
- Erwerbsfähigkeit 787
- Gastrektomie 793
- Gewichtsabnahme 790
- Hernien 798
- Infektiosität 792
- Kolonrektion 795
- Kurzdarmsyndrom 794
- Leistungsbeurteilung 786
- Leistungsfähigkeit 786
- Leistungsvermögen 786
- M.Crohn 795ff
- Malassimilationssyndrom 794
- Meldepflicht 789
- Nahrungsmittelintoleranzen 794
- Neoplasien 798ff
- Obstipation 797

Sozialmedizin
- Rehabilitation 799
- Reizdarmsyndrom 797
- Schwäche 790
- Selbsthilfegruppen 799 ff
- Sprue/Zöliakie 794
- Stomata 791
- Stuhlinkontinenz 791
- Vagotomie 792
Spermin/Spermindinacetyltransferase (SSAT) 68
Spondylitis, ankylosierende (siehe auch Sakroileitis) 670
Sprue
- einheimische **283 ff**
-- Antikörperdiagnostik 290
-- α_1-Antitrypsinclearance 291
-- asymptomatische 288
-- Ätiologie 284
-- Autoimmunenteropathie 292
-- Blutungen 293
-- Carotin 291
-- Dermatitis herpetiformis 288
-- Diagnostik 289
-- Differentialdiagnosen 292
-- Dünndarmbiopsie 289
-- D-Xylosetest 291
-- Endomysiumantikörper (EMA) 286, 290
-- endoskopischer Befund 269
-- Ernährungstherapie 737
-- extraintestinale Manifestation 287
-- Funktionsdiagnostik 291
-- genetische Faktoren 285
-- Geschichte 283
-- Gliadin 284
-- Gliadinantikörper (GA) 290
-- Glutenin 284
-- Hafer 738
-- IgA Ablagerung 289
-- Immunpathogenese 285
-- Klinik 287
-- kollagene 288
-- Labordiagnostik 291
-- Laktasemangel 292
-- Laktosetoleranztest 291
-- Laktulose-/Rhamnosetest 291
-- latente Sprue 288
-- Leber 624
-- Lektinhypothese 286
-- Malignomrisiko 293
-- Mitoserate 284
-- Mukoviszidoe 679
-- Osteomalazie 287
-- Pankreas 616
-- Panth-Zellen 293
-- Pathogenese 284
-- Pathologie 283
-- Peptidasemangel 286
-- Performationen 293
-- Permeabilitätstheorie 286
-- Prognose 292
-- Retikulinantikörper (RA) 290
-- Röntgendiagnostik 211, 292
-- Schillingtest 291
-- Sellink 292
-- Sonographie 291
-- sozialmedizinische Aspekte **794**

-- Strikturen 293
-- Stuhlfettbestimmung 291
-- Symptome 287
-- Therapie 292
-- T-Lymphozyten 284
-- Transglutaminase 285
-- transiente Sprue 288
-- T-Zellen 284, 288, 289
-- Vorkommen 283
-- Waschmaschienenphänomenen 292
- kollagene **288**
- tropische 292, **295 ff**
-- Diagnostik 296
-- Dünndarmbiopsie 297
-- Folsäuremangel 296
-- megaloblastische Anämie 296
-- Pathogenese 295
-- Prävalenz 295
-- Riboflavinmangel 295
-- Steatorrhö 296
-- Therapie 297
-- Vitamin B_{12}-Mangel 296
-- Xyloseresorption 296
Spulwurm (Ascaris lumbricoides) **332**
- Diagnostik 332
- Erreger 332
- Infektionsweg 332
- Klinik 332
- Therapie 332
Spurenelemente 30
- Resorption 30
-- Eisen 31
-- Kalzium (Calcium) 30
-- Kupfer 33
-- Magnesium 31
- Selen 33
- Zink 33
Stacchyose 279
Staphylokokkenenteritis (siehe auch Lebensmittelintoxikationen) 316 ff
- Klinik 317
- Pathophysiologie 317
Stärke 18
- Stärkeverdauung 19
Stauungsgastropathie 628, 629
Steatorrhö 109
- Ursachen 109
-- Lymphatische Phase 109
-- intraluminale Phase 109
-- Mukosaphase 109
Stomata **601 ff**
- Anus praeter sigmoidalis 602
- Anus praeter transversalis 602
- Dickdarm 601
- Dünndarm 601
- doppelläufiges Ilostoma 602
- Irrigation 604
- Komplikationen 603
-- Stomaprolaps 603
- Nekrose 603
- sozialmedizinische Aspekte 791
- Technik 602
- Versorgungssystem 604
Stomatitis 384
Strahlenschäden **385 ff**
- Angiographie 395
- Antidiarrhoika 389

- Ätiologie 386
- Diagnostik 388
-- endoskopisches Bild 266
-- Röntgendiagnostik 211
- Diarrhö 387
- Dünndarmobstruktionen 387
- Erbrechen 387
- Fibrosierung 387
- Fistelbildungen 387
- Hauptsymptom 387
- Klinik 387, 393
- Mobilität 386
- nichtokklusive mesenteriale Ischämie 393
- Operation 397
- Pathogenese 386
- Prädisposition 394
- Prognose 388
- Proktitis 387
- Prophylaxe 389
- Radiosensibilität 386
- Spätschäden 387, 389
- Therapie 388
- Ulzerationen 387
- Vorkommen 386, 393
Strongyloides stercoralis (Zwergfadenwurm) 334
- Diagnostik 334
- Erreger 334
- Infektionsweg 334
- Klinik 334
Stuhlfettanalyse 164
- nach van de Kramer 164
- Fehlerquellen 165
- Infrarotabsorptionsspektrometrie 164
- Wertigkeit/Interpretation 165
Stuhlgewicht 164, 179
Stuhluntersuchungen 163
Submuköser oder Meissner-Nervenplexus 43
Succinyl-CoA 29
Sump-Syndrom 352
Sweet-Syndrom 648
Syndrom der blinden Schlinge (siehe auch Blind-Loop-Syndrom) 347, 793
Systemischer Lupus erythromatodes 407, **660**
- Diagnostik 661
- Klinik 660
- Gatrointestinale Manifestationen 661
- Pathogenese 660
- Therapie 662
- Vorkommen 660

Takayasu-Krankheit (pulseless disease) 407
Teleangiektasie **405**
- hereditäre hämorrhagische 405
Tetrahydrofolat (THF) 29
TGF- (transforming growth factor) 57
Thrombose **397 ff**, 399
- Mesenterialarterienthrombose (MAT) 398
-- Klinik 398
-- Diagnostik 398

– – Therapie 398
– Mesenterialvenenthrombose (MVT) 399
– – Ätiopathogenese 398, 399
– – chronische Form 400
– – Definition 399
– – Diagnostik 400
– – Klinik 399
– – subakute Form 400
– – Therapie 400
Thrombose, perianale 595
– Pathogenese 595
– Therapie 595
T-Lymphozyten 284, 289
Tocopherole 27
Transcobalamin-II-Mangel 281
Transforming growth factors und (siehe auch Wachstumsfaktor) 66
– Zellproliferation 66
Transkobalamin II 29
– – Störungen der Vitamin B$_{12}$-Resorption 29
Translokation, bakterielle 695 ff, 699
– Barrierrefunktion, intestinale 696
– Immundysfunktion 698
– MODS 696
– Pathophysiologie 696
– – schämie 697
– – Radikale 697
– – Stickstoffoxid 698
– – Zytokine 698
– Therrapieansätze 671
– SIRS 696
Transportmechanismen 35 ff
– Membrantransportproteine 35
– – Carrier 35
– – Kanäle 35
– – Pumpen 35
– – Temperaturabhänigkeit 35
– Pumpen (ATPasen) 36
– Kanäle(Poren) 36
– Carrier 37
– – primär aktiver Transport 37
– – sekundär aktiver Transport 37
– – tertiär aktiver Transport 37
Trefoilpeptide 67
Trehaloseintoleranz 277
Trichinella spiralis 332
– Bluteosinophilie 333
– Diagnostik 333
– Erreger 332
– Infektionsweg 332
– Klinik 333
– Therapie 333
Triglyzeride 23
– Digestion 23
– – CCK 24
– – Diglyzeride 23
– – Kolipase-Lipase-System 23
– – Magenlipase 23
– – Pankreaslipase 23
– – Regulation 23
– – Sekretin 24
– Lipolyse 23
– Resorption 23
Triglyzeride, mittelkettige 25
– Digestion 25
– Resorption 25

– Resorptionsvorteile 25
Truncus-coeliacus Kompressions-Syndrom (CACS) 405
– Ätiopathogenese 405
– Definition 405
– Klinik 405
– Therapie 405
Tuberkulose 268 (siehe bei Darmtuberkulose) 315
Tuberkulöse Enterokolitis (siehe bei Darmtuberkulose) 315
Tufting-Enteropathie 108, 281
Tumore 208
– Sonographie 199
Tumoren (siehe auch Dünndarmtumoren) 371 ff
– Adenome 373
– Benigene Tumoren 373
– Dünndarm 371
– endokrine 377
– – Gastrinome 378
– – Glukagenome 378
– – Insulinome 378
– – Neurotensinome 378
– – PPome 378
– – Somatostatinome 378
– – Vipome 378
– Leiomyom 373
– Lipome 373
Tumorsuppressorgene (siehe auch Onkogene) 75 ff, 196
Typhus bzw. Parathyphus 308 ff
– Diagnose 308
– – endoskopischer Befund 268
– Klinik 308
– Pathophysiologie 308
– Prophylaxe 308
– Therapie 308
– – Chinolone 308
– – Cephalosporine 308
– – Cotrimoxazol 308
T-Zellen 56
– T-Effektorzellen 56
– TGF- (transforming growth factor) 57
– T$_H$1-Zellen 56
– T$_H$2-Zellen 56
– T$_H$3 57
– T-Zellrezeptor 56
– Zytokine 56
T-Zell-Lymphome 368

Überbesiedlung, bakterielle (siehe auch Fehlbesiedlung) 347
– Anämie 353
– Ätiologie 349
– Bakterienflora 348
– Bypassoperation 351
– Choledochojejunostomie 352
– Diagnostik 353
– Divertikel 351
– Ehlers-Danlos-Syndrom 349
– Gallensäure 348
– gastric-banding 352
– Gewichtsverlust 353
– Glykocholatatemtest 353
– H$_2$-Atemtest 353
– Hydroxyfettsäuren 349
– Hypo-/Anazidität 349

– Hypoproteinämie 354
– Klinik 352
– Kurzdarmsyndrom 350
– Magenchirurgie 350
– Malassimilation 353
– Malassimilationssyndrom 348
– Malrotationsanomalien 349
– Metronidazol 354
– Motilitätsstörungen 349
– Pathogenese 348
– Sump-Syndrom 352
– Tetracyclin 354
– Therapie 354
– Ursachen 347
– Vitaminmangel 353
– Xyloseatemtest 353
Ulcus simplex 598
– Behandlung 598
– Diagnose 598
Urticaria pigmentosa 643

Verdauung (siehe bei Digestion) 18
Vipome 378
Vitamin A 26
– Mangel 723
Vitamin B 30
Vitamin B$_{12}$ 28
– Malabsorption 280
– Mangel 725
– Resorptionstest (Schilling-Test) 173
– – Durchführung 173
– – Fehlerquellen 174
– – Interpretation 173
Vitamin C (Ascorbinsäure)
– Mangel 726
Vitamin D (Cholecalciferol) 27
– Mangel 724
– Metabolismus 27
– Nahrungsquellen 27
Vitamin E 27
– Mangel 724
Vitamin K 28
– Mangel 724
Vitamine (fettlöslich) 26
– Resorption 26
– – Carotin 26
– – Vitamin A 26
– – Vitamin D 26
– – Vitamin E (siehe auch Tocopherole) 27
– – Vitamin K 28
Vitamine (wasserlöslich) 28
– Resorption 28
– – Ascorbinsäure 30
– – Biotin 30
– – B-Vitamine 30
– – Folsäure 28
– – Pantothensäure 30
– – Pyridoxal 30
– – Pyridoxamin 30
– – Pyridoxin 30
– – Riboflavin 30
– – Störungen der Vitamin B$_{12}$-Resorption
– – Vitamin B$_{12}$ 28

Wachstumsfaktoren 63 ff
– CSF 67
– Eigenschaften 67

Wachstumsfaktoren
- FGF-Familie 67
- IGF-Familie 67
- regulatorische Peptide 63
- Rezeptoren 65
- TGF-Familie 67
- Trefoilpeptide 67
- Wirkmechanismen 64
- – autokrine 64
- – extern-autokrine 64
- – intern-autokrine 64
- – juxtakrine 64
- – parakrine 64

Wachstumsregulation **63 ff**

Wasser
- Resorption **37 ff**
- Sekretion **39 ff**
- – cAMP 41
- – cGMP 41
- – Cl-Sekretion 39
- – enterales Nervensystem (ENS) 42
- – enteroendokrines System (EES) 43
- – extrazelluläre Regulation 42
- – HCO_3-Sekretion 40
- – intrazelluläre Regulation 40
- – Nukleotide 41

Wasserstoff (H_2) 132
- bakterielle Überwucherung 132

Whipple Krankheit 220, 299 ff
- Befunde 300
- Diagnostik 301
- – Anämie 301
- – Biopsie 301
- – endoskopische Befunde 270
- – Xyloseresorption 301
- Histoplasmose 302
- Immunologie 300
- Lymphknoten 301

- Makroglobulinämie 302
- Makrophagen 300
- Mycobacterium avium intracellulare (MAI) 302
- Pathogenese 300
- Prognose 303
- Skelettsystem 301
- SPC-Zellen 302
- Staging 302
- Symptome 300
- Therapie 302
- Vorkommen 299
- ZNS-Befall 300

WHO-Glukose-Elektrolyt-Trinklösung 97

Xylosetest 170
- Durchführung 170
- Fehlerquellen 171
- Normalwerte 170
- Indikation 170

Yersiniose **311 ff**
- Diagnostik 311
- – endoskopischer Befund 268
- – Röntgendiagnostik 211
- – Erreger 311
- – Klinik 311
- – Pseudoappendizitis 311
- – Polyarrthritis 311
- – Erythema nodosum 311
- – Pseudo-Colitis ulcerosa 311
- – Pseudo-Crohn 311
- – Therapie 311
- – Levofloxacin 311
- – Tetracyclin 311
- – Cortimoxazol 311

Zellproliferation **71 ff**
- DNA-Ploidie 71
- Kernanzahl 72

- Kern-Zytoplasma 72
- programmierter Zelltod (Apoptose) 72
- Regulationsmechanismen 72
- Zellzyklus 71
- Zykline 71

Zellzyklus 71

Zink 33
- Zinkmangel 721
- – Manifesatationen 721
- – Ursachen 721

Zökum 4

Zöliakie (*siehe bei* Sprue, einheimische) **283 ff**

Zwergbandwurm (Hymenolepis nana) 330
- Diagnostik 330
- Erreger 330
- Infektionsweg 330
- Klinik 330
- Therapie 330

Zwergfadenwurm (Strongyloides stercoralis) **334**
- Diagnostik 334
- Erreger 334
- Infektionsweg 334
- Klinik 334

Zyanokobalamin 28

Zykline 71

Zyklosporidien (*siehe auch* Enterocytozoon bieneusi u. Encephaltozoon intestinali, Cyclospora cayatensis) **327**
- Diagnostik 327
- Klinik 327
- Therapie 328

Zysten, enterogene 427
- intraluminale 427

Zystennieren 637

Zystinurie 279, 280

Zystizerkose 329

Zytomegalievirus (CMV) 343

MIX
Papier aus verantwortungsvollen Quellen
Paper from responsible sources
FSC® C105338

If you have any concerns about our products,
you can contact us on
ProductSafety@springernature.com

In case Publisher is established outside the EU,
the EU authorized representative is:
Springer Nature Customer Service Center GmbH
Europaplatz 3, 69115 Heidelberg, Germany

Printed by Libri Plureos GmbH
in Hamburg, Germany